“十一五”国家重点图书
中国中医药名家经典实用文库

邹云翔
实用中医肾病学

主　编　王　钢　邹燕勤　周恩超

中国中医药出版社
·北　京·

图书在版编目（CIP）数据

邹云翔实用中医肾病学/王钢，邹燕勤，周恩超主编．—北京：中国中医药出版社，2013.6（2021.1 重印）

（中国中医药名家经典实用文库）

ISBN 978－7－5132－1408－7

Ⅰ．①邹…　Ⅱ．①王…②邹…③周…　Ⅲ．①肾病（中医）—中医治疗法　Ⅳ．R256.5

中国版本图书馆 CIP 数据核字(2013)第 068348 号

中国中医药出版社出版

北京经济技术开发区科创十三街31号院二区8号楼

邮政编码　100176

传真　010 64405750

保定市中画美凯印刷有限公司印刷

各地新华书店经销

*

开本 787×1092　1/16　印张 67.25　彩插 1.5　字数 1455 千字

2013 年 6 月第 1 版　2021 年 1 月第 3 次印刷

书　号　ISBN 978－7－5132－1408－7

*

定价　310.00 元

网址　www.cptcm.com

如有印装质量问题请与本社出版部调换（010 64405510）

社长热线　010 64405720

购书热线　010 64065415　010 64065413

书店网址　csln.net/qksd/

官方微博　http：//e.weibo.com/cptcm

《中国中医药名家经典实用文库》

编　委　会

出版者的话

21世纪的今天，随着现代医学模式由生物模式向生物、心理、社会和环境相结合模式的转变，现代的医学理念由治愈疾病向预防疾病和提高健康水平方向做出调整，以中医药为代表的传统医药的理论思维和辨证论治方法的生命力正在、并将进一步凸显出来，中医药继承创新和发挥特色优势比任何时候都显得更为紧迫和重要。与此同时，党和国家更加关心和支持中医药工作，反复强调“要大力扶持中医药和民族医药发展，充分发挥祖国传统医药在防病治病中的重要作用”，并采取了一系列重大措施，中医药事业迎来了前所未有的发展战略机遇期。正是在这样的大背景下，我们不失时机地推出了《中国中医药名家经典实用文库》（简称《文库》）大型系列丛书，被国家新闻出版总署列为“十一五”国家重点图书出版项目。

突出传统中医特色，吸收现代研究成果，浓缩名医大家经验，贴近当前临床实际，为读者提供一套特色鲜明、质量上乘、规范实用的中医临床参考书籍，打造出具有时代特征和典范作用的中医临床学术精品，这是策划、编写此套大型《文库》的宗旨。

整套《文库》既有中医临床学科，也有中医临床专科疾病，第一批将出版《周仲瑛实用中医内科学》、《夏桂成实用中医妇科学》、《徐福松实用中医男科学》、《石学敏实用针灸学》、《孙桂芝实用中医肿瘤学》、《邵长荣实用中医肺病学》等。每册均以该学科或专病领域德高望重、学验俱丰、卓有建树的名医专家冠名，意在彰显专著的权威性和名医特色。主编则由该名家或本领域一流权成专家领衔担纲，以确保专著质量，做到名副其实。《文库》的编写框架，从基本体例到具体内容都力求遵从中医辨证论治规律，尽可能符合当代中医临床医师的临证思维和实际操作过程，并充分吸收现代研究成果，严谨规范，切于实用，较好地反映出当代中医临床学科水平。

名老中医药专家的临床经验是他们数十年长期临床实践、学术研究的积淀，并与中医药理论、前人宝贵经验有机结合的智慧结晶，是他们融古贯今、继承与创新的成果，在一定程度上代表着当今中医学术和临床发展的水平，是中医临床学科体系中不可或缺的重要部分，也是中医临床的特色之一。因此，《文库》尤其注重融入名医成熟的辨治经验，除在各部分内容中有机结合，很好体现外，还专设“临证经验”栏目，集中选介名医诊查辨治的心得体会、处方用药的技巧要诀以及典型验案举例等，从而更加符合中医临床实际，更好地体现中医特色，这是此套文库的一大亮点。

今年是新中国60华诞，又恰逢中国中医药出版社建社20周年。作为重点献礼图书，这套《文库》的出版，既是对正处于蓬勃成长期的出版社综合实力的很好检验，也是所有中医药出版人志存高远、欲成大器的具体体现。我们有信心在各位专家和广大同仁的支持和帮助下，精心制作，认真修订，使之不断充实、完善，共同打造出无愧于时代的精品、好书，充分展示新时期中医药的别样风采。

中国中医药出版社

2009年8月

邹云翔实用中医肾病学

编 委 会

主 编 王 钢 邹燕勤 周恩超

副主编 王铀生 曾安平 孔 薇 姚源璋 朱 俊

委 员 （按姓氏笔画排列）

于 洁 王 钢 王身菊 王铀生 王晓光 孔 薇
冯 晖 朱 俊 朱成英 朱晓雷 仲 昱 刘兰玲
李 强 李卫婷 李华伟 吴 聂 邹燕勤 张 敏
张建伟 陈韶庆 易 岚 周迎晨 周恩超 赵国臣
姚 燕 姚源璋 徐 敏 郭小娟 谢圣芳 曾安平
魏 托

邹云翔小传

中医昆仑一大师

邹云翔（1898—1988），男，汉族，江苏无锡人。著名中医学家，一级教授，全国第一批中医学博士研究生导师，从事医、教、研七十个春秋，为现代中医及中医肾病学、老年病学大师，对妇科病、儿科病、疑难杂症和温热病也有独特的治疗经验。历任江苏省第一、二、三、四届人民代表大会代表，全国人民代表大会第二、三、四届代表，中共江苏省委第六届候补委员，南京中医学院副院长、学术委员会主席，江苏省中医院院长，原卫生部医学科学委员会委员，国家科委中医组成员，中华全国中医学会副理事长，江苏省中医学会名誉理事长，南京市中医学会理事长。担任中央保健委员会医师30年，担负着国家党、政、军领导人的保健工作。邹云翔学识渊博，医术高超，活人无数，誉满神州，堪称“仲景功臣”，为我国医学事业做出了杰出的贡献。他的事迹被载入《中国近现代名人大辞典》。“一代名医肾病宗师邹云翔”的铜像，由世界中医药学会联合会树立在南京博大肾科医院。

邹云翔的论著有200多万字，主要有：中国第一部中医肾病专著《中医肾病疗法》及《中医验方交流集》《邹云翔医案选》《中国百年百名中医临床家丛书·邹云翔》《中国现代医学家丛书·邹云翔》《困学斋医案》《杂病医案》《医药研究》《邹云翔肾病系统疾病诊疗、教学经验与咨询系统》（应用软件）等。邹云翔作为医界鸿儒，又有30多万字的国学和诗词论著，发表报刊。留有500余页十几万字的书法作品，尽显博学多才，蔚然大观。

一代名医乃儒生

邹云翔在医学上的杰出成就，一如历代医家圣手，由儒而医。国学为沃土，名医是花朵。邹云翔幼少时即勤奋好学，小荷已露尖尖角。学童时，诗文夺魁。少年时，已熟读四书五经、唐诗宋词、《古文观止》等。江苏省第三师范学校毕业后，任小学、中学校长十年之久。其间，悉心研究经学、史学、诸子、文学等典籍。又拜师无锡国学专修学校校长唐文治先生（我国著名国学大师），日夜苦读，经学大进。两年内，在上海《时事新报》《新闻报》先后发表国学论著和诗词评著30多万字，与当时的学者、名流梁启超、胡适等同在学术专栏一展风采。邹云翔在回顾医成之路时，谆谆告诫弟子：良医应有良相之才，要有高深的文学知识，儒学医学，融会贯通，如果一知半解，高深的医道是学不到手的。

百纳为师　采撷众长

邹云翔从教从文救国之路没能走通，加上母亲在江南一场大瘟疫中患大头瘟病，医治无效，不幸病逝。他痛苦万分，遂发奋学医，治病救人。在学医从医过程中，曾师从六人。

1925～1929年，师从孟河名医费伯雄高足刘莲荪先生，刻苦学医。不到两年，已能襄助应诊。1929年夏季，无锡暑疫再起，邹云翔遵师命，悬壶乡里，为民义诊，他跑遍五村百户，为67个病人诊治，皆获痊愈。病家将“仲景功臣”的贴金横匾送给邹云翔。行医之初，已露锋芒，渐布远名，传颂四方。

1935年5月，应上海名医丁仲英（孟河名医丁甘仁之子，上海中医学会会长）之邀，主事《光华医学杂志》，并在丁氏诊所应诊，从丁仲英深造医道，临床水平大进。

抗日战争期间，邹云翔任中医救济医院医务处长兼内科主任，又师从同行的喉科专家、无锡中医研究社社长张嘉炳，深得垂爱。

抗战胜利后，邹云翔在南京存心泰中药店坐堂应诊，识同诊的施今墨（北京四大名医之一），认为施氏处方有独到之处，遂择录其医案向施请教，是谓一事一案之师。张简斋，金陵名医，治疗疑难杂症有独到经验，邹云翔学其所长，手书张氏医案十四册十万余字。

邹云翔曾立座右铭：“凡长于己者，即学之；凡同行中有一技之长者，即登门求教；凡自己未能治愈的病人，转至他人治愈者，必请教学习。”在重庆时，有一位青年患急性阑尾炎，西医建议手术治疗，病者请邹云翔医治。他采用清热祛瘀利湿法治疗，未见显效。后经补一先生药用附子、肉桂、桃仁、红花，采用温阳祛瘀之法而治愈。邹云翔深感自己之不足，遂拜补一先生为师，随诊学习，取其所长。

博览群书　卓然大家

邹云翔精研历代医著、医案，采百家之长，融流派之擅，为我所用，在医学实践中，千锤百炼，终铸成一代名医。

他一生中研读中医典籍二万多册（卷），其中《黄帝内经》《张氏内经》《医醇賸义》圈点过三五部。《神农本草经》《本草纲目》《本草纲目拾遗》《本草备要》《本草求真》都看过多遍，圈点多次。

邹云翔悉心研究中医各种学派特长，融会贯通，用于临床。他曾说："医家不应囿于流派而束缚思想，善学者应汲取诸家之长，取其精华，熔一炉冶。"

邹云翔精研几十种医案。其中对《三家医案》《叶案存真》，圈点多遍，丹黄相错，又用朱笔眉批共211处，合6500余字，可谓书里书，案中案。他从各种医案中获益良多，许多医方是受医案启发，运用于临床，常获高效。

邹云翔成医，还得益于其阅览数百种稗官野史逸闻，其中有关医事者，均悉心研究。这种百纳学风，为后学之楷模。

1954年，邹云翔应江苏省政府聘请，筹建江苏省中医院（为全国首办省级中医院），任院长共28年。1956年加入中国共产党，同年担任中央保健医师，长达30年，为国家党、政、军领导人的保健工作做出了重大贡献。其间，邹云翔在医学上不断进取攀登，取得了杰出的成就。

出奇制胜　疑难杂症施妙手

邹云翔属于全科型的本色中医师，肾科仅是擅长学科而已。他对老年病、妇科病、温热病、疑难杂症，同样有独特的治疗经验。邹云翔的医疗实践，在医院内科门诊、病房查房、院内外会诊以及中央保健医师工作中，都是以全科为主。

邹云翔诊病不分高低贫富，一视同仁。就是这样一位贫民医生，由于工作需要，被推上了中央保健医师的位置，责任重，风险大，要求高。他所接诊的高层领导干部，从历届党中央领导人，到各省市的诸多负责同志，多数是老年疾病、疑难杂症。邹云翔总以高超医术，力起沉疴。这方面有许多病案，是邹云翔医疗实践中很有价值的一部分。例如为谭震林副委员长、为叶剑英元帅治愈久烧不退的肺炎，为粟裕将军治愈前医不治的杂感久咳，为张鼎臣副委员长治愈中西医棘手的急性肾衰等等。

邹云翔在应诊中辨证论治，以宏观方法、整体观念为主导思想，注意脏腑之间的内在联系，以及外界环境、情志因素对身体的影响，从而确立治疗法则。临诊处方，酌古准今，灵活化裁，依据病情，注意扶正祛邪。遣方用药善于相辅相成，注意以补配消，以温配清，以降配升，以涩配通，以敛配散，以润配燥等，在治疗上有独到之处，成效卓著。

学术思想　非同凡响

邹云翔在学术思想方面，自有独到见解。

其一，倡导医无宗派之分，术无流派之囿。主张学习流派，不搞宗派，不囿于流派而束缚思想。他曾说过“中医要像蜜蜂一样，采集百花之精英，为临床实践服务。”

其二，捍卫传统中医和尊重团结西医，并行不悖。他坚持中医的原则性，竭力反对丢掉中医主体，使中医失色失质。但是这样一位有浓重传统色彩的名老中医，并不排斥西医，而是十分尊重西医。他在各地中西医会诊以及担任中央保健医师的医疗实践中，敬重西医，同西医师的合作默契，深得大家赞许。他自己在研读中医典籍的同时，十分重视学习现代医学。他曾说：“中西医学互有长短，不论中医西医，应当取长补短，相互学习，将以前的鸿沟之分界，转变成水乳之融洽，雨露之沆瀣。在未来的若干年内，一定可以创造出国际间一种新型的医学，为世界劳动人民健康服务。”所以说，邹云翔是一位思想开明、思路开拓、前瞻远瞩的名老中医。

其三，主张多学科研究《内经》。认为《内经》是极其珍贵的科学遗产，具有百科全书的特点，所以提倡从多学科范围研究《内经》，包括哲学、气象学、数学、生态学、遗传学、免疫学、生物学、音韵学、训诂学、心理学等等，要培养研究通才。

其四，强调中医是重实践的科学，临床疗效是中医的生命线。所以要立足临床多看病，一年看万次病人也不算多。读破万卷书，济世行万里，诊疗百万人，才能铸大医。

苍生大医父母心　品端术正勤为民

邹云翔对待病人犹如亲人。有一位乡村小学教师苏秋林，罹患肾病综合征狼疮性肾炎，被定为不治之症，后经邹云翔精心治疗，先后一年半而获治愈，恢复工作至今已二十六年，仍然健在，从未复发。在漫长的治疗过程中，医患由素昧平生到成为忘年之交。苏到南京求治，住招待所，后来邹云翔对他讲，你患此大病，经济困难，就住我家吧，并吩咐多添几个菜，还亲自为他铺床被，系电灯开关拉线。其后，很多时间是靠通信诊治的，邹云翔先后给苏秋林写过十封信，直到去世前十天，还给苏秋林写去一信，惦念他的身体。苏秋林回忆往事热泪盈眶，“今生今世忘不了苍生大医的救命大恩，忘不了慈父般关怀备至的深情。”何谓苍生大医，何谓大医精诚，如邹云翔者是。类似苏秋林这样的病人，邹云翔治愈多多，活人无数。南京大学原校长，后任中国人民大学校长郭影秋曾有“呈邹老”诗句：“我爱邹夫子，弃儒事术参；折肱入腠理，举步上高岭。岂止活人术，端怀济世心；何需相濡沫，妙手布甘霖。”邹云翔精湛的医术，崇高的医德，尽在诗中。

乐育为怀堪称典范　薪火相传后继有人

邹云翔从医从教70年，对学生循循善诱，诲人不倦。他桃李成蹊，后继有人。许多弟子已成为中医界的栋梁骨干。邹云翔带教的前期弟子黄新吾、陆莲舫、张华强、苏明哲、陆正兴、付凤霞、陆士元等等，都已成为名中医、名教授，在各科临床卓有成就。

邹云翔幼女邹燕勤，获南京师范学院生物系、南京中医学院中医系双学士学位后，师承父亲，随诊20余年，薪火相传，成为邹云翔学术继承人，辨证处方，乃有父风，成为教授、主任医师、江苏省名中医，享受国务院政府特殊津贴，卫生部国家老中医药学术经验指导老师，国家中医药管理局中医优秀临床人才指导老师。

邹云翔培养的3位博士生，都有骄人的成绩。其中，王钢师承邹云翔，随诊十余年，继承学术思想及治疗肾病经验，又三赴日本学习研究内科、血液透析、肾脏病理学，成为我国著名中西医结合肾脏病专家及学科领军人物，现任南京博大肾科医院院长，世界中医药学会联合会肾病分会会长。

邹云翔在世时，已培育出邹氏第三代名中医和第四代中医。

序言

邹云翔教授是我国近百年来的中医学大师，医术高深，精于内、妇、儿科，善治疑难杂症和温热病，对肾病与老年病尤有专长。他认证精准，知常达变，见解独特，疗效卓著，故对急难病诊治每起沉疴，治人无数。人称“仲景功臣”、“杏苑巨擘”、“医林翘楚”、“大医精诚”、“一代名医”、“一代宗师”等。他行医从教七十年如一日，把毕生精力和心血都献给了祖国的中医学事业，对中医事业的发展和创立、中医肾病学的发展等方面做出了卓越的贡献。在邹老90寿辰时，江苏省原第一书记江渭清祝词“一生奋斗，服务人民，光荣业绩，妙手回春”，是对邹老一生的评价。

邹云翔教授1956年创办江苏省中医学校，并任诊断学老师。当时任江苏省中医院院长，诊务非常繁忙，但他挑灯夜战，主编《中医诊断学讲义》，并首次主讲了该课。1958年南京中医学院成立之后任副院长兼附属医院（即江苏省中医院）院长。曾在学校中讲授《各家学说》部分课程，并将自己研究的叶天士孤本《叶氏晚年方案真本》印发给学生。邹云翔教授一贯重视培育人才，是一位治学严谨、诲人不倦的师长，他毫无保留地传授自己的学术经验，凡后学登门求教者，都予热心辅导，循循善诱，不厌其烦；平素也经常邀集学生们共同交流研讨临证心得，使他们得到较快成长和进步。学子都感到师从邹老，终生得益。他的学生大多成了著名学者，中医的骨干力量。邹云翔教授是我国第一批中医博士生导师，他的3位博士生在各自的岗位上都有骄人的成绩。记得我大学毕业留校之初，先到附院临床多年，轮转的第一个科室是肾科，在邹老的计算机肾病诊疗室也临床过一段时间，邹老当年的音容笑貌犹然于脑海。80多岁仍给进修医生讲课，并登上六楼的阶梯教室，为全院医生做讲座。他既是好医生，也是个好老师，晚年还担任南京中医学院学术委员会主席，对学校的建设与学术上的提高做出了贡献。

邹云翔教授于1954年在江苏省中医院建院之初建立肾科，是当时一大创举，1955年出版了《中医肾病疗法》，不仅推动了中医肾病的理论探讨与实践研究，提高了这个疑难疾病的临床疗效，而且在中医专门学科建设上也有独特的贡献。在20世纪70年代，全国各大中医院陆续如雨后春笋般地成立肾科，而受邹云翔教授《中医肾病疗法》启发及向邹老学习过的医师，都成了各地肾病研究的学科带头人，有的成绩显赫，贡献很大。邹云翔教授是中医界公认的中医肾病学的奠基者与创始人，如我校国医大师周仲瑛教授称邹老为“杏林旗手、肾病宗师”，我院101岁的干祖望教授称赞邹老能使患者“肾病毋需忧肾病”，95岁的国医大师朱良春称邹老是“首创肾科，独善其治”。

邹云翔教授虽已驾鹤西归，然其独到的学术思想和丰富的临证辨治经验已薪火相传，得到了较好的继承和发扬，其女儿邹燕勤教授与外孙女婿王钢教授作为他一脉相承的继承人，已成为全国肾脏病界著名的专家和学术带头人。邹燕勤教授学医之前任过大学植物学及药用植物学助教5年，经组织批准，进入南京中医学院医疗系系统学习中医，六年制毕业后派往附院跟随邹老学习，踏上继承父业的艰辛道路，协助邹老医、教、研工作20余年，她刻苦勤学，尽获邹云翔教授真传，成为孟河医派费伯雄之第四代传人。目前，仍在临床第一线，带教国家第二、三、四、五批徒弟，指导国家第一、二、三批中医优秀临床人才，2011年11月获批全国名老中医药专家学术传承工作室，2013年1月获批国家中医传承博士后导师，为继承与发扬邹云翔教授医术与中医肾病学的发展作出了显著的成绩。王钢教授1992年起担任了南京中医药大学附院（江苏省中医院）肾内科主任，国家中医药管理局全国中医肾病医疗中心、重点学科、重点实验室主任、学科带头人；1988年就担当博士生导师，上大学时和我同班同学的他，非常优秀，在南京中医学院毕业后，被分在肾科工作。1984

年在广州中医药大学获硕士学位后考上邹云翔教授的博士生。当时邹老已80多高龄，仍每周一次临床带教王钢，并指导其研究治疗慢性肾炎气阴两虚证的经验方。毕业后，在邹老身边继续学习、协助工作，并和邹燕勤老师一起将邹老的经验方成功开发了2个国家新药——芪蛭益肾胶囊（国药准字Z20020086）、参乌益肾片（国药准字Z20100051）。他在中医肾病学上已卓有成就，但仍追求上进，1988年、1992年、1996年三次作为访问学者、高级访问学者，在北里大学、东京大学学习研修。在西医肾病的诊治、病理诊断、血液透析、腹膜透析及分子生物学等方面的理论及技术的掌握，都为他成为当今我国中西医结合治疗肾病领军人物打下了扎实的基础。并于2004年当选了世界中医药学会联合会肾病专业委员会的主席。现在邹燕勤教授和王钢教授培养的众多硕士、博士、博士后也多已在专科领域中脱颖而出，成为不少三级甲等医院的肾病学科带头人与骨干力量。

邹云翔教授在医学上的精深造诣，得益于其深厚的文、史、哲等多学科功底。他自幼勤奋好学，早年泛读《离骚》《史记》等大量名著。20年代末至30年代初，在上海多家报刊发表《读四库全书总目提要四书类目录学分类论析》《离骚·校仇》《白师断片》《韩诗吟赏》等数十篇论文，彰显了其博学的底蕴和才华。邹老的书法亦端正清秀，别具一格，堪称风雅。邹老曾说："后人学习医道，一定要记住，良医应有良相之才，我认为掌握医道，要有高深的文学知识，否则，一知半解，高深的医道是学不到的。"无怪他对后人及学生的医、文都有很严格的要求。

邹云翔教授中年因母病不能治，乡间瘟疫不能除，始发奋学医，解救苍生。他精研医籍，拜学名师，博采多流派之长，反对门户之见，认为"医无宗派之分，术无流派之囿。中医要像蜜蜂一样，采集百花之精英，为临床实践服务"。邹老学医曾师事六人，而一日师、一事师者更多，对学有专长者，则登门求教。他说："凡同行中有一技之长者，即学之。”邹老常年手不释卷，孜孜以求，潜心钻研古典医籍、历代名家医案，乃至稗官野史中的医事均悉心研究，使他不断开阔思路。他师古而又不泥古，注重理论与实践的联系，勇于实践，善于总结，不断创新，同时注重吸收现代医学知识，为我所用，故在医学上能触类旁通，形成了自己独特的诊疗思想和经验，给后人留下了珍贵的遗产。

邹云翔教授胸怀仁德之心，竭诚为患者服务。从中央领导、社会名流，到普通工人和农民群众，慕名求医者络绎不绝，他对病人不分高低贫富尊卑，都一视同仁，精心医治，深受社会各界的信任和爱戴。曾先后担任过南京大学和中国人民大学校长的著名教育家郭影秋先生 1963 年春《呈邹老》诗曰：“我爱邹夫子，弃儒事术参，折肱入腠理，举步上高岭，岂知活人术，端怀济世心，何需相濡沫，妙手布甘霖。”这是对邹云翔教授德术双馨的高度赞扬与真实写照。

《邹云翔实用中医肾病学》一书，凝结着邹氏三代专家在辨证治疗肾脏疾病方面宝贵的理论知识和临证经验，并有诸多创新。该著作的出版发行，必将对进一步发挥中医药在治疗肾脏病，尤其是难治性肾脏疾病上不可替代的特色和优势，产生积极而深远的影响和作用。

余怀崇敬之心，谨此作序。

南京中医药大学校长　吴勉华

2013 年春

代前言

论邹云翔教授对中国中医肾病学的创建与贡献

邹云翔（1898—1988），江苏无锡人。著名中医学家，一级教授，中国第一批中医学博士研究生导师，从事医、教、研七十个春秋，铸成一代名医、现代中医肾病大师。曾任江苏省中医院院长28年，南京中医学院副院长、学术委员会主席，全国中医药学会副理事长，担任中央保健委员会医师30年。邹云翔学识渊博，医术高超，活人无数，誉满神州，堪称“仲景功臣”，对我国中医药事业的发展，特别是中医肾病学的发展做出了杰出贡献。

1. 领步医林，勇敢挑战肾脏病

1943年初，中国著名外国文学研究家、翻译家戈宝权患严重肾病，周身浮肿，有胸水、腹水、尿癃闭。当时重庆某医院已判“死刑”，经过昆仑先生（曾任全国政协副主席，邹云翔曾治好王昆仑夫人曹孟君女士的肾病）介绍赴诊，邹云翔接诊后，认为病人病情非常危急，其脉沉细，但尺脉有根，尚有救治希望，即投防己黄芪汤合五皮饮复方治疗，其中又融合王清任活血化瘀的医疗经验。戈宝权服药后尿量渐增，逐渐消肿，不久便脱离危险，邹云翔坚持每日必诊，数月后竟痊愈，且此后从未复发过。

2. 使用冬虫夏草治疗尿毒症及肾结核

邹云翔指出：冬虫夏草总显其冬夏二令之气化而已，感阴阳二气而生，能补肺阴纳肾阳。虫是补下焦之阳，草是益上焦之阴，实为补阳益阴之品。用于治疗肾劳、肾结核、肺结核有效。

邹云翔在1955年出版的《中医肾病疗法》中有一验方：冬虫夏草、人参、双钩藤、枸杞子、白蒺藜、生黄芪、炙甘草、茯苓、茯神、怀牛膝、活磁石、金匮肾气丸（包煎）。煎浓汤频频与之，待其神清吐止。胃气不足，酌加莱菔子、炙内金，兼服紫河车。若嫌紫河车味腥难食，可焙干研细粉，装入糯米胶囊服之，一天约10多个，危险现象可以挽救。

3. 率先提出用活血化瘀法治疗肾病

邹云翔在《中医肾病疗法》中指出：“各种慢性肾炎，中医治法都用补气养血化瘀温肾整体的根本治疗，增强抵抗力。”“温肾行血宣瘀，佐通阳行气的药物，肾脏血流才不发生障碍。”为活血化瘀法在肾病中的广泛运用开创了先河。常用药物有桃仁、红花、当归、赤芍、泽兰、川芎、怀牛膝、参三七、干鲍鱼以及虫类药全蝎、僵蚕、蜈蚣、䗪虫、水蛭等。运用活血化瘀运行气血的治法，使用范围很广，急、慢性肾炎，肾性高血压，多囊肾，肾功能不全等疾病，以及老年病，都可运用此法。通过活血和络，以运行气血，达到增强肾气的治疗目的。

4. 带领肾病研究组创用大黄抢救尿毒症

1959年邹云翔带领的肾病研究组，以大黄为主药，用通腑解毒等法抢救尿毒症危重病例获得成功。并在1959年12月由江苏人民出版社出版的《严重尿中毒中医治疗一得》一书中总结了抢救12例尿毒症的体会。

5. 辨证论治，整体调摄，维护肾气，总结形成邹氏治肾二十法

邹云翔治疗肾脏病，强调维护肾气，重视调理脾胃，治肾而不泥于肾，强肾填髓以养血坚骨。经过不断归纳总结，形成了邹氏二十法：①疏风宣肺利水法；②清肺解毒行水法；③降肺理气法；④养肺滋肾法；⑤疏达清里法；⑥补气固卫法；⑦补气行水法；⑧健脾益气法；⑨运脾化湿法；⑩和胃降逆法；⑪健脾补肾法；⑫温阳利水法；⑬滋养肝肾法；⑭补肾固涩法；⑮补气养阴法；⑯补气养血法；⑰阴阳并补法；⑱活血化瘀法；⑲清热渗湿法；⑳疏滞泄浊法。这20种邹氏大法，根据临床辨证施治，或一法独用，或几法合用，随机应变，才能取得显效。

6. 在国内最先提出“药物伤肾”学说

邹云翔在长期的临床实践中，发现一部分肾病是由药物损伤肾气引起的。有的患者本身肾气不足，加上药物损伤导致肾病。在20世纪70年代，提出“药物伤肾”的病因学说，比国际上早10余年。

7. 创新运用“疏滞泄浊法”治疗肾脏病激素副反应证候

在20世纪60年代到70年代，治疗肾炎用激素制剂者很多，对激素治疗不敏感，但副反应明显，出现药物性库欣综合征者，临床上较多见，有的被迫停药。症状有浑身疲乏无力，胃纳减少，皮里膜外水钠潴留，妇女经闭等。邹云翔将此类证候，称激素性气血痰湿郁滞证。创用疏滞泄浊法，取《丹溪心法》越鞠丸加减，疏其气血，泄其湿浊痰瘀，使失常之升降出入功能得以恢复，取得了满意的疗效。

8. 创立肾炎发病内因肾气学说

邹云翔认为肾病的发生，虽有先天不足、后天失养、六淫侵袭、药物损害、七情所伤、劳倦过度、房室不节，以及素体肾虚或年老肾气自衰等原因，但总不越乎内因、外因两方面。邹氏认为内因是指人的肾气，即肾精化生之气，泛指肾脏的功能。《内经》中所说的肾气，是指肾之元阴元阳，包括肾的功能和人体的整体功能。邹氏认为肾气充足的人，即使外邪入侵，也不会发生肾炎。正如《内经》所说“风雨寒热，不得虚，邪不能独伤人”、“正气存内，邪不可干”。而肾气不足之体，在外感侵袭下，病邪可乘虚而入，导致肾炎的发生。如《内经》所说“邪之所凑，其气必虚”。

9. 提出“肾劳”病名、“补肾元”大法，传授“保肾甲、乙丸”秘方，开创新药“参乌益肾片”

邹云翔早在1955年就提出：“各种慢性肾脏疾患，在中医说来，无此详尽的分类，照这样的分类证候，都包括在肾脏内伤中，有严重的病症，则要称之为肾劳”，“伤甚为虚，虚极为劳”。治疗大法为“补益肾元，渗利泄浊”，主方用保肾甲丸、保肾乙丸加减。保肾甲丸是平补阴阳而偏于补气温阳，兼以活血和络、渗利泄浊，补气而不滞，温阳而不燥，泄浊不伤正，治疗慢性肾功能不全偏于气虚、阳虚者，疗效佳。保肾乙丸是平补阴阳偏于补阴，兼以和络泄浊，补益不留邪，祛邪不伤正，治疗慢性肾功能不全偏于阴虚、气阴两虚者，疗效好。该丸剂在江苏省中医院长期应用，常供不应求，后改为保肾片，2011年正式被原国家食品药品监督管理局批准为治疗肾衰的新药，定名为参乌益肾片（国药准字 Z20100051）。

10. 研制邹氏肾病诊治与教学电脑软件

为了更好地整理研究邹云翔的治肾学术思想，并抢救其临床经验，江苏省中医院于1981年起，运用当时顶尖的计算机技术，贮存邹氏经验。遂与南京工学院（现东南大学）计算机系合作，苦战一年，研制成“邹云翔教授急、慢性肾炎诊疗与教学经验应用软件”，1981年10月用于临床诊疗，12月通过江苏省科委鉴定，并获省科技进步奖。又续战2年，研制成“邹云翔教授肾系疾病诊疗及教学经验应用软件”，获江苏省科技进步奖。

王　钢

2013年3月

编写说明

邹云翔教授师出江苏孟河名医费伯雄高足刘莲荪先生和上海名医丁仲英先生，博采众长，正如邹老常对我们说："医无宗派之分，术无流派之囿。中医要像蜜蜂一样，采集百花之精英，为临床实践服务。"邹老文学功底相当深厚，临诊经验非常丰富，是我国肾脏病学的奠基人和开拓者，为中医肾脏病学的发展做出了很大贡献。

我和邹燕勤教授跟随邹老多年，学生并加上是外公和父亲的亲情，一代又一代在向他老人家学习，在继承和发扬方面，总觉得很不够，尽管我们这些年撰写了《邹云翔医案选》《邹云翔学术思想研究选集》《中国百年百名中医临床家·邹云翔》《中华中医昆仑·邹云翔卷》等邹老学术思想专著；并在我们主编的《现代中医肾脏病学》《中西医结合治疗肾脏病学》《中医内科查房手册》《中西医结合内科学·肾脏病》《中国现代百名中医临床家丛书·邹燕勤》等专著中总结介绍了邹老的治肾临床经验。这次中国中医药出版社华中健主任再一次给了我们撰写《邹云翔实用中医肾病学》的机会，并多次给予极大鼓励，亲自参加两次统稿会，热心指导！接受此任务既是机会但更担负重大的压力与责任，如何全面系统、真实、毫无保留地将邹老治疗肾病经验进行总结，并为今后进一步发掘和提高中医药治疗肾病疗效铺好平台，让读者能学到邹老真正的经验，让学者在临床运用邹老的经验方或结合自己的心得体会辨证加减看好肾病，真正造福于广大肾脏病患者，这是编写组最感压力、最关注的问题，也是最想实现的目标。

本书第一章至第六章为上篇总论，主要介绍了邹老对中医肾的认识、中医肾病病因病机新论、中医肾病的四诊合参及辨证要点、中医肾病的治疗原则和治法、饮食疗法、防护要点等。第七章至第十章为中篇临床常见症状的辨证论治，共介绍 28 种常见症状的辨证论治；第十一章至第二十一章为下篇临床常见病的辨证论治，共介绍 104 种常见病的辨证论治。每一病症根据中医肾科临床医师的诊治思维，对各种肾脏病从现代临床实际出发进行了全面论述，既回顾了古代、近代中医的认识，又精要介绍了现代中医肾病的诊疗技术，并尽可能采取全国统一的疾病诊断、疗效评定标准，突出了内容的权威性和系统性。重点介绍了邹老的临床经验，集中记录了诊查辨证心得体会、处方用药技巧；其中临证经验部分是本书的精华，皆为我和邹燕勤教授亲身临床实践所得，并毫无保留地介绍了邹氏三代专家（邹云翔、邹燕勤、王钢）诊治该疾病的基本治疗大法、经验方药、临证加减。这部分内容可供中医、中西医结合肾病医师参考使用，或结合读者自己经验辨证加减组合使用。在医案部分：一方面使用邹老以前发表及出版的专著中的医案，包括邹老保存的诊治病人的答复书信，以及本人博士生阶段随邹老抄方的笔记，另一方面选用了本人与邹燕勤教授的临证治验医案，集中选介邹老诊查辨证心得体会、处方用药配伍技巧和辨证加减要诀，并在医案结尾部分通过“按语”进行详细归纳分析。

本书全部由邹燕勤、王钢教授本人及弟子们共同撰写，大部分参与撰写的当年的博士后、博士、硕士，现在已是全国各三甲医院中医肾科主任、副主任，临床工作相当繁忙，但仍全力以赴、兢兢业业、一丝不苟地完成所分配的编写任务。特别是周恩超博士，现已是江苏省中医院肾内科副主任、主任医师、硕士生导师，作为本书主编之一，他利用在新疆伊犁中医院肾科援疆工作之际，全力为本书的统稿、修稿做了大量的工作，使本书得以付梓。

我们撰写本书的初衷是要“写最好的、最实用的”，但确实临床工作太忙，不当之处，敬请读者提出宝贵意见，以便再版时修订提高。

王　钢
2013 年 3 月

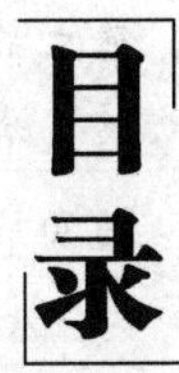

邹云翔实用中医肾病学

上篇 总论

第一章 中医对肾的认识 …… 3
第一节 肾的生理功能 …… 3
第二节 命门学说 …… 8
第三节 肾与其他脏腑的关系 …… 8
第四节 中医肾病学的定义与范畴 …… 13
第五节 中医肾病学的形成与发展 …… 14
第二章 中医肾病病因病机新论 …… 23
第一节 病因 …… 23
第二节 病机 …… 32
第三章 中医肾病的四诊合参及辨证要点 …… 41
第一节 中医四诊 …… 41
第二节 指甲诊 …… 48
第三节 辨证要点 …… 50
第四章 中医肾病的治疗原则和治法 …… 54
第一节 治疗原则 …… 54
第二节 常用治法 …… 57
第三节 治法新论 …… 60
第四节 变法心得 …… 77
第五章 中医肾病的饮食疗法 …… 99
第一节 肾脏病饮食疗法概述 …… 99
第二节 慢性肾衰的饮食疗法 …… 104
第三节 其他常见肾脏病的饮食疗法 …… 106

第六章 中医肾病的防护要点 …… 112
第一节 肾脏病的预防 …… 112
第二节 肾脏病的护理 …… 118
第三节 肾脏病患者的妊娠 …… 135
第四节 肾脏病患者的生活质量 …… 141

中篇 临床常见症状的辨证论治

第七章 肾失主水 …… 155
第一节 水肿 …… 155
第二节 多尿 …… 164
第三节 少尿或无尿 …… 169
第四节 尿失禁 …… 180
第五节 尿潴留 …… 184
第六节 排尿困难 …… 187
第七节 遗尿 …… 191
第八节 尿后余沥 …… 194
第九节 夜尿增多 …… 196
第十节 排尿不适 …… 200
第八章 肾失封藏 …… 206
第一节 蛋白尿 …… 206
第二节 血尿 …… 216
第三节 管型尿 …… 223
第四节 乳糜尿 …… 229
第五节 阳痿 …… 235
第六节 遗精、滑精 …… 241
第七节 早泄 …… 248
第九章 肾失主骨生髓化血 …… 254
第一节 腰痛 …… 254
第二节 耳鸣、耳聋 …… 260
第三节 骨蒸潮热 …… 264
第四节 健忘 …… 267
第五节 早衰 …… 270
第六节 肾性高血压 …… 275
第七节 肾性贫血 …… 281

第八节 肾性骨病 …… 286
第九节 皮肤瘙痒 …… 292
第十章 肾不纳气 …… 298
第一节 气喘 …… 298
第二节 肾咳 …… 306

下篇 临床常见病的辨证论治

第十一章 原发性肾小球疾病的诊治 …… 313
第一节 急性肾小球肾炎 …… 313
第二节 急进性肾小球肾炎 …… 328
第三节 慢性肾小球肾炎 …… 336
第四节 肾病综合征 …… 363
第五节 无症状性血尿和(或)蛋白尿 …… 379
第六节 IgA 肾病 …… 387
第七节 系膜增生性肾小球肾炎 …… 404
第八节 微小病变型肾病 …… 410
第九节 膜性肾病 …… 418
第十节 局灶性节段性肾小球硬化 …… 429
第十一节 膜增生性肾小球肾炎 …… 441
第十二节 新月体性肾炎 …… 449
第十三节 硬化性肾小球肾炎 …… 457
第十二章 感染肾脏病的诊治 …… 464
第一节 膀胱炎 …… 464
第二节 急性肾盂肾炎 …… 471
第三节 慢性肾盂肾炎 …… 480
第四节 尿道综合征 …… 489
第五节 肾及泌尿系结核 …… 496
第六节 真菌性尿路感染 …… 504
第七节 性传播泌尿系感染 …… 511
第十三章 肾小管-间质性疾病的诊治 …… 520
第一节 急性间质性肾炎 …… 520
第二节 慢性间质性肾炎 …… 528
第三节 肾性糖尿 …… 536
第四节 肾性氨基酸尿 …… 541

第五节 肾性尿崩症 …… 548
第六节 肾小管酸中毒 …… 554
第七节 药物性肾损害 …… 563
第十四章 继发性肾脏疾病的诊治 …… 575
第一节 糖尿病肾病 …… 575
第二节 尿酸性肾病 …… 584
第三节 肾淀粉样变性 …… 593
第四节 自身免疫性甲状腺疾病伴肾损害 …… 600
第五节 系统性红斑狼疮性肾炎 …… 609
第六节 过敏性紫癜性肾炎 …… 617
第七节 干燥综合征肾损害 …… 623
第八节 类风湿关节炎肾损害 …… 631
第九节 混合性结缔组织病肾损害 …… 637
第十节 抗肾小球基底膜病(肺出血－肾炎综合征) …… 643
第十一节 韦格纳肉芽肿肾损害 …… 648
第十二节 结节性多动脉炎肾损害 …… 657
第十三节 多发性骨髓瘤肾损害 …… 666
第十四节 白血病肾损害 …… 673
第十五节 淋巴瘤肾损害 …… 680
第十六节 乙型肝炎病毒相关性肾炎 …… 687
第十七节 丙型肝炎病毒相关性肾炎 …… 695
第十八节 流行性出血热肾损害 …… 702
第十九节 肝硬化性肾损害 …… 710
第二十节 肝肾综合征 …… 719
第十五章 先天性及遗传性肾脏疾病的诊治 …… 727
第一节 多囊肾 …… 727
第二节 单纯性肾囊肿 …… 735
第三节 Alport 综合征 …… 741
第四节 薄基底膜肾病 …… 748
第五节 Fabry 病 …… 753
第六节 指甲－髌骨综合征 …… 757
第十六章 肾脏血管疾病的诊治 …… 763
第一节 肾动脉狭窄 …… 763
第二节 良性高血压肾小动脉硬化 …… 771
第三节 恶性高血压肾小动脉硬化 …… 779

第四节 缺血性肾病 …… 789
第五节 肾静脉血栓 …… 796
第十七章 肾结石与梗阻性肾病的诊治 …… 807
第一节 肾结石 …… 807
第二节 梗阻性肾病 …… 818
第三节 反流性肾病 …… 825
第十八章 肾脏肿瘤的诊治 …… 833
第一节 肾脏良性肿瘤 …… 833
第二节 肾脏恶性肿瘤 …… 841
第三节 肿瘤治疗过程中的肾损害 …… 852
第十九章 前列腺疾病的诊治 …… 858
第一节 前列腺炎 …… 858
第二节 前列腺增生症 …… 866
第三节 前列腺癌 …… 875
第二十章 肾衰竭的诊治 …… 882
第一节 急性肾衰竭 …… 882
第二节 慢性肾衰竭 …… 892
第三节 血液净化治疗后的中医中药使用 …… 915
第四节 腹膜透析治疗后的中医中药使用 …… 943
第五节 肾移植术后的中医中药使用 …… 957
第二十一章 特殊人群肾脏疾病的诊治 …… 973
第一节 小儿肾病综合征 …… 973
第二节 小儿紫癜性肾炎 …… 979
第三节 老年尿路感染 …… 988
第四节 妊娠与肾脏病 …… 997
附录1 中医肾病学研究方向及展望 …… 1013
附录2 邹燕勤膏方治疗肾系疾病的经验 …… 1020
附录3 肾科常用方剂 …… 1029
附录4 肾脏病诊断、辨证分型及疗效评定(试行方案) …… 1037
附录5 邹云翔、邹燕勤、王钢教授研究肾脏病论著论文题录 …… 1055
附录6 主要参考书目 …… 1067

上篇 总 论

□第一章□

中医对肾的认识

中医学称肾为“先天”，认为肾是人体最重要的部分，作用特殊，地位高于他脏之上，而具有统宰生命之用。

第一节 肾的生理功能

肾的解剖部位在腹后壁，脊柱两侧的腹膜外，左右各一。《内经》对肾脏的形态虽未有专门表述，但已知“腰者，肾之府”，说明肾在腰部。《难经》更明言肾有两枚，重一斤一两，《医学入门》作一斤二两。明代赵献可在《医贯·内经十二官论》中说：“肾有二，精所舍也。生于脊膂十四椎下，两旁各一寸五分，形如豇豆，相并而曲，附于脊外，有黄脂包裹。”就其形状和结构而言，和现代解剖学所描述的肾脏基本一致。

中医所说的肾，是一个综合性功能单位，其生理功能范围较广，包括主生长发育、主生殖、主水液代谢、生髓化血、主纳气和濡养脏腑六个方面。具有现代中医学中泌尿、生殖、内分泌、神经、血液及呼吸系统等部分功能。肾的功能是肾中精、气、阴、阳共同作用的结果，肾中的精气阴阳来源于先天，充盛于后天，即它们一方面来源于父母，另一方面又有赖于水谷之精和五脏六腑之精的充养而不断地保持旺盛。这种既来源于先天，又作为生育的物质基础，并传给下一代，称之为“肾为先天之本”。实际上，肾中精气在出生后得到后天之精的充养，已无法简单区别先后天，而是先后天之精的融合体。

《内经》阴阳五行四时，以五方、五色、五味、五气等分属五脏。肾色黑属水，于时为冬，其性为寒，位居北方，其味为咸，其臭腐，其音羽，其声呻，其变动为栗，其液为唾，在志为恐，其谷豆，其畜彘，其果栗，其菜藿，其数六，上应辰星，肾脉石。

有关肾的生理功能，早在《内经》中就有详细的概括与论述，主要表现为以下几个方面：

1. 藏精

《灵枢·本神》曰："肾藏精。"《素问·金匮真言论》曰："藏精于肾。"《素问·六节藏象论》曰："肾者主蛰，封藏之本，精之处也。"

2. 主生殖

《素问·上古天真论》曰："女子二七天癸至，任脉通，太冲脉盛，月事以时下，故有子。男子二八肾气盛，天癸至，精气溢泻，阴阳和，故能有子。"

3. 主生长发育

《素问·上古天真论》言："女子七岁肾气盛，齿更发长；二七天癸至，任脉通，太冲脉盛，月事以时下，故有子；三七肾气平均，故真牙生而长极；四七筋骨坚，发长极，身体盛壮；五七阳明脉衰，面始焦，发始堕；六七三阳脉衰于上，面皆焦，发始白；七七任脉虚，太冲脉衰少，天癸竭，地道不通，故形坏而无子也。丈夫八岁肾气实，发长齿更；二八肾气盛，天癸至，精气溢泻，阴阳和，故能有子；三八肾气平均，筋力劲强，故真牙生而长极；四八筋骨隆盛，肌肉满壮；五八肾气衰，发堕齿槁；六八阳气衰竭于上，面焦，发鬓颁白；七八肝气衰，筋不能动，天癸竭，精少，肾气衰，形体皆极；八八则齿发去。肾者主水，受五脏六腑之精而藏之，故五脏盛乃能泻。今五脏皆衰，筋骨解堕，天癸尽矣，故发鬓白，身体重，行步不正而无子耳。"

4. 肾藏志

《素问·宣明五气》曰："肾藏志。"《灵枢·本神》言："肾藏精，精舍志。"

5. 主水

《素问·上古天真论》曰："肾者主水。"《素问·逆调论》言："肾者水脏。"《素问·水热穴论》言："肾者牝脏也，地气上者属于肾，而生津液也。""肾者，胃之关也，关门不利，故聚水而从其类也。"

6. 主纳气

《难经·四难》言："呼出心与肺，吸入肝与肾"《素问·逆调论》曰："肾者……主卧与喘。"《类证治裁·喘证》言："肺为气之主，肾为气之根。肺主出气，肾主纳气，阴阳相交，呼吸乃和。若出纳升降失调，斯喘作矣"

7. 肾主骨

《素问·宣明五气》曰："五脏所主，肾主骨……肾生骨髓。"(《素问·阴阳应象大论》)《素问·五脏生成》曰："肾之合骨也。"

8. 出伎巧

《素问·灵兰秘典论》曰："肾者，作强之官，伎巧出焉。"

9. 开窍于二阴

《素问·金匮真言论》曰："北方黑色，入通于肾，开窍于二阴。"

10. 主耳

《灵枢·五阅五使》曰："耳者，肾之官也……肾主耳。"（《素问·阴阳应象大论》）《灵枢·脉度》曰："肾和则耳能闻五音矣。"

11. 荣发

《素问·六节藏象论》曰："其华在发。"《素问·五脏生成》曰："其荣发也。"

根据古典文献记载，以及后世医家的临床总结和发挥，现代中医将肾的功能归纳为六大方面：

一、肾主生殖

肾具有主管人类生育繁衍的功能。男女生殖器官的发育，性功能的成熟与维持，以及生殖能力等都与肾中精气阴阳密切相关。当人发育至青年时期，肾中精气逐渐充盛，此时产生一种"天癸"的物质，具有促进生殖器官发育成熟和维持生殖功能的作用。这时女子出现按期排卵、"月事以时下"，男子则出现"精气溢泻"的排精现象，说明生殖器官已渐趋成熟，逐渐具有了生殖功能。此后，由于肾中精气逐渐充盛，不断产生天癸，维持着生殖功能。《格致余论》云："故人之生也，男子十六岁而精通，女子十四岁而经行，是有形之后，犹有待于乳哺水谷以养，阴气始成，而可与阳气为配，以能成人，而为人之父母。古人必进三十，二十而后嫁娶，可见阴气之难于成，而古人之难以摄养也。"这种性功能与生殖功能维持到中年以后，肾中精气逐渐减少，阴阳渐衰，天癸亦随之衰退，以至停止产生，此时人体生殖机能逐渐衰退，生殖器官日趋萎缩，最后丧失生殖能力，而进入老年期。因此，肾中精气的盛衰是天癸产生及消亡的物质基础，决定着生殖功能的产生与维持。在病理状态下，男女生殖器官发育不良，性功能低下，以及不孕不育等病变，均归之于肾中精气不足，或肾阴肾阳虚弱，多称其为"先天不足"。

二、肾主生长发育

肾具有主管生长发育的功能。人体从受孕成胎，至胎儿出生，从婴儿至成年时期，整个生长发育过程及其生理变化，都是肾中精气发生的作用。《素问·上古天真论》从女子七岁至七七，男子八岁至八八，对人一生的生长壮老进行了详细的描述。从这段经文来看，人体的生长发育，可以从头发、牙齿、骨骼，以及生殖功能等方面体现出来。幼年时期，肾中精气逐渐充盛，头发生长较快而渐稠密，更换乳齿，骨骼生长而身体增高；青年时期，肾中精气比较充盛，逐渐发育成熟，具有生殖功能，并生长智齿，骨骼生长并到达一定高度；壮年至中年时期，肾中精气充盛，身体壮实，精力充沛；老年时期，肾中精气逐渐减少，出现发脱、齿落、形体衰老。因此，在整个生命过程中，肾中精气的盛衰，决定着人体生长壮老各个阶段的变化，是生长壮老的根本因素。当肾中精气不足时，小儿会出现生长发育迟缓；青年人则出现生殖器官发育不良，性成熟迟缓；中年人则可见性功能减退，或出现早衰；老年人则会衰老加快。

三、肾主水液代谢

肾为水藏，主管水液代谢。水液代谢是指水液的生成、输布以及水液被人体利用后剩余水分和代谢废物的排泄。这是一个极其复杂的生理过程。《素问·逆调论》云："肾者水脏，主津液。"肾主管水液代谢，有赖于肾的气化功能。肾的气化功能正常，则开阖有度，能分清泌浊，调节水液的排出量。阖，能使清者通过肾中阳气的蒸腾固摄作用，复上归于肺，由心肺再布散周身，以维持体内正常的水液量；开，则使浊者通过肾中阳气的温化推动作用，不断地形成尿液，并向下输送至膀胱而排出体外。《诸病源候论》云："小便者，水液之余也。"水液来源于饮食，首先由脾的升清作用，将其上输至心肺，肺通过宣发肃降，将其敷布至周身。其中一部分随卫气运行于体表，外达四肢官窍，濡养润泽皮肤肌肉及关节，并通过阳气的蒸腾化生汗液从汗孔排出。另一部分水液经肺的肃降作用，以心脏为动力，随营气循经脉运行于体内，以濡养五脏六腑，灌注于骨节和脑髓之中，在被组织器官利用之后，又集聚于肾。由此可见，水液代谢除肾以外，还与脾的转输、肺的通调有关。但肾除了本身对水液的气化作用以外，还对肺、脾的功能起着促进作用，始终处于主导地位，故《素问·水热穴论》云："其本在肾，其末在肺。"《素问·至真要大论》云："诸湿肿满，皆属于脾。"《景岳全书·肿胀》："凡水肿等证，乃肺脾肾三脏相干之病，盖水为至阴，故其本在肾；水化于气，故其标在肺；水唯畏土，故其制在脾。"若肾的阳气虚弱，气化作用失常，蒸腾固摄不力，可发生多尿、夜尿增多，以及遗尿、尿失禁等症，温化推动无力，可出现尿少、水肿等症。

四、肾主生髓化血

肾主骨，骨生髓，髓化血。肾中藏有阴精，阴精能化髓。髓分骨髓、脊髓和脑髓，都由肾中阴精所化生。《素问·宣明五气》云："五脏所主，肾主骨。"《素问·阴阳应象大论》："肾生骨髓。"故髓的虚实与肾中阴精的充实与否密切相关。血液的生成与五脏的功能有关，食物经过脾胃的运化，吸收精微物质，转输至心肺，经过心肺的气化作用，从而形成血液。如《侣山堂类辨》中指出："血乃中焦之汁，流溢于中以为精，奉心化赤而为血。"除此之外，肾脏亦可生髓化血，肾中阴精充养骨髓，成为血液之源。《病机沙篆》云："血之源在于肾。"《侣山堂类辨》中也说："肾为水藏，主藏精而化血。"即肾生髓化血之说。《张氏医通》指出："气不耗，归精于肾而为精，精不泄，归精于肝而化清血。"故肾精化血的机制，一是通过肝而化血，一是生髓而化血。当然，在肾精化生血液的过程中，肾中阳气的推动与温煦也必不可少。所以说，肾精不足可导致血虚，肾阳虚弱也可致血液的生成不足。

五、肾主纳气

肾有主管纳气的功能，可帮助肺保持吸气的深度，防止呼吸浅表。《素问·六节藏象论》曰："肾者主蛰。""蛰，藏也。"（《说文解字注》）肺司呼吸，与诸脏密切相关。《难经·四难》云："呼出心与肺，吸入肾与肝。"《类证治裁·喘证》云："肺为气之主，肾为气之根。肺主出气，肾主纳气，阴阳相交，呼吸乃和。若出纳升降失调，斯喘作矣。"可见，呼吸功能虽为肺所主，但必须依赖于肾的作用。吸气依靠肺的肃降作用，但是吸气的降纳、收藏清气的功能，必须得到肾的摄纳作用的帮助，才能最终完成。肾合命门，命门为"呼吸之门"，"元气之所系"（《难经》），肾上连于肺，其脉上贯膈，入肺中（《灵枢》），呼吸出入之气，其主在肺，其根在肾。肺的吸气，只有依靠肾摄纳肺所吸入的清气，才能维持其深度，防止呼吸表浅。通过"肾纳气"和"肺吸气"一进一出的相互协调，才能保证体内外气体的正常交换。何梦瑶在《医碥》中说："气根于肾，亦归于肾，故曰肾纳气，其息深深。"实际上，肾主纳气的功能是肾主封藏功能在呼吸运动中的体现。其物质基础乃是肾中之精气，而肾在纳气过程中收藏清气，是维持肾气充足的条件之一。若肾中精气不足，摄纳无力，不能帮助肺维持吸气的深度，气浮于上，则会出现呼吸浅表，或呼多吸少，动辄气喘等临床表现，称之为"肾不纳气"。

六、濡养温煦脏腑

肾为一身之本，具有濡养温煦五脏六腑的功能。这是通过肾中精气所含的肾阴和肾阳来实现的。肾阴肾阳又称为"真阴"、"真阳"、"元阴"、"元阳"，是人体各脏腑阴阳的根本。肾阴能濡养各脏腑之阴，肾阳能温煦各脏腑之阳。肾中阴阳平衡，是各脏腑阴阳平衡的基础。《医原·五行生克论》云："肾中真阳之气，细温煦育，上通各脏腑之阳；而肾中真阴之气，即因肾阳蒸运，上通各脏腑之阴。"肾阳主要有促进机体温煦、运动、兴奋和化气的功能，并能促进气的产生、运动和气化。肾阳要促进气的产生，不但要加强肺的呼吸与脾胃的消化吸收功能，同时要使人的有形之体化为无形之气。气的运动加快，则血和津液的运行、输布和排泄也会加快，人体的各种生理活动的进程也将加速。气化加快则产热增加，温煦作用得以增强。肾阳到达各脏腑、经络、形体、官窍，则变为该脏腑、经络、形体、官窍之阳。肾阳旺，则全身之阳皆旺，如果肾阳不足，则全身的新陈代谢降低，各脏腑、经络、形体、官窍的生理功能均会减弱，表现为面色苍白、畏寒、肢冷、脉无力而迟缓，以及津液运行减慢而浮肿、精神萎靡、反应迟钝等一般的阳虚症状。

肾阴的生理作用主要是促进机体的滋润、濡养、成形和制约阳热等。肾阴经肾阳的蒸腾、运化，通过三焦到达全身，促进津液的分泌和血液的生成。肾阴旺则津血充足，肾阴亏则津枯血少。津液与血的形成离不开阴气，阴与血常互称而名之曰"阴津"、"阴血"。同时也将阴气和滋润、濡养联系起来。《医碥·气》中说："阴气者，润泽之气也。"肾阴到达全身的各脏腑、经络、形体、官窍，则变为该脏腑、经络、形体、官窍之阴，肾阴旺，则全身之阴皆旺，肾阴衰，则全身之阴皆衰。其他脏腑的阴津或阳气不足，日久也必累及于肾，导致肾中阴津或阳气不足，故有"五脏之伤，穷必及肾"之说。

（仲昱，曾安平，周恩超）

第二节 命门学说

一、左肾右命门说

《内经》只言肾，未及左右。《灵枢》论及命门，乃指目而言。至《难经》始分左右：“左为肾，右为命门。命门者，精神之所舍也，男子以藏精，女子以系胞，其气与肾通。”《难经》以命门与肾通，两者虽分而有交通之道；且以命门为藏精系胞之用，又为精神之所舍。自此以后，一般均认为，人身除了肾之外，尚有命门。《脉经》云：“肾与命门，俱出尺部。”认为不仅有命门存在，而且有明确的诊察部位。宋代陈无择《三因方·三焦精府辨证》云：“古人谓左肾为肾脏，其府膀胱；右肾为命门，其府三焦。”故自《难经》至宋，均以左肾右命门为说。

二、两肾总号命门说

明代虞抟云：“夫两肾固为真元之根本，性命之所关，虽为水藏，而实为相火寓乎其中，象水中之龙火，因其动而发也，愚意当以两肾总号命门。”并特别强调了命门在生命活动中的重要性，命门是“元气之根本，性命之所关”。其不认同左肾右命门之说，而以肾即命门，命门即肾。

三、命门在两肾之间说

命门在两肾之间说，为明代命门学说的主流。张景岳认为命门居两肾之中，“肾两者，坎外之偶也；命门一者，坎中之奇也。以一统两，以两包一，是命门总乎主两肾，而两肾皆属于命门。故命门者，为水火之府，为阴阳之宅，为精气之海，为死生之窦”（《类经附翼·求证录·三焦包络命门辨》）。又云：“命门居两肾之中，即人身之太极，由太极以生两仪，而水火俱焉。”宋儒以太极包阴阳，阴阳居太极中，故张景岳以命门位于两肾之中，命门统两肾，两肾包命门，与宋以前左肾右命门说不同，又比虞抟之两肾总号命门说更深一层。

（仲昱，曾安平，周恩超）

第三节 肾与其他脏腑的关系

一、肾与五脏的关系

中医以五行的生克乘侮来阐述脏与脏之间的关系，生理上任何一脏与其他四脏均存在着生我、我生、克我、我克四方面的联系，病理上任何一脏都存在和其他脏的相乘、相侮、母病及子和子病及母四方面的影响。但临床上，脏与脏之间早已超越了五行生克乘侮的范畴。目前主要从生理功能来阐述两脏之间的关系，并用病理上的相互影响来反证其生理上的关系。

1. 心与肾

心与肾主要体现在心阴心阳与肾阴肾阳之间的依存关系，以及心血与肾精之间的依存关系。心在五行属火，居于上焦而属阳，肾在五行属水，居于下焦而属阴。从阴阳水火升降理论来说，位于下者，以上升为顺；位于上者，以下降为和。心之阴阳必下降于肾，而充养肾之阴阳；肾之阴阳必上升至心，以濡养温煦心之阴阳。两脏阴阳之间上下交通，相互依存，才能保证阴阳充足，维持动态平衡，即水火既济，而称为心肾相交。如《慎斋遗书》云："心肾相交，全凭升降……升降者水火。"《格致余论·房中补益论》云："人之有生，心为火，居上；肾为水，居下。水能生而火能降，一升一降，无有穷已，故生意存焉。"若心火不能下降于肾而上亢，肾水不能上济于心而下泄，肾无心火则水寒，心无肾水则火炽，可出现一系列病理表现，即"心肾不交"或"水火不济"，临床出现失眠、心悸、怔忡、心烦、腰膝酸软，或见男子梦遗、女子梦交等症。

心主血，肾藏精，精血相互转化。《医原》云："谷气归心，奉君火而化赤，赤血得金气敷布，下行入肾化精。"《张氏医通》云："精不泄，归精于肝而化清血。"这种精血互生，体现了心肾之间重要的生理关系，也是心肾相交、水火既济的物质基础。心血肾精不足，可导致面色无华、心悸、耳鸣、腰酸膝软等症，亦是心肾同病之象。

2. 肺与肾

肺与肾的关系主要体现在水液代谢和呼吸运动两方面的协同作用和依存关系。肺为水之上源，主通调水道，肾为水脏，肺肾的相互协同作用，加之脾对水液的运化，保证了水液的正常输布与排泄。肺的宣发肃降和通调水道，有赖于肾阳的蒸腾气化，而肾主水的作用也有赖于肺的宣发肃降和通调水道。若肺失宣肃，通调水道失职，必累及于肾，而致尿少，甚则水肿。肾阳不足，关门不利，则水泛为肿，甚则上为喘促，咳逆倚息不得卧。如《素问·水热穴论》所说："其本在肾，其末在肺，皆积水也。"肺主呼吸，肾主纳气，肺肾配合，共同完成呼吸运动。肺主呼吸，其呼吸的深度需要肾的纳气作用来维持。肾气充盛，吸入之气方能经肺之肃降而下纳于肾，故《景岳全书·喘促论证》云："肺为气之主，肾为气之根。"另一方面，肺气肃降，有利于肾之纳气；而肾气摄纳，也有利于肺之肃降。若肾之精气不足，摄纳无权，气浮于上；或肺气久虚，久病及肾，均可导致肾不纳气，出现动则气喘等症。此外，肺肾之阴气也是相互资生的，肺阴亏虚，久病及肾，可致肾阴亏虚；肾阴又为一身阴气之根本，肾阴虚不能上滋肺阴，故肺肾阴虚常同时并见，而出现两颧嫩红、骨蒸潮热、盗汗、干咳音哑、腰膝酸软等症。

3. 肝与肾

肝肾的关系主要体现在精血和阴阳之间的相互依存关系。肝藏血，肾藏精，肝肾之间存在着相互滋生和转化的关系。肝血的化生，有赖于肾中精气的气化；肾中精气的充盛，亦有赖于血液的滋养。精能生血，血能化精，称为“精血互生”。肝血不足可以引起肾精亏虚，肾精亏损亦可导致肝血不足，出现头晕、目眩、耳鸣、腰酸等症。肝肾阴阳之间的关系亦极为密切。肝肾阴阳相互滋生，相互制约，维持协调与充盛的生理状态，称为“肝肾同源”。肾阴不足可导致肝阴不足，称为“水不涵木”；肝阴不足，可致肾阴亏虚而相火偏亢；肝火太盛，下劫肾阴，可形成肾阴不足之证。此外，肝主疏泄与肾主封藏之间亦存在着相互制约、相反相成的关系，主要表现为女子月经来潮和男子泄精的生理功能。肝肾疏泄封藏失职会导致女子月经周期失常、经量过多或经闭，男子遗精滑泄或阳强不泄等。

4. 脾与肾

脾肾之间的关系主要表现在三方面：肾为先天之本，脾为后天之本，脾主运化与肾精阴阳之间相互依存，脾肾在水液代谢过程中相互协同。《景岳全书·论脾胃》云：“人之始生，本乎精血之源；人之既生，由乎水谷之养。非精血，无以立形体之基；非水谷，无以成形体之壮……是以水谷之海，本赖先天为之主，而精血之海又必赖后天为之资。”先天后天相互资助，相互促进，共同维持人体的生命活动。两者之间，临床尤其重视以后天充养先天，“故人之自生至老，凡先天之有不足者，但得后天培养之力，则补天之功，亦可居其强半。此脾胃之气所关于人生者不小”。脾之健运，化生精微，需借助肾阳的推动和温煦，故“脾阳根于肾阳”。肾中精气亦有赖于水谷精微的培育和补养，才能不断地充盈和成熟。脾主运化水液，肾主水液代谢，两者相互配合，发挥协同作用，保证水液的正常生成、输布和排泄。脾阳不足，久病及肾；肾阳不足，无以温暖脾土，均可造成脾肾阳虚之证。临床可见腹部冷痛、下利清谷、五更泄泻、水肿等症。

二、肾与膀胱的关系

脏属阴，腑属阳；阴主里，阳主表。一脏一腑，一阴一阳，一表一里，相互配合，形成了脏腑之间的密切联系，简称“脏腑相合”。肝合胆，心合小肠，脾合胃，肺合大肠，肾合膀胱。每一对脏腑在结构上都有经脉相互联络。每一脏腑隶属的经脉称之为“属”，这条经脉与其相合的脏或腑相联络，称之为“络”。一脏一腑之间的经脉相互联络，是脏腑相合的结构基础。肾与膀胱相合，足少阴肾经“属”肾脏，“络”膀胱腑；足太阳膀胱经“属”膀胱腑，“络”肾脏。肾与膀胱通过经脉互为属络，构成表里关系。在生理功能上主要体现在排泄小便方面的相互依存和协同作用。人体水液经过肾的气化，肾关开阖，浊者下降，由膀胱贮留和排泄；而膀胱的贮尿和排尿功能，又依赖于肾脏的固摄和气化作用。肾气充足，固摄有权，则膀胱开阖有度，共同完成小便的贮留和排泄。若肾气不足，气化失常，固摄无权，则膀胱开阖失度，可出现小便不利、尿频、遗尿、尿失禁等症。膀胱湿热也可影响到肾，出现尿频、尿急、尿痛和腰痛等症。

三、肾与奇恒之腑的关系

奇恒之腑包括脑、髓、骨、脉、胆、女子胞6种组织器官。奇，异也；恒，常也。奇恒之腑形态中空与六腑相似，但“藏而不泻”（《素问·五脏别论》），功能与五脏相似。其中脑、髓、骨、女子胞与肾脏有密切联系。

肾主精，精生髓，“其充在骨”（《素问·六节藏象论》）。骨者，髓之府，髓由于聚集的部位不同，可以分为骨髓、脊髓和脑髓，均内藏于骨，互通于里。颅骨是人体最大的骨骼腔体，脊髓直接通于脑，故将脑称为“髓海”。脑为“精明之府”，与人的智力活动密切相关，髓海是否充足，关系到人的智力水平。肾主骨且生髓，骨与髓的生长发育均有赖于肾中精气的充养，肾精亏虚，髓海不足，即脑失所养，小儿先天不足多有智力障碍，老人肾中精气亏损可见老年性痴呆。《灵枢·海论》云：“髓海有余，则轻劲有力，自过其度；髓海不足，则脑转耳鸣，胫酸眩冒，目无所见，懈怠安卧。”

肾精充足，骨髓旺盛，则骨骼生长发育正常，充实健壮，肢体活动轻劲有力；若肾精不足，骨髓空虚，则会引起骨骼发育不良。小儿囟门不闭，骨软无力行走，都与肾中精气虚弱有关。《素问·痿论》云：“肾气热则腰脊不举，骨枯而髓减，发为骨痿。”《素问·生气通天论》曰：“因而强力，肾气乃伤，高骨乃坏。”均是先伤及肾，而后影响至骨。《万病回春》云：“齿者，肾之标，骨之余也。”齿与骨同为肾所主，均有赖于肾中精气滋养而生长。牙齿的生长、脱落与肾中精气密切相关。肾中精气充盛，则牙齿坚固不易脱落；肾中精气不足，则牙槽骨易于松动，甚至早脱。老年人随着肾精的渐亏，牙齿得不到营养而脱落。

女子胞，又称胞宫，是女性独有的生殖器官，具有发生月经和孕育胎儿的功能，其复杂的生理活动与肾中精气密切相关。首先女子胞的发育全赖于“天癸”，“天癸”是肾中精气充盈到一定程度的产物，具有促进生殖器官的发育及成熟，维持生殖功能的作用。肾中精气充足，天癸方能生成，女子生殖器官发育成熟，才可月经来潮、孕育胎儿。至七七之年，天癸竭，则进入绝经期，致地道不通，月经停止来潮，生殖器官萎缩，不能受孕，故形坏而无子也。由此可见，肾中精气通过天癸影响女子胞的功能。

四、肾与官窍的关系

官是指机体上有特定功能的器官。窍，即孔窍、苗窍的意思，即内脏与外界交通的窗口。官窍是人体与外界联系的重要器官，外界环境的变化可以通过官窍影响到内脏，内脏的活动功能正常与否，也可以反映在官窍上。如《灵枢·五阅五使》云：“鼻者，肺之官也；目者，肝之官也；口唇者，脾之官也；舌者，心之官也；耳者，肾之官也。”《素问·金匮真言论》云：“心开窍于舌……肝开窍于目……脾开窍于口……肺开窍于鼻……肾开窍于二阴。”《素问·阴阳应象大论》云：“肾主耳……在窍为耳。”在肾与官窍的联系中，关系比较密切的是耳与二阴。

耳的听觉灵敏与否，与肾中精气盈亏有密切关系。如肾精充沛，髓海得养，上濡耳窍，则听觉聪慧，反应敏捷，如《灵枢·脉度》云：“肾气通于耳，肾和则耳能闻五音矣。”反之肾中精气不足，髓海失养，则出现耳鸣耳聋、头晕目眩。《灵枢·海论》云：

"髓海不足，则脑转耳鸣。"人至老年，肾中精气衰退，可出现听力减退。

前后二阴，前阴是指男、女外生殖器与尿道口的总称，是排尿与男子排精、女子排出月经及娩出胎儿的器官。后阴是指肛门，排出粪便的器官。肾开窍于前阴，对生殖和排尿均有作用。肾主生殖，肾精充盈到一定程度，产生天癸，以促进性成熟，维持生殖功能。若肾精亏虚，青年人则前阴发育不良，生殖功能不全；中年人则性功能减退，阳痿，甚至早衰。肾气有封藏肾精的作用，若肾气亏虚，固摄无力，则见遗精或早泄。肾主水，尿液的生成和排泄，均有赖于肾的气化。若肾气不足，则固摄无力，如小儿肾气未充，常见遗尿；老年人肾气已衰，控制小便的能力减弱，可出现小便失禁；肾阳虚，气化蒸腾无力，小溲清长；同时，肾阳虚，无力推动津液的输布与排泄者，则尿少，或伴有浮肿。肾又主后阴，肾的精气阴阳均能影响大便。肾藏精，为封藏之本，肾气的固藏功能能够使肛门固摄粪便，若肾阴不足，肠液干枯则便秘，肾阳虚弱，可致脾肾阳虚而腹泻。

另外，咽喉与肾、目与肾的关系也较为密切。肾之经脉"循喉咙，挟舌本"，肾之精气循经上行，以养喉咙。若肾阴不足，虚火循经上炎，多见咽喉干痛。肝开窍于目，但目又与其他脏腑经脉紧密联系。如《证治准绳》云："大抵目窍于肝，主于肾，用于心，运于肺，藏于脾。"《罗氏会约医镜》云："大眦属心，白睛属肺，乌珠属肝，上下睑胞属脾，瞳仁属肾。""然所重在乎瞳仁，而其窍则出于肝也。肾属水，肝属木，水能生木，子母岂能相离乎？故肝肾之气充，则精彩光明；肝肾之气衰，则昏蒙眩晕。"

五、肾与经络的关系

经络具有沟通表里上下、感应传导等生理功能，而发生病变时，经络就成为传递病邪和反映病变的途径。经络系统以经脉和络脉为主，在内连属脏腑，在外连属筋肉、皮肤，如《灵枢·海论》云："内属于脏腑，外络于肢节。"十二正经与对应的脏腑有固定的络属关系，并且有的经脉联系多个脏腑，有的脏腑有多条经脉到达。

足少阴肾经属肾，络膀胱，贯肝，入肺，络心。肾脏通过足少阴肾经与所联系的脏腑发生密切的关系。奇经八脉是督脉、任脉、冲脉、带脉、阴跷脉、阳跷脉、阴维脉和阳维脉的总称。它们虽与脏腑没有直接的属络关系，但与肾脏关系较为密切。其中督、冲、任脉"一源而三歧"，皆起于胞中，同出于会阴，然后分道别行，分布于腰背胸腹等处。督脉循行于脊柱后，上行入颅络脑，并从脊柱后分出属肾。肾生髓，脑为髓海，督脉与肾的功能活动密切相关。冲任二脉皆有调节月经和促进女子生殖功能的作用，与天癸和肾中精气阴阳的充盛有关。另外，阴跷脉起于内踝下足少阴肾经的照海穴，阴维脉与任脉相会，阳维脉与督脉会合，带脉与足少阴经别相连，皆直接或间接地与肾脏功能相联系。

肾藏精，主生殖，为全身阴阳的根本，肾与本经，以及其他经脉，特别是具有调节气血阴阳功能的奇经八脉具有密切联系，临床调治奇经病证离不开调治肾脏阴阳，同时肾脏疾病也可以通过经络关系进行诊断和治疗，如针刺、热熨、外敷和药物归经的使用等等。

六、肾与体质的关系

体质具有差异性，正如《灵枢·寿夭刚柔》所云："人之生也，有刚有柔，有弱有强，有短有长，有阴有阳。"

体质的先天因素完全取决于父母，父母的身体素质是子代生命产生的基础，一般来说，父母体质强壮，子代也强壮，父母体质孱弱，子代也孱弱。子代的生命来源于父母的肾中精气，只有父母肾中精气充盛，子代方能获得较强的生命力，才会有好的体质。反之，若父母体质衰弱，肾精不足，勉强受胎，则其子体质多羸弱。同时年龄也是影响体质的一大因素。人在青壮年时期，精力最为旺盛，此时生子体多健壮，健康而少病。若生育过早或过迟，则肾中精气不足，其子体质大多不得强壮，体弱而多病。故体质的强弱，主要取决于先天禀赋。

小儿先天禀赋不足，素体肾虚，往往影响生长发育，出现"五迟"（立迟、行迟、发迟、齿迟、语迟）和"五软"（头软、手软、足软、口软、肌肉萎软）、解颅、鸡胸等。成人肾虚，往往出现不耐久劳，腰膝无力，呼吸气急，或动则气喘，过早衰老，尿短而频，或遗尿，性欲淡漠，不孕不育，或滑胎，月经不调，遗精，阳痿，腰痛，水肿和虚劳等病。肾虚体质往往寿命不长。

先天之精充足，出生后能健康正常地发育成长，获得较强的生命活动。《素问·上古天真论》所描述的男女生长壮老过程及各阶段表现，就是一个以肾之精气为基本物质，而激发五脏六腑活动的演变过程。因此，调治肾的精气阴阳，对于增强体质具有重要意义。同时，中焦脾胃为后天之本，化生气血之水谷之海，先天之精的充盛有赖于后天水谷精微的不断充养，方得生生不息，故调理脾胃或脾肾同调往往成为调理体质的重要手段。

（仲昱，曾安平，周恩超）

第四节 中医肾病学的定义与范畴

中医肾病学是中医内科学的一个分支，是指以中医"肾"的病理变化为主要病机的一系列疾病的总称。中医肾病学包括了现代医学的泌尿系统疾病、生殖系统疾病、遗传性疾病，及部分内分泌系统疾病。具体的病证有：水肿、腰痛、淋证、癃闭、尿血、尿浊、遗精、阳痿、早泄、血精、五迟、五软、消渴等。

现代中医肾病学是以西医肾脏疾病为研究对象的一个独立学科。除了原发性肾脏病以外，其他疾病所导致的继发性肾脏病也在其论述的范围内。因此，本书的内容不仅包括了中医肾脏病的病因病机及治疗，也涉及了其他脏腑和气血津液及经络肢体疾病的内容。

（仲昱，曾安平，周恩超）

第五节 中医肾病学的形成与发展

中医肾病学是中医临床学的一个主要学科，其形成和发展是在临床实践中逐步完善起来的。并且，随着现代科学技术的参与，中医肾病学获得了很大的进步。

一、中医肾病学的起源

早在春秋战国时期成书的《黄帝内经》中就已明确指出了肾的解剖部位，系统地论述了肾的生理功能。如《素问·上古天真论》认为，人的生长发育依靠肾中精气的激发和推动。另外，《素问·逆调论》提出："肾者水藏，主津液。"《素问·阴阳应象大论》曰："肾主骨髓。"《内经》还对水肿的病因、发病机制、症状及治疗大法等做了精辟的论述。《内经》认为，水肿的病因主要是外感六淫和劳倦内伤，如《素问·平人气象论》曰："面肿如风。"《素问·六元正经大论》曰："感于寒湿，则民病身重胕肿。"《素问·水热穴论》指出劳倦伤肾，不能化水而成水肿："勇而劳甚则肾汗出，逢于风，内不得入于脏腑，外不得越于皮肤，客于玄府，行于皮里，传为胕肿，本之于肾，名曰风水……所谓玄府者，汗空也。"对于水肿病理机制的认识，《内经》提纲挈领地指出"其本在肾，其末在肺"（《素问·水热穴论》），"诸湿肿满，皆属于脾"，"肾者，胃之关也，关门不利，故聚水从其类也"（《素问·至真要大论》），"三阳结，谓之水"（《素问·阴阳别论》），认为水肿是肺、脾、肾、三焦及膀胱气化不利，津液不布所导致。水肿的症状，《内经》中也有详细的描述，如《灵枢·水肿》云："水之起也，目窠上微肿，如新卧起之状，其颈脉动，时咳，阴骨间寒，足胫肿，腹乃大，其水乃成矣。以手按其腹，随手而起，如裹水之状，此其候也。"并描述了水在肺、在脾、在肾的不同症状，如"上为喘呼"，"时咳"，"喘疾咳"，"脾乃大"，"足胫肿"，"少腹肿"等临床表现。《内经》还提出了水肿的治疗大法，虽未示具体方药，但指出了治疗原则，在《素问·汤液醪醴论》中云："平治于权衡，去菀陈莝，开鬼门，洁净府。"后世医家据此分别创立了发汗、利小便、活血化瘀等治疗水肿的具体方法。因此，《内经》中虽然不列肾病的具体治疗方药，但对于肾病的基本理论做了精辟的论述，后世的肾病学发展均由此而起。

二、中医肾病学的奠基

《史记·扁鹊仓公列传》记载的汉初的诊籍中有7则治疗泌尿系统疾病的案例。如用"火齐汤"治疗"不得前后溲"和"溺赤"；用"柔汤"治疗"不得小溲"，灸足厥阴之脉治疗"遗溺"和"溺赤"；并指出"中热不溲者，不可服五石"，服之必出现"溲数"等。西汉年间成书的《五十二病方》中就有以"疒"为病名的泌尿系统疾病的记载。分别列出了"血疒"、"石疒"、"膏疒"等病的诊治，"石疒"的临床表现为"痛于孚及衷"，"痛已，类石如泔从前出"等，属于中医肾病之"癃闭"、"淋证"等范畴。并列出石韦、葵种、牡荆等通淋排石药物。

至东汉末年，张仲景继承了《内经》理论及当时的各家医说，创立了中医辨证论治体系。《伤寒杂病论》中的很多内容涉及了泌尿、生殖系统疾病的诊断和治疗，特别是《金匮要略·水气病脉证并治》对水肿病列专篇进行讨论，将水肿称为“水气病”，并进行了分型论治，从而奠定了中医肾病学的基础。该篇以表里上下为纲，将水肿分为风水、皮水、正水、石水和黄汗进行分别论述，并提出了水肿病的治疗原则和大法，即“诸有水者，腰以下肿，当利小便；腰以上肿，当发汗乃愈”。对于风水、皮水的治疗侧重于从表论治，配合利水，如越婢汤、越婢加术汤、防己黄芪汤、防己茯苓汤等。而对于正水和石水，虽未列出方剂，但提出了“可下之”的治疗原则，揭示了逐水法的端倪。同时，提出了“五脏水”和“水在五脏”的概念，认为水气病和痰饮病可以互相渗透和转化。当痰饮病发展到某一阶段时，可以并发水肿，如《金匮要略·痰饮病脉证并治》中的溢饮，列有苓桂术甘汤、十枣汤、己椒苈黄汤、葶苈大枣泻肺汤等方剂。《金匮要略》提出了“水分”与“血分”，其关系可以互相转化，认为水分可病及血分，血分也可病及水分，成为后世医家提出“血不利则为水”的水肿病机的理论出处，并和《素问》中“去菀陈莝”理论遥相呼应，成为活血化瘀法治疗肾脏病的重要理论依据。除此之外，《伤寒论》中治疗小便不利、水气病以及少阴病证的方剂也很丰富，可大致归为6类：温阳利水法、育阴利水法、化气利水法、调畅气机法、散结逐水法、化饮利水法。此外，张仲景还对淋证的症状进行了描述：“小便如粟状，小腹弦急，痛引脐中。”这与西医学的尿路感染极为相似，并提出了淋证的治疗禁忌：“淋家不可发汗，发汗必便血。”同时也提出了尿血的病机为“热在下焦”，病可引起“淋秘不通”。在《伤寒杂病论》中，仲景所创制的肾气丸、真武汤、五苓散、猪苓汤、越婢汤、越婢加术汤、防己黄芪汤等，至今仍是中医临床治疗肾脏病的常用有效方剂。

三、中医肾病学的完善

自张仲景在《伤寒杂病论》中奠定了中医肾脏病的辨证论治基础后，历代医家结合各自的临床经验，对中医肾病学的发展作出了自己的贡献。隋代巢元方在《诸病源候论》中，对泌尿生殖系统疾病的病机证候学的论述甚为详细。如《诸病源候论·卷四十九·石淋候》中指出：“石淋者，淋而出石也。肾主水，肾结则水化为石，故肾容砂石。”指出石淋的病源在肾，并明确地提出了淋证病机总括和临床表现：“诸淋者，由肾虚而膀胱热故也……肾虚则小便数，膀胱热则水下涩，数而且涩，则淋沥不宣，故谓之淋。”至今仍指导着中医对泌尿系感染病机的认识。对于水肿病，巢氏认为：“水病者，由脾肾俱虚故也。肾虚不能宣通水气，脾虚又不能制水，故水气盈溢，渗液皮肤，流遍四肢，所以通身肿也。令人上气体重，小便黄涩，肿处按之，随手而起是也。”对水肿的病机做出了归纳。除此以外，巢氏首次提出了“肾劳”的病名，曰：“肾劳者，背难以俯仰，小便不利，色黄赤而有余沥，茎内痛，阴湿囊生疮，小腹满急。”唐代孙思邈应用“葱管导尿”治疗癃闭急证，是世界上最早有文献记载的导尿术。《千金方》记载为：“凡尿不在胞中者，为胞屈僻，津液不通，以葱叶除尖头，内阴茎孔中约三寸，微用口吹之，胞胀，津液大通，即愈。”对于水肿则专门提出了饮食调理：“大凡水病难治，瘥后特须慎于口味。又复病水人多嗜食不廉，所以此病难愈也。”

宋代，官方和民间都编撰了很多方书，有很多治疗肾病的良方一直沿用至今，如《太平惠民和剂局方》中治疗淋证的八正散、石韦散、五淋散，治疗腰痛的青娥丸、无比山药丸，治疗水肿的参苓白术散以及《济生方》中治疗血尿的小蓟饮子，治疗水肿的济生肾气丸、实脾饮、疏凿饮子等。陈言分析了水肿形成的病因，在《三因极一病证方论·水肿叙论》中提出：“原其所因，则冒风寒暑湿属外，喜怒忧思属内，饮食劳倦悖于常经，属不内外，皆致此疾。治之当究其所因，及诸禁忌而为治也。”严用和将水肿分为阴水、阳水两大类，为水肿病的临床辨证奠定了基础，在其《重订严氏济生方·水肿门》中云：“然肿满最慎于下，当辨其阴阳。阴水为病，脉来沉迟，色多青白，不烦不渴，小便涩小而清，大腑多泄，此阴水也，则宜温暖之剂……阳水为病，脉来沉数，色多黄赤，或烦或渴，小便赤涩，大腑多闭，此阳水也，则宜用清平之药。”金元朱震亨倡立“阳常有余，阴常不足”论，创立补肾水、降阴火之大补阴丸，以治疗阴虚火旺之梦遗、赤白浊等生殖系统疾病，对中医房室养生发挥了重要作用。

至明清时期，中医对肾在阴阳中地位的认识有了极大的提高，并借助命门学说的兴起，创制了很多调补肾中阴阳的方剂。特别是张景岳继承了王冰“益火之源，以消阴翳；壮水之主，以制阳光”的观点，提出：“善补阳者，必于阴中求阳，则阳得阴助而生化无穷；善补阴者，必于阳中求阴，则阴得阳生而泉源不竭。”以金匮肾气丸和六味地黄丸为基础，选用血肉有情之品，创制左归丸、左归饮以补肾阴，右归丸、右归饮以补肾阳（《景岳全书·新方八略》）。在对水肿的认识中，张景岳引入了气化理论，在《景岳全书·肿胀》中提出：“凡水肿等证，乃肺脾肾三脏相干之病，盖水为至阴，故其本在肾；水化于气，故其标在肺；水唯畏土，故其制在脾。今肺虚则气不化精而化水，脾虚则土不制水而反克，肾虚则水无所主而妄行……故凡治肿者，必先治水。治水者，必先治气。若气不能化，则水必不利。惟下焦之真气得行，始能传化。”同时，在《景岳全书·癃闭》中描述了肾病晚期，类似尿毒症的表现：“小水不通，是为癃闭，此最危最急证也。水道不通，则上侵脾胃而为胀，外侵肌肉而为肿，泛及中焦则为呕，再及上焦则为喘，数日不通则奔迫难堪，必致危殆。”清代李用粹全面概括了中医治疗水肿的具体方法，在《证治汇补·水肿》中提出：“治水之法，行其所无事。随表里寒热上下，因其势而利导之，故宜汗，宜下，宜渗，宜清，宜燥，宜温。六者之中，变化莫拘。”同代吴尚先汇集了泌尿生殖系统疾病的外治法，在《理瀹骈文》中记载了“坐药法”（捣葱一斤，坐身下，取其气，水自下）、“贴膏药法”（金仙膏贴心口，脐上）、“开鬼门法”（用麻黄等 11 味药煎浴取汗）、“洁净府法”（铺脐药饼，消河饼贴脐）等治疗水肿的外治法。

四、现代研究进展

新中国成立后，中医肾脏病学从基础理论到临床实践、实验研究都得到了全面发展。1955 年，现代中医肾病学奠基人邹云翔所著的《中医肾病疗法》对中医界与中西医结合学者影响较大。有关中医肾病治疗的专著陆续出版，特别是拨乱反正后，中医肾病学的发展与中医内科的其他专科相比具有明显的优势。自 1983 年召开的昆明会议至今，已连续召开了 20 多次全国中医肾病学术交流会，成立了中华中医药学会内科肾病专业委员会（肾病分会），及世界中医药联合会肾病专业委员会，提出讨论了“慢性肾炎诊断、疗效评定标准”、“慢性肾小球疾病的辨证论治研究方案”、“慢性肾衰竭的辨证分型和临床疗效判断标准草案”、“肾盂肾炎的辨证分型、疗效标准”等一系列肾病诊断及治疗标准，并且在全国各地区成立了地区级的中医肾病专业委员会。

1954 年，以邹云翔教授为首的中医肾脏病科研小组成立，开创了中医肾脏病研究的先河，结束了过去中医单靠个人经验进行归纳总结肾脏病治疗的研究历史。目前，全国已拥有多家中医肾病医疗中心，肾病研究进入了以西医病名为纲的系统性专业化研究阶段，培养了一批熟悉中西医两套理论和研究手段的中医肾病专家，研究开发了雷公藤、冬虫夏草、大黄等中药以及复方在肾脏疾病中的应用，取得了明显的疗效，并在高层次上阐明了其作用机理，其研究成果不但受到国内中西医界的肯定，也引起世界肾脏病学界的注意。特别是随着中西医结合的日趋成熟，中医治疗肾脏疾病的优势必将得到更大发扬。

1. “肾藏精”物质基础与生物学机制研究

中医学认为，肾藏精除了所藏的生殖之精外，另一种精气就是人体的精微物质，包括蛋白、红细胞、各种电解质、微量元素以及激素、抗体、神经系统所构筑的网络功能态等。涉及现代医学内、外分泌腺的功能，与垂体、甲状腺、甲状旁腺、肾上腺、卵巢、睾丸等密切相关。

（1）肾藏精主生殖：生殖医学中的研究发现，其物质基础与下丘脑－垂体－性腺轴的神经、内分泌调节有关。研究已深入到细胞、分子和基因水平，涉及蛋白组学及遗传学等不同领域。男性肾虚患者血睾酮（T）水平低下，雌二醇（E_2）以及 E_2/T 升高，女性患者雌二醇（E_2）以及 E_2/T 水平降低。另有研究表明，促黄体生成素（LH）在肾阳虚患者中显著升高，肾阴虚患者促卵泡激素（FSH）降低；下丘脑促性腺激素释放激素（GnRH）在肾阴虚证中显著升高，而在肾阳虚证候中显著降低；同时发现，下丘脑－性腺轴钙调蛋白（CaM）的 mRNA 表达增加。补肾中药能够有效提高精子的数量和质量，而且能明显提高体内 FSH、LH 的水平；滋补肾阴药可显著抑制 GnRH 的合成与释放，温肾填精药可显著促进 GnRH 的合成与释放；补肾中药可显著下调下丘脑－睾丸组织中 CaM 的 mRNA 表达。

肾色黑属水，于时为冬。可以从时间生物学的角度探讨“肾藏精应冬”。在下丘脑－垂体－睾丸轴的研究中发现，肾中促进生殖之精的物质和抑制生殖之精的物质存在着明显的季节性变化，从而使生殖之精表现出季节性节律。还有研究表明，“肾应冬”的调控机制与性腺轴褪黑素受体的季节性变化有关，松果体在此过程中起了重要的高位调节作用。此项研究对于不育症的时间养生和时间治疗都具有重要的意义。

（2）干细胞和“肾主骨生髓”：骨髓间充质干细胞（bonemarrow mesenchymal stem cells，BMSCs）是一群来源于骨髓组织中的非造血细胞。BMSCs 在一定条件下可分化成为多种结缔组织，也可分化成神经系统的神经细胞和神经胶质细胞。研究表明，体外培养的 BMSCs 表达神经分化抗原的潜能依赖于其诱导条件。氯化钴促进 BMSCs 向神经样细胞分化可能是通过低氧诱导因子的激活和细胞周期阻滞，抑制 Rho 相关卷曲螺旋形成蛋白激酶来实现的。在病理条件下，循环中的 BMSCs 进入大脑，而且可能积极参与中枢神经组织的更新。实验研究表明，在脑缺血损伤的组织中，损伤后 7～14 天，在缺血区发现有骨髓源性细胞的生长。

骨髓由肾所主，骨髓中 BMSCs 向神经细胞分化，可看做“肾主骨生髓充脑”、“脑为髓之海”的生理、病理表现。有学者从“肾主骨生髓充脑”角度探讨 BMSCs 向神经细胞分化的机制，将干细胞在特定条件下向其他组织的分化这一特性，与肾精的封藏本质，以及滋养、濡润、温煦其他脏腑的功能相比较，发现两者具有很大的一致性。

（3）肾藏精与肾小管重吸收功能：肾小球滤过液流经近曲小管后，滤过液中 67% 的 Na^+、Cl^-、K^+ 和水被重吸收，85% 的 HCO_3^- 被重吸收，葡萄糖、氨基酸全部被重吸收；H^+ 则分泌到肾小管中。近曲小管重吸收的关键动力是基侧膜上的 Na^+ 泵，许多溶质，包括水的重吸收都与 Na^+ 泵的活动有关。在远曲小管和集合管，重吸收大约滤过 12% 的 Na^+ 和 Cl^-，分泌不同量的 K^+ 和 H^+，重吸收不同量的水。水、NaCl 的重吸收以及 K^+ 和 H^+ 的分泌可根据机体的水、盐平衡状况来进行调节。如机体缺水或缺盐时，远曲小管和集合管可增加水、盐的重吸收。当机体水、盐过剩时，则水、盐重吸收明显减少，水和盐从尿排出增加。因此，远曲小管和集合管对水和盐的转运是可调节的。水的重吸收主要受抗利尿激素调节，而 Na^+ 和 K^+ 的转运主要受醛固酮调节。

肾小管重吸收人体精微物质的过程，就是藏精过程的一个重要方面。如果肾气亏虚，肾不藏精，除了生殖之精的外泄，还可能导致精微物质的外泄，像蛋白、红细胞随尿外泄，就发生了慢性肾病。肾藏精失调可出现蛋白尿、糖尿、氨基酸尿等，久而久之则影响内分泌功能、生殖功能，常兼见遗精、阳痿或闭经。另外，人体生命的遗传物质及激素等在肾脏的新陈代谢，均属肾藏精的范畴。

2. “肾主水”与体液调节的关系

人体双肾每日生成的肾小球滤过液达 180L，而终尿仅为 1.5L，这表明滤过液中约 99% 的水被肾小管和集合管重吸收，只有约 1% 被排出体外。通常情况下，在一般的血压变化范围内，肾主要依靠自身调节来保持血流量的相对稳定，以维持正常的泌尿功能。在紧急情况下，全身血液将重新分配，通过交感神经及肾上腺素的作用来减少肾血流量，使血液分配到脑、心脏等重要器官，这对维持脑和心脏的血液供应有重要意义。通过神经、体液调节使肾血流量与全身的血液循环调节相配合。肾交感神经活动加强时，引起肾血管收缩，肾血流量减少。肾上腺素与去甲肾上腺素都能使肾血管收缩，肾血流量减少，血管升压素和血管紧张素等也能使肾血管收缩，而前列腺素可使肾血管扩张。中医肾病学认为，水液在肾气的开阖作用下，通过膀胱排出体外，其清者由于肾气的气化作用以三焦为通路布散全身。肾脏若开阖适度，则体内水液代谢的秽浊部分可以顺利排出体外，肾脏的气化功能正常，则体内水液代谢的精华部分可以布散全身，发挥营养、滋润作用。所以，肾气的气化、开阖功能在水液的代谢中起着十分重要的作用。如果因病理而化浊（泛指各种病理产物），则成损伤、侵害、阻滞人体之邪，产生湿热、湿浊、瘀血，可导致慢性肾病迁延不愈。这种通过内分泌激素调节血流量来决定尿量的机制，与“肾主水”理论较为一致。

3. 现代医学对“肾主纳气”的认识与研究

（1）“肾主纳气”与肾脏调控酸碱平衡相关：肾脏的泌 H^+ 和对 HCO_3^- 的重吸收功能及其代偿机制是维持血浆 H^+、HCO_3^- 浓度的重要方面。肾小管上皮细胞具有“三泌三保”的作用，即通过“泌 H^+ 保 Na^+、泌 K^+ 保 Na^+ 以及泌 NH_3 保 Na^+”三大作用，从肾小管管腔回收 HCO_3^- 进入血液中，显然，肾脏通过这一机制对血浆中 HCO_3^- 的浓度进行着至关重要的调控作用。而血浆中的 HCO_3^- 的多少，又与 CO_2 的运输和组织对 O_2 的摄纳有着紧密的关联。从组织进入血液中的 CO_2 进入红细胞中，在红细胞碳酸酐酶（CA）的催化下，与 O_2 化合，生成 H_2CO_3，而 H_2CO_3 又立即解离为 HCO_3^- 和 H^+，后者则与 HbO_2 结合，降低 HbO_2 对 O_2 的亲和力，产生所谓的“波尔效应”，促进 HbO_2 释放出更多的 O_2 供给组织，而前者则通过与 Cl^- 的交换，透过红细胞膜进入血浆中，所以，血浆中的 HCO_3^- 是 CO_2 在血中运输的主要形式。肾脏对血中 HCO_3^- 浓度的调节，直接关系到 HCO_3^- 存在的多少，而 HCO_3^- 又是 CO_2 在血中化学结合的主要形式。因此，肾脏通过泌 H^+ 和对 HCO_3^- 的重吸收功能，对血中酸碱平衡进行调控，这种内、外呼吸的调整是肾主纳气的主要依据。

另外，肾脏“三泌三保”的作用，还可直接对血浆中的 $PaCO_2$ 和 pH 产生影响，而血浆中 PCO_2 及 pH 值的高低，又可调控外周化学感受器。化学感受性呼吸反射是呼吸调控的重要机制，其最主要的介质为 CO_2 和 H^+。当动脉血 CO_2 分压在一定范围内升降或动脉血 H^+ 浓度增减时，通过中枢或外周化学感受器反射性地使呼吸相应地加深加快或变浅变慢。HCO_3^- 是 CO_2 在体内主要的存在形式，肾脏的泌 H^+ 和 HCO_3^- 重吸收功能及其代偿机制是维持血浆 H^+ 和 HCO_3^- 浓度的重要方面，是保持酸碱平衡的重要因素，对延髓呼吸中枢发生作用，使其对肺部呼吸的频率和深度进行调控。

（2）“肾主纳气”与肾脏的内分泌调控有关

①儿茶酚胺的影响：当交感－肾上腺髓质系统被兴奋时，儿茶酚胺分泌显著增加，使呼吸加强、加深、加快。当该系统被抑制或儿茶酚胺受体功能低下时，呼吸变弱、变浅、

变慢。

②促红细胞生成素（EPO）的影响：EPO 主要由肾皮质管周细胞产生，是一种分子量为 34000 的糖蛋白。促红细胞生成素对血红细胞具有选择性促进作用。肾脏所分泌的 EPO 具有多重功能：促进干细胞分化成原红细胞，加速幼红细胞的分裂增生，促进网织红细胞的成熟和释放以及促进血红蛋白（Hb）的生物合成。红细胞是 O_2 和 CO_2 的运载工具。刺激肾脏产生 EPO 的条件实质是血液供 O_2 和组织耗 O_2 之间的平衡关系，O_2 分压增高，O_2 供过于求，EPO 分泌下降；而 O_2 分压降低，O_2 相对供不应求，EPO 分泌增加，此增加可使红细胞生成加强，以增加氧的供给。显然，肾脏通过这种生成 EPO 的内分泌功能，对氧在血中运输起到调节作用，起到了“纳气”之作用。

③糖皮质激素的影响：糖皮质激素分泌增多，可使骨髓造血功能增强，使血中红细胞数量增加，使运载“气”的能力增强，是为“肾主纳气”的又一佐证。

由此，肾脏可通过调节酸碱平衡、调节内分泌而影响呼吸功能，起到“肾主纳气”的作用。

4. 现代医学对“肾主骨”的认识与研究

随着现代分子生物学、解剖学、生理病理学等的深入研究，现代医学发现肾脏与骨之间同样存在着千丝万缕的联系。首先，肾与骨在发生学上是同源器官，皆发生于胚胎外胚层，两者之间必然存在共性和相关性。并且，骨骼的发育及重建过程与内分泌、激素调节和钙磷代谢以及微量元素的作用有关，而这些物质均与肾脏的功能活动密切相关。现代医学研究表明，骨代谢是个复杂的生物学过程，受全身激素、局部因素、细胞因子等的调节。研究也表明，肾是一个复杂的内分泌器官，现代医学从解剖和功能的角度来解释中医“肾主骨”的理论，可归纳为以下几方面。

（1）影响钙、磷的代谢：肾脏本身通过肾小球滤过和肾小管的重吸收、排泄，直接调节钙磷水平。肾脏在维持钙磷乘积相对稳定和促进钙化方面有重要作用，肾排泄钙磷、肾小球滤过钙磷、肾小管对钙磷的重吸收、肾脏分泌钙调蛋白（CaM）和骨钙蛋白（BGP）等方面都与骨代谢有密切关系。

（2）影响维生素 D 的形成：肾通过羟化酶将维生素 D 变为有活性的 1，25（OH）$_2$D$_3$。1，25（OH）$_2$D$_3$ 作为一种肾源性骨代谢调节激素，与骨基质矿化有关，能促进肠道对钙、磷的吸收，提高血钙和血磷的水平，利于钙化和骨盐沉着。

（3）影响促红细胞生成素（EPO）的生成：肾是生成促红细胞生长因子的重要场所，90% 的内源性 EPO 由肾远曲小管肾脏皮质、髓质小管周围的毛细血管内皮细胞产生。EPO 可促进原始红细胞的增生、分化及成熟，促进骨髓内网织红细胞的释放，促进骨髓对铁的吸收，有利于红细胞的生成，为骨骼的生长发育提供了必要的物质条件，证明了“髓养骨”的客观性。

（4）影响激素的分泌：肾脏以外的调控作用包括下丘脑－垂体的靶腺轴不同环节不同层面的功能，也包括骨组织局部微环境各种调节因子的功能。下丘脑－垂体的靶腺包括甲状腺、性腺及肾上腺等，它们通过分泌不同的激素直接促进钙的沉积，促进骨基质的增加、成骨细胞活跃及骨愈合等。由垂体分泌的支配人体生长发育的生长素必须经过肾的处理才能变成生长间素，才能沉积胶原和硫酸软骨素，后两者是骨与软骨生长发育的必要物质。

近年来，有学者从骨质疏松症角度研究“肾藏精主骨”的中医学理论。先天之精是骨髓产生的物质基础，后天之精是骨髓充盛的物质保障。“肾藏精，精生髓，髓生骨”，肾精充足，则骨髓生化有源，骨骼才能得到骨髓的充分滋养而坚固有力。若肾精虚少，骨髓化源不足，不能濡养骨骼，便会出现骨骼脆弱乏力，引发骨质疏松。有研究对2473例不同年龄组人群的骨密度进行了测定，发现女子7～21岁、男子8～24岁骨密度随年龄增长而迅速增加；女子49岁（七七）、男子56岁（七八）以后骨密度随年龄增长而明显下降。对2068例40～69岁人群的骨密度进行检测，发现肾虚证者骨密度明显低于无肾虚证者。这些研究验证了中医“肾主骨”理论及原发性骨质疏松症以肾虚为本的合理性。采用滋阴补肾法治疗卵巢切除所致骨质疏松大鼠，发现能显著提高成骨细胞 COX－2 蛋白和 mRNA 的表达，对成骨细胞 PG 合成具有抑制作用，推测此为滋阴补肾法能够治疗骨质疏松症的机制之一。

因此，现代医学关于肾与骨的研究，从多个角度探讨了中医“肾主骨”所的理论，并证实了“肾主骨”具有的相应的物质基础。

5. 现代医学对“卫气出下焦”理论的认识

肾中阴阳具有濡润温养全身各脏腑器官，以及防御和推动的作用。《内经》中“卫气出下焦”理论提示免疫功能障碍性疾病与肾密切相关。现代医学认为，产生免疫的器官为骨髓、胸腺、淋巴结和脾脏。而骨髓和胸腺为第一级免疫器官。骨髓中未分化的多能干细胞，可分化出淋巴细胞参与细胞与体液免疫。人体免疫功能的调节，无论是宏观整体水平上的，还是微观细胞分子水平上的；无论是第一信使“神经－体液的调节”，还是第二信使“环核苷酸的调节”等，“肾”都起着主导作用。

肾虚患者防御功能减弱，主要表现在T细胞免疫障碍、细胞因子紊乱、自然杀伤细胞活性低下，以及自由基、脂质代谢异常等方面。

（1）T细胞亚群：研究发现，老年人肾虚证患者的周围血T细胞亚群紊乱，T_3和T_4显著降低，T_8显著升高，T_4/T_8显著降低，而且肾阳虚者较肾阴虚者明显。T细胞亚群改变导致细胞免疫功能失调，可能是肾虚的本质之一。研究还发现，衰老大鼠T细胞存在过度凋亡，与促凋亡基因 Fasl、TNFR1 等高表达，和抗凋亡基因 Bcl－2 等低表达有关，补肾药物可上调抗凋亡基因，抑制T细胞凋亡。在老年人肾虚证中CD_3、CD_4显著降低，CD_8显著升高，并在肾气虚、肾阴虚、肾阳虚人群中逐步加重。现代研究进展表明，补肾中药可使下丘脑促肾上腺素皮质激素释放因子（corticot rop hin releasing factor，CRF）受抑状态得到恢复，能提高 CRF mRNA 表达量，促使 CRF 的分泌增多，从而调节细胞免疫功能。补肾药可有效地纠正该证患者T淋巴细胞亚群数量的紊乱。

（2）细胞因子：细胞因子主要由活化的免疫基质细胞和一类具有非特异性调节免疫应

答和介导炎症反应的小分子多肽组成。研究发现，肾虚证存在细胞因子网络紊乱，目前的研究主要集中在白介素-1、白介素-2、白介素-6 和白介素-12 等。有研究表明，肾虚证患者外周血白介素-2 水平下降，可溶性白介素-2 受体与正常人水平相似，白介素-6 水平高于正常人。在氢化可的松所致的肾虚模型中，白介素-1 的分泌明显降低，使用补肾治疗后白介素-1 水平能够明显恢复。在慢性肾小球肾炎肾虚患者中白介素-6、肿瘤坏死因子 α 的浓度升高，且肾阴虚组高于肾阳虚组，临床存在着免疫功能紊乱。肾虚动物模型的白介素-1、白介素-2 及白介素-12 的活性水平下降，其 mRNA 表达均受到抑制，补肾中药能够提高其活性及 mRNA 表达。

（3）自然杀伤细胞：自然杀伤细胞具有自然杀伤活性，能识别和杀伤受病毒感染的细胞、肿瘤细胞和外移植细胞。肾虚患者自然杀伤细胞活性下降，补肾能提高其活性。外周血的自然杀伤细胞活性明显低于健康人，且肾阳虚者低于肾气虚及肾阴虚。自然杀伤细胞活性低下可能是多种肾虚证候的共同表现之一。在醋酸氢化可的松所致的肾虚模型中观察到自然杀伤细胞活性下降，给予补肾中药治疗后，自然杀伤细胞活性明显提高，免疫功能均有显著改善。

（4）自由基、脂质代谢异常：体内不饱和脂肪酸受自由基的作用而形成脂质过氧化物 LPO，LPO 反映了体内自由基代谢。过氧化物歧化酶（SOD）可以清除体内自由基，维持机体正常的新陈代谢。肾虚患者 LPO 显著升高，SOD 降低，病情越重、病程越长或夹杂着病理产物如瘀血、痰湿者 SOD 降低更为显著。补肾治疗可明显降低 LPO，提高 SOD 水平，恢复人体的正常代谢。

综上所述，免疫功能障碍与肾密切相关，“肾”在调节免疫平衡、抵御疾病的发生、维持人体的正常生理活动、治疗疾病等各方面，有着极其重要的作用。

（仲昱，曾安平，周恩超）

□第二章□

中医肾病病因病机新论

第一节　病　因

《内经》云："正气存内，邪不可干。""邪之所凑，其气必虚。"发病的先决条件，取决于人体正气的强弱，以及邪正交争的盛衰。正气不足，邪气致病，破坏了人体阴阳气血平衡，脏腑功能失调，则引起疾病，包括肾脏疾病的产生。导致肾脏疾病的病因多种多样，如六淫、七情、饮食、劳逸、房劳、药毒、意外伤害等多种内外因素均可致病。同时，肾病发生后，产生的病理产物又形成新的致病因素，与病因互相作用，导致肾病的加重和进展。如各种致病因素导致脏腑功能失调而产生的内生五气，如内风、内寒、内湿、内燥、内火，以及瘀血，常常成为导致肾脏疾病加重及发展的致病因素。而久病及肾，或肾病日久及人体禀赋不足，正不敌邪，更易招致多种致病因素损伤人体正气，成为发病的内在原因。

病因的诊断主要通过询问病史，了解可能直接或间接引起疾病的原因，如感受外邪、饮食失当、劳逸失宜、精神情志异常等；此外，还可以"审证求因"，通过分析临床症状、体征，以推求病因。临证时，需分析各方面的原因，正确认识疾病，指导临床。

一、六淫邪气

自然界六气太过导致六淫致病，风、寒、暑、湿、燥、火过盛可致肾脏疾病的发生。除此之外，脏腑功能失调而产生的内生五气，即内风、内寒、内湿、内燥、内火，导致阴阳失衡，气血失调，产生肾脏疾患。

1. 风邪

风邪伤肾的致病特点及临床表现与风邪性质及病理特征密切相关。风性开泄，湿性下趋，风寒湿邪，或风湿热邪相兼扰肾，可致肾失开阖，精微物质下泄，故肾病可因外来风邪夹湿（寒湿、湿热）入于肾而发生，亦可由外风致肺失宣肃，脾失健运，肾失开阖而发病或加重病情，除此之外，也可出现肝阳化风，阴血亏虚，肝风内动的内风之证。现代医学认为，免疫功能紊乱是导致肾炎及肾病的根本因素，与风湿免疫性疾病有着共同的发病机理，同时，外感也是急慢性肾炎、肾病综合征、肾衰等疾患的诱因及加重因素。治疗上需要祛风除湿、清热利湿，同时，对外感的治疗如疏风解表、清热解毒等，均有助于肾病的治疗及控制。而各种肾病出现的眩晕头痛、血压升高、皮肤瘙痒，甚至尿毒症晚期的抽搐、躁动、惊厥等均与肝风内动有关，属内风的范畴。

（1）外风伤肾：风邪外袭多自皮毛腠理而入，病在于表，形成外风病证。《内经》提出的“风水”与外来风邪而致肾脏疾患类似，《素问·水热穴论》指出风水产生的原因为：“勇而劳甚，则肾汗出，肾汗出逢于风，内不得入于脏腑，外不得越于皮肤，客于玄府，行于皮里，传为胕肿，本之于肾，名曰风水。”风邪伤肾，除常见头痛、汗出、恶风等风邪侵袭阳位、在上、在表的症状外，也可见到眼睑面部浮肿为主的风水特征。

风邪常兼夹寒、热、湿、毒邪合而为患，而成风寒、风热、风湿、风毒之证。因肺为华盖，主一身之气，外合皮毛，为水之上源。表气虚则卫外不固，腠理疏松，风邪每易乘虚而袭。风邪外袭有风寒、风热之分。风寒外束，风热上受，均可导致肺气闭塞，气失宣畅，通调失司，水液不能敷布及下注于肾，泛溢肌肤，而发为水肿等。风邪兼寒，常见恶寒、发热、咳嗽、舌苔白、脉浮紧的风寒表证；风邪兼热，常伴咽喉红肿疼痛、舌质红、脉浮数的风热表证。脾为中土，主水谷及水液之运化，喜燥恶湿，风邪夹湿最易困遏脾阳，导致脾失健运，不能升清降浊，以致水液泛溢，而成水肿。风邪夹湿，常可见到脉浮身重，或伴肢节酸痛。若兼有气虚，即类似于《金匮要略》防己黄芪汤证。另外，湿热疮毒，也易兼夹风邪，如见疮疖痒疹、乳蛾红肿、皮肤猩红斑疹。风热毒邪，或可从皮毛内归于肺，或可经肌肉内伤于脾，使肺失通调，脾失转输，终致肾失开阖，三焦气化不利，水液不能外泄，泛溢成肿；风邪热毒，灼伤血络，血从下溢而成尿血。外风伤肾多见于急性肾炎，或多种原发或继发性慢性肾病急性发作。外风伤肾，终致肺脾肾三脏受损，水液代谢失调。然而，肺脾肾俱虚，卫外失固，更易复感风邪，而致病情反复，迁延难愈。

（2）内风扰肾：风性开泄，可致肾失开阖，失于固摄，精微物质下泄而致病。《素问·至真要大论》云：“诸风掉眩，皆属于肝……诸暴强直，皆属于风。”内风大多指肝风，肝风扰肾多见于高血压病导致的肾损害，出现蛋白尿、夜尿增多等症；以及多种急、慢性肾病出现肝肾阴虚，肝风内动而表现为眩晕、头痛、血压升高、头面及全身浮肿；至尿毒症阶段，更有头晕、呕吐、神志模糊、躁动不安、抽搐惊厥，甚至昏迷的临床表现。除肝风外，还有脾风、肾风之说。《素问·风论》云：“脾风之状，多汗恶风，身体怠堕，四肢不欲动，色薄微黄，不嗜食，诊在鼻上，其色黄……肾风之状，多汗恶风，面庞然浮肿，脊痛不能正立，其色炲，隐曲不利，诊在肌上，其色黑。”根据“肾风”、“脾风”的症状，不少隐匿型肾炎、慢性肾炎或肾病综合征稳定期、急性肾炎恢复期，以尿液变化为主，大多属于内风中的“脾风”、“肾风”。

2. 寒邪

寒邪致病，有外寒、内寒之分。外寒常因寒邪外袭，或伤于肌表，郁遏卫阳，或直中于里，伤及脏腑阳气，引起脏腑功能失调；内寒致病则是机体阳气不足，特别是脾肾阳虚，导致阴寒内生，脏腑功能减退，运化开阖失司，而致水湿泛溢肌肤。

（1）外寒伤肾：寒邪外袭，可伤于肌表，郁遏卫阳，与风、湿之邪合患，形成风寒、寒湿之证。风寒湿邪下扰肾关，关门失利，精微物质外泄，水湿泛溢肌肤，发生肾脏疾病。寒邪也可直中于里，伤及脏腑阳气，导致脏腑功能失调而致病。外寒伤肾可见于因外感寒邪诱发或加重的肾病，以及风湿免疫性疾病肾损害过程。感受寒邪，最易损伤人体阳气，即《素问·阴阳应象大论》所说“阴胜则阳病”。如外寒袭表，卫阳被遏，可见恶寒；寒邪直中脾胃，脾阳受损，则可见脘腹冷痛、呕吐、腹泻等症状。然而，人体内在阳气不足，脾肾虚寒，则更易感受外寒，而外寒久积不去，常进一步损害脾肾阳气。

人体气血津液的运行、通畅有赖于阳气的温煦和推动，而“寒气入经而稽迟，泣而不行，客于脉外则血少，客于脉中则气不通，故卒然而痛”（《素问·举痛论》）。寒邪侵袭人体，经脉气血凝滞，可见头痛身疼、脉紧；寒邪客于经络关节，经脉拘急收引，则可见肢体屈伸不利。寒邪常与湿邪合患，导致病情反复，久则寒湿痹阻，气血不畅，而致血瘀，寒湿瘀血痹阻经络肢节，则关节肿大变形；痹阻肾脉，血行不畅，肾失开阖，则水湿内蕴，浊阴不降，肾气受损。寒邪也常与风邪合病，风寒袭表，卫阳被遏，肺气闭塞，通调失司，水液失于敷布，泛溢肌肤形成水肿。

（2）阴寒内生：肾阳为诸阳之本，若脾肾阳虚，不能温煦推动，脏腑、经络功能因之减退，血液和津液运行迟缓，水液不化，阴寒内盛，此乃阳虚则寒的内寒之证。阳虚内寒可因先天禀赋不足，或后天饮食失养，劳倦内伤，久病损伤阳气所致。阳虚经脉肌肉失于温煦充养，则可出现面色㿠白、腰膝酸冷、畏寒倦卧、舌淡、脉迟的阴寒之象；而阳虚气化无力，津液凝聚，水液内停，泛溢肌肤而见肢体浮肿、按之凹陷难起、面色晦滞；肾阳虚衰，不能温运脾土，脾失健运，脾肾阳虚，则可出现下利清谷、小便清长。

3. 湿邪

湿性黏腻，湿性下趋，湿邪常与其他病邪如风邪、寒邪或热邪兼夹，形成风寒湿邪，或风湿热邪，合而为患，下扰肾关，肾失开阖，关门不利，精微下泄，水湿泛溢，导致肾脏疾病的发生。湿邪为病，有外湿、内湿之分。

（1）外湿致病：外湿致病多与气候环境有关，因气候潮湿，或长时间涉水淋雨，水中劳作，居住潮湿，外在湿邪易袭人体。湿邪侵入，从寒化或从热化，与患者脏腑功能及治疗是否恰当有关。如脾阳素虚者易从寒化，胃热素盛者易从热化；过用寒凉药治疗易从寒化，过用温燥药易从热化。

(2) 内生湿邪：肾为水藏，水液代谢主要为肾所主，但又与肺、脾密切相关，并涉及肝和三焦。肺之通调，脾之转运，肾之开阖，肝之疏泄及三焦决渎的通畅才能保证正常的水液代谢。《景岳全书·肿胀》指出："盖水为至阴，故其本在肾；水化于气，故其标在肺；水唯畏土，故其制在脾。今肺虚则气不化精而化水，脾虚则土不制水而反克，肾虚则水无所主而妄行。"脏腑功能失司，肺失通调，脾失转运，肾失开阖，导致津液代谢异常，尤其是肾的功能紊乱，失于蒸腾开阖，关门不利，津液停聚，从而酿生内湿。

《景岳全书》还总结了湿邪为病的多种特点："其为证也，在肌表则为发热，为恶寒，为自汗；在经络则为痹，为重，为筋骨疼痛，为腰痛不能转侧，为四肢痿弱酸痛；在肌肉则为麻木，为胕肿，为黄疸，为按肉如泥不起；在脏腑则为呕恶，为胀满，为小水秘涩，为黄赤，为大便泄泻，为腹痛，为后重、脱肛、㿗疝等证。"并且认为，"凡肌表经络之病，湿由外而入者也；饮食血气之病，湿由内而生者也"。但表里是相互影响的，"未有表湿而不连脏者，里湿而不连经者"。

湿邪内生，或从寒化，或从热化。阳虚者易从寒化，阴虚内热者易从热化；治疗上过用寒凉之品，及抗生素等药物易伤及人体阳气，导致湿从寒化，酿生寒湿；若过用温燥之品，及肾上腺皮质激素、利尿剂等药物助阳伤阴，则内湿易从热化，酿生湿热。寒湿、湿热之邪，下趋于肾，或可与风相兼，扰于肾关，精微物质下泄，导致或加重肾脏疾病。

4. 热邪

(1) 外感热邪：火热为阳邪，易升腾上炎，常表现为"阳胜则热"。外感火热之邪多见于直接感受温热邪气。另外，风、寒、暑、湿、燥等外邪在一定条件下也可化火，即"五气化火"。火热病证多表现为高热、烦渴、汗出；扰乱神明可见心烦失眠、狂躁妄动、神昏谵语；火热之邪伤及肌表血络，可见皮肤斑疹紫癜；热壅血瘀，可见皮肤疮疖破溃；火热之邪壅滞口腔咽喉，可见咽喉牙龈肿痛；热壅于肺，可见咳喘、咯痰黄黏；损伤肾络，迫血下行而致尿血。外感热邪常见于多种感染而引起免疫功能紊乱，常与风邪、湿邪相兼，下扰肾关而导致肾脏疾病的发生，以及原有肾脏疾病加重或反复。

(2) 内热炽盛：脏腑阴阳失调导致内生火热。如素体阳盛，过食辛辣、温燥之品，或七情过极，或瘀久化热，或湿遏致热，或真阴亏损，水不制火而生热，皆可导致内热炽盛。阳盛者属实火，以心、肝、胃火盛及膀胱湿热炽盛为主，常表现为口舌糜烂、目赤、口苦、头痛、心烦躁怒、咽喉干痛、尿血色红、小溲黄赤涩痛等。阴虚者属虚火，以肺、肾阴虚为主，多见五心烦热、低热盗汗、颧红、咽干、目涩、头晕耳鸣等。《素问·调经论》所说的"阴虚生内热，阳盛生外热"，以及"气有余便是火"均指内生火热。实火久则消耗阴津，可形成虚火。

二、七情过极

七情是指人体对外界客观事物反映的精神情志变化，包括怒、喜、忧、思、悲、恐、惊，每一情对应所属脏腑，即肝、心、脾、肺、肾，为人之常情，一般不会致病。若七情过极，突然、强烈、长期的精神刺激，则可导致疾病。

《素问·阴阳应象大论》认为“怒伤肝”，“喜伤心”，“思伤脾”，“忧伤肺”，“恐伤肾”。因恐为肾志，惊恐过度可致肾失封藏，气泄于下，日久则耗损肾精，封藏失职，精气下泄。即《灵枢·本神》曰：“恐惧而不解则伤精，精伤则骨酸痿厥，精时自下。”除惊恐外，其他情志过度也可伤肾。《灵枢·本神》提出怒也可以伤肾，认为：“肾盛怒而不止则伤志，志伤则喜忘其前言，腰脊不可以俯仰屈伸，毛悴色夭，死于季夏。”尽管七情致病有对应所属脏腑之说，但由于肾精为人体生命活动的物质基础，七情过极，可消耗肾精，而致肾病。而七情过用，也可通过其他脏腑，间接损伤肾脏。此外，肝主疏泄，情志疏泄异常，肝郁肾虚，则可使肾病病情加重或反复，这在临床上屡见不鲜。

三、饮食失宜

饮食没有节制和规律，过饥、过饱，或五味偏嗜，均可导致疾病。过饥，不仅营养匮乏，还可损伤脾胃，导致气血生化乏源，后天不足，无以供养先天，久则肾精不足，脾肾两亏；过食肥甘厚味，或暴饮暴食，或饥饱失常，也可损伤脾胃，并导致痰湿内阻，湿热内生，日久气血阻滞，病及于肾。如糖尿病肾病在糖尿病起病之初便与饮食失宜有关。《丹溪心法·消渴》云：“酒面无节，酷嗜炙煿……于是炎火上熏，脏腑生热，燥热炽盛，津液干焦，渴饮水浆而不能自禁。”说明消渴病的发生与饮食失节有关。过食肥甘厚味，还可酿生湿热，流注下焦，导致膀胱气化不利，小便淋漓涩痛，发为“热淋”；湿热煎熬津液，酿生沙石，发为“石淋”；损伤血络，发为“尿血”、“血淋”；湿热扰于精室则可见“遗精”；湿热寒湿内蕴，或兼夹风邪，下扰肾关，精微脂液外泄，则可发生“蛋白尿”、“乳糜尿”。

饮食五味偏嗜，也可引起阴阳偏盛偏衰，脏腑失调而致病。如《素问·生气通天论》说：“阴之所生，本在五味，阴之五宫，伤在五味。是故味过于酸，肝气以津，脾气乃绝；味过于咸，大骨气劳，短肌，心气抑；味过于甘，心气喘满，色黑，肾气不衡；味过于苦，脾气不濡，胃气乃厚；味过于辛，筋脉沮弛，精神乃央。”《素问·五脏生成》说：“多食咸，则脉凝泣而变色；多食苦，则皮槁而毛拔；多食辛，则筋急而爪枯；多食酸，则肉胝而唇揭；多食甘，则骨痛而发落，此五味之所伤也。”

饮食不节，脾胃受损，酿生湿热、燥火，日久脾肾两虚，气血阴阳俱亏，加之湿热内蕴，困脾扰肾，脾失转输，肾失开阖，关门不利，津液代谢异常，精微物质下泄，出现水肿、蛋白尿、血尿。

四、劳逸失当

正常的脑力、体力劳动及有节度的房事不但无害，而且有益。但过度劳累，或过度安逸，则可导致疾病，危害健康。

过度劳累主要为劳力过度、劳神过度和房劳过度。劳力过度则伤气，久则气少力衰、神疲消瘦。正如《素问·举痛论》所说："劳则气耗……劳则喘息汗出，外内皆越，故气耗矣。"《素问·宣明五气》云："久立伤骨，久行伤筋。"《素问·生气通天论》说："阳气者，精则养神，柔则养筋。""阳气者，烦劳则张，精绝。""因而强力，肾气乃伤，高骨乃坏。"而劳神过度则耗伤心血，损伤脾气而致心脾气血亏虚。故《景岳全书·不寐》指出："劳倦思虑太过者，必致血液耗亡。"《类证治裁·不寐》也说："思虑伤脾，脾血亏损。"房劳过度则肾精过度耗泄，而致肾精亏虚。《素问·上古天真论》曾说："以酒为浆，以妄为常，醉以入房，以欲竭其精，以耗散其真。"《备急千金要方·消渴》也曾说："凡人生放恣者众，盛壮之时，不自慎惜，快情纵欲，极意房中，稍至年长，肾气虚竭……此皆由房室不节之所致也。"而《外台秘要·消渴消中》则认为房室过度不仅耗竭肾精，且可生热化燥，指出："房室过度，致令肾气虚耗故也，下焦生热，热则肾燥，肾燥则渴。"过度劳累，耗伤脾肾，亦可使正气一时亏虚，增加外感病邪之患。因此，过度劳累常是多种肾脏疾病的发病诱因，并且是多种慢性肾脏疾病病情反复或加重的主要原因。在治疗肾脏疾病时，防止过劳也是调护的重要方面。

过度安逸也可致病。因过度安逸，易使人体气血不畅，脾胃功能减弱，而出现食少乏力、精神不振、肢体软弱、发胖臃肿、动则心悸汗出，或继发他病，如《素问·宣明五气》所说"久卧伤气"。防止过度安逸，适当的活动，可使气血流通，病邪无所遁形，"百病不生"。肾脏病患者气血通畅，可减少风、寒、湿、瘀、热等病邪的产生，及感受外邪的几率，亦有助于脾肾两脏的健运及充养，有利于肾脏疾病的恢复。

五、药毒伤肾

药，即毒。《素问·五常政大论》云："大毒治病，十去其六；常毒治病，十去其七；小毒治病，十去其八；无毒治病，十去其九。谷肉果菜，食养尽之，无使过之，伤其正也。"药物可用于治疗疾病，但药物本身过寒过热或有毒性，或应用不当也可以发生不良反应，引起肾脏损伤，成为致病因素。应用药物要严格把握适用范围，对无毒药物也不必尽剂，以防药毒伤正。《儒门事亲》将药物致病称为"药邪"。张从正在《儒门事亲》中说："老人肾虚无力，夜多小溲，肾主足，肾水虚而火不下，故足痿；心火上乘肺而不入脬囊，故夜多小溲。若峻补之，则火益上行，脬囊亦寒矣。"此外，张景岳也曾说："水肿证以精血皆化为水，多属虚败，治宜温脾补肾，此正法也……常见有专用消伐而退肿定喘者，于肿消之后，必尫羸骨立，略似人形，多则半年，少则旬日，终无免者。"

肾脏是人体排泄代谢产物及毒素的主要脏器，进入人体的多种药物也大多通过肾脏排出。肾脏独有的肾小管浓缩稀释功能使得肾内的药物浓度成数倍或数十倍升高，更容易造成肾脏损害。近年来，随着人口老龄化及新药的研发使用，药物性肾损害的发病率有上升趋势。文献报道，急性间质性肾炎在因急性肾衰竭行肾活检的患者中约占10.3%，药物因素占据病因的首位。其中，非甾体类消炎药、抗生素以及利尿剂，是引起药物性肾损害的最常见的3种药物。另外，化疗药物、造影剂、质子泵抑制剂等导致肾脏损害的例子也屡见报道。研究表明，药物引起急性间质性肾炎发病机制与免疫反应有关，主要是细胞免疫。活化的T细胞释放多种淋巴因子，介导迟发超敏反应和细胞毒作用，造成肾间质炎性细胞浸润，进一步分泌白介素和肿瘤坏死因子等，导致局部炎症反应扩大，并分泌转化生长因子-β等促进间质纤维化。更为重要的是，这些生长因子能刺激受损的肾小管上皮细胞转化为成纤维细胞，目前认为这是间质发生纤维化的主要机制，最终导致慢性肾衰竭，不断进展而进入尿毒症期。

尽管与西药相比，中药的肾毒性损害要少得多，但滥用、误用等因素而导致的中药肾损害也时有发生。

1964年，我国吴松寒首次报告了2例患者因服用大剂量木通导致急性肾衰竭。此后，又陆续有相关的个例报道，但均无临床、病理分析，故未引起相应重视。1993年，比利时学者首先报道9例"苗条丸"所致肾衰竭，并称此种肾病为"中草药肾病"。该减肥药误将马兜铃属的广防己替代了原药中的粉防己。1996年以来，世界各国家和地区也先后报道了不少类似病例，一时成为研究的热点。1999年后，我国学者陆续报道了马兜铃类植物药所致的各种肾病病例，并多次报道马兜铃酸对肾小管上皮细胞毒性作用等的研究结果，提出马兜铃酸可能是引起"中草药肾病"的主要毒性物质，建议将其命名为"马兜铃酸肾病"（AAN）。马兜铃酸肾病并非中草药所特有，有报道巴尔干肾病亦是由马兜铃酸所引起。

据有关报道，马兜铃属植物有350多种，我国主要有关木通、广防己、汉中防己、马兜铃、天仙藤、青木香、寻骨风、朱砂莲、威灵仙、大风藤及细辛等；德国的铁线莲状马兜铃、美洲的蛇根马兜铃、印度的马兜铃等也属于该类植物。由于国内外马兜铃类药物引起肾衰的病例报告较多，该问题已成为肾脏病临床工作中的一个热点，并已引起国家食品药品监督管理局等主管部门的高度重视。

研究表明，马兜铃酸可引起肾小管上皮细胞转分化、凋亡或坏死。发生肾小管严重坏死、脱落以至出现基底膜，而极少有细胞再生，也很少伴有肾间质水肿和炎症细胞浸润，早期即出现显著的肾间质纤维化，并逐步进展为局灶或弥漫性肾小管萎缩和肾间质纤维化，导致肾衰竭。也有研究表明，马兜铃酸肾病存在个体差异，可能与参与马兜铃酸生物转化（活化或减毒）的代谢酶基因多态性有关。

药物伤肾从中医角度看，多由素体肾虚，过用伤肾或误用伤肾药物而致肾气受伐，湿热、湿浊、水湿、痰湿、瘀血内蕴。若素体肾虚，如老人肾气已衰，精气不足；小儿肾气未充，脏腑全而未壮。这些老年及小儿等特殊人群以及原有多种肾脏疾患的患者因久病肾虚，尤其容易遭受具有肾毒性的中西药物损伤肾气。此外，经研究发现药物性肾损害的患者用药剂量与肾损害之间有很大的个体差异性，这可能与患者本身的遗传及个体素质有关。其次，药物过用伤肾，包括中西药物的过量使用及长久使用。通常药物均有其应用剂量范围，对大多数药毒伤肾报道的病例进行分析可发现，其中不少是由于违反药典规定剂量即超剂量使用造成的。另外，在疾病治疗过程中应中病即止，及时停药，长时间使用有肾损害的药物也是导致药毒克伐肾气的主要因素。若误用伤肾中药，出现的肾毒性损害大多是由于药材种类使用混乱，品种混淆，煎煮不当，忽视炮制所导致的。就近年来出现肾毒性作用报道最多的木通而言，在药材使用上十分混乱。根据新近出版的《中华本草》考证，正品木通为木通科木通，含木通皂苷，利尿作用确切，无肾毒性；川木通含绣球藤皂苷和糖苷，亦无肾毒性；而关木通含马兜铃酸，过量或滥用可导致马兜铃酸肾病。

除上述药物过用、误用的因素外，如存在脱水、休克、心衰、电解质紊乱、严重酸碱失衡，以及肝功能不全、甲状腺功能低下等疾患致使药物浓度相对较高，代谢及排泄减少，也是服用肾毒性药物易出现或加重肾脏病变的潜在因素。

在治疗疾病过程中，应对肾毒性药物易损人群加以防护，即尽量避免使用该类药物，对必须使用者，应减少药物剂量，有效后及时停药，并注意监测尿液变化及肾功能。另外，配合保肾治疗，注意药物配伍，可减轻肾毒性，如中药冬虫夏草、银杏叶、川芎嗪等已证实具有防护药毒伤肾，促进肾损害恢复的作用。

六、久病及肾

《景岳全书》云："虚邪之至，害少归阴，五脏所伤，穷必及肾。"由于肾为五脏六腑之本，元气之根，受五脏六腑之精而藏之。他脏病变，久病不愈，迁延反复，必然耗气伤精，损阴伤阳；同时，在疾病的过程中产生的风、痰、湿、瘀、热等病理产物，亦会损伤肾脏，导致肾脏受累。临床上，多种免疫系统疾病，如系统性红斑狼疮、过敏性紫癜及小血管炎等引起的肾损害，高血压病日久引起的肾小动脉硬化，代谢性疾病如糖尿病导致糖尿病肾病，痛风引起痛风性肾病，以及感染性疾病如乙型肝炎导致乙肝相关性肾炎等，肿瘤相关性肾损害等，从中医辨证认识，均属久病及肾。火热邪毒，消灼阴液，久则肾中元阴亏虚，或阴寒伤阳，肾中元阳不足，导致肾元亏虚，以及湿热、肝风、痰瘀、癌毒等邪气，下扰肾关，均可引起肾脏气化开阖失司，湿浊痰瘀潴留，发生肾脏疾病。加之肾为阴阳之本，阴阳互根，相互化生，阳虚及阴，阴虚及阳，终致肾中阴阳俱虚，肾病进展，久延难愈。

七、体质因素

体质即禀赋，是机体的一种个体特性，其受先天禀赋的差异及后天饮食营养、生活习惯、体育锻炼、行为修养、年龄、环境等条件的影响。体质具有差异性，正如《灵枢·寿夭刚柔》所云："人之生也，有刚有柔，有弱有强，有短有长，有阴有阳。"

体质决定感邪的轻重及发病的性质。《医宗金鉴》云："六气之邪，感人虽同，人受之而生病各异者，何也？盖以人之形有厚薄，气有盛衰，脏有寒热，所受之邪，每从其人脏气而化，故生病各异也。是以或从虚化，或从实化，或从寒化，或从热化。"阐述了人体对不同的致病因素常常因体质不同而具有某些易感性，并且体质因素决定了产生疾病的类型及机体对疾病的反应性。清代吴德汉《医理辑要·锦囊觉后》云："要知易风为病者，表气素虚；易寒为病者，阳气素弱；易热为病者，阴气素衰；易伤食者，脾胃必亏；易劳伤者，中气必损。”程芝田《医法心传》也说：“凡人阴脏、阳脏、平脏，本性使然……阳脏所感之病，阳者居多；阴脏所感之病，阴者居多。不独杂病，伤寒亦然。”上述论述均指出发病类型及机体表现与体质因素具有密切关系。

近年来，遗传学及分子生物学研究发现，肾病存在发病基因及易感基因，如常染色体显性遗传之多囊肾，某些局灶性节段性肾小球硬化都因基因缺陷而发病，并且发现某些肾病具有家族遗传聚集倾向，如 IgA 肾病等。这些遗传因素对肾脏疾病的发生具有重要影响，甚至是决定性因素。

禀赋除与先天因素相关外，年龄因素对其也具有重要作用。小儿年幼，肾气未充，钱乙在《小儿药证直诀》中论治小儿五脏证治特点时认为，小儿“肾本虚”，此外，小儿脾常不足，脏腑嫩弱，全而未健，患病时易虚易实，传变迅速。清代王德森在《市隐庐医学杂著》中提到：“盖小儿脏腑不充，气体柔嫩，病易实，亦易虚，初病多实，久实多虚。”而至老年则肾气渐衰，如《素问·上古天真论》说：“五八……肾气衰。”“七八……天癸竭，精少，肾脏衰，形体皆极。”清代尤乘《寿世新编》则说：“殊不知老年之人，血气已衰，精神减耗，至于视听不至聪明，手足举动不随其志，身体劳倦，头目昏眩，宿疾时发，或秘或泄，或冷或热，皆老人之常也。”所以，不同体质的患者，其治疗方法也应有异。“年少者真气壮盛，虽汗、吐、解、利，未至危殆；其老弱者，汗之则阳气泄，下之则元气脱……只可温平顺气，进食补虚、中和之剂。”

生活环境及饮食习惯等因素对体质也有影响。清代医家吴达在《医学求是》中曾说：“膏粱之体，表虚里实。”认为其表虚为皮毛柔弱，偶受风寒，即易致疾。其里实者，因平素过食油腻腥膻，积于肠胃，或以为体虚进补，常投参、茸，时服胶、地等滋腻之品，积久生痰，中宫痞满，所以多为里实。

体质虽始成于先天，但后天多种因素均可对其产生影响。在肾脏疾病的发病中，体质因素中肾气的强弱是其产生的根本原因。邹云翔认为：“肾脏病产生的原因，特别是肾炎发病的原因虽有先天不足、后天失养、六淫侵袭、药物损害、七情所伤，但发病的根本原因在于人体肾气的盛衰。”他常列举“临床上患扁桃体炎、咽喉炎、猩红热、丹毒或皮肤化脓性疾病的患者，不是所有的患者都会发生肾炎，有的原发病很重而不发肾炎，有的原发病很轻却发生肾炎，个体差异即体质因素起着主要作用。肾气充足之人，即使存在外感六淫或疮毒之邪入侵，肾毒药物常规剂量的使用，也不会发生肾病”，这种体质发病理论符合《素问·刺法论》中所述“正气存内，邪不可干”，以及《灵枢·百病始生》中所说“风雨寒热，不得虚，邪不能独伤人”等论述。而肾气不足之体，在外感六淫与疮毒等侵袭下，病邪乘虚而入导致肾病，其符合《素问·评热病论》所说“邪之所凑，其气必虚”之理。

因此，在先天遗传的基础上，随着年龄的增长，后天环境、生活方式、饮食习惯等不同均可影响体质偏盛偏衰，导致肾病的发生与进展。

（仲昱，曾安平，周恩超）

第二节 病 机

病机，是疾病发生、发展、演变过程中病理机制的概括。临床征象错综复杂，千变万化，病机则是正邪双方矛盾的内在体现，反映了疾病的本质。随着正邪的消长，以及脏腑之间的生化承制等关系，病机会在一个阶段内发生变化。肾者，藏精主水，主纳气，为先天之本，内寓元阴元阳。肾病的病理变化主要表现为阴阳失调、虚实消长、津液代谢障碍、气血紊乱、脏腑失和等病变规律。

一、津液代谢失常

肾主水，主管津液代谢。津液代谢的异常是肾脏疾病的重要病理变化。津液代谢的过程，是其不断生成、输布、排泄的过程。《素问·经脉别论》对人体津液代谢有详细的描述："饮入于胃，游溢精气，上输于脾，脾气散精，上归于肺，通调水道，下输膀胱，水精四布，五经并行。"除肾脏外，津液代谢还依靠其他多个脏腑功能的相互协调，以维持正常的代谢平衡。津液的生成，离不开脾胃的运化；津液的输布和排泄，离不开肺的宣发和肃降、脾的转输、肾蒸腾开阖，以及肝的疏泄和三焦水道的通调。如《景岳全书·肿胀》云："凡水肿等证，乃肺脾肾三脏相干之病，盖水为至阴，故其本在肾；水化于气，故其标在肺；水唯畏土，故其制在脾。"肾为水脏，是调节水液的重要脏器，水津之所以能布散运行，有赖于肺的通调、脾的转输，尤其与肾阳的蒸化、开阖作用有密切关系。肾气从阳则开，从阴则阖，水为至阴，肾阳衰微，气化作用失常，失于蒸腾开阖，温化推动无力，并无以激发和推动肺、脾、肝、三焦等脏腑的功能，导致津液代谢异常，水湿停聚，水邪泛滥，而出现尿少、水肿等症。故《素问·水热穴论》云："肾者，胃之关也。关门不利，故聚水而从其类也。"清代喻嘉言指出，水肿病虽是肺、脾、肾三脏的病变，但"其权尤重于肾"。

外感风邪、水湿、疮毒以及瘀血痰毒等，均可影响肺、脾、肾三脏对水液的调节，导致水湿泛滥，外溢肌肤，发为水肿。

风寒或风热之邪侵袭肺卫，风水相搏，肺失宣发肃降、通调水道之功，津液停聚，发为水肿。《景岳全书·肿胀》云："凡外感毒风，邪留肌肤，则亦能忽然浮肿。"《医宗金鉴》："风水，得之内有水气，外感风邪。"

肌肤痈疡疮毒，火热内攻，损伤肺脾，津液气化失常，发为水肿。如《济生方·水肿》所云："年少血热生疮，变为水，肿满，烦渴，小便少，此为热肿。"

久居湿地，冒雨涉水，而致水湿内侵，困遏脾阳，脾失运化，水无所制，发为水肿。如《医宗金鉴·水气病脉证》曰："皮水，外无表证，内有水湿也。"

过食肥甘，嗜食辛辣导致湿热中阻；多食生冷、鱼腥发物，脾为湿困；饮食不节损伤脾胃，导致脾气受困，无以运化水湿，水湿壅滞，横溢肌肤，发为水肿。如同《景岳全书·水肿》所云："大人小儿素无脾虚泄泻等证，而忽尔通身浮肿，或小便不利者，多以饮食失节，或湿热所致。"

劳倦过度，或先天禀赋薄弱，久病产后，纵欲无度，生育过多，均可导致脾肾亏虚，引起津液代谢失常。脾虚无以运化水湿，水湿输布失常；肾虚失于蒸腾开阖，关门不利，津液停聚，溢于肌肤，发为水肿，是虚证水肿的重要病理机制。

另外，久病入络，气机不利，血行不畅，或脏腑阳气受损，血失温运而滞留，或阴津亏虚而血行滞缓，产生瘀血，"血不利则为水"，加重了肾脏病的水肿，以致迁延不愈，最终瘀血痰湿胶结，导致肾衰竭。

津液输布障碍，水湿内停，泛溢肌肤则为水肿；水湿痰饮，壅滞肺气，宣降失职，可见咳喘气逆、不能平卧；水饮凌心，阻遏心气，则胸闷、心悸；水饮停滞中焦，脾胃气机不利，清气不升，浊气不降，则见脘腹胀满、纳呆、恶心呕吐；水饮停于四肢，阻滞经络，则肢体重着胀痛；而水湿久蕴，形成浊毒，则可入血上脑，甚至出现呼吸溺臭、神昏惊厥的"溺毒"重症。

二、气血失和

《素问·调经论》云："血气不和，百病乃变化而生。"气血在人体中运行全身，供给脏腑、经络等组织器官进行生理活动所需的物质基础。如气血失常，必然影响机体的生理功能，导致疾病的发生。所以气血失和是所有疾病，包括肾脏疾病的常见病机之一。

气血相互依存，相互为用，相互滋生。气对血，具有推动、温煦、化生、统摄作用；血对气，具有濡养和运载等作用。故气的盛衰和升降出入异常，必然病及于血；而血的虚衰和运行失常，也必然影响及气，从而出现气滞血瘀、气不摄血、气血两虚、气血不荣经脉等气血同病之证。

1. 气

气的根本在于肾，来源于肺、脾，升发疏泄于肝，帅血贯脉而周行于心。气具有推动、温煦、防御、固摄和气化的作用，而气的升降出入是气运动的基本形式。如气的生化不足或耗散太过，以及升降运动失常均可导致气的病变。肾脏疾病中气的病变主要有气虚、气滞、气逆。

（1）气虚：主要为元气耗损，功能失调，以及抗病能力下降的病理状态。气虚形成的主要原因由于先天禀赋不足，或后天失养，饮食失调，或因久病、重病、过度劳累而耗气太过所致肺、脾、肾的功能失调，气的生成不足。

（2）气滞：主要为气的运行不畅而郁滞的病理状态。气滞形成的主要原因是由于情志内郁、饮食失调或感受外邪引起人体脏腑、经络气机阻滞及功能障碍。

由于气的升降出入，使人体脏腑保持着协调平衡。气的流通障碍，则形成局部或全身气机不畅，导致脏腑、经络功能失常。而在气机调节中，肝升肺降，脾升胃降，肝、肺、脾、胃在全身气机调节中起着主要作用。如气滞于某一局部，则可出现胀满、疼痛；气滞脏腑、经络可形成瘀血、水停、痰饮等病理产物。肝郁气滞，则可见胁满胀痛、嗳气呕逆、烦躁易怒，症状常随情绪而波动；肺气壅滞，则气粗息喘、胸胁支满，或痰鸣咳嗽；脾胃气滞，运化受纳失职，则纳谷不振、脘腹胀满、嗳气呃逆。

在肾脏疾病中，单纯气滞者少见，多为气滞而血行不畅，形成血瘀；气滞而津液停聚，形成水湿、痰饮，从而导致气滞、血瘀、水停、痰饮共同作用的多种病理变化。

（3）*气逆*：主要为气机升降失常，脏腑之气上逆的病理状态。气逆多由情志所伤，或饮食不适，或痰饮、湿浊壅阻所致。常见于肺、胃和肝等脏腑功能失调。肺失肃降，肺气上逆可见咳嗽喘息；胃失和降，胃气上逆，可见呃逆、嗳气、恶心呕吐；肝气升发太过，气火上逆，发为头痛、眩晕、目红面赤。

2. 血

血来源于水谷之精气，通过脾胃的生化输布，注之于脉，化生为血。血由心所主，藏于肝，统于脾，循行于脉中，营养和滋润全身，是机体生命活动的主要物质基础。血的失常，包括血虚、血瘀和出血。

（1）*血虚*：主要为血液不足或血的濡养功能减退的病理状态。血虚多因失血过多，新血生成不及；或因脾胃虚弱，化生血液功能减退；或久病不愈，慢性消耗而致营血暗耗，从而导致血虚。

由于人体脏腑、经络均依赖于血的濡养，血虚则失于荣养，功能虚弱，而见面色不华、唇舌爪甲色淡无华、头目眩晕、神疲乏力、心悸怔忡或手足发麻、视物昏花、舌质淡、脉细无力。

肾藏精主骨，生髓化血。《病机沙篆》云："血之源在于肾。"肾精化血，一是通过归精于肝，二是通过生髓而化血。《张氏医通》指出："气不耗，归精于肾而为精，精不泄，归精于肝而化清血。"另一方面，肾中阴精充养骨髓，成为血液之源。如《侣山堂类辨》云："肾为水藏，主藏精而化血。"肾精的充足，有助于血液的化生。另外，在肾精化生血液的过程中，肾中阳气的推动与温煦也必不可少。若肾病日久，肾中精气阴阳亏虚，血液生化不足，则可导致肾性贫血、肾性骨病等，临床出现面色不华、头目眩晕、神疲乏力、舌质淡、脉细无力等血虚之证。

（2）*血瘀*：主要为血液循行迟缓和不流畅的病理状态。肾脏疾病中，血瘀的形成有虚有实，因虚致瘀常常是血瘀形成的始因，实邪可进而加重瘀血。其血瘀形成有以下两方面。

因虚致瘀：①气虚致病：《医林改错》对气虚致瘀的病机总结为："元气既虚，必不能达于血管，血管无气必停留而为瘀。"因气为血帅，气行则血行，气虚则血滞。②阳虚寒凝：阳虚寒凝，血脉涩滞而成瘀，如《灵枢·痈疽》所说："寒邪客于脉中则血泣，血泣则不通。"③阴虚热瘀：此乃阴亏水乏，相火偏亢，煎熬阴液，血液浓聚而成瘀。

因实致瘀：①水湿血瘀：水湿与瘀血常不可分割，相互为患，如《血证论》所述："病血者未尝不病水，病水者未尝不病血。"②湿热血瘀：湿性黏滞、重着，易阻遏气机，妨碍血行，而热性炎上，易伤阴津，湿热合邪，更易阻滞血行而成瘀血。③湿浊血瘀：水湿久积，蕴而成为浊毒，影响气机升降，而成血瘀，即类似于“污秽之血为瘀血”的病理变化。④气滞血瘀：气行则血行，气机郁滞可致血行不畅而成瘀。⑤出血成瘀：由于阴络受损，血溢脉外，旧血不去，新血不得归经，即所谓“离经之血为血瘀”。

瘀血是贯穿肾脏病始终的病理机制，而且是导致病情加重、不断进展的病理因素，多与风邪、湿热、水湿、痰湿及湿浊相兼为患。由于血瘀的病机主要是血行不畅，所以瘀血阻滞脏腑、经络等某一局部，气机不畅，则见刺痛、痛处不移、拒按，甚则可形成肿块，并伴见面色黧黑，尤其两目暗黑、肌肤甲错、唇舌紫暗、瘀斑瘀点、脉细涩。“血不利则为水”，瘀血的阻滞可加重水肿，或致水肿迁延不愈。瘀血亦会导致肾元的进一步亏耗，病理产物不断形成，风、湿、热、水、痰、浊等久恋不去，不断加重肾脏病情，而致终末期肾衰。现代医学检查中出现的高黏滞血症、肾脏高滤过、微血栓形成、血管病变、肾小球硬化、间质纤维化，以及双肾体积缩小、结构紊乱、皮质厚度变薄等，均为瘀血阻滞，痰瘀胶结的表现。

（3）出血：主要为血不循经，溢于脉外的病理状态。血行脉中，脾的统摄和肝的藏血是固摄血流的重要因素。出血病证有虚实之分，实证多由火热炽盛，迫血妄行而致；虚证则可因气虚不能摄血，血无所依，也可由阴虚火旺，虚火灼络，而致出血。肾脏疾病中常见的尿血既可为肉眼血尿，也可为镜下血尿，其病变大多与肾元亏虚，肾虚湿热或肾虚膀胱热有关。

三、脏腑功能失调

肾的功能失调是指肾之阴阳失衡、精气失调。另外，还包括其他脏腑功能的太过或不及，影响到肾脏本身，引起或加重肾脏病变。正所谓“五脏之伤，穷必及肾”。

1. 肾膀胱失调

（1）肾主水功能失调：肾为水脏，主管水液代谢。《素问·逆调论》云：“肾者水脏，主津液。”肾主管水液代谢，有赖于肾的气化功能。肾的气化功能正常，则开阖有度，能分清泌浊，调节水液的排出量。阖，能使清者通过肾中阳气的蒸腾固摄作用，上归于肺，由心肺再布散周身，维持体内正常的水液量；开，则使浊者通过肾中阳气的温化推动作用，不断地形成尿液，向下输送至膀胱，并通过膀胱的气化作用而排出体外。《诸病源候论》云：“小便者，水液之余也。”水液来源于饮食，由脾的运化升清作用，上输至心肺，肺通过宣发肃降，将其敷布至周身，在被组织器官利用之后，又集聚于肾，清者通过肾中阳气的蒸腾，再上归于肺，浊者随着肾中阳气的温化推动，形成尿液，排出体外。由此可见，水液代谢主要由肾所主，还与脾的转输、肺的通调有关。肾为五脏六腑之本，对肺、脾的功能起着促进作用，始终处于主导地位，故《素问·水热穴论》云：“其本在肾，其末在肺。”《素问·至真要大论》云：“诸湿肿满，皆属于脾。”《景岳全书·肿胀》：“凡水肿等证，乃肺脾肾三脏相干之病，盖水为至阴，故其本在肾；水化于气，故其标在肺；

水唯畏土，故其制在脾。”若肾的阳气虚弱，气化作用失常，蒸腾固摄不力，可发生多尿、夜尿增多，以及遗尿、尿失禁等症；温化推动无力，可出现尿少、水肿等症。

肾与膀胱相为表里，共同调节水液。《素问·六节藏象论》说：“肾者主蛰，封藏之本，精之处也。”其藏真阳而寓元阳，只宜固藏，不宜泄露，所以肾病多虚证。在多种肾脏疾病中，其辨证主要为肾的精气不足和阴阳气血虚弱。而膀胱与肾互为表里，主要功能为贮存津液、化气行水，如《素问·灵兰秘典论》所说：“膀胱者，州都之官，津液藏焉，气化则能出矣。”由于膀胱的贮尿及排尿作用主要依赖于肾的气化和主水，肾气不化而影响膀胱之气化，是膀胱虚证的病机。在肾脏疾患中，与膀胱病机相关的主要为湿热蕴结的膀胱实热病证。

（2）肾藏精功能失调：《素问·六节藏象论》云：“肾者主蛰，封藏之本，精之处也。”《素问·金匮真言论》说：“夫精者，生之本也。”精气是构成人体的基本物质，与生俱来，封藏于肾，并由后天水谷精微不断充养。故肾所藏之精包括“先天之精”和“后天之精”。“先天之精”禀受于父母，即《灵枢·本神》所说：“生之来，谓之精”。“后天之精”来源于水谷之精气，通过脏腑化生藏之于肾，即《素问·上古天真论》说：“肾者主水，受五脏六腑之精而藏之。”“先天之精”只有不断得到“后天之精”的培养，肾中精气才能充盛。

肾中精气的盛衰决定着机体的生、长、壮、老、已，以及多种肾脏疾患的发病、预后和转归。如多囊肾及其他遗传性肾病，以及糖尿病肾病等与遗传因素有关的肾脏疾病，均与先天精气不足有关。肾藏精，还体现在肾小球自身结构完整，球内压力正常，使得精微物质不外泄，以及肾小管对精微物质的重吸收作用。如果肾不藏精，除生殖之精外泄外，更造成人体精微的外泄，出现血尿、蛋白尿、糖尿、氨基酸尿等；肾不藏精，无以充骨生髓，化生清血，亦会导致肾性骨病、肾性贫血。另外，人体生命的遗传物质及激素等在肾脏的新陈代谢均体现了肾藏精的功能。

肾的精气不足可因幼年精气未充，禀赋不足；或因老年精气衰退；或因房室不节，耗伤精气；或因久病，精气亏耗而致。肾精不足，会导致生长发育迟缓，影响“天癸”及生殖，可出现早衰、滑精、阳痿、性功能减退等表现。肾藏精，主骨生髓，肾精不足则髓海空虚，失于充养，可见智力减退、两足痿弱。且精血同源，精血互生，肾精不足则无以生血，而致血虚，导致脏腑、经络失于濡养、荣润。肾失封藏，精气流失于下，导致遗尿、滑精、蛋白尿等病理表现。而肾失固摄，则小便清长、多尿、血尿、尿有余沥。若肾气不足，肾府、经络失于充养，可见面色淡白、腰脊酸软、听力减退、耳鸣耳聋等表现。

（3）肾中阴阳失调：肾为水火之宅，内寓元阴元阳，为全身阴阳之本。肾中阴阳相互协调，相互制约，维持人体正常的生命活动。先天不足，或后天失养，均可导致肾精不足，阴阳亏虚。肾阴亏虚，相火亢盛，可致阴虚内热或阴虚火旺，脏腑经络失于充养，可见形体消瘦、头昏眩晕、耳鸣耳聋、腰膝酸软、少寐健忘、齿松发脱、遗精、早泄、经少、经闭、舌红少苔、脉细。肾阳不足，无以温煦，则腰膝酸软、性欲减退、畏寒肢冷、精神萎靡、夜尿频多、动则气促、发槁齿摇、舌质淡、脉沉细无力。

肾中阴阳失调可导致肾主水液及肾主封藏功能的障碍，而阳虚火衰，无以蒸腾主水，水湿内聚，泛溢肌肤，或停留胸腹，或凌心犯肺。则见周身浮肿，下肢尤甚，按之如泥，脘腹胀满，尿少，以及小便清长，多尿，遗尿，滑精，蛋白尿，血尿等。

肾阴肾阳是全身阴阳之本，肾之阴阳失调，偏盛偏衰，可导致其他脏腑功能失调。如肾阴亏虚，水不涵木，则可导致肝阳上亢，甚则肝风内动，可见眩晕、耳鸣等症；肾阴耗伤，阴不济阳，虚火上越，心肾不交，可见虚烦不寐、心悸健忘、潮热盗汗、梦遗等症；肺失肾阴滋养，肺肾阴虚，可见咽燥、干咳、潮热升火等症；肾阳不足，无以温煦脾阳，健运失司，则可见五更泄泻、下利清谷等；心失肾阳之温煦，血行无力，可见心悸、脉迟、汗出、肢冷、气短等。由于阴阳互生互长，病理改变时，可出现阴损及阳，阳损及阴，终致阴阳两虚。反之，其他脏腑的阴阳失调，日久累及于肾，损耗肾之阴阳，则致“久病及肾”。

（4）膀胱功能失调：膀胱为肾之腑，与肾相表里。对小便排泄功能有着相互依存和协同的作用。人体水液经过肾的气化，肾关开阖，浊者下降，由膀胱潴留和排泄；而膀胱的贮尿、排尿功能，又依赖于肾脏的固摄和气化作用。肾气充足，固摄有权，则膀胱开阖有度，两者共同完成小便的潴留和排泄。若肾气不足，气化失常，固摄无权，则膀胱气化功能失常，开阖失度，贮存及排泄尿液功能障碍，可出现小便不利、尿频、遗尿、尿失禁等。过食辛热肥甘之品，或嗜酒太过，酿成湿热，下注膀胱；或下阴不洁，秽浊之邪侵入膀胱，均可导致膀胱湿热。膀胱湿热，气化不利，则小便灼热、频数、刺痛；而湿热灼伤血络，迫血妄行，血从下溢，则见血淋、尿血；而湿热蕴结，无以分清泌浊，精微下泄，则见蛋白尿、尿浊、膏淋；湿热蕴结，尿液受其煎熬，日积月累，结成沙石，则为石淋。膀胱病变，湿热瘀瘀，日久则耗损肾气，伤及肾之元阴元阳，或加之年老久病，劳累过度，房室不节，可导致脾肾亏虚，出现尿频、尿急、尿痛和腰痛等症。

2. 脾肾失调

中医认为，肾为先天之本，脾为后天之本，两者相互资助，相互促进，共同维持人体的生命活动。肾为一身之本，脏腑气血阴阳之根，肾藏先天之精，为生命之源，维持着各脏腑组织器官的正常功能。脾主运化，为气血生化之源，脾的运化，将水谷化为精微，脾的转输和散精，把水谷精微灌溉四旁，布散全身。脾胃健运，生化有源，其所化生的精、气、血、津液不断地充养先天肾元，使得肾精充沛，进一步温煦滋养全身各脏腑，故临床尤其重视以后天充养先天。《景岳全书·论脾胃》中云：“人之始生，本乎精血之源；人之既生，由乎水谷之养。非精血，无以立形体之基；非水谷，无以成形体之壮……是以水谷之海，本赖先天为之主，而精血之海又必赖后天为之资。”“故人之自生至老，凡先天之有不足者，但得后天培养之力，则补天之功，亦可居其强半。此脾胃之气所关于人生者不小。”

另外，脾肾失调的另一个重要方面表现为水液代谢障碍。脾主运化水液，肾主水液代谢，两者相互配合，发挥协同作用，保证水液的正常生成、输布和排泄。肾主水，司开阖，肾病则失其蒸腾开阖之用，关门不利，水液停聚于体内，酿生湿浊，泛溢肌肤。脾之运化包括了运化水谷及水液。脾运化水液，使水谷精液中多余的水分，转输至肺肾，通过肺肾的气化功能，化为汗液和尿液排出体外。脾病失于运化，津液输布、排泄失常，水液代谢障碍，津液内停，泛溢肌肤，亦发为水肿。故《素问・至真要大论》说："诸湿肿满，皆属于脾。"说明脾运化水液功能失调，是产生水湿痰饮等病理产物的重要原因。《景岳全书・肿胀》更进一步阐述了脾肾与肺三脏在津液代谢方面的协同作用："凡水肿等证，乃肺脾肾三脏相干之病，盖水为至阴，故其本在肾；水化于气，故其标在肺；水唯畏土，故其制在脾。今肺虚则气不化精而化水，脾虚则土不制水而反克，肾虚则水无所主而妄行。"

脾胃为生化之源，且为制水之脏。在疾病的过程中，脾胃对肾脏病的发生、病情变化及预后等方面具有极其重要的作用，故李东垣在《脾胃论・脾胃盛衰论》中云："百病皆由脾胃衰而生也。"而《景岳全书》更指出："有胃则生，无胃则死。"

脾胃功能障碍多表现出脾虚及水湿之证。临床可见四肢乏力、气短懒言、面色少华、呕吐、恶心、呃逆、腹胀、腰腹冷痛、泛吐清水、四肢不温、下利清谷等，以及脘闷纳呆、头身困重、舌质淡、舌苔白腻、脉濡；或口苦而渴、溲赤便溏等湿热证候，如水湿壅阻，泛溢肌肤，稽留胸腹，可形成水肿或胸腹水；而水湿凌心犯肺，阻遏心阳，壅滞肺气，则见胸闷、心悸、咳喘气逆；而湿邪久蕴，酿生浊毒、痰瘀，阻于肾络，则可形成少尿、无尿的"溺毒"、"癃闭"之证。

3. 肺肾失调

肺肾失调主要体现在水液代谢和呼吸运动两方面的协同功能发生障碍。肾为水脏，主津液代谢。肺主宣发肃降，通调水道，对体内水液的输布、运行和排泄起着疏通和调节作用，"为水之上源"。肺肾的相互协同作用，加之脾对水液的运化，保证了水液的正常输布与排泄。肺主宣发，将津液和水谷精微宣发于全身，而且司腠理开合，能调节汗液排泄；肺主肃降，将吸入之清气下纳于肾，并将体内代谢的水液不断下输于肾，经肾和膀胱的气化作用，形成尿液排出体外。肺的宣发肃降和通调水道，有赖于肾阳的蒸腾气化，而肾主水的作用也有赖于肺的宣发肃降和通调水道。《素问・水热穴论》云："其本在肾，其末在肺，皆积水也。"若肺失宣肃，通调水道失职，必累及于肾，而致尿少，甚则水肿；肾阳不足，蒸腾开阖失司，关门不利，则水泛为肿，甚则上为喘呼，咳逆倚息不得卧。故肺病可及肾，肾病也可及肺。

急性肾炎多因外邪犯肺，或皮肤疮疡引起，风热或风寒兼夹湿邪，下扰肾关，而致肾失开阖，津液内停，精微下泄。从肺论治，可使原发疾病得到及早处理，祛除邪实，有利于肾脏气化功能的恢复，疾病向愈。慢性肾脏病也可因感受外邪，肺失宣肃而致病情加重和反复，临床上极为常见。从肺论治，祛除邪实，调整脏腑气化功能，使邪去则正安，肾脏病得以缓解或稳定。

肺、肾两脏在水液代谢中起着重要作用，与脾共同调节津液的运行、生成和排泄，其发病机制相互联系、相互影响，正如《景岳全书·肿胀》所说："凡水肿等证，乃肺脾肾三脏相干之病，盖水为至阴，故其本在肾；水化于气，故其标在肺；水唯畏土，故其制在脾。今肺虚则气不化精而化水，脾虚则土不制水而反克，肾虚则水无所主而妄行。"故水肿病证以肾为本，以肺为标，以脾为制水之脏。

《景岳全书·喘促论证》云："肺为气之主，肾为气之根。"肺主呼吸，肾主纳气，肺肾配合，共同完成呼吸运动。肺主呼吸，其呼吸的深度需要肾的纳气作用来维持。肾气充盛，吸入之气方能经肺之肃降而下纳于肾；另一方面，肺气肃降，有利于肾之纳气，而肾气摄纳，也有利于肺之肃降。若肾病日久，精气不足，摄纳无权，气浮于上；或肺气久虚，久病及肾，均可导致肾不纳气，呼吸浅表而出现动则气喘等症。

此外，肺肾之阴气也是相互资生的，肺虚不能输津滋肾，可导致肾阴亏虚，表现为肺肾阴亏；肾阴又为一身阴气之根本，肾阴虚不能上滋肺阴，而致肺阴不足，出现两颧嫩红、骨蒸潮热、盗汗、干咳音哑、腰膝酸软等肺肾阴虚之证。

4. 肝肾失调

"肝肾精血"之间存在着相互滋生和转化的密切关系。肝藏血，肾藏精主骨，生髓化血。《病机沙篆》云："血之源在于肾。"《张氏医通》指出："气不耗，归精于肾而为精，精不泄，归精于肝而化清血。"另一方面，肾中阴精充养骨髓，成为血液之源。故《侣山堂类辨》中云："肾为水藏，主藏精而化血。"肾精化血一是通过归精于肝，二是生髓而化血。肾精的充足，有助于肝血的化生。另外，在肾精化生血液的过程中，肾中阳气的推动与温煦也必不可少。同时，肾中精气的充盛，亦有赖于血液的滋养。精能生血，血能化精，故称为"精血互生"。

"肝肾阴阳"之间的关系亦极为密切。肝肾阴阳，相互滋生，相互制约，称为"肝肾同源"、"乙癸同源"。若肾阴不足，肝木失濡，可致肝肾阴虚，阴虚阳亢，虚火上炎，肝风内动，称为"水不涵木"；肝阴不足，亦可导致肾阴亏虚而致相火偏亢；肝火太盛，下劫肾阴，亦可形成肾阴不足之证。

肝主疏泄与肾主封藏，两者相互制约，相反相成。肝肾疏泄封藏失职，会导致女子月经周期失常，经量过多或经闭；男子遗精滑泄，或阳强不泄等证。

另外，肝失疏泄，气机不利，三焦决渎失司，影响肾脏气化功能，可导致水湿内停。如肝病鼓胀，痰瘀交阻，气滞水停，可导致肾脏失于气化，蒸腾开阖不利，出现少尿、肢体水肿，甚至呕恶、胸闷、气喘等癃闭之证。除此之外，肝脾湿热，还可下扰肾关，肾脏失于封藏，关门不利，精微物质外泄，可出现尿中泡沫增多、血尿、蛋白尿；肾脏失于气化，则津液代谢障碍，水湿内停，而出现水肿、尿少等症。

5. 心肾失调

肾病及心，心病亦可及肾，心肾失调主要体现在心肾阴阳之间、心血与肾精之间功能障碍。心属火，居于上焦而属阳，肾属水，居于下焦而属阴。心之阴阳必下降于肾，而充养肾之阴阳，肾之阴阳必上升至心，以濡养温煦心之阴阳。二脏阴阳上下交通，相互依存，称为“水火既济”、“心肾相交”。《慎斋遗书》云：“心肾相交，全凭升降……升降者水火。”若心火不能下降于肾而上亢，肾水不能上济于心而下泄，肾无心火则水寒，心无肾水则火炽，出现一系列病理表现，即“心肾不交”或“水火不济”。临床表现为失眠、心悸、怔忡、心烦、腰膝酸软、咽干耳鸣、潮热盗汗、舌红少苔；或见男子梦遗、女子梦交等。

心主血，肾藏精。精血之间相互转化，如《医原》所云：“谷气归心，奉君火而化赤，赤血得金气敷布，下行入肾化精。”《张氏医通》曰：“精不泄，归精于肝而化清血。”这种精血互生，体现了心肾之间重要的生理关系，也是心肾相交、水火既济的物质基础。心血肾精不足，可导致面色无华、心悸、耳鸣、腰酸膝软等，亦是心肾同病之象。

另外，肾元亏虚，失于蒸腾气化，水湿内停，泛于肌表，凌心射肺，阻遏心阳，可出现心悸，汗出，胸闷胸痛，短气喘息，不得卧等肾病及心、心肾同病的证候表现。

（仲昱，曾安平，周恩超）

□第三章□

中医肾病的四诊合参及辨证要点

第一节 中医四诊

一、望诊

1. 望神

望神包括观察精神面貌、眼神动态、语言气息和动态表情等方面。若神志清楚、反应敏捷、动作灵活、双目有神、语言清晰、呼吸平稳，则预后良好；如精神不振，多为慢性肾病日久，气血两亏或脾肾不足证；目光晦暗、神情呆滞、精神萎靡、呼吸气微或神识模糊、昏不知人，或烦躁不安，常为尿毒症晚期，脾肾衰败，浊毒壅滞，预后不良。

2. 望色

肾脏病患者多见面部浮肿，为体内水液代谢异常，水湿内停之证。面色萎黄，为脾胃虚弱；面色㿠白，多为脾肾阳虚；面色苍白，多气血亏虚；面色通红并伴有发热者，多为邪热壅盛；午后颧红伴潮热者，多为阴虚内热；面色晦暗，多为气滞血瘀；面色黧黑者，为肝脾肾衰败之重证。

3. 望形态

肾脏病患者因水液代谢障碍，常可出现面部、肢体甚则全身水肿。伴有胸水，则呼吸困难、喘咳不得平卧，甚或口鼻出血性泡沫，为水气上凌心肺，常见于肺水肿或心力衰竭。若伴有腹水，则腹部膨隆，胀大如鼓，或呈蛙状腹，行走困难，常见于肾病综合征之重证。站立时腰部饱满者，常见于肾周脓肿、肾盂积液、多囊肾等。若尿闭而下腹部见一圆形或椭圆形隆起物，则为尿潴留，常见于尿路结石或肿瘤、尿路感染。如患者卧时仰面伸足，身轻能自转侧，多属阳热证；如卧时蜷缩，多为虚寒证。四肢抽搐或拘挛、项背强直，多属肝风内动，常为肾脏病合并高血压脑病的表现；肢体震颤或肌痉挛，多为肾衰竭引起水电解质紊乱所致。体格矮小、生长发育障碍常为先天性心脏病或幼年患重度肾脏病者。

4. 望头面

慢性肾脏病患者精血不足，多见发黄干枯、稀疏易落。慢性肾病的患儿可见头发稀疏黄软，伴有生长发育迟缓，多因先天不足，肾精亏损所致。面部浮肿者，常见于肾病水肿。其中颜面眼睑浮肿，发病较急，皮肤光亮，眼睑浮肿如新蚕卧起之状者，多为风水，由外感风邪，肺失宣肃所致，可见于急性肾炎或慢性肾炎急性发作；面肿而面色㿠白者，多因脾肾阳衰，水湿泛滥所致，见于慢性肾病日久者；面肿而口唇青紫、心悸喘急、不能平卧者，多因心肾阳衰，血行瘀阻，水气凌心所致，见于合并肺水肿、心力衰竭的肾病患者。

5. 望五官

（1）望目：眼睑内膜色淡白，为肾病日久，气血两虚之象。双目上吊或斜视，多为动风先兆或动风发痉，常见于尿毒症晚期或肾病患者邪犯厥阴。睑结膜或角膜干燥，常可见于干燥综合征合并肾病的患者。

（2）望耳：肾脏病患者耳轮淡白或苍黄，多属气血不足；耳轮干枯焦黑，多属肾精亏虚，精不上荣，为病情危重。如耳窍流脓，常可成为慢性肾炎反复发作的诱因。

（3）望鼻：肾脏疾病常可由外感而引发，或因外感而使病情加重。鼻塞流清涕，多为外感风寒证；鼻流浊黄涕，多为外感风热证。鼻衄者属脾不统血，或血热妄行，或瘀血阻络，多见于尿毒症或某些继发性肾病，如血栓性血小板减少性紫癜性肾炎、溶血性尿毒症综合征等。若鼻翼煽动，或鼻中冒出白沫者，为水气上凌心肺之危证，见于肾脏病合并急性左心衰者。

（4）望唇、齿、咽喉：肾脏病患者口唇淡白，为气血不足；唇红皲裂者，为邪热伤津；唇色鲜红，为阴虚火旺；唇色青紫，为瘀血内阻或水气上凌心肺。口唇糜烂，多为脾胃湿热，可见于尿毒症性口炎；撮口或抽掣不停为肝风内动，多见于肾衰竭者。牙齿松动多为肾病日久，肾精亏虚；牙关紧闭为邪陷心肝，血热动风或阴虚风动，常见于尿毒症或肾脏疾病伴有高血压脑病者。齿龈色淡白，属脾虚气血不足；齿龈出血为脾不统血或虚火伤络，常见于肾脏病后期或血液系统疾病继发的肾病。咽喉或乳蛾红肿疼痛，伴风热表证，为风热犯肺；若乳蛾红肿伴有白腐点，为热毒壅盛；若乳蛾色红娇嫩，肿痛不甚，为阴虚或阴虚火旺。

（5）望舌：包括观察舌体、舌质、舌苔的变化。舌质淡白，舌体胖嫩，舌边齿痕明显，为脾肾阳虚，水湿内停；舌质淡白或舌体瘦薄，为气血两亏；舌质红为热证，见于肾脏病病程中感受风热或热毒之邪；若舌红苍老坚涩，或起芒刺，则为实热证；若舌质嫩红，或有裂纹，多为虚热证；舌质红绛主热极、热入营血，或阴虚火旺；舌质紫红或紫绛，或有瘀点、瘀斑，多为脏腑血分热盛或气血瘀滞。舌生疮疡可见于尿毒症性口腔溃疡。舌衄而舌色淡白胖嫩，属脾虚失统；舌衄而舌质嫩红，属阴虚血热；舌衄而舌质鲜红，为热迫血行。舌质强硬，活动不灵活，或舌体震颤抖动者，属肝风内动，多可见于肾脏病伴有高血压者。舌下络脉青紫粗胀，为瘀血内停之证。舌苔薄白者，为外感风寒或病情较轻；苔白厚腻者，则为湿浊蕴结，或饮食积滞；苔白厚腻而滑者，属脾阳不振，水饮内停；黄苔主热证，外感者舌苔由白转黄，为表邪入里化热，深黄为里热重，焦黄为热结，黄腻苔为湿热内蕴。苔灰而湿润者，为寒湿内阻，苔灰而干者，多属热炽伤津，或阴虚火旺。苔面湿润者，为水湿内停；苔少或无苔，为气阴两伤；花剥苔为阴虚之证。肾病患者服用激素等药物，舌苔可由薄白苔、白腻苔转变为黄腻苔或厚腻苔，临床需仔细辨别。

（6）望二阴：肾病水肿较重者，可出现阴囊、阴茎肿大，甚或皮薄透亮。男子包皮过长、包茎、包皮炎时，可致尿道口炎或尿路感染。女子前阴红赤湿烂，多属下焦湿热，可见于尿路感染。肛裂可见于热盛津伤或阴虚内热之证；脱肛可见于脾肾阳虚，中气不足或长期灌肠治疗者。

6. 望皮肤

望皮肤包括观察皮肤的色泽及有无斑疹疮疡等。肾脏病患者若出现皮肤肿胀、光亮晶莹，皮肤表面的皱纹变浅而平滑，则为水肿；若头面部皮肤水肿光亮，多属阳水，常见于肾病水肿初起或外感诱发；水肿在腰以下，多属阴水，常见于慢性肾脏病患者。若腰部肾区皮肤有水肿或潮红，则多为肾组织化脓性炎症的表现。肾脏病若皮肤出现青紫斑块或瘀点，压之不退，常见于继发性肾脏病，如过敏性紫癜性肾炎、血栓性血小板减少性紫癜性肾病、溶血性尿毒症综合征等；皮肤出现散在或成片的蝶翼形或圆盘形红斑，常见于红斑狼疮性肾炎。皮肤有疖肿、疮疡，属湿热内盛，是引起急性肾炎的病因，可见于急性肾炎早期。皮肤干枯、脱屑、肤色变深，伴有黑色素沉着、抓痕及皮下出血点或瘀斑，常见于尿毒症患者。

7. 望二便

（1）望小便：肾脏病患者若尿液混浊不清，表面浮有较多泡沫，或在摇荡尿液时产生较多不易消失的细小泡沫，提示为蛋白尿。尿色鲜红如洗肉水样，称为血尿，多属邪热内盛或阴虚有热，亦可由脾虚失统或瘀血阻络引起，常见于急性肾炎、紫癜性肾炎、肾结核、肿瘤、结石等。若尿液外观呈淡黄色，质地混浊，且伴有尿频、尿急、尿痛等症状，或见脓尿，多见于湿热下注所致的尿路感染。尿色呈浓茶色或酱油色，为血红蛋白尿，多见于一些溶血性疾病。

（2）望大便：肾脏病患者若大便稀薄，属脾肾阳虚；大便偏干多属热证或阴津亏损；大便不爽或闭结，为浊毒内滞，常见于疾病后期。大便带血或为柏油样便，为脾不统血或湿热伤络，常见于紫癜性肾炎或尿毒症晚期。

二、闻诊

1. 听声音

（1）*声音及语言*：语声高亢洪亮有力，多言而躁动，声音连续者，多属实证、热证；语声低微细弱，懒言而沉静，声音断续者，多属虚证、寒证。语无伦次，声高有力，神识不清者，为邪扰神明，可见于尿毒症脑病。语言重复时断时续，语声低微模糊，可见于慢性肾衰竭晚期的危重患者，为脏气衰竭，心神失养。

（2）*呼吸及咳嗽音*：咳嗽声高音清，伴鼻塞流涕者为外感咳嗽；咳嗽声重浊沉闷，痰稠黏滞者，为痰浊阻肺；咳声重浊，痰稠色黄不易咯出者，为痰热蕴肺；咳有痰声，痰多易咯者，为痰湿阻肺；咳声轻清低微，多因肺气虚损，见于肾病日久肺肾气虚者。呼吸喘促，张口抬肩，不能平卧，多因阳虚水泛，水气凌心射肺，见于肾脏病合并心力衰竭。呼吸气急而短促，若伴胸闷、胸腹胀满，常因水气阻滞，可见于肾病合并胸腹腔积液；若见神疲声低息微，可见于肾病日久元气虚损的重病患者。呼吸深大者多为病情危重，常见于严重酸中毒。

2. 嗅气味

口中或居室内散发出尿臊味，见于肾衰尿毒症期。汗出伴有尿臊味者，见于尿毒症。呕吐物清稀无臭，多属胃寒；呕吐物酸腐臭秽，为胃热；呕吐物脓血腥臭，为浊邪伤胃，胃络损伤，见于尿毒症伴消化道出血者。小便黄赤混浊，有臊臭味者，多属膀胱湿热，可见于急性尿路感染；小便清长，无特殊气味，多属肾气虚弱，可见于慢性肾脏疾病。大便稀溏，无臭味，属脾阳不振或脾肾阳虚，火不暖土；大便酸臭夹有未消化食物者，为食积；大便恶臭者，为肠有郁热；大便带血，多为邪伤血络，可见于过敏性紫癜性肾炎或尿毒症期。

三、问诊

1. 一般情况

询问一般情况，为疾病诊断提供依据。内容包括姓名、性别、年龄、婚否、民族、职业、籍贯、工作单位、住址等。不同年龄与性别的常见病、多发病不同。如急性肾炎，多见于小儿；慢性肾炎多见于成人；尿路感染多发于女性，尤其是已婚妇女。而接触史与发病亦有关，如接触化学品或放射性物质，可导致肾损害。

2. 主诉

主诉是患者就诊时最感痛苦的症状、体征及其持续时间。通过主诉可初步判断肾脏病的类型、病情的轻重缓急，有助于进一步诊治。

3. 现病史

现病史是指患者从起病到此次就诊时疾病发生、发展及诊治的经过。

（1）*发病情况*：主要包括发病的时间、发病的原因或诱因、最初的症状及其性质、部位以及当时的处理等。一般起病急、时间短者，多属实证；凡患病日久，反复发作，或经久不愈者，多属虚证或虚实夹杂证。原发性肾小球疾病中，外感、乳蛾、喉痹、皮肤疮疡等常常是急性肾炎的前驱因素，也是慢性肾脏病急性发作或病情加重的诱发因素。继发性肾病有其原发病因，如高血压、糖尿病、痛风、梗阻性肾病，以及结缔组织病、过敏性疾病、先天性疾病等。肾小管病变可由铅、镉、汞中毒及结缔组织病等引起。

（2）病变过程：通过询问病变过程，可以了解疾病正邪斗争的情况，以及疾病的发展趋势。发病较急，病程进展较快，病史较短者，多属实证；起病较慢，病程进展缓慢，病程较长者，多为虚证。

（3）诊治经过：患者在发病后的诊断和治疗过程，包括理化检查、病理检查、特殊检查、用药情况等。肾脏病理检查可为了解肾脏病变情况、制订治疗方案、判断病情预后提供依据。用药情况包括使用过何种药物，药物的剂量、用法、使用时间、疗效、有无发生不良反应等。特别是使用激素或免疫抑制剂者，特别需要了解上述情况，如疗效不佳，可能与药物的剂量、疗程或肾脏病理类型等相关。

（4）现在症状：现在症状是医生针对患者现阶段的病情进行诊断、施治的重要依据。

①问寒热：肾病患者出现恶寒发热，多为感受外邪。恶寒重而发热轻者，为外感风寒。壮热不退，常为里热炽盛，可见于急性肾盂肾炎、肾脓肿或肾周围炎等。潮热或低热、五心烦热者，为阴虚内热。寒热往来者，为邪在半表半里，可见于急性尿路感染等。畏寒肢凉肤冷，或兼水肿、面色㿠白、舌淡胖嫩、脉弱者，为脾肾阳虚，见于慢性肾炎、肾病综合征、肾性贫血的患者。

②问汗：醒时汗出，动则汗出尤甚，为自汗，平素易感冒者，多属肺卫气虚，肌表不固；睡则汗出，醒后汗止，为盗汗，多属肾阴虚。自汗、盗汗并见者，属气阴两虚。大汗淋漓不止，肢冷脉微欲绝，为阳气亡脱之危症。

③问头身胸腹：自觉头晕胀痛、口苦、烦躁易怒，脉弦数，多为肝火上炎或肝肾阴虚、肝阳上亢，常见于肾病伴有高血压者。头晕耳鸣，腰酸遗精者，多为肾虚精亏，髓海空虚，见于肾病日久的患者；头晕伴面色少华，神疲乏力，舌淡脉细者，为气血两虚，脑失充养，可见于肾性贫血的患者。胸闷，伴气息喘促，不能平卧者，多因水邪内闭，凌心射肺所致，见于慢性肾脏病合并心力衰竭或胸腔积液、心包积液等；胸闷腹胀，见于肾病患者合并胸腹水。腰部酸痛隐隐，多属肾气亏虚，腰府失养，常见于慢性肾炎、慢性肾盂肾炎等；腰部胀痛，多属湿浊瘀血阻滞经络，为实证，常见于肾病综合征、肾静脉血栓、肾肿瘤、肾周血肿、肾周围炎等；腰部绞痛剧烈，为浊瘀败精阻塞尿路，常见于泌尿道结石、肿瘤坏死物或血块等堵塞、肾梗死等。肾脏患者自觉身体沉重，多为肾病水肿明显者，乃水湿泛溢肌肤所致。肾脏患者出现全身骨骼疼痛者，属肾精亏虚，可见于肾性骨病、多发性骨髓瘤性肾病、转移性钙化等。肾脏病合并四肢关节疼痛者，多见于继发性肾病，如系统性红斑狼疮性肾炎、过敏性紫癜性肾炎等。皮肤瘙痒，或肌肤麻木不仁，肢体疼痛难耐者，多见于晚期尿毒症，因浊毒阻络，肌肤筋脉失养所致。

④问二便：《景岳全书·传忠录·十问》中说："二便为一身之门户，无论内伤外感，

皆当察此，以辨其寒热虚实。”问二便，着重询问大小便的次数、便量、性状、排便感等。小便频数、短赤，尿急、尿痛，多因湿热蕴结膀胱，热迫气滞所致，见于急性尿路感染、尿路结石或异物、肿瘤等。若小便频数，色清量多，夜间明显者，多因肾之阳气虚弱，蒸化固摄无权，水津下趋膀胱，膀胱失约，常见于各种慢性肾小球肾炎日久肾功能损害者，或肾小管间质性病变，亦可见于中老年人。夜尿增多者，多为慢性肾脏病肾气衰败的早期表现。小便不畅，点滴而出，甚或点滴不通，属实者多因湿热、瘀血、浊毒、败精阻塞尿路，膀胱气化失司，常见于前列腺增生、尿路结石、肿瘤、异物等所致梗阻性肾病；虚者见于肾衰竭，因肾气衰败，气化无权所致。尿量骤然减少，除热盛、吐泻伤津致尿液化源不足外，多因肺脾肾功能失调，气化不利，水液内停所致，常见于各种急性肾小球肾炎、急性肾小管坏死等。小便余沥不尽，多因久病肾气不固，湿热之邪留着尿路所致，可见于慢性肾盂肾炎、前列腺炎等。小便失禁或遗尿，多因肾气亏虚，下元不固，膀胱失约，或尿路损伤，湿热瘀血阻滞，气机失常；神昏而尿失禁者，多为邪陷心包，神明被蒙，见于尿毒症晚期。大便稀溏，或先干后稀，为脾虚失运；水粪夹杂，下利清谷，多为脾肾阳虚，寒湿内盛；大便干结，可见于热盛伤津；大便量少而不爽，多属脾肾虚衰，湿浊阻滞，可见于尿毒症。

⑤问睡眠：睡眠的异常包括失眠和嗜睡。肾病日久，营血亏虚或阴虚火旺，心神失养；痰湿、瘀血、湿热、食积等邪皆可上扰心神，心神不安，则失眠。而痰湿困脾，清阳不升，或脾失健运，清阳不升者，均可致脑失所养，出现嗜睡，前者见头目昏沉、肢体困重、胸闷脘痞，后者伴见腹胀纳呆、少气懒言。肾病后期，心肾阳虚，脑失温养，可出现神识朦胧、精神疲惫、困倦嗜睡、肢冷脉微。湿浊、痰热、热毒等邪闭心神，蒙蔽清窍，可致嗜睡伴意识障碍，多见于尿毒症脑病。

⑥问饮食：肾病患者口渴欲饮，多为气化不利，津液输布失调，或津液耗伤，阴液亏少。湿热、痰饮、瘀血等邪内阻，津液不能气化上承于口，故渴不多饮。属湿热者，伴身热不扬，心中烦闷，舌苔黄腻；属痰饮者，饮量不多，喜温饮，或饮入即吐；属瘀血者，兼面色黧黑，或肌肤甲错，但欲漱水不欲咽。口渴多饮，伴小便量多、食量多、形体消瘦者，属消渴病。久患肾病，食欲减退，兼见面色萎黄、倦怠腹胀者，多因脾胃虚弱，运化腐熟无力；纳呆食少，脘闷腹胀，头身困重，苔腻脉濡者，多因湿邪困脾，运化不健。若湿浊中阻，胃失和降，可见不欲饮食、恶心呕吐，多见于慢性肾衰竭中后期伴代谢性酸中毒者。呕吐不食与二便不通并见，见于关格重症，为脾肾衰败之征。

⑦问体重：可观察肾脏病患者的水肿情况。体重增加，则水肿加重；体重减轻，则水肿减退。有小部分水肿，体表往往不肿，仅从体重有所反映，如尿毒症透析患者的体重变化，尤需注意测量精确。

4. 既往史

既往史包括以往的健康状况和患病情况。如有无与肾脏病相关的病史，如糖尿病、高血压、痛风、慢性乙型肝炎、过敏性紫癜、系统性红斑狼疮等病史；既往病史中有无使用氨基苷类抗生素、解热镇痛剂等肾毒性药物；过去有无蛋白尿、血尿、高血压、水肿等情况；有无反复外感、皮肤感染，或慢性咽炎、慢性鼻炎等病史。

5. 个人生活史

个人生活史包括生活经历、精神情志、饮食起居、婚姻生育等。这些情况在诊断上具有重要意义。如平素性情急躁者，易致肝阳上亢；嗜食肥甘厚味、辛辣烟酒者，易助湿生痰；工作中接触化学物品者，易出现肾损害；妇女妊娠期或围绝经期易患尿路感染。

6. 家族史

家族史包括父母、兄弟、姐妹、子女的健康情况，了解有无先天性遗传病。如肾脏囊性病变、遗传性肾炎等。

四、切诊

切诊包括切脉和按诊。是医生通过切按患者身体的某些特定部位，以了解病情轻重、推断病位性质等情况，从而辨别病证的一种诊察方法。其中尤以切脉为中医临床所常用，在中医诊断学上占有重要地位。

1. 脉诊

中医脉诊主要分切脉部位和诊脉方法。从寸口诊脉部位而言，根据《内经》“上竟上”、“下竟下”的原则，左右双尺部候肾（左尺候肾，右尺候命门）；以脉法而言，浮、中、沉三候中，沉取候肾。如《医原》所言“诸沉皆属肾脉”。肾与冬气相通应，肾脏的生理常脉据《素问·玉机真脏论》所载“冬脉如营”和《平人气象论》“冬胃微石曰平”所言，其脉形象为“喘喘累累如钩，按之益坚”，“其气来，沉以搏”，即沉实有力而又柔和流利的脉象为肾脏的生理常脉。故肾气充盛则脉搏重按不绝，尺部有力，是谓“有根”。如双手寸口尺部脉微弱，多为肾气虚衰。

肾病常见脉象以沉、微、细、弱为多。沉脉候肾，《医学实在易》指出“肾病六脉必沉”。大抵沉而有力，主积主痛，沉而无力，主气主冷。但特殊情况下如阴阳将脱，则区别甚大，“沉而欲绝者知阴之将脱”（《医原》），“当沉反浮、浮而豁大者，知阳之将脱”（《景岳全书》）。而尺脉独沉尤为肾病特点，《脉诀汇辨》认为“左尺得沉，精寒血结，右尺得沉，腰痛病水”。微脉与细脉在脉形上是有区别的，细脉是“指下寻求，细如丝线”（《脉诀刊误》），而微脉“举之极微，按之不绝”（《三指弹》）。在主病上两者也不同，《医门法律》谓“微者阳之微，细者阴之细”，“微则见于亡阳，细则见于亡阴”。而尺部见细微之脉，则可断为肾之阴阳俱虚。弱脉，《诊脉卅二辨》指“软极曰弱，类濡沉”，若尺部独弱，肾虚无疑，并可于左右尺部以候阴阳衰弱之别，《慎斋遗书》曰：“先天元阳不足者，右尺多微弱而不旺……先天元阴不足者，左尺多微弱而虚细。”

除了常见脉象外，在肾病中另有一些特殊脉象，如滑动脉、洪大脉、散代脉、短脉、无根之脉、弦硬鼓指之脉。滑动之脉常作为妊娠的诊断依据，但肾病过程中见滑动之脉，则见于3种情况：其一，湿热相火盛于下焦，多见遗精淋浊、小便结涩等症，即《伤寒序例·平脉法》所谓“此为阴实，其人必内汗出，阴下湿”；其二，久病见脉滑疾，此元气将脱之兆；其三，滑而急强，如弹石，多主肾绝，如《素问·玉机真脏论》说：“真肾脉至搏而绝，如指弹石辟辟然。”洪大脉多为邪热亢盛之脉，而肾病洪大脉多具有3个特点：其一，脉虽洪大，按之无力，可伴有面赤戴阳、烦躁不安，多阴寒内盛，或濒临死亡，其气尽脱于外；其二，“凡豁大之脉，俱是阳虚”，或阳虚之甚；其三，尺脉洪大或浮大，皆是肾病。两尺洪数或洪大，为命门阴火亢盛，相火上炎，若反见于右尺，要按假火对待。散脉主候肾病之败，代脉前人多认为主脾绝，但亦主肾败，归结为肾气先尽。短脉是指摸之两头无，中间有，状如米粒，凡尺脉见短，即是肾气不足，脉来无根，预后多不良。无根之脉是指“外见浮洪而稍按即无”（《会约医镜》）和“上部有脉，下部无脉”（《难经·十四难》），脉象虚大无根，或微弱不应指，总属肾水欲绝，预后不佳。弦硬鼓指之脉即为《内经》所述“死肾脉来，发如夺索，辟辟如弹石，曰肾死”，多数是肾病将绝之证。但是临床肾脏疾病常涉及其他脏器的病变情况，并可呈现气血阴阳虚实的不同，故在肾脏疾病中常可见到相兼脉象。如脉象沉弱无力者多为肺脾气虚、脾肾阳虚之证；脉沉细或数者，为阴阳两虚、气阴两虚、气血两虚证；脉弦细或数，多为肝肾阴虚、阴虚阳亢证；脉弦滑或滑数，多见内有湿热、痰热之邪；脉沉弦或沉涩，多为气滞血瘀水停之证；脉兼浮为外感之象；脉来急数或脉大空虚，常是阴阳欲绝之证。

2. 按诊

（1）按胸胁：胸高胁胀，按之气喘者，为外邪或浊阴犯肺或水气凌心射肺所致，常见于肾脏病合并肺炎、心力衰竭或胸腔积液，亦可见于尿毒症性心包炎。

（2）按腹部：腹部膨隆，按之如囊裹水，为肾病合并腹水；按之疼痛，则为腹水继发感染；在上腹部深处扪及肿块者，可为肾脏肿瘤、肾囊肿、肾盂积液等。

（3）按腰部：腰部肾区有明显叩痛及压痛，多为肾脏疾病属实证或虚实夹杂者，如肾盂肾炎、肾结石、肾结核、肾脓肿、肾周围炎等。而慢性肾脏疾病的患者，肾区叩痛常不明显。

（4）按肌肤：肌肤按之如泥，凹陷不易恢复者为阴水；凹陷易恢复者为阳水；肌肤干燥甲错者，为内有瘀血或血虚失荣之证。

（5）按手足：按压足踝部或胫前区，判断水肿的轻重，仅足踝部按之凹陷为轻度水肿。手足心热，多为阴虚内热；手足俱热为阳热亢盛；手足俱冷为阳虚寒盛。疾病后期，四肢厥冷，则为危症。

（易岚，曾安平，周恩超）

第二节 指甲诊

所谓指甲诊，是指通过观察手指与爪甲的色泽和形态来识别病证的一种方法。指甲诊是中医的特色诊法之一，属于望诊的范畴。

诊察爪甲作为一种诊断方法，始于《内经》。“肝主筋”，“爪为筋之余”，爪甲为肝胆之外候，从爪甲形色可以推断胆腑生理禀赋的不同，与此同时，也可以通过观察爪甲的荣枯和爪下血色变化来诊断疾病的发展及预后。晋代王叔和所著的《脉经》继承发展了《内经》理论，并提到：“患者爪甲青者，死。”又曰：“爪甲白者，不治。”又曰：“手足爪甲下肉黑者，八日死。”唐宋以来的各医家，临证之际十分重视检查四肢爪甲，并注意到爪甲与体内病变密切相关，观察爪甲的变化可以早期预测疾病。清代汪宏著《望诊遵经》中利用爪甲五色变化来论述其相应的病因、病机、转归及预后：“爪青者多凶，爪赤者多热，爪黄者多胆病，爪甲白多寒证，爪甲黑者或血瘀而痛或血凝而死。”周学海《形色外诊简摩》中有按爪甲诊疾病的记录：“凡按之，其血不散，与散而久不复聚者，血已死也；散而聚之速者，热也；聚之迟者，气滞与寒湿也。”“白而消瘦，爪甲鲜赤，气虚有火也；白而夭然不泽，爪甲色淡，肺胃虚寒也；白而微青，或臂多青脉，气虚不能统血也；若爪甲色青，则为阴寒之证也。”说明爪甲与人体内在脏腑、气血的盛衰关系密切，观察爪甲能判断脏腑气血功能的盛衰及运行状况。现代中医学依据脏腑经络、气血津液等与爪甲的联系，探究了八纲、脏腑、卫气营血、三焦、经络和病因病机等辨证方法，通过观察爪甲的色泽、形态、质地的变化用以阐述其临床意义。有研究不同的指甲部位与脏腑、经络、组织的对应关系，来进行疾病的定位诊察。亦有通过观察指甲不同区域的色泽、质地、形态的改变来推测疾病的发展、转归及预后。目前，甲诊主要是观察甲体、甲床、月痕、甲襞、指甲的血气符号及甲下脉络的色泽与形态改变等。现代实验医学认为，甲床有丰富的血管和神经末梢，是观察微循环变化的要地。甲皱微循环属于微观范围，它既能反映机体生理病理变化，又可反映血瘀本质。微循环结构是循环系统中最基本的单位，它直接或间接地受脏腑、气血津液等因素的影响。应用中医理论为基础来观察甲皱的微循环状况，可以此来预测及诊断疾病的发生发展及转归过程。在肾病领域中，检测指甲中的肌酐含量也已成为判别急、慢性肾功能不全的一个重要指标。但是，指甲诊只是中医望诊的内容之一，临床诊断不能完全根据指甲诊进行判别，而应“四诊”合参，综合诊断。

一、指甲诊的检查步骤

1. 患者两手自然放平伸直，不能将手指弯曲观察。

2. 观察时指甲要对着自然光亮处。

3. 医者先观察十指指甲整体，再逐个指甲仔细诊察。医者以一手拇食指夹持住患者任一手指末节两侧，固定指端，再以另一手拇食指持于该指甲两侧缘的前1/3处，通过捏、推、挤、压等来观察指甲的形态与色泽。必要时可通过放大镜或检测仪器进行观察。

4. 先要找出最明显的变化特征，然后再找出次要的变化特点，记录下来。

5. 当指甲诊和患者主诉不符时，应进一步综合其他检查。

二、肾脏病常见指甲变化

指甲外表经常是白色，表示体内血液不太充足，有贫血征象。

毛玻璃样白色指甲的远端部分呈红褐色，可见于慢性肾功能不全而出现高氮质血症者。

指甲上有两根横贯的白色线，往往提示血中的白蛋白减少，多见于慢性肾病的低蛋白血症。

甲板上面出现点状或丝状白斑，常为营养障碍，多为慢性肝病、肝硬化、肾脏病的象征。

接近指甲尖的一半呈粉红色或红色，而接近护膜的一半呈白色，可能是慢性肾衰的征兆。

指甲周围出现红斑，提示可能是皮肌炎或全身性红斑狼疮。

指甲远端有明显的发黑，常可能为慢性肾衰竭。

指甲的生长速度减慢，而且变厚和变硬，呈黄色或黄绿色，可能是患有甲状腺功能减退、肾病综合征及糖尿病等。

指甲半红半白，可见于肾功能异常的患者。

指甲上如果出现一些纵向红纹，是表示微血管出血，如果有多条血线出现，表示可能患了高血压、动脉硬化等疾病。

指甲面出现横纹线，多为肾病或心肌梗死发病的先兆。

指甲根部的半月状弧形部称为甲印，是甲板的新生部分。观察甲印，能辨别患者的体质虚实及胃肠道功能。正常的生理甲印边缘整齐，清晰红润，中部凸出，显得饱满，表示机体气血调和，阴阳平衡。甲印呈蓝色，是末梢循环不良的表现。甲印明显发红，是心力衰竭的表现。甲印晦暗，表示消化吸收功能差。

（易岚，曾安平，周恩超）

第三节　辨证要点

辨证是在中医辨证理论指导下，运用正确的思维方法，对症状、体征等病情资料进行综合分析，明确病位、病性等辨证要素，然后概括为完整的病名。辨证的过程就是在“四诊”基础上对病变进行分析判断的思维过程，也就是对疾病证候从现象到本质的认识过程。

一、辨证的过程

1. 搜集临床资料，初步综合分析

临床辨证必须对复杂的病证表现和众多的相关因素进行周密而细致、客观而准确地辨

察、识别，以便在全面掌握临床资料的基础上，进行初步综合分析。在所有的临床资料中，对能反映病证本质而在辨证上具有决定意义的关键性资料，辨证时应努力收集、及早明确，并通过综合分析以区分其真假。在辨证的第一阶段，只能根据证候的主要表现先考虑几个相近的可能性较大的病证，而后在深入分析的基础上再进行比较鉴别，逐步排除可能性较小的病证以缩小辨证范围，最后留下一个或几个可能性最大的病证。

2. 运用辨证理论，深入辨析证候

在辨证理论指导下进行证候分析，是整个辨证过程中最重要的一个步骤。其目的在于全面、准确地展示证候的内在本质、阐明临床表现与病变机制之间的关系。具体内容包括：①探求病因，明确病位。认真探求病变发生的原因，分析病因对证候形成的影响，是辨证的首要环节。探求病因的方法，除了通过询问起病情况再联系发病季节和地区进行综合分析外，更重要的是根据临床表现进行“辨证求因”。明确病位，即通过证候的分析明确病变的部位所在，它是临床辨证确定具体病证类型的重要依据。明确病位，关键在于辨证过程中能识别对揭示病位所在具有独特意义的症状和体征。②推究性质，分析机制。推究性质即通过临床证候的分析以推导其证候的寒热虚实属性。临床识别证候的不同性质，必须以“八纲”辨证理论为指导，根据具体症状表现进行全面分析。特别要着眼于寒热情况的辨别，神色形态的诊查，舌苔、脉象的审察等。此外，病程阶段、患者体质情况，亦是辨别证候性质不可缺少的依据。病变机制是指疾病过程产生证候的原理，就其总体而言，一般不外邪正交争、升降失常、阴阳失调等的变化范围，具体则又表现为脏腑气血的功能失调或实质损害。③权衡病势，了解演变。病势是指病证所呈现的一种态势，它与病变机制密切相关。辨证时权衡病势，不能光着眼于具体证候变化，还要掌握疾病发展的规律，正确分析邪正的消长情况。权衡病势不仅是掌握证候演变的需要，而且是治疗上如何因势利导的重要依据。④判断轻重，预测转归。在分析病因病机的基础上，对证候的轻重做出判断，不仅是整个疾病诊断过程中不可缺少的一环，而且亦是辨证内容之一。病情轻重与病变的发展、预后有着密切关系，因此，在辨证过程中对病情的轻重程度做出正确判断，在一定程度上可以预测整个病变预后的良恶。

3. 临床反复观察，验证辨证结论

得出辨证结论，并不等于辨证过程的终结。辨证结论的正确与否并不只是取决于当时能比较合乎逻辑的解释各种临床现象，而更重要的是要经过临床的进一步观察，根据治疗效果来验证其辨证结论是否正确。一般来说，根据辨证结果进行相应的治疗，如能取得预期疗效，则证明辨证结果是正确的。但也有些疑难证候由于病情的复杂性和顽固性，治疗上一时难以取得显著效果，临床上就不能由此来否定辨证结论的正确性，而必须通过动态观察，根据其发展的趋势来验证其辨证结论是否正确。

二、辨证的要求

辨证是对客观病证进行综合分析进而做出判断的一个比较复杂的思维过程，其结论正确与否，往往与多种因素有关。辨证时需注意如下几点。

1. 详尽掌握临床资料

这是正确进行辨证的基础。根据辨证要求，临床资料不仅是指患者当时的症状表现，而且包括了病证的发生发展过程，如起病情况与诱发因素、证候演变与治疗用药情况、体质状况、生活环境、习惯嗜好以及通过诊察所发现的异常体征等。此外，亦需结合考虑发病季节及其气候特点等自然因素。

2. 恰当运用辨证理论

指导临床辨证的理论体系，是前人通过长期临床实践在掌握了病证变化规律的基础上所总结出来的，对临床辨别证候具有纲领性的指导意义。一般来说，临床辨证多首先运用“八纲”辨证对证候做出一般的综合分析和归纳，得出一个初步的证候类型的概念，在此基础上，再根据不同的病证，选用相应的能揭示其演变规律的辨证理论进行深入具体的辨证分析。

3. 正确进行思维分析

辨证过程的正确思维分析，主要取决于思想方法是否正确。应对错综复杂的病证现象分清主次，区别真伪，明确联系，从而认清其本质。临床辨证的思维分析，主要是要全面地、联系地、发展地去观察和分析疾病过程中的各种矛盾，并运用综合分析，联系比较以及推理判断等方法，认清它们之间的一些关系。如病变征象与病变本质的关系，证候主与次的关系，病机变化局部与整体的关系，证候的当前表现与发展变化的关系等，从而得出一个比较全面的辨证结论。

4. 力求辨证结论完整

辨证结论是在辨证理论指导下经过综合、分析和归纳后，对病变本质所做出的一个结论性概括。它概括了病证变化的各个方面，如证的形成原因和条件，证的病位所在及其机制，机体的功能状态，以及证的演变趋势等，是对病证的内在变化进行全面揭示和综合评定。这不仅要确定证的病因病位、病理变化，而且还要分析患病机体当时的功能状态，预测病变的发展趋势及其转归等。

三、辨证内容

1. 辨别病位

辨别病位，即确定病变现阶段证候所在的位置。首先，运用八纲辨证的方法，明确病变在表在里，再结合脏腑辨证、经络辨证、三焦辨证、卫气营血辨证、六经辨证等，落实具体的病位。每一病位都有其特定的证候。如肾病证候以腰膝酸软或疼痛，耳鸣耳聋，齿摇发脱，阳痿遗精，精少、闭经，水肿，二便异常，气短而喘等为特点。脾病临床以腹胀腹痛，食少纳呆，便溏，浮肿，身体困重，慢性出血，内脏下垂等为常见症状。肺病临床以咳嗽，气喘，咯痰，胸痛，咽喉痒痛，鼻塞流涕，或水肿等为常见症状。肝病的常见症状有烦躁易怒，胸胁胀痛，头晕目眩，巅顶痛，肢体震颤，手足抽搐，月经不调，睾丸疼痛等。心病临床以心悸，心痛，心烦，失眠，多梦，健忘，神昏，神识错乱，脉结代或促等为常见症状，舌痛、舌疮等亦责之于心。肾病病位非只在肾，还可涉及脾、肺、肝，累及于心。故临床需仔细诊察。

2. 分辨病性

病性是指证候变化的本质属性，即病理改变的性质。根据八纲辨证，可先区分证候的虚实、阴阳、标本等，再依据证候表现，分辨具体的风、湿、痰、瘀、气、血、津、液等。虚证需辨明气血阴阳的虚损。如气虚者症见神疲乏力，精神萎软，少气懒言，食欲减退，面浮肢肿，舌质淡或淡红，舌边有齿痕，苔白，或淡黄，脉细弱无力。血虚者症见唇甲苍白，毛发枯槁，女子经少色淡，舌淡，脉细弱。阴虚者症见潮热盗汗，口干咽痛，大便干，手足心热，舌红，少苔，脉细数。阳虚者症见浮肿明显，畏寒肢冷，大便溏或五更泻，舌淡胖，苔白滑，脉沉细无力。精亏者症见大量蛋白尿，男子遗精、滑精等。实证需分辨风、水、湿、热、浊、瘀等病邪所致的证候。如颜面或肢体浮肿，舌苔白或白腻，脉细或细沉为水湿证候。皮肤疖肿、疮疡，咽喉肿痛，小溲黄赤、灼热或涩痛不利，面目或肢体浮肿，口苦或口干、口黏，脘闷纳呆，口干不欲饮，苔黄腻，脉濡数或滑数为湿热证候。面色黧黑或晦暗，腰痛固定或呈刺痛，舌色紫暗或有瘀点、瘀斑，或肌肤甲错或肢体麻木，脉象细涩等为血瘀证候。纳呆，呕恶，口中黏腻，脘胀或腹胀，身重困倦，精神萎靡，舌苔腻等为湿浊证候。风证可见恶寒发热，鼻塞喷嚏，咽痒咽痛，或突发面部浮肿，或突发皮肤瘙痒，或肢体、关节、腰脊游走作痛，或头晕目眩，或突发肌肤麻木、口眼歪斜，脉浮缓或脉弦。肾脏病虽纯虚纯实证亦有之，但大多数是本虚标实证。

3. 判断病势

判断病势，即辨别病情的轻重、缓急、标本、主次，审度病变发展演变的趋势，推测转归及预后。一般来说，肾脏病的急性发作期多与感受外邪有关，病理性质以标实为主、为急；慢性缓解期脏腑功能失调，病理性质以本虚为主、为重；慢性进展期，正愈虚而邪愈盛，往往本虚标实，错综复杂，病情缠绵，终致邪盛正衰的不良预后。

（易岚，曾安平，周恩超）

□第四章□

中医肾病的治疗原则和治法

第一节 治疗原则

一、治病求本

1. 标本论治

标本是指疾病的主次本末和病情轻重缓急的情况。本是疾病的本质及其发病的内在基础，《素问·刺法论》指出："正气存内，邪不可干。"《素问·评热病论》则说："邪之所凑，其气必虚。"古人也有"肾病多虚"之说。大多数肾脏疾病为慢性久病，肾气不足是各种肾脏疾病发生的最根本原因。肾为水脏，主气化，藏精，主骨生髓，肾脏疾病常见的水肿、腰痛、少尿或夜尿增多、蛋白尿、血尿等，常与肾失封藏、气化不利、开阖失司、水湿内蕴、精微下泄等肾气不足所致的病理机制相关。肾为五脏之本，肾气不足，可导致其他脏腑的虚损。根据合病的脏腑，治疗上或补肺益肾，或健脾补肾，或滋养肝肾等，以培补虚损的脏腑功能，并结合气血阴阳的虚损，或补气，或养血，或滋阴，或温阳，从而达到维护肾气的目的，即"治病必求于本"。

标是疾病表现于临床的现象和所出现的证候，常为多种病理因素而致的邪实表现，如肾病常见的水湿、湿浊、湿热、瘀血、痰湿、肝风等，均为标实之候。治标即通过多种手段，祛除其邪实证候及病理因素。

标本既是对立着的矛盾，又常相互联系，相互影响。治标之法有利于祛除邪实，而邪去则正安，有利于固本。治本则正气充足，有利于祛邪外出。故临证应权衡标本缓急，或治标为先，或治本为主，或标本同治。

2. 缓急论治

在中医临诊辨证时，应根据病情变化情况，按照“急则治其标，缓则治其本”和“间者并行”的原则进行治疗。

“急则治其标”通常指在肾脏疾病过程中，出现了紧急危重的情况，或其邪实证候影响疾病的病程或导致病情进展，必须先解决其标，然后再治其本。如脾肾亏虚，水湿泛溢，凌心犯肺而致咳喘气逆，则当化湿利水为先，待水去病缓，再行健脾益肾以固其本。

“缓则治其本”是通常应用于病情平稳，或慢性疾病缓解期的治疗原则。如急性肾炎缓解期或慢性肾炎水肿消退阶段，根据中医水肿发病“其本在肾”、“其制在脾”的原则，采用扶正固本、健脾益肾的治疗方法。

“间者并行”指在肾脏疾病中出现标本并重的情况，应采用标本同治。如肾病水肿明显，小便量少，肾虚水泛，则应标本同治，予益肾利水或温阳利水。

3. 正治反治

《素问·至真要大论》指出：“逆者正治，从者反治。”这是治病求本这一治疗原则的具体运用。

正治又称逆治，是逆其证候性质而治的一种常用治疗法则，适用于疾病的征象与本质相一致的病证，如“寒者热之”、“热者寒之”、“虚则补之”、“实则泻之”等方法。反治又称从治，是顺从疾病假象而治的一种治疗原则，如“热因热用”、“寒因寒用”、“塞因塞用”、“通因通用”，其实质仍是“治病求本”。

此外，《素问·至真要大论》还提出了“反佐”治法：“奇之不去则偶之，是谓重方。偶之不去，色泽反佐以取之，所谓寒热温凉，反从其病也。”反佐疗法适用于真寒假热证、真热假寒证、寒热错杂证、虚实错杂证等，或阴阳俱虚，正治不效，进药不纳者。在肾病治疗中，如阳虚者以温阳法治之，但在温阳药中少佐滋阴之品；阴虚者以滋阴法治之，但在滋阴药中少佐温阳之品；本虚证除治本扶正补益外，常兼用少许清利药或活血药；湿热证治以清热利湿，往往顾及其本，略加补益之品。总之，是为增加疗效，与正治法达到一致的目的。

二、扶正祛邪

1. 扶正为主

扶正的法则适用于正气虚为主而邪实不盛的虚性病证。由于肾脏疾患大多病程较长，故而在多种疾病的缓解期、恢复期常以扶正为主。由于肾脏疾患病本在肾，以肾虚为主，故益肾之法为治疗的根本之法。并根据阴阳虚衰的侧重而选择补肾气、温肾阳、滋肾阴、填肾精。此外，因心、肝、肺、脾为肾脏疾病常累及的脏腑，故在益肾的同时应兼顾合病的脏腑共同调理。特别对水肿等病，由于“其制在脾”，故结合益气健脾、脾肾同补为该病的常用之法。

2. 祛邪为主

祛邪的法则适用于邪实为主要矛盾，而正气未衰的实性病证。肾脏疾病患者，外感六淫邪气，而正虚不甚者，大多见于疾病的初起阶段。如急性肾炎病初风邪侵袭，风水相搏之时，或急性泌尿系感染，因外受湿热，膀胱气化不利等。邪实为主，而正气亏虚尚不明显者，应先祛邪治标。此外，在疾病发展过程中，由于正虚而产生多种病理因素，如湿热、湿浊、水湿、瘀血等，邪实内盛，邪不去则正不安，而邪实蕴结更易伤及正气，所以在短期内可暂以祛邪为主，但不可久用，中病即止，并结合扶正之法巩固。

3. 扶正祛邪兼顾

本法适用于正虚邪实的病证，两者兼顾则扶正不留邪，祛邪不伤正。大多数肾脏疾病的治疗中选择该法。在具体应用时，还需分清正虚邪实的主次缓急。正虚较甚者，应扶正为主，兼顾祛邪；邪实较重者，则以祛邪为主，兼顾扶正。

三、调整阴阳气血

1. 调整阴阳

疾病发生发展的根本原因是阴阳失调，所以调整阴阳即补其不足，泻其有余，恢复阴阳的相对平衡。在调整阴阳偏盛时，应注意观察有无相应的阴或阳偏损的情况存在。若阴或阳偏盛而相对的一方并无明显虚损，可采用“损其有余”的方法，即“寒者热之”、“热者寒之”。若已引起相对一方偏损时，则当兼顾其不足，配合扶阳或益阴之法。对阴阳偏衰之证，则应采用“补其不足”的方法。阴虚不能制阳而致阳亢者，属虚热证，一般不能用寒凉药直折其热，需用“壮水之主，以制阳光”的方法，即用滋阴壮水之法，以抑制阳亢火盛。而阳虚不能制阴而造成阴盛者，属虚寒证，不宜使用辛温发散以散阴寒，需用“益火之源，以消阴翳”的方法，即用扶阳益火之法，以消退阴盛。阴阳两虚者，应阴阳双补。

阴阳互根互用，阴阳偏衰亦可互损，故治疗阴阳偏衰的病证时，应注意“阴中求阳”、“阳中求阴”。如《景岳全书·新方八略》中说：“善补阳者，必于阴中求阳，则阳得阴助而生化无穷；善补阴者，必于阳中求阴，则阴得阳升而泉源不竭。”以此理论为指导创立的左归丸、右归丸，为治疗肾病的常用方药。

2. 调理气血

“气为血帅”，“血为气母”。调理气血的原则是“有余泻之，不足补之”。因气虚生血不足，而致血虚或气血两虚者，治宜补气生血或气血双补；气虚不摄，血不归经者，治宜补气摄血；气虚血瘀，或气滞血瘀者，治以补气行血或理气活血化瘀；气机逆乱，血随气逆者，治以降气和血。而血为气母，故血虚气也虚，气随血脱，治疗则根据血脱先益气的原则，急则补气固脱。

四、调整脏腑功能

人体是由脏腑组织组成的整体。脏与脏、腑与腑、脏腑之间在生理上相互协调，病理上相互影响，在治疗中应注意各脏腑之间的关系，整体调摄。如张景岳在《景岳全书·肿胀》指出："凡水肿等证，乃肺脾肾三脏相干之病，盖水为至阴，故其本在肾；水化于气，故其标在肺；水唯畏土，故其制在脾。"明确提出水肿以肾为本，以肺为标，以脾为制水之脏，治疗时除注意治肾外，还应注意调理肺脾。

除了调整诸脏之间的功能外，调整脏腑之间功能也为常用治则。《诸病源候论·淋病诸候》曾提出："诸淋者，由肾虚而膀胱热故也"。肾与膀胱功能失调为淋证发病根本，所以在淋证治疗中，除了清利膀胱湿热外，还应结合补肾固本，脏腑同治。

（易岚，曾安平，周恩超）

第二节　常用治法

一、发散法

发散法是通过开泄腠理，舒张毛孔，促进汗液分泌而逐邪外出的一种治疗方法，《内经》谓之"开鬼门"。其根据《素问·阴阳应象大论》"其在皮者，汗而发之"、"因其轻而扬之"的原则立法，治以解表药为主。

1. 疏风解表法

适用于肾病见有表证者。根据感受风寒或风热的不同，而分为辛温解表和辛凉解表。辛温解表法用于风寒表证，常用方剂有麻黄汤、桂枝汤等。辛凉解表法适用于外感风热表证，常用方剂如银翘散、桑菊饮等。

2. 化湿解表法

适用于风水表证。因风邪外袭，内舍于肺，肺失宣降，水道不通，以致风遏水阻，风水相搏，泛溢肌表。根据《金匮要略·水气病脉证并治》"腰以上肿，当发汗乃愈"的治则，治以化湿解表，使风水表邪从肌腠发散而解。风水表热之证，治以疏风清热，化湿解表，以越婢加术汤加减；风水表寒证，治以疏风散寒，化湿解表，以麻黄汤合五皮饮加减；对风水表虚，卫阳不固者，用防己黄芪汤加减以固卫行水。

3. 扶正解表法

适用于肾脏疾病日久，体质素虚而感受外邪，表里同病者。如气虚外感者，以参苏饮加减益气解表。平素表虚自汗，易受风邪者，可以玉屏风散益气固表。素体阳虚，感受风寒或风湿者，宜助阳解表，祛风化湿，可选择麻黄细辛附子汤或麻黄附子甘草汤加减。扶正解表法寓扶正和祛邪于一体，既防辛散祛邪，强发其汗，重伤正气，而在疏散药中酌加补虚之品，扶助正气，又可兼顾病本。

二、清热法

根据"热者寒之"、"温者清之"的原则，通过寒凉泄热的药物和措施，以消除热证的治法。适用于里热之证，具有清热泻火、凉血解毒等作用。

1. 清热解毒法

适用于热毒炽盛诸证。常用方剂如黄连解毒汤、普济消毒饮、泻心汤、清瘟败毒饮、五味消毒饮等。

2. 清营凉血法

适用于邪热入于营分，或入血分。常用方剂如清热解毒汤、清营汤等。

3. 清脏腑热法

适用于热邪偏盛于某一脏腑所产生的火热之证。其临床表现根据邪热偏盛的脏腑而有所不同，治疗则根据随之选择不同的清热药。常用方剂如导赤散、左金丸、玉女煎、黄连温胆汤、半夏泻心汤、八正散等。

三、攻下法

1. 通腑泄浊法

适用于急慢性肾衰竭湿浊壅盛，腑气不通，升降失常，大便干结者。湿浊乃由肾元虚衰，开阖失度，脾失健运，津液不布，水液代谢紊乱，久积成浊，其类似于“尿毒症性毒性物质”，既是肾衰竭的病理产物，又是导致多种临床症状并决定疾病轻重深浅及发展进程的重要病理因素。随着大黄在肾衰竭临床应用及实验研究的深入，发现其不仅具有泻下通便作用，而且可改善氮质平衡，有助于尿毒症时多种毒性物质的排除，并有调节免疫及氨基酸代谢、抑制系膜细胞增生等多种作用。通腑泄浊法常以小承气汤加减化裁。常用药物有制大黄、厚朴、枳实、槟榔等。对热结腑实，形体壮实者，也可使用生大黄，但应从小剂量开始，以保持大便日行2~3次为度。生大黄不宜久用、过用，以免苦寒伤胃，泻下过度而导致水、电解质平衡失调。对慢性久病者，须结合扶正，固护正气。

2. 泻下逐水法

适用于水饮停聚胸腹及水肿体质强壮者，方剂如十枣汤。泻下逐水可使体内积水从大小便排出，以达到除水液以消肿胀的目的。该类药物大多具有毒性，且泻下作用峻猛，只可暂用，不可久服。

四、补益法

补益法是补益人体阴阳气血之不足，或补益脏腑之虚损的治法。按照人体阴阳气血不足的侧重而分为补气、补血、补阴、补阳。

1. 补气法

适用于肺脾肾气虚的病证。偏肺气虚者，以益气补肺为主，常用方剂有玉屏风散、生脉散等。偏脾气虚者，以健脾益气为主，常用四君子汤、六君子汤、保元汤、参苓白术散、补中益气汤等。肾气亏虚者，辨其阴阳虚损的侧重而分别施治。

2. 补血法

适用于营血亏虚的病证，多见于肾脏病患者的肾性贫血及其他出血病证。常用四物汤、当归补血汤、归脾汤等方剂。

3. 滋阴法

适用于阴虚病证。由于阴虚涉及的脏腑不同，处方用药也有不同。肾阴不足者，治以滋阴补肾，常用方剂如六味地黄丸、左归丸等。肺肾阴虚者，治以滋养肺肾，常用麦味地黄汤等。肝肾阴虚者，治以滋肾养肝，肝肾同治，常用方剂如杞菊地黄丸。

4. 补阳法

适用于肾阳虚弱的病证。常用方剂有肾气丸、右归饮等。该类方剂大多于补阳之中兼以滋阴，阴中求阳，阴阳双补。

五、理气法

1. 行气法

适用于气机郁滞的病证。气滞主要表现在脾胃气滞与肝气郁滞两方面。脾胃气滞常用方剂有半夏厚朴汤等；肝气郁滞者常用柴胡疏肝散等。由于气机郁滞所涉及的脏腑及病情兼夹不同，行气仍需注意配伍，如气滞兼有痰湿，配以化痰祛湿；兼有瘀血，宜配合活血化瘀。如治疗肾病使用激素后出现的气血痰热郁滞证，可选用越鞠丸行气解郁，祛痰化湿，活血和络。

2. 降气法

主要表现在肺气上逆和胃气上逆两方面。肺气上逆主要以咳嗽气喘为主，治以降气平喘，常用苏子降气汤。胃气上逆，以呕吐为主要表现者，治宜降逆止呕，常用旋覆代赭汤、小半夏汤等。

六、理血法

1. 活血祛瘀法

适用于血行不畅或瘀血内阻所致病证。肾脏疾病瘀血证患者除可见腰部疼痛，面色晦滞，舌有瘀斑瘀点，脉涩等临床症状外，还可见到血液黏稠度增高，肾脏硬化缩小，肾脏病理显示肾小球硬化，间质纤维化及肾小球基膜增厚，基质增多。此外，久病水肿不消，顽固性蛋白尿，肾脏囊性病变等也常与瘀血密切相关，活血化瘀法对改善血液循环具有较好作用。常用活血化瘀药物根据其临床作用及功效强弱分为和血类如丹皮、丹参、当归、赤芍、鸡血藤等；活血类如乳香、没药、川芎、红花、五灵脂、益母草、泽兰、牛膝、鬼箭羽、参三七、蒲黄等；破血类如水蛭、虻虫、莪术、桃仁、三棱、土鳖虫等。常用活血化瘀方剂有桃红四物汤、当归芍药散、血府逐瘀汤、补阳还五汤等。

2. 止血法

主要适用于肾病尿血病证。由于尿血的病因病机不同，治法也应随证而异。血热妄行，常用小蓟饮子治之；瘀滞出血，多见于久病尿血，治以祛瘀活血，常用参三七、蒲黄、茜草等；气虚不摄而见尿血，治宜益气摄血，以归脾丸加减。

七、祛湿法

肾脏疾病中，水湿、湿热、湿浊为常见的病理因素，而主水在肾，制水在脾，调水在肺。所以，在治疗中应注意调理肺脾肾三脏，并注意疏畅三焦、膀胱气机。

1. 芳香化湿法

适用于肾脏疾病湿浊内蕴，脾运失健而致脘腹胀满，恶心呕吐，食少口淡，不思饮食，舌苔白腻而厚者，常用芳香化湿、苦温燥湿之药，方用平胃散、藿香正气散等。

2. 利水渗湿法

适用于水湿、湿浊壅盛而致的水肿、淋浊、癃闭等证。常用方剂有五苓散、五皮饮、猪苓汤等。

3. 温化水湿法

适用于湿从寒化或阳虚气不化水的水肿、痰饮、淋浊等证。常以温阳药物桂枝、干姜等配合利水渗湿类药物。常用方剂有苓桂术甘汤、真武汤、实脾饮、甘草干姜苓术汤、萆薢分清饮等。

4. 祛风胜湿法

适用于风寒湿邪在表所致的头痛、身体重痛，或风湿着于筋骨的腰膝疼痛等症。常用方剂如羌活胜湿汤、独活寄生汤等。

八、固涩法

依据病因及病位，肾脏病中常用固表止汗及涩精止遗法。

1. 固表止汗法

适用于卫外不固，表虚自汗，易于感冒者，常用方剂有玉屏风散、牡蛎散。

2. 涩精止遗法

适用于肾虚失藏，精微下泄，或肾气不摄，膀胱失约以致遗精滑泄，小便失禁，大量蛋白尿及血尿患者。涩精止遗法常用金锁固精丸、水陆二仙丹、缩泉丸、桑螵蛸散等。

（易岚，曾安平，周恩超）

第三节　治法新论

一、从风论治

1. 风邪是肾病的常见病理因素

《素问·风论》曰：“风为百病之长。”风有外风与内风的区别。肾病可因六淫疫毒外袭，导致邪热、湿毒瘀阻肾络而发病。外来风邪可致肺失宣肃，脾失健运，肾失开阖而使病情加重；也可因病情发展而出现肝阳化风，肝风内动的内风之证。现代医学也认为外感是急慢性肾炎发病的重要原因，也是肾衰病情加重的诱发因素。治疗外感有助于对肾病病情进展的控制。而肾病过程中出现的眩晕、头痛、血压升高，甚至肾衰过程中伴发的神经精神症状如抽搐、躁动、惊厥等均与肝风内动有关，属内风的范畴。此外，病情的迁延、传变及发展也与风性善行数变的特征相一致。

（1）外风伤肾：六淫之邪以风为主，并易兼夹寒、热、湿、毒邪，合而为患，而成风寒、风热、风湿、风毒之证。风性轻扬，易袭阳位，“伤于风者，上先受之”。故风邪袭表，肺卫失宣，可见鼻塞、咽痒等肺、咽症状；肺失通调，风与水相搏，可见面部浮肿，如“风水”、“肾风”之状。风邪经咽喉下扰于肾，肾络受损，封藏失职，《诸病源候论》所说“风邪入于少阴则尿血”即是。风性开泄，风邪伤人之时，可致精微下泄而出现大量蛋白尿、血尿。风性善行而数变，风邪游移于体内脏腑经络百隧，变化多端，使病情时轻时重。因肺为华盖，主一身之气，外合皮毛，为水之上源。表气虚则卫外不固，腠理疏松，风邪每易乘虚而袭。风邪外袭有风寒、风热之分，风寒外束，或风热上受，均可导致肺气闭塞，气失宣肃，通调失司，水液不能敷布而下注于肾，聚湿成浊，导致病情发生及发展。风邪兼寒，常见恶寒、发热、咳嗽、舌苔白、脉浮紧的风寒表证；风邪兼热，常伴咽喉红肿疼痛、舌质红、脉浮数的风热表证。脾为中土，主水谷及水液之运化，喜燥恶湿，风邪夹湿最易困遏脾阳，导致脾失健运，不能升清降浊，以致水液泛溢，湿瘀交阻。风邪夹湿尤其多见于结缔组织疾病导致的继发性肾病。水湿日久，可化热而成湿热。风邪夹湿热，常可见到脉浮身重，或伴肢节酸痛。若兼有气虚，即类似于《金匮要略》防己黄芪汤证。另外，湿热疮毒，也易兼夹风邪，如见疮疖痒疹、乳蛾红肿、皮肤猩红斑疹等。风热毒邪，可从皮毛内归于肺，或可经肌肉内伤于脾，使肺失通调，脾失转输，终致肾失开阖，三焦气化不利，水液、湿浊内蕴，加重病情。如急性肾衰病起于外感六淫疫毒，邪热炽盛，湿毒、瘀滞阻遏三焦，其变化多端，发展迅速，也符合风性善行易变的特点。

外风伤肾多见于急性肾炎和慢性肾炎、肾衰合并感染，以及结缔组织疾病导致的肾损害等情况。外风伤肾，终至肺脾肾三脏受损，水液代谢失调。而肺脾肾俱虚，卫外失固，更易复感风邪，而致病情反复，迁延难愈。

（2）内风扰肾：内风多因肝、脾、肾三脏功能失调，以致水湿泛滥，根据其所及脏腑，而分为肝风、脾风、肾风。脾风、肾风根据其症状大多归属于慢性肾炎、肾衰早中期病情相对稳定的阶段。而在急、慢性肾衰终末期因水电解质、酸碱平衡严重紊乱及毒性物质潴留而导致全身浮肿，眩晕头痛，血压升高，甚至神志模糊，躁动不安，抽搐惊厥，则属肝风内动。肝风之证是预示病情危重的主要征象。

2. 外感风邪治宜祛风，肝风内动治宜息风

外风所致者称为外感肾风，以邪实表现为主，亦称实证肾风，起病大多迅速。其症状特征为病起时眼睑如卧蚕状，尿少，腰痛，眩晕，继则颜面、四肢出现浮肿，或伴胸腹水。根据风邪兼夹邪实的不同而有风寒、风热、风湿、风毒之别。而内风大多病程长，其症状表现以正虚及脏腑功能失调为主，由脾肾亏虚，或阴虚阳亢，肝风内动所致。

此外，江苏省中医院曾报道应用虫类搜风通络药物治疗肾病的经验，蝉蜕能抗组胺、抗过敏、消除蛋白尿，与僵蚕配伍，适用于急性和慢性肾小球肾炎兼有急性或慢性扁桃体炎、咽炎的患者。地龙能降压、抗组胺，乌梢蛇能增强网状内皮系统的吞噬能力，地龙、乌梢蛇对久治罔效的蛋白尿有效。全蝎、蜈蚣搜风定惊，活血通络，可用于慢性肾小球肾炎血瘀证，或难治性肾病。

风邪是肾病的常见病理因素，在疾病的初、中期以外风为主，后期以内风为主，所以从风论治是常用的治疗方法。而现代医学也证实一些祛风药物具有抗炎、消除尿蛋白的作用。

二、从湿热论治

随着对肾脏病中湿热证研究的日趋深入，大量临床研究资料表明，外感六淫疫毒，邪热壅滞，损伤肾络及膀胱湿热，气化失司是肾脏疾病常见的病因病理因素。在肾病的某一阶段甚至整个病程中，以湿热为主要表现的情况经常存在，特别是合并肺部感染、肠道感染、尿路感染等病证，在辨证基础上加用清利湿热药，可取得较好的疗效；而清利药大多具有抗炎、调节免疫等作用。抓住湿热病机在肾病中的作用及清利法的应用对肾病的辨治具有重要意义。

1. 湿热的性质及特点

湿热病邪具有湿与热的双重性质。湿邪重浊、黏滞，常阻遏气机。湿邪致病，有在上在下、在表在里的部位之分。如湿在上则头痛困重，胸闷纳差；湿在下，则双足浮肿，淋浊带下；湿在表，则寒热自汗，身体困倦，或关节肿痛，或肢体浮肿；湿在里，则见脘腹胀满，或大便溏泄等。此外，湿属水类，其性趋下，故湿病每先起于下部，如下肢浮肿等。湿为阴邪，热为阳邪，湿与热的偏重与人体体质及胃中阳气等因素密切相关。

湿热证的特点：①季节性强：夏秋季节气候炎热，雨量较多，天暑下逼，地湿上蒸，湿与热合，易于为患，导致病情发作或反复。②发病缓慢，病程较长：湿热胶结难解，起病缓慢。而湿遏热伏，郁遏阳气，易致病情迁延，缠绵不愈。③以脾胃病变为中心，波及全身：湿热阻遏，易影响脾胃的运化功能。脾胃运化失常，常可出现脘痞、胸闷、呕恶、少食、便溏等中焦症状。如湿热弥漫，则上下表里同时受邪。

2. 湿热的病因病机

湿热病证的病因不外乎外因和内因两个方面，“内外合邪”是湿热病证最重要的发病特点。

（1）外因

①湿热毒邪：毒邪侵犯人体，使三焦气机阻滞，影响津液的正常运行输布，日久致血行不畅，气滞血瘀。湿热毒邪的形成与气候也有密切的关系。夏秋之交，尤其在长夏季

节，雨湿较重，湿热病邪易于产生。但在其他季节如遇阴雨连绵加之气温偏高，也可形成湿热病邪而致病。除与气候因素密切相关外，地理环境、饮食习惯亦有很大影响，如岭南地区毗邻大海，地处亚热带，多见湿热证。从其形成来看，湿热证因单纯外感引起的少，内外合邪所致者多。即薛生白所说："太阴内伤，湿饮停聚，客邪再至，内外相引，故病湿热，此皆先有内伤，再感客邪。"从临床来看，患者表现为咽喉肿痛乃风邪热毒壅阻于肺，而皮肤疮疡乃湿热疮毒蕴结于脾。多数病例患者原本即存在脾虚不运的现象，再因湿热毒邪侵犯人体而成湿热。

②风邪致病：风邪常夹寒、热、湿等邪入侵人体。风寒束表，或风热上受，肺气失宣，肺卫失和，水道失于通调；风邪夹湿，困遏脾阳，导致脾失健运，不能升清降浊，以致水液泛溢，而成水肿、蛋白尿等症。

③药源性湿热损伤：药源性因素也是导致湿热证的重要原因。如长期大量应用类固醇药物，肾病未愈而继发医源性皮质醇过多症或继发感染，出现面红体肿，头胀头痛，心悸失眠，心烦多汗，怕热，或咽部干痛，流浓涕，痤疮感染，大便秘结，小便短赤，舌尖红，苔薄白腻或黄腻，脉濡数等，这是典型的湿热证表现。有人把类固醇药物类比为中药纯阳之品，并认为上述湿热证的表现是用药后耗津损液的结果。此外，如过用辛温散寒、滋腻补益之品均可助热生湿，而成药源性湿热证。病程中因过用抗菌药物，而出现的霉菌感染，也多表现为湿热之象。

2. 内因

①禀赋阳盛：就体质禀赋与阳气盛衰而言，体质为阳气素旺者，病多从热化而成湿热；阳气素虚者，病多从湿化、寒化，而成寒湿，即章虚谷所谓"外邪伤人，必随人身之气而变"。

②中焦虚实：患者病前中气实而不夹内伤者，则病多从热化，中气虚则病多从湿化，说明素体中气虚实决定湿热证的表现与转化。而饮食不慎，过食肥甘厚味，损伤脾胃，运化失司，湿邪停聚，郁久化热，也可成湿热之证。

水湿停聚，瘀久化为湿热，而湿热毒邪还可壅滞三焦，使人体脏腑功能进一步失调。若湿热壅滞上焦，上焦不利，肺卫失宣，则易外感；若湿热壅滞中焦，中焦不利，脾失健运，故神疲乏力，纳呆食少；若湿热壅滞下焦，下焦不利，气化失司则肢体浮肿，腰膝酸软，肾失封藏，精气下泄而成蛋白尿；湿热下注膀胱则尿少而黄；湿热困着肾府而腰痛；伤及血络而见血尿。

3. 湿热证的常见表现

湿热伤肾是肾衰竭的一个基本环节，其临床表现复杂，涉及多个脏腑。湿热证辨证参考标准如下。

（1）中医辨证

上焦湿热：①常见咽痛、乳蛾肿大或因上感诱发病情加重；②皮肤疖肿、疮疡等，或因皮肤感染诱发病情加重。

中焦湿热：①口苦、口臭、口黏；②恶心、呕吐；③胸腹痞闷、腹胀纳呆；④大便溏垢，黏滞不爽或大便干结或闭。

下焦湿热：①腰膝酸痛、热痛、叩击痛；②尿黄赤、浑浊、泡沫多，血尿，小便灼痛不利，或因尿路感染使病情加重。

此外，三焦湿热均可见到：①面目及肢体浮肿；②舌苔黄腻，或舌根黄腻；③脉濡数或滑数。

（2）现代医学指标

①生化及免疫学检测：致炎性物质及致病物质，如免疫复合物、炎性细胞因子、唾液酸、NAG 酶、尿素氮、肌酐、尿酸、血脂等。

②尿检异常：蛋白尿、细胞尿、管型尿能间接反映肾脏组织局部湿热蕴结的情况。

③感染因素：咽炎、扁桃体炎、鼻炎、龋齿、胃炎、肠炎、肝炎、皮肤感染等。

4. 湿热证的中医治疗

（1）湿热证的辨治原则：因湿热内蕴是其基本病机，故治疗时应注重清热利湿。起病急，病程短者，常见邪热炽盛，湿热内蕴，治以祛邪为急。但久病者湿热证可见于正虚诸证（气虚、气阴两虚、肝肾阴虚、脾肾阳虚及阴阳两虚）之中，故治疗时仍需兼顾虚实，抑实扶虚。在病情缓解，湿热证趋于好转时，清热解毒利湿治疗应逐渐减少，扶正则应逐步加强，但还需注意余邪未尽，以防复发。

（2）清利药的常用功效：清利药多属味苦、性寒凉之品。苦能燥湿，寒凉清热，故有清热利湿作用。合理应用清利药可消除及缓解湿热之邪，抑制肾脏免疫炎症反应，减少蛋白尿，促进肾脏受损组织的修复。根据清利药兼有功效的不同，将常用清利药分为以下6类。

①清热利水：泽泻、车前草（子）、桑白皮等。

②清利解毒：蒲公英、白花蛇舌草、土茯苓、鱼腥草、鸭跖草、半边莲、龙葵、爵床、葎草、凤尾草、河白草、蛇莓、蚤休等。

③清利凉血：白茅根、石韦、荠菜花、荔枝草等。

④清利活血：马鞭草、益母草等。

⑤清利通淋：金钱草、海金沙、瞿麦、萹蓄、冬葵子等。

⑥清利祛风：地肤子、青风藤、雷公藤等。

（3）清利药的主治：清利药应用时应结合脏腑归经及湿热证的不同临床表现及兼夹证而分别选择不同作用的清利药。

①兼清肺利咽：常用鱼腥草、桑白皮、蚤休、蛇莓。患者兼肺部感染，痰热蕴肺、肺失宣肃，咽喉不利者可选用。并可配用金银花、连翘、黄芩、芦根等清热解毒，清肺利咽。

②兼利尿通淋：常用石韦、金钱草、海金沙、瞿麦、萹蓄、冬葵子、荔枝草、白花蛇舌草、蒲公英、鸭跖草、淡竹叶、车前草。患者伴有尿路感染，或伴有尿路结石时，湿热

蕴结下焦，膀胱气化不利，可酌情选择。

③兼清肠化湿：常用凤尾草、河白草、车前草、爵床、荠菜花。对饮食不节（洁），肠府湿热，运化转输失司，伴泄泻表现者可选择使用，以清利肠道湿热。

④兼清利肝胆：常用垂盆草、马鞭草、金钱草。患者合并胆道感染或肝炎，或乙肝相关性肾炎者，则当注意清利肝胆湿热，并可配合茵陈、黄芩等药增其清利之功。

⑤兼解毒消痈：常用蒲公英、蚤休、半边莲、土茯苓、河白草、地肤子、龙葵、葎草。严重感染或蛇毒、蜂毒等因素导致的急性肾衰竭少尿期邪热炽盛，湿热内蕴，以及慢性肾病伴见皮肤痤疮或疮疖肿痛，则应注意清利之中配合解毒消痈。

⑥兼治血尿：常用白茅根、槐花、小蓟。对伴有肉眼血尿或镜下血尿患者可使用。

⑦兼祛风通络：常用青风藤、雷公藤。现代药理研究认为该类药物常有抗炎、消除蛋白尿及血尿、抑制肾脏免疫反应的作用，对大量蛋白尿患者可酌情选择。

⑧兼调经止血：常用益母草、荠菜花。可兼治妇女经水不调，月经过多或崩漏。而现代药理研究发现益母草有抑制免疫反应，提高肾脏血流量及增加肾小管排泄的作用。

此外，由于湿热证常兼夹水湿、瘀血，故在使用清热利湿药的同时，应配合应用运脾化湿、淡渗利湿、祛风化湿、芳香化湿、行气化湿及活血化瘀等中药，以提高疗效。但因清利药大多苦寒，应在中医辨证明确湿热证基础上应用，并且不宜过用、久用，以免伐伤中焦阳气。

三、从瘀血论治

近几十年来，中医在血瘀证研究方面取得了突破性进展，在继承前人血瘀理论的基础上，利用现代科学技术，从微观辨证角度揭示了血瘀证的现代病理基础，如血液循环及微循环障碍、血栓形成、代谢失调、免疫调节紊乱、体液调节功能及内分泌功能失调、血液流变学异常等。而对活血化瘀药物的充分认识，揭示了瘀血证的内在机制。由此可认为瘀血乃是在各种致病因素作用下，血行失常，机体组织或器官无足够血液灌注，而导致组织和器官的代谢紊乱和功能活动障碍。

1. 肾病瘀血的形成

血瘀的形成有虚有实，一般来说，因虚致瘀常常是血瘀证形成的始因或启动因素，实邪则是加重血瘀的继发因素。然而，不论是诱发或是继发，一旦导致血瘀发生，常常是虚实相兼，相互致瘀；另一方面，血瘀之变又既影响气血阴阳等正气的化生，从而加重水湿、湿热、湿浊等邪实。肾病瘀血形成主要分为因虚致瘀及因实致瘀两个方面。

（1）因虚致瘀：慢性肾病其病机多为本虚标实。本虚主要责之于肺、脾、肾脏的功能虚损，脾为气血生化之源，肾藏元阴元阳，故尤以脾、肾两脏的虚损最为关键。脾肾虚损，主要分为脾肾气虚、脾肾气阴两虚、脾肾阳虚。

①气虚致瘀：气血是人体生命活动的动力和源泉，是脏腑功能活动的物质基础，同样也是脏腑功能活动的产物。肾通过所藏元气影响其他脏腑，从而作用于气血。《医林改错》

说："元气既虚，必不能达于血管，血管无气必停留而为瘀。"慢性肾病大多迁延难愈，而中医"久病及肾"、"久病多瘀"、"久病多虚"恰恰是对其病理状态的最好概括。肾气亏虚，而气为血帅，气行则血行，气虚则血滞，正如《读医随笔·虚实补泻论》说："叶天士谓久病必治络，其所谓病久气血推行不利，血络之中，必有瘀凝，故致病气缠延不去，疏其血络而病气可尽也。"又说："气虚不足以推血，则血必有瘀。"气虚致瘀是慢性肾病瘀血证的主要原因。

②阳虚寒瘀：肾阳为一身阳气之根，气血的运行赖肾阳的温煦和推动。肾病脾肾阳虚者，可因寒从内生，寒凝血脉则涩滞不畅而成血瘀。故患者除见瘀血症状外，可伴有虚寒征象。

③阴虚热瘀：阴血互存，相互资生，若阴亏水乏，相火偏亢，煎熬阴液，则血液浓聚，阻而成瘀。由阴虚而致热瘀在糖尿病肾病中较为常见。

（2）因实致瘀：实邪致瘀大多与湿密切相关，可见水湿血瘀、湿热血瘀、湿浊血瘀。

①水湿血瘀：肺脾肾三脏功能失调，则致水湿内蕴，泛溢肌肤而成水肿，而水湿、瘀血常不可分割，相互为患。在中医学理论中水湿与血瘀都属于脏腑功能失调的病理产物，这一观点与西医学理论的认识相同。水湿和血瘀，两者既是病理产物，又是致病因素。不仅如此，水湿和血瘀又常常相互影响，形成恶性循环。血瘀加重了水肿，水肿阻碍了血行，导致病情持续发展。

②湿热血瘀：湿热毒邪壅滞三焦，导致脏腑功能失调，而成血瘀。水湿为肾病的常见致病因素，但湿性黏滞、重着，最易阻遏气机，妨碍血行，而成血瘀。若热性炎上，伤阴损络，迫血外溢，此即古人所谓"离经之血为血瘀"。而湿热相合，更易导致气滞而血瘀。

③湿浊血瘀：湿浊也称水毒，多因水湿久蕴，排泄不畅，蓄而成毒。由于其影响气机之升降，使清者失升，浊者失降，自然可以影响血液的正常运行。现代研究进展发现临床上所谓的湿浊之证，与肾衰竭时血液中的代谢产物如肌酐、尿素氮以及中分子物质的蓄积程度有关，实验证明血液中这些中小分子物质的增多，与其血浆黏度呈正相关，这就为湿浊之邪导致血瘀提供了客观指标和理论依据，符合古人所谓"污秽之血为血瘀"的理论。

2. 瘀血证的常见表现

（1）中医辨证标准

①面色黧黑或晦暗。

②腰痛固定或呈刺痛。

③肌肤甲错或肢体麻木。

④舌质紫暗或有瘀点、瘀斑。

⑤脉象细涩。

（2）现代医学指标

①血液流变学检测：血液黏稠度升高，是形成高凝状态的基础。

②纤维蛋白降解产物测定：在高凝状态时，可继发纤溶亢进，导致血、尿纤维蛋白

（原）降解产物（FDP）阳性。

③尿液异常：蛋白尿、管型尿、血尿情况通常与瘀血程度成正比。

④生化等检测：血脂、血肌酐、尿素氮、血小板聚集性增高。

⑤肾血流测定：肾血流图测定，常可见肾血流量减少。

⑥B超：双肾皮质光点增强，肾脏缩小。

3. 瘀血证的中医治疗

（1）*瘀血证的辨治原则*：活血化瘀是瘀血证的根本治则。临证时根据其标本虚实，而采用扶正祛瘀及活血祛邪等治法。通常身体壮实者以祛邪为主，并常因合并热毒，而采用清利化瘀、通下逐瘀等方法；对病久体虚者，应结合扶正，特别是补气之法，使气旺血行，瘀血自除。

（2）*活血化瘀类药物的作用及分类*：凡以疏通血脉，祛瘀通滞而令血流畅达为主要功能的药物称为活血化瘀药。具有和血、活血、散血、行血、破血、逐瘀血、去恶血等作用。

活血化瘀类药物可根据其作用的强弱分为3类：

①和血类：常用药有当归、丹皮、丹参、生地、赤芍、鸡血藤。

②活血类：常用药有川芎、红花、蒲黄、三七、郁金、大黄、姜黄、刘寄奴、五灵脂、益母草、泽兰、牛膝、延胡索、鬼箭羽、乳香、没药、王不留行、苏木、穿山甲、紫葳。

③破血类：常用药有水蛭、虻虫、莪术、血竭、桃仁、三棱、干漆、土鳖虫。

（3）*常用活血祛瘀治疗方法*

①扶正祛瘀类

益气活血法：主要用于气虚血瘀证，方用补阳还五汤加减。

温阳活血法：主要用于阳虚血瘀证，方用当归四逆汤加味。

养阴活血法：主要用于阴虚血瘀证，常见于伴高血压或使用皮质激素治疗后的患者。方用知柏地黄丸加活血化瘀药丹参、益母草、赤芍、牛膝等。

②活血祛邪类

活血利水法：主要用于水瘀互结，水肿持续难消者。方用当归芍药散合五苓散加减。

行气活血法：主要用于气滞血瘀证，可见于肾病综合征使用皮质激素治疗后的患者。方用越鞠丸加减。瘀血较甚者，可采用血府逐瘀汤加减。

清热活血法：主要用于热盛血瘀证，方用大黄䗪虫丸或丹栀逍遥散加减。

通下逐瘀法：主要用于瘀血证伴热结便秘，方用桃核承气汤加减。

活血止血法：主要用于血尿伴瘀血者，常用参三七、蒲黄、丹皮等药。

搜风通络法：主要用于顽固性蛋白尿患者，常使用僵蚕、蝉蜕、全蝎、蜈蚣、地龙、乌梢蛇等药。

此外，丹参注射液、川芎嗪注射液、脉络宁注射液等是用于血瘀之证的静脉制剂。

四、从肺论治

《血证论·肿胀》称“肺为水之上源”，肺又为人体之华盖，主一身之表，外合皮毛，通过口、鼻、咽喉诸窍与外界相通。六淫等外邪侵袭人体，首先犯肺，肺卫失宣，肺窍不利，出现口鼻咽喉部位的症状；风寒外束，或风热上受，均可使肺气闭塞，通降失调，水液不能敷布，遂不能下输膀胱，泛溢肌肤，而发为水肿。外邪入里化热，变生痰湿，肺失宣肃，可出现咳嗽、咯痰、气喘等肺经症状，甚则损伤肺气肺阴。水肿日久，必损伤脾肾，致正虚邪实，病情迁延。《灵枢·经脉》中指出：“足少阴之脉其直者从肾上贯于肝膈，入肺中，循喉咙，挟舌本。”咽喉不仅为肺之门户，也是外邪循经伤肾之门户。外邪循经至肾，又可发为“风水”、“肾风”，出现水肿、蛋白尿、血尿等。这与慢性肾炎急性发作相类似。《诸病源候论》说：“风邪入于少阴则尿血。”临床常见肾病患者因咽部炎症发作而诱发或加重血尿的病例。脾肾气虚者，肺虚卫外不固，易反复外感，邪犯肺卫，搏结咽喉，下扰及肾，肺失宣肃，通调失司，导致肾病病情反复，迁延不愈。中医认为肺肾相关，从肺论治，可阻断或缓解疾病发展。从肺论治常用方法如下。

1. 疏风宣肺法

适用于肾病伴外感而出现肺卫症状者，如恶寒发热，头痛鼻塞，咳嗽，浮肿，脉浮等。风寒表证，治以三拗汤加减；风热表证，治以桑菊饮加减；胸水明显者可用三子养亲汤加减。

2. 清热利咽法

适用于肾病外感后风湿热毒搏结咽喉者，症见咽喉红肿疼痛，口干，或鼻塞流黄脓涕，发热，舌边尖红，苔黄或黄腻，脉濡数或滑数。治以玄麦甘桔汤合银翘散加减。

3. 清肺解毒法

适用于肾病因邪热炽盛，肺气壅滞所致的肺经热盛证，可见咳嗽，气喘，咯黄痰，或痰黏不易咯，或发热，便秘，尿赤，舌质红，苔黄腻，脉滑数。治以桑白皮汤加减。

4. 降肺理气法

适用于水湿泛滥，肺气不利者。主要症状为浮肿，胸闷咳嗽，气急心悸，不能平卧，苔白，脉弦等，并可伴见胸腔积液。治以葶苈大枣泻肺汤、三子养亲汤加减。

5. 补气固表法

适用于肺气虚弱，卫外不固而易患感冒者。主症有气短乏力，汗多恶风，脉细，苔薄白。患者可因反复外感，而致病情加重。治以玉屏风散加味。

6. 养肺滋肾法

适用于肺肾阴虚者。主症有干咳少痰，低热，咽干，口干欲饮，咽炎及扁桃体红肿疼痛，腰酸倦怠，舌红少苔，脉细等。治以麦味地黄汤加减。

7. 补气行水法

适用于气虚水肿者。症状可有气短，面肢浮肿不易消退，大便溏薄，脉细，苔薄白，易感冒而导致水肿反复消长。治以防己黄芪汤加减。黄芪剂量可用到30～60g。

五、从脾论治

肾脏病虽病本在肾，但脾胃与肾密切相关，其病理产物“湿”在疾病的发生、发展、预后中起着举足轻重的作用。脾气健旺，则水运不停，血行脉内。脾虚运化失常，水液停聚体内，则发为水肿。《素问·至真要大论》说：“诸湿肿满，皆属于脾。”《景岳全书》云：“脾虚则土不制水而反克。”肾与脾，先后天相互资生。《傅青主女科·妊娠》中说：“脾为后天，肾为先天。脾非先天之气不能化，肾非后天之气不能生。”脾主运化之功需赖肾阳的温煦蒸化，而肾主水司开合的气化作用需赖脾气的协助，即“土能制水”。脾肾二脏在生理上相互协同，病理上也相互影响。脾虚失运，水湿内停，日久可致肾虚水泛；肾虚气化失司，也可影响脾的运化功能，导致脾肾两虚，水湿内停之证。故《丹溪心法》云：“夫所以得其命者，水与谷而已。水则肾主之，谷则脾主之，惟肾虚不能行水，脾虚不能制水，肾与脾合气，胃为水谷之海，又因虚不能传化焉，故肾水泛滥反得以浸渍脾土，于是三焦停滞，经络壅塞，水渗于皮肤，注于肌肉而发水肿矣。”《素问·水热穴论》说：“肾者，胃之关也，关门不利，故聚水而从其类也。”如湿聚成水，泛溢肌肤，而成水肿；停于胸腹，皮里膜外，而成胸水、腹水；湿蕴成浊，升降失司，浊阴不降，则见少尿、恶心、呕吐，肾功能减退的“关格”、“肾劳”之疾。

脾胃的强弱决定了疾病的发生、发展及预后，况且药物的作用也依赖于脾胃的敷布与转输。此外，益气滋肾养阴之品大多滋腻助湿，脾胃之气不旺，则虚不受补，徒增其害。所以通过调理脾胃，可使“胃气壮，五脏六腑皆壮也”。在遣方用药时，健脾益气化湿为常用之法，因脾胃健运，可绝其生湿之源。在水湿、湿浊证时应以淡渗利湿为主，不可过用攻逐利水或苦寒清利，防伤脾胃之气。在慢性肾衰阶段，由于脾胃健运失职，升降失调，胃气上逆更为常见，辨证中运用调理脾胃方法常可取得较好疗效。此外，对肾衰湿浊证使用大黄时，主张以制者为宜，因生军大量或久用，则易苦寒败胃，损伤脾胃之气。从脾胃论治肾病常用下列治法。

1. 健脾益气法

多用于慢性肾病病情稳定阶段，以及慢性肾衰代偿期或其他阶段。阴阳虚损但仍处于低水平平衡，无明显外感、湿浊与血瘀者。益气健脾可绝其化生水湿、湿浊之源。此外，本法可配合益肾之品增其本；配合养血之品补其血；配合化湿渗利之品祛其邪。常用方有六君子汤、香砂六君子汤、健脾丸等。

2. 健脾渗湿法

慢性肾病伴有水肿者，不宜过用攻逐之法，以防其更耗正气，宜选淡渗利湿缓消其水，健脾和中绝其根源。常以参苓白术散、五苓散加减。

3. 辛开苦降法

中焦湿热及湿浊内蕴是慢性肾病的常见兼夹证。湿浊或湿热内蕴，胶结难化，壅滞中焦，升降失调，则出现胸闷懊侬，脘腹痞胀，干呕或呕吐，不欲饮食，口淡无味，苔白而腻等症，辛开苦降则可和胃降逆，开结除痞。常以半夏泻心汤及黄连温胆汤化裁。

4. 芳香化浊法

肾病患者因外感或饮食不洁（节）诱发，或在梅雨季节，水气上蒸，浊气充斥，而出现湿浊的临床症状，可使用芳香化浊法。芳香之品可化湿醒脾，和中降逆。常用方为平胃散、藿香正气散。

5. 清胃和中法

本法常用于慢性肾病脾胃升降失常，湿浊不能下泄，久蕴化热者，可见呕吐吞酸，口干口苦，嘈杂嗳气，舌苔黄腻等症。常用方为左金丸加味。

6. 温中降逆法

基于患者的体质、原发病及病程长短的差异，有从热化而伤阴，有从寒化而损阳。温中降逆之法用于脾阳虚弱，浊气上逆者。可以吴茱萸汤、小半夏汤、温脾汤加减。关于温法争议较多，只要掌握畏寒怕冷，脉沉，舌淡等阳虚症状，对合并高血压、感染及伴有血尿、衄血及其他出血倾向者免用或慎用，温阳之品短期应用或配合其他养阴之品仍可取效。

7. 通腑和中法

通腑降逆，泄浊和中法适用于肾衰湿浊壅盛，腑气不畅，升降失常者，常以温脾汤及小承气汤加减化裁。药用制大黄6~10g，厚朴10g，枳实10g，陈皮10g，半夏10g，竹茹10g，茯苓15g，生薏苡仁15g，六月雪15g。近年来对大黄的研究较多，认为其对肾衰的治疗并非单纯通便，并有影响机体氮质代谢，缓解残余肾“高代谢”状态，延缓残余肾组织病变进程，调节尿毒症患者脂质代谢紊乱等多种作用。本法在使用时以保持大便通畅，日行2~3次，但不泻下稀水为度。如过量，则伐伤脾胃正气，甚则可致胃气衰败，阴竭阳亡，电解质及酸碱平衡严重失调。

六、从肝论治

肾脏病虽病位主要在肾，但肝肾之间有着密切的相互联系，肝肾疾患既可同时并存，也可由此及彼，由彼及此，终至肝肾同病。尿毒症可出现肝脏损害，乙肝相关性肾病及肝硬化肾损害则是从肝及肾，而肾病综合征使用激素、免疫抑制剂、雷公藤制剂等治肾药物出现的肝功能损害也较为常见。患者可出现食欲减退，恶心，呕吐，谷丙转氨酶升高，甚至可出现黄疸。

肝藏血，肾藏精，肝与肾精血相生，均化源于脾胃运化之水谷，故肝肾同源；肝阴与肾水相互滋养，肝肾同寄相火。肾精亏损，可致肝血不足；肾阴不足，水不涵木，木失所养；肝肾阴虚，易致肝阳上亢。肝虚之证主要为阴血亏虚，肝经失养。而肝主疏泄，能调节全身气机，推动血液和津液运行，如肝失疏泄，气机不利，可导致津液输布代谢障碍，而发为水肿，故治肝有助于消肿，治肝有助于治肾。肝实之证主要为肝气郁滞及肝经热盛。从肝论治的常用方法如下。

1. 和解少阳法

在《伤寒论》中即记载对少阳枢机不利、三焦决渎失常而致水气内停者，可采用和解少阳之法，方用小柴胡汤化裁。即仲景所谓："若心下悸，小便不利者，去黄芩，加茯苓四两。"近年来，崇仲景之意而采用柴苓汤治疗慢性肾炎、肾病综合征即是由和解少阳法演化而来，可疏肝健脾，利水化湿。柴苓汤经现代药理研究具有降低蛋白尿，减轻皮质激素副作用的效果。

2. 疏肝和胃法

在《伤寒论》中，仲景即对肝胃气滞而致水气不利者，采用疏肝和胃法治疗，以四逆散加茯苓，即仲景所谓："小便不利者，加茯苓五分。"临床上可用于治疗肾病肝胃气滞或伴水气内停者。

3. 泻肝利水法

主要用于肝经湿热证，常见于合并高血压及使用皮质激素治疗的患者。一般可见头痛眩晕，面红目赤，耳鸣，口苦咽干，烦躁易怒，舌红，苔黄，脉弦数。以龙胆泻肝汤加减。

4. 疏滞泄浊法

适用于运用激素后尿蛋白不消、或出现明显副作用者。著名中医肾病专家邹云翔教授开创此治疗方法，并将使用激素后出现的气滞血瘀，痰湿阻于脏腑经络，升降失常的证候群定名为"激素性气血痰湿郁滞证"。常见症状：满月脸，水牛背，全身浮肿，疲倦乏力，面部痤疮，恶心欲吐，口苦口黏，面部升火，心烦失眠，腹胀纳少，大便干结或不爽，小便黄赤，舌苔白腻或黄腻，脉细弦或弦滑。治以疏肝理气，化湿和络。方用《丹溪心法》越鞠丸加减。常用药物如苍术 10g，薏苡仁 15g，香附 10g，郁金 10g，半夏 10g，陈皮 10g，川芎 10g，茯苓 15g 等。如邪热炽盛加炒山栀、白花蛇舌草、半枝莲；如面部或背部痤疮明显，加紫花地丁、蒲公英。

5. 清利保肝法

清利湿热，解毒保肝之法主要应用于肾病伴肝脏功能异常，或因使用激素、免疫抑制剂、雷公藤而出现的肝损害患者。患者可无任何临床表现，或可见食少，恶心，谷丙转氨酶升高。治疗时应在辨证基础上结合清利保肝方法，药用垂盆草 15g，马鞭草 15g，鸡骨草 15g，田基黄 15g，茵陈 10g，贯众 15g，虎杖 15g，半枝莲 15g，并可酌加当归、丹皮、丹参、赤芍等养肝活血，提高疗效。

6. 疏肝活血法

本法主要应用于肾病日久，肝郁气滞，血瘀络脉证。主要表现为腰痛固定或刺痛，胁肋胀痛，面色晦滞，舌质紫暗，或有瘀斑，脉弦或涩。常用血府逐瘀汤加减。

7. 平肝息风法

主要应用于肾病肝风内动证。一般可见头晕目眩，耳鸣头痛，躁动不安，抽搐，甚则昏迷惊厥，血压较高。方用天麻钩藤饮加减。

8. 养肝益肾法

养肝益肾法主要用于肝肾阴虚证。主要症状有头昏头痛，耳鸣眼花，目睛干涩或视物模糊，咽燥口干，手足心热或面赤升火，心烦易怒，血压升高，舌红少苔，脉弦或弦细。治以杞菊地黄丸加减。

七、以经方论治

所谓经方，一般指经典医籍中所载方剂，其特点是组方严谨，配伍精当，用药简练，化裁灵活，疗效确切。东汉张仲景的《伤寒杂病论》，创立了中医辨证论治理论体系。于是尊仲景为医圣，奉仲景之书为经典，书中所载之方即为经方。水肿、小便不利等症是常见的肾脏病表现，对其证治可以追溯至《内经》。《内经》已提出了水肿的病因和治疗原则。而张仲景的《伤寒杂病论》继承了《内经》的理论，并创制了具体的治法与方药。

1.《伤寒论》治水诸法

《伤寒论》112 方中，能用于治疗肾炎、肾病综合征水气、小便不利的方剂有 20 余首，这些方剂分布于六经各篇及瘥后劳复病篇中。就病变机制而言，有用于阳虚气化不利，水液内停的苓桂剂（苓桂术甘汤、苓桂甘枣汤、茯苓甘草汤、五苓散等）和术附剂（真武汤、附子汤等）；有用于疏泄失常，气化不利，水道失调的柴胡剂（小柴胡汤、柴胡桂枝干姜汤、四逆散等）；有用于阴虚水停的猪苓汤。就病程长短而言，有用于疾病初期兼有表证的麻黄附子细辛汤、麻黄附子甘草汤、麻黄连翘赤小豆汤等，有用于疾病后期肾阳虚衰，湿热壅滞，水毒潴留的附子泻心汤、牡蛎泽泻散。就六经脏腑病变而言，有宣肺发表利水的麻黄类、桂枝类方剂，有温运脾阳的理中类方剂及温肾制水的四逆类方剂。涉及多种证候，并且还有在此基础上加减化裁的大量方剂，可广泛用于肾炎、肾病综合征的治疗。常见有下列几类。

（1）宣肺利水法

①宣肺解表法：治风寒束肺，肺失通调，水气不利者，方用麻黄汤发汗解表，宣肺平喘，利水消肿。

②温阳解表法：治肾阳虚衰，外感风寒，面身浮肿，小便不利者，方用麻黄附子细辛汤或麻黄附子甘草汤温经助阳，解表散寒，宣肺利水。

③解表清利法：治肺失通调，湿热壅滞，发为水肿者，方用麻黄连翘赤小豆汤解表宣肺，清利湿热，利水消肿。

（2）温阳利水法

①温通心阳法：治心阳虚而水气不利者，方用茯苓桂枝甘草大枣汤以温通心阳，化气利水。

②温阳健脾法：治脾阳虚之水气证，方用茯苓桂枝白术甘草汤温阳健脾，利水降逆。

③温肾利水法：治肾阳虚而水气不利者，方用真武汤以温肾阳，利水气。

④温胃散水法：治胃阳虚而水停者，方用茯苓甘草汤温胃化饮，通阳利水。

⑤利水通阳法：治水气内停而阳郁者，方用桂枝去桂加茯苓白术汤健脾利水以通阳，所谓“通阳不在温，而在利小便”由此而出。

（3）育阴利水法：用于阴虚有热而兼水气不利者，方用猪苓汤以育阴清热利水。

（4）化气利水法：用于膀胱气化不利而水气内停者，方用五苓散化气利水。

（5）调畅气机法

①和解少阳法：治疗少阳枢机不利，三焦决渎失常而水气内停者，方用小柴胡汤化裁。

②疏肝和胃法：用于治疗肝胃气滞而致水气不利者，方用四逆散加茯苓。

③和胃降逆法：用于中虚热结而兼水气不利者，方用生姜泻心汤补中泄热，和胃散结，辛开苦泄兼以散水。

（6）散结逐水法

①软坚散结，清热逐水法：用于湿热壅滞而水气不利致腰以下肿者，方用牡蛎泽泻散散结逐水。另外，大陷胸汤（丸）亦属此法，只是用于水热结于胸腹而成结胸者。

②温下逐水法：用于寒水相结之结胸证，方用三物白散以温阳祛寒，散结逐水。

③攻逐水饮法：用于水饮停蓄于胸胁者，如《金匮要略》之所谓悬饮者，方用十枣汤以破结逐水。

④化饮利水（解表化饮）法：用于风寒表实证而兼有寒饮内停者，方用小青龙汤以温阳化饮，若久有郁热者，则可予小青龙汤加石膏，即《金匮要略》中小青龙加石膏汤。

2.《金匮要略》治水诸法

（1）四水治法：风水、皮水为病近于表，身肿明显，但前者多与肺有关，后者与脾有关；正水、石水皆为病在于里，以腹满为主症，但前者与肺肾有关，后者与肝脾肾有关。在治则上指出“诸有水者，腰以下肿，当利小便；腰以上肿，当发汗乃愈”。

在具体治法上则侧重于解表结合利水，用于风水、皮水的越婢汤、越婢加术汤、防己黄芪汤、防己茯苓汤等方效用确实。至于正水、石水等里证，虽未出方剂，但提出“可下之”的治疗原则。

至于五脏水，是五脏受水气侵凌后的病理反应，相当于痰饮的五脏证候，治其水则脏气功能自复，其症自除，故未出方剂。

此外，篇中所述与水气有关的气分、黄汗等证，所用的桂枝去芍加麻辛附子汤、桂枝加黄芪汤以及“病者苦水”一条所述水寒“结在关元”、日久“阳损阴盛”等病机来看，《金匮要略》治水气，必另有温阳补气等法，可能存在脱简。

（2）饮由水停：由于痰饮与水气同源异流，所以说“水气与痰饮，实是同出异名”，痰饮是水停局部，水肿是水溢全身，而且其中也有转化关系，当痰饮病发展到某一阶段时，也可并发水肿，如痰饮病篇的溢饮证。仲景“病痰饮者，当以温药和之”的治疗原则，对于水气病中的阳衰证，也同样具有指导意义。所以后人常用的有《金匮要略》痰饮、咳嗽上气等篇所用温阳化饮剂，如苓桂术甘汤；攻下逐饮剂，如十枣汤、己椒苈黄汤；泻肺逐饮剂，如十枣汤、葶苈大枣泻肺汤等方剂。

（3）水分病与血分病：气化不行，可以导致病水，但血行不畅，阻碍气分功能，同样可以发生水肿，故《金匮要略·水气病脉证并治》中在论述水气之后，又论述了“水分病”和“血分病”，由水肿而导致月经不行的谓之水分病，由月经停闭而导致水肿的谓之血分病。临床治疗，水分病当先治水，水去其经自调，血分病当先调经，经行则其肿亦愈。这种病情，虽主要与妇女月经有关，但可以进一步理解水、气、血三者，在生理上是密切相连的，在病理上亦可以互相影响。“血不利则为水”，这是活血化瘀法用于肾病治疗的理论依据。

3. 经方论治的常用模式

由于经方配伍严谨，用药简练，疗效确切，在治疗肾炎、肾病综合征时应用广泛，随着疾病谱的变化和现代研究的发展，经方新用、经方活用，以及治疗疑难病证的临床及实验研究的结果再现了经方的强大生命力和实用价值。经方在治疗肾炎、肾病综合征中有下列 3 种常用治疗模式：

（1）经方与经方叠加法：就是经方与经方的组合，根据病情的需要而定。临床上有用真武汤和五苓散合方加减治疗肾病水肿，有以小柴胡汤和五苓散合方而成的柴苓汤治疗肾炎，可消除尿蛋白，并抑制激素副作用。

（2）经方与时方叠加法：这种方式也较多见，如岳美中“真武汤合六君子汤加减治疗尿毒症”就是经方与时方的叠加组合形式。

（3）经方与特异性用药结合法：这种形式更为多见，结合中医方药的现代研究进展，结合现代药理和临床经验，将经方和专药相结合，更能提高其治疗效果。如有报道认为雷公藤、黄芪、芡实等对治疗尿蛋白有较好的效果，临床在辨证选方的同时可以加用。

八、老年肾脏病的中医药治疗

老年原发性肾小球疾病的发生率与年轻人差别不大，而继发性肾脏疾病，如高血压、糖尿病导致的肾脏病变所占比例明显高于青壮年。老年人泌尿系感染也较成年人明显增多，特别是体质衰弱或长期卧床的老年患者，常常为顽固性慢性感染，并易复发及重新感染。此外，老年原发性肾小球疾病中常见肾病综合征和急进性肾小球肾炎，肾活检显示膜性肾病较青年人为多，临床表现特异性较低，有的不典型，易误为原有疾病的表现，出现严重水肿、高血压，合并肾功能不全及并发心衰者较成人多见；预后差异很大。若使用肾上腺皮质激素或细胞毒药物治疗，有时可产生严重副作用。由于老年人药物代谢功能减低，较青年人更易出现药物性肾损害。

1. 老年肾病的中医辨证特点

（1）隐匿发病，合并症多：老年肾脏病多隐匿起病，常无明显发病规律，病史不清楚，症状不典型，常因伴发病或并发症就诊。易合并高血压、贫血、心衰等并发症，难于早期诊断，易误诊。因此，临床上要正确运用四诊八纲，详细询问病史，结合有关化验检查，辨证与辨病相结合，尽早明确诊断。

（2）肾气渐衰，本虚为主：人至老年，肾元亏损，既有肾精不足，也有肾气虚损，这是人类生长衰老的自然发展规律。治疗时应注意扶助正气，培补肾元，协调阴阳。

（3）本虚标实，病程较长：老年肾病大多为本虚标实之证，本虚为五脏阴阳气血虚损，标实为外感、湿热、湿浊、水气、瘀血、肝风等，病程较长。证候往往错综复杂，虚中有实，实中有虚，寒中有热，热中有寒。患者一般情况较差，治疗应以缓图之，切忌操之过急，以求近利。

2. 老年肾病的中医治疗特点

（1）补肾填精，维护肾元：40 岁以后肾气渐衰，60 岁左右肾元亏损。治疗上应补肾气、养肾阴、填肾精、调和肾之阴阳，并注重阴中求阳，阳中求阴，阴阳双补，防止肾气的逐渐衰退。补肾气常用杜仲、川断、桑寄生、生黄芪、怀山药、怀牛膝等；养肾阴常以制首乌、枸杞子、山茱萸、生地、女贞子等，但不应过分滋腻；温肾阳选用菟丝子、巴戟天、仙茅、淫羊藿、肉苁蓉等，但不可过于温燥，以免燥热灼津伤阴；填肾精可在补益气阴基础上加用熟地、山药、阿胶等，并配合健脾化湿之品，防其助湿碍胃。

（2）健脾和胃，补益后天：老年肾病患者常见食欲不振、乏力便溏等脾胃虚弱之象。临证应特别重视调理脾胃，强后天以补先天，使脾胃健运，则气血精微生化有源。对老年肾病脾胃功能差者，需从健脾和胃入手，对伤败胃气之药要慎用，药味配伍以尽量使患者能接受为好。健脾和胃常用四君子汤加减，药用党参或太子参、白术、茯苓、生薏苡仁，脾虚湿蕴者加用陈皮、半夏、制苍术、砂仁、苏梗燥湿和中。

（3）平补平泻，缓缓图治：老年肾病本虚标实，虚实夹杂，病程较长，并常见多种合并症。如单纯祛邪，则更伤正气，特别是苦寒泻下、攻逐利水、温燥发散之品，更易伤津耗液，劫伤气阴。所以，老年肾病治疗应扶正祛邪并施，平补平泻，缓缓图治。

九、小儿肾脏病的中医药治疗

小儿肾小球疾病的临床表现与病理类型与成人有所不同，具有其特殊性。成人继发性肾病占一定比例，而儿童则少见。而成人某些常见的病理类型，如膜性肾病，却少见于儿童。此外，先天性、遗传性肾脏病，如先天性肾或输尿管畸形或先天性尿路梗阻性等病变在小儿也较为多见。

1. 小儿肾病的中医辨证特点

（1）禀赋不足，肾虚为本：小儿先天薄弱，禀赋不足，其“五脏六腑，成而未全，全而未壮”，钱乙在《小儿药证直诀》中论治小儿五脏证治特点时认为小儿“肾本虚”，小儿肾虚为发病之本。因肾主水，有调节、输布水液和排泄尿液的功能，肾气不足则气化不利，开阖失司，水液潴留，泛溢肌肤而成水肿。

（2）后天嫩弱，病常及脾：小儿时期的另一体质特点是“脾常不足”，一则因脾胃嫩弱，发育未全，功能未健，“形”与“气”与成人相差甚远；二则因小儿处于生长发育阶段，不仅需要维持机体正常的生理活动，且需保证生长发育所必需的营养精微，故常见脾虚。而“诸湿肿满，皆属于脾”，肾病及脾，运化失司；不能制水，水湿停聚而成肿。脾肾在生理上相互联系，相互制约，肾气有赖于脾气输布精微之充养，脾气又赖肾气之温煦、推动。如脾肾虚弱，则水液输布、气化失职，水道不通，泛溢肌表而成水肿；统摄不固，精微随尿液外泄而见蛋白尿；气不摄血，血从下溢而见血尿。

（3）虚实夹杂，传变迅速：小儿阴阳气血脏腑等均属嫩弱，相对不足，生长发育未健全、成熟，病后善变，易虚易实。虚实之间、寒热之间的传变都很迅速。病情严重时，呈现脏腑亏虚，实邪内蕴的虚实兼夹之证。

（4）易感外邪，病从火化：由于肺为娇脏，主气而清肃宣降，通调水道，下输膀胱。小儿肺常不足，藩篱空疏，而风为百病之长，故小儿易感风邪，多因风邪袭肺而诱发。如小儿急性肾炎较成人多见，而由呼吸道链球菌感染导致的急性链球菌感染后肾炎占60%～70%，上呼吸道感染也是慢性肾炎的常见诱发因素。此外，小儿为纯阳之体，易从火化，故肺脾肾三脏功能失调导致水液内停，湿邪易从热化，湿热内蕴为常见病理因素。

2. 小儿肾病的中医治疗特点

（1）注重维护肾气，治病求本：由于小儿肾虚为发病之本，肾脏病时，肾的气化功能受损，肾阴肾阳俱虚，常形成本虚标实之证。因此，治疗原则当维护肾气，治病求本。一般病情稳定时，以扶正维护肾气为主，佐以祛邪；标急危重时，以祛邪为主略加扶正，通过治标祛邪，清除可逆因素，为治本创造有利条件。并且，因小儿肾气未壮，更应防止药毒损伤肾气。

（2）健脾和胃，补益后天：肾病虽本在肾，但肾与脾关系密切，是先天与后天的关系，共同调节水道，脾失健运，则患“诸湿肿满”。小儿肾病患者常见食欲不振，乏力便溏等脾胃虚弱之象。临证应特别重视调理脾胃，强后天以补先天，使脾胃健运，则气血精微生化有源。

（3）注重病情缓解阶段的中医药治疗：小儿急性肾炎有急性发作期及恢复期之分，慢性肾炎、肾病综合征也有发作期及缓解期之分。发作时患者水肿、血尿、蛋白尿、高血压等症状可明显加重，上呼吸道感染为常见诱发因素，特别是急、慢性扁桃体炎，故发病之初应注重去除诱发因素。风水相搏者宜疏风利水；湿毒内归肺脾宜清热解毒，利水消肿；湿热蕴结咽部宜清热利咽。恢复期或缓解期注意补肾健脾，特别是补气健脾，维护后天之本，对湿热余邪未尽者仍需结合清利湿热。小儿肾脏病尽管预后较成人为好，但恢复期及缓解期的维持性中医药治疗仍不容忽视。

十、妇女妊娠期肾脏病的中医药治疗

无肾脏疾患的妊娠者，因妊娠后的生理变化可导致妊娠水肿、妊娠高血压、蛋白尿、先兆子痫、子痫等肾病，在中医辨证属子肿、子烦、子晕、子痫等范畴。而原有肾脏疾患，也可因妊娠而出现上述变化。妊娠期肾脏疾病的中医药治疗应结合妊娠特点，治病与安胎并举，注意益肾安胎，调和肝脾、冲任，禁用或慎用峻下、滑利、祛瘀、破血、耗气、有毒之品。即使病情需要，也应辨证确切，严格掌握用量、用法及疗程，衰其大半而止，不可过量伤胎。

1. 注重益肾安胎

由于肾藏精，主生殖，系胞胎，肾主宰着生长、发育、生殖、育胎。肾气充盛，天癸方能注于冲任，促进生殖之精成熟。女子胞胎赖肾精以滋养；肾精充足方能正常发育、生长，胎孕正常。而妊娠期间，肾气阴血聚以养胎，一方面易致冲任失养失固，系胞无力；另一方面肾之阴精虚损更甚，蒸腾开合失司，故可导致原有肾疾复发或产生妊娠肾脏疾病。故妊娠期肾病的中医药治疗以益肾安胎为主要原则，并根据其阴阳虚损的侧重而选择补气、滋阴、温阳、填精。因妊娠期孕妇冲任气旺，常因内热阴伤，耗气伤阴，故以气阴不足多见。治疗常以益气养阴，补肾安胎为主，方选参芪地黄汤加减。常用药：太子参、生黄芪、生地、枸杞子、山茱萸、山药、续断、桑寄生等。伴湿热下注，尿频、急、痛者，宜用车前草、蒲公英、鸭跖草等甘寒清利之品；若手足心热，口干明显者加麦冬、知母、百合养阴清热；伴下肢浮肿者，加车前子、猪苓、冬瓜皮等利水消肿；肾阳虚损者，宜阴中求阳，尽量避免使用附子等有毒及大温大热之品，可于基本方中加淫羊藿、巴戟天、补骨脂等温肾助阳。

2. 结合健脾和中

妊娠期间，肾气阴血聚以养胎，故常见肾虚及气血不足，而患者原有肾疾，肾元受损，则生精化气生血功能更为不足。脾与肾为后天与先天的关系，先天之精赖后天之精气充养，并且共同调节水道，为主水之脏和制水之脏。而妊娠期冲气较旺，孕妇可因冲气上逆，而致胃失和降。治以益气健脾，调理脾胃，强后天以补先天，使脾胃健运，则气血精微生化有源，供以养胎，而且水湿也有其制，方选四君子汤加减。

3. 养阴柔肝，调理冲任

由于随着胎儿渐大，阴血聚以养胎，营阴不足渐增，阴血愈亏，肝木失养，遂可导致阴虚阳亢，或可因阴虚火炽，而致痰火上扰，肝风内动。此外，气机升降失调，或见气机阻滞，或见痰饮内停。故妊娠后出现肾病则患者可见头晕烦躁，胸闷脘胀，治疗则应以养阴柔肝、调理冲任为主。方选杞菊地黄汤加减。

（易岚，曾安平，周恩超）

第四节　变法心得

一、中药外治法

中药外治法是中医治疗学的一个重要组成部分，是我国劳动人民几千年来同疾病作斗争中总结出来的一套独特的行之有效的治疗方法。在现存最早的临床医学文献《五十二病方》中就有熏浴法等外治法，该书记载方剂283首，其中外用方70余首，约占全书四分之一，表明外治法由于其方便实施而较早引起重视。在《内经》中，除了记载浸渍、热熨、涂敷、烟熏等中药外治法，还有“桔心渍酒，以熨寒痹”等将中药制成一定剂型后进行外治的方法。至1805年，中医第一部外治专著《急救广生集》正式问世，结束了历代将外治法附录方书之中的惯例，中药外治与内治一样得到人们的重视。

中医药对肾脏疾病的独特疗效引人注目。肾炎、肾衰竭属中医“关格”、“癃闭”、“虚劳”、“水肿”等范畴，在明代李时珍的《本草纲目》中即有以针砂同猪苓、地龙、葱涎贴脐治疗水肿尿短的记载。随着现代医学对肾炎、肾衰竭的认识进展及中药透皮吸收给药理论和技术的发展，使中药外治法治疗肾炎、肾衰竭的研究已成为与内服、灌肠治疗并驾齐驱的一种治疗方法。

1. 外治法原理

中医外治与内治法一样，均是以中医的整体观念和辨证论治思想为指导，运用方剂配伍理论和经络学说，通过各种不同方法将药物施于皮肤、孔窍、腧穴等部位，以发挥其疏通经络、调和气血、解毒化瘀、扶正祛邪等作用，使不平衡的脏腑阴阳得以重新调整和改善，从而促进机体功能的恢复，达到治病的目的。中药外治法治疗肾炎、肾衰竭，常使用温阳、活血、利水、泄浊等药物，以敷脐或热熨肾俞穴的方法，通过药物的吸收和局部刺激发挥治疗效应，其作用原理包括直接作用和间接作用。

（1）*直接作用*：是指药物透过皮肤、孔窍、腧穴等部位直接吸收，进入血络经脉，输布全身，发挥其药理作用。如常用的敷脐疗法，即药物施于脐部，气味入血，通过血脉运行全身，发挥药理效应。而脐部无皮下脂肪，表皮角质层较薄，脐下两侧有腹壁下动脉和静脉及丰富的毛细血管网，故药物易于穿透、弥散而被吸收。药物经皮肤吸收的主要途径有：①通过动脉通道、角质层转运（包括细胞内扩散、细胞间质扩散）和表皮深层转运而被吸收，药物可通过一种或多种途径进入血液循环。②水合作用。角质层的含水量与环境相对湿度有关，中药外贴可在局部形成一种汗水难以蒸发扩散的密闭状态，使角质层含水量由5%～15%增加至50%，角质层经水合作用后，可膨胀成多孔状态，易于药物穿透。药物透皮速率可因此而增加4～5倍，同时还能使皮温从32℃增至37℃，加速血液循环。③表面活性剂作用。如膏药中所含的铅皂是一种表面活性剂，可促进被动扩散的吸收，增加表皮类脂膜对药物的透过率。④芳香类药物的促进作用。芳香性药物敷于局部，可使皮质类固醇透皮能力增高8～10倍。

（2）*间接作用*：是指药物对局部的刺激，通过经络系统的调节而起到纠正脏腑阴阳气血的偏盛偏衰、补虚泻实、扶正祛邪等作用以治疗疾病。它首先表现在药物施于体表、腧穴、孔窍等，对局部产生一定的刺激，可通过经络将这一刺激信息传入内脏或至病所，发挥调节或治疗作用。其次是促进药物直接治疗作用的发挥。这是因为中药外治除了施药外，还有辅助的温热刺激、化学刺激和机械物理刺激等，以加速血液循环，促进药物的渗透、吸收和传播而增强全身效应。药物对体表某一部位的刺激，可通过反馈原理将刺激传入体内相应的部位，而起到治疗效果。

肾脏病变常以肾脏为主并可涉及心、肝、脾、肺等多个脏器，中药的腧穴、体表外敷治疗一方面可能使药物通过刺激足太阳膀胱经和任脉的肾俞、关元等穴位，从经络间接作用于肾；另一方面可使药物通过肾区皮肤透入，直接作用于肾。所用外敷方药大多为温肾、活血、利水、泄浊等中药，因此，外敷疗法通过穴位及皮肤的双重吸收作用，达到温肾和络、利尿泄浊的治疗目的，调节肾脏及其他脏器的功能，减轻或延缓肾脏病变的进展和临床表现。

2. 外治的意义

肾脏疾病特别是肾衰竭属于危重病证，临床表现常诸症蜂起，大多具有病程长、消化功能差的特点，外治疗法的实施可作为一种有效手段弥补口服内治的不足。外治疗法具备的优势如下：①直达病所，奏效迅捷。中药外治法施于局部组织内的药物浓度显著高于其血液浓度，故发挥作用充分，疗效明显且取效迅捷。②多途径给药，弥补内治不足。口服给药由于给药时间及剂量的关系，药物浓度在血液中不能保持恒定，另外药物经口腔进入血液后，沿途受到化学物质和酶的分解破坏作用，达到病所已所剩无几，使疗效受到影响，而外敷法多无此弊，特别是对于不能口服的药物均无过多禁忌，并且可与口服治疗联合应用。③使用安全，毒副作用少。中药外治常可兼用一些有刺激作用的药物，并且人体直接经皮肤吸收进入血液循环，避免了药物对肝脏的毒害作用。

3. 外治方法

中药外治肾脏疾病常使用敷脐法和热熨贴敷法。敷脐法是选用适当药物，制成一定的剂型填敷脐中，以治疗疾病的方法，即利用肚脐敏感度高，渗透力强，渗透性快，药物易于穿透、弥散而被吸收的解剖特点，以及神阙总理人体诸经百脉，联系五脏六腑、四肢百骸、五官九窍、皮肉筋膜的生理特点，使药力迅速渗透。热熨贴敷法是采用药物和适当的辅料经过加热处理后，敷于患部或腧穴的一种治疗方法，即借助温热之力，将药性由表及里，通过皮毛腠理，循经运行，内达脏腑，以疏通经络，温中散寒，畅通气机，消肿利水，调整脏腑阴阳，从而达到治疗目的。也有在中药肾区外敷渗透的基础上，用现代医学药物导入仪的低频及红外线加速药液的渗透和利用。

我们的“肾衰药方”药物组成：主要成分为生附片、川芎、沉香、冰片等。治疗方法：将药物研成120目规格的粉末，用95%酒精将桂氮酮稀释成1.9%的溶液，然后用1.9%桂氮酮溶液调和肾衰外敷方药末，再用纱布包裹药末敷于双侧肾俞及关元穴。以后每日用1.9%桂氮酮溶液湿润药末，隔3日换1次药，4次为1个疗程，一般使用2~4个疗程。

4. 常用外治方药

（1）用外敷降压膏治疗肾衰竭高血压。药物组成：肉桂2份，细辛1份，车前子(包煎)2份，沉香1份，冰片1份。研末后用95%酒精调和，外敷于患者双侧肾俞穴［黑龙江中医药，1991，(5)：43]。

(2) 用中药热熨肾区治疗肾衰竭。药物组成：益母草、川芎、透骨草、白芷、丹参各30g；先将药浸潮，置于布袋中，用蒸锅熏20～30分钟后，将布袋直接热敷于双肾区，外加热水袋保温，每日1～2次，3个月为1个疗程[中医外治杂志，1996，(3)：14]。

(3) 用肾衰膏脐疗，消增膏敷贴肾区治疗肾衰竭。肾衰膏组成：穿山甲、肉桂、王不留行、大黄等。消增膏组成：生川乌、生草乌、威灵仙、细辛、红花、水蛭等[山东中医杂志，1997，(1)：8]。

(4) 外敷腧穴以泻为辅配合内服治疗肾衰竭。外用药组成：生大黄、煅牡蛎各60g，商陆、水蛭各15g，共研碎，加麝香1.5g。用时加水制成直径约5cm的圆饼，腹部取穴水分、气海，背部取穴肾俞、三焦俞等，贴用2小时后取下，隔日1贴[四川中医，1996，(3)：22]。

(5) 外敷治疗肾衰竭。外敷方药组成：生附子、生大黄、生甘遂、血竭、山慈菇等。共研粉，用醋调成糊状，外敷两侧肋脊点，每日1次，疗程为1个月[河北中医，1998，(1)：5]。

(6) 中药热罨包治疗糖尿病肾病。中药调肾保精散方药组成：黄芪、仙茅、淫羊藿、女贞子、附子、陈皮、丹参、赤芍、白芥子、泽泻、猪苓、茯苓、葛根、杜仲、大黄、红参、罂粟壳。按比例取饮片洗净混匀研末，每次取600g，加食用醋调和成湿润药饼，以不挤压出药水为度，分装于2个20cm×30cm的纱布袋中，上蒸锅蒸透，晾至与身体温度相等或稍低，严密的罨敷于双肾区，接电治疗仪给药物离子导入，每日1次，每次30分钟[吉林中医药，2005，25(2)：13]。

(7) 中药肾区渗透疗并常规治疗复发性肾病综合征。用中药白附片、川芍、吴茱萸、益智仁、威灵仙、沉香5～20g，冰片、人工麝香1～5g，经微细化处理，装入12cm×18cm纱布袋中，取2袋备用，将灵芝、冬虫夏草、乌蛇、地龙、透骨草等中药3～15g，浸煮成液体120ml，分成2份，浸入2袋药粉中。再取米醋充分浸泡药袋，而后外敷在两侧肾区皮肤上。把药物导入仪两电极板紧敷在被2次浸泡的药袋外，患者平卧于床上。用低频（脉冲为100～300Hz）红外线治疗45分钟，每日2次（第21次中华中医药学会肾病分会学术会议论文汇编）。

二、中药药浴疗法

肾脏疾病常属于中医学“关格”、“水肿”、“癃闭”、“虚劳”等范畴。肾炎、肾功能不全的中医病机为正虚邪实，正虚以脾肾亏虚为主，邪实以湿浊、水气、血瘀多见。早在《内经》中就有用外治方法治疗水肿等病的记载，如《素问·阴阳应象大论》云：“其有邪者，渍形以为汗；其在皮者，汗而发之。”《素问·至真要大论》又云：“摩之浴之……开之发之，适事为故。”在《素问·汤液醪醴论》中创造性地提出了治疗水肿之大法：“平治于权衡，去菀陈莝，微动四极，温衣，缪刺其处，以复其形，开鬼门，洁净府。”李时珍在《本草纲目》中所引治诸肿第一法“开鬼门”的17种药物中，有7种药物是外用熏洗的，表明外用熏洗疗法不仅可以发汗，与此同时还可达到解肌祛邪之目的，使水肿因势利导从汗而泄。现有人认为肾衰竭是可通过洗浴等方法，促进水、代谢产物等随汗液从皮肤排出，从而提出了“皮肤透析”这一概念。

1. 药浴疗法的作用机制

从现代医学角度来看，皮肤可作为天然的透析膜，成人皮肤面积相当于肾小球的滤过总面积。皮肤上毛细血管分布极为丰富；并共有200万~250万个汗腺。汗腺所分泌的汗液分为液体和固体两部分；前者占99%~99.5%，后者仅占0.5%~1%。液体内主要是水分，固体内有无机物和有机物。有机物中以乳酸及尿素最多，无机物中以氯化钠最多，此外还有钙、镁、磷、铁。汗液中含尿素氮50~100mg/dl，比血中的浓度高2倍。汗液的液体成分在常温情况下每日排出400~800ml，而高温情况下汗液分泌可大大提高，有时可达数升之多。因此，皮肤中的大量汗腺，有类似肾脏的排泄功能，体内的水分及新陈代谢的部分产物可以通过皮肤排泄出去，汗腺对肾脏可起到相对补充的作用，人体皮肤的200多万汗腺可视为特殊形式的肾脏。另外，人体皮肤有吸收外界物质的能力，称为经皮吸收、渗透和透入，其中芳香族气体、碘、氯、钠、钾等电解质、脂溶性的游离盐基、植物碱等吸收良好。并且随着外界温度的升高，皮肤的吸收能力增强，皮肤血管扩张，血流加快，已透入组织内的物质弥散速度也加快，物质被不断地移于血液循环中。药物透皮吸收系统的研究证实，“经皮给药”具有比其他剂型更加安全、有效、稳定和患者适应性好的优点。

肾脏疾病出现泌尿功能障碍，尿量减少，中药药浴疗法使用大队辛温发汗、宣肺利水之药，配合活血泄浊药以加强发散效果，在药浴熏洗的同时，可使汗出、肿消、痒止、浊泄。由于肺主身之皮毛，药浴熏洗，内归肺脏，一则促使肺气宣发，同时又使肺气肃降，发挥通调水道之功用，达到“提壶揭盖”的作用，使水液从下焦膀胱而出。同时，药浴熏洗由于温热效应提高机体组织的温度，舒张毛细血管，改善微循环，使血流加快，并且药物通过皮肤组织吸收后，能调节局部免疫状态，抑制毛细血管的通透性，抑制和减少生物活性物质的释放，还可通过经络、穴位的作用，使药物效应直达脏腑。因此，药浴疗法不仅可增加皮肤的排泄功能以补充肾脏的排泄。还可通过皮肤的吸收作用，改善血液循环，促进肾脏病变的好转。

综上所述，中医药浴疗法治疗肾脏疾病可通过两种途径取效，其一是运用药浴促使患者发汗，通过汗液的排出，代偿性减轻水及代谢产物在体内的积蓄；其二是通过中药药浴使药物的有效成分被肌表组织吸收，得以循行于经络血脉，内达于脏腑，发挥治疗作用。

2. 药浴治疗方法

根据中药药浴机制及肾炎、肾衰竭的发病机制和临床表现特点，制定了药浴治疗肾炎、肾衰竭的临床具体方法。

（1）处方：药浴处方选药以温阳发散、活血利湿为主。

药用：浮萍、桂枝、生麻黄、桑叶、桑白皮、生附片、川芎、桃仁、红花、赤芍、益母草、六月雪、土茯苓、苦参、荔枝草、白鲜皮。

（2）操作方法：治疗需在特定的浴室中进行，要求室内通风。保温、防滑，并配有加热及水温控制系统，备有急救药品和氧气。将以上处方中药物置入约5000ml水中，煎煮半小时，过滤取汁，再将药汁置入消毒后的浴盆或浴缸里，加入适量温水，水量以能使患者全身浸入为宜，水温在40℃～42℃。药浴前测体温、呼吸、心率、血压、体重。药浴时，患者除头颈部外全部浸没于浴液中，每次泡浴15～30分钟，并不断揉搓或用浴球轻柔擦洗全身皮肤，使周身汗出。洗浴时要注意保暖，避免受风寒，切勿用肥皂等物，需要时可在治疗前先清洁洗浴。每周药浴2次，2个月为1个疗程，同时根据患者不同的治疗目的及耐受程度，适当调整温度及疗程。若水肿较重，可将温度上调到能适应并出汗程度。药浴完毕，勿用清水冲洗，只用毛巾拭干皮肤即可。

3. 药浴时监护

（1）所有器械严格消毒，患者互相隔离，以防止可能发生的交叉感染。

（2）药浴治疗不宜在空腹及饭后半小时内进行。一般情况下，伴有心脑缺血性疾病、心功能不全、容量缺失、低血压、急性感染、有出血倾向，以及有皮肤溃破或年老体弱者不可药浴。必要时应在医护人员的严密监督下接受治疗。

（3）在首次药浴治疗时，应告知患者药浴治疗原理，具体操作过程，可能出现的反应，并要求患者在治疗过程中出现任何不适及时提出。在药浴过程中定时检测体温、呼吸、心率、血压，并注意观察患者神色形态变化，主动询问患者有无头晕、心悸、胸闷等不适，及时对症处理。

（4）适度调节水温，开始时可从38℃开始，让患者逐步适应。在对症处理不适反应时，可将水温下调1℃～2℃，注意把握出汗的程度，如出汗过多应适量饮水或补液以防虚脱。

（5）药浴治疗结束后，患者多有疲乏的感觉，应嘱患者平卧，稍事休息，恢复体力，防止治疗后突然站立，发生直立性低血压。

4. 药浴对肾脏疾病的疗效分析

药浴疗法是以一定浓度和容量的中药煎液，通过加热沐浴，用以宣泄腠理、发汗祛邪、疏通气血的治疗方法。中药热水药浴，可利用药物、水的温和沐浴以清洗皮肤，分泌汗液，冲刷汗孔，促使汗腺充分发挥其排泄功能，使体内多余水分及因肾衰竭而蓄积的代谢废物增加排泄，水肿及血中毒素随汗泄而降低，从而缓解肾脏疾病的临床症状。

皮肤瘙痒是肾功能不全患者的常见症状，虽经抗组胺药物等治疗及用血液透析和滤过，瘙痒症状仍难缓解。肾脏疾病的皮肤瘙痒，其最常见的原因有尿素刺激、甲状旁腺功能亢进、钙磷沉积、皮肤干燥等，药浴治疗可促使汗腺活动增加，汗液分泌增多，部分汗腺、皮脂腺的功能恢复；同时，增多的汗液冲刷带走了积蓄在皮肤的尿毒素和钙磷沉积物；另外，中药的泄浊、祛风、活血、止痒作用也藉温热水浴而更好发挥。因此，药浴疗法可取得其他疗法所不能比拟的止痒作用。

高血压是肾脏疾病的常见症状，也是肾脏功能逐渐损害的因素之一，控制血压在肾脏疾病的治疗中有重要意义。中药药浴疗法通过宣泄发汗，增加水及钠的排泄，对容量依赖性高血压具有较好的治疗作用。药浴中所用疏通气血的中药可发挥通调血脉的作用，在温热的物理刺激下，使血管扩张，血液循环通畅，缩血管物质的生物活性降低，微循环改善，不仅产生降血压作用，也可促进损伤组织的修复。

5. 常用药浴方介绍

（1）用中药泡足“浴汗”治疗慢性肾衰竭（CRF）。药用川椒、红花、苍术、防风、羌活、独活、麻黄、桂枝、细辛、艾叶各25g煮沸后泡足，每次40分钟，使患者周身汗出（中国医药学报，1989，（3）：45）。

（2）将麻黄、桂枝、细辛、羌活、独活、白术、红花各30g，加水煮沸后20分钟，药浴，每次30分钟，使患者汗出［实用中医内科杂志，1991，（1）：35］。

（3）用中药药浴治疗CRF。药用麻黄、桂枝、细辛、附子各20g，羌活、防风、当归各45g，益母草60g。先用煎煮后的药液熏蒸，再沐浴，时间以患者舒适为度，每日2次，1周为1个疗程［浙江中医杂志，1994，（3）：134］。

（4）用肾衰水浴方浸泡治疗CRF。肾衰水浴方组成：浮萍、桂枝、桑叶、桑白皮、生附片、川芎、桃仁、红花、赤芍、益母草、六月雪、土茯苓、苦参及白鲜皮。浓煎后加水浸泡，每次15～30分钟（中医临床肾脏病学，上海科学技术文献出版社，1997）。

（5）采用皮肤外洗治疗CRF。皮肤外洗方为：生麻黄、桂枝、红花、皂刺各15g，水煎至500ml，皮肤外洗。每日2次，15天为1个疗程［陕西中医，1996，（4）：147］。

（6）用中药药浴治疗CRF。药浴方：麻黄、桂枝、炙甘草、川椒、红花、苍术、艾叶各20g，加水煎煮洗浴，每日1次［中医杂志，1997，（5）：289］。

（7）用“开腠泻浊散”药浴治疗CRF。开腠泻浊散组成：麻黄、川桂枝、细辛、白芷、一口钟、羌活、独活、藿香、苍术、大黄、苦参、净蝉衣、地肤子、红花、当归、金银花、野菊花、肉苁蓉、黄芪等。将药置入约5000ml水中，煎煮半小时，取汁置入浴缸里，加入温水，泡浴。每次时间应控制在30分钟以内，每周6次［湖北中医杂志，1999，21（2）：70］。

（8）中药浴治疗CRF。肾浴汤药用麻黄、细辛各15g，苏叶30g，桂枝、连翘、木瓜、红花、当归、黄芪、地肤子、大黄、淫羊藿各50g，土茯苓100g。上药研末装袋，将药末连同药袋一并置入约5000ml水中煎煮30分钟，取汁。将肾浴汤药汁置入消毒后的浴缸里，加入适量温水（一般50L左右），水量以使患者全身浸入为准（头露出水面），水温40℃～42℃，每周洗浴6次，每次用药1袋，每次泡浴40分钟。首次治疗时间为20分钟，以后逐次增加10分钟，至40分钟为止［微循环学杂志，2004，14（3）：60］。

（9）中药药浴治疗尿毒症皮肤瘙痒症。中药药浴方由大黄、皂角刺各100g，白芷、蝉衣各50g，地肤子100g组成，煎浓汁2000ml倒入50000ml温水浴缸，头外露浸泡30分钟，每日1次［浙江中西医结合杂志，2004，14（1）：50］。

（10）中药皮肤渗透治疗CRF。在口服西医常规治疗药物及中药的基础上进行皮肤透析。皮肤透析液制备：麻黄、桂枝、生姜提取水提物及挥发油成分，制成中药皮肤透析液。先用皮肤透析液浸泡10分钟（水温36.5℃～37.5℃），再进蒸汽浴室5分钟，而后按此重复1次。每日1次，1个月为1个疗程［现代中西医结合杂志，2004，13（5）：630］。

三、中药灌肠与结肠透析疗法

中药灌肠法是将中药药液从肛门灌入或点滴入大肠，以治疗疾病的一种疗法。早在东汉时期，张仲景在《伤寒杂病论》中记载了蜜煎导法、猪胆汁导法，开创了中医直肠给药的先河。唐代以后各代医家沿用和发展了这一给药方法，但主要仍适用于便秘患者的润肠通便。而在近代已出现了用中药灌肠治疗大便不通、肠道寄生虫病、溃疡病、肛门局部病证等。20世纪70年代以后，这一疗法的应用日趋广泛。它不仅可广泛应用于临床各科数百种常见病证的治疗，更因其给药方法不受患者吞咽功能和上消化道的影响，吸收快、药效发挥迅速，而成为一种中医药常用的治疗手段。特别是中药灌肠治疗慢性肾衰竭，可使尿毒素通过肠道而增加排泄，在肾病领域中具有不可替代的作用，极大地发挥了中医保守治疗尿毒症的优势及特色。

慢性肾衰竭的中医药灌肠治疗是对无法进行定期血透、腹透或肾移植的补充疗法，但其适应证为Scr＜707μmol/L，如Scr＞707μmol/L则疗效欠佳，需进行肾脏替代治疗。随着医疗技术、医疗器械的不断发展，灌肠疗法目前已有机器操作代替人工操作的方式，洗肠机的问世为中医药灌肠治疗肾脏疾病增添了新的治疗手段，甚至被称为“结肠透析”而在慢性肾衰竭的治疗中占有重要地位。

1. 作用机制

（1）通过增加大便量，减少毒素生成，促进毒素排出：CRF患者体内有200余种物质的水平高于正常人，其中有些物质具有毒性作用，这些具有毒性作用的物质（尿毒症毒素）在体内的积聚，是引起尿毒症症状及加速肾功能恶化的主要原因，入血后成为肠源性毒素，生理状态下从肾脏排泄，肾功能受损后可在血液中蓄积，成为尿毒症毒素的重要组成部分。另一方面，人体中某些毒素可通过肠道排泄，又可经肠肝循环再次吸收入血。如尿素为正常人体中蛋白质的代谢产物，生理状态下75%从肾脏排泄，25%进入肠道，由肠道排出，其中又有一部分在结肠中被细菌酶水解，产生氨从门脉吸收，在肝中重新合成尿素。研究表明CRF时，肠道功能紊乱、菌群失调，可使某些肠源性毒素增加，同时肠道可代偿性地发挥排泌功能，增加对某些毒素的排泄，据统计尿毒症患者肠道每日排出尿素70g，肌酐2.5g，尿酸2.5g，磷2g，其中尿素的排出量可从正常总量的25%上升至80%，明显多于尿液排出量。应用泻下药物为主的中药灌肠，通过促进排便治疗CRF，研究证实能降低CRF血中尿素、肌酐、中分子物质（MMS）等毒素水平。因此，中药肛门途径治疗 CRF 的机制之一为利用肠道的排泌功能，通过刺激肠蠕动及肠道分泌，增加大便量，减少食物残渣在肠道停留时间，减少肠肝循环，促进肠道代谢功能，从而达到减少肠源性毒素的生成，增加其排泄，降低体内毒素水平的目的。

(2) *利用肠道半透膜特性，通过中医结肠透析清除毒素*：结肠是胃肠道的一部分，具有半透膜性质，现代中医利用这一特性，在中药肛门途径治疗中加入煅牡蛎、龙骨等含钙质药物，认为可使灌肠液成为高渗液，同时补充 CRF 患者所需钙质，而具有结肠透析的作用。在此基础上，有人利用现代技术和材料，应用结肠透析治疗机将腹透液或血透液等高渗液体和（或）中药配制的新透析液快速、循环的通过肛门注入结肠，认为可通过增加透析面积及渗透压差，临床研究证实具有一定疗效，特别是对血钾、尿酸等毒素的清除显示了一定优势。

(3) *利用肠道吸收功能，通过肠道途径应用中药作用于全身*：现代医学也证明结肠、直肠具有吸收功能，且肠道用药可避免肝脏的首过效应，保证有效血药浓度，另外对消化功能影响不大，患者容易耐受。为现代中医采用灌肠、肛滴、塞肛等肠道途径应用大黄等中药治疗 CRF 奠定了理论基础，临床研究也证实具有疗效。

(4) *改善肠道微生态，减少肠源性毒素产生*：研究表明，许多尿毒症毒素的产生和分解与肠道菌群有着密切的关系，CRF 患者存在明显肠道微生态的变化，主要表现为以大肠杆菌为代表的需氧菌群的过度增生和以双歧杆菌为代表的厌氧菌群的明显减少。这种肠道微生态的失衡可增加肠源性毒素的产生，促进尿素等毒素的肠肝循环，减少经肠道外排的毒素量，同时又必然诱发或加重肠道功能紊乱，干扰患者营养物质的代谢和吸收，加重原有的代谢失衡，从而形成恶性循环。中药的通便作用，有利于减轻蛋白质等食物残渣在肠腔内潴留，抑制肠道菌群的生长，减少肠源性毒素的产生可能为其作用机制之一。另外，在中药肛门途径治疗 CRF 时常根据中医解毒、化毒、扶正祛邪等理论，应用大黄、蒲公英、土茯苓、六月雪等清热解毒药物及黄芪、首乌等扶正药物，而现代研究进展证实这些药物都具有一定直接和（或）通过增强免疫间接的抗菌、抑菌作用。

(5) *保护肠道黏膜，防治肠源性内毒素血症*：肠道具有一个高效选择性屏障系统，包括正常细菌组成的生物屏障；完整的肠黏膜上皮、上皮间紧密连接等构成的机械屏障；肠上皮内淋巴细胞、固有层淋巴细胞等形成的免疫屏障。研究证实：CRF 时因肠道菌群失调、毒素刺激及缺血缺氧，往往存在肠黏膜屏障功能受损和肠源性内毒素血症，而后者可通过激活单核巨噬细胞系统介导一系列肾损害反应，促进及加重 CRF。有报道应用以大黄为主的中药肠道途径治疗与肠源性内毒素血症相关的多脏器功能衰竭等急重疾病。

2. 优势特点

(1) 能够符合辨证论治要求，可将辨证所选方药，注入直肠，直达病所或经吸收后再布散于全身，以发挥整体的治疗作用。

(2) 有利于保持药物性能和疗效的提高，直肠给药吸收与口服给药吸收总量的比值是15，与静脉给药吸收的总量无区别，直肠给药的生物利用度较口服给药增加 100%。中药直肠给药能加速奏效时间，提高疗效，且药物吸收部分不通过肝脏而直接进入血液循环，可防止或减少药物在肝脏中发生化学变化而改变药物性能，同时也可减少药物对肝脏的毒性和副作用。

（3）弥补了口服给药的不足，缓和了因药物格拒或吞咽困难等不能下咽的局限，增加了医疗手段。

（4）直肠给药比口服药物吸收更快、吸收更有规律，治疗作用维持时间长，疗效也更可靠，并且灌肠疗法简便易行，无并发症。

3. 适应证

早中期的慢性肾衰竭；不适宜做血液透析、腹膜透析的患者；在血液透析、腹膜透析、肾移植尚未普及的基层社区医院、农村等地，该疗法因操作简单、价格低廉、副作用小、无创等优点而更具实用价值。

4. 禁忌证

严重痔疮、巨结肠、肛瘘、人工肛门、先天性直肠狭窄者；直肠癌、结肠癌；心肺功能衰竭，严重高血压及动脉病；下消化道近期手术、疝气；严重肛管黏膜炎症、胃肠穿孔出血等急腹症；对中药灌肠、结肠透析有不良反应者；神志异常或精神病，不能合作者。妊娠慎用或忌用。

5. 操作方法

（1）中药保留灌肠法：保留灌入药液，从而起到治疗作用。其具体操作如下。

①让患者排便，或用清水灌肠，以利于药物吸收。

②将灌肠筒依次接上橡皮管（上附开关夹）、玻璃接管和橡皮肛管。如用硬橡皮管头时可不用玻璃接管，而将硬橡皮管头直接接在橡皮管上即可。

③扭紧开关夹，将所用中药药液倒入灌肠筒内。

④患者取左侧卧位，或俯卧位，双膝屈曲。臀部垫以治疗巾，露出肛门。臀部可略微抬高，以利保留药液。

⑤在肛管头上涂抹润滑油，然后扭松开关头，放出管内温度较低的液体并排除管内空气。用手腕试灌肠筒内液体温度，如感觉微温（药温以39℃～42℃为宜）即可捏紧肛管，轻缓地插入肛门内10～15cm，漏斗的高低要与臀部平齐而略高，使药液慢慢地灌入肠内。

⑥药液流完后，立即捏紧导管，取下漏斗，稍停一下然后慢慢将肛管从肛门内抽出并用纸包裹。

⑦嘱患者留住灌入药液，不要随即排出，必要时可用便纸压肛门数分钟，以助患者保留药液，每次保留药液时间要在30分钟以上。

⑧每次灌入的药液量要因人而异，成人为200～300ml，小儿按年龄酌减。1岁以内用15～30ml，1～3岁用30～60ml，3岁以上用60～100ml，每日1～2次，一般7～10天为1个疗程，如病情需要，中间休息3天后，再进行下一疗程。

（2）中药直肠点滴法：中药直肠点滴法是以类似点滴输液的方式将中药煎剂或中成药

液体制剂由肛门注入直肠的一种方法。实际上是中药保留灌肠法的一种改良用法。它较一般保留灌肠法患者不适感轻，注入药液量大，便于保留和吸收。其具体操作如下。

①设备：和一般静脉输液的设备相同，唯针头换成导尿管。

②药物制备：药物制成液体，纱布过滤，装入滴瓶中，调节药液温度在42℃。

③嘱患者排便，或用清水灌肠，以利药物吸收。

④患者取左侧卧位为好，也可仰卧、俯卧或右侧卧位，垫高臀部10cm。

⑤排出输液管中空气，选用12～16号导尿管，并在前端涂以润滑油，插入肛门内一定深度，成人10～20cm，小儿5～15cm，胶布固定，开始点滴。

⑥根据病情调节滴速，以30～70滴/分为宜。

⑦点滴结束后，拔出导尿管，静卧10分钟，即可随意活动。

⑧每次点滴入药量成人300～400ml，小儿酌减。每日1～2次。

（3）结肠透析机器法：机器法借助计算机控制可实现对结肠透析液的自动灌注和排泄，并对其温度、流量、压力自动控制和监测，实现了智能化的操作，提高操作的方便性、安全性的可靠性。与传统的保留灌肠法比较，机器法进行结肠透析治疗时，治疗效果与结肠透析液灌注的深度和面积、透析时间、灌排量、温度、压力等参数密切相关。配套连接的结肠透析导管也是治疗的重要部件，目前临床应用的主要有两种类型：单腔插肛器、双腔套管探头，均要求为一次性消毒或无菌耗材。

以JS－308型电子结肠透析机为例，操作步骤主要包括结肠清洗、结肠透析、中药保留灌肠三部分，具体操作如下。

①接通电源，启动电子结肠透析机。

②选择结肠清洗程序，开启自动供水、加热、自动恒温，水箱水温为37℃～40℃。

③插特制肛管：患者左侧卧位，特制肛管外涂石蜡油，轻轻插入肛门7～10cm，拔除内栓（内栓插入时起引导作用），外套管接排污管，外套管侧管接进液管。

④结肠清洗：根据患者耐受程度，每次从水箱中泵水500～1000ml，经肛管外套管侧管进入肠道行结肠清洗（清洗后污水经排污管排至污物箱），直至清洗液透明无粪便为止。

⑤排空水箱中剩余清洗用水，将1.5%结肠透析液5L倒入水箱，加热、自动恒温37℃～40℃。

⑥结肠透析：选择结肠透析程序，根据患者耐受程度，每次从水箱中泵取透析液800～1200ml，经肛管外套管侧管进入结肠，每次保留10分钟左右，直至透析液用完为止。

⑦拔出肛管，换插一次性导尿管，插入深度为10～15cm，外接进液管。

⑧中药保留灌肠：将中药保留灌肠液150～200ml倒入透析机的中药杯中。选择保留灌肠程序，将中药一次性注入肠道，拔除一次性导尿管，令患者返回病房休息，尽量长时间保留灌肠液。

⑨关闭结肠透析机，开启结肠透析机紫外线消毒开关，对机器消毒5分钟以上。

6. 中药灌肠疗法的注意事项

（1）妊娠患者慎用。

（2）插入肛门的硬橡皮管头或橡皮肛管要煮沸消毒。

（3）要根据病情、年龄和辨证施治精神，来确定所用药物、灌肠疗法、药量的多少、灌肠次数及疗程。

（4）插肛管时动作宜轻缓，以免损伤黏膜。

（5）灌肠的药温、时间、速度要因人、因证而异。

7. 结肠透析液的配制

结肠透析液配制原则上可参照腹膜透析液、血液透析液的基础配方进行设计，透析液的离子浓度、pH 值及渗透压是液体配制的主要检测指标。

（1）目前常用的透析液中的成分均能通过结肠半透膜，主要成分有钾、钠、钙、镁、氯和碱性基团等。透析液的离子浓度可根据患者血生化的结果调整。

（2）透析液的酸碱度应根据患者血二氧化碳结合力的水平进行调整。透析液的 pH 值如能略高于血液 pH 值，则可纠正酸中毒。

（3）由于肾病患者血中尿毒素的蓄积，透析液的渗透压需略高于血浆渗透压。

（4）透析液需使用净化水配制，不能含有细菌、致热原和其他杂质。

根据患者的并发症，可考虑在结肠透析液中加入适量的配合性药物。如糖尿病患者在结肠透析液中加适量胰岛素可控制血糖；添加易于肠道吸收的葡萄糖或氨基酸，改善患者的营养状况；腹痛患者可加入适量的普鲁卡因等。

8. 肾脏疾病常用的灌肠治疗方药

（1）肾盂肾炎：自拟通淋消炎合剂：蒲公英、金银花、白花蛇舌草、白头翁、车前草、金钱草、白茅根、马齿苋、益母草、苦参、重楼、丹皮［山东中医杂志，1997，(6)：258］。

（2）急性肾衰竭：复方黄丹液：生大黄、丹参、川芎、黄芪［吉林中医药，1997，(2)：22］。

（3）慢性肾衰竭：在慢性肾衰竭的中医治疗中，灌肠疗法常作为一个主要的治疗手段，在各地所介绍的灌肠治疗慢性肾衰的处方中几乎皆以大黄为主要药物，其常见的配伍用药如下：

①配伍清热解毒药：蒲公英、金银花、六月雪、青黛、土茯苓、白花蛇舌草、野菊花。

②配伍清热燥湿药：黄柏、黄芩、栀子、黄连、白头翁。

③配伍清热凉血药：槐花、槐角、地榆、白茅根、牡丹皮、赤芍。

④配伍活血化瘀药：丹参、益母草、红花、泽兰、桃仁。

⑤配伍温阳之品：附子、肉桂。

⑥配伍固涩之品：牡蛎、龙骨、赤石脂。

⑦配伍益气健脾之品：黄芪、党参、甘草、白术。

⑧配伍攻下之品：芒硝、玄明粉、皂荚。

四、中药分阶段治疗法

1. 肾功能正常阶段

肾脏疾病在肾功能正常时的临床表现主要为水肿、血尿、蛋白尿、高血压等，并且在一定的时期内其临床表现以某一症状为主，或经过治疗后一部分症状得到控制，而另一部分症状则相对突出，中医辨证治疗系根据不同阶段患者的主要临床表现进行辨证诊治，取得较好的近、远期疗效。

（1）水肿阶段：肾性水肿是肾脏疾病最常见的临床症状，也常是患者就医的最初原因。肾性水肿初起时以眼睑部或面部最为显著，然后才扩散到全身，轻者仅见眼睑或面部浮肿，下肢胫前区凹陷性水肿，重者全身浮肿，伴见胸水或（和）腹水。

对于肾性水肿，在辨证上应注意以下要点：①辨阳水和阴水。阳水起病急骤，水肿较重，常面目先肿，然后发展到全身，皮色光亮而薄，按之凹陷易于恢复；阴水起病缓慢，水肿较轻，常晨起面肿，入暮肿重，皮色㿠白、萎黄，甚则晦暗，按之凹陷不易起。②辨实肿和虚肿。实肿以邪实为主，多见于青少年患者，常伴有风、湿或湿热、湿毒等六淫症状；虚肿以本虚为主，多见于中老年患者，常伴有肺、脾、肾或肝、心等虚损症状。③分清病因和病位。水肿头面为主，恶风头痛者，多属风；水肿下肢为主，纳呆身重者，多属湿；水肿而伴有咽痛溲赤者，多属热；因疮疡、猩红赤斑而致水肿者，多有湿毒。若水肿较甚咳喘气急，不能平卧者，病变部位多在肺；水肿日久，纳食不佳，四肢无力，苔腻身重者，病变部位多在脾；水肿反复，腰膝酸软，耳鸣神疲者，病变部位多在肾；水肿不甚，头晕目花，易怒舌红，病变多在肝。④辨别转归。一般来说，病在肺，在标，较浅；病在肾，在本，较重；病在脾，在枢，不可失治。水肿反复，阴阳气血日渐耗伤，可导致重症。若脾肾虚损日重，损及肝、心、胃、肠、脑等，则病情恶化。水肿的预后，水肿面色黧黑，口中有尿味者难治；水气凌心犯肺，咳喘不能平卧者难治；水气犯胃侵肠动血者难治。

对于水肿的治则，在《内经》首先提出攻逐、发汗、利小便三大法则。后世在此基础上又建立了攻逐、活血、行气、益气、通阳、健脾、益肾等法。以上治疗原则在具体应用时，或一法独进，或数法合施，或先补后攻，或先攻后补，或攻补兼施，或补而不攻，须视疾病的轻重和需要而灵活选择应用，不可固执一法。

（2）血尿阶段：血尿的证情复杂，可以出现在肾脏疾病的发病初期，也可以是经过治疗后其他症状已退，但血尿仍存在。不少患者初起以肉眼血尿为主诉而就诊，也有经体检发现镜下血尿而求治。肾脏疾病伴有血尿及高血压者，病情较重，预后和治疗效果常不是很理想。因此，对于血尿为主的肾脏疾病患者须引起足够的重视，延长治疗疗程，以免肾功能进行性损害，并在诊断中积极排除肿瘤所致血尿。

肾性血尿的病情有寒热虚实的不同，病位有表里、气血、脏腑的区别，病情有轻重缓急的差异。临床上首先应辨明外感内伤及虚证实证。凡因风热犯肺、膀胱热结、火毒迫血所致属外感；而心肝火旺、阴虚火旺、脾肾不足、瘀血内阻属于内伤。外感以实证为主；内伤以虚证为主。实证多为尿血鲜红、紫红、或暗红有块、量多，发病急、病程短；虚证多见尿血淡红、量少、发病缓、病程长，暴脱而尿血量多者。实证和虚证虽各有其不同的病因病理，但在疾病发展变化的过程中，又常发生实证向虚证的转化。

血尿的治疗与其他出血病证不同，应重视血尿同时兼夹的病证，不能一味只求止血。治疗血尿应以辨证为主，并结合肾与膀胱的生理病理以水湿为特点，根据“水道之血宜利”的原则，合理地选用凉血止血、收敛止血、化瘀止血等药物。若因血尿而过用止涩之剂，促使瘀血留滞影响尿液的生成和排泄，可以出现癃闭重症。对于止血类中药在肾性血尿中的运用，一般血尿初期在辨证基础上常选用收敛止血或凉血止血药，常选仙鹤草、紫珠草、血余炭、藕节炭、大蓟、小蓟、槐花、白茅根、苎麻根。血尿中后期在辨证基础上常选用化瘀止血药，如参三七、景天三七、生蒲黄、茜草根、琥珀。

(3) *高血压阶段*：肾性高血压是肾实质性疾患所引起的一种病理变化，临床常在原发病症状的基础上出现头痛、眩晕等症状，肾脏疾病患者血压的升高不但加重了患者的临床症状，并且进一步加剧肾功能恶化的进展，积极的控制血压，可明显改善及缓解其一切临床症状，有利于减缓甚至纠正肾衰竭的进展。

肾性高血压的中医辨证以阴虚为主要表现，也可出现阴虚阳亢之证，但其发生发展的过程中始终存在肾病病理因素“水湿”和“瘀血”的见症，属本虚标实之证。本虚，初起表现为肾阴虚，逐渐发展为肾阳虚；标实，轻者表现为风水相搏，重者阳虚水泛、痰浊瘀阻。

肾性高血压的中医治疗不外乎调整阴阳，补虚泻实。在调整阴阳来说，以填补真阴为主。从补虚泻实来看，虚者以精气虚居多，精虚者，滋补肾阴，填精生髓；气虚者，调补脾胃，益气生血。实证又以水停血瘀或浊毒内蕴，清阳被蒙为常见，治宜通阳化气，利水祛浊。另外，降压西药与中医药的合理配伍，能综合二者之长处，中药降压，起效稍慢，显效率不高；西药降压，特别是长期用药时，副作用常较明显。因此，西药治疗肾性高血压的优点在于降压，中药治疗肾性高血压的优点在于改善症状，减少西药的副作用。同时，在辨证治疗过程中也可加用某些具有降压作用的中药，以图起到协同降压的作用，常重用夏枯草、钩藤、黄芩、丹参、赤芍、益母草、石决明、煅牡蛎等。

(4) *蛋白尿阶段*：蛋白尿是肾脏疾病最主要的临床表现，也是伴随肾小球疾病始终的病理变化。人体中的蛋白质属中医所说的精微。精微的丧失是因外邪侵袭、脏腑功能失调所致，再由病理产物湿瘀的作用，使蛋白质的丧失加重。其中脾不摄精、清气下陷和肾不藏精、精气下泄是蛋白尿产生的直接机制，因此脾肾功能失调是产生蛋白尿的基本病机，但风邪、湿热（毒）邪、瘀血等因素在蛋白尿的发生及病情加重的过程中有重要影响，直接关系着病程的进展及病情的预后。

蛋白尿的形成机制常是气血阴阳虚损、脏腑功能失调、病邪干扰交织在一起，表现为正虚邪实、虚实夹杂的证候。蛋白尿的多少不一定能完全反映肾脏病变的严重程度，当蛋白尿由多变少时，多数反映肾脏病变有所改善；但也有少部分可能是由于大量肾小球纤维化，滤过的蛋白质减少，肾功能日趋恶化，病情加重的表现。因此，判断肾脏疾病损害的轻重，不能只凭蛋白尿来衡量。治疗肾性蛋白尿，必须树立整体观念，首先要辨明引起脾肾脏腑功能失调的各种原因，然后针对这些因素治疗。其次要注意把握好扶正与祛邪的关系，当患者邪盛时，治应祛邪为先，在患者虚多邪少之时，治疗以补虚固本为主，同时应注意避免使用损害肾功能的药物。对于顽固性蛋白尿，常加用雷公藤制剂、昆明山海棠、火把花根片等。

蛋白尿的治疗应根据原发病及肾功能情况，采取不同的治疗方法。在肾功能正常时，积极降低尿蛋白含量，减轻长期大量蛋白尿对肾脏的损害。如肾功能不全时，则应以保护肾功能为主，防止因用药不当而加重肾损害的进展。对于选择性蛋白尿，尿 C_3 阴性者以中医中药为主治疗；非选择性蛋白尿，尿 C_3 阳性者，应采用中西医结合治疗，并根据证情，中西医有所侧重以提高疗效。

2. 急性肾衰分三期论治

急性肾衰竭的临床分期常根据其尿量的变化分为少尿期、多尿期和恢复期 3 期。目前由于透析治疗的介入，尿量变化已没有明显特征，有人将其分为早期、中期、恢复期。根据肾衰竭不同阶段进行有针对性的分期治疗是提高疗效的一个重要手段。中医学认为急性肾衰的病程经过有少尿期、多尿期和恢复期之演变规律，病程演变宜抓其本质，正邪相搏是其病机发展变化的本质。一般辨证为少尿期邪实证属多，而正虚邪实夹杂者亦不鲜见；多尿期则邪气渐退，而正气亦衰；恢复期则以脏腑虚损，气血亏耗为主。因此，急性肾衰在病程发展的不同阶段，正虚与邪实不同，辨证治疗也相应地有所区别。

（1）少尿期

①宣肺利水法：适应证为邪郁肺卫，水失通调，临床症见面目浮肿，小便短少，时有咳嗽咯痰，舌淡苔薄白，脉滑数。方选清肺饮加减，药用桑白皮、黄芩、山栀子、杏仁、紫菀、桔梗、天门冬、茯苓、车前子。

②化瘀利水法：适应证为瘀热相搏，阻遏膀胱，临床症见尿解而不多，色红如血或如酱汁，面浮足肿，肌肤红斑紫赤，舌紫暗或边有瘀紫，脉小弦或细涩。方选琥珀散加减，药用琥珀、没药、生蒲黄、海金沙、滑石、通草、黑白丑、带皮槟榔等。

③降逆泄浊法：适应证为尿毒犯胃，升降逆乱，临床症见恶心呕吐、厌食，甚至呃逆连连，口有尿味，舌苔浊腻微黄，脉滑数。方选温脾汤加减，药用附子、大黄、土茯苓、黄连、法半夏、茯苓、竹茹等。

（2）多尿期

①益气养阴法：适应证为肺肾气阴两虚，气不摄水，临床症见口干少津，饮一溲二，虚烦不寐，耳鸣腰酸，舌红少苔，脉细数。方选参麦地黄汤，药用人参、麦冬、生地、山

茱萸、山药、茯苓、五味子、泽泻、丹皮等。

②温补肾阳法：适应证为脾肾阳虚，统摄无权，临床症见形神困顿，腹胀泛恶，饮一溲二，声息低微，四末欠温，舌体胖，苔薄滑，脉沉微。方选金匮肾气丸加减，药用附子、肉桂、地黄、山茱萸、山药、益智仁、茯苓、泽泻、丹皮、乌药等。

(3) 恢复期

①滋养肝肾法：适应证为精血耗伤，肝肾失充，临床症见耳鸣眩晕，两目干涩，腰膝酸软，舌质红，苔薄有裂纹，脉弦细。方选阿胶鸡子黄汤加减，药用生地、阿胶、女贞子、白芍、菊花、生牡蛎、鸡子黄、童便等。

②温补脾肾法：适应证为气阳衰微，脾肾失养，临床症见神疲乏力，食少便溏，面色㿠白，四末欠温，舌淡白而边有齿痕，苔薄润脉沉细。方选景岳四味散加减，药用党参、附子、干姜、白术、茯苓、薏苡仁、乌梅炭、甘草等。

3. 慢性肾衰分5期治疗

慢性肾衰竭是肾脏疾病至终末期的临床病理表现，是一个慢性渐进性的病理损害过程。目前将其分为肾功能代偿期、失代偿期、肾衰竭期、尿毒症期等4期，其中每期的临床表现各有所侧重。对于慢性肾衰竭，早、中期多以脾肾气虚或肝肾气阴两虚为主，晚期则浊毒内蕴而累及多脏，为因实致虚，治疗也有扶正与逐邪的相互配伍的侧重不同。而对于已使用透析替代治疗的患者，其泄浊的功能已有替代，中医治疗当以提高生存质量、延长生命为主。治疗重点应保脾肾先后天之本，遵照保得一分胃气，便存一分生机的治病原则，法选健脾和胃，化湿助运，以后天补先天，总体调理脏腑阴阳气血。

(1) 肾功能代偿期

①健脾温肾法：适应证为脾肾阳虚证，临床症见面色㿠白，神疲乏力，纳少便溏，畏寒肢冷，腰膝酸痛，夜尿清长，阳痿，舌胖质淡，边有齿痕，苔薄，脉细或沉迟。方选四君子汤加减，药用黄芪、人参、白术、茯苓、甘草、熟地、淫羊藿、枸杞子、山药、山茱萸、炮姜等。

②滋阴潜阳法：适应证为肝肾阴虚证，临床症见五心烦热，头晕头痛，颧红目涩，耳鸣耳聋，口干咽燥，腰膝酸软，失眠多梦，舌红少苔，脉细弦数。方选麦味地黄丸加减，药用生地、枸杞子、山药、山茱萸、麦门冬、五味子、白芍、当归、丹参、生龙骨、生牡蛎等。

(2) 肾功能失代偿期

①调补阴阳法：适应证为阴阳两虚证，临床症见浮肿，畏寒肢冷，面色晦滞黧黑，便溏或便闭，夜尿清长或尿少色黄，手足心热，失眠盗汗，舌淡胖而少津，边有齿痕，脉细或数。方选济生肾气丸加减，药用附子、淫羊藿、熟地、山药、山茱萸、枸杞子、何首乌、牛膝、车前子等。

②温中降浊法：适应证为湿浊中阻证，临床症见少气乏力，恶心呕吐，厌食腹胀，全身水肿，尿少便溏，舌体胖大色淡苔腻，脉濡细。方选二陈汤加减，药用人参、茯苓、陈

皮、生姜、吴茱萸、半夏、厚朴、木香、生甘草等。

(3) 肾衰竭期

①通腑泄浊法：适应证为湿浊上泛证，临床症见神疲乏力，恶心干呕或呕吐频作，纳呆便秘，小便量少或夜尿清长，舌红苔黄腻，脉弦数。方选温脾汤加减，药用人参、茯苓、甘草、附子、大黄、生姜、法半夏、陈皮、黄连、枳实、竹茹等。

②化气行水法：适应证为水气上凌证，临床症见遍体浮肿，小便量少，心悸阵作，胸闷气促，舌紫暗苔白滑，脉沉微而数。方选五苓散加减，药用桂枝、干姜、白术、茯苓、白芍、泽泻、猪苓、泽兰、车前子等。

(4) 尿毒症期

①涤痰降浊法：适应证为痰浊蒙窍证，临床症见面色垢滞，神志痴呆，语言错乱或不清，甚则昏迷，恶心呕吐，痰声辘辘，舌苔白腻或灰腻，脉沉滑。方选涤痰汤加减，药用制半夏、橘红、人参、茯苓、生甘草、川黄连、枳实、淡竹茹、石菖蒲、生姜、制南星等。

②息风潜阳法：适应证为阴虚动风证，临床症见昏厥不语，甚则直视遗溺，头独摇甚或两手发痉，状如惊痫，舌苔厚浊间有黑点，舌质淡红，脉细数。方选陈氏夺命饮加减，药用水牛角、羚羊角片、生地、丹皮、赤芍、甘中黄、玄参、青黛等。

(5) 透析治疗期

①健脾助运法：适应证为脾胃虚弱证，临床症见身倦乏力，食欲不振，时有恶心，腹胀，便溏或便秘，舌淡苔薄，脉细无力。方选六君子汤加减，药用人参、苍术、白术、茯苓、甘草、陈皮、半夏、谷麦芽、焦楂曲、鸡内金等。

②益肾活血法：适应证为肾虚血滞证，临床症见神疲乏力，畏寒喜暖，面色黧黑灰暗，腰膝酸软，劳则气短，舌淡胖苔薄白，脉细弱。方选七味都气丸加减，药用人参、麦冬、生地、山茱萸、黄芪、补骨脂、菟丝子、枸杞子、茯苓、当归、山药等。

肾衰竭分期治疗是对中医辨证论治肾衰竭的补充，也是一种中西医结合治疗经验的总结，具有一定的实用性，尚需不断经过临床检验、归纳，以进一步提高疗效。

五、根据尿液检查选择中药治疗法

对于肾脏疾病的诊治，中医除了注意脏腑辨证和全身情况外，也可以通过对尿液的理化检查进行辨证分析，指导临床用药。

1. 尿液一般检查的辨证施治

(1) 色泽：正常尿呈草黄色。据小便颜色的变化，可以辨识病情和观察病邪进退。在进行尿色泽辨证时，需注意服用某些药物后造成的尿色变化的假象。

①色泽清白：肾脏疾病患者出现小便清白者，为虚寒证，《素问·至真要大论》说："诸病水液，澄澈清冷，皆属于寒。"治疗宜温肾祛寒，方选右归丸或金匮肾气丸，药用附子、肉桂、鹿角胶、杜仲、菟丝子、枸杞子、山茱萸。

②色泽深黄：尿色深黄为脏腑湿热熏蒸所致，常见于肝胆湿热、膀胱湿热、脾胃湿热等。治疗宜清热利湿，方选龙胆泻肝汤、八正散、五苓散，药用车前子、萹蓄、六一散、大黄、山栀、泽泻、茯苓、生地。

③色泽红赤：为络损血溢所致，有因实热、砂石、瘀血及虚热、虚寒引起肾络受伤。治疗宜和络止血，方选小蓟饮子、无比山药丸、茜根散，药用小蓟、生地、藕节、蒲黄、旱莲草、仙鹤草、槐花、阿胶、紫草、茜草根、侧柏叶、山茱萸、菟丝子等。

（2）透明度：新鲜正常尿清澈透明。引起小便混浊的常见原因有湿热和气虚夹湿，如《素问·至真要大论》说："水液混浊，皆属于热"。辨证时需注意在尿量减少或气候寒冷时，常因尿酸盐析出而致尿液变混，但加热后可使其溶解变透明。

①湿热证：属于湿热所致的水液混浊，其小便必黄或黄赤，甚则小便时有灼热感。治宜清热利湿，方选程氏萆薢分清饮，药用萆薢、车前子、茯苓、石菖蒲、黄柏、泽泻、瞿麦、冬葵子。

②气虚夹湿证：如小便混浊不清，静止后有沉渣者属气虚有湿。治宜益气利湿，方选参苓白术散，药用党参、白术、茯苓、薏苡仁、山药、猪苓、车前子、泽泻、生黄芪。

（3）尿量：正常成人24小时尿量平均为1500ml，少于400ml为少尿，超过2500ml为多尿，肾脏疾病常见的临床症状为少尿或小便不利。

少尿：病机为邪气外侵或正气内虚，导致肺、脾、肾气化功能失调，水湿内停，属中医"癃闭"、"关格"、"虚劳"病证范畴。邪气外侵常为风寒、风热、湿毒侵袭；正气内虚常见于肾阳不足、肾阴亏损、肾阴阳俱损。

①风寒证：小便量少，肢体浮肿，恶寒发热，舌苔薄白，脉浮紧。治宜疏风散寒，方选麻黄汤加减，药用麻黄、桂枝、白术、防风、苏叶、浮萍、泽泻、茯苓。

②风热证：小便量少，面肢浮肿，恶寒发热，咽喉红肿，舌质红，脉浮数。治宜散风清热，方选越婢加术汤加减，药用麻黄、石膏、白术、连翘、桔梗、板蓝根、白茅根、茯苓、车前子。

③湿毒证：小便量少，面肢浮肿，皮肤发疮痍，舌质红，苔薄黄，脉浮数或滑数。治宜解毒利湿，方选麻黄连翘赤小豆汤合五味消毒饮加减，药用麻黄、杏仁、桑白皮、连翘、赤小豆、金银花、野菊花、蒲公英、紫花地丁、紫背天葵。

④阳虚证：小便点滴，面色㿠白，畏寒怯弱，腰膝酸冷，舌质淡，苔白，脉沉细而尺弱。治宜温阳利尿，方选济生肾气丸加减，药用肉桂、附子、山茱萸、牛膝、车前子、熟地、山药、泽泻、茯苓。

⑤阴虚证：小便量少，面色少华，腰酸膝软，头晕耳鸣，舌质红，苔薄，脉细数。治宜滋阴利水，方选左归丸加减，药用熟地、山药、山茱萸、枸杞子、牛膝、龟板胶、泽泻、茯苓、冬葵子。

⑥阴阳两虚：小便量少，面色晦暗，神疲乏力，恶心呕吐，舌质淡苔白腻，脉细微。治宜调补阴阳，利湿泄浊，方选温脾汤加减，药用制附子、大黄、黄连、半夏、甘草、泽

泻、竹茹。

小便不利：多由肺脾肾气化功能失调，或湿热阻滞所致。肾小球疾病合并尿路感染，出现尿频、尿急、尿道疼痛、灼热等症，病机多为“肾虚、膀胱热”。肾虚常为气虚、阴虚，膀胱热常为膀胱湿热下注。另外，部分患者还与肝经湿热、疏泄不畅有关。

①气虚证：小便不利，遇劳即发，腰酸膝软，神疲乏力，舌质淡，脉虚弱。治宜补肾益气，方选无比山药丸加减，药用山药、茯苓、泽泻、熟地、山茱萸、巴戟天、菟丝子、牛膝、五味子、蒲公英、白花蛇舌草。

②阴虚证：小便不利，面色潮红，五心烦热，腰酸眩晕，舌质红，苔薄，脉细数。治宜滋阴养肾，方选知柏地黄丸加减，药用知母、黄柏、山茱萸、生地、丹皮、枸杞子、车前草、茯苓、荔枝草、白茅根。

③膀胱湿热证：小便短数，灼热刺痛，溺色黄赤，舌质红，苔黄腻，脉濡数。治宜清热利湿，方选八正散加减，药用萹蓄、瞿麦、车前子、滑石、大黄、山栀、甘草梢、鸭跖草。

④肝经湿热证：小便涩滞，少腹拘急胀痛，口苦呕恶，发热恶寒，舌质红，苔黄腻，脉弦数。治宜疏肝利湿，方选龙胆泻肝汤加减，药用龙胆草、泽泻、车前子、柴胡、生地、黄芩、栀子、六一散。

多尿：常由肾虚气化功能失职，水液不能蒸腾上行，或由于肾虚固摄功能不足所致。治宜温肾固摄，方选缩泉丸加减，药用益智仁、天台乌药、菟丝子、龙骨、牡蛎、党参、黄芪、金樱子、川断、杜仲。

（4）尿比重：正常尿比重范围在1.015～1.025。尿比重增高，多见“阳水”，尿比重降低，多见“阴水”。《丹溪心法》说：“若遍身肿，烦渴，小便赤涩，大便闭，此属阳水……若遍身肿不烦渴，大便溏，小便少，不赤涩，此属阴水。”若尿比重固定在（1.010±0.003），称等渗尿，此属肾气衰竭，阴阳俱损。

①尿比重高：尿液比重增高，伴见尿量减少，肢体浮肿者，治疗宜利水消肿，方选五苓散加减，药用桂枝、白术、茯苓、猪苓、泽泻、桑白皮、大腹皮。

②尿比重低：尿液比重降低，伴见尿量增多，肢体浮肿者，治疗宜补气利水，方选参苓白术散加减，药用党参、白术、山药、薏苡仁、茯苓、白扁豆、砂仁、芡实、菟丝子。

③等渗尿：尿液比重固定不变，夜尿增多，腰酸乏力者，治疗宜补肾益气，方选右归丸加减，药用熟地、山药、山茱萸、杜仲、菟丝子、枸杞子、当归、肉桂。

2. 尿液化学和镜检的辨证施治

尿液常规理化检查结果中，对于蛋白尿、血尿的辨证施治见前文。管型尿、白细胞尿的辨证施治如下。

（1）管型尿：管型尿总由肾气受损，阴精结聚下流所致。常见有透明、颗粒管型、红细胞管型、白细胞管型、蜡样管型等。

①透明、颗粒管型：本证多属于肾气亏虚、湿浊或湿热内留所致，治宜益肾利湿清

热，方选大补元煎、四妙丸加减，药用人参、山药、熟地、杜仲、枸杞子、当归、山茱萸、苍术、黄柏、牛膝、薏苡仁、猫爪草。

②红细胞管型：本证多属于瘀血内阻于肾，治宜活血化瘀通络，方选桃红四物汤加减，药用红花、桃仁、当归、川芎、丹参、大蓟、小蓟、茜草根、白茅根、景天三七、槐花、白茅根、生蒲黄。

③白细胞管型：本证多属于热毒伤肾，治疗宜清热利湿解毒，方选八正散加减，药用瞿麦、萹蓄、栀子、大黄、六一散、白花蛇舌草、鸭跖草、蒲公英、车前草。

④蜡样管型：本证多属于肾气衰竭，湿浊中阻，治宜益肾泄浊，方选黄连温胆汤合济生肾气丸加减，药用黄连、半夏、竹茹、茯苓、陈皮、大黄、牛膝、枸杞子、山茱萸、车前子、泽泻、首乌。

（2）*白细胞尿*：白细胞尿是指未离心尿白细胞 $>10/mm^3$，离心尿白细胞 $>8/HP$，在肾脏疾病患者见到白细胞尿常提示为感受外邪或湿热下注。感受外邪包括感受风寒、风热及皮肤疮疡、乳蛾病变等。对于白细胞尿的处理，可在辨证的基础上酌加蒲公英、鸭跖草、车前草、知母、黄柏、凤尾草。

①风寒证：尿检白细胞增多，恶寒多热，喉痒口不渴，舌淡苔薄白，脉浮紧。治宜疏风散寒，方选荆防败毒散加减，药用荆芥、防风、柴胡、薄荷、川芎、枳壳、茯苓、桔梗、甘草。

②风热证：尿检白细胞阳性，伴发热头痛，咳嗽咽燥，口渴喜饮，舌红苔黄，脉数。治宜疏风散热，方选银翘散加减，药用金银花、荆芥、山栀、连翘、菊花、桔梗、甘草、玄参、草河车。

③皮肤疮疡：尿中白细胞增多，伴皮肤疮疖，溃破，或有皮肤瘙痒，舌质红，苔薄黄，脉滑数。治宜解毒利湿，方选五味消毒饮加减，药用金银花、蒲公英、紫花地丁、紫背天葵、苦参、土茯苓、地肤子、丹皮、赤芍、大黄。

④乳蛾：白细胞尿，伴有咽痛，咽喉红肿，口渴喜饮，干咳痰少，舌质红，苔薄黄，脉浮数。治宜清热解毒利咽，方选银翘散合玄麦甘桔汤加减，药用金银花、连翘、牛蒡子、荆芥穗、桔梗、甘草、鲜芦根、玄参、麦冬、蒲公英、蚤休、制僵蚕。

⑤湿热下注：白细胞尿，伴有尿频、尿急、尿痛，小溲黄赤、灼热，舌质红，舌薄黄，脉弦数。治宜清热利湿，方选导赤散加减，药用生地、六一散、淡竹叶、冬葵子、瞿麦、萹蓄、凤尾草、白花蛇舌草、鸭跖草。

3. 尿常规在治疗中的参考意义

对于肾脏疾病患者，尿常规中单纯出现蛋白尿，辨证为无邪或某些无症状性蛋白尿患者，可使用扶正法治疗。常用的扶正法是益气健脾，养阴固肾。尿常规中出现管型尿，治疗常用扶正祛邪法，扶正重视培补肾元，祛邪常用猫爪草、金钱草、路路通。尿常规中红细胞增多，提示血分之邪较重，治疗一般先用凉血止血法，药选小蓟、旱莲草、白茅根等。如效不显，继用行瘀止血法，药选生蒲黄、参三七粉、穿山甲粉等。白细胞增多，提示气分之邪较重，治疗用祛邪法，常用的祛邪药有小叶石韦、白花蛇舌草、鸭跖草、龙葵、鬼箭羽等。对于尿中红、白细胞同时出现，或蛋白尿持续不降，以及蛋白、红细胞下降到（+）～微量/（0～3/HP）后，反复波动，始终不转阴性的肾炎患者，往往提示有潜在的慢性感染病灶，应进一步辨证求因，审因论治，清除感染病灶。

尿常规检查同时有蛋白、红细胞、管型、白细胞时，结合辨证，一般治疗程序：先祛邪，清除白细胞；继扶正祛邪，消管型、止红细胞、后扶正，治疗蛋白尿。一般来说，消除白细胞尿较治疗管型、红细胞、蛋白尿容易，而且通过使用清利法治疗后，随着尿中白细胞的消失，管型、红细胞、蛋白也相应减少。

虽然尿液检查可作为辨证施治的一种依据，但应当强调指出，对于肾脏疾病的辨证思路，首先应着眼于整体，其次为尿的辨证分析，最后参考尿常规检查。

六、从肾脏病理变化选择中药治疗

肾脏病理组织检查是一种创伤性诊断，可在显微镜下直观地了解肾脏的病理变化，在明确临床诊断，指导治疗方案确立，了解肾脏病预后方面具有重要作用。一般肾活检常在肾功能正常时进行，但在肾功能不全需明确病理损害，进一步采取治疗措施时，在严密观察及完善肾穿刺准备的情况下，可进行肾活检。在探讨中医辨证与肾脏病理变化的关系中，目前较为一致的观点是：慢性肾炎中脾肾气虚型多见于微小病变型，脾肾阳虚型以膜性肾病及膜增生性肾炎为多，气阴两虚型以系膜增生性及硬化性肾炎为主。而在肾功能损害的病理中，常见新月体形成、毛血管袢坏死、肾间质小管萎缩等病变，此种病理改变与中医湿热、瘀血等病理因素关系较密切。结合肾脏病理变化选择用药，将宏观与微观相结合，可明显提高临床治疗效果。我们根据肾脏的基本病理变化选择用药经验如下。

1. 肾小球内细胞成分增多

宜清、宜利、宜凉血活血，常用车前草、黄柏、荔枝草、凤尾草、丹皮、赤芍、白花蛇舌草。

2. 新月体

节段性新月体，新月体成分以细胞性、纤维性为主时，宜清热解毒，凉血活血，常用雷公藤、火把花根、青风藤、猫爪草、小青草。若见环状体，成分为纤维性时，宜补益肾元，活血化瘀，常用冬虫夏草、紫河车、菟丝子、山茱萸、赤芍、泽兰、川芎、益母草。

3. 系膜增生

系膜细胞增生，以清利为主，常用山慈菇、龙葵、虎杖、蜀羊泉、凤尾草、白花蛇舌草。系膜基质增生，以益肾活血为主，常用淫羊藿、鹿衔草、马鞭草、全蝎、川芎、赤芍、益母草。

4. 肾小囊病变

常见肾小囊粘连，新月体填塞，囊壁断裂等，宜清利活血，常用半边莲、荔枝草、凤尾草、白花蛇舌草、小青草。

5. 肾小球基膜病变

肾小球基膜均质性增厚，多见肾虚瘀阻，常用益肾活血，药选淫羊藿、仙茅、山茱萸、丹皮、丹参、桃仁、红花、益母草，可静滴黄芪针剂。若免疫复合物或特殊蛋白物质沿肾小球毛细血管袢沉积引起的基膜增厚，宜清热解毒，凉血活血，常选雷公藤、火把花根、昆明山海棠、地龙、水蛭、制僵蚕、全蝎等。

6. 肾小球毛细管袢病变

肾小球毛细血管袢堵塞，宜活血通络，方药常选桃红四物汤。肾小球毛细血管内中性粒细胞浸润宜清热利湿，常用猫爪草、石韦、半边莲、小青草、虎杖、蜀羊泉、薏苡仁根，亦可选用雷公藤。

7. 肾小球硬化或纤维化

宜益肾软坚，活血通络，常用冬虫夏草、菟丝子、紫河车、山茱萸、海藻、制大黄、生牡蛎、鲍鱼、五灵脂、生山楂、泽兰、路路通、益母草，成药如大黄䗪虫丸也可用。

8. 肾小管－间质病变

肾小管萎缩，间质纤维化治疗同肾小球硬化或纤维化。不同点为可结合原发病加入清利药物，如车前草、六月雪、蒲公英等。间质细胞浸润、管型，常用益肾清利药，如黄柏、知母、泽泻、车前草、土茯苓、虎杖、蜀羊泉、猫爪草等。

（易岚，曾安平，周恩超）

□第五章□

中医肾病的饮食疗法

第一节 肾脏病饮食疗法概述

我国传统的饮食疗法具有悠久的历史，早在三千多年前的周朝，就有主管饮食营养的“食医”。《内经》记载“谷肉果菜、食养尽之，无使过之”；名医扁鹊曾讲“君子有疾，期先命食以疗之，食疗不愈，然后命药”；唐代孙思邈在《千金方》一书中有“食疗专篇”，提到水肿的饮食原则是“慎予口味，莫恣意咸物”，“秋冬暖饮，常食不得至饱，止得免饥而已”。清代名医叶天士提到虚劳（包括现代的慢性肾功能不全）的食疗原则是“少而精，补以血肉有情之品”。这些观点，现在仍有重要指导意义。“药食同源”，任何食物与药物（主要指中草药）一样，具有酸、苦、甘、辛、咸五味和寒、热、温、凉四气。因此，对于不同性质的疾病，根据患者不同的体质，在辨证论治的原则下，把相应的药物与食物结合起来，做成药膳，以饮食的方式，起到治病防病强身的作用。

一、肾脏患者饮食疗法的定义及意义

我国人民历来重视饮食的治疗作用，古人说“三分治、七分养”，强调了对疾病的治疗不能单靠药物，饮食的配合也极为重要，因此中医有“医食同源”之说。食物与药物一样，亦可分寒、热、温、凉四性，分辛、甘、酸、苦、咸五味。所谓食疗，就是以食物性味的偏胜，来调整人体阴阳气血的偏胜，同样起到扶正祛邪的目的。因此，合理的饮食调理，可以帮助机体加快恢复健康；饮食不当，则会有损于身体，甚至发生疾病，或引起旧病复发。中医学对水肿、关格、淋证、尿血、肾劳等病证的治疗，积累了丰富的经验，其

中颇有特色的是，重视饮食宜忌，主张药膳、药粥，其主要观点可以概括为优质低蛋白（“少而精”，“不能至饱”，“补以血肉有情之品”）和低食盐（“盐入肾”，“莫恣意咸物”）。现代科学证明这是非常正确并行之有效的。现代医学认为高蛋白饮食可明显改变肾小球血流动力学，使肾小球内高血压、高血流量和高灌注，导致肾小球的高滤过，加速肾小球硬化和纤维化是一致的。“血肉有情之品”指动物蛋白，这一点符合营养学要求，动物蛋白必需氨基酸含量较植物蛋白高。由于患者治疗和调理时间大部分在家中，饮食的控制较难掌握，长时间的饮食不合理很容易影响肾功能或加重肾衰程度。因此饮食管理是肾脏病尤其是肾衰患者的基本治疗措施。国外学者进行过严格的系统研究，表明饮食疗法对肾功能不全有良好作用，能减慢肾小球滤过率的下降速度，减轻肾小球的负荷，延缓肾小球硬化及肾衰的进程。

现代医学认为多数肾小球疾病，其肾功能几乎都是以不同速度进行性地下降，一旦进入慢性肾功能不全阶段，其恶化速度更快。因此，预防和阻止肾脏病的进展，延缓从肾功能损害到肾功能不全，进入尿毒症这一阶段，是一项重大的研究课题。其中，饮食管理是非常重要的一环，被认为是最基本最有效的手段。饮食疗法的目的是为了减轻肾脏负担，抑制肾功能损害的进展，如果能很好地实行饮食疗法，即使进入肾衰竭阶段也能够延缓病程进展，并有希望延迟进入透析治疗的时间。

对于进展期慢性肾功能不全患者，仔细地设计一份低蛋白饮食［0.6g/（kg·d）］方案将有许多潜在的好处。低蛋白饮食可以减少含氮的代谢废物和无机离子的产生，而后两者常会引起尿毒症的临床症状及代谢的紊乱。而且，低蛋白饮食可以减少高磷血症、代谢性酸中毒、高钾血症和其他电解质紊乱的影响。虽然有关肾脏病患者饮食调节研究（Modification of Diet in Renal Disease Study，MDRD）的主要理论还未被证实，荟萃分析提示低蛋白饮食可以延缓肾衰竭的进展。3 个荟萃研究都表明这种饮食可以使肾衰竭的进展延迟，并可延缓肾脏移植的进行。而且在较高水平的肾小球滤过率［GFR≥50ml/（min·1.73m^2）］时，低蛋白饮食可能延缓肾衰竭的进展。一个 GFR <50ml/（min·1.73m^2）而未控制饮食的慢性肾功能不全患者，将会出现蛋白质能量摄入量的降低及营养水平的下降。实际上，如果允许患者随意饮食，可能会摄入不适当的能量，也会摄入不充分而非过高的蛋白质。相反，新陈代谢平衡的研究和临床试验都提示给予慢性肾功能不全患者有控制的低蛋白饮食［0.60 g/（kg·d）］可维持良好的营养状态，尤其是摄入高能量饮食时。一直以来，西医推荐摄入含较大量蛋白质的饮食，主要是基于这种饮食的蛋白质更容易被吸收。对于 GFR ≤ 25ml/（min·1.73m^2）的患者，蛋白质摄入量为 0.75g/（kg·d）对延缓肾衰竭进展的作用，与摄入更低水平是类似的。所以对于不愿或不能进食 0.6g/（kg·d）的蛋白质的患者，以及在采用这种饮食方案时不能得到充分的能量供应的患者，应当给予 0.75g/（kg·d）的蛋白质。这样的饮食应当在具有专业知识和经验的专家指导下个体化小心地补给，并仔细监测。

二、肾脏患者饮食疗法的一般原则

各种肾脏病，都有程度不等的水、电解质（钾、钠、钙等）紊乱，蛋白质、脂肪、糖代谢的失调，慢性肾衰竭则尤其突出，因此纠正这些失调与紊乱是最基本的措施。其中以蛋白质、能量（热量）、水、盐的控制最为关键。在保证人体每日热量需要的前提下，根据患者肾脏病变、肾功能情况而个体化地制定。

1. 有蛋白尿或血尿，肾功能正常者，可普通饮食，或适当减少蛋白质和盐类的摄入。

2. 有水肿和高血压者，应严格限制水和盐的摄入，盐控制在 2 ~ 3g/d。如伴有心力衰竭或严重高血压，则更应严格限盐甚至无盐饮食。

3. 对蛋白质的摄入应注重质和量，以进食动物蛋白为宜，尽量减少植物蛋白的摄入；摄入量则根据病情、肾功能而定。

三、肾脏病饮食疗法的具体措施

1. 蛋白质的控制

现代医学认为，蛋白质摄入过低或过多，对肾脏都无益处。尤其是大量摄入蛋白质后，可产生过多的代谢产物，如尿毒症毒素中尿素、肌酐、胍类、多胺和某些中分子物质基本上都是氮（蛋白质）的代谢产物。为了排泄这些代谢产物（毒素），肾脏必须超量工作，从而增加肾小球滤过率，使肾小球易于硬化，加快肾功能恶化速度。因此有效控制蛋白质摄入量，显得至关重要。有一组研究表明，每日摄入 30 ~ 37g 蛋白质，可使早期肾功能不全患者病情稳定，需要透析的平均时间为 7.6 年，而不限制蛋白质摄入者平均 16 个月就必须透析治疗。

（1）低蛋白饮食（LPD）的益处：LPD 能缓解残余肾小球“三高”；减轻残余肾小管高代谢；减少蛋白质代谢废物的蓄积引起的损害；降低尿蛋白，减轻由其引起的病损；明显纠正代谢性酸中毒、继发性甲旁亢、胰岛素抵抗等代谢异常；有助于促进细胞外基质蛋白降解酶活性并降低其抑制物的活性，促进细胞外基质降解增加；改善尿毒症症状。

①LPD 可缓解尿毒症症状。通过减少总氮量摄入和改善 EAA/NEAA 比例，减轻蛋白质代谢失调和电解质紊乱；纠正代谢性酸中毒，减轻内分泌紊乱（继发性甲旁亢、胰岛素抵抗），减少某些尿毒症毒素蓄积，减少蛋白质分解或（和）改善蛋白质合成。

②LPD 可延缓 CRF 进程。a. 肾小球内血流动力学改变：慢性蛋白质摄入量的减少使肾小球内压力降低，甚至可使 SNGFR 接近正常，从而减轻肾小球系膜区的硬化；b. 肾脏氧消耗降低：低蛋白低磷可减轻肾小管的高代谢和氧化损害；c. 改变 TGF-β 等细胞因子表达：低蛋白饮食可使 CRF 动物肾组织血管紧张素Ⅱ（AngⅡ）、高血糖素、胰岛素样生长因子（IGF-1）和转移生长因子-β（TGF-β）表达下调，抑制细胞外基质生成、间质纤维化；d. 减少蛋白尿对肾脏的毒性作用：LPD 可减少尿蛋白，从而减少蛋白尿诱导的小管产生的氧自由基、补体 C5b-9、趋化因子等有害物质，利于抑制蛋白尿诱导的

NF－κB上调和由此引起的细胞增生和细胞外基质增多。

（2）LPD的安全性：健康成人平均每日蛋白需要量约为0.6g/kg，多余部分通过氧化分解，转化为尿素和其他含氮废物而排出体外。正常人在摄入蛋白明显降低时，体内代偿机制启动，蛋白质和氨基酸氧化明显降低，并最大限度地利用EAA。CRF患者（即使在GFR10～15ml/min）也存在这种代偿机制，抑制体蛋白餐后降解，显著抑制氨基酸的氧化。12～24个月的LPD治疗发现，该代偿机制仍维持，血清中蛋白、人体测量学指标、氮平衡保持正常。MDRD试验结果指出，在LPD组中某些营养指标较正常营养组为低，但并不影响生存率、并发症发生率等，同时更重要的是应用LPD，可以在某种程度上延缓肾病的进展。

（3）开始控制蛋白质的时机：对于慢性肾衰而言，过早限制蛋白质摄入，患者往往不能坚持，而且容易引起营养不良。一般血清肌酐（Scr）＞2.5mg/dl（220μmol/L）或者内生肌酐清除率在20～25ml/min以下开始进行。肾功能不全代偿阶段必须开始低蛋白饮食治疗，但这带来较多实际问题，患者往往难以接受和长期坚持。对于肾功能正常的各种肾小球疾病，如果病理、病情仍在进展，也适合控制蛋白质。

（4）蛋白质控制程度：蛋白质摄入过低［＜0.5g/（kg·d）］，易发生营养不良，出现体重减轻，抵抗力下降。对于不同疾病，不同的肾功能不全程度，蛋白质限制有所不同。就慢性肾衰来讲，蛋白质每日摄入量宜限制在0.5～0.75g/kg。

（5）低蛋白饮食的注意点：①0.5～0.75g/（kg·d）蛋白质中，要保证50%～70%是优质蛋白，即蛋白质所含必需氨基酸含量要高，简单地说，就是以动物蛋白为主，推荐鸡蛋白（蛋清）、牛奶、鱼、瘦肉，其中必需氨基酸含量在40%～50%，属于优质蛋白。②限制植物蛋白的摄入比例。植物蛋白含量高的食物如豆类、豆制品、坚果、杏仁类要严格限制。③一天的优质蛋白食物要均匀分配到三餐中，不要集中在一顿吃，以利吸收利用。④为了限制植物蛋白的摄入比例，可部分采用麦淀粉或玉米淀粉、土豆淀粉，这些食物中蛋白含量很低，约为0.6%。而标准面粉为9.9%，大米饭为2.6%，相比而言较高。⑤注意日常食物中，包括蔬菜、水果、面条、米饭、啤酒等均含有蛋白质，计算蛋白质摄入量时要考虑在内。大蒜、冬笋、大头菜的蛋白含量比青菜、胡萝卜高。

（6）大豆蛋白对CRF的作用：Anderson Meta分析认为大豆蛋白替代动物蛋白饮食，能有效降低TCH、LDL、TG；Baum认为外周单个核细胞LDL受体mRNA表达增加，导致LDL清除升高；Walls动物实验发现，大豆蛋白饲养动物生存时间较长，尿蛋白减少，无蛋白营养不良，肾组织损害程度比动物蛋白轻，血浆脂质水平改善；但1999年Nilausm认为酪蛋白能降低血脂蛋白，而大豆蛋白升高血脂蛋白水平。因此对大豆蛋白的应用，目前仍有争议。Bilo对6位志愿者研究发现，大豆蛋白产生高滤过作用较静脉氨基酸和牛肉弱，因而可能对保护肾功能有利；1998年Sorka报告15例CRF患者（CRF在15～50ml/min）低大豆蛋白饮食（VPD，包括豆制品、豆浆和1周3个鸡蛋）和低动物蛋白饮食（APD）对肾功能的影响，推荐热卡摄入顺应性VPD优于APD，各种尿磷VPD低于APD，这说明VPD治疗CRF安全有效，顺应性较好，营养不良发生率甚少。大豆蛋白对肾功能保护作用的机制与大豆中含有的大豆异黄酮有关，大豆异黄酮是一种植物雌激素类物质，化学结构与雌激素非常类似，通过酚环与雌激素受体（ER－β）结合。异黄酮的生物学作用与 Genistein 有关。Genistein 是一种蛋白酪氨酸激酶（PTK）抑制剂，在体外能抑制表皮生长因子受体（EGF－R）PTK 活性；Genistein 对细胞的影响主要由 TGF－β 介导。

（7）蛋白摄取量的评价：蛋白摄取量可以从 24 小时尿中尿素氮的排出量进行计算，但实际工作中，进行这么计算的很少，这里不作介绍。通常采取测血中总蛋白量来判断，一般 7g/dl 左右，患者体重有所增加，浮肿减轻或消失，肾功能指标如尿素氮、血肌酐没有明显升高。

（8）LPD 的禁忌证：对于终末期肾衰合并有明显消化道症状、心包炎或外周神经病变者不宜采用；对原有营养状况较差，年龄过高或合并慢性消耗性疾病、感染（例如结核等）者不宜采用；对有重度蛋白尿或严重水钠潴留者禁用。

2. 保证摄入充足的热量

饮食的热量（能量）直接影响肌肉蛋白合成，正常人和尿毒症患者均是如此。因此保证每日摄入必要而充足的热量，是长期坚持低蛋白饮食的保证和前提。如果热量不足，则最大限度控制的蛋白就会作为能源燃烧，导致蛋白质（氨基酸）不足而出现严重的营养障碍；如果热量摄入过多，又易转化为脂肪，对肾脏也不利。慢性肾衰患者每日摄入的热量以 30～40kcal/kg 较合适，主要以碳水化合物为主（脂肪和蛋白质也都含有热量）。土豆、红薯、粉丝、藕粉、山药、芋头、粉皮、南瓜蛋白含量＜1g%，而热量很高，可以作为首选。如果热量每日摄入不足 25kcal/kg，则易出现负氮平衡，表现为肌肉减少，形体消瘦等。

1g 蛋白质＝4kcal

1g 糖＝4kcal

1g 脂肪＝9kcal

3. 食盐的摄入

一般来讲，慢性肾炎或肾功能不全的多数患者有浮肿，部分有高血压、严重的有心力衰竭，这种情况是要限制食盐的摄入量。正常人食盐的最低需要量是 0.5g/d，而每日摄入的未加食盐的自然食物中就含有 2g 左右的食盐量。因此，如果要求摄取的食盐量在 2g 的话（肺水肿、心衰等），就必须采用无盐饮食。食盐的摄入要参考血清钠浓度，如血钠＜130mmol/L 时，要增加食盐摄入量；如血钠＜120mmol/L 时，应静脉补充氯化钠。

控制食盐的摄入量时，根据患者病情和肾功能程度作调整，并非所有的慢性肾功能不全患者都要严格限盐。由于肾衰患者长期的味觉习惯，突然采取限盐的话，常常难以适应和坚持；另外，初起积极限盐，往往引起钠的负平衡，反而有脱水的危险。在一些高龄患者，肾功能严重减退的情况下，突然限盐反而会导致肾功能的急剧下降，所以要逐渐地、根据患者具体情况来控制食盐的摄入。慢性肾衰患者，一般要求摄入量 5g/d 以下。

4. 水的摄入

各种肾脏疾病由于发病原因不同，病程不同，治疗措施也不相同。在肾衰竭早期，由于肾脏浓缩功能下降，体内代谢产物需要较多的水分才能从肾脏排出，因此，如无明显的水肿、心衰、高血压时，不应盲目限水，如果过分限水反易加重肾功能恶化。对于急性肾炎、肾病综合征、肾盂肾炎有明显水肿的患者应限制水的摄入。计算每日摄水量的一般原则是“量出为入”，即前一日尿量再加上400～500ml。这里的400～500ml，是对皮肤、呼吸道散发的水分（称为非显性失水）的估计。

估计水的入量时，要观察患者有无口渴感、眼球弹性、口舌黏膜及皮肤的充实度，另外观察尿量多少、血压变化等指标。不过在家中简便实用的方法是每日称量自身体重的变化。

（朱晓雷，曾安平，周恩超）

第二节　慢性肾衰的饮食疗法

饮食疗法被公认为是慢性肾衰竭患者最基本、最有效的治疗手段。饮食疗法的目的是为了减轻肾脏负担，抑制肾功能损害的进展。如果能很好地实行饮食疗法，即使进入肾衰竭期也能够延缓病程进展，并有希望延迟进入透析疗法。在目前国内透析疗法尚不完全普及的情况下，非透析治疗有着极其重要的现实意义。

一、慢性肾衰竭的饮食疗法

慢性肾衰竭饮食疗法的要点可概括为“三低二高”，“三低”指低蛋白、低磷、低脂；“二高”指高热量、高必需氨基酸。

1. 蛋白质

以优质低蛋白为要求，优质也就是满足了高必需氨基酸，如鸡肉、瘦肉、河鱼、牛奶。低蛋白可明显减少氮质潴留，尿素氮下降明显。一般蛋白摄入量为0.5～0.75g/（kg·d），其中1/2～2/3为优质蛋白，必须较均匀地分配于三餐中。根据肾功能不全程度，对蛋白质摄入要求也不同，衰竭期为0.5～0.75g/（kg·d），尿毒症期为0.5 g/（kg·d），血肌酐达800μmol/L以上的，每日蛋白摄入量应限制在30g内，过低的蛋白质如20g/d要结合必需氨基酸或复方α-酮酸服用。

2. 热量

保证充足的热量，是实现长期低蛋白饮食的保证。热量宜30～35kcal/（kg·d）。除由蛋白质提供外，由碳水化合物和脂肪提供。但脂肪宜少，尤其要限制动物脂肪，烹调宜用植物油。碳水化合物以蛋白质含量低的淀粉类食品为首选，如马铃薯、藕粉、山药、芋头、南瓜等，麦淀粉含蛋白质量少。大米饭、标准面粉不宜多食。

3. 水电解质、维生素、矿物质和微量元素

（1）水、钠盐：如有浮肿、高血压、心衰等症状时要限制水和钠盐，水分“量出为入”，为前日尿量加 500ml；钠盐 2～4g，严重的要无盐饮食。如有低血钠症则不用忌钠盐。

(2) 钾：尿毒症期一般都有高血钾，要严格限制钾的摄入，如忌吃海带、紫菜、蘑菇等，以及西瓜、香蕉、菠萝、芒果、香瓜等水果及枣，果汁含钾量尤其丰富。每 100g 食物含钾量在 100mg 以上的有蛋类、猪肠、猪血、面筋、藕粉、粉皮、南瓜、菜瓜等；含钾量在 300mg 以上的有肉类、内脏、鸡、鱼、虾米、鳝鱼、花生、豆类、土豆、红薯、油菜、菜花、香菜、榨菜、蘑菇、海带、红枣、柿饼等。

(3) 磷：需极低磷饮食。禁食含磷丰富的食物，如鱿鱼、刀鱼、虾、河蟹、干贝、猪肉松、鸡蛋黄、蘑菇（干）、香菇、竹笋、紫菜、芝麻酱、茶叶及豆类、豆制品。另外食物用水煮，煮后弃去汤汁，可减少磷、钾的摄入。

(4) 钙：肾衰患者往往高磷低钙，一般可口服碳酸钙。

(5) 维生素：一般水溶性维生素 B（尤其维生素 B_6、叶酸）、维生素 C 缺乏，需要补充，可适当多食卷心菜（煮）、胡萝卜（煮）、苹果、牛奶等。肾衰患者维生素 A 往往升高，故不宜多吃番薯、甜瓜、桃子。

(6) 微量元素：一般肾衰患者锌、铁常缺乏。瘦羊羔肉、瘦牛肉含铁、锌较丰富，藕粉含铁较丰富。常用的补肾中药中含有丰富的微量元素。

二、血液透析和腹膜透析的饮食疗法

尿毒症患者进行长期透析治疗，其饮食要求与未透析时有很大的差别，饮食关键是“优质高蛋白，低磷”。

1. 蛋白质

透析患者很容易出现营养不良，一是由于透析前长期的食欲减退，恶心，呕吐及代谢紊乱和严重的低蛋白饮食使蛋白质不足；二是透析过程使机体每日丢失蛋白质，腹膜透析（CAPD）每日丢失 5～15g 蛋白质、2g 氨基酸，如并发腹膜炎，丢失量可增加 2～3 倍以上；血液透析每次约丢失氨基酸及肽类 10～30g。因此透析患者每日要摄入较多的蛋白质以补充透析前就已经存在的低蛋白，并补偿每日（每次）透析丢失的蛋白质。通常血透患者蛋白质摄入量为 1.0～1.2 g/（kg·d），每周透析次数达 3 次者，可增加至 1.5 g/（kg·d）。腹透患者为 1.2～1.5 g/（kg·d），要求 2/3 以上为优质蛋白，一是因为透析中丢失的必需氨基酸更多，二是这些优质蛋白较植物蛋白的利用率高，产生尿素少，且美味可口。美国肾病基金会 KDOQI（Kidney Disease Outcomes Quality Initiative）发布的慢性肾衰临床实践指导原则推荐维持性血透的蛋白摄入量为 1.2 g/（kg·d），慢性腹透者为1.2～1.3 g/（kg·d）。

2. 热量

热量要求达 35kcal/（kg·d），一般糖占 40%～50%，脂肪占 20%～40%，蛋白质提供 15%～20%。由于血透患者常有高脂血症，要适当限制高胆固醇食物，如鸡蛋可只吃蛋白（蛋黄胆固醇含量较高），多吃鱼或禽类，少吃红烧肉。KDOQI 推荐的热量标准为 <60 岁者为 35kcal/（kg·d），>60 岁者为 30kcal/（kg·d）。

3. 水和盐

血透患者如少尿或无尿仍要控制进水量，为前日尿量加 500ml，其中除饮用水外包括饭菜及固体食物和药物的含水量。对于高血压、心衰且无尿的患者每日进水 200～300ml。每周 2～3 次血透者，如果尿量比较充分，一般每日可进水 1500～2000ml，如有高血压、水肿、心衰等症状则要限制水和食盐。

4. 磷

血透、腹透患者都要求限制磷的摄入。每 100g 食物含磷量在 400mg 以上的食物有精致干酪、脱脂奶粉、鱼干、海带；300～400mg 的有鳝鱼、猪肉、牛肉、鸡肉、肝、花生；200～300mg 的有蚕豆、鸡蛋、沙丁鱼、青鱼、金枪鱼、大马哈鱼、比目鱼、虾、鸡肉、火腿、香肠、核桃；100～200mg 的有豆类及豆制品、鱼贝类、乌贼、章鱼、螃蟹、咸肉；100mg 的有米饭、面条、面包、牛奶、酸奶、鱼丸、干贝。透析患者宜选含磷量低的食物。

5. 钾

腹透患者由于每日排出水分较多，一般来讲不限制钾的摄入。另外临床上 CAPD 患者常出现低血钾，因此腹透患者要经常检测血钾。血透患者要限制高钾食物以防高钾血症。含钾的食物可通过烹调方法去钾（如水煮去汤汁），水果加糖后水煮弃水。

6. 维生素和微量元素

透析患者常有水溶性维生素和微量元素（如锌）的减少。但维生素 A、维生素 K 不需增加。

（朱晓雷，曾安平，周恩超）

第三节　其他常见肾脏病的饮食疗法

一、急性肾炎的饮食疗法

急性肾炎的饮食疗法的基本要求是“低蛋白、高热量、限制水盐”。

1. 蛋白质

急性肾炎早期一般浮肿明显，尿少、胆汁潴留，要严格限制蛋白质的摄入。小儿每日每公斤体重 0.5g，成人每日 20～30g，以优质蛋白为宜，病情好转后可逐渐增加至每日 1g/kg。

2. 热量

由于急性肾炎以及儿童、青少年多发，正处在生长发育阶段，必须保证充足的热量。每日供应 1500～2000kcal，以免组织蛋白自身消耗。可以碳水化合物为主（淀粉食品、葡萄糖、蜂蜜、巧克力、果汁均可），脂肪宜少，尤其是动物油脂。

3. 水盐

水肿、高血压、心衰时必须严格限水和食盐，每日进水量为前日尿量加500ml，限制在1000ml以内（包括菜汤、饮料、稀粥等），食盐每日1~3g（相当于酱油10ml左右），禁食含钠高的食物，如香肠、火腿、肉松、酱菜、榨菜、腐乳、苏打饼干、面条、油条。浮肿消失、高血压控制后再逐步过渡到正常饮食。

4. 钾

如果少尿明显或尿闭时，限制含钾多的水果和蔬菜。如榨菜、川东菜、蘑菇、紫菜、香菜、绿苋菜、荸荠、香椿、鲜橘汁、香蕉等。茶、咖啡含大量钾，不宜饮用。另外，蔬菜、肉类煮后弃去汤汁，可减少钾的含量。

5. 其他

宜进食易消化、性平、无刺激性食物（葱、蒜、辣椒刺激性强），以及有利尿消化作用的食物，如冬瓜、鲫鱼等。禁食不易消化的油炸食物及动物内脏。

二、慢性肾炎的饮食疗法

这里主要讨论肾功能正常（Ccr≥70ml/min）及肾功能不全代偿期时慢性肾炎的饮食要求，一般不做严格的蛋白质限制。

1. 蛋白质

尿蛋白流失量在1~3g/d，且无明显水肿及高血压的，可以进普通饮食，蛋白质补偿为每日尿蛋白×1.45+1g/kg，但一般可以补偿计算。优质蛋白要求达到35%~50%。如尿蛋白流失量>3g/d，可参考肾病综合征的饮食要求。

2. 热量

以维持正常体重为原则，碳水化合物、脂肪为主来提供热量，成人每日8300~10000kJ（2000~2400kcal）。对于高血压、脂质紊乱的病例要减少动物油脂的摄取，如动物内脏（脑、肝、肾、心）、鸡蛋黄等不宜摄入。

3. 水和食盐

浮肿、高血压者要限制水分，每日在1000~1500ml。无浮肿，血压正常者可自由喝水。水肿者应用无盐及少盐饮食，每日不超过2~4g。

4. 维生素和无机盐

慢性肾炎患者宜多吃含维生素丰富的蔬菜和水果，增加B族维生素和维生素C的摄入。当慢性肾炎急性发作时，应遵照急性肾炎的饮食原则，调整饮食结构，多食新鲜蔬菜和水果，如冬瓜、金针菜、鲜藕、萝卜、番茄、蜜桃、梨、橘子、西瓜等。高血钾和尿量在1000ml以下时应选用低钾食物。

5. 饮食禁忌

慢性肾炎患者的饮食除了要讲究质量外，尚需注意饮食要有节制，做到定时定量，不可饥饱失常。饮食要冷热适宜，最好选用微温或微凉的食品，不可太过。寒凉太过，易伤阳气，温热过度，则伤阴助火。

中医对慢性肾炎的饮食宜忌早有记载，唐代医学家孙思邈说："凡水肿难治，瘥后特须慎于口味，又复病水，人多嗜不廉，所以此病难愈也。"并指出"莫恣意咸物"，"秋冬暖饮，春夏冷饮，常食不得至饱，止得免饥而已"。虾蟹等海鲜虽营养丰富，但吃下去容易发生过敏，而肾炎是一种自身免疫疾病，故应少食为好。慢性肾炎患者还应忌辛辣刺激性食物及鹅、猪头肉等。要限制高胆固醇食物和刺激性食物，因为慢性肾疾病患者胆固醇较高，为了预防高胆固醇血症，动物脑、肝、肾及骨髓、蟹黄、蛋黄等胆固醇含量高的食物最好不吃或少吃。应戒烟酒，浓茶、咖啡等也最好不饮。

三、肾病综合征的饮食疗法

1. 蛋白质

现代科学认为，大量蛋白质的摄入，容易增加肾小球膜细胞的负担，使肾小球过早硬化，尤其对肾功能已有损伤者损害更大。因此高蛋白饮食并不合适。相反，摄入蛋白过少，只能进一步使血浆蛋白减少，使患者易于感染，水肿反复，加重病情，也是不可取的。肾病综合征的患者的蛋白摄取宜"优质适量"，优质就是动物蛋白为主，适量指1～1.2g。如果严重的低蛋白血症，食欲很差，可短期内静脉补充蛋白和血浆。

2. 热量

每日40～50kcal/kg为宜。肾病综合征常伴高脂血症，对富含胆固醇的食物要控制（如蛋黄、虾、蟹、肥肉、蹄筋、动物内脏等）。但不必过严，每日胆固醇摄入量在300mg以下为宜。常见食物（100g）中胆固醇含量如下：鲜鱿鱼为233mg，鸡蛋黄为280mg、猪肝为288mg、蟹黄为466mg、猪脑为2571mg、带鱼为76mg、基围虾为181mg、海参为51mg、猪后臀尖为109mg、猪大肠为137mg；植物性食物（如主食类、蔬菜水果类和硬果类）不含胆固醇。

3. 水和盐

肾病综合征一般情况下都有水肿、高血压，因此，限制水和盐非常必要。每日进水量为前日尿量加500ml，一般在1500ml内；食盐在2g以下，一般要低盐或无盐饮食。若水肿消退，血压趋于正常，可以不加限制。此外不必限制钾。

4. 维生素和矿物质

肾病综合征患者常伴维生素A、维生素B、维生素C下降，以及钙、镁、锌等矿物质、微量元素缺失。可用食物及药物补充，如绿色蔬菜。补肾中药淫羊藿、仙茅、巴戟天、肉苁蓉、锁阳、狗脊等含丰富的微量元素。

四、糖尿病肾病的饮食疗法

糖尿病肾病患者的饮食要兼顾糖尿病和肾脏病两方面的特点来选择控制。基本特点可以概括为“保证热量，优质低蛋白，低脂，适量糖”。

1. 热量

根据患者的标准体重估计每日所需的总热量。标准体重计算的简单公式如下：

标准体重（kg）＝身高（cm）－105

或标准体重（kg）＝身长（m）×身长（m）×22

总热量按以下标准计算：

（1）休息者，25～30kcal/（kg·d）。

（2）脑力劳动或轻体力劳动者，30～35kcal/（kg·d）。

（3）中等体力劳动者，35～40kcal/（kg·d）。

（4）重体力劳动者，＞40kcal/（kg·d）。

如果是孕妇或营养不良的可酌情增加热卡，肥胖者（体重超过标准体重20%），热量应减少正常标准的5%～10%。一般碳水化合物占50%～60%；蛋白质占12%～20%；脂肪占20%～35%。三餐平均分配，或早1/5，中2/5，晚2/5。

2. 蛋白质

对肾功能正常的糖尿病肾病蛋白限制在0.6～0.8g/（kg·d），而肾功能不全的患者则0.5～0.6g/（kg·d），同时强调优质蛋白要占70%以上，体现“限量保质”的原则，必要时可输白蛋白、血浆。

3. 糖（碳水化合物）

在胰岛素问世以前，糖尿病饮食中碳水化合物含量很低，只占总热量的10%左右，目前已可达到50%～60%。这对于长期坚持饮食疗法，提高胰岛素的敏感性和改善葡萄糖耐量均有一定的作用。一般宜选用含多糖类的复合碳水化合物，如各种粮食和薯类含的淀粉，这些食物消化后（在胰岛素作用下）转化为热能。

4. 脂肪

糖尿病患者一般血脂升高，大、小血管易于硬化，所以要限制脂肪摄入，一般不超过1g/（kg·d），通常采用低脂肪膳食（＜50g/d）。肥胖型者每日不宜超过40g，其中饱和脂肪酸应少于总热量的10%，尽量少吃或不吃动物性脂肪。炒菜宜用植物油。

5. 水和盐

如有水肿和高血压，应限制水和盐，每日食盐＜3g，包括酱油（10ml含盐1～3g），每日水分限制在1000ml以下。若高血钾则限制含钾高的食物。

五、痛风、尿酸性肾病的饮食疗法

痛风是一组由于嘌呤代谢紊乱所致的疾病。其临床特点为高尿酸性血症，及由此而引起的痛风性急性关节炎反复发作、痛风石沉积、痛风性慢性关节炎和关节畸形。常累及肾脏引起慢性间质性肾炎和尿酸肾结石形成。本病根据血中尿酸增高的原因可分为原发性和继发性两大类。原发性痛风的病因，除少数由于先天性嘌呤代谢紊乱所致属遗传性疾病外，大多数尚未阐明。继发性痛风的病因，可由肾病、白血病、药物及肥胖症等多种原因引起。本病好发于男性及绝经期妇女，男性多于女性，男女之比约为20∶1。根据本病以关节红、肿、热、痛反复发作，关节活动不灵活为主要临床表现，属于中医学“痹证”范畴。早期发现痛风最简单而有效的方法是检测血尿酸浓度。

尿酸性肾病患者的饮食关键是“低营养，多饮水”，低营养指限制嘌呤、低脂肪、低糖、低蛋白质（一限三低），但热量要保证，若肥胖可减少热量摄入。

1. 适当控制体重。由于体重超标的人易患痛风，所以减轻体重是治疗的措施之一。

2. 每日嘌呤摄入量不超过150mg。不吃含嘌呤量高的食物（100g食物含嘌呤在150mg以上的），如沙丁鱼、凤尾鱼、动物内脏、肉汁、肉汤、浓鸡汤及火锅汤；含嘌呤中等食物应限量食用（100g食物含嘌呤在75mg以上，150mg以下），如鱼虾类、牛肉、猪肉、羊肉、鸡、鸭、鹅、鸽、兔肉、豌豆、菠菜、蘑菇、香菇、花生米、扁豆等。

3. 干豆类及其制品因含锰丰富，使黄嘌呤氧化酶的活性增加，促进尿酸的形成，对痛风治疗不利，痛风患者应不吃或少吃该类食物。

4. 大多数蔬菜、水果、牛奶和奶制品、鸡蛋、米饭等含嘌呤很少，可以放心食用。应多食碱性食物，如白菜、油菜、胡萝卜与瓜类等，此类黄绿色蔬菜呈碱性，可促进尿液中尿酸溶解，增加尿酸排出量，防止形成尿酸性结石。

5. 为促进尿酸排泄，宜多饮水，一天在2500～3000ml以上，以保证每日尿量在2000ml以上。

6. 严格忌酒，尤其不能酗酒。酒中所含乙醇对痛风的影响比膳食严重得多，特别是在饥饿后同时大量饮酒和进食高蛋白高嘌呤食物，常可导致痛风性关节炎的急性发作。即使啤酒，因其中含有大量嘌呤，也不宜饮用。

7. 注意避免暴饮暴食或饥饿。不喝浓茶、咖啡等饮料。

六、尿路结石的饮食疗法

尿路结石的主要成分主要有草酸盐、尿酸盐以及磷酸盐。据此，尿路结石的主要饮食要求是“调整饮食，大量饮水”。

1. 调整饮食

（1）*草酸钙结石*：低草酸、低钙饮食。①要少吃菠菜、芦笋、茭白、荸荠、苋菜、青蒜、油菜、洋葱头、萝卜、甜菜、辣椒、芹菜、浓茶、各种豆类、豆腐、牛奶、榨菜、海带、芝麻酱、香菇、虾米、巧克力、核桃、果仁等。②多吃产碱及碱化尿液食物，如多吃水果、蔬菜。

（2）*磷酸钙和磷酸镁铵结石*：低钙、低磷饮食及酸化尿液。限制高磷饮食，包括蛋类、动物内脏、鱼卵、沙丁鱼、黄豆及花生等；提供产酸饮食，如粮食制品、面条、面包等。

（3）*尿酸结石*：低嘌呤饮食，见尿酸性肾病的饮食要求。多吃水果、蔬菜、牛奶，以利于尿酸碱化。

(4) 不宜饮用啤酒：酿造啤酒的麦芽汁中，含有钙、草酸和核苷酸成分，易使尿路结石发生。

2. 大量饮水

无论何种结石，患者每日饮水量应在 2000ml 以上，最好是 3000～4000ml，并保持一定的夜间尿量，要求睡前饮 500ml，夜间起床排尿后再饮水 200ml。

七、急性肾衰竭的饮食疗法

急性肾衰竭的饮食以“优质低蛋白，充足热量，限制水盐”为基本要求。

1. 优质低蛋白

少尿期为 0.5g/（kg·d），尽可能为动物蛋白，进入多尿期可增加至 0.5～0.8 g/（kg·d）。

2. 充足热量

以 35～45kcal/（kg·d）较佳，但早期患者多不能进食或进食较少。以糖和脂肪作为热量的主要来源。

3. 限制水盐

水的摄入量为前一日尿量加 500ml；多尿期为尿量的 1/3～1/2。早期患者应严格限制钠、钾盐。晚期多尿时要适当补钾。

（朱晓雷，曾安平，周恩超）

参考文献

[1] 王海燕. 慢性肾脏病及透析的临床实践指南. 北京：人民卫生出版社，2003

□第六章□

中医肾病的防护要点

第一节 肾脏病的预防

一、预防感染是减少肾炎的关键

肾炎是由免疫功能失调引起的疾病，既有免疫功能低下，又有免疫功能亢进，而且肾炎尤其是急性肾炎大多数与感冒或感染有关，多为急性链球菌感染后引起。本病发生于世界各地，在我国是一种常见的肾脏病，儿童和青年中多见，在北方，大约90%以上见于呼吸道链球菌感染之后，冬春季多见；南方30% ~80%发生于脓疱病之后，多见于夏季。如遇到猩红热流行，则急性肾炎在流行期发病率明显高于平时。虽急性肾炎经恰当治疗大多能自行恢复肾功能，近期效果较为理想，但长期预后尚难以定论。成年人的急性肾炎，预后较儿童为差，病程长，恢复较慢，有不少患者长期隐匿而发展为慢性肾炎或慢性肾衰竭。所以提高机体免疫力，增强抗病能力是预防肾炎的重要措施。如何提高机体免疫力，这需要从多方面入手，如加强体育锻炼，适时增减衣物，保持心情舒畅，养成良好的生活习惯等。对于肾脏疾病患者，在选择运动项目时一定要根据自身情况确定运动量，在急性期及病情较为严重时，要以休息为主；当病情缓解时，也要考虑到过度的活动除增加心脏负担外，对肾脏亦有损伤，体内因运动所产生的大量代谢产物难以排泄出去，继而导致肾脏原有疾病的加重。

视寒温增减衣物对于防治感染有很重要的意义。随着科技的发展、生活水平的提高、居住环境的改善，人类的抗病能力反而有所下降，冬天的暖气、夏日的空调、可调节的湿度使人类的服装更注重其观赏性，淡薄了衣服本身的价值，为追求外在的美观而忽视对机体的保暖使抗病能力明显下降，导致呼吸系统的感染而发病，继之诱发肾脏疾病等。长时间处于空调环境下，空气流通不畅，易使细菌滋生亦是感染的因素之一。另外在季节转换之际，衣物的添减也是十分重要的，春捂秋冻是最适用的法则。

保持心情舒畅，在提高免疫功能方面所起的作用是近年来研究的重点课题，临床实验及动物实验都证实其对免疫力具有调节作用，低沉悲观的情绪可使免疫功能低下，使机体抗病能力明显下降。

良好的生活习惯是保持身体健康的重要保证，合理的饮食结构、充足的睡眠、规律的生活有助于身心健康。饮食不节、起居无常、醉以入房，都可导致疾病的发生，也可使原有疾病加重或复发。对肾脏病患者而言，大量摄入肉类食物，蛋白质会从肾小球排出，加重肾小球滤过膜的损害，被排泄到尿中的蛋白又作为有害物质，引起肾小管的继发性损伤，长期反复发作，可出现肾衰竭等。

二、定期查尿以早期发现肾脏病

在临床上，很多患者第一次就诊时肾功能检查就显示为严重损害，其中有的因乏力就诊，或因恶心、呕吐就诊于消化科，或以贫血就诊于血液科，还有的因皮肤瘙痒就诊于外科或皮肤科，当血液检查时，发现血肌酐明显高于正常值，肾功能已出现损伤，有的已处于尿毒症期，失去了治疗的最好时机。故定期进行尿液检查，有助于早期发现疾病。尿常规检查作为肾脏病的筛选项目，具有方便易行、价格低廉、无痛苦、易于接受的特点。目前较为广泛使用的试纸法具有灵敏度高的优点，如果尿液检查发现异常，可继续进行有关检查，如 24 小时尿蛋白定量、血肌酐、肌酐清除率、血清白蛋白、血脂、血尿 β2 微球蛋白、血电解质、血压以及影像学检查如 X 线片、B 超、CT、核磁共振、肾图等检查，以明确确定疾病的位置和性质等，必要时应进行肾穿刺活检，针对不同的病理类型确定治疗方案，选择适当的药物治疗。

除定期进行尿液检查外，每个人都应注意观察，当发现尿液有异常时，及时到医院就诊，而且要到肾脏病专科医生处就诊。所谓尿液异常，包括尿量、尿色、透明度、气味等。尿量，每个人因生理条件、生活习惯、季节、运动等因素有所不同，每日尿量为 1500 ~ 2000ml，如果多于 2500ml，考虑为多尿，再根据相关的检查辨明是何种原因导致；尿液少于 400ml 称为少尿，应区分其是肾前性、肾性或肾后性少尿。还要注意白天尿的总量较夜间多，占全天总量的 2/3，如果夜尿增多，意味着肾小管的浓缩功能损伤，可能是慢性肾炎的表现之一。尿的颜色为淡黄色，与尿量和体内代谢有关，当颜色发生变化时，应及时就诊。尿的正常气味为特殊微弱芳香味，放置时间稍长可因尿素分解出现氨臭味。如果新鲜尿液有氨味，说明是慢性膀胱炎和尿潴留。严重的糖尿病酮症酸中毒者可出现特殊苹果味。正常人尿中泡沫不多，即便有也很快消失，如果尿中出现大量泡沫尿者，可能是有蛋白尿出现。当然有泡沫不一定是蛋白尿，但蛋白尿基本都会有泡沫。

三、远离香烟，减少对肾脏的损害

吸烟有百害而无一利。烟草里对身体有害的物质有20多种，在吸烟产生的烟雾里，大约有70多种有害物质。烟草中含量最高的毒性物质是烟碱，高达5～15mg。而烟碱对人的致死量为50mg。也就是说5～10支纸烟中所含的烟碱，一次注入人体，就可以致命。烟碱的慢性中毒对人的神经系统、心血管系统、消化系统等均有严重的损害。人体其他的一些癌症，如食道癌、膀胱癌、胰腺癌、大肠癌、喉癌、唇癌等也与吸烟密切相关。吸烟者每日每时都在接受放射线辐射的危害。可导致和加重动脉硬化，并导致肾脏病、冠心病、高血压和中风。吸烟还能造成室内环境的污染。被动吸烟者所受到的危害，也不亚于吸烟者。吸烟既不能解乏，也不能增加灵感，反而会降低神经系统的功能。因此，肾脏病患者要远离香烟。

四、饮酒有碍肾脏病康复

酒的主要成分是酒精，即乙醇，乙醇进入人体，能产生多方面的破坏作用。血液中的乙醇浓度达到0.05%时，人体就会出现兴奋和欣快感；当血中乙醇浓度达到0.1%时，人会失去自制能力；如达到0.2%时，人已到酩酊大醉的地步；达到0.4%时，人可失去知觉，昏迷不醒，甚至有生命危险。酒精对人的损害，最重要的是中枢神经系统。它使神经系统从兴奋到高度抑制，严重破坏神经系统的正常功能。过量饮酒还会损害肝脏，慢性酒精中毒可导致酒精性肝硬化，继而可导致肝硬化性肾损害。

五、控制血压以保护肾脏

血压的高低与肾脏病的进展有很大的关系，高血压本身可引起肾脏病，肾脏病亦常伴有高血压。在慢性肾小球疾病患者中，60%伴有高血压；在病理类型为膜增生性肾炎和硬化性肾炎患者中，高血压的发病分别为75%和88%；在终末期肾衰竭时，高血压的发生率在90%以上。故许多人都认为高血压是加重肾脏损害的重要的危险因素。近几年，随着医学的不断进步，以及对肾脏内血流动力学和分子生物学的研究与发展，逐渐认识到与全身血压相比，肾内血压的高低起着更重要的作用。体内分泌的许多使血管收缩的物质都是肾脏分泌的，然后释放到血液循环中，引起全身血管的收缩，使血压升高，其中如肾素－血管紧张素系统的血管紧张素Ⅱ，由血管紧张素Ⅰ在肺脏等转化而来，是具有强烈血管收缩作用的活性物质，但通过对肾脏局部的血管紧张素Ⅱ进行测定，发现肾内局部的血管紧张素Ⅱ较血液中高千倍，在肾脏的损伤方面有极重要的作用。临床研究也证实有效地控制血压，可延缓肾衰竭的进展。

控制高血压要在医生的指导下进行，选择合适的药物，坚持长期服药、定时服药，千万不可任意停药。有些患者尤其是医学保健知识较为缺乏的患者，感觉头晕、头痛就赶快服药，症状稍好转就停止，时间久了，血压得不到理想的控制，肾脏亦受到不可逆的损伤。有的患者在选用降压药物上，不听肾脏专科医生的意见，而是听取广告使用药物，虽然有时选用多种药物，但配伍不合理，结果血压持续上升。有些患者虽然能按医生要求服药，但生活不规律，烟酒无度，亦不能把血压控制在理想的范围。

就肾脏病引起的高血压而言，国内首选的是血管紧张素转换酶抑制剂，长期的临床观察和各种各样的动物实验已经证实其对肾脏有保护作用，可防止肾小球硬化和肾间质纤维化，从多种途径阻断多种因素对肾脏的损伤，而且可以保护心脏和血管等。最近的研究提示，不管肾脏病患者有无高血压的表现，都应该服用此类药物，以发挥对肾脏等器官的保护作用。血管紧张素转换酶抑制剂的副作用主要为夜间干咳，文献报道约有 8%，但实际发生率更高，常因干咳不能坚持治疗，此时可选用血管紧张素受体拮抗剂，可避免干咳的副作用。

高血压的治疗临床常选用数种药物联合用药，如血管紧张素转换酶抑制剂、钙离子拮抗剂、β 受体拮抗剂等，配合饮食疗法、运动疗法等以共同发挥作用。

六、多食动物肾脏有损于肾脏病患者

在民间有“吃肾补肾”的说法，认为肾虚的患者特别是有肾脏病的患者应该多吃动物肾脏，以起到补养身体的作用。这种方法原本来自于中医的“以脏补脏”法，即针对人体虚弱有病的脏器采取食用动物内脏的方法来调补之，以达到恢复健康的目的。这种治疗方法现在亦被很多人所推崇，结果在无意中加重或诱发了肾脏疾病。

猪肾及其他动物肾脏，与人体的肾脏有着相同的功能，即水液代谢及体内代谢废物的排除。在农耕时代，动物的饮食以自然界的天然食物为主，无明显的污染，对人体有无益处暂且不论，所带来的危害可以说是微不足道的，故“以脏补脏”在当时可以说是正确的。随着工业化的进展，养殖业也由个体、分散、小批量的生产发展为集团性工业化生产，为了使之更快地生长，获取更好地经济效益，在动物饲料中添加了不少促进食欲、促进生长的激素类物质，这些物质对于正常人来说可以很快被处理掉，但对于肾脏有疾病的人，则会导致一些副作用，如加重尿蛋白、加重肾小管的损伤等。

由于肾脏是具有排泄作用的器官之一，动物体内的代谢废物以及食入的某些物质也需要从肾脏排出，但其中有些物质经肾小球过滤后，未能从尿中排出体外，而是停留在肾小管，如重金属铬、水银等，人食入动物肾脏后，这些重金属随着食物进入体内经肾小球过滤后，沉积于肾小管上皮细胞内，造成人的肾脏损伤，这是由于环境污染所致，在目前尚无有效方法避免。

慢性肾炎尤其是慢性肾衰竭患者要求低蛋白饮食，因其体内有多种尿毒症毒素抑制脂蛋白活性，导致脂代谢异常，同时这些患者还存在糖代谢异常，糖合成内源性脂肪增多，所以血中的低密度脂蛋白水平升高，对肾脏有很大的影响。猪肾以及其他动物内脏中含有大量的胆固醇，导致体内脂代谢异常加重。另外，在肾小球滤过膜的屏障机制中，阴离子静电荷的排斥作用对蛋白质的排出起阻挡作用，当大量食入猪肾后，胆固醇所带的阳离子与肾脏本身的阴离子结合，使其屏障作用减退或消失，使蛋白大量溢出，溢出的蛋白质沉积于肾小球，加重了肾小球的硬化，大量的蛋白尿通过肾小管时，肾小管上皮细胞对其超负荷的回吸收引起细胞内一些酶的变化，继发引起肾小管的损伤，造成肾间质纤维化，加重肾衰竭。大量进食蛋白，由于代谢障碍，体内尿素氮升高，又可出现明显的消化道和其他系统症状。所以说，肾脏病患者应避免食用猪肾等动物内脏。

七、乏力可能是肾炎的早期表现

临床上不少肾炎患者尤其是慢性肾炎患者是以乏力作为主症就诊，有的医生仅检查血液常规，血中血红蛋白处于正常范围或稍低，未进行其他检查，给予简单处理，数月后，症状未得到缓解，再检查肾功能，已出现较明显的损害，失去了早期治疗的好时机。有的农村年轻患者，开始时劳动后有疲乏感，休息一段时间可缓解，又恐于其他人说自己懒惰，于是更加拼命地干活，当实在难以坚持时，到医院就诊，已有严重的贫血、水肿等，有的肾功能已处于失代偿期，由于未能及时治疗，贫血、高血压等难以控制，常需要采用多种药物联合用药，造成经济和健康的损失。就乏力而言，大多由贫血所致，若平素体健，劳累后有疲乏感者，休息数小时就可恢复正常；若不能恢复，或轻微劳动都难以胜任者，应及时到医院就诊。首先进行血液、尿液的常规检查，看有无贫血，有贫血者要继续查找贫血原因，检查尿中有无异常，检查肾功能、肝功能的状况。对于暂时未发现问题者，要注意复查，以便早期发现，及时治疗，保护肾功能。

八、控制高脂血症，保护肾脏功能

血浆脂质中一种或多种成分的含量超过正常高限时称为高脂血症，常表现为高脂蛋白血症。本病临床上分为原发性和继发性两大类。原发性高脂血症是由于脂质和脂蛋白代谢先天性缺陷以及某些环境因素（例如饮食、营养和药物等），通过未知机制引起的。继发性高脂血症继发于未控制的糖尿病、甲状腺机能减退和黏液性水肿、痛风、肾病综合征、胰腺炎、肝内外胆管梗阻，其他肝病如慢性肝炎、脂肪肝、肝肿瘤、肝糖原沉着症，酒精中毒等多种疾病。

高脂血症的诊断主要依靠实验室检查，其中最主要的是测定血胆固醇和甘油三酯，若血胆固醇超过5.7mmol/L，或甘油三酯超过1.6mmol/L，诊断一般即可成立。结合血清外观、脂蛋白电泳结果以及超速离心分析等以进一步分型。

高脂血症的治疗应以体育、饮食疗法为主，必要时使用针灸或药物疗法。如增强运动或体力活动。合理膳食，避免高胆固醇、高脂肪饮食，少食肥肉、动物内脏、蛋类特别是蛋黄等食物。必须戒酒、忌烟。解除患者的思想顾虑，保持心情愉快。

九、正规治疗是保护肾功能的关键

在诊断为肾脏病后，最重要的就是正规治疗，有些患者在得病初期，对肾脏病的知识了解很少，有“谈虎色变”的心态，好像一得肾脏病就等于尿毒症，到医院检查尿，只要尿中有蛋白或红细胞就惊慌失措，于是到处乱求医，几年下来，钱花了不少，病未治好，有的还真的成了尿毒症，其实其中一大部分原因是患者自身所致。就肾脏病而言，其转归主要决定于病理类型和治疗得当与否。有的类型，如肾病综合征的微小病变型，是一种对激素比较敏感的类型，正规应用强的松绝大多数患者可在短时期内控制病情，使蛋白尿迅速转阴，但有的患者服用后出现满月脸、水牛背、多毛等激素的副作用后，不听医生的劝阻，自行减少激素用量，有的甚至突然停药，造成病情反复发作。有的患者乱服所谓“特效药”，或者偏方秘方，导致肾功能快速恶化，实际上在这些药物中，有些成分可能是对肾脏有毒性作用的，长期服用会造成肾功能的恶化。

所谓的正规治疗是指要在肾脏专科医生的指导下，在明确了解肾脏病理、肾功能状况的情况下，结合全身情况，制定系统的治疗方案，包括用药时间、剂量、服用方法，对于一些未进行肾活检、不了解病理类型的患者，要根据临床表现和实验室检查明确其临床类型，同时要考虑到可能出现的问题以及解决的方法。另外需要说明的是，肾脏病的研究在近十年有了很快的发展，在诊断和治疗上都有了不小的进步，有些药物如血管紧张素转换酶抑制剂的应用使很多肾脏病患者得到了有效的治疗，但要根据肾功能来选择具体的药物和制定合适的用量。在肾功能未受到明显的伤害时，血管紧张素转换酶抑制剂可以放心使用，大量的临床观察及动物实验都证明其有抗肾小球硬化和抗肾间质纤维化的作用，能很好地保护肾功能。但对于肾功能有中度以上损伤的患者，此类药物应慎用，否则会导致肾功能的恶化。在血压不高的情况下亦可使用，这是目前对肾脏最具有保护作用的药物。

十、注意咽部卫生，减少感染因素

有些肾病患者经过正规的治疗，病情控制较为理想，但常因咽部反复发生炎症而导致病情复发或加重，如肾病综合征患者在使用激素后，尿蛋白很快转阴，由于咽痛而出现蛋白阳性；IgA 肾病患者，由于咽部不适容易出现血尿或血尿加重；狼疮性肾炎患者，因咽部不适或由之引起的扁桃体炎使病情加重，甚至危及生命。肾脏病患者尤其是服用激素的患者，由于激素的抑制作用，使人体的抵抗力下降，当抵抗力稍有下降，或劳累过度，或进食某些食物如辛辣、肥甘之物，或饮水量不足，或不注意口腔卫生等，都可诱发感染而加重疾病。故对于肾病患者，在肾功能无明显损伤的情况下可适当多饮水，使体内的代谢废物较多地排泄出去；饮食上虽然要补充优质蛋白质，但对于鱼虾、羊肉、鹿肉、狗肉等应该少吃；烟酒等对咽部的影响比较大，尽量戒掉；食物中辣椒、花椒、生姜、大蒜等要少用，烧烤类食物应少吃；大便干燥者易引起咽部不适，应多食用富含纤维素的蔬菜，或进行相应的治疗。对于平素咽部不适的患者，可采用淡盐水漱口，早晚各 1 次，可有效地减少咽部及扁桃体感染。夏季少量食用西瓜时，有利尿清心去火的作用，如果食用过多反而会出现咽痛等。在吃西瓜时将其瓜白部分一起食用，可减少咽部感染的发生；如果患者没有水肿、高血压的表现，可在西瓜表面少洒一些盐，也可防止由于过度利尿导致上火而诱发咽部及口腔感染。

十一、避免有损肾脏的各类药物及检查

肾脏是药物代谢和排泌的重要器官，血流丰富，占心输出量的25%，当血液中存在肾毒性物质时，肾脏极易受损害。国外一项多中心的调查结果显示，有18.3%的急性肾衰与药物损害有关。国内的研究结果表明，有15.1%的急性肾衰与药物损害有关。多为急性肾小管坏死或急性间质性肾炎。由于临床病理表现变化差异很大，真正的发生率很难评估。容易引起肾脏损害的药物有抗生素、NSAID和止痛药、ACEI类降压药、造影剂、抗肿瘤药、含马兜铃酸类中药等。抗生素及抗菌药包括庆大霉素、链霉素、卡那霉素、妥布霉素、磺胺药、两性霉素B、抗结核药、四环素等。镇痛麻醉剂包括镇痛药（保泰松、非那西汀、扑热息痛等）、乙醚、环丙烷、吗啡、一氧化碳等。ACEI类降压药肾损害的发生往往与临床医师未能严格掌握用药指征及未及时发现潜在危险因素，包括肾动脉狭窄或血栓形成、多囊肾、心衰、合用利尿剂等有关。造影剂主要为含碘的X线造影剂。抗癌药包括丝裂霉素、环磷酰胺等。含马兜铃酸类中药有关木通、防己、马兜铃、天仙藤、青木香、寻骨风等。抗癫痫剂有苯妥因钠、甲基妥因、对甲双酮等。络合剂包括青霉胺、依地酸钙钠。促凝剂如6－氨基己酸。利尿剂有渗透性利尿药、汞剂、噻嗪类利尿剂。当然，并非上面所讲的药物对于肾脏患者一概不能使用，而是必须在专科医生指导下慎重应用，切忌个人随意应用。

除上述常用的药物外，尚有以下一些因素能损伤肾脏，动物与植物毒素如蛇毒、鱼胆、蜘蛛毒、蜂毒、花粉等。重金属如汞、铋、铀、镉、铅、金、砷、铁、银、锑、铜、铊、锂、铍等。有机溶剂如四氯化碳、四氯乙烯、苯胺、甲醇、松节油等。醇类如乙二醇、二乙醇二硝酸盐、丙二醇、二氯乙烯、二甘醇等。杀虫药如联苯、氯化烃、磷化锌、滴滴涕、氯丹等。物理因素如放射线、中暑、电休克等。其他如煤酚皂、马兜铃酸、正铁血红蛋白前质等。

另外，一些检查性操作也会引起肾脏损害，最常见的是泌尿外科器械的使用，包括导尿、保留导尿管、膀胱镜检查、逆行肾盂造影等，这些操作可能引起尿路感染（包括肾盂肾炎），严重的可引起败血症。所以这些检查，只有在必要的情况下（明确诊断或治疗需要），由熟练的专科医生操作较妥。但一旦需要，则应努力配合医生完成。另外需要指出的是，肾脏活检一般不会影响肾功能的。

（朱晓雷，曾安平，周恩超）

第二节 肾脏病的护理

一、肾脏病护理的意义

Rbger Bulger讲，医学的三大本质任务是“预防、治疗和护理，最重要的可能是护

理”。中医学历来重视护理工作，主张“三分医药，七分调理”，可见护理在防治疾病，保障健康方面是非常重要的。中医把人体视作一个有机整体，不仅人体自身以五脏为中心，通过经络、肢体官窍实现生理的相互联系、相互协调；而且在病理上也相互影响。此外，人体与自然界是融为一体的，“天人相应”。因此，中医的护理也是建立在整体观念上的，通过疾病的症状、体征推求病因，辨证施护。而现代护理模式也强调整体护理，尽管两者内容不尽相同，但其整体、统一的观点和思想是一致的。肾病的护理，应根据不同疾病与症状、不同的情志和生活方式，结合季节、气候、患者体质采取不同的护理方式，以调整阴阳，趋利避害，保养精气。正确合理的护理，可使患者处于一个良好的治疗顺应状态，有利于药物和其他治疗措施的应用，取得较好的疗效，促使其疾病尽快治愈。

二、常见肾脏病证住院护理规范

1. 肾内科一般护理常规

（1）患者入院进行评估，安排病室，送至指定床位。向患者介绍病区环境和有关制度。测体温、脉搏、呼吸、血压、体重，通知有关医师。

（2）嘱患者注意休息。病室内经常保持整洁、安静、空气流通。根据病证性质调节相宜的温度、湿度。

（3）新患者入院，每日测体温、脉搏、呼吸3次，连续3日。体温在37.0℃以上者，每日测量4次；体温达37.5℃以上，每4小时测量1次，待体温正常3日后改为每日1~2次。每日询问大、小便1次，每周测体重1次。需书写护理病历时，应在48小时内完成。

（4）肾脏患者每日准确记录24小时尿量，腹水严重者每日测腹围、体重1次。

（5）按医嘱进行分级护理。

（6）24小时内留取三大常规标本送检。按不同送检项目，采用不同的方式留取尿标本，并做相应处理。如高温天气24小时尿取样要放防腐剂；尿红细胞形态学检查留尿容器要加盖。应将留尿方法和注意事项在前1日告知患者并嘱及时送检。

（7）经常巡视病房，及时了解患者的生活起居、饮食、睡眠和情志等情况。制定相应措施，做好相应护理。

（8）严密观察患者的神志、面色、体温、脉象、呼吸、舌象、皮肤、出汗、二便等变化，若发现病情突变，可先行应急处理，并立即报告医师。

（9）按医嘱给予饮食，掌握饮食宜忌。如慢性肾衰患者采用低蛋白饮食；高血压、肾功能不全、水肿者，予以低盐或无盐饮食；少尿或无尿患者，要限钾，如柑橘、香蕉、西瓜等含钾量高的水果要限制或禁食；高磷血症则要限磷，限含磷高的食物摄入。

（10）按医嘱按时准确给药，根据病症性质在用药的时间、温度和方法上应有不同。观察用药效果和反应，向主管医师汇报并做好记录。

（11）对慢性肾衰竭患者，注意保护肢体静脉，特别是左上肢静脉，以备血透时动静脉造瘘。

（12）注意皮肤、口腔及外阴（女性）护理，避免受凉、感冒和接触病毒感染患者。

（13）急危重症要制订护理计划，并认真实施，做好记录。

（14）患者转科或死亡后，应做好终末消毒处理。

（15）定期做好卫生宣教和出院指导工作。

2. 水肿护理常规

西医学中的肾性水肿、心源性水肿、营养不良性水肿、内分泌失调引起的水肿等，均可参照本病护理。

（1）按肾内科一般护理常规。

（2）病室内阳光充足、冷暖适宜。阴水证患者病室内要温暖向阳，注意保暖，避免受寒。

（3）重症患者应绝对卧床休息。高度水肿而致胸闷憋气者，可取半坐卧位。下肢水肿严重者，适当抬高患肢。水肿减轻后可适当活动。

（4）对长期卧床的患者，做好预防褥疮护理，重症患者应做好口腔及皮肤护理。

（5）饮水量视尿量而定，一般以前 1 日总尿量加上 500ml 为宜。若有高热、呕吐、泄泻者则适当增加入量。

（6）准确记录 24 小时出入量，定期测量体重（每周 2 次；浮肿明显或使用利尿剂时，每日 1 次）和血压，如有腹水时测量腹围，做好记录。

（7）水肿部位不宜针刺和注射，以免流液不止，导致感染。

（8）鼓励患者树立与疾病作斗争的信心，消除恐惧、忧虑、急躁、悲观、失望情绪，使其采取积极态度配合治疗。

（9）观察水肿的部位、程度、消长规律，尿量及颜色，以及体温、血压、呼吸、神志、脉象和舌象的变化。

如见下列情况，应立即报告医师，医护协作处理。

①24 小时尿量少于 500ml，或尿闭。

②表情淡漠、疲乏无力、腹胀、呼吸深长、胸满气急、恶心呕吐。

③呼吸短促、吐白色泡沫、面白唇紫、冷汗肢厥、烦躁心悸等水气凌心之危候。

（10）辨证施护

①风水相搏者，浮肿尿少时，可用白茅根、浮萍、小叶石韦各 60g 煎水代茶饮。若有呕吐、发热时宜补充水液，可吃些清热利水之品，如西瓜、冬瓜、葫芦等果菜。

②水湿浸渍者，若水肿剧，适当限制水量，汗多时及时擦干，避免受凉。

③湿热内蕴者，可给白茅根、车前草、玉米须煎水代茶饮，或遵医嘱中药保留灌肠，或中药药浴治疗。

④水气凌心者，胸闷、气促、口唇发绀者，给予氧气吸入。

⑤阴虚水泛者，可灸脾俞、肾俞、三阴交、命门、阳陵泉、委中等穴位。

⑥湿毒上泛，恶心呕吐不止者，可服热姜糖水，或针刺内关穴。

（11）水肿严重者，应经常变换体位；眼睑及面部水肿时，可垫高枕头或用浮萍水熏蒸；阴囊水肿者，可用提睾带托起。

（12）服药护理

①阳水兼风者，中药不宜久煎，宜热服盖被，饮粥或姜糖水后安卧，以助汗出。

②阴水证者，中药宜浓煎温服，若伴恶心呕吐，在服药前以生姜擦舌，或少量多次饮服。

③服攻下逐水药者，中药应浓煎、频服，并观察二便情况，做好记录。

（13）饮食应清淡易消化，忌食辛辣、肥腻。水肿初期应予无盐饮食，肿势消退后，可改低盐，最后恢复普通饮食。阳水可给清热利水之品，阴水者饮食宜富于营养，脾虚湿困者可予干姜茯苓红枣粥或鲫鱼汤。腹胀者少食产气食物，可用鲫鱼腹内放葱、姜、蒜、小茴香等清蒸，食肉喝汤。

（14）做好卫生宣教和出院指导，平时注意调摄。养成起居有常，随气候变化增减衣服的良好习惯。适当参加体育锻炼，严防感冒。劳逸适度，尤应节制房事，戒怒，以保护元气。

3. 癃闭护理常规

癃闭是以排尿困难，甚则小便闭塞不通为主症。多由嗜酒、过食肥甘或饮食不节、劳倦伤肾所致，病位在膀胱，但与三焦、肺、脾、肾、肝的关系最为密切。临床辨证分湿热下注、肝郁气滞、瘀浊阻塞、肾气亏虚。西医学中各种原因引起的肾衰竭、前列腺肥大、尿路肿瘤及结石、手术后排尿困难、膀胱麻痹的尿潴留、无尿症等，均可按本证护理。

（1）按肾内科一般护理常规。

（2）病室宜安静、整洁，湿、温度适宜。膀胱湿热者宜清爽、通风、干燥；中气不足或肾衰者宜避风保暖。

（3）病急重或尿闭者，应卧床休息，轻者可适当活动，但不宜过劳。

（4）观察并记录排尿的难易、尿色及量，有无结石、异物，必要时留标本送检，并进行详细记录。

如观察到下列情况，应立即报告医师，医护协作处理。

①尿潴留在 6 小时以上，经诱导、针刺无效者。

②腹胀、呕吐、心悸、气促、抽搐、神昏等尿毒症症状。

（5）辨证施护

①手术后需床上大小便者，争取术前练习使用便器排尿，减少术后尿潴留的发生。

②术后癃闭者适当改变体位，尽量采用患者习惯的排尿姿势，或因伤口疼痛而排尿困难者，应设法减轻或解除痛苦。

③湿热下注者，可予通草、车前草、竹叶、白茅根等泡水代茶饮，或遵医嘱配合针刺膀胱俞、三阴交、中极、气海等穴，用泻法。

④肝郁气滞者，先进行情志疏导，解除患者忧郁情绪，保持平静，或用耳针针刺肾、膀胱、外生殖区，埋针3~7天。

⑤瘀浊阻塞者，可予大蒜1枚，栀子3枚，盐少许捣烂敷脐部或涂阴囊上；或用活血化瘀中药研末开水调敷少腹，或耳针针刺肾、膀胱、交感、皮质下等穴位。

⑥肾气亏虚者可用食盐250g炒热，布包熨少腹部，或温针灸肾俞、足三里、关元等穴位。

⑦按摩治癃闭：患者取仰卧位、屈膝，腹部放松，医者站在一侧，用双手指腹在患者下腹部做环形按摩法，至下腹部皮肤微红发热，再用拇指按压三阴交、气海、石门、关元、中极、曲骨、会阴等穴，按压时渐加压力，以患者能够忍受为度。然后嘱患者取俯卧位，用双手拇指同时按压三焦俞、膀胱俞、阴谷、委阳、阴陵泉、三阴交等穴，每穴按压1分钟，每日治疗1次。

（6）让患者听流水声或用温水冲洗会阴部诱导排尿。

（7）经服药、针灸、按摩及诱导无效者，可考虑导尿术，必要时留置导尿。

（8）中药宜温服，注意观察服药后排尿情况，做好记录。

（9）饮食宜清淡为主。脾肾亏虚者，多选补脾益肾之品，忌生冷、油腻、坚硬之物；湿热下注者宜偏凉、滑利渗湿的食品，忌辛辣、肥甘助火之品。除膀胱湿热者之外，适当限制水量。

（10）耐心做好解释工作，消除患者紧张或恐惧心理，保持心情平静，积极配合治疗。

（11）做好卫生宣教和出院指导。让患者和家属了解本病的性质，学会缓解症状的简单方法，生活有规律。饮食有节制，如不可忍尿、纵欲、过劳、过食肥甘等。保持心情舒畅，坚持参加体育锻炼，增强抗病能力。积极治疗原发病，如尿路结石、前列腺肥大等，以求彻底治愈。

4. 淋证护理常规

淋证是指小便频数短涩，滴沥刺痛，欲出未尽，小腹拘急，或痛引腰腹的病证。多由于外感湿热、饮食不节导致湿热蕴结下焦，膀胱气化不利所致。西医学中泌尿系感染、结石、结核、急慢性前列腺炎、乳糜尿等有上述表现时，可参照本病护理。

（1）按肾内科一般护理常规。

（2）热淋、膏淋、石淋患者的病室温度宜偏低，气淋、劳淋患者的病室温度宜偏高些。

（3）发作期伴有恶寒发热者，应卧床休息。病情缓解后应适当活动，但避免过度疲劳，石淋者应增加活动量，多做跳跃、拍打等活动。

（4）鼓励患者多饮水，发热及石淋患者，每日1500~2000ml，或用车前草30g煎水代茶，以通利湿热。

（5）重视外阴部（尤其女性，男性包皮过长者）清洁卫生，及时、准确留取中段尿培养标本送检。尿常规、尿沉渣找细菌、真菌培养等均应留晨尿。

（6）观察并记录尿次、尿量、尿色、有无尿痛，以及发病与节气、气候的关系。如观察到以下情况，应立即报告医师，医护协作处理。

①排尿不畅或尿闭者。

②腰腹绞痛，或伴恶心呕吐，出冷汗。

③血尿量多，或引起虚脱危症。

④高热，神昏者。

（7）辨证施护

①热淋者，高热不退时，可按医嘱针刺大椎、曲池、合谷等穴，尿痛和下腹痛时，可局部热敷、热水坐浴等。亦可给予浓绿茶饮。

②血淋者，尿中血量多时，可按医嘱给予三七粉、琥珀粉各 1.5g 服用。或给予白茅根 60g 煎水代茶饮。

③石淋者，肾绞痛发作时，可按医嘱针肾俞、膀胱俞、三阴交、阳陵泉等穴位，配合电针。或耳针针刺肾、输尿管、交感、神门等穴。

④膏淋者，发作时可按摩肾俞、膀胱俞、关元、三阴交、足三里等穴位。可给予芹菜、荠菜等煮水代茶饮。

⑤劳淋者，腰酸甚时，按摩穴位同膏淋。睡眠时腰下垫棉垫以缓解腰酸。

⑥气淋者，应多安慰疏导，避免外来的精神刺激。

（8）中药汤剂宜温服，注意药后反应，做好记录。

（9）饮食宜清淡，多食蔬菜水果，多饮水。忌辛辣、煎炸、炙煿、肥腻、烟酒等刺激之品。膏淋虚证和劳淋者注意饮食进补，可食益气补肾之品，如莲子、薏苡仁、山药、核桃仁、猪肾、枸杞子等。气淋者可常食柑橘、佛手、荔枝、萝卜等疏调气机之品，石淋者应根据结石成分、性质的不同，注意饮食宜忌，少喝牛奶、红茶，少吃巧克力、蛋黄等含钙、磷高的食物。淋证根据发病期不同可给予不同的食疗：急性期给予荠菜汤、绿豆汤、鲜藕汤、绿茶、玉米须茶，恢复期给予猪肝汤、芡实莲子汤、山药粥。

（10）加强情志护理，淋证患者急性期和慢性期都很痛苦，多给予热情关怀，耐心劝说安慰，进行心理疏导，消除紧张、急躁或悲观情绪，积极配合治疗。

（11）做好卫生宣传和出院指导。

①要做到起居有常，饮食有节，保持心情舒畅，加强身体锻炼，谨防感冒，节制房事，避免劳累。

②坚持按医嘱服用出院带药，不要自行中断，以免复发。

③保持会阴部清洁，勤换内裤，同时注意经期卫生。

④告知患者本病发作的原因，如汗多、饮水量减少、劳累、憋尿、起居失调、饮食不节、情志不调、个人卫生不洁。

⑤有下列症状时，立即通知医护人员或来院就诊：高热，排尿困难、尿频、尿急、尿痛，血尿量多。

5. 消渴护理常规

消渴是以多饮、多食、多尿和身体消瘦为特征。多由素体阴虚、饮食不节、情志内郁、劳欲过度所致，与肺、胃、肾三脏功能失调有密切关系。西医学中的糖尿病、尿崩症、甲状腺功能亢进症、神经性多尿症，可参考本病护理。

（1）按肾内科一般护理常规。

（2）病室内应保持安静、整洁，温、湿度适宜。阴虚燥热内盛者，病室宜凉爽通风。

（3）定期检验空腹和餐后 2 小时血糖和尿糖变化。

（4）认真记录 24 小时出入量，每周定时测体重一次。

（5）观察患者饮水量、进食量、尿量及尿的颜色和气味。观察患者的神志、视力、血压、舌象、脉象和皮肤情况，做好记录。

如观察到下列情况，立即报告医师，医护协作处理。

①患者突然心慌头晕、出虚汗、软弱无力等低血糖现象时。

②患者头痛、头晕、食欲不振、恶心呕吐、烦躁不安，甚至呼气有烂苹果味的酮症酸中毒时。

③重症患者出现神昏、呼吸深快、血压下降、肢冷、脉微欲绝等症状。

（6）辨证施护

①燥热伤肺者，口渴时可用鲜芦根或天花粉煎水代茶饮；大便干结时可用大黄、玄参泡水服或指压长强穴，用揉法，或用大黄 5～10g 冲服或用番泻叶 5～10g 泡茶饮。

②胃燥伤津者，口渴时可用山药、麦冬煎水代茶饮；大便秘结时可食用多纤维蔬菜及口服麻仁丸。肾阴亏虚者，可艾灸肾俞、关元、三阴交等穴。口渴时可用枸杞子、鲜生地煎水代茶饮。

③阴阳两虚者，可用怀山药 100g，黄芪 100g 煎水代茶饮，或用猪胰低温烘干，研末用人乳调 6g 敷于脐部，或耳穴埋压（如王不留行），取内分泌、肾、膀胱等穴。

④阴虚阳浮者神昏迷蒙时，按昏迷常规护理。给予氧气吸入，针刺人中、十宣、涌泉等穴，配合医师进行抢救。

⑤出现低血糖时，立即给予糖果含服，糖水或果汁饮用，亦可食用巧克力、饼干等，必要时给予 50% 葡萄糖静脉推注。

⑥做好酮症酸中毒的抢救工作。

（7）伴有口腔、牙龈炎及皮肤感染者，应加强口腔及皮肤护理，严防口腔溃疡和褥疮发生。

（8）若有皮肤瘙痒、疖肿、痈疽、目疾（白内障）、足痿、劳咳、泄泻、淋证和中风、水肿等，应参照有关病证及时进行对症处理。

（9）服用降糖西药时，必须按照医嘱严格执行。注意用药类别、给药时间、途径和药量，如磺酰脲类药应在饭前半小时服用，双胍类药宜饭后服用，阿卡波糖（拜糖平）应随第二口饭同吃。注意观察用药后的效果和反应。

（10）饮食护理

①严格按医嘱进食，认真控制主食量，每日的饮食总热量要符合疾病和身体需要的前提下，妥善安排。

②饮食宜清淡有营养，进食要定时定量，少量多餐。外出时应携带必要的食物，以保证按时进食。

③禁食糖及含糖的水果，忌食肥甘厚味和醇酒、煎炙、辛辣之品。可食高淀粉的食物，如薯类、香蕉等，少食煎炸食品，可适当增加蛋白质如瘦肉、鱼、牛奶、豆制品等。可食用洋葱、黄瓜、茭白、苦瓜、山药、猪胰等有治疗作用的食物。按规定进食仍感饥饿者，可增加水煮蔬菜充饥。按中医辨证指导饮食。

④在血糖和尿糖控制后，可吃梨、西瓜、橙子等，平时可用黄瓜、番茄代水果。

（11）根据患者具体情况选择运动疗法，如散步、下棋、打太极拳、骑自行车等。时间安排在饭后 1 小时左右开始，持续半小时为好。以运动后脉搏在 120 次/分左右，不感疲劳为宜。重症患者应卧床休息。

（12）加强情志护理，消除患者忧虑和恐惧。增强与慢性疾病做斗争的信心，保持乐观情绪，积极配合治疗。

（13）做好卫生宣教和出院指导

①使患者及家属了解本病的病因和诱因，如饮食失调、情志失调、劳欲过度等，以及治疗的基本原则，以积极配合治疗。

②教会患者使用简易方法自我监测血糖和尿糖。

③教会病员观察病情及其并发症的基本常识。如头昏、心慌、出冷汗；恶心呕吐；视力下降；皮肤溃破，久治不愈，发生感染；口中有异味（烂苹果味）。

④合理安排生活起居，正确控制饮食和按时间用药，注意劳逸结合，节制房事，适当参加文娱活动和体育锻炼。

⑤随身携带保健卡和食物，以防低血糖发生时便于及时抢救，并要求患者定时来院复查。

6. 肾病综合征护理常规

肾病综合征以大量蛋白尿、低蛋白血症为主要特征，多数伴全身高度浮肿，高胆固醇血症。属于中医学的“水肿”范畴。

（1）按肾内科一般护理常规。

（2）病室内应保持空气新鲜，阳光充足，冷暖适宜。阴水证患者病室内要温暖向阳。室内每周空气消毒 1～2 次。

（3）重症患者应绝对卧床休息，高度水肿而致胸闷憋气者，可取半卧位。下肢水肿者，适当抬高患肢。水肿减轻后可适当运动。

（4）重症患者应做好口腔及皮肤护理，保持皮肤清洁干燥，汗出湿衣应及时更换，并用温水擦身。对长期卧床患者，经常翻身。必要时用气垫床，做好预防褥疮的护理。

(5) 饮水量视尿量而定，一般以总量多于前 1 日总出量 500ml 为宜，若有高热、呕吐、泄泻者则适当增加入量。

(6) 准确记录 24 小时出入水量，定期测量体重和血压，如有腹水时测量腹围，并做好记录，以了解水肿增减情况。

(7) 水肿部位不宜针刺，以免流水不止，导致感染。

(8) 加强情志护理，给予安慰、关心和照顾，鼓励患者和疾病做斗争的信心，消除恐惧、忧虑、急躁、悲观失望情绪，使其采取积极态度配合治疗。

(9) 观察水肿的部位、程度、消长规律，尿量及颜色，以及体温、血压、舌象、脉象的变化。如观察到以下情况，应立即报告医师，医护协作处理。

①24 小时尿量少于 500ml，或尿闭。

②表情淡漠，疲乏无力，腹胀，呼吸深长，血压升高，胸满气急，恶心呕吐。

③使用利尿剂后，要注意低钠、低钾综合征发生。若出现神情萎软，面白唇紫，呕吐，烦躁，冷汗肢厥，心悸气短，血压下降等水气凌心之危候症状时。

④用激素治疗后出现胃痛、出血时。

(10) 辨证施护

①水气凌心胸闷、气促、口唇发绀、尿闭者，给予氧气吸气，流量每分钟 3 ~ 5L。积极做好抢救工作。

②阳虚水泛者，可灸脾俞、肾俞、三阴交、命门、阳陵泉、委中等穴位。

③湿毒上泛，恶心呕吐不止者，可服热姜糖水，或针刺内关穴。

④出现低钠、低钾血症时及时停药，并遵医嘱及时补钾、补钠。根据医嘱适当补充含钾丰富的水果如香蕉、苹果、橘子等。

⑤若用激素后出现胃痛、出血，及时停药。

⑥出现头痛时，可按摩局部如太阳、印堂、风池等穴，每次 3 ~ 5 分钟，或耳穴埋压，取穴内分泌、神门、肾等，每次按摩 3 ~ 5 分钟。

(11) 水肿严重者，应经常变换体位，眼睑及面部水肿时，可垫高枕头。或用浮萍水熏蒸；阴囊水肿者，用提睾带托起。

(12) 阴水证者，中药宜浓煎温服，若伴恶心呕吐，在服药前生姜擦舌，或按捏内关穴，少量多次饮服。服攻下逐水药者，中药应浓煎，频服。并观察二便情况。

(13) 严格掌握饮食宜忌。以清淡易消化，低盐低脂无盐为原则。忌食辛辣、肥腻、生冷及海腥、公鸡、鹅等发物。禁食含胆固醇高的食物如动物内脏、鱼子等。浮肿尿少期给予无盐、无钠饮食，肿势消退后，再给予低盐，病情缓解后可恢复普通饮食。阴水患者饮食宜富于营养。脾虚湿困者，可给予干姜茯苓红枣粥或鲤鱼汤。腹胀者少食产气食物，可用鲫鱼腹内入葱、姜、蒜、小茴香等清蒸食肉喝汤或乌鱼汤、母鸡六月雪汤。

平时予玉米须 30g，红枣 10g 煎水代茶，以健脾渗湿，减少尿蛋白。

(14) 做好卫生宣教和出院指导。

①平时注意调摄，养成起居有常，随气候变化增减衣服的良好习惯，严防感冒。适当参加体育锻炼，如散步、太极拳、做操等，做到劳逸适度。尤应节制房事，戒怒，以保护元气。

②发现下列症状，立即通知医护人员，立即来院就诊。如胸闷气喘加重，尿少，24 小时少于 400ml 甚至无尿，腹胀加剧，恶心呕吐，口有尿味，神疲乏力，厌食，皮肤瘙痒。

③饮食指导：见第五章。

7. 尿毒症护理常规

尿毒症是由于肾功能损害而引起体内氮质及其他代谢产物潴留和水盐代谢、酸碱平衡紊乱时所出现的证候群。属于中医学的“关格”、“虚损”、“水肿” 等范围。

（1）按肾内科一般护理常规。

（2）病室环境应清新整洁，安静幽雅，温暖合适。减少探视者，以防交叉感染。脾肾阳虚者，病室向阳，避免潮湿阴冷，久居湿地；浊泛上焦、下焦者，病室光线略暗，注意消毒通风，必要时住单间。

（3）重症者应卧床休息，轻者可适当活动。

（4）注意皮肤及口腔护理，勤洗漱，预防口腔感染和褥疮发生。

（5）准确记录 24 小时出入量，定时测体重、血压，有腹水者定时测腹围。

（6）严密观察患者神志、呼吸、血压、呕吐及口中氨味、水肿、二便、舌苔、脉象，以及皮肤瘙痒等变化，并做好记录。

如见下列情况，立即报告医师：

①少尿（24 小时尿量少于 400ml）或无尿（24 小时尿量少于 100ml）。

②恶心呕吐，腹泻，甚至吐血、衄血、便血。

③表情淡漠，头痛嗜睡，烦躁不安，精神恍惚，或神昏谵语，呼吸急促或深而慢，脉浮大无力或细微、沉细。

（7）辨证施护

①浊泛上焦、阴虚火旺灼络、热毒入营者，鼻衄时可用棉球蘸黑山栀、马勃、云南白药等粉末堵塞，或用明胶海绵，2% 麻黄碱棉球止血。如鼻中隔前下方出血，可压迫鼻翼部。如流血不止，立即报告医师。

②脾肾阳虚，浊泛中焦者，呕吐频繁，可针合谷、内关等穴。并用生姜汁数滴滴于舌面。燥结便秘者，可用番泻叶泡水代茶饮，或服用肉苁蓉通便液等。

③浊泛下焦，口中尿味，可用藿香 10g 煎汤含漱，并用大黄粉 30g 醋调贴于两足涌泉穴，或大蒜 125g 捣烂，敷于两腰部等。

④浊泛上焦、下焦，神志不清，躁动不安或抽搐者，应设防护架，防止意外。

（8）中药汤剂宜浓煎，少量多次服。对服缓泻剂或用大黄煎剂灌肠以排泄湿毒者，应注意药后效果及反应，做好记录。并注意保护肛周皮肤清洁。

(9) 饮食宜富于营养易消化，少量多餐，多食新鲜蔬菜及水果，但高血钾患者应控制钾的摄入。蛋白摄入量每日不超过 30～40g，豆类食品不超过 1/4～1/3。已进行血液透析、腹膜透析治疗者，一般不限制食物种类，需加强饮食营养，但应控制体重增长。有浮肿者可参照水肿饮食护理。

(10) 血液透析者，按血透常规护理。腹膜透析者，按腹透常规护理，可适当补充钾。

(11) 加强情志护理，避免各种不良刺激，树立治疗信心。

(12) 做好卫生宣传和出院指导，遵照医嘱，按时服药，生活有规律，冷暖要适宜，注意休息，避免劳累，防止外感，定期随诊复查肾功能，防止病情复发。

8. 动静脉造瘘术护理常规

动静脉造瘘术是将动脉与邻近的静脉在皮下吻合手术，术后该静脉逐渐扩张、肥厚（静脉动脉化），便于穿刺，并得到足够的血流量，成为永久性血管通路。对第一次接受透析的患者来说，腕部桡动脉与头静脉是第一选择。

(1) 术前护理：手术部位用肥皂水清洗，常规备皮。配合医生做好心理护理，消除患者紧张情绪。手术日更换患者衣裤，带 2～3 支利多卡因，1 支肝素入手术室。

(2) 术后护理

①检查血管是否通畅。静脉侧可扪及震颤并听到血管杂音，提示内瘘通畅。否则表示内瘘不通，应及时处理。

②术后术肢通常有轻度浮肿。应尽量抬高肢体，促进静脉回流，减轻水肿。可用三角巾将术肢吊于胸前。1～3 天后浮肿可消失。高凝患者，可服用双嘧达莫（潘生丁）50mg，每天 3 次，或术后即刻皮下肌注低分子肝素 1 支。

③术肢禁止穿刺输液、测血压、压迫，禁戴手表、手镯、戒指等物，以免内瘘受压迫而堵塞。

④每日换药，观察伤口有无渗血、渗液及伤口生长情况。应避免沐浴时术肢受污染，术后视生长情况拆线，一般 10～15 天拆线。

⑤术后 1 周应开始进行握拳（或握力器）运动手腕部，促进血液流动，使内瘘尽快成熟。以便于穿刺及获得足够血流量。

⑥在内瘘的使用中，保证穿刺的成功率，以免血管穿破引起血肿压迫使内瘘血管变窄后影响血流量甚至闭塞。

9. 血液透析护理常规

(1) 心理护理

①帮助患者正确认识自己所患的疾病，并能正确面对。对于常规透析者，要其树立“透析者”，而非透析“患者”的观念。

②向患者介绍血液透析的目的及透析的相关知识，使其认识到血液透析的必要性，消除紧张、恐惧心理，减少透析并发症的发生。

③重视发挥家属亲友对血液透析者心情、情绪的影响作用，争取他们的支持，使患者

有一个关心、体贴的家庭护理环境。

④向单位及时反映患者的病情及困难，以取得经济上的支持。

⑤让成功病例现身说法，以增强患者的治疗信心。

（2）饮食护理

①给予高热量、优质高蛋白饮食，热量为146.51kJ/（kg·d）。蛋白质摄入量为1.2～1.5kg/（kg·d），优质蛋白质主要指牛奶、鸡蛋、鱼、瘦肉等。

②限制水、钠、磷、钾的摄入。对于少尿、无尿患者控制进水量，一般为前日尿量加500ml，其中包括饭菜及固体食物的含水量；对于高血压、心衰、无尿的患者，每日进水量为200～300ml；食盐摄入量每周透析2次者为每日3～5g，每周透析3次者为每日5～8g，高血压、心衰、无尿者严格限盐；限制高钾食物以防高钾血症，教会患者用烹调方法去钾（如水煮去汤汁，水果加糖后水煮去水），限制磷的摄入，选择含磷低的食物。

（3）血管通路的保护

①深静脉置管的护理：置管后患者应卧床休息，避免剧烈运动。保持置管部位皮肤的清洁、干燥，如不慎污染应及时消毒换药。为了预防管腔堵塞的发生，每日用生理盐水冲洗，并用2%肝素盐水封管。经常观察置管部位缝线有无松动、脱落，如有意外，及时处理。

②动静脉内瘘的保护：待内瘘成熟后再使用，多在术后2～3周。严格无菌技术操作，穿刺技术熟练，尽量保证穿刺一次成功。不要在瘘侧肢体采血、输液及测血压等。透析完毕拔针后，压迫血管力量应适当，以免压迫力量过大，时间过长造成闭塞。对患者做好内瘘自我保护的指导工作。如保持瘘侧肢体的清洁卫生，以避免外力压迫或碰撞，注意观察内瘘部位的搏动等。

（4）一般护理

①密切观察病情变化，注意有无低血压、失衡综合征等透析并发症发生，注意有无出血倾向。

②详细记录24小时尿量，每日测体重一次，根据尿量及体重增长情况计算每日进水量。

③保持皮肤清洁，皮肤瘙痒者勤换内衣，勤剪指（趾）甲，防止抓破皮肤造成感染。

④保证充足的休息和睡眠时间，以增强抵抗力。

⑤督促患者注意保暖，尤其是天气寒冷时，应戴口罩，尽量少去人群拥挤的场所，防止感冒。

10. 腹膜透析常规护理

（1）腹透室的管理：建立、健全腹透室工作制度，做好腹透室的消毒和患者的清洁工作，每天紫外线照射消毒2次，每次30分钟。工作台面及物体表面用1∶200的“84”液擦拭，地面用1∶100“奥朴”拖擦。各种无菌物品应常规消毒。

（2）腹腔内插管术的术前准备

①做好患者的心理疏导，消除其紧张情绪，增加战胜疾病的信心，配合治疗。

②下腹部手术区备皮，必要时嘱患者洗澡更衣，清洁全身皮肤。

③给予麻醉药皮肤过敏试验。

④准备腹透管及穿刺插管一套，腹透液1袋。

⑤术前嘱患者排空小便，换上手术衣裤。

（3）透析过程中的护理

①透析过程中，严格加强管理，保持环境洁净，严格控制陪护、探视人员，同时加强医护人员的自身管理。

②严格执行无菌操作规程，操作者戴口罩、帽子，清洗双手，减少感染机会。

③腹透液的温度严格保持在37℃～40℃之间，温度过高可引起腹痛和无菌性腹膜炎，温度过低可因腹膜血管收缩使病员不适、畏寒，影响透析效果。

④透析前必须认真检查透析液的透明度、生产日期，如发现渗漏或浑浊过期，严禁使用。严格三查七对，认真核对腹透液中添加药物的剂量。

⑤患者取仰卧位或坐位，对卧床透析的患者应鼓励其咳嗽、翻身，鼓励其尽早下床活动，以增强其自身抵抗力。

⑥注意腹透液的灌注和排泄速度，2000ml控制在10分钟左右，注意导管接头有无滑脱，如引流不畅，应检查有无导管扭曲、阻塞并及时排除。

⑦透析过程中应密切观察病情，如体温、脉搏、心率、呼吸、血压、体重，注意观察透出液的颜色，如有浑浊、出血，应与医师联系，准确记录出入液量、每日交换次数及透析时间。

⑧因病情需要使用腹透机透析的患者，应根据医嘱准确输入治疗处方，密切观察病情及机器的正常运转情况，并做好记录。

（4）腹透患者的护理：腹透患者应保持身体清洁，保持床单元的清洁、整齐，对有污染的床单、被套及中单应及时更换，切口处敷料隔日更换一次，并注意隧道口周围皮肤情况，如有炎症可用庆大霉素湿敷，切口处敷料每日更换。

（5）饮食护理：在腹透期间蛋白质丢失量每日为5～15g，故饮食中蛋白质摄入量应适当增加，每日需1.2～1.5g/kg以上，糖和脂肪要适当限制，以减少腹透对糖和脂肪代谢的影响。一般还应避免摄入过多的钾盐和含磷食物。

（6）出院护理：病员出院前，应给患者及家属系统讲解和耐心讲授无菌操作技术、换药物品的消毒、腹透问题的处理，合格后方可回家。

11. 肾脏穿刺护理常规

肾脏穿刺活体组织检查（简称肾活检）是获取肾脏病理标本的重要手段之一，对于疾病诊断、指导治疗、判断预后以及肾脏病研究具有重要意义。此外，肾脏穿刺抽液减压术是肾囊肿性疾病的治疗手段之一。

（1）肾穿前的护理

①物品准备：穿刺包，穿刺针，无菌镊，消毒纱布筒，消毒手术碗，消毒方盘，消毒液状石蜡，2%利多卡因，10ml注射器，2.5%戊二醛，500ml生理盐水，1.5%碘伏，口罩，帽子，无菌手套，胶布，剪刀，纱垫，腹带，手术病员服。肾囊肿穿刺还需要准备无水酒精及50ml注射器。

②询问病史：详细询问病史，特别注意有无出血性疾病和肉眼血尿史、抗凝剂及活血药物使用史和月经史。术前应停用一切抗凝、抗血小板制剂和活血药物。女性患者应尽量避免经期行肾活检。穿刺前有肉眼血尿者应检查尿红细胞形态，以备术后对照。

③化验检查：包括血、尿、粪三大常规，肝肾功能，血型，最重要的是检查血小板计数、出血时间、凝血时间、凝血酶原时间、活化部分凝血活酶时间等出凝血功能。如发现异常均应在术前校正，包括输注新鲜血小板、冷沉淀等。并进行B超检查以了解肾脏大小、位置及活动度。

④心理护理：仔细做好充分的解释工作，向患者介绍肾穿刺的目的、意义、操作程序、可能出现的并发症，及密切配合的重要性，消除患者的紧张心理，使其主动配合操作。

⑤饮食护理：穿刺当日给予高营养、易消化的饮食，不宜过饱。

⑥术前训练：训练患者在俯卧位时的呼吸和屏气动作（平静呼吸时突然屏气10～15秒）。肾病综合征大量腹水的患者宜适当消肿后再行肾穿。训练患者床上大小便，避免采用导尿术，减少并发症。准备好引水管、开水、一次性尿布、便盆等，向患者介绍使用方法。

⑦其他注意事项：观察血压、体温，有无咳嗽、感染等。血压必须控制在130～140/80～85mmHg，体温正常，无咳嗽及感染。术前口服维生素K或肌注巴曲酶（注射用血凝酶），紧张不安者可肌注安定。穿刺前嘱患者排空大小便。

（2）肾穿中的护理

①协助患者取俯卧位，于腹部相当于肾脏位置垫一5～10cm厚的砂垫以减少进针时的肾脏移动。

②密切观察病情变化，测血压、脉搏。

③协助患者根据需要屏气，随时给予安慰，消除精神紧张。

④穿刺完毕，将患者移至平车上，取平卧位，包扎腹带，送回病房。整个过程搬动应轻缓，避免患者活动。

（3）肾穿后的护理

①嘱患者平卧24小时，严禁患者下床大小便或做咳嗽动作。若患者出现咳嗽，应及时给予止咳药，防止诱发出血。

②定期测血压，穿刺后每1小时测血压及脉搏1次，连续3～4次，如无异常可改为4小时测一次至24小时止。

③观察尿液颜色，特别是首次尿液的颜色，注意有无肉眼血尿、血块。若为肉眼血尿，应及时报告医生，及时给予对症处理，延长平卧时间至尿色正常。若尿中有新鲜血或带血块，应随时观察血压变化。

④如患者无少尿、严重浮肿等症状，嘱其术后多饮水，以少量多次为宜，防止一次大量饮水，以免引起胃部不适、恶心、呕吐，诱发出血。水肿、少尿者可适当给予利尿剂。

⑤给予高营养、易消化的食物，如水果蔬菜等，防止大便干燥，腹压增高而诱发出血。

⑥若尿色正常、血压平稳，肾穿 6 小时后可协助患者侧翻身，24 小时后至 1 周内可轻微活动，2 周内仍应限制活动，勿行剧烈活动的检查，1 月内不做剧烈运动。

⑦观察有无腹痛、腹胀、腰痛及其性质、程度、持续时间，腹部有无包块及腹肌紧张，必要时行 B 超检查。

⑧根据患者的性别、年龄、性格不同，采取适当的护理方法。紧张者，可分散注意力；反之，要随时提醒患者注意并发症的发生。

三、慢性肾衰的家庭护理

慢性肾衰（CRF）病程较长，除住院期间外，大部分时间是在家庭中，因此如何科学、合理地做好患者的家庭护理和治疗是有效延缓慢性肾衰进展的重要手段。下面就其做一简要介绍。

1. 一般护理

日常生活（包括饮食起居）有规律是慢性肾衰患者治疗过程中必须重视的。药物治疗是必需的，但并非单纯依赖药物就能解决慢性肾衰的所有问题，日常生活有规律对于慢性肾衰患者的治疗、康复、防止并发症是非常关键的。

（1）情绪稳定：慢性肾衰是终身疾病，又是长期进展性疾病。长期的疾病折磨带来精神上、身体上的巨大痛苦，容易产生急躁、悲观情绪。不健康的情绪，不仅影响体内免疫调节功能，不利于疾病恢复，而且还可能造成一些不理智的行为，不遵医嘱，不听他人劝说，直接伤害自己的身体，如自伤、自残甚至自杀。因此对这些患者要特别注意心理护理，耐心开导，细心关怀，使其了解疾病的发生、发展的特点，以及自身的病情，从而认识自我，正视自我，树立与疾病斗争的信心和勇气。所以健康的心理和稳定的情绪是慢性肾衰患者长期坚持治疗的关键。情绪激动时往往容易手心出汗、头疼、血压升高；另外，运动后易出现心跳加快、代谢增加、产生的废物也增多，加重肾脏负担，容易疲倦。因此，保持情绪稳定，限制剧烈运动很重要。家中注意收音机、电视机等的音量，减少患者的焦虑烦躁与不安。此外，要充分信任医师，不要因为疗效不显著而频频更换医院和医生；不能急于求成，切不能病急乱投医。

（2）睡眠充足：充分睡眠是恢复体力、消除疲劳的重要保证，但多数慢性肾衰患者由于活动减少，相对卧床时间长，反而影响睡眠质量。因此睡前应注意：尽量减少各种外来刺激，如灯光、噪音、闷热、寒冷等；保持室内清洁；经常洗澡，睡前温水泡脚；临睡前不喝咖啡、茶，不吃食物。但也不要空腹入睡，饥饿时是较难入睡的，即中医所谓的“胃不和则卧不安”。

（3）大便通畅：养成每日定时排便的习惯，有利于排除代谢废物、毒素，保持情绪稳定。如大便干结或不爽，可在中药中佐入制大黄3～5g，或保肾片、莫家清宁丸、麻仁丸等成药制剂。

（4）清洁口腔：慢性肾衰患者常因湿浊毒邪上壅，而出现口中尿味，影响食欲，滋生细菌。可用2%黄芩水、金银花甘草水于饭前饭后及睡前含漱。如有口腔糜烂、溃疡者可予冰硼散涂于疮面。

（5）预防感冒及感染：慢性肾衰患者由于存在低蛋白血症、贫血及免疫功能低下，因此非常容易外感病邪，引起呼吸道、消化道、泌尿道感染。任何感染都可使肾功能急剧恶化，故要教育患者避免接触传染源人群，外出注意保暖，换季、气候变化时要相应增减衣服，饭前要洗手、漱口，家庭居室要清洁、卫生、通风。房间温、湿度应适宜，光线应充足、明亮。定期空气消毒，可用紫外线灯照射或食醋熏蒸法，或用贯众适量，煎水喷洒房间以防流感。一旦感冒，患者可先服用板蓝根冲剂、桑菊感冒冲剂、小柴胡冲剂、午时茶等中成药制剂，避免滥用抗生素，以预防其肾毒性。

（6）其他：对于病重、高度水肿、或并发脑血管意外不能生活自理者，要有专人护理，勤翻身、变换体位，预防褥疮的发生。

2. 病情的自我监测

（1）体重和出入量：仔细记录每日的出入量。入量包括饮水、饮食（米饭、粥、汤）中的水分、中药制剂、服药时的水以及水果中水分含量等。出量主要记录尿量，如汗出明显也要记录。一般入量由出量决定，量出为入，一天饮水量=前日尿量+500ml。每日测量体重1次（尽量固定称量的时间、条件），以了解有无水钠潴留、脱水等情况。

（2）血压：每日定时测量血压，以台式水银柱血压计较好，如为电子血压计，要经常与台式血压计校正。

（3）水肿：保持皮肤的清洁卫生，阴囊、阴唇肿胀明显者常影响排尿，要加强会阴部的清洁工作。水肿明显时不宜针刺，以免流水不止，发生感染。水肿患者要限制水、钠的摄入，钠盐一般不超过2～3g/d。腹水患者，可采取半卧位，每日测量腹围1次。严密观察和记录水肿变化，特别是应用利尿剂和中药逐水利水剂后尿量改变及水肿消退情况。

（4）呕吐：慢性肾衰代谢性酸中毒时呕吐常见。因此，出现呕吐时，要检查血生化，了解酸中毒程度。同时可服用碳酸氢钠（小苏打）片、黄连温胆汤、生姜汁、半夏伏龙肝煎汤，少量频服。

（5）昏迷、抽搐：慢性肾衰出现昏迷、抽搐时须立即送医院抢救。送医院途中注意保持患者呼吸道通畅，抽掉枕头，平卧位，头偏向一侧，如有假牙应取下，及时清除口腔中的排出物，避免随意搬动。

(6) 出血：慢性肾衰患者有出血倾向，如皮下紫斑、鼻衄、月经量多、呕血、黑便、咯血等，护理上首先要做好病情观察，消除患者紧张、恐惧心理。及时送医院治疗。

3. 饮食与烟酒

饮食方面见第五章节。一般吸烟有害无益。吸烟可使微血管收缩、脉搏加速、血压上升，出现头痛、昏眩、失眠、视力减退等症状，以及肌肉迟钝、协调性减退、食欲下降、体重减轻。另外长期吸烟是肺癌、肾癌、动脉硬化的诱发因素。故主张戒烟，烟瘾大的患者，也应逐步减量，否则容易导致肥胖。饮酒过多使细胞中结合水丧失；肌酸代谢亢进，使血肌酐升高；酒精分解产生酸性物质（焦性葡萄糖酸、乳酸等）出现代谢性酸中毒，表现为恶心、食欲不振、精神抑郁、头痛等。因此，每日酒量应控制在25g以下。通常可喝1杯啤酒或1小杯白酒（或黄酒），对疾病不会有大的影响，但不应喝醉。

4. 工作和运动

慢性肾衰患者（包括规律性透析者），为了保护残余肾功能，不能参加剧烈的活动和体力劳动，要避免加班、夜班、高温环境下工作及长时间站立、乘车而引起疲劳的活动。但也不是整天卧床休息，提倡劳逸结合。只要身体状况允许，可以参加一般活动、家务劳动或轻工作，但要注意循序渐进，轻松舒适，时间合理，不宜长时间、剧烈或在寒冷天中活动。外出旅游、出差要谨慎，活动量和工作强度以不明显疲劳，对血压、肾功能无明显影响为限。参加适合自身的活动与工作，不仅可以起到锻炼身体的作用，更重要的是可以增加生活的乐趣和信心，体现其自身的价值。

5. 妊娠与性生活

慢性肾衰往往有肾虚的一面，因此，许多慢性肾衰患者常常不过性生活，其实不能绝对化。性生活需要消耗一定的体力，但长期缺乏性生活对患者及其配偶都是沉重的精神负担。慢性肾衰除合并有严重的心功能不全、重度贫血者外，可以过性生活，只是要节制次数，以不疲劳为限。性生活时主张男方用避孕套，既能减少避孕药、女用避孕器具引起的副作用，又能减少感染的机会。对于妊娠则目前一般均不主张，因为妊娠成功率极低，多数早产。此外妊娠后，机体无法承担巨大的生理需求。

6. 给药护理

(1) 避免肾毒性药物：由于肾血流量大（占全身的1/5～1/4），药物在肾脏的浓度高，另外肾小球的滤过面积很大，药物与肾脏的接触面就较大，从而使肾脏易于受到损伤。平时用药要注意各种药物对肾脏的直接或间接损害，如氨基苷类抗生素（庆大霉素、阿米卡星、妥布霉素等）、万古霉素等，必须用时也要根据肾功能减量。除许多西药外，有不少中药或中成药对肾脏也有毒性，必须引起足够的重视。如马兜铃科的关木通、马兜铃，其他如广防己、草乌、斑蝥、雷公藤、蜈蚣等都有一定的肾毒性。此外对于秘方、偏方以及药物成分不明、作用和副作用不详的药物绝对不能随意服用，更不能找游医就诊服药。

(2) 中药煎服法

①煎药：一般药物先加水盖过药物，浸泡半小时以上，武火急煎煮沸后再文火慢煎，

煎出药味，滤过；再加水适量，煎煮，取汁混合，分早、晚温服。如以祛风解表药为主则以武火急煎10~15分钟即可。如有附子则宜先煎1~1.5小时，沸后再纳他药一起煎煮30~40分钟。矿物类药宜先煎。鹿角胶、阿胶类宜烊化，即将药渣滤去后放入胶类煮沸，边煮边搅，至完全溶化。如人参、冬虫夏草等贵重药则宜另煎，煮好后另服或兑入已煮好的药液中。如浮肿明显、高血压未控制及心衰患者则宜浓煎，以减少进水量。

②服法：常规每日1剂，分早晚服。呕吐者，宜少量频服，或以姜汁为引。外感风热者宜温服，风寒者则热服，并食热粥，加盖衣服，以助药力，但不宜出汗过多；峻剂逐水者，宜晨起空腹，枣汤送服，以减少胃肠道刺激，但不可长期服用，需在医师指导下严格应用。

（朱晓雷，曾安平，周恩超）

第三节 肾脏病患者的妊娠

一、肾脏病患者的妊娠问题

一方面妊娠期妇女肾脏结构、功能等方面发生变化，妊娠引起的肾脏高滤过状态、尿蛋白增加、先兆子痫和高凝状态等会对肾脏产生重大影响，使妊娠期妇女容易患肾脏疾病，如泌尿系感染、肾小球疾病甚至急性肾衰竭等。另一方面妊娠合并症，如妊娠高血压可伴有肾脏损害，原有肾脏病会使妊娠妇女更易发生先兆子痫、早产及胎儿宫内发育迟缓等。妊娠可加重患者原有的肾脏疾病。

妊娠期肾脏的生理改变：①肾脏大小增加：肾脏长度增加1cm，产后6个月恢复至正常水平。②肾盂、肾盏、输尿管扩张：超声或静脉肾盂造影下类似于肾盂积水，右侧明显，产后3个月恢复至正常。③肾脏血流动力学增加：肾血浆流量和肾小球滤过率（GFR）增加35%~50%，葡萄糖、氨基酸、尿酸、蛋白排泄增加，妊娠末期恢复至正常。④正常妊娠血压下降20~25mmHg，后期可恢复至妊娠前水平。⑤妊娠时体内有6~8L的水潴留，导致下肢水肿。

原有肾脏病的妇女，如果不了解允许妊娠的条件或不遵守妊娠后应注意的事项，常造成原有肾脏病的复发或加重，并危及孕妇及胎儿。因此对于育龄期患有肾脏病的妇女（包括慢性肾病、透析和肾移植患者），在准备妊娠时，应向肾病专科的医师和妇产科医生寻求咨询：①是否可以妊娠；②妊娠是否会发生合并症；③妊娠最终能否得到一个健康的婴儿；④妊娠是否会加重原有肾脏病，并造成永久性损伤。

最重要的是根据患者的肾功能、血压及尿蛋白来权衡考虑妊娠可能的后果，结合患者原发病的特殊性来全面考虑。

1. 能否怀孕，何时怀孕

（1）没有高血压、肾功能不全和肾病范围蛋白尿的患者，可以妊娠，妊娠一般比较顺利，也不会明显加重原有的肾脏病。

（2）对于患有慢性肾病的妇女，如果符合可以怀孕的条件，一般应鼓励尽早建立家庭和生育，因为患者的肾功能可能随着时间的延长而下降，最终失去妊娠的机会。

（3）对于暂时不符合怀孕条件的肾病患者，肾病专科医师应帮助患者制定包括生育问题在内的治疗计划，当肾病治疗有效，患者符合条件后，仍可以怀孕生育。

2. 意外妊娠后应当如何处理

很常见的情况是，许多患慢性肾病的妇女，无论是已知患肾病，或未知患肾病，常常在妊娠以后才就诊，问题变成了妊娠能否继续？对于能否继续妊娠，最重要的指标是肾功能，肾功能最好以 GFR 来评估，对于 GFR＜30ml/min 的重度肾功能不全患者，妊娠必须坚决终止。对于 GFR 为 30～60ml/min 的中度肾功能不全患者，尽管妊娠发生合并症的可能性相对重度肾功能不全患者已明显减小，但仍为肾功能正常的肾病患者的 2 倍以上，因此应强烈建议患者终止妊娠。对于 GFR＞60ml/min 的轻度肾损伤患者，以及不愿终止妊娠的中度肾功能不全患者则必须加大产前的监测力度，以便发现问题及时处理。一般要求做到妊娠 32 周前每两周随诊 1 次，32 周到产前每周随诊 1 次。

随诊检查的内容：①24 小时蛋白排泄率和公式法计算的肌酐清除率；②测量血压，以便尽早发现高血压和先兆子痫；③评价胎儿的大小和发育情况；④常规尿检，必要时行清洁中段尿培养，以尽早发现尿路感染，包括隐性菌尿。

3. 肾脏病变在妊娠后不断加重，应如何处理

当肾功能在妊娠的任何阶段发生恶化，应首先除外可逆的因素，包括尿路感染、脱水和过度利尿等，在没有可逆性因素，同时肾功能下降超过原有水平的20%时，则妊娠必须中止。因为继续妊娠的后果可能非常严重，一方面，进行性的肾脏功能恶化可能造成患者很快进入尿毒症期，并且在妊娠结束后仍不可逆转，不得不提前接受替代治疗；另一方面，产科合并症的发生率明显增加，胎儿发育迟缓，早产甚至发生胎死宫内。当患者在妊娠过程中蛋白尿加重并持续时，如果肾功能没有下降，同时血压可控制在正常范围，则妊娠还可以继续。如果蛋白尿达到肾病范畴，需要决定是否使用糖皮质激素治疗时，妊娠 32 周以前的患者可行肾穿刺了解肾脏病理类型。激素尽管可以用来控制尿蛋白，但使用要非常慎重。肾活检提供的病理类型有助于估计激素使用的敏感性。

4. 妊娠过程中发生高血压应如何判断

（1）高血压是妇女妊娠期的常见病症，发生率约为7%，其中大多数（约 70%）为先兆子痫，原有慢性肾脏病者更易发生先兆子痫，可高达20%～40%。

（2）先兆子痫的临床特征是妊娠开始血压正常，尿蛋白阴性，妊娠 24 周以后出现高血压、蛋白尿和水肿，重者伴头痛、视力模糊、抽搐乃至昏迷，上述异常大多在产后 6 周内恢复，最迟不超过 4 个月，产后不留后遗症。

（3）妊娠中发生高血压或先兆子痫主要需鉴别 3 种情况：妊高征、妊娠合并原发性高血压和妊娠合并慢性肾病。

(4) 原发性高血压伴先兆子痫的患者，一般有慢性高血压病史，妊娠开始即有高血压(或由于妊娠期血压生理下降的影响，开始表现为正常血压)，孕24周后（可能提前）高血压加重，并有蛋白尿出现，产后蛋白尿消失，高血压持续存在。

(5) 慢性肾病伴先兆子痫的患者，有慢性肾病史，妊娠开始即有血尿、蛋白尿，孕24周后（可能提前）蛋白尿加重，高血压开始出现或加重，容易出现肾功能不全，产后病情可能好转不明显，同慢性肾病妊娠后恶化不易区别，产后肾活检对此鉴别诊断有帮助。

二、慢性肾小球肾炎患者的妊娠问题

在我国原发性肾小球肾炎中IgA肾病很常见，且年轻患者多见，因此临床工作中涉及IgA肾病患者的妊娠问题非常普遍，且对于患慢性肾小球肾炎的育龄妇女具有代表性。

以前的观点认为，微小病变、轻度系膜增生性肾小球肾炎和膜性肾病患者妊娠过程顺利，而局灶节段硬化性肾小球肾炎和膜增生性肾小球肾炎患者妊娠后胎儿的存活率较低。

目前认为，允许妊娠的条件应为：①血压正常；②肾功能正常；③蛋白尿没有达到肾病范畴（小于3g/d)；④肾活检病理Lee氏分级小于Ⅳ级，没有严重的小管间质病变和血管病变。

肾病专科医师应帮助有生育要求的患者制定好肾脏病治疗的长期计划，选择合适的时间怀孕生育。妊娠后如有蛋白尿的出现或增加、血压升高都应卧床休息。当尿蛋白明显增加达到3g/24h以上时，原则上可以使用肾上腺皮质激素治疗，但一般不能使用细胞毒药物。

由于高血压引起产科合并症明显增加，不可逆的肾功能下降是终止妊娠的指征。部分患者怀孕期间病情并未加重，而在产后一段时期内可能恶化，因此产后应注意休息，在产后1~2年内还要继续注意监护肾脏病情，并及时进行相应的治疗和处理。

三、妊娠期急性肾小球肾炎

妊娠期急性肾小球肾炎较少见，多发生于妊娠后3个月。

发生在妊娠早期的轻型患者，多在数周内缓解，对妊娠无不利影响，病情较重者常易致死胎。高血压不易控制、肾功能持续恶化者需终止妊娠。处理与非孕期急性肾炎相同，产后肾功能可以恢复。

四、狼疮肾炎患者的妊娠问题

系统性红斑狼疮多发生在育龄期妇女，而且大多数有肾脏损害。

1. 以下情况提示狼疮肾炎患者病情严重

①妊娠后或产后首次发现者；②怀孕时狼疮病情明显活动者；③高血压及氮质血症发生在妊娠早期者；④血循环中存在高滴度抗磷脂抗体者。这些患者预后较差，一般应提前

终止妊娠，同时使用激素和免疫抑制剂强化对系统性红斑狼疮的治疗。因为有狼疮抗凝物的孕妇发生自然流产和死胎的几率明显增加。抗心磷脂抗体水平不但与动脉和静脉血栓形成、血小板减少、习惯性流产和溶血性贫血等有关，而且还是预测妊娠中胎儿窘迫的敏感指征，有这类抗体的孕妇还容易发生先兆子痫。狼疮肾炎母体的抗核抗体可以通过胎盘，造成新生儿狼疮综合征，其特征为先天性心脏传导阻滞或一过性皮肤损害。

2. 狼疮肾炎患者的妊娠条件

除应遵循上述慢性肾小球肾炎妊娠的一般原则外，尚应注意：①妊娠前半年内应无狼疮活动，最好在1年以上；②抗磷脂抗体应当阴性；③妊娠期及产后应密切监测血清补体水平，病情有活动应立即加强治疗。

五、尿毒症患者的妊娠问题

1. 处于慢性肾衰竭的育龄妇女，通常闭经或只有不规则的无排卵月经，一般不能生育。

2. 重度慢性肾功能不全的患者不宜妊娠，成功妊娠的几率只有20%～30%，应强调避孕，一旦发生妊娠宜及时进行人工流产。

3. 规律性透析能使有些妇女恢复生殖功能而怀孕。长期透析患者妊娠合并症多，成功妊娠者少，妊娠后母体亦遭受巨大损伤，所以应强调避孕，一旦疏忽造成妊娠，宜进行人工流产。

4. 即使在约15%的成功妊娠中，提前分娩者十分常见，存活的婴儿常有明显的发育迟缓，而透析患者在妊娠后倾向于发生容量负荷过重、高血压明显恶化和（或）叠加先兆子痫。

5. 有资料表明增加透析时间，使用红细胞生成素和肝素有助于提高妊娠成功率。

6. 血透和腹透相比，对提高妊娠成功率无显著差异。

六、肾移植患者的妊娠问题

育龄妇女肾移植后随着肾功能、月经和排卵功能的恢复，怀孕的可能性明显增加。美国对2960例肾移植妇女的3790次妊娠的统计表明，成功妊娠者可以占到94%。

肾移植妇女可以妊娠的条件：①肾移植后等待至少1.5～2年，患者一般健康状况良好，移植肾功能稳定，免疫抑制剂的应用已处于维持量阶段；②血肌酐小于133μmol/L；③无高血压，或有高血压但容易控制；④尿蛋白阴性或微量；⑤移植肾无急性排斥迹象；⑥近期超声或静脉肾盂造影无肾盂肾盏扩张。

应该注意：如果患者在孕28周以前发生合并症，如高血压、肾功能恶化和排斥等，则妊娠成功的可能性会下降20%左右。肾移植妇女妊娠后严重的排斥反应发生率实际上并不比非妊娠者高，母体在妊娠期为了适应胎儿生长的需要，机体免疫反应较非妊娠时低，这可能对移植肾是有利的，但产后免疫反应又恢复到孕前状态，甚至发生免疫反跳现象，应注意产后排斥反应可能接着发生。一般认为妊娠对移植肾的功能和高血压的发生均无有害的长期影响。

七、糖尿病肾病患者的妊娠问题

糖尿病是产科高危患者中的常见疾病，其中大多为胰岛素依赖型糖尿病（1 型），病程较长足以引起早期肾脏的组织学变化。妊娠后糖尿病常常加重，容易发生泌尿系感染和先兆子痫，胎儿和新生儿的合并症亦多。所以临床诊断糖尿病肾病者不宜妊娠，已妊娠者必须人工流产并做绝育手术。

有高血压、肾脏、视网膜病变者或糖尿病已 20 年以上者，或患者已 35 岁以上者不宜妊娠。

八、多囊肾患者的妊娠问题

成人型多囊肾，一般病程较长，大约到 50 岁以后才出现肾衰竭，对于肾功能正常且无高血压的育龄期妇女多能顺利通过妊娠期，但少数在妊娠后期发生高血压，则妊娠危险性增加。

注意多囊肾的妊娠妇女发生无症状性菌尿及尿路感染的几率和严重程度高。

九、肾盂肾炎患者的妊娠问题

由于妊娠时肾盂、肾盏、输尿管扩张，肾盂积水，使慢性肾盂肾炎患者病情反复发作，甚至加重。特别是在妊娠的中后期，孕妇往往出现高热、剧烈腰痛、尿频尿急尿痛等症状，如果高热等毒血症状不能得到及时缓解，会危及胎儿的生长发育。妊娠期注意多喝水，勤排尿的习惯很重要，同时应及时选用合适的抗菌药物。

十、肾脏病患者妊娠时的用药

1. 糖皮质激素和免疫抑制剂

当尿蛋白明显增加达到 3g/24h 以上时，原则上可以使用肾上腺皮质激素治疗，由于胎盘能产生一种酶，将从母体循环中进入胎盘的泼尼松氧化成无活性形式，母亲服用泼尼松对胎儿无影响。由于地塞米松不能被胎盘酶所氧化，故能影响胎儿，因此不宜使用。如果服用泼尼松剂量在 30mg/d 以下，对哺乳婴儿亦无副作用。妊娠期应用常规剂量的硫唑嘌呤（50mg/d）致畸风险较低。若患者无高血压和肾功能损害则环孢素 A 也可备选。从目前的资料来看，使用维持剂量的免疫抑制剂［硫唑嘌呤≤2mg/（kg·d），环孢霉素≤4mg/（kg·d）］不会对胎儿产生不良的影响，但由于免疫抑制剂对新生儿可能产生免疫抑制作用，因此不提倡此类患者行母乳喂养。

2. 羟氯喹

在欧美国家，羟氯喹是目前用于治疗皮疹最普遍的抗疟药。服用羟氯喹既可以减少泼尼松的用量，也可以阻止肾脏和神经系统的损害，减轻狼疮的临床表现。它能透过胎盘屏障，但大规模的临床研究显示妊娠期间使用羟氯喹是安全有效的，并不会引起胎儿的畸形以及视力和听力的损害。常用剂量为200～400mg/d，哺乳期妇女也可使用。

3. 细胞毒药物

妊娠早期应用环磷酰胺和甲氨蝶呤对胎儿有较大的致畸风险。应用这类药物时应充分意识到其对胎儿的潜在影响，估量风险/疗效比，尽可能避免妊娠早期使用，以最大程度降低对胎儿的影响，同时用药期内避免哺乳。

4. 雷公藤制剂

一般不能使用雷公藤制剂。

5. 降压药物的选择

（1）*选择原则*：对胎儿无毒副作用，不影响每搏输出量、肾血浆流量、子宫胎盘灌注量，不致血压急剧下降或下降过低为宜。

（2）*血压的要求*：舒张压不宜低于90mmHg（妊娠中3个月）和100mmHg（妊娠末3个月）为宜 。

（3）*妊娠时高血压的用药*：对于出现高血压的孕妇来说，首选药物是甲基多巴，剂量为200～500mg，口服，每日3次。拉贝洛尔降低血压但不影响肾及胎盘血流量，并可对抗血小板聚集，促进胎儿肺成熟，剂量为50～150 mg，口服，每日2～3次。β－受体阻断剂可以使用，但氨酰心安可引起胎儿生长迟缓，不宜使用。肼屈嗪，剂量为10～20 mg，口服，每日2～3次，心力衰竭时不宜使用。硝苯地平（心痛定），每次10mg，6～8小时一次。但要注意，并不是所有的钙拮抗剂都可以在妊娠的前3个月使用。利尿剂，呋塞米和安体舒通可以使用。不宜使用血管紧张素转化酶抑制剂（ACEI）或血管紧张素Ⅱ受体拮抗剂。

6. 抗菌药物的选择

妊娠期应选择对胎儿无毒害作用的抗生素。对未行尿或血细菌培养者，原则上选用氨苄青霉素、钾盐青霉素、头孢菌素类。

氨苄青霉素副作用小，应用时间较长，对孕妇相对安全。一般情况下，不宜单独选用氨苄青霉素治疗妊娠期急性肾盂肾炎。第三代头孢，如头孢他唑、头孢哌酮、头孢噻肟，非产菌敏感率可达70%～80%，是一个较好的选择。

很多抗生素对胎儿造成明显影响，如四环素、氯霉素、喹诺酮类、氨基苷类、磺胺类、呋喃类药物等均为孕妇禁用药物。四环素类药物可导致肝脏急性脂肪坏死、肝衰竭，还可与钙结合影响胎儿骨骼、牙齿的发育，并可致畸。妊娠晚期使用氯霉素可使新生儿发生灰婴综合征。磺胺类在孕早期有引起先天畸形可能，孕晚期有致核黄疸的危险。庆大霉素、卡那霉素有致胎儿耳毒性作用。呋喃类药物可致新生儿溶血。

7. 其他

为减少发生高血压和先兆子痫的危险，应予低剂量阿司匹林（60mg/d）直到孕36周。同时，可以使用低分子肝素抗凝。由于肝素与低分子肝素都有既不能通过胎盘也不能从乳汁分泌的特点，所以在孕期和哺乳期均能安全使用。对于子痫患者，可以使用硫酸镁解痉，安定镇静。中医中药使用应以中药煎剂为主。

水杨酸盐及非甾体类消炎药在动物实验能导致畸胎，延长产程，胎儿过度成熟以及增加产后出血，因此孕妇禁忌。抗疟药能积聚于婴儿视网膜，因此在受孕前应停服。

（朱晓雷，曾安平，周恩超）

第四节 肾脏病患者的生活质量

一、生活质量的起源、概念及简介

“生活质量”一词是英语（Quality Of Life，QOL）的中文译文，尚有翻译为“生命质量”、“生存质量”、“生命素质”等。生活质量的研究起源于20世纪30年代的美国，最初是作为一个社会学指标来使用。但医学界人士也一直在探讨生存质量测评问题。40年代末，Kamofsky就提出了著名的KPS量表，但当时医学界尚以传染病为多，且危害大，因而未能引起足够重视。随着医学模式由生物医学向生物－心理－社会医学的转变和对健康观念的重新认识，以及疾病谱的改变，越来越多的临床医学专家认识到过去沿用的有关疾病防治措施的有效性评价指标如患病率、发病率、生存率、死亡率以及有关疗效评价的痊愈、显效、好转、无效等指标存在一定的局限性，已经不能反映具有生物、心理、社会属性的人的整体性。在这种形势下，更多学者认识到生存质量的测评是人类从追求生理健康向追求精神生活健康发展的深层次需求，也就是说更加关注患者自身的感受，体现了以患者为中心的思想。20世纪70年代末，医学领域广泛开展了生存质量的研究工作，并逐渐形成一个研究热潮。美国药品与食品管理局于1985年开始，在接受新药材料时需同时递交药物对患者生存质量和生存时间影响的资料，这大大促进了QOL的研究。QOL与医学实践相结合，形成了“与健康有关的生存质量（HRQOL）”的概念，简称生存质量，以区别于哲学与宗教界所关注的生命质量，和经济与政界所关注的生活质量。

迄今为止，对生存质量尚无公认定义。1993年，在日内瓦召开的世界卫生组织（WHO）生存质量研讨会上将其定义为：不同文化和价值体系中的个体对与他们的目标、期望、标准以及所关心的事情有关的生存状况的体验。按照这一定义，将生存质量界定为主观体验，既考虑到了一定的文化价值体系，又弘扬了个性。WHO的生存质量测定包含六大方面：①身体机能；②心理状况；③独立能力；④社会关系；⑤生活环境；⑥宗教信仰与精神寄托。

生存质量评价的应用，使健康测量发生了从物质到精神，从客观到主观的转变，生存质量的评价不仅从人的生物属性出发，而且将人作为社会的人来对待，重视了人的社会性和心理状况，充分反映了健康与人的生理、心理和社会之间存在着密切的关系，从正性和负性两个方面表现了健康的积极和消极因素。从理论上讲，QOL研究可以适用于各种人群和病种。但鉴于各人群与病种的特殊性、临床实际需要与现状，以及是否具备完成条件，应优先选择一些课题。在进行研究的病种选择方面，应优先选择一些影响较大而又没有较可靠的客观指标的疾病。这主要是指一些癌症和慢性疾病。生存质量在医学领域的应用主要有：①一般及特殊人群健康状况的评定；②肿瘤及慢性病患者生存质量测评；③临床治疗方案的评价与选择；④预防性干预及保健措施的效果评价；⑤卫生资源配置与利用的决策；⑥探讨健康影响因素与防治重点。生存质量被引入我国后，由于生存质量的理念与中医的整体观念，有着天然的联系和内在的一致性，所以，近年来 QOL 逐渐也被引入中医学体系并得以广泛应用。

在过去数十年中，国内外学者曾采用多种测试量表，这些问卷由患者根据自己的健康状况和对疾病的感受来完成，大致可分为两类：普适性量表（Generic instrument）和疾病特异性量表（Disease specific instrument）两种。如比较常用的世界卫生组织生存质量测定量表（WHOQOL－100）及简表（WHOQOL－BREF）和健康状况调查问卷（MOS SF－36 量表）属于前者；在肾病领域内，肾脏病生活质量简表（the kidney disease quality of life－short form KDQOL－SFTM）、肾移植患者生活质量相关评定量表等属于后者。

WHOQOL－100 量表是 WHO 组织 20 余个国家和地区共同研制的跨国家、跨文化并适用于一般人群的普适性量表。量表由 6 个领域的 24 个小方面外加一个总的健康状况小方面构成，分别从强度、频度、能力、评价四方面反映同一特质。虽然 WHOQOL－100 能够详细地评估与生命质量有关的各个方面，但是有时量表显得冗长。为此，世界卫生组织开发了世界卫生组织生存质量测定量表简表（WHOQOL－BREF）。WHOQOL－BREF 不仅保留了量表的全面性，而且仅包含问题条目，应用比较简便，在测量与生命质量有关领域的得分水平上能够替代 WHOQOL－100，为我们评价患者的生存质量提供了有利的证据。由中山医科大学生存质量课题组主持研发的 WHOQOL 中文版已被确认为我国卫生行业标准（WS/T 119－1999）。

SF－36 量表是美国医学结构研究组（medical outcomes study，MOS）开发的一个普适性测定量表，共36 个条目。它包含生理功能（PF：Physical Functioning）、生理职能（RP：Role－Physical）、躯体疼痛（BP：Bodily Pain）、一般健康状况（GH：General Health）、活力（VT：Vitality）、社会功能（SF：Social Functioning）、情感职能（RE：Role－Emotional）、精神健康（MH：Mental Health）。除以上 8 个方面外，还有健康变化，用于评价健康状况总体变化的主观感觉。其中，生理功能、生理职能、躯体疼痛与生理因素相关性较大；精神健康、情感职能和社会功能与心理因素相关性较大；一般健康状况、精力与生理及心理二者都相关。SF－36 量表的汉化版也已问世，并在国内得到广泛应用。SF－36 量表可以自评，也可他评或通过电话询问。国外有研究显示，自评和电话询问的效果等同。

KDQOL－SFTM 量表是 1995 年由兰德公司（RAND）研制的。它是将一般健康相关的生存质量项目和肾病、透析相关的生存质量项目合并而来的，是专门为评估维持性透析患者生存质量而设计。此量表包括肾病和透析相关生活质量（KDTA）、一般健康相关生活质量（SF－36）两部分。其中KDTA包括11个维度及1项总体健康评估，共43个问题，11个维度分别是症状与不适、肾病影响、肾病负担、工作状况、认知功能、社交质量、性功能、社会支持、透析人员鼓励、患者满意度等。量表用一般健康相关生存质量的内容来评估透析患者一般健康相关的生存质量；用KDTA的内容来评估由于患有肾脏病和透析治疗所带来的患者生存质量的改变。二者结合起来则充分考虑到透析患者所面临和遇到的由于一般健康状态和肾脏病及透析所带来的疾病与痛苦、经济负担、家庭支持、社会认同以及医护人员的帮助与鼓励等方面的影响，以及这些影响所导致的精神、情感、体能、生理功能和日常生活方面的变化，其结果能比较合理和全面地反映透析患者的生存质量。

肾移植患者生活质量相关评定量表是由范仲珍等根据世界卫生组织生活质量测定量表和肾移植患者的特殊情况，参照国内某些慢性疾病患者生活质量测定量表研制、发展而来。它包括生理功能、心理功能、社会功能及疾病治疗4个维度，共20个因子，34个条目，每个条目从“从来没有、偶尔、有时、经常、一直”1～5分五级计分评定。统计分析指标包括总分、维度分、因子分，均以正向计分的结果参与分析，即评分越高，生活质量越好。作为肾移植患者的生活质量的评定工具，使用该量表一方面可以了解肾移植患者生活质量的动态变化规律，以便探讨不同的治疗护理方法对生活质量的影响和作用，另一方面，通过对肾移植患者生活质量的测定，有助于对其治疗效果的综合评定。

此外，对生存质量某一方面的专门研究可以采用针对性的问卷，如反映精神症状方面的有症状自评量表（Symptom Checklist 90，SCL－90）；关于抑郁、焦虑的有抑郁自评量表（Self－Rating Depression Scale，SDS）；焦虑自评量表（Self－Rating Anxiety Scale，SAS）；关于睡眠的有匹茨堡睡眠质量指数量表（Pittsburgh Sleep Quality Index，PSQI）、Epworth嗜睡量表（The Epworth Sleepiness Scale，ESS）、阿森斯失眠量表（Athens Insomnia Scale，AIS）；关于社会支持的有领悟社会支持量表（Perceived Social Support Scale，PSSS）等。需要说明的是，普适性量表的测试对象是一般人群和多种疾病群体，是对一般健康相关生存质量的测定，不具有特殊针对性，常用于评价总体健康状况。优点是可以了解疾病对健康状况的整体影响；允许在不同疾病之间比较；可以测出预期之外的信息。缺点是不能充分集中于感兴趣的问题；可能丢失临床上比较重要的变化；反映度较差。疾病特异性量表的测试对象是特定疾病群体。优点是能反映特定疾病比较重要的方面；能抓住自然病程或治疗中较小但有重要临床意义的变化；反应映比较好。缺点是不能在不同疾病之间进行比较；仅限于一定疾病群体和干预措施；可能丢失预期之外信息。因此，一般认为将普适性量表和疾病特异性量表联合起来应用，可以更加准确地评价患者的生存质量。

对测评慢性肾衰保守治疗阶段患者的生存质量而言，目前没有专用的量表可以使用，但可以借用普适性测量量表，或联合一个或数个针对性问卷进行测评。

二、慢性肾衰患者的生存质量状况

慢性肾衰患者在生理和心理上，由于受疾病的长期困扰，与健康人群相比，生存质量全面下降。国外有关研究发现，血透患者和腹透患者的生活质量显著低于普通人群，尤其在生理职能和总体健康领域的得分只有普通人群的十分之一。测评生活质量有利于判断慢性肾衰患者的治疗效果，选择正确的治疗方案，检测健康状态的细微改变和建立功能状态的基线值，并能提示患者是否处于死亡高危险之中。

吴修荣等[1]采用生活质量综合评定问卷－74及自行设计的影响因素调查表，对126例尿毒症患者（观察组）及126例随机选择的一般内科疾病患者（对照组）进行调查评定分析。发现观察组患者的总体生存质量及躯体功能、心理功能、社会功能、物质生活均较对照组差，其中以躯体功能、社会功能和物质生活对其生存质量的影响较大。钟小仕等[2]通过评估和比较慢性血液透析（HD）及腹膜透析（PD）患者的生存质量，发现HD患者主诉的身体症状比PD患者更严重，但HD患者比PD患者的心理状况好，有更好的心理调节能力。

费剑英等[3]通过采用自编的一般情况调查表和WHOQOL－BREF量表调查了70例维持性腹膜透析患者的生存质量，发现患者总的生活质量低于正常人群，生理领域评分下降最大，心理领域、环境领域得分下降也明显，而社会领域的差异较小。其中，男性和年龄偏小或偏大的患者生命质量评分较低。陈玮玲等[4]对78例尿毒症腹膜透析患者进行抑郁调查，分为抑郁组和非抑郁组，进行汉密尔顿抑郁量表评分，结果存在抑郁情况，表明尿毒症腹膜透析患者的抑郁情况是常见的。它可造成腹膜透析患者的顺应性下降、透析不充分，营养不良，影响疾病的治疗和转归。褚梅容等[5]的研究也表明腹膜透析患者存在着不同程度的焦虑情绪和症状。提示医护人员应针对原因加强患者的心理支持，提高腹透患者的健康水平。

马祖等等[6]通过多中心研究，使用KDQOL－SFTM量表评估目前我国南方血液透析患者生存质量的状况。发现：广州市的血液透析患者生存质量总体水平明显低于西方国家；血透男性患者生存质量多项优于女性患者；不同年龄组血液透析患者之间，生存质量总体没有差异，仅在个别领域年轻患者优于年长患者；血液透析超过10年，生存质量将全面下降。赵学伟等[7]对单中心终末期肾病进行长期血液透析患者健康相关的生活质量进行横断面研究，发现大部分患者的生活质量分值偏低，女性比较男性在SexF和SoS两个领域分值高，具有统计学意义，全部患者数据的临床相关性分析显示患者的年龄和营养状况对生活质量分值有较大影响。曾爱莲等[8]的研究表明MHD患者生存质量较低；抑郁状态及社会支持是影响MHD患者生存质量的主要因素。因此，在治疗患者躯体疾病的同时，应积极而有针对性地为患者提供心理指导和社会支持，以改善患者生存质量。

董静静等[9]采用肾移植患者生活质量自评量表对805例肾移植患者（肾移植时间75.97±63.29个月）进行生活质量调查。发现肾移植患者生活质量总分为137.65±13.12分，年龄、性别、文化程度、婚姻状态、经济负担、付费方式、肾移植类型是其影响因素。表明肾移植患者生活质量处于中上水平，护理人员应为肾移植患者提供个性化护理，提高患者的生活质量。

郭海燕[10]通过对慢性肾衰患者中医证型及其生存质量的初步调查显示，不同原发病、不同证型的慢性肾衰竭患者的生存质量经用 SF－36 量表、WHOQOL－100 量表评价，无显著差异。表明慢性肾衰患者的生存质量与中医证型无关。

美国的一些临床肾病专家调查发现，生活质量已成为决定患者治疗方式的第二判断依据，仅次于患者病情。

三、分析患者生活质量的影响因素

姜敏敏等[11]用 SF－36 量表对杭州市 4 家血透中心的 118 例血透患者进行调查后发现，血透患者的生活质量显著低下，影响血透患者生理健康总分的变量有年龄、睡眠、血红蛋白水平、肌肉骨骼疾病、在婚状态、糖尿病和心脏疾病，影响心理健康总分的变量有年龄、睡眠和血红蛋白水平。师素芳等[12]分析了 161 例透析时间超过 3 个月的腹透患者的社会回归现状，探讨影响社会回归的可能因素。结果表明社会回归为 1 级的患者占总患者数的 13%，2 级占 29.2%，3 级占 47.8%，4 级占 12.4%。影响社会回归的因素为 Charlson 并发症指数、Hamilton 抑郁积分、Engle 系数。提示加强慢性肾脏病的一体化治疗、改善患者的心理社会及经济因素可能是改善腹透患者社会回归的有效途径。

尿毒症症状是 ESRD 患者生活质量降低的主要原因[13]。临床研究发现，影响 ESRD 患者生活质量的因素可分为生理因素、心理因素和社会因素，其中生理因素有种族、年龄、外形、躯体功能、精力、性功能、睡眠、营养状况、血红蛋白、残余肾功能以及心血管并发症等；心理因素有精神状态、认知功能、自信心和焦虑，对疾病的理解和适应；社会因素有教育程度、社会角色、收入、娱乐、自我调节、家庭支持和社会支持等。肾性贫血以及营养状况和炎症状态是 MHD 患者生存质量低下的重要原因。

睡眠障碍在 CRF 患者中有较高的发生率，包括难以入睡、易醒、早醒、不安腿综合征、睡眠呼吸暂停综合征、过度的日间睡眠等。王环等[14]对 117 例维持性血透患者的睡眠质量状况进行了观察。观察显示，血透患者睡眠障碍发生率为 52.9%。引起睡眠障碍的相关因素有年龄、透析年限、钙磷代谢异常、不安腿综合征等。这些异常的睡眠状态对生存质量和健康状况都有明显的负面影响。纠正与尿毒症相关的代谢紊乱、贫血、甲状旁腺功能亢进等病理生理状态，改善疾病和治疗所致的生活方式，调整和保持良好的心理适应都有利于睡眠质量的提高。

许多研究发现，年龄是影响生存质量的一个因素。洪海兰等[15]采用 SF－36 量表对 62 例维持性血液透析患者进行调查，分析不同年龄 MHD 患者 HRQOL 水平。结果显示 SF－36 得分随着 MHD 患者年龄的增加而降低。提示在治疗护理过程中更应重视患者的生活质量，尤其是 65 岁以上的老年患者。冯志蹈等[16]的一项采用症状自评量表（SCL－90）的研究显示：60 岁以上组躯体不适、睡眠及饮食障碍分值高于 60 岁以下组，60 岁以下组人际敏感、恐怖、焦虑分值高于 60 岁以上组，提示 ESRD 患者在不同的年龄段心理障碍也有一定差异。60 岁以下组以人际关系、焦虑和恐惧因子分值为高，与青少年身体发育、激素水平变化等因素有关，而中青年患者与家庭问题及性功能障碍等压力因素有关；60岁以上组以躯体化、饮食睡眠问题分值为高，多与疾病本身因素为主有关。

心理因素对生存质量有着重要影响。石斌娅等[17]对98例肾移植患者，应用焦虑自评量表和抑郁自评量表在移植前进行心理状况评定，移植后生存质量评定应用世界卫生组织生存质量测定量表（WHOQOL－100）。结果肾移植患者移植前心理异常率为64.3%，心理异常者移植后3个月时生存质量较同期移植的心理正常者低，肾移植患者移植前心理异常对移植后的生存质量有一定的影响。提示对肾移植患者移植前进行针对性的个体化心理护理，能够提高移植后的生存质量。

营养状况是影响生存质量的一个重要因素。AnneB等[18]对88例腹透患者调查研究发现，传统评分是影响生存质量的独立因素，它与腹透患者体力状况、智力、心理状态、肾病相关问题和患者满意度密切相关。Laws RA等[19]使用SGA评估了69例维持性血透患者发现，传统营养越差，生存质量越低。郑智华等[20]使用改良定量主观整体评估表（MQSGA）评估血液透析患者营养状况，探讨了血液透析患者营养状态和生存质量之间的关系。发现按MQSGA>10作为营养不良的评估，营养不良发生率为64.1%；血液透析患者营养状态与生存质量的多个领域存在密切关系，是影响血液透析患者生存质量的重要因素，这提示改善血液透析患者营养状况能提高患者生存质量。

认知行为干预包括对患者及患者家属的干预。吴雪等[21]将60例MHD患者随机分为实验组（n＝30）和对照组（n＝30），实验组在日常血液透析护理常规的基础上行认知行为干预（CBT），对照组同期仅行日常血液透析护理常规。干预前后分别对两组患者用生活质量综合评定问卷（GQOLI－74）测评生活质量。结果显示，干预后实验组GQOLI－74评分较干预前明显升高，差异有显著性意义；干预后实验组GQOLI－74评分高于对照组，差异有显著性意义。表明通过由专业的心理咨询师和护士对患者及家属进行认知行为干预后，改善了患者的心理状况，增加了疾病治疗及健康相关知识，加强了社会支持，提高了生活质量。

自我管理能力对生存质量的影响。自我管理实质是强调以患者自己关注的问题为导向的管理，医患双方首先需要识别出患者最关心的健康问题和关键信息，然后采用自我管理技能去解决这些问题，这些技能包括问题解决能力、决策能力、资源利用能力、与他人合作能力以及行动技能等。王爱平等[22]通过对血液透析患者的自我管理行为和健康相关生活质量的相关性进行研究发现，增加血液透析患者的自我管理效能感、改善透析患者的社会心理活动和一般状态的管理行为有助于提高其HRQOL。

社会支持对患者的影响。社会支持是个体通过正式或非正式的途径与他人或群体接触，并获得信息、安慰及保证。在我国把社会支持理解为来自家庭、亲属、朋友、同事、伙伴、集团、工会组织等所给予的精神上和物质上的帮助和支持。赵海平等[23]通过血液透析患者的社会支持与希望水平及二者关系的相关性研究表明，血液透析患者得到的社会支持来源于多方面，其中发生率较高的为妻子、父母、医务人员和单位。所获社会支持为中等水平，希望为中至高水平，社会支持与希望呈正相关，即血透患者所得社会支持越多，其希望水平越高。

家庭支持对患者的影响。张静平等[24]对60例接受血液透析治疗3个月以上的慢性肾衰竭患者应用对生活质量和从家庭和朋友中接受社会支持的量表进行调查，结果表明血透患者有着较低的生活质量，家庭支持与患者的生活质量呈正性相关关系。提示临床血透不仅应全面评估患者状况，而且应对家庭支持作出评估，以利于改善慢性肾衰竭血透患者的生活质量。

健康教育对生存质量的影响不容忽视。黄秀凤等[25]将49例血液透析患者随机分成两组，其中观察组24例，对照组25例。观察组在常规治疗护理基础上进行全面系统的健康教育，而对照组仅做常规的治疗护理。12个月后，观察组生存质量明显提高。提示全面系统的健康教育，可明显提高血液透析患者的生存质量。王正荣[26]的研究结果也表明开展家庭康复指导对慢性肾功衰竭血液透析患者生存质量的提高具有积极的意义。

四、重视肾脏病患者的社会支持和正确的应对方式

社会支持是指一个人从社会网络所获得的情感、物质和生活上的帮助。支持是人的基本社会需要，获得社会支持不是被动的，而是一个互动的过程。良好的社会支持有利于患者的身心健康。社会支持分为客观（实际）支持和主观（感受）支持两种，患者感受到的支持比客观支持更有意义。医学应对方式反映个体对各种应激事件相对稳定的应对行为和认识活动，可分为积极应对和消极应对。前者有利于调动患者的内因，使患者更好地配合治疗，有利于疾病的稳定和康复；后者会增强患者的应激反应作用，降低机体对疾病的防御功能，对疾病转归起到不利的影响。

1. 肾脏病患者的心理特点

肾脏病患者除了具有一般患者的各种心理特点外，由于肾脏病本身的原因，又有着自身的独特性，这些因素可能对疾病的治疗和护理产生重要的影响。

（1）恐惧心理：肾炎患者尤其是慢性肾炎患者，一听到自己被诊断为肾脏病后，就认为得了尿毒症，于是不思饮食，夜卧不安，结果造成血压上升，加重肾脏病的进展。其实，肾炎并非全部都发展为尿毒症，大多数患者在经过恰当的治疗并加以自身护理外，能有效地控制疾病的发展，减缓肾功能损伤的进程。而且随着医疗技术的进步，新的治疗方法、药物等都可明显地提高疗效。如在20世纪80年代，国外诊断出慢性肾炎后，认为无药可治，对患者多采用放弃方法，待进入尿毒症期后再给予透析或肾移植。随着血管紧张素转换酶抑制剂的开发，在20余年的临床观察中，已证实该药从多种途径起着保护肾功能的作用，能有效地减少肾衰竭的发生。另外，在肾病综合征的治疗中，因为大量蛋白尿需要用激素治疗，而激素会带来向心性肥胖、毛发变浓等副作用，一些患者尤其是年轻女性对此过分担心，甚者宁可延误治疗也不遵医嘱，时间一久使病情加重。实际上，经过正规的激素治疗，在控制疾病后，激素在使用一段时间后会渐渐减量，最后停用，再经过一

段时间，各种副作用亦会随之消失，基本恢复正常。

（2）急躁心理：肾脏病因病理类型不同临床表现各异，有的在短时间内可恢复，有的需要很长时间的治疗，其中不少人可能需要终生治疗，即便这样，一些患者最后还是会进展为肾衰竭。故不少患者在诊断后，经治疗未看到明显变化时，心情较为急躁，到处求医，听信偏方秘方，打乱正规的治疗；有的还服用一些对肾脏有毒性作用的药物，造成药物性肾损伤，很快变成尿毒症。肾脏疾病相对来说是一门专业性很强的学科，而且进展很快，尤其医学分子生物学在肾脏病中的广泛深入研究，使人类对其发病机理有了新的理解，这些知识不断地修正着治疗方法，只有本专业也就是肾脏病专科医生有较多的了解，其他学科的人员很可能了解得不太深入，可能会在治疗中出现一些失误，而这些失误可能会诱发或加重患者原有的病情，导致不可逆肾损害。如中药中的木通，以往广泛应用于肾脏病，尤其用于泌尿系感染，古代中药古籍认为无毒，而近来的临床观察和动物实验都证实其可以损伤肾脏，诱发肾衰竭，而仍有不少医生尤其以农村基层医生为多，继续使用着这一药物，确实令人担忧。如果患者有病乱求医而遭此害，实属无奈，故肾病患者应在正规医院的肾内科就诊。此外还要明白，有些肾衰竭的进展，不能只看尿中蛋白、红细胞的变化，如果肾脏病经过几十年的治疗，蛋白和红细胞从未消失，但肾功能无明显损伤或损伤不严重，或虽然进展为尿毒症但较同类患者为晚，这可以说已经达到目的。

（3）厌倦心理：慢性肾炎患者在经过一段时间的治疗后，随着病情的稳定，或患者每日数次服药，以及在饮食方面的限制，使生活有所不便，于是对服药、饮食调节等产生厌倦情绪，放松各方面的管理，结果不知不觉中加重了病情。有的患者本应定期检查肾功能，由于无明显的不适症状，厌倦每周应该进行的尿常规检查，更认为定期的采血为多余，结果肾功能恶化不能及时发现，延误了早期治疗的时机。

此外，肾脏病患者尤其是慢性肾炎患者大多病程长，治疗费亦使一些人难以坚持，或难以选用较为有效的药物。如尿毒症期需要进行透析治疗，每周数次的透析费用是一般家庭所难以承担的，肾性贫血所需要的促红细胞生成素也是比较昂贵的，而这些是目前以个人的力量所不能解决的，但严重地影响着肾脏病的治疗。

2. 患者消极情绪的消除方法

肾脏病患者的心理治疗需要社会、家庭的共同合作，要了解患者的痛楚，让患者倾诉自己的不适，缓解或减轻不利情绪。

（1）与他人交往：他人的支持能减缓患者的压力或消极情绪。问及患者当他们不愉快时会对谁讲，有些向家庭成员，有些向护士或有同样病的病友讲述，在不断地交流过程中，使患者能够较为冷静地对待自己。

（2）与家人商谈：如果患者获得家人的支持，能更好地适应慢性疾病。有位慢性肾衰竭患者接受肾移植术，但手术不幸失败，她的丈夫不断地安慰并鼓励她，使她觉得很有安全感，也觉得精神放松。相反，缺少家庭支持会破坏患者的调适。得不到支持和帮助者会有抑郁、失望和被孤立的消极情绪。

（3）*与病友相互支持*：病友不仅可提供有关疾病的治疗和护理信息，而且还提供情绪的支持。有位男性慢性肾衰竭患者得病后很悲伤，在医院里病友们给予了有效的帮助，使他变得乐观和自信起来，并积极配合医生的治疗，锻炼身体。在得不到家庭支持的情况下，病友的帮助更为重要，同其他有相同疾病的病友交流可使患者心情舒畅，能够增强患者的信心。

（4）*向护士求教*：通过对患者的调查认为，护士与患者交谈，提供护理，帮助患者了解病情，这些都是有效的。当问及希望护士为他们做些什么时，患者建议护士应当主动与他们开展更多的沟通，告诉他们更多的有关疾病的知识。中医学既重视采用整体观念诊断和治疗，又注重不同患者的个体差异，提倡因时、因地、因人制宜的个体化治疗方案。中医辨证护理成为这一理念的范例。目前，将中医心理情志调整、中医音乐治疗、中医辨证膳食护理、中医辨证导引锻炼整合在一起的护理模式是值得期待的。

在以上支持因素中，得到家庭足够支持的患者的压力远远小于没有支持的患者。许多研究证明了社会支持在医疗护理中的重要作用。有人描述了三种社会支持来源：第一是家庭成员，第二为朋友、亲戚、邻居和宗教教友，第三是医护人员。研究表明，三种社会支持都对患者的适应性产生影响。由于中国家庭成员间高度地互相依赖，中国患者可能比西方患者更需要家庭成员的支持。患者若失去家庭的支持，其情形可能会更加危险。有些患者因没有家庭成员的支持和照顾而变得极度抑郁、沮丧，甚至产生厌世心理。另一方面，中国家庭成员之间的相互依赖关系表现为家庭成员彼此关照并彼此履行家庭关系中的义务。患者生病前或是家庭的重要经济支柱，或能够承担大量的家务工作，而得病后不得不依赖他人。他们因不能履行家庭义务而格外内疚，故尽量不麻烦家人甚至不让他们知道自己的痛苦。有的即使身体很不舒服，也不告诉家人。这些都表明，中国人很注重履行家庭义务，将其他成员的幸福摆在更重要的位置上。

高度的义务感一方面使患者产生内疚，但另一方面也促使他们为了让家庭成员不为自己担心而努力调适自己。有些晚期患者说，每当自己感到抑郁或失望时，一想起家人就能坚强地面对生活。

患者体验到的压力与其先前在家庭中的地位有关系。得病前如果是家庭的主要经济收入提供者，他们的痛苦和压力比那些得病时已经退休或没有工作的人要高。在不少研究中，不少患者对自己给家庭带来的经济负担感到格外焦虑。慢性病患者采用不同的策略应对由疾病引发的压力和消极情绪。总的来看，年老的患者更可能依赖别人的支持或对于疾病抱消极被动的态度，而中年和青年人则倾向于读书以获得有关疾病的知识或向他人了解治疗病证的信息。

（朱晓雷，曾安平，周恩超）

参考文献

[1] 吴修荣，张元云，孙文静，等．影响尿毒症患者生存质量的因素及对策．山东医药，2004，44（32）：14

[2] 钟小仕，刘岩，卢智，等．血液透析和腹膜透析患者生存质量的评估及对比．广东医学，2004，25（7）：807
[3] 费剑英，吴明证．维持性腹膜透析患者的生活质量及其影响因素分析．浙江临床医学，2008（8）：1037
[4] 陈玮玲，蔡迅，黄仲良，等．腹膜透析患者的抑郁情况及影响因素分析．中国现代医学杂志，2006，16（19）：2976
[5] 褚梅容，黄秋影，叶德琴．腹膜透析患者焦虑心理状况调查及对策．现代临床护理，2008，7（3）：4
[6] 马祖等，郑智华，张涤华，等．血液透析患者生存质量的多中心研究．中国血液净化，2004，3（7）：380
[7] 赵学伟，王亮，周焕芝，等．单中心长期血液透析人群生活质量横断面研究．中国血液净化，2005，4（11）：597
[8] 曾爱莲，谢小华，何永成，等．维持性血液透析患者生存质量及影响因素分析．河北医学，2006，12（5）：411
[9] 董静静，顾沛，陈利群，等．肾移植患者生活质量现状与影响因素分析．护理研究，2009，23（6）：1411
[10] 郭海燕．慢性肾衰竭患者中医证型及其生存质量的初步调查分析．广州：中山大学硕士学位论文，2004
[11] 姜敏敏，李鲁．血液透析患者生活质量的影响因素．浙江大学学报（医学版），2004，33（6）：546
[12] 师素芳，汪涛．影响腹膜透析患者社会回归因素的分析．中国康复医学杂志，2005，20（2）：112
[13] Hillips L，Davies S J，Russell G I. Functional status of CAPD patients and their mood state，dialysis dose，comorbidity and quality of life. EDTNA ERCA J，1996，22（3）：11
[14] 王环，梅晓蓉，林小敏．维持性血液透析患者睡眠质量状况调查及相关因素分析．中国中西医结合肾病杂志，2010，11（3）：251
[15] 洪海兰，王莲凤，黄冬玲，等．不同年龄维持性血液透析患者健康相关生活质量分析．解放军护理杂志，2009，26（7A）：28
[16] 冯志蹈，蔡茜虹．终末期肾脏病患者心理分析与临床治疗研究．广东医学，2005，26（6）：804
[17] 石斌娅，杜鹏，孙建国．肾移植前心理状况对移植后生存质量的影响及护理对策．实用医学杂志，2008，（23）：4135
[18] AnneB. Bakewell，Rob M. Higgins，Mair E. Edmunds Quality of life in peritoneal dialysis patients：Decline over time and association with clinical outcomes. Kidney Int，2002，61

(1)：239
[19] Laws RA, Tapsell LC, Kelly J. Nutritional status and its relationship to quality of life in a sample of chronic hemodialysis. J Ren Nutr, 2000, 10 (3)：139
[20] 郑智华，马祖等，张涤华，等．血液透析患者营养状态与生存质量关系研究．中国血液净化，2005, 4 (4)：187
[21] 吴雪，冯美丽，娄凤兰，等．认知行为干预对维持性血液透析患者生活质量的影响．中华护理杂志，2006, 41 (8)：715
[22] 王爱平，马金萍．中国血液透析患者的自我管理行为和健康相关生活质量．中国临床康复，2005, 9 (11)：192
[23] 赵海平，王健．血液透析患者的社会支持和希望．中华护理杂志，2000, 5 (35)：306
[24] 张静平，刘华容．家庭支持对血液透析患者生活质量的影响．湖南医科大学学报，2001, 26 (4)：192
[25] 黄秀凤，黄秀丽，白满．健康教育对尿毒症血透患者生存质量影响的研究．护士进修杂志，2004, 19 (1)：70
[26] 王正荣．家庭康复指导对慢性肾衰竭血液透析患者生存质量的影响．中医临床康复，2002, 6 (17)：2628

中篇　临床常见症状的辨证论治

□第七章□

肾失主水

第一节　水　肿

水肿是肾脏疾病最常见的症状，肾性水肿的临床特点是首先发生在组织松弛部位，如眼睑或颜面，然后发展至足踝、下肢，严重时波及全身。其发展较为迅速，常伴有其他肾病的征象，如高血压、蛋白尿、血尿以及管型尿等。水肿虽是肾病的主要表现，但水肿程度与肾脏病变的严重程度不成正比，临床不作为判断预后的主要指标。

【病因病机】

水肿病证有单一原因发病者，亦有兼杂而致者。水不自行，赖气以动，故水肿是全身气化功能障碍的一种表现，涉及的脏腑亦多，然总以肺、脾、肾三脏为主。

1. 风邪外袭　风寒或风热之邪外侵肌表，内舍于肺，肺失宣降，不能通调水道，代谢后的水液不能正常下降于肾而通过膀胱排出体外，以致风遏水阻，风水相搏，泛溢肌肤而成水肿。

2. 疮毒内归　疮毒内归脾肺，脾失运化，肺失宣降，导致水液代谢受阻，溢于肌肤而成水肿。

3. 水湿浸渍　久居湿地，或冒雨涉水，或汗出渍衣，穿着湿冷，以致水湿之气由表入里，壅塞三焦，脾为湿困，失其健运，水湿不运，泛于肌肤而为水肿；或长期居处寒湿，伤及元阳，以致肾失开阖，气化失常，水湿内停，泛溢于肌肤而成水肿。

4. 热毒内陷　外感疫毒之邪，或素体正虚，或冒雨、洗浴以致机体不能抗邪于外，或凉遏热伏，疫毒不得外散而内陷脾肾，使脾失升清降浊之能，三焦为之壅塞，水道不通，肾失开阖，气化失司，浊液不能化尿排出，导致水浊内留而溢于肌肤发为水肿。

5. 饮食失节 因摄食过少，长期摄食不足，水谷精气生化乏源，导致气血亏虚，无力行水，水液壅聚，泛溢肌肤而成水肿；或因摄食过多，暴饮暴食，损伤中焦脾胃，使脾失健运，水失运化而内停，溢于肌肤而成水肿；或因嗜食生冷，损伤脾阳，中阳不振，健运失司，气不化水，水湿泛溢而成水肿；或因恣食辛辣膏粱厚味，湿热蕴积，阻塞三焦，脾失健运，水湿不化，溢于肌肤而成水肿。

6. 情志所伤 水不自行，赖气以动，若情志抑郁，肝失疏泄，气机阻滞，致三焦水道壅塞，气化失司，脾失运化，气不化水，水液停聚，泛溢于肌肤而成水肿。

7. 劳伤过度 劳倦太过，耗伤脾气，脾气亏虚，运化失司，水湿停聚不行，横溢肌肤，发生水肿；或因早婚多育，房劳过度，肾精亏耗，肾气内伐，不能化气行水，遂使膀胱气化失常，开阖不利，水液内停而成水肿。

8. 瘀血阻滞 外伤受创，经络受损，血液瘀阻，或久病入络，经络不畅，瘀血内阻，损伤三焦水道，水行不畅，壅滞于内而发为水肿。

【诊断与鉴别诊断】

水肿是多种疾病的一个临床症状，西医诊断以原发病因为名，水肿程度有轻重。隐性水肿仅有体重增加而无可见的水肿；轻度水肿为清晨眼睑肿胀及组织松弛处轻肿，或久坐久立之后足背、手指肿胀；重度水肿则见全身明显水肿，甚至有胸水、腹水出现。

全身性水肿包括肾性水肿、心源性水肿、肝源性水肿、营养不良性水肿、特发性水肿及其他原因所致的水肿。鉴别诊断如下：

1. 肾性水肿 肾性水肿的发病机理因病而异，但总体可分为肾炎性水肿和肾病性水肿。前者主要由于肾小球滤过率降低，球管失衡，毛细血管流体静压增高，心力衰竭所致；后者主要是由于血浆胶体渗透压降低及有效血容量减少所致。其临床特点是首先发生在组织松弛部位，如眼睑或颜面，然后发展至足踝、下肢，严重时波及全身。其发展较迅速，水肿性质软而易移动，常伴有其他肾病的征象，如高血压、蛋白尿、血尿以及管型尿。

2. 心源性水肿 一般认为是右心衰竭的表现，水肿的特点是首先发生于身体下垂部位，严重者可遍及全身，合并胸水或腹水。水肿形成的速度较慢，水肿性质坚硬，移动性较小。患者多有心脏病史，体检多有心脏扩大，可有心脏杂音、心动过速或心律失常。除水肿外，有充血性心力衰竭的体征，如颈静脉怒张、肝肿大、静脉压增高等。

3. 肝源性水肿 肝硬变在腹水出现前常有下肢轻度水肿，首先发生于足踝部，逐渐向上蔓延，严重时出现胸水、腹水，头面部及上肢常无水肿。常由于肝淋巴液形成增多和引流不畅，门静脉高压、低蛋白血症、继发性醛固酮增多和腹水蛋白含量较高等因素形成腹水，严重低蛋白血症可致全身水肿。各种慢性肝病史以及肝功能损害的体征及实验室指标均为诊断的依据。

4. 营养不良性水肿 水肿分布从组织疏松处开始，然后扩展至全身皮下，以低垂部为著，立位时下肢明显。其成因除了低蛋白血症，另一重要因素是本来的肌肉和储备脂肪所占据的空间，因组织分解消耗而遗下空隙，使组织间隙有更大负压易为液体所代替，在低垂部液体下坠而表现水肿。

5. 特发性水肿　几乎只发生于妇女，中年人占多数。水肿特点为晨起眼睑浮肿，鼻梁变厚，脸和手指发紧，随后乳房发胀不适，腹部膨胀；继而移行到下半身，足踝和小腿明显水肿，至傍晚或夜间活动终了时最明显，一昼夜体重增减超过1.4kg，常与情感、精神变化有关，伴有疲倦、头昏、头痛、焦虑、失眠等神经衰弱表现，立卧位水试验可阳性。

6. 其他原因的全身水肿　经前期紧张综合征水肿特点为月经前10～14天出现眼睑、踝部及手部水肿，月经后水肿消退；药物性水肿特点为应用某些药物后出现轻度水肿，停药后逐渐消退；黏液性水肿特点为非凹陷性水肿。

【辨证论治】

1. 风水泛滥证

证候：眼睑浮肿，继则遍及全身，来势迅速，小便不利，多有恶风、发热、肢节酸楚，或伴有咽痛、恶寒、咳喘，舌淡红，苔薄白，脉浮或滑数。

基本治法：疏风解表，宣肺行水。

方药运用：越婢加术汤加减。常用药：麻黄6g，生石膏30g，白术10g，生姜10g，大枣10g，浮萍15g，杏仁10g。方中麻黄宣散肺气，发汗解表，以祛在表之水气；生石膏解肌清热；白术健脾化湿，以防脾为湿困；生姜、大枣既可助麻黄、石膏解表散风，又能调和营卫；杏仁宣肺平喘；浮萍利水消肿。诸药合用，共奏解表散风，宣肺行水之功。

加减：若咽喉痛者，可加金银花10g，桔梗6g，僵蚕10g，以清热利咽；风寒偏重者，可加苏叶6g，防风10g，桂枝5g，以辛温散寒；风热偏重者，可加薄荷10g，连翘10g，以疏散风热；热重尿少，可加白茅根30g，泽泻10g，以清热利尿；头痛，血压高者加钩藤12g，菊花10g，猪苓10g以息风利水。

2. 湿毒内归证

证候：眼睑浮肿，延及全身，皮肤疮疡痈肿或咽喉肿痛溃烂，发热口渴，尿短色赤，舌质红，苔薄黄，脉浮数或滑数。

基本治法：宣肺解毒，利湿消肿。

方药运用：麻黄连翘赤小豆汤合五味消毒饮加减。常用药：麻黄6g，杏仁10g，桑白皮20g，连翘10g，赤小豆20g，金银花15g，野菊花15g，蒲公英30g，紫花地丁30g，紫背天葵20g，车前草20g，益母草30g。方中麻黄、杏仁、桑白皮宣肺行水；连翘清热散结；赤小豆利水消肿；金银花、野菊花、蒲公英、紫花地丁、紫背天葵清热解毒，消散疮疖；车前草利尿消肿，导热从小便而出；益母草活血化瘀利水。诸药合用，共奏宣肺解毒，利湿消肿之功。

加减：若皮肤疮疖糜烂，湿毒内盛者，可加土茯苓30g，苦参20g，白花蛇舌草20g以利湿解毒；风盛而皮肤瘙痒者，加白鲜皮20g，地肤子15g，蝉蜕10g以疏风止痒；血热而红肿者，加丹皮10g，赤芍12g以清热凉血；大便不通者，加大黄10g，芒硝10g以通腑泄热。

3. 水湿浸渍证

证候：肢体水肿，按之没指，小便短少，身重神疲，纳呆泛恶，病程较长，舌质淡红，舌苔白滑或白腻，脉沉。

基本治法：通阳利水，健脾化湿。

方药运用：胃苓汤加减。常用药：苍术10g，厚朴花6g，陈皮6g，桂枝10g，茯苓30g，白术15g，泽泻15g，猪苓15g，生姜皮10g，大腹皮20g。方中桂枝通阳化气行水；苍术、厚朴花燥湿健脾；白术、茯苓健脾化湿；猪苓、泽泻淡渗利水消肿；陈皮、大腹皮、生姜皮疏理气机，化气行水消肿。诸药合用，共奏通阳利水，健脾化湿之功。

加减：若肿甚而喘者，可加麻黄10g，杏仁10g，葶苈子10g以宣肺泻水平喘；腹胀满者，加槟榔10g，枳壳10g以下气除满；胸闷泛恶者，加藿香10g，半夏10g以化湿健脾和中。

4. 湿热内蕴证

证候：遍体浮肿，皮肤绷急光亮，烦热口渴，不欲饮水，胸脘痞闷，小便短赤，大便不爽，舌质红，苔黄腻，脉濡数。

基本治法：清热利湿，疏利三焦。

方药运用：黄芩滑石汤加减。常用药：黄芩10g，滑石30g，茯苓皮30g，猪苓15g，大腹皮15g，白蔻仁12g，桑白皮20g，泽泻15g，槟榔10g。方中黄芩、滑石清热利湿；茯苓皮、猪苓淡渗利湿消肿；大腹皮、白蔻仁、桑白皮疏利三焦，利水消肿；泽泻、槟榔通利二便，使在里之水邪从下而走。诸药合用，共奏疏利三焦，清热利湿之功。

加减：若腹满不减，大便不通者，可予已椒苈黄丸，以助攻泻之力，使水从大便而泄；尿血者，加白茅根30g，大蓟30g，小蓟30g以凉血止血；湿热久羁，化燥伤阴，津液亏耗者，加阿胶12g，旱莲草15g以滋阴养血。

5. 气滞水留证

证候：肢体肿胀，小便不利，胸膺满闷，或有胁腹胀痛，自觉矢气为快，舌质淡，苔薄白，脉弦。

基本治法：行气解郁，利水消肿。

方药运用：导水茯苓汤加减。常用药：柴胡10g，郁金15g，茯苓20g，泽泻15g，白术12g，紫苏12g，槟榔10g，大腹皮15g，木香10g，木瓜12g，陈皮10g。方中柴胡、郁金疏肝解郁；紫苏宣通上焦之水气；木香、陈皮、木瓜宣降中焦之水气；槟榔、大腹皮行下焦之水气，合用以通利三焦；白术健脾燥湿；茯苓、泽泻淡渗利水消肿。诸药合用，共奏行气解郁，利水消肿之功。

加减：若胁胀痛者，可加川楝子10g，延胡索10g以理气止痛；若肿势严重，兼见气粗喘满，倚息不得卧者，加葶苈大枣泻肺汤。

6. 脾虚湿困证

证候：面色萎黄，遍体浮肿，晨起头面肿甚，动则下肢肿胀，疲乏无力，大便或溏，小便反多，舌质淡，舌苔薄腻，脉软弱。

基本治法：益气健脾，化湿消肿。

方药运用：参苓白术散加减。常用药：党参 12g，茯苓皮 30g，白术 12g，桂枝 10g，砂仁 6g，藿香 10g，大腹皮 20g，生黄芪 20g，生薏苡仁 12g。方中党参益气健脾；茯苓皮利湿健脾；白术健脾燥湿；桂枝通阳化气行水；砂仁、藿香化湿醒脾；大腹皮理气行水；生黄芪益气利水；生薏苡仁健脾利水。诸药合用，共奏益气健脾，化湿消肿之功。

加减：若畏寒肢冷甚者，可加胡芦巴 10g，肉桂 3g 以温补阳气；若水肿遍及全身，气喘无汗者，加麻黄 10g，细辛 3g 以通阳发汗宣散。

7. 脾阳虚衰证

证候：面浮身肿，腰以下为甚，按之凹陷不起，纳减便溏，神疲肢冷，小便短少，面色无华，舌质淡，苔白腻或白滑，脉沉缓或沉弱。

基本治法：温运脾阳，利水渗湿。

方药运用：实脾饮加减。常用药：附子 5g，干姜 10g，白术 12g，甘草 5g，厚朴花 10g，木香 10g，草果 10g，槟榔 10g，茯苓 15g，木瓜 10g，大腹皮 15g。方中附子、干姜温阳健运；草果燥湿散寒；白术健脾燥湿；厚朴花、木香理气宽中；槟榔下气利水；茯苓淡渗利水；木瓜利湿行水；大腹皮行气利水消肿；甘草健脾，调和诸药。诸药合用，共奏温运脾阳，利水渗湿之功。

加减：若气短声弱者，可加黄芪 30g，党参 12g 以健脾补气；若小便短少，加桂枝 6g，泽泻 15g 以助膀胱化气行水；若畏寒肢冷者，加淫羊藿 10g，巴戟天 10g 以温肾助阳。

8. 肾阳衰微证

证候：面浮身肿，腰以下尤甚，按之凹陷不起，少尿或夜尿多，怯寒肢冷，腰痛酸重，面色灰滞或㿠白，舌质淡胖，舌苔白，脉沉迟无力。

基本治法：温肾助阳，化气行水。

方药运用：真武汤加减。常用药：制附子 10g，白术 15g，白芍 10g，茯苓 30g，生姜 10g，泽泻 12g，车前子(包煎) 10g，淫羊藿 15g，巴戟天 12g，牛膝 15g。方中附子温阳祛寒；巴戟天、淫羊藿温肾补阳；白术健脾祛湿；白芍调和营阴；制附子燥热伤阴；生姜温散水寒之气；牛膝引药下行，直趋下焦；茯苓、泽泻淡渗利水祛湿；车前子利尿消肿。诸药合用，共奏温肾助阳，化气利水之功。

加减：若小便清长量多者，去泽泻、车前子，加菟丝子 10g，补骨脂 10g 以温固下元；心悸、唇绀，脉结代，水邪上逆，心阳被遏，瘀血内阻者，宜重用附子，加桂枝 10g，炙甘草 5g，丹参 10g 以温阳化瘀；若喘促汗出，水邪凌肺，肾不纳气者，加人参 12g，蛤蚧 10g，牡蛎 30g，吞服黑锡丹以防喘脱；若阳虚日久者，加熟地 12g，鹿角胶 10g 以补阴精，使阳得阴助而生化无穷。

9. 肾阴亏损证

证候：水肿反复发作，精神疲惫，腰酸遗精，口咽干燥，五心烦热，小便不利，舌质红，舌苔少，脉细弱。

基本治法：滋补肾阴，利湿消肿。

方药运用：左归丸加减。常用药：熟地15g，山药30g，山茱萸12g，菟丝子15g，枸杞子10g，牛膝10g，鹿角胶10g，龟板胶10g，泽泻15g。方中熟地滋阴补肾；山药补益脾肾；山茱萸、枸杞子滋补肝肾之阴；菟丝子补肾益精；鹿角胶、龟板胶填补阴精；牛膝、泽泻益肾利水消肿。诸药合用，共奏滋阴补肾，利水消肿之功。

加减：若肾阴不足，虚火较甚者，加黄柏10g，知母10g以坚阴清虚热；若有血尿者，加白茅根30g，旱莲草20g，小蓟30g以凉血止血；水肿明显者，加猪苓12g，玉米须15g以利水消肿；若头晕头痛，肢体微颤者，加珍珠母30g，鳖甲10g，灵磁石30g以育阴潜阳。

10. 血瘀水停证

证候：水肿皮肤紫暗或有瘀点、瘀斑，面色黧黑，腰痛固定，血尿，爪甲青紫，舌质紫暗或有瘀斑，脉涩。

基本治法：活血化瘀，行水消肿。

方药运用：调营饮加减。常用药：当归10g，赤芍10g，川芎10g，泽兰10g，槟榔10g，陈皮6g，大腹皮15g，葶苈子10g，茯苓皮30g，桑白皮12g，桂枝6g，红花6g，益母草15g。方中当归、赤芍、红花活血化瘀通络；川芎活血行气；泽兰、益母草活血行水；槟榔下气行水；陈皮理气和中；大腹皮、桑白皮行气利水消肿；葶苈子利尿消肿；茯苓皮淡渗利湿健脾；桂枝通阳化气，温通经络。诸药合用，共奏活血化瘀，行水消肿之功。

加减：若见小便短赤，湿热内蕴者，加滑石20g，石韦15g以清利湿热；若声低气怯乏力者，加生黄芪20g，党参12g以益气利水。

11. 浊阴不降证

证候：面色灰滞，肢体轻度浮肿，恶心呕吐，甚至口有尿味，二便不利或二便闭塞，神倦欲睡，舌质暗红，苔腻浊，脉滑。

基本治法：和胃化湿，解毒泄浊。

方药运用：黄连温胆汤加减。常用药：黄连3g，姜半夏10g，陈皮10g，枳实10g，竹茹12g，茯苓20g，草果仁10g，生大黄6g，生姜10g，甘草5g。方中黄连解毒燥湿，清热和胃；姜半夏、草果仁燥湿化浊，降逆醒脾；陈皮、竹茹理气降逆和胃；茯苓淡渗利湿健脾；枳实、大黄通腑泻浊；生姜散寒和胃降逆；甘草解毒和中，调和诸药。诸药合用，共奏和胃化湿，解毒泄浊之功。

加减：若纳呆苔厚腻者，加苍术10g，藿香20g，佩兰10g以芳香化湿；若下肢肿甚者，加泽泻12g，车前子（包煎）20g以利水消肿；若乏力身倦者，加黄芪15g，党参10g以益气。

【临证经验】

1. 水肿的形成原因很多，可由一个主因引起，继有其他因素参与。由于因素之间相互联系，有时很难确定其中的主因。临床诊断：病史方面应询问过去有无水肿及有关心、肾、肝、内分泌等疾病的相应症状；水肿最先出现的部位、分布、发展情况以及处理结果；本次水肿始发部位、分布、原因、接受诊治过程；了解平时生活习惯、营养条件、健康状况、日常用药、过敏现象及职业上接触的物质、妇女月经史及生育史。体检：应观察患者水肿的部位属全身性抑或局部性，是否对称及上下肢分布情况，相应的部位是否静脉曲张、是否有局部红肿及疼痛，水肿邻近组织是否有条絮状或肿胀的淋巴结。实验室检查：除常规项目检查外，血、尿等生化检查，肝、肾、内分泌、消化系统功能测定，血气分析等都对明确诊断有帮助。

2. 中医认为水肿是全身气化功能障碍的一种表现。首先须明确水肿的主要临床症状，是眼睑、头面、四肢、腹背或全身浮肿、小便量减少，各部位水肿可先后发生，也可同时出现。进而根据出现的兼证进行病位分析，确定病在肺、脾、肾或心、肝、膀胱、三焦。再从阴水、阳水的特征确定水肿的标本、虚实。一般以肺、脾、肾三脏虚损为本，感受风湿热毒邪实为标。并且在整个辨证治疗过程中，注意把握病机的转化，如阴水阳水的转化，肺、脾、肾病位脏腑的转化；病邪虚实之间的转化；以及病情转化，如阳虚转为气虚或转为气阴两虚。

3. 水肿的治疗首先辨别阳水、阴水。阳水应以祛邪为主，阴水应以扶正为主。具体治法可有攻逐、活血、行气、益气、通阳、健脾、益肾等，具体应用时或一法独进，或数法合施，或先攻后补，或先补后攻，或攻补兼施，需视疾病情况而灵活选择应用。具体如宣肺利水法，适用于急性肾炎综合征有表证者，对解除小血管痉挛、减轻组织水肿及循环充血状态，防止心力衰竭及脑水肿的发生可能起一定的作用；温肾利水法适用于肾阳虚的原发性肾病综合征，其利尿作用在于增加有效肾血流量及肾小球滤过率，降低肾小管重吸收，温肾而不利尿，或利尿而不温肾，效果均不佳；温补脾肾法适用于脾肾两虚型肾病综合征，作为肿退后巩固消肿效果的主要方法，长期服用温补脾肾方剂可使血浆白蛋白上升，但此法用于慢性肾功能不全，尤其已有氮质血症者须严密观察，防止诱发尿毒症；健脾利水法在肾性水肿中应用较少，对一般肾病患者因饮食不当或摄纳过多引起的一时性少尿和肿胀有效；攻下逐水法，适用于病程短、血浆蛋白不低及正虚尚不明显肾病高度浮肿者，通过泻水而起一时性减轻水肿作用，此法消肿效果不巩固，且伤正气，故一般不主张常规使用；化瘀利水法，适用于难治性肾病有顽固性水肿者，一般须根据脉证表现，结合益气或温阳法治疗；养阴清利法，主要配合激素疗法，对于某些需用大剂量激素长期诱导肾病缓解的患者，可减轻激素的副作用。

4. 目前中西医结合治疗水肿的疗效比较肯定，但单纯中医治疗时仍有难治性水肿出现。除常用辨证治疗外，可考虑：①利水药与破气药相结合，常用大腹皮汤、导水茯苓汤；②补气利水药与活血化瘀药相结合，补气重用生黄芪、茯苓皮，活血化瘀可用泽兰、益母草、水蛭、大黄䗪虫丸；③健脾温肾利水药与攻逐利水药相结合，攻补兼施，性猛逐水药有甘遂、芫花、大戟、牵牛子、商陆、黑白二丑，一般研粉装胶囊服用，使剂量、毒性反应易于掌握。西药利尿剂的使用，除非有肺水肿，否则每日体重减轻不宜超过0.5～1.0kg，一般情况下宜先用噻嗪类。呋塞米在肾功能不全时是首选药物。保钾利尿剂抑制钠重吸收的作用较弱，临床上主要用其贮钾，慢性肾衰竭患者对此类药物的贮钾作用特别敏感。利尿剂联合应用可明显提高利尿效果，主要是阻断肾小管中各段钠重吸收的缘故。如长期服用利尿剂，其作用会逐步减弱，须改换利尿剂的种类，变化利尿剂作用部位，而保持满意的利尿效果。中药在与西药利尿剂配合运用时，如果西药利尿剂作用不明显，中药使用注意选加或重用有温通作用的中药如附子、肉桂、桂枝，往往有增加利尿效果。如使用西药利尿剂起利尿作用后，中药使用应以益气养阴、利湿活血为主法进行调治，一则预防西药的毒副作用，二则可改善机体的内环境而巩固利水消肿的疗效，并可有助于原发病治疗。

【验案举例】

1. 水肿属气虚水留证（邹燕勤主诊）

王某，女，35岁。初诊日期：1996年6月4日。

患者5月20日因发现双下肢轻度水肿，而做尿常规检查，结果尿常规：蛋白（++），白细胞0.2/HP，即留24小时尿做蛋白定量检测，结果为823mg/24h，未进行特殊治疗。刻诊：头昏痛，两侧腰部酸痛明显，咽部不适，有痰不易咯出，大便干结，每日1次，双下肢微肿。查血压130/90mmHg，咽红，苔薄黄，脉细缓。辨证属肾气不足，水气稽留，治疗以益气利水立法。

处方：生黄芪30g，炒白术10g，生薏苡仁20g，猪苓30g，茯苓30g，玄参10g，射干10g，炒子芩10g，冬瓜仁20g，石韦15g，金银花10g，川断10g，桑寄生10g，制大黄10g，枸杞子15g，车前子(包煎)30g，泽兰15g，泽泻15g。每日1剂，水煎服。

二诊（6月11日）：服药后头昏痛减轻，大便日行1～2次，双下肢无水肿，尿常规今查正常，但尿微量白蛋白为528mg/L，夜寐多梦，前法取效，仍宗原意，唯加补肾固摄安神之品。

处方：生黄芪30g，炒白术10g，生薏苡仁20g，猪苓30g，茯苓30g，川断10g，桑寄生10g，枸杞子15g，怀牛膝10g，菟丝子15g，熟枣仁15g，玄参10g，射干10g，炒子芩10g，冬瓜仁20g，石韦15g，金银花10g，制大黄10g，车前子(包煎)30g，泽兰15g，泽泻15g。

三诊（6月18日）：尿常规检查皆正常，患者经治疗后病情稳定，治疗宜巩固疗效，增加益气固肾之品。

处方：生黄芪30g，太子参15g，炒白术10g，生薏苡仁20g，川断10g，桑寄生10g，枸杞子15g，菟丝子18g，覆盆子10g，猪苓30g，茯苓30g，玄参10g，射干10g，炒子芩10g，冬瓜仁20g，石韦15g，金银花10g，制大黄10g，车前子(包煎)20g，泽兰15g，泽泻 15g。

按语：本病患者辨证当属肾气不足，肺经热结，气化失司，水气内留。治疗以肺肾同治，标本兼顾。初诊时以黄芪、川断、桑寄生、枸杞子补益肾气，以玄参、射干、炒子芩、金银花、冬瓜仁清泻肺热而利咽化痰，白术、猪苓、茯苓、石韦、车前子、泽泻等以清利水湿，全方药证相符，故取效甚捷。复诊时尿常规已恢复正常，但尿微量白蛋白仍偏高，是为肾气未复，精微下泄，治疗加重益肾固精，增太子参、菟丝子、覆盆子之属，以便恢复肾之固精气化功能，使水得气化而无成湿内留之患，精得固摄而无下泄之忧，进一步巩固临床疗效。

2. 水肿属湿热蕴结证（邹燕勤主诊）

赵某，女，22 岁。初诊日期：1998 年 8 月 5 日。

患者半年前因双下肢浮肿，就诊于当地，当时查尿常规：蛋白（+++），诊为“慢性肾炎”，予中、西药治疗（具体不详），疗效不显，一周前至南京鼓楼医院就诊，查尿常规：蛋白（+++），血生化：总蛋白 50.5g/L，白蛋白 25.1g/L，球蛋白 25.4g/L，尿素氮 3.3mmol/L，肌酐 63μmol/L，尿酸 213μmol/L，诊为“肾病综合征”。今日就诊，刻下：咽痛，鼻塞，下肢浮肿，按之凹陷，小便泡沫多，胃纳尚可，大便日行 1～2 次，质软不成形，苔薄黄，脉细，证属湿热蕴结，急则治标，治拟清热利湿。

处方：金银花 10g，连翘 10g，太子参 20g，生黄芪 30g，制苍术 10g，生薏苡仁 20g，茯苓皮 40g，玄参 10g，制僵蚕 15g，全蝎 3g，蝉衣 6g，石韦 15g，猫爪草 10g，车前子（包煎）30g，茅根 20g，芦根 20g，法半夏 6g，陈皮 10g，炒山药 20g。每日 1 剂，水煎服。

二诊（8 月 20 日）：服药后仍感咽略痛，自觉小便泡沫较前减少，双下肢仍浮肿，苔薄黄，脉细。查尿常规：蛋白（++），治守上法。

上方去连翘、制苍术、法半夏、陈皮、炒山药；加射干 10g，蚤休 10g，炒白术 10g，辣蓼 15g。

三诊（9 月 3 日）：自觉一般情况尚可，面肢浮肿不显，无咽痛，纳可，苔薄白，脉细。查尿常规：蛋白（+），治拟健脾补肾，清利湿热为主。

处方：炒党参 15g，生黄芪 15g，炒白术 10g，炒薏苡仁 20g，茯苓 20g，炒山药 20g，炒芡实 10g，焦谷芽 20g，麦芽 20g，焦山楂 15g，神曲 15g，枸杞子 15g，石韦 10g，茅根 30g，生槐花 10g，制僵蚕 12g，全蝎 3g，蝉衣 6g。

四诊（9 月 17 日）：眼睑微肿，双下肢不肿，咽略红，纳可，大便日行一次，苔薄黄，脉细。查尿常规：蛋白（-），拟健脾益肾，清咽渗利法。

处方：太子参 20g，生黄芪 20g，炒白术 10g，生薏苡仁 20g，茯苓皮 40g，猪苓 20g，川断 15g，桑寄生 15g，枸杞子 20g，玄参 10g，金银花 10g，生甘草 5g，青风藤 15g，白花蛇舌草 15g，小红枣 10g。

按语：中医对肾病综合征的辨证常以本虚标实，正虚邪实相结合的方法进行辨证分型，但由于肾病综合征病程较长，可见到并发症；因西药的参与，常使临床症状不典型。

正虚可出现肺、脾、肝、肾多脏腑虚损及气、血、阴、阳不足症状，因此，应根据患者不同的病理阶段，结合肾病综合征的基本病机及临床表现的标本缓急来进行辨证分型，本着先表后里、先急后缓的治疗原则指导临床辨证。正虚以脾肾为主，病理性质以气阴不足为主，病理因素以湿瘀为主。同时，肾病综合征的辨证并非一个证型贯穿整个病程，而是随着治疗效果而改变的，开始以水肿为中心的辨证分型，可以转变为以蛋白尿为中心的辨证分型，也可出现以西药副作用临床表现为中心的辨证分型。肾病综合征的辨证着眼于当时的治疗中心病证，即以阶段性的治疗目的作为中医辨证分型的中心。

患者为年轻女性，临床诊为“肾病综合征”，由于存在低蛋白血症，机体抵抗力低下，外邪极易侵袭。患者就诊时，以实证为主，急则治标，邹老师以清利湿热为主，待湿热证缓解后，即从扶正祛邪入手，健脾补肾，清利湿热。治疗过程中邹老师常以蝉衣、制僵蚕清利咽喉，全蝎活血化瘀，猫爪草、石韦、生槐花、青风藤等清利湿热，临床常取得较好疗效。

（曾安平，周恩超）

第二节　多　尿

健康成人每24小时排尿量在1000～2000ml之间。24小时尿量保持在2500ml以上或尿量高于2ml/分者称为多尿。正常生理情况下，饮水或进食含水食物较多后，可出现一过性多尿；水肿患者在消肿过程中，尿量也常明显增多。而病理情况下，常可由于肾脏本身病变或全身性病变影响肾脏浓缩功能而引起多尿。肾小球滤液每日估计达180L，99%以上的滤过液均在肾小管被重吸收。肾小管液溶质所形成的渗透压，是对抗肾小管重吸收水液的重要因素，如肾小管液溶质浓度增加，渗透压增大，就会阻碍肾小管对水的重吸收而使尿量增多。此外，抗利尿激素在尿量的排出中也发挥重要作用，如其分泌不足或由于肾小管病变，对抗利尿激素无反应，则影响水的重吸收而出现多尿。因此，目前多尿的产生机理分为：①水利尿：指抗利尿激素的产生或分泌受抑制，或肾脏对ADH缺乏或无反应，此型特点是低渗尿。包括水摄入过多和肾脏水排泄增多。②溶质利尿：指由于尿中某种溶质排泄过多所致，此型特点是等渗或高渗尿。包括有机物质排泄过多，电解质排泄过多，心房肽分泌过多。③水和溶质混合性利尿：指以上因素同时存在，特点是低渗利尿，但溶质排泄量明显增加。

多尿在中医文献中常用“小便数”、“小便利多”、“小便多”等名称，主要是由于肺脾肾及三焦的气化功能失常，致膀胱失摄，不能蓄藏水液所致。《内经》中无“多尿”病名，但有关于多尿的生理病理描述。如“膀胱者，州都之官，津液藏焉，气化则能出矣”。“水泉不止者，是膀胱不藏也”。隋代巢元方《诸病源候论》单独列有“小便利多候”，提出其病机为“膀胱虚寒”。唐代孙思邈《备急千金要方》中认为“肾与膀胱俱虚”则“苦小便利”，“膀胱虚寒”则“小便数而多白”，“下焦寒冷”则“小便不止”。王焘《外台秘要》则将多尿归属于虚劳病，称为“虚劳小便利”。明代戴元礼《证治要诀》称本病为“小便多”，认为可由“下元虚冷”，肾不摄水，以致渗泄所致。清代林珮琴《类证治裁》将多尿列在“闭癃遗溺论治”中论述，称之为“溺频”或“溺多”。目前在总结中医传统的认识上，结合现代研究进展，提出瘀血阻络，血不利而为水是其多尿的机理。

【病因病机】

1. 饮食不节　过食醇酒厚味，损伤脾胃，脾胃虚弱，中气下陷，膀胱失约，固摄无权，而致多尿；或过食生冷，脾阳受损，虚寒内生，下袭膀胱，膀胱气化失司，而致本病。

2. 情志失调　七情内扰，肝失条达，郁而化火，消灼津液，则气滞血热而瘀血内生，肾与膀胱气机不畅，统固气化失司而致本病。

【诊断与鉴别诊断】

凡 24 小时尿量保持在 2500ml 以上或尿量高于每分钟 2ml 者称为多尿。常与下列疾病相鉴别。

1. 糖尿病　多尿是糖尿病的主要症状之一，常伴有烦渴、多饮、食欲亢进、体重减轻，女性患者可有外阴瘙痒，尿糖常阳性，空腹血糖增高。

2. 肾性尿崩症　是一种遗传性疾病，体内抗利尿激素并不缺乏，但由于肾小管上皮细胞抗利尿激素受体缺陷或细胞内 CAMP 形成障碍所致。抗利尿激素不能发挥作用，因而其临床表现与尿崩症相仿。往往出生后即出现症状，患者多为男孩。注射加压素后，尿量不减少，尿比重不增加，血浆抗利尿激素浓度明显升高，但无效应。

3. 肾小管性酸中毒　多种原因导致尿液中氢离子排除受阻，尿液不能充分酸化，大量钠、钾、钙盐自尿中丧失，患者可以多尿为其突出症状。患者常因代谢性酸中毒而有厌食、乏力；由于失钾，常有肌力软弱与周期性麻痹；由于血钙、磷降低，可表现为骨软化症；由于尿钙排出增多，易有尿钙结石形成。临床上有代谢性酸中毒而尿 pH 值在 6.0 以上，血氯常增高，血尿素、肌酐正常，血钾、钙、磷常降低，而血碱性磷酸酶常增高。

4. 梗阻性肾脏病　尿路梗阻可引起明显肾脏结构和功能改变，肾小球滤过率下降，肾小管细胞受损，同时肾脏的前列腺素（PGI_2、PGE_2）分泌增加。梗阻解除后，患者可因尿浓缩功能减弱而以多尿为突出表现，出现等渗尿与夜尿增多，有时可出现类似肾性尿崩症的表现，每日尿量可超过 4000ml，并出现低比重尿，对加压素无效。发生机制可能是由于肾髓质破坏，不能保持高渗状态；同时，PGE_2分泌增加而拮抗加压素的作用。

5. 精神性烦渴　主要表现为烦渴、多饮、多尿与低比重尿，与尿崩症极相似，但体内抗利尿激素并不缺乏而主要是由于精神因素引起烦渴、多饮，从而导致多尿与低比重尿。症状可随情绪波动而变化，并常伴有其他神经官能症的表现。

6. 高钙血症　高钙血症时，肾小管上皮受损，对抗利尿激素不敏感，患者可以多尿、烦渴、多饮为其突出症状，严重血钙增高（3.75～5mmol/L），有时可引起“高钙危象”，表现为精神错乱、嗜睡与昏迷，也可出现肾衰竭。

7. 低钾血症 机体缺钾数周或数月后，可引起肾远曲小管细胞空泡变性以致萎缩，对抗利尿激素不敏感，影响肾小管浓缩功能。患者可以多尿、夜尿、口渴为其突出表现，白天尿量可达4000～5000ml，尿渗透压常在300mmol/L左右，尿比重在1.010左右，常伴有各种原发病的临床表现。

【辨证论治】

1. 寒袭膀胱证

证候：突然尿多，色清而长，口淡不渴，小腹胀或冷痛，得温则减，恶寒，骨节酸痛，大便溏，舌质淡，舌苔白，脉沉紧或沉弦。

基本治法：温阳散寒，补肾固脬。

方法运用：固脬丸合缩泉丸加减。常用药：怀山药15g，乌药12g，益智仁12g，茴香10g，桑螵蛸15g，菟丝子15g，附子5g。方中附子温阳散寒；茴香温经祛寒，行气止痛；怀山药补气强肾固摄；益智仁温脾肾，燥脾湿，缩小便；菟丝子性温，补肝肾，固下元；桑螵蛸固肾缩小便；乌药温散肝肾冷气，顺膀胱气而缩尿。诸药合用，共奏温阳散寒，补肾固脬之功。

加减：身倦乏力，气短懒言者，加党参10g，黄芪20g，白术12g以补气固摄；腰膝冷痛明显者，加杜仲15g，川断15g，桑寄生15g以补肾壮腰；如大便次多，加广木香12g，白术12g，炒扁豆15g以健脾止泻，如畏寒明显者，加仙茅12g，淫羊藿12g以温肾散寒。

2. 肺气虚冷证

证候：尿多，色清而长，次数频多，口淡不渴，吐涎沫清稀量多，食少，形寒头眩，短气神疲，舌淡苔白，脉虚弱。

基本治法：温阳补肺，益气固摄。

方药运用：生脉散加减。常用药：黄芪30g，人参10g，熟地15g，五味子10g，山茱萸12g，怀山药15g，益智仁12g，桑螵蛸15g，覆盆子15g，淡干姜5g。方中黄芪、人参益气补肺；熟地、山茱萸养阴固摄；益智仁、桑螵蛸补肾缩尿；怀山药、覆盆子补肾固涩；淡干姜温肺化饮。诸药合用，共奏温阳补肺，益气固摄之功。

加减：身倦乏力，神疲懒言明显者，加党参15g，白术15g以增加补气之力；腰酸膝软者，加杜仲15g，桑寄生15g以补肾壮腰；若有恶心呕吐者，加姜半夏12g，陈皮10g以和胃止吐；纳谷不香者，加焦谷麦芽各15g，焦楂曲各12g以消食健运。

3. 脾阳不足证

证候：尿多，色清而长，尿次频数，口淡不渴，腹胀，纳呆，面色㿠白，畏寒肢冷，肢软乏力，甚则肢体抽搐，或肢体瘫软不用，舌质淡或胖，舌苔白或腻，脉濡或沉弱。

基本治法：健脾升提，温阳固摄。

方药运用：补中益气汤加减。常用药：炙黄芪30g，炒党参15g，白术15g，怀山药15g，桑螵蛸15g，煅牡蛎15g，肉桂5g，升麻12g。方中炙黄芪、炒党参、白术健脾益气；升麻升提中气；怀山药补益脾肾；桑螵蛸、煅牡蛎固摄缩尿；肉桂温补脾阳。诸药合用，共奏健脾升提，温阳固摄之功。

加减：若见舌苔白腻者，加苍术12g，砂仁(后下)5g以健脾燥湿；若见腹胀便溏者，加炒扁豆15g，广木香12g以健脾止泻；夜尿增多者，加菟丝子15g，益智仁15g以益肾固涩；肢体酸软者，加宣木瓜15g，炒白芍15g，炙甘草5g以舒筋缓急。

4. 肾阳虚衰证

证候：尿多，以夜间尤甚，色清而长，尿次频数，口淡不渴，头晕耳鸣，精神萎靡，腰膝酸软或酸冷，面色皖白，形寒肢冷，舌淡胖，舌苔薄白，脉沉细或沉迟无力。

基本治法：温补肾阳，固摄缩尿。

方药运用：无比山药丸加减。常用药：怀山药20g，菟丝子20g，山茱萸10g，怀牛膝15g，五味子10g，熟地10g，肉苁蓉15g，天台乌药15g，淫羊藿15g。方中怀山药补脾肾，固精摄尿；菟丝子温肾固摄；山茱萸、熟地补肝肾，益阴助阳；怀牛膝、天台乌药补肝肾，强腰膝，助气化；肉苁蓉、淫羊藿温肾壮阳；五味子补肾固摄。诸药合用，共奏温补肾阳，固摄缩尿之功。

加减：若见神疲乏力者，加黄芪20g，党参15g，白术15g以健脾益气；若见大便稀溏者，加补骨脂12g，炒白术12g以温肾止泻；若见腰酸痛明显者，加制狗脊15g，杜仲15g，桑寄生15g以补肾强腰；若见畏寒明显者，加制附子5g，淡干姜10g加强温补肾阳之力。

5. 气阴两虚证

证候：尿多，色清或混黄，口干咽燥，面色淡白，腰膝酸软，自汗盗汗，神疲乏力，少气懒言，形体消瘦，大便干结，舌质淡，舌体瘦薄，舌苔少有裂纹，脉细软无力。

基本治法：益气养阴，敛尿固摄。

方药运用：桑螵蛸散合参芪地黄汤加减。常用药：太子参10g，黄芪20g，桑螵蛸12g，龙骨12g，龟板15g，山茱萸12g，丹皮12g，石斛12g，当归15g，山药15g，熟地15g。方中太子参、黄芪益气养阴；桑螵蛸补肾固精，缩尿止遗；龙骨、龟板滋阴收敛，补肾而止遗；山茱萸、石斛养阴生津；丹皮清火固阴；当归、山药、熟地补肝肾，滋阴血，与参芪相配伍则气血双补。诸药合用，共奏益气养阴，敛尿固摄之功。

加减：若见大便干结难解者，加火麻仁12g，肉苁蓉15g润肠通便；若兼心悸寐差者，加酸枣仁12g，炙远志12g以养心安神；自汗盗汗明显者，加糯根须15g，碧桃干15g以敛汗；食欲减退者，加焦谷麦芽各15g，焦楂曲各12g，以消食助纳；口渴饮多者，加南沙参12g，麦冬12g生津止渴。

6. 肾络瘀阻证

证候：尿多色清，口淡不渴，或渴不多饮，面色晦滞或黧黑，眼睑乌黑，心悸怔忡，下腹硬满，甚则肌肤甲错，舌淡紫，或有瘀斑瘀点，舌苔薄，脉细弦。

基本治法：益气补肾，活血化瘀。

方药运用：少腹逐瘀汤合巩堤丸加减。常用药：当归15g，赤芍15g，川芎12g，干姜

6g，肉桂5g，小茴香12g，熟地15g，菟丝子15g，益智仁12g，白术12g，破故纸12g，韭菜子12g。方中当归、赤芍、川芎活血化瘀；干姜、肉桂、小茴香温肾理气；熟地、白术补气养血；菟丝子、益智仁温肾固摄；破故纸、韭菜子补肾止遗缩尿。诸药合用，共奏益气补肾，活血化瘀之功。

加减：若见大便干结者，加制大黄10g，桃仁12g以通腑活血；若有神疲乏力，气短者，加黄芪20g，党参15g益气活血；若病程日久者，加三棱12g，莪术12g以活血破瘀；夜寐差者，加丹参15g，郁金15g，合欢花12g以活血安神；若肾功能不全者，加土茯苓15g，制大黄9g，六月雪15g以活血泄浊。

【临证经验】

1. 辨证注意转变 本病的传变过程，随着病情的加重，病程的延长而由浅入深。如外感寒邪，直中膀胱，肾阳被抑，久之可损伤肾阳，致肾阳虚衰；肺气虚冷，不能制下，久之可发展成肺肾两虚；脾阳虚可发展为肾阳虚，肾阳虚不能温煦脾阳可兼有脾阳虚的症状，或脾肾两虚；阳虚可以损阴而成阴阳两虚，甚至可致阴虚内热；阳气虚弱，日久致气血运行不畅，瘀血阻络而成肾络瘀阻之证。在阳虚的情况下，又极易感受寒邪，各种证候均可互兼，形成虚实夹杂之证。但本病之虚，以肾阳虚为主，实则以寒邪直中、瘀血阻络为主。

2. 须与消渴相鉴别 多尿一证，常与消渴之下消相似，但其发病机理与传变规律截然不同。阴虚燥热是下消的基本病机，多尿以肾衰虚寒为基本病机。前者常伴有多饮消瘦，后者常伴有畏寒喜暖。治疗的根本大法也有明显差异，下消的治疗为养阴润燥固摄，多尿的治疗为益气温肾固摄。临床选方用药，前者偏凉润，如六味地黄丸、杞菊地黄丸、二至丸等。而后者偏温补，如无比山药丸、固脬丸、缩尿丸等。两者的预后和并发症的产生也有区别，下消的预后差，并发症多，而多尿的预后及并发症相对较轻。

3. 重视活血化瘀治法 多尿常有一个渐进性过程，病程较长，符合久病致瘀的病理机制，同时“血不利则为水”也提示了瘀血阻络可致肾脏固摄功能减退，水失气化而多尿。对于久治不愈的多尿患者，或有外伤史等明显瘀血致病因素者，可考虑活血化瘀的疗法，或在补气温肾的基础上配合活血化瘀法临床常可获得明显疗效。常选莪术、当归、川芎、红花等性温通络药物。

【验案举例】

多尿属气虚血瘀证（邹燕勤主诊）

陈某，女，69岁。初诊日期：2010年3月4日。

患者一年前车祸后出现尿量增多，每日约3000ml，夜尿次数也增多，查血生化未见明显异常，双肾及膀胱B超和尿常规检查也未见异常。曾服用金匮肾气丸、六味地黄丸等中成药未见明显疗效。刻下身倦乏力，少气懒言，夜寐欠佳，腰痛，下肢有坠胀感，尿频急，夜尿4～5次，口渴多饮，全日尿量为3000～4000ml，大便日行2次，质偏稀溏，舌质紫暗有瘀点，苔厚白，脉细。证属气虚血瘀，治疗以益气活血，补肾固摄为主。

处方：炒黄芪 20g，炒党参 15g，白术 15g，怀山药 15g，菟丝子 15g，天台乌药 15g，淫羊藿 12g，山茱萸 12g，炒当归 15g，赤芍 15g，川芎 12g，益智仁 15g，熟地 15g，石韦 12g，丹参 15g，合欢花 12g。

二诊（4 月 24 日）：服药后夜尿 2～3 次，尿量减少，大便日行一次，质正常，腰痛缓解，但仍有尿频急，下肢有坠胀感，舌质紫暗，苔厚白，脉细。治宗原意，加用莪术 12g，升麻 12g，桑螵蛸 12g。

三诊（6 月 18 日）：服药后，症状明显改善，尿量每日为 2000～3000ml，夜尿 1～2 次，排尿通畅，大便日行一次，夜寐仍欠佳，舌暗红，苔厚白，脉细。患者要求服用中成药治疗，予归脾丸加血府逐瘀口服液巩固疗效。

按语：本病患者起因于车祸，并曾服用“肾气丸”而未见效果，辨证舌质紫暗有瘀点，故辨证当属肾络瘀阻，治疗宜从活血化瘀入手。但患者病史较长，伴见乏力便溏，口渴多饮，气阴两虚证也同时存在，治疗当予兼顾。方中黄芪、党参、白术益气健脾；山药、熟地益气养阴；菟丝子、天台乌药、益智仁益肾固摄缩尿；淫羊藿、山茱萸补肾元助气化；当归、赤芍、川芎、丹参活血化瘀；合欢花安神助寐。全方辨证确切，用药精准，配伍严密，故效如桴鼓，其后丸药巩固，以竟全功。

（曾安平，周恩超）

第三节　少尿或无尿

少尿是指尿量少于 400ml/24h 或少于 17ml/h；儿童尿量＜0.8ml/（kg·h），应考虑少尿。无尿是指尿量＜50～100ml/24h，严格地说，24 小时完全无尿。但尿量的多少除胃肠道的水量外，还取决于肾脏浓缩功能是否良好与体内排出溶质的多少。因此，在判断少尿时，应考虑到肾脏的浓缩功能与体内溶质的负荷，不一定要每日尿量在 400ml 以下才算少尿。如体内 24 小时需排出的溶质为 600ml，尿能浓缩至 1200mmol/L，则每日尿量少于 500ml 即能将此溶质排出体外，但如肾脏浓缩功能受损，尿仅能浓缩至 600mmol/L，则需 1000ml 尿才能将此溶质排出体外。尿液生成的过程较为复杂，主要包括肾小球滤过与肾小管重吸收及分泌。肾小球滤过决定于 3 个因素：①肾小球滤过膜的通透性和总滤过面积；②有效滤过压；③肾血浆流量。上述 3 个因素的异常均可影响肾小球滤过率，从而影响尿量。肾小管与集合管的重吸收对最后尿量的形成至关重要，当肾小管因某些因素受损时，管腔内滤液可回漏入肾小管壁内，也可能是引起少尿或无尿的因素之一。集合管对水的重吸收受抗利尿激素所调节，剧烈疼痛和情绪紧张可增加抗利尿激素释放，促使水在集合管被大量重吸收，造成少尿或无尿。常见的少尿病因有血容量不足、有效血容量不足、肾功能不全、尿路梗阻等。

小便量少，点滴而出，甚则闭塞不通，属于中医“癃闭”范畴。如小便不通伴有呕吐者，属于中医“关格”范畴。《内经》对癃闭的病因、病机、病位均有较详细的论述，一直为后世医学所宗。张仲景《伤寒论》认为关格主症是小便不通和呕吐，次症为邪气隔拒三焦而正气虚弱，不能通畅所致。唐代《千金方·秘涩第六》特别指出："有人因时疾瘥后得秘塞不通，遂致夭命，大不可轻之。"表明中医学对本病的危害早有认识。明代张景岳把本病的病因归纳为火邪结聚、败精槁血阻塞、气虚而闭、气实而闭四个方面。清代李用粹认为关格病机为浊邪壅塞，三焦气机升降失常，指出："既关且格，必小便不通，旦夕之间，陡增呕恶，此因浊邪壅塞，三焦正气不得升降……阴阳闭绝，一日即死，最为危候。"何廉臣在《重订广温热论》中详细描述了关格病晚期的"头痛而晕，视力朦胧，耳鸣耳聋，恶心呕吐，哈气带有溺臭，间或猝发癫狂，甚或神昏痉厥，不省人事，循衣摸床撮空"等临床表现，并首次提出其病机为"溺毒入血，血毒上脑"的观点。目前结合现代医学的研究中医对于少尿或无尿的认识有了较大的发展，其治疗方案也更加完善。

【病因病机】

1. 外邪侵袭 温热邪气入侵，肺热气壅，肺气不降，津液输布失常，水道通调不利；或肺热下移膀胱，气化不利；或湿热入侵，阻滞下焦，均可形成本病。

2. 饮食失调 过食肥甘醇酒，损伤脾胃，酿湿生痰，湿痰郁而化热，湿热下注膀胱，气化失司，水道不利；或过食生冷，脾气受损，中气下陷，清阳不升，浊阴不降，均可发为本病。

3. 七情失和 七情内伤，肝气郁结，疏泄不及，从而影响三焦水液的运行及气化功能，使水道受阻，发生本病。

4. 劳欲过度 劳倦伤脾，纵欲伤肾，脾虚清气不升，浊阴难以下降，肾虚火衰，气化失司，开阖不利，发为本病。

5. 年老久病 年老体弱，肾元亏虚，或久病体虚，损伤脾肾，均可形成本病。

6. 尿路阻塞 淫欲过度，忍精不泄，留滞茎中，产生败精浊瘀；或跌仆损伤，瘀血停留；或尿路结石及肿瘤，皆可阻塞尿路，引起排尿不畅，甚则尿闭。

本病病位主要在下焦肾，属正虚邪实，虚实夹杂之证。正虚为本，多以脾肾虚损为主；后期可致五脏虚衰，气血亏虚。邪实为标，多以浊毒壅阻为主，病邪不外乎水、湿、痰、浊、火、热、毒、气滞、血瘀等。

【诊断与鉴别诊断】

凡小便量少，低于每日400ml者为少尿，低于100ml或24小时完全无小便者为无尿。临床主要应鉴别肾前性少尿或肾后性少尿。

1. 肾前性少尿 各种原因所致的休克、严重脱水或水电解质紊乱、心力衰竭、肾动脉栓塞、血栓形成或肿瘤压迫等，均可导致少尿或无尿。这是由于血压降低，血容量减少或肾血循环障碍，以致肾血流量突然减少，肾小球有效滤过压降低，肾小球滤过率减少所致。同时，也可能刺激抗利尿激素和醛固酮分泌增多，以致少尿或无尿。临床特点是尿量仅为轻度或中度减少，一般不会出现无尿，尿比重增高，渗透压升高，当病因解除，血压或血容量恢复正常后尿量可迅速增多。

2. 肾后性少尿　基本上属外科范畴，肾区叩击痛是重要体征，B超是首选的检查，常显示肾脏体积增大，肾盏呈轻度积液影像，盆腔及腹后壁肿块，输尿管结石等病变，CT有助于诊断。此组病因多为恶性肿瘤转移压迫或浸润，其次为输尿管或肾盂结石梗阻，少数为输尿管末端瘢痕性狭窄等。MRI泌尿道造影是一种可靠的泌尿道扩张及梗阻的非侵袭性诊断方法，对无功能肾更有诊断价值。

【辨证论治】

1. 湿热内蕴证

证候：尿少便秘，呕吐频频，脘腹痞满，纳呆，口干不欲饮，肢体水肿，舌质红，舌苔黄腻，脉滑数。

基本治法：清热化湿，降逆止呕。

方药运用：黄连温胆汤加减。常用药：黄连6g，栀子12g，大黄6g，半夏12g，茯苓皮30g，陈皮10g，竹茹12g，枳实12g。方中黄连清热化湿泻火，和胃止呕；栀子、大黄助黄连清热泻火之功，使湿热从二便而出；半夏、竹茹和胃止呕；茯苓皮利湿化浊；陈皮、枳实调畅脾胃气机，理气祛湿降逆。诸药合用，共奏清热化湿，降逆止呕之功。

加减：若见腹闷腹满者，加葶苈子12g，大腹皮15g以利水消满；若见尿频急而痛者，加石韦15g，蒲公英15g以清热通淋；若见下肢水肿明显者，加泽泻15g，车前子(包煎)30g以利水消肿。

2. 湿浊困脾证

证候：尿少水肿，纳呆腹胀，面色无华，神疲乏力，四肢困重，呕吐频作，大便溏，舌质淡，舌体胖，舌苔厚腻，脉沉细或濡细。

基本治法：温阳健脾，行气化湿。

方药运用：实脾饮合香砂六君子汤加减。常用药：熟附子5g，桂枝10g，苍术12g，茯苓12g，白术12g，党参15g，木香12g，陈皮10g，草果10g，土茯苓15g，泽泻15g。方中熟附子、桂枝、草果温阳散寒化湿；党参、茯苓健脾补气除湿；苍术、白术健脾燥湿利水；木香、陈皮理气降逆，行气利湿；土茯苓、泽泻利湿泄浊。诸药合用，共奏温阳健脾，利湿泄浊之功。

加减：若见身倦乏力，大便稀溏者，加生黄芪20g，生薏苡仁15g，怀山药15g以补气健脾，利湿止泻；若见呕吐明显者，加法半夏12g，姜竹茹12g以和胃止呕；若见肢体水肿明显者，加车前子(包煎)15g，怀牛膝15g以利水消肿。若见腹胀纳差者，加砂仁后下5g，焦谷麦芽各15g以理气助运。

3. 气虚血瘀证

证候：尿少肢肿，气短乏力，头晕心悸，面色萎黄，呕吐时作，腰部刺痛或鼻齿衄血，舌质暗或有瘀斑，脉细无力或细涩。

基本治法：益气活血，利尿泄浊。

方药运用：血府逐瘀汤加减。常用药：当归15g，川芎12g，丹参15g，赤芍12g，牛膝15g，红花10g，桃仁12g，黄芪15g，白术15g，车前子(包煎)15g，泽泻15g，大黄10g，土茯苓15g。方中当归、川芎、桃仁活血化瘀；黄芪、白术健脾补气；丹参、红花、赤芍养血活血；牛膝、车前子利尿消肿；泽泻、大黄、土茯苓活血化湿泄浊。诸药合用，共奏益气活血，利尿泄浊之功。

加减：若舌质紫暗，瘀血较甚者，加三棱15g，莪术15g以行气破瘀；若见腰酸腰痛者，加杜仲15g，川断15g，枸杞子15g以补气益肾；若见呕吐明显，舌苔黄腻者，加黄连6g，半夏12g，苍术12g以和胃泄浊；若见身倦乏力、面肢浮肿者，加党参20g，茯苓皮20g，生薏苡仁15g以补气利尿消肿。

4. 脾阳亏虚证

证候：尿少，面部或下肢水肿，神疲乏力，泛恶呕吐，纳食不香，面色无华，大便溏，舌质淡胖，舌苔薄白或白腻，脉沉细或濡细。

基本治法：温运脾阳，利湿化浊。

方药运用：附子理中丸加减。常用药：制附子6g，生黄芪30g，党参15g，白术12g，大黄6g，车前子(包煎)15g，薏苡仁15g，茯苓15g，枸杞子15g，广木香12g，山药15g，土茯苓20g，六月雪20g。方中附子温阳化湿；黄芪、党参健脾益气；白术、茯苓、山药健脾利水渗湿；车前子、生薏苡仁利尿消肿；大黄、土茯苓、六月雪泄浊解毒；广木香理气醒脾；枸杞子滋补肝肾，阴中求阳，以配附子。诸药合用，共奏温运脾阳，利湿泄浊之功。

加减：若水肿明显者，加泽泻15g，猪苓15g以加强利尿消肿之力；若恶心呕吐明显者，加黄连2g，半夏12g，姜竹茹12g以和胃止呕；若腹胀，纳差者，加焦谷麦芽各15g，焦楂曲各12g，枳实12g以理气消胀，助运消食；若夜尿增多者，加菟丝子12g，天台乌药12g以助气化并养肾固摄。

5. 肾阳虚损证

证候：尿闭水肿，面色暗滞，纳呆呕吐，腰肢酸软，足跟痛，形寒肢冷，舌质淡白而胖，舌苔薄白，脉沉细。

基本治法：温补肾阳，化气泄浊。

方药运用：济生肾气丸合真武汤加减。常用药：附子5g，茯苓15g，白术12g，泽泻15g，车前子(包煎)15g，怀牛膝15g，淫羊藿12g，杜仲15g，制大黄5g。方中附子温补肾阳；茯苓、车前子利尿消肿；白术健脾燥湿；泽泻利湿泄浊；制大黄通腑泻浊；杜仲、淫羊藿、怀牛膝补肾壮腰。诸药合用，共奏温补肾阳，化气泄浊之功。

加减：若见舌质紫暗有瘀血证候者，宜加川芎12g，炒当归15g，莪术12g活血化瘀；若有腰痛明显者，加续断15g，枸杞子15g补益肝肾；若见身倦乏力，大便稀溏者，加党参15g，黄芪15g，薏苡仁15g健脾益气；若见小便清长，夜尿增多者，宜加菟丝子15g，怀山药15g以补肾健脾，益气固涩。

6. 肝肾阴虚证

证候：尿少黄赤，腰以下水肿，头晕耳鸣，恶心烦热，腰肢酸软，泛恶呕吐，咽干，舌红少苔，脉弦细数。

基本治法：滋养肝肾，利尿泄浊。

方药运用：六味地黄丸加减。常用药：熟地15g，山药20g，山茱萸12g，枸杞子15g，当归15g，泽泻12g，茯苓12g，丹皮12g，川牛膝15g，车前子(包煎)15g。方中熟地、山药、山茱萸、枸杞子滋补肝肾之精血；当归补血养血；丹皮凉血清热而泻肝肾之火；泽泻、茯苓、车前子利水渗湿，使湿热从小便而解；川牛膝利尿通淋，又能活血祛瘀，滋补肝肾。诸药合用，共奏滋养肝肾，利尿泄浊之功。

加减：若大便干结者，加制大黄6g，槟榔15g以通腑泄泻；若有尿急尿痛者加石韦15g，萹蓄15g，瞿麦15g以利尿通淋；若见头晕头痛者，加天麻12g，钩藤12g平肝息风；若见恶心呕吐明显者，加土茯苓15g，六月雪15g，姜半夏12g，黄连3g以和胃泄浊；若腰痛明显，舌质暗红者加杜仲15g，川芎12g，红花6g以补腰活血通络。

7. 肝风内动证

证候：尿闭水肿，皮肤瘙痒，泛恶呕吐，头痛指颤，烦躁不安，甚或神昏抽搐，舌抖或蜷缩，舌质红而干，舌苔少或光，脉弦细数。

基本治法：平肝息风，潜阳泄浊。

方药运用：天麻钩藤饮合大定风珠加减。常用药：天麻12g，钩藤12g，石决明15g，牛膝15g，杜仲15g，桑寄生15g，龙骨12g，牡蛎15g，夜交藤12g，茯神12g，炙甘草5g。方中天麻、钩藤平肝息风；牛膝、杜仲、桑寄生补益肝肾，壮水涵木；龙骨、牡蛎、石决明重镇潜阳息风，并能软坚化瘀泄浊；夜交藤、茯神宁心安神；炙甘草调和诸药。诸药合用，共奏平肝息风，潜阳泄浊之功。

加减：若头痛甚者，加菊花12g，川芎12g以平肝通窍止痛；若见口苦便秘者，加大黄10g，决明子12g，丹皮12g以清肝通腑泄浊；皮肤瘙痒明显者，加地肤子12g，白鲜皮15g，生薏苡仁15g以利湿祛痒；若见面色晦暗，舌质紫暗者，加当归15g，丹参15g，红花6g以活血化瘀；若水肿明显者，加车前子(包煎)15g，泽泻15g，茯苓皮30g以利尿消肿。

8. 浊毒入营证

证候：尿闭水肿，呕吐臭秽或呕血，发热，渴喜冷饮，牙齿衄血，烦躁或神昏，大便秘结，舌质红绛，舌苔黄，脉洪有力。

基本治法：清热解毒，凉血泄浊。

方药运用：清瘟败毒饮加减。常用药：水牛角30g，生地15g，赤芍12g，生石膏30g，知母12g，黄芩12g，黄连5g，栀子12g，生甘草5g。方中水牛角、生地、赤芍清营凉血解毒；生石膏、知母大清气分之热；黄连、黄芩、栀子苦寒泻火解毒；生甘草既调和诸药，又清热解毒。诸药合用，共奏清热解毒，凉血泄浊之功。

加减：若见腹痛便血者，加木香12g，白芍12g，地榆15g以缓解止痛，凉血止血；若见大便秘结，舌苔厚腻者，加大黄10g，土茯苓15g，六月雪15g以通腑泄浊；若心烦者，加淡竹叶12g，丹皮15g以清心凉血；若见尿少，水肿明显者，加车前子(包煎)15g，泽泻

15g，茯苓15g，猪苓15g以利尿渗湿消肿。

9. 痰湿蒙窍证

证候：尿少水肿，呕吐痰涎，咳嗽气急，喉中痰鸣，呼吸深缓，表情淡漠，意识朦胧，舌质淡，舌苔腻，脉滑。

基本治法：温化痰湿，芳香开窍。

方药运用：灌服或鼻饲苏合香丸，继用导痰汤加减。常用药：苏合香丸，半夏12g，陈皮10g，茯苓15g，胆南星12g，枳实12g，木香10g。方中苏合香丸温开透窍以救其急，继用胆南星豁痰开窍；半夏、陈皮燥湿化痰；茯苓利湿化浊；枳实、木香调畅气机，行气祛痰。诸药合用，共奏温化痰湿，芳香开窍之功。

加减：若见抽搐者，加紫雪丹镇痉安神；若见水肿、喘促不得平卧者，加葶苈子12g，大黄10g泻肺平喘；若见胸闷心悸者，加丹参15g，枳壳12g，红花10g，瓜蒌15g以化痰活血祛瘀；如见面肢浮肿者，加车前子(包煎)15g，茯苓皮30g，泽泻15g以利尿消肿。

10. 命门衰竭证

证候：尿少或尿闭，泛恶呕吐，口有尿味而咸，形寒肢冷，汗出心悸，气急倚息，水肿，面色苍白，舌淡，舌苔黑或灰，脉沉迟或沉细欲绝。

基本治法：温肾助阳，化气行水。

方药运用：真武汤加减。常用药：制附子10g，肉桂5g，枸杞子15g，山茱萸10g，白术15g，茯苓15g，泽泻15g，生黄芪30g，党参15g，石韦15g，车前子(包煎)15g，炙甘草6g。方中附子、肉桂大辛大热，温煦少阴之阳气，恢复肾脏气化功能；枸杞子、山茱萸滋阴补肾，以阴中求阳，配合附子、肉桂使肾阳气化无穷；生黄芪、党参、白术、茯苓健脾渗湿；石韦、泽泻、车前子通利小便而化气行水利湿；炙甘草调和药性。诸药合用，共奏温肾助阳，化气行水之功。

加减：若见心悸，脉结或代，口唇紫绀者，加桂枝12g，丹参15g以温阳化瘀；若见喘促汗出，脉虚浮数者，加服黑锡丹以镇摄浮阳；若见舌苔白腻者，加六月雪30g，土茯苓30g，蒲公英30g，制大黄6g以泄浊化瘀；若见腰酸痛者，加杜仲15g，怀牛膝15g，狗脊15g以补肾强腰。

【临证经验】

1. 临床辨证要点 少尿或无尿是中医临床重证，辨证治疗需高度重视。中医辨证其病位主要在下焦肾脏，但与肺、脾亦有密切关系。后期病位广泛，可波及五脏和胃肠、膀胱以及包括骨、脉、脑等奇恒之腑在内的各个脏腑。在不同证型中，病位可有所不同，但大多与脾、肾有关。本病起病或急或缓，一般原发病若属慢性病证，如水肿、淋证等则发病多缓慢；原发病属急性病证者，如创伤、失血、毒物伤肾等，则发病多急骤。本证为本虚标实，临床表现则虚实各有所偏。虚证以脾肾虚损为主，如复感外邪或浊邪蕴结，则转化为以标实为主之证，其特征为尿量更少，甚则无尿，全身水肿伴有发热、吐血、衄血、咳嗽痰鸣、神昏谵语、抽搐等症。实证以浊毒壅阻为主，如病邪严重损伤正气则转化为五脏衰竭为本的本虚证，其特征除尿少尿闭、水肿外，尚有乏力便溏、腰酸肢冷，甚则出现大汗肢厥、气息低微、脉微欲绝或促代等阴阳离决证。

2. 重视保护肾元　肾主水，人体水液代谢，主要依靠肾的气化功能。肾元是指肾之阴阳，是肾脏机能与物质的总称，包含肾之阴阳，肾阳是物质基础。肾元虚衰，肾失气化，临床则可发生少尿或无尿，维护肾元即为治疗本证的基本大法。具体而言，需注意如下几点：①慎用攻逐法。传统中医对本证的治疗常用攻逐之法以增加尿量，但在目前中西医结合治疗的情况下，出于对肝肾功能的保护，此法已逐渐退出主要治法地位，即使患者以邪实为主，也不能单纯攻逐，而是配伍扶正之法以制其副作用。②注意以后天补先天。主水之脏为肾，但制水之脏在脾。本证之本在肾，但临床治疗常可通过调理脾胃，以健运水谷的功能，达到助肾气化，增加尿量的目的。此外，本病部分患者为慢性久病之体，其肾元亏虚需长期调理，只有在脾胃之气健全的前提下才能得到保障，所谓以后天之本补先天之本即是此意。③积极救治危重患者。对于部分危急重证，应及时吸取现代医学的血液净化治疗技术，以保存患者残余肾元，以利延长生命。

【验案举例】

1. 少尿属气虚湿浊证（邹燕勤主诊）

戴某，女，55岁。初诊日期：2007年5月22日。

患者于2007年5月16日因咳嗽不止，在当地医院治疗，后觉脘胀、头痛不适，在门诊查尿常规：Pro（+++），肾功能：Scr400μmol/L。次日在当地住院治疗。入院后测血压200/100mmHg，查尿常规：WBC（++），Pro（++），WBC 1001.6/μl，细菌计数10093/μl。血常规：RBC 3.26×10^{12}/L，Hb 102g/L。血生化：BUN19.7mmol/L，Scr573.8μmol/L，P1.61mmol/L，CO_2-CP 19.7mmol/L。B超示双肾皮髓质分界不清。住院期间服用速力菲、苏打、降压药，静脉滴注阿魏酸钠等。患者已失去求治信心。21日患者家属至邹老处求诊，讲述病情，患者现无尿，脘胀，恶心、呕吐、呕吐物均为白沫，口中有异味，口干，纳差，寐差，入院后排便一次，昨晚排便2次。今测血压150/90mmHg。中医诊断：肾劳，西医诊断：慢性肾功能不全。因未见患者，未望、闻、问、切，难以开中药处方，暂拟成药处理。予尿毒清、邹老肾衰丸、苏打片，嘱控制好血压，注意酸中毒情况及电解质紊乱情况。5月22日，患者经家属劝说来宁治疗。诉脘胀，呕吐，纳差，两胁下发胀，头痛，寐差，难以入睡，小便量少，大便不调，色黑，日解3～5次，质稀。舌质淡红，苔黄薄腻，脉细略弦。血压136/68mmHg。辨证：脾肾气虚，湿浊内蕴，胃气上逆。治法：健脾和胃，益肾泄浊。

处方：太子参20g，生黄芪20g，制苍术10g，姜半夏6g，陈皮10g，姜竹茹10g，谷芽20g，麦芽20g，枳壳10g，佛手片10g，川断15g，枸杞子20g，制大黄3g，生牡蛎40g，积雪草20g，土茯苓20g，制僵蚕10g，茯苓皮40g，蝉衣6g，车前子(包煎)30g，泽兰15g，泽泻15g，茅根20g，芦根20g。每日1剂，水煎服。

二诊（6月4日）：服药后复查肾功能：BUN13mmol/L，Scr降至139.3μmol/L，血压

140/80mmHg。主诉：口中有异味，苦涩，疲劳乏力，时有头痛，无恶心、呕吐，纳可，寐欠安，小便量可，大便日行2次，偶3次，色黑。西医给药硫糖铝、倍他乐克、吗叮啉。上方加炒山药20g，首乌藤30g。嘱其复查血、尿常规。

2007年6月5日复查尿常规：隐血（+），蛋白（-），白细胞（±），血常规：WBC5.00×10^{10}/L，Hb94g/L。

三诊（6月18日）：患者自行从连云港来宁复诊，笑容满面，信心百倍。血生化：BUN 8.22mmol/L，Scr 98.8μmol/L，UA 422.5μmol/L，血常规：WBC 2.8×10^{9}/L，RBC 2.85×10^{10}/L，Hb 93g/L。尿常规：白细胞（++），余（-）。患者精神较前大有好转，唯觉口苦，纳谷一般，脉细。舌质淡，苔黄腻，不浮肿。血压120/80mmHg。治宗原意。

处方：太子参20g，生黄芪30g，制苍术12g，白术12g，藿香12g，佩兰12g，法半夏6g，陈皮10g，生薏苡仁20g，茯苓皮20g，川断15g，桑寄生10g，枸杞子20g，制大黄6g，炒川连1.5g，生牡蛎40g，积雪草20g，土茯苓20g，车前子（包煎）30g，茅根20g，芦根20g，蒲公英20g，荔枝草20g。

追访至2008年2月，服药至2007年下半年肾功能正常至今，血常规正常，尿检正常，面色红润，精神饱满，能坚持家务劳动及一般活动。

按语：慢性肾衰治当平补，根据《灵枢·百病始生》"阴阳俱不足，补阳则阴竭，泻阴则阳脱，如是者，可将以甘药，不可饮以至剂"所言，以及王肯堂《证治准绳·关格》"治主当缓"之述，辨证中不妄投辛热、苦寒、阴凝之品，防温燥伤阴，寒凉遏阳，滋腻湿滞，而以甘平之剂为主，补而不滞，滋肾不腻，温而不燥，缓缓图治而获良好疗效。平补肾元最优配伍的药物是何首乌与菟丝子，何首乌为甘、微温之品，是平补阴血，滋养肝肾，收敛精气的良药，有阴中化阳之效。菟丝子亦属甘平之品，具补肾益精之效，《本草正义》谓其"善滋阴液而又敷布阳和，流通百脉"，故菟丝子阴阳并补而偏于温阳，药性平和，温而不燥。两药配伍，可使阴中生阳，阳中生阴，阴阳生化无穷，而收平调阴阳补益肾元之功。同时需重视泄浊解毒，用补药必兼祛邪，强调的原则是：泄浊解毒，贯穿始终；缓急轻重，辨证掌握；方法各样，以平为上。所以在祛邪泄浊解毒方面也是主张用缓攻之法，以平补平泻之法延缓肾衰患者病程的进展；常用大黄，以每日大便2~3次为度；临床针对湿浊证，施以化湿泄浊法，常用药：制苍术、炒白术、藿香、佩兰、半夏、陈皮、薏苡仁、茯苓、生姜、竹茹、牛膝、车前草等品；而对水湿证，施以淡渗利水，常用药：生黄芪、白术、茯苓皮、薏苡仁、玉米须、泽泻、车前子、六月雪、萹蓄、茅根、芦根等；而对血瘀证，施以化瘀泄浊，常用药：当归、桃仁、红花、赤芍、丹参、怀牛膝、鸡血藤、青风藤、川芎、益母草；而对皮肤瘙痒证，施以解毒泄浊法，常用药：地肤子、白鲜皮、土茯苓、丹皮、赤芍、水牛角片、金银花、紫花地丁、蒲公英等。

患者慢性肾功能不全是多种慢性肾脏疾病终末期出现的肾元衰惫、浊毒内蕴、虚实错杂的病证。在慢性肾功能不全的整个发病过程中，以消化道症状最为明显。肾为先天之本，脾为后天之本。脾胃的强弱，关系肾脏功能的盛衰，为病变进退之枢机。脾胃之功能正常，自能化生气血精微，虽有邪毒，莫之能害。且治病必资药力，而载药力者，非胃气不行，是以百病以胃气为本。邹老处方以补气健脾为要，俾脾胃之气充足，则生化有源，以后天脾胃充养先天之肾。脾气亏虚，则不能升清降浊，肾气衰惫，则开合失司，而致水湿、浊毒滞留体内。邹老常言湿浊不仅是慢性肾功能不全的主要病理产物，又是加重其病变的病理因素。临证之际应扶正祛邪并重。本例肾劳患者呕哕纳差，胃脘胀满，乃由肾气衰败，浊毒蕴于胃腑，致气逆不降；浊毒蕴于肠腑，气虚下陷，致大便溏泄。方中太子参、生黄芪补气健脾，使脾之运化正常则湿浊易消；制苍术、陈皮、半夏、竹茹燥湿化浊；佐以谷芽、麦芽、枳壳、佛手更有助于醒脾健运；川断、枸杞子益肾填精，精盈气旺而能泄浊；茯苓皮、车前子、泽兰、泽泻、茅根、芦根渗利泄浊；生牡蛎、积雪草、土茯苓解毒泄浊；制僵蚕、蝉衣祛风泄浊；制大黄通腑泄浊，可使湿浊外泄。全方调理脾胃，维护肾气，祛湿解毒泄浊，患者一诊即尿量增加，呕恶除，纳增神振，苔净，尿素氮，肌酐显著下降，病情相对稳定，追访至2008年2月份，病情未有反复。

2. 少尿属气阴两虚，水湿内留证（邹燕勤主诊）

朱某，女，71岁。初诊日期：2005年6月10日。

患者1992年因口眼干涩，尿检蛋白阳性而被确诊为“干燥综合征”，2000年出现血糖升高，尿蛋白（++++），行肾活检诊断为“肾小球系膜轻度增生性病变”、“2型糖尿病”，服用“雷公藤多苷片”治疗，尿蛋白降至（++），同时使用优泌林以控制血糖。近日出现上腹部胀滞疼痛，尿量减少，双下肢水肿明显，有肝硬化腹水，在外院服用过硫糖铝、吗叮啉、武都力等对症处理，效果不显。今诊：腹胀，下肢浮肿，胃纳少进，大便通畅，隔日一行，手心觉热，无自汗盗汗，尿量少，每日为400ml，血生化示尿素氮、血肌酐尚正常，舌质红，苔薄白，脉细。辨证为气阴两虚，水湿内留，治宜益气养阴，利水消肿。

处方：太子参20g，生黄芪15g，生薏苡仁20g，茯苓皮50g，当归15g，白芍15g，枸杞子20g，川石斛15g，北沙参15g，枳壳10g，佛手10g，车前子(包煎)30g，泽泻15g，萹蓄15g，大腹皮15g，茅根15g，芦根15g，制大黄6g，炒麦芽20g，炒谷芽20g。

联苯双酯每次8粒，每日3次。

按语：干燥综合征为气血津液之病，本病阴津亏虚为基本病机，初起常以肺胃阴虚为主，后见肝肾阴虚，病变日久，则可致阴伤及阳，津伤及气。本病患者以水肿为主证，治疗应以健脾利水消肿为法，但其本病为阴津亏虚之干燥综合征，并且临床症见舌质红，手心热等阴虚之象，故治疗中应重视补益肝、肾、胃之阴而求治病求本之意。处方中太子参益气养阴；黄芪、薏苡仁、茯苓皮皆有补气利水之功；当归、白芍、枸杞子补益肝肾之阴；川石斛、北沙参、枳壳、佛手养胃阴而理气机，使补而不滞；车前子、泽泻、萹蓄、大腹皮、茅根、芦根以利水消肿，增加尿量；制大黄以活血泄浊，增加水邪去路；焦谷芽以增胃纳而固后天。患者长期服用雷公藤，加之干燥综合征可引起肝损害，故加用联苯双脂以保肝。

二诊（6 月 17 日）：腹胀减轻，下肢仍肿，胃纳尚可，大便日行 1 次，每日为尿量 500～600ml，舌质红，苔薄白，脉细。治宗原意，前方加陈皮 10g，制大黄改为 10g，川石斛改为 20g，生黄芪改为 25g。

按语：前方药证相合，症状减轻，胃纳增加，故治疗仍守前方，加陈皮以理气助气化，增加水湿的消除，增加制大黄、石斛、黄芪之量以增药效。

三诊（6 月 24 日）：晚间下肢浮肿，腹胀不适，面色晦滞，脉细，苔黄。水病及血，治疗以养阴通络，活血利水为主。

处方：当归 15g，白芍 15g，枸杞子 20g，川石斛 20g，麦冬 10g，太子参 20g，生黄芪 20g，女贞子 10g，枳壳 10g，大腹皮 15g，生薏苡仁 30g，茯苓皮 40g，车前子（包煎）30g，泽兰 15g，泽泻 15g，茅根 20g，芦根 20g，制僵蚕 15g，垂盆草 20g，全蝎 3g，蝉衣 6g。

按语：今诊患者面色晦滞，症状以晚间为甚，病已入阴血，故治疗宜在原来的方法上加用活血通络之品，制僵蚕、全蝎、蝉衣等虫类之品有搜风剔络之功能，通络之力较强，泽兰有活血利水的功能，并增垂盆草以保护肝功能以防肝损，全方水湿瘀血并治，气阴两虚同调，以冀虚实兼顾。

四诊（7 月 6 日）：近 B 超示：肝硬化，腹部有气、水。前日下午发热，体温最高达 38.4℃，自服板蓝根冲剂后，体温下降。今诊：疲倦乏力，畏寒，舌质红，苔薄白，脉细，下肢仍有水肿。本病未愈，复感外邪，标本同病，自服板蓝根后外感之余邪未清，今治疗标本同治，祛风利水为主。

处方：金银花 10g，连翘 10g，荆芥 5g，防风 3g，生薏苡仁 20g，茯苓皮 30g，枸杞子 10g，广郁金 10g，大腹皮 10g，车前子（包煎）30g，枳壳 10g，茅根 30g，芦根 30g，泽兰 15g，泽泻 15g，板蓝根 10g，萹蓄 15g，垂盆草 15g。

按语：标本同病，治宜先标后本，或标本同治，本证外感之风邪未清故有畏寒感，治疗用金银花、连翘清解风热，荆芥、防风疏散风寒，两组相配合共奏疏解风邪之功；广郁金疏肝理气，以减腹部之气滞，余药以利水消肿为主，全方风、气、水湿之邪共除，表里双解。

五诊（7 月 13 日）：服前方后，体温已退，苔薄黄，下肢浮肿减轻，每日尿量 600ml 以上，脉细弦。

处方：当归 15g，白芍 15g，枸杞子 20g，川石斛 20g，麦冬 10g，太子参 20g，生黄芪 30g，女贞子 10g，枳壳 10g，大腹皮 15g，生薏苡仁 30g，茯苓皮 40g，车前子（包煎）30g，泽兰 15g，泽泻 15g，茅根 30g，芦根 30g，制僵蚕 15g，垂盆草 20g，全蝎 3g，蝉衣 6g，萹蓄 20g。

按语：表证已除，转治里证。患者肝肾同病，气阴两虚，故以当归、白芍、枸杞子养肝，石斛、麦冬、太子参、生黄芪、女贞子补益气阴，余药以清热利湿，活血通络为主，全方配伍标本同治。

六诊（7 月 27 日）：尿常规：白细胞（＋＋），亚硝酸盐（＋）。今诊夜尿 4 次，尿量每次 200ml 左右，比白天量多，大便日行 1 次，质正常，舌苔淡黄而薄，脉细，治疗加用清热解毒。

处方：当归 15g，白芍 15g，枸杞子 20g，太子参 20g，生黄芪 20g，炒白术 10g，生薏苡仁 20g，茯苓皮 40g，瞿麦 20g，萹蓄 20g，蒲公英 15g，荔枝草 15g，紫花地丁 15g，菟丝子 15g，何首乌 15g，垂盆草 20g，茅根 30g，芦根 30g，车前子（包煎）30g。

按语：患者一般情况已有好转，本次尿检有白细胞，亚硝酸盐反应为阳性，提示有尿路感染存在，治疗效不更方，但尿路感染之标证须先予考虑，治疗在原方的基础上加用清热利湿解毒之品，如瞿麦、萹蓄、蒲公英、荔枝草、紫花地丁。干燥综合征患者免疫功能低下，易出现反复感染，治疗平素以扶正，感染急发时以祛邪，辨证治疗，长期调理。

七诊（8 月 19 日）：自述已无明显不适感，尿常规检查正常，双下肢水肿已退，寐差，夜尿仍多，舌边齿痕明显，苔薄白，脉细。

处方：当归 15g，白芍 15g，枸杞子 20g，太子参 20g，生黄芪 20g，炒白术 10g，生薏苡仁 20g，茯苓皮 40g，瞿麦 20g，萹蓄 20g，蒲公英 15g，荔枝草 15g，紫花地丁 15g，菟丝子 15g，何首乌 15g，垂盆草 20g，茅根 15g，芦根 15g，车前子（包煎）30g，川断 15g，谷芽 20g，麦芽 20g。

按语：患者证情平稳，药证相符，治疗效果明显，今处方加用川断、谷芽、麦芽以平补肾气，开胃助运，巩固疗效。

八诊（8 月 31 日）：自觉症状较前好转，体力渐增，但有夜尿 3～4 次，寐差，舌苔薄黄，脉细弦，查肝肾功能皆正常。

处方：当归 15g，白芍 15g，枸杞子 20g，太子参 20g，生黄芪 20g，炒白术 10g，生薏苡仁 20g，茯苓皮 40g，瞿麦 20g，萹蓄 20g，蒲公英 15g，荔枝草 15g，紫花地丁 15g，菟丝子 15g，何首乌 15g，垂盆草 20g，茅根 15g，芦根 15g，车前子（包煎）30g，覆盆子 15g，熟枣仁 15g。

按语：患者夜尿增多，肾气失固，但整体状况日益改善，疗法不宜改动，加用覆盆子、熟枣仁以固肾气、安神对症处理。

九诊（10 月 14 日）：今诊无明显不适，苔薄白，脉细，溲黄，夜尿 1 次，治疗以补肾清利法进治。

处方：川断 15g，桑寄生 10g，枸杞子 20g，太子参 20g，生黄芪 20g，炒白术 10g，生薏苡仁 20g，茯苓 20g，瞿麦 20g，萹蓄 20g，蒲公英 15g，荔枝草 15g，菟丝子 15g，何首乌 20g，垂盆草 15g，覆盆子 15g，白芍 15g。

按语：患者干燥综合征，肝硬化腹水，2 型糖尿病，系膜增生性肾损害，中医辨证为肝肾不足，气阴两虚，湿热内蕴，血行不畅，治疗以扶正为主，方中川断、桑寄生、枸杞子、白芍、何首乌补益肝肾，配伍太子参、生黄芪、炒白术、生薏苡仁、茯苓气阴双补，菟丝子、覆盆子以固摄肾气，瞿麦、萹蓄、蒲公英、荔枝草以清利湿热。

十诊（12 月 7 日）：腰部疼痛，耳鸣时作，头觉晕，苔薄黄，舌质淡红，舌边有齿痕，脉细。治疗前方去荔枝草、覆盆子，加川芎、丹参。

处方：川断15g，桑寄生10g，枸杞子20g，太子参20g，生黄芪20g，炒白术10g，生薏苡仁20g，茯苓20g，瞿麦20g，萹蓄20g，蒲公英15g，菟丝子15g，何首乌20g，垂盆草15g，白芍15g，川芎12g，丹参15g。

按语：本病辨证本虚标实，前方清利益肾法进之，维少活血通络之品以畅血脉，今耳鸣头晕乃血行不畅，清窍失养，治疗在前方中加川芎、丹参以活血通络，完善治则。

十一诊（2006年1月25日）：自觉口干、咽干，溲黄，舌质偏红，舌边有齿痕，苔薄白，脉细。治疗加重养阴之品。

处方：川断15g，桑寄生10g，枸杞子20g，太子参20g，生黄芪20g，生薏苡仁20g，茯苓20g，瞿麦20g，萹蓄20g，蒲公英15g，荔枝草15g，何首乌20g，垂盆草15g，白芍15g，川石斛20g，南沙参10g，北沙参10g，天花粉15g。

按语：患者基本病机未变，但舌红，口咽干燥等阴虚证明显，治疗虽仍宗原法，但须加强养阴药的比例，故在2005年10月14日方中去炒白术、覆盆子、菟丝子，加川石斛、南北沙参和天花粉以养阴生津。

十二诊（2006年3月2日）：患者干燥综合征，2型糖尿病，肾小球系膜增生性病变，肝硬化，经治疗后，目前腹水已消，查肝、肾功能及尿常规皆正常。今诊自觉腰背酸痛，疲劳乏力，尿量减少，舌质红，苔薄黄，脉细弦，病属肝肾气阴两虚。

处方：太子参20g，生黄芪20g，生地10g，枸杞子20g，川石斛20g，山茱萸10g，当归15g，赤芍15g，丹参15g，川芎10g，茅根20g，芦根20g，车前子（包煎）30g，枳壳10g，佛手10g，制大黄3g，制僵蚕10g，蝉衣6g。

按语：患者辨证为肝肾气阴两虚，湿热瘀血阻络，经长期治疗后病情已平稳，今处方以太子参、生黄芪、生地、枸杞子、石斛、山茱萸、当归调补肝肾气阴，以赤芍、丹参、川芎、制大黄、僵蚕、蝉衣活血通络，以茅根、芦根、车前子清利湿热，以枳壳、佛手调畅气机，全方攻补兼施，标本兼顾。

干燥综合征是免疫系统疾病，并发症及侵害的脏器较多，临床表现也变化多端，但总的病机仍为免疫功能下降，中医治疗应重视扶正，常以益气制燥法提高机体的免疫功能，同时在治疗中也要顾及阴津亏虚所致唇干、咽干、目干等症状，故常应气阴双补，用药平和，缓缓图治，益气祛邪不伤阴液，养阴制燥而不滋腻。本病例抓住气阴两虚，湿瘀内阻，本虚标实的基本病机，辨证列方，除在四诊、六诊时，有外感表证及尿路感染的标证而采用表里双解、标本兼顾的治则外，坚持以益气养阴，清热利湿，活血通络为治疗大法，既体现辨证论治的中医原则，又能紧扣病机，故获得了较好的临床疗效。

（曾安平，周恩超）

第四节 尿失禁

尿失禁是指在清醒状态下不能控制排尿，而尿液自行排出的病证。尿失禁多见于老年人、妇女及病后。多因脏气虚衰，气化不固；或因湿热瘀血内阻，导致膀胱失约而发病。尿失禁的病因可分为下列几种：①先天性疾患，如尿道上裂。②创伤，如妇女生产时的创伤、骨盆骨折等。③手术，如前列腺手术、尿道狭窄手术、儿童的后尿道瓣膜手术等。④各种原因引起的神经源性膀胱。按照不同的病因，尿失禁分为充溢性、压力性、中枢性和先天性畸形等类型，中医统称为“遗溺”。本节着重讨论压力性尿失禁。

压力性尿失禁指膀胱内压骤增时（如咳嗽、喷嚏、直立、行动等），尿液不自主地从尿道外口流出，相当于中医所称的“膀胱咳”。《素问·咳论》：“膀胱咳状，咳而遗溺。”前列腺术后尿失禁较多见，中医辨证论治有一定疗效。

【病因病机】

中医认为尿失禁与肾、膀胱、脾关系密切。肾与膀胱经脉相连，水道相通。老年人若先天不足，肾气亏损；或房事不节，色欲过度，累及肾元；或年老体弱，元气渐衰，皆会导致肾的固摄无力，膀胱的气化失司而发生小便异常。脾司健运，位于中焦，主升降而输布津液，一旦脾气不足，健运无权，津液失去布散则水湿停聚内生，流注膀胱，导致膀胱的气化功能失调；或由于水湿日久不化，郁而发热，邪热易耗伤阴津，日久也累及肾阳，导致肾的固摄无力，膀胱气化无权，则产生小便异常。

【诊断与鉴别诊断】

1. 诊断　常有中风、昏迷、产后、病后体虚等病史。在清醒状态下，小便不经意地流出，即可诊断为尿失禁。咳嗽、喷嚏、行走、直立、心急、大笑、高声、惊吓时尿自出，以及老年体弱、产后小便不能自禁等，均属尿失禁。

尿失禁的程度分级：

Ⅰ度：咳嗽等腹压增高时，偶尔出现尿失禁。

Ⅱ度：任何屏气或用力时出现尿失禁。

Ⅲ度：直立时出现尿失禁。

Ⅳ度：直立或平卧时均出现尿失禁。

充溢性尿失禁发病主因是膀胱颈部的梗阻性病变，最主要的是老年性前列腺肥大及尿道狭窄、尿道结石、尿道恶性病变等，此如江河下游淤滞而引起上游泛滥一样，本病引起的慢性膀胱尿潴留，由于过分充溢又不能排净，最终遂呈不自主的点滴溢出状态。

2. 鉴别诊断

（1）失溲：以神志昏迷为主症，伴有小便失禁。

（2）胞痹：胞痹是因风寒湿邪久客膀胱，致膀胱气化失常。主要症状有小腹胀满，小便淋漓不尽，或有小便失禁，伴有关节酸痛而活动不利等症。

【辨证论治】

1. 阴虚火旺证

证候：小便失禁，尿道灼热，尿色较黄，口渴欲饮，五心烦热，夜寐盗汗，大便干结，舌红苔少，脉细带数。

基本治法：滋阴降火。

方药运用：大补阴丸。常用药：熟地15g，龟板15g，黄柏10g，知母12g，猪脊髓50g。方中熟地滋阴填精，龟板育阴潜阳，两者大补真阴，壮水制火以培其本；黄柏苦寒泻相火以坚阴，知母滋润肺肾，清热泻火，两药相合泻相火保真阴以清其源；猪脊髓为血肉有情之品，填精补髓，助熟地、龟板滋水。全方合用，滋阴精而降相火，以达培本清源之效。

加减：大便干结难解者，加玄参20g，生地15g，麦冬20g以滋阴增液行舟。

2. 中虚下陷证

证候：小腹坠胀，小便欲解不爽，尿失禁或夜尿遗尿，精神倦怠，少气懒言，舌淡，苔薄白，脉细弱。

基本治法：补中益气。

方药运用：补中益气汤加减。常用药：人参12g，黄芪15g，白术12g，桂枝6g，升麻12g，柴胡6g，猪苓12g，泽泻12g，茯苓20g。方中人参、黄芪益气；白术健脾运湿；桂枝通阳，以助膀胱之气化；升麻、柴胡升清气而降浊阴；猪苓、泽泻、茯苓利尿渗湿，诸药配合，共奏益气健脾，升清降浊，化气利尿之功。

加减：若气虚及阴，脾阴不足，清气不升，气阴两虚，症见舌质红者，可改用补阴益气煎；脾虚及肾而见肾虚证候者，可加用济生肾气丸，以温补脾肾，化气利尿。小便涩滞者，可合滋肾通关丸。

3. 心肾两虚证

证候：尿出不禁，尿频淋沥不止，日夜无度，心神恍惚，心悸怔忡，健忘失眠，面色萎黄，腰酸，舌淡少苔，脉细弱。

基本治法：调补心肾。

方药运用：桑螵蛸散加减。常用药：桑螵蛸15g，远志12g，石菖蒲15g，煅龙骨30g，茯神15g，当归12g，龟板15g，玄参12g。方中桑螵蛸补肾缩尿；远志、石菖蒲、煅龙骨、茯神安神定志；当归、龟板、玄参合用双补心肾；龙骨、龟板相配通调心肾。全方具有通调心肾、安神定志、补肾缩尿的功效。

加减：气虚及阳，出现腰膝身冷，四肢不温者，可以加淡附片10g，干姜10g以温壮肾阳。如兼有脾气虚，出现大便不实或稀溏者，可加炒芡实20g，补骨脂10g，防风10g以健脾止泻。

4. 膀胱湿热证

证候：小便不禁，尿黄臊短涩或滴沥而出，腰酸低热，口干苦，烦热口渴，渴不欲饮，舌红苔黄或黄腻，脉滑数。

基本治法：清利湿热。

方药运用：八正散加减。常用药：瞿麦12g，萹蓄12g，车前子（包煎）15g，滑石15g，灯心草12g，栀子15g，大黄6g，龙骨15g。方中瞿麦清热凉血，利水通淋；萹蓄、车前子、滑石、灯心草清热利湿，通淋利窍；栀子、大黄泄热下行；龙骨收敛固涩。全方具有清热泻火、利水固涩的作用。

加减：湿热壅盛伤及肾气者，加山茱萸10g，菟丝子20g以补肾固涩。

【临证经验】

排尿失去控制，尿液不随意地流出，称为尿失禁，中医统称为“遗溺”。本病多属虚，有肺、脾、肾虚之别，但总以肾亏膀胱不约为主，其辨证与遗尿有雷同之处，可以互参。

本病以脾肾气虚居多，脾虚气陷用补中益气汤益气升陷；肾气不固用菟丝子丸温肾固涩，常用药为熟附片、五味子、熟地、山茱萸、补骨脂、巴戟天、菟丝子、益智仁、川断、露蜂房、桑螵蛸、茯苓、山药、莲子肉、枸杞子。阴虚火旺用一阴煎滋阴降火，常用药为生地、熟地、丹参、益智仁、沙苑子、菟丝子、杜仲、白芍、麦冬、知母、龟板、龙骨、桑螵蛸、甘草。若日久不愈，可用张景岳巩堤丸脾肾双补，方中熟地、菟丝子、破故纸、韭菜子，大补肾脏；然约束肾中之气又在脾，故以白术、山药大补脾土；益智仁辛香温暖，独入脾家，且于固涩之中，仍有流动之意；附子助其火，茯苓去其邪火，而以五味子固其关，巩其堤，斯得治尿失禁之妙。

【验案举例】

尿失禁属肾虚失约证（邹燕勤主诊）

王某，男，62岁。初诊日期：1999年9月1日。

患者1999年5月，因患前列腺癌Ⅳ期、慢性肾衰竭（Scr182μmol/L），行两侧睾丸切除术，术后小便失禁，不能自制，尿量较多，身怕冷，乏力明显，纳谷欠馨，晨起口干，舌质淡，舌体胖大，苔薄黄，脉细。证属：手术伐伤肾气，膀胱失约，湿热癌毒。治拟温肾阳健脾运，摄膀胱清湿热。

处方：淡附片10g，桂枝10g，党参15g，怀山药10g，茯苓20g，菟丝子20g，桑螵蛸20g，益智仁15g，天台乌药6g，煅龙骨30g，沙苑子10g，白花蛇舌草20g，积雪草20g，蛇莓20g，焦六曲20g，炒谷芽20g，炒麦芽20g。每日1剂。

二诊（9月15日）：小便失禁已有好转，怕冷明显减轻，纳谷转馨，晨起口干不显，舌质转淡红，舌体仍胖大，苔薄，脉细。原方得效，效不更方，前方继进。

三诊（9月29日）：药后小便失禁基本控制，怕冷症除，纳谷可，或觉口干明显，舌质淡红，舌体如常，苔薄黄，脉细略数。阳虚得减，兼顾肾功能不全，原方去附片、桂枝，改投淫羊藿10g，加生地10g，黄柏6g。每日1剂。

四诊（10月20日）：复查Scr降为158μmol/L，尿失禁症状未再出现，余症安。后因前列腺癌晚期骨转移而疼痛为苦，方转益肾止痛为法。

按语：中医认为肾藏精气，主司二便。老年患者，肾气已虚，复遭癌肿手术，克伐肾气，可谓雪上加霜，使肾气更亏虚，固摄无权，气化失司，而使膀胱失于约束致使尿液失禁。辨证属于肾阳不足，肾气失司，固摄无权，同时兼有湿热癌毒，故治疗当温壮肾阳，固摄膀胱，清热利湿，解毒运脾。方中淡附片、桂枝温肾阳，助气化；菟丝子、益智仁、桑螵蛸、沙苑子、煅龙骨、天台乌药固肾益精缩尿；党参、怀山药、茯苓健脾补气化湿；白花蛇舌草、积雪草、蛇莓清热利湿，解毒抗癌；焦六曲、炒谷麦芽健脾和胃。诸药合用，而起温肾健脾、固摄缩尿、清利解毒之效。是案辨证精确，用药得当，故治疗效果显著。

（周迎晨，周恩超）

第五节　尿潴留

膀胱内充满尿液而不能排出，即为“尿潴留”。常由排尿困难发展而来，是临床上常见的一个症状。中医所称的小便不通和癃闭，与此颇相类似。

尿潴留的病因分三类：①尿道狭窄、梗阻：尿道炎症水肿，或结石、尿道狭窄、外伤、前列腺增生，或肿瘤、急性前列腺炎，或脓肿、膀胱肿瘤等阻塞尿道；②膀胱疾病或功能障碍：膀胱结石、炎症瘢痕、肿瘤、膀胱颈肥厚等使尿道开口变窄或梗阻；③神经因素：各种原因所致的中枢神经疾患及糖尿病等所致的自主神经损害。

尿潴留有急性、慢性之分。许多原因和疾病可并发此症，且给患者带来较大痛苦，个别严重者可导致尿毒症或败血症。

【病因病机】

1. 癃闭可见于久病、老年人，中虚气陷，膀胱气化无权，三焦决渎失司。

2. 反复导尿，感染湿热，阻遏膀胱，气闭水积。

3. 外伤、腰麻、手术（特别是肛门手术）后，经络阻隔，气血瘀滞，膀胱蓄血，水道闭阻。

4. 感冒风寒，肺气不宣，不能通调水道，下输膀胱，即所谓“上窍不通则下窍不行”。

【诊断与鉴别诊断】

1. 诊断　根据病史及典型临床表现，诊断并不困难。体格检查时，耻骨上区常可见到半球形膨胀的膀胱形状，用手按压有明显尿意，叩诊为浊音。超声检查可以明确诊断。

2. 鉴别诊断

（1）*无尿*：无尿是指肾衰竭或上尿路完全梗阻，从而导致膀胱内空虚无尿。

（2）*急性尿潴留*：在急性尿潴留突然发生的短时间内膀胱充盈，膀胱迅速膨胀而成为无张力膀胱，下腹胀并膨隆，尿意急迫而不能自行排尿者。既往排尿正常，无排尿困难的病史。

（3）*慢性尿潴留*：慢性尿潴留是由膀胱颈以下梗阻性病变引起的排尿困难发展而来。

由于持久而严重的梗阻，膀胱逼尿肌初期可增厚，后期可变薄，黏膜表面小梁增生，小室及假性憩室形成，膀胱代偿机能不全，残余尿量逐渐增加，可出现假性尿失禁。

尿潴留久不解除，可出现尿毒症；合并尿路感染者，可引起败血症，甚则危及生命。

【辨证论治】

1. 湿热阻滞证

证候：小便点滴不通，或量少而短赤灼热，小腹胀满，痛苦不堪，口苦口黏，或口渴不欲饮，或大便不畅，苔根黄腻，舌质红，脉沉数。

基本治法：清热利湿。

方药运用：公英葫芦茶。常用药：蒲公英15g，葫芦茶15g，冬葵子15g，川木通10g，车前子（包煎）15g，滑石10g，怀牛膝10g，瞿麦10g，石韦10g，藿香10g，王不留行15g，三棱15g，莪术15g。方中蒲公英、葫芦茶、冬葵子清热利湿；木通、车前子、滑石、怀牛膝通利下焦；瞿麦、石韦利湿通淋；藿香醒脾和胃；王不留行通窍；三棱、莪术活血化瘀。诸药合用，共启清利湿热之效。

加减：大便秘结者，加大黄6g，枳实10g，槟榔10g导滞通便。

2. 肺热壅盛证

证候：全日总尿量极少或点滴不通，咽干，烦渴欲饮，呼吸急促或咳嗽，苔薄黄，脉数。

基本治法：清肺热，利水道。

方药运用：清肺饮加减。常用药：黄芩12g，桑白皮12g，麦冬12g，车前子（包煎）15g，川木通10g，山栀12g，茯苓15g。本方出自《证治汇补》，适用于热在上焦肺经气分而导致的口渴及小便闭涩不利。肺为水之上源，方中以黄芩、桑白皮清泄肺热，源清而流自洁；麦冬滋养肺阴，上源有水水自流；车前子、川木通、山栀、茯苓清热而利小便。诸药合用，共奏清肺热利水道之功。

加减：心烦、舌尖红、口舌生疮者，乃为心火旺盛之征象，可加黄连6g，竹叶12g以清泻心火；若大便不通，可加杏仁10g，大黄6g以宣肺通便，通腑泄热；若口渴引饮，神疲气短，为气阴两伤之象，可合大剂生脉散以益气养阴；若兼表证而见头痛，鼻塞，脉浮者，可加薄荷6g，桔梗6g以解表宣肺。

3. 膀胱蓄血证

证候：小便不通，少腹胀痛，手不可近，大便不通，口唇深红，口不干渴，舌有瘀斑，苔薄微黄，脉滑数。

基本治法：导瘀清热。

方药运用：代抵当汤加减。常用药：当归尾12g，穿山甲15g，桃仁12g，大黄6g，芒硝12g，生地12g，肉桂6g。方中当归尾、穿山甲、桃仁、大黄、芒硝通瘀散结；生地凉血滋阴；肉桂助膀胱气化以通尿闭，用量宜小，以免助热伤阴。用当归、生地者，欲下血而不损血，且引诸药至血分。此方能行瘀活血，治虚人瘀血证。

加减：瘀血发热，可加炒山栀10g，黄柏10g，知母10g以清瘀热。

4. 中虚气陷证

证候：小便不通，少腹坠胀，面色萎黄，精神疲乏，少气懒言，语声低微，纳谷不振，舌淡苔白，脉细软。

基本治法：补中益气。

方药运用：补中益气汤加减。常用药：人参12g，黄芪12g，白术12g，桂枝6g，升麻12g，柴胡6g，猪苓12g，泽泻12g，茯苓20g。方中人参、黄芪益气；白术健脾运湿；桂枝通阳，以助膀胱之气化；升麻、柴胡升清气而降浊阴；猪苓、泽泻、茯苓利尿渗湿。诸药配合，共奏益气健脾、升清降浊、化气利尿之功。

加减：兼有血虚，出现面色少华，乏力明显，指甲色淡者，可加炒当归12g，制黄精20g，枸杞子15g以补养阴血。

【临证经验】

尿潴留属中医“癃”、“闭”范畴癃闭是以排尿困难，全日总尿量明显减少，点滴而出，甚则小便闭塞不通、点滴全无为临床特征的一类病证。癃闭包括膀胱无水症及尿潴留。因此，在诊断癃闭时，应确定是膀胱无水症，还是尿潴留。

癃闭的辨证旨在分别虚实。湿热壅盛，气郁血瘀者属实；克伐太过，正气虚衰者属虚。若虚实夹杂，更须细审详辨。

癃闭的治疗应根据“六腑以通为用”的原则，着眼于通，即通利小便。但通之之法，有直接、间接之分，因证候的虚实而异。实证治宜清湿热，散瘀结，利气机而通利水道；虚证治宜补脾肾，助气化，使气化得行，小便自通。同时，还要根据病因病机及病变所在肺、脾、肾的不同进行辨证论治，不可滥用通利小便之品。

癃闭诸药不效，或药入即吐，或攻下不利，宜用宣上法。以小通草、老葱煎汤服，顷时探吐，再服再吐，以尿通为度。肺经有热，渴而小便闭，可用黄芩清肺汤清肺热；肺燥不能生水，气化不及州都，脉右寸独数大，小便点滴而下者，可用生脉散去五味子，加大剂量紫菀清肺金，滋化源。此病在下而取之上，开上窍以通下窍之法也。

在辨证施治的同时，可加用海藻、昆布化痰软坚。《本草从新》云：“海藻，苦能泄结，咸能软坚，寒能涤热，消瘰疬结核、癥积阴溃之坚聚。”昆布多服“令人瘦削”。良性前列腺增生症可视作“癥积”，用此二味能否起到“泄结”、“软坚”、“瘦削”作用，有利于急性尿潴留的解除，尚值得进一步研讨。李东垣早有以海藻甘草同用治疗瘰疬之经验，取其“激之以溃坚也”。

【验案举例】

尿潴留属肾虚湿热（邹燕勤主诊）

燕某，女，35岁。初诊日期：2004年1月6日。

患者有慢性尿路感染病史10余年，时作尿频，每次尿量极少，尿道灼热，时伴小腹胀痛。曾在某三甲医院诊治，经口服抗生素、舍尼亭等，效果不显。来诊时兼见腰酸乏力，无怕冷畏寒，纳可，大便畅，睡眠可，舌质淡，苔薄黄微腻，脉弦滑。查体：耻骨联合上饱满，叩诊为浊音。尿常规正常，血查肾功能正常，B超示残余尿120ml。证属肾气不足，湿热蕴结下焦。治宜补肾益气，清热利湿。

处方：杜仲20g，川续断20g，桑寄生15g，狗脊15g，淫羊藿10g，仙茅10g，菟丝子15g，黄芩10g，黄柏10g，萹蓄15g，瞿麦15g，蒲公英30g，凤尾草30g，白花蛇舌草30g，车前子(包煎)15g，丹参15g，小通草6g，玄参20g，生甘草6g。每日1剂，水煎服，连服20剂。

二诊（1月21日）：服后排尿已无不适，小腹胀痛不明显，劳作后仍有腰酸，舌质淡，苔转薄白，脉细弦。原方减少清利之品，去黄芩、黄柏、萹蓄、瞿麦，加菟丝子20g，益智仁15g。继服28剂，以固前效。

三诊（2月20日）：患者诉排尿已无任何不适，腰酸几无，小腹痛平，舌淡，苔薄白，脉细弦。复查B超已无残余尿。

按语：诊断时须注意尿潴留和尿闭之区别。前者一般指膀胱有尿但不能正常排出，尿点滴全无或尿频量少，往往肾功能正常；后者多属肾脏实质性病变，肾失气化，膀胱无尿可排，血查肌酐升高。临床遇到急性尿潴留，特别是产后、术后所致者，一般应先给予针刺、中药或暗示疗法等处理，以期自动排尿。若经上述处理无效时，可施行导尿术，必要时应予保留导尿，并针对引起尿潴留的原因加以处理。而中医辨治慢性尿潴留时疗效颇著。本案久病肾虚，湿热蕴结下焦，尿虽频而量少，伴有小腹胀痛，实乃肾气虚馁，气化无权，膀胱无以排尿所致。故治疗当切中病机，重在补益肾气，杜仲、川续断、桑寄生、狗脊等合用，且用量较大，意在助肾气化；淫羊藿、仙茅、菟丝子激发元阳，鼓舞肾气，以培其本；以黄芩、黄柏、萹蓄、瞿麦、蒲公英、凤尾草、白花蛇舌草等清利下焦以去其标实，但舌苔转薄白，湿热大减后，减少清利之品，只用蒲公英、凤尾草、白花蛇舌草等清利而不伤正之品，且用量多在30g；以车前子、小通草利湿导邪下行；丹参一味以活血，虑其久病有瘀滞也，并合玄参以养阴生津充化源，是其妙也。

（周迎晨，周恩超）

第六节 排尿困难

排尿困难是指以小便点滴而出，甚则闭塞不通为临床特征的一种病证。其中以小便不利，点滴而短少，病势较缓者称为“癃”；以小便闭塞，点滴全无，病势较急者称为“闭”。癃和闭虽有区别，但都是指排尿困难，只是轻重程度上的不同，多合称为“癃闭”。病情严重时，尚可出现头晕，胸闷气促，恶心呕吐，口气秽浊，水肿，甚至烦躁，神昏等症。

【病因病机】

1. 湿热蕴结 过食辛辣肥腻，酿湿生热，下注膀胱；或湿热素盛，肾热下移膀胱；或下阴不洁，湿热侵袭，致膀胱气化不利，小便不通，或尿量极少，而为癃闭。

2. 肺热气壅 肺为水之上源。热邪袭肺，肺热气壅，肺气不能肃降，津液输布失常，水道通调不利，不能下输膀胱；又因热气过盛，下移膀胱，以致上下焦均为热气闭阻，气化不利，而成癃闭。

3. 脾气不升 劳倦伤脾，饮食不节，或久病体弱，致脾虚清气不能上升，则浊气难以下降，小便不通，而成癃闭。故《灵枢·口问》曰："中气不足，溲便为之变。"

4. 肝郁气滞 七情所伤，引起肝气郁结，疏泄不及，从而影响三焦水液的运行和气化功能，致使水道通调受阻，形成癃闭。且肝经经脉绕阴器，抵少腹，这也是肝经有病，可导致癃闭的原因。所以《灵枢·经脉》提出："肝足厥阴之脉………是主肝所生病者……遗溺、闭癃。"

5. 尿路阻塞 瘀血败精，或肿块结石，阻塞尿道，小便难以排出，因而形成癃闭。即《景岳全书·癃闭》所说："或以败精，或以槁血，阻塞水道而不通也。"

【诊断与鉴别诊断】

1. 诊断

（1）以排尿困难，全日总尿量明显减少，点滴而出，或小便闭塞不通，点滴全无为临床特征。

（2）多见于老年男性，手术后患者。常有淋证、水肿病病史。

（3）凡小腹胀满，小便欲解不出，触叩小腹部膀胱区明显胀满者，是为尿潴留，若全日小便总量明显减少或不通，无尿意，无小腹胀满，触叩小腹部膀胱区亦无明显充盈征象，则多属肾衰竭。

（4）适当选择肛门指诊、B超、腹部X线摄片、膀胱镜、肾功能检查，以明确是肾、膀胱、尿道还是前列腺等疾病引起的癃闭。

2. 鉴别诊断

（1）前列腺癌与前列腺增生的发病年龄相似，且同时存在。但前列腺癌有早期发生骨骼与肺转移的特点。发病多在前列腺后叶，早期尿路梗阻症不明显。当病灶侵犯前列腺侧叶时，直肠指检可触及硬结或坚硬肿块，表面不光滑，两侧不对称，界限不清，甚至与骨盆固定，盆腔部CT或前列腺穿刺活体组织检查可确定诊断。

（2）神经源性膀胱功能障碍，部分脑血管疾病、糖尿病、帕金森病都可发生尿失禁，且多发生于老年人，需注意与前列腺增生鉴别。前几种内科疾病除有本身疾病的特点外，还有肛门括约肌松弛、阴茎海绵体反射消失等有别于前列腺增生的表现。

（3）膀胱或肾肿瘤糜烂，出血较多形成凝血块堵塞尿道，多为血管瘤和恶性肿瘤（膀胱癌及肾癌），绝大多数都有无痛性血尿史。

（4）前列腺增生排尿困难，开始时为夜间尿频，逐渐发展成白天小便次数亦多，尿流变细、流速缓慢无力。饮酒、劳累、受凉是造成排尿困难、血尿、膀胱尿液大量潴留的常见诱因。B超检查及穿刺活检能准确检测病变程度、有无并发症及早期癌变等可为制订合理治疗方案提供根据。

（5）膀胱乳头状瘤或结石下移，可堵塞膀胱颈口（即尿道内口）而影响排尿。常于正常排尿中突然感到会阴深部发胀不适，随之出现尿流中断，或滴出血性尿，经卧床休息或翻身侧转之后，又可恢复小便通畅。B超、CT及膀胱镜检查，均可迅速确诊。

（6）后尿道结石引起者多为膀胱结石在排尿过程中由于腹压增高而掉入后尿道，造成堵塞。其特点是小便中途突然发生会阴部及尿道剧痛、尿流中断，或仅有少量血样尿滴出，男性多见。

（7）由前列腺、后尿道、膀胱三角区急性炎症引起者，一般先有尿频、轻度尿痛；未能及时治疗后，症状便迅速加重并出现排尿困难、血尿。

【辨证论治】

1. 肺热失宣证

证候：小便不畅或点滴不通，咽干口燥，胸闷，呼吸不畅，咳嗽咯痰，舌红，苔薄黄，脉数。

基本治法：清热宣肺，通调水道。

方药运用：黄芩清肺饮加味。常用药：黄芩12g，桑白皮12g，麦冬12g，车前子(包煎) 12g，木通12g，山栀12g，茯苓20g，金银花12g，连翘12g，虎杖20g，鱼腥草15g。本方出自《证治汇补》，适用于热在上焦肺经气分而导致的口渴及小便闭涩不利。肺为水之上源，方中以黄芩、桑白皮清泄肺热；麦冬滋养肺阴；车前子、木通、山栀、茯苓清热而利小便。诸药合用，共奏清热宣肺、通调水道之效。

加减：心烦、舌尖红、口舌生疮等症乃为心火旺盛之征象，可加黄连6g，竹叶12g以清泻心火；若大便不通，可加杏仁12g，大黄6g以宣肺通便，通腑泄热；若口渴引饮，神疲气短，为气阴两伤之象，可合大剂生脉散，以益气养阴；若兼表证而见头痛，鼻塞，脉浮者，可加薄荷6g，桔梗6g以解表宣肺。

2. 湿热下注证

证候：尿少黄赤，尿频涩痛，点滴不畅，甚至尿闭，小腹胀满，口渴不欲饮，发热，或大便秘结，舌红，苔黄腻，脉滑数。

基本治法：清热利湿。

方药运用：藿朴夏苓汤加减。常用药：杏仁12g，白蔻仁3g，薏苡仁20g，半夏12g，厚朴12g，通草12g，滑石15g，竹叶12g，藿香12g，豆豉12g，猪苓15g，茯苓20g，泽泻12g。方中以杏仁宣通上焦肺气；白蔻仁开发中焦湿滞以舒脾；薏苡仁益脾渗湿，利下焦之湿热；半夏、厚朴除湿消痞，行气散满；通草、滑石、竹叶清利湿热；藿香、豆豉、猪苓、茯苓、泽泻芳香化浊，醒脾渗湿。共奏芳香化浊、理气渗湿之效。

加减：若大便秘结，腹胀者，加制大黄10g，枳实12g以通腑泻实；若伴发热恶寒者，加柴胡12g。

3. 中气下陷证

证候：小腹坠胀，小便欲解不爽，尿失禁或夜尿遗尿，精神倦怠，少气懒言，舌淡，苔薄白，脉细弱。

基本治法：补中益气。

方药运用：春泽汤加减。常用药：人参12g，白术12g，桂枝6g，猪苓12g，泽泻12g，茯苓20g。方中人参益气；白术健脾运湿；桂枝通阳，以助膀胱之气化；猪苓、泽泻、茯苓利尿渗湿。诸药配合，共奏益气健脾、升清降浊、化气利尿之功。

加减：若夜尿增多者，加菟丝子15g，益智仁15g以温阳固涩；若排尿不畅，点滴而出者，加生黄芪30g，冬葵子15g，石韦15g以益气通淋。

4. 气滞血瘀证

证候：小便努责方出或点滴全无，会阴、小腹胀痛，偶有血尿或血精，舌紫暗或有瘀斑，脉沉涩。

基本治法：行瘀散结。

方药运用：桃核承气汤加减。常用药：桃仁12g，桂枝6g，大黄6g，芒硝12g。方中以桃仁为君，能破血结，而缓其急；以桂枝为臣，辛热之气而温散下焦蓄血；以调胃承气汤为佐为使，以缓其下者也。盖瘀血去路不外二便，大黄、芒硝引从大便出，而桂枝兼化小水，此又是一层意义。

加减：小腹胀痛明显难忍者，可加枳实10g，青皮10g，延胡索10g以行气止痛。

【临证经验】

排尿困难相当于中医所称的“小便不利”，亦称“癃闭”或“尿涩”。

本病多属实。热、湿、气、瘀为辨证之要点，即阴虚者亦有实邪。非实莫尿涩，此之谓也。

热结阴伤者，宜清热养阴，利尿通关。用《兰室秘藏》滋肾通关丸（肉桂、知母、黄柏）加生地、车前子、泽泻、山栀、碧玉散、丹皮、灯心草。

湿郁膀胱者，宜除湿利水，用藿朴夏苓汤加减。常用药：藿香、川朴、草薢、茯苓、车前子、杏仁、陈葫芦、滑石、薏苡仁、半夏。

肝气郁结者，宜理气通淋，用柴胡疏肝饮加减。常用药：柴胡、枳壳、香附、青皮、天台乌药、小茴香、沉香、甘草。

浊瘀阻塞者，宜行瘀散结，用桃核承气汤加减。常用药：桃仁、桂枝、大黄、芒硝、炙甘草。

【验案举例】

排尿困难属肾气阴虚，湿热瘀阻证（邹燕勤主诊）

宁某，男，56岁，高级工程师。初诊日期：2005年8月21日。

患者排尿困难6天。在某三甲医院诊断为前列腺肥大（中度）。刻诊：小便滴沥不爽，尿频尿急尿黄，无尿痛，少腹及会阴部胀满不适，口渴，大便偏干，舌质偏红，边有瘀紫，苔根黄腻，脉细稍弦略数。此属肾气阴两伤，湿热下注，络脉瘀阻，膀胱气化失司所致。治拟益气养阴，补肾通窍，清热化湿。

处方：杜仲20g，川续断10g，生地12g，女贞子10g，菟丝子20g，天台乌药6g，萆薢15g，石菖蒲10g，石韦20g，瞿麦10g，萹蓄10g，天花粉10g，桃仁10g，红花10g，丹参10g，赤芍20g，六一散(包煎)10g，车前子(包煎)15g，小通草5g。每日1剂。

二诊（9月5日）：药后效果明显，排尿渐畅利，尿次减少，每次尿量增多，溲色转清，少腹及会阴部胀满明显减轻，口渴减，大便转畅，舌质淡红，舌边瘀紫变淡，苔薄黄，脉弦。守上方14剂。

三诊（9月20日）：服后排尿畅快，下腹部无不适，无口渴，舌淡红苔薄，瘀紫不显，脉弦。改以滋肾通关胶囊口服1个月。随访2年，排尿正常，未再复发。

按语：本案辨证为正虚邪实，肾之气阴不足。肾失气化，州都无权，排尿困难，而下焦之湿热亦随之而起，见尿急尿黄、滴沥不爽、口渴、便干、舌质红皆肾阴不足所致；舌边瘀紫乃肾络有瘀也。治宜扶正祛邪，补气养阴，助肾气化，清热利湿，活血化瘀，取得良好效果。

（周迎晨，周恩超）

第七节　遗　尿

遗尿俗称"尿床"，凡3岁以上儿童，夜寐时不自觉地排尿于床，即谓遗尿。本症虽无严重后果，但长期遗尿，可影响儿童身心健康。必须采取措施，积极进行防治。

遗尿可分为原发性和继发性，但以原发性占绝大多数。原发性遗尿无器质性病变，继发性遗尿多由全身性疾病或泌尿系统疾病所致。常见的全身性疾病如糖尿病、尿崩症、智力低下、神经精神创伤，以及泌尿系疾病如膀胱炎、尿道炎、蛲虫刺激等。

【病因病机】

遗尿的发病机制虽主要为膀胱失于约束，但与肺、脾、肾功能失调，以及三焦气化失司都有关系。其主要病因为肾气不固，脾肺气虚，肝经湿热。肾气不固是遗尿的主要病因，多由先天禀赋不足引起，如早产、双胎、胎怯等，使元气失充，肾阳不足，下元虚冷，不能温养膀胱，膀胱气化功能失调，闭藏失职，不能制约尿液，而为遗尿。脾肺气虚，素体虚弱，屡患咳喘泻利，或大病之后，脾肺俱虚。脾虚运化失职，不能转输精微，肺虚治节不行，通调水道失职，三焦气化失司，则膀胱失约，津液不藏，而成遗尿。若脾虚失养，心气不足，或痰浊内蕴，困蒙心神，亦可使小儿夜间困寐不醒而遗尿。平素性情急躁，所欲不遂，肝经郁热；或肥胖痰湿之体，肝经湿热蕴结，疏泄失常。且肝之经络环阴器，肝失疏泄，影响三焦水道的正常通利，湿热迫注膀胱而致遗尿。

【诊断与鉴别诊断】

1. 诊断

（1）发病年龄多在3周岁以上。

（2）寐中小便自遗，醒后方觉（发生无意识排尿行为）。

（3）睡眠较深，不易唤醒，每周≥2 次。

（4）尿常规及尿培养无异常。

（5）部分病儿可查出隐性脊柱裂。

2. 鉴别诊断

（1）热淋：热淋也可引起尿床，且多伴见尿频、尿急、尿痛等，尿常规有白细胞，尿培养有细菌生长。

（2）小便不禁：此为在平时清醒状态下，小便不经意流出。多于咳嗽较剧、直立过久、行走过多、心急、大笑、高声、惊吓时发生。大多数见于妇女及老年人。在昏迷时小便自遗亦属小便不禁，与熟睡中的小便尿床容易鉴别。

（3）膀胱咳：在咳嗽剧烈时，小便自遗；而咳嗽痊愈后，小便自遗亦消失。

【辨证论治】

1. 下元亏虚证

证候：睡中遗尿，甚者一夜数次，尿清长而频多，熟睡不易唤醒，神疲乏力，腰腿酸软，记忆力减退或智力较差，舌淡苔少，脉细。

基本治法：补肾益气，固摄下元。

方药运用：金匮肾气丸加减。常用药：附子 10g，肉桂 6g，熟地 10g，山茱萸 10g，丹皮 10g，泽泻 10g，山药 15g，茯苓 15g。方中以附子、肉桂温热益其火，以熟地、山茱萸之濡润壮其水；火欲实，则丹皮、泽泻之酸咸者，可以收而泻之；水欲实，则茯苓、山药之甘淡者，可以制而渗之。水火既济，则开阖治矣。

加减：有肾阴亏虚，而无肾阳不足者，改以六味地黄丸加减。

2. 肺脾气虚证

证候：病后体虚，睡中遗尿，尿频而量少，面白少华，神疲乏力，食欲不振，大便时溏，自汗盗汗，舌质淡胖，舌苔薄白，脉细软无力。

基本治法：健脾益气，升阳固涩。

方药运用：补中益气汤合缩泉丸。常用药：黄芪 15g，人参 12g，甘草 6g，白术 12g，陈皮 12g，当归 12g，升麻 12g，柴胡 6g。方中黄芪补益中气，升阳固表为主药；人参大补元气；甘草调和脾胃；白术燥湿健脾；陈皮行气醒脾；当归养血调营；升麻与柴胡升举清阳。

加减：困睡不醒，加石菖蒲 10g，远志 10g；大便溏薄，加煨葛根 10g，炮姜炭 10g；盗汗自汗，加龙骨（先煎）30g，浮小麦 30g。

3. 肝经湿热证

证候：睡中遗尿，小便黄臭，面赤唇红，性情急躁，梦语磨牙，舌苔薄黄，脉滑。

基本治法：清肝泄热，化湿止遗。

方药运用：龙胆泻肝汤加减。常用药：龙胆草 15g，黄芩 12g，山栀 12g，柴胡 6g，当归 12g，生地 12g，木通 12g，车前子（包煎）15g，泽泻 12g，甘草 6g。方中龙胆草清泻肝胆之火，为本方主药；黄芩、山栀清热泻火；柴胡、当归、生地疏肝清热，养血活血；木通、车前子、泽泻清化湿热；甘草调和诸药。

加减：小便黄臭，加知母10g，黄柏10g；夜卧不宁，加龙齿（先煎）15g，钩藤（后下）10g；呼之不醒，加石菖蒲10g，郁金10g。

4. 心肾亏损证

证候：睡中遗尿而无梦，精神不振，形体消瘦，夜寐不佳，心烦而溲频淋沥，舌尖红有刺，苔薄，脉沉细而数。

基本治法：调补心肾。

方药运用：桑螵蛸散。常用药：桑螵蛸15g，龙骨15g，龟板15g，人参12g，茯神20g，远志12g，石菖蒲15g，当归12g。方中桑螵蛸补肾固精；辅以龙骨、龟板滋肾固涩；人参、茯神益气安神；远志、石菖蒲开心窍，安心神，与补肾药同用，有交通心肾作用；当归补血养心。诸药合用，共奏交通心肾、缩泉固精之效。

加减：病久而见阳虚怕冷者，可加淫羊藿10g，仙茅10g以温补肾阳。

【临证经验】

遗尿俗称“尿床”，多见于3岁以上儿童，成人很少发生尿床，宜排除癫痫、隐形脊柱裂等疾病。

病有寒热，证有虚实，但总属肺、脾、肾三经之气不固。治疗以温补下元，固摄膀胱为主。虚证以温肾固涩，健脾补肺为主；实证以泻肝清热利湿为主，配合针灸、激光、外治等法治疗。

肾气不固者，治宜益气补肾。其中肾阳虚用金匮肾气丸加补骨脂、鹿角胶；肾阴虚用五子衍宗丸加炒枣仁、金樱子、乌贼骨、煅龙骨等。

脾肺气虚者，用补中益气汤健脾益气。肝有伏热者，宜清肝肾之热，湿热用龙胆泻肝汤，阴虚用知柏地黄汤。

遗尿一症，古人多从虚寒论治，固属经验之谈；然王道无近功，需常服久治方能根治。临床每有虚中夹热者，不可一味补肾固涩。临床用沈金鳌《杂病源流犀烛》闷泉丸（益智仁、白芍、白术、茯苓、白蔹、山栀）温清并进可收良效。

家长对患儿既不能责备、打骂，亦不能不闻不问，任其自然；应消除任何不良的精神因素，帮助和鼓励患儿树立克服恶习的信心；白天勿过度玩耍，使夜寐不致过沉，有尿意时易于醒来。汤药应在白天服完；夜餐不进流质饮食，临睡前先令患儿排空小便，以减少夜尿次数；家长应掌握患儿的遗尿时间，提前唤醒患儿排尿，切勿在酣睡状态下强令患儿排尿，以便养成良好的排尿习惯；遗尿常发生于仰面平卧时，睡眠姿势应右侧卧位，也可用毛巾围绕躯干，于腰背部扎个大结，当患儿寐中仰卧时，即可因感觉不适而转为侧卧，以免发生遗尿。

遗尿的辨证重在辨其虚实寒热，虚寒者多责之于肾，实热者多责之于肝。虚寒病程长，遗尿量多次频，小便清长无味，兼有面白神疲，纳少乏力，肢冷自汗，大便溏薄，舌淡苔少或舌质胖嫩，或边有齿痕，脉沉细。实热病程短，遗尿量少、次数也少，小便黄臊味重，伴有面红唇赤，性情急躁，切齿夜语，睡眠不宁，大便干结，舌红苔黄，脉弦滑数。但对某些器质性病变引起的遗尿应治疗原发病；治疗期间，吩咐患者及家属密切配合，晚上控制饮水，不要过于疲劳，定时小便，使其逐渐养成自觉起床排尿的习惯；鼓励消除自卑、怕羞心理，树立战胜疾病的信心。

【验案举例】

遗尿属肾气不固证（邹燕勤主诊）

谢某，女，9岁。初诊日期：2008年4月10日。

患儿体格、智力发育正常，出生后即出现尿床，逐渐增多，每夜必遗，近3年一夜数遗，学习成绩优秀，但苦恼遗尿无度。形体中等，纳食如常，大便调，迭经中西医治疗罔效。诊时舌质淡红，苔薄白，脉细稍弱。辨证为肾气不足，固摄无权。予以补肾气，固州都。

处方：杜仲6g，川续断6g，狗脊6g，桑寄生6g，菟丝子10g，淫羊藿10g，山茱萸6g，益智仁10g，桑螵蛸10g，海螵蛸10g，煅龙骨20g，煅牡蛎20g，炒白术10g，生薏苡仁10g，郁金6g。每日1剂。

二诊（4月15日）：药后诉遗尿次数减少，每夜仅1～2次，余无不适，舌淡红，苔薄白，脉细渐显有力。效不更方，继服7剂。

三诊（4月22日）：汤药继服2剂后，即遗尿仅1次，近4天连续未见遗尿，甚为高兴，纳食增多。嘱观察，随访1年，未有复发。

按语：患儿自出生后即现尿床，虽然体格、智力发育正常，但仍责之先天肾气不足，而致固摄无权，膀胱失司，遗尿频作。治疗采用补肾固摄之法，以杜仲、川续断、狗脊、桑寄生补益肾气，助其气化之力；菟丝子、淫羊藿、山茱萸壮其元阴元阳培壮其本；益智仁、桑螵蛸、海螵蛸、煅龙骨、煅牡蛎收敛固摄，兼以安神；炒白术、生薏苡仁健脾气以培补后天而助益先天，佐以郁金疏其郁结，合而固肾元，益气化，健脾运，开郁结，故能12剂取效而未再复发。

（周迎晨，周恩超）

第八节　尿后余沥

尿后余沥又称排尿不尽或尿后余沥不尽，大致属中医“癃闭”、“精浊”范畴，多见于慢性前列腺炎、前列腺增生等病。

【病因病机】

肾亏于下，封藏失职。凡败精浊瘀，湿热下注，精室被扰，精关不固，皆可形成本病。或肾阴亏损，虚火自炎，阳无以化，水液不能下注膀胱；或肾气不充，气化不及州都，膀胱传送无力；或湿热素盛，肾热下移膀胱，膀胱积热，气化不利；或脾气虚弱，中焦运送无力，影响下焦气化，脬气不利，或痰浊、败精、瘀血内停，阻塞膀胱，经络痹塞，气化不利，水道不通，皆可形成本病。

【诊断与鉴别诊断】

1. 诊断　尿后余沥可见排尿不尽或尿后余沥不尽。

2. 鉴别诊断　尿后余沥是指尿后有小便余沥不尽；尿意不尽是指排尿后仅有尿意，而无尿液滴出。

【辨证论治】

1. 肾亏湿热证

证候：尿后余沥不尽，阴阜或会阴胀痛，小便常黄，或兼尿频涩痛，腰酸，口干苦而黏，大便秘结，舌红苔黄腻，脉滑数。

基本治法：补肾导浊。

方药运用：补肾导浊汤。常用药：萆薢 12g，茯苓 20g，车前子(包煎) 15g，益智仁 12g，菟丝子 15g，沙苑子 12g，天台乌药 12g，益母草 12g，川断 12g，石菖蒲 12g，生甘草梢 6g。方中萆薢、茯苓、车前子清利湿热；益智仁、菟丝子、沙苑子补肾固精；天台乌药、益母草、川断理气活血；石菖蒲通精窍；生甘草梢引经解毒。合而用之，则成补肾导浊之方。

加减：湿热阻滞肠腑，大便秘结不通或黏腻臭秽者，加枳实 15g，槟榔 10g，败酱草 20g 以清肠化湿，行气导滞。

2. 气虚瘀阻证

证候：小便排出无力，滴沥不爽，余沥不尽，欲解不得，尿液澄清，腰腹重坠，神疲乏力，面色无华，舌淡紫，脉缓弱。

基本治法：益气通络。

方药运用：益气通络汤。常用药：黄芪 12g，党参 12g，五味子 6g，山茱萸 12g，肉桂 6g，鬼箭羽 12g，红花 6g，路路通 15g，柴胡 6g，天台乌药 12g。方中黄芪、党参补中益气；五味子、山茱萸、肉桂补益肾气；鬼箭羽、红花、路路通活血通络；柴胡、天台乌药疏肝理气。消补兼施，气虚瘀阻可解。

加减：气虚及阳，出现全身怕冷，腰膝不温，可加淡附片 10g，干姜 10g 以温扶元阳。

【临证经验】

1. 注意区别尿后余沥和尿意不尽。两者均可为器质性病变所表现的症状，如慢性前列腺炎或前列腺增生等，但尿后余沥是排尿后仍有余沥滴出，而尿意不尽仅是有尿意而无余沥滴出，尿后余沥以虚实夹杂为多，而尿意不尽则以气机不利的实证为多。

2. 尿意不尽的治疗以清湿热、利气机为主，尿后余沥则以扶正祛邪、消补兼施为要，两者同中有异，临证必须灵活辨证施治。

【验案举例】

尿后余沥属肾虚湿热证（邹燕勤主诊）

革某，男，46 岁，机关干部。初诊日期：2006 年 9 月 6 日。

患者近2年出现尿后余沥，滴湿内裤，甚为苦恼，查前列腺Ⅱ度肥大，虽经中西药物治疗，但无明显效果。来诊时精神欠振，腰部酸胀，溲时小腹时有不适感，尿色黄，尿后余沥，纳谷尚可，大便偏稀，日行2次，睡眠一般，舌质偏淡，苔根薄黄腻，脉细弦。尿检：少许白细胞。辨证：肾气亏虚，下焦湿热。治疗：补益肾气，清利湿热。

处方：川续断15g，桑寄生15g，杜仲10g，狗脊10g，太子参15g，生黄芪30g，知母10g，黄柏6g，蒲公英20g，白花蛇舌草20g，红花10g，赤芍15g，车前子(包煎)10g，茯苓15g，白茅根20g，炒山药15g，炒芡实20g，生牡蛎30g，小红枣10g。每日1剂。

二诊（9月20日）：服14剂后，诉腰酸腹部不适明显减轻，尿后余沥亦减少，尿色转淡黄，大便较前变实，日行1~2次，睡眠较前改善，舌偏淡，苔根薄黄，脉细弦。尿检：正常。治疗得效，守方继进。

三诊（10月11日）：14剂服完，诸症几平，因国庆假期，汤剂未再续，症状未再起，尿后余沥已除，嘱前方去车前子、知母、牡蛎，再进14剂，以固疗效。

按语：本案由前列腺肥大引起尿后余沥，因正当壮年，尤其苦恼其生活。据症辨为肾气不足，湿热蕴结下焦，故立法补肾清利。方用川续断、桑寄生、杜仲、狗脊补肾气，壮腰府，助气化以固其本虚；太子参、生黄芪、炒山药、炒芡实、小红枣补脾气以壮化源，兼以固摄泉源；知母、黄柏、蒲公英、白花蛇舌草清热利湿以祛其标实；红花、赤芍活血祛瘀；车前子、茯苓、白茅根淡渗利湿而不伤阴；合生牡蛎以安神而利水。诸药合用，以达其功，本案组方严谨而效果卓著。

（周迎晨，周恩超）

第九节　夜尿增多

正常情况下，白天尿量多于夜间（6Pm－6Am）尿量，正常人晚餐后一般不饮水，不进食，入睡后体内代谢率低，血流缓慢，经肾小管的原尿可充分重吸收，故夜尿量显著少于白天尿量，年轻人日夜比例是2∶1，随着年龄增大而比例下降，60岁时成为1∶1。夜尿增多是指尿排量失去昼夜的改变，夜间也伴有多尿状态。在慢性进行性肾脏疾病中，健存肾单位数量减少，氮质废物潴留，此时残存肾单位需不分昼夜工作，因此夜尿增加；在肾小管间质病变时，由于肾脏浓缩功能下降，早期夜尿增加。此外，当机体有水分潴留时，卧床后肾脏血循环改善，肾血流增加，可将体内潴留的水分排泄，夜尿也可增加。中医夜尿增多无单一病名，常散见于“腰痛”、“虚劳”、“小便利”等证候中。

【病因病机】

1. 久病体虚　久患疾病，肾元亏虚，脾失健运，气化功能不足，开阖升降失司，水失气化而下利，肾失固摄而夜尿增多。

2. 素体亏虚　先天禀赋不足，或年老体虚，脏腑功能失调，脾不化津，肾失固摄，膀胱气化不利，水不化气上布而下泄，故成本病。

3. 瘀血阻络　外伤瘀血不祛而内留，阻滞经络，气机不利，水津失布而成本病；或气虚行血无力，瘀血内生；或阴虚火旺，热灼血液，而血流瘀滞，病在阴分，故夜间发病或病情加重而成夜尿增多。

4. 劳役过度　烦劳过度可损伤心脾，而生育不节或房劳过度，则肾精亏虚，肾气内伐。脾肾亏虚，则不能化气行水，升清降浊，以致水湿内蕴，中阻气机，膀胱气化失司而成本病。

【诊断与鉴别诊断】

凡尿液排泄失去昼夜的改变，出现夜间尿量≥白天尿量者即为夜尿增多，与排尿的次数无关。常见的临床鉴别诊断有原发性醛固酮增多症、间质性肾炎、肾小管疾病、慢性肾衰竭等。

1. 原发性醛固酮增多症　多尿、夜尿和烦渴是原发性醛固酮增多症常见症状之一，其中以夜尿增多更为突出。多尿的原因主要是由于肾上腺皮质分泌醛固酮增多，作用于远曲小管，而有明显的潴钠排钾作用，血钠增高刺激下视丘中枢而致烦渴，多饮引起多尿；另一方面也可能由于大量排钾，引起失钾性肾病而致多尿。夜尿增多可能与体位有关，因平卧时血管容量扩张，水及盐类排泄增多所致。本病的主要诊断根据为高血压、低钾血症、肌无力或麻痹、碱中毒及血浆容量增多等表现。

2. 急性间质性肾炎　本病是肾小管间质的急性炎症病变，也是急性肾衰竭的重要原因之一。临床表现常不典型，尿检可见无菌性白细胞尿（包括嗜酸性白细胞尿）及白细胞管型，或有镜下血尿及肉眼血尿，轻度至重度蛋白尿，B 超示双肾大小正常或偏大，肾小管功能减退，以口渴多饮、多尿、夜尿为主要表现。可通过尿酶检查及尿蛋白分析、尿渗透压及尿电解质检查明确诊断。

3. 慢性间质性肾炎　本病是一组以慢性肾间质炎症性病变为主要表现，伴有不同程度的肾小管萎缩和变性的疾病。临床可见夜尿、多尿或遗尿，或尿频、尿急、尿痛、尿血和腰痛，有肾功能损害，但无高血压，轻度蛋白尿，影像学检查提示双肾大小有差异，肾脏缩小甚至萎缩，常有长期尿路梗阻病史，存在肾小管功能不全的疾病或长期接触肾毒素或用药史，肾活检可助确诊。

4. 肾小管疾病　肾小管疾病是指以肾小管损害为主的一组肾脏疾病，本类疾病主要包括肾小管酸中毒、肾性糖尿和肾性尿崩症等。临床表现常有夜尿、多尿症状。其中，肾小管酸中毒在肾小管疾病中较为常见，是以肾小管分泌 H^+ 和重吸收 HCO_3^- 障碍造成尿液酸化异常，进而引起高氯性代谢酸中毒，钾、钠、钙等电解质紊乱为主要特点的一组临床综合征，包括原发性和继发性两种，而以继发性为多见。肾性糖尿是由于近端肾小管选择性葡萄糖吸收功能障碍而致持续性或间断出现糖尿而血糖正常的肾脏病。而肾性尿崩症是指血浆抗利尿激素正常或增高情况下，肾脏不能浓缩尿液而持续排出稀释尿的病理状态。两者主要为遗传性疾病，有明显的家族史，多在幼年时即发病，临床较为少见。

5. 慢性肾衰竭　本病是多种原发性或继发性肾脏疾病晚期的共同归宿，是以进行性肾单位毁损而使肾脏的排泄功能、内环境稳定功能和内分泌功能障碍为特征的临床综合征。临床常见贫血、尿量减少、夜尿增多等症状。B超可发现双肾缩小或形态中皮髓分界不清。Ccr＜80ml/min，Scr＞133μmol/L。

【辨证论治】

1. 脾虚湿蕴证

证候：夜尿增多，神疲乏力，面色无华，腹胀纳差，肢体浮肿，便溏不爽，身重困倦，口干不喜饮，舌淡胖，苔薄白，脉细无力。

基本治法：健脾化湿，补气固摄。

方药运用：参苓白术散加减。常用药：党参15g，白术15g，茯苓15g，炙甘草5g，怀山药15g，炒扁豆15g，莲子肉12g，桔梗9g，生薏苡仁15g，缩砂仁5g，益智仁15g，菟丝子15g。方中党参、扁豆、莲子肉健脾益气；白术健脾燥湿；茯苓、生薏苡仁健脾利湿；砂仁芳香理气化湿；桔梗载药上行以升清气；怀山药、益智仁健脾益肾固摄；菟丝子补肾固摄；炙甘草补气兼调和诸药。诸药合用，共奏健脾化湿、补气固摄之功。

加减：若见身倦苔白腻者，加制苍术12g，法半夏12g以燥湿醒脾；食欲减退者，加焦谷麦芽各15g，焦楂曲各15g以消导助运；若见腹胀便溏者，加广木香12g，陈皮10g以理气化湿；腰痛畏寒者，加杜仲15g，淫羊藿12g以补肾助阳。

2. 肾络瘀阻证

证候：面色黧黑或晦暗，腰痛固定或刺痛，夜尿增多，有长期慢性病史，肌肤甲错或肢体麻木，舌色偏暗或有瘀点、瘀斑，脉象细涩。

基本治法：活血化瘀，通络固涩。

方药运用：血府逐瘀汤加减。常用药：当归15g，桃仁12g，红花9g，生地9g，川芎9g，赤芍12g，枳壳9g，生甘草3g，怀牛膝15g，菟丝子15g，煅牡蛎15g，桑螵蛸15g。方中桃仁、红花活血化瘀通络；当归、生地、川芎、赤芍活血养血；枳壳理气通络；怀牛膝通导瘀血；菟丝子温补肝肾，固益下元；煅牡蛎收敛固涩；桑螵蛸补肾缩尿；生甘草调和药性。诸药合用，共奏活血化瘀、通络固涩之功。

加减：若见五心烦热，舌红少苔者，加知母12g，黄柏6g，丹皮12g，山茱萸9g以滋阴凉血；若见身倦乏力，少气懒言者，加生黄芪30g，党参15g，白术12g以补气助运；若见失眠多梦者，加丹参12g，合欢花12g，酸枣仁12g以活血安神；若见有外伤病史者，加三棱12g，莪术15g，五灵脂9g以活血破瘀通络。

3. 肾气不足证

证候：夜尿增多，小便清长，神疲乏力，腰膝酸软，足跟疼痛，面色萎黄无华，舌质淡胖，舌苔薄白，脉沉细无力。

基本治法：补气益肾，固摄缩尿。

方药运用：脾肾双补丸加减。常用药：党参15g，山药15g，山茱萸12g，补骨脂12g，巴戟天12g，菟丝子12g，天台乌药12g，白术12g，炙黄芪15g，杜仲15g，桑寄生15g，熟地15g。方中党参、白术、炙黄芪补气；山药、熟地益肾滋阴；山茱萸滋肾固摄；补骨脂、巴戟天温补肾气；菟丝子、天台乌药益肾缩尿；杜仲、桑寄生补益肾气。诸药合用，共奏补气益肾、固摄缩尿之功。

加减：若见大便稀溏者，加炒芡实15g，广木香12g，莲子肉15g以健脾止泻；若畏寒怕冷者，加仙茅12g，淫羊藿12g，肉桂5g以温补肾阳；若腰酸痛明显者，加川断15g，制狗脊15g，枸杞子15g以益肾壮腰；若小便频数明显者，加桑螵蛸12g，益智仁12g以加强补肾缩尿之功。

4. 脾肾阳虚证

证候：夜尿清长，腰膝酸软，形寒肢冷，倦怠乏力，纳差腹胀，大便溏软，舌质淡白，边有齿痕，舌苔薄白，脉象沉细。

基本治法：温补脾肾，缩尿止遗。

方药运用：巩堤丸加减。常用药：熟地15g，熟附子9g，菟丝子15g，补骨脂12g，韭菜子12g，益智仁12g，北五味12g，白术12g，茯苓12g，怀山药15g，广木香12g，杜仲15g，桑寄生15g。方中附子温补脾肾之阳；菟丝子温肾固摄；补骨脂、韭菜子温补肾阳；益智仁、北五味固肾缩尿；白术、茯苓健脾补气助阳；熟地温补肾阴，使阳得所化；怀山药补益脾肾之气；广木香理气使补而不滞；杜仲、桑寄生补肾益气。诸药合用，共奏温补脾肾、缩尿止遗之功。

加减：若大便次数增多者，加莲子肉15g，炒芡实15g以健脾止泻；若腰膝酸痛者，加川断15g，怀牛膝15g，制狗脊15g以补肾强腰；若身倦乏力，少气懒言者，加炙黄芪15g，炒党参15g以健脾补气；若有少腹冷痛者，加肉桂3g，淡干姜6g以温中逐寒。

【临证经验】

1. 辨证从虚立论 夜尿增多作为一个临床症状，常见于老年患者、慢性肾病患者，故属于先天之本和后天之本亏虚。后天脾气亏虚，升清失职，精微不布，反而下降注入小肠，清浊未分而渗入膀胱，从小便而出，可见小便清长而夜尿增多。如张锡纯所言："脾气不能散精达肺则津液少，不能通调水道则小便无节。"先天肾气亏虚，则肾失封藏而不主水，气化失司而不固摄，故不能约束小便而尿量频多，夜尿增加。综合病机，临床辨证以脾肾气（阳）亏虚为主。

2. 治疗补涩兼顾 夜尿增多，西医诊为远端肾小管功能损害，致尿液浓缩功能减退，中医诊为脾肾气（阳）亏虚，肾失气化固摄功能。中医治疗常以温补脾肾之气（阳），增强脾肾气化固摄之功能为大法。常选择温补脾肾药物配伍固摄缩尿之品，前者如党参、黄芪、白术、山药、杜仲、桑寄生、巴戟天等，后者如天台乌药、菟丝子、益智仁、桑螵蛸、煅牡蛎等。由于本病证为一慢性临床表现，治疗时应取守方守法步骤，而避免频繁换方变法。

【验案举例】

夜尿增多属气阴两虚证（邹燕勤主诊）

王某，女，73岁。初诊日期：2008年4月2日。

患者镜下血尿病史3年余，伴腰酸腰痛。近3月来出现夜尿增多，每晚3～4次，无恶心呕吐，双下肢无水肿，口渴喜饮，平素畏寒明显，大便日行一次，质正常。无高血压病史，查尿常规，BLD（+++），Pro（+），血生化肾功能正常。舌质淡，苔少，脉细。证属气阴两虚，治宜益气养阴，补肾固涩。

处方：生黄芪20g，党参15g，炒山药15g，山茱萸10g，菟丝子15g，白术12g，杜仲15g，桑寄生15g，熟地12g，枸杞子15g，仙茅12g，淫羊藿12g，仙鹤草15g，茜草12g，制黄精15g，旱莲草12g。

二诊（5月3日）：服药后，患者腰酸腰痛不明显，口渴畏寒症状明显减轻，夜尿仍3次。查尿常规：隐血（++）。舌质淡苔厚白，脉细。治疗加重补肾固摄之品。原方去仙茅、旱莲草，加煅牡蛎12g，益智仁15g。

三诊（6月3日）：服药后，夜尿明显减少，每晚1~2次，劳累后仍有腰酸腰痛，尿常规：隐血（++）。舌质淡红，苔厚白，脉细。治宗原意。

处方：生黄芪20g，太子参12g，炒山药15g，山茱萸10g，杜仲5g，桑寄生15g，枸杞子15g，仙鹤草15g，菟丝子15g，益智仁12g，茜草12g，炒槐米15g，制黄精12g，白茅根15g，制狗脊15g，甘草4g。

按语：本例患者临床表现以镜下血尿、腰酸腰痛、夜尿增多为主，但伴见口渴畏寒，故辨证为肾虚气阴两伤。治疗宜温而不宜燥，补涩兼顾。方中黄芪、党参、白术补气；山药、黄精气阴双补；杜仲、桑寄生补肾益气；山茱萸、熟地、枸杞子补肾养阴；旱莲草、茜草、仙鹤草养阴止血；淫羊藿、菟丝子温肾固涩。全方益气养阴，温肾固涩，方效明显。二诊加重固摄之品，以进一步减少夜尿次数。三诊时患者夜尿增多的症状已缓解，治疗宜以镜下血尿为重点，故加用白茅根、炒槐米增加止血之功。

（曾安平，周恩超）

第十节　排尿不适

排尿不适包括尿频、尿急、尿痛和尿不尽的感觉。尿频是指排尿次数增加（正常成人日间平均排尿4~6次，夜间就寝0~2次）；尿急是指有尿意即要排尿，常常出现尿失禁；尿痛是由于排尿时病损部受刺激产生疼痛或烧灼感。现代医学称之为尿路刺激征或膀胱刺激征。这些症状可单独出现，但常同时发生，是膀胱、尿道、前列腺炎症的特征性表现。

尿路刺激征最常见的原因是泌尿系统的感染和非感染性炎症刺激，前者包括膀胱、尿道、前列腺和阴道感染性炎症；后者有非感染性阴道炎、慢性间质性膀胱炎、理化因素刺激等。结石、异物、肿瘤等非炎症刺激膀胱黏膜，兴奋排尿中枢，引起膀胱逼尿肌收缩也可出现尿路刺激征。另外，膀胱容量减少可出现尿频，但尿急、尿痛可不显著。紧张、恐惧、寒冷引起膀胱神经调节功能失调，可出现尿频甚或尿急，但常无尿痛。本病属于中医“淋证”范畴，在《素问·六元正纪大论》中称为“淋闷”。《金匮要略·消渴小便不利淋病脉证并治》指出："淋之为病，小便如粟状，小腹弦急，痛引脐中。"《诸病源候论》把淋证分为石、劳、气、血、膏、寒、热七种，而以"诸淋"统之。中医认为，淋证病在膀胱和肾，且与肝脾有关，其病机主要是湿热蕴结下焦，导致膀胱气化不利。《金匮要略》、《丹溪心法》论述淋证皆偏于热证、实证，而忽视了虚的方面。《景岳全书·淋浊》则在叙述"淋之为病，则无不由乎热"的同时，提出了"淋久不止"有"中气下陷"及"命门不固"的转变。

【病因病机】

1. 肝郁气滞　情志不畅，恼怒郁愤，肝失疏泄，气滞不宣，气郁化火，或气火郁于下焦，影响膀胱的气化，排尿异常而致本病。

2. 膀胱湿热　多食辛热肥甘之品，或嗜酒太过，酿成湿热，下注膀胱；或下阴不洁，秽浊之邪侵入膀胱，酿成湿热，膀胱气化不利而致本病。

3. 脾肾亏虚　久病不愈，湿热耗伤正气，或年老体弱，以及劳累过度，房事不节，均可导致脾肾亏虚。脾虚则中气下陷，肾虚则下元不固，膀胱气化失司则排尿异常而致本病。

【诊断与鉴别诊断】

排尿不适以临床出现尿频、尿急、尿道灼痛或尿余沥不尽等主要表现为诊断。应与急性肾盂肾炎、尿道综合征、尿路结核、慢性肾盂肾炎、急性膀胱炎等相鉴别。

1. 急性肾盂肾炎　除尿频尿急尿痛外，全身感染症状较明显，体温在38℃以上，有明显腰痛，肋脊角压痛和（或）叩击痛，血白细胞升高，尿沉渣镜检可有白细胞管型，膀胱内灭菌（膀胱内灌注抗生素）后尿培养、尿沉渣检测抗体包裹的细菌阳性有助于诊断。

2. 尿道综合征　患者虽有尿频尿急尿痛，但多次清洁中段尿细菌培养均无细菌生长或者菌落计数小于 $<10^5$/ml。感染性尿道综合征为一种性病，患者常有不洁性交史，由衣原体、支原体感染所致，表现为白细胞尿，病原体检查亦为阴性。

3. 尿路结核　尿频、尿急、尿痛更为突出，一般抗菌药物无效，尿结核杆菌培养阳性，尿沉渣可找到结核杆菌，普通细菌培养阴性，结核菌素试验阳性，血清结核菌抗体阳性，静脉肾盂造影可有特殊X线症，部分患者有肺、附睾等肾外结核。

4. 慢性肾盂肾炎　肾盂肾炎反复多次发作或病情迁延不愈，病程达半年以上或不明原因的发热腰酸乏力，轻度或无泌尿道症状，尿检有轻度的蛋白尿、脓尿或血尿素氮升高，或有时出现白细胞管型，细菌尿可有可无。影像学显示肾盂肾盏变形、缩窄，两肾大小不等，外形凹凸不等。

5. 急性膀胱炎　膀胱刺激症状明显，即尿频尿急尿痛，膀胱区不适感，清洁尿标本沉渣检测白细胞≥5个/高倍视野，可有血尿，清洁中段尿细菌定量培养，尿菌落计数≥10^5/ml，或膀胱穿刺尿培养，如尿细菌阳性（不论菌落多少），均可确诊。

【辨证论治】

1. 肝郁气滞证

证候：小便涩滞，尿痛尿急，排尿不畅，伴胸闷嗳气，胁部不适，性急易怒，小腹急胀，舌淡红，苔薄白，脉多沉弦，症状常伴随情绪变化而加重。

基本治法：疏肝理气，利尿通淋。

方药运用：沉香散合丹栀逍遥散加减。常用药：沉香（冲服）2g，陈皮6g，当归12g，白芍12g，生甘草4g，石韦30g，滑石（包煎）30g，冬葵子15g，王不留行12g，川楝子12g，广郁金12g，柴胡12g，丹皮12g，山栀12g，茯苓12g，泽泻12g。方中沉香降气利尿；陈皮、柴胡疏肝解气；当归、白芍养肝柔肝；丹皮、山栀清泄肝热；石韦、滑石、冬葵子、王不留行利尿通淋；广郁金、川楝子理气解郁止痛；茯苓、泽泻淡渗利尿；生甘草清热兼调和药性。诸药合用，共奏疏肝理气、利尿通淋之功。

加减：若胸闷胁胀明显者，可加青皮10g，乌药12g，小茴香5g疏通肝气；若见小便色红者，加白茅根30g，小蓟15g，生地15g以凉血止血；如有大便干结者，加枳实10g，生大黄6g以通腑泻实；夜寐不佳者，可加合欢花12g，酸枣仁12g以安神助眠。

2. 湿热下注证

证候：小便频繁，点滴而下，溺色黄赤，灼热刺痛，少腹拘急胀痛，或有寒热口苦，呕恶，或者腰痛拒按，或有大便秘结，舌质偏红，舌苔黄腻，脉濡数。

基本治法：清热解毒，利湿通淋。

方药运用：八正散加减。常用药：萹蓄12g，瞿麦12g，车前子（包煎）15g，滑石（包煎）15g，山栀12g，通草4g，生地12g，生甘草5g，土茯苓15g，蒲公英15g，黄柏6g。方中萹蓄、瞿麦清热利湿；车前子、滑石通窍利尿；山栀、黄柏清热泻火；土茯苓、蒲公英清热解毒；生地清热凉血；生甘草清热缓急，调和诸药。诸药合用，共奏清热解毒、利湿通淋之功。

加减：若大便秘结、腹胀者，可用生大黄10g，并加用枳实10g以通腑泄热；若小便短赤者，加小蓟15g，白茅根30g，仙鹤草30g以凉血止血；若小便伴有白细胞者，加用紫花地丁15g，白花蛇舌草30g以清热解毒；若伴有腰痛明显者，加牛膝15g，生薏苡仁15g以强腰利湿。

3. 肝胆郁热证

证候：尿急尿频，小腹胀痛，寒热往来，口苦咽干，心烦欲呕，不思饮食，舌质偏红，舌苔薄黄腻，脉弦数。

基本治法：和解清热，利湿通淋。

方药运用：小柴胡汤合八正散加减。常用药：柴胡12g，黄芩12g，黄柏10g，鸭跖草30g，蒲公英30g，瞿麦12g，萹蓄12g，滑石（包煎）12g，车前子（包煎）15g，通草6g。方中柴胡、黄芩和解清热；黄柏清热燥湿；鸭跖草、蒲公英清热解毒；瞿麦、萹蓄清热利湿；滑石、车前子、通草清热利湿，滑利通窍。诸药合用，共奏和解清热、利湿通淋之功。

加减：若大便干结、腹部胀满者，加生大黄10g，枳实12g，厚朴10g以通腑泄热；若有小便余沥不尽，排便不畅者，加冬葵子 12g，路路通 10g 以通窍利尿；若口渴喜饮者，加生地 12g，知母 12g，丹皮 12g 以养阴清热；若有恶心呕吐者，加陈皮 10g，法半夏 12g，竹茹 12g 以和胃止呕。

4. 中气不足证

证候：小便频数，余沥不尽，少腹坠胀，精神疲乏，食欲不振，面肢轻度浮肿，腰痛绵绵，面色㿠白，气短而语音低细，舌质淡苔薄白，脉虚细无力。

基本治法：补中益气，淡渗清利。

方药运用：补中益气汤合春泽汤加减。常用药：生黄芪 20g，党参 15g，白术 12g，生苡仁 15g，茯苓皮 20g，怀山药 15g，猪苓 12g，泽泻 12g，杜仲 15g，桑寄生 15g，桂枝 6g，升麻 4g。方中生黄芪、党参补益中气；白术、生苡仁、怀山药补脾益气；茯苓皮、猪苓、泽泻淡渗清利；桂枝通阳化气利水；杜仲、桑寄生补肾强腰；升麻升提中气。诸药合用，共奏补中益气、淡渗清利之功。

加减：若小腹坠胀，夜尿频多者，加菟丝子 12g，乌药 12g，益智仁 12g 以温肾固涩；若大便稀溏者，加炒扁豆 15g，炒芡实 15g 以健脾止泻；若纳谷减少者，加焦谷麦芽各 15g，焦楂曲各 12g 以消食助运；若见畏寒怕冷者，加干姜 9g，肉桂(后下) 4g 以温中助阳。

5. 脾肾阳虚证

证候：小便频数，溺后余沥，小腹坠胀，腰部隐痛，头昏乏力，面足轻度浮肿，大便溏薄，畏寒怕冷，舌质淡，舌薄白，脉细弱或沉细。

基本治法：补脾益肾，温阳通淋。

方药运用：无比山药丸加减。常用药：熟地 12g，山药 15g，茯苓 12g，泽泻 12g，白术 12g，巴戟天 12g，菟丝子 12g，杜仲 15g，牛膝 15g，桑寄生 15g，蒲公英 15g，车前草 15g，白花蛇舌草 15g，生甘草 5g。方中熟地滋肾养精；山药、白术健脾补气；巴戟天、菟丝子温补肾阳；杜仲、牛膝、桑寄生补益肾气；茯苓、车前草利水通淋；蒲公英、白花蛇舌草清热解毒，利湿通淋；生甘草调和诸药。诸药合用，共奏补脾益肾、温阳通淋之功。

加减：若大便稀溏者，加补骨脂 12g，肉豆蔻 12g 以温肾固涩；畏寒明显者，加干姜 9g，肉桂 6g 以温补肾阳；若见身倦乏力者，加黄芪 15g，党参 15g 以健脾补气；若有男子遗精早泄者，加桑螵蛸 12g，金樱子 15g 以固涩止遗；若舌苔腻，胸闷呕恶者，加苍术 12g，法半夏 12g，陈皮 10g 以燥湿运脾。

6. 阴虚湿热证

证候：尿频而短，小便涩痛，欲出不尽，尿色黄，腰酸痛，午后低热，手足心热，口干舌燥，舌质红，舌苔薄黄，脉细数。

基本治法：滋阴利湿，清热通淋。

方药运用：知柏地黄丸加减。常用药：知母 12g，黄柏 9g，丹皮 12g，山茱萸 10g，泽泻 12g，生地 12g，枸杞子 12g，茯苓 12g，车前草 15g，荔枝草 15g，白茅根 15g，芦根

15g。方中知母滋阴清热；黄柏清热坚阴；生地、丹皮凉血养阴；山茱萸、枸杞子滋补肝肾之阴；泽泻、茯苓淡渗利湿；车前草、荔枝草清热利湿解毒；白茅根、芦根养阴清热生津。诸药合用，共奏滋阴利湿、清热通淋之功。

加减：若见小便黄赤灼热者，加瞿麦12g，萹蓄12g，蒲公英15g以清热解毒利湿；腰痛明显者，加川断15g，桑寄生15g，怀牛膝15g以补肾强腰；阴虚低热颧红者，加青蒿12g，银柴胡15g以养阴清热；口干少津喜饮者，加石斛12g，麦冬12g，沙参12g以养阴清热生津；大便干结者，加麻仁丸12g以润肠通便；若见气短乏力者，加太子参12g，生黄芪12g以益气养阴。

【临证经验】

1. 辨证以虚实为纲 本病证虚实辨证的主要依据有发病原因、临床表现及病程长短。因感受外邪而致者，多属实证；因脾肾亏虚所致者，多系虚证。尿频以白天为主，点滴难出，少腹窘迫者属实；尿频欲解不解，里急下重，少腹急痛者属实；尿急欲解即解，一解而尽，少腹喜按者属虚。尿痛如刀割，痛引膀胱少腹者，或尿痛艰涩，解尿痛苦异常者属实；尿痛而不重，遇劳即发者，或尿痛如痒，解尿腹部反痛者属虚。尿色鲜红如血者属实；尿色清白如水者属虚；尿色泔白凝块者属实；尿色淡黄清长者属虚。尿色黄赤涩滞者属实；尿色淡红不浊者属虚；尿色紫暗夹有血块者属实；尿色清久置而浊者属虚。就病程而言，一般新病多实，久病多虚。但虚证患者常因外感而转为实证，此时表现为实证或虚实夹杂之证，临证尤当详辨。

2. 治疗应重视气化功能 尿频尿急尿痛的治疗常分为感染性疾病及非感染性疾病两大类。对于前者的治疗，临床根据证候虚实不同分为急性期、转化期及恢复期辨证治疗，急性期以清热解毒，利湿通淋为主，达到杀菌抑菌控制感染的目的；转化期则攻补兼施，既防肾气受损，又要继续清除病邪，以防湿邪留恋；恢复期宜以补益扶正为主，提高机体免疫抵抗力，减少病邪侵袭机会。对于后者的治疗，常以调节脏腑阴阳气血的功能为主，从患者的整体辨证入手，特别是以补益脾肾之气为重点，增强膀胱的气化功能，在辨证用药的基础上，增用滋肾通关丸，即用肉桂配伍黄柏、知母，使阳从阴化而通阳化气，加强肾与膀胱的气化功能，通利小便，从而达到恢复排尿正常的目的。

【验案举例】

排尿不适属肾虚湿热下注证（邹燕勤主诊）

恽某，女，78岁。初诊日期：2006年10月25日。

患尿路感染病史1年余，尿频、尿急、尿痛反复发作，予卡那霉素、氧氟沙星等，症状可临时缓解。2006年9月尿常规始见尿蛋白（++）~（+++），上述症状反复发作。于2006年10月求诊于邹老处。尿检有大量白细胞，中段尿培养：奇异变形杆菌。患者自觉疲劳感较甚，腰部酸胀，苔薄白，有瘀点，脉细略数。从肾虚湿热下注证候辨治，予益肾清利化湿法。处方：炒独活5g，川断15g，桑寄生15g，太子参20g，制苍术10g，生薏苡仁20g，茯苓20g，瞿麦20g，萹蓄20g，蒲公英20g，紫花地丁15g，荔枝草15g，车前草 15g，茅根 20g，芦根 20g。每日 1 剂，水煎服。此方出入调理，病情日渐好转，多次尿检均阴性，无明显不适感。

按语：慢性肾盂肾炎易反复发作，遇劳即发，属中医“劳淋”范畴。邹老认为，劳淋以肾虚为本，湿热为标，女性年过七七，肾气渐衰，又久病肾气必伤，因肾气亏虚，无力抗邪，湿热之邪留恋，而致病情反复缠绵难愈，故治疗劳淋当以培补肾气为要。本例邹老辨证为年老体虚，肾气亏虚，而湿热之邪乘袭所致，治以益肾清利。药用独活、川断、桑寄生补益肾气；瞿麦、萹蓄、蒲公英、紫花地丁、车前草、茅根、芦根清利湿热；太子参、苍术、薏苡仁、茯苓益气化湿，和中运脾；扶正与祛邪并用，取效较佳。

二诊（2007 年 4 月 3 日）：患者大便溏泄、五更泄泻，大便解不尽感，肛门坠胀，苔黄，脉细。尿检见隐血（＋＋＋），亚硝酸盐（＋），蛋白（＋＋＋）。从气虚湿热证候辨治，予益气清利法。

处方：生黄芪 30g，炒白术 10g，生薏苡仁 20g，茯苓皮 30g，制僵蚕 12g，全蝎 3g，蝉衣 6g，石韦 20g，蒲公英 20g，茅根 30g，仙鹤草 30g，大蓟 15g，小蓟 15g，水牛角片 15g，荠菜花 20g，谷芽 20g，麦芽 20g。治疗 2 周后症状减轻，原方续服 14 剂，至今多次尿培养均阴性，告愈。追访至 2008 年 3 月，精神佳，纳、寐均可，尿检正常。

按语：患者年老多虚，病初过服抗生素及寒凉之品，伤脾败胃；又淋证日久，病邪由腑入脏，由肾及脾，伤及脾气。大便溏泄、不尽，肛门坠胀，均为脾气亏虚之象。老年人多脾胃气虚，肾气不足，膀胱气化无力。邹老认为，气虚乃本病复作的关键，为病之本，而本虚标实，虚实夹杂，循环往复是本病难治的症结所在。治疗时，应注意补中益气，鼓舞肾气，帮助膀胱恢复气化之职。邹老处方以培土益肾治本，清利湿热治标。方中生黄芪、炒白术、薏苡仁、茯苓皮培土健脾；蒲公英、茅根清利湿热；制僵蚕、蝉衣、全蝎、石韦利湿消除尿蛋白；仙鹤草、大蓟、小蓟、水牛角片、荠菜花凉血止血；谷芽、麦芽增强脾胃消化功能，尤有培土之效。

（曾安平，周恩超）

□第八章□

肾失封藏

第一节 蛋白尿

在生理情况下，成人尿蛋白排泄不超过150mg/d，儿童不超过140mg/m^2。日常生理性尿蛋白包括黏蛋白（如Tamm－Horsfall糖蛋白）、白蛋白、免疫球蛋白、黏多糖等。

有的患者蛋白尿与体位相关，晨起时无蛋白尿，起床活动后出现蛋白尿，这种情况称为体位性蛋白尿或直立性蛋白尿，通常为良性的。在有些个体，蛋白尿只在运动后和血压高时出现。

病理性蛋白尿分为四类：肾小球性、肾小管性、溢出性和良性蛋白尿。

肾小球性蛋白尿：在各种原发和继发的肾小球疾病时，肾小球基底膜对蛋白通透性增加。

肾小管性蛋白尿：肾小管对正常情况下肾小球滤过的蛋白重吸收能力下降所致。见于肾小管和间质疾病。

溢出性蛋白尿：由于血中异常蛋白质增多，经肾小球滤出，超出肾小管重吸收能力，在尿中出现而产生的蛋白尿称为溢出性蛋白尿。如免疫球蛋白轻链蛋白（单克隆免疫球蛋白病）、溶菌酶（白血病）、肌红蛋白（横纹肌溶解）。

良性蛋白尿：包括功能性蛋白尿，如发热或运动后、原发性一过性蛋白尿和体位性蛋白尿。

一旦发现病理性蛋白尿，必须进行性质上的分析，以明确属于以上哪种类型。

【病因病机】

人体蛋白质从食物中摄取，“精，食物之精华也”，人体中的蛋白质属中医所说的精微。精微的丧失是因外邪侵袭，脏腑功能失调所致；由于病理产物湿、瘀的作用，使蛋白质的丧失加重。其中脾不摄精、清气下陷和肾不藏精、精气下泄是蛋白尿产生的直接机理，因此脾肾功能失调是产生蛋白尿的基本病机。但风邪、湿热（毒）邪、瘀血等因素在蛋白尿的发生及病情加重的过程中起重要影响，直接关系着病情的进展和预后。因此，蛋白尿的形成机理常是气血阴阳的虚损、脏腑功能失调、各种病邪相互交织，表现为正虚邪实、虚实夹杂的证候。

1. 外邪侵袭　风寒或风热之邪侵袭，内应于肺，肺主气，“为水之上源”。肺主一身之气而主治节，与脾气同行，输布津液，一旦感受外邪，肺失宣降，影响宣通玄府、通利三焦的功能，水谷精微输布失常，不归正道而下泄；或金不生水，肺病及肾，肾失封藏而精微下泄形成蛋白尿。

2. 湿毒内陷　皮肤痈疖、脓疱疮等不能及时消散，湿毒内陷，归于脾肺。湿毒壅滞三焦，肾失开阖、膀胱气化功能失司，小肠泌别清浊功能紊乱；或湿毒内郁，迫精外泄，出现蛋白尿。

3. 脾失升清　饮食不节，脾胃受损，导致脾气虚陷；或劳倦太过，耗伤脾气，脾气虚损，统摄失职，清气不升，使清浊互混，精微下注。或嗜食肥甘厚腻，脾虚生湿；久居湿地，湿邪困脾，使脾失运化输布，脾不散精，精微下流而成蛋白尿。

4. 肾失封藏　肾主藏精，司封藏开阖之职。如先天禀赋不足，肾元亏虚，封藏失职，精微外泄；或久病虚劳伤肾，肾气亏损，阴阳两虚，关门不固，致精微泄漏；或房劳过度，耗伤气阴，阴虚火旺，相火内扰，肾失封藏，精微下泄，出现蛋白尿。

5. 瘀血阻络　外伤受创，肾脏受损，瘀阻肾络，精微运行失常；或久病入络，瘀血内阻，精气不能畅流，壅而外泄，则精微下流而成蛋白尿。

6. 肝失疏泄　久病气郁，所愿不遂，肝气郁结；或感受湿热，肝胆疏泄不利，使肝失疏泄，木旺侮土，脾不升清，精微下陷；或肝失疏泄，致肾不闭藏，精气外泄，而成蛋白尿。

【诊断与鉴别诊断】

蛋白尿的临床诊断，一般根据病史、体检及实验室检查等资料进行综合分析，得出初步诊断，进一步可行肾活检以明确肾脏病理变化。伴有水肿、高血压、血尿的蛋白尿多为原发性和继发性肾小球疾病。伴有明显水肿、低蛋白血症、高脂血症的大量蛋白尿（>3.5g/24h）者，则为肾病综合征。伴有高血压和其他器官动脉硬化表现的蛋白尿，见于肾小动脉硬化症。妊娠期间出现的蛋白尿，若无高血压和明显水肿，且蛋白尿又不多者，则可能为郁血性蛋白尿；若伴有高血压和明显水肿者，则常为妊娠肾病的表现。若蛋白尿出现在有多年糖尿病史的患者，应考虑糖尿病肾病的可能性。尿中出现氨基酸、葡萄糖和大量磷酸盐的蛋白尿，多为先天性肾小管疾病，如 Fanconi 综合征、脑-眼-肾综合征，或者是药物、重金属所致的肾损害。如尿蛋白为 Bene－Jones 蛋白，则可确定为多发性骨髓瘤或华氏巨球蛋白血症，或者淀粉样变性。血红蛋白尿和肌红蛋白尿的颜色较深，尿中蛋白质为血红蛋白或肌红蛋白，临床上有血管内溶血或肌肉创伤的表现。肾淀粉样变性同时兼有其他器官淀粉样变性的表现。遗传性肾病则有家族史，并多数伴有神经性耳聋、眼部异常症状。

【辨证论治】

1. 风寒束肺证

证候：蛋白尿，恶寒重，发热轻，咳嗽气促，咯痰稀白，肢节酸痛，或见小便不利，全身浮肿，头面尤甚，舌淡红，苔薄白，脉浮紧。

基本治法：宣肺利水。

方药运用：越婢汤合五皮散加减。常用药：生麻黄 5g，白术 12g，茯苓皮 30g，桑白皮 30g，大腹皮 30g，生姜皮 10g，陈皮 10g，荆芥 10g，防风 10g。方中麻黄疏风散寒，宣肺利水；白术健脾益气燥湿；茯苓皮淡渗利水健脾；桑白皮肃降肺气，利水消肿；大腹皮行气利尿消肿；生姜皮温散水气，温中行水；陈皮理气宽中；荆芥、防风辛温散寒。合用则疏风散寒，宣肺利水，使表解肿消尿蛋白渐减。

加减：若肢节酸痛明显，可加羌活 10g，独活 10g，以祛风散寒，除湿和络；若咳嗽甚者，加桔梗 6g，甘草 5g 宣肺理气止咳。

2. 风热犯肺证

证候：除尿蛋白外，常伴面目浮肿，恶风发热，头痛，咽痛或咳嗽，小便短赤或血尿，舌尖红，苔薄黄，脉浮数。

基本治法：宣风清热。

方药运用：麻黄连翘赤小豆汤加减。常用药：生麻黄 5g，连翘 15g，赤小豆 20g，防风 10g，蝉蜕 6g，杏仁 10g，紫苏 10g，浮萍 10g，金银花 15g。方中麻黄、杏仁宣肺行水；连翘清热散结；赤小豆利水消肿；防风、紫苏疏散风邪；蝉蜕清热散风；浮萍宣肺利水；金银花疏风清热。合用有宣肺行水、疏风清热作用，使肺气宣而郁滞开，津液输布正常，水谷归于常道。

加减：若风邪夹有热毒者，伴咽喉肿痛，可加蒲公英 15g，紫花地丁 20g 以清热解毒。小便短赤者，可加白茅根 30g，石韦 15g 以清热利湿。

3. 肺气不足证

证候：尿蛋白常见中等量，时消时起，反复不愈，常因外感加重，易见感冒，伴恶风汗出，身肿不退，小便不利，舌淡苔薄，脉沉无力。

基本治法：补益肺气。

方药运用：防己黄芪汤加减。常用药：防己 10g，白术 15g，黄芪 20g，甘草 5g，茯苓 20g，生姜 10g，薏苡仁 20g，车前子(包煎) 20g，党参 12g。方中黄芪、党参补益肺气，益气行水；白术健脾燥湿；茯苓利水渗湿健脾；防己利水消肿；生姜温散水气；甘草益气和中；薏苡仁健脾利湿；车前子利尿消肿。合用则补益肺气，利水消肿。

加减：若水肿已退，蛋白尿仍存，则常服玉屏风散以益气固表。

4. 肺阴亏损证

证候：干咳少痰，喑哑咽干，咽红而痛，或痰中带血，潮热盗汗，尿蛋白增高，舌质红，少苔，脉细数。

基本治法：益肺养阴。

方药运用：竹叶石膏汤加减。常用药：竹叶10g，生石膏30g，太子参15g，天、麦冬各15g，法半夏6g，生甘草6g，桔梗6g，益母草30g，白茅根30g，薄荷6g。方中竹叶、石膏辛凉宣散；太子参、天冬、麦冬益气润肺；甘草、桔梗泄热利咽；益母草、白茅根活血清利；佐半夏使刚柔相济；使以薄荷辛凉宣散。全方以润肺清热，辛凉宣散为主。

加减：若咳嗽痰中带血者，加生地15g，丹皮12g，川贝10g以凉血润肺；盗汗者，加煅龙骨15g，煅牡蛎30g敛营止汗。

5. 脾气虚衰证

证候：面色萎黄，倦怠乏力，脘闷纳呆，大便溏薄，尿中蛋白增多，下肢浮肿，舌体淡胖，边有齿印，苔薄白，脉细弱。

基本治法：健脾益气。

方药运用：参苓白术散加减。常用药：黄芪30g，党参20g，白术12g，茯苓10g，怀山药15g，莲子肉12g，薏苡仁12g，砂仁9g，陈皮10g，扁豆15g。方中黄芪益气健脾升阳，增强脾气统摄功能；党参、茯苓、薏苡仁健脾以利水湿；砂仁醒脾理气；陈皮理气和中；扁豆健脾渗湿。全方以健脾益气为主。

加减：若下肢浮肿较甚，小便量少，加泽泻15g，车前子（包煎）20g；若有中气下陷，加重参、芪用量，并加升麻10g。

6. 脾虚湿困证

证候：蛋白尿伴见全身浮肿，按之没指，尿少，身体沉重，脘闷纳呆，舌淡红，苔白腻，脉沉缓。

基本治法：健脾利湿。

方药运用：平胃散加减。常用药：苍术10g，厚朴10g，陈皮10g，生姜10g，薏苡仁20g，茯苓15g，益母草30g，白术10g，藿香10g，佩兰10g，甘草6g。方中苍术燥湿健脾；厚朴理气燥湿；陈皮理气和中；生姜温散水气；薏苡仁、茯苓健脾淡渗利湿；益母草活血利水；白术健脾燥湿；藿香、佩兰芳香化湿醒脾；甘草调和诸药。全方以健脾化湿为主。

加减：若尿少肢肿，加泽泻15g，车前子（包煎）20g以利尿消肿；如湿蕴化热，可加白茅根30g，车前草30g，白花蛇舌草30g以清利湿热。

7. 肝气郁结证

证候：蛋白尿随情绪波动而明显，伴见轻度浮肿，胸胁胀痛，喜太息，脘胀纳差，便溏乏力，舌淡，苔薄白，脉弦。

基本治法：疏肝理气。

方药运用：柴胡疏肝散加减。常用药：柴胡10g，陈皮10g，香附10g，川芎10g，枳壳10g，白芍10g，茯苓10g，白术10g，甘草5g，党参10g。方中柴胡、香附疏肝解郁；陈皮、枳壳理气和中；川芎活血行气；白芍养阴柔肝；茯苓、白术健脾益气渗湿；党参补脾益气；甘草调和诸药。诸药合用，共奏疏肝理气健脾之效。

加减：若下肢浮肿者，可加玉米须30g，泽泻20g利水消肿；如恶心、呕吐者，加半夏10g，竹茹10g和胃止呕。

8. 肝阴不足证

证候：蛋白尿伴见胁痛，眼目干涩，视物模糊，烦躁潮热，盗汗，月经量少，舌红，苔少，脉细弦。

基本治法：滋阴补肝。

方药运用：杞菊地黄丸加减。常用药：枸杞子12g，菊花10g，山茱萸10g，生地10g，山药12g，泽泻12g，茯苓15g，丹皮10g，白芍10g，当归10g。方中枸杞子、山茱萸滋补肝阴；菊花养肝明目；生地滋阴凉血；山药滋补脾肾；泽泻清热利湿泻肾火；茯苓健脾渗湿；丹皮凉血散热，清泄肝火；白芍柔肝养阴；当归滋补阴血。合用以滋补肝肾为主。

加减：如胁痛明显加郁金10g，川楝子10g以理气止痛；如盗汗者，加煅龙骨12g，煅牡蛎12g以敛汗固涩；如口苦潮热者，加知母10g，山栀10g以清泄肝火。

9. 肝阳上亢证

证候：头晕善怒，腰痛膝软，失眠多梦，颜面潮红，舌红，苔少，脉细数。

基本治法：平肝潜阳。

方药运用：羚角钩藤汤加减。常用药：羚羊角粉（冲服）1.5g，钩藤12g，白芍10g，菊花10g，生地10g，首乌12g，山茱萸12g，龟板10g，泽泻10g，益母草30g。方中羚羊角平肝息风，凉肝明目；钩藤清肝热，平肝阳；白芍柔肝养阴；菊花疏风平肝；生地滋阴凉血；首乌、山茱萸滋补肝肾；龟板育阴潜阳；泽泻清热利湿；益母草活血利水。诸药合用，以养阴平肝潜阳为主。

加减：如头痛、血压偏高者，加夏枯草10g，怀牛膝15g以清肝引火下行；若五心烦热者，加黄柏10g，知母10g以清热养阴；如尿短赤者，加白茅根30g，蒲公英15g以清热利湿。

10. 肾气不固证

证候：蛋白尿长期不消，头晕腰酸，小便量少，夜尿频甚或不禁，尿后余沥，或有男子遗精、早泄，女子带下清稀，舌淡，苔薄白，脉沉弱。

基本治法：益肾固摄。

方药运用：五子衍宗丸加减。常用药：菟丝子15g，五味子10g，枸杞子12g，覆盆子12g，金樱子15g，芡实12g，桑螵蛸12g，白术12g，莲子10g，车前子（包煎）15g，益母草15g。方中菟丝子、枸杞子补肾益精；五味子、覆盆子益肾固精；金樱子收敛固涩；芡实补脾肾而固涩；桑螵蛸固肾补肾；白术健脾益气；莲子固涩健脾；车前子利水泄热；益母草活血利水。合用则以健脾补肾、益气固摄为主。

加减：若眩晕腰酸者，加山茱萸12g，沙苑蒺藜12g以补益肝肾；如腹胀便溏者，加党参12g，煨木香10g以健脾益气。

11. 肾阳亏虚证

证候：水肿迁延，腰以下尤甚，腰痛酸重，畏寒肢冷，小便清长，夜尿频多，蛋白尿增多，舌质淡，舌体胖嫩，苔白，脉沉细无力。

基本治法：温补肾阳。

方药运用：右归丸加减。常用药：熟地15g，山茱萸12g，枸杞子12g，菟丝子15g，制附子6g，肉桂4g，党参12g，黄芪20g，当归12g，淫羊藿12g，车前子(包煎)20g，益母草12g。方中熟地、山茱萸、枸杞子补养肾精以益真阴；附子、肉桂、淫羊藿温壮肾阳而益命火；菟丝子补肾固摄；党参、黄芪补脾益气以资化源；当归补血养肝，活血通络；车前子利湿热以泄肾浊；益母草化瘀利水。合用则以温肾阳、补精血为主。

加减：若小便清长者，可加桑螵蛸12g，益智仁12g以补肾固涩缩尿；若下肢水肿明显者，可加玉米须60g，泽泻20g以利水消肿。

12. 肾阴亏损证

证候：长期出现蛋白尿，伴腰膝酸软，五心烦热，头晕头痛，咽干口燥，面色潮红，夜寐不安，小便黄赤，遗精，舌红少苔，脉细数。

基本治法：滋阴补肾。

方药运用：知柏地黄汤加减。常用药：知母12g，黄柏10g，熟地12g，龟板15g，山茱萸15g，山药15g，茯苓15g，泽泻15g，枸杞子12g，牡蛎30g，丹皮12g。方中知母、黄柏滋阴降虚火；熟地滋阴补肾填精；山茱萸养肝肾而涩精；山药补脾固精；茯苓淡渗化湿健脾；泽泻利湿消泄肾火；丹皮凉血清泄肝火；龟板、牡蛎育阴收敛固肾；枸杞子补益肝肾。全方合用以滋阴补肾、清泄虚火为主。

加减：若口咽干燥者，加玉竹12g，石斛12g以养阴生津；若眩晕头痛明显者，加天麻12g，钩藤12g以平肝潜阳。

13. 气阴两虚证

证候：除尿蛋白增高外，全身乏力，少气懒言，面色无华，脘胀纳呆，头晕耳鸣，腰膝酸软，咽干口燥，舌红少苔，脉虚细数。

基本治法：益气养阴。

方药运用：参芪地黄汤加减。常用药：黄芪30g，党参15g，熟地15g，山茱萸15g，丹皮10g，泽泻15g，山药15g，茯苓12g，白术12g，五味子6g，杜仲15g，芡实12g。方中黄芪、党参益气健脾；熟地、山茱萸、山药补益脾肾，养阴填精；丹皮、泽泻利湿清虚火；茯苓、白术健脾利湿；五味子、芡实益肾固精；杜仲补益肾气。全方合用以健脾益肾、补气养阴为主。

加减：若眩晕耳鸣明显者，加首乌15g，枸杞子12g以养肝益肾；若肢体有浮肿者，加白茅根30g，白花蛇舌草30g以利湿消肿。

14. 湿热内蕴证

证候：胸脘痞闷，口苦口黏，口干不欲饮，纳呆，大便溏泄不爽，小便黄赤混浊，尿中蛋白增多，下肢浮肿凹陷，舌质红，苔黄腻，脉濡数。

基本治法：清热利湿。

方药运用：黄芩滑石汤加减。常用药：黄芩12g，滑石15g，茯苓皮30g，大腹皮20g，白蔻仁10g，猪苓15g，车前子(包煎)20g，泽泻12g，白花蛇舌草30g，白茅根30g，土茯苓30g。方中黄芩清热解毒；滑石、泽泻、白茅根清热利湿；白花蛇舌草、土茯苓清热利湿，解毒泄火；茯苓皮、大腹皮、车前子利尿消肿；白蔻仁理气化湿；猪苓淡渗利湿健脾。全方合用以清热利湿为主。

加减：若小便带血者，加大、小蓟各30g，旱莲草15g以凉血止血；若小便白细胞多者，加败酱草15g，蒲公英30g以清热解毒；若纳差者，加藿香12g，佩兰12g以化湿醒脾。

15. 热毒蕴结证

证候：蛋白尿反复迁延，皮肤湿疹疮疖，乳蛾红肿疼痛，五心烦热，或小便黄赤混浊，舌质红，苔薄黄，脉数。

基本治法：清热解毒。

方药运用：五味消毒饮加减。常用药：金银花30g，紫花地丁30g，野菊花10g，蒲公英30g，白花蛇舌草30g，薏苡仁15g，白茅根30g，土茯苓30g，黄柏6g，知母10g。方中金银花、紫花地丁、野菊花、蒲公英清热解毒，凉血消肿；白花蛇舌草、白茅根清热利湿；薏苡仁利湿健脾；土茯苓清热利湿，泄浊解毒；黄柏、知母清热解毒养阴。合用以清热利湿解毒为主。

加减：若乳蛾红肿，可加蝉衣10g，连翘10g，玄参12g疏风散热解毒；皮肤瘙痒者，加白鲜皮30g，地肤子30g，以清热利湿，祛风止痒。

16. 气滞湿阻证

证候：蛋白尿，全身浮肿，胁痛腹胀，呕恶纳少，口苦嗳气，舌淡苔白腻，脉弦细。

基本治法：理气化湿。

方药运用：胃苓汤加减。常用药：柴胡6g，陈皮10g，厚朴12g，茯苓10g，白术12g，苍术10g，泽泻12g，猪苓12g，甘草5g。方中柴胡疏肝理气；陈皮理气和中；厚朴理气除满；茯苓、白术、苍术燥湿健脾；泽泻、猪苓淡渗利湿；甘草调和诸药。合用以理气化湿为主。

加减：若呕吐明显者，加半夏10g，竹茹12g和胃止呕；若腹胀甚者，加木香6g，槟榔10g以破气行滞；若胁痛甚者，加郁金12g，延胡索12g理气止痛。

17. 气虚血瘀证

证候：蛋白尿，浮肿腰胀，气短纳少，面色萎黄或暗紫，皮肤出现瘀斑瘀点，舌质淡胖或紫暗，有瘀点，苔薄白，脉沉细无力或脉涩。

基本治法：益气活血。

方药运用：补阳还五汤加减。常用药：黄芪30g，桃仁10g，红花10g，赤芍10g，川芎12g，当归12g，地龙10g，泽兰15g，益母草30g。方中黄芪补气，使气血旺；桃仁、红花、赤芍活血化瘀；当归养血活血；川芎活血行气；地龙活血通络；泽兰、益母草活血利水。合用以益气活血为主。

加减：若浮肿明显者，可加茯苓20g，车前子(包煎)20g利尿消肿；纳少者，可加白术10g，陈皮6g健脾理气。

18. 水瘀互结证

证候：病程缠绵，症见蛋白尿，水肿，小便不利，腰痛固定，舌质暗红或有瘀斑，脉涩。

基本治法：行水化瘀。

方药运用：桂枝茯苓丸合五苓散加减。常用药：桂枝6g，茯苓15g，赤芍10g，桃仁10g，丹参10g，白术10g，车前子(包煎)20g，泽泻12g，当归10g，陈皮6g，益母草30g。方中桂枝通阳化气，温通经脉；茯苓淡渗利湿；桃仁、赤芍活血化瘀；丹参、当归养血活血；白术健脾燥湿；车前子、泽泻利尿消肿；陈皮理气和中；益母草活血利水。合用以活血化瘀、利水消肿为主。

加减：若腰痛明显，可加桑寄生15g，川断15g益肾强腰；若纳差便溏者，可加党参12g，黄芪15g以益气健脾。

19. 瘀血阻络证

证候：蛋白尿伴面色晦暗，皮肤瘀斑，腰痛固定不移，舌质暗或有瘀斑，脉涩。

基本治法：活血通络。

方药运用：桃红四物汤加减。常用药：桃仁10g，红花6g，当归10g，熟地15g，赤芍10g，川芎12g，益母草30g，丹参10g，水蛭5g，鸡血藤30g。方中桃仁、红花活血化瘀；当归、赤芍、丹参养血活血；川芎活血行气；益母草活血利水；水蛭攻瘀散血通络；熟地养血填精。合用以活血化瘀通络为主。

加减：若皮肤红赤者，加丹皮12g，鳖甲10g以凉血散瘀；若腰痛如刺者，可加蒲黄10g，五灵脂10g，狗脊12g以活血止痛。

20. 肾虚血瘀证

证候：腰膝酸软，甚则腰痛，头昏耳鸣，男子遗精，女子梦交，尿中蛋白经久不清，舌质暗红有瘀斑，脉沉细。

基本治法：益肾化瘀。

方药运用：金锁固精丸合当归芍药散加减。常用药：沙苑蒺藜10g，芡实10g，莲子肉15g，煅龙骨20g，煅牡蛎20g，当归10g，川芎10g，赤芍12g，牛膝20g，黑豆60g，川断10g。方中沙苑蒺藜补肾益精；芡实、莲子肉固肾涩精；龙骨、牡蛎潜阳固涩；当归养血活血；川芎活血行气；赤芍活血化瘀；牛膝、川断补益肾气；黑豆滋肾水，补肾气，固肾精；益母草活血利水；水蛭攻瘀散血通络；熟地养血填精。合用以益肾固涩、活血化瘀为主。

加减：潮热口苦者，加黄柏10g，知母10g以清泄相火；若眩晕者，加山茱萸12g，枸杞子12g，天麻12g以补益肝肾。

【临证经验】

1. 辨病辨证要点 蛋白尿是多种肾脏疾病的一个临床表现，须进行尿液检查才能发现，往往与肾脏疾病的其他表现如水肿、血尿、高血压、肾功能损害等并存。此时的辨证治疗，当以这些可见之症为主要依据进行辨治，往往随着这些证候的改善，蛋白尿也逐渐消退。若其他肾脏疾病表现不明显，或经治消失而蛋白尿未愈者，应根据全身的表现如从面唇舌色、口味喜恶、二便相关性、病史和用药史、脉象、血浆白蛋白含量及尿FDP来辨析尿蛋白的发生机理，辨别证情的标本虚实。

蛋白尿的临床诊断首先应判定病理性蛋白尿。尿中混入血液、脓液时，常规尿蛋白定性检查亦可呈阳性反应。这种尿标本在沉渣中可见到大量红细胞或白细胞、扁平上皮细胞。将此标本离心沉淀，或经滤过后，则蛋白定性检查会转为阴性。尿液如长期停放或冷却，可因尿中析出结晶而发生混浊，但这种混浊经加温后多会消失，或者加入少许醋酸后亦可使其变清，而蛋白尿加温或加醋酸后则混浊更甚。下尿路蛋白尿除有下尿路疾病表现外，在尿沉渣中无管型。此外，有些药物从尿中排出时，可引起类似蛋白尿的假阳性反应，这时可停药复查小便，以确定其性质。生理性蛋白尿分功能性与体位性蛋白尿两类，前者是指肾实质无器质性损害，体内也无异常的蛋白质排出所致的蛋白尿，其蛋白尿的产生有一定诱因，如发热、受冻、剧烈运动、高温作业、应激状态、右心功能不全等；后者是指在直立位或脊椎前凸位时出现的蛋白尿，特征是晨起尿蛋白阴性，活动后逐渐出现蛋白尿，平卧后又可转为阴性。生理性蛋白尿为暂时性、良性蛋白尿，原因去除后，蛋白尿也随之消失。病理性蛋白尿是指各种原发或继发性肾脏疾病所致的蛋白尿，其特点为蛋白尿持续不消退，或伴有血尿、浮肿、高血压等表现；也可呈单纯性蛋白尿，无任何临床症状或体征。

第二，应根据分子量大小对尿蛋白进行分类。尿蛋白根据其分子量可分为小分子、中分子和大分子蛋白质。按其不同的分子量蛋白质组成，临床分为选择性和非选择性蛋白尿。选择性蛋白尿：尿蛋白组成中以中、小分子蛋白质为主，大分子蛋白质很少，表明肾小球滤过膜的损害较轻。常见于肾病综合征，对皮质激素治疗反应较好，预后也较佳。非选择性蛋白尿：蛋白组成中除中、小分子蛋白质外，大分子蛋白质增多，表明肾小球滤过膜的损害比较严重。常见于膜性肾病、膜增生性肾小球肾炎、增生性肾炎和局灶性节段性肾小球硬化以及继发性肾小球疾病等，对皮质激素治疗反应多不敏感，预后较差。尿蛋白分子量的分析对临床诊断、鉴别诊断、病理改变、病情、治疗和预后估计均有参考意义，但对于尿蛋白定量 $<1g/d$ 者临床意义不大，只有 $>3g/d$ 时才有意义，其原因为肾小管对滤过某些蛋白质的特异性重吸收和分泌作用，在尿蛋白少量时可明显改变尿蛋白的组成。

2. 重视补益正气以增强抵抗力，预防外感，减少复发　慢性肾炎、肾病综合征患者常因低蛋白血症，抵抗力低下，或由于应用西药免疫抑制剂，抑制了细胞免疫功能，致患者抵抗感染的能力低下，易招致反复感染，使肾炎反复迁延，此称为“卫外之气不固，外邪得而凑之”。因此，应注意调理脾胃，以增进食欲，改善营养，提高抗病能力。脾得健运，便溏腹泻等症得以控制，则蛋白质在胃肠道丢失减少；同时提高蛋白质摄入、吸收及合成，使血浆蛋白水平保持正常，有利于水肿的消退。常用药有太子参、党参、黄芪、山药、白术、茯苓。特别是黄芪，在肾病治疗中常用生黄芪，既有利水作用，又可以减少甘温升火之弊，长期重用往往均能起到消除蛋白尿的作用。对于久治不愈，下元亏虚者，则应补肾填精固涩，常用芡实、金樱子、莲须、覆盆子、煅牡蛎、柿叶。并可用白果(去心)10枚，芡实30g，粳米30g煮粥，每日1次，持续服1~2个月。

3. 清热利湿和清热解毒法的应用　凡有皮肤疮疖，咽喉肿痛，五心烦热，夜不成寐，舌质红，脉滑数等热证时，宜清热利湿，清热解毒。如蛋白尿兼有扁桃体炎、咽炎时，常用金银花、蚤休、牛蒡子、山豆根、土牛膝、制僵蚕、黄芩、荔枝草、白花蛇舌草。蛋白尿兼有皮肤感染时，常用野菊花、蒲公英、紫花地丁、半边莲、半枝莲、连翘、赤小豆、土茯苓、苦参。蛋白尿兼有肠炎时，常用马齿苋、红藤、败酱草、地锦草、黄连。顽固性蛋白尿，常用雷公藤、山慈菇、昆明山海棠。

4. 久病蛋白尿则注重运用活血化瘀药　对于蛋白尿兼有水瘀交阻证，常用泽兰、水蛭、益母草或大黄䗪虫丸；对于用激素无效或副作用明显而尿蛋白不消者，常用理气和络泄浊法，药用苍术、薏苡仁、香附、郁金、合欢皮、半夏、陈皮、当归、红花、桃仁、川芎、芦根、茯苓。对于蛋白尿兼有高血压者，常用益肾和络药，如牛膝、茺蔚子、益母草、桃仁。长期蛋白尿，必有瘀阻，在辨证基础上重视活血化瘀药使用，但用药有活血、破瘀、逐瘀之分。对于蛋白尿兼有肾功能不全者，常用活血通络药，如川芎、桃仁、红花、丹参、当归、益母草；久治无效蛋白尿，常用破瘀、逐瘀的虫类药，如水蛭、全蝎、蜈蚣、穿山甲等。

5. 中西结合治疗　一般来说，肺失宣降常见于急性肾炎或慢性肾炎因上呼吸道感染而急性发作者，尿常规检查除有蛋白外，尚有少量红细胞或颗粒管型。脾失健运常见于慢性肾炎、肾病综合征蛋白尿长期流失不止，或疲劳、运动后增多。肾失固摄多见于慢性肾炎、肾病综合征后期，无明显水肿而蛋白尿持续不消者。肝失疏泄多见于肝肾同病或使用免疫抑制剂致肝损害者。阳虚多为慢性肾炎肾病型或肾病综合征，尿蛋白明显增多，血清白蛋白明显降低，总胆固醇明显增高。阴虚多见于慢性肾炎或肾病综合征反复发作，或急性肾炎后期水肿消失后，血压偏高或慢性肾炎阶段过用温燥药之后。湿热者多见于肾病综合征以蛋白尿为主伴血尿者，或体内炎症病灶反复感染致蛋白尿反复不愈，或使用皮质激素者。瘀血可见于各种肾脏疾病，尤在慢性肾炎高血压型及慢性肾炎伴肾功能不全、氮质血症中多见。

蛋白尿的治疗应根据发病时肾功能情况，采取不同的治疗方法。在肾功能正常时，积极降低尿蛋白含量，减轻长期蛋白尿对肾脏的损害；如肾功能不全时，则应以保护肾功能为主，防止因用药不当而加重肾功能损害。对于选择性蛋白尿、尿 C_3 阴性者，以中医中药治疗为主；非选择性蛋白尿、尿 C_3 阳性者，应采用中西医结合治疗，使用皮质激素或免疫抑制剂，中医应积极改善患者的一般情况，同时防止激素或免疫抑制剂的毒副作用，使疗程得以顺利完成。总之，在中西医结合治疗时，应根据病情，有所侧重，提高疗效。

【验案举例】

蛋白尿属寒湿困脾证（邹云翔主诊）

倪某，女，27 岁。1969 年 6 月 9 日初诊。

患者常觉腰酸乏力，1969 年年初出现浮肿而就医。尿检：蛋白（+++），某医院诊断为“慢性肾炎”。经治疗浮肿虽消，但尿检结果未好转，转来邹老处诊治。神疲乏力，脘痛纳少，恶心欲吐，口多黏涎，脉细，苔白腻。尿检：蛋白持续（+++），颗粒管型。寒湿蕴中，脾运不健。治当健脾温中，化湿助运。

处方：炒潞党参 9g，炒山药 9g，云茯苓 9g，焦薏苡仁 9g，炒川椒 0.9g，淡干姜 2.4g，法半夏 6g，陈广皮 6g，炒当归 9g，炒白芍 9g，炙内金 3g，焦六曲 9g，小红枣(切) 5 个。

服上药尚合适，脘痛减轻。守方治疗至 8 月份，脘痛止，纳谷增，精神好转。再以原方略加出入，继续治疗至次年 5 月份，身体渐复，尿检蛋白微量而回乡，继以上方调治而稳定未发。

按语：此例患者，临床症状表现为中虚寒湿型胃脘痛，但就病史及尿检结果分析，可知为慢性肾炎。邹老平时治病，非常重视辨证，注意整体功能的调整。认为此例及脾虚寒湿内蕴累及肾脏，其治应抓主要矛盾治其脾胃，脾运得健，则肾病可复。用健脾化湿、温中助运方治疗，脘痛止，胃纳增，脾胃功能健旺，水谷精微得以调养先天，促使肾气渐复，固摄正常，病体乃得以恢复。

（李华伟，周恩超）

第二节 血 尿

从肾小球到尿道口间的任何一部分异常都可产生血尿，常见病因有肾小球肾炎、感染、结石或肿瘤。但有时也提示凝血功能的异常，如血小板减少、凝血因子缺乏、使用抗凝药物。

有些患者血尿是通过显微镜或化学方法检测出的，称为镜下血尿；而有些患者的血尿肉眼即可见，有时甚至有血凝块，称为肉眼血尿。肾小球源性的血尿往往呈红棕色，常被描述为混沌、呈茶色或可乐色。有的患者，肉眼血尿为间隙性，这种复发性血尿是 IgA 肾病的常见表现，往往与黏膜感染相关（多为呼吸道），可持续 1～3 天。在发作间期，儿童尿色可正常，但多见镜下血尿。输尿管出血被尿液冲刷出，只出现在尿流的前段。膀胱和前列腺的出血往往出现在尿流的终末段。一过性血尿可见于大运动量的跑步后，如马拉松比赛后几乎都可出现。有些患者出现血精，通常是前列腺疾病或出血性体质的指征。总体来说，镜下和肉眼血尿最常见的病因为泌尿道感染。

【病因病机】

1. 感受外邪　由于外邪侵袭，损伤脉络而引起出血。其中尤以感受热邪所致者为多。如肾脉上络咽喉，因外感风热，热壅咽喉，灼伤血络；或下阴不洁，秽浊之邪侵入膀胱，酿成湿热，热伤血络而致本证。

2. 饮食不节　多食辛热肥甘之品，或嗜酒太过，滋生湿热，湿热内蕴，熏灼血络，迫血妄行；或湿热蕴积，煎熬尿液，结为砂石，损伤血络；或饮食不节，损伤脾胃，脾胃虚衰，失其健运统摄之职，以致血溢脉外，而致本证。

3. 劳倦过度　心主神明，神劳伤心；脾主肌肉，体劳伤脾；肾主藏精，房劳伤肾。劳倦太过会导致心、脾、肾气阴的损伤。若伤于气，则气虚不能摄血，以致血液外溢；若伤于阴，则阴虚火旺，迫血妄行而致本证。

4. 情志不遂　情志过极，或所愿不遂，气郁化火，心火偏亢，移热小肠，灼伤阴络；或肝郁日久，化火伤阴，虚火内蕴，迫血妄行而致本证。

5. 久病之后　久病不愈或过服温热之药，使阴津伤耗，以致阴虚火旺，迫血妄行；或因久病耗气，脾肾气虚，脾虚不摄，肾虚不固，使血溢脉外；或因久病入络，血脉瘀阻，血行不畅，血不循经而致本证。

【诊断与鉴别诊断】

血尿的病因可分为泌尿系统疾病、全身疾病、尿路邻近器官疾病等3类，其中95%以上的血尿是由于泌尿系本身疾病所致，80%是由肾小球疾病、感染和泌尿系肿瘤所致。血尿常见病因的初步确定，首先应结合发病年龄，伴随的临床表现，地方性流行病、多发病等，做出初步筛选。小儿期的血尿多见于急性肾炎、泌尿系结石、胡桃夹现象等。青少年或中年出现血尿，应考虑为泌尿系感染、结石或肾炎等。40岁以上无痛血尿，应多考虑泌尿系肿瘤。如伴有肾绞痛者，应考虑肾、输尿管结石。伴有膀胱刺激症状，如病程长，病情起伏不愈且日益加重者，应考虑膀胱肿瘤、膀胱结核的可能性；如同时伴有高热、腰痛，则应考虑肾盂肾炎；如同时伴有排尿痛，尿流中断或排尿困难，则应注意膀胱或尿道结石的可能性。如伴有肾脏肿块，单侧者应考虑肾肿瘤、孤立肾囊肿、各种原因所致的肾盏积水、肾下垂及异位肾等；双侧者，则多考虑为先天性多囊肾。如伴有身体其他部位出血，应考虑血液病、感染性疾病及其他全身性疾病等。如合并乳糜尿者，应考虑丝虫病，尤其在丝虫病流行区更应注意。如伴有浮肿、高血压、明显蛋白尿者，则应考虑肾小球肾炎。

肾性血尿特征：血尿为全程性，均匀，暗棕色；可常伴发肾区钝痛或肾绞痛；血块为蠕虫状，时可发现红细胞管型或其他管型；除非伴有膀胱病变，一般无明显排尿不适症状，只有血块堵塞尿道时才发生排尿困难。

膀胱性血尿特征：常伴有排尿不适的症状，但肿瘤出血也可无排尿不适；血尿颜色较鲜红，可分全程血尿或终末血尿。

尿道及前列腺性血尿特征：尿呈鲜红色，前列腺及后尿道出血为终末血尿，前尿道出血可呈尿道滴血；常伴有尿急、尿频、尿痛及排尿困难等表现。

【辨证论治】

1. 外感风热证

证候：小便黄赤，尿血鲜红，咽干咽痛，口渴喜饮，或咽痒咳嗽，舌红苔薄黄，脉浮数。

基本治法：疏风清热。

方药运用：银翘散加减。常用药：金银花10g，连翘12g，牛蒡子12g，荆芥穗12g，桔梗10g，竹叶10g，鲜芦根30g，甘草5g，蚤休15g，蝉衣10g，浮萍20g，白茅根30g。方中金银花、连翘清热解毒，透热达表；牛蒡子清热利咽，疏散风热；荆芥穗清宣解表，理血止血；桔梗、甘草宣肺祛痰利咽；竹叶、芦根甘寒清轻，前者治上焦风热，后者长于清热生津；蚤休清热解毒；蝉蜕、浮萍发散风热；白茅根清热利湿止血。合用则起疏风清热利咽之功。

加减：若咽喉肿痛者，加山豆根12g，射干12g，土牛膝15g以清热利咽；若面目浮肿者，加桑白皮12g，车前子(包煎)20g，冬瓜皮15g，玉米须15g以利尿消肿。

2. 下焦湿热证

证候：小便短数，灼热刺痛，溺色黄赤，尿血鲜红，少腹拘急胀痛，或有寒热，口苦，腰痛拒按，舌红苔黄腻，脉濡数。

基本治法：清热利湿。

方药运用：八正散加减。常用药：瞿麦12g，萹蓄12g，车前子(包煎)15g，木通6g，滑石20g，甘草梢6g，栀子10g，制大黄6g，大、小蓟各30g。方中瞿麦、萹蓄利水通淋，清热凉血；木通利水降火；车前子、滑石清热利湿，通淋利窍；栀子、大黄清热泄火，泄热下行；甘草梢缓急止痛利窍，调和诸药；大、小蓟清热解毒，凉血止血。合用共奏清热利湿之功。

加减：若大便秘结者，加枳实10g，并重用生大黄以通腑泄热；若口渴喜饮者，加知母10g，生地12g以养阴清热；若小便白细胞多者，加蒲公英30g，黄柏10g以清热解毒。

3. 肾虚火旺证

证候：尿血鲜红，小便短赤，腰膝酸软，五心烦热，颧红神疲，头晕耳鸣，口干咽燥，舌质红，苔薄黄或少苔，脉细数。

基本治法：滋阴清热。

方药运用：小蓟饮子加减。常用药：生地12g，小蓟30g，滑石15g，通草6g，炒蒲黄10g，竹叶10g，藕节30g，当归10g，山栀10g，甘草5g，白茅根30g，旱莲草20g。方中小蓟、藕节凉血止血；炒蒲黄收敛止血；栀子清热泄火；滑石、竹叶、通草利水通淋；生地凉血养阴；旱莲草养阴止血；白茅根清热凉血，利水止血；甘草调和诸药。合用则起养阴清热、凉血止血之功效。

加减：若咽喉肿痛者，加蚤休10g，射干10g，山豆根12g以清热解毒利咽；若湿热下注，尿频急者，加瞿麦12g，鸭跖草30g以清热利湿；若排尿不畅者，加粉萆薢12g，泽兰12g，猪苓15g以通利排尿。

4. 心火内炎证

证候：小便赤涩，尿道灼痛，尿血鲜红，口渴心烦，口舌生疮，夜寐不安，舌或舌尖部红绛，苔黄或少苔，脉数。

基本治法：清心凉血。

方药运用：导赤散加减。常用药：生地12g，小蓟30g，滑石15g，通草6g，炒蒲黄10g，竹叶10g，藕节30g，当归10g，山栀10g，甘草5g，白茅根30g，旱莲草20g。方中小蓟、藕节凉血止血；炒蒲黄收敛止血；栀子清热泄火；滑石、竹叶、通草利水通淋；生地凉血养阴；旱莲草养阴止血；白茅根清热凉血，利水止血；甘草调和诸药。诸药合用，共奏养阴清热、凉血止血之效。

加减：若咽喉肿痛者，加蚤休10g，射干10g，山豆根12g以清热解毒利咽；若湿热下注，尿频急者，加瞿麦12g，鸭跖草30g以清热利湿；若排尿不畅者，加粉萆薢12g，泽兰12g，猪苓15g以通利排尿。

5. 脾不统血证

证候：久病尿血不愈，血尿色淡，多伴大量蛋白尿，面色不华，体倦乏力，气短声低，纳呆便溏，舌质淡有齿痕，苔薄白，脉细弱。

基本治法：补脾摄血。

方药运用：归脾汤加减。常用药：党参12g，黄芪15g，白术10g，茯神10g，当归10g，木香6g，熟地10g，仙鹤草30g，槐花10g，阿胶12g，炙甘草5g。方中党参、黄芪健脾益气摄血；白术健脾燥湿；茯神健脾安神；当归养血活血；木香理气和中；熟地补血生精；仙鹤草、槐花凉血止血；阿胶补血止血；炙甘草健脾，调和诸药。全方以补脾益气摄血为主。

加减：若纳呆者可加焦楂曲各15g，谷麦芽各20g以开胃助运；若便溏者，加薏苡仁30g，茯苓20g以健脾渗湿；若心悸失眠者，可加酸枣仁10g，远志10g以养心安神；若少腹坠胀者，加可升麻10g，柴胡6g以升提中气。

6. 肾气不固证

证候：久病尿血，色淡红，伴蛋白尿，头晕耳鸣，精神困惫，腰背酸痛，舌质淡，苔薄白，脉沉细。

基本治法：益肾固摄。

方药运用：无比山药丸加减。常用药：山药20g，肉苁蓉10g，熟地12g，山茱萸10g，菟丝子12g，赤石脂10g，巴戟天10g，杜仲10g，仙鹤草30g，紫珠草20g，血余炭10g，金樱子10g，茯苓12g。方中山药健脾滋肾；熟地益肾填精生血；山茱萸补肾益精；肉苁蓉、巴戟天温肾助阳；菟丝子、杜仲补肝肾，固下元；赤石脂、金樱子固涩收敛止血；仙鹤草、紫珠草、血余炭清热固摄止血；茯苓健脾益气。全方合用以益肾固摄止血为主。

加减：若畏寒神怯、腰脊酸痛者，加鹿角片15g，狗脊12g以温补督脉；若夜尿频多者，可加益智仁12g，牡蛎12g以固涩缩尿；若有蛋白尿者，加芡实10g，桑螵蛸12g以益肾固精。

7. 气阴两虚证

证候：血尿时轻时重，平素以镜下血尿为主，稍因劳累即见肉眼血尿，神疲乏力，纳差食少，手足心热，舌质淡红，体胖嫩，苔少，脉弦细或细数。

基本治法：益气养阴。

方药运用：参芪地黄汤加减。常用药：太子参20g，生黄芪20g，山茱萸12g，山药10g，生地12g，泽泻12g，丹皮10g，茯苓12g，茜草根30g，白茅根30g。方中太子参益气养阴，黄芪益气健脾；山茱萸益肾补精；山药滋肾补脾；生地养阴清热；泽泻利湿泻肾火；丹皮清热凉血活血；茯苓健脾利湿；茜草根活血止血；白茅根清热凉血止血。全方以补气养阴、健脾益肾摄血为主。

加减：若气虚而水湿内停，肢体浮肿者，加车前子(包煎)20g，猪苓15g以利尿消肿；若阴伤而口干喜饮者，加北沙参12g，麦冬10g以养阴生津。

8. 肝肾阴虚证

证候：小便短赤，甚至尿色鲜红，头晕耳鸣，腰膝酸软，口干便秘，舌红少苔，脉细数或弦细。

基本治法：滋阴凉血。

方药运用：知柏地黄汤加减。常用药：知母10，黄柏10g，山药12g，山茱萸15g，生地12g，茯苓12g，丹皮12g，泽泻10g，女贞子12g，旱莲草20g，苎麻根20g。方中知母养阴清热；黄柏坚阴益阴，清泄下焦之热；山药健脾滋肾；山茱萸补肝肾而益肾精；生地清热凉血养阴；茯苓健脾渗湿；丹皮清热凉血活血；泽泻利湿泻肾火；女贞子补肝肾之阴；苎麻根、旱莲草清热养阴止血。全方以滋阴凉血止血为主。

加减：若心烦失眠者，加焦栀子10g，竹叶10g以清心安神；若尿血紫暗，舌有瘀点，加生蒲黄10g，琥珀粉2g，茜草根20g以化瘀止血。

9. 气滞血瘀证

证候：反复镜下血尿，久治不已，或尿中夹有血凝块，唇舌紫暗或舌有瘀点瘀斑，脉弦涩或细涩。

基本治法：活血化瘀。

方药运用：桃红四物汤加减。常用药：桃仁10g，红花10g，当归10g，川芎10g，丹参12g，益母草30g，黄芪15g，琥珀粉(冲服)2g，生蒲黄15g，景天三七30g，茜草根30g。方中桃仁、红花活血化瘀通络；当归、丹参养血活血；川芎活血行气；赤芍活血通络；益母草活血利水；黄芪益气行血；琥珀粉、生蒲黄、景天三七、茜草根化瘀止血。合用则以活血化瘀通络为主。

加减：若瘀滞较重者，用桃核承气汤加琥珀粉、生蒲黄、茜草根以祛瘀止血；若腹胀者，可加柴胡6g，青皮10g以理气止痛。

10. 砂石阻滞证

证候：尿中时夹砂石，小便艰涩，或排尿突然中断，尿道窘迫疼痛，少腹拘急，或腰腹绞痛难忍，尿中带血，舌红苔薄黄，脉弦或弦数。

基本治法：通淋排石。

方药运用：石韦散加减。常用药：石韦15g，冬葵子10g，瞿麦15g，滑石20g，车前子（包煎）20g，海金沙（包煎）20g，金钱草30g，鸡内金12g，小蓟30g，藕节20g，白茅根30g。方中石韦清热利水通淋；瞿麦清心热，利小肠、膀胱湿热；冬葵子滑利通窍而通淋；滑石利水祛湿，通淋滑窍；车前子清利湿热而通淋；海金沙、金钱草、鸡内金利湿排石消坚；小蓟、藕节、白茅根凉血止血。合用以通淋排石为主。

加减：若腰腹绞痛者，加芍药10g，甘草5g以缓急止痛；如有发热，加黄柏10g，大黄5g以清热泻火。

【临证经验】

1. 血尿的诊断应先确定真性血尿而排除假阳性。首先应排除子宫、阴道、直肠、痔疮出血或月经混入尿液或人为的血尿。其次需与“红色”尿鉴别，如血红蛋白尿、肌红蛋白尿、卟啉病、尿酸盐及某些药物、食物所致。在这些红色尿中镜检均无红细胞，尿潜血试验除血红蛋白尿、肌红蛋白尿外也呈阴性。此外，应排除引起血尿假阴性的因素，如在酸性和低渗的环境中，红细胞极易溶解；尿比重在1.007以下时，红细胞的溶解度为100%，这时即使存在血尿，但在显微镜下也只见到少量红细胞甚至缺如，如果做尿隐血试验可获阳性结果。

而血尿的鉴别重点应是对肾小球性血尿与非肾小球性血尿的鉴别。两者的病因完全不同，在对症治疗原则上也是相反的，前者常用抗凝、抗栓、抗血小板聚集或中药活血化瘀治疗，而后者常用止血疗法。两类血尿的鉴别要点如下：

（1）详尽的病史，如病史中较早出现浮肿或高血压者，常提示肾小球性血尿；如病史中伴尿路刺激症状或肾绞痛或有明显血块在尿中出现者，常提示非肾小球性血尿。

（2）尿中出现红细胞管型者常为肾小球性血尿，尿中有白细胞管型者常提示肾盂肾炎，尿中存在大量的结晶可能是结石引起的非肾小球性血尿。

（3）运用相差显微镜或光学显微镜做尿红细胞形态观察，若为多形型常提示为肾小球性血尿，若为均一型常提示为非肾小球性血尿。若尿中变形红细胞和正常形态红细胞数目相等则称为混合型，常提示肾小球损害合并肾小球部位以下的泌尿系损害。

（4）尿蛋白的圆盘电泳结果有参考价值，若圆盘电泳上出现中分子蛋白尿或高分子蛋白尿时，常提示肾小球性血尿。若出现类似于血浆蛋白质的电泳图形，表明是非肾小球性血尿。

（5）血免疫球蛋白的异常、血清补体的异常、尿FDP阳性等有利于肾小球性血尿的诊断。腹平片、膀胱镜、静脉肾盂造影以及CT检查有助于非肾小球性血尿的病因诊断。肾穿刺虽是一种创伤性检查，但可明确肾小球疾病的诊断，并可了解其病理类型和病变程度，对临床治疗及预后判断有指导意义。

2. 血尿证情复杂，其病性有寒热虚实的不同，病位有表里、气血、脏腑的区别，病情有轻重缓急的差异。临床上首先应辨明外感内伤及虚证实证。凡因风热犯肺、膀胱热结、火毒迫血所致者属外感；而心肝火盛、阴虚火旺、脾肾不足、瘀血内阻者属于内伤。外感以实证为主，内伤以虚证为主。实证表现为下焦湿热、心火下移、瘀血阻络等证候，虚证常表现为阴虚火旺、脾肾亏虚等证候。肾性血尿辨证与辨病相结合的一般规律为：外感风热常见于各型原发或继发性肾小球疾病，往往由上呼吸道感染而诱发血尿；下焦湿热多见于泌尿系统炎症引起的血尿；阴虚火旺者可见于原发性肾小球疾病或继发性肾小球疾病如狼疮性肾炎、紫癜性肾炎、IgA肾病、肾结核；脾肾两虚者临床多见慢性肾炎以镜下血尿为主的久病之后、IgA肾病伴有贫血者、紫癜性肾炎久病正虚者以及膀胱肿瘤晚期患者等；血络瘀滞者多见于紫癜性肾炎、狼疮性肾炎、IgA肾病或慢性肾炎以血尿为主者；砂石阻滞者多为泌尿系结石。

3. 血尿的治疗原则宜标本同治，脾肾气虚者常以黄芪、党参、太子参、山药、白术、茯苓补益脾肾；下焦湿热者多以栀子、车前草、滑石、土茯苓、大黄、萹蓄、石韦清热利湿；久病瘀血阻络者，常用丹皮、赤芍、泽兰、益母草、丹参、当归活血化瘀。而治标的药物，则在辨证的基础上，选用对证的止血药，常用药物有白及、仙鹤草、藕节、蒲黄炭、大小蓟、白茅根、槐花、茜草等。

4. 血尿不同于其他出血性疾病，不可见血止血，妄投收涩止血之品，以免闭门留寇。单用止血药，容易造成血块堵塞，造成排尿困难。若湿热实邪已清，血尿病久或血尿量多者，可短期使用炭类止血药，常用有蒲黄炭、侧柏炭、琥珀炭、藕节炭等。

5. 瘀血是肾性血尿反复发作的重要因素。“血水相关”，湿热日久，脉络不利，积而为瘀；或因虚致瘀、久病致瘀，瘀血日久化热，热毒更甚，迫血妄行，而致尿血不止。瘀血既是本病的病理产物，也是病情加重的重要因素。瘀血贯穿肾性血尿病程始终，在治疗肾性血尿的各期各型中均应适当配以活血化瘀之品，使瘀化血行，气通血和。常选用桃仁、当归、红花、丹参等。

【验案举例】

血尿属风热结咽证（邹云翔主诊）

谷某，女，10岁。初诊日期：1974年4月26日。

患儿于4月8日因扁桃体发炎而发高热，体温39.4℃，经治而退，但半月来低热绵绵。4月25日至某医院就诊，尿检：蛋白微量，红细胞（++），白细胞（+），颗粒管型0~1/HP，血压120/80mmHg，诊断为急性肾炎，次日至邹老处诊治。咽喉疼痛，面部微肿，胃纳减少，小溲黄赤，大便偏干，脉细，苔薄白。风热蕴结咽喉，治以疏风清肺，兼以渗利。

处方：荆芥2.4g，白桔梗3g，南沙参9g，防风3g，炒青蒿9g，茅根30g，芦根30g，生薏苡仁 9g，云茯苓 9g，穞豆衣 15g，六一散(包煎)9g，二至丸 9g。每日 1 剂，水煎服。

二诊（5 月 3 日）：仍觉咽喉疼痛，溲黄便干，面部微肿，尿检：蛋白（－），红细胞少许，颗粒管型 0～1/HP，原方去防风、六一散，加地骨皮 9g 以清虚热，山药 12g 以健脾胃。

三诊（5 月 8 日）：精神好转，胃纳增加，浮肿不著，低热已退，但仍咽痛，溲黄便干，有盗汗。尿检：蛋白（－），红细胞少许，颗粒管型 0～1/HP，咽喉热毒未清。清咽解毒，淡渗利湿，佐以毓阴敛汗之品。

处方：黑玄参 9g，白桔梗 3g，南沙参 12g，穞豆衣 9g，芦根 45g，生薏苡仁 4.5g，知母 9g，二至丸(包煎)9g，糯根须 12g。

四诊（5 月 13 日）：咽痛减轻，眼睑浮肿。尿检：蛋白微量，红细胞少许，上皮细胞少许。以 8 日原方加连皮苓 12g 以增渗利之效。

以上方调治半月余，自觉症状消失，尿检正常而停药。至 1997 年未见复发。

按语：患儿乃急性扁桃体炎后发生急性肾炎，为风邪热毒搏结咽喉，蕴于肺系，传变于肾所致。肺虚是本病之本，金不生水，母病及子。故于清肺解毒，疏风利湿，表里两解之后侧重养肺以益肾。方中荆芥、防风疏风解表；南沙参、桔梗、黑玄参清肺养肺，利咽解毒；青蒿、地骨皮、知母、二至丸养阴清热；茯苓、薏苡仁、茅根、芦根淡渗利湿；穞豆衣、糯根须毓阴敛汗。方制清轻而有效。

（李华伟，周恩超）

第三节　管型尿

管型基本形状为长圆柱形，可能因为弯曲、皱缩或边缘不规则而有所变化。在肾小管和集合管内形成，基质为 Tamm－Horsfall 糖蛋白纤维聚集变形所成的胶质，其中含有髓袢升支粗段和远曲小管起始部的细胞。

促进 Tamm－Horsfall 糖蛋白聚集的因素都有利于形成管型，如尿电解质浓度增加、血红蛋白相互作用、造影剂等。当细胞、颗粒、脂质、结晶、微生物和其他物质在小管液中沿肾单位转运时，被正在形成的管型捕获，最终形成各种不同形态的管型。主要管型及其临床意义见表 8－1。

表 8－1　管型尿主要管型和临床意义

管型	临床意义
透明管型	正常人、肾脏病
颗粒管型	肾脏病
蜡样管型	急性或慢性肾功能不全

续表

管型	临床意义
脂肪管型	肾病综合征
红细胞/血红蛋白管型	增生/坏死性肾小球肾炎
白细胞管型	急性肾盂肾炎
	急性间质性肾炎
	增生性肾小球肾炎
上皮管型	急性肾小管坏死
	急性间质性肾炎
	肾小球肾炎
肌红蛋白管型	横纹肌溶解相关的急性肾衰

1. 透明管型 只含有 Tamm - Horsfall 蛋白。正常人可见，在肾脏疾病时，往往与其他管型并见。大量的透明管型也可见于无肾脏疾病的急性心功能不全或发热，或使用呋塞米、利尿酸，或剧烈运动后。

2. 透明颗粒管型 有的透明管型包含数量不等的细小颗粒，是肾小球肾炎时最常见的管型。

3. 颗粒管型 含有细小或粗大的颗粒。蛋白尿的患者，管型中的颗粒是包含超滤蛋白的溶酶体，而急性肾小管坏死者颗粒可能是变性的小管细胞。粗大的颗粒也可能是变性的细胞。颗粒管型见于肾脏疾病的患者。

4. 蜡样管型 外观像熔化的蜡，较大，边缘清楚，有凹陷。见于急性或慢性肾功能不全。

5. 细胞管型

（1）红细胞管型：管型基质中包含数量不等的红细胞。为肾小球出血的特异性表现，但敏感性较差，只见于25% ~30%的肾小球肾炎血尿的患者。但最近的研究表明，如果仔细检查，肾小球源性血尿的患者85%可见红细胞管型。

对于不明原因孤立性镜下血尿的患者来说，寻找红细胞管型具有特别的意义，因为如果存在，表明为肾小球源性的出血。

当管型基质中的红细胞变性时，可形成血红蛋白管型，呈棕色，颗粒样。因此，这时血红蛋白管型与红细胞管型具有同等的临床意义。然而，血红蛋白管型也可见于无血尿的情况，如血管内溶血时自由滤过的血红蛋白形成的血红蛋白尿。

（2）白细胞管型：包含数量不等的中性粒细胞，表明来自肾脏的白细胞。因此，对于尿路感染的患者来说有特别的意义。如果出现，表明肾实质受累，可见于急性间质性肾炎和活动性增生性肾炎。

（3）上皮管型：包含小管上皮细胞，可见于各种肾小管损害，如急性肾小管坏死、急性间质性肾炎、急性肾移植细胞排异、急性肾炎、肾病综合征等。

6. 脂肪管型 包含数量不等的脂质。典型为脂滴或圆形脂质体，见于肾病或大量蛋白尿患者。

7. 混合管型 包含两种或以上管型。因此，除透明－颗粒管型外，还可出现多种混合管型。临床意义与组成成分相关。例如：颗粒－蜡样管型是肾功能不全的典型表现，颗粒－上皮管型表明肾小管受损。

【病因病机】

1. 风寒束肺 外感风寒之邪，肺气被束郁闭，失于宣发肃降，肺气不能通调水道，下输膀胱，水液输布和排泄障碍，导致水湿停留，而出现小便不利和水肿；肺之宣降失常进而影响脾之传输，肾之气化，水谷精微输布失常，不归正道而下泄，遇寒邪凝滞，结为透明管型、颗粒管型或脂肪管型。

2. 风热犯肺 外感风热之邪，肺气被扰，失于清肃，肺气不利，不能通调水道，下输膀胱，水湿内聚，发为水肿，风热之邪属于温邪，温邪上受，首先犯肺，肺位上焦，上焦水道不通，故水湿停于上，肿在眼睑面部。热灼津液，伤及血络，则血溢脉外，尿中有红细胞管型。

3. 下焦湿热 膏粱厚味，嗜酒无度，饮食不节伤及脾胃，运化失常，酿生湿热；或者调摄失宜，外感湿热之邪注于下焦，导致膀胱气化失司，开阖不利，湿热浊邪凝结而成白细胞管型。

4. 脾肾气虚，湿浊内蕴 肾病日久，伤及脾肾，脾为制水之脏、功在升清降浊，肾为主水之脏、职司封藏泄浊。脾虚则水无所制而泛滥，肾虚则水失所主而妄行，水湿外淫肌肤；若脾虚则精微失升而下陷，肾虚则精微失藏而外泄则又可导致蛋白尿，蛋白与浊毒凝结而成蜡样管型，多伴有肾功能损害。

【诊断与鉴别诊断】

在尿液有形成分分析中，管型的检查是不可或缺的部分，他们的出现对于某些疾病的诊断有重要的临床价值。目前有较先进的尿沉渣分析仪，采用流式细胞和电阻抗与荧光染色为一体的原理，对尿中有形成分，如白细胞、红细胞、上皮细胞、细菌、管型等进行荧光染色后分类计数，在临床常规工作中已被广泛应用。

但尿液中有形成分种类较多，形态变化较大，管型、上皮细胞及黏液丝的形态、大小、染色性又有许多相似之处，故当有上皮细胞及黏液丝存在时常被错误地认为是管型。当尿液中存在较多白细胞或红细胞时，白细胞或红细胞在鞘流液中容易形成串珠状排列，被误认为病理管型。当尿液中存在长方体的磷酸盐结晶、非晶形尿酸盐结晶堆积等类似于管型时，仪器就会提示有管型。当尿液中存在有假菌丝酵母菌时，由于它的形态类似管型，也会被仪器误认。所以用全自动尿沉渣分析仪检测时，标本中含有上述某些成分时管型检测就会出现假阳性。

有时也会出现管型假阴性的现象，如由于脂肪管型的内部构造特点，经过荧光染色后的脂肪滴发出的荧光强度很低，不能被尿沉渣分析仪所识别，有时会将脂肪管型误判为透明管型，甚至漏检，从而造成假阴性。由于有些蛋白尿形成的管型很短小，仪器不能识别而产生漏检现象，发生假阴性的情况。尽管假阴性的比率不高，但其对某些疾病诊断的重要性，所以在临床工作中也不能被忽视。

鉴于以上两种情况，首先标本一定要严格留取中段尿，特别是女性由于白带的污染，使得尿中白细胞、红细胞、上皮细胞、细菌等陡增，引起管型的假阳性出现，干扰疾病的诊断，增加其他的负担。其次，由于管型形成的一个重要条件是尿蛋白的形成，所以在检测过程中若管型出现阳性、干化学法检测尿蛋白呈阳性时，务必进行尿沉渣显微镜检查。

【辨证论治】

1. 风寒束肺证

证候：起病迅速，眼睑先肿，继而四肢和全身皆肿，尤以面部肿势为著，微恶风寒，骨节酸痛，小便量少，舌质淡苔薄白，脉浮紧。尿检可见蛋白及透明、颗粒管型。

基本治法：疏散风寒，宣肺利水。

方药运用：麻黄汤合五皮饮。常用药：麻黄6g，桂枝4g，杏仁9g，甘草梢3g，生姜皮9g，桑白皮12g，陈皮9g，大腹皮12g，茯苓皮15g。方中麻黄味苦性温，为肺经专药，能发越阳气，散风寒，宣肺气，利水消肿；桂枝、生姜皮外而畅通营卫，解肌散邪，内而温通经脉，化气行水，助麻黄发汗解表，通调水道；杏仁苦味以降肺气，同麻黄一宣一降，以调畅水道；桑白皮、大腹皮肃降肺气，行气利水；茯苓皮、陈皮助脾运化，和胃祛湿，甘草调和诸药。诸药合用，使风寒疏散，肺宣水消，营卫疏利，经脉和畅。

加减：若骨节痛甚者，加防己10g通络利水止痛；若恶风有汗者，加白芍6g；若呕恶不欲食者，加藿香10g，苏叶10g芳香透达，开胃化湿。

2. 风热犯肺证

证候：突然眼睑面部浮肿，发热恶风，咳嗽，咽喉肿痛，口干而渴，小便短赤，舌边尖微红，苔薄而黄，脉浮数。

基本治法：疏风清热，宣肺利水。

方药运用：银翘散加减。常用药：金银花10g，连翘12g，牛蒡子12g，荆芥穗12g，桔梗10g，竹叶10g，鲜芦根30g，甘草5g，蚤休15g，蝉衣10g，浮萍20g，白茅根30g，大、小蓟各30g，炒蒲黄10g，竹叶10g，藕节30g。方中金银花、连翘清热解毒，透热达表；牛蒡子清热利咽，疏散风热；荆芥穗清宣解表，理血止血；桔梗、甘草宣肺祛痰利咽；竹叶、芦根甘寒清轻，前者治上焦风热，后者长于清热生津；蚤休清热解毒；蝉蜕、浮萍发散风热；白茅根清热利湿止血；大蓟、小蓟、藕节凉血止血；炒蒲黄收敛止血；竹叶利水；甘草调和诸药。合用则以疏风清热、利咽消肿、凉血止血为主。

加减：若咳嗽较甚者，加黄芩6g清肺泄热；若尿痛者加生地10g，木通6g清热凉血通淋；若浮肿明显者，可加茯苓皮30g，车前子(包煎)20g利尿消肿。

3. 下焦湿热证

证候：小便短数，灼热刺痛，溺色黄赤，尿血鲜红，少腹拘急胀痛，或有寒热，口苦，腰痛拒按，舌红苔黄腻，脉濡数，尿中见白细胞管型。

基本治法：清热利湿。

方药运用：八正散加减。常用药：瞿麦12g，萹蓄12g，车前子（包煎）15g，木通6g，滑石20g，甘草梢6g，栀子10g，制大黄6g，大、小蓟各30g。方中瞿麦、萹蓄利水通淋，清热凉血；木通利水降火；车前子、滑石清热利湿，通淋利窍；栀子、大黄清热泄火，泄热下行；甘草梢缓急止痛利窍，调和诸药；大蓟、小蓟清热解毒，凉血止血。合用以清热利湿为主。

加减：若大便秘结者，加枳实10g，并重用生大黄通腑泄热；若口渴喜饮者，加知母10g，生地12g养阴清热；若小便白细胞多者，加蒲公英30g，黄柏10g清热解毒。

4. 脾肾气虚，湿浊内蕴证

证候：肾病日久，气短纳少，倦怠乏力，面部或肢体浮肿，有时腹部胀满，大便不实，苔薄白，脉细弱或沉。尿中有蜡样管型。

基本治法：健脾益肾，行气导浊。

方药运用：六君子汤加减。常用药：生黄芪15g，党参12g，生白术12g，茯苓15g，怀山药15g，陈皮6g，生薏苡仁15g，川续断15g，菟丝子15g，生牡蛎20g，土茯苓20g，鹿衔草20g。方中黄芪益气健脾升阳，增强脾气统摄功能；党参、茯苓、生苡仁、白术健脾以利水湿；山药补脾胃，益肾气；陈皮理气和中；扁豆健脾渗湿；川续断、菟丝子补肾益精；生牡蛎、土茯苓、鹿衔草泄浊解毒。全方以补气健脾益肾、行气导浊为主。

加减：若下肢浮肿较甚，小便量少，加泽泻15g，车前子（包煎）20g；若有中气下陷，加重参、芪用量，并加升麻10g。

【临证经验】

1. 急性肾炎时尿沉渣的特点为蛋白尿、红细胞尿，可伴红细胞或血红蛋白管型，以及透明、颗粒和上皮管型。肾炎性尿沉渣管型见于活动性增生性肾小球肾炎，血尿的严重程度与肾内病理变化并不一致。中医辨证责之风邪犯肺，治节失职，肃降失机，通调受抑，治宜祛风宣肺。研究发现，祛风宣肺可增强肾脏气化和肾络热毒的透泄。通过抗过敏，可缓解变态反应，解除肾毛细血管痉挛，抑制病灶感染，消除肾脏的炎症和水肿，促进病情恢复。

2. 典型的肾病性尿沉渣特点为大量脂质（表现为自由滴、卵圆形、脂肪管型，较少见的为胆固醇结晶），伴有小管细胞，数量不等的透明、颗粒或上皮管型。红细胞少见或无，最多10/HP，无中性粒细胞，这种情况说明无肾小球增生性病变，如微小病变、FSGS、膜性肾病、糖尿病肾病、淀粉样变、轻链沉积病等。中医责之风寒湿热瘀邪致肺脾肾三脏气化失常，影响尿液的酸碱度和尿流，致肾脏炎症或变性漏出的蛋白精微物质、细胞和细胞碎片等在肾小管凝集而成管型，其病理基础在于肾的气化功能紊乱。急性者，邪气内传，气化受邪障碍，重在祛邪；慢性者，肾气虚弱，气化无力，重在扶正，调整脏腑气化，恢复肾脏功能，通利小便，促进尿流和改变尿的酸碱度。气化得行，邪祛精归，肾病痊愈，管型消失。

3. 红细胞管型尿提示肾脏有出血和炎症，多见于链球菌感染后肾炎、急性肾炎和狼疮性肾炎。中医认为是由热、阴虚及瘀血所致。治宜凉血止血，祛瘀止血。因热者，选用小蓟、生地榆、茜草、茅根、益母草等。因虚者选用槐花、仙鹤草、泽兰、旱莲草、阿胶珠等。如症见尿血色鲜红，身热烦渴，舌红苔黄，脉滑数，属热侵下焦，迫血妄行，加用导赤散；症见形体消瘦，低热，腰酸，口干不欲饮，舌红有瘀斑，属阴虚热瘀，络伤血溢，加用《兰室秘藏》通幽汤；症见水肿不消，面唇发暗，舌暗或有瘀斑，或月经后期，量少色暗有块，属于瘀血阻络，离经外溢，加用桃红四物汤。瘀去则血静，瘀除则络脉畅，精血各循其道，血尿管型随之消失。

4. 白细胞管型尿提示肾脏感染和炎症，多见于肾盂肾炎活动期，责之热毒瘀滞或湿热下注。治宜清热解毒，活血利湿。药用白花蛇舌草、半枝莲、鱼腥草、土茯苓、石韦、连翘、生大黄等。如属皮肤疮疖，牙蛾肿痛，舌红脉数之热毒者，加入五味消毒饮；症见浮肿，伴尿频、尿急、口渴欲饮、大便干、舌苔薄腻、脉滑数之湿热者，加入八正散。

5. 慢性肾炎管型尿不消，多因脾肾气虚，气化不利，清浊不分，封藏失职所致精气溢泄。治宜摄精固涩。药用金樱子、芡实、白果、莲须、怀山药、徐长卿等。研究证实，益气健脾、补肾固涩可提高机体免疫力，维护和加强肾脏气化，调节肾脏功能，促进脾气摄精和肾之固涩，使水谷精微自循常道。

6. 慢性肾衰竭可见蜡状管型尿。“蜡者，浊也”，属湿热瘀浊之邪。由于此类患者病程长，又多用过激素或免疫抑制剂，干扰体内阴阳平衡，故常见气阴不足。治宜益气养阴，行气导浊。药用太子参、麦冬、玉竹、枳壳、槟榔、猪苓、生牡蛎、生大黄、土茯苓、鹿衔草、穞豆衣等。

总之，我们认为管型是肾脏气化失调，气不行阴，蛋白、细胞等在肾脏瘀滞、积聚而成，反映肾脏疾病的性质。根据尿中管型的病程和类型，辨证用药，调整气化，使邪气外达，水谷精微归其正道，有促进疾病恢复、管型消除的作用。

【验案举例】

急性肾炎管型尿属风热袭肺证（邹云翔主诊）

曹某，男，14岁。初诊日期：1970年3月30日。

患者2月初患上呼吸道感染，至2月11日出现眼睑浮肿，尿检：蛋白（+++），颗粒管型（++），透明管型（+），红细胞（+）。3月30日至邹老处诊治时，眼睑浮肿，精神萎软，口干欲饮，脉细，苔薄黄。血压126/82mmHg。风热袭肺，疏风清热，和络渗利法治之。

处方：金银花9g，连翘9g，生薏苡仁12g，芦根30g，云茯苓9g，桃仁3g，红花3g，玄参9g，川石斛9g，六一散(包煎)9g。

二诊（4月1日）：症如前述，宗原方治疗。

三诊（4月6日）：口干咽痛，尿常规：蛋白（+++），白细胞少许，红细胞少许。

咽喉热毒未清。清咽解毒，补肾渗利治之。

处方：南沙参12g，黑玄参9g，白桔梗9g，生地炭6g，炒牛蒡子9g，黑穞豆衣12g，云茯苓9g，血余炭(包煎)9g，生甘草4g。

四诊（4月13日）：浮肿退，唯尿检结果如前。宗前法，活血化瘀之品须加量。

处方：南沙参12g，黑玄参12g，金银花9g，生地炭9g，枸杞子12g，桃仁4g，杜红花9g，血余炭(包煎)9g，穞豆衣12g，云茯苓9g。

上方服至4月底，精神好，尿检：蛋白（+），红细胞偶见，白细胞少许。再予健脾补肾方调理而愈。

按语：凡继咽部疼痛而后发肾炎，或肾炎已发咽部仍痛者，必须首先清咽解毒。本例患儿有咽痛之症，故用黑玄参、沙参、桔梗、生甘草、牛蒡子等药以清解咽喉热毒。主法虽以清咽为主，但湿邪内恋，皆以肾虚为本，故凡浮肿者，都可配合补肾渗利。邹老根据水阻必有血瘀之理，在治疗急性肾炎、管型尿时，常在方中少佐和血化瘀之品，对消水肿、消蛋白尿有较好疗效。

（李华伟，周恩超）

第四节　乳糜尿

乳糜尿是由于乳糜自尿道排出所致。乳糜为小肠乳糜管内含有以乳糜微粒形式存在的吸收脂肪的淋巴液。由于乳糜微粒是以稳定的乳状液形式存在，所以小肠淋巴液呈牛奶状外观。

乳糜尿表明小肠淋巴系统与尿路之间存在异常联系。这是由于小肠乳糜管引流部分堵塞，导致远端淋巴管扩张，最终淋巴管破入泌尿道，形成淋巴－尿路瘘所致。淋巴－尿路瘘常发生于肾盂内肾盏穹窿部，但也发生于输尿管或膀胱的任何部位。

乳糜尿的病因可分为寄生虫性与非寄生虫性。淋巴丝虫病是寄生虫性乳糜尿的常见原因，北纬40°至南纬30°之间的热带和亚热地区是疫区，包括印度、中国、日本南部及一些东南亚国家，患者往往生活在疫区。乳糜尿是慢性淋巴丝虫病的晚期和较少见的并发症，在一项流行病学的研究中，乳糜尿见于流行地区人口的0.7%左右；在另外的一项调查中，乳糜尿见于2%左右的丝虫病感染患者。非寄生虫性乳糜尿可由手术、外伤、肿瘤引起，也可为原发性。

【病因病机】

1. 湿热下注　多见于乳糜尿早期和复发阶段。病因病机为虫毒浸淫，积久化热，流注下焦，脂液外泻或脾虚不运化水液而生湿，湿郁化热，湿热下注，膀胱气化不利不能制约脂液下注或热甚伤络，脂血并溢而成乳糜血尿。

2. 络脉瘀阻　多见于久病或有瘀血之患者。病因病机为络脉气血失和及因寒因热因气等多种原因形成的瘀阻血滞，使血出脉络，脂溢脉外，血随脂液而下。

3. 中气不足 多见于久病或老年患者。病因病机为病久导致中气不足，气虚不能固摄而脂液精微下流；或脾胃不能统血，脾不摄精，血脂并下。

4. 肾阳虚微 多见于久病或老年患者。病因病机为久病元气耗伤，或年老体弱之肾阳不足，命门火衰，泌藏失司，固摄无权，精微脂液下流。

5. 脾肾阳虚 多见于久病或年老患者。病因病机为久病脾虚及肾，不能充养肾精，致使肾阳亦虚，下元亏损，精微下注。

6. 脾虚湿困 多见于久病或老年患者。病因病机为饮食不节，久劳体倦或久居湿地，涉水淋雨而致脾气虚弱，水湿困顿，运化失健，水谷精微不能正常输布，下注而脂液外溢。

7. 阴虚火旺 多见于乳糜血尿之久病患者。病因病机为久病、气阴两伤，水亏火旺，阴阳失衡；或君火内动伤血或相火妄动伤肾，血随脂液而下。

【诊断与鉴别诊断】

乳糜尿的典型症状为排出乳白色小便。然而，有些患者可以毫无症状，患者因尿中排出凝块而出现肾绞痛。刚刚排出的小便肉眼检查呈牛奶、云絮状，离心后仍较混浊。静置后尿液可分三层：顶层为乳糜微粒，中间层包含蛋白，低层为纤维蛋白凝块和细胞成分。值得注意的是，普通的实验室检查并不能发现乳糜尿。尿常规检查通常显示大量蛋白尿，中度红细胞，白细胞酯酶呈阴性（除非并发感染）。因为淋巴液中含有白蛋白，同时也有大分子的球蛋白和纤维蛋白，因此总蛋白浓度在 3 ~ 6g/dl，24 小时尿蛋白常常在肾病综合征范围，尿蛋白电泳呈非选择性，尿乳糜试验可明确诊断。

乳糜尿患者尽管出现肾病综合征范围的蛋白尿，但显微镜检并没有肾病综合征患者的脂肪管型。这是因为蛋白尿并不是来自肾小球，而是在肾单位后形成的。相反，在尿沉渣中可见到大量的淋巴细胞，为淋巴液渗漏所致。乳糜尿伴血尿时，为形成淋巴 - 尿路瘘时血管破入泌尿道，尿沉渣中的红细胞通常是均一形的，无红细胞管型。

尿液混浊的鉴别诊断，除乳糜尿外，还需包括尿路感染导致的脓尿和磷酸盐在碱性尿液中沉淀所致的结晶尿。前者通过尿沉渣中见到大量中性粒细胞而非淋巴细胞来诊断。后者通过醋酸酸化尿液，使沉淀的磷酸盐溶解来诊断。

明确乳糜尿的诊断后，需进一步检查淋巴 - 尿路瘘的位置，并寻找发病的原因。进食脂肪餐后检查膀胱镜可以发现乳糜尿来自左侧还是右侧输尿管，淋巴管造影可以明确淋巴 - 尿路瘘的位置。乳糜尿患者的淋巴管造影通常显示肾门部淋巴管显著扩张、扭曲，少数患者的淋巴 - 尿路瘘位置可在输尿管或膀胱水平。

【辨证论治】

1. 湿热下注证

证候：小便红浊或黄浑或夹血丝、血块、脂块，尿道热痛，胸闷纳少，少腹坠胀，口干口苦，喜冷饮，舌质红，苔黄或苔黄腻，脉数或濡数。

基本治法：清热利湿，分清泌浊。

方药运用：程氏萆薢分清饮加减。常用药：川萆薢12g，黄柏9g，车前子（包煎）15g，石菖蒲12g，茯苓15g，白术15g，莲子心9g，丹参9g，飞廉20g，凤尾草15g，荠菜花15g，土茯苓15g，半枝莲20g。本中以萆薢为主，利湿通淋，分清别浊，为治疗本证的特异性药物；配合黄柏清热燥湿；车前子利水通淋，清利膀胱湿热；石菖蒲化湿通窍，定心志以止小便频数；佐以茯苓、白术健脾祛湿，使脾旺能运化水湿；另配莲子心、丹参清心火，以阻心热下移于小肠，及小肠之热上扰于心；飞廉、凤尾草、荠菜花、土茯苓、半枝莲清利下焦湿热，凉血解毒。全方以清热利湿、分清泌浊为主。

加减：若尿道热涩较重，疼痛者加山栀子10g，生地6g，木通9g清下焦湿热；小腹胀，排尿不畅者加乌药10g，益智仁12g通阳化气；湿热伤络见尿血者酌加白茅根20g，地榆12g，牡丹皮12g凉血止血。

2. 络脉瘀阻证

证候：尿液混浊多凝块，或尿液如洗肉水样或红白凝块相杂，血色晦暗，腰痛如刺，肌肤甲错，舌质有瘀斑瘀点，脉沉紧或沉涩。

基本治法：活血通络。

方药运用：桃红四物汤加减。常用药：桃仁10g，红花6g，当归10g，熟地15g，赤芍10g，川芎12g，益母草30g，丹参10g，水蛭5g，五灵脂10g，生蒲黄10g。方中桃仁、红花活血化瘀；当归、赤芍、丹参养血活血；川芎活血行气；益母草活血利水；水蛭、五灵脂、生蒲黄攻瘀散血通络；熟地养血填精。合用则以活血化瘀通络为主。

加减：若瘀块较多，小便不畅者加川牛膝10g，冬葵子12g；少腹胀闷较著者加青木香10、炮穿山甲9g；腰痛者加三七10g，延胡索10g。

3. 中气不足证

证候：小便混浊如白浆，反复发作不已，或如膏脂解之不畅，或上午清而下午浊，或休息时清而劳累后浊，神疲乏力，面色萎黄，头昏晕，食少便溏，舌质淡胖，苔薄白，脉缓。

基本治法：补中益气，健脾化浊。

方药运用：补中益气汤加减。常用药：黄芪20g，党参15g，白术12g，茯苓15g，陈皮6g，升麻10g，柴胡6g，当归10g，甘草6g。方中黄芪补中益气，升阳固表为君；党参、白术、甘草甘温益气，补益脾胃为臣；陈皮调理气机，当归补血和营为佐；升麻协同参、芪升举清阳为使。综合全方，一则补气健脾，使后天生化有源；一则升提中气，恢复中焦升降之功能。

加减：尿浊黏稠加炙白鸡冠花15g；溲意频数，无热痛感者加益智仁12g，山药15g；日久形瘦、口干、舌质红有伤阴者加女贞子12g，玉竹12g，黄精12g；伤营夹血尿者加墨旱莲20g，炒地榆12g；食少纳呆者加神曲12g，麦芽12g。

4. 肾阳虚微证

证候：小便混浊，白天或活动后减轻，休息或入夜则尿混加重，面色淡白无华，形寒肢冷，腰膝酸冷，神倦嗜卧或五更肾泄，舌质胖淡，脉细沉。

基本治法：温补肾阳。

方药运用：右归丸加减。常用药：熟地 15g，山茱萸 12g，枸杞子 12g，菟丝子 15g，制附子 6g，肉桂 4g，党参 12g，黄芪 20g，当归 12g，淫羊藿 12g，车前子（包煎）20g，益母草 12g。方中熟地、山茱萸、枸杞子补养肾精以益真阴；附子、肉桂、淫羊藿温壮肾阳而益命火；菟丝子补肾固摄；党参、黄芪补脾益气以资化源；当归补血养肝，活血通络；车前子利湿热以泄肾浊；益母草化瘀利水。合用则以温肾阳、补精血为主。

加减：若小便清长者，可加桑螵蛸 12g，益智仁 12g 以补肾固涩缩尿；泄泻重者加用肉蔻 12g，五味子 12g 涩肠止泻。

5. 脾肾阳虚证

证候：小便色如米泔或似膏糊，反复发作，日久不愈，面黄形瘦，食少纳呆，精神倦怠，腰酸肢冷，舌淡胖，苔白滑，脉迟缓。

基本治法：健脾益肾。

方药运用：金匮肾气丸加减。常用药：熟地 12g，桂枝 10g，茯苓 12g，泽泻 12g，山药 15g，山茱萸 10g，丹皮 10g。方中熟地滋补肾阴，填精益髓；桂枝补心阳，壮心火；茯苓健脾宁心；泽泻作用于下焦，引心火下达于肾；山药滋脾固肾，重在滋补脾阴，增强运化之力；山茱萸敛心阳入肾，以固肾气；丹皮活血兼以清热。合用则以健脾益肾、补气温阳为主。

加减：兼有腹泻便溏或五更泄者，加补骨脂 10g，干姜 10g，石榴皮 15g 以温阳止泻。

6. 脾虚湿困证

证候：尿白混浊或夹有麸片状物，头晕乏力，或见肢面轻度浮肿，舌质淡苔白，脉濡滑或濡细。

基本治法：健脾利湿。

方药运用：平胃散加减。常用药：苍术 10g，厚朴 10g，陈皮 10g，生姜 10g，薏苡仁 20g，茯苓 15g，益母草 30g，白术 10g，藿香 10g，佩兰 10g，甘草 6g。方中苍术燥湿健脾；厚朴理气燥湿；陈皮理气和中；生姜温散水气；薏苡仁、茯苓健脾淡渗利湿；益母草活血利水；白术健脾燥湿；藿香、佩兰芳香化湿醒脾；甘草调和诸药。全方以健脾化湿为主。

加减：若湿热重者，加黄柏 10g，车前子（包煎）20g。

7. 阴虚火旺证

证候：小便白混，或上午白混，下午红混，或有鲜红血块，或清晨尿浊加重，口咽干燥，五心烦热，潮热盗汗，失眠多梦，遗精，腰膝酸痛，女子闭经或量少，舌红少苔，脉细数。

基本治法：滋阴降火。

方药运用：知柏地黄丸加减。常用药：知母 10g，黄柏 10g，熟地 12g，山茱萸 12g，山药 15g，泽泻 12g，丹皮 10g，茯苓 15g。方中知母、黄柏滋阴降火；熟地滋肾阴；山茱萸、山药益肾补肝健脾；泽泻、丹皮、茯苓泄浊除湿清热。诸药合用，共奏滋阴降火之功。

加减：若血块多，尿道涩痛者，加川牛膝12g，虎杖15g，刘寄奴15g；日久血尿不止者，加阿胶10g，藕节炭12g，旱莲草15g。

【临证经验】

1. 诊断淋巴丝虫病通常通过血涂片检查，因为循环中的寄生虫活动周期在夜间，因此，需要在深夜（通常是午夜）取样。而近年来，出现了酶联免疫吸附检测寄生虫抗体的方法，较涂片检查更敏感。乳糜尿的非寄生虫性病因较罕见，包括：肉芽肿性疾病（如结核、真菌感染和麻风病）、淋巴系统的遗传性疾病（如淋巴血管瘤）、肿瘤、外伤、静脉扩张、妊娠、主动脉瘤和手术后的淋巴管阻塞。如果患者曾在寄生虫流行区生活，提示有寄生虫性乳糜尿可能，而肿瘤、结核的病史则提示有肿瘤细胞或分枝杆菌感染阻塞淋巴管的可能。如果患者有单侧的淋巴水肿，则提示有淋巴系统遗传性疾病的可能。

乳糜尿常规检查出大量蛋白尿时，必须注意与肾病综合征相鉴别。其鉴别要点有：乳糜尿的蛋白尿常为发作性的，特别是食物中含有脂肪时加重，可自行缓解，而肾病综合征的蛋白尿则为持续性的；乳糜尿伴有腰痛或肾绞痛，而肾病综合征则无明显疼痛；肾病综合征时常伴水肿、高血压，而乳糜尿一般血压正常，只有在合并严重营养不良时才会出现水肿；肾病综合征时常伴高脂血症，而乳糜尿罕见；乳糜尿尿液外观多有凝块，而肾病综合征则泡沫较多、无明显混浊度的改变。

2. 本病初起，以湿热为多，属实，法当清热利湿以治其标；病久则肾脏受损，属虚。治宜培补脾肾以治其本。脾虚当补中益气，肾虚当补肾固摄。若病久迁延反复，而出现虚实夹杂者，应予标本兼顾。

3. 治疗重视调理脾肾二脏。肾藏精，主二便，司开合，与膀胱相表里。肾之阴阳偏衰，肾失固摄，则不能藏精而外泄；膀胱气化不利，清浊不分而出现尿浊尿血。脾为后天之本，脾失健运，饮食的精微不能运化，下注膀胱乃成尿浊。故前人对本病总结性地指出："尿浊者混浊之谓也，方书多责之于肾，求之于脾，以脾主土，土病湿热下注则为浊病，湿胜于热则为白，热胜于湿则为赤。"

4. 尤其不可忽视从经络气血论治。关于本病病机，《素问·调经论》曰"络有留血"，且阐述了络有留血的原因是由"络与孙脉俱输于经，血与气并，则为实焉"。乳糜尿多伴有尿血及腰痛，当是肾之脉络中气血运行失调造成"络有留血"，下焦"血病"。在"不通则痛"的原则下，乳糜尿是淋巴丝虫阻塞肾系淋巴管道，造成淋巴液回流不畅，淋巴管壁脆弱、破裂，乳糜进入输尿管、膀胱的结果，这与中医所称的"肾脉"、"络有留血"不无关系。因此，只有注意运用通络活血化瘀法的治疗，方可收到满意效果。

【验案举例】

1. 乳糜尿属气阴两虚证（邹燕勤主诊）

徐某，男，60岁。初诊日期：2004年2月19日。

患者有糖尿病病史4年，已使用胰岛素控制血糖。近2年出现小便浑浊如米泔水，人渐消瘦，尿乳糜试验阳性。今诊：身倦乏力，腰酸隐痛，纳谷欠馨，进食油腻则小便浑浊如米泔水，口干喜饮，舌质红，苔薄黄腻，脉细。尿常规检查：蛋白（++）。辨证为脾肾气阴两虚，湿热内蕴而下注。治疗以益气养阴，补益脾肾为主，兼清利湿热。

处方：川断15g，怀牛膝10g，生地10g，枸杞子20g，女贞子15g，太子参20g，炒白术10g，鬼箭羽30g，地骨皮20g，生薏苡仁20g，茯苓30g，茅根15g，芦根15g，车前草15g，制僵蚕15g，全蝎3g，蝉衣5g，石韦15g，丹参15g，凤尾草15g。每日1剂，水煎服。

二诊（2月26日）：患者服药后腰酸明显减轻，纳谷渐增，小溲已清，进食素油后也未见尿液混浊。舌质红，苔薄黄，脉细略弱。药已中的，原方继进，以巩固疗效。

按语：乳糜尿辨证虽有气虚、阴虚、湿热证之不同，但临床具体病案往往是相互兼夹为患，单一证型不常见，临床辨证不可拘泥。本案患者在糖尿病的基础上并发乳糜尿有2年之久，临床所见腰酸、纳差为脾肾气虚，口干舌红为阴虚，苔黄腻为湿热内蕴，故总体病机属脾肾气阴两虚，湿热内蕴下注。处方中太子参、炒白术、生薏苡仁、茯苓补益脾气；川断、怀牛膝配太子参补益肾气；生地、枸杞子、女贞子、地骨皮、芦根养阴清热，与前药配伍气阴双补；白茅根、车前草、石韦、凤尾草清热利湿；加用丹参、全蝎、蝉衣、制僵蚕活血通络，既可适用于糖尿病之久病入络，又有助于淋巴动力学的改善；鬼箭羽具有破血通经功效，药理研究证实有降血糖、调脂作用。全方配伍，理法方药相合，临床作用全面，故取效较速。

2. 乳糜血尿属脾肾亏虚，湿热下注证（邹云翔主诊）

某外宾，男，45岁。初诊日期：1970年5月10日。

患者1970年因宿恙乳糜血尿发作而住某医院治疗，由于患者自称昔用西药治疗少效，欲求中医诊治，乃请邹老前往会诊。初诊症见晨起小溲混浊，午后则渐转清，脉象沉细而缓，苔薄白。尿常规检查：蛋白（++），红细胞（+），白细胞（+）。脾肾不足，湿热下注为患。法拟化湿淡渗，脾肾同治。

处方：怀牛膝9g，制苍术9g，黄柏炭5g，生薏苡仁12g，云茯苓12g，当归炭9g，川断肉12g，肉桂粉（吞服）1.2g，血余炭（包煎）9g，生甘草梢3g，红枣（切）5枚。

二诊（6月9日）：药后自觉晨起首次小便已较前为清，午后则清澈无物，苔薄，脉象如前。上法切合病机，守原方加黄芪9g。

连服15剂，诸症消失。

按语：本例患者由于长期迷恋膏粱厚味生活，脾湿郁热，流注膀胱，致水道瘀而不清，小溲混浊，苔薄白，脉象沉细而缓。大凡尿液浑浊，多属于热。方用苍术燥中州之湿；黄柏清下焦之热；薏苡仁、茯苓、生草梢淡渗利湿；当归炭、血余炭止血消瘀而利尿；牛膝、川断、肉桂心益肾通经；大枣补脾肾；又加黄芪鼓动脾胃之气，以利州都之气化。合之俾脾湿得化，则无湿郁热恋之患，坎宫热清，则州都之液不浊矣。

（李华伟，周恩超）

第五节　阳　痿

阳痿又称为男子勃起功能障碍，指男子不具有阴茎勃起以完成全部性过程所需要的能力，是男性较为常见的疾病。发病率根据年龄而有所不同，根据美国的一项研究，20～39岁者为7%～8%，超过70岁者为55%～60%。其中，60～69岁者为发病的高峰。

既往认为阳痿几乎都是精神因素所致，但目前已知85%～90%阳痿患者中有器质性疾病。如外周血管疾病、糖尿病、性激素失衡、药物影响等。

【病因病机】

1. 命门火衰　多由房劳过度，或少年误犯手淫，以致精气虚损，命门火衰，引起阳事不举。

2. 心脾受损　思虑忧郁，损伤心脾，病及阳明冲脉；且脾胃为水谷之海，生化之源，脾胃虚必致气血不足，宗筋失养而致阳痿。正如《景岳全书·阳痿》说：“凡思虑焦劳忧郁太过者，多致阳痿，盖阳明总宗筋之汇……若以忧思太过，抑损心脾，则病及阳明冲脉……气血亏而阳道斯不振矣。”

3. 恐惧伤肾　恐则伤肾，恐则气下，渐至阳痿不振，举而不刚。正如《景岳全书·阳痿》说：“忽有惊恐，则阳道立痿，亦甚验也。”

4. 湿热下注　湿热下注，宗筋弛纵，可致阳痿，所谓“壮火食气”是也。薛己在《明医杂著·卷三》按语中说：“阴茎属肝之经络。盖肝者木也，如木得湛露则森立，遇酷暑则萎悴。”

5. 肝郁气滞　足厥阴肝经循阴股，入毛中，绕阴器，抵小腹，肝气注于阴器。肝主筋，前阴为诸筋之汇，阴茎的勃起有赖于肝气的鼓动，正如《广嗣纪要·协期》所云：“阳道奋昂者，肝气至也。”本病每与情志内伤有关，《素问·痿论》曰：“思想无穷，所愿不得……宗筋弛纵，发为筋痿。”或欲望不遂，或悲伤恼怒，致肝气郁结，木失条达，阳气不伸，阴器失却鼓动而痿软不用，正如《杂病源流犀烛·前阴后阴病源流》所说：“又有失志之人，抑郁伤肝，肝木不能疏达，亦致阴痿不起。”

6. 瘀血阻络　多见于外伤，或长期从事刺激会阴部的剧烈运动，或盆腔、前列腺手术史，导致瘀血内阻，血行不畅，宗筋失于濡养。

临床所见以命门火衰较为多见，而湿热下注较为少见，所以《景岳全书·阳痿》说：“火衰者十居七八，火盛者，仅有之耳。”

【诊断与鉴别诊断】

1. 精神性因素　许多原因可引起单纯精神性、非器质性阳痿，可突然出现，通常在严重的精神创伤之后，或由于抑郁、焦虑和慢性压抑而逐渐发生。此外，许多精神疾病的性激素水平可以受到影响。

在判断阳痿病因时，一个重要的问题是询问患者是否经常“晨勃”。晨勃是一个生理现象，与睡眠时的血液供应相关，而与性欲无关。如果出现晨勃，通常表明无器质性病因。

然而，精神因素有时也会作为单纯器质性病变的伴发因素，由于不能正常勃起而导致患者的焦虑心理。

2. 器质性因素 许多器质性因素可导致暂时或慢性的阳痿，有些容易治疗，而有些只有通过手术等侵入性方法才能治愈。

常见的病因有：

（1）外周血管疾病：外周血管疾病是到目前为止导致勃起障碍的最常见病因。许多系统性疾病都可直接或间接地影响阴茎的血液供应，如糖尿病、高脂血症、高血压、肾衰竭、心脏疾病等。这些常见疾病都可能破坏阴茎静脉的收缩，或者导致阴茎动脉硬化、狭窄，甚至阻塞。外周血管疾病与年龄相关，通常发病缓慢，病程为数月至数年，起初导致勃起时坚硬度下降，而后逐渐加重。外周血管疾病的诊断可以通过阴茎彩超检查以检测阴茎的血液供应情况。

（2）药物：已知有超过 200 种药物可以影响男性的勃起过程。有些药物作用于中枢神经系统，有些药物影响阴茎血液供应的多少，有些药物则引起血管壁的舒张。常见的药物有：①降压药，如安体舒通和噻嗪类利尿剂、β 受体阻滞剂。②抗抑郁或焦虑药。③治疗神经系统疾病的药物，如抗帕金森病药物。④治疗胃肠道疾病的药物，如西米替丁。⑤治疗过敏的药物。⑥其他如酗酒、吸烟、吸毒均可导致阳痿。超过 80% 的长期酗酒者患有阳痿；研究显示，大量吸烟可损害阴茎的血液供应。

（3）神经系统疾病：控制勃起过程的神经损害是导致阳痿的常见病因。

近年来，前列腺肿瘤发病率的升高是潜在的原因之一。前列腺手术患者超过 80% 会损害阴茎神经，少数患者在手术一年后可能恢复性功能，但大多数患者终身阳痿。前列腺肿瘤的放疗对于性能力有损伤，其他盆腔的手术对勃起也有害处。

另一个导致阳痿的主要原因是会阴部的外伤，特别是某些运动。最近的一项研究表明，自行车运动可以导致阳痿，因为对于会阴部的强烈冲击是非常有害的。

某些疾病因损害中枢而产生对性行为驱动的结构，严重影响勃起能力，如帕金森病、中风、多发性硬化、神经梅毒、下丘脑疾病、某些脑部和垂体的肿瘤，以及癫痫。其他如椎间盘突出等所致阴茎部位传入或传出神经的损伤。

（4）阴茎结构的损害：这些疾病较少见，但也应该仔细排查。如瘢痕或器质性疾病引起的阴茎组织纤维化，Peyronie 病（可引起阴茎异常的弯曲）、包茎、生殖器疱疹、膀胱肿瘤等。

（5）激素异常：5% ~10% 男性有某种激素的异常。最常见的是与年龄相关的睾酮水平持续性下降，这是由于睾丸细胞合成激素能力的下降所致。

当睾酮水平降低影响了男性的第一和第二性征时，称为低腺功能低下。原发性的性腺功能低下是由于睾酮产生细胞的疾病所致。继发性性腺功能低下则是由于其他疾病影响了控制睾酮产生的过程。

最常见的继发性性腺功能低下为促性腺激素分泌不足，垂体分泌卵泡刺激素（FSH）减少。而原发性性腺功能低下时，FSH 正常或升高。

另一种继发性阳痿是由于垂体催乳素分泌过多所致，该激素会抑制男性正常的勃起功能。

【辨证论治】

1. 命门火衰证

证候：阳事不举，精薄清冷，头晕耳鸣，面色不华，精神萎靡，腰膝酸软，畏寒肢冷，舌淡苔白，脉沉细。

基本治法：温补下元。

方药运用：赞育丹加减。常用药：熟地 24g，白术 24g，当归 18g，枸杞子 18g，杜仲(酒炒)12g，仙茅 12g，巴戟天 12g，山茱萸 12g，淫羊藿 12g，肉苁蓉 12g，韭子 12g，蛇床子 12g，附子(制)6g，肉桂 6g。方中制附子、肉桂补元阳；杜仲、仙茅、巴戟天、淫羊藿、蛇床子、山茱萸、肉苁蓉补肾气，助命门而起阳痿；“善补阳者，必于阴中求阳，则阳得阴助而生化无穷”，故用熟地、当归、枸杞子补阴养血填精，再用白术益气健脾除湿，运化精微，使肾精能得到补充。全方配伍共奏补肾助阳之功。

加减：举而不坚，坚而不久者改附子、肉桂各 10g，早泄频作加金樱子、覆盆子、桑椹子各 20g；遗精、滑精者加桑椹、莲须、煅龙牡各 30g；腰膝酸软者加川断、狗脊、骨碎补各 30g。

2. 心脾受损证

证候：阳事不举，精神不振，夜寐不安，胃纳不佳，面色不华，苔薄腻，舌质淡，脉细。

基本治法：补益心脾。

方药运用：七福饮加减。常用药：党参 12g，黄芪 20g，熟地 12g，当归 12g，炒白术 10g，茯苓 15g，山药 12g，远志 10g，枣仁 10g。方中党参、白术、茯苓益气健脾，以强壮后天之本；熟地滋阴补肾，合用当归养血补肝；远志、枣仁养心安神。诸药合用，共奏补益心脾之功。

3. 恐惧伤肾证

证候：阳痿不振，举而不坚，胆怯多疑，心悸易惊，寐不安宁，苔薄腻，脉弦细。

基本治法：补肾宁神。

方药运用：安神定志丸加减。常用药：党参 20g，茯苓 30g，茯神 15g，远志 15g，石菖蒲 15g，龙齿 30g，当归 20g，白芍 30g，白术 15g。方中党参益心胆之气；远志入心肾，既能开心气而宁心安神，又能通肾气而强志不忘，为交通心肾，安定神志之佳品；配用茯苓、茯神补气益胆安神；石菖蒲开窍宁神；肝胆互为表里，当归、白芍养血柔肝助胆中正之用；配白术健脾益气；重用龙齿镇惊安神。诸药共用，共奏补肾安神之功效。

4. 湿热下注证

证候：阴茎痿软，阴囊潮湿，臊臭，下肢酸困，小便黄赤，苔黄腻，脉濡数。

基本治法：清热利湿。

方药运用：龙胆泻肝汤加减。常用药：龙胆草6g，黄芩9g，山栀子9g，泽泻12g，木通9g，车前子(包煎)9g，当归8g，生地20g，柴胡10g，生甘草6g。方中龙胆草大苦大寒，上泻肝胆实火，下清下焦湿热，为本方泻火除湿两擅其功的君药；黄芩、栀子具有苦寒泻火之功，在本方配伍龙胆草，为臣药；泽泻、木通、车前子清热利湿，使湿热从水道排除；肝主藏血，肝经有热，本易耗伤阴血，加用苦寒燥湿，再耗其阴，故用生地、当归滋阴养血，以使标本兼顾；方用柴胡，是为引诸药入肝胆而设；甘草有调和诸药之效。诸药合用，则以清热利湿为主。

加减：若肝胆实火较盛，可去木通、车前子，加黄连6g以助泻火之力；若湿盛热轻者，可去黄芩、生地，加滑石10g，薏苡仁15g以增强利湿之功；若阴囊肿痛，红热甚者，可去柴胡，加连翘15g，黄连3g，大黄10g以泻火解毒。

5. 肝郁气滞证

证候：神情抑郁，消沉悲观，渐致阳痿不起，沉默寡言，郁郁不乐，善太息，伴失眠，口干，胸胁胀闷，舌淡红，苔薄白，脉弦数。

基本治法：疏肝理气。

方药运用：柴胡疏肝散加减。常用药：柴胡10g，陈皮10g，香附10g，川芎10g，枳壳10g，白芍10g，茯苓10g，白术10g，远志10g，党参10g，蜈蚣2条，蛇床子10g，甘草5g。方中柴胡、香附疏肝解郁；陈皮、枳壳理气和中；川芎活血行气；白芍养阴柔肝；茯苓、白术健脾益气渗湿；党参补脾益气；远志宁神定志；蜈蚣其性走窜，入肝经，内而脏腑，外而经络，行气破瘀，引药直达病所，《千金方》曰“欲多房，倍蛇床”，用蛇床子兴阳起痿；甘草调和诸药。诸药相配，共奏疏肝达郁、兴阳起痿之功。

加减：若肝气郁滞累及脾胃，纳谷不思者，加焦山楂20g，焦神曲20g，炒谷芽20g，麦芽20g，鸡内金10g。

6. 瘀血阻络证

证候：阳举微弱，甚或无勃起，舌质紫暗或有瘀点，脉涩不利。

基本治法：活血化瘀。

方药运用：身痛逐瘀汤加减。常用药：当归10g，川芎10g，赤芍10g，丹参10g，桃仁10g，红花10g，炒五灵脂(包煎)10g，炙没药10g，香附6g，延胡索15g，秦艽15g，羌活10g，牛膝9g，地龙6g，生黄芪50g，甘草6g。方中秦艽、羌活祛风除湿；桃仁、红花、当归、川芎活血祛瘀；没药、五灵脂、香附、延胡索行气血，止疼痛；牛膝、地龙疏通经络以利关节；甘草调和诸药。诸药合用，以活血化瘀为主。

加减：心悸、失眠者，加茯神15g，五味子12g，酸枣仁15g；口干渴者，加天花粉12g，玄参10g。

【临证经验】

1. 辨病辨证要点　最主要的是要区分精神性阳痿和器质性阳痿。器质性阳痿还可进一步分为血管性、神经性、内分泌性及混合性阳痿。从临床表现上看，典型精神性阳痿的特点为突然发生阳痿，但睡眠醒来有勃起反射或手淫时阴茎勃起正常，其性欲正常。器质性阳痿者勃起能力减退，发病缓慢，睡眠醒来或性交时，阴茎勃起的坚硬度逐渐下降，且病程较长，对此类患者尤应注意有无心理障碍治疗史，特别是与性功能障碍有关的疾病治疗史，如高血压、高血脂、吸烟、糖尿病、冠心病、外周血管疾病、主动脉及髋动脉手术、会阴骨盆损伤及相关泌尿外科病史。

现代放免技术测定结果显示，内分泌源性阳痿占阳痿患者的35%左右。病变位于睾丸者，表现为促性腺功能亢进性性腺功能低下症；位于垂体者则表现为促性腺功能低下性性腺功能低下症；病变在下视丘者，黄体释放激素受抑制，血浆黄体激素及睾酮下降，PRL升高，升高的PRL可对抗血浆中睾酮作用，从而导致阳痿。

糖尿病后期，由于血管完全闭塞并伴有动脉粥样硬化、内皮增生、外皮细胞脱屑和退化，可引起阴茎海绵体平滑肌细胞萎缩，并伴有脂肪沉淀，神经传导受损，神经介质浓度改变。因此，糖尿病性阳痿是心理因素、血管因素及神经因素综合作用的结果。

2. 重视补肾　《素问·六节脏象论》曰："肾者，主蛰，封藏之本，精之处也。"肾藏精，肾精是人体生命活动的物质基础。肾精化生元阳、元阴，是脏腑阴阳之根本，人体正常功能活动的原动力。肾精化气，肾气充足，则天癸至，性器官才能发育成熟，阴茎才能举缩有时。肾精化血，而肝藏血，肾精足则肝血充，才有足够的血液充盈阴茎，使其坚举。肾阳具有推动、温煦作用，可鼓动气血，使气血迅速充盈阴茎，则阴茎坚举。《诸病源候论·虚劳阴痿候》云："肾开窍于阴，若劳伤于肾，肾虚不能荣于阴器，故痿弱也。"若肾阳亏虚，命门火衰，则阳具痿软。先贤对肾虚所致阳痿的治疗认为：肾虚所致阳痿，以补真元为要，但因阳气已伤，真阴亦损，若专乎于补阳，必有偏胜之弊，应酌情配以血肉温润之品以缓调之。明代张景岳在总结前人经验的同时，结合自身的临床实践，在《景岳全书·新方八阵》中提出了"阴中求阳"和"阳中求阴"的治疗思想。肾阳亏虚、命门火衰者宜温补下元，临床治疗以肾气丸、右归丸为基础化裁，补阳配伍补阴之药，以求"阴中求阳"。肾阴亏损者，宜滋养肾阴，以六味地黄丸、左归丸等为基础化裁，在补阴药中配以补阳药，取"阳中求阴"之义。

3. 重视调肝　《灵枢·经脉》云："厥阴者，肝脉也，肝者筋之合也，筋者聚于阴器。"《灵枢·经筋》云："足厥阴肝经之筋病，阴器不用，伤于内，则不起。"足厥阴肝经循阴股，入毛中，过阴器，抵小腹；足厥阴之筋（即肝脉的经筋）则上循阴股，结于阴器，络诸筋。肝主疏泄，肝的疏泄有节，气机调畅，升降有序，推动气血和精微输达全身筋膜组织，以满足人体正常功能活动所需。肝在体为筋，统领周身诸筋，阴茎以宗筋为体而构成。阳气循经至宗筋，宗筋阳气充盈，则阴茎振奋，以行其用。肝藏血，肝输血于肝经而灌注于宗筋，宗筋血液充盈则阴茎体壮，充实饱满。肝失疏泄则气血运行不畅，宗筋失气血之养，阴茎不用，遂致阳痿。肝血不足，则濡养不足，阴茎失其所养而枯萎不举；肝气虚则阴茎失其所充而痿软难以振起，故肝气郁滞者宜疏肝理气，气机调畅则血濡养有制。肝经湿热下注者宜清热利湿，在泻湿热中配以补血药，以补肝之不足，做到攻补有节。

4. 重视调理脾胃 《素问·厥论》云："前阴者，宗筋之所聚，太阴阳明之所合也。"《素问·痿论》云："阳明者五脏六腑之海，主润宗筋。"脾胃坐镇中州，为气机升降之枢，既能抑心肝之亢，又能补肺肾之损，全赖于气机升降之枢纽。脾为"气血生化之源"，将水谷精微化生为气血，并通过散精作用，使精微既能上达至肺、下行至肾，又能充养宗筋。盖阴器之用以气血为本，而气血之盛衰受脾运化功能的影响。若饮食失节，脾失健运，痰湿内生，湿阻下焦，宗筋气血不畅而成阳痿。脾志为思，思虑过度，心血暗耗，心无欲念也可酿成阳痿。再者，脾的运化全赖脾之阳气，脾阳不足，运化功能失职，则气血无以化，阴器不能得以充养而致痿。脾胃虚弱而致阳痿者，宜补脾益胃，以补中益气汤为基础化裁使用；日久伤阳，脾阳不足者，宜温中散寒除湿，以小建中汤、参苓白术散、理中丸为基础方化裁治疗；寒湿内生者，以参苓白术散为基础方化裁治疗。

综上所述，中医的治疗特点在于整体观念、辨证论治。脏腑辨证作为中医理论体系的一个重要方面，在临床治疗中具有重要的指导意义。依据脏腑在生理功能上彼此相连相通、病理演变上互相传变的原理，治疗阳痿坚持以治肾为本，同时兼顾心、肝、脾、肺与病证的密切关系，通过调整脏腑气血阴阳，使其"阴平阳秘"，达到良好的临床疗效。

【验案举例】

阳痿属湿热下注证（邹燕勤主诊）

王某，男，45岁，销售员。初诊日期：2007年2月28日。

患者近一年房事骤减，一月不得一行，阴茎勃起不坚，勉强行事，阴囊及腹股沟潮湿，味重臊臭，肢困身重，不耐出差远行，纳谷可，大便正常，小溲黄赤，夜寐欠安，苔黄腻，脉弦略数。有烟酒史，无其他病史可询。辨证：湿热蕴于下焦，兼有肾气不足。治疗以清利下焦湿热为主，兼顾补益肾气。

处方：龙胆草10g，黄芩10g，山栀子10g，泽泻12g，通草6g，车前子(包煎)15g，当归12g，生地15g，杜仲10g，川续断10g，蜈蚣1条，柴胡6g，生甘草6g。每日1剂，嘱房事一周一次，放松心情，戒除烟酒。

二诊（3月14日）：药后诉会阴部潮湿有所减轻，气味转轻，困倦亦减，阳痿依旧，小溲仍黄赤，夜寐一般，苔薄黄腻，舌质偏红，脉弦略数。小有其效，主症未减，前方加白茅根30g，女贞子10g以清热养阴。

三诊（3月28日）：诉近两次房事改善明显，勃起有力，时间延长，精神得振，舌脉如二诊。守方28剂，嘱房事不宜频繁。

四诊（4月25日）：汤剂连服4周，诉精神体力较佳，较耐疲劳，房事自觉尚可，小溲转常，阴囊及腹股沟潮湿不显，舌质淡红，苔薄黄，脉细弦，烟酒已减半量。湿热显减，治疗以扶正而祛邪，补肾兼清利。

处方：生地15g，女贞子10g，杜仲10g，川续断10g，当归12g，太子参20g，生黄芪30g，白茅根30g，益智仁10g，菟丝子20g，龙胆草6g，黄芩10g，山栀子10g，通草6g，升麻6g，柴胡6g，生甘草6g。每日1剂。

五诊（5月23日）：近一月，房事尚可，会阴部潮湿几除，一般情况可，舌质淡红，苔薄黄，脉细稍弦。守方继服一月以巩固。随访2年，未再反复。

按语：本案病例以阳痿勃起不坚为苦，兼有阴囊腹股沟潮湿，味重臊臭，肢困酸重，溲黄赤，苔黄腻，脉弦略数等一派湿热之象。故治疗当以清利湿热为主，补益肾气为辅。选用龙胆泻肝汤加减。方中龙胆草大苦大寒，既泻肝胆实火，又清下焦湿热，为本方泻火除湿两擅其功的主药；合以黄芩、栀子加强苦寒泻火之力；泽泻、通草、车前子清热利湿，使湿热从水道排除；肝经有热，易耗伤阴血，复用苦寒燥湿，更耗其阴，故佐入生地、当归滋阴养血，以使标本兼顾；杜仲、川续断以补肾壮腰；蜈蚣起兴阳之功；柴胡引诸药入肝胆；甘草以调和诸药。诸药合用，则以清热利湿为主得效；湿热减后，则清利扶正并举，但以扶正为主，而获全功。其中，疏导情志，戒除烟酒也是取效的重要因素。

（李华伟，周恩超）

第六节　遗精、滑精

遗精是指男性频繁地在无性交活动的情况下所发生的一种射精现象。遗精有梦遗与滑精之分。有梦而遗精的，名为梦遗；无梦或清醒时精液自动滑出者，名为滑精。此外，中医又有失精、精时自下、漏精、溢精、精漏、梦泄精、梦失精、精滑、梦泄等名称。

遗精有生理性和病理性之分，一般正常的未婚成年男性或婚后分居者，平均每月遗精1~2次，且不伴有其他不适感，均为正常的生理现象。据统计，80%以上的青春期后未婚男性或婚后长期分居者均有遗精现象，即所谓“精满则溢”。由于青春期后的男性生理、心理迅速发育成熟，特别是性生殖系统显著变化，睾丸体积增大，体内雄激素水平明显升高，在睾丸、精囊、前列腺、尿道旁腺等组织器官的作用下，不断产生精液，当积聚到一定量，处于饱和状态时，就要通过遗精方式向体外排泄，这是正常的生理现象，对健康无害。正如《景岳全书·遗精》说：“有壮年气盛，久节房欲而遗者，此满而溢者也。”又说：“若满而溢者，则去者自去，生者自生，势出自然，无足为意也。”

若成年男子遗精次数频繁，每周超过2次以上，或在清醒状态下有性意识活动即出现射精，并伴有头晕、耳鸣、神疲乏力、腰酸、失眠等症状，则为病理性遗精。病理性遗精可见于西医的性神经官能症、前列腺炎、阴茎包皮炎、精囊炎及某些慢性疾病。若出现病理性遗精，则应找出病因，及时医治。

病理性遗精主要有以下三方面的原因：

1. 缺乏正确的性认识，精神过度紧张。由于男性青春期后，机体内睾丸酮分泌旺盛，性器官发育迅速，对性刺激极为敏感，性行为意念时常现于脑际，思想往往过分集中在性问题上，使大脑皮层始终存在一个兴奋灶，极易随时诱发遗精。由于缺乏性知识，一旦出现遗精，则精神过度紧张，致使遗精加重。

2. 可由外生殖器或下尿路疾病引起。如包茎、包皮过长的刺激作用，频繁搔弄外生殖器；前列腺炎、尿道炎、精囊炎造成炎症刺激、膀胱充盈等易诱发遗精。此外，患前列腺疾病时，由于前列腺时常充血，脊椎射精中枢呈病理性兴奋，时常造成遗精。

3. 剧烈的体力、脑力劳动后，身体困顿虚弱，睡眠深沉，皮质下中枢活动加强，也易诱发遗精。

【病因病机】

1. 劳神过度，心阴暗耗 劳神过度，心阴暗耗，心阳独亢，心火不下交于肾，肾水不上济于心，心肾不交，水亏火旺，扰动精室而遗。《证治要诀》说："有用心过度，心肾不摄而遗。"《折肱漫录》所谓："梦遗之证，非必尽因色欲过度，大半起于心肾不交，凡人用心太过则火亢，火亢则水不升而心肾不交。士子读书过劳，每有此病。"如心有妄想，所欲不遂，心神不宁，君火偏亢，相火妄动，亦能促使精液自遗。正如尤在泾所谓："动于心者，神摇于上，则精于下也。"

2. 恣情纵欲，肾精不藏 青年早婚，或恣情纵欲，肾精不藏；或肾阴虚则相火偏盛，干扰精室，致封藏失职；或肾阳虚则精不固而自遗。《医贯》说："肾之阴虚则精不藏，肝之阳强则火不秘，以不秘之火，加临不藏之精，有不梦，梦即泄矣。"《证治要诀》说："色欲过度，下元虚惫泄滑无禁。"前者阴虚阳亢，后者阴阳两虚。此外，又有因先天禀赋薄弱而致肾虚不藏的，临证亦所常见。

3. 醇酒厚味，损伤脾胃 醇酒厚味，损伤脾胃，湿热下注，扰动精室，亦可发生精液自遗。如《明医杂著》说："梦遗精滑，饮酒厚味，痰火湿热之人多有之。"《医学入门》也说："饮酒厚味，乃湿热内郁，故遗而滑也。"

4. 肝火偏旺 所愿不遂，情志抑郁，肝气郁结，气郁化火，肝火亢盛，扰动精室，导致遗精。

5. 心脾两虚 心神过劳，耗伤阴血，阴虚火旺，虚火扰动精室而致遗泄；或思虑伤脾，中气虚陷，气不摄精，精失固摄而遗精。

6. 肾虚不固 先天不足，房劳无度，频繁手淫，肾精亏损，封藏失职，精关不固，导致遗泄；或其他证型遗精久延不愈，肾精亏耗，阴损及阳，肾阳虚衰，精关不固而精液滑泄。

综上所述，遗精的发病机制主要责于心、肝、肾之脏，但与心肾关系最为密切。所以，不论火旺、湿热、劳伤、酒色等不同病因引起者，日久无不耗精伤肾。病变以阴虚火旺、心肾不交发展为肾虚不固者多见。

【诊断与鉴别诊断】

1. 生理性遗精与病理性遗精的区别 两者不同在于：①年龄不同：生理性遗精多见于青壮年，未婚或婚后分居者；病理性遗精多见于中老年或身体先天不足者。②身体状况：生理性遗精者，身体健康，精力充沛，或遇事易激动，或劳累紧张的健康人；病理性遗精者，多有前列腺炎、阴茎包皮炎、精囊炎及某些慢性疾病。

2. 遗精与滴白的区别　尿末滴白属疾病表现，常见于无菌性前列腺炎。有统计显示，大约32% 的前列腺炎患者有尿末滴白现象，且多伴有腰酸背痛、会阴部坠胀、排尿不畅、尿后滴沥、阴囊潮湿等症状，但无泌尿系感染史，特别是没有非淋菌性尿道炎病史。前列腺液检查可见白细胞增多或正常，然细菌涂片及培养均为阴性，亦即在前列腺液中查不到致病菌，是此种类型前列腺炎的特征。大部分前列腺炎患者属此类型，其发病率比慢性细菌性前列腺炎约高8倍。无菌性前列腺炎患者出现的尿末滴白，是淤积的前列腺液溢出，而非精液。尿末滴白与遗精，两者在排出方式、排出的量及其性状上均有不同：滴白是在排尿终末无意识地溢出，而遗精通常有射精动作；就排出量而言，滴白量很少，一般仅为数滴，而遗精每次射出的精液量至少在2ml以上；其性状不同，滴白为白色稀薄液，而刚射出的精液呈灰白色、稠厚胶冻样，5～10分钟后液化为稀薄透亮的液体。

3. 遗精与走阳的区别　走阳是指性交时，精泄不止，如《医宗必读·遗精》所言："有久旷之人，或纵欲之人，与女交合，泄而不止，谓之走阳。"而遗精是没有同房而精液流出，以此区别。

4. 滑精与脓尿的区别　其一，排出物的颜色及质和量不同。脓尿呈乳白色或夹有脓、血丝，混浊，有恶臭味，量多，可见全程脓尿；精液排出则清稀呈灰白色，放置后可以液化，无特殊气味。其二，伴随症状不同。脓尿时可伴有肾绞痛，如肾结石合并感染、肾积脓、肾脓肿、肾结核等，如伴有尿道烧灼痛常提示膀胱、尿道、前列腺炎症。遗精无特殊伴随症状，如过频遗精可伴有轻度头晕、心悸、记忆力减退、耳鸣腰酸等。

【辨证论治】

1. 心肾不交证

证候：夜寐不实，多梦遗精，阳物易举，心中烦热，头晕耳鸣，面红生火，口干苦，舌质红，苔黄，脉细数。

基本治法：养阴清火，交通心肾。

方药运用：三才封髓丹加减。常用药：人参10g，天冬15g，熟地30g，黄柏12g，丹皮10g，当归10g，山茱萸15g，黄连6g，酸枣仁12g，茯神20g，远志10g，莲子肉10g，甘草6g。方中人参补脾益气，天冬滋阴补肺生水，熟地补肾滋阴，以药有天、地、人之名，而补亦有上、中、下之分，使天地位育，参赞居中，故曰三才也。黄柏坚阴泄火，砂仁行滞醒脾，甘草既助党参益气，又缓黄柏苦燥之弊。黄连清心火，远志、茯神、枣仁宁心神，丹皮凉血降火，当归养阴血，山茱萸、莲子肉补益肝肾，涩精止遗。全方合用，以养阴清火、交通心肾为主。

加减：若心肾不交，火灼心阴者，可用天王补心丹加石菖蒲、莲子心以滋阴安神；若久遗伤肾，阴虚火旺者，可用知柏地黄丸加减，或大补阴丸滋阴泄火；若梦遗日久，烦躁失眠，心神不宁或心悸易惊，可予安神定志丸加减以宁心安神。

2. 肝火偏旺证

证候：梦中遗精，阳物易举，性欲亢进，烦躁易怒，伴胸胁不舒，口苦咽干，大便干燥，头晕目眩，面红目赤，舌质红，苔黄，脉弦数。

基本治法：清肝泻火。

方药运用：龙胆泻肝汤。常用药：龙胆草6g，黄芩9g，山栀子9g，泽泻12g，木通9g，车前子（包煎）9g，当归8g，生地20g，柴胡10g，生甘草6g。方中龙胆草大苦大寒，上泻肝胆实火，下清下焦湿热，为本方泻火除湿两擅其功的君药。黄芩、栀子具有苦寒泻火之功，在本方配伍龙胆草，为臣药。泽泻、木通、车前子清热利湿，使湿热从水道排除。肝主藏血，肝经有热，本易耗伤阴血，加用苦寒燥湿，再耗其阴，故用生地、当归滋阴养血，以使标本兼顾。方用柴胡，是为引诸药入肝胆而设，甘草有调和诸药之效。诸药合用，则以清肝泻火为主。

加减：兼有血虚，头晕目眩、心慌气短者，加鸡血藤、枸杞子、炒白术补血柔肝。

3. 湿热下注证

证候：有梦遗精频作，尿后有精液外流，小便短黄而混，或热涩不爽，口苦烦渴，舌红，苔黄腻，脉滑数。

基本治法：清热利湿，健脾升清。

方药运用：萆薢分清饮（《医学心悟》）。常用药：川萆薢20g，黄柏10g，石菖蒲20g，茯苓15g，苍术10g，白术10g，泽泻12g，莲子心6g，丹参10g，车前子（包煎）10g。方中萆薢、石菖蒲善于利湿，分清化浊；黄柏苦寒，入下焦，清热燥湿；苍术、白术、茯苓健脾益气，燥湿利水；泽泻、车前子利水渗湿；丹参凉血安神；莲子心味苦性寒，能清热泻火，止遗。诸药合用，以清热利湿、健脾升清为主。

加减：若湿热下注肝经，症见阴囊湿痒、小溲短赤、口苦胁痛者，可用龙胆泻肝汤以清热利湿；若兼见胸腹脘闷、口苦或淡、渴不欲饮、头晕肢困、饮食不馨者，可用苍术二陈汤加黄柏、升麻、柴胡以升清化湿。

4. 心脾两虚证

证候：遗精遇思虑或劳累过度而作，头晕失眠，心悸健忘，面黄神倦，食少便溏，舌质淡，苔薄白，脉细弱。

基本治法：益气补血，健脾养心。

方药运用：归脾汤加减。常用药：党参12g，黄芪15g，白术10g，茯神10g，当归10g，木香6g，熟地10g，山茱萸12g，煅龙骨20g，金樱子15g，炙甘草5g。方中党参、黄芪健脾益气摄血；白术健脾燥湿；茯神健脾安神；当归养血活血；木香理气和中；熟地补血生精；山茱萸、龙骨、金樱子益肾固精；炙甘草健脾，调和诸药。全方以补脾益气为主。

加减：若中气下陷明显者，可用补中益气汤加减；若心脾血虚显著者，可改用归脾汤治疗；若脾虚日久损及肾阳者，宜脾肾双补。

5. 肾虚不固证

证候：遗精频作，甚则滑精，腰酸腿软，头晕目眩，耳鸣，健忘，心烦失眠。肾阴虚者，兼见颧红，盗汗，舌红，苔少，脉弦数；肾阳虚者，可见阳痿早泄，精冷，畏寒肢冷，面色㿠白，舌淡，苔白滑，尖边齿印，脉沉细。

基本治法：补益肾精，固涩止遗。

方药运用：金匮肾气丸加减。常用药：熟地12g，桂枝10g，茯苓12g，泽泻12g，山药15g，山茱萸10g，丹皮10g，煅龙骨20g，金樱子15g，芡实15g。方中熟地滋补肾阴，填精益髓；桂枝补心阳，壮心火；茯苓健脾宁心；泽泻作用于下焦，引心火下达于肾；山药滋脾固肾，重在滋补脾阴，增强运化之力；山茱萸敛心阳入肾，以固肾气；丹皮活血兼以清热；煅龙骨、金樱子、芡实益肾固精。全方以健脾益肾、补气固精为主。

加减：若以肾阳虚为主，见滑泄久遗，阳痿早泄，阴部有冷感，可加用鹿角霜、肉桂、锁阳、蜈蚣等加强温肾之力；若以肾阴虚为主，见眩晕，耳鸣，五心烦热，形瘦盗汗，舌红少苔，脉细数者，酌加熟地、枸杞子、龟板、阿胶等以滋养肾阴；当阴损及阳，或阳损及阴，肾中阴阳两虚者，可合用右归丸以温润固本，阴中求阳。

6. 瘀血阻滞证

证候：遗精日久，少腹及会阴坠胀刺痛不适，射精不畅，射精痛，精液黏稠，舌质暗红，或瘀斑，脉沉细涩。

基本治法：行气活血，化瘀通络。

方药运用：血府逐瘀汤加减。常用药：当归12g，生地12g，桃仁15g，红花6g，枳壳10g，赤芍10g，柴胡6g，甘草6g，桔梗3g，川芎10g，牛膝10g。方中桔梗引药上引，牛膝引邪下行，甘草和中调药，其余药物均入肝经。如当归、生地、柴胡养血活血，清热疏肝；桃仁、赤芍、红花逐瘀活血；血不得气不活，气不得血不行，川芎为血分气药，枳壳擅长理气疏肝，两者合用，具有理气活血、调理肝脾的作用。诸药配伍，共成活血逐瘀之剂。

加减：瘀血明显，刺痛较甚者，可加地鳖虫、水蛭以破瘀通络。

【临证经验】

1. 辨病辨证要点　了解有无其他器质性病变，如包皮炎、精囊炎、前列腺炎、尿道炎等。如兼有上述病变，则需在治疗原发病的同时，发挥中医辨证诊治的特色，中西医结合双管齐下，使疾病尽早痊愈。

2. 审察病位　一般来说，心有妄想，所愿不遂，劳神太过，多致淫梦而遗精，病多在心；若房劳过度，病久体虚，精关不固，无梦滑遗，甚则清醒时精滑不固，病多在肾。

3. 证有虚实，宜分补泻　病变初期及青壮年患者以实证居多，久病体虚及年老体弱者以虚证为多。实证多表现为发病时间短，遗精频作，小便短赤，口苦咽干，心烦不安，失眠多梦，舌红苔黄，脉数。多由火盛或湿热之邪扰动精室所致。应分别采取清心泻火，清肝泻火或清利湿热之法，忌用固涩。虚证的特征是发病时间较长，遗精频繁，劳则加重，甚则滑精，头晕腰酸，心悸气短，舌淡，脉虚等。多为脾肾亏虚，肾虚不藏，精关不固所致。应以益气健脾，补肾固精为主。但是也不能唯以固涩，无论是阴虚还是阳虚，虚中每夹火热或痰湿，固涩之时必须与清泄相结合。

4. 病势缠绵，治当循序渐进 遗精常因生殖系统局部病变，形成不良刺激而引起，常伴有前列腺炎、尿道炎等疾病。此类遗精病情复杂，病势缠绵，治疗较为棘手。在治疗时，可分两步，一是治疗原发疾病，如有前列腺炎、精囊炎等炎症病变，以清热解毒，活血通瘀为主。用于败精、痰湿、痰瘀滞留精道，瘀阻精窍。此时采用通因通用，病变的关键就能解决。对神经衰弱者，又当以镇静安神，疏肝解郁为主。二是治疗梦遗等症，以清泄君相之火与下焦湿热或补脾肾固涩为主。

5. 重视七情因素，治当配合精神调摄 《灵枢·本神》谓："怵惕思虑者伤神，神伤则恐惧，流淫而不止……恐惧而不解则伤精，精伤则骨酸痿软，精时自下。"可见精神心理因素是导致遗精不容忽视的一环，尤其是一些久治难愈的遗精患者，往往有较重的心理负担。因此，在诊治遗精的过程中，应十分重视精神调摄，将心理疏导贯彻到治疗的全过程中，增加患者的性知识，强化性保健意识，加强医患之间的心理沟通，使患者解除心理障碍，树立正确的指导思想。治疗上重视疏理肝气，心理安抚，静心定志。

【验案举例】

1. 遗精属肾虚夹湿热证（邹燕勤主诊）

伍某，男，29岁。初诊日期：2003年7月30日。

患者近半年来梦遗频作，每周1~2次，肢冷乏力，不耐劳累，口中黏腻，舌苔黄腻，脉细。辨证属肾虚精关失固，兼湿热内蕴。治疗拟补益肾气，固摄精气，兼化湿运脾。

处方：太子参20g，生黄芪10g，菟丝子15g，金樱子15g，五味子6g，川断10g，制苍术10g，白术10g，藿香10g，佩兰10g，生薏苡仁20g，茯苓20g，炒怀山药20g，炒芡实20g，枸杞子15g，淫羊藿15g，荷叶10g，覆盆子15g。每日1剂，水煎服。

二诊（8月28日）：药后梦遗次数减少，近日未作，仍觉乏力易疲困，饮食尚可，脉细，舌苔薄黄。治疗效果明显，继用原方。

三诊（9月15日）：患者梦遗未作，肢冷缓解，口中不腻，舌淡红，苔薄黄，脉细，治拟补益肝肾巩固。

处方：太子参20g，生黄芪30g，川断15g，桑寄生15g，枸杞子20g，菟丝子20g，炒芡实20g，怀山药20g，茯苓20g，山茱萸12g，生地12g，炙甘草4g。

按语：遗精病因虽多，但总属精关不固，益肾固涩为其治疗原则。然具体病因则有虚实之分，或有虚实夹杂，治疗应以审因论治立法。本案患者梦遗见肢冷乏力乃肾气不足之证，但细察其苔黄腻、口中黏腻，则内有湿热困阻，故梦遗的发生与湿热熏蒸，扰动相火有关，治疗以五子衍宗丸加减补肾固精。太子参、生黄芪与川断、淫羊藿相伍增加补益肾气之力，与生苡仁、茯苓、苍术、白术相配以补益脾气而助运化水湿；藿香、佩兰、荷叶芳香醒脾化湿以除湿热；怀山药、芡实健脾涩精。全方以补为主，兼除湿热。嗣后患者临床症状缓解，以补益肝肾精气善后巩固。

2. 滑精，瘀热扰于精室证（邹云翔主诊）

张某，男，29岁。初诊日期：1973年10月27日。

患者于1972年7月因卸货失足，从卡车上跌下，腰背部受伤后出现滑精，经年以来遗泄不分昼夜，形体消瘦，体重由140多斤下降至93斤，某医院曾诊断为“神经性滑精”，用过参、茸（鹿茸已用200g）、阿胶、淫羊藿、龙骨、牡蛎、杜仲、枸杞子、狗脊、女贞子等药方百余剂，针灸2个月，维生素 B_{12} 封闭疗法2个月，均未获得满意效果，来门诊请邹老诊治。症见形瘦，面色灰滞无华，精神萎靡不振，遗泄仍频作，日无间断，腰酸痛，足跟痛，步履不便，寐不安，口干，溲黄，脉象细涩，舌质暗红，苔薄。肾伤恶血不去，蓄蕴为热，扰于精室。当以去恶血，清瘀热为要。

处方：全当归9g，赤芍药9g，桃仁泥9g，川续断9g，桑寄生15g，金银花9g，生熟地各9g，白蒺藜9g，鲜芦根30g。

另：五倍子30g研末，水调之，敷脐部。

二诊（11月5日）：服上方两剂后滑精即止，头昏、腰酸、足跟痛皆有所减轻，精神亦好转。第三剂服完，大便见红，量不多。患者无痔疾，此恶血得下之征。

处方：全当归9g，赤芍药9g，桃仁泥9g，杜红花4.5g，川续断9g，桑寄生15g，金毛狗脊15g，金银花9g，生地9g，熟地9g，茅根30g，芦根30g。

另：五倍子30g研末，水调之，续敷脐部。

三诊（12月12日）：滑精得以控制，足跟稍痛，口中尚作干，腰酸已不著。仍守原法踵进。原方续服5剂。

四诊（12月17日）：遗泄未作，足跟痛已消失，口干亦不甚，腰酸尚未彻除，溲淡黄，脉细，苔薄。宗前之旨。

处方：全当归9g，赤芍药9g，桃仁泥9g，杜红花4.5g，桑寄生15g，金毛狗脊15g，女贞子9g，黑穞豆衣15g，南沙参15g，潼蒺藜9g，白蒺藜9g，生地9g，熟地9g，白茅根30g。10剂，间日1剂煎服，以善其后。

按语：《临证指南医案》说：“遗精一症……变幻虽多，不越乎有梦、无梦、湿热三者之范围而已。古人以有梦为心病，无梦为肾病，湿热为小肠膀胱病。”这是对遗精一病简要的概括。本案是一例因外伤而致的遗精，是书未能言及，当今亦少报道。患者自腰背部受伤而出现滑精后，即经中西医药治疗皆无效验。观前医所用中药，不是温补之品，就是兜涩之剂，滑精毫无敛藏之意，何以为然？邹老认为，是证由外伤损及于肾，恶血内留，使肾之封藏失职所致，专司补肾之阳，或兜涩固精，恶血留着不去，蓄必化热，扰动精室，故反滑泄更甚。治病贵在求本，此本在去恶血，通经络，清瘀热，固精室，是为得法。爰拟桃仁、红花、当归、赤芍以散恶血；川断、白蒺藜续筋骨，通络脉而止遗泄；生地、金银花、芦根清瘀热而生津；桑寄生、熟地养肝肾而强筋骨，并补阴血；外用五倍子秘涩固精。药服两剂，恶血下趋，从大便而下，滑精即止。以后方中增入茅根以进一步清除伏热瘀血；沙参清养肺肾；狗脊、沙苑、女贞子、穞豆衣补肝肾，强腰膝，坚阴固本，以善其后。

（李华伟，周恩超）

第七节 早 泄

早泄（premature ejaculation，PE）是男性最常见的性功能异常。通常是指性交时男方不能控制足够长的时间而后射精，或不能随意地控制射精反射而致性功能正常的女性在性交机会中得不到满足，都可称为早泄。1992 年美国国家健康与社会生活调查纳入了 1410 名从 18～59 岁的男性，结果显示：约 30% 存在 PE，而且 PE 的发病与年龄、婚姻状态、种族无关。另一项全球性取向和行为调查（GSSAB）包括了 29 个国家的 13618 名男性，显示发病率在 21%～31%。

国际上对于 PE 尚无统一的诊断标准，目前比较广泛采用的是世界卫生组织（WHO）2004 年的标准：指男性患者在受到轻微性刺激后，在进入阴道前、进入阴道时、或进入阴道很短时间后即发生射精，不能自主控制。这种情况持续或反复发生，导致患者或其性伴侣心理上产生不快、抑郁或焦虑等情绪。其他还有美国精神病协会（APA）及美国泌尿疾病协会（AUA）的标准，内容稍有差异。但共同的诊断核心内容有三个：①在阴道内射精的时间很少；②不能控制射精；③由上述问题导致心理上的不快或焦虑等情绪。

对于正常射精时间并没有客观的量化标准，通常研究采用阴道内射精延迟时间（IELT），是指进入阴道后至射精发生之间的时间。PE 患者往往为数秒钟，通常 IELT 小于 4 分钟，少数患者在进入阴道前即发生射精。美国的一项观察性研究显示：PE 患者平均 IELT 为 3 分钟，而没有 PE 者平均 IELT 则超过 9 分钟。

美国精神疾病协会（APA）进一步将 PE 分为原发性和继发性。原发性 PE 是指患者从未能够控制射精；继发性 PE 是指患者既往能够良好地控制射精，但后来出现对所有或某个特定的性伴侣、或在某些特殊情况下的 PE。原发性 PE 是最常见的类型，而继发性 PE 通常发生在 40～50 岁之间。原发性 PE 大多数由神经生理因素所致，而继发性多与精神因素有关。

导致 PE 的器质性病因包括：阴茎敏感度过高（迅速到达射精阈值或射精阈值较低），射精反射过激（过快泌精或排精相，过快的球海绵体反射，或两者同时存在），遗传倾向（PE 的一级亲属发病率更高），中枢 5－HT 受体过于敏感。

总之，PE 不是单一发病因素所致，而是包含多种临床亚型、多种生物因素和精神因素综合作用的结果。

【病因病机】

1. 肾气不固 先天禀赋虚弱，或年老肾衰，或纵欲过度，肾气虚弱，肾阳衰微，以致肾不藏精而失职而成早泄。

2. 阴虚阳亢 少年屡犯手淫或过早婚育，房事不节，阴精亏耗，致肾阴亏虚，藏精失固，阴虚阳亢而成早泄。

3. 心肾不交　多由欲念不遂或屡犯手淫，阴精不能制约相火，加之欲念过旺，引动心火，以至二火相交，相火亢盛，性欲过激，精关受扰，固摄失职而致早泄。

4. 心脾两虚　思虑忧郁，损伤心脾，则病及阳明冲脉，而胃为水谷气血之海，以致气血两虚而成早泄。

5. 肝气郁结　肝主筋，阴器为宗筋之汇。若情志不遂，忧思郁怒，肝失疏泄条达，则宗筋所聚无能，如《杂病源流犀烛·前阴后阴源流》说："又有失志之人，抑郁伤肝，肝木不能疏达，亦致阴痿不起。"

6. 湿热下注　由于湿热下注，宗筋弛纵导致早泄，所谓"壮火食气"是也。

【诊断与鉴别诊断】

PE 的诊断单纯依赖于性生活史，并没有实验室检查可以辅助。首先应注意患者有无发病的危险因素存在，包括四个方面：①精神因素：包括无性经验，性交次数少，对怀孕或疾病本身的恐惧、焦虑。②夫妻关系：如婚姻关系紧张。③生理因素：一般健康状况合并勃起障碍、前列腺炎、糖尿病等。④药物因素：有无使用镇静剂。

然后，应详细询问性生活史，明确 PE 的频率、持续的时间、进入阴道和射精之间的大概时间、有无合并其他多种性功能障碍。具体内容包括两个方面：①一般方面：患者的性知识、性经验，性生活的频率，症状发生的时间，有无加重、缓解因素，有无采取试图缓解症状的方法等。②特定方面：勃起的质量和时间非常重要，因为 30% ED 患者有 PE，有无夜间和清晨勃起非常重要。如果没有夜间和清晨勃起，很可能存在阴茎器质性疾病。性欲水平是否逐渐下降，还是一直低水平。

【辨证论治】

1. 肾气不固证

证候：性欲减退，临房早泄，精液清稀，阳痿滑精，腰膝酸软，小便清长，夜尿频多，头晕目眩，手足不温，精神萎靡，舌淡苔白，脉沉细而弱。

基本治法：益肾固精。

方药运用：金匮肾气丸加减。常用药：熟地 12g，桂枝 10g，茯苓 12g，泽泻 12g，山药 15g，山茱萸 10g，丹皮 10g。方中熟地滋补肾阴，填精益髓；桂枝补心阳，壮心火；茯苓健脾宁心；泽泻作用于下焦，引心火下达于肾；山药滋脾固肾，重在滋补脾阴，增强运化之力；山茱萸敛心阳入肾，以固肾气；丹皮活血兼以清热。全方以健脾益肾、补气固精为主。

加减：若以肾阳虚为主，症见早泄久遗，阳痿早泄，阴部有冷感者，可加用鹿角霜、肉桂、锁阳、蜈蚣等加强温肾之力；若以肾阴虚为主，症见眩晕，耳鸣，五心烦热，形瘦盗汗，舌红少苔，脉细数者，酌加熟地、龟板、阿胶、枸杞子以滋养肾阴；当阴损及阳，或阳损及阴，肾中阴阳两虚者，可合用右归丸以温润固本，阴中求阳。

2. 阴虚阳亢证

证候：欲念时起，阳事易举，临床早泄，梦遗滑精，腰膝酸软，虚烦不寐，五心烦热，潮热盗汗，舌红苔少，脉细数。

基本治法：滋阴降火，益肾填精。

方药运用：三才封髓丹加减。常用药：生地12g，天冬10g，党参10g，砂仁(后下)2g，黄柏6g，远志6g，茯苓10g，茯神10g，五味子6g，龙骨(先煎)15g，牡蛎(先煎)15g，磁石(先煎)10g。三才封髓丹乃《卫生宝鉴》方，方中生地、天冬滋阴生水，水生火自降；黄柏苦寒降火，火降阴不伤，使君火自降，相火自潜；配以砂仁醒胃，使上药无寒凝滞中之弊；再以党参益气而生阴，阴有所长，火亦自降。去苁蓉之温阳，甘草之碍胃，加远志、茯苓、五味子、龙骨、牡蛎、磁石安神潜镇，以利神归于舍，而精不早泄。

加减：若心肾不交，火灼心阴者，可用天王补心丸加石菖蒲、莲子心以滋阴安神；若早泄频久伤肾，阴虚火旺者，可用知柏地黄丸加减，或大补阴丸滋阴泄火；若早泄日久，烦躁失眠，心神不宁或心悸易惊，可予安神定志丸加减以宁心安神。

3. 心肾不交证

证候：临房时早泄，情欲亢盛，急躁易怒，心悸失眠，怔忡不安，头晕目眩，口苦咽干，小便色黄，舌红苔黄，脉弦数。

基本治法：滋阴清热，交通心肾。

方药运用：黄连阿胶汤加减。常用药：黄连4g，黄芩9g，阿胶(烊冲)9g，生白芍12g，生龙齿15g，竹茹6g，半夏9g，陈皮6g，丹参10g，合欢花9g，生地12g，炒枣仁12g，夜交藤9g，麦冬9g，百合12g，茯神9g，鸡子黄2枚。方中黄连、黄芩苦泻心火，使心火下降；阿胶、鸡子黄为血肉有情之品，以补心肾之阴；芍药酸甘敛阴，又平肝；加龙齿重镇安神；丹参、炒枣仁、夜交藤、茯神、合欢花养血安神；生地、麦冬、百合养阴清热；竹茹、半夏、陈皮清热化痰护脾胃，共奏泻心火、资肾阴之功效。诸药合用，以滋阴清热、交通心肾为主。

加减：失眠严重，可加大酸枣仁、夜交藤用量，并加生牡蛎30g，肉桂(后下)2g以引火归原，安神。

4. 心脾两虚证

证候：临房早泄，肢体倦怠，面色不华，形体消瘦，心悸，健忘多梦，自汗，纳呆，便溏，舌淡，苔白，脉细。

基本治法：补益心脾，安神固精。

方药运用：归脾汤加减。常用药：党参12g，黄芪15g，白术10g，茯神10g，当归10g，木香6g，熟地10g，山茱萸12g，煅龙骨20g，金樱子15g，炙甘草5g。方中党参、黄芪健脾益气摄血；白术健脾燥湿；茯神健脾安神；当归养血活血；木香理气和中；熟地补血生精；山茱萸、龙骨、金樱子益肾固精；炙甘草健脾，调和诸药。全方以补脾益气摄血为主。

加减：若中气下陷明显者，可用补中益气汤加减；若心脾血虚显著者，可改用归脾汤治疗；若脾虚日久损及肾阳者，宜脾肾双补。

5. 肝气郁结证

证候：性欲亢进或减退，临房即泄，遗精滑精，头晕目眩，口苦咽干，胁肋胀痛，小便黄赤，大便干结，舌红，苔黄，脉弦数。

基本治法：疏肝理气。

方药运用：柴胡疏肝散加减。常用药：柴胡10g，陈皮10g，香附10g，川芎10g，枳壳10g，白芍10g，茯苓10g，白术10g，甘草5g，党参10g，金樱子20g，芡实20g，煅龙骨20g。方中柴胡、香附疏肝解郁；陈皮、枳壳理气和中；川芎活血行气；白芍养阴柔肝；茯苓、白术健脾益气渗湿；党参补脾益气；金樱子、芡实、龙骨补肾涩精；甘草调和诸药。全方以疏肝理气健脾为主。

加减：肝气郁结，久而伤脾，出现纳谷不馨，大便不实等症状，可加鸡内金、莪术、防风以运脾消积。

6. 湿热下注证

证候：性欲亢进，临房即泄，遗精频作，头晕目眩，咽干口苦，小便黄赤或淋浊，阴囊潮湿或瘙痒，舌红，苔黄腻，脉弦滑数。

基本治法：清肝利胆，佐以利湿。

方药运用：龙胆泻肝汤加减。常用药：龙胆草6g，黄芩9g，山栀子9g，泽泻12g，木通9g，车前子(包煎)9g，当归8g，生地20g，柴胡10g，生甘草6g。方中龙胆草大苦大寒，上泻肝胆实火，下清下焦湿热，为本方泻火除湿两擅其功的君药；黄芩、栀子具有苦寒泻火之功，在本方配伍龙胆草，为臣药；泽泻、木通、车前子清热利湿，使湿热从水道排除。肝主藏血，肝经有热，本易耗伤阴血，加用苦寒燥湿，再耗其阴，故用生地、当归滋阴养血，以使标本兼顾。方用柴胡，是为引诸药入肝胆而设，甘草有调和诸药之效。诸药合用，以清热利湿为主。

加减：若湿热下注肝经，症见阴囊湿痒、小溲短赤、口苦胁痛者，可用龙胆泻肝汤以清热利湿；若兼见胸腹脘闷、口苦或淡、渴不欲饮、头晕肢困、饮食不馨者，可用苍术二陈汤加黄柏、升麻、柴胡以升清化湿。

【临证经验】

1. 流行病学研究发现，PE与勃起功能障碍（ED）之间有很高的相关性。在GSSAB调查中，41%的ED患者中有PE，而30%的PE患者中有ED。其他的研究也表明，约30%的PE患者有ED。因此，应明确患者有无两种情况同时存在，如果有，需明确哪一种疾病是原发的，哪一种是继发的，两者的治疗侧重点有所不同。

2. PE的患者因为自尊心的原因，往往不愿详细描述病情，医生应耐心、仔细地询问病史，以及与疾病相关的情况如婚姻状况、夫妻感情等。

3. 准确区分原发与继发性PE有利于对疾病的理解和治疗。由于每个人对性生活的预期不同，因而对PE有不同的认识和理解。PE作为一种主诉，并非总是代表性功能障碍，既可以属于射精行为在正常范围内的变异，也可以是由于病理性射精行为所决定的医学和心理现象。因此，对 PE 进行正确的分类，有助于进一步阐明病因和合理施治。根据 2009 年欧洲泌尿外科指南，将 PE 分类为：原发性 PE、继发性 PE、自然变异性 PE 和 PE 样射精障碍。各种类型的 PE 除了射精控制力下降、痛苦和烦恼、射精时间短以外，均具有其自身特征。原发性 PE 有以下特征：①自第一次性交开始，几乎每次性交过程中都发生射精过快，并且几乎与每一个性伴都是如此。②大部分性交（90%）的 IELT 为 30～60 秒，小部分性交（10%）为 1～2 分钟。70% 的原发性 PE 会终生如此，30% 的患者会随年龄增加而加重。与原发性 PE 不同的是，继发性 PE 的发病是由其他疾病所引起（如继发于 ED、前列腺炎、甲状腺疾病、心理性疾病等），并可以因原发病的治疗而缓解或治愈。它有以下特征：既往射精功能正常，在某个时期逐渐或突然发生射精时间缩短，并出现控制射精的能力减退。以下两种类型是临床中最常见的类型，但从严格意义上讲不能算作疾病。其一是自然变异性 PE，是在一定条件下或偶然发生。与其说这种类型的 PE 是疾病的症状或临床表现，不如说是正常射精过程中的变异。其特征是男性对射精的控制力减退，并不定期地发生过早射精。其二是 PE 样射精障碍，患者偏激地认为射精过快，或射精控制能力下降，但 IELT 并无异常，甚至超出正常值范围。因此，PE 样射精障碍也并非真正的疾病，是患者对 PE 的理解、心理因素和配偶因素等综合作用所致。PE 的治疗应根据不同的病因和分类，从而选择不同的治疗方法。

4. 早泄患者因不能满足女方的性生活而产生忧虑、焦躁、性紧张或性恐惧心理，有时甚至以各种借口回避性生活，这些心理上的障碍，进一步加重了患者业已存在的早泄症状，久而久之，形成恶性循环，精神紧张，心理压力较大，夜寐不安。因此，要解除双方思想顾虑，使患者重新树立自信心，消除心理障碍。治疗时应夫妻同治，取得妻子的理解和配合。当然，早泄与情感因素关系密切，但又有各自的体质因素。早泄一旦形成，精神因素又与体质因素交互作用，形成复杂的病理格局，导致内在的阴阳失调，气血不和，久病成瘀，久病伤肾等多种临床证型。药物的作用有助于恢复这种失调与不和。早泄的治疗效果，个体差异很大，影响疗效的因素很多，如医者治疗方法的选择、患者体质因素（心理素质）的差异、配偶是否合作等。只要优化四维治疗（药物、心理、行为、物理），就能达到“必见效，早见效”的预期目的。

5. 治早泄当以平中见效，虚实夹杂者宜消补兼施。早泄兼有虚证，补肾以平补一法最为得当，滋水不宜过于滋腻，补阳不宜过于温燥。在平补的基础上，或加健脾益气，或加滋肝养肝，或加益心养心。早泄兼有实证者，当辨其标本缓急，治标则以清利为主，唯甘淡一法最为得当。如利湿宜淡渗，清火宜甘寒，在甘淡清利的基础上，或加清肝利胆，或加清肾坚阴，或加清心导赤诸法。

6. 治早泄切勿滥用固涩法。当今世人治早泄，开口动手便是金锁固精丸。金锁固精丸系《医方集解》方，确为固肾涩精的名方，系肾虚精关不固所致的遗精早泄的有效验方。但目前虚证早泄少见，实证早泄或虚实夹杂者多见。若不分虚实，补涩杂投，易犯“虚虚实实”之戒，反使病情复杂难愈。追溯到明代医家张景岳先生针对当时医者治病不分病因，片面追求近效，而滥用补涩的流弊，《景岳全书·新方八阵》中重申审因论固的重要性，一针见血地指出："固方之剂，固其泄也，然虚者可固，实者不可固，不当固而固，则闭门延寇，遗患无穷。"对今天合理使用固涩药，仍不失其理论和临床指导意义。

7. 早泄治肝多用酸甘化阴。肝气郁结，疏泄不及为阳痿，疏泄太过为早泄。当今男子多郁证，郁久化火，火灼精伤，肝血不足，肝火有余，是内伤早泄之主因。但邹老师承孟河费氏，用药轻灵，治早泄当少用或不用疏肝理气之品，尤其是柴胡，即用亦不过3～6g。一因柴胡劫肝阴，二因早泄为疏泄太过之疾，不应重用疏泄，而应多用酸甘化阴之品。因酸能敛涩，甘能缓急。常用乌梅、甘草、生地、白芍、海藻、昆布、知母、天花粉、首乌、泽泻、黄精。肝用罢极，肝血不足者宜养肝；肝为刚藏，疏之更甚，宜柔肝；肝气疏泄太过，宜敛肝；木来克土，中气已虚，宜缓肝；郁怒伤肝，气逆动火，宜化肝。

【验案举例】

早泄属阴虚湿热证（邹燕勤主诊）

赵某，男，54岁，工人。初诊日期：2008年3月5日。

患者因近3年早泄，兼有阳痿举而不坚，迭经多方投药，服补肾壮阳药罔效，来诊：早泄为苦，举而不坚，多梦少寐，急躁易怒，胸胁胀满，手足心汗出，腰膝酸软无力，口干口苦，纳谷欠振，小便短赤，大便偏干，2～3日一行，阴囊潮湿汗出，舌质红，苔黄腻，脉弦数。辨诊：心肾阴虚，肝胆湿热。治疗：清热利湿，滋养心肾之阴。

处方：女贞子10g，旱莲草10g，生地15g，天麦门冬各20g，玄参30g，杜仲10g，川续断10g，龙胆草10g，黄芩10g，山栀子10g，泽泻12g，通草6g，车前子（包煎）15g，当归12g，升麻10g，柴胡6g，炒白芍20g，酸枣仁15g，生牡蛎30g，焦六曲20g，鸡内金8g，生甘草6g。每日1剂，嘱戒怒，调养心情。

二诊（3月19日）：药后房事时间延长，有满足感，胸胁胀满明显减轻，急躁易怒有所控制，纳谷增加，大便调畅，每日一行，手足心汗出仍有，夜寐转安，舌质红，苔薄黄腻，脉弦。心肾有所调和，湿热亦减，得效继进，前方加瘪桃干20g，浮小麦30g以敛汗。

三诊（4月2日）：继服14剂后，患者自觉房事较满意，勃起有力，性交时间接近病前，余症继减，舌转淡红，苔薄黄，脉细弦。嘱继服14剂。

四诊（4月16日）：近2周病情平稳，无明显不适。嘱予知柏地黄丸，每次8丸，每日2次，淡盐水送服，以善其后。随访3年，性生活正常。

按语：患者病属早泄阳痿，但以早泄为主，辨证属于心肾阴液不足，湿热内盛，肝胆火旺。治疗以滋养阴液，清泻肝胆湿热为法。选用二至丸合龙胆泻肝汤化裁以养阴清利，兼合柴胡、升麻之升提，白芍、甘草之缓急，生牡蛎、酸枣仁之安神，焦六曲、鸡内金之和胃之类。突出重点，兼顾各方，故取效甚捷。后期以知柏地黄丸调理善后，得获全功。

（李华伟，周恩超）

□第九章□

肾失主骨生髓化血

第一节 腰 痛

腰背部的组织，自外向内包括皮肤、皮下组织、肌肉、韧带、脊椎、肋骨、脊髓和脊髓膜等，上述任何一种组织的病变都可引起腰背痛，其中以脊椎疾病最常见。内脏疾病也可引起腰背痛，但以腰背部邻近器官病变引起放射性腰背痛者较为多见，其中由泌尿系疾病引起的肾区疼痛包括肾脏疾病及肾周疾病。肾脏的实质无感觉神经分布，病损时无疼痛感，但肾包膜、输尿管和肾盂有来自 T_{10}至 L_1 段的感觉神经分布，当肾盂、输尿管内张力增高或包膜受牵扯时，可发生肾区疼痛。临床上根据疼痛的性质分为肾绞痛和肾区钝痛。肾小球疾病腰痛一般较轻，常非患者重要主诉，唯 IgA 肾病腰痛明显。

中医腰痛病名最早见于《内经》，是指由外感、内伤或外伤等致病因素，导致腰部经络气血运行不畅，或腰部失于精血濡养，使腰之一侧或两侧出现以疼痛为主症的病证。《素问·刺痛论》详尽地论述了十二经和奇经八脉病变引起腰痛的部位、性状，并且阐明不同的经络病变所致的腰痛有不同的兼证。《灵枢·百病始生》认为，腰痛的病机是虚邪侵入机体，深入经络，导致经气不能通达四肢。《灵枢·本脏》则明确指出腰痛由肾病而生，“肾小则脏安难伤，肾大则病腰痛”。

【病因病机】

隋代《诸病源候论》阐述了腰痛的病因有五个方面：一为少阴经病，二为风痹络阻，三为肾虚失养，四为跌仆劳损、动伤经脉，五为寝卧湿地、寒湿内袭。并提出腰痛突然发作者为卒腰痛，反复发作经久不愈者为久腰痛。常见的内伤腰痛病因有感受湿邪、气滞血瘀、肾亏体虚等三方面。

1. 感受寒湿　久居冷湿之地，或涉水冒雨，劳汗当风，衣着湿冷，都可感受寒湿之邪。寒邪凝滞收引，湿邪黏聚不化，致腰部经脉受阻，气血运行不畅而发生腰痛。

2. 感受湿热　岁气湿热行令；或长夏之际，湿热交蒸；或寒湿蕴积日久，郁而化热，转为湿热。湿性黏滞，痹着腰部，阻遏经脉，故致腰痛。

3. 气滞血瘀　跌仆外伤，损伤经脉气血；或因久病，气血运行不畅；或体位不正，腰部用力不当，屏气闪挫，导致经络气血阻滞不通，使瘀血留着腰部而发生腰痛。

4. 肾亏体虚　先天禀赋不足，加之劳累太过，或久病体虚，或年老体衰，或房室不节，以致肾精亏损，无以濡养筋脉而发生腰痛。

【诊断与鉴别诊断】

腰痛是以腰部疼痛为主要症状的一类病证，可发生在腰部的一侧或两侧。因腰为肾之府，故肾脏疾病可见腰痛。但需与其他疾病相鉴别。

1. 肾绞痛　肾绞痛常由输尿管内结石、血块或坏死组织阻塞，导致尿路急性扩张所致。疼痛突然发作，常向下腹、外阴及大腿内侧等部位放射，呈间歇性剧烈绞痛。疼痛发作时伴有恶心、呕吐、面色苍白、大汗淋漓，并常发生肉眼或镜下血尿。一旦阻塞解除，疼痛即可缓解。而由于腔内或腔外阻塞的慢性扩张，可发展为肾衰竭。腹部 X 线平片可发现不透 X 线阳性结石，尿路造影及 B 超检查对透 X 线结石的诊断有很大帮助。

2. 肾肿大　肿大的肾牵引肾包膜引起腰部疼痛。肾包膜和肾脏两者都接受 T_{10} 至 T_{12} 骨髓节段的感觉神经支配，这种疼痛伴有沉重感，于站立或劳累后加重，但不伴有恶心或呕吐。某些疾病可有肾脏肿胀，但疼痛机制不同。急性肾小球肾炎、肾病综合征、肾静脉血栓形成和急性间质性肾炎，肿胀反应在间质水肿，可能来自炎症；急性尿路阻塞所致小管扩张，随后肾肿大；肾盂输尿管连接处狭窄，由于大量液体摄入使尿液增加也能造成肾肿大疼痛；肾囊肿能使肾脏迅速肿大，包膜膨胀而致疼痛；迅速生长的肾细胞癌亦可导致肾肿大和疼痛。

3. 肾周围炎症　肾脏的血管和尿路位于腹膜后间隙，紧贴在后壁，体壁内炎症可引起剧烈的局部腰痛、肌肉痉挛和压痛。此种腰痛不受体位影响，疼痛可被腰部运动和体表震动加重，患者喜静卧。最常见的肾周围炎症的原因是急性细菌性间质性肾炎（肾盂肾炎），可严重侵犯肾包膜。肾梗死可发生于栓塞、动脉粥样硬化的血管闭塞、动脉瘤或典型结节性多动脉炎，均可致肾周围炎和腰痛。此外，肾囊肿破裂出血、肾脏或尿集合系统肿瘤坏死、尿外渗或意外损伤出血均是肾周围炎症的原因。

4. 非肾源性腰痛　肾脏因与后腹膜间隙邻近，腰区包括大血管、胰腺或腹膜后恶性肿瘤的炎症过程，可与肾周围炎症产生的局部表现相像。急性胰腺炎、主动脉瘤的破裂出血可产生腰痛，任何腹膜后肉瘤或淋巴瘤可发生一侧腰痛，子宫、输卵管的骨盆感染或恶性肿瘤可以向上播散到腰部。此外，在背部任何部位的椎间盘疾病均可刺激感觉神经根而致腰痛，T_{10} 至 T_{12} 或 T_{12} 至 L_1 椎间盘病或退行性骨节关炎等病变能产生腰部疼痛、肌肉痉挛和压痛，腰背部扭伤也可引起神经肌肉源性腰痛。

【辨证论治】

1. 寒湿腰痛证

证候：腰部冷痛重着，转侧不利，逐渐加重，静卧痛不减，遇阴雨天加重。舌质淡，苔白腻，脉沉而迟缓。

基本治法：散寒行湿，温经通络。

方药运用：干姜苓术汤加味。常用药：干姜 10g，炙甘草 5g，茯苓 15g，白术 15g，桂枝 10g，怀牛膝 15g，杜仲 15g，续断 15g，桑寄生 15g。方中干姜、炙甘草散寒暖中；茯苓、白术健脾渗湿。概脾主肌肉，司运化水湿，脾阳不振，则寒湿留着腰部经脉，故用暖火胜湿法，使寒去湿化，诸证自解。桂枝、牛膝温经通络；杜仲、续断、桑寄生补肾壮腰。诸药合用，共奏散寒行湿、温经通络之功。

加减：若寒邪偏胜，以冷痛为主，拘急不舒，可加附片 5g，淫羊藿 12g，仙茅 12g 以温肾祛寒；若湿邪偏胜，以痛而沉重为著，舌苔厚腻，可加苍术 12g，生薏苡仁 15g 以燥湿散邪；若腰痛左右不定，牵引两足，或连肩背，或关节游痛，是兼有风邪，可加独活 6g，秦艽 12g，防风 12g 以祛风活络，补益肝肾。

2. 湿热腰痛证

证候：腰部弛痛，痛处伴有热感，热天或雨天疼痛加重，而活动后或可减轻，小便短赤，舌质红，苔黄腻，脉濡数或弦数。

基本治法：清热利湿，舒筋止痛。

方药运用：四妙丸加减。常用药：苍术 12g，黄柏 10g，薏苡仁 15g，怀牛膝 15g，木瓜 12g，络石藤 15g，白术 12g，杜仲 15g。方中苍术苦温燥湿；黄柏苦寒清下焦之热；配薏苡仁清利湿热；牛膝通利筋脉，引药下行，配合杜仲强壮腰膝；白术健脾化湿；木瓜、络石藤加强舒筋通络止痛。诸药合用，共奏清热利湿、舒筋止痛之功。

加减：若舌质红，口渴，小便短赤，脉弦数，则是热象偏重，可加栀子 12g，泽泻 10g，知母 12g 以助清利湿热；若湿热蕴蓄日久，或热象偏重，耗伤阴津，见腰酸咽干、手足心热，可加女贞子 12g，旱莲草 12g，石斛 12g 以滋补肾阴。

3. 瘀血腰痛证

证候：腰痛如刺，痛有定处，日轻夜重，轻者俯仰不便，重则不能转侧，痛处拒按，舌质暗紫，或有瘀斑，脉涩。

基本治法：活血化瘀，理气止痛。

方药运用：身痛逐瘀汤加减。常用药：当归 15g，川芎 12g，桃仁 10g，红花 10g，没药 12g，五灵脂 10g，香附 12g，牛膝 15g，地龙 12g，地鳖虫 10g。方中当归、川芎、桃仁、红花活血祛瘀；没药、五灵脂消肿定痛并增强祛瘀之力；香附行气以活血；牛膝引瘀血下行并能强壮腰膝，地龙、地鳖虫通络祛瘀。诸药合用，共奏活血化瘀、理气止痛之功。

加减：若兼有风湿，舌苔见腻，疼痛多发，可加独活 10g，金狗脊 15g 以祛风胜湿；若疼痛日久，伴膝软腰酸兼有肾虚者，可加杜仲 15g，续断 15g，熟地 15g 以补肾壮筋骨；若有闪挫病史者，可加乳香 10g，青皮 10g 以增强行气活血止痛之功。

4. 肾虚腰痛证

证候：腰痛以酸软为主，喜按喜揉，腿膝无力，遇劳更甚，卧则减轻，常反复发作。偏阳虚者，则少腹拘急，面色㿠白，手足不温，少气乏力，舌淡，脉沉细。偏阴虚者，则心烦失眠，口燥咽干，面色潮红，手足心热，舌红少苔，脉弦细数。

基本治法：偏阳虚者，宜温补肾阳；偏阴虚者，宜滋补肾阴。

方药运用：偏阳虚者，右归丸加减。常用药：熟地 15g，山药 15g，山茱萸 12g，枸杞子 15g，杜仲 15g，菟丝子 15g，当归 15g。方中熟地、山药、山茱萸、枸杞子增补肾精，是为阴中求阳之用；杜仲强腰益精；菟丝子补温肝肾；当归补血行血。诸药合用，共奏温肾壮腰之功。

偏阴虚者，左归丸加减。常用药：地黄 15g，枸杞子 15g，山茱萸 15g，龟板胶 15g，菟丝子 15g，鹿角胶 12g，牛膝 15g。方中地黄、枸杞子、山茱萸、龟板胶以填补肾阴；菟丝子、鹿角胶、牛膝以温肾壮腰，肾得滋养则虚痛可除。诸药合用，共奏滋肾壮腰之功。

加减：若腰痛日久不愈，无明显阴阳偏虚者，为肾气不足，可用青娥丸补肾壮腰；若见虚火甚者，可酌加大补阴丸送服；若见气短乏力，语声低弱，食少便溏者，则佐以健脾益气，升举清阳，可加党参 15g，黄芪 20g，升麻 10g，白术 12g 以补气升提；若见阴虚火旺明显者，可加黄柏 10g，知母 10g 以养阴清热；若见阳虚生寒者，可加淫羊藿 12g，仙茅 12g 以增温肾壮阳之功。

5. 气滞腰痛证

证候：腰痛连胁，腹胀善太息，因情志不遂而腰痛加重，病引少腹，舌暗苔薄白，脉弦。

治疗方法：疏肝理气，补肾通络。

方药运用：沉郁降气汤加减。常用药：沉香 10g，制香附 12g，广郁金 15g，川楝子 12g，枸杞子 15g，延胡索 12g，砂仁（后下）5g，炙甘草 5g。方中沉香主降，调畅下焦气机而止痛；香附、郁金、川楝子疏肝理气解郁，调畅三焦气机；枸杞子补肾以养肝血使肝能体阴而用阳；延胡索行气活血止痛；砂仁降逆和中；炙甘草调和药性。诸药合用，共奏调畅气机、通络止痛之功。

加减：腹胀者，加枳壳 12g，莱菔子 12g 理气消胀；呕恶痰多者，加半夏 12g，陈皮 10g，茯苓 12g 健脾燥湿化痰；口干口苦者，加栀子 12g，黄芩 12g 清泻肝胆之火；食滞不化者，加鸡内金 6g，神曲 12g 消食化滞。

6. 脾虚腰痛证

证候：腰痛日久，肢体沉重，面色不华，食少便溏，舌质淡，舌苔白腻，脉滑或濡。

治疗方法：益气健脾，利湿补肾。

方药运用：防己黄芪汤加减。常用药：防己 12g，黄芪 15g，炒白术 12g，茯苓 12g，苍术 12g，狗脊 15g，牛膝 15g，生姜 10g，大枣 10g，炙甘草 5g。方中防己祛风行水；黄芪益气固表，且能行水消肿；白术、茯苓、苍术健脾益气燥湿；狗脊、牛膝补益肾气，强壮筋骨；生姜、大枣补益脾胃，调和营卫；炙甘草培土和中，调和诸药。诸药合用，共奏益气健脾、利湿补肾之功。

加减：脾虚湿甚者，可加用实脾饮以健脾利湿；恶心呕吐者，加半夏 12g，竹茹 12g，陈皮 12g 以和胃止呕；湿滞不化，腹胀者，加草果 12g，槟榔 12g 以化滞利湿消胀；脾虚日久，虚损及肾者，加菟丝子 12g，独活 6g，川断 15g 以补肾通络止痛。

【临证经验】

1. 补肾不忘通络 腰为肾之府，乃肾之精气所溉之域，肾虚则腰府失养，而致腰痛。早在《素问·脉要精微论》中言："腰者，肾之府，转摇不能，肾将惫矣。"对于内伤腰痛，张介宾更是认为"腰痛之虚证十居八九"，临床治疗常以补肾为基本大法。但腰府由足太阳膀胱经循行于此，且任、督、冲、带等诸经脉络脉安布其间，故无论内伤、外感或外伤等均伤及肾或痹阻肾之经络，发生腰痛。临床单纯使用补肾方药并不能取得理想的疗效，有源无流，即使大量堆砌补肾药物也不能充分溉养腰府，而加用通络药物，特别是中药藤类药物，却能起到药半功倍的作用，如海风藤、络石藤、鸡血藤、忍冬藤等。

2. 慎用单方验方 腰痛涉及的脏腑和疾病众多，单一的症状有时不能完整反映疾病的诊断，临床治疗不能单纯止痛。单方验方简便、价廉但大多只注重止痛效果，其药理作用相当于西药的镇痛药，药物剂量往往超常规使用。不在医师指导下使用单验方，一则可能掩盖病情，二则可能造成体内脏腑的药物性损伤，甚至进入尿毒症阶段。

3. 养阴与温阳相配伍 肾为先天之本，藏其元而寓元阳，阴阳互济在补肾治疗中尤为突出。所谓"阳得阴助，而生化无穷；阴得阳升，而泉源不竭"即为此意，代表方有左归丸、右归丸。临床治疗常在使用温补肾阳药如淫羊藿、仙茅、狗脊、菟丝子、巴戟天、肉苁蓉等药的同时，配伍滋补肾阴之品，如枸杞子、山茱萸、女贞子、黄精、熟地等药。肾虚腰痛患者，也有相当一部分并没有明显的偏阴虚或偏阳虚的临床表现，治疗将其视为肾气不足之证，在使用补气药的同时，加用补肝肾之品，如杜仲、川断、桑寄生、怀牛膝等。特别是在慢性肾衰患者出现腰痛时，应特别注意避免使用温补肾阳之品，即使有偏阳虚的临床表现也以补气助阳的治法代替。

4. 注意辨病 腰痛是一个常见的临床症状，其治疗方法及预后判断与原发疾病有关，明确腰痛的病因是临床治疗的关键。肾脏疾病的腰痛常为肾区钝痛或胀痛，均伴有相应肾脏疾病的表现，详细问诊及临床理化检查是其必要手段，尤其对于老年患者不能一概视作肾虚腰痛而忽视原发病因的排除。

【验案举例】

腰痛属肾虚湿热证（邹燕勤主诊）

高某，女，73 岁。初诊日期：2004 年 3 月 9 日。

患者一月前因腰痛、胃脘不适在当地医院查尿常规：蛋白（+++），隐血（++），服用百令胶囊治疗。3月8日查尿常规：蛋白（+++），隐血（+），肝功能无异常，血生化尿素7.8mmol/L，肌酐89μmol/L，尿酸490μmol/L，胆固醇6.43mmol/L，甘油三酯3.9mmol/L。B超双肾：左92mm×40mm×42mm，右93mm×41mm×37mm，双肾可见多个类椭圆形无声区，诊断为双肾囊肿。有高血压病史1年，脂肪肝病史10余年，胆囊切除术后20年，有阵发性心动过速，甲状腺瘤病史10年。目前患者自觉腰痛，下肢沉重，倦怠乏力，口干，嗳气，大便秘结，三日一行，舌质暗红，苔黄厚，脉细弦。辨证属肾气亏虚，湿热内蕴。治拟益肾清利，和胃通腑。

处方：太子参20g，生黄芪30g，制苍术12g，白术12g，生薏苡仁20g，法半夏10g，陈皮10g，制僵蚕15g，蝉衣5g，川断15g，桑寄生15g，枸杞子20g，制香附10g，川石斛20g，茅根20g，芦根20g，制大黄10g，怀牛膝15g。每日1剂，水煎服。

二诊（3月23日）：复查尿常规蛋白（-），白细胞（+）；血生化：尿素、肌酐正常，尿酸638μmol/L，甘油三酯3.35mmol/L。近感纳食欠佳，大便每日一行，量多，腰痛隐隐，乏力，易疲劳，舌质红，苔薄黄，脉弦细。

处方：太子参20g，生黄芪30g，制苍术12g，白术12g，生苡仁20g，法半夏10g，陈皮10g，制僵蚕15g，蝉衣5g，川断15g，桑寄生15g，枸杞子20g，茅根20g，芦根20g，制大黄10g，石韦15g，玉米须30g，焦谷芽20g，麦芽20g。

三诊（4月13日）：复查B超双肾：左96mm×49mm×44mm，右102mm×50mm×45mm，双肾均探及多个液性暗区，尿常规检查无异常。仍感腰部不适，以劳累后为甚，大便每日1~2次，舌质暗红，苔黄腻，脉细。

处方：川断15g，桑寄生15g，枸杞子20g，太子参20g，生黄芪20g，制苍术12g，白术12g，生薏苡仁20g，茯苓20g，怀牛膝15g，丹参15g，制大黄10g，茅根20g，芦根20g，焦山楂15g，神曲15g，玉米须30g，土茯苓20g，车前子（包煎）20g。

四诊（4月27日）：今查尿常规蛋白（±），肝功能正常。腰痛仍作，纳可，大便每日1次，膝、腕、肘关节时有疼痛，舌质红，苔黄腻，脉细弦。治疗原方制苍、白术改为各15g，加藿香、佩兰各15g，宣木瓜10g。

五诊（5月10日）：今查尿常规蛋白（±），时有腰酸，易疲劳，大便日行2次，质稀，关节疼痛，时有心慌，舌质红，苔黄腻，脉细。

处方：川断15g，桑寄生15g，枸杞子20g，太子参20g，生黄芪20g，制苍术12g，白术12g，生薏苡仁20g，茯苓20g，怀牛膝15g，丹参15g，茅根20g，芦根20g，焦山楂15g，神曲15g，玉米须30g，土茯苓20g，车前子（包煎）20g，藿香15g，佩兰15g，枳壳10g，海风藤15g。

六诊（3月20日）：尿常规检查蛋白已转阴，自觉小腹不适，寐欠安，足背稍痛，舌苔腻，脉细。

处方：川断15g，宣木瓜10g，杜仲20g，怀牛膝15g，太子参20g，生黄芪20g，制苍术12g，白术12g，藿香12g，佩兰12g，生薏苡仁20g，茯苓20g，制僵蚕15g，全蝎1.5g，石韦15g，大蓟15g，小蓟15g，白茅根30g，仙鹤草15g，乌药6g，熟枣仁15g。

按语：本案患者有脂肪肝、胆囊切除术病史，临床表现有腰痛、嗳气、便秘、苔黄厚，故辨证当属中、下二焦同病，脾肾气机失调，处方中川断、桑寄生、枸杞子、怀牛膝补益肾气；太子参、生黄芪、白术补益脾气；苍术、生苡仁、茅根、芦根清利湿热；法半夏、陈皮、制香附理气和胃，调理中焦；制大黄通腑泄热；制僵蚕、蝉衣通络，降尿蛋白；石斛养阴以制口干。全方以调理脾肾为主，并贯穿于整个治疗过程中。因辨证准确，用药配伍全面，故一诊而取效，尿常规检查明显改善。复诊时仍以初诊为法，用药稍加增减，亦即是因为调理中下二焦符合本病的基本病理变化，证实了中医辨证重在识机的临床经验认识。

（曾安平，周恩超）

第二节　耳鸣、耳聋

耳鸣、耳聋都是听觉异常的症状。患者自觉耳内鸣响，如闻潮声，或细或暴，妨碍听觉的称耳鸣；听力减弱，妨碍交谈，甚至听觉丧失，不闻外声，影响日常生活的称为耳聋。症状轻者称为重听。

耳鸣、耳聋除单独出现外，亦常合并兼见，耳聋也可由耳鸣发展而来，如《医学入门》所说："耳鸣乃是聋之渐也。"两者症状虽有不同，但发病机理基本一致。

本病在《内经》早有论述，如《灵枢·脉度》言："肾气通于耳，肾和则耳能闻五音矣。"《灵枢·海论》言："髓海不足则脑转耳鸣。"《灵枢·决气》云："精脱者，耳聋……液脱者……耳数鸣。"《灵枢·口问》言："上气不足，脑为之不满，耳为之苦鸣。""耳者，宗脉之所聚也，故胃中空则宗脉虚，虚则下溜，脉有所竭者，故耳鸣。"《外台秘要·风聋方》云："病源足少阴之经，宗气之所聚。其气通于耳，其经脉虚，风邪乘之，风入于耳之脉，使经气痞塞不宣，故为风聋。"《仁斋直指附遗方论·耳》言："肾通乎耳，所主者精，精气调和，肾气充足则耳闻而聪。若劳伤气血，风邪袭虚，使精脱肾惫则耳转而聋。"皆认为耳鸣、耳聋是肾精亏损、胃气不足、肝火亢盛、痰浊上蒙，以及风邪上袭耳窍所致。

本篇主要讨论内伤引起的耳鸣耳聋。对于暴震、外伤、药物损害、外疡等引起的，亦可参照本篇辨治原则处理。

【病因病机】

本病的发生与多种原因引起的耳窍闭塞有关。除先天性耳窍失聪外，多因急性热病，反复感冒，以致邪热蒙窍，或因痰火，肝热上扰，以及体虚久病、气血不能上濡清窍所致。多与肝、胆、脾、肾诸脏功能失调有关，尤其与肾的关系更为密切。

1. 肝肾不足　肝肾精血同源，肾主藏精，生髓，充脑。脑为髓之海，脑髓充则耳聪。

若病后精血衰少，或恣情纵欲，以致耗伤肾精，耳为肾之外窍，内通于脑，肾精损耗，髓海空虚，不能上濡清窍，而无根之火上浮，引起耳中轰轰有声，其人昏昏愦愦。即《医林绳墨·耳》所说："耳属足少阴肾经……肾气虚败则耳聋，肾气不足则耳鸣。"

2. 脾胃虚弱 脾虚则气血生化之源不足，经脉空虚，不能上奉于耳；或脾虚清阳不振，清气不升而致耳鸣、耳聋。正如《医碥·耳》所说："若气虚下陷则亦聋，以清气自下，浊气自上，清不升而浊不降也。"

3. 情志失调 肝气失于疏泄，郁而化火，或暴怒气逆肝胆之火循经上扰，则清窍被蒙。即《中藏经·论肝脏虚实寒热生死顺逆脉证之法》所说："肝……其气逆则头痛、耳聋。"

4. 脾胃湿热 平素嗜饮酒厚味，聚成痰热，郁久化火，痰火上升，壅塞清窍，以致耳鸣；甚则气闭，成为耳聋。此即《古今医统·耳证门》所说："痰火郁结，壅塞而成聋。"

5. 风热外乘 外感风热邪气郁遏不泄，循经上扰，壅蔽清道，引起耳聋。或热病余热未消，清窍不通，或反复感冒，邪蒙耳窍，均能引起耳鸣、耳聋。

综上所述，本病病因外有风热上受，客邪蒙窍；内有痰火、肝热，蒸动浊气上壅；或因久病肝肾亏虚，脏气不足，或脾胃气弱，清阳不升，不能上奉清窍，病因颇为复杂。总之，应注意两点：一是慢性耳鸣、耳聋，病因无论内外，多与精气不足有关。正如《济生方·耳论治》所云："疲劳过度，精气先虚，于是乎风寒暑湿，得以从外入；喜怒忧思，得以内伤，遂致聋聩耳鸣。"所以，劳伤精气是本病的根本原因之一。二是五脏之中，耳病与脾、肾、肝、胆关系较为密切。耳为肾之窍，为十二经宗脉之所灌，内通于脑；脑为髓之海，肾精充沛，髓海得濡则听觉正常。肾精耗损，则髓海空虚，发为耳鸣、耳聋。此外，少阳经脉上入于耳，肝胆之火循经上壅，易成鸣、聋。但肝为肾之子，肝火上炎或因肾水不济，且肝火内郁，尤易伤及肾阴，导致耳鸣耳聋加甚。脾主输精，功在升运，脾弱则清气不能升奉于耳，耳窍反为浊气所蒙。同时，脾虚则运化不健，湿浊不化，痰液内生，痰蕴生热，上壅清窍，所以痰火、湿浊引起的耳鸣、耳聋又多与脾胃气虚有关。

【诊断与鉴别诊断】

1. 诊断 耳鸣、耳聋病是以耳鸣、耳聋为主症，外感耳鸣、耳聋者，病程较短，多为暴鸣暴聋，兼有外感症状；内伤耳鸣、耳聋者，病程较长，多为久鸣、久聋，兼有全身虚弱的症状；部分耳鸣、耳聋患者是因长期服用某些药物所致。

2. 鉴别诊断 与耳菌、耳痔、耳挺鉴别。耳鸣、耳聋病可伴有耳道闷胀疼痛或流脓，但耳道内并无肿块阻塞。耳菌、耳痔、耳挺虽然也可出现耳鸣、耳聋，但三者均有肿块阻塞耳道，三者的区别仅在于肿块的形状不同而已。

【辨证论治】

1. 肝胆火盛证

证候：突然耳鸣或耳聋，头痛面赤，口苦咽干，心烦易怒，怒则更甚，或夜寐不安，胸胁胀闷，大便秘结，小溲短赤，舌质红，苔黄，脉多弦数。

基本治法：清肝泄火。

方药运用：龙胆泻肝汤加减。常用药：龙胆草15g，山栀12g，柴胡12g，黄芩12g，川木通12g，车前子(包煎)15g，泽泻12g，生地12g，当归12g。方中龙胆草、山栀苦泄胆火；柴胡、黄芩疏肝清热；川木通、车前子、泽泻等导热下行；生地、当归滋阴养肝。

加减：便秘者可加大黄6g。肝火耳鸣耳聋，多为实证，龙胆泻肝汤通治肝火夹湿之症。若下焦湿热不甚者，可酌减木通、泽泻等药。肝火上炎多伤及肾水，若肾虚较甚，虚实夹杂的，可酌加丹皮12g，女贞子15g，旱莲草15g以滋肾水；若肾亏肝旺、实少虚多的，当按肾精不足论治。或肝气郁甚，可酌加白芍12g，夏枯草15g，川楝子12g以柔肝理气解郁。

2. 痰火郁结证

证候：两耳蝉鸣，时轻时重，有时闭塞如聋，胸中烦闷，痰多，口苦，或胁痛，喜得太息，耳下胀痛，二便不畅，舌苔薄黄而腻，脉象弦滑。

基本治法：化痰清火，和胃降浊。

方药运用：温胆汤加减。常用药：陈皮12g，半夏12g，茯苓20g，竹茹12g，枳壳12g。方中用陈皮、半夏燥湿化痰；茯苓淡渗利湿；竹茹、枳壳清胃降浊。

加减：痰多加胆星12g，海浮石15g化痰；郁结甚加浙贝母12g，天花粉15g清化；失眠加远志12g，龙骨15g；膈上烦热加桔梗6g，山栀12g，豆豉12g；热甚加黄芩12g，黄连6g泻火；如痰多胸闷大便不畅，可用礞石滚痰丸以降火逐痰。

痰火郁结所致耳鸣、耳聋，多属实证。若因恼怒者，可选用柴胡12g，青皮6g，连翘12g，郁金12g或柴胡疏肝散，以疏肝解郁，效果更佳。

湿痰中阻，清阳不振，浊气上壅所致耳鸣、耳聋者，治应健脾升阳。

3. 风热上扰证

证候：外感热病中，出现耳鸣，或耳聋，伴见头痛，眩晕，呕逆，心中烦闷，耳内作痒，或兼寒热身痛等表证，苔薄白腻，脉浮或弦数。

基本治法：疏风清热。

方药运用：银翘散加减。常用药：金银花12g，薄荷12g，连翘12g，荆芥12g，豆豉12g，苇茎15g，桔梗6g。方中金银花、薄荷、连翘清热散郁；荆芥、豆豉解表疏风；苇茎、桔梗清热化痰。

若热病后期，或反复感冒后，耳聋不愈者，此病后脾胃肝胆余热，不可多事清降，可予养阴和胃，饮食渐加，耳鸣、耳聋亦可渐愈。

4. 肾精亏虚证

证候：耳鸣或耳聋，多兼见眩晕，腰酸膝软，颧赤口干，手足心热，遗精，舌红，脉细弱或尺脉虚大。

基本治法：滋肾降火，收摄精气。

方药运用：耳聋左慈丸加减。常用药：熟地12g，怀山药12g，山茱萸12g，丹皮12g，泽泻12g，茯苓20g，磁石20g，五味子6g，龟板15g，阿胶12g，龙骨15g，牡蛎20g，女贞子15g，桑椹子15g，牛膝12g，杜仲12g。方中六味地黄丸补益肾阴；磁石镇摄；五味子敛精；加龟板、阿胶、龙骨、牡蛎、女贞子、桑椹子等滋阴填精；牛膝、杜仲强壮腰膝。诸药合用，共达滋肾降火、收摄精气之效。

加减：若肾亏复为外风所乘，以致下虚上实，经气闭塞，头痛口干者，可合用本事地黄汤，滋阴疏风并举；若肾阳不足，不能固摄者，而见下肢清冷，阳痿腰酸，颧颊暗晦，毛悴色夭，舌淡，脉虚弱者，宜温补肾阳，可用贞元饮送服黑锡丹。

若因肾精不足，水不涵木以致肝热内郁者，可用滋水清肝饮以滋肾养肝舒郁。

5. 清气不升证

证候：耳鸣、耳聋，时轻时重，休息暂减，烦劳则加，四肢困倦，劳怯神疲，昏愦食少，大便溏薄，脉细弱，苔薄白腻。

基本治法：益气升清。

方药运用：益气聪明汤加减。常用药：人参12g，黄芪15g，升麻12g，葛根15g，蔓荆子15g，黄柏6g，芍药12g，石菖蒲12g，葱叶6g，茯神20g。方中用人参、黄芪补益中气；升麻、葛根升举清气；蔓荆子升清通窍；黄柏、芍药，反佐和降，以清阴火；加石菖蒲、葱叶、茯神，以清心通窍。诸药合用，共奏益气升清之功。

加减：若因多嗜酒炙，脾湿素盛，清阳不升，浊阴不降，以致痰湿上壅而见眩晕，头重如蒙，胸闷泛恶，脉濡滑，苔腻等，可减去黄柏、芍药，加白术12g，天麻12g，半夏12g健胃化痰，茯苓20g，泽泻12g利湿泄浊，或用半夏白术天麻汤。

【临证经验】

《素问·阴阳应象大论》谓："人年四十而阴气自半也。"意指人过中年以后，精气渐趋衰弱，故慢性耳鸣耳聋以年长者为多，因精气虚弱不能上通于耳，其治法与脾肾亏虚者同理，但因精脱气衰、多数不易恢复。

本病辨证要分新久虚实。一般新病多因风热、客邪、痰火、肝胆郁热等引起。凡风热所致者，暴发耳鸣或耳聋，兼有表证；肝火者耳窍轰鸣，攻逆阵作，怒则加甚；痰浊者耳鸣眩晕，时轻时重，烦闷不舒；其脏真不亏者，病在经络，鸣声虽暴，尚属实证，治用疏风、散热、开郁、宣窍、化痰以宣开蒙闭，调治稍易，疗程较短。肾虚者耳鸣声细，如蝉持续，腰酸面悴；气虚者耳鸣时作，将息稍轻，劳则加重；阴虚者午后加重。多属久病体虚，脾肾不足，脏气亏损，不能上奉清道，而致浊邪窍踞，则本元既伤，其病在脏，往往缠绵日久，难图速效。要言之，治肝胆从实，治脾肾从虚，上宜清疏，中宜升补，下宜滋降。临床上须结合其他脉证，进行辨证论治。

临证所见，新聋者少，慢性久聋居多，上实下虚，虚实参杂的，也时有所见。这时不能一味补虚固本，要注意标本同治，针对不同病机，兼解风、痰、火、郁等实邪，才能达到通窍开闭的目的，比如肾虚之聋，水不涵木，病兼肝火上盛的要注意滋阴清降；脾虚之证每与痰火、湿浊互见，要注意升清降浊；肝火郁遏易夹风热上扰，须疏肝散风解郁，不可一味凉降；痰浊郁结之火，易被肝火挟迫上升，要注意顺气和肝，不能徒守清化。凡此种种，都说明临床上针对耳鸣耳聋的虚实夹杂者，治疗时要细加辨证，统筹虚实，兼顾标本，不可一途而取。《仁斋直指附遗方论·耳聋》认为本病治疗原则为："风为之疏散，热为之清利，虚为之调养，邪气并退，然后以通耳、调气、安肾之剂主之。"确乃要言，可供参考。

【验案举例】

耳鸣属气虚水停证（邹燕勤主诊）

丁某，女，50岁。初诊日期：2003年6月18日。

患者2002年10月因"右听神经瘤"行伽玛刀切除术，术后半年出现耳鸣，近月来失眠易醒，颜面及双下肢呈凹陷性水肿，小便量尚可，舌淡苔薄白，脉细。辨证属气虚水停，心神失养，治疗以益气行水，养心安神为法。

处方：太子参20g，生黄芪30g，生薏苡仁20g，茯苓皮30g，川芎10g，灵磁石(杵)30g，潼蒺藜15g，车前子(包煎)20g，泽兰20g，泽泻10g，首乌藤30g，酸枣仁10g，合欢皮30g。每日1剂，水煎服。

二诊（7月2日）：患者症状改善不明显，舌淡，苔薄白，脉细，治疗仍用原法，加用合欢花10g，猪苓30g。

三诊（7月30日）：患者耳鸣缓解，双下肢水肿不显，但仍有面浮、寐差，舌质淡，苔薄黄，脉细。

处方：太子参30g，生黄芪30g，炒白术10g，生薏苡仁20g，猪苓30g，茯苓30g，车前子(包煎)30g，泽兰20g，泽泻20g，茅根30g，芦根30g，青龙齿15g，合欢皮30g，酸枣仁10g，合欢花10g，首乌藤30g，萹蓄15g。

四诊（8月19日）：患者临床症状明显改善，已无明显不适，原方加枸杞子15g以巩固疗效。

按语：本患者初诊时有耳鸣、失眠，辨证易从阴虚肝旺着手，但患者耳鸣是手术后所致，全身症状见有面肢浮肿，故整体辨证为气虚所致，耳鸣考虑为瘀血所致。处方以太子参、生黄芪、生薏苡仁、茯苓皮补气利水，以车前子、泽泻淡渗利水消肿，以酸枣仁、合欢皮、首乌藤养心安神，以川芎、泽兰、灵磁石、潼蒺藜活血通络，镇摄浮阳。以后数诊基本仍以此法为主，患者临床效果明显，特别是二诊时患者症状改善不明显，仍守原方而不轻易改变理法方药，实成竹在胸之举。

（周迎晨，周恩超）

第三节　骨蒸潮热

潮热，是指发热有一定的规律性，盛衰起伏如潮水涨落，每日一次，按时而发，按时而止。若一日数发则为发热，不属潮热范围。潮热热势有高有低，病证有实有虚，多见于外感热病之中后期及某些内伤病等。有些内伤病出现潮热多是阴虚，因此称为阴虚潮热。凡久热不退，气血不荣，形体消瘦，其热似骨髓蒸发而出者，称为骨蒸潮热。

【病因病机】

潮热多属里证，但有虚有实之别。实证多由于外感，发热较高，热退不清，到一定时间复又上升；虚证潮热，多由于劳倦内伤，气血亏损，发热较低，或仅自觉发热，病情缠绵。然实证久延可致虚，因此，不少潮热常是急性热病的后遗症。临床辨证必须抓住潮热的特点，并结合病史及兼症进行辨析。

【诊断与鉴别诊断】

1. 诊断　骨蒸潮热多由阴虚火旺引起，由阴虚证进展而来，出现了虚火为主的一系列表现。久病阴虚，化燥生热，虚火上炎，常可见骨蒸潮热，久而不退，颧红，盗汗；阴伤则津不足，可见口燥咽干；虚热伤肺，肺津不足，甚者灼伤脉络则见咳嗽少痰或痰中带血；阴不足则形瘦，故形体消瘦。

2. 鉴别诊断　阴虚血亏潮热与瘀血内郁潮热，两者均见午后或夜间潮热，热象都为低热，但病因病机迥异。阴虚血亏潮热多由素体阴虚或汗吐下亡血及亡津液之后，阴亏气燥，虚火上炎所致。《素问·调经论》曰："阴虚生内热。"其特征是：午后潮热，兼见虚火上炎（颧红，五心烦热，盗汗，舌红，脉细数）的症状。瘀血内结潮热，多由气郁血虚或跌打损伤，寒凝气滞，血热妄行等影响血运，滞而成瘀，瘀血内郁化热所致。其特征是：午后或夜间蒸热，兼见瘀血内结（身体有固定痛处或瘀块，肌肤甲错，舌有瘀斑或青紫）的症状。

【辨证论治】

1. 心肾阴虚证

证候：骨蒸潮热，心烦，少寐，多梦，颧红，盗汗，口干咽燥，尿少色黄，舌质干红，或有裂纹，无苔或少苔，脉细数。

基本治法：滋阴清热，养心安神。

方药运用：清骨散加减。常用药：银柴胡15g，地骨皮15g，胡黄连6g，知母10g，青蒿10g，秦艽10g，甘草6g，酸枣仁15g，柏子仁15g，夜交藤15g。方中以银柴胡、地骨皮、胡黄连、知母、青蒿、秦艽清退虚热；鳖甲滋阴潜阳；甘草调和诸药；酸枣仁、柏子仁、夜交藤养心安神。诸药合用，共奏滋阴清热、养心安神之功。

加减：盗汗较甚者，可去青蒿，加煅牡蛎15g，浮小麦15g，糯稻根15g固表敛汗。

2. 肺肾阴虚证

证候：骨蒸潮热，久热不退，兼有颧红盗汗，口燥咽干，四肢乏力，形体消瘦，咳嗽痰少而黏或痰中带血，舌光红少津，脉细数。

基本治法：滋补肺肾，益气养阴。

方药运用：百合固金汤合秦艽鳖甲散加减。常用药：百合10g，麦冬10g，玄参10g，生地 10g，熟地 15g，鳖甲 15g，知母 10g，秦艽 10g，银柴胡 10g，地骨皮 15g，青蒿 15g，川贝母 15g，百合 10g。方中百合、麦冬、玄参、生地、熟地滋阴润肺生津；鳖甲、知母滋阴清热；秦艽、银柴胡、地骨皮、青蒿清热除蒸；川贝母、百合补肺止咳。诸药合用，共奏滋补肾阴、益气养阴之功。

加减：兼有气虚而见头晕气短、体倦乏力者，可加北沙参 10g，五味子 12g 益气养阴。

3. 肝肾阴虚证

证候：骨蒸潮热，腰膝酸软，颧红，五心烦热，盗汗，咽干耳鸣，尿少色黄，大便干燥，舌红少苔，脉细数。

基本治法：补益肝肾，滋阴清热。

方药运用：知柏地黄丸加减。常用药：知母 15g，黄柏 10g，丹皮 10g，熟地 15g，怀山药 15g，山茱萸 15g。本方清热与养阴并重，知母、黄柏、丹皮清退虚热；熟地、怀山药、山茱萸补益肝肾。

加减：阴虚较甚者，加玄参 10g，生地 10g，制首乌 15g 滋养阴精。

【临证经验】

骨蒸潮热多发生于各种慢性病，或急性热病后期。若兼血亏者，治宜滋阴养血清热，方中可加当归、白芍等；若兼瘀血内结者，治宜活血化瘀清热，可合血府逐瘀汤加制大黄、丹皮等。切不可一见发热便用发散或苦寒之剂，发散易于耗气伤津，苦寒则易伤败胃气或化燥伤阴，反使病情加重。

【验案举例】

骨蒸潮热属气阴两虚证（邹燕勤主诊）

陈某，女，53 岁。初诊日期：2003 年 10 月 8 日。

患者月经已停半年，停经后出现骨蒸潮热，腰酸盗汗，口苦口干，平素易感冒，脉细略弦，舌苔淡黄。辨证：气阴两虚，治从益气养阴，固涩止汗。

处方：生黄芪 20g，太子参 20g，炒白术 10g，生地 10g，枸杞子 15g，山茱萸 6g，五味子 6g，煅龙骨 30g，生牡蛎 30g，浮小麦 30g，糯根须 30g，瘪桃干 30g，大枣 5g，菟丝子 20g，茯苓 20g，炙甘草 5g。每日 1 剂，水煎服。

二诊（11 月 20 日）：患者服药后潮热盗汗减轻，口干口苦仍作，大便偏干，脉细，苔薄黄。治疗减去糯根须、瘪桃干，加丹皮 12g。

三诊（12 月 15 日）：患者潮热盗汗未作，口干口苦减缓，但仍便干，夜寐较差。治疗以益气养阴，宁心安神调理。

处方：生黄芪 20g，太子参 20g，炒白术 10g，生地 10g，枸杞子 15g，山茱萸 6g，煅龙骨 30g，生牡蛎 30g，酸枣仁 12g，夜交藤 20g，菟丝子 20g，丹皮 12g，丹参 12g，肉苁蓉 12g，全当归 12g，炙甘草 5g，大枣 5g。

按语：围绝经期综合征是妇女在 49 岁左右天癸渐竭，肾阴肾阳失衡所产生的一系列临床表现。本患者绝经后出现潮热盗汗，易感冒，口干口苦，证属气阴两虚。处方中黄芪、太子参、白术、茯苓、生地、枸杞子、山茱萸补益气阴；煅龙牡、五味子、糯根须、碧桃干固涩止汗；大枣、炙甘草、浮小麦调和心神；菟丝子补肾固涩，并有提高雌激素作用。药后患者症状改善明显，至三诊时患者原有症状已缓解，出现夜寐差、大便干等症状，处方中加酸枣仁、夜交藤、丹参以养心安神，肉苁蓉、全当归润肠通便。围绝经期综合征的临床表现有虚有实，但其基础是由肾气渐衰所致，其治疗及药后巩固皆应考虑以调补肾气为重点。

（周迎晨，周恩超）

第四节　健　忘

健忘是指记忆力衰退，遇事易忘的一种病证。多因心脾两虚、心肾不交、肾精亏虚和痰瘀痹阻所致。

西医所称之神经衰弱、神经官能症、脑动脉硬化、老年性痴呆等疾病出现健忘症状者，可参考本病辨证论治。

【病因病机】

1. 情志失调　情志太过，或抑郁不遂，都是常见的原发病因，其中尤以思虑过度为甚。《圣济总录·心脏门》云："惊为怵惕思虑所伤，或愁忧过损，惊惧失志，皆致是疾，故曰愁忧思虑则伤心，心伤则善忘。"

2. 劳欲过度　学习专心诵读，或办公写作案牍劳形，损伤心脾，是常见的原发病因。不知持满，恣情放纵，房劳过度，耗损肾精，亦可引起健忘。

3. 年老体衰　禀赋不足，记忆不若常人。中年之后，随着年岁的增大，老人多生健忘。

4. 痰瘀致病　仲景说："其人善忘者……本有久瘀血。"（《伤寒论·辨阳明病脉证并治》）丹溪亦说，健忘"亦有痰者"（《丹溪心法·健忘》）。或因嗜食肥甘生痰，或因外伤致瘀，或因其他疾病过程中产生痰瘀，总之，痰瘀是形成健忘的继发病因。

健忘多因情志损伤、劳欲过度或年老体衰等因素作用于元神所致，是一个渐进过程，故其发病缓慢。部分因外伤所致者，发病可较急骤。本病病位在脑，与心、脾、肾三脏关系密切，病性有虚有实，多见虚实夹杂。总的趋势为致病因素使心、脾、肾、脑功能失调，发展为元神不宁，记忆衰退。本病的基本病机为心脾气血亏虚，精髓不足，痰瘀痹阻，神明失养；或心火、痰火扰动心舍，元神不宁。其间各类证候病机可以相互转化。心脾两虚证，气血亏虚，气不行血，血亏不畅，转化为瘀血痹阻；脾虚不输津，痰浊内生，转化为痰浊扰心、蒙心；久病及肾，转化为肾精亏虚。心肾不交证，心火不能下交肾水，肾水伏匿不用，转化为肾精亏虚；心火独亢，阴损及阳，转化为心脾两虚。痰浊扰心证，痰浊困阻，脾失运化，转化为心脾两虚；痰浊阻滞，血脉不畅，转化为瘀血痹阻。瘀血痹阻证，血脉不畅，气血津液不能敷布，转化为心脾两虚、肾精不足及痰浊扰心等。

总之，健忘与心、脾、肾之关系密切。因心藏神，肾藏精，通于脑，脾主意与思，故心脾气血不足，心肾不交，肾精亏虚，以致痰瘀痹阻俱可导致健忘。

【诊断与鉴别诊断】

1. 诊断 健忘是记忆减退，遇事善忘，或事过转瞬即忘，重者言谈中不知首尾，即《类证治裁·健忘》所谓："陡然忘之，尽力思索不来。"

2. 鉴别诊断

（1）痴呆：痴呆指精神呆滞，沉默不语，或喃喃独语，语无伦次；或见神志恍惚，呼之不应，告之不晓等表现。其不知、不晓前事，与健忘之"遇事善忘"有根本区别。痴呆是不知晓前事，而健忘是知其事而善忘。痴呆可见于任何年龄，而健忘多发于中老年人。健忘病轻、易治，而痴呆病重、难医。有少部分健忘患者久治不愈，可以发展为痴呆。

（2）郁证：郁证是以情志抑郁为主因的病证，虽有多忘之症，但以神志恍惚，情绪不宁，善太息，悲喜欲哭，或咽中如有异物梗阻为主，健忘只是其中兼症之一。而健忘以遇事善忘为主，无情志抑郁之症。郁证日久，可致健忘发生或加重。郁证以中青年女性多见，健忘多发于老年人且男女均可发病。

（3）中风、癫、狂、痫：中风后遗症可伴发健忘，但其主症是肢体不遂，语言障碍；癫、狂、痫亦可见健忘，但癫狂以神志异常为主症；痫证有发作性，主症为口吐白沫、四肢抽搐，或一时思维丧失；而怔忡、失眠、心悸、眩晕等证均可伴发健忘，它们之间互有内在联系。

【辨证论治】

1. 心脾两虚证

证候：健忘，面色㿠白，心悸少寐，气短神怯，食纳减少，脘腹胀满，大便溏泻，倦怠乏力，舌淡苔白，脉细弱。

基本治法：补益心脾。

方药运用：归脾汤化裁。常用药：人参12g，黄芪15g，白术12g，甘草6g，当归12g，龙眼肉15g，茯神20g，远志12g，酸枣仁12g，生姜6g，大枣6g，木香12g。方中人参、黄芪、白术、甘草益气健脾；当归、龙眼肉养血和营；茯神、远志、酸枣仁养心安神益智；生姜、大枣和胃扶中；木香调气，使诸药补而不滞。诸药合用，则心脾得补，气血充足，心神得养，健忘可愈。

加减：心血不足者，加熟地30g，白芍15g，阿胶（烊化）20g；脾虚而兼气滞不畅者，加陈皮15g；脘闷纳呆，苔滑腻者，加半夏12g，陈皮15g，厚朴9g；不寐较重，加合欢皮15g，夜交藤20g，龙骨20g，牡蛎20g；若阴虚火升而致遗精盗汗者，亦可合用孔圣枕中丹。

2. 心肾不交证

证候：健忘，虚烦不眠，心悸怔忡，头晕耳鸣，腰酸腿软，多梦遗精，潮热盗汗，夜间尿多，舌红少苔，脉细数。

基本治法：交通心肾。

方药运用：心肾两交汤化裁。常用药：熟地12g，山茱萸12g，人参12g，当归12g，麦冬12g，酸枣仁15g，黄连6g，肉桂6g。方中熟地、山茱萸补肾益精；人参、当归益气养血；麦冬、酸枣仁养阴清心宁神；黄连、肉桂上清心火，下温肾阳，共奏交通心肾之功。

加减：偏于心阴虚者，加玄参12g，天冬15g，五味子9g；偏于肾阴虚者，加生地20g，龟板20g；火炽水亏者，加黄芩12g，阿胶20g，白芍9g，知母12g。

3. 髓海空虚证

证候：健忘，精神呆滞，形体疲惫，毛发早白且枯脆易脱，齿浮动摇，腰膝酸软，步履艰难，舌淡苔白，脉虚。

基本治法：填精补髓。

方药运用：河车大造丸化裁。常用药：紫河车15g，人参12g，熟地15g，龟板15g，杜仲12g，牛膝12g，麦冬12g，天冬12g，黄柏6g。方中紫河车为血肉有情之品，大补精血；人参大补元气；熟地、龟板、杜仲、牛膝填精补髓；麦冬、天冬养阴生津；黄柏反佐诸药，兼清相火。诸药合用，具有填精补髓、健脑益智之功。

加减：大便秘结者，加火麻仁20g；胸痞纳呆者，加生麦芽15g，神曲15g；遗精头晕者，加山茱萸15g，金樱子20g，菊花15g；耳鸣、耳聋者，加磁石20g；气喘、咳嗽者，加五味子12g；阴虚火旺者，加知母20g。

4. 痰浊扰心证

证候：健忘，嗜卧，头晕目眩，胸闷不舒，呕恶，咳吐痰涎，喉中痰鸣，甚者语无伦次，哭笑无常，苔白腻，脉弦滑。

基本治法：健脾化痰。

方药运用：导痰汤化裁。常用药：半夏12g，陈皮12g，茯苓20g，枳壳12g，南星12g，甘草6g。方中半夏、陈皮、茯苓、枳壳、南星健脾化痰；甘草调和诸药，调中和胃，顾护正气。诸药合用，共奏健脾化痰之功。

加减：如属寒痰者，加姜汁、细辛各3g；属热痰者，加瓜蒌15g，竹茹20g，黄芩9g；属湿痰者，加苍术6g，厚朴10g；属风痰者，加白附子6g；属顽痰者，加礞石20g，海浮石20g；眩晕头痛者，加天麻20g，蔓荆子15g；脾气虚甚者，加党参15g，白术10g。

5. 瘀血痹阻证

证候：健忘突然而得，持久难愈，舌强语謇，但欲漱水而不欲咽，面唇爪甲青紫，大便色黑，舌质紫暗有瘀点，脉细涩或结代。

基本治法：活血化瘀。

方药运用：血府逐瘀汤加减。常用药：桃仁12g，红花6g，当归12g，川芎12g，柴胡12g，甘草6g。方中桃仁、红花、当归、川芎活血通络；柴胡调畅气机，引药上行，取其气行则血行，气行则瘀化之功；甘草调和诸药。诸药合用，共奏止血化瘀之功。

加减：气滞者，加郁金10g，青皮9g；气虚者，加黄芪10g，党参15g；头晕者，加天麻20g，钩藤12g；不寐、多梦者，加首乌藤20g，酸枣仁20g；胸痛者，加延胡索15g，降香9g。

【临证经验】

健忘证虚多实少，治疗以“虚则补之，实则泻之”为大法，侧重补虚为主。气血亏虚者，补益心脾，以增生化之源。精虚髓亏者，补肾填精或交通心肾，因证而立法。若为痰瘀实证，化痰泄浊、活血化瘀亦不失为“实则泻之”之法。

【验案举例】

健忘属肾气虚兼湿热证（邹燕勤主诊）

伍某，男，29岁。初诊日期：2003年7月30日。

患者近半年来梦遗频作，每周1～2次，健忘，肢冷乏力，不耐劳累，口中黏腻，舌苔黄腻，脉细。辨证：肾虚精关失固，兼湿热内蕴。治疗：补益肾气，固摄精气，兼化湿运脾。

处方：太子参20g，生黄芪10g，菟丝子15g，金樱子15g，五味子6g，川断10g，制苍术10g，白术10g，藿香10g，佩兰10g，生薏苡仁20g，茯苓20g，炒怀山药20g，炒芡实20g，枸杞子15g，淫羊藿15g，荷叶10g，覆盆子15g。每日1剂，水煎服。

二诊（8月28日）：药后梦遗次数减少，近日未作，仍觉健忘，乏力易疲困，饮食尚可，脉细，舌苔薄黄。治疗效果明显，继用原方。

三诊（9月15日）：患者梦遗未作，肢冷缓解，自觉健忘亦好转，口中不腻，舌淡红，苔薄黄，脉细，治拟补益肝肾巩固。

处方：太子参20g，生黄芪30g，川断15g，桑寄生15g，枸杞子20g，菟丝子20g，炒芡实20g，怀山药20g，茯苓20g，山茱萸12g，生地12g，炙甘草4g。

按语：健忘具体病因有虚实之分，或有虚实夹杂，治疗应以审因论治立法。本案患者健忘，梦遗，肢冷乏力，乃肾气不足之证，但细察其苔黄腻、口中黏腻，则内有湿热困阻。梦遗发生与湿热熏蒸、扰动相火有关，治疗以五子衍宗丸加减补肾固精。太子参、生黄芪与川断、淫羊藿相伍增加补益肾气之力，与生薏苡仁、茯苓、苍术、白术相配补益脾气而助运化水湿；藿香、佩兰、荷叶芳香醒脾化湿以除湿热；怀山药、芡实健脾涩精。全方以补为主，兼除湿热。嗣后患者临床症状缓解，以补益肝肾精气善后巩固。

（周迎晨，周恩超）

第五节　早　衰

早衰亦称为“早老”，是指未老先衰，即未到老年（60岁以上）就出现精神耗减、头倾目眩、面色憔悴苍老、两鬓早白、发落齿槁、寐少健忘、视听失聪、二便自遗等衰老征象的一类病证。

【病因病机】

1. 肾气亏耗　多因先天禀赋不足，或久病体衰，或早婚多育、恣情纵欲致肾精不固，肾气亏耗。肾为先天之本，内藏元阴元阳，为阴阳之根，生命活动之本。其主骨生髓，以使骨坚齿固，脑充发荣，精力充沛，为人体生长、发育、生殖之源，人之生、长、壮、老、已皆由肾气决定。若肾气充盛，则机体壮实；若“肾脏衰，形体皆极，则齿发去”。故肾精亏耗是早衰的核心及病机关键。

2. 脾胃虚损　多因长期饮食不节，或劳倦过度，或久病不愈致脾胃受损。脾胃为后天之本，系气血水谷之海。脾胃健旺，则气血充盈，生气旺盛；若损伤脾胃，则健运失司，气血生化无源，五脏六腑失其濡养，生机低下，必致早衰之象。故云：“胃强则肾充而精气旺。”“内伤脾胃……必暗伤人寿数。”

3. 气滞血郁　多因情志所伤，或久病体虚所致。人之精气津血贵在流通，循环不已、川流不息则气运血畅，病无所居而恶无由生，身健寿长。如《日华子》曰：“营卫之行，无失厥常，六腑化谷，津液布扬，故能长久而不敝。流水不腐，以其游故也；户枢不蠹，以气运故也。”若气滞血郁，则病之留，恶之生，以致早衰早夭。故气血郁滞亦是导致本病产生的一个重要因素。

以上各种病因，或是因虚致病，或是因病致虚，而其病性主要为脏腑气血阴阳的亏耗。病损部位主要在五脏，与脾、胃、肾、肝功能密切相关，尤以肾脏更为重要。引起早衰的病因，往往首先导致某一脏器之气、血、阴、阳的亏损，而由于五脏相关，气血同源，阴阳互根，必累及他脏，致五脏之精气阴血日久渐衰，甚至引起脑髓空虚而见大脑衰老，进而全身衰老，以致早衰早夭。可见本病以虚为本，尤为肾精亏虚为关键。但亦有因气滞血瘀或虚中夹瘀而致早衰者。正如《灵枢·天年》所说：“血气虚，脉不通，真邪相攻，乱而相引，故中寿而尽也。”而《养生论》亦云：“气血者通于内，血壮则体丰，血固则颜盛，颜盛则生全。若血衰则发变，血败则脑空，脑空则死。”所以气血之郁滞亦是不容忽视的致病因素。

【诊断与鉴别诊断】

1. 诊断

（1）病史：患者多有导致早衰的原因，如先天禀赋薄弱、房劳过度、早婚多育、饮食不节、大病久病、情志所伤等。

（2）临床特征：早衰的特点是未到老年即出现精神耗减、肢体懈惰、头倾目眩、寐少健忘、发白齿落、面焦肌皱、耳鸣眼花、孤寂郁闷、性情不定、鼻不嚏而出涕、溲不利而自遗、便不通而成泄、滑精早泄、阳痿不举等衰老的征象。

（3）早衰的年龄定位：目前我国学者将45～59岁称为老年前期，60岁以上称为老年期。因此，在45岁之前就出现衰老征象者，可诊断为早衰。

（4）辅助检查：可配合脑电图、脑血流图、脑电地形图、CT及核磁共振等现代检查手段。

2. 鉴别诊断

（1）早衰与生理性衰老鉴别：生理性衰老是指人于60岁之前随年龄增长而自然出现的个别衰老征象。如妇女35岁以后出现“面焦”（黄褐斑）；49岁左右出现停经；男子在40岁后开始“发堕齿枯”，48岁而“面焦，发鬓斑白”等，均属于生理衰老的征象，应与早衰作鉴别。

（2）早衰与少年白发鉴别：少数青少年早生白发、脱发，多与遗传因素有关，若其全身情况良好，不能诊断为早衰。早衰之白发、脱发，应同时见有明显脏腑气血阴阳亏虚之证。

（3）早衰与虚劳鉴别：虚劳是以脏腑功能衰退，气血阴阳不足为主要病机的多种慢性虚弱证候的总称。早衰与虚劳在病因病机及临床表现上较为相似，且恢复均困难，两者难以严格区分。但早衰有明显的年龄定位，一般指60岁以前，特别是45岁之前则出现各种虚衰证候，尤其是脾肾亏虚之证；而虚劳发病无年龄界限，且不一定出现各种衰老征象。

（4）早衰与郁证、癫病鉴别：郁证是由于情志不舒、气机郁滞所致，以心情抑郁、情绪不宁、胸部满闷、胁肋胀痛或易哭易怒等为主要临床表现的一类病证。而癫病是因情志所伤，或先天遗传而引起的，以精神抑郁、表情淡漠、沉默痴呆、喃喃自语、出言无序、静多动少为特征的精神疾病。两种病证的临床表现与早衰有相似之处，若久而不愈，亦可致早衰。但早衰有发病的年龄界限，且必有早衰的衰老征象，与单纯的郁证及癫病有别。

【辨证论治】

1. 脾气亏虚证

证候：精神困乏，面焦肌皱，皮肤干枯，形体消瘦或面浮肢肿，发鬓斑白，头发脱落，少气懒言，纳呆食少，腹胀肠鸣，便溏或泄泻或便意频频，舌淡苔白，脉沉细无力。

基本治法：健脾益气。

方药运用：加味四君子汤。常用药：党参12g，黄芪15g，白术12g，茯苓20g，扁豆12g，甘草6g。方中党参、黄芪补气健脾；白术、茯苓、扁豆健脾和胃；甘草调和诸药。

加减：若中气虚寒，胃脘疼痛，可选用黄芪建中汤以温补中气，调和营卫；若脾虚中气不足，气短，脱肛，崩漏，可选用补中益气汤以补中益气，升阳举陷；若脾脏气阴两虚，可选用薯蓣丸；若见纳少腹泻，可加山药15g，砂仁3g，莲肉12g，白芍12g；若脾虚气血不足，可选用归脾汤以健脾益气养血。

2. 肾阳衰微证

证候：精神耗减，倦怠乏力，骨肉疏冷，懈惰好卧，腰膝酸软，视听失聪，面焦肌皱，发落齿槁，两鬓早白，阳痿遗精，性欲减退，多尿或不禁，夜尿多，下利清谷或五更泄，舌淡胖或紫暗，苔白，脉沉迟无力。

基本治法：温肾壮阳。

方药运用：右归丸化裁。常用药：附子12g，肉桂6g，熟地12g，鹿角胶15g，巴戟天

12g，锁阳12g，山茱萸12g，枸杞子12g，杜仲12g，菟丝子15g。方中附子、肉桂温补肾阳；熟地、鹿角胶、巴戟天填精补髓；锁阳、山茱萸、枸杞子、杜仲、菟丝子补肾固气。诸药合用，具有温补肾阳、填充精血的功效。

加减：若遗精早泄，可加金樱子、桑螵蛸或金锁固精丸以收涩固精；若命门火衰致五更泄者，合四神丸以温脾暖肾，固肠止泻；若脾虚湿甚至下利清谷者，去熟地、当归等滋润滑腻之品，加党参15g，白术12g，薏苡仁12g益气健脾，渗湿止泻；若阳虚水泛以致浮肿、尿少者，加茯苓20g，泽泻12g，车前子(包煎)15g，或合五苓散利水消肿；若肾不纳气而见喘促，短气，动则更甚者，加补骨脂15g，五味子6g，蛤蚧15g以补肾纳气；若发落齿槁，两鬓早白者，可选用何首乌丸；若脾肾两虚者，可选用健脾滋肾壮阳丸以健脾益肾。

3. 肾阴耗损证

证候：面色憔悴苍老，形羸体枯，两足萎弱，腰膝酸软，发槁早白，头晕目眩，耳鸣耳聋，视物昏花，寐少健忘，五心烦热，颧红潮热，口干咽燥，多梦遗精，舌红少津，苔少，脉细数。

基本治法：滋补肾阴。

方药运用：左归丸加减。常用药：熟地15g，山药12g，山茱萸12g，菟丝子15g，枸杞子15g，牛膝12g，鹿角胶15g，龟板15g。方中熟地、山药、山茱萸、菟丝子、枸杞子滋补以固肾；牛膝引药下行；鹿角胶、龟板胶补肾填精。

加减：临证可选用六味地黄丸、八仙长寿丸等。若阴虚火旺而见五心烦热、颧红潮热等症，去鹿角胶、山茱萸，加知母10g，黄柏6g，地骨皮15g或配杞菊地黄丸、知柏地黄丸，以滋阴泻火；若遗精，加牡蛎20g，金樱子15g，芡实12g，莲须15g以固肾涩精。

4. 气滞血瘀证

证候：神情呆滞，面色晦暗，孤僻抑郁，嗳气叹息，或性情不定，喜怒无常，形衰态老，暮气沉沉，腹胀胁痛，或有胸闷，或有癥瘕块，或见肌肤甲错，舌质暗红或紫暗，或有瘀点瘀斑，脉弦涩。

治法：疏肝理气，活血化瘀。

常用方：柴胡疏肝散合失笑散。常用药：柴胡6g，白芍12g，枳壳12g，川芎12g，香附12g，甘草6g，五灵脂15g，蒲黄12g。方中柴胡疏肝解郁；白芍补血养肝；枳壳、川芎、香附助柴胡以疏肝；甘草健脾和中；五灵脂、蒲黄活血化瘀。

加减：临证尚可选用越鞠丸或降气汤。若气郁化火者，可选丹栀逍遥散以清肝泻火；若见癥瘕癖块，或见肌肤甲错者，可选用代抵当丸或流气丸，以消积散结，通和阴阳；若肾虚脾弱而兼气滞血瘀者，可服用松龄太平寿酒方，以健补脾肾，活血理气，宁心安神。

气滞血瘀致早衰这一证型，古人虽论述不多，但不容忽视。早衰患者往往为虚中夹郁或夹瘀，故治疗时应强调补虚不忘祛邪。当然，对此类患者的治疗不能只用药物，还须“心药”治疗。

【临证经验】

1. 早衰的辨证要点

（1）辨脏腑虚实：早衰的证候虽多，但总不离乎五脏。发早白，耳鸣重听，齿枯早落，夜尿多，阳痿遗精，无欲不孕者，多属肾气亏虚；若舌红少苔，脉细数者，属肾阴虚真水匮乏；若面焦色败，饥饱不调，精神衰惫，肢体懈惰者，多为脾胃气虚；若面色黧黑，孤寂郁闷，性情不定，舌暗有瘀点或瘀斑，脉沉弦而涩者，多为气滞血瘀所致。故对早衰的辨证应以脏腑辨证为纲。

（2）辨气血阴阳的亏虚：早衰的辨证以五脏为主，但五脏之辨，不外乎气血阴阳。正如《杂病源流犀烛》云："五脏虽分，而五脏所藏无非精气，其所以致损者有四，曰气虚、曰血虚、曰阳虚、曰阴虚。""气、血、阴、阳亏虚各有所主，认得真确，方可施治。"一般来说，病情单纯者，病变较为局限，易辨清气血阴阳的属性和病及脏腑的所在。但由于气血同源、阴阳互根、脏腑相关，往往相互影响而使病情趋于复杂和严重，辨证时应加以注意。

（3）辨兼夹病证的有无：早衰一般均有较长的病程，辨证施治时尚须注意有无兼杂病证，尤其应注意：①因病致虚，久虚不复者，应辨明原有疾病是否还继续存在，即早衰与宿疾共见。②有无因病致实的表现，如因气虚运血无力，形成瘀血；情志所伤而致气血郁滞；脾气亏虚，健运失常而致水湿内停等虚实夹杂之证。若有以上兼杂病证，治疗时应分轻重缓急，兼顾治之。总之，早衰之辨证以五脏辨证为纲，气血阴阳为目，以衰老征象为指征。

2. 治疗以补益为基本原则　正如《素问·三部九候论》说："虚则补之。"在进行补益的时候，一是必须根据病理属性的不同，分别采取益气、养血、滋阴、温阳的治疗方药；二是要密切结合五脏病位的不同而选方用药，以加强治疗的针对性。在应用补益治疗早衰时，应注意以下三点：

（1）重视补益脾肾在早衰中的作用。肾为先天之本，寓元阴元阳，为生命之本；脾为后天之本，为气血生化之源，脾胃健运，五脏六腑、四肢百骸方能得以滋养，重视补益脾肾，先后天之本不败，则能促进早衰的恢复。

（2）对于虚中夹实者，当补中有泻，扶正祛邪。扶正多以补益脾肾，祛邪多以疏肝行气，活血化瘀。

（3）早衰的病程较长，影响的因素较多，要将药物治疗与饮食调养、生活调摄密切结合起来，方能收到更好的治疗效果。

3. 忌过虚太过　治疗早衰忌补虚太过，使用药物应补而不滞，滋而不腻；且慎用攻伐，中病即止，不可常用、久用。此外，用药剂量宜适当，较年轻人为少。

4. 关于气滞血瘀证　气滞血瘀致早衰这一证型，古人虽论述不多，但不容忽视。早衰患者往往为虚中夹郁或夹瘀，故治疗时应强调补虚不忘祛邪。对此类患者的治疗除药物外，还须结合"心药"治疗。

【验案举例】

早衰属肾阳衰微证（王钢主诊）

郑某，男，42岁。初诊日期：2009年10月7日。

患者素体弱，怕冷，近半年出现头晕目眩，疲乏，常梦与女子交，阳痿，时遗精，精力不支，腰酸腿软，下肢冷，发落早衰，性欲减退，健忘，气短，自汗。在某三甲医院检查头颅CT及脑电图后，诊断为“脑动脉硬化供血不足，性功能减退”。后来我院就诊，该患者面色晦暗，诊脉左右沉迟无力，舌淡，苔白根厚。辨证为肾阳衰微，封藏失职，精髓匮乏。处以温肾壮阳之剂。

处方：附子10g，肉桂6g，熟地15g，山茱萸15g，枸杞子15g，杜仲15g，菟丝子15g，淫羊藿15g，巴戟天12g，肉苁蓉20g，黄芪15g，金樱子15g，莲须15g，蛤蚧15g，补骨脂15g，五味子6g，生甘草6g，小红枣10g。

二诊（11月10日）：服药15天后自觉好转，服药20剂后来诊，述自汗、气短消失，阳痿梦遗均有明显好转，睡眠转佳，诊脉沉而有力。继予温补肾阳之法，随症加减。

处方：附子10g，肉桂6g，熟地15g，山茱萸15g，枸杞子15g，杜仲15g，菟丝子15g，淫羊藿15g，巴戟天12g，肉苁蓉20g，金樱子15g，莲须15g，首乌15g，怀牛膝15g，生甘草6g，小红枣10g。

三诊（12月15日）：患者服药1个月，体力基本恢复，全身及腰膝有力，时逢冬至将至，开膏方服用2个月，患者正常上班。

患者2010年及2011年秋冬季均来院开膏方滋补以巩固疗效。

按语：本案患者根据其症状、体征、检查，属于肾阳衰微证。方中亦侧重于补肾阳，多用附子、肉桂、菟丝子、淫羊藿、巴戟天、肉苁蓉等温肾阳之品，而辅以地黄、山茱萸、枸杞子等滋阴之品。用药2个月，疗效明显，可见阴中求阳，从阴引阳之妙，又可助阳不伤阴。

（周迎晨，王钢，周恩超）

第六节　肾性高血压

高血压是指一种以动脉收缩压和（或）舒张压升高为特征，可伴有心脏、血管、脑、肾脏和视网膜等器官功能性或器质性改变的全身性疾病。世界卫生组织、国际高血压病学会提出的高血压定义为：在未服用降压药物下，收缩压≥140mmHg或（和）舒张压≥90mmHg即为高血压。高血压也是肾脏疾病的重要体征。肾性高血压占成人高血压的5%～10%，在继发性高血压中最为常见。肾性高血压的发生机理较复杂，并且各种机理之间相互关联，临床上根据其主要发病机理，分为容量依赖型高血压及肾素依赖型高血压，但两者不能截然分开。肾性高血压发病年龄多为青少年，无高血压家族史，血压上升缓慢，中度升高为多，小便异常出现早并明显，以蛋白、细胞及管型尿较多，可见水肿和贫血，多兼有低蛋白血症，肾功能损害出现早，程度较重，无血管病变或病变不明显。

【病因病机】

高血压属于中医“风眩”病证范畴，病机关键是肝肾阴阳失调，阴虚为本，可涉及心脾，病多虚实夹杂。

1. 风水泛滥 正气不足，卫外不固，腠理不密，外邪乘虚而入，肺失宣降，不能通调水道，水湿泛滥，上干清窍，发为本病。

2. 脾虚水泛 饮食劳倦，伤及脾胃；或冒雨涉水，久居湿地，水湿内侵，困遏脾气，脾气虚弱，不能制水，水湿内停，上泛清窍，引发本病。

3. 肝阳上亢 平素阳盛体质；或肾病日久，肾精亏耗，肝失所养，以致肝阴不足，肝阳上亢；或因长期忧郁恼怒，肝郁气滞，气郁化火，使肝阴暗耗，风阳升动，上扰清窍而发本病。

4. 肾精不足 先天不足，禀赋虚弱而后天失于调摄，肾精不充；或老年肾亏，精虚髓减；或久病精微不化，肾精失充，髓海不足；或纵欲过度，肾失封藏，以致肾精亏耗，不能生髓充脑则发为本病。

5. 气血亏虚 肾病日久不愈，伤精损气耗血。气虚则清阳不展，血虚则脑失充养而发本病。

6. 瘀血阻滞 久病情怀不舒，肝郁气滞；或浊邪壅阻，气机不利；或久病气虚气滞，均可致血瘀络阻，清窍不利而发本病。

7. 浊毒内蕴 肾主化气利水，脾主运化水湿，肾病日久不愈，肾阳衰败，蒸化失司，损及脾阳，使脾阳虚弱，健运失职，水谷精微不化，聚湿为浊，浊毒内蕴，中阻则清阳不升，上泛则蒙闭清窍，或因浊毒壅遏，气机阻滞，血脉不利而发本病。

【诊断与鉴别诊断】

肾性高血压是指由一侧或两侧的肾实质疾患导致的高血压。常见肾实质性疾病包括慢性肾小球肾炎、慢性肾盂肾炎、肾血管性病变、多囊肾等。这些疾病早期均有明显的肾脏病变的临床表现，在病程的中后期出现高血压，至终末期肾病阶段高血压几乎和肾功能不全相伴发。本病临床常需与下列疾病相鉴别。

1. 原发性高血压 发病年龄较迟，可有家族史，血压上升快，对一般降压药反应较好，小便异常出现迟或不明显，可无水肿和贫血，有也较轻，肾损害出现迟，程度轻，血管病变（脑、眼底、心脏）明显，在排除继发性高血压后可作出诊断。

2. 嗜铬细胞瘤 嗜铬细胞瘤 90% 位于肾上腺髓质，右侧多于左侧。交感神经节和体内其他部位的嗜铬组织也可发生此病。高血压可为持续性，亦可呈阵发性。年轻人难以控制的高血压应注意与本病相鉴别。本病如表现为持续性高血压则较难与原发性高血压相区别。血和尿儿茶酚胺及其代谢产物的测定、酚妥拉明试验、胰高糖素激发试验、可乐宁抑制试验、灭吐灵试验等药物试验有助于作出诊断。

3. 原发性醛固酮增多症 病因为肾上腺肿瘤或增生所致的醛固酮分泌过多，典型的症状和体征有：轻至中度高血压；多尿尤其夜尿增多；口渴、尿比重下降、碱性尿和蛋白尿；发作性肌无力或瘫痪、肌痛、搐搦或手足麻木等。凡高血压合并上述3项临床表现，并有低钾血症、高血钠性碱中毒而无其他原因可解释的应考虑本病之可能。实验室检查可见血和尿醛固酮升高，PRA降低。

4. 肾血管性高血压　单侧或双侧肾动脉主干或分支病变可导致高血压。如有骤发的高血压并迅速进展至急进型高血压、中青年尤其30岁以下的高血压且无其他原因、腹部或肋脊角闻及血管杂音，呈连续性或在收缩期出现，以及腰部或腹部外伤后出现的高血压等均提示肾血管性高血压的可能。可疑病例应做肾动脉等多普勒超声、口服卡托普利激发后做同位素肾图和PRA测定、肾动脉造影、数字减影血管造影术，以及两侧肾静脉肾素测定等，有助于作出诊断。

5. 药源性高血压　药物所致的高血压也是继发性高血压的常见原因。引起血压升高的常用药物有以下类型：①非甾体类抗炎药如阿司匹林、吲哚美辛、布洛芬、安乃近、双氯芬酸、炎痛喜康以及对乙酰氨基酚等。②女用口服避孕药多由孕激素和雌激素配伍组成，如炔诺酮、炔诺孕酮及其复方制剂等。③肾上腺皮质激素。④拟肾上腺素药物。⑤单胺氧化酶抑制剂，在应用此类药物同时食用富含酪胺的食品如奶酪、香蕉和扁豆，血压可升高。⑥三环类抗抑郁药。⑦环孢霉素。⑧重组红细胞生成素。

【辨证论治】

1. 风水泛滥证

证候：眼睑浮肿，四肢及全身水肿，多有恶寒，发热，肢节酸楚，小便不利，舌淡红，舌苔薄白，脉浮。

基本治法：疏风利水。

方药运用：越婢加术汤加减。常用药：麻黄3g，生石膏30g，生姜10g，甘草6g，白术12g，益母草30g。方中麻黄宣散肺气，发汗解表，以祛在表之水气；生石膏解肌清热；生姜温散水气；白术健脾燥湿；益母草活血化瘀，利水消肿；甘草调和诸药。诸药合用，共奏疏风利水消肿之功。

加减：若水肿明显者，加猪苓20g，茯苓30g，泽泻20g以利尿消肿；若咽喉肿痛者，加金银花10g，连翘10g，射干12g以清咽散结解毒；若恶寒重发热轻者，去石膏，加桂枝6g，防风10g以助麻黄辛温解表之功。

2. 脾虚水泛证

证候：头痛眩晕，时作时止，形体虚肿，倦怠，神疲，纳呆便溏，舌质淡体胖，舌苔白滑，脉弦按之濡软。

基本治法：益气利水。

方药运用：补中益气汤合五苓散加减。常用药：生黄芪30g，党参12g，陈皮6g，柴胡6g，白术10g，泽泻20g，猪苓15g，茯苓15g，桂枝6g，桑白皮30g，车前子（包煎）12g。方中生黄芪、党参补气健脾利水；陈皮、柴胡理气和中，升提清阳；泽泻、猪苓淡渗利水消肿；白术、茯苓健脾利湿；桑白皮、车前子利尿消肿；桂枝通阳化气，通调水道。诸药合用，共奏补气利水消肿之功。

加减：若腹胀皮肤肿者，加大腹皮30g，玉米须30g以行气利尿消肿；若纳呆便溏明显者，加薏苡仁12g，苍术10g以健脾燥湿。

3. 肝阳上亢证

证候：眩晕耳鸣，头痛目胀，每因烦劳或恼怒而加重，急躁易怒，心烦失眠，腰膝酸软，胁痛口苦，舌质红，舌苔薄黄，脉弦有力。

基本治法：平肝潜阳。

方药运用：天麻钩藤饮加减。常用药：天麻10g，石决明15g，钩藤15g，山栀12g，黄芩12g，杜仲15g，牛膝15g，益母草12g，桑寄生15g，夜交藤30g，生龙骨15g，豨莶草30g。方中天麻、钩藤、石决明平肝阳；山栀、黄芩清泄肝火；益母草、牛膝活血引血下行；杜仲、桑寄生补肝肾；夜交藤养心安神；生龙骨平肝潜阳，镇静安神；豨莶草益肝肾，降血压。诸药合用，共奏平肝潜阳之功。

加减：若见头痛朝轻暮重，脉弦细等肝肾阴虚证者，加生地12g，首乌12g，枸杞子15g以滋养肝肾；若头痛剧烈，面红溲赤肝火偏旺者，加龙胆草6g，夏枯草12g以清泄肝火；若手足麻木，筋惕肉瞤有阳动化风之势者，加羚羊粉（冲服）3g，鳖甲10g，珍珠母30g以镇肝息风。

4. 肾精不足证

证候：头痛眩晕，时作时止，劳累加重，神疲少寐，多梦健忘，腰膝酸软，耳鸣，或见心烦，舌质红，舌苔薄白，脉弦细数。

基本治法：补肾益精。

方药运用：左归丸加减。常用药：熟地12g，山药15g，山茱萸12g，菟丝子10g，枸杞子12g，牛膝15g，鹿角胶12g，龟板胶12g，丹皮12g，菊花10g。方中熟地滋阴补肾，益精生血；山茱萸温补肝肾，收敛精气；山药健脾益肾固精；菟丝子、枸杞子补益肝肾；鹿角胶、龟板胶填精补髓；丹皮清热凉血；菊花清热平肝。诸药合用，共奏补肾滋阴填精之功。

加减：若五心烦热者，加鳖甲10g，知母10g，黄柏6g以滋阴清热；若眩晕较甚，阴虚阳浮者，加龙骨15g，牡蛎30g，珍珠母30g以潜浮阳，同时应注意突发中风之可能。

5. 气血亏虚证

证候：头晕头痛，劳累加重，休息可缓解，面色萎黄或㿠白，唇甲不华，发色不泽，纳少，神疲懒言，心悸少寐，甚则小便不利，肢体浮肿，舌质淡，舌苔少，脉芤或细弱。

基本治法：益气养血。

方药运用：归脾汤加减。常用药：黄芪15g，白术12g，茯苓20g，当归15g，党参15g，枣仁15g，远志15g，木香10g，猪苓30g，泽泻20g，龙眼肉12g，甘草5g。方中党参、白术补气健脾，使气血生化有源；黄芪益气；当归补血活血，合用则补气生血；枣仁、远志养血安神；龙眼肉补血养心；木香调理气机，健运脾胃；茯苓健脾利湿；猪苓、泽泻利水消肿；甘草调和诸药。诸药合用，共奏益气养血、健脾助运之功。

加减：若食少便溏者，当归宜炒，木香宜煨，并加薏苡仁20g，六曲15g以增强健脾助运之力；若头痛明显者，加菊花10g，蔓荆子12g以平肝祛风，清利头目；若形寒肢冷，腹中隐痛，加桂枝6g，干姜6g以温中助阳；若血虚甚者，加熟地12g，阿胶10g，并重用参、芪以补气生血。

6. 瘀血阻滞证

证候：眩晕，头昏胀痛，下午或夜间较重，日久不愈，面色晦暗，或见腰痛固定，肢体浮肿，舌质紫暗或有瘀斑瘀点，舌质薄白，脉涩。

基本治法：活血化瘀。

方药运用：血府逐瘀汤加减。常用药：当归10g，川芎15g，赤芍15g，桃仁12g，红花10g，枳壳10g，牛膝15g，益母草30g，泽兰20g，大黄10g，丹皮10g，天麻12g。方中当归、川芎活血养血行气；赤芍、桃仁、红花活血化瘀通络；枳壳理气，使气行血行；牛膝益肾引血下行；益母草、泽兰活血化瘀利水；大黄活血化瘀，通络泄浊；丹皮凉血清火；天麻平肝治眩晕。诸药合用，共奏活血化瘀通络之功。

加减：若气虚者，加黄芪20g，党参12g以益气行血；若水肿明显者，加猪苓30g，车前子（包煎）20g以利尿消肿；若失眠者，加合欢皮30g，夜交藤30g以养心安神；若瘀血较重者，可加地龙12g，穿山甲15g以破血化瘀。

7. 浊毒内蕴证

证候：头痛眩晕，或头重如蒙，胸闷恶心，口苦纳呆，或口有尿臭味，大便秘结，脘腹胀满，面浮肢肿，腰以下为甚，小便不利，舌质淡，舌苔厚腻，脉沉缓。

基本治法：化浊利湿。

方药运用：温胆汤加减。常用药：半夏10g，陈皮10g，枳实10g，竹茹12g，茯苓20g，白术12g，大黄10g，土茯苓30g，泽泻20g，天麻12g，猪苓30g。方中半夏燥湿化痰，和胃止呕；陈皮理气燥湿；枳实泄热泄浊；竹茹和胃止呕化痰；茯苓、白术健脾渗湿；大黄、土茯苓泄浊解毒；泽泻、猪苓利水消肿；天麻息风治眩晕。诸药合用，共奏泄浊利湿和胃之功。

加减：若脘闷不适，可加苏梗10g，佛手10g以理气和胃；若耳鸣重听者，加郁金10g，石菖蒲10g以通阳开窍；若呕吐频作者，加代赭石20g，生姜10g以镇逆止呕；若腹胀泄泻者，加干姜10g，煨肉豆蔻10g以温脾止泻；若毒入血分，有动肝风之象者，加羚羊粉3g，僵蚕10g，丹皮10g以凉血息风。

【临证经验】

1. 重视“湿”、“瘀”病邪 肾性高血压的中医辨证与原发性高血压病显著不同。一般认为高血压病证候发展规律是：阳亢→阴虚阳亢→阴虚或气阴两虚→阴阳两虚→阳虚；而肾性高血压阳亢症状少见，以阴虚为主要表现，水不涵木也可出现阴虚阳亢之证，并在其发展过程中始终存在“水湿”、“湿热”和“瘀血”见症，如眼周青黑、唇舌紫暗、尿黄少、浮肿、舌苔黄腻等。因此，肾性高血压属本虚标实之证。本虚，初起表现为肾阴虚，逐渐发展为肾气阴两虚。标实，轻者表现为风水相搏，湿热内阻；重者为水湿泛滥，湿瘀交阻。

2. 中西医结合治疗 中医治疗本病以辨证治疗为主，调节肝肾心脑脏腑功能，使机体阴阳平秘而达到降压目的。重点观察有无中风先兆以防病情突变，如血压长期居高不下，或短期升高幅度较大，则需中西医结合治疗。中西医结合治疗可分为两个方面，即控制血压和缓解临床症状，前者以西医降压药物为主，后者以中医药辨证治疗为主。在使用西药降压的同时，配合中医滋阴、潜阳、息风、化痰、降火、祛瘀等治法，改善机体内环境，减少西医降压药的取效剂量，从而减轻西药的副作用，并可发挥保护靶器官，调整异常代谢，提高生活质量的作用。

3. 注意交通心肾 心主血脉，高血压的产生与危害皆与血脉相关，维护血脉的功能需依赖于维护心之功能。心居上焦，心之阴需肾阴的滋养，心之阳需肾阳的温煦，因此维护肾元对于心主血脉的功能具有重要影响。如心肾两脏功能失去协调，即谓心肾不交，临床除见头晕头痛、腰酸腰痛等症状外，尚有心悸、失眠、健忘、多梦等症状，治疗宜用交通心肾法两脏同治，使阴阳相济而病庶可解。具体而言，在一般的滋肾平肝、利湿泄浊基础上，加用通利血脉、和中安神之品以辅助治疗，如红花、山楂、槐花、远志、莲子、石菖蒲、酸枣仁交泰丸等，使心肾阴阳交济，诸气升降出入如常，血脉功能才能运行通畅。

【验案举例】

肾性高血压属阴虚阳亢证（邹云翔主诊）

顾某，男，35岁。初诊日期：1970年2月3日。

患慢性肾炎已10年。一年来血压偏高，经治未降，头痛乏力，腰酸，脉细弦，苔薄白，舌质红。尿检：蛋白（+），酚红排泄试验53%，血非蛋白氮24.3mmol/L，血压134/100mmHg。证属肾阴亏损，虚阳上亢。从滋养肝肾，平潜虚阳治疗。

处方：潼蒺藜9g，白蒺藜9g，枸杞子12g，细生地9g，活磁石9g，川续断9g，潞党参9g，川黄连1.5g，肉桂1.5g，云茯苓9g。

二诊（2月8日）：头痛腰酸之症减轻，血压降至120/90mmHg，仍给原方治疗。

三诊（2月23日）：血压112/90mmHg，尿检正常。原方续进。

四诊（2月25日）：无明显自觉症状，血压112/88mmHg，给原方巩固。至1997年病仍稳定。

按语：本例为肾性高血压，乃慢性肾炎之证属阴虚阳越者，仅以息风潜阳法治疗多难取效，邹老认为此等慢性肾炎虚是其本，当从滋养肝肾着手，佐以少量交泰丸（肉桂、黄连），引火归原，平调阴阳，病情可迅速稳定，血压渐降。

（曾安平，周恩超）

第七节　肾性贫血

贫血通常是指外周血中血红蛋白浓度、红细胞计数和（或）红细胞压积低于同年龄和同性别正常人的最低值，其中以血红蛋白浓度低于正常值最为重要。一般在成人男性红细胞数少于$4\times10^{12}/L$，血红蛋白低于120g/L，红细胞压积低于40%；女性红细胞数少于$3.5\times10^{12}/L$，血红蛋白低于105g/L，红细胞压积低于37%，则可认为是贫血。贫血是许多种不同原因或疾病引起的一系列共同症状，而不是一种疾病的名称。肾脏疾病是贫血的原因之一，肾性贫血即是指各种肾脏疾病发展到肾衰竭时产生的贫血，少数肾髓质囊性变及部分膜增生性肾炎可无氮质血症而出现贫血。肾性贫血的发病机制主要是：红细胞生成减少及红细胞寿命缩短和红细胞的丢失增加。贫血的形态上多呈正色素、正细胞性贫血，小细胞性、低色素贫血，巨幼性贫血和铁粒幼细胞性贫血也可发生，外周血象可见少数形态不规则细胞，如“芒刺”细胞，其出现的频率大致与尿毒症程度成正相关。骨髓系红细胞系统增生近于正常，网织红细胞指数稍低或正常，表现为非增生性贫血。

【病因病机】

肾性贫血是多种肾脏疾病发展到肾衰竭时出现的贫血，即是肾病日久，肾气衰败，脏腑机能低下，气血生成减少所致。常见病因如下：

1. 肾精亏损，血失所化　《张氏医通》曰：“精不泄，归精于肝而化精血。”精血相互滋生。若因久病不愈，或老年体弱，或先天禀赋不足，肾精亏虚，骨髓亏空，精髓不能化血，可致血虚。

2. 脾肾阳虚，血无化源　《灵枢·决气》谓：“中焦受气取汁，变化而赤，是谓血。”如因饮食不节，或因病邪缠绵过久，耗损脾肾之阳。脾阳虚则失于健运，水谷精微不能正常化生气血；肾阳虚则命门火衰，不能温煦脾土，使气血生化乏源，从而发生血虚。

3. 肾元衰惫，阴阳两虚　肾病日久，阳气亏虚，损及肾阴，致肾中阴阳俱虚。虚损久积成劳，使五脏六腑功能衰败，阴阳气血亏虚而致本病。

4. 浊毒内蕴，戕血伤正　肾病日久，脏腑虚衰，功能失调，气机壅滞，三焦气化失常，湿浊不去，蕴积成毒，浊毒内阻，弥漫三焦，戕血伤正，导致本病。

5. 瘀血阻滞，新血不生　肾病日久，缠绵不愈，病久入络，血络不利；或病久脾肾亏损，推动无力，血行迟滞而成瘀；或浊毒伤络，血溢脉外，离经之血不去，血行受阻，瘀阻脉道。瘀血阻滞，血不营周，恶血不去而反阻新血之化机，则新血不生而致血虚。

【诊断与鉴别诊断】

肾性贫血多有较长的肾脏病史，部分病例以贫血为主要症状，肾脏病史缺如或仅夜尿增多为唯一病史，且易被忽视，常被误诊为其他类型的贫血，临床需与下列贫血相鉴别。

1. 缺铁性贫血　有缺铁因素存在，红细胞数及血红蛋白量降低，红细胞形态不一，大小不均而以小细胞占多数，染色过浅，平均红细胞容积低于正常。血清铁减少，血清铁结合力增高，血清铁和血清铁结合力比值小于18%，骨髓象示红细胞系统增生，细胞分类中幼红增多，晚幼红相对减少，骨髓铁染色示红细胞外铁缺乏，红细胞内铁颗粒减少。

2. 巨幼红细胞性贫血 起病缓慢，可有其他营养缺乏的表现，少数病例有周围神经炎症状，如手足麻木刺痛、发紫或僵硬等。血红细胞减少，平均红细胞容积大于正常，平均红细胞血红蛋白含量可增多，血色指数可大于正常，通常中性多形核粒细胞体积增大，分叶过多，有些病例有白细胞和血小板减少。骨髓象中巨幼红细胞增多，幼红细胞核成熟不佳，粒细胞系统有巨多分叶核的现象，有巨晚幼粒细胞和巨带状核粒细胞，巨核细胞有分核过多现象，血胆红素很少升高。

3. 再生障碍性贫血 临床症状以感染、贫血及出血倾向为主。急性者发病急，病程短，病情进展较迅速，出血多，易致严重感染；慢性者发病慢，病程长而平稳，可仅感无力或逐渐衰弱，出血多限于皮肤、黏膜，出现皮下溢血及紫癜等，感染较轻。血象三系均减少，网织红细胞绝对数减少。骨髓象中骨髓造血组织显著减少，为脂肪组织所代替，但不同部位的骨髓象可以不同，有的部位甚至可出现增生象，涂片中有核细胞甚少，幼粒、幼红及巨核细胞均减少，淋巴细胞相对增高，有时可见到网状细胞及浆细胞，组织嗜碱性细胞增多，酸溶血试验呈阴性。

4. 自身免疫性溶血性贫血 一部分病例起病急骤，进展迅速，有恶寒、酸痛、发热、头痛、心悸、乏力及衰竭等症状，亦可出现血红蛋白尿；一部分病例发病缓慢，病程进展亦较慢，急性发作和缓解期相交替，急性发作时也可有血管内溶血现象。实验室检查红细胞破坏率增加，有红细胞代偿性增生表现，急性发作时白细胞可增高，外周血液中出现中幼或晚幼细胞，但白细胞也可减少，康姆试验阳性。

【辨证论治】

1. 肾精亏损证

证候：面色暗淡无华，神情萎顿，动作迟缓，眩晕健忘，耳鸣失聪，短气乏力，腰膝酸软，男子不育，女子不孕，舌淡红，苔白，脉沉细而弱。

基本治法：益肾填精，生髓养血。

方药运用：河车大造丸加减。常用药：紫河车15g，熟地15g，龟板胶15g，杜仲15g，人参10g，天冬15g，牛膝15g，当归12g，砂仁5g，茯苓20g，山茱萸12g，枸杞子12g。方中紫河车、龟板胶等血肉有情之品，益肾填精；熟地、山茱萸、枸杞子补益肝肾，生精养血；杜仲、牛膝补肾强腰，壮骨生髓；人参、当归益气生血；茯苓健脾渗湿；天冬养肾滋阴；砂仁理气和中，以防诸药壅滞。诸药合用，共奏益肾填精、生髓养血之功。

加减：若眩晕耳鸣者，加磁石30g以镇摄潜纳；如足痿不用者，加狗脊12g，川断12g以强壮筋骨，并配服虎潜丸；若小便自遗，大便滑脱者，加益智仁12g，赤芍12g，菟丝子12g以固脬涩肠。

2. 脾肾阳虚证

证候：面色㿠白而虚浮，形寒肢冷，腰酸困重，肠鸣便溏，纳呆食少，神疲乏力，气短懒言，或兼见尿少浮肿，呕吐清涎，心悸，舌质淡，体胖，边有齿痕，舌苔薄而润，脉沉迟细弱。

基本治法：温补脾肾，化气生血。

方药运用：附子理中汤合圣愈汤加减。常用药：附子5g，肉桂4g，党参10g，干姜6g，白术12g，黄芪30g，当归12g，熟地10g，白芍10g，川芎10g，甘草3g。方中附子、肉桂温补肾阳；干姜、白术温中健脾；党参、黄芪、当归益气生血；熟地、白芍滋补阴血；川芎养血行气；甘草调和诸药。诸药合用，共奏温补脾肾、化气生血之功。

加减：若尿少浮肿者，加椒目10g，车前子(包煎)20g，冬瓜皮30g以利水消肿；如呕吐清涎者，加姜半夏10g，吴茱萸4g温胃止呕；若腹胀脘痞者，加藿香10g，苏梗10g，陈皮6g以理气宽中；若肢体厥冷者，加巴戟天10g，仙茅10g，淫羊藿10g以温肾壮阳；若嗜卧泛恶，口有尿味者，加大黄10g，黄连6g，竹茹10g，生姜10g泄浊降逆。

3. 阴阳两虚证

证候：形体羸瘦，面色苍白而晦，神疲懒言，短气乏力，唇甲色淡，手足麻木或搐搦，头晕心悸，腰膝酸软，自汗盗汗，形寒畏冷，舌瘦少津，脉细数无力。

基本治法：阴阳并补，滋肾生血。

方药运用：龟鹿二仙胶加减。常用药：鹿角胶30g，龟板胶30g，党参10g，枸杞子20g，阿胶10g，山茱萸10g，熟地10g，山药10g，白芍10g，丹皮10g，陈皮6g。方中鹿角为纯阳之性，补肾阳而通督脉；龟板得阴气最全，滋肾阴而通任脉，两者合用调补阴阳，生精补髓；党参补心脾；枸杞子益肝肾；阿胶大补阴血；山茱萸、熟地补精填髓，养阴生血；山药滋补脾肾；白芍养阴敛阴；丹皮凉血清热兼活血；陈皮理气和中以防滋腻呆胃。诸药合用，共奏阴阳并补、滋肾生血之功。

加减：若虚极欲脱者，可先以四逆汤或参附龙牡救逆汤回阳救逆；阳虚寒重者，加巴戟天10g，菟丝子10g以益肾温阳；阴虚内热者，加黄柏5g，知母10g以养阴清热；阴虚阳亢者，加白蒺藜10g，天麻10g，珍珠母30g以养阴潜阳；阴阳将竭者，先以生脉饮加味复阴救涸。

4. 浊毒内蕴证

证候：面色萎黄晦滞，形瘦发枯，尿少尿闭，大便干结，时烦躁，泛恶欲呕，口中尿臭，舌质嫩红体瘦，舌苔黄腻而燥，脉细数尺弱，或见齿衄，鼻衄，皮肤瘙痒等。

基本治法：化浊解毒，健脾生血。

方药运用：黄连温胆汤加减。常用药：黄连6g，半夏10g，枳实10g，大黄10g，竹茹20g，党参10g，白术10g，当归12g，砂仁6g，枸杞子10g。方中黄连、半夏和胃解毒，降逆止呕；枳实、大黄通腑泄浊解毒；竹茹和胃止呕；党参、白术健脾益气；当归养血活血；枸杞子补肾益阴；砂仁理气和中。诸药合用，共奏化浊解毒、健脾生血之功。

加减：如齿鼻衄血者，加丹皮10g，山栀10g以清热凉血；若肌肤甲错，皮肤瘙痒者，加桃仁10g，赤芍10g，地肤子20g以凉血活血，祛风止痒；若手足抽动者，加羚羊粉3g，龟板 12g 以育阴息风；若烦躁甚者，加莲子心 10g，水牛角 60g 或配入少量安宫牛黄丸以清心凉营；若小便不利者，加车前子(包煎)20g，泽泻 20g 以渗湿利尿。

5. 瘀血阻滞证

证候：面色黧黑，形羸体瘦，肌肤甲错，两目干涩，兼见尿少浮肿，心悸气短，头晕目眩，胁痛，经闭，舌质紫暗或有瘀斑，脉细涩而弱。

基本治法：活血通络，祛瘀生新。

方药运用：桃红四物汤加减。常用药：桃仁 10g，红花 6g，当归 10g，生地 15g，赤芍 10g，川芎 10g，丹参 12g，鸡血藤 20g，郁金 10g，黄芪 20g，党参 10g，益母草 30g。方中桃仁、红花活血化瘀通络；当归、生地、赤芍活血养血滋阴；川芎、郁金活血行气；丹参、鸡血藤活血通络养血；黄芪、党参健脾益气以助血行；益母草活血利水泄浊。诸药合用，共奏活血通络、祛瘀生新之功。

加减：若尿少浮肿者，加泽兰 12g，车前子(包煎)20g，茯苓皮 30g 以活血利水消肿；若纳呆食少者，加白术 10g，山楂 15g，鸡内金 10g 以健脾消食；若胁痛明显者，加柴胡 6g，川楝子 10g 以疏肝舒络；心悸明显者，加黄精 10g，龙眼肉 10g，远志 10g 以养心安神。

【临证经验】

1. 辨病辨证要点 贫血是临床上常见的一组症状，许多不同性质的疾病均可产生这组共同的临床表现。因此贫血不是一个独立的疾病，而是一个证候群。在病史询问时应注意贫血的起病、发展和特征表现，以及有无致病因素存在和引起贫血的慢性疾病。肾性贫血属继发性贫血，临床表现多种多样，贫血程度轻重不一，血液学异常不尽一致，有时肾脏原发病较隐匿，易引起误诊。临床常见已做骨髓象检查而漏做血生化检查者，对于贫血伴有血压增高或水肿者，应高度怀疑肾脏疾病。肾性贫血是肾病日久，肾气衰败，脏腑机能低下，浊毒、瘀血内阻，气血戕伤，从而导致因病致损，由损成劳。因此，临床表现症状复杂，病机既有肾气衰败的虚证一面，又有浊毒、瘀血致病的实证一面，临床辨证根据不同的病期，不同的病证以及二便、饮食、苔脉等辨阴阳，求平衡，辨虚实，明标本，辨病位，宜兼顾。

2. 重视调理脾胃 诸澄在《诸澄遗书》中提出："补羸女，先养血壮脾；补弱男，则壮脾节色。"以为无论男女，属气属血，只要是羸弱之病，健壮脾气至关重要。张三锡《医学六要》明确指出："曰气，曰血，曰精，曰精液，一或不足，当先理脾胃。若脾胃不和，食少不能化生精血，纵加峻补，不能成功。"孙兆根指出"补肾不如补脾"的论点，认为"脾胃气壮，则能饮食。饮食既进，则益营卫，养精血，滋骨髓。"肾性贫血属于虚损疾病，必须重视脾胃功能，不论辨属何证型，都要注意调理脾胃，在组方遣药时顾护胃气，使补而不滞。在运用血肉有情之品或滋腻填精益阴之药的同时，常配伍黄芪、党参、白术、茯苓以健脾，砂仁、陈皮、山楂、神曲、麦芽、鸡内金等以助胃，既使脾胃运化功能健壮而气血生化有源，又可使滋阴养血之品不碍胃气。

3. 强调气血并补 气为血帅，血为气母，气血有相互滋生的关系。加之肾性贫血是肾脏气化功能衰竭而致的贫血，肾气亏损存在于本病的始终，在治疗贫血的同时，除了上述的调理脾胃之气外，更应注意保护肾气，促进肾气化生精血之源以生阴血。但在补气时，应选用性味温润平和之品，慎用刚燥之味，谨防补气太过而成“气有余便是火”，劫阴耗液，阴血受损。常用药均是补气药与补肾药相配伍，如太子参、黄芪、白术、茯苓、桑寄生、川断、怀牛膝等，以补益肾气，配合当归、白芍、熟地、阿胶、鸡血藤等以气血双补，阴阳并调。即使临床出现阳气亏虚的表现，在温补阳气的同时也应时时顾护阴液，选温而不燥或血肉有情之品调补阳气，如山茱萸、巴戟天、鹿角胶、紫河车等，并常配合滋阴味厚者一起应用，如生地、熟地、旱莲草、女贞子、桑椹子、枸杞子等。

4. 扶正祛邪兼顾　肾性贫血是肾功能受损时出现的病证，脏腑气化机能已衰，代谢功能减弱，湿浊内生而化毒，瘀血阻络而碍新，临床如一味扶正补虚，而不注意湿浊瘀血对机体的影响作用，则扶正恋邪而正虚不复。因此，治疗肾性贫血应扶正祛邪同时兼顾，或以扶正为主，或以祛邪为主，重点根据舌苔的厚腻程度、二便的排泄次数而决定治法的取舍，但祛邪药的选择应遵循慢性肾衰的治疗原则，禁用峻猛之剂，泄浊不用枳实、芒硝、甘遂、大戟攻下，而用大黄、牡蛎、生首乌泄中有补；通络不用三棱、莪术、水蛭、蜈蚣破血，而用红花、赤芍、鸡血藤和血养血，同时根据素体禀赋情况决定药量的大小，临床以保持大便每日 1～2 次，质软而成形为标准，判断攻下泄浊的药效强弱。

5. 中西医结合治疗　肾性贫血目前西医治疗以使用促红细胞生成素为主，同时补充维生素 B_{12}、叶酸、铁剂等，透析患者还应补充左旋肉碱配合治疗。中西医结合治疗可分为两种情况：一是以中医中药为主，以中药辨证施治为基础，从整体着手，调整机体的脏腑功能和气血阴阳。常用益气养血、填精和络、强肾坚骨等治法。在以上治法中，常加入西洋参、冬虫夏草、紫河车、磁石四味药，既能明显改善肾功能，又能提高血红蛋白量。二是以西药为主，中医中药为辅的治疗方法。西药以促红素为主，或加上充分透析治疗。这时中医药的治疗目的有所改变，以治疗原发的肾脏疾病或改善促红素的副作用为主，常用方法有通过“保肾气”而改善肾功能；采用平肝潜阳法，防止促红素引起的高血压；采用活血化瘀、利湿泄浊、健脾和胃法，防止促红素引起高凝、高钾，降低尿毒素，增加营养的摄入，延缓肾衰竭的进展。中西医结合治疗肾性贫血并不是补血方法的堆积，而是根据现有的条件及不同治疗目的而有所侧重运用各自的治疗方法，以达到最佳的配合。

【验案举例】

肾性贫血属肾虚湿浊证（邹燕勤主诊）

薛某，男，75 岁。初诊日期：1990 年 6 月 9 日。

患者有高血压病史 10 余年，自服降压药控制血压在 120/80mmHg，6 月 4 日在外院查血生化：尿素氮 3.1mmol/L，肌酐 249.75μmol/L，血常规：红细胞 2.92 × 10^{12}/L，血红蛋白 105g/L，血红蛋白 6.3 × 10^{9}/L，中性 67%，淋巴 32%，单核 1%，尿常规未见异常。今诊面色萎黄，身倦乏力，胃纳尚可，口干，腰膝酸软，夜尿 2～3 次，大便日行 1 次，舌质紫，苔薄白，脉细。辨证属肾气虚衰，治从补益肾气，健脾助运，泄浊排毒。

处方：川断15g，桑寄生10g，太子参20g，生黄芪30g，炒白术10g，川石斛10g，麦冬10g，六月雪30g，茯苓10g，紫丹参15g，蒲公英15g，枸杞子15g，怀山药20g，炙鸡金6g，车前子（包煎）15g。每日1剂，水煎服。

另服包醛氧淀粉，每次1包，每日1次。

二诊（8月25日）：药后腰酸乏力稍减，但纳谷减少，面黄少华，舌质紫，苔薄白，脉细，8月11日查血生化尿素氮2.67mmol/L，肌酐141.52μmol/L，血常规：红细胞3.45×10^{12}/L，血红蛋白100g/L，白细胞6.8×10^{9}/L，中性70%，淋巴28%，单核2%，尿常规无异常，治法同前。

处方：川断15g，桑寄生10g，党参20g，生黄芪30g，炒白术10g，川石斛10g，麦冬10g，六月雪30g，茯苓10g，紫丹参15g，蒲公英15g，枸杞子15g，怀山药20g，炙鸡内金6g，车前子（包煎）15g，谷芽20g，麦芽20g，红花10g。

按语：患者为老年男性，有高血压病史，近查发现肾功能损害，而尿检未见明显血尿、蛋白尿，临床诊断为高血压肾病，目前血压控制稳定，但血常规示为中度贫血，并伴见面色萎黄，临床证候中有乏力、腰膝酸软，故辨证为肾气虚衰，治法采用脾肾并调以助气血生化，泄浊排毒以祛邪生新。方中川断、桑寄生、枸杞子补益肾气；太子参、生黄芪、炒白术健脾益气；茯苓、山药、鸡内金健脾助运，增气血生化之源；六月雪、蒲公英、车前子、包醛氧淀粉以利湿泄浊解毒；患者舌质紫，内有瘀血，故用丹参以活血养血；石斛、麦冬养阴生津。全方调补脾肾先后天以扶正，活血泄浊以祛邪，攻补兼施，虚实兼顾，药后效果显著，血红蛋白由85g/L上升至100g/L。二诊时加用谷麦芽、红花以增强活血养血之力及水谷精微生化之源。整个治疗过程中，不用滋腻之品，而以补气生血为主，此为肾性贫血兼见湿浊为患而与其他贫血证不同之特点所致，是肾性贫血治疗的一般规律。

（曾安平，周恩超）

第八节 肾性骨病

现代医学自1880年认识到肾衰竭与骨病有联系；在1943年正式出现“肾性骨营养障碍”这一名词。肾性骨病是指尿毒症时骨骼改变的总称。本病在尿毒症患者中的发病率几乎为100%，透析患者在第一年的发病率为40%。早期患者症状常不明显，仅在X线检查、骨密度测定及骨矿物质含量或骨骼活检时才被发现。随着病情进展，将出现骨痛、病理性骨折、小儿骨骼发育迟缓等现象。肾性骨病的两个主要类型是骨质吸收的增强和矿物化作用的缺陷，即高骨转运型和低骨转运型，主要包括软骨病、纤维性骨炎、骨质疏松症、骨质硬化症等。肾性骨病的发生机理，目前认为主要有：①继发性高甲状旁腺素和骨钙高转化运病；②磷潴留；③维生素D代谢障碍和机体对骨化三醇的抵抗；④低钙血症；⑤代谢性酸中毒；⑥骨钙低转运；⑦铝在骨中积聚致骨矿化障碍。肾性骨病的临床表现类型可在同一患者身上同时出现或先后出现，其表现和类型差异主要与患者年龄、病程、饮食及慢性肾衰竭程度有关。

肾性骨病中医传统无此病名，但早在《内经》时代即认识到了肾与骨的关系，即提出“肾主骨”这一概念。根据本病以骨痛、行走困难、小儿发育迟缓等为临床特征，故归属于中医“痹证”、“痿证”、“五迟”、“五软”等范畴。

【病因病机】

1. 感受风寒湿邪 由于久居高寒潮湿之地，或常处水中、野外潮湿寒冷等环境，或气候突变，冷热交错，或起居不慎等原因，当人体正气不足时，以致风寒湿邪侵袭，留注经络关节而发病。

2. 正气不足 先天禀赋薄弱，元气不充，或后天营养失调，缺乏体育锻炼，或劳逸不当，或病后失调，以致气血虚弱，腠理疏松，营卫之气不固，外邪乘虚入侵，损及筋脉关节而发病。

3. 痰浊瘀血 久病失治，气血运行失畅，痰浊、瘀血内生，留注关节肌肉而发病；或因暴饮暴食，恣食生冷，过食肥甘，或饮酒过度，脾失运化，痰浊内生，阻滞经脉；或七情郁结，气机运行失和，郁滞不通，气滞血瘀，阻滞脉络；或跌打外伤，局部气血凝聚，失于营养，营卫不调，而发为本病。

4. 肝肾不足 肝肾同源，肾藏精而肝藏血，肝肾阴虚，精血不足则筋骨失养。《素问·痿论》曰：“肾气热，则腰骨不举，骨枯而髓减，发为骨痿。”又说：“肾者，水脏也，今水不胜火，则骨枯而髓虚，故足不任身，发为骨痿。”

5. 脾肾两虚 肾为先天之本，脾为后天之本，两者互相滋养，相互为用，肾虚阳气衰弱，则脾失温煦而运化失职；脾虚生化乏源，则五脏之精不足，筋骨失养，进而发为本病。

【诊断与鉴别诊断】

肾性骨病是慢性肾衰竭的常见并发症，由于采用生化方法和X线检查早期的阳性率低、特异性差而不能早期发现。应用放射性核素和骨活检方法则能做到早期发现，阳性率及精确度明显提高。肾性骨病患者血中甲状旁腺激素、血磷常明显增高，$1,25-(OH)_2D_3$、血钙显著下降，少数患者尤其是长期血透的患者，血清钙正常或偏高，患者碱性磷酸酶略增高，有些患者血清铝和骨铝含量增多，骨软化症者$1,25-(OH)_2D_3$及铝降低明显，而骨硬化及纤维性骨炎者甲状旁腺激素水平增高，尤其后者增高更甚。常见鉴别诊断如下：

1. 骨软化症 是指骨组织矿物化作用缺陷，未矿物化的骨样组织增多所致，为慢性肾衰竭患者所最常见者，常与其他类型骨病同时存在，其发生机理主要是由于$1,25-(OH)_2D_3$相对或绝对不足，或由于尿毒素作用，使骨组织对活性维生素D_3的反应减弱，骨组织矿物化作用障碍。此外，与酸中毒和低血钙也有一定关系。本病临床表现有骨痛，以下肢及腰髋部尤为明显，行走困难。在儿童期患者，其表现类似佝偻病，可使发育迟缓或停滞。经X线检查，表现为Looser区或假骨折线的出现，骨质密度减低，骨小梁粗糙而模糊，骨活检可见大量无细胞性骨样组织，骨样组织表面覆盖的骨母细胞很少，骨母细胞活性降低而呈扁平状，细胞体积小而细长，骨样组织矿化和骨形成减少。

2. 骨质硬化症 是指未矿化的骨小梁增加，此型肾性骨病临床较少见，多见于长期透析患者。其发生机理可能为继发性甲状旁腺功能亢进症导致骨再塑和骨质重新分布。X线表现为骨皮质增厚，骨小梁增多、变粗，并互相融合；骨组织活检可发现骨样组织数量增加；骨扫描可见骨矿物质含量增多。

3. 纤维性骨炎 为破骨细胞增生、骨质被重吸收并被纤维组织所代替。其发生机理是由于肾衰患者的继发性甲状旁腺功能亢进症，PTH分泌增加，破骨细胞活性增强，导致骨盐溶解，骨质重吸收增加，骨骼的胶原基质被破坏，代之以纤维组织形成纤维性骨炎。患者多伴随继发性甲状旁腺功能亢进。骨病的发生最初部位为松质骨，常引起病理性骨折，可与骨软化并存。X线检查可见到囊样变或普遍性脱钙，指（趾）骨膜下骨吸收是早期病变，骨活检可见破骨细胞增多，骨吸收增加，骨皮质分解亢进。生化检查血钙接近正常，血磷可升高，钙磷乘积可高达70，碱性磷酸酶升高。

4. 骨质疏松症 由于正常矿物化的骨组织减少所致，常发生在椎体，患者可有腰背疼痛，身长缩短。其主要原因是由于代谢性酸中毒，动员骨骼中的钙盐进入体液进行缓冲，导致骨质脱钙和骨质疏松症。此外，尚与低钙血症、低蛋白血症有关。X线检查可见病变部位骨密度减低，骨小梁清晰，骨皮质变薄，重者可发生病理性骨折。

【辨证论治】

1. 风寒痹阻证

证候：关节肌肉酸楚，疼痛以大关节为主，皮色不红，触之不热，遇寒痛甚，得热稍减，或肌肤麻木不仁，伴有瘙痒，舌淡红，苔薄白，脉弦缓。

基本治法：祛风除湿，通络止痛。

方药运用：蠲痹汤加减。常用药：桑枝15g，羌活10g，独活10g，桂枝6g，秦艽12g，海风藤12g，当归15g，川芎12g，广木香12g，乳香10g，生甘草5g。方中桑枝、羌活、独活祛风除湿，通络止痛，其中羌活走上，独活走下；桂枝、秦艽、海风藤祛风除湿，通经止痛；当归、川芎、木香、乳香理气养血，活血止痛；甘草调和诸药。诸药合用，共奏祛风除湿、通络止痛之功。

加减：关节酸痛游走者，加防风12g，防己12g以祛风通络；关节肿胀者加生薏苡仁15g，苍术12g以祛风除湿消肿；兼有发热者，加金银花12g，连翘12g；痛在上肢者，加威灵仙12g，姜黄12g；痛在下肢者，加怀牛膝12g，木瓜12g，川断15g。

2. 痰瘀痹阻证

证候：罹病日久，关节刺痛，屈伸不利，甚则驼背弯腰，关节肌肤紫暗、肿胀，面色晦暗，眼睑浮肿，舌质紫暗或有瘀斑，舌苔白腻，脉弦涩。

基本治法：活血行瘀，化痰通络。

方药运用：双合散加减。常用药：桃仁12g，红花10g，川芎12g，当归15g，生白芍

12g，陈皮10g，清半夏12g，白芥子12g，茯苓12g，胆南星12g，枳实12g。方中桃仁、红花活血化瘀，通络止痛；当归、川芎加强化瘀通络之力；白芍养血和营；半夏、陈皮燥湿化痰，配白芥子加强化痰之力；茯苓健脾；胆南星、枳实化痰散结。诸药合用，共奏活血行瘀、化痰通络之功。

加减：若痰瘀不散，疼痛不已者，加炮山甲12g，地龙12g，全蝎6g以搜剔络道；若面色不华，神疲乏力者，加党参15g，黄芪20g以益气；若肢冷畏风者，加桂枝10g，防风12g以温阳散寒，祛风通络；若舌苔黄腻，有痰瘀化热之象者，加连翘12g，忍冬藤15g，黄柏10g，丹皮12g以清热。

3. 气血亏虚证

证候：面色不华，食少便结，四肢乏力，肌肉萎缩，骨节疼痛，心悸气短，自汗盗汗，头晕目眩，小儿智力不聪，语迟发稀，舌胖淡或质红，舌苔少，脉细弱无力。

基本治法：益气养阴，活血通络。

方药运用：生脉散合黄芪桂枝五物汤加减。常用药：党参20g，黄芪30g，桂枝10g，白芍15g，当归15g，麦冬12g，五味子10g，生姜12g，大枣12g，甘草5g，桃仁12g，红花6g。方中党参、黄芪益气为主；麦冬、五味子养阴；当归、白芍、桂枝活血通络；生姜、大枣调和脾胃；桃仁、红花活血祛瘀；甘草调和诸药。诸药合用，共奏益气养阴、活血通络之功。

加减：若面色萎黄，偏于血虚者，加生地12g，熟地15g，鸡血藤15g以养血；若口干盗汗，苔少明显者，偏于阴虚者，加玄参12g，石斛12g，山茱萸12g以滋阴；兼有便溏者，加苍术12g，白术12g以健脾化湿，去麦冬滋腻碍脾；兼有虚热之象者，加地骨皮15g，秦艽12g以清虚热，并桂枝改桑枝15g以防温以助热；兼有手足拘挛、麻木者，加鸡血藤15g，天麻12g以祛风通络。

4. 脾肾两虚证

证候：面色无华，神疲乏力，纳差便溏，消瘦多汗，肌肉骨节酸痛以下肢为主，小儿方颅项软，下肢弯曲，夜惊懒动，舌质淡，舌苔薄白，脉细微。

基本治法：温补脾肾，强筋健骨。

方药运用：右归丸合香砂六君子汤加减。常用药：熟地15g，山药15g，山茱萸12g，枸杞子15g，鹿角胶15g，菟丝子15g，杜仲15g，当归15g，广木香12g，砂仁5g，党参15g，白术12g，茯苓12g，炙甘草5g。方中党参、白术健脾益气；鹿角胶、菟丝子温补肾阳；杜仲、枸杞子补益肝肾；当归、熟地补血活血；山药、山茱萸滋补脾肾；广木香、砂仁理气和胃，使补而不滞；茯苓健脾利湿。诸药合用，共奏温补脾肾、强筋健脾之功。

加减：若面色萎黄，少气懒言者，加黄芪20g，白芍12g，鸡血藤15g以补气养血；若见畏寒怕冷，腰膝酸痛明显者，加仙茅12g，淫羊藿15g，骨碎补15g以温肾壮阳，通络止痛；若关节肌肉拘挛疼痛者，加忍冬藤15g，络石藤15g，豨莶草15g，威灵仙12g以祛风除湿，通络止痛；若胃纳减退者，可加鸡内金6g，陈皮6g，神曲15g以消食健胃。

5. 肝肾不足证

证候：关节疼痛日久不愈，腰膝酸软，身倦乏力。偏阴虚者形体消瘦，咽干耳鸣，五心烦热，盗汗潮热，头晕目眩，舌红少苔，脉细微。偏阳虚者畏寒喜暖，手足不温，小便频数而清，面色㿠白，舌胖质淡，苔白，脉沉弦无力。

基本治法：培补肝肾，壮骨充髓。

方药运用：独活寄生汤加减。常用药：独活 10g，桑寄生 15g，秦艽 12g，防风 12g，杜仲 15g，牛膝 15g，桂枝 10g，当归 15g，生地 15g，白芍 12g，川芎 12g，党参 15g，茯苓 15g，甘草 5g。方中独活、桑寄生祛风湿，补肝肾，强筋骨，除痹痛；防风、秦艽祛风化湿止痛；桂枝温经通络；牛膝、杜仲补益肝肾；党参、茯苓、甘草健脾益气；当归、川芎、生地、白芍养血活血；甘草调和诸药。诸药合用，共奏培补肝肾、壮骨充髓之功。

加减：若偏阴虚者，加熟地 15g，山药 15g，枸杞子 15g，山茱萸 12g 以滋补肾阴；偏阳虚者，加锁阳 12g，仙茅 12g，补骨脂 12g，淡干姜 10g 以温补肾阳；若见阴虚火旺明显者，可加丹皮 12g，鳖甲 12g，知母 12g 以养阴清热；若见夜尿增多者，可加杜仲 15g，菟丝子 20g 以补肾固摄；若见关节肿大变形者，可加乳香 10g，没药 10g，丹参 12g，红花 10g 以加强祛瘀活血。

【临证经验】

1. 掌握中医辨证特点 中医辨证应根据年龄及病程、临床表现而分型，早期多实证，晚期多虚实夹杂证，儿童发病多虚证。关节疼痛剧烈者多实证，疼痛不甚者多虚证。伴有大便异常者病位在脾，小便清长频数者病位在肾，膝软头晕目眩者病位在肝。关节疼痛而未变形者以风寒痹阻为主，关节疼痛而已变形者以痰瘀痹阻为主。气血亏虚者以面色无华、食少乏力、头晕、舌胖苔少、脉细为特征；脾肾两虚者以神疲、便溏、下肢骨节酸软、舌质淡、脉细为特征；肝肾阴虚者以病久、腰膝乏力为特征，其偏阳虚者则见畏寒喜暖、小便清长、脉沉弦无力，偏阴虚者则见五心烦热、咽干耳鸣、舌红少苔、脉细数。

2. 临床治疗以补肾为中心 肾为先天之本，肾主骨，肾实则骨有生气，故用药重在补肾。临床上肾虚又有肾阳不足及肾阴不足之别，本病以前者为多见，用药以补肾助阳为主。后者虽较少见，但若偏于肾阴不足，立法用药根据乙癸同源之论点，当予滋补肝肾。即使兼有实证患者，也应根据本虚标实而标本兼顾，切勿攻伐太过，临证药量随年龄及证情之轻重酌情加减。在补肾方药的选择上，对于肾精不足者，可予骨碎补、续断、杜仲、首乌以补肾益精，填骨髓，壮筋骨；肾阴不足者，可予枸杞子、山茱萸、熟地以补肝肾，强筋骨，治腰背痛；肾阳不足者，可予以仙茅、淫羊藿、菟丝子、狗脊，仿右归之剂，以补肾健骨，壮腰膝，利关节。部分患者常出现关节疼痛，活动受限，应在辨证的基础上，加用延胡索、制乳没、伸筋草、海风藤、落得打、参三七等以舒筋镇痛，缓解症状，从而改善生活质量。

3. 邹氏三代专家治疗肾性骨病经验方药 治疗大法：健脾补肾，活血通络。基本方：党参、生黄芪、淫羊藿、补骨脂、骨碎补、桃仁、红花、当归、川芎、苏木、鸡血藤、煅牡蛎、灵磁石。若胃纳差，加谷麦芽、焦楂曲、砂仁；若阳虚寒湿明显，加桂枝、附片、细辛；若关节疼痛活动受限，加乳香、没药、延胡索、伸筋草、苏木、鹿衔草；若尿量少，加车前子、泽兰、猪苓、玉米须；若大便干，加火麻仁、大黄。邹老在临证中常常重视调和脾胃，以及大剂量使用附片、牡蛎。

【验案举例】

肾性骨病属气血亏虚证（王钢主诊）

张某，女，59 岁。初诊日期：2011 年 11 月 12 日。

患者 2005 年因尿毒症始行腹膜透析治疗，现行低钙腹透液 1.5%、2.5%、1.5%、1.5%持续至今，血压稳定，腹透出超量为 800～1000ml，小便量少，在 100ml 左右，血肌酐波动于 1000～1100μmol/L 之间，持续至今。患者 2011 年 7 月因皮肤瘙痒、乏力在江苏省中医院住院检查血红蛋白 66g/L，血钙 2.99mmol/L，甲状旁腺素 1409pg/ml，甲状腺 B 超示双侧甲状腺肿大伴结节，甲状旁腺 ECT 示甲状旁腺增生可能，诊断为尿毒症、肾性骨病、继发性甲状旁腺功能亢进症。予以纠正贫血、纠正高钙血症治疗后患者皮肤瘙痒稍好转，后至中大医院等咨询外科行甲状旁腺切除事宜，因其手术位置不佳未行手术，现服用罗盖全 2μg，每周 3 次。复查甲状旁腺素在 1000～1500pg/ml，血红蛋白在 60～70g/L，刻下：乏力，头晕，气短，口干，周身关节疼痛，皮肤瘙痒，无恶心呕吐，无胸闷心慌，纳食不多，双下肢无浮肿，大便偏干，两日一次，舌淡苔少，脉细弱。诊断为脾肾衰竭，气血亏虚，瘀毒内阻，宜补气养血，健脾益肾，行瘀泄毒。

处方：党参 20g，黄芪 30g，白芍 15g，当归 15g，补骨脂 20g，茯苓皮 40g，车前子（包煎）60g，山茱萸 15g，桃仁 12g，红花 6g，鸡血藤 15g，桂枝 10g，积雪草 20g，制大黄 8g，砂仁（后下）6g，煅牡蛎 30g，生甘草 6g，小红枣 10g。

二诊（11 月 28 日）：服药 15 日，患者述口干及乏力症状均有好转，骨关节疼痛间作，纳食转佳，大便日行 1 次，见舌面薄白苔，原方继续补气养血，活血通络，加强温肾填精，随症加减。

处方：党参 20g，黄芪 30g，桂枝 10g，白芍 15g，山茱萸 15g，当归 15g，茯苓皮 40g，车前子（包煎）60g，桃仁 12g，红花 6g，川芎 15g，杜仲 15g，川断 20g，鸡血藤 15g，积雪草 20g，细辛 5g，延胡索 30g，淫羊藿 12g，补骨脂 20g，制大黄 8g，砂仁（后下）6g，生甘草 6g，小红枣 10g。

三诊（12 月 25 日）：服药 30 剂，患者述骨关节疼痛较前好转，口干、乏力、头晕症状均已基本消失，皮肤瘙痒明显缓解，纳食、大便正常，检查血红蛋白 85g/L，甲状旁腺素 844pg/ml，西药继续纠正贫血、纠正甲旁亢治疗，中药继续原方调整，患者目前仍在定期复诊中。

按语：该患者因尿毒症腹膜透析 6 年，病发继发性甲旁亢、肾性骨病。中医辨证：脾肾衰竭，气血亏虚，瘀毒内阻。治拟健脾益肾，补气养血，行瘀泄毒。方中以党参、黄芪、茯苓皮、砂仁、山茱萸、补骨脂补气健脾益肾；以当归、白芍、桃仁、红花养血活血；以鸡血藤、桂枝、积雪草温肾通络；制大黄通腑泄毒。二诊中又进一步加入了温肾活血、通络止痛的细辛、淫羊藿、杜仲、川断、川芎、延胡索。患者骨关节疼痛及全身衰竭症状明显改善，守方长期服药，因此该腹透患者中药煎剂可以服用，如血透尿少，患者注意煎剂水量，或浓煎或用颗粒剂。

（曾安平，王钢，周恩超）

第九节　皮肤瘙痒

皮肤瘙痒是由各种有害刺激引起的一种皮肤不快感觉，常伴有搔抓反射，是许多皮肤病常见和重要的症状，但严重而广泛的瘙痒也可见于无原发皮肤损害的全身性疾病，以瘙痒为唯一症状而无原发性皮疹者，称为皮肤瘙痒症。瘙痒机制尚未完全清楚，一般认为表皮真皮交界处的游离神经末梢是痒觉感受器，由于体内各种物理性、化学性有害因素的刺激，首先导致局部组胺、激肽和蛋白的分解酶等化学递质的释放，后者作用于神经末梢引起冲动。痒觉是由痛觉神经纤维中无髓鞘细胞纤维传导，经由脊髓丘脑束至丘脑，最后达皮层感觉区。瘙痒的程度在不同疾病和不同个体差异很大，轻度至中度瘙痒皮肤并无客观表现，严重瘙痒因搔抓可引起皮肤发红、抓痕和血痂。长期搔抓则可引起皮肤肥厚、苔藓样变、色素沉着或化脓感染等继发性损害。患者指甲因搔抓磨损变得光亮、甲游离缘变平，瘙痒一般为阵发性，夜间加重，可引起失眠和精神不振。在肾脏疾病中，慢性肾盂肾炎和肾小球肾炎患者，进入尿毒症阶段，常伴有瘙痒，血液透析不能减轻症状，但甲状旁腺切除后可获得好转。急性肾脏病一般不产生皮肤瘙痒。

皮肤瘙痒而无原发皮疹，中医称谓“痒风”、“隐疹”。《诸病源候论》列为“痒风”病名。唐《千金方》中对本病作了具体描述，如“痒症不一，血虚皮肤燥痒干，宜四物汤加防风……妇人血虚或通身痒，或面痒，如虫行皮中……有脾虚身痒，本无疖癣，素非产褥，洁然一身，痒不可任，此乃脾虚所困。经云：诸痛为实，诸痒为虚。”《外科大成·诸痒》中将痒分为两种，如“诸疮痛痒，皆属于火……风盛则痒……若风热内淫血虚作痒者，又当凉血润燥。”

【病因病机】

1. 饮食不节　饮食肥甘厚腻，湿热内生；或饮食生冷，海腥发物，损伤中焦脾胃之气，脾虚生湿，久蕴而成湿热，外扰肌肤而成本证。

2. 情志失调　七情刺激，肝失条达，气郁化火，火扰血络，血热生风；或肝失疏泄，脾失健运，湿热内蕴外袭肌肤而成本证。

3. 禀赋薄弱　先天不足，肝肾亏虚，阴虚生燥；或年老体弱，久病体虚，气血亏损，复感风邪；或血虚风燥皆可致本证。

4. 外感风邪　感受风寒、风热之邪久治不愈，郁于肺络，侵袭肌肤而成本证。

本证发生由于肝脾两经湿热内蕴，外受风邪袭于肌肤，郁于肺经；或阴虚血虚致风邪内生，或血热生风而成本证。

【诊断与鉴别诊断】

皮肤瘙痒是一种自觉症状，目前尚无测量痒的性质和程度的客观方法。无原发性皮疹的皮肤瘙痒症病因很多，其诊断有赖于详尽的病史、体格检查，并进行必要的实验室检查，包括血尿常规、尿糖定性、粪及虫卵检查、肝肾功能检查、血糖及糖耐量试验、甲状腺功能检查、胸部摄片、骨髓检查、活组织检查等。常见鉴别诊断如下：

1. 老年性瘙痒症　主要发生于60岁以上老年患者，可能与老年皮肤萎缩、变性及干燥有关。瘙痒以躯干及四肢为主，长期搔抓后皮肤可发生湿疹样改变。

2. 冬季瘙痒症　常于秋冬发作，春季好转。如发于躯干、股内侧、小腿屈面、关节周围等处，多在就寝脱衣时突然发作，与皮肤温度突然改变有关。

3. 内分泌性瘙痒症　约7%糖尿病患者伴全身或局限性皮肤瘙痒，后者主要见于女性阴部。瘙痒可发生于糖尿病早期，与疾病严重程度无关。其原因可能系皮肤含糖量增加，神经末梢受到刺激所致。

甲状腺功能亢进和减退均可发生瘙痒。功能亢进时，皮肤瘙痒可能由于基础代谢增高、多汗、精神紧张等引起；功能减退时，全身瘙痒大多与皮肤干燥脱屑有关。

【辨证论治】

1. 湿热受风证

证候：皮肤瘙痒，搔后起血疹或疮疡，或渗液，舌苔白腻或黄腻，脉弦滑。

基本治法：清热利湿，祛风止痒。

方药运用：萆薢渗湿汤加减。常用药：萆薢12g，生薏苡仁15g，黄柏6g，丹皮12g，赤茯苓12g，泽泻12g，滑石12g，通草6g，荆芥12g，苦参12g，苍术12g，金银花12g。方中萆薢清利湿浊；生薏苡仁、赤茯苓清热利湿；黄柏、丹皮、苍术清热燥湿；泽泻、滑石、通草渗湿清热而利水；荆芥、苦参、金银花清热祛风止痒。诸药合用，共奏清热利湿、祛风止痒之功。

加减：若见大便干结者，加生大黄6g，枳实12g以通腑泻实；若见口干者，舌苔黄腻者加藿香12g，佩兰12g，砂仁（后下）5g以芳香化湿；下肢水肿者，加猪苓15g，茯苓皮20g以利水消肿。

2. 血热生风证

证候：皮肤瘙痒而见焮红，受热易痒，多发于夏季，时而心烦口干，舌绛或舌尖红，舌苔薄黄，脉弦滑而数。

基本治法：清热凉血，息风止痒。

方药运用：凉血消风散加减。常用药：荆芥12g，防风12g，蝉蜕6g，牛蒡子12g，当归12g，苦参12g，苍术12g，知母12g，生石膏（先煎）30g，生甘草5g，生地12g，丹皮12g，赤芍12g。方中荆芥、防风、蝉蜕清热祛风止痒；牛蒡子清热解毒，散风除热；当归、赤芍活血养血，血行风自灭；生地、丹皮清热凉血；知母、生石膏清热解毒降火；

苦参、苍术清热燥湿，凉血泻火；生甘草调和诸药。诸药合用，共奏清热凉血、息风止痒之功。

加减：若大便干结者，加制大黄 10g，火麻仁 12g 以通腑泄热；若口干喜饮者，加石斛 12g，沙参 12g 以养阴生津；若小便短赤者，加六一散 12g，车前草 12g 以清热利湿。

3. 血虚生风证

证候：多见于冬季，患者以老年人为多，皮肤干燥而痒，面色少华，可伴有头晕、心悸、失眠等，舌淡红，苔薄白，脉弦细。

基本治法：清热祛风，养血润燥。

方药运用：消风散合当归饮子加减。常用药：当归 12g，生地 15g，白芍 12g，川芎 12g，首乌 12g，荆芥 12g，防风 12g，白蒺藜 12g，生黄芪 12g，生甘草 5g，苦参 12g，苍术 12g，蝉蜕 5g。方中当归、生地、白芍、川芎、首乌养血润燥祛风；荆芥、防风、蝉蜕清热祛风止痒；白蒺藜平肝清热散风；生黄芪补气生血以润燥；苦参、苍术清热燥湿，凉血止痒；生甘草调和诸药。诸药合用，共奏清热祛风、养血润燥之功。

加减：若失眠多梦者，加合欢花 12g，酸枣仁 12g，熟地 12g 以养心安神；若大便干结者，加火麻仁 12g，瓜蒌仁 12g 以润肠通便；若见纳谷不馨者，加白术 12g，焦谷麦芽各 15g 以健脾助运。

4. 风邪郁久证

证候：皮肤瘙痒经年累月，皮肤肥厚，苔藓样变，顽固不愈，舌偏红，舌苔薄黄，脉弦细。

基本治法：活血化瘀，利湿祛风。

方药运用：活血散瘀汤合三妙丸加减。常用药：当归尾 12g，赤芍 12g，桃仁 12g，川芎 12g，制大黄 6g，丹皮 12g，枳壳 12g，怀牛膝 15g，苍术 12g，黄柏 6g，白鲜皮 15g，地肤子 15g。方中当归尾、赤芍、桃仁、川芎活血化瘀；制大黄化瘀通腑解毒；丹皮活血凉血；枳壳理气通络；怀牛膝、苍术、黄柏清热利湿；白鲜皮、地肤子清热利湿，祛风止痒。诸药合用，共奏活血化瘀、利湿祛风之功。

加减：若大便稀溏者，加广木香 12g，生薏苡仁 12g，怀山药 15g 以健脾止泻；若舌红苔少者，加知母 12g，山茱萸 12g，石斛 12g 以养阴润燥；若瘙痒甚者，加僵蚕 12g，蝉蜕 4g，苦参 10g，徐长卿 30g 以增加祛风止痒之功。

【临证经验】

1. 辨证分虚实 中医认为，皮肤瘙痒因“风邪”病理因素所造成，临床辨证则分虚实。虚证常因血虚而生风，临床症状以皮肤干燥而痒、面色少华为特点；实证有血热及湿热，前者以皮肤焮红而痒、口干心烦为特点，后者则见皮肤有丘疹或疮疡及渗液。但虚实之间常有兼杂，如慢性肾功能不全尿毒症所致的皮肤瘙痒是多种因素所致，故常虚实并见，单一的证型不能完全归纳其病变特性。

2. 治疗重视调血　“治风先治血，血行风自灭”是中医治疗“风邪”的重要指导思想。痒为小痛，不通则痛，故其发病机理之一为血络阻塞，肌肤失荣。治疗宜活血化瘀，通络止痒为主。此外，血虚而肌肤失荣，或血热而肌肤失润所致的皮肤瘙痒可分别养血润燥和凉血润燥，也是从血分入手进行治疗。因此，调血之法包括了补血、活血、凉血三法。对于严重病证者，尚可加用虫类搜风剔络药，如地龙、蝉蜕、僵蚕等。

【验案举例】

1. 皮肤瘙痒属血热生风证（邹燕勤主诊）

李某，男，15岁。初诊日期：1988年8月3日。

患儿1985年9月起出现面浮肢肿，诊为“急性肾炎”，未作特殊治疗，忌盐一周后浮肿消失。一月前患疥疮，左侧大腿内侧皮肤抓破后化脓，肌注“青霉素”，局部搽硫黄软膏，破溃处虽有好转，但出现面肢浮肿、低热、全身肌肤瘙痒、恶心、鼻衄、苔黄腻、脉细数等症。查尿素氮20.9mmol/L，肌酐335.9μmol/L。诊为慢性肾炎、慢性肾衰竭、疥疮继发皮肤化脓性感染。治以清热凉血，解毒泄浊。

处方：金银花15g，紫花地丁、蒲公英各30g，土茯苓10g，赤芍15g，丹皮10g，水牛角30g，地肤子、白鲜皮各20g，黄柏10g。7剂，水煎服，每日2次。药后身热退，浮肿消，腻苔化，疥疮渐愈。继服该方月余，复查尿素氮10mmol/L，肌酐159.1μmol/L，随访一年，证情未反复。

按语：急以治标，先病兼发后病者治其后。因其疥疮，血热伤肾，使肾功能进一步损害，故当先治疥疮，取法清热凉血、解毒泄浊。待其热退肿消，血热去，则瘙痒亦止，而肾功能也得以逐渐恢复，渐趋正常。

2. 皮肤瘙痒属肾虚湿浊证（邹燕勤主诊）

周某，女，60岁。初诊日期：2006年3月8日。

患者有慢性肾功能不全病史，血肌酐维持在150μmol/L左右。自2006年1月起服用泰国东歌阿里制品，连服20天后，突发恶心呕吐，浑身不适，在广州急查肾功能血肌酐1240μmol/L，行急诊血透5次，肌酐有所下降。于2006年2月20日住江苏省中医院，当时血肌酐900μmol/L，继续血透4次，停止血透半月后查血肌酐721μmol/L，尿素氮21mmol/L，钾6.7mmol/L，二氧化碳结合力15.1mmol/L，甘油三酯3.8mmol/L，贫血，B超示双肾囊肿。血压、血糖控制正常。于2006年3月8日来邹老处就诊，面色晦滞欠华，腰酸乏力，下肢肤痒，苔黄厚腻，脉细。证属肾虚浊瘀。治拟益肾泄浊，和络解毒法。

处方：川断15g，山茱萸6g，鬼箭羽20g，太子参20g，制苍术15g，白术15g，藿香15g，佩兰15g，法半夏6g，陈皮10g，生薏苡仁20g，茯苓20g，怀牛膝15g，丹参20g，地肤子20g，白鲜皮15g，制大黄12g，车前子(包煎)30g，六月雪20g，生牡蛎40g。

二诊（3月15日）：患者诉服上药后，查肾功能血肌酐724.5μmol/L，尿素氮25.1mmol/L。B超：左肾8.5cm×4.8cm×4.4cm，右肾9.1cm×4.6cm×4.2cm，轮廓不清，髓质境界不清，双肾囊肿。口不干，大便日行1~2次，质干，苔白腻，脉细。仍宗原意出入，3 月 8 日方去鬼箭羽、白鲜皮，加川芎 10g，制大黄改 15g。

三诊（3 月 24 日）：面色欠华，站起时头昏，皮肤瘙痒已减轻，易汗出，大便日行 2 次，苔黄腻带黑色，脉细弱。查肾功能血肌酐 712μmol/L，尿素氮 24. 8mmol/L。尿常规：隐血（+++），红细胞 3/μl。仍宗肾虚浊瘀证治，加养阴敛汗之品。

处方：川断 15g，枸杞子 20g，太子参 20g，生黄芪 20g，制苍术 15g，白术 15g，生薏苡仁 20g，茯苓皮 40g，制大黄 15g，车前子（包煎）30g，泽兰 15g，泽泻 15g，怀牛膝 15g，生牡蛎 40g，丹参 20g，糯稻根 30g，瘪桃干 30g，茅根 20g，芦根 20g。

四诊（4 月 5 日）：自觉尚好，站起时头昏眼花，苔黄腻，汗出已少。查空腹血肌酐 727. 3μmol/L，尿素氮 26. 9mmol/L。尿常规：隐血（±），蛋白（+）。血常规：血红蛋白 76. 10g/L，红细胞 2.57×10^{12}/L。3 月 24 日方去糯稻根，加藿香 15g，佩兰 15g，萹蓄 20g。

五诊（4 月 12 日）：有时有饥饿感，自觉胃有嘈杂感，纳谷尚可，夜寐可，大便日行 2~3 次，苔黄腻，脉细。复查血肌酐 604. 4μmol/L，尿素氮 26. 2mmol/L。3 月 24 日方加藿香 15g，佩兰 15g。

2006 年 5 月 18 日复查血肌酐 523. 8μmol/L，尿素氮 25. 4mmol/L，血糖 6. 2mmol/L，二氧化碳结合力 18. 4mmol/L，总胆固醇 4. 87mmol/L，甘油三酯 1. 9mmol/L，谷丙转氨酶 41IU/L。

六诊（6 月 2 日）：面色欠华，但精神比前好转，已能步行，做少量家务，但登楼则喘，下楼尚可，晨起时有痰，咯出则舒，白天无咯痰。夜尿 2 次，但尿量多，寐好，大便日行 3~4 次，苔白薄腻，脉细数。

处方：玄参 10g，冬瓜仁 20g，橘络 6g，金银花 10g，太子参 20g，生黄芪 20g，制苍术 15g，白术 15g，生薏苡仁 20g，茯苓皮 30g，制大黄 15g，车前子（包煎）30g，玉米须 30g，生牡蛎 40g，藿香 10g，佩兰 10g，菟丝子 10g，炒谷芽 20g，炒麦芽 20g。

七诊（8 月 2 日）：有时心慌，舌质淡，苔黄，脉细弱。查血肌酐 378. 6μmol/L，尿素氮 14. 5mmol/L。

处方：6 月 2 日方去冬瓜仁、橘络、玄参、金银花，加丹参 20g，炙远志 10g，川芎 10g，鬼箭羽 20g，荷叶 20g。

八诊（10 月 13 日）：面色转红润，精神好，纳可，大便日行 1~2 次，尿频，夜尿 3~4 次，苔黄薄腻，脉细。查血肌酐 425. 2μmol/L，尿素氮 13. 6mmol/L。

处方：太子参 20g，生黄芪 20g，制苍术 12g，白术 12g，生薏苡仁 20g，茯苓 30g，川断 15g，枸杞子 20g，法半夏 6g，陈皮 10g，鬼箭羽 20g，地骨皮 15g，瞿麦 20g，萹蓄 20g，蒲公英 15g，芦根 30g，制大黄 18g，菟丝子 15g。

九诊（2007 年 2 月 13 日）：登 6 楼时气喘，下楼时无此感觉，苔黄腻，脉细。尿素氮 14. 5mmol/L，血肌酐 353. 1μmol/L。

处方：生黄芪 30g，太子参 20g，制苍术 15g，白术 15g，生薏苡仁 20g，茯苓 20g，川断15g，鬼箭羽15g，地骨皮15g，制大黄18g，生牡蛎40g，丹参20g，川芎10g，怀牛膝15g，红花6g，六月雪20g，车前子（包煎）30g，虎杖15g。

十诊（7月5日）：患者笑容满面地给邹师送感谢锦旗一面。行走有力，能做买菜、烧饭、洗衣等家务，面色红润，右腹部隐痛，小便时夹泡沫，夜尿2次，大便每日1次。纳寐可，舌质偏红，苔薄黄，有齿痕，脉细。肾功能：血肌酐150.2μmol/L，尿素氮16.75mmol/L，尿酸373.1μmol/L。血常规：红细胞4.13×10^{12}/L，血红蛋白110g/L。仍宗气虚湿浊证巩固，兼以养阴。

处方：太子参20g，生黄芪20g，炒白术10g，生薏苡仁20g，茯苓30g，川断15g，枸杞子20g，法半夏6g，陈皮10g，鬼箭羽20g，地骨皮20g，制大黄18g，蒲公英20g，积雪草20g，土茯苓20g，车前子（包煎）30g，玉米须30g，制首乌10g，菟丝子10g。

按语：邹老指出慢性肾功能不全为本虚标实之证，以肾虚为本，湿浊内蕴、瘀阻肾络为标。在病程中，往往由于外感湿热、肝阳上亢、饮食不节、药毒伤肾等诱发而使病情加重。本案从肾虚浊瘀证论治，由于肾脏疾患病本在肾，肾虚为发病之本，因此益肾之法为治疗的根本之法，并根据阴阳虚衰的侧重而选择补肾气、温肾阳、滋肾阴、填肾精以培补肾气，增一分元阳，复一分真阴。治疗上，泄浊解毒与补药并重，用补药必兼祛邪。药用川断、枸杞子、山茱萸、制首乌、菟丝子，以平补肾元。药用制苍术、炒白术、藿香、佩兰、半夏、陈皮、薏苡仁、茯苓、牛膝、车前草化湿泄浊，待厚腻苔化尽，则胃纳增加，湿浊症状改善，体内毒素也随之下降。药用生黄芪、白术、茯苓皮、生苡仁、玉米须、泽泻、车前子、六月雪、萹蓄、茅根、芦根渗利泄浊，轻药重投，而不伤阴液。药用红花、丹参、川芎、鬼箭羽、怀牛膝、益母草、泽兰、泽泻、生牡蛎、制大黄化瘀泄浊。药用地肤子、白鲜皮、六月雪、土茯苓、积雪草、金银花、蒲公英等解毒泄浊，具有较好的止痒作用。

（曾安平，周恩超）

□第十章□

肾不纳气

第一节 气 喘

气喘是以呼吸困难，甚至张口抬肩，鼻翼煽动，不能平卧为临床特征的病证。气喘的症状轻重不一，轻者仅表现为呼吸困难，不能平卧；重者稍动则喘息不已，甚则张口抬肩，鼻翼煽动；严重者，喘促持续不解，烦躁不安，面唇青紫，肢冷，汗出如珠，脉浮大无根，甚则发为喘脱。

引起气喘的原因繁多，主要为呼吸系统疾病和心血管系统疾病。

1. 呼吸系统疾病 常见于：①气道阻塞：如喉、气管、支气管的炎症、水肿、肿瘤或异物所致的狭窄或阻塞及支气管哮喘、慢性阻塞性肺疾病等；②肺部疾病：如肺炎、肺脓肿、肺结核、肺不张、肺瘀血、肺水肿、弥漫性肺间质疾病、细支气管肺泡癌等；③胸壁、胸廓、胸膜腔疾病：如胸壁炎症、严重胸廓畸形、胸腔积液、自发性气胸、广泛胸膜粘连、结核、外伤等；④神经肌肉疾病：如脊髓灰质炎病变累及颈髓、急性多发性神经根炎和重症肌无力累及呼吸肌，药物导致呼吸肌麻痹等；⑤膈运动障碍：如膈麻痹、大量腹腔积液、腹腔巨大肿瘤、胃扩张和妊娠末期。

2. 循环系统疾病 常见于各种原因所致的左心或右心衰竭、心包压塞、肺栓塞和原发性肺动脉高压等。

3. 中毒 系各种中毒所致，如糖尿病酮症酸中毒、吗啡类药物中毒、有机磷杀虫药中毒、氢化物中毒、亚硝酸盐中毒和急性一氧化碳中毒等。

4. 神经精神性疾病 如脑出血、脑外伤、脑肿瘤、脑炎、脑膜炎、脑脓肿等颅脑疾病引起呼吸中枢功能障碍及精神因素所致的呼吸困难，如癔症等。

5. 血液病 常见于重度贫血、高铁血红蛋白血症、硫化血红蛋白血症等。

【病因病机】

1. 外邪侵袭 风寒袭肺，外闭皮毛，内遏肺气，肺气不得宣畅，上逆作喘。若表邪未解，内已化热；或肺热素盛，寒邪外束，则热郁气逆（寒包火）。风热犯肺，肺气壅实，清肃失司；或热蒸成痰，痰热壅阻肺气，升降失常。

2. 饮食不当 过食生冷、肥甘嗜酒伤中，脾运失健，聚湿生痰，痰浊壅阻肺气，升降不利。若痰湿久郁化热，或肺火素盛，痰受热蒸，交阻于肺，痰壅火迫，肺气不降。

3. 情志所伤 情志不遂，忧思气结，肺气闭阻，气机不利；或郁怒伤肝，肝气上逆于肺，肺气不降，升多降少，气逆而喘。

4. 劳欲久病 慢性咳嗽、肺痨等肺系病证致久病肺虚，气失所主，气阴亏耗，不能下荫于肾，肾元亏虚，肾不纳气而短气喘促。肾阳衰弱，肾不主水，水邪泛滥，干肺凌心，肺气上逆，心阳不振，亦可致喘，表现虚中夹实之候。

【诊断与鉴别诊断】

1. 年龄与性别 儿童要考虑呼吸道异物、支气管哮喘和先天性心脏病；老年人考虑慢性阻塞性肺病、心力衰竭和肿瘤等；孕妇要考虑羊水栓塞。

2. 发病缓急 呼吸困难发生较急的有肺水肿、肺不张、呼吸系统急性感染、迅速增长的大量胸腔积液；突然发生严重呼吸困难者，有呼吸道异物、高压性自发性气胸、大块肺梗死，以及成人呼吸窘迫综合征等。劳动后呼吸困难常是心力衰竭的早期症状，严重时表现为端坐呼吸

3. 诱发因素 劳动或活动后出现呼吸困难常是心衰的早期表现；剧烈咳嗽后出现胸痛，应警惕气胸；长期卧床、手术后、持续性心房纤颤者突然出现胸痛伴气急、呼吸困难时，应注意肺栓塞或肺梗死。精神刺激后应考虑癔症。吸入有害、有毒气体及过多、过快输血或输液要考虑急性肺水肿。

4. 伴随症状 有无咽痛、咳嗽、咯血、咳痰、胸痛、发热等。伴发热咳嗽，考虑为支气管肺脏疾病；咳铁锈色痰为肺炎；大量粉红色泡沫痰考虑肺水肿；伴有胸痛考虑肺炎、气胸、胸膜炎、急性心肌梗死；伴有咯血考虑肺梗死、肺脓肿、肺癌等；伴神经系统症状应注意脑部疾病。

5. 既往相关病史 如支气管哮喘、慢性支气管炎、肺气肿、肺结核等常以呼吸困难为主要临床表现；各种心血管疾病如风湿性心脏病、高血压性心脏病、冠心病、心肌炎、心肌病、心包积液等也可引起呼吸困难；糖尿病或尿毒症引起的代谢性酸中毒是呼吸困难的重要原因；严重感染、创伤、胃内容物误吸、急性坏死性胰腺炎等患者出现呼吸困难时，应警惕急性呼吸窘迫综合征（ARDS）；颅脑疾病如脑炎、脑血管病、脑肿瘤、脑外伤等均可出现呼吸困难。

6. 工作环境 有无粉尘、有无接触化学毒物等。

【辨证论治】

1. 风寒壅肺证

证候：喘息咳逆，呼吸急促，痰稀薄而带泡沫，色白质黏，常有恶寒无汗或发热，胸部胀闷，头痛，口不渴，苔薄白而滑，脉浮紧。

基本治法：宣肺散寒。

方药运用：麻黄汤合华盖散加减。常用药：麻黄6g，杏仁6g，紫苏12g，桑白皮12g，橘红10g，茯苓12g，甘草6g。方中麻黄味苦辛性温，为肺经专药，能发越人体阳气，有发汗解表、宣肺平喘的作用，为方中君药。由于营涩卫郁，故用温经散寒透营达卫的桂枝为臣，以加强发汗解表而散风寒，除身疼。本证之喘，是由肺气郁而上逆所致，麻黄、桂枝都上行而散，再配降肺气、散风寒的杏仁为佐药，同麻黄一宣一降，增强解郁平喘之功。紫苏泻肺以祛风寒，橘红理肺化痰，桑白皮泻肺止哮，茯苓淡渗利湿，炙甘草既能调和宣降之麻、杏，又能缓和麻、桂相合的峻烈之性，使汗出不致过猛而伤耗正气，是使药而兼佐药之义。

加减：寒痰较重，痰白清稀，量多起沫，加细辛、生姜温肺化痰；若咳喘重，胸满气逆者，加射干、前胡、厚朴、紫菀宣肺降气化痰；如寒饮伏肺，复感客寒而引发者，可用小青龙汤发表温里。

2. 表寒肺热证

证候：喘逆上气，息粗鼻煽，咳而不爽，吐痰稠黏，伴形寒身热，烦闷有汗，或无汗，胸胀或痛，口渴，苔薄白或罩黄，舌边红，脉浮数或滑。

基本治法：解表清里，化痰平喘。

方药运用：麻杏石甘汤加减。常用药：麻黄6g，杏仁9g，生石膏24g，甘草6g。方中麻黄辛甘温，宣肺解表而平喘；石膏辛甘大寒，清泄肺胃之热以生津。两药相配，既能宣肺，又能泄热。杏仁苦降肺气，止咳平喘，既助石膏沉降下行，又助麻黄泻肺热。炙甘草顾护胃气，防石膏之大寒伤胃，调和麻黄、石膏之寒温。

加减：如肺热甚、壮热汗出者，宜加重石膏用量，并酌加桑白皮、黄芩、知母以清泻肺热；表邪偏重，无汗而恶寒，石膏用量宜减轻，酌加薄荷、苏叶、桑叶等以助解表宣肺之力；痰多气急，可加葶苈子、枇杷叶以降气化痰；痰黄稠而胸闷者，宜加瓜蒌、贝母、黄芩、桔梗以清热化痰，宽胸利膈。

3. 痰热郁肺证

证候：喘咳气涌，胸部胀痛，痰多质黏色黄，伴胸中烦闷，身热，有汗，或痰夹有血色，口渴喜冷饮，面赤咽干，小便赤涩，大便或秘，舌质红，舌苔薄黄或腻，脉滑数。

基本治法：清热化痰，宣肺平喘。

方药运用：桑白皮汤加减。常用药：桑白皮12g，半夏10g，苏子10g，杏仁6g，贝母12g，山栀10g，黄芩6g，鱼腥草20g，射干12g。方中桑白皮、黄芩、山栀、鱼腥草清泄肺热；苏子、杏仁降气平喘；半夏、贝母化痰；射干清热消痰涎。全方以清热化痰、宣肺平喘为主。

加减：如身热重，可加石膏辛寒清气，如喘甚而痰多，黏稠色黄，可加葶苈子、海蛤壳、冬瓜仁清热泻肺，化痰泄浊；腑气不通，痰涌便秘，加瓜蒌仁、大黄通腑清肺泻壅。

4. 痰浊阻肺证

证候：喘而胸满闷塞，甚则胸盈仰息，咳嗽，痰多黏腻色白，兼有呕恶食少，口黏不渴，咯吐不利，舌苔白腻，脉象滑或濡。

基本治法：祛痰降逆，宣肺平喘。

方药运用：二陈汤合三子养亲汤加减。常用药：半夏15g，橘红15g，茯苓9g，炙甘草6g，生姜7片，乌梅1个，白芥子3g，苏子3g，莱菔子3g。方中半夏辛温性燥，可燥湿化痰，和胃止呕；陈皮温燥，理气化痰，使气顺则痰降，气化则痰亦化。两药配合，能加强祛痰和胃止呕的作用。配用茯苓健脾渗湿，甘草和中补脾，使脾健而湿化痰消。白芥子温肺利气，快膈消痰；紫苏子降气行痰，使气降而痰不逆；莱菔子消食导滞，使气行则痰行。“三子”均系行气消痰之品，合而为用，各逞其长，可使痰消气顺，喘嗽自平。全方具有祛痰降逆、宣肺平喘的功效。

加减：痰湿较重，舌苔厚腻，可加苍术、厚朴燥湿理气，以助化痰定喘；脾虚，纳少，神疲，便溏，加党参、白术健脾益气；痰从寒化，色白清稀，畏寒，加干姜、细辛；痰浊郁而化热，按痰热证治疗。

5. 肺气郁闭证

证候：每遇情志刺激而诱发，发时突然呼吸短促，息粗气憋，胸闷胸痛，咽中如窒，喉中痰鸣不著，或无痰声，平素常多忧思抑郁，失眠，心悸，舌苔薄，脉弦。

基本治法：开郁降气平喘。

方药运用：五磨饮子加减。常用药：木香6g，乌药6g，沉香6g，槟榔6g，枳实6g，苏子10g，杏仁6g。方中沉香、槟榔、杏仁、苏子降气平喘；木香、乌药行气顺气；佐以枳实破滞。

加减：肝郁气滞较著，加用柴胡、郁金、青皮疏肝理气；若有心悸、失眠者，加百合、合欢皮、酸枣仁、远志宁心安神；若气滞腹胀，大便秘结，可加用大黄以降气通腑，即六磨汤之意。

6. 肺肾气虚证

证候：乏力易倦，气短自汗，咳嗽喘息，活动后加重，痰多色白清稀，或黏腻，或呈泡沫状，腰酸膝软，或畏寒肢冷，常易感冒，舌质偏淡或紫暗，苔薄白或白腻，脉沉细虚弱或细滑。

基本治法：补益肺肾，化痰降气。

方药运用：金匮肾气丸合玉屏风散加减。常用药：熟地10g，茯苓12g，山药10g，泽泻12g，丹皮6g，山茱萸10g，肉桂6g，熟附子10g，黄芪15g，防风10g，款冬花10g。方中地黄滋补肾阴，填精益髓；肉桂补心阳，壮心火；茯苓健脾宁心，泽泻作用于下焦，引心火下达于肾；山药滋脾固肾，重在滋补脾阴，增强运化之力；山茱萸敛心阳入肾，以固肾气；丹皮活血兼以清热；黄芪、防风益气固表；款冬花润肺下气，化痰止嗽。全方以补益肺肾、化痰降气为主。

加减：若喉中痰鸣，胸膈满闷，不能平卧，乃因痰浊壅盛，去熟地、丹皮、山茱萸、黄芪，加葶苈子10g以泻肺平喘。若兼唇舌青紫，舌质紫暗，为有瘀血，可酌加丹参15g，桃仁10g，红花6g以活血化瘀，症状减轻后，可改服肾气丸及玉屏风散一段时间以巩固疗效。

7. 肺肾阴虚证

证候：咳嗽痰少，气短，活动后加重，口干心烦，手足心热，舌质红少苔，脉细数或细弦。

基本治法：滋阴清热润肺。

方药运用：生脉散加减。常用药：党参15g，麦冬12g，五味子10g，补骨脂15g，知母10g，白芍10g，枇杷叶10g，地骨皮10g，阿胶（烊化）15g。方中党参甘温，益元气，补肺气，生津液；麦冬甘寒养阴清热，润肺生津。党参、麦冬合用，则益气养阴之功益彰。五味子酸温，敛肺止汗，生津止渴。三药合用，一补一润一敛，益气养阴，生津止渴，敛阴止汗，使气复津生，汗止阴存，气充脉复。补骨脂补肾助阳，纳气平喘；知母、白芍清热泻火，生津润燥敛汗；枇杷叶清肺止咳；地骨皮凉血除蒸，清肺降火；阿胶补血滋阴。全方以滋阴清热润肺为主。

加减：若虚火上炎，表现咽喉燥痛，咳嗽气喘，痰中带血，手足烦热，舌红少苔，脉细数者，可用百合固金汤（生地12g，熟地12g，麦冬10g，贝母6g，百合10g，当归10g，芍药10g，生甘草6g，玄参10g，桔梗5g），功能养阴清热，润肺化痰。若潮热盗汗者，可用麦味地黄丸，组成为麦冬、牡丹皮、茯苓、泽泻、五味子、熟地、山茱萸、山药。

8. 脾肾气虚证

证候：咳嗽痰多，色白，喘促气短，活动后加重，饮食减少，体倦乏力，腰膝酸软，怕冷而四肢不温，夜间小便频数，舌体胖质淡，苔薄白或白腻，脉细滑无力。

基本治法：健脾温肾。

方药运用：六君子汤加减。常用药：党参15g，白术10g，茯苓12g，陈皮10g，半夏10g，补骨脂12g，肉桂3g，熟附子3g，沉香（冲服）3g，炙甘草6g。方中党参大补元气；白术健脾益气；半夏健脾燥湿；茯苓、陈皮健脾利湿，甘草调和诸药；附子、肉桂温肾阳；沉香暖肾降气。全方合用以健脾温肾，纳气平喘为主。

加减：喘息气短较重时，可加服人参蛤蚧散（成药），每服1～1.5g，每日2～3次，白开水冲服，功能补益肺肾，止嗽定喘。如患者仍有气短、痰多、疲倦食少、食后不易消化等，用六君子丸，每服6～9g，日服2次，饭后温开水送下。如仍表现腰膝酸痛，怕冷而四肢不温，小便频数等，用右归丸（熟地、山药、菟丝子、枸杞子、杜仲、山茱萸、当归、附子、肉桂、鹿角胶），每服4.5～9g，日服2次，空腹时温开水或淡盐汤送下以温补肾阳。

9. 脾肾阳虚证

证候：咳嗽痰多色白，咳痰无力，心悸喘息气短，不能平卧，尿少浮肿，浮肿以下肢为明显，肢冷乏力，腰膝酸软，面色灰暗，口唇青紫，舌质淡胖或紫暗，苔白滑腻，脉沉细滑。

基本治法：温阳利水，健脾化痰。

方药运用：真武汤合五苓散加味。常用药：熟附子10g，干姜6g，白术10g，茯苓15g，桂枝10g，猪苓10g，泽泻10g，车前子(包煎)10g，丹参15g，陈皮10g，赤芍15g。方中附子、干姜大辛大热，使肾阳得复、气化得行，此即“壮元阳以消阴翳”；白术、茯苓、陈皮燥湿健脾化痰，颇合“脾喜燥恶湿”之性；泽泻、车前子、猪苓淡渗水湿，使阴邪从小便而行；桂枝通阳；丹参、赤芍活血利水。全方合用，以温阳利水、健脾化痰为主。

加减：如浮肿、喘促较甚，加川椒目10g，不但能加强利尿作用，而且有明显的止喘效果。如紫绀明显，颈静脉怒张，加泽兰10g，红花6g以加强活血化瘀作用。

10. 心肾阳虚，水气凌心证

证候：呼吸喘促，倚息心悸，头汗出，面肢浮肿，唇颧紫赤，腰痛脚软，半身以下常有冷感，腹胀尿少，舌淡而胖苔白滑，脉沉细或浮大无力。

基本治法：补肾纳气，温肾强心。

方药运用：金匮肾气丸加减。常用药：附子15g，肉桂10g，熟地30g，枣皮12g，茯苓15g，泽泻12g，丹皮12g，山药12g，山茱萸12g，车前子(包煎)20g，牛膝12g。方中熟地滋补肾阴，填精益髓；肉桂补心阳，壮心火；茯苓健脾宁心；泽泻作用于下焦，引心火下达于肾；山药滋脾固肾，重在滋补脾阴，增强运化之力；山茱萸敛心阳入肾，以固肾气；丹皮活血兼以清热；枣皮补肝肾，固虚脱；车前子、牛膝利尿消肿。合用则以补肾纳气、温肾强心为主。

加减：若小便短少，加猪苓、泽泻以利水渗湿。

11. 正虚喘脱证

证候：喘逆剧甚，张口抬肩，鼻煽气促，端坐不能平卧，稍动则咳喘欲绝，或有痰鸣，心慌动悸，烦躁不安，面青唇紫，汗出如珠，肢冷，脉浮大无根或见歇止，或模糊不清。

基本治法：扶阳固脱，镇摄肾气。

方药运用：参附汤送服黑锡丹，配合蛤蚧粉。常用药：人参、附子扶阳固脱；黑锡丹镇摄肾气；而蛤蚧可温肾阳，散阴寒，降逆气，定虚喘。

加减：若阳虚甚，气息微弱，汗出肢冷，舌淡，脉沉细，加大附子用量，加用干姜；阴虚甚，气息急促，心烦内热，汗出黏手，口干舌红，脉沉细数，加麦冬、玉竹，人参改用西洋参；神昧不清，加丹参、远志、石菖蒲安神祛痰开窍。

【临证经验】

1. 辨病辨证要点 端坐呼吸见于左心衰、重症支气管哮喘；患侧卧位，常见于胸腔积液；惊恐躁动，见于肺水肿；扪胸，痛苦表情见于急性心肌梗死。重度一氧化碳或氰化物中毒、重度酸中毒或肺性脑病常出现不同程度的意识障碍。

（1）根据呼吸频率、节律和深度的鉴别：每分钟呼吸超过24次为呼吸频率加快，见于呼吸系统疾病、心血管疾病、贫血、发热等；每分钟呼吸频率在10次以下为呼吸频率减慢，是呼吸中枢受抑制的表现，见于麻醉、颅内压增高、尿毒症、肝昏迷等。

深大呼吸见于糖尿病酮症酸中毒；呼吸变浅见于肺气肿、呼吸肌麻痹及镇静剂过量等。常见节律是潮式呼吸或Cheyne－Stokes呼吸，见于颅内压增高、心衰、脑动脉硬化、糖尿病昏迷和尿毒症等。

（2）吸气性、呼气性、混合性、中枢性及精神性呼吸困难的鉴别：吸气性呼吸困难，病变在上呼吸道，为各种原因引起梗阻所致，可见三凹征，常见于喉头水肿、异物、白喉、喉癌等；呼气性呼吸困难，病变部位在小支气管，因水肿、痉挛、狭窄所致，常见于肺气肿及支气管哮喘；混合性是指吸气呼气均感困难，常见于大面积肺炎、大量胸水、腹水、胸膜炎、肋骨骨折等。中枢性呼吸困难为呼吸节律的改变；精神性呼吸困难表现为浅而快的呼吸，因过多的二氧化碳排出，发生呼吸性碱中毒，血钙降低而出现手足抽搐。

2. 喘证的辨证首当分清虚实 实喘者呼吸深长有余，呼出为快，气粗声高，伴有痰鸣咳嗽，脉数有力，病势多急；虚喘者呼吸短促难续，深吸为快，气怯声低，少有痰鸣咳嗽，脉象微弱或浮大中空，病势徐缓，时轻时重，遇劳则甚。实喘又当辨外感内伤。外感起病急，病程短，多有表证；内伤病程久，反复发作，无表证。虚喘应辨病变脏器。肺虚者劳作后气短不足以息，喘息较轻，常伴面色白、自汗、易感冒；肾虚者静息时亦有气喘，动则更甚，伴有面色苍白、颧红、怯冷、腰酸膝软；心气、心阳衰弱时，喘息持续不已，伴有紫绀、心悸、浮肿、脉结代。

3. 辨病位以何脏为主 本病初期，主要为肺气失于宣肃，见咳嗽气急、呼吸不利、咯痰量少等症状；随着疾病发展，逐渐出现痰涎量多、肢体水肿、脘闷腹胀等脾虚不运症状；形寒肢冷、尿少神疲、喘急息微的肾脏病变；心悸气短、胸痛胸闷、心烦失眠、唇舌青紫的心脉瘀阻，心神失养表现；胁肋胀痛、胁下痞块、颈静脉怒张的肝络瘀滞之象。临床常两脏或多脏同病，甚至诸脏症状并见，辨证之时当详细诊察。

4. 辨痰、瘀、水之主次 痰、瘀、水为本病主要的病理产物，而且贯穿疾病的始终。但疾病早期，以痰饮壅肺为主，见痰、喘、咳嗽症状；随着病情发展，出现面色青紫、唇舌色暗、舌下脉络怒张等表现者乃瘀血为要；见肢体或周身浮肿、腹水、胸水者，则主要为水液停留。治疗时应有所侧重，或化痰为要，或祛瘀为主，或利水为先，同时兼顾其他治法。

5. 重视健脾化痰治疗痰喘 《病机汇论》曰："夫肺气清虚，不容一物，若痰饮水气上乘于肺，则气道壅塞而为喘。"可见痰阻气道，肺失宣肃是为喘证产生的关键所在，即所谓"喘因痰作"，故"欲降肺气，莫如治痰"。而"脾为生痰之源，肺为贮痰之器"，痰浊的形成，离不开脾失健运，水谷不化津液，聚湿成痰。因此要治痰浊所致的喘证，健脾化痰是为根本。临床上治疗素有痰饮宿疾，外邪引发，痰多气喘的患者，在清肺化痰的基础上，加入茯苓、薏苡仁健脾助运利湿，是常用的方法。古代文献中对薏苡仁这味药有很高的评价，《本草述·卷十四》中指出："薏苡仁，除湿不如二术助燥，清热而不如芩、连辈损阴，益气而不如参、术辈尤滋湿热，诚为益中气要药。"而现代药理研究则认为：茯苓有增强机体免疫功能的作用。

6. 强调补肾固本治疗久喘　久患喘证的患者，往往表现为呼多吸少、动则更甚等肾虚气失摄纳之象，盖"肺为气之主，肾为气之根，肺主出气，肾主纳气，阴阳相交，呼吸乃和。"因此"实喘治肺，虚喘治肾"是常用的治喘方法，在治疗痰热渐化而仍喘促气急时，往往加入补骨脂、枸杞子平补肾之阴阳。现代药理研究证实，枸杞子可提高机体的免疫功能，而补骨脂不仅具有抗衰老作用，亦有明显的平喘作用，对由组织胺引起的气管收缩有明显舒张作用。这是运用枸杞子、补骨脂补肾纳气的实验依据。

治疗久喘虚喘的患者，除在症状严重时，投以辨证施治的药物治疗外，冬、夏两季是治疗的最佳时机。经曰："夏三月，此为蕃秀，天地气交，万物华实……冬三月，此谓闭藏，水冰地坼……所以圣人春夏养阳，秋冬养阴，以从其根，故与万物沉浮于生长之门。"夏季是一年中机体生长更新的旺盛时期，因而在"三伏"时节治疗喘证缓解期时，投以温肾纳气的补骨脂、仙茅、淫羊藿、枸杞子、玉竹等品，往往能收到事半功倍之效。冬主藏精，结合人们冬季习惯进补的风俗，对素有喘证者，应在"三九"时节症状缓解期，投以大剂量的熟地、黄精、玉竹、首乌、枸杞子、补骨脂、淫羊藿等养阴温肾之品，佐以平喘之味，制成膏滋药；或以人参、蛤蚧、冬虫夏草、七叶一枝花等焙干研粉，每日早晚适量服用，使患者肾固体健，来年春天喘证的发作可大为减少，甚至不发。

7. 注重理气活血适时运用　肺主一身之气，具有调节全身气机，推动血液运行的功能。"诸气者，皆属于肺。"喘证患者，肺失宣肃，则易致气滞血瘀，尤其是久喘虚喘患者，往往可见到唇甲青紫等症。因而在治疗这类患者时，在辨证施治的同时，适时加入理气活血之品，如青陈皮、瓜蒌壳、郁金、川芎、赤芍、当归、莪术、丹参、桃仁等。现代药理研究发现：川芎、当归、丹参等不仅可扩张血管，抑制血小板聚集，而且能对抗组织胺引起的气管收缩作用。因此，喘证患者适时选用此类药物将是一举两得。

【验案举例】

喘证属肺肾气虚夹痰热证（邹燕勤主诊）

李某，男性，78岁。初诊日期：2008年7月2日。

因"反复咳喘22年"，多次住院治疗，诊断：慢性支气管炎，肺气肿，肺心病，Ⅱ型呼吸衰竭。于1998年7月3日来诊，刻下见咳嗽喘息，甚则不得卧，动则喘促，咯唾黄白黏痰，量少，胸闷气短，喉间痰鸣，舌质淡红，苔黄黏腻，脉细弦。查：两肺呼吸音低，可闻及哮鸣音。肺功能示中至重度阻塞性通气功能障碍，最大通气量重度降低，残气及残气总量中至重度增高。中医诊断：喘证；辨证：痰热阻气。急则治标，法当开宣上焦。

处方：全瓜蒌12g，薤白12g，制半夏10g，杏仁10g，射干10g，炙紫菀10g，茯苓12g，葶苈子15g，桑白皮10g，鱼腥草15g，黄芩10g，贝母10g。

二诊（7月16日）：症状有减，动仍气喘，咳嗽不显，咯痰量少，时而恶寒，舌质淡红，苔薄腻，脉细弦。诊为肺肾两虚，缓则治本，治宜补益肺肾。

处方：党参15g，黄芪20g，苏子10g，生地12g，紫菀10g，桑白皮10g，葶苈子15g，紫石英（先煎）20g，丹参15g，鱼腥草20g，平地木15g，五味子6g。

三诊（8月6日）：症状已平，不咳不喘，鼻塞流清涕，纳便尚调，舌质淡红，苔薄，脉细弦。辨证：肺肾气虚，卫外失固，治宜益气疏风。

处方：黄芪30g，白术10g，防风10g，荆芥10g，苍耳子10g，白芷10g，蝉蜕10g，桑叶10g，菊花10g，贝母10g，川芎8g，甘草6g。

3剂后症除，入冬予以膏滋调理，随访2年，病情尚平稳。

按语：本案病程日久，肺肾亏虚为主，兼及他脏。发作时痰热气阻，故急则治标，开宣肺气，清热化痰，宽胸平喘为法，瓜蒌薤白半夏汤合桑杏汤加减。14剂后症缓，痰热大减，治当治本为主，兼以治标，益气养阴，纳气平喘，清热宣肺化痰。其后复因正虚感邪，表现为肺气失宣之卫表证，当以固表散邪而3剂获愈。长期予以膏滋调理，兼顾标本。

（曾安平，周恩超）

第二节 肾 咳

肾咳一名首见《内经》。《素问·咳论》云："肾咳之状，咳则腰背相引而痛，甚则咳涎。"因肾藏元阴元阳，肺之气阴均源于肾，其经脉之气又以经脉贯通，因而肾的阴阳亏虚常累及于肺，而肾之病气又可干肺，导致肺失清肃而生咳嗽，故《素问·咳论》有"五脏六腑皆令人咳，非独肺也"之论述。说明咳嗽的发生除与肺有密切关系外，还与多个脏腑有关，其中因肾脏病变殃及肺金而致咳嗽者称为肾咳。如赵献可认为："肾既受邪，则肺益病。"《儒门事亲·嗽分六气毋拘于寒说》亦指出："咳嗽烦冤者，肾气之逆也。"

肾脉贯脊系腰背，上连肝脾肺中。《灵枢·本输》曰："少阴属肾，肾上连肺。"肾与肺经络相连，关系密切。在功能方面，肾主纳气，肺司呼吸，肾为气之本，肺为气之主，两者功能协调，则呼吸正常。由于肺肾在生理上密切相关，在病理上亦必然相互影响。《医贯·咳嗽论治》指出："肺金之气，夜卧则归藏于肾水之中，今因肺受心火之邪，欲下避水中，而肾水不枯，有火无可容之地，于是复而上病矣。"因此，肾脏病变可影响及肺而发生咳嗽。从临床看，肾咳之发生大多由于先天禀赋不强，后天嗜欲无节而致，如酒色过度、青年早婚、劳倦过度，或大病久病之后失于调养，致肾之精气亏耗。

【病因病机】

1. 肺肾阴虚 本证的形成多由病久肺阴耗伤，或发汗太过或邪热久恋于肺而损伤肺阴，病久及肾所致。《医述·咳嗽》谓："肺金之虚，多由肾水之涸，而肾与肺又属子母之脏呼吸相应，金水相生，若阴损于下，阳孤于上，肺苦于燥，则咳不已，是咳虽在肺，而实在肾。”由于肾阴亏虚于下，肺金失于濡润，由此肺津不足，燥热内生，肺失肃降，气逆于上而致咳嗽。

2. 阴虚火旺　本证多由年老肾亏，或劳欲伤肾，或久病肾亏，肾阴不足制约心火，心火犯肺所致。《罗氏会约医镜》说：“左肾属水，先天之元精也；右肾属火，先天之元阳也……由是水亏不能配火，而虚火上炎。”其发生可由劳欲过度，损伤阴精而起，或于温热病后阴津耗伤所致。如《明医杂著·劳瘵》指出：“男子二十前后，色欲过度，损伤精血，必生阴虚火动之病，睡中盗汗，午后发热……甚则咳涎带血。”由于肾阴亏耗，虚火上炎，灼伤肺阴，肺失濡润，肺气上逆，发为咳嗽。

3. 肺肾气虚　劳伤过度，病后元气未复，或久咳、久喘耗伤肺肾元气；或因肾亏，气之化生不足，以致肺之主气、肾之纳气功能减弱，而见咳嗽，且往往伴有气急、气喘。

4. 阳虚水泛　肾阳上温，则肺金不寒。如肾阳不振，命门火衰，气化不利，则水湿内停，为痰为饮，上逆犯肺，而致咳嗽、咯吐泡沫稀痰，甚则气逆不能平卧。此证多因年老体弱，或久患咳喘，损及肾阳所致。肾阳亏虚，气不化水，水邪泛滥，则可伴有肢体浮肿等症。

【诊断与鉴别诊断】

《素问·逆调论》云：“肾者水脏，主津液，主卧与喘。”《素问·咳论》又云：“肾咳之状，咳则腰背相引而痛，甚则咳涎……肾咳不已，则膀胱受之，膀胱咳状，咳而遗溺。”从中可知，肾咳有喘促不能平卧、腰痛、遗溺、咳涎四种基本症状。因肾脏的亏虚无非是阴阳两端，故其咳嗽的症状特点有二：肾阴虚者多为干咳少痰，肾阳虚者多为咳吐泡沫稀痰或涎沫。

【辨证论治】

1. 肺肾阴虚证

证候：干咳，咳声短促，痰少黏白，或痰中带血，或声音逐渐嘶哑，全身乏力，口干咽燥，手足心热，盗汗颧红或午后潮热，神疲腰酸，形体消瘦，舌质红而干，苔少，脉细数。

基本治法：滋养肺肾之阴。

方药运用：沙参麦冬汤合百合固金汤加减。常用药：生地12g，玄参12g，百合10g，麦冬10g，熟地10g，枣皮6g，桔梗6g，贝母10g，当归10g，白芍10g。方中用生地、玄参养阴退热；百合、麦冬润肺生津；熟地、枣皮滋补肾阴；桔梗、贝母清肺化痰；当归、白芍养血润燥。全方以滋补肺阴为主，兼扶肾阴，并能清退虚火、润肺化痰，使肺肾阴足，火退痰消则咳嗽自愈。

加减：低热酌加银柴胡、功劳叶；痰中带血丝者，加炒阿胶珠、仙鹤草、白茅根。

2. 阴虚火旺证

证候：咳嗽气短，咯痰黏稠微黄，腰背酸痛，耳鸣，心悸，或见面红足冷，暂时性失听，甚者精神呆顿，动作迟缓，未老先衰，舌质红，脉虚数或细数。

基本治法：滋补肺肾之阴。

方药运用：麦味地黄汤加减。常用药：熟地12g，麦冬12g，枣皮9g，怀山药10g，丹皮10g，泽泻10g，茯苓10g，五味子9g。方中用熟地、枣皮、怀山药滋肾；麦冬养肺；丹皮入心经，泻心火；泽泻泻肾火；茯苓渗脾湿；五味子敛肺止咳。全方以滋补肾阴为主，兼能养肺阴，制心火，使肾阴足、心火平、肺阴得复则咳嗽得愈。

加减：兼有遗精者，加生龙骨30g，生牡蛎30g，莲须10g，焦山栀10g。

3. 肺肾气虚证

证候：咳嗽，痰白如沫，咯吐不利，呼吸浅短，声低气怯，甚则张口抬肩，倚息不能平卧，胸闷心慌，腰酸神疲，舌淡或暗紫，脉沉细数无力或有结代。

基本治法：补肺纳肾。

方药运用：补肺汤加减。常用药：黄芪30g，党参12g，干地黄15g，茯苓15g，厚朴15g，桑白皮15g，干姜15g，紫菀15g，橘皮15g，当归15g，五味子15g，麦门冬15g，大枣20枚，甘草12g。方中党参、黄芪补气健脾，因脾为肺母，气为水母，脾气健则肺气虚亦得治；干姜温中健脾；熟地滋肾，因肾为肺子，子虚必盗母气以自养，故用肾药先滋其水，且熟地亦化痰之妙品；咳则气伤，五味酸温，能敛肺气；咳由火盛，桑白皮、麦冬甘寒，能泻肺火；紫菀辛能润肺，温能补虚；茯苓、橘皮健脾化痰；厚朴行气燥湿；当归养血活血。诸药合用，以补肺纳肾、化痰止咳为主。

加减：兼有阴伤，见低热、舌红、苔少者，加麦冬、玉竹、生地；气虚瘀阻，颈脉动甚，面唇紫绀明显，加当归、丹参、苏木活血通脉。

4. 阳虚水泛证

证候：咳嗽喘息，咯痰清稀，或涌吐涎沫，咳甚遗溺，腰膝酸软，尿少怕冷，四肢或腰以下发凉，面白微浮或肢体浮肿，口唇青紫，舌苔白滑，舌胖质暗，脉沉细或沉迟。

基本治法：温补肺肾，化饮利水。

方药运用：金水六君煎合肾气丸加减。常用药：当归12g，熟地12g，桂枝10g，陈皮6g，半夏6g，茯苓12g，泽泻12g，山药15g，山茱萸10g，丹皮10g，炙甘草6g。方中地黄滋补肾阴，填精益髓；当归补阴血；桂枝补心阳，壮心火；茯苓健脾宁心；泽泻作用于下焦，引心火下达于肾；山药滋脾固肾，重在滋补脾阴，增强运化之力；山茱萸敛心阳入肾，以固肾气；丹皮活血兼以清热；陈皮、半夏燥湿化痰。合用以补气温阳、化饮利水为主。

加减：水肿势剧加沉香、黑白丑；血瘀紫绀明显加泽兰、北加皮。

【临证经验】

1. 辨病辨证要点 肾咳的病位以肾为主，肺肾相关。肺肾在生理上密切相关，在病理上亦相互影响。一般而言，患者咳喘日久，穷必及肾，肾气受损，不能纳气而为咳，其状为静则气不足吸，动则咳喘益甚。或咳吐痰涎色白清稀，或形寒肢冷一派肺肾虚寒之象。肾脏先病，累及于肺，亦可致咳。此咳往往随肾脏病变的反复而迁延不愈。

2. 病理性质以阴虚为主，可兼他证　肾脏虚损致咳者，一为肾气虚不能纳气，为肺气虚损，病久及肾所致。其状多为久咳虚喘，形寒肢冷，临床多见。一为肾阴虚不能生金，致肺肾阴虚，内火由生，灼伤脉络，其状多为干咳无痰，或痰有血丝，甚则咳血尿血，临床所见不多。肾阴虚为后者之发病本质，与外邪袭表，肺气被郁之外感咳嗽；湿浊内蕴，痰阻气道之痰湿咳嗽相异。其发生可由房劳过度，损伤阴精而起。或由温热病后阴津耗伤所致；或质本阴虚，先天不足，外邪扰之则阴虚彰显而致是疾。此时临床表现主症为喉痒、干咳，余症可见咳则腰背相引而痛，甚则咳涎，或咳则遗尿，或腰膝酸软，五心烦热，口燥咽干，或夜寐不宁，虚烦多梦。虚火上炎者上灼肺络则干咳少痰，或痰有血丝；下灼肾络者则为尿血。肺肾虚损，无力抗邪，更易引外邪而相兼致病。风寒风热袭之，则可见相应外感之状。或外之燥邪与内生之燥合而为病，则阴愈虚而火愈盛，津愈损而络愈虚。肾咳治疗用药的重点在肾而不在肺。虚喘久咳所致者，当以温肾助阳，化气利水为法，真武汤、参蛤散之类可用。非虚喘久咳所致之肾咳者，滋其肾阴，助其根本，为治病首要。前者为常病，辨之尚易。后者常不易被察其根本，往往仅从肺论治，或时有效验，却不能去其根本，病情多有反复，缠绵难愈。究其原因，乃治标不治本之故。根本不去，则咳嗽不除，他症亦难痊愈。补肾又有平补肾气、补益肾阴和滋补肾精之别。肾咳之肾阴亏虚，多为病久肾阴亏耗，非一般平补所能见效，当大力滋补肾精，不拘重剂，且阴虚者往往兼见虚火内生之象。其临证多以阿胶鸡子黄汤、大补阴丸加减为治。其补益肾精常以阿胶、龟板、鸡子黄等血肉有情之品。稍佐温阳益气之品如肉桂、淫羊藿、人参叶等以阳中求阴，其中以人参叶为首选。祛虚火则以黄柏、知母、地骨皮等既祛虚火又养阴精之剂。本虚者易为外邪所扰，故在大力滋肾之时尚须兼顾之，酌加疏风散邪之品，如薄荷、防风、荆芥之辈，其中薄荷为其首选。薄荷疏风通窍，既散外邪，又通血脉。其性轻而上扬，达肺而通鼻窍，散风而走肌肤。再合理气和血之品如三七、丹参、制大黄、郁金之类，其中又以三七为首选。诸法合用，标本同治，使正盛则邪退，邪祛而正安。

【验案举例】

肾咳属肾虚及脾肺证（邹云翔主诊）

郑某，男，50岁。初诊日期：1962年2月23日。

肾咳不已，则膀胱受之。咳嗽月余，日日服药，未能奏效，痰黄不易咯出，咳而遗尿，腰府作痛，面色萎浮，脾亦虚也。脉象沉细，苔色微黄，拟方兼顾。

处方：菟丝子9g，核桃仁9g，旋覆花（包煎）3g，苏子9g，前胡3g，海蛤粉（包煎）9g，嫩白薇9g，广郁金3g，南沙参9g，合欢皮15g，制苍术3g，水炙草3g，净麻黄0.3g，小红枣（切开）3个

二诊（2月26日）：服药后咳嗽基本痊愈，腰痛遗尿消失，唯觉头昏（夙恙），原方增入平肝之白蒺藜9g。

按语：肾经之咳案例，咳而遗尿，乃肾虚不能受气归原，膀胱虚而不能气化固约，故

咳则气不能禁而遗尿也。腰者肾之外府，肾虚是以腰背相引而痛。又面色萎浮，脾亦虚也。其治用菟丝子、核桃仁益肾纳气固摄；麻黄、前胡、苏子宣肺降气；合欢皮、郁金解肺气之郁。然痰黄难咯，肺蕴虚热，故方中配白薇、沙参、蛤粉润肺化痰，清虚热之品。因痰而咳治在脾，患者面浮无华，脾虚蕴痰，故还配苍术、红枣、甘草培土生金。是法温清并用，补泻兼施，摄降同归一途。

（曾安平，周恩超）

下篇　临床常见病的辨证论治

□第十一章□

原发性肾小球疾病的诊治

原发性肾小球疾病临床分类起始于1942年，Ellis将能够明确肾炎发病原因的定为Ⅰ型肾炎，不能明确发病原因的定为Ⅱ型肾炎。我国于1978年中华医学会在北戴河制定了原发性肾小球疾病临床分类初步方案。分为：①原发性肾小球肾病；②原发性肾小球肾炎：包括急性肾炎、急进性肾炎、慢性肾炎（普通型、肾病型 、高血压型）、隐匿性肾炎。1982年世界卫生组织（WHO）制定了原发性肾小球疾患临床和病理学分类，将肾病综合征归入肾小球肾炎一起分类，并综合将肾小球肾炎出现的血尿、蛋白尿、肾功能损害、钠排泄障碍（浮肿、高血压、充血性心功能不全 ）等各种各样症状组合划成证候群进行分类。1992年中华内科杂志编委会肾病专业组在安徽太平重新修订了原发性肾小球疾病临床分型。分类为：①急性肾小球肾炎；②急进性肾小球肾炎；③慢性肾小球肾炎；④隐匿性肾小球疾病（无症状性血尿或蛋白尿）；⑤肾病综合征。

随着肾活检技术的开展，原发性肾小球疾病的病理诊断已逐渐普及。临床分型只是疾病的初始诊断，许多临床症状相似，但发病原因、病理变化、治疗原则、预后不同的疾病大多可通过病理诊断来区分及鉴别。因此，能够进行肾活检的患者应通过肾穿刺，从原发性肾小球疾病的临床分型诊断过渡到病理分型诊断。

第一节　急性肾小球肾炎

急性肾小球肾炎（简称急性肾炎），是一种常见的肾脏疾病。该病主要发生于5～14岁儿童，成人少见，但老年患者发病较重。急性肾炎在发达国家已逐渐减少，但在生活及工作环境卫生条件较差的地区发病率依然较高。该病大多急性起病，临床表现为血尿、蛋白尿、高血压、水肿、少尿及氮质血症。由于其表现为一组临床综合征，又称为急性肾炎综合征。急性肾炎常见于感染之后，尤其是链球菌感染，但也有部分患者由非链球菌感染所致，如葡萄球菌、肺炎双球菌、伤寒杆菌、梅毒、病毒、疟原虫及真菌等引起。另外，非感染性因素，如去氧核糖核酸抗原、肿瘤抗原、甲状腺球蛋白抗原等也可引起急性肾炎。本篇主要讨论急性链球菌感染后肾炎。

急性肾小球肾炎根据其临床表现，与《内经》所载之“风水”、“肾风”、“水气”等病名相似。

根据临床资料分析，本病有以下特点：

1. 发病因素 急性肾炎的发病机制并不完全清楚，目前认为其病因主要是溶血性链球菌菌体作为抗原刺激B淋巴细胞产生相应抗体，它既可通过循环免疫复合物沉积致病，又可通过原位免疫复合物生成致病。其中大部分病例为循环免疫复合物肾炎，抗原抗体形成免疫复合物沉积于肾小球，引起一系列炎症反应，损伤肾脏，其主要作用途径：①免疫复合物与补体结合激活补体，释放炎性介质，引起肾小球正常结构的物理和免疫化学物质的变化；②炎症时，吞噬细胞释放溶菌酶和多肽酶，破坏了肾小球的结构的多肽成分；③纤维蛋白沉积于系膜区，刺激系膜细胞的增生。急性肾炎皮肤感染者与链球菌的外毒素有关，可直接激活补体而致病。

2. 病理特点 急性肾炎发病后主要的病理类型是毛细血管内增生性肾炎，以肾小球内皮及系膜细胞增生为重要表现，早期尚有中性粒细胞和单核细胞的浸润。免疫病理检查可见IgG及C_3沉积于系膜区与毛细血管壁，电镜下典型特征可见上皮下电子致密物沉积形成驼峰及膜内沉积。

该病大多预后良好，中医治疗则分急性期和恢复期进行辨证论治，急性期以祛邪为主，恢复期重在调治。发挥整体辨证论治的优势，扶正祛邪，攻补兼施，可提高临床治愈率。而西医治疗基本上以对症处理为主，如抗炎、利尿、降压等。但也有部分病例可发展为慢性肾小球肾炎。

【病因病机】

患者先天肾气不足，或肾元亏虚是本病发病的内因，外邪袭表，肺失宣肃，不能通调水道，下输膀胱，脾失运化，水湿内蕴，是发病的外因。

1. 风邪外袭，与水相搏 风为百病之长，又为百病之始，或兼热，或夹寒。风寒则使肺气郁闭，风热则使肺失清肃，影响水之上源。肺失通调肃降，风遏水阻，风水相搏，泛溢肌肤，而致水肿。

2. 湿毒浸淫，水运受阻 肺主肃降，通调水道，为水之上源；脾位于中焦，主运化水湿。肺主皮毛，脾主肌肉四肢。若湿热疮毒蕴于肌肤，不能及时清解消透，从皮毛内归于肺，从肌肉内归于脾，致脾失健运而不能运化水湿，肺失宣降而致水道不通，水湿不行，运行受阻，溢于肌肤四肢，发为水肿；或热毒内归，下焦热盛，则可灼伤肾络而为血尿。

3. 先天不足，肾气亏虚　患者禀赋薄弱，体衰多病，则先天精气不足，肾气亏虚，可导致气化失司，水失蒸腾，泛溢肌肤，而成水肿；精微不摄，而成蛋白尿、血尿之证。

本病初期以标实邪盛为主，以水肿为突出表现，病变在肺脾两脏，恢复期则虚实错杂，病变主要在脾肾两脏，病久则正虚邪恋，水湿内聚，煎熬成毒，灼伤脉络，消灼肾阴。

【诊断与鉴别诊断】

1. 诊断

（1）短期内发生血尿、蛋白尿、少尿、水肿、高血压等表现，有时有短暂的氮质血症，B超检查双肾无缩小。

（2）起病前1～3周有咽部或皮肤链球菌感染史，血液抗链球菌溶血素“O”滴度升高，血清补体C_3及总补体在急性期4～8周内显著下降，8周后可恢复正常。

（3）大多数预后良好，一般在数月内痊愈。

（4）如行肾活检，则病理类型为肾小球毛细血管内增生性肾炎。

2. 鉴别诊断

（1）急性感染发热性疾病　在急性感染发热时，部分患者可出现一过性蛋白尿或镜下血尿。但此种尿液变化多见于高热、感染的极期，热退后尿异常迅速消失，并且感染期出现蛋白尿时不伴水肿、高血压等肾脏疾病的临床表现。

（2）全身系统性疾病　系统性红斑狼疮肾炎及过敏性紫癜肾炎等全身系统性疾病可出现急性肾炎综合征，但多伴有其他系统受累的表现，如皮肤病损、关节酸痛等，详细询问病史及相关检查可区别。

（3）其他原发性肾小球肾炎　①IgA肾病或非IgA系膜增生性肾小球肾炎：常在上呼吸道感染后数小时至数天（3～5天）内发生血尿或蛋白尿，部分患者可表现为急性肾炎综合征。但该类患者潜伏期短，血清补体正常，抗链球菌溶血素“O”滴度不升高，病程易反复发作，不典型者需肾活检鉴别。②膜增生性肾小球肾炎：可有呼吸道先驱感染，约40%患者表现为急性肾炎综合征伴低补体血症，或伴血清抗链球菌溶血素“O”升高，但本病通常病程长，无自愈倾向，肾活检可帮助鉴别。

【辨证论治】

参照《中药新药临床研究指导原则》中《中药新药治疗急性肾小球肾炎的临床研究指导原则》（中华人民共和国卫生部制定发布，1993年版）。

1. 急性期

（1）风寒束肺，风水相搏证

证候：恶寒发热，且恶寒较重，咳嗽气短，面部浮肿，或有全身水肿，皮色光泽，舌质淡，苔薄白，脉象浮紧或沉细。

基本治法：疏风散寒，宣肺行水。

方药运用：麻黄汤合五苓散加减。常用药：生麻黄4g，桂枝3g，杏仁10g，白术12g，茯苓30g，泽泻15g，猪苓15g，生姜3片，甘草6g。方中麻黄、桂枝宣肺散寒，发汗解表，可去在表之水气；麻黄、杏仁宣畅肺气，止咳平喘；白术、茯苓、生姜健脾化湿，崇土制水；泽泻、猪苓淡渗利水。诸药合用，共成疏风散寒、宣肺利水之剂，适用于急性肾炎初起，风寒之邪外袭，风遏水阻，风水相搏者。

加减：若咳喘较甚，加葶苈子、白芥子降气平喘；若见汗出恶风，卫阳已虚者，可改用防已黄芪汤加减。

（2）风热犯肺，水邪内停证

证候：发热而不恶寒，或热重寒轻，咽喉疼痛，口干口渴，头面浮肿，尿少赤涩，舌质红，苔薄黄，脉象浮数或细数。

基本治法：散风清热，宣肺行水。

方药运用：越婢加术汤加减。常用药：生麻黄4g，生石膏30g，白术12g，生姜3片，甘草6g。方解：方中麻黄宣散肺气，发汗解表，可去在表之水气；生石膏解肌清热；白术、甘草、生姜健脾化湿，意在崇土以制水。诸药合用，共成散风清热、宣肺利水之剂，适用于急性肾炎初起，风邪外袭，风遏水阻，风水相搏，起病急骤，病情变化迅速，并不断加重者。本方以疏散风邪为主，使用大剂宣表利水之品，可遏阻其急骤发展之势，使病情迅速控制，解除于轻浅之位，疾病初起之时。

加减：方中可酌加浮萍、泽泻、茯苓以助宣肺利水消肿；若咽喉肿痛，可加板蓝根、桔梗、连翘以清咽散结解毒；若热重尿少色赤或见血尿，可加鲜茅根、大蓟、小蓟清热利尿，凉血止血；若咳喘较甚，加前胡、杏仁降气止喘；若见汗出恶风，卫阳已虚者，可改用防已黄芪汤加减，以助卫行水；若有尿频尿急，尿痛者，可加生地、萹蓄、瞿麦、竹叶、鸭跖草养阴清热，凉血利尿。

（3）热毒内归，湿热蕴结证

证候：皮肤疮毒未愈，或有的疮疡已结痂，面部或全身浮肿，口干口苦，尿少色赤，甚则血尿，舌质红，苔薄黄或黄腻，脉象滑数或细数。

基本治法：清热解毒，利湿消肿。

方药运用：麻黄连翘赤小豆汤合五味消毒饮加减。常用药：麻黄6g，连翘12g，赤小豆30g，桑白皮9g，杏仁9g，生姜皮6g，大枣3枚，金银花15g，野菊花15g，蒲公英15g，紫花地丁15g，紫背天葵6g，甘草6g。方中以麻黄、杏仁、桑白皮、生姜皮等，发表逐邪，宣肺降气，通调水道，以宣肺行水；连翘清热散结；赤小豆利水消肿；合而为解表发汗、清热利湿之剂。后方以金银花清热解毒、消散痈肿为主药，以紫花地丁、紫背天葵、蒲公英、野菊花等治疗痈疮疔毒之要药，清热解毒而为辅佐，合而为清热解毒、消散疔疮之方。更以甘草、大枣相配，一则和胃缓中，以防苦寒峻猛之品伤正；二则调和诸药，以促众药协同发挥功能。诸药合而成方，既可利湿消肿，又能清热解毒，可使疮毒消而水湿除，小便自可通利。适用于急性肾炎肿势严重、热毒炽盛者。

加减：若脓毒甚者，当重用蒲公英、紫花地丁等，以加强清热解毒之力；若湿盛而皮肤糜烂者，可加苦参、土茯苓以燥湿清热；若风盛而皮肤瘙痒者，可加白鲜皮、地肤子以疏风止痒；若血热而红肿甚者，可加丹皮、赤芍以清热凉血消肿；若大便不通者，可加大黄、芒硝以通腑泄热；若水肿较重者，可加茯苓皮、大腹皮以利水消肿。

（4）脾肾亏虚，水气泛溢证

证候：下肢浮肿，按之凹陷不起，身重，脘痞腹胀，胃纳欠佳，腰酸尿少，气短乏力，舌淡，苔白腻，脉濡缓。

基本治法：健脾渗湿，通阳利水。

方药运用：五皮饮合五苓散加减。常用药：桑白皮9g，陈皮9g，生姜皮9g，大腹皮9g，茯苓皮15g，猪苓15g，泽泻15g，白术9g，桂枝6g，甘草6g。五皮饮中以茯苓皮利水渗湿，兼以健脾以助运化；生姜皮辛散水饮；桑白皮肃降肺气，通调水道；再加大腹皮、陈皮理气兼以除湿；五药相合，共成消肿、理气、健脾之剂。五苓散中泽泻为主药，直达膀胱，渗湿利水；辅以茯苓、猪苓之淡渗，增强利水蠲饮之功；佐以白术健脾以助运化水湿之力；更佐桂枝，一则外解太阳之表，一则温化膀胱之气，五药合用，则水行气化，表解脾健。二方合用，共奏健脾渗湿、通阳利水之功，适用于急性肾炎水势弥漫，内外交困者。

加减：若上半身肿甚，可加麻黄、杏仁、葶苈子以宣肺泻水；若下半身肿甚者，可加川椒、防己入下焦，散湿邪，利水消肿；若身寒肢冷，脉沉迟者，可加附子、干姜以温经散寒；若水湿困阻阳气，心阳不振，水气上逆凌心，致心悸不安，胸闷紫绀，形寒肢冷，小便不利，肿势严重，舌暗苔白，脉微结代者，可用真武汤加枳实、丹参等以温阳利水；若浊毒内蓄，见有神倦欲睡，泛恶，甚则口有尿味，小便极少或无者，宜加制附子、制大黄、黄连、半夏以解毒降浊。

（5）肺肾不足，水湿停滞证

证候：疲倦乏力，下肢浮肿，腰酸尿少，咽部暗红，或低热，舌偏红，苔少，脉细或细数。

基本治法：益气扶正，利水消肿。

方药运用：防己黄芪汤加减。常用药：生黄芪15g，防己6g，白术9g，泽泻15g，甘草6g。方中生黄芪益气扶正，利水消肿；辅防己祛风行水，与黄芪相配，利水且不伤正；白术健脾胜湿，助黄芪补气；泽泻利水渗湿；甘草培土并调和诸药。

加减：若乏力腰酸明显，肾气不足，加用杜仲、牛膝、川断、山药等益气补肾；咽部暗红，或低热者加用玄麦甘桔汤或百合固金丸加减，以清热利咽，养阴润肺。

2. 恢复期

（1）脾气虚弱证

证候：倦怠乏力，胃纳呆滞，面色萎黄，舌质淡红，苔白，脉细弱。

基本治法：健脾益气。

方药运用：参苓白术散加减。常用药：党参12g，茯苓15g，怀山药15g，白术12g，黄芪 20g，薏苡仁 12g，砂仁(后下)5g，扁豆 15g，陈皮 6g。方中黄芪益气健脾升阳，增强脾气统摄功能；党参、茯苓、白术、薏苡仁健脾以利水湿；砂仁醒脾理气；陈皮理气和中；扁豆健脾渗湿；山药健脾补肾，益气利湿。全方以健脾益气为主，适用于急性肾炎恢复期之气虚证。

加减：若下肢浮肿者，加泽泻、车前子以利尿消肿；若有中气下陷者，加重参、芪用量，并加升麻以提升中气；若畏寒肢冷者，加胡芦巴、肉桂以温补阳气；若食欲不振者，加谷麦芽、焦楂曲以消食助运。

（2）肺肾气阴两虚证

证候：低热咽干，咳嗽痰少，神倦头晕，腰膝酸软，手足心热，舌尖红，苔薄少，脉细或细数。

基本治法：补肺肾，益气阴。

方药运用：参芪地黄汤加减。常用药：太子参 12g，黄芪 15g，地黄 12g，怀山药 15g，薏苡仁 12g，山茱萸 12g，茯苓 15g，女贞子 12g，桑寄生 15g。方中太子参益气养阴；黄芪、薏苡仁、茯苓补气为主；地黄、山茱萸、女贞子养阴为主；山药补肺肾气阴；桑寄生益肾补气。全方合用，以益气养阴为主，适用于急性肾炎经治疗后进入恢复阶段之气阴两虚证。

加减：若肺虚邪恋，低热咽干，咳嗽痰少者，可加用玄麦甘桔汤合百合固金汤，若易于外感者，可加用玉屏风散加冬虫夏草；若肾虚湿热下注者，可加用知柏地黄丸和二妙丸。

【其他治疗】

1. 中成药

（1）金水宝胶囊：主要成分：为人工冬虫夏草制剂。功可健脾益肾，扶正固本。适用于有正虚者。用法为每次 3 粒，每日 3 次。

（2）健肾片：主要成分：由黄芪、青风藤等组成。功效：健脾祛风清利。适用于脾肾气虚，兼夹湿热证患者。用法：每次 4 粒，每日 3 次。

2. 外治法

（1）外敷法

实证：用麻黄、葶苈子、杏仁、川椒目各 20g，冰片 5g，牵牛子 40g，水蛭 15g 装入布袋紧缚腰部肾区，用热水袋加温于药袋上，每日换 1 次。

虚证：大戟、芫花、甘遂、泽泻、大黄、槟榔各 20g，薏苡仁、樟脑各 10g，巴豆 10g，川椒目、川芎各 15g 装入布袋紧缚腰部肾区，每日 3 次，每次 2 小时。每日 1 剂。

恢复期：黄芪 100g，防风、白术、熟附子、细辛、肉桂、吴茱萸各 20g，狗脊、生姜各 30g 装入布袋紧缚腰部肾区，每周换 1 次。

（2）穴位注射法：取穴位肾俞、中极、涌泉。应用黄芪注射液 0.1～0.3ml 注射于穴位中。每日 1 次。

【预后及转归】

随着医疗水平的提高，本病急性期病死率已很低，即使出现难以逆转的肾衰竭，只要及时给予透析治疗，几乎都可存活。长期预后方面，老年人，临床上呈持续性的高血压、肾病综合征、肾功能损害者和病理改变呈大量新月体者预后较差。

【预防与调护】

1. 预防　积极预防感冒，注意个人卫生，预防各种感染，特别是呼吸道及皮肤感染。一旦发生链球菌感染后，及早给予青霉素治疗可能具有预防及减轻急性肾小球肾炎的作用。

2. 调护

（1）生活护理：急性起病后应卧床休息2～3周，直至肉眼血尿消失，水肿消退，高血压和氮质血症恢复。

（2）饮食忌宜：饮食上应给予富含维生素的高热量饮食，急性期应限制盐、水和蛋白质的摄入，防止水钠潴留。在水盐的入量上，有水肿和高血压的患者应控制食盐在2.0～3.0g/d，尿少者还应适当限水，水入量=尿量+400ml，并给予优质蛋白，少尿和肾衰竭者还应限制钾的摄入。肾功能正常者控制蛋白质在40～70g/d，因为过低的蛋白质摄入不利于肾脏的修复，过高则易促使肾脏硬化。

【临证经验】

1. 注意维护肾气，掌握标本兼顾的治疗思想　肾病专家邹云翔教授对肾脏病，特别是急性肾炎发病的原因认为虽有先天不足、后天失养、六淫侵袭、药物损害、七情所伤、劳倦过度、房室不节以及素体肾虚或年老肾气自衰等方面，但总不越乎内、外因两方面。内因主要是指人的肾气，外因是外感六淫、疮毒之邪。邹老常举例临床上患扁桃腺炎、咽喉炎、猩红热、丹毒或皮肤化脓性疾病的患者，不是所有的患者都会发生肾炎，有的原发疾病很重而不发肾炎，有的原发疾病很轻而发生肾炎，这与病灶感染即六淫致病因素等外因有关外，还有一个个体差异的内在因素起着主要作用，邹老认为这个内因就是肾气。肾气充足的人，即使存在外感六淫或疮毒之邪入侵，肾毒药物常规剂量的使用，也不会发生肾炎。这种认识也符合《素问·刺法论》中所述“正气存内，邪不可干”，以及《灵枢·百病始生》中所说“风雨寒热，不得虚，邪不能独伤人”等论述。而肾气不足之体，在外感六淫与疮毒等侵袭下，病邪可乘虚而入导致肾炎的发生。这也符合《素问·评热病论》所说“邪之所凑，其气必虚”之理。邹老所述之“肾气”，我们理解为指人的体质，泛指肾的气化功能，人体的正气，也包括调节免疫、抵抗肾炎发生等功能。

肾所藏之精是人体功能活动的物质基础，宜固不宜泄。肾气充足，水液正常排泄，精微固摄，不致发生水肿、蛋白尿、血尿等证。而多种外因及内因损伤肺脾肾三脏正常的生理功能，特别是损伤肾之精气，故可导致肾不藏精，封藏失职，开阖失节，水湿内蕴的水肿、蛋白尿、血尿等症状。“精气夺则虚”，所以肾虚的本质是精气不足，古人也认为

“肾病多虚证”，所以，急性肾炎治疗时当注意维护肾气。此外，还应区分急性期和恢复期进行辨证论治，在辨证治疗中应注意扶正祛邪，标本兼顾，维护肾气的原则，切莫因急性肾炎而忽略个体差异，对体虚正亏的患者要注意扶正。急性期以祛邪为主，恢复期重在调治固本。

2. 急性期应及时控制感染，注重清利，避免病情反复 急性肾炎中，与上呼吸道感染有关者占60%～70%，另有部分患者因皮肤感染而发病，而现代医学认为感染源是引起免疫复合物性肾炎最常见的外源性抗原，急性期阶段控制感染为病因治疗的主要方法。患者可因感受外邪，风邪热毒蕴结咽喉，并由此病及于肾，热伤血络，则见血尿；湿热扰肾，清浊相混，精微下泄，则见小溲黄赤或尿中蛋白。此时患者常伴见咽喉红肿疼痛，咽痒而干，扁桃体肿大，咽黏膜充血，或伴发热、咳嗽等症。尽管急性肾炎病本为虚，且正虚邪实常相互兼夹，但对急性期热毒蕴结咽喉阶段，应先从咽论治，宜清利咽喉为先，并应持续应用至咽喉部感染症状彻底消除为止。治疗可选择银翘散合玄麦甘桔汤加减。常用金银花、连翘、玄参、麦冬、桔梗、芦根、甘草等。如咽喉肿痛明显者，加黄芩、山栀、蚤休、山豆根、制僵蚕清热利咽；如痰热蕴肺者，加桑白皮、黄芩、杏仁、浙贝母等清肺化痰。如表现血尿为主者配合清利凉血，可加白茅根、大蓟、小蓟、荠菜花、车前草、仙鹤草等；如以蛋白尿为主者加用石韦、车前草、白花蛇舌草等。如因皮肤感染而发病者，患者可因风邪热毒从皮毛内归于肺，从肌腠内归于脾，肺脾湿热内蕴，病及于肾，伤及血络，则见血尿；湿热扰肾，精微下泄，则见尿中蛋白。急性期阶段，宜清利解毒为先，常以麻黄连翘赤小豆汤合五味消毒饮加减。常用麻黄、连翘、赤小豆、桑白皮、金银花、野菊花、蒲公英、车前草、白花蛇舌草等。如皮肤湿疮不愈者，可加苦参、土茯苓、紫花地丁；若风盛而皮肤瘙痒者，加地肤子、白鲜皮清热祛风。重视病因，及时治疗诱发因素。

3. 注重恢复期健脾益肾，整体调节 恢复期的标准是：发热、浮肿基本消退，咽喉及皮肤感染基本控制，而体质未复，尿常规检查可有轻度异常。中医病机为肺、脾、肾功能不足，并常夹有肺热或湿热余邪留恋（正虚邪恋）。如肺虚邪恋者，往往出现低热咽干、咳嗽痰少等症，常以玄麦甘桔汤合百合固金汤加减使用；易于外感者，可用玉屏风散加冬虫夏草；脾虚湿蕴者可见胃纳减少，腹胀便溏，苔白或腻，根据证情的不同而选用健脾丸、参苓白术散、香砂六君丸或胃苓汤加减进治；肾虚有腰酸乏力诸症，根据辨证以六味地黄丸、金匮肾气丸、右归丸、左归丸等加减使用；肾虚湿热下注者，选用知柏地黄丸合滋肾丸、独活桑寄生丸、三妙丸等加减治疗。

4. 对血尿者当从清利凉血，不宜过早使用活血收涩止血之品 血尿是急性肾炎的常见表现，并有较多患者长期以镜下血尿作为该病的主要症状。对病程在急性阶段，因咽喉或皮肤感染发病，血尿色红或镜下血尿者，不可见血止血，应在辨证基础上结合清利凉血，祛邪外出，以防湿热久稽，闭门留寇。清利凉血常用白茅根、大蓟、小蓟、荠菜花、车前草、泽泻、紫珠草、仙鹤草、景天三七等。对恢复期阶段，湿热渐清，镜下血尿病久者，可予止血，但应止血不留瘀，止血和络为宜，常用参三七、丹皮、琥珀粉、茜草炭、蒲黄炭等。对久病血尿，舌有瘀点，长期凉血止血效果不好者，抓住瘀血特征，宜从活血化瘀，可选丹皮、丹参、当归、川芎、益母草、生蒲黄等，不宜过早使用活血收涩止血之品。

5. 对不典型病例，应及时行肾活检明确诊断　急性肾炎患者，根据急性起病，出现水肿、血尿、蛋白尿，以及大多具有明确的前驱感染史，链球菌溶血素“O”滴度升高，血清补体 C_3 及总补体在发病之初下降，部分病例循环免疫复合物呈阳性等临床及实验室检查，多数病例无须行肾活检即可诊断。但对部分中老年患者，临床症状常常并不典型，甚至可伴有明显的高血压及肾功能损害，肾脏病理活检可明确诊断，有助于治疗及判断预后。

【验案举例】

1. 急性肾小球肾炎属风水相搏证（邹云翔主诊）

张某，女，12岁。初诊日期：1962年11月5日。

患者因全身浮肿，尿量减少10余天就诊。浮肿先见于眼睑，继则遍及全身。低热微咳，大便不实。脉浮大，苔薄黄。尿检：蛋白（+++），红细胞0~1，白细胞少许。体温38℃，血压146/100mmHg。此乃风邪袭于肺卫与水相搏所致。疏风宣肺以散其上，渗湿利尿以消其下，俾得上下分消，水势孤矣。

处方：净麻黄1.2g，光杏仁5g，苏子5g，苏叶1.5g，青防风3g，生黄芪15g，莱菔子5g，云茯苓15g，生薏苡仁12g，陈橘皮10g，生姜皮3g，炙内金3g，厚杜仲9g，川续断5g，车前子(包煎)9g，生甘草1g。每日1剂，连服5剂。

二诊（11月9日）：水肿已退，低热亦除，大便调实，唯纳谷不振。尿检：蛋白（+），血压138/96 mmHg。风水已去，当责在脾肾，拟扶脾益肾为治。

处方：黑芝麻5g，拌炒苍术2.4g，法半夏5g，炒陈皮3g，生薏苡仁3g，炒薏苡仁3g，川断肉4.5g，云茯苓9g，焦白芍9g，炙内金3g，焦六曲3g，炒枸杞子12g，潞党参9g，香橼皮4.5g，厚杜仲9g，焦麦芽3g，焦谷芽3g。以上方加减服20余剂，血压降为正常，尿检蛋白阴性。随访2年，未见复发。

按语：肺主一身之气，开窍于鼻，外合皮毛，为水之上源，如壶之盖，可通调水道，下输膀胱。今风邪袭于肺卫，一则皮毛腠理闭塞，再则肺失宣肃，治节之令失司，三焦气化不利，水道失于通调，汗既不得宣泄于外，水液又不能畅输于膀胱，遂致风遏水阻，风水相搏，发为水肿。病初邪盛为实，故先以疏风宣肺法兼以渗湿利尿之品，上下分消，祛邪为主，浮肿很快消退。方中苏叶、防风疏风祛邪；三拗汤宣通肺气，以收提壶揭盖之益；苏子、莱菔子降肺利水；黄芪补气利水；茯苓、薏苡仁、内金、陈皮、姜皮、车前子健脾渗湿，利尿消肿。然脾肾两虚是本病之本，故于肿消之后即转以健脾补肾调治而收全功。因其血压较高，故选用杜仲、川断益肾降压之品，消中寓补，一举而两得。

2. 急性肾小球肾炎属风热犯肺证（邹云翔主诊）

曹某，男，14岁。初诊日期：1970年3月30日。

患儿2月初患上呼吸道感染，至2月11日眼睑浮肿，尿检：蛋白（+++），颗粒管型（+），透明管型（+），红细胞（+）。3月30日至邹老处诊治时，眼睑浮肿，精神萎软，口干欲饮，脉细，苔淡黄。血压126/82mmHg。证属风热犯肺，通调失司，水湿内蕴。治以疏风清解，和络渗利法。

处方：金银花9g，连翘9g，生薏苡仁12g，芦根30g，云茯苓9g，单桃仁3g，红花3g，玄参9g，川石斛9g，六一散(包煎)9g。

二诊（4月1日）：症如前述，宗原方治疗。

三诊（4月6日）：口干咽痛，尿常规：蛋白（+++），白细胞少许，红细胞少许，因咽喉热毒未清，继以清咽解毒，补肾渗利治之。

处方：南沙参12g，黑玄参9g，白桔梗9g，生地炭6g，炒牛子9g，黑稆豆衣12g，云茯苓9g，血余炭(包煎)9g，生甘草2.4g。

四诊（4月13日）：浮肿退，唯尿检结果如前。宗前法，活血化瘀之品，须加其量。

处方：南沙参12g，黑玄参12g，金银花9g，生地炭9g，枸杞子12g，桃仁4.5g，杜红花9g，血余炭(包煎)9g，黑稆豆衣12g，云茯苓9g。

上方服至4月底，精神好，尿检：蛋白（+），红细胞偶见，白细胞少许，再予健脾补肾方调理而愈。

按语：凡继咽部疼痛而后发肾炎，或肾炎已发咽部仍痛者，必须首先注重清咽解毒。本例患儿有咽痛之症，故用黑玄参、沙参、桔梗、生甘草、牛蒡子等药以清解咽喉热毒。主法虽以清咽为主，但湿邪内恋，皆以肾虚为本，凡浮肿者，都可配合使用补肾渗利。邹老根据水阻必有血瘀之理，在治疗急性肾炎患者时，常在方中少佐和血化瘀之品，对消肿、消蛋白尿有较好疗效。

3. 急性肾小球肾炎属风热犯肺证（邹云翔主诊）

谷某，女，10岁。初诊日期：1974年4月26日。

患儿于4月8日因扁桃体发炎而发高热，体温39.4℃，经治而退。但半月来低烧绵绵，4月25日至某医院就诊，尿检：蛋白（+），红细胞（++），白细胞（+），颗粒管型0~1，血压120/80mmHg，诊断为急性肾炎，次日至邹老处诊治。咽喉疼痛，面部微肿，胃纳减少，小溲黄赤，大便偏干，脉细，苔薄白。证属风热犯肺，热毒蕴结咽喉，治以疏风清肺，兼以渗利。

处方：荆芥2.4g，白桔梗3g，南沙参9g，防风3g，炒青蒿9g，茅根30g，芦根30g，生薏苡仁9g，云茯苓9g，稆豆衣15g，六一散(包煎)9g，二至丸(包煎)9g。

二诊（5月3日）：仍觉咽喉疼痛，溲黄便干，面部微肿，尿检：蛋白（++），白细胞（++），红细胞少许，颗粒管型0~1。原方去防风、六一散，加地骨皮9g以清虚热，山药12g以健脾胃。

三诊（5月8日）：精神好转，胃纳增加，浮肿不著，低热已退，但仍咽痛，溲黄便干，有盗汗。尿检：蛋白（+），白细胞少许，红细胞少许，颗粒管型0~1，因咽喉热毒未清，继以清咽解毒，淡渗利湿，佐以毓阴敛汗之品。

处方：黑玄参9g，白桔梗3g，南沙参12g，穞豆衣9g，芦根45g，生薏苡仁4.5g，知母9g，二至丸(包煎)6g，糯根须12g。

四诊（5月13日）：咽痛轻减，眼睑浮肿。尿检：蛋白微量，白细胞少许，上皮细胞少许，红细胞少许。以8日原方加连皮茯苓12g以增渗利之效。

以上方调治半月余，自觉症状消失，尿检正常而停药。至1997年未见复发。

按语：患儿乃急性扁桃体炎后发生急性肾炎，为风邪热毒搏结咽喉，蕴于肺系，传变于肾所致。肺虚是本病之本，金不生水，母病及子。故于清肺解毒，疏风利湿，表里两解之后侧重养肺以益肾。方中荆芥、防风疏风解表；南沙参、桔梗、黑玄参清肺养肺，利咽解毒；青蒿、地骨皮、知母、二至丸养阴清热；茯苓、薏苡仁、茅根、芦根淡渗利湿；穞豆衣、糯根须毓阴敛汗，方制轻清而有效。

4. 急性肾小球肾炎属风热犯肺证（邹燕勤主诊）

陈某，男，23岁。初诊日期：2003年4月6日。

患者1个月前因受凉而出现恶寒发热，咽痛咳嗽，自服感冒药及抗生素后，发热，而咽痒仍作。3天前晨起出现肉眼血尿1次，无尿频、尿急、尿痛，查面肢无水肿，咽红，两侧扁桃体Ⅰ°～Ⅱ°肿大，舌淡红，苔薄黄，脉细。尿常规：隐血（+++），蛋白（+），尿相位差红细胞1.26×10^6/ml，混合型。证属风热犯肺，湿热蕴结咽喉。治以清咽渗利为法。

处方：玄参10g，麦冬10g，射干10g，金银花10g，鸭跖草15g，生薏苡仁20g，茯苓20g，石韦10g，小蓟15g，白茅根30g，仙鹤草15g，枸杞子20g，侧柏炭15g，生甘草5g。

二诊（5月3日）：服药后尿常规：隐血（+），蛋白（±），尿相位差红细胞23万/ml，混合型，血生化示肝、肾功能正常，血压130/80mmHg，仍觉咽痒不适，舌苔根黄腻，舌质淡红，脉细。治疗仍宗原意，前方去鸭跖草，加蝉衣6g。

三诊（6月4日）：服药后尿检蛋白阴性，隐血（+），无明显不适，唯劳累后觉腰酸乏力，舌淡红，苔薄白，脉细，咽稍红，两侧扁桃体Ⅰ度肿大。患者急性期已过，进入恢复期阶段，治疗拟补肾清利。

处方：川断15g，桑寄生15g，太子参15g，生黄芪20g，炒白术10g，生薏苡仁20g，枸杞子15g，白茅根30g，仙鹤草30g，大蓟30g，小蓟30g，槐花10g，金樱子15g，玄参10g，蚤休10g，制僵蚕10g，蝉衣5g。

四诊（7月5日）：服药后患者尿检常规已正常，咽无不适，唯久站或行走久时觉腰酸明显，舌淡红，苔薄白，脉细，治宜益气养阴，补肾善后。

处方：太子参15g，生黄芪20g，川断15g，桑寄生15g，枸杞子20g，生薏苡仁20g，怀山药20g，云茯苓15g，茅根20g，芦根20g，仙鹤草30g，槐花10g，女贞子15g，功劳叶15g，制狗脊15g，金樱子15g，荠菜花15g。

按语：急性肾炎与上呼吸道感染有关者所占比例较高，本病例因感受外邪，风热毒邪蕴结咽喉，并病及于肾，热伤血络，临床以血尿为主。治疗先从咽论治，清利咽喉为先，并持续应用至咽喉部感染症状彻底消除为止，故初诊、二诊直至三诊皆分别用玄参、麦冬、射干、金银花、蝉衣、蚤休、制僵蚕以清热利咽。早期血尿治疗以清利凉血止血为主，故配用小蓟、白茅根、仙鹤草、槐米、大蓟等以防湿热久稽，闭门留寇。急性肾炎的发生，内因在于肾气亏虚，肾气不足，病邪乘虚而入，故在恢复期阶段，注重健脾益肾，整体调节。本病例从三诊始即逐步增加补肾之品，并以平补气阴为主，避免使用温燥之品。总之，急性肾炎的治疗常分急性期和恢复期两个阶段，前者以清利为主，后者以扶正为主，根据邪正的轻重而配合用药，其中彻底根除感染病灶是治疗的关键。

5. 急性肾小球肾炎属热毒内归证（邹云翔主诊）

林某，女，10 岁。初诊日期：1977 年 2 月 4 日。

患儿于 1 月 24 日浑身发疹瘙痒，咽部轻度充血，用扑尔敏治疗无效。至 2 月 2 日仍觉皮肤瘙痒，且见面肿尿少。尿检：蛋白微量，白细胞（+），红细胞少许，并有颗粒管型。血压 124/90mmHg。某医院诊断为急性肾炎，2 月 4 日来诊时，全身高度浮肿，脸圆光亮，眼睑肿甚，踝关节被浮肿陷没，小溲量少，皮肤瘙痒，脉细数，苔薄白。属证皮肤疮毒内攻入肾，治以疏达清里，益肾渗利，补气固卫。

处方：金银花 9g，净连翘 9g，赤豆(杵) 15g，防风 4.5g，防己 4.5g，生黄芪 15g，川续断 15g，连皮苓 15g，荔枝草 30g，怀牛膝 9g，车前草 30g。

二诊（2 月 9 日）：全身浮肿轻减，溲量增加，唯咳嗽气喘，尿检：蛋白（+++），白细胞（+），红细胞 0~2，颗粒管型 1~3，脉细数，苔薄腻。风邪又袭肺金，治从疏风宣肺，兼以降气渗湿。

处方：炙麻黄 4.5g，光杏仁 9g，生甘草 4.5g，南沙参 12g，紫苏子 9g，黑玄参 15g，桑白皮 9g，生薏苡仁 12g，连皮苓 30g，茅根 30g，芦根 30g。

三诊（2 月 14 日）：浮肿明显消退，手、足皮屑脱落，喘止，咳嗽亦减。胃纳差，时觉恶心。尿检：蛋白（++），白细胞 0~1，红细胞 0~3，颗粒管型 0~1，透明管型 1~3，脉象细，苔薄白。继用宣肺止咳，祛风渗利，兼以补气和胃。

处方：炙麻黄 3g，光杏仁 9g，生甘草 4.5g，生黄芪 15g，连翘 9g，防风 4.5g，防己 4.5g，饭赤豆(杵) 30g，法半夏 6g，陈橘皮 6g，白茅根 30g。

四诊（2 月 24 日）：浮肿全消，面色转红润，恶心止，但胃纳仍少，脉细数，苔根薄腻。尿检：蛋白（+），白细胞 0~2。原方加健脾助运之品。

处方：上方去杏仁、防己，加炒山药 12g，云茯苓 12g，香谷芽 15g。

五诊（3 月 5 日）：胃纳增加，精神也好转，脉象细，苔薄白，尿检：蛋白（+），白细胞 0~2。处方转从祛风渗利，补气健脾，兼以和络巩固。

处方：生黄芪 15g，防风 4.5g，防己 4.5g，连皮苓 30g，生薏苡仁 9g，炒山药 9g，茅根 30g，芦根 30g，车前草 15g，小叶石韦 15g，杜红花 4.5g，红枣(切开) 3 枚。

上方调治至 3 月中旬，尿检：蛋白微量，病情巩固。至 4 月 6 日，因食鱼后诱发过敏性荨麻疹，瘙痒难忍，但肾炎未反复。用凉营透达，祛风渗湿，兼以养血和络之品治疗。

处方：首乌15g，丹皮9g，赤芍9g，地肤子9g，蝉蜕0.9g，生黄芪15g，防风4.5g，防已4.5g，当归9g，红花1.5g，茅根30g，芦根30g，连皮苓15g。

药后皮肤红疹很快消失。从4月初至4月底多次尿检，均属正常而停药。1978年1月尿常规复查未见异常。

按语：患儿由身发红疹瘙痒后见全身高度浮肿，乃皮肤疮毒乘虚内攻入肾所致。治以疏达清里为主，兼以益肾渗利，补气固卫，浮肿遂消退。二诊时又因风邪袭肺，上焦壅遏，咳而喘逆，故转从疏风宣肺法兼以降逆渗湿，肺气得以宣通肃降，而喘止咳轻，浮肿明显消退。尿检结果好转。四诊时全身浮肿消退，因胃纳较差，故加健脾养胃之品调理，以巩固疗效。

6. 急性肾小球肾炎属热毒内归证（邹云翔主诊）

徐某，女，6岁半。初诊日期：1965年12月25日。

患儿3个月前腹部生疮疖，继则面目轻度浮肿，低热逗留。尿检：有蛋白、红细胞，住某医院诊断为急性肾炎，治疗好转出院。不久，症状复又出现，于12月25日来邹老处治疗。当时食欲不振，小溲黄赤，脉细，苔淡黄，舌质偏绛。尿检：红细胞（++），白细胞（++）。疮毒内归，湿热蕴于肾经而发。治以疏达清里佐以渗利湿热之品，麻黄连翘赤小豆汤加减治之。

处方：净麻黄0.9g，连翘3g，赤豆(杵)12g，炒青蒿9g，炒生地4.5g，云茯苓9g，鲜芦根90g，玉米须15g，生草梢1.5g，血余炭(包煎)4.5g。

二诊（12月30日）：症状减轻，纳谷得增。方守原意。

处方：原方生地改12g。

三诊（1966年1月8日）：精神好转，胃纳较香，小溲转清，唯左侧乳蛾肿痛，尿检：红细胞少许．白细胞0~2。风热为患。治以清咽解毒，渗利湿热为法。

处方：黑玄参4.5g，麦门冬9g，玉桔梗2.4g，炒牛蒡9g，金银花4.5g，生薏苡仁4.5g，南沙参9g，鲜芦根60g，干荷叶4.5g，玉米须15g，血余炭(包煎)4.5g。

上方调治半月，症状消失，尿检正常。

按语：疮毒内攻入肾而致肾炎者，治疗须注重疏达清里，务使疮毒外透，营血之热内清。至于肾经所蕴之湿热，则予渗利而下，本案即是一例。

7. 急性肾小球肾炎属热毒内归证（邹云翔主诊）

于某，男，12岁。初诊日期：1973年4月12日。

患者1973年4月中旬患猩红热，4月初出现面、肢浮肿而在某处就医。查见咽红，扁桃体Ⅱ度肿大，颌下淋巴结如蚕豆大，有压痛，发热。尿检：颗粒管型（++），白细胞（++），红细胞少许，诊断为急性肾炎而入某医院治疗。经用青霉素肌注，高热不退，遂于4月12日请邹老会诊。发热无汗，咽痛唇燥，左侧乳蛾红肿，口唇碎裂，皮肤已脱屑，但仍继发红痧，苔色灰黑。风热时毒，内蕴失宣，入舍于肾，又夹痰热内蕴。拟疏风透达，清热解毒，兼以化痰。

处方：净连翘12g，炒牛蒡9g，信前胡9g，济金银花30g，制僵蚕15g，黑玄参15g，穞豆衣24g，白鲜皮12g，玉桔梗6g，大生地12g，南沙参15g，炒子芩1.8g。

二诊（4月14日）：发热未退，体温38.5℃，舌缘碎糜，左侧乳蛾红肿未消，唇焦干而裂，鼻衄，量不多。查血非蛋白氮42.9mmol/L，苔仍灰黑。肺胃热毒未清，痰火内蒸，拟方清热解毒，佐以疏达。

处方：薄荷头(后下)2.4g，轻马勃(后下)1.2 g，玉桔梗6g，制僵蚕12g，济金银花45g，净连翘12g，黑玄参24g，麦门冬12g，川石斛24g，石菖蒲(后下)2.4 g，焦山栀3g，炙远志6g，川贝粉(冲入)4.5g，穞豆衣24g。另以芦根120g，去节煎汤代水。锡类散600mg，吹喉。

三诊（4月16日）：风热时毒，已二投清解之品，热势下行，但入晚体温仍高（38℃），咽已不痛，苔灰已化，鼻衄亦止，脉细，贫血貌。继以清解育阴。

处方：薄荷头1.5g，济金银花30g，黑玄参24g，枸杞子12g，麦门冬9g，玉桔梗3g，制僵蚕12g，川石斛18g，净连翘30g，穞豆衣24g，川贝粉(冲入)3g，芦根60g，茅根60g。

上三诊皆注重清解，服至4月下旬而热恋不退，入晚仍在38℃，血尿未止，血非蛋白氮升至50.4mmol/L，肌酐371.3μmol/L，扁桃体已不肿大，皮肤脱屑较多，红疹未见再现，纳少汗多，苔白腻，脉细弦，面微肿。余毒未尽而肾气受损，从清解凉营方加补气敛汗之品。

处方：生黄芪18g，济金银花30g，净连翘12g，黑玄参12g，穞豆衣18g，茅根60g，芦根60g，粉丹皮9g，炒赤芍9g，生薏苡仁18g，云茯苓12g，糯根须12g。

服药后体温下降，血非蛋白氮及肌酐亦趋减，遂以上方补气之黄芪加至30g，并增补肾养血之磁石12g。服至5月2日，证情继续好转，血非蛋白氮37.8mmol/L，肌酐194.5μmol/L，血压118/70 mmHg。午后仍有低热，贫血貌，脉细弦，苔薄白。热毒渐清而肾气未复。继以原法，增以补肾健脾之品。

处方：生黄芪30g，金银花12g，穞豆衣1 g，粉丹皮9g，赤芍9g，二至丸(包煎)12g，怀山药12g，磁石12g，云茯苓9g，枸杞子12g，佛手片12g，茅根60g，芦根60g。另以糯根须90g煎汤代水。

以上方出入直服至6月8日，病情明显好转，肾气渐复，午后有低烧，有时咽痛。血非蛋白氮26.0mmol/L，肌酐123.8μmol/L，胆固醇4.08mmol/L，血浆总蛋白69g/L，白蛋白33g/L，球蛋白36g/L。血常规检查：红细胞3×10^{12}/L，血红蛋白89g/L，白细胞8.6×10^{9}/L，中性50%，淋巴49%，单核1%，血小板192×10^{9}/L。尿检：蛋白微量，红细胞30～40/HP，白细胞0～1，脉细，苔黄。大病后，气阴两伤，脾肾双亏待复，然肺中余热未尽，故从虚劳论治，补气养阴，健脾补肾为主，佐以清肺降火为法。

处方：绵黄芪30g，地骨皮9g，炙白薇9g，云茯苓12g，生薏苡仁12g，冬虫夏草9g，骨碎补9g，磁石15g，黑玄参12g，南沙参9g，北沙参9g，佛手片9g，阿胶珠3g，茅根60g，芦根60g。

五诊（7月2日）：精神好转，面色红润，体质渐复，尚觉腰酸，尿频。血常规检查：

红细胞 $3.98\times10^{12}/L$，血红蛋白 100g/L。尿检：蛋白极微量，白细胞 0~1，红细胞 2~3。以补肾健脾，渗利湿热方巩固而愈。

处方：绵黄芪 15g，枸杞子 12g，菟丝子 12g，冬虫夏草 9g，净芡实 9g，黑玄参 9g，穞豆衣 12g，南沙参 9g，鲜芦根 60g，六一散(包煎)9g，鲜荷叶一角。

按语：本例患儿虽经连续使用青霉素和清解之剂而高热不退，此乃正气不足，无力抗邪外出，而致热邪纠缠。后于方中伍以大剂量黄芪，使正气振奋，驱邪外出而致热退。

猩红热，相似于中医学中的烂喉丹痧。邹老认为此证乃疫毒之气外袭，蒸腾肺胃所致。肺主皮毛，咽喉乃肺胃通道之要冲，疫毒之邪上冲于咽则发喉症，外出于表，则发丹痧。治疗应透表解毒。若疫毒之邪失于透达，化火入营，而营热又不得透热转气，则下陷入肾，每发为肾炎。治疗仍宜疏表透达，解毒凉营，渗利湿热。本例一、二诊宗疏表透达，清咽解毒法，用前胡、薄荷疏表达邪；金银花、连翘、牛蒡、山栀、子芩、桔梗、马勃、制僵蚕、南沙参、黑玄参、锡类散清肺利咽解毒；生地、穞豆衣、川石斛、麦冬滋阴清热；贝母化痰；白鲜皮与生地等滋阴药配伍以清营血之风热。4 剂后，热势减轻，咽已不痛，红痧不发，苔灰得化，鼻衄亦止。唯入晚发热，且肾功能继续下降，此正虚不能托毒外出之证。乃于原方中酌减清解之品，加补气托里之黄芪，毓阴敛汗之糯根须，补肾养血坚骨之磁石、枸杞子，健运脾胃之山药、茯苓，渗利湿热之茅根、芦根等，连服月余，而使肾气渐复，病情向愈。

本例四诊后，在大量清解养阴药中，加入一味黄芪，对本例的转机起了很大作用。黄芪为补中益气、实卫固表、利水消肿、托毒生肌之品，邹老根据辨证论治原则，极善用于肾病之水肿、蛋白尿和肾功能不全者，多获良效。

【小结】

1. 急性肾小球肾炎大多起病急，临床表现为血尿、蛋白尿、高血压、水肿、少尿及氮质血症。根据其临床表现，与中医“风水”、“肾风”、“水气”等病名相似。

2. 肾气不足，或肾元亏虚是本病发病的内因，外邪袭表，肺失宣肃，不能通调水道，下输膀胱，脾失运化，水湿内蕴，是发病的内因。初期以标实邪盛为主，以水肿为突出表现，病变在肺脾两脏，恢复期则虚实错杂，病变主要在脾肾两脏，病久则正虚邪恋。

3. 治疗中应注意维护肾气，掌握标本兼顾的治疗原则。同时，也要重视病因，及时治疗诱发因素。对先发疾病及时、有效地控制及预防，能提高急性肾炎的治疗效果，防患于未然。

4. 重视恢复期的巩固治疗，对肺虚邪恋，出现低热咽干，咳嗽痰少者，以玄麦甘桔汤合百合固金汤加减使用；易于外感者，可用玉屏风散加减；脾虚湿蕴者可见胃纳减少，腹胀便溏，苔白或腻，根据证情不同而选用参苓白术散、香砂六君丸或胃苓汤加减进治；肾虚有腰酸乏力诸症，根据辨证以六味地黄丸、金匮肾气丸、右归丸、左归丸等加减使用；肾虚湿热下注者，选用知柏地黄丸合滋肾丸、独活桑寄生丸、三妙丸等加减治疗。

（孔薇，吴金珠，王钢）

第二节　急进性肾小球肾炎

急性进行性肾小球肾炎简称急进性肾炎，实为病情急骤进展的一组综合征，临床表现为急进性肾炎综合征（血尿、蛋白尿、浮肿及高血压，肾功能急剧进行性恶化），未经治疗者常于数周或数月内发展成终末期肾衰竭，病理特征为肾小球囊内细胞增生，纤维蛋白沉积，形成新月体。

本病可见于任何年龄，男女比例为2∶1，但有青年及中老年两个发病高峰。常隐匿起病，突然出现肾功能不全及水、钠潴留的表现，多数患者具有上呼吸道感染的前驱症状。病程早期除乏力、食欲不振等一般不适外，肾脏病表现常不突出。随着肾功能恶化，尿毒症症状日趋显著，尿量减少，可发展至少尿或无尿。

中医文献中没有急进性肾炎病名，根据其临床表现，本病大多属中医的“癃闭”、“关格”、“水肿”等范畴。

根据临床资料分析，本病具有以下特点：

1. 发病因素　原发性急进性肾炎病因不清，感染与急进性肾炎的关系尚待进一步研究，某些有机化学溶剂、强氧化剂和碳氢化合物，如汽油，可能与急进性肾炎I型有密切关系，某些药物如肼苯达嗪、丙硫氧嘧啶与部分III型急进性肾炎相关。近年来，随着某些与该病密切相关的自身抗体的发现，证明了原发性急进性肾炎病因及发病机制是不同的。

2. 免疫病理分类　根据肾脏免疫病理和自身抗体的差异，将原发性急进性肾炎分为三种类型：①抗GBM抗体型（I型）：血清抗肾小球基底膜抗体阳性，抗体呈线样沉积于肾小球基膜，该型约占本病的20%；②免疫复合物型（II型）：免疫复合物呈颗粒样沉积于肾小球基膜，该型约占本病的40%；③少免疫沉积型（III型）：肾小球无显著免疫复合物沉积，大多数患者抗中性粒细胞胞浆抗体阳性，该型约占本病的40%。

由于本病病情进展快，早期诊断，及时采用强化免疫治疗，结合血浆置换和血液净化技术的应用，可改善患者预后。中医则将辨证和辨病相结合，在激素、细胞毒药物的应用中充分发挥中医减少副作用、提高治疗的作用，而在疾病缓解期或明显肾功能减退者，从固护肾气着手以提高疗效。

【病因病机】

急进性肾炎病情进展急骤，其肾气本虚虽为起病的内在基础，但邪毒凶猛，外袭侵肺，及于脾肾，进而导致气化功能失司，湿浊内生，壅滞三焦而发病。

1. 病因

（1）外因：风寒湿热及外在邪毒外袭，侵及于肺，肺失宣降，及于脾肾。

（2）内因：本病发生除外邪侵袭外，亦与内伤正损有关。久病劳损，素体肾虚，饮食不节，七情内伤，劳倦过度等均可导致正气不足，外邪乘虚而入，发为本病。

2. 病机　外邪入侵，内伤正虚，饮食劳倦，伤及肺脾肾，气化功能失常，水失蒸腾，湿浊内生，壅滞三焦，发为本病。

【诊断与鉴别诊断】

1. 诊断

（1）起病急，病情重，进展迅速，多在发病数周或数月内出现较重的肾功能损害。

（2）一般有明显的水肿、蛋白尿、血尿、管型尿等，也常有高血压、低蛋白血症及迅速发展的贫血。

（3）肾功能损害呈进行性加重，可出现少尿或无尿。如病情未能得到及时、有效的控制，常于数周或数月内发展为肾衰竭，需替代治疗延长存活。

（4）病理特征为肾小球囊内细胞增生，纤维蛋白沉积，新月体形成。

2. 鉴别诊断

（1）急性肾小球肾炎：急性肾小球肾炎个别情况下可表现为进行性肾功能损害，但急性肾炎常见抗“O”升高，C_3 降低，2～4 周水肿自行消退后，肾功能可恢复正常。

（2）狼疮性肾炎：狼疮性肾炎中弥漫增生型并发广泛新月体形成或坏死性血管炎时，可呈现急进性肾炎的临床过程。但本病多见于青年女性，常有皮疹及关节炎表现，血清 C_3 浓度降低，抗核抗体阳性。

（3）过敏性紫癜肾炎：过敏性紫癜并发肾损害者，只有弥漫增生型伴广泛新月体形成者，才表现为急进性过程。但紫癜性肾炎临床常伴紫癜、关节炎及腹痛。

（4）急性肾小管坏死：急性肾小管坏死可迅速起病，少尿或无尿，伴肾功能快速恶化，但该病大多有明确的病因，如药物中毒、休克等，通常有少尿期、多尿期、恢复期特殊的病情演变过程。

【辨证论治】

1. 风水互搏证

证候：眼睑浮肿，继则遍及全身，来势迅速，小便不利，多有恶风、发热、肢节酸楚，或伴有咽痛、恶寒、咳喘，舌淡红，苔薄白，脉浮或滑数。

基本治法：疏风利水。

方药运用：越婢加术汤加减。常用药：麻黄 3g，生石膏（先煎）30g，生姜 10g，甘草 6g，白术 12g，益母草 30g。方中麻黄宣散肺气，发汗解表，以祛在表之水气；生石膏解肌清热；生姜温散水气；白术健脾燥湿；益母草活血化瘀，利水消肿；甘草调和诸药。合用以疏风利水消肿为主。

加减：若水肿明显，加猪苓、茯苓、泽泻以利尿消肿；若咽喉肿痛者，加金银花、连翘、板蓝根以清咽散结解毒；若恶寒重发热轻者，去石膏，加桂枝、防风以助麻黄辛温解表之力。

2. 脾虚水泛证

证候：头痛眩晕，时作时止，形体虚肿，倦怠，神疲，纳呆，便溏，舌质淡体胖，苔白滑，脉弦按之濡软。

基本治法：益气利水。

方药运用：补中益气汤合五苓散加减。常用药：黄芪30g，党参12g，陈皮6g，白术10g，泽泻20g，猪苓15g，茯苓15g，桂枝6g，桑白皮30g，车前子(包煎)12g。方中生黄芪、党参补气健脾利水；陈皮理气和中；泽泻、猪苓淡渗利水消肿；白术、茯苓健脾利湿；桑白皮、车前子利尿消肿；桂枝通阳化气，通调水道。诸药合用，以补气利水消肿为主。

加减：若腹胀皮肤肿者，加大腹皮、玉米须以行气利尿消肿；纳呆便溏明显者，加炒薏苡仁、苍术、苏叶、藿香以健脾燥湿。

3. 血瘀水阻证

证候：眩晕、头昏胀痛，小便不利，肢体浮肿，面色黧黑或晦暗，腰痛固定，舌紫暗或有瘀斑、瘀点，苔薄白，脉涩。

基本治法：活血行水。

方药运用：调营饮加减。常用药：当归10g，赤芍10g，川芎10g，泽兰10g，槟榔10g，陈皮6g，大腹皮15g，葶苈子10g，茯苓皮20g，桑白皮12g，桂枝6g，红花6g，益母草15g。方中当归、赤芍、红花活血化瘀通络；川芎活血行气；泽兰、益母草活血行水；陈皮理气和中；大腹皮、桑白皮行气利水消肿；葶苈子利尿消肿；茯苓皮淡渗利湿健脾；桂枝通阳化气，温通经络。合用则活血化瘀，行水消肿。

加减：若见小便短赤，湿热内蕴者，加滑石、石韦以清利湿热；若声低气怯乏力者，加生黄芪、党参以益气利水。

4. 水气凌心证

证候：尿少，肢体浮肿，呛咳，气急，心悸，胸闷紫绀，烦躁不能平卧，舌暗，苔腻，脉微结代。

基本治法：泻肺逐水。

方药运用：己椒苈黄丸。常用药：防己12g，川椒目9g，葶苈子12g，生大黄(后下)9g，桑白皮15g，泽泻15g，白芍12g，龙骨15g，人参12g。方中防己淡渗利水消肿；川椒目、葶苈子逐水消肿平喘；大黄通腑泄浊，使二便通利；桑白皮泻肺利水；泽泻利尿消肿；白芍、人参补益气阴，以防逐水太过，正气受损；龙骨镇心安神。诸药合用，共奏逐水气、平肺安神之用。

加减：若纳呆苔厚腻者，加苍术、藿香、佩兰以芳香化浊；若下肢肿甚者，加车前子、猪苓、玉米须以利水消肿；若恶心呕吐者，加黄连、半夏、竹茹、陈皮以和胃泄浊降逆；大便干结者加大生大黄剂量，合用枳实、带皮槟榔行气导滞通便，应重视通大便，利小便，分消水气。

5. 浊毒内蕴证

证候：头痛眩晕，或头重如蒙，胸闷恶心，口苦纳呆，或口有尿臭味，大便秘结，脘腹胀满，面浮肢肿，小便不利，舌淡红，苔厚腻，脉沉缓。

基本治法：化浊利湿。

方药运用：温胆汤加减。常用药：半夏 10g，陈皮 10g，枳实 10g，竹茹 12g，茯苓 20g，白术 12g，泽泻 20g，猪苓 30g，土茯苓 30g，天麻 12g，大黄 10g。方中半夏燥湿化痰，和胃止呕；陈皮理气燥湿；枳实泄热泄浊；竹茹和胃止呕化痰；茯苓、白术健脾渗湿；大黄、土茯苓泄浊解毒；泽泻、猪苓淡渗利水消肿；天麻息风治眩晕。全方合用以泄浊利湿和胃为主。

加减：若脘闷不适，可加苏梗、佛手理气和胃；若耳鸣重听者，加郁金、石菖蒲以通阳开窍；若呕吐频作者，加代赭石、生姜以镇逆止呕；若腹胀泄泻者，加干姜、煨肉豆蔻以温脾止泻；若毒入血分，有动肝风之象者，加羚羊粉、僵蚕、丹皮以凉血息风。

【其他治疗】

1. 中药针剂静脉滴注

（1）清开灵注射液：主要成分：由牛黄、水牛角、黄芩、金银花、栀子等组成。功效：清热解毒，镇静安神。适用于急进性肾炎外邪内侵证、热毒瘀滞证。用法：40ml 加入 10% 葡萄糖注射液 250ml 中静脉滴注，每日 1 次。

（2）生脉注射液：主要成分：由人参、麦冬、五味子组成。功效：益气固脱，养阴生津。适用于急进性肾炎气阴两虚证。用法：40ml 加入 10% 葡萄糖注射液 250ml 中静脉滴注，每日 1 次。

2. 灌肠治疗　保留灌肠方：大黄 15g，生牡蛎 50g，六月雪 30g，甘草 6g。水煎成 150ml，保留灌肠 30 分钟，每日 1～2 次。适用于少尿期各证型患者，也适用于肾功能损害者。

【转归及预后】

1. 预后　本病的预后受病因、严重程度和疾病阶段的影响，但自发缓解的可能性较小，肾组织中肾小球毛细血管严重断裂者预后极差。除此之外，环状新月体累及面较广，严重的肾小管萎缩和间质纤维化，广泛肾小球纤维化或硬化性新月体，其中任何一项都提示患者预后欠佳。

2. 转归　本病如经系统及时治疗，常可缓解，肾功能逐渐改善，病理表现为活动性病变（肾小球细胞增生，细胞新月体，肾间质炎症细胞浸润及水肿），可逐渐吸收消退。部分患者病情缓解但难以完全治愈，则临床上肾功能及尿检异常不易恢复，病理上亦留有瘢痕纤维病变（纤维新月体及间质纤维化等）。本病的远期转归有三种：①病情长期稳定；②肾功能缓慢减退；③再次复发（出现新的新月体）。

【预防与调护】

1. 预防　积极预防原发病，祛除诱发本病进展的可逆因素，减少再次发病的诱因。积极预防感冒，避免应用肾毒性药物。

2. 调护　在生活方面应注意个人卫生，预防各种感染，避免受湿及过度疲劳。慎起居，畅情志，戒烟酒，忌过食肥甘厚味、辛辣之品。

【临证经验】

急进性肾炎由于疾病来势凶险，预后欠佳，治疗十分棘手，目前治疗上主张中西医结合，取长补短，从而取得更好的疗效。西医治疗着重于对症处理及针对炎性病变的激素、细胞毒性等药物的应用，必要时甚至需进行肾脏替代治疗。但由于西医治疗可产生一些副作用，如大量应用激素和细胞毒药物所出现的抵抗力下降、反复感染、消化道症状等，可在西医治疗的同时，结合中医治疗，使本病的治愈率有所提高。

1. 针对全身情况的对症处理 由于急进性肾炎常可出现少尿和急性肾衰竭，对症处理主要是维持水、电解质和酸碱平衡，抗感染，使用利尿药物消除肾肿胀，少尿期应严格控制液体的入量，必要时应及时进行透析。

（1）维持水、电解质和酸碱平衡：对少尿患者应严格记录24小时出入量。液体入量应是非显性失水量（约400ml）加上每日显性丢失的水分，包括尿量、胃肠道丢失、出汗等。纠正高血钾，纠正酸中毒。

（2）积极抗感染：感染是急性肾衰竭的主要死因，因此控制感染甚为重要。应避免应用肾毒性的药物，根据肾功能调整给药剂量与间隔时间，并选用对肾脏无毒性作用的抗生素治疗。

（3）营养支持：营养治疗原则为：①补充氨基酸（包括必需氨基酸和非必需氨基酸）；②补充非蛋白热量，主要由葡萄糖提供。总热卡需要量为25～30kcal/（kg·d），应适当限制蛋白质的摄入，每日可给予优质蛋白质0.5g/kg。

（4）透析疗法：少尿2天以上，且属高分解代谢者，或严重的水钠潴留、高血钾、严重的代谢性酸中毒，均应予以紧急透析，包括腹膜透析和血液透析。

2. 针对炎症的治疗 针对炎症的特殊治疗主要为免疫抑制治疗和血浆置换，前者主要是减少抗体的形成及炎性介质损伤，后者用于祛除循环中免疫炎症介质。两种方法均对急性炎症有效，由于急进性肾炎的急性炎症期仅持续数周或数月，随即发生退行性改变，大部分肾小球荒废，而这时即使使用抗炎治疗也不能使严重减退的肾功能逆转。相反，这些疗法的副作用还可能给患者带来较大危害。因此，在制订治疗方案时不仅需要确定急进性肾炎的诊断，而且还需要对病变程度作出估计，早期及时进行肾组织活检有助于诊断与治疗。对病理表现为细胞增生明显，炎症活跃的急性期患者，必须给予积极、及时的治疗。常用方法：①甲基强的松龙冲击疗法：甲基强的松龙10～15mg/kg静脉滴注，每日1次，静脉滴注时监测血压。3～5次为一疗程，可以重复2～3个疗程。续以每日或隔日服强的松1～1.5mg/kg，持续6周，酌情逐步缓慢减量，对Ⅰ、Ⅲ型急进性肾炎可获得良好效果。②肾上腺皮质激素与细胞毒药物联合免疫抑制疗法：即应用强的松每日1～1.5mg/kg；6～8周后逐步减量，辅以环磷酰胺或硫唑嘌呤。③血浆置换：应用物理方法分离患者的血细胞与血浆。特别是在疾病早期，未发展成为少尿性肾衰竭，血肌酐 <530.4μmol/l之前开始治疗，由于循环中抗体逐渐消失，则大部分患者可获好转，此法对Ⅱ、Ⅲ型疗效较好。

3. 中西医结合治疗的切入点　近年来，通过临床上的不断实践，中西医结合治疗本病取得了长足的发展。早期肾组织活检有助于本病的诊断与治疗，在中西医结合治疗时必须掌握中医治疗优势及切入点，以提高本病的疗效。

（1）*辨病和辨证相结合是提高疗效的关键*：对于急进性肾炎在治疗上要注意辨病与辨证相结合，中医药治疗的原则应考虑到3个方面：①针对急进性肾炎的免疫发病机理，应用祛风除湿及虫类药物，如青风藤、僵蚕、地龙等；②针对肾炎综合征的临床表现，应用清利湿热、凉血活血药物，如凤尾草、石韦、仙鹤草、川芎、景天三七等；③针对进行性尿毒症，应用渗湿泄浊之品，如大黄、六月雪、土茯苓等。由此而在临证时辨证施方，才可取得较好疗效。

（2）*在激素、细胞毒药物的应用中发挥中医治疗作用*：在大剂量激素治疗过程中，患者每易出现阴虚阳亢或湿热内蕴之象，此应配合滋阴益肾，清利湿热之品，如左归丸或知柏地黄丸等，以控制大剂量激素带来的副作用，保证激素达到使用剂量。在激素撤减阶段，由于长期应用激素治疗，使患者出现不同程度的肾上腺皮质功能低下或肾上腺皮质萎缩，部分患者出现病情“反跳”。此时中医药治疗的目的是充分发挥中医药的代激素作用，增强肾上腺皮质功能，阻止撤减激素所引起的“反跳”现象，使激素撤减安全顺利，缩短维持量的用药周期，补气益肾中药有助于提高激素撤减时的肾上腺皮质功能。此外，在使用细胞毒类药物时易发生胃肠道反应，此时，应注重化湿降逆和胃，常用半夏、陈皮、藿香、佩兰、茯苓、姜竹茹等药，能有效遏制细胞毒类药物的副作用。

（3）*疾病缓解期或明显肾功能减退者从固护肾气着手*：虽然本病病情进展迅速，邪实表现明显，但病本肾虚。对疾病缓解期或明显肾功能减退者治疗应从固护肾气着手，中医辨证以补益肾元为主，并可配合和络渗利，帮助恢复肾功能，改善全身情况。

【验案举例】

急进性肾炎属肺肾热结证（邹云翔主诊）

王某，男，32岁。初诊日期：1958年10月12日。

患者于1958年10月6日起发热39℃，头痛，全身酸痛，食欲不振，白细胞正常，某医院急诊室予服复方阿司匹林，体温不退，上升至40℃，并有轻度咳嗽，呕吐一次即全身症状加重，于10月10日住入某医院。入院后予输液，肌注青霉素等。翌日晨，体温退至36.7℃，此间呕吐八次之多，每次量为150~200ml，全为咖啡色，无小便，无尿意，膀胱不膨胀，注射部位及背部、腋下皮肤均出现小出血点（十余年来，曾皮下出现紫斑和鼻出血多次）。血压不高，血尿素氮14.28mmol/L。10月12日上午8时导尿，得黄色尿液75ml，查尿常规蛋白（+++），有红细胞、白细胞及颗粒管型。血尿素氮38.56mmol/L，二氧化碳结合力40Vol%，体温升至38.5℃。再次导尿仅得1.5ml。至此尿毒症现象已十分显著，乃请中医会诊。观其四诊，面赤，舌尖红，中灰，口渴，诊脉右部数大，左手较细，小溲涓滴不通。升降气机窒塞。急则治标，先予镇逆清热，和养肺胃之阴。

处方：白蒺藜9g，香青蒿12g，姜竹茹9g，紫苏叶0.9g，姜川连0.9g，麦门冬12g，黑玄参9g，橘红9g，橘络9g，制半夏6g，西洋参2.4g，海蛤粉9g，天花粉15g，鲜芦根3尺，鲜藕(打)5片。

二诊（10月13日）：服上方1剂，导尿得95ml，尿检仍有蛋白（++++），红细胞（++++）。眼睑浮肿甚著，鼻唇沟为之消失，一度意识朦胧。

肺主气，肾主水，肺气不宣，肾气衰竭，通调必失其常，患者平日劳累过甚，既伤其气，又损其肾，肺肾之气内戕，卒然无尿，不为无因。今因小溲不通，水毒凌心犯胃，呕逆不止，神识似有昏糊之象。体发红紫瘀点，湿毒自内达外之兆，舌质红绛，肺胃之阴亦耗，故欲止其吐，当先和胃，欲和其胃，必须降逆，待清升浊降，吐止尿通，方有生机，否则难以言治。方拟开泄肺气，清养胃阴，佐以芳香淡渗，俾上窍开，下窍或可乎。

处方：西洋参12g，麦冬9g，冬瓜子30g，冬瓜皮30g，白桔梗3g，姜竹茹6g，枇杷叶(包煎)4片，甘草梢6g，姜川连1.2g，石菖蒲(后下)3g，福泽泻9g，滑石末18g，车前子(包煎)30g，川通草1.5g。

另用蟋蟀干3只，血珀3g，真麝香0.09g，研匀吞服。

三诊（10月14日）：服上方后，意识较清楚，颜面浮肿消退，有尿意但仍难排出，导尿得170ml。昨日下午起，腹痛，下腹部肌肉紧张，无压痛及反跳痛，无移动性浊音，白细胞16.7×10^9/L，中性85%，血尿素氮47.98mmol/L，二氧化碳结合力32Vol%。

前用开肺气，养胃阴，佐以渗利之法，药入仍稍有呕逆，小溲仍未自解，呕吐时甚至有痰血之块，舌干绛，苔罩黄灰，唇色干裂，显属水毒化热，凌心犯胃，肺胃津液日渐干涸之象。脉来软弱，神识尚未清醒，昏糊欲脱变意中事。证情险恶，殊难挽救，姑再宣肺气，养胃阴，以冀肺气得以下降，肾气亦有通利之机，未知能否弋获。

处方：西洋参12g，麦门冬9g，枇杷叶(包煎)4片，姜川连1.5g，姜竹茹6g，鲜芦根(去节)60g，鲜石斛18g，广郁金6g，石菖蒲(后下)3g，肥知母6g，福泽泻9g，车前子(包煎)12g。

服上方后翌日，有尿532ml，黄红色，比重1.012，蛋白（+++），红细胞满视野，白细胞0~2/HP，管型未见。腹痛缓解，尿量逐渐增加，达2210ml。至10月19日下午起，血压上升至150/96mmHg，一度出现神情烦躁不安，两目凝视，唤之不应，手足瘈疭，且有癫痫样发作，每次1分钟左右，每日5~6次。血压升至180/110 mmHg。脉细数（120次/分），医院予输液，注射硫酸镁，口服金霉素。躁动时注射镇静剂，但入睡约1小时即醒，醒后烦躁依然。

四诊（10月28日）：急进性肾炎，尿毒症，经服开肺气，养胃阴法，小溲已通利，继而腹胀，神志模糊，是浊气上攻所致，给以开窍养阴利湿之剂，诸恙悉解。迩来卒然抽风，两手瘈疭，牙关不利，神志不清，时而发狂，自哭不已，舌干无津，脉象细数，小便一日3000ml，大便秘结，津液偏渗，阴伤阳亢，肝风内动，筋脉失养使然。拟法救阴息风，镇摄虚阳。

处方：大麦冬9g，嫩勾藤12g，真阿胶（烊化冲入）12g，大生地24g，鲍鱼干15g，鸡子黄（冲入）1个，青龙齿（先煎）24g，，羚羊角（磨汁冲入）1.2g，左牡蛎（先煎）24g，血珀粉（吞下）0.9g，西洋参（另煎汤冲入水药内，并另煎代茶服）12g。

五诊（10月29日）：前进参麦阿胶鸡子黄汤，幸能顺利服下，神志转清，手足舞动已平，半日内小便有1400ml，大便经灌肠后亦已通，能进食少许，体温正常，时或自悲，或噫气，左脉沉软数（右脉因注射葡萄糖故未切），舌红尖干少津。虚阳未平，气阴大伤。再拟补肾阴，生津益气继进。

处方：西洋参9g，大麦冬9g，大生地18g，五味子3g，大白芍9g，黑料豆12g，制黄精6g，广郁金6g，炙远志4.5g，陈橘皮3g，合欢皮12g，合欢花12g。

服上方后，二便通调，能进稀粥，以后转入调理培本养阴之治法，病情日趋佳境。10月31日尿检：蛋白（±），红细胞偶见，白细胞0～2/HP，血尿素氮22.21mmol/L，二氧化碳结合力71.9Vol%。至11月18日症状完全消失，体力日趋恢复，尿常规检查完全正常，血化学检验亦正常，酚红排泄试验62.5%/2h，1959年1月3日出院。

服第一、二、三次会诊方的同时，曾配合针灸治疗。

按语：本例为中西医结合抢救成功的病例。抢救大致可分两个阶段。

第一阶段：西医诊断为急进性肾炎，肾衰竭，无尿四昼夜以上而形成尿毒症。中医认证为肺肾热结，不能生水，以致小便不通，浊气上逆。故治以清心宣肺以开上焦，清养胃阴以滋水液。一剂未知者，是病重而药力未达病所，况已三焦气化不利而无尿，亦非一剂所能愈。三诊方中加入大剂养阴清肺益肾之品，如是上焦既宣，肾能气化，水液得以下行入膀胱，故小便遂自利矣。

第二阶段：西医认为，因尿毒症未根本缓解，血压又高，以致出现躁动不安、意识不清等神经系统症状。中医认为，由于水毒上攻，阴虚风动，筋脉失养，故致狂躁。经用镇静、降压等西药处理，未能获效，病渐加重。当时诊得两脉细数，舌干无津。此缘病经多日，肺燥不能生水，阴津消耗，经投养阴开肺，清润通阳之剂，小便自利，尿量持续增加。但阴液虚损于下未复，虚阳浮越，肝风随动，此际如不及时救阴息风，镇摄虚阳，则阴液势将涸竭，阴阳便可能由此而离决。方用西洋参、麦冬、生地、阿胶、鸡子黄养阴滋液；羚羊、钩藤、龙齿、牡蛎息风镇肝；鲍鱼咸温润燥，滋而不腻；血珀通阳泄浊，宁心安神，且能引药下达入内，故获效甚捷。

【小结】

1. 急进性肾炎为病情急骤进展的一组综合征，临床表现为血尿、蛋白尿、浮肿及高血压，肾功能急剧进行性恶化，未经治疗者常于数周或数月内发展成终末期肾衰竭，病理特征为肾小球囊内细胞增生，纤维蛋白沉积，形成新月体。本病大多属中医的“癃闭”、“关格”、“水肿”等范畴。

2. 由于本病病情进展快，早期诊断，及时采用强化免疫治疗，结合血浆置换和血液净化技术的应用，可改善患者预后。中医应将辨证和辨病相结合，在应用激素、细胞毒药物的同时，充分发挥中医增效减毒作用，提高治疗效果，而在疾病缓解期或明显肾功能减退阶段，通过固护肾气以保护肾脏。

（孔薇，吴金珠，王钢）

第三节 慢性肾小球肾炎

慢性肾小球肾炎（慢性肾炎）是由多种原因引起，病理表现不同的原发于肾小球的一组疾病。其病程长，临床以蛋白尿、血尿、水肿和高血压为主要特征，并常伴有肾功能损害。病情缓慢进展，可进入终末期肾衰。中南大学湘雅二医院统计显示，慢性肾炎占慢性肾衰患者的 56.4%，中山医科大学附一院统计占 64.2%，兰州军区总医院统计占 61.46%，南京金陵医院统计占 48.1%，可见，慢性肾炎目前仍是我国慢性肾衰竭的主要病因。

慢性肾炎根据其临床表现属中医“水肿”、“虚劳”、“腰痛”、“尿血”等范畴。

根据临床资料分析，本病具有以下特点：

1. 发病因素及机制 目前多数慢性肾炎的病因尚不清楚，尽管急性链球菌感染后肾炎迁延不愈，可转为慢性肾性，但大部分慢性肾炎并非由急性肾炎演变而来。其病理变化通常认为与免疫介导有关，体液免疫（循环免疫复合物和原位免疫复合物）在肾炎发病机理中作用已得到公认，细胞免疫在某些类型肾炎中的重要作用也得到肯定。遗传和免疫遗传因素在人体对肾小球肾炎的易感性、疾病的严重性和治疗反应上的重要性，近年来已受到普遍关注。在慢性肾炎发病机理上存在免疫因素和非免疫因素两类。

（1）免疫因素：①循环免疫复合物（CIC）沉积引起的肾小球肾炎：外源性抗原或内源性抗原刺激机体产生相应抗体，在血循环中形成 CIC，CIC 在某些情况下可沉积或为肾小球所捕捉，沉积于肾小球系膜区和内皮下。②原位免疫复合物（in sit IC）所致的肾小球肾炎：循环中游离抗体（或抗原）与肾小球固有抗原或已种植于肾小球的外源性抗原（或抗体）相结合，在肾脏局部形成免疫复合物。③细胞免疫在肾小球肾炎发病中具有一定的作用。此外，在免疫机制基础上存在炎性介质（如补体、白细胞介素、多肽生长因子和细胞因子等）参与，最后可导致肾小球损伤和产生临床症状。

（2）非免疫因素：①肾小球内血流动力学改变：当多种免疫或非免疫性因素导致肾小球硬化及肾实质减少后，其健存肾单位出现代偿，毛细血管内净水压和单个肾小球滤过率上升，形成过度滤过，促使肾小球进一步硬化，终至肾衰竭。②肾小球系膜基质合成增加：近年来研究表明，肾小球内压的升高，可增加系膜细胞机械性伸展的程度，当培养的肾小球系膜细胞置于机械性伸展刺激装置下，通过周期性伸展刺激，系膜细胞合成Ⅰ型、Ⅱ型、Ⅳ型胶原增加，层粘连蛋白及纤维结合素也增加。说明肾小球毛细血管压力的增加可导致系膜细胞基质的改变，形成肾小球硬化。③肾内动脉硬化：慢性肾炎时长期的高血压，通过影响肾小球毛细血管静水压，引起肾小球高滤过，而导致及加速肾动脉硬化。然而，也有大量病理学检查显示，肾脏病患者在肾功能正常，血压正常或轻微升高时，肾小动脉硬化的发生率已明显高于正常肾。而肾内动脉的硬化可进一步引起肾缺血，从而加速肾损害。④脂质代谢异常：慢性肾炎患者常伴有脂质代谢的紊乱，而近年的研究已表明脂质代谢异常是肾小球硬化的重要机制之一。

2. 病理分型　慢性肾小球肾炎包含着多种病理类型，而各种病理类型的临床表现、治疗及预后均不尽相同，故明确为慢性肾小球肾炎后仍应通过肾活检进一步明确病理诊断。慢性肾炎根据大部分肾小球的主要病变，可分为下列几种类型：①系膜增生性肾小球肾炎；②局灶－节段性肾小球硬化；③膜性肾病；④膜增生性肾小球肾炎；⑤增生硬化性肾小球肾炎。

近年来，随着肾活检病理诊断技术的提高，慢性肾炎根据病理类型、病变程度选择用药和判断预后，大大提高了诊治水平，并防止了皮质类固醇药物及免疫抑制剂的滥用。在西医治疗上，仍主要采用利尿、降压、对症处理。激素和细胞毒药物一般不主张应用，因其不可能改变慢性肾炎的自然发展规律，但对特殊病理类型除外。对于本病，中医药治疗有着巨大而广阔的前景，辨证论治为主体的中医药施治，对于控制蛋白尿、血尿，改善肾功能，消除和改善症状，提高生活质量作用显著。

【病因病机】

1. 病因　肾藏精气，是人体生命活动的根本。肾精充足，精气发挥正常功能活动，脏腑各司其职，则人体健康，保持正常生理状态。当肾的精气不足，则导致气化、固摄等功能失调，并产生水湿、湿热、瘀血等病理因素的相应病证，如慢性肾炎的水肿、蛋白尿、血尿、肾功能损害等。致病因素不外乎先天禀赋不足及后天损伤因素。根据其起病方式而分为内在因素致病或外在因素致病。

（1）内在因素

①先天不足，房劳过度：患者禀赋薄弱，体衰多病；或父母患有肾病，则先天精气不足，肾元亏虚；或因生育不节，房劳过度，肾气内伐，肾精亏耗，皆可导致气化失司，水液代谢紊乱，水湿泛溢，而成水肿；精微不摄，而成蛋白尿、血尿之证。

②饮食不节：因脾主运化水湿，若暴饮暴食，或饥饱不一，饮酒过度，或饮食偏嗜，皆可损伤中焦脾胃。脾失健运则水湿不化，泛溢肌肤，而发为水肿。

③情志失调：七情过度，忧思伤脾，郁怒伤肝，悲恐伤肾，均可导致脏腑气机逆乱，水液运化失常，而发为肾病。

（2）外在因素

①风邪外袭：风为百病之长，又为百病之始，或兼热，或夹寒。风寒则使肺气郁闭，风热则使肺失清肃，影响水之上源。肺失通调肃降，风遏水阻，风水相搏，泛溢肌肤，而致慢性肾炎因外感而产生风水相搏证。

②湿毒浸淫：肺主肃降，通调水道，为水之上源；脾位于中焦，主运化水湿。肺主皮毛，脾主肌肉四肢。若湿热之邪蕴于肌肤，郁久则热甚成毒，湿毒壅阻局部，则化为痈疡

疮痍。若不能及时清解消透，则疮毒之邪从皮毛内归于肺，从肌肉内归于脾，致脾失健运而不能运化水湿，肺失宣降而致水道不通，水湿不行，运行受阻，溢于肌肤四肢，发为水肿；或热毒内归，下焦热盛，则可灼伤肾络而为血尿。

③湿邪侵袭：由于脾主肌肉四肢，主运化水湿。久居湿地，或暴雨涉水，或水中劳作，则水湿之邪内侵，困阻脾土，脾运失健，水湿泛溢而发水肿；或湿邪化热，湿热留恋，灼伤肾络，损伤肾阴，精微失固而成蛋白尿、血尿之证。

④药毒伤肾：一些中、西药物，可直接损伤肾气，而出现肾病或加重肾病。对某些肾气不足或已患肾疾者药毒可直接克伐肾气，而致气化失司，水湿不行，泛溢肌肤，而成水肿、蛋白尿或肾功能损害。

肾炎发病的原因虽有先天不足、后天失养、六淫侵袭、药物损害、七情所伤、劳倦过度、房室不节以及素体肾虚或年老肾气自衰等方面，但总不越乎内、外因两方面。内因主要是指人的肾气，外因是外感六淫、疮毒之邪，以及肾毒药物。肾气充足的人，即使存在外感六淫或疮毒之邪入侵，肾毒药物常规剂量的使用，也不会发生肾炎。而肾气不足之体，在外感六淫与疮毒等侵袭下，病邪可乘虚而入导致肾炎的发生。

2. 病机

（1）肾虚为主，并影响肺脾：肾所藏之精是人体功能活动的物质基础，宜固不宜泄。肾气充足，水液正常排泄，精微固摄，不致发生水肿、蛋白尿、血尿等证。而多种外因及内因损伤肺脾肾三脏正常的生理功能，特别是损伤肾之精气，故可导致肾不藏精，封藏失职，开阖失节，水湿内蕴的水肿、蛋白尿、血尿等症状。“精气夺则虚”，所以肾虚的本质是精气不足，古人也认为“肾病多虚证”。从临床来看，慢性肾炎病程长，反复发作，迁延不愈，临床表现往往也以正虚症状为主。肾气不足，不仅包括了肾的气化功能不足，也包括了人体的正气、体质及免疫功能等内在因素的紊乱。从临床来看，肾炎水肿、蛋白尿以及肾衰的氮质潴留、肾性贫血等，无不与肾虚病理有关。尽管有时可主要表现为水湿、湿热、瘀血等邪实症状，可采用祛邪为主的治疗手段，但病本为虚，一旦标证缓解，仍需补肾固本。

慢性肾炎虽然病变脏腑以肾为主，但可影响肺脾，出现多脏同病。其原因之一是脏腑传变，《素问·玉机真脏论》说：“五脏相通，移皆有次，五脏有病，则各传其所胜。”如肾病及脾，脾病及肾，肺病及肾等。二是因为水液代谢主要由肺脾肾共同完成，肺主通调，脾主运化，肾主开合，通利三焦，使得水津四布，五经并行。故水湿为患，多影响数脏，而表现为几脏兼病，但以肾为本。诚如《景岳全书》指出：“凡水肿等证，乃肺脾肾三脏相干之病，盖水为至阴，故其本在肾；水化于气，故其标在肺；水惟畏土，故其制在脾。”

（2）常兼夹外感、水湿、湿热及瘀血

①兼夹外感：外感是慢性肾炎最常见的诱因及导致病情加重的标实之证。《素问·评热病论》说：“邪之所凑，其气必虚。”可见本病所兼外感乃“因虚相加”，而外感可导致

病情复发，反复迁延，加重肾虚。

②兼夹水湿：慢性肾炎基本病机为肺脾肾三脏功能紊乱，肺失通调，脾失转输，肾失开合，从而导致水湿内蕴，泛溢肌肤，而发为水肿。水湿既可因气虚而发，也可因阳虚而作。脾肾气阳不足，易致水湿内停，诚如张景岳所说："水气本为同类"，"气化水自化"，"水不能化，因气之虚"。

③兼夹湿热：湿热病机在慢性肾炎中经常存在，甚至有人认为没有湿热就没有慢性肾炎。而水湿是湿热的基础，无论内源性因素或外源性因素导致肺脾肾功能失调，使水湿内停，久蕴化热而成湿热；或因湿热毒邪直接侵袭及药物性湿热损伤，均可产生湿热标实之证，而湿热病理常可进一步损伤脏腑功能，使虚之益虚，虚实夹杂。

④兼夹瘀血：慢性肾炎常因虚致瘀，兼夹瘀血，也可因湿热、水湿及湿浊邪实致瘀，但血瘀之变形成后则更易影响气血阴阳之生化，导致脏腑功能进一步失调。

【诊断与鉴别诊断】

1. 诊断（参照中华内科杂志编委员肾脏病专业组1992年6月安徽太平会议拟定标准）

（1）起病缓慢，病情迁延，临床表现可轻可重，或时轻时重。随着病情发展，可有肾功能减退、贫血、电解质紊乱等情况出现。

（2）可有水肿、高血压、蛋白尿、血尿及管型尿等表现中的一种（如血尿或蛋白尿）或数种。临床表现多种多样，有时可伴有肾病综合征或重度高血压。

（3）病程中可有肾炎急性发作，常因感染（如呼吸道感染）诱发，发作时有类似急性肾炎之表现。有些病例可自动缓解，有些病例出现病情加重。

（4）肾活检有助于明确病理类型及排除继发性肾小球疾病。

2. 鉴别诊断

（1）原发性高血压继发肾损害：原发性高血压继发肾损害者，通常病史较长，高血压在先，患者年龄较大，尿蛋白不多，大多不伴肉眼或镜下血尿。而慢性肾炎多见青壮年，先有蛋白尿、水肿，后见高血压，常伴有血尿，肾穿刺有助于诊断。

（2）慢性肾盂肾炎：慢性肾盂肾炎患者与慢性肾炎均可见到血尿，晚期也都可见到大量蛋白尿或高血压，有时较难区别。但慢性肾盂肾炎患者女性较多，有反复尿路感染病史，尿细菌学检查、尿沉渣及B超、静脉肾盂造影有助于诊断。

（3）继发性肾病：狼疮性肾炎、紫癜性肾炎、糖尿病肾病等继发性肾病均可表现为水肿、蛋白尿等症状，与慢性肾炎表现类似。但继发性肾病通常均存在原发疾病的临床特征及实验室检查，如狼疮性肾炎多见女性，常有发热、关节痛、皮疹、抗核抗体阳性等；紫癜性肾炎常有皮肤紫癜、关节痛、腹痛等症状；糖尿病肾病则有长期糖尿病病史，血糖升高，肾脏组织病理检查有助于鉴别。

【辨证论治】

中医证候分型参照《中药新药临床研究指导原则》（北京：中国医药科技出版社，2002）。

1. 本证

（1）脾肾气虚证

证候：主症：腰脊酸痛，疲倦乏力，或浮肿，纳少或脘胀。次症：大便溏，尿频或夜尿多，舌质淡红，有齿痕，苔薄白，脉细。

基本治法：补气健脾益肾。

方药运用：异功散加减。常用药：党参10g，生黄芪15g，生白术10g，茯苓15g，薏苡仁15g，杜仲15g，牛膝15g，泽泻10g，甘草6g。方中党参、生黄芪补气健脾，培补后天之本；生白术、茯苓、薏苡仁健脾助运，化湿渗利；杜仲、牛膝补气益肾；泽泻利水渗湿；甘草调和诸药。诸药合方，共奏补气健脾益肾之功。

加减：若属脾虚湿困者，可加制苍术、藿香、佩兰、厚朴化湿健脾；脾虚便溏加炒扁豆、炒芡实健脾助运；水肿明显者加车前子、猪苓利水消肿。

（2）肺肾气虚证

证候：主症：颜面浮肿或肢体肿胀，疲倦乏力，少气懒言，易感冒，腰脊酸痛。次症：面色萎黄，舌淡，苔白润，有齿印，脉细弱。

基本治法：补益肺肾。

方药运用：益气补肾汤加减。常用药：人参10g，黄芪15g，白术10g，茯苓20g，山药20g，山茱萸10g，炙甘草6g，大枣2枚。方中以人参、黄芪为主药，补益肺肾之气，抗御外邪侵袭，防止发生感冒；取山药、山茱萸平补肾气为辅，以助主药补肾之力；佐以白术、茯苓、大枣补益后天脾胃之气，以化生气血，培补肺肾之气，是取培土生金，补后天以养先天之意；使以炙甘草既可助主药以补肺肾之气，又可调和诸药。诸药合方，共奏补肺益肾之功。

加减：兼有外感表证者，宜先解表，兼风寒者可用麻黄汤加减，兼风热者可用银翘散加减；若头面肿甚，咽干咽痛者，可用麻黄连翘赤小豆汤；若水气壅滞，遍及三焦，水肿甚，尿少，大便干结者，可用己椒苈黄丸合五苓散加减；尿蛋白多者可加芡实、金樱子；尿中红细胞多加旱莲草、白茅根、茜草。

（3）脾肾阳虚证

证候：主症：全身浮肿，面色㿠白，畏寒肢冷，腰脊冷痛（或腰脊酸痛），纳少或便溏（泄泻、五更泄泻）。次症：精神萎靡，性功能失常（遗精、阳痿、早泄），或月经失调，苔白，舌嫩淡胖，有齿痕，脉沉细或沉迟无力。

基本治法：温补脾肾。

方药运用：附子理中丸或济生肾气丸加减。常用药：附子10g，炙桂枝5g，党参15g，白术10g，生黄芪30g，茯苓皮20g，车前子（包煎）30g，泽泻10g，干姜6g，炙甘草3g。方中附子、桂枝大辛大热，温补脾肾阳气；党参、生黄芪补中益气，强壮脾胃，且生黄芪可益气利水；脾虚则生湿，故以白术、茯苓健脾化湿，培补后天之本；干姜辛热，温中而扶助阳气；车前子、泽泻淡渗利水；炙甘草补中扶正，调和诸药。诸药合方，共奏温补脾肾之功。

加减：若肾阳虚甚，形寒肢冷、大便溏薄明显者，可加肉桂、补骨脂以助温补脾肾之力；水肿明显者，可用实脾饮合真武汤以温阳利水；伴有胸水而咳逆上气，不能平卧者，可加用葶苈大枣泻肺汤，泻肺行水，下气平喘；若伴腹水者，可加用五皮饮以利其水，甚则可加黑丑、白丑、甘遂以逐肠间水邪。

(4) 肝肾阴虚证

证候：主症：目睛干涩或视物模糊，头晕耳鸣，五心烦热或手足心热，或口干咽燥，腰脊酸痛。次症：遗精，滑精，或月经失调，舌红少苔，脉弦细或细数。

基本治法：滋养肝肾。

方药运用：杞菊地黄丸加减。常用药：熟地12g，山茱萸12g，山药12g，泽泻9g，丹皮9g，茯苓9g，枸杞子20g，菊花10g。方中以熟地滋肾填精为主；辅以山茱萸养肝肾而涩精，山药补益脾阴而固精，三药合用，以达到并补三阴之功，这是补的一面。又配茯苓淡渗化湿，以助山药之益脾，可收补后天以益先天之功；泽泻清泄肾火，并防熟地之滋腻；丹皮清泄肝火，并制山茱萸之温；三药共为佐使，这是泻的一面。诸药合用，使滋补而不留邪，降泄而不伤正，补中有泻，寓泻于补，相辅相成，是通补开合之方剂，更用枸杞子滋补肝肾，菊花清肝明目，合而成方，共奏滋养肝肾之功。

加减：肝阴虚甚者，可加当归、白芍以加强养肝阴之力；兼心阴虚者，可加柏子仁、炒枣仁、五味子以养心安神；兼肺阴虚者，可加天门冬、麦门冬、五味子以养肺滋阴；兼有肝阳上亢者，可加天麻、钩藤、僵蚕以平肝潜阳；兼有下焦湿热者，可加知母、黄柏、石韦以清热利湿；伴血尿者，可去熟地，加生地、大蓟、小蓟、白茅根以清热凉血止血；若大便干结者，可加生大黄以泄热通便。

(5) 气阴两虚证

证候：主症：面色无华，少气乏力，或易感冒，午后低热，或手足心热，腰痛或浮肿。次症：口干咽燥或咽部暗红，咽痛，舌质红或偏红，少苔，脉细或弱。

基本治法：益气养阴。

方药运用：参芪地黄汤加减。常用药：人参（或太子参）10g，黄芪30g，生地12g，山药20g，山茱萸10g，丹皮10g，泽泻20g，茯苓20g。本方即六味地黄汤加人参、黄芪而成，取六味地黄汤补益肝肾之阴，加人参、黄芪大补元气以培元固本，合而成方，共奏气阴双补之效。

加减：若大便干者，可加玄参、柏子仁、生大黄以清热润肠通便；若口干咽燥，干咳少痰，小便短赤，大便干者，可改用人参固本丸加减；若咽痛日久，咽喉暗红者，可加沙参、麦冬、玄参、赤芍以活血养阴；若兼见纳呆腹胀者，可加砂仁、木香以理气和胃；若兼心气虚者，可加麦冬、五味子以养心气；若肾气虚甚者，可加菟丝子、覆盆子以养肾气。

2. 标证

(1) 水湿证

证候：主症为颜面或肢体浮肿。次症为舌苔白或白腻，脉细或细沉。

基本治法：利水消肿。

方药运用：五皮饮加减。常用药：茯苓皮30g，桑白皮15g，生姜皮6g，大腹皮15g，陈皮10g。方中以茯苓皮为君，利水渗湿，兼以健脾以助运化；以生姜皮辛散水饮，桑白皮肃降肺气，通调水道，共为臣药，可助主药以增利水之力；水湿阻滞，则气机不畅，故再加大腹皮、陈皮理气兼以除湿为佐使。五药合用，共奏利水消肿之效。

加减：若腰以上肿甚兼风邪者，当加防风、羌活以散风除湿；腰以下肿甚为水湿下注者，加防己、生薏苡仁以利水消肿；兼寒者，酌加制附子、干姜以温阳行水；兼热者，酌加通草、滑石以利湿清热。

（2）湿热证

证候：主症为皮肤疖肿、疮疡，咽喉肿痛，小便黄赤、灼热或涩痛不利，面目或肢体浮肿。次症为口苦或口干、口黏，脘闷纳呆，口干不欲饮，苔黄腻，脉濡数或滑数。

基本治法：清利湿热。

方药运用：龙胆泻肝汤加减。常用药：龙胆草6g，柴胡6g，泽泻12g，车前子（包煎）9g，通草9g，生地9g，当归9g，炒栀子9g，炒黄芩9g，甘草6g。方中以龙胆草清泻肝胆实火，除下焦湿热，为君药；黄芩、栀子苦寒泻火，助龙胆草以清利湿热，共为臣药；泽泻、通草、车前子协助君药清利湿热，使之从小便而出；湿热中阻，易伤阴血且能滞血，故用当归活血，生地养血益阴，柴胡疏畅气机，更以甘草调和诸药，共为佐使。诸药合用，泻中有补，清中有养，既能清湿热，又能养阴血，湿热自清则诸症可解。

加减：湿热蕴积上焦，见咯吐黄痰甚者，可用杏仁滑石汤加减；湿热中阻，以痞满腹胀为主者，可用黄连温胆汤加减；湿热蕴结下焦者，可用八正散加减；热结咽喉，咽喉肿痛明显者，可用银翘散合玄麦甘桔汤加减。

（3）血瘀证

证候：主症为面色黧黑或晦暗，腰痛固定或呈刺痛，舌色紫暗或有瘀点、瘀斑。次症为肌肤甲错或肢体麻木，脉象细涩，尿纤维蛋白降解产物（FDP）含量升高，血液流变学检测全血、血浆黏度升高。

基本治法：活血化瘀。

方药运用：血府逐瘀汤加减。常用药：柴胡10g，当归10g，生地10g，川芎5g，赤芍6g，牛膝10g，桔梗5g，枳壳6g，甘草3g，桃仁6g，红花6g。本方是桃红四物汤合四逆散加味而成，方中当归、川芎、赤芍、桃仁、红花活血祛瘀；牛膝祛瘀血、通血脉且能引瘀血下行，为方中之主要组成部分；柴胡疏肝解郁，升达清阳；桔梗、枳壳开胸行气，使气行则血行；生地凉血清热，配当归又能养血润燥，使祛瘀而不伤阴血；甘草调和诸药。本方不仅可行血分之瘀滞，又能解气分之郁结，活血而不耗血，祛瘀而又生新，合而用之，使瘀去气行，则瘀血兼证可除。

加减：患者虚实皆重，可按正虚辨证中加入丹参、赤芍、泽兰、红花活血化瘀治疗；若兼气虚、阳虚者，可改用桂枝茯苓丸加味，以益气活血。

（4）湿浊证

证候：主症为纳呆，恶心或呕吐，口中黏腻，舌苔腻，血尿素氮、肌酐偏高。次症为脘胀或腹胀，身重困倦，精神萎靡。

基本治法：健脾化湿泄浊。

方药运用：胃苓汤加减。常用药：制苍术10g，白术10g，茯苓10g，泽泻10g，猪苓10g，车前子（包煎）20g，姜半夏10g，陈皮10g，制大黄3～15g，六月雪15g。方中制苍术燥湿健脾；白术、茯苓健脾化湿，培补后天之本；泽泻、猪苓、车前子淡渗利水，使湿浊从下焦而走，以达"洁净府"之功；姜半夏、陈皮和中降逆，燥湿运脾；大黄荡涤泻下而祛湿浊。诸药合用，共奏化湿泄浊之功。

加减：若恶心呕吐较甚者，可加姜竹茹以和胃降逆；若血肌酐、尿素氮升高明显者，可配合生大黄、蒲公英、六月雪、煅牡蛎保留灌肠，也可于方中加六月雪以化湿降浊。

【其他治疗】

1. 中成药

（1）肾炎康复片：主要成分：西洋参、人参、地黄、杜仲（炒）、山药、白花蛇舌草、黑豆、土茯苓、益母草、丹参、泽泻、白茅根、桔梗。功效：益气养阴，补肾健脾，清除余毒。主治慢性肾小球肾炎，属于气阴两虚，脾肾不足，毒热未清证者，表现为神疲乏力，腰酸腿软，面浮肢肿，头晕耳鸣；蛋白尿，血尿等。用法：每次5片，每日3次，小儿酌减或遵医嘱。

（2）肾炎四味片：主要成分：胡枝子、黄芩、石韦、黄芪等。功效：活血化瘀，清热解毒，补肾益气。用于慢性肾炎。对临床表现为浮肿、高血压、蛋白尿、尿红细胞及管型均有不同程度的改善。用法：每次8片，每日3次。

（3）肾复康胶囊：主要成分：土茯苓、槐花、白茅根、益母草、藿香。功效：清热利尿，益肾化浊。用于热淋涩痛，急性肾炎水肿，慢性肾炎急性发作。用法：每次4～6粒，每日3次。

（4）火把花根片：主要成分：火把花根水提物。功效：祛风除湿，舒筋活络，清热解毒。适用于慢性肾炎各型。用法：成人每次3～5片，每日3次，饭后服用，1～2个月为1个疗程。可连续服用2～3个疗程，儿童慎用。

（5）肾炎舒：主要成分：苍术、茯苓、白茅根、防己、生晒参、黄精、菟丝子、枸杞子、金银花、蒲公英等。功效：益肾健脾，利水消肿。适用于脾肾阳虚型肾炎引起的浮肿、腰痛、头晕乏力等。用法：每日3次，每次6片，温开水送服，小儿酌减。

（6）黄葵胶囊：主要成分：黄蜀葵花。功效：清利湿热，解毒消肿。用于慢性肾炎之湿热证，表现为浮肿，腰痛，蛋白质，血尿，舌苔黄腻。用法：每次5粒，每日3次。

2. 针灸疗法

（1）选取足太阳膀胱经和足阳明胃经穴，同时重灸关元、气海、足三里、三阴交以助阳化气，消除水肿，可提高人体免疫能力，有效降低蛋白尿，改善高血黏度及高凝状态，同时可改善肾功能、调整机体免疫功能，并在一定程度上可延缓肾功能损害。

（2）选水分、气海、三焦俞、三阴交四穴针刺，每日 1 次，10 日为 1 个疗程。有健脾温肾、利水消肿之功。用于慢性肾炎脾肾阳虚证，水肿明显者。若临床上伴有腹胀脘闷，恶心呕吐，乏力便溏，舌淡苔白厚腻，脉弱者，可选用脾俞、阴陵泉、足三里、内关等针刺，与中药协同治疗。

3. 穴位注射

用黄芪注射液或鱼腥草注射液 1ml，选足三里或肾俞穴，两侧交替进行穴位注射，每日 1 次，10 次为 1 个疗程。

4. 药浴

通常由麻黄、桂枝、细辛、附子、红花、地肤子、羌活、独活等组成。将其打成粗末，纱布包裹煎浓液，参入温水中，患者在其中浸泡，使之微微汗出，每次浸泡 40 分钟，每日 1 次，10～15 天为 1 个疗程。

【转归及预后】

慢性肾炎病程较长，一般从首次发现尿异常到发展至慢性肾衰竭，可历时 10～30 年或更长时间。可因慢性肾小球肾炎的病理损害的类型及有否并发症等的不同，预后有明显的差异。伴有高血压、大量蛋白尿及合并感染、血容量不足、使用肾毒性药物等，可加快发展成慢性肾衰竭。积极治疗改善症状，保护残余肾单位，有助于延缓肾功能的恶化。

【预防与调护】

1. 预防 慢性肾炎患者抵抗力弱，极易感冒和发生交叉感染，故应注意避免受累受凉，防止呼吸道感染。对有炎症病灶的如牙周炎、咽喉炎、扁桃体炎、鼻炎、上呼吸道感染、皮肤疖肿等者，应积极治疗直至痊愈以减少感染引起的免疫反应；同时慢性肾炎患者应避免肾毒性和易诱发肾功能损伤的药物，如磺胺类药、氨基糖苷类药及非类固醇类消炎药等。

2. 调护

（1）*生活护理*：慢性肾炎隐匿期患者无明显症状，尿常规基本正常，应注意适当休息。若有水肿、大量蛋白尿、尿血、血压升高者，应卧床休息，一般需休息 2～3 个月，直至症状消失。并且，应节制房事，戒郁怒，以免使病情加重。

（2）*饮食忌宜*：一般认为，慢性肾炎患者盐、水分和蛋白质的供给，应视情况而定。轻证患者，无明显水肿、高血压和肾功能不全者，不必限盐限水。而对于有明显水肿、高血压及肾功能不全者则分别视其具体情况而有所限制。水肿和高血压者，应限制食盐，每日食盐限量以 3～5g 为宜，重度水肿者控制在 1～2g，待水肿消退后，盐量应逐渐增加。液体入量一般不宜过多，不超过 1000～1500ml。慢性肾炎患者蛋白质入量不宜过多，如出现氮质血症时，应限制蛋白质摄入量，每日限制在 40g 左右。然而，过分限制钠盐，患者易引起电解质紊乱，并降低肾血流量，加重肾功能减退。民间所说的“发物”，如海鲜、蟹、毛笋等应忌食，辛辣之品如胡椒、辣椒等应少食。

【临证经验】

1. 肾虚为发病之本，治当固护肾气　邹云翔教授十分强调肾虚是慢性肾炎发病的重要原因。他认为，肾炎属中医学“水肿”、“水气”、“腰痛”等范畴，对肾炎发病的原因，认为虽有先天不足、后天失养、六淫侵袭、药物损害、七情所伤、劳倦过度、房室不节以及素体肾虚或年老肾气自衰等方面，但总不越乎内、外因两方面。内因主要是指人的肾气，外因是外感六淫、疮毒之邪，以及肾毒药物。肾气充足的人，即使存在外感六淫或疮毒之邪入侵，肾毒药物常规剂量的使用，也不会发生肾炎。这种认识符合《素问·刺法论》中“正气存内，邪不可干”的论述。而肾气不足之体，在外感六淫与疮毒等侵袭下，病邪可乘虚而入，导致肾炎的发生。邹云翔教授所述之“肾气”，指人的体质、肾的气化、人体的正气等功能。

邹云翔教授曾说，暴病多实，久病多虚，肾炎也是如此。多实不是皆实，实中常夹有虚象；多虚不是均虚，虚中亦夹有实候。因此，急性肾炎和慢性肾炎的治疗，是从虚治，是从实治，还是攻补兼施，不是从急慢性来区分，而是依据辨证来决定的。虽然纯虚纯实之证亦有，但大多是本虚标实证，特别是慢性肾炎，因此务必重视扶正祛邪。根据不同病程，不同病情，虚实之间孰轻孰重而灵活处理。

由于慢性肾炎发病原因主要是肾气不足，因此在治疗上，应以维护肾气，加强肾脏气化功能为根本原则。损害肾气之药物，克伐肾气之方剂，是治疗肾炎所应绝对禁忌的。维护肾气的措施，主要是一方面在用药上常在辨证中伍以益肾之品，如川断、桑寄生、杜仲、枸杞子、地黄、玄参、山茱萸之类，而又根据患者某些体虚正亏的具体表现而注意扶正。如容易感冒的要注意补气固卫，玉屏风散进治等；另一方面主张忌用损伤肾气的药物，防止克伐肾气的方剂，避免过用苦寒、辛凉之品。必须用时，时间宜短，剂量要小，同时要注意适当的配伍。如黄柏与苍术同用，知、柏常配肉桂，川连伍以吴萸等。西药中损害肾功能的抗生素等药临床要慎用、少用，尽量不用。

对慢性肾炎已存在肾损害者，更应注意维护肾的气化功能，切忌一味攻伐。肾功能受损时，其病变之本是肾气虚损，而水湿、湿浊、湿热、血瘀等即是因虚致实的病理产物，同时又是加重肾衰发展的病理因素。治疗原则当维护肾气，治病求本。临证中权衡标本缓急，辨证施治。一般病情稳定时，以扶正维护肾气为主，佐以和络泄浊祛邪；标急危重时，以祛邪为主略加扶正，通过治标祛邪，清除可逆因素，为治本创造有利条件。对存在肾损害者可使用制首乌、菟丝子、冬虫夏草、太子参、连皮苓、茯苓、泽兰、泽泻、车前子、制大黄等，其补气不滞、滋肾不腻、温阳不燥，祛邪不伤正气，平补平泻，缓缓图治，而达延缓慢性肾衰进展速度的目的。过用补益，易滋腻助湿，妨碍脾胃运化；过用峻猛泄浊，则可致肾元受损，雪上加霜。故宜补肾中兼以健脾，淡渗利湿中配合缓泻泄浊。

2. 注重预防慢性肾炎的复发

（1）*积极治疗外感等诱发因素*：感受外邪，肺卫失和是导致慢性肾炎复发的主要因素之一。患者原本脾肾亏虚，素体卫外失固，而肺卫受邪，失于通调水道，则促使脾肾之气更为虚损，蒸腾气化及转输敷布失职，水邪湿浊更为肆虐，使邪愈实而正益衰。感受外邪，肺卫失和，患者常可见到咽喉红肿疼痛，咽痒而干，扁桃体肿大或伴发热、咳嗽。此乃风邪热毒蕴结咽喉，不可忽视。重者先祛邪，后扶正，方药专以清肺利咽，缓图治肾；轻则扶正化湿兼以利咽祛邪，可选用玄麦甘桔汤及银翘散加减，药用金银花、连翘、玄参、麦冬、桔梗、山豆根、射干、牛蒡子、重楼、蝉蜕、制僵蚕、芦根、生甘草。如肺经热盛者，加用桑白皮、炒黄芩、炒栀子。如为慢性咽炎，咽喉久痛隐隐，则用金银花、南沙参、生甘草、胖大海泡茶频频饮用，咽喉局部可喷以西瓜霜或锡类散。此外，如皮肤感染等因素也可引起肾炎复发，故伴有感染者应配合清热解毒。

（2）*注重清利湿热*：因湿热内蕴是慢性肾炎的基本病机，故治疗时应着重清热利湿。湿热证可见于正虚诸证（气虚、气阴两虚、肝肾阴虚、脾肾阳虚及阴阳两虚），治疗时仍需兼顾虚实，抑实扶虚。在肾炎病情进展期，湿热证候明显，清热解毒利湿治疗为主，扶正为辅；在病情缓解时，湿热证趋于好转，清热解毒利湿治疗应逐渐减少，扶正则应逐步加强，但还需注意余邪未尽，以防肾炎复发。中医认为“邪不去正不安”，“祛邪可以匡正”，这对肾小球肾炎的治疗具有深刻的临床意义。临床资料表明，在应用传统辨证处方治疗无效时，加用清热解毒利湿中药后，往往患者的临床症状如浮肿、腰痛、食欲不振等都可明显好转，蛋白尿指标明显下降直至正常。这说明清热解毒利湿法治疗肾小球肾炎不仅能改善肾炎湿热证的症状，还有稳定病情、延缓保护肾功能的作用。合理应用清利药可消除及缓解湿热之邪，抑制肾脏免疫炎症反应，减少蛋白尿，促进肾脏病变的修复。

（3）*调节免疫功能*：慢性肾炎是一种免疫性疾病，而病情的反复发作与免疫紊乱有关，而中药在调节免疫上具有肯定疗效，并且具有双向免疫调节作用。如黄芪、三七均具有双向调节作用，即“高者抑之，低者补之”，在慢性肾炎的治疗上是很有现实意义的。慢性肾炎病情稳定期免疫功能常表现为低下，并且因此导致感染而加重病情，临床可选用具有免疫增强作用的中药或方剂。如补气类人参、黄芪、党参、甘草、四君子汤、补中益气汤、生脉散；补阳类有肉桂、冬虫夏草、杜仲、补骨脂、菟丝子、淫羊藿、仙茅、肉苁蓉、八味地黄丸等；临床可根据辨证情况选择。

3. 注重运行血气，活血化瘀　慢性肾炎水肿，历来多从肺、脾、肾着手，以宣肺利水，补气行水，健脾利水，温肾利水等为常法。20 世纪 50 年代，邹云翔教授研究运用活血化瘀法治疗水肿兼有瘀血或妇女兼经闭，或久病用其他各法治疗而水肿不消者，颇有效果。对于难治性水肿，他认为从气分治疗无效之水肿，乃由久病瘀血内阻所致。在辨证论治的基础上经常运用活血化瘀法。对于用激素后疗效不著或无效而副作用已很明显的患者，认为乃久延血分，致气滞血瘀，水阻湿蕴，治疗以疏其气血，泄其湿浊痰瘀。邹老早在 1955 年出版的《中医肾病疗法》中述及慢性肾炎的病理“血凝则气滞，血行则气随，血与气亦分离不开”，提出“温肾、行血、宣瘀，佐以通阳行气的药物，肾脏血流才不发生障碍”。并说：“各种慢性肾炎，中医治法都用补气养血，化瘀温肾，予以整体的根本治疗，以增强抵抗力。”邹老在全国最早使用活血化瘀法治疗肾炎，对临床医家启发很大。

慢性肾炎中瘀血与水湿是病理因素中不可分离的两个方面，古人已认识到“血与水本不相离”，“血不利则为水”。在慢性肾炎治疗中注重活血化瘀，特别是久病患者强调“久病必治络”，对提高疗效具有指导意义。现代医学研究也证实了活血化瘀方法微观辨证的基础及作用，如有研究表明活血化瘀对机体局部具有调整作用，可抑制或减少变态反应性损害，使肾小球毛细血管通透性降低，调整肾血循环，促进纤维组织的吸收。此外，王钢教授曾报道应用虫类搜风通络药物治疗肾病的经验，蝉蜕能抗组织胺、抗过敏、消除蛋白尿，与僵蚕配伍，适用于急性和慢性肾小球肾炎兼有急性或慢性扁桃体炎、咽炎的患者。地龙能降压、抗组织胺，乌梢蛇能增强网状内皮系统的吞噬能力，地龙、乌梢蛇对久治少效的蛋白尿有效。全蝎、蜈蚣搜风定惊，活血通络，可用于慢性肾小球肾炎血瘀证。

4. 病机演变规律，确立辨证要点及方药　邹云翔教授于20世纪80年代初，在长期临床实践中发现慢性肾炎脾肾阳虚证明显减少，气阴两虚证增多，并系统论述了气阴两虚证的病机变化规律、辨证要点、治疗经验。

（1）气阴两虚证的病因病机：邹老认为近几年慢性肾炎气阴两虚证增多的原因，主要是由于皮质激素、免疫抑制剂、利尿剂、雷公藤以及大剂量清热解毒、活血化瘀等药广泛应用，损伤脾肾气阴所致。气阴两虚证病机变化规律：①病机特点是虚实夹杂，以虚为主；②病变部位以肾为中心，影响肺、脾、肝；③病情反复、迁延不愈的重要原因与兼夹外感、水湿、湿热、瘀血等病邪有关；④一般变化规律是先伤于气，后损于阴；⑤必然转归是气阴两虚或阴阳两虚。

（2）气阴两虚证的辨证要点：辨证论治是中医理论核心，辨证是前提，各种治法方药均以证为依据，据证以议法，随证而立方遣药，加减化裁，正如《临证指南医案》说：“医道在乎识证、立法、用方，此为三大关键。一有草率，不堪司命。然三者之中，识证尤为紧要。”本病气阴两虚证在临床见症繁多，涉及多个脏器，气虚阴虚表现对立，外感、水湿、湿热、瘀血诸病邪互为交织，虚实夹杂。因此，掌握辨证要点，提高辨证的正确性，对指导临床治疗有着重要意义。

①辨主症确立病位，分清病性主次。本病气阴两虚是一个复合病证，常见肺肾、脾肾、肝肾同病。一般肺肾气阴两虚多见于青壮年，以易感外邪，咽部暗红，虚火乳蛾、喉痹为特征。脾肾气阴两虚多见于中年人，以口干，纳食欠佳，大便干结或稀溏，体乏无力为特征。肝肾气阴两虚多见于老年人，或长期血压升高的中青年，以头晕目眩而面色无华为特征。辨证尤须识别原发病因、病位，这往往是病机转归的枢纽。同时还需分清病性，根据气虚证或阴虚证的主次，权衡轻重，辨析以气虚为主，还是以阴虚为主，或气虚和阴虚并重。本病气虚证候常见面色萎黄，腰脊酸痛，疲倦乏力，食欲减退，轻度浮肿等。阴虚证候往往不如其他内科疾病典型，因为一方面与气虚相结合，气虚常可掩盖阴虚的湿热现象，另一方面阴虚与精亏、阴虚与血虚常相互影响，临证尤须细加辨析。一般表现长期咽痛，咽部暗红，口干，大便干结，手足心热等症。舌脉的诊察对确诊气阴两虚证，了解气阴虚损的主次程度，有很大作用。典型的气阴两虚舌象是舌偏红，体略胖，边有齿痕。

气虚为主时，常见舌淡有齿印，苔白润，脉虚弱；阴虚为主时，舌偏红或红，脉细或细数。据临床观察舌偏红或红、苔少是诊断阴虚证最常见而有意义的指征，但在肾功能损害时，由于阴损及血，营血匮乏，舌失营养，此时舌可由红转淡，实际上阴虚仍然存在。辨别气阴两虚证时还须注意与阴阳两虚、气血不足、脾肾气虚、肝肾阴虚等证鉴别。

②识兼证，谨察病邪，权衡标本缓急。《素问·至真要大论》指出："伏其所主，必先其所因。"临床体会，对反复迁延的慢性肾炎、难治性肾病，或肾功能急剧衰竭的气阴两虚证患者，尤须审证求因，辨识出导致病情反复发作、迁延不愈的慢性病灶，以及可逆性的恢复因素，这是提高疗效的重要前提。

气阴两虚证常兼的病邪有外感、疮毒、水湿、湿热、湿浊、瘀血等，为了能够谨察病邪所在，临证除了掌握各种常见兼证的特异性症状外，同时也不应忽视存在的一般症状，或非特异性表现的补充或佐证作用。除此之外，邹老在临床还重视咽喉、尿、舌的辨证。首先，咽喉的辨证：《灵枢·经脉》说："足少阴之脉，其直者从肾上贯肝膈，入肺中，循喉咙，挟舌本。"可知咽喉病灶与肾经脉有关，若邪气留恋不解，可循足少阴经脉侵犯至肾，临证主要辨别咽喉部位红肿疼痛的性质，观察乳蛾大小，有无腐烂、脓液，喉底有无淋巴滤泡增多等。对于尿蛋白下降到少量至微量后始终不转阴性，或经常出现镜下血尿，以及反复发作的患者，有时能从咽喉部位辨识出病理原因。第二，尿的辨证：尿的异常变化是本病常见症状，辨别尿的色泽、量、次数、通畅情况等，是帮助区分病性虚实的一个很好佐证。第三，舌的辨证：本证所兼的病邪常可以从舌诊上发现，正如《辨舌指南》说："视舌苔，可视六淫之深浅。"一般外感表现白苔或黄苔，疮毒表现舌红苔黄，水湿表现滑苔，湿热表现黄腻苔，湿浊表现白腻苔，瘀血表现舌暗或有紫气、紫斑。确实，舌象的变化能较客观地反映病邪性质，病位深浅，病情进退，帮助权衡标本缓急。

③观病势，辨析进退，掌握病机转归。气阴两虚证多见慢性肾炎中期、肾功能不全代偿期、氮质血症期，在此时期的病理变化往往是由轻转重，或由重转轻的重要阶段，可以从临床证候上反映出来。一般有以下特征：一为气阴两虚的脏器减少，证候减轻，或转为轻度气虚、阴虚证，则病势渐退，病情好转；若气阴两虚的脏器增多，证候变重，或转为阴阳两虚，则病势发展，病情加重。二是气阴两虚以气虚为主，病情进展多缓慢；以阴虚为主，病情进展多较快。三是气阴两虚兼夹病邪少，病情易稳定，治疗单纯；兼夹病邪多，病情易反复发作，迁延不愈，治疗复杂。四是气阴两虚证面转红润，舌转淡红，苔变薄净，脉象和缓为病势退；面转灰滞，舌转红或转紫，苔见黄腻或垢腻或光剥，脉象弦滑或豁大无根为病势进。因此，辨析病势的进退，对掌握转归，防患于未然，均有裨益。

(3) 气阴两虚证的治则要义：益气养阴法治疗气阴两虚证，源于《素问·阴阳应象大论》提出的"形不足者，温之以气，精不足者，补之以味"。清代喻嘉言认为益气养阴实赅治损诸法，"益气补阴，一则因阳气之下陷，而补其气以升提之，一则因阴火之上升，而滋其阴以降之，一升一降迥然不同，亦医学之两大法门，不可不究"。邹云翔教授运用益气养阴法治疗慢性肾炎、肾功能不全气阴两虚证，有着丰富的临床经验和不少独特的见解，结合临床实践，将慢性肾炎、肾功能不全气阴两虚证治则要义分为三部分。

①补益气阴，着眼脾肾，兼顾肺肝。气是维持人体生命活动的动力，阴包括精、津、血、液，是人体生命活动的物质基础。《难经·八难》说："气者，人之根本也。"《灵枢·本神》也说："五脏主藏精者也，不可伤，伤则失守而阴虚，阴虚则无气，无气则死矣。"说明气和阴在人体内是不可或缺的。根据五脏之所主，气阴与脾肾关系又最为密切，脾肾为先后天之本，肾主一身之阴，脾主化生之气，两脏有互生互长，充养五脏气阴之功。因此，本病的气阴两证就意味着主要是脾肾功能活动与物质构成均存在不足，而补脾气、益肾阴是益气养阴的主要治疗途径。

补脾气可以化生精血，温煦阳气。绮石云："专补命火者，不如补脾以建其中……盖阳虚之证，虽有三夺之不同（按：指夺精、夺火、夺气），而以中气不守为最险。"说明补气健脾的重要性。临床具体应用又常有脾肺同治、脾肾同治，补脾气以益肾气、生肺气，从而起到恢复衰弱的肺、脾、肾气化机能作用。邹老在治疗慢性肾炎、肾功能不全虚证中最常使用的是补气药，以《邹云翔医案选》为例，统计其中20例慢性肾炎、6例慢性肾衰竭的用药情况，用补气药党参、太子参、黄芪、白术的有25例，占96.2%。为了观察补气药的治疗作用，我们在治疗慢性肾炎气阴两虚时，随机设立了两组，一组用益气养阴药治疗，一组不用补气，单纯用养阴药治疗，结果益气养阴药组的治疗总有效率明显高于单纯使用养阴药组（$P<0.05$）。充分证明补脾气在治疗慢性肾炎、肾功能不全中的重要性。

益肾阴可使肾精充盈而能生气，精盈气旺而能泄浊，帮助恢复衰弱的气化机能。邹老对此法的运用颇具心得，大致归纳为以下三点：其一，益肾阴与填肾精结合。根据《难经》所说"损其肾者益其精"，以及《景岳全书》提出的理论"欲祛外邪，非从精血不能利而达，欲固中气，非从精血不能蓄而强"，邹老认为，益肾阴关键在于填肾精，欲填肾精莫过于血肉有情之品。所以在治疗中，一方面选用熟地、山茱萸、枸杞子、首乌等养阴益精，同时常加入紫河车、阿胶珠，重症患者又多用冬虫夏草。其二，养阴填精又常与补气结合。张景岳说："善治精者能使精中生气，治气者能使气中生精。"邹老的用药中亦常常体现这一治疗原则，在用养阴填精药的同时，加补气健脾的党参、黄芪，或温肾化气的鹿角片（或以全鹿丸代替）。其三，滋肾阴与养肝、润肺相结合。邹老根据"乙癸同源"、"金水相生"的生理规律，在治疗中常肝肾或肺肾同治，养肝常用白芍、当归、枸杞子，润肺常用沙参、麦冬、百合，重点在于益肾阴以养肝阴、润肺阴。这三点经验也是邹老"维护肾气"学术思想的一个重要部分。我们在临床上对其治疗效果进行了重复验证，并设立对照组，治疗组以邹老常用的养阴填精和益气药为主，对照组没有养阴填精药，以益气清热利湿药为主，结果治疗组的疗效明显高于对照组（$P<0.05$）。充分证明邹老养阴填精与益气药合理配伍的临床宝贵经验，对改善肾功能有较好效果。

②辅以祛邪，重在湿瘀，兼防诱因。气阴两虚证的特点是兼杂多种病邪，经统计，兼夹外感、水湿、湿热、瘀血病邪的比例是21.48%～39.22%。因此，应以益气养阴为主，

辅以祛邪。

祛邪诸法中祛湿是其基本法则之一，它包括祛除水湿、湿热、湿浊。第一，水湿的治疗。张景岳指出："凡治肿者，必先治水，治水者，必先治气。"邹老善于调气治水的临床经验是抓住肺、脾、肾、肝生理上气机功能的特点，顺而调之。常用以下五法：疏风宣肺利水、补气健脾利水、补肾泄浊利水、活血化瘀利水、疏滞泄浊。第二，湿热的治疗。张景岳认为："湿热之病，宜清宜利，热去湿亦去。""热甚者以清火为主，佐以分利，热微者以分利为主，佐以清火。"邹老治疗湿热，湿偏重者，常用运脾化湿法；热偏重者又常用清热渗湿法。第三，湿浊的治疗。本病之湿浊乃因肾气衰竭，开合失司，浊中之清不能复升，清中之浊不能下注，滞留体内所致。故对湿浊治疗，也宗扶正祛邪之原则，维护肾气，祛湿泄浊。常选用茯苓、苍术、生薏苡仁、车前子、六月雪、黑穞豆衣、茅根、芦根等药。

活血化瘀则是祛邪的另一重要法则，邹老认为：人体的经络，是上下内外运行血气的通路，经络相贯，如环无端，经络血气运行通畅，则百病不生，一有怫郁，诸病皆生。而肾病一般都有血气郁滞，运行不畅的病理。因此，早在20世纪50年代他就提出："对于各种慢性肾脏疾患，中医治法都用补气养血、化瘀温肾的根本治疗。"对于气阴两虚证兼有瘀血的治疗，主张在益气养阴的基础上，加入活血化瘀药物，常用桃仁、红花、丹参、益母草、怀牛膝、参三七，顽重病证又常加用虫类搜剔之品。

邹老在临床十分注重诱因的预防。资料表明，引起慢性肾炎、肾功能不全复发或加重的最主要诱因是外感、过劳，引起气阴两虚证增多的主要原因是药物损伤脾肾气阴。因此，务必突出预防为主的思想。其一，预防外感。外感之因，一为起居不慎，寒温不调，外感六淫之邪；二为肾元不足，肺脾气虚，易感外邪。对前者要宣传摄生保健的重要，避免风、寒、暑、湿外袭，适应季节气候的变化。对后者注意平时防治，表虚易感者常服玉屏风散，肾元不足者服金匮肾气丸或全鹿丸。外感发作时急则治标。其二，预防过劳。过劳包括劳累过度、房事太过，两者最易耗伤脾肾气阴。《素问·举痛论》说："劳则气耗。"费晋卿在《医醇賸义》中也指出："肾劳者，真阴久亏，或房事太过，水竭于下，火炎于上，身热腰痛，咽干口燥，甚则咳嗽吐血。"因此，慢性肾炎、肾功能不全患者必须注意休息，防止过劳，远帏幕，节房事。其三，预防药物损伤脾肾气阴。邹老早在20世纪60年代就发现一些肾炎患者完全是由药物损伤肾气而造成，在临床上一再强调要防药物伤肾。20世纪80年代西医界对药物性肾病也引起重视，认为几乎所有药物均可引起中毒性肾病，主要有抗菌药物、镇痛剂、抗癫痫药等。对于激素、环磷酰胺、雷公藤等易于损伤脾肾气阴的中西药，我们认为，一方面应掌握肾的生理、病理和药物性能特点，合理使用，发挥其对治疗有利的一面；另一方面要突出中医药"治未病"、"辨证论治"特点，预防和减少这些药物损伤脾肾气阴的毒副作用。

③谨守病机，随证论治，以平为期。在运用益气养阴法治疗慢性肾炎、肾功能不全气阴两虚证的临床过程中，始终应以辨证论治思想指导立法、选方、用药。临证体会主要归

纳为“四要”、“四忌”。首先，要把握病机，忌因循守证。《素问·至真要大论》说：“谨守病机，各司其属。”根据本组病机的动态变化，气阴两虚证在临床上不是一成不变的，它可以由气虚、阴虚证传变而成，亦可转变为单纯气虚、阴虚证或阴阳两虚证，因此，临证关键要把握病机变化规律。譬如在脾肾气虚、阳虚证水肿消退后，或肝肾阴虚久用滋阴药后，以及用激素、雷公藤等药物后，常易转为气阴两虚证，若一旦出现，应及时气阴兼顾治疗，有时可事先加入一二味益气药或养阴药，以“防患于未然”，常能取得较好效果，倘囿于原来证治，往往愈伤气阴。第二，要分辨标本，忌固执一法。气阴两虚证兼夹外感、水湿、湿热、瘀血病邪的比例是21.48%~39.22%。故临证关键要权衡标本缓急，按“缓则治本”、“急则治标”或“标本兼顾”的原则，将益气养阴法有机地与其他治疗灵活结合，或交替使用，庶能知常达变，运用自如。正如《素问·标本病传论》所说：“知标本者，万举万当，不知标本，是谓妄行。”第三，要掌握大法，忌拘泥方药。益气养阴法是针对气阴两虚证而设，在此大法的指导下，制定基本方和随症加减药物，或进行剂型改革制成微粒胶囊，主要是为了更好地观察、总结、提高疗效，有利于推广。但由于气阴虚证气虚、阴虚各有侧重，兼夹病邪又多少不等，加上患者体质差异诸因素，必须遵循“方以法立，以法统方”的治则，这是临证关键之三。只要确诊为气阴两虚证，用益气养阴基本法不可变，至于方药、配伍、剂量，除了为科研观察而制定的方药外，一般临证可因患者、因兼证、因医者经验而变。第四，要权衡药性，忌用药猛峻。本病气阴两虚证多数乃久病渐损而成，先后天体用俱虚，气阴均不足，故临证当缓中补虚，选择甘平味薄之品。《灵枢·终始》指出：“阴阳俱不足，补阳则阴竭，泻阴则阳脱，如是者，可将以甘药，不可饮以至剂。”《医方大成》亦告诫：“凡滋补之药，当用平和，不可骤用峻补，缘肾水枯竭，不足以当之。”具体用药体会：益气不宜太温，宜甘平；补阴不宜滋腻，宜甘微寒；除湿热不宜用燥，宜甘淡、甘凉；清热解毒不宜苦寒，宜甘寒。

邹云翔教授治疗慢性肾炎、肾功能不全气阴两虚证经验方——肾炎宁胶囊，从组方意义到选择药物，完全贯穿以上治则精神，本方总的治则是以益气养阴为主，佐以渗湿和络，主要由补气健中，养阴填精，渗湿清利，活血化瘀药合理配伍组成。补气的途径主要是健脾，故重用生黄芪、怀山药等；养阴的途径主要是益肾填精，故用枸杞子、紫河车等。补气健脾、养阴益肾并用，可使气中生精，精中生气，从体用两方面增强和恢复五脏气化机能，以便从根本上祛除或改善因虚衍生的病理产物；将补气药与活血化瘀药（如怀牛膝、益母草等）配合使用，既可避免活血化瘀药的耗气损血之弊，又经实验证实可增强活血化瘀药的作用；将养阴填精药与渗湿清利药（如生薏苡仁、车前子等）配合使用，使滋阴而不恋邪生湿，渗湿清利而不伤阴液。四法巧妙配合，益气养阴并举，和络渗湿兼使，远寒热之性，弃苦辛之味，俾精气相生，使正复邪退。

5. 师古而不泥古，结合证型变化及病理诊断结果以提高疗效

（1）*创疏滞泄浊之法治疗难治性肾炎*：20世纪70年代后期与80年代，由于临床上大量运用激素、环磷酰胺、利尿剂或长期用温燥或苦寒等药物治疗肾炎，致使临床多见的肾炎中医辨证证候起了变化。对激素治疗不敏感而副作用明显，出现药物性库欣综合征等表现者，邹云翔教授认为，此乃由药物引起体内升降出入功能紊乱所致，当升者不升，当降者不降，当出不能出，当入不能入，气血精微变为湿浊痰瘀，阻于脏腑络脉肌腠而成，在临床上创用疏滞泄浊之法，疏其气血，泄其湿浊、痰瘀，使失常之升降出入生理功能得以恢复而病可痊愈。

（2）结合病理诊断结果提高疗效：王钢教授认为，随着近年来肾活检病理诊断的普及，在辨证基础上，结合病理检查结果，确定中医治疗方案，更有利于改善症状及消除蛋白尿。①肾小球内细胞成分增多：宜消、宜利、宜凉血活血，常用车前草、黄柏、荔枝草、凤尾草、丹皮、赤芍、白花蛇舌草。②新月体：节段性新月体，新月体成分以细胞性、纤维细胞性为主时，宜清热解毒、凉血活血，常用雷公藤、火把花根、青风藤、猫爪草、小青草。若见环状体，成分为纤维性时，宜补益肾元，活血化瘀，常用冬虫夏草、紫河车、菟丝子、山茱萸、赤芍、川芎、泽兰、益母草。③系膜增生：系膜细胞增生，以清利为主，常用山慈菇、龙葵、虎杖、蜀羊泉、凤尾草、白花蛇舌草，可静滴灯盏花针剂。系膜基质增生，以益肾活血为主，常用淫羊藿、鹿衔草、马鞭草、全蝎、川芎、赤芍、益母草，可静滴三七总苷、川芎嗪针剂。④肾小囊病变：常见肾小囊粘连、新月体填塞、囊壁断裂等，宜清利活血，常用半边莲、荔枝草、凤尾草、白花蛇舌草、小青草。⑤肾小球基膜病变：肾小球基膜均质性增厚，常用益肾活血，药选淫羊藿、仙茅、山茱萸、丹皮、丹参、桃仁、红花、益母草，可静滴黄芪针。若免疫复合物或特殊蛋白物质沿肾小球毛细血管袢沉积引起的基膜增厚，宜清热解毒、凉血活血，常选雷公藤、火把花根、昆明山海棠、地龙、水蛭、制僵蚕、全蝎等。⑥肾小球毛细血管袢病变：肾小球毛细血管袢堵塞，宜活血通络，常用脉络宁针剂静滴，方药常选桃红四物汤。肾小球毛细血管内中性粒细胞浸润，宜清热利湿，常用猫爪草、石韦、半边莲、小青草、虎杖、蜀羊泉、薏苡仁根、扦扦活，亦可选用雷公藤。⑦肾小球硬化或纤维化：宜益肾软坚，活血通络，常用冬虫夏草、菟丝子、紫河车、山茱萸、海藻、制大黄、生牡蛎、鲍鱼、五灵脂、生山楂、泽兰、路路通、益母草。成药如大黄䗪虫丸可用。⑧小管－间质病变：小管萎缩，间质纤维化治疗同肾小球硬化或纤维化，不同点可结合原发病加入清利药物如车前草、六月雪、蒲公英。间质细胞浸润、管型，常用益肾清利药，如知母、黄柏、泽泻、车前草、土茯苓、虎杖、蜀羊泉、猫爪草等。

5. 善于整体调摄 邹云翔教授认为，肾与其他脏器的关系非常密切，常说："抵抗力薄弱，才会发生肾脏病。"又说："五脏中肺与肾最为娇嫩与柔脆，凡是气候上的变化，物理上的刺激，情绪上的波动，外因与内因各方面，都能影响到肺脏与肾脏。"（《中医肾病疗法》1955 年）。所以邹老治疗肾病不拘泥于肾，而强调辨证施治，整体调理，应根据病情而注意其他脏器的治疗。例如，重视研究肾病中肺的证候，而摸索了一套肾病从肺论治方法，如疏风宣肺、清肺解毒、降肺理气、养肺滋阴以及金水相生、肺肾同治等法则；研究了肾与脾的关系，强调先天、后天关系更为密切，所以在辨证中脾肾气虚、脾肾阳虚证的治疗均丝丝入扣。又注意肾与肝、肾与心等脏的关系而采用多脏器治疗的方法，如肺脾、肺肾、脾肾、肝肾、肺脾肾、肺脾肾肝、肺脾肾肝心等脏同治而提高了疗效。

6. 慎防传变及误治　关于肾炎的预防，邹云翔教授认为除应重视摄生保健、增强体质、提高防病机能、适应四时气候变化、避免六淫邪毒侵袭外，要注意以下三个方面：

（1）要防传变：防止由其他疾病失治而传变为肾炎。《素问·阴阳应象大论》说："邪风之至，疾如风雨，故善治者治皮毛，其次治肌肤，其次治经脉，其次治六腑，其次治五脏，治五脏者，半死半生也。"言外邪侵入人体以后，如果不及时治疗，病邪就会步步深入，治疗也就越来越困难。邹老认为，肾炎一病也是如此，多半是由其他疾病失治，病邪逐步深入传变而成。如喉蛾（相当于扁桃体炎）、烂喉痧（相当于猩红热）和皮肤疮毒等等，发病之后，应及时予以疏风宣透或清热解毒、凉营透达等方法治疗，使风邪外透，湿从下渗，热毒得以清解，则不致内陷入肾，若因循失治，就有酿成肾炎之可能。

（2）要防误治：防止由其他疾病误治而致成肾炎。邹老认为，有不少肾炎病者，是由其他疾病治疗不当而造成的。如病在卫分，而治在气分；病在卫气，而治在营血，逼邪不得外达而深入内陷。如扁桃体炎、猩红热、皮肤疮毒等误治而转成肾炎者，临床上屡见不鲜。

（3）要防药物伤肾：有些药物可损伤肾气，临床中经常遇到一些肾炎完全是由于药物损伤肾气而造成的。有些患者本身肾气不足，加上药物的损伤，而促进了肾炎的发生。因此，我们要掌握肾的生理、病理和药物的性能特点，正确使用药物，对凡有损伤肾气者，应尽量少用和避免使用。

【验案举例】

1. 慢性肾小球肾炎属脾肾阳虚，水湿泛滥证（邹云翔主诊）

戈某，男，30岁。初诊日期：1943年6月5日。

患者于1942年初，在革命环境中，坐卧湿地，达数月之久，又曾冒雨长途跋涉，致体惫劳倦，常觉乏力。至冬春之交，先感手部发紧，两腿重胀，眼皮下垂，继则出现浮肿，其势日甚，体力遂虚，当时曾至某医院医治，诊断为肾炎。延至1943年夏季，周身浮肿，病情危重，遂住入嘉陵江畔某疗养院治疗。尿检：蛋白（+++）~（++++）。西医给予利尿剂，并严格控制饮水，但溲量仍极少，肿势不减。两手肿如馒头，小腿按之凹陷不起，气急腹膨，翻身时自觉胸腹有水液振移感，检查胸、腹腔有积液。因治疗无效，动员出院。当时有王、曹二君延请邹老设法救治，因即前往探视。诊时患者头面胸腹四肢皆肿，尿量每日100ml左右，病势危急。切其脉沉细，但尺脉有根，谓尚有救，按中医水气病辨治，专服中药。邹老辨证为肺脾肾俱虚：肺虚则气不化精而化水，脾虚则土不制水而反克，肾虚则水无所主而妄行。运用补气行水、健脾渗利、温阳化气法治疗。

处方：生黄芪30g，青防风9g，防己9g，白术15g，茯苓皮30g，大腹皮12g，广陈皮9g，生姜皮9g，炙桂枝5g，淡附片15g。

药服1剂后，尿量增至每日约400ml；2剂后，尿量增至每日近1000ml；8天后胸、腹水基本消失；20剂后浮肿明显消退，于2个月后消尽。以后体质虽有改善，但仍觉虚弱无力。遂以济生肾气丸加减制成丸剂而服用数月，并嘱进低盐高蛋白饮食调理，至1944年夏季身体康复。患者又至某疗养院复查，证实病已治愈。至后50多年，未曾反复。

按语：坐卧湿地，冒雨涉水，雨湿浸淫是发病之外因，肾气内亏是发病之内因。病发后迁延不愈，至1943年夏邹老诊视时，病情已至危重阶段。当时虽未作有关血液生化检查，但从病史及症状分析，似系慢性肾炎肾病型，图治颇为棘手。邹老根据明代张景岳关于水肿"乃肺脾肾三脏相干之病，盖水为至阴，故其本在肾，水化于气，故其标在肺，水惟畏土，故其制在脾"的分析，从肺脾肾三脏俱虚着手，用防己黄芪汤合五皮饮加温肾助阳之品图效。方中黄芪补气行水，肺主一身之气，肺气充足，则肾之开合正常；防己行十二经，载引黄芪及他药而运行周身；防风配黄芪以升行疏胀，可防止黄芪大剂量使用时发生滞胀；桂枝辛温助阳，通阳化气，以利小便；附子峻补元阳，益火之源，以消阴翳。邹老在重庆时，附子用量较重，常于健脾温阳，行气利水剂中重用附子（久煎）30g～60g，疗效颇著。此例病本在肾，故肿退后以严用和济生肾气丸加味滋阴助阳，健脾固肾，活血和络，终使肾气固摄，精气内收，尿蛋白消失而获愈，至85岁高龄未曾反复。

2. 慢性肾小球肾炎属脾肾阳虚，水湿瘀阻证（邹云翔主诊）

初某，女，30岁。初诊日期：1956年1月30日。

患者于1954年6月忽然腰痛发热，脸肿腿肿，小溲甚少，继则腹胀，及至全身水肿时，方至某医院治疗，1个月后，浮肿消退。停治1个月，病又复发，全身水肿。1955年春节来宁，于某院治疗，曾放腹水3次，肿未消退，其他症状亦未获改善。9月中旬尿检：蛋白（+++），白细胞（++），颗粒管型（+++），尿比重1.008。血非蛋白氮25.19mmol/L，肌酐120.22μmol/L，胆固醇2.31g/L。血清总蛋白61g/L，白蛋白27g/L，球蛋白34g/L，白/球比值1∶1.25。因疗效较差而出院，至9月30日到本院门诊治疗。治疗期间，肿势时增时减，仍无显著进步，病势日趋严重，于1956年1月30日收住本院治疗。

入院时患者腹胀难忍，小溲量少（每日300～400ml），胃纳呆钝，大便难解，两目视力模糊，面色苍白，精神萎顿，全身浮肿，头部发际按之亦凹陷难复。腹部膨隆，叩诊有移动性浊音，腹围85.2cm，血压130/91mmHg。患者16岁早婚，17岁月经初来。大生二胎，1953年夏季第二胎产后10个月发生本病，产后至今两年半月经未潮。

由于患者平时营养欠佳，后天失调，加之早婚、产后哺乳等，体质更差，致第二胎产后病情加剧。此乃脾肾之阳不足，正气虚弱不耐邪侵，适疲劳遇风，遂至全身浮肿。脾土既败，水势泛滥，治疗虽以消肿利水为主，但其正气虚弱，必须标本兼顾，攻补兼施，方能奏效。采用发表利水、补气健脾、温肾助阳、活血化瘀、行气消滞等法治疗三月余，周身水肿全消，精神好转，食欲健旺，视力清晰。尿量增至每日1200ml，腹围缩小至68cm，血压稳定130/90 mmHg。尿检结果好转：蛋白（++），颗粒管型少许。患者于5月11日出院休养。为避免功亏一篑，拟一丸方，俾得在家常服，以竟全功。出院回家后曾来信向邹老感谢，服用丸药，病情稳定。

所用药物：

发表利水：净麻黄(去节)1.5g，川桂枝2.4g，汉防己6g，紫浮萍9g，赤豆45g，车前子(包煎)9g，云茯苓45g，开口椒(炒出汗)5g。

补气健脾：生黄芪60g，大白术45g，潞党参15g，白沙参9g，鲜生姜9g，黑大枣7个(切)。

补肾助阳：制附子6g，酒炒杜仲12g，冬虫夏草9g，炙甘草1.5g，枸杞子12g。

活血化瘀：干鲍鱼5g，单桃仁6g，杜红花3g，酒炒怀牛膝9g，参三七1.5g。

行气消滞：香橼皮5g，葶苈子6g，炙鸡内金9g，光杏仁6g，葱白12g。

以上药物共29味，不是每一处方全用，而是相互出入为方，辨证时斟酌使用。

丸方：炙黄芪120g，潞党参45g，焦白术45g，炙内金24g，川椒目(炒)5g，泔制苍术24g，制附子30g，白沙参12g，干鲍鱼24g，上肉桂9g，全当归24g，炒白芍24g，福泽泻24g，小茴香6g，黑丑子6g，陈橘皮12g，香橼皮15g，云茯苓30g，紫河车1具，血鹿茸5g，羊睾2对，川续断15g，潼沙苑12g，酒炒川杜仲30g，酒洗巴戟天18g，炙甘草9g，金匮肾气丸(杵)60g。

上药研细末，以黑大枣10枚，阿胶(烊化)30g，饭赤豆45g，青防风12g，汉防己24g，葱白30g，陈葫芦瓢15g煎浓汤，水泛为丸，每日15g，分2次空腹吞服。

按语：慢性肾炎水肿，属于《金匮要略》水气病之一种，人体内水分的运行排泄，主要依靠肺气的通调肃降，肾气的开合调节，脾气的运化转输，其中一脏功能失调，都能导致水不化气，水液潴留而发生水肿，故有“水不离气，气不离水”之说。水、气、血的关系是气行则血行，气滞则血滞，“血不利则为水”。实验证明：慢性肾炎的发生，有的与微循环障碍有关，并提示肾炎是全身性微循环障碍性疾病，其病变不仅限于肾组织，还可见于外周微循环。对本例的体会是：

(1) 治疗肾炎全身水肿患者，必须分别给予发表利水，活血化瘀，上下分消，表里两解。仅用利水甚至使用穿刺放水的方法，是不能达到消肿目的的。

(2) 关于消肿，若不同时采用培本的方法，肿势易于反复。

(3) 肾炎患者的自觉症状消失后，功能的完全恢复还有一个过程，要继续注意摄生保健，才能逐步达到痊愈。

3. 慢性肾小球肾炎属气虚湿热证（邹燕勤主诊）

顾某，男，65岁。初诊日期1998年9月1日。

患者1990年因双下肢浮肿，经查诊为“慢性肾炎”，经治疗后病情好转，近8年仍时有反复。今年7月无明显诱因又有发作，双下肢浮肿，尿蛋白（+）~（++）。就诊时见双下肢浮肿，踝部按之没指，凹陷不易恢复，腰酸，倦怠乏力，胃纳尚可，咽部稍红，轻度咽痛，无咳嗽，大便日行一次，小便量可，舌淡红，苔淡黄而腻，脉弦。尿检：蛋白（++++），肾功能正常。邹教授认为该患者中医辨证为水肿气虚湿热证，西医属肾病综合征、慢性肾小球肾炎。病机为肺脾肾气虚，湿热蕴结咽喉，水湿泛溢肌肤，治疗予以标本兼顾，仿邹教授自拟补气清利汤之意加减以健脾益肾，清利咽喉，利水和络。

处方：太子参30g，生黄芪30g，制苍术10g，白术10g，生薏苡仁10g，川续断15g，桑寄生15g，连皮茯苓40g，车前子(包煎)30g，泽兰30g，泽泻30g，黑玄参10g，金银花10g，蝉衣6g，制僵蚕10g，广地龙10g，益母草30g，怀牛膝30g。日服1剂，连服14剂

二诊（9月15日）：下肢浮肿减轻，但午后依然明显，腰部酸痛，口唇色紫。询问原有冠心病史，近有时胸闷，舌淡红，苔黄腻。尿常规：蛋白（++++）。前方有效，仍宗前方，加藿香10g，佩兰10g，红花10g，川芎10g。继服14剂，患者浮肿消退，尿蛋白（+），长期服药巩固。

按语：明代张景岳曾说："凡水肿等证，乃肺脾肾三脏相干之病。盖水为至阴，故其本在肾；水化于气，故其标在肺；水惟畏土，故其制在脾。"调理肺脾肾三脏为治疗肾炎及水肿病的常用方法。然而由于慢性肾病病程较长，反复迁延，以及低蛋白血症、贫血等因素，使机体免疫功能失调，卫外不固，极易招致外邪侵袭，风邪湿热蕴结咽喉，此乃致慢性肾炎蛋白尿及血尿最常见的诱发及加重因素，故临床治疗时不可忽视。重者先祛邪，后扶正，方药专以清肺利咽，缓图治肾，如玄麦甘桔汤与银翘散合方加减；轻则扶正化湿中兼以利咽祛邪，选邹老自拟补气清利汤。本例即以补气清利汤加减，具有健脾益肾、清利咽喉，利水和络之功。方中太子参、生黄芪、白术、川续断、桑寄生健脾益肾，扶正固本；制苍术、生薏苡仁、连皮茯苓、车前子、泽泻、泽兰利水化湿；黑玄参、金银花、蝉衣、制僵蚕、广地龙清热解毒，利咽消肿，而蝉衣、制僵蚕、广地龙尚有消除蛋白尿作用，故对蛋白尿伴咽喉不利患者尤为适宜。

此外，对蛋白尿反复难消，尚须配合活血和络。"气虚不足以推血，则血必有瘀。""叶天士谓久病必治络，其所谓病久气血推行不利，血络之中，必有瘀凝，故致病气缠延下去，疏其血络而病气可尽也。"（《读医随笔》）有些患者即使临床无典型的舌质紫暗、肌肤甲错等血瘀征象，但从其肾脏病理变化上看，可能存在着肾小球系膜细胞增生，基质增多，间质成纤维细胞增生及间质纤维化，此为瘀血的微观表现，特别对病程较长患者，临床常可配合活血和络，如当归、赤芍、泽兰、丹皮、丹参、川芎、益母草、怀牛膝、桃仁、红花；如蛋白尿较多，久治少效者，可配合虫类药搜风活血通络，如地龙、水蛭、全蝎、蜈蚣等，或配合服用大黄䗪虫丸。

4. 慢性肾小球肾炎属水湿瘀阻证（邹云翔主诊）

唐某，女，20岁。初诊日期：1967年3月10日。

患者一身悉肿半年，同时经闭，经治疗，面部浮肿得减，而腰腹以下高度浮肿，腹部有移动性浊音，下肢按之没指，形体消瘦，面色暗黄，脉象细弱。尿蛋白（+++）。此属血化为水，治当活血化瘀。

处方：生黄芪9g，桂枝尖4.5g，赤芍药9g，西当归9g，单桃仁9g，杜红花4.5g，川芎4.5g，马鞭草15g，路路通9g，福泽泻9g，泽兰草15g。

上方服1个月，腹水及下肢浮肿逐渐消退，面色转红润，但月经尚未来潮。尿检：蛋白（++），红细胞（+），颗粒管型（+）。以原方加大黄䗪虫丸9g，每日分2次吞服。1周后，月经来潮，色紫量多，夹有血块，经来之后，水肿迅速消退。尿检结果好转：蛋白（+），红细胞、管型（-）。治法转从气血双调，培补正气。后来信云，尿蛋白已消失，完全恢复健康，并安全得子。

按语：张仲景《金匮要略·水气病脉证并治》说："妇人由经水不通，经为血，血不利，则为水，名曰血分。"高学山注云："妇人之经水不通，夫经者血也，血不流利，久则败死以化黑水，又血不流利，久则干枯以招外水，故曰则为水也。名曰血分，言水在血分中，当以治血为本，治水为标，斯称合法耳。"本例为典型之血分水肿病，用活血化瘀法前，曾用过疏风宣肺、通阳利水等法，是治血分水肿之标，故而少效。转用活血化瘀，特别是使用破血逐瘀通经之大黄䗪虫丸，是治血分水肿之本，故迅见疗效。

5. 慢性肾小球肾炎，脾虚湿蕴证（邹云翔主诊）

倪某，女，27岁。初诊日期：1969年6月9日。

患者常觉腰酸乏力，1969年年初出现浮肿而就医。尿检不正常，某医院诊断为慢性肾炎。经治疗浮肿虽消，但尿检结果未好转，转来邹老处诊治。神疲乏力，脘痛纳少，恶心欲吐，口多黏涎，脉细，苔白腻。尿检：蛋白持续（+++），并有红细胞及颗粒管型。寒湿蕴中，脾运不健。治当健脾温中，化湿助运。

处方：炒潞党参9g，炒山药9g，云茯苓9g，焦薏苡仁9g，炒川椒0.9g，淡干姜2.4g，法半夏6g，陈广皮6g，炒当归9g，炒白芍9g，炙内金3g，焦六曲9g，小红枣切5个。

服上药尚合适，脘痛减轻。守方治疗至8月份，脘痛止，纳谷增，精神好转。再以原方略加出入，继续治疗至次年5月份，身体渐复，尿检蛋白微量而回乡，继以上方调治而稳定未发。

按语：此例患者，临床症状表现为中虚寒湿型胃脘痛，但就病史及尿检结果分析，可知为慢性肾炎。邹老平时治病，非常重视辨证，注意整体功能的调整。认为此例乃脾虚寒湿内蕴累及肾脏，其治应抓主要矛盾治其脾胃，脾运得健，则肾病可复。用健脾化湿、温中助运方治疗，脘痛止，胃纳增，脾胃功能健旺，水谷精微源远流长以调养先天，促使肾气渐复，固摄正常，病体乃得以恢复。

6. 慢性肾小球肾炎属肝肾阴虚，肝阳上亢证（邹云翔主诊）

顾某，男，35岁。初诊日期：1970年2月3日。

患者有慢性肾炎病史10年。一年来血压偏高，经治未降，头痛乏力，腰酸，脉细弦，苔薄白，舌质红。尿检：蛋白（+），酚红排泄试验53%，血非蛋白氮24.27mmol/L，血压134/100mmHg。证属肝肾阴亏，虚阳上扰。从滋养肝肾，平潜虚阳治疗。

处方：潼蒺藜9g，白蒺藜9g，枸杞子12g，细生地9g，活磁石9g，川续断9g，潞党参9g，川黄连1.5g，肉桂心1.5g，云茯苓9g。

二诊（2月8日）：头痛腰酸之症轻减，血压降至120/90mmHg。仍按原方治疗。

三诊（2月23日）：血压112/90mmHg，尿检正常。原方续进。

四诊（2月25日）：无明显自觉症状，血压112/88mmHg，给原方巩固。至1997年病仍稳定。

按语：慢性肾炎之证属阴虚阳越者，仅以息风潜阳法治疗多难取效。邹老认为，此等慢性肾炎虚是其本，当从滋养肝肾着手，佐以少量肉桂引火归原、平调阴阳，病情可迅速稳定，本案即是一例。

7. 慢性肾小球肾炎属脾肾气虚，湿热内蕴证（邹云翔主诊）

杨某，女，35岁。初诊日期：1972年8月25日。

患者1971年下半年始面目常见轻度浮肿，尿检异常，未予重视。至1972年6月，浮肿加重，并出现腹水。6月17日尿检：蛋白（＋＋＋＋），上皮细胞（＋＋），白细胞（＋），红细胞1～2，透明管型（＋），血压90/60mmHg。某医院诊断为慢性肾炎，经用西药利尿剂治疗，则浮肿消退，但尿检仍不正常，8月25日由外地来邹老处治疗。腰府酸痛，嗳气纳少，脘部作胀，时觉有包块填塞。白带量多，有腥气味。脉细，苔薄白。腹部触诊未扪及包块。尿检：蛋白（＋＋＋＋），白细胞（＋），上皮细胞（＋＋），颗粒管型少许，透明管型（＋）。证属脾虚气滞，肝经湿热下注。治从健脾理气，清肝渗湿。

处方：炒潞党参18g，连皮苓24g，炒山药9g，老苏梗3g，大腹皮9g，佛手片12g，细柴胡1.8g，全当归9g，杭白芍9g，砂仁壳1.8g，江枳壳1.8g，蜀羊泉30g。

二诊（8月30日）：仍觉腰府酸痛，脘部发胀，溲少带多，喉中有梗阻之状。尿检：蛋白（＋＋＋），红细胞0～4，白细胞5～8。仍宗原意出入，因其素患气管炎病，故加清肺化痰之品。

处方：潞党参18g，大腹皮9g，佛手片12g，砂仁壳1.5g，枳壳1.5g，全当归9g，杭白芍9g，南沙参12g，紫苏子9g，莱菔子9g，桑白皮9g，细柴胡3g，连皮苓30g。

三诊（9月4日）：药后脘腹胀减，尿量增多，唯白带仍多，喉中有痰。尿检：蛋白（＋＋），红细胞1～2，白细胞（＋）。

处方：潞党参24g，大腹皮5g，佛手片9g，全当归9g，焦白芍9g，紫苏子9g，紫苏叶2.4g，莱菔子9g，南沙参12g，桑白皮9g，枸杞子9g，白蒺藜5g，椿根皮9g，连皮苓30g。

四诊（9月9日）：腰府酸楚，脘部胀轻未彻，苔厚腻。前方加健脾化湿之品。

处方：制苍术1.8g，生薏苡仁9g，潞党参18g，佛手片9g，南沙参12g，紫苏子9g，紫苏叶2.4g，莱菔子5g，桑白皮5g，全当归9g，焦白芍9g，小茴香0.9g，蜀羊泉30g，连皮苓24g。

五诊（9月14日）：腰府酸痛、脘部胀满等症已减，白带已少，溲量增加，口苦背冷。尿检：蛋白（＋），红细胞3～4，上皮细胞（＋），白细胞2～4。健脾理气，化痰渗湿方续进。

处方：潞党参18g，佛手片9g，陈广皮6g，怀山药5g，制苍术1.5g，紫苏子5g，紫苏叶1.2g，桑白皮5g，南沙参12g，全当归9g，杭白芍9g，蜀羊泉15g，连皮苓18g，鲜芦根60g。

六诊（9月29日）：9月21日行人工流产，术后肾病未有反复。觉腰酸，尿检：蛋白（++），红细胞1~2，白细胞2~3。脾肾俱虚，气血两亏。以健脾补肾，益气养血法治疗。

处方：潞党参15g，云茯苓9g，炒山药9g，制狗脊12g，川续断9g，全当归9g，焦白芍9g，枸杞子9g，川芎3g，陈广皮3g。

另：养血膏每日3次，每次1匙，用药汁冲服。

七诊（10月7日）：微觉腰痛口苦，苔白，脉细。尿检：蛋白（+），红细胞1~2。仍以养血健脾，理气化湿为主治疗。

处方：潞党参15g，枸杞子12g，制苍术2.5g，云茯苓9g，炒山药9g，法半夏3g，陈广皮3g，砂仁壳1.8g，枳壳1.8g，天花粉9g。

另：养血膏每日2次，每次1匙，药汁冲服。

以上方加减服至年底，体质渐复，尿检蛋白（±）~（+）而停药，回家休养。

半年后，因劳累而致病情反复，于次年6月6日又至宁复诊。腰痛纳少，头昏耳鸣，苔白厚，脉细。尿检：蛋白（+++），上皮细胞（+++），白细胞（+），红细胞1~2，颗粒管型1~2。脾虚湿困，肾虚不固。拟健脾化湿，益肾补气法。

处方：制苍术6g，生薏苡仁5g，炒薏苡仁5g，炒山药9g，净芡实9g，云茯苓12g，法半夏6g，陈广皮6g，制川断9g，炒潞党参12g，全当归9g，焦白芍9g，小红枣（切）5个。

以上方治疗半月，尿检蛋白微量，红细胞1~2。继续服用至9月份，病情稳定而停药。

按语：本例证属脾虚气滞，土虚木乘，是以脾气不能散精上归于肺，水不归经，泛于肌表而为浮肿；湿土之气下陷，统摄无权，下元不固而发为蛋白尿和带下之候。故经用健脾理气，佐以疏肝渗湿之剂，病情迅速好转。但因调理巩固时间较短，功亏一篑，以致半年后病又复发，当引以为训。

8. 慢性肾小球肾炎属脾肾气虚证（邹云翔主诊）

范某，男，34岁。初诊日期：1975年9月25日。

患者1975年3月，因轻度浮肿，腰酸乏力而就诊。尿检：蛋白（++），红细胞（+++），颗粒管型少许。某医院诊断为慢性肾炎。经治半年未愈，于9月25日至邹老处诊治。腰痛耳鸣，精神不振，肢体懈怠，大便稀溏，颜面、四肢轻度浮肿，脉细，苔白，舌质淡。血压正常。尿检：蛋白（++），红细胞1~4，颗粒管型少。证属肾虚脾弱，用补肾健脾、化瘀渗利法治疗。

处方：酒炒杜仲18g，功劳叶24g，制苍术9g，生薏苡仁15g，炒潞党参12g，干荷叶9g，炒防风9g，杜红花9g，血余炭9g，白茅根60g。

二诊（10月6日）：精神好转，体力增加，耳鸣已止，腰酸痛轻减，唯大便仍不成形，脉细，苔白，乃火不生土。尿检：蛋白微量，红细胞少，白细胞少，上皮细胞少。宗原法加温阳益肾之品。

处方：补骨脂5g，全鹿丸（包煎）9g，酒炒杜仲18g，功劳叶24g，制苍术9g，生薏苡仁15g，炒潞党参12g，干荷叶9g，炒防风9g，血余炭（包煎）9g，杜红花9g，白茅根60g。

三诊（10月14日）：药后腰酸痛已不著，体力转佳，大便尚未完全调实，晨起或午睡后眼睑微肿，尿检蛋白极微。原法踵进。

处方：补骨脂5g，全鹿丸（包煎）9g，酒炒杜仲18g，功劳叶24g，制苍术9g，生薏苡仁15g，炒潞党参12g，干荷叶9g，炒防风9g，杜红花9g，血余炭（包煎）9g，白茅根60g。

上方服至11月6日，病情稳定，无自觉症状。尿检蛋白一直巩固在痕迹至极微时，停止服药。

按语：此例水肿虽不明显，但尿检异常，有些患者体检时才发现患慢性肾炎，临床辨证需结合辨病，如执死方而治活病，终难获效。从本例慢性肾炎患者来看，腰痛耳鸣，乃属肾虚；便溏乏力，乃属脾虚；颜面四肢浮肿，乃因脾虚不能制水而反克，肾虚水无所主而妄行。病属肾虚脾弱，昭然若揭。故投以调养脾肾，佐以渗利和络之剂，病情始得稳定。

9. 慢性肾小球肾炎属脾肾气虚，湿热中阻证（邹云翔主诊）

金某，男，40岁。初诊日期：1977年6月28日。

患者患肾炎已19年，时常反复，迁延难愈。今年2月份尿中有蛋白（+++），经治疗迄今尚未缓解，乃请邹老诊治。腰痛乏力，脘胀纳少，泛吐酸水，脉细，苔根黄腻。尿检：蛋白（+++），颗粒管型0～1。血压140/90mmHg。证属肾虚脾弱，湿热中阻，肝胃不和。治以益肾健脾，疏肝和胃，佐以化湿之品。

处方：淫羊藿30g，枸杞子12g，潞党参18g，炒山药15g，云茯苓12g，淡吴萸1.8g，炒川楝子9g，荔枝草18g，苍术炭5g，生薏苡仁9g，炒薏苡仁9g，法半夏6g，陈广皮5g。

二诊（7月3日）：肝胃得和，吞酸遂止，唯腰酸浮肿，脘胀如故，脉细，苔仍黄腻。原方化裁。

处方：淫羊藿30g，枸杞子12g，潞党参18g，炒山药15g，云茯苓12g，苍术炭5g，生薏苡仁9g，炒薏苡仁9g，法半夏6g，陈广皮5g，巴戟天9g，荔枝草18g，佛手片9g。

三诊（7月10日）：投健脾益肾化湿之品，脾肾功能渐复，湿化有下趋之势，但尿频淋漓不尽，终属虚不固摄之证，脉细，苔白转薄。尿检：蛋白（－），颗粒管型偶见。治当因势利导，原方加滋肾丸9g以温阳清利。

四诊（7月24日）：尿频止，脘不胀，唯仍腰酸，浮肿轻微，脉细，苔薄白。尿检：蛋白微量，颗粒管型少。肾虚一时难复，原方去佛手片。

五诊（7月31日）：浮肿不著，活动后仍觉腰部酸胀，脉细，苔薄白。尿检：蛋白微量，余（－）。治以健脾补肾，佐以和络之品。

处方：潞党参18g，炒山药15g，云茯苓12g，生薏苡仁9g，炒薏苡仁9g，制苍术3g，巴戟天9g，川续断15g，淫羊藿30g，枸杞子12g，白蒺藜9g，杜红花6g。

六诊（8月5日）：腰痛酸胀已不著，足肿已消，脉细，苔薄白。尿检蛋白少，余（－）。原方续进，以冀痊愈。

按语：许叔微认为补脾不若补肾，李东垣认为补肾不若补脾。邹老认为，脾虚则当补脾，肾虚则当补肾，脾肾两虚则当脾肾同治，切不可刻舟求剑。本例前医认为西医诊断为肾炎，病即在肾，但补其肾，置脾虚和其他兼证于不顾，故难获效。邹老从脾肾同治，并顾及兼证，即获得较满意的效果。

10. 慢性肾炎属湿郁阻络证（邹燕勤主诊）

王某，女，59岁。初诊日期：1998年4月23日。

患者于1997年9月出现下肢浮肿后，未作检查及治疗，12月因浮肿加重而查尿常规：蛋白（＋＋＋），隐血（＋）。诊为“慢性肾炎”，并开始服用强的松。现尿蛋白减少但未转阴，激素已开始减量，于1998年4月23日就诊。症见双下肢浮肿，按之凹陷，面圆背宽，纳谷尚可，舌质红，苔黄厚腻，脉细。尿蛋白定量0.608g/24h。邹教授认为，该患者为水肿湿郁阻络证，西医属慢性肾小球肾炎、药物性库欣综合征。病机为脾肾气虚，痰湿瘀血阻滞经络。治拟扶正祛邪，标本兼顾，先行健脾化湿、理气和络。

处方：太子参30g，制苍术20g，白术20g，生薏苡仁15g，连皮茯苓40g，半夏10g，广陈皮10g，猪苓30g，泽兰20g，泽泻20g，制香附10g，制僵蚕15g，广地龙15g，蝉衣6g，车前子(包煎)20g，白茅根30g，生甘草5g。

另：服越鞠丸5g，每日3次。

二诊（5月30日）：上方服1个月，下肢浮肿明显减退，尿蛋白定量0.47g/24h，尿常规阴性，舌苔厚腻渐化，为薄白苔，脉细。遂转从益气健脾，化湿和络剂巩固。

处方：太子参20g，生黄芪30g，炒白术10g，连皮茯苓30g，生薏苡仁15g，车前子(包煎)30g，泽兰20g，泽泻20g，制僵蚕15g，广地龙15g，蝉衣6g，全蝎3g，紫丹参20g，白花蛇舌草15g，猪苓30g，猫爪草15g，生甘草5g。

按语：本例患者病起于慢性肾小球肾炎，长期服用大量“激素”类药物之后，出现药物性库欣综合征。有些学者提出“激素”类似于中药的“纯阳”之品，服用大量激素后，常可出现阴虚内热之证。自邹云翔教授始，遂将使用激素后出现的气滞血瘀湿浊阻于脏腑经络，升降失常的一组特殊证候定名为“激素性气血痰湿郁滞证”。常见症状有满月脸，水牛背，全身浮肿，疲倦乏力，面背部痤疮，恶心欲吐，口苦口黏，面部升火，心烦失眠，腹胀纳少，大便干结或不爽，小便黄赤，舌苔白腻或黄腻，脉细弦或弦滑。治疗采用《丹溪心法》越鞠丸加减以疏滞泄浊。吴昆《医方考》曰：“越鞠者，发越鞠郁之谓也。”方中香附行气解郁，以治气郁；苍术燥湿运脾，以治湿郁；川芎活血化瘀，以治血郁；山栀清热泻火，以治火郁；神曲消食导滞，以治食滞；半夏、陈皮燥湿化痰，行气消痞，以治痰郁。邹燕勤教授除临证常以疏滞泄浊法治疗外，还常配合虫类药如僵蚕、地龙、蝉衣、全蝎、水蛭等活血通络，并有消除蛋白尿作用。

【小结】

1. 慢性肾小球肾炎以蛋白尿、血尿、高血压、水肿为基本临床表现，病情迁延，进展缓慢，伴或不伴有不同程度的肾功能减退，最终可发展为慢性肾衰竭的一组肾小球疾病。根据其临床表现，可归属于中医学“水肿”、“腰痛”、“血尿”、“肾风”等范畴。

2. 邹云翔教授认为，慢性肾炎的发生虽有先天不足、后天失养、六淫侵袭、药物损害、七情所伤、劳倦过度、房事不节，以及素体肾虚等病因，但总不外乎内因和外因两方面。肾气充足之人，即使存在外感六淫或饮食不节（洁）、劳倦过度，也不会发生肾炎。而肾气不足者，在外感六淫或疮毒之邪侵袭下，病邪可乘虚而入，导致肾炎的发生。本病病位主要在肾，涉及肺、脾（胃）、肝等脏腑。其病理性质乃本虚标实，本虚以肾虚为主，标实以水湿、湿浊、湿热、血瘀之证为多。

3. 在治疗上，应强调维护肾气，以增强肾脏气化功能为根本原则。伤害肾气之药物、克伐肾气之方剂是治疗肾炎所应绝对禁忌的。维护肾气的措施，主要是在辨证中伍以益肾之品，并根据患者体虚表现而注意扶正。对慢性肾炎已存在肾损害者，更应注意维护肾的气化功能，切忌一味攻伐。

4. 邹老开创了运行血气，活血化瘀治疗慢性肾炎的先河。在1955年出版的《中医肾病疗法》中述及慢性肾炎的病理为“血凝则气滞，血行则气随，血与气亦是分离不开的”，提出治疗采用“温肾、行血、宣瘀，佐以通阳行气的药物，肾脏血流才不发生障碍”。

5. 注重预防慢性肾炎的复发，积极治疗外感等诱发因素。并注重清利湿热，调节免疫功能，以防肾炎复发。中医认为，“邪不去正不安”，“祛邪可以匡正”，这对肾小球肾炎的疗效具有重要的临床意义。

6. 注意研究现代患者的各种具体情况，分析疾病的发生、发展、病机变化与转归的关系，首创疏滞泄浊之法治疗难治性肾炎。邹云翔教授认为，对激素治疗不敏感而副作用明显，出现药物性库欣综合征等表现者，乃由药物引起体内升降出入功能紊乱所致，气血精微变为湿浊痰瘀，并阻于脏腑络脉肌腠而成。创用疏滞泄浊法疏其气血，泄其湿浊、痰瘀，使失常之升降出入得以恢复而病可痊愈。

7. 邹云翔教授在临床中发现，随着时代变迁及多种中西药物的运用，阳虚证逐渐减少，气阴两虚证明显增多。王钢教授在邹老的指导下，于20世纪80年代初期就拟出补气养阴，和络渗湿方剂治疗慢性肾炎气阴两虚证，1984年制成肾炎宁胶囊，总有效率达87%以上，提高了对气阴两虚证的治疗效果，该药已成功开发为中药三类新药。

8. 近年来随着肾活检病理诊断的普及，常在辨证基础上，结合病理检查结果，确定中医治疗方案，有利于改善症状及消除蛋白尿。

（孔薇，吴金珠，王钢）

第四节　肾病综合征

肾病综合征是因多种肾脏病理损害而致的严重蛋白尿及其相应临床表现的总称。肾病综合征的定义须符合：①大量蛋白尿（≥3.5g/d）；②低白蛋白血症（≤30g/L）；③高脂血症（血清胆固醇>6.5mmol/L）；④水肿，水、钠潴留。其中大量蛋白尿及其导致的低白蛋白血症是肾病综合征诊断的必备条件，其他表现都是在持续大量蛋白尿的基础上发生的。由于肾病综合征是由多种病因、病理和临床疾病所引起的一组综合征，其表现、机理和防治各有特点，故肾病综合征不被用作疾病的最后诊断。

本病属中医学中“水肿”范畴。

根据临床资料分析，本病具有以下特点：

1. 临床分类　肾病综合征根据病因常分为原发性和继发性两大类，前者在急性肾小球肾炎、急进性肾小球肾炎、慢性肾小球肾炎及肾小球肾病等原发性肾小球疾病中都可出现肾病综合征；后者的原因很多，常见者为糖尿病性肾病、肾淀粉样变性、系统性红斑狼疮肾炎、药物及感染而引起的肾病综合征。

2. 病理分类　在病理学上，微小病变、局灶性节段性肾小球硬化、膜性肾病、膜增生性肾小球肾炎，以及脂蛋白肾小球病、胶原Ⅲ肾小球病、纤维性肾小球病及塌陷性肾小球病都以肾病综合征为主要表现，其中成人以膜性肾病为多见，儿童以微小病变型占多数。在临床表现上，肾病综合征的一系列临床表现主要起源于大量蛋白尿，血浆中大量蛋白质从尿中丢失，导致低蛋白血症，进而引起水肿、高脂血症。肾病综合征的主要合并症有继发感染、血栓、营养不良、肾功能损伤等。肾病综合征的临床表现与病理类型之间无肯定的因果关系，两者不能互相替代。

肾病综合征的诊断首先需判别原发性与继发性，以根治病因性疾病。同时，肾病综合征的临床表现及病理形态常有较大差异，故应对每个肾病综合征患者的临床类型及病理形态做出正确的判断。肾活检可对肾病综合征患者的病理及超微结构的观察提供组织形态学诊断，对制订治疗方案及估计预后有重要的意义。因此，对于每一个肾病综合征患者来说，都应尽可能进行肾活检以明确诊断。

肾病综合征的治疗一般分为对症治疗及免疫调整剂治疗，前者常用利尿、抗凝、降血脂等方法；后者常用皮质激素、细胞毒性免疫抑制剂、免疫促进剂等方法。对于一些重症及难治性肾病综合征，目前临床常采用联合疗法以提高疗效。肾病综合征的预后常与其原发病及病理损害类型有关。部分患者单独使用中医药治疗能取得较好疗效，但多数采用中西医结合治疗，以缩短病程、提高疗效、减轻激素和细胞毒药物的毒副作用。

【病因病机】

1. 病因　肾病综合征的临床表现以水肿为特征，中医认为是因多种因素作用于人体，导致脏腑气血阴阳不足，肺脾肾功能障碍，水液代谢紊乱，水湿泛滥肌肤，流溢四肢所致。日久可致湿热、瘀血兼夹为病。常见病因如下：

（1）风邪外袭：风寒或风热之邪外侵肌表，内舍于肺，肺失宣降，不能通调水道，以致风遏水阻，风水相搏，泛溢肌肤而成本病。

（2）疮毒内归：肌肤因痈疡疮毒未能清解消透，疮毒从肌肤内归脾肺，脾失运化，肺失宣降，导致水液代谢受阻，溢于肌肤而成本病。

（3）水湿浸渍：久居湿地，或冒雨涉水，或汗水渍衣，穿着湿冷，以致水湿之气由表入里，壅塞三焦，脾为湿困，失其健运，水湿不运，泛于肌肤而成本病；或长期居处寒湿，伤及元阳，以致肾失开阖，气化失常，水湿内停，泛溢肌肤而成本病。

（4）饮食不节：长期摄食不足，或暴饮暴食，或因嗜食生冷，或因恣食辛辣膏粱厚味而损伤中焦脾胃，使脾失健运，水失运化而内停，溢于肌肤而成本病。

（5）劳伤过度：劳倦太过，耗伤脾气，脾失运化，水湿停聚，横溢肌肤，发为本病；或因早婚多育，房劳过度，肾精亏耗，肾气内伐，不能化气行水，遂使膀胱气化失常，开阖不利，水液内停而成本病。

（6）瘀血阻滞：外伤受创，经络受损，血液瘀阻，或久病入络，经络不畅，瘀血内阻，损伤三焦水道，水行不畅，壅滞于内而发为本病。

2. 病机 本病的发病机理，以肺脾肾三脏功能失调为中心，以阴阳气血不足，尤其是阳气不足为病变的根本，以水湿、湿热及瘀血等邪实阻滞为病变之标，临床多表现为虚实夹杂之证。本病日久可致正气愈虚而邪实愈盛，若湿浊阻滞严重者，常会导致癃闭、关格等危象。一般来说，病在肺，在标，较浅；病在肾，在本，较重；病在脾，在枢，不可失治。若脾肾虚损日重，损及肝、心、胃、肠、脑等则病情恶化。

【诊断与鉴别诊断】

1. 诊断

（1）临床诊断：①大量蛋白尿（≥3.5g/d）；②低白蛋白血症（≤30g/L）；③高脂血症（血清胆固醇>6.5mmol/L）；④水肿。其中①和②是肾病综合征诊断的必备条件。

（2）病因诊断：只有排除了继发性和遗传性疾病后，才能明确为原发性肾病综合征。

（3）病理诊断：肾活检可明确病理类型。常见病理分型有微小病变型肾病、系膜增生性肾小球肾炎、系膜毛细血管性肾小球肾炎、膜性肾病、局灶性节段性肾小球硬化。

2. 鉴别诊断 本病主要与继发性肾病综合征相鉴别，常见的继发性肾病综合征有：

（1）紫癜性肾炎：患者除有血尿、蛋白尿、高血压及水肿等肾小球肾炎的特点外，可伴有皮疹、紫癜、关节痛、腹痛及便血等过敏性紫癜性特征。早期可见血清 IgA 增高，部分患者在皮损消退后数月或更久后才发生肾脏病变症状，必须详细追溯病史。

（2）狼疮性肾炎：多见于中青年女性，伴有发热、皮疹及关节痛，尤其是面部蝶形红斑最具诊断价值。血清抗核抗体、抗双链 DNA 抗体及抗 SM 抗体阳性，血中可找到狼疮细胞。血清 α_2 及 γ 球蛋白增高。

（3）糖尿病肾病：多发生于糖尿病 10 年以上的患者。早期肾体积增大，肾血浆流量及肾小球滤过率增加，眼底检查可见微动脉瘤。

（4）多发性骨髓瘤肾病：多发生于中老年患者，可有贫血及出血倾向，骨痛及骨骼病变。血清γ球蛋白及IgG明显增高，尿本周蛋白阳性；骨髓象显示浆细胞异常增生，占核细胞的15%以上，并伴有质的改变。

（5）肾淀粉样变性肾病：好发于中老年，一般在淀粉样肾病3～5年后出现肾病综合征，常伴有心肌肥厚、心律失常、心力衰竭及肝脾肿大。肾受累时体积增大，常呈肾病综合征表现。肾淀粉样变性有赖于肾活检刚果红染色阳性以确诊。

（6）恶性肿瘤所致的肾病综合征：各种恶性肿瘤均可通过免疫机制引起肾病综合征，如淋巴瘤、白血病、支气管癌及结肠癌等。如发现全身淋巴结肿大及胸、腹部肿块等均应考虑肿瘤可能。

（7）进行性系统性硬化症：患者多数先有雷诺现象，继而面部及指部肿胀僵硬，皮肤增厚，吞咽困难。血清γ球蛋白及IgG增高，抗核抗体、抗SCl－70及ACA抗体可阳性。

【辨证论治】

原发性肾病综合征的中医辨证分型标准按本书“慢性肾炎”的分型分为正虚证、标实证。为突出肾病综合征自身的临床特点，本书特以虚实结合辨证分型，以便与慢性肾炎相区别，但临床可参照“慢性肾炎”辨证论治。

1. 气虚风水证

证候：患者平素少气乏力，易患感冒，多在外感后突然出现眼睑及面部浮肿，继则四肢及全身高度浮肿，多兼外感表证，舌质淡胖而润，边有齿痕，苔白滑，脉沉紧或沉数。

基本治法：益气固表，宣肺利水。

方药运用：防己黄芪汤合越婢汤加减。常用药：防己10g，黄芪15～40g，白术9g，麻黄6g，生石膏（先煎）24g，生姜6g，大枣12g，甘草6g。防己黄芪汤中重用黄芪补气固表且能利水，是为君药；辅以防己祛风行水，与黄芪相配，补气利水力量更强，且利水而不伤正；佐以白术健脾渗湿，与黄芪相配，益气固表之力更大；使以甘草培土和药，生姜、大枣调和营卫。药共六味，相得益彰，合而为益气祛风利水之剂。越婢汤中以麻黄宣散肺气，发汗解表，以祛在表之水气；生石膏解肌清热；甘草、生姜、大枣健脾化湿，取崇土制水之意，合而为宣肺利水消肿之剂。两方相合，则表虚得固，风邪得除，气虚得复，可使水道通利，诸症悉除。

加减：若见风寒束肺所致者，可加麻黄汤以疏风散寒；若见风热袭肺者，可加银翘散以疏风清热；若水肿较甚者，可加五皮饮以利水消肿；若见胸腹胀满者，可加陈皮、枳壳、大腹皮以行气宽中；兼有咽喉肿痛者，可加金银花、牛蒡子、鱼腥草以清热解毒。

2. 阳虚水泛证

证候：高度水肿，按之凹陷，以下肢及腰背为主，或伴胸水、腹水，小便不利，纳差便溏，面色㿠白，形寒肢冷，舌质淡润或舌体胖大质嫩而润，边有齿痕，舌苔白腻水滑，脉沉弱。

基本治法：温补脾肾，通利水湿。

方药运用：真武汤合五皮饮加减。常用药：炮附子（先煎）9g，茯苓皮30g，白芍9g，赤芍9g，白术6g，生姜9g，桑白皮15g，生姜皮10g，大腹皮10g，陈皮10g。真武汤中以附子大辛大热，归入肾经，温壮肾阳，化气行水为君；配以茯苓、白术健脾泻湿利水为臣；又以白芍养阴利水，且能缓和附子之辛燥，配以辛温之生姜，既可协附子温阳化气，又能助苓、术温中健脾，共为佐使。诸药合用，共成暖肾健脾，温阳化气利水之剂。五皮饮中则以茯苓皮利水泻湿，兼以健脾以助运化；生姜皮辛散水饮；桑白皮肃降肺气，通调水道；再加大腹皮、陈皮理气兼以除湿。五药合用，共奏消肿、健脾、理气之效，既可助真武汤温阳利水，又可防水湿内阻而成气滞之弊。两方相互配合，则脾肾得温，水湿得利，水肿可愈。

加减：若气虚甚者，加党参、黄芪以补气；脾虚明显者，加山药、炒谷麦芽、生薏苡仁以健脾；若兼风邪者，加防风、羌活以散风除湿；腰以下肿甚者，加防己、薏苡仁以利水消肿；脘腹胀满甚者，加木香、莱菔子、枳实以理气消胀；尿蛋白长期不消者，加金樱子、芡实以固摄精微；咳者加五味子以敛肺气，加细辛以散寒饮。

3. 阴虚湿热证

证候：面部及下肢浮肿，腰膝酸软，头晕耳鸣，心烦少寐，咽喉疼痛，咽干口燥，小便短涩，大便秘结不畅，舌红少津，苔黄腻，脉沉细数或滑数。

基本治法：滋补肝肾，清热利湿。

方药运用：知柏地黄汤加味。常用药：知母12g，黄柏12g，生地12g，山茱萸12g，丹皮9g，山药15g，茯苓20g，泽泻9g，焦栀子15g，凤尾草30g，车前子（包煎）30g。方中生地、山茱萸、山药以滋补肝肾；知母、黄柏、山栀子清泻下焦湿热；凤尾草、泽泻、车前子、茯苓清热而利水湿；丹皮凉血化瘀且可消肿。诸药合用，共奏滋补肝肾、清热利湿之效。

加减：若兼痤疮感染或咽痛明显，热毒较甚者，可加板蓝根、鱼腥草、金银花、白花蛇舌草以清热解毒；大便秘结不畅者，可加生大黄以泄热通便；兼有尿频尿急尿痛及血尿者，可加蒲公英、白茅根、大蓟、小蓟以清利湿热，凉血止血。

4. 瘀水互结证

证候：尿少水肿，面色黧黑或萎黄，口唇及肌肤有瘀斑瘀点，常伴见腰痛如针刺，痛处固定不移，血尿，皮肤粗糙或肌肤甲错，舌质暗红或淡暗，或有瘀斑瘀点，舌苔薄腻，脉弦细或沉涩。

基本治法：活血利水。

方药运用：桂枝茯苓丸加减。常用药：桂枝10g，茯苓20g，丹皮12g，桃仁10g，赤芍15g，益母草30g，泽兰10g，水蛭10g。方中用桂枝通行血脉，脉通则瘀血得除，茯苓利水渗湿可导水下行，同为主药，共奏活血利水之功；用丹皮、桃仁、赤芍活血化瘀，益母草、泽兰、水蛭活血利水，共为辅佐，以增强主药活血利水之效。诸药相互配伍，则瘀血得除，经脉得通，水湿得除。

加减：若伴气虚者，加生黄芪、太子参以补气；伴阳虚者加仙茅、淫羊藿以温阳；伴阴虚者加生地、龟板、鳖甲以养阴；伴血虚者，加当归、何首乌以养血；血尿明显者加白茅根、蒲黄、小蓟以止血；水肿明显者可合五皮饮以利水消肿。

【其他治疗】

1. 雷公藤多苷片　主要成分：雷公藤提取物。功效：抗炎、抑制细胞免疫及体液免疫。适用于肾病综合征、狼疮性及紫癜性肾炎、类风湿性关节炎、各种变应性皮肤病等。用法：雷公藤多苷片 1～1.5mg/（kg·d），每日最大用量不超过 90mg，分 3 次口服。疗程 2～3 个月，或遵医嘱。注意事项：雷公藤多苷的副作用和毒性比生药雷公藤明显下降，安全范围较大，少数患者服后也可发生胃肠道反应，但可耐受；出现白细胞减少、血小板减少后停药可恢复正常；也可引起月经紊乱和精子活力降低、精子数目减少等副作用；哺乳期妇女服用此药应断奶，孕妇忌用。

2. 昆明山海棠片　主要成分：昆明山海棠乙醇提取物。功效：祛风除湿，舒筋活络，清热解毒。适用于慢性肾炎、类风湿性关节炎、红斑狼疮等。用法：每次 2～3 片，每日 3 次，饭后服。注意事项：少数病例服后有胃痛、纳差、口干、色素沉着、经闭等现象，但停服数日后，即能自行消失。

3. 火把花根片　主要成分：火把花根水提物。功效：祛风除湿，舒筋活络，清热解毒。适用于慢性肾炎、肾病综合征、系统性红斑狼疮、类风湿性及风湿性关节炎、脉管炎、硬皮病等自身免疫性疾病。用法：每次 3～5 片，每日 3 次，饭后服用，1～2 个月为一疗程，可连续服用 2～3 个疗程，或遵医嘱。注意事项：少数患者服药后胃脘不适、恶心，饭后服药可减轻；伴中、重度肾功能不全或拟生育的青年男女慎用，儿童慎用。

4. 肾炎灵颗粒剂　主要成分：雷公藤、黄芪、甘草。功效：健脾益肾，气阴双补，清利兼施。适用于多种类型的原发性肾小球疾病。用法：每次 10～20g，每日 3 次，4 周为一疗程。注意事项：中、重度肝肾功能损害者禁用，孕妇忌用。

5. 保肾康　主要成分：川芎提取物。功效：活血化瘀。适用于各种原因所致肾小球疾病，如急、慢性肾小球肾炎、肾病综合征、早期肾衰竭。用法：每次 3～4 片，每日 3 次。

【转归及预后】

肾病综合征如无持续性高血压、离心尿红细胞 <10/HP，无持久性肾功能不全，尿蛋白为高度选择性蛋白尿，尿 FDP 及 C_3 值正常，一般用皮质激素治疗有效，预后较好；如有高血压、血尿、肾功能不全时，蛋白尿为非选择性，尿 FDP 及 C_3 阳性，一般用皮质激素治疗反应较差。肾病综合征的转归与其病理类型有关：微小病变型对皮质激素敏感者，肾功能基本正常，一般不会发生慢性肾功能不全；局灶性节段性肾小球硬化往往存在肌酐清除率降低，10 年内进展至肾衰竭者约占 40%；膜性肾病肾功能缓慢减退，15 年内可发展为肾衰竭者，成人占 50%，儿童为 10%～15%；膜增生性肾炎多数在发病时即有肾功

能减退，有半数患者在 10～15 年内发展到肾衰竭。

【预防与调护】

1. 预防 平时应慎起居，适冷暖，劳逸相宜，顺应自然，提高和调整机体的抗病能力。对于体质较弱易患感冒者，可按不同的体质，选用贞芪冲剂、玉屏风散等以防感冒。积极彻底治疗扁桃体炎、皮肤疮疡等感染以减除致病因素。若本病继发于其他系统疾病如系统性红斑狼疮、糖尿病、肿瘤、过敏性疾病等，积极预防和治疗原发病的初始阶段是预防肾病综合征发生的主要措施。

肾病综合征常易继发感染，特别是使用皮质激素和细胞毒制剂治疗后，极易引起细菌或病毒感染，应减少与外界密切接触，预防交叉感染，注意皮肤卫生，平时常服中药玉屏风散以提高机体抵抗能力。一旦感染发生，则须积极治疗，但要预防二重感染的发生。肾病综合征的高凝状态极易形成血栓，治疗时应同时加用活血抗凝药以改善高凝状态，防止血栓的形成。

对于有效血容量不足的肾病综合征患者应慎用或不用利尿剂，并应及时补充血容量以免引起急性肾衰。慎用和禁用各类对肾脏有害的中西药物，以免加重肾脏损害，导致肾衰竭的发生。

2. 调护 肾病综合征与水液代谢失常密切相关，一般护理时应详细记录 24 小时液体进出量，观察呕吐、腹泻、出汗情况，以及胃肠道外补液与尿量的关系。注意尿液色泽及泡沫等异常改变和昼夜排尿规律的变化。对高度水肿者，必须做好皮肤的清洁护理。在使用雷公藤制剂、激素、细胞毒制剂治疗时，应观察有无纳呆、胃脘不适、血白细胞减少、肝功能损害等副作用发生，一旦发现则应及时停药及处理。在应用攻逐药时，应查对药量，记录便次、数量及性状，观察有无腹痛及便泻不止等反应，注意有无失液脱水的征象。

饮食调理在水肿期宜控制其水、盐的摄入，进盐过量会影响利尿消肿的治疗效果；无水肿且夜尿增多者，宜于夜间排尿后均匀补充适量水分，以防血液高凝；凡无明显水肿，无高血压者，水与盐的摄入量不宜过分限制。当尿蛋白明显而肾功能正常时，宜增加蛋、奶、鱼、肉等优质蛋白食物，以补充白蛋白。其补充的定量可分为两个方面：一是每日尿蛋白流失量的补充，可按 24 小时尿蛋白定量乘以 1.25 来补偿；其二是患者每日的蛋白质需要量，一般按 1～1.5g/（kg·d）估计。若出现肾功能损害时，则应限制蛋白质的摄入，患者每日的蛋白质需要量只能根据血肌酐情况维持在最低限度，具体可参考肾衰竭患者的饮食调理。血浆蛋白明显低下（<20g/L）而致水肿顽固难消者，可临时补充人体白蛋白，但不宜多次反复使用，以免加重肾脏排泄负担。

肾病综合征病程较长，应做好心理疏导，避免精神刺激。注意气候变化，应时增减衣被，避免受凉。注意休息，适当参加体育活动，增强身体抗病能力，也可辨证应用玉屏风散、四君子汤、知柏地黄丸等，增强机体对疾病的防御能力。

【临证经验】

1. 尽快明确原发性肾病综合征的临床诊断、了解肾脏病理类型对治疗及预后具有重要参考作用。肾病综合征不是一个独立的疾病，包括原发性肾病综合征与继发性肾病综合征，即使原发性肾病综合征，也因病理类型不同而出现治法、疗效及预后的不同。因此，肾病综合征的诊断临床应分 3 个部分：①判断肾病综合征是否成立；②排除继发性肾病综合征；③明确原发性肾病综合征的肾脏病理类型。在临床诊断标准中，大量蛋白尿的定义为每日尿蛋白定量大于 3.5g，此标准也存在着由于患者个体差异而表现程度不同，需以体表面积进行校正。在排除继发性肾病综合征时需掌握常见可引起肾病综合征的原发病临床表现及相关理化检查结果，重视病史、既往史的调查，层层筛选，方可最后排除继发性肾病综合征。病理类型影响着肾病综合征的疗效及预后，因此应力争尽快进行肾活检，指导临床治疗，但也应避免重病理轻临床的诊断方法，对于肾病综合征的最终诊断，必须全面考虑临床表现、理化检查、肾活检结果三个方面，缺乏任何一面都可能造成漏诊或误诊。

2. 中医对肾病综合征的辨证以本虚标实、正虚邪实相结合的方法进行辨证分型，其证型常具有动态演变性，须随证辨治。由于肾病综合征病程较长，可因并发症及因西药的参与，使临床症状的表现不太典型或出现变化。正虚可出现肺、脾、肝、肾多脏腑虚损及气、血、阴、阳不足的多种症状，邪实也可表现出风、湿、热、毒、瘀、痰等多种病理损害胶着在一起。因此，中医辨证因根据患者不同的病理阶段，结合肾病综合征的基本病机及临床表现的标本缓急来进行辨证分型，本着先表后里、先急后缓的治疗原则指导临床辨证。在脏腑正虚中以脾肾为主，病理性质以气阴不足为主，病理因素以湿、瘀为主。同时，肾病综合征的辨证不是一劳永逸，一个证型贯穿整个病程，而是随着治疗效果的出现即可改变临床证型。开始以水肿为中心的辨证分型可以转变为以蛋白尿为中心的辨证分型，也可出现以西药副作用临床表现为中心的辨证分型，肾病综合征的辨证着眼于当时的治疗中心病证，即以阶段性的治疗目的作为中医辨证分型的中心。

3. 对肾病综合征采用皮质激素和细胞毒药物治疗的患者，分阶段结合中医药治疗可达到减毒增效的作用。

皮质激素的治疗一般分为治疗、减量及维持三个阶段。以治疗剂量要足、减量要慢、维持时间要长为原则。细胞毒药物主要是对其增生活跃的免疫细胞杀灭而发挥免疫抑制作用，而新近又有开始使用环孢素和霉酚酸酯治疗肾病综合征者。对于难治性肾病综合征现常采用联合疗法，即激素+细胞毒药+抗血小板聚集药+抗凝血药四联疗法，具有一定的疗效。

在中西医结合治疗肾病综合征方面，应发挥中西药各自长处，综合治疗。在激素治疗初中期阶段多见阴虚，撤减激素阶段常有阳虚，激素使用的早期、中期、撤减期各个不同阶段应树立不同的治疗中心，突出中医辨证论治。如在激素治疗的早期，由于疾病的不同，选用的剂型与剂量各异，由于激素的治疗作用尚未显示，中医药配合治疗应以辨证论治，治疗原发病为主，以改善患者症状，清除激素使用的障碍，为激素更好发挥作用创造条件。在激素治疗维持期，因患者经一段时期的大剂量激素治疗后，原发病的证情得到了控制，但激素的副作用在这时有所表现，中医药治疗的目的应从辨证治疗原发病转变为防治激素的副作用，以使激素治疗顺利进行，完成总疗程。撤减激素时，由于长期应用激素治疗，使患者出现不同程度的肾上腺皮质功能低下或肾上腺皮质萎缩，因此，在撤减激素的过程中，部分患者可出现病情“反跳”。此期中医药治疗的目的是充分发挥代激素作用，并增强肾上腺皮质功能，使肾上腺皮质增生而恢复正常，从而阻止撤减激素所引起的“反跳”现象，使激素的撤减安全进行，缩短用药周期。激素撤除后的恢复阶段，由于激素治疗后机体内部脏腑机能紊乱，气血阴阳偏盛或偏衰，故一旦停用激素，则诸症纷起，出现较多的激素并发症。此期中医药治疗，可以巩固激素所取得的对肾脏病的疗效，恢复受激素损害的脏腑机能，重新调整机体的阴阳气血平衡。

邹云翔教授早在20世纪70年代就创立针对肾病综合征应用激素而发生药物性库欣综合征治疗的疏滞泄浊法，这对后世具有重要的指导意义。该法适用于慢性肾炎或肾病综合征运用激素后尿蛋白不消，或因无效且激素副作用较明显而停药者。主要症状为浑身疲乏无力，胃纳减少，有药物性库欣综合征，妇女经闭，脉细，苔白腻。“出入废则神机化灭，升降息则气立孤危。”（《素问·五常政大论》）“升降出入，四者之有，而贵常守，反常则灾害至矣。”（《素问·五常政大论》）《丹溪心法》云：“气血冲和，百病不生；一有怫郁，百病生焉。”郁则气滞，气滞则升降出入之机失度，当升者不升，当降者不降，当出者不出，当入者不入，清者化为浊，行者阻而不通，表失护卫而不和，里失营运而不顺。激素引起的库欣综合征，即表现为人体的升降出入功能紊乱，初伤气分，久延血分，变气血精微为湿浊痰瘀，阻于脏腑络脉肌腠而成。《素问·六元正纪大论》说：“木郁达之，火郁发之，土郁夺之，金郁泄之，水郁折之。”邹老根据《内经》理论，对肾病综合征表现为药物性库欣综合征的患者，创立了疏郁泄浊法，方以越鞠丸加减，用苍术、薏苡仁、香附、郁金、合欢皮、半夏、陈皮、当归、红花、川芎、桃仁、神曲、茯苓、芦根等疏其气血，泄其湿浊痰瘀，使失常之升降出入功能得以恢复，取得了满意的疗效。

此外，在联合细胞毒药物使用中，最常影响疗程进行的是患者出现严重消化道反应、骨髓抑制和肝功能损害。中医药治疗应分别配以健脾和胃法、补养气血法和疏肝利湿法，方剂分别选用香砂六君子汤、十全大补汤和柴胡疏肝散合茵陈五苓散。

4. 在中医辨证的基础上，应结合辨病及肾脏病理类型治疗以提高疗效。中医对肾病综合征的治疗，可分为单纯的中医药治疗和中西医结合治疗。前者主要用于肾病综合征病理类型属微小病变型，可取得明显的疗效；而对于病理类型较重的患者，则需中西医结合治疗。单纯中医药的治疗常以益气温阳，利水活血为主要原则，待水肿消后再配合补肾固涩以巩固疗效。一旦使用西药利尿剂后，中医治则应以益气养阴、活血利湿为主，有助于控制肾脏炎症的进展。目前随着中医对肾病综合征病机认识的深入，祛风湿及化痰浊方法也被用于肾病综合征的治疗，丰富了中医对肾病综合征的治疗手段，极大地提高了临床治疗效果。对于祛风湿方药使用的适应证为反复发作，伴面目浮肿、腰酸痛明显的肾病综合征；化痰浊方药使用的适应证为浮肿持续不消，眼胞浮肿伴血脂增高，苔腻明显的肾病综合征。在肾活检的病理形态上，前者可见炎症细胞浸润，后者多伴基质增生及早期的纤维化。常用方剂为独活寄生汤、牡蛎泽泻散，药物如防风、苏叶、防已、羌活、豨莶草、扦扦活、石韦、金雀根、徐长卿、鹿衔草、宣木瓜、青风藤、马鞭草、土茯苓、半枝莲、地龙、全蝎、蝉衣、僵蚕、昆布、海藻、海蛤壳、半夏、贝母、鱼腥草、射干、白花蛇舌草等。

在辨证基础上结合病理检查结果治疗，也有利于改善症状及消除蛋白尿，提高疗效。相关内容参见“慢性肾小球肾炎”临证经验。

5. 对于难治性肾病综合征，我们总结了常用的六种治疗大法：益气养阴、疏滞泄浊、清热利湿、活血化瘀、调理脾胃、补益肾元，结合辨证以一法为主或二三法合用。①益气养阴法：主要是补脾气、益肾阴，用药时注意益肾阴与填肾精相结合，选用山茱萸、紫河车、冬虫夏草、龟板胶等血肉有情之品；养阴填精与补气相结合，选加补气健脾的党参、黄芪，温肾化气的鹿角片、淫羊藿；益肾阴与养肝润肺相结合，养肝常用白芍、女贞子、枸杞子，润肺常用沙参、麦冬、百合。②清热利湿法：可用三仁汤合滋肾丸治疗，并在清利湿热的同时，结合不同病因及不同病证，配合解毒、祛风、活血、健脾、补肾、滋阴、泄浊等多种治法。③活血化瘀法；病程短、体质较好者，采取活血破瘀法，常选用虫类药如水蛭、全蝎、蜈蚣、三棱、莪术等；病程长、体质较差者，采取活血通络法，常选用当归、丹参、赤芍、川芎、桃仁、红花、泽兰、益母草。在使用活血药的同时，可适当地加入理气药及温阳药，以增强活血化瘀的功效。④调理脾胃法：合理地运用调理脾胃法可起到调整免疫功能，提高血浆白蛋白，降低蛋白尿，改善全身状况，保证完成激素、细胞毒药物、雷公藤的疗程等作用。如脾阳不足者用升阳益胃汤；中虚气滞者用香砂六君子汤；脾胃湿热用王氏连朴饮；湿困脾胃者用平胃散。⑤疏滞泄浊法：主要针对激素所导致的气血痰湿郁滞证，常用越鞠丸为主方加减，药用香附、苍术、川芎、山栀、神曲、半夏、陈皮、生薏苡仁、茯苓皮、桃仁、红花、芦根、白花蛇舌草、合欢皮。⑥补益肾元法：此法用于疾病后期，肾功能日益衰退，治疗原则以求增一分元阳，复一分元阴。阳气虚衰明显，用保肾甲丸阴中求阳，温肾活血；阴精亏损明显，用保肾乙丸阳中求阴填督，补精活血利湿。

近年来，我们根据肾病综合征的基本病机，开发研制了中成药健肾片、肾炎灵颗粒剂，用于治疗不同类型的肾脏病变的肾病综合征，前者用于中医气虚证为主，病理变化为微小病变型或经治疗后的恢复期患者；后者用中医气阴两虚证为主，病理变化可见各种类型，在发作期和恢复期皆可运用。动物实验显示皆具有明显的抗氧化、缓解炎症反应、减轻肾脏病理损害的作用，临床试验也证明具有良好的治疗效果。

【验案举例】

1. 肾病综合征属湿郁络阻证（邹云翔主诊）

夏某，女，14 岁。初诊日期：1971 年 4 月 7 日。

患儿 1970 年 9 月在学农劳动中皮肤过敏而起红疹抓破后感染化脓。1971 年 1 月 19 日发现颜面明显浮肿，尿检：蛋白（+++），红细胞 6~7，白细胞 5~8，而住入某医院。入院后，尿检：蛋白（+++），并见颗粒管型。血浆蛋白低，胆固醇升高，诊断为肾病综合征。用青霉素、维生素C、双氢克尿噻等西药治疗，因获效不著，加用激素，并输血浆6次，每次100ml后，血浆蛋白有所好转，但尿检仍差，精神软弱，胸闷，胃不知饥，浮肿溲少。3月12日，患者呕吐，13日查非蛋白氮85.67mmol/L，至15日又发生抽搐，经中西医两法治疗，非蛋白氮下降，但症状未得改善，尿检如故。因激素副作用明显而于4月7日自动出院，即转邹老处诊治。初诊时，全身浮肿，精神萎靡，头晕欲倒，步履艰难，面白无华，食欲不振，汗多溲少，腹胀不舒。服激素后致药物性库欣综合征，满月脸，水牛背，围裙腹，腹部及大腿内侧有紫纹，关节酸痛，经闭8个月，脉细，苔白腻，尿检：蛋白（+++），白细胞0~3，红细胞3~4，上皮细胞（+），颗粒管型（+）。血胆固醇9.72mmol/L，血清总蛋白46g/L。证属气、血、痰、湿郁滞经隧，从疏滞泄郁，化湿通络法治疗。

处方：制苍术5g，生薏苡仁9g，合欢皮24g，法半夏6g，橘皮6g，橘络6g，制香附9g，广郁金9g，川芎5g，六神曲5g，白芍药9g，云茯苓9g，糯根须12g，鲜芦根（去节）60g。

服上方1周后，激素全停。20剂后，精神渐振，腹胀已除，关节酸痛也止。再以上方加减，佐以健脾补肾，养血调经之品调治，6月15日月经来潮，10月份浮肿向退。至1972年下半年，精神好，自觉无所痛苦，面色红润，月经正常，浮肿全消。尿检：蛋白少许，白细胞1~2，上皮细胞少。非蛋白氮25.7mmol/L，胆固醇3.62mmol/L。血常规检查：红细胞3.5×10^{12}/L，血红蛋白68g/L，白细胞6.2×10^{9}/L，即入学读书，直至1977年高中毕业，病未反复。

2. 肾病综合征属湿郁络阻证（邹云翔主诊）

孙某，男，16岁。初诊日期：1972年6月26日。

患者1972年2月因浮肿就医，尿检蛋白（+++），白细胞（+），红细胞1~3，找到颗粒管型及透明管型。3月份查胆固醇6.84mmol/L。血浆白蛋白27g/L，球蛋白24g/L；某医院诊断为肾病综合征，于4月20日收住院治疗。用激素治疗2个月，因激素副作用已较明显，于6月20日出院，26日至邹老处专服中药治疗。就诊时腰府胀痛，头痛不舒，脱发汗多，形体肥胖，周身浮肿，尿量减少，脉弦，苔腻。尿检：蛋白（+++），并见白细胞、上皮细胞，红细胞、颗粒管型少许。气血痰湿郁滞，宗疏泄法治疗。

处方：制苍术6g，生薏苡仁12g，云茯苓9g，法半夏6g，陈广皮6g，合欢皮15g，糯根须15g，川续断6g，红花9g，白蒺藜9g，越鞠丸12g。

气短加用过太子参、黄芪、潞党参、大枣；贫血加当归、白芍、枸杞子、磁石、全鹿丸；口干加天花粉、川石斛、沙参、玄参、生地；纳少便稀加用炒山药、芡实；腰痛明显加用功劳；尿检：红细胞（++）时加用白茅根、西血珀、墨旱莲、女贞子。按上方加减治疗3个月，浮肿渐退，溲量每日1000ml左右，尿检：蛋白（+）~（++）。治疗5个月，尿蛋白微量。至1973年秋季，已无自觉症状，浮肿全消，精神恢复，尿检蛋白极微，尿比重1.012，血压110/68mmHg，血肌酐119.34μmol/L，酚红排泄试验67%（2小时），胆固醇1.43mmol/L，遂停止服药，入学读书。追访至1977年夏季未曾反复，当时已任驾驶员工作。

按语：西医治疗肾病综合征多用皮质激素类制剂，不少患者长期使用肾病非但未愈，而且致出现严重副作用。以上两例肾病综合征，均因应用激素而发生药物性库欣综合征。邹云翔教授早在70年代，就创立了针对肾病综合征应用激素而发生药物性库欣综合征治疗的疏滞泄浊法，这对后世具有重要的指导意义。该法适用于慢性肾炎或肾病综合征运用激素后尿蛋白不消，或因无效且激素副作用较明显而停药者。主要症状为浑身疲乏无力，胃纳减少，有药物性库欣综合征，妇女经闭，脉细，苔白腻。

邹老根据《内经》升降出入的理论尝指出："出入废则神机化灭，升降息则气立孤危。"（《素问·五常政大论》）"升降出入，四者之有，而贵常守，反常则灾害至矣"（《素问·五常政大论》）。四者分之为升降，为出入，合之则一气字而已。夫百病皆生于气。《丹溪心法》云："气血冲和，百病不生；一有怫郁，百病生焉。"郁则气滞，气滞则升降出入之机失度，当升者不升，当降者不降，当出者不出，当入者不入，清者化为浊，行者阻而不通，表失护卫而不和，里失营运而不顺。激素引起的库欣综合征，即表现为人体的升降出入功能紊乱，初伤气分，久延血分，变气血精微为湿浊痰瘀，阻于脏腑络脉肌腠而成。《素问·六元正纪大论》说："木郁达之，火郁发之，土郁夺之，金郁泄之，水郁折之。"邹老根据《内经》之理论，对肾病综合征、药物性库欣综合征的治疗，创造了疏郁泄浊法，方选越鞠丸加减。药用苍术、薏苡仁、香附、郁金、合欢皮、半夏、陈皮、当归、红花、川芎、桃仁、神曲、茯苓、芦根等疏之泄之，疏其气血，泄其湿浊痰瘀，使失常之升降出入功能得以恢复，取得了满意的疗效。

3. 肾病综合征属肾虚不固证（邹云翔主诊）

孙某，女，15岁。初诊日期：1975年5月22日。

1967年患肾病综合征，全身浮肿，有胸水、腹水，经治疗，浮肿向退，但多年来尿蛋白不消，而于1975年5月22日来邹老处门诊。患肾病已8年，夜间尿多（解溲3次），下肢微肿，微咳痰少，胃纳一般，脉细，苔白。尿检：蛋白（++），红细胞少，白细胞少。血压100/70mmHg。肾虚不固，脾虚下陷，肺气失宣。治从益肾固摄，健脾补气，宣肺化痰法着手。

处方：枸杞子12g，菟丝子15g，潞党参15g，绵黄芪12g，净芡实9g，怀山药12g，云茯苓9g，全当归9g，青防风3g，玉桔梗3g，炙甘草3g。

服上方40剂后，夜尿减少，最多一次，下肢肿退，咳止，尿蛋白稳定在（+）。皆属佳象，效不更张。再服20剂后，自觉症状消失，尿检蛋白稳定于微量，余项皆正常。续服原方，巩固疗效。

按语：本例病情虽不严重，但迁延八年未愈。对此痼疾，邹老却以看来平淡无奇之方而一举中的，使肺脾肾三脏功能逐渐恢复，取得满意疗效。水肿病与肺脾肾三脏相关，调整和恢复其功能，是治疗水肿病之关键。治疗须有恒心，有效方药可常服以缓图，水到渠自成，欲速反不达。

4. 肾病综合征属脾肾气虚证（邹云翔主诊）

吴某，女，24 岁。初诊日期：1975 年 7 月 6 日。

1974 年 9 月因突发浮肿而就诊。尿检：蛋白（+++），白细胞少，上皮细胞少，红细胞（+++），颗粒管型少，透明管型（+）。经治疗，浮肿基本消退，但尿检仍差，精神未复而于 1975 年 7 月来邹老处诊治。症见精神倦怠，头昏腰酸，心慌纳差，溲混量少，下眼睑浮肿，面色灰滞，萎黄无华，苔白，脉细，尿检：蛋白（+++）~（++++），红细胞 0~1。证属脾肾两虚，气血不足，用健脾补肾，益气养血法治疗。

处方：炙黄芪 12g，潞党参 12g，炒山药 12g，生薏苡仁 10g，云茯苓 10g，炒巴戟天 9g，功劳叶 9g，枸杞子 12g，全当归 9g，女贞子 9g，墨旱莲 9g。

服 7 剂后，精神好转，胃纳增加，尿检；蛋白（++）。8 月感冒后病又反复。9 月 18 日尿检：蛋白（+++），白细胞 0~1。自觉腰酸乏力，纳少便稀。再宗温肾健脾法治疗。

处方：淫羊藿 30g，功劳叶 30g，厚杜仲 12g，补骨脂 12g，炒山药 12g，法半夏 6g，陈广皮 6g，云茯苓 10g，生薏苡仁 10g，炒薏苡仁 10g，小红枣 5 个。

服药后病情好转。继续服用上方至 10 月份，尿检：蛋白（+），红细胞 0~1，即上班工作，并继续服药，至 11 月，尿检：蛋白少量。

按语：此例为肾病综合征，辨证仍属脾肾气虚证，宗脾肾双补法获得了良效。

5. 肾病综合征属肝络瘀阻证（邹云翔主诊）

许某，男，24 岁。初诊日期：1964 年 5 月 8 日。

患者水肿 1 年，经治消长反复，于 1963 年 10 月住入某医院，入院前曾服用过激素，一度水肿消退，但不久又反复。入院后诊断为肾病综合征，经用胃苓汤、五皮饮、麻黄加术汤等方治疗，并用强的松一疗程，效果不稳定。1964 年 5 月 8 日邹老诊视时，患者口干不欲饮，脘腹嘈杂不适，时泛黏液，腹胀膨大（腹围 93cm），小便量少，每日 650ml 左右，面浮，下肢按之凹陷，有时大便溏薄，苔白腻，脉弦滑。脉证合参，邹老认为水肿与肺脾肾有关，但腹大经久不消者，多属肝络有瘀阻，治当温肾运脾，化瘀通络。

处方：金匮肾气丸（包煎）12g，全当归 9g，生黄芪 15g，青防风 5g，炒党参 12g，炒白术 15g，北沙参 12g，白蒺藜 9g，炒赤芍 9g，单桃仁 9g，杜红花 5g，淡附片 0.9g，茯苓皮 24g，陈广皮 3g，生姜皮 3g，小红枣 7 个。

二诊（5 月 13 日）：药后小便量增多，每日在 2000ml 左右，腹胀减轻。感头昏微痛，精神疲乏，右胁略痛，药合，宗原方扩大其制。

处方：金匮肾气丸（包煎）12g，制附片 1.5g，黄芪 15g，青防风 5g，炒党参 15g，炒白术 15g，茯苓皮 30g，生薏苡仁 5g，炒薏苡仁 5g，全当归 12g，赤芍 9g，白芍炒 9g，单桃仁 9g，杜红花 9g，陈广皮 5g，北沙参 12g，生姜皮 5g，白蒺藜 12g。

上方服 15 剂，尿量每日在 2000ml 左右，水肿全部消退，腹围缩至 66.5cm，胃纳增加，日进一斤以上，精神渐振，已能下床活动，继用健脾化湿、柔肝养肺调理，巩固疗效。

按语：水肿病腹水明显，从肺脾肾治而效果不明显者，邹老认为多属肝络瘀阻，兼从肝论治，使用疏肝理气化瘀通络之剂，多获良效，本案即是一例。

6. 肾病综合征属脾肾阳虚证（邹云翔主诊）

刘某，男，26岁。初诊日期：1964年5月18日。

患者于3月前行阑尾切除术，术前进行尿常规检查，发现有蛋白。术后不久全身浮肿，有腹水（曾放过腹水）。诊时一身尽肿，按之凹陷不易恢复，腹部膨隆，尿量甚少，大便溏薄，肢冷畏寒，苔白，质淡，尿检蛋白（+++），血压120/90mmHg，腹围85.5cm，体重54kg。阳虚阴盛之证，用温阳利水法治之。

处方：制附子45g，云茯苓45g，川椒目5g，川桂枝5g，巴戟天5g，砂仁(后下)3g，白蔻仁(后下)3g，生姜9g，薏苡仁9g，陈广皮9g，绵黄芪30g，商陆9g，制茅术4g，肉桂粉(吞)2.4g。

因附子大剂量运用，需久煎150分钟，去其毒性而存其温阳之效。

药后尿量逐渐增多，以上方加减，服用月余而浮肿（包括腹水）渐消，肿退后，以上方为基础，制成温肾运脾、调养气血之成药，先后调治而愈。

按语：本例患者行阑尾切除术后，病情加重，发为肾病综合征，全身浮肿等临床表观亦日趋明显。从症状分析，一派阳虚阴盛之象。肾阳不足，命门火衰，不能温养肢体，故肢冷畏寒；脾阳不振，运化无权，则大便溏薄；脾肾两阳皆虚，脾失运化而不能制水，肾失蒸化而不能排水，水液泛滥发为浮肿。阳虚与阴盛是本证矛盾的两个方面，阳虚导致阴盛，阴盛则愈使阳虚，然阳虚是阴盛之根本，是矛盾的主要方面，阴盛是该证之标象，是矛盾的次要方面，因此，阳虚得复，阴盛之象必随之而除。拟方重用温阳之品亦即此理，法效王太仆“益火之源，以消阴翳”之意也。

7. 肾病综合征属阴虚水湿证（邹燕勤主诊）

胡某，女，29岁。初诊日期：1997年10月30日。

患者于1997年6月因周身浮肿，在某医院就诊，诊为“肾病综合征”，曾服用强的松，注射青霉素，2月后尿蛋白消失而停药。1月前患者劳累后病情反复，周身浮肿，小便量少，纳谷尚可，于1997年10月30日来就诊。症见下肢浮肿，按之凹陷，面睑虚浮，腹胀，小便量少，无尿频、尿痛及发热，舌红，少苔，脉细。尿检：蛋白（++++），隐血（++）。邹燕勤教授认为该患者中医辨证属水肿气阴两虚兼夹水湿，西医诊断肾病综合征、慢性肾小球肾炎。病机为脾肾气阴两虚，水湿内蕴，泛溢肌肤。拟益气养阴，化湿利水之剂。

处方：生黄芪30g，防己10g，生白术10g，茯苓皮40g，生薏苡仁15g，生地10g，枸杞子20g，车前子(包煎)30g，猪苓15g，泽泻15g，泽兰15g，广陈皮10g，石韦15g，白茅根30g，益母草15g，生甘草5g。

二诊（11月6日）：患者下肢浮肿明显减轻，面睑部无明显浮肿，小便量多，舌红，苔薄白，脉细。尿检：蛋白（++），上皮细胞（+）。遂继用原法，守方继服。

处方：原方加川芎15g，猫爪草15g，连服月余。

三诊（12月16日）：患者浮肿已全部消退，尿检：蛋白（±），改用参芪地黄汤加减，益气养阴，化湿和络巩固而愈。

处方：太子参30g，生黄芪30g，炒白术6g，连皮茯苓30g，生薏苡仁15g，生地10g，枸杞子20g，车前子（包煎）15g，制僵蚕10g，广地龙15g，水蛭5g，红花5g，猫爪草15g，生甘草5g。

按语：本例患者水肿病起三月，一诊其浮肿明显，小便量少，当属肾虚水湿内蕴，泛溢肌肤。因其曾服用西药强的松，或因体质因素故其见气阴两虚，水湿泛溢，而非见到阳虚水泛的济生肾气丸证或真武汤证。治疗上宜益气养阴，化湿利水。先以防已黄芪汤加减。方中黄芪生用且用量较大，取其益气利水；防已通行十二经，引黄芪及他药运行周身；白术健脾燥湿，助黄芪补气，与陈皮配伍防黄芪壅滞胀满碍胃。因患者阴已伤，不宜温燥及攻逐利水，取茯苓皮、生薏苡仁、车前子、猪苓、泽兰、泽泻淡渗利水，轻药重投。待浮肿消退，遂转从益气养阴，化湿和络巩固。

邹燕勤教授认为现在水肿证型与五六十年差别甚远，与经方常用治肾法则及方药、药证也有很大差异，特别是利尿剂、激素、免疫抑制剂等药源性因素影响，所以不可拘泥于“水为阴邪，非温不化”的传统观点而滥投温补。此外，慢性肾病病程较久，往往脾肾俱虚，故利水应防伤正，忌峻猛攻逐利水之品，宜淡渗利水，轻药重投，缓缓图之，切不可攻逐太猛，克伐脾肾之气，否则可致水、电解质紊乱，加重病情。对阴虚者则更应注意防化湿利水更伤阴液。临证辨治常使用茯苓皮30～50g，车前子（包煎）30g，猪苓20g，冬瓜皮30g，泽泻20g，生薏苡仁15～20g，玉米须30g等淡渗利湿泄浊。

8. 肾病综合征属湿热蕴结证（邹燕勤主诊）

赵某，女，22岁。初诊日期：1998年10月8日。

患者半年前因双下肢浮肿，就诊于当地，当时查尿常规：蛋白（+++），诊为“慢性肾炎”，予中、西药治疗（具体不详），疗效不显，一周前至南京鼓楼医院就诊，查尿常规：蛋白（+++），血生化：总蛋白50.5g/L，白蛋白25.1g/L，球蛋白25.4g/L，尿素氮3.3mmol/L，肌酐63 μmol/L，尿酸213 μmol/L，诊为“肾病综合征”。刻下：咽痛，鼻塞，下肢浮肿，按之凹陷，小便泡沫多，胃纳尚可，大便日行1～2次，质软不成形，苔薄黄，脉细。证属湿热蕴结，急则治标，治拟清热利湿。

处方：金银花10g，连翘10g，太子参20g，生黄芪30g，制苍术10g，生薏苡仁20g，茯苓皮40g，玄参10g，制僵蚕15g，全蝎3g，蝉衣6g，石韦15g，猫爪草10g，车前子（包煎）30g，茅根20g，芦根20g，法半夏6g，陈皮10g，炒山药20g。每日1剂，水煎服。

二诊（10月22日）：服药后，再次就诊，仍感咽略痛，自觉小便泡沫较前减少，双下肢仍浮肿，苔薄黄，脉细。查尿蛋白（++），治守上法。

处方：上方去连翘10g，制苍术10g，法半夏6g，陈皮10g，炒山药20g；加射干10g，蚤休10g，炒白术10g，辣蓼15g。

三诊（11月20日）：自觉一般情况尚可，面肢浮肿不显，无咽痛，纳可，苔薄白，脉细。查尿蛋白（+），治拟健脾补肾，清利湿热为主。

处方：炒党参15g，生黄芪15g，炒白术10g，炒薏苡仁20g，茯苓20g，炒山药20g，炒芡实10g，焦谷芽20g，麦芽20g，焦山楂15g，神曲15g，枸杞子15g，石韦10g，茅根30g，生槐花10g，制僵蚕12g，全蝎3g，蝉衣6g。

四诊（12月20日）：眼睑微肿，双下肢不肿，咽略红，纳可，大便日行一次，苔薄黄，脉细。查尿蛋白（-），拟健脾益肾，清咽渗利法。

处方：太子参20g，生黄芪20g，炒白术10g，生薏苡仁20g，茯苓皮40g，猪苓20g，川断15g，桑寄生15g，枸杞子20g，玄参10g，金银花10g，生甘草5g，青风藤15g，白花蛇舌草15g，小红枣10g。

按语：中医对肾病综合征的辨证常以本虚标实，正虚邪实相结合的方法进行辨证分型，但由于肾病综合征病程较长，可因西药的参与，常使临床症状的表现不太典型，正虚可出现肺、脾、肝、肾多脏腑虚损，及气、血、阴、阳不足的诸多症状，因此，中医辨证应根据患者不同的病理阶段，结合肾病综合征的基本病机及临床表现的标本缓急来进行辨证分型，本着先表后里、先急后缓的治疗原则指导临床辨证。

患者为年轻女性，临床诊为“肾病综合征”，由于存在低蛋白血症，机体抵抗力低下，外邪极易侵袭，患者就诊时，以实证为主，急则治标，邹老以清利湿热为主，待湿热证缓解后，即从扶正祛邪入手，健脾补肾，清利湿热。治疗过程中常以蝉衣、制僵蚕清利咽喉，全蝎活血化瘀，猫爪草、石韦、生槐花、青风藤等清利湿热，临床常取得较好疗效。

9. 肾病综合征属脾虚湿蕴证（邹燕勤主诊）

杨某，男，32岁。初诊日期：2004年3月15日。

“肾病综合征”患者，查ECT、GER、ERRF均正常，B超双肾未见异常，近期于省人民医院活检示膜性肾病（I期），而予强的松、代文等治疗，后因出现精神不良反应及尿蛋白无明显变化而停用强的松、代文等。刻下：患者胃纳不佳，大便二日一行，下肢稍浮肿，苔黄腻，脉细，血压105/70mmHg。证属脾虚湿蕴，治拟健运脾胃，化湿渗利法。

处方：太子参20g，生黄芪20g，制苍术15g，白术15g，藿香15g，佩兰15g，生薏苡仁20g，茯苓皮30g，制僵蚕15g，全蝎3g，地龙10g，茅根15g，芦根15g，焦谷芽20g，麦芽20g，酸枣仁15g，何首乌15g。

二诊（4月1日）：近期曾感冒，自觉已好转，仍纳差，脉细，尿常规：蛋白（++），化湿清利为法。

处方：藿香10g，佩兰10g，金银花10g，连翘10g，制苍术10g，白术10g，制僵蚕10g，蝉衣6g，全蝎3g，生薏苡仁20g，茯苓20g，太子参10g，怀山药20g，石韦15g，猫爪草10g，青风藤15g，生甘草5g，车前草10g。

三诊（4月16日）：自诉胃纳较前有增，但易感冒，余无不适感，苔黄腻，脉细，治守上法。

处方：太子参20g，生黄芪20g，制苍术15g，白术15g，藿香15g，佩兰15g，炒子芩10g，射干10g，法半夏6g，陈皮10g，姜竹茹10g，制僵蚕15g，全蝎3g，蝉衣6g，猫爪草10g，石韦15g，车前子（包煎）30g，茅根15g，芦根15g，生甘草6g。

四诊（5月15日）：自觉无不适感，苔薄黄，脉细。尿常规：蛋白（++）。

处方：太子参15g，生黄芪20g，制苍术10g，生薏苡仁20g，茯苓皮20g，川断15g，桑寄生15g，枸杞子20g，青风藤15g，制僵蚕15g，全蝎3g，蝉衣6g，石韦15g，射干10g，茅根15g，芦根15g，车前子（包煎）15g。

五诊（6月14日）：近日又感冒，流清涕，鼻塞，尿频，无咽痛，苔黄腻，脉细。

处方：金银花10g，连翘10g，辛夷花10g，香白芷10g，生薏苡仁20g，茯苓20g，太子参15g，制苍术10g，白术10g，紫菀10g，款冬花10g，茅根20g，芦根20g，瞿麦20g，萹蓄20g，车前草15g，石韦20g，玄参10g，制僵蚕15g，生甘草5g。

六诊（7月14日）：自觉无不适感，咽红，仍易感冒，苔薄黄腻，舌质淡红，脉细。尿常规：蛋白（-）。

处方：玄参10g，射干10g，炒子芩10g，金银花10g，连翘10g，辛夷花10g，太子参15g，生黄芪20g，炒白术10g，茯苓20g，生薏苡仁20g，蚤休10g，茅根15g，芦根15g，生甘草5g，枸杞子15g，谷芽15g，麦芽15g，制僵蚕10g，蝉衣5g。

七诊（8月13日）：自诉纳谷欠香，晨起恶心欲吐，咽部不适，舌质淡红，苔淡黄薄腻，脉细，咽部暗红。尿常规：蛋白（-）。

处方：太子参15g，制苍术10g，白术10g，藿香10g，佩兰10g，生薏苡仁20g，茯苓20g，怀山药15g，荷叶15g，焦谷芽20g，麦芽20g，焦山楂10g，神曲10g，炙鸡内金6g，法半夏6g，陈皮10g，茅根20g，芦根20g，玄参10g，金银花10g，生甘草6g，决明子10g。

八诊（9月14日）：晨起稍恶心，咽略痒，咽红，胃纳不香，大便正常，苔黄腻，脉细。

处方：玄参10g，金银花10g，姜竹茹10g，太子参20g，茯苓20g，法半夏6g，陈皮10g，谷芽20g，麦芽20g，焦山楂15g，神曲15g，制苍术12g，白术12g，生薏苡仁20g，藿香12g，佩兰12g，茅根20g，芦根20g，荷叶15g，怀山药20g。

九诊（10月10日）：自觉无不适感，苔根黄腻，咽红，脉细。尿常规（-）。

处方：上方去生薏苡仁20g，加射干10g，制僵蚕10g。

按语：肾病综合征辨证为本虚标实，正虚邪实。即并非一个证型贯穿整个病程，而是随着治疗效果的出现，临床证型也在发生变化，开始以水肿为中心的证型，可以转变为以蛋白尿为中心的证型，也可出现以西药副作用临床表现为中心的证型。肾病综合征的辨证应着眼于当时的治疗中心，即以阶段性的治疗目的作为中医辨证分型的中心。

大多数肾病综合征患者使用强的松后，病理性质以肺脾肾气阴不足为主，病理因素以水湿、湿热、痰湿、瘀血多见。患者病程中伴有咽痛、咽痒、咽红等热结咽喉证，往往会导致肾病迁延难愈，故在治疗过程中需加以注意，常配以玄参、金银花、连翘、炒子芩、射干、川石斛等养阴清热之品，同时佐以制僵蚕、蝉衣、全蝎等虫类药，以祛风活血，控制蛋白尿。

【小结】

1. 肾病综合征是多种肾脏病理损害而致的严重蛋白尿及其相应的一组临床表现，不能作为疾病的最后诊断。因此，对于肾病综合征患者应尽可能进行肾活检以明确诊断。

2. 本病以肺脾肾三脏功能失调为中心，以阴阳气血不足特别是阳气不足为病变的根本，以水湿、湿热及瘀血等邪实阻滞为病变之标，临床多表现为虚实夹杂之证。

3. 对肾病综合征采用皮质激素和细胞毒药物治疗的患者，分阶段结合中医药治疗可达到减毒增效的作用。中西医结合治疗肾病综合征，应发挥中西药各自优势。在激素治疗初中期多见阴虚，撤减激素阶段常有阳虚，故针对激素使用的早期、中期、撤减期，应树立不同的治疗中心，突出中医辨证论治。

4. 邹云翔教授创立的疏滞泄浊法主要针对激素所导致的气血痰湿郁滞证，以越鞠丸为主方加减，对难治性肾病综合征及激素使用后出现的副作用具有改善作用。

（孔薇，王钢）

第五节　无症状性血尿和（或）蛋白尿

无症状性血尿和蛋白尿又被称为隐匿性肾小球疾病，它是一组病因、发病机理及病理类型不同的肾小球疾病的临床诊断。临床上以轻度蛋白尿和（或）血尿为主要表现，而无明显临床症状和体征，且肾功能正常，一般常在体检或在偶然情况下尿常规检查发现异常，通常包括：①无症状性血尿；②无症状性血尿和蛋白尿；③无症状性蛋白尿等三种情况。

本病临床症状不明显，部分患者可出现肉眼血尿、腰酸痛，故属于中医“尿血”、“腰痛”等范畴。

根据临床资料分析，本病有如下特点：无症状性血尿和蛋白尿可见于多种病理表现的肾小球疾病，如肾小球轻微病变、轻度系膜增生性肾小球肾炎、局灶增生性肾炎及IgA肾病，甚至可出现于早期膜性肾病。本病因不伴有水肿、高血压等临床症状，多数患者往往只在尿检时发现。尿常规检查或见轻度蛋白尿，或见镜下血尿，或两者兼有。尿检异常或持续或间断，常在感冒、劳累后尿中红细胞增多，甚至出现肉眼血尿，肾活检可明确病理类型，有助于治疗及判断预后。

对该病在未明确诊断前无特殊治疗。患者可以从事强度轻的工作，避免感冒、劳累，如有病灶应予去除，勿用肾毒性药物以免加重肾损害，常用止血药物一般无效，中医药辨证治疗具有一定的优势。本病随诊观察十分重要，应定期复查血压、尿常规、24小时尿蛋白定量、肾功能、血糖、肝功能等。对于病理改变明显而严重者应给予针对性治疗。

【病因病机】

本病正气不足，病邪隐袭，发病缓慢，病情迁延。思虑伤脾，禀赋不足，脾肾亏虚是其发病之本，外感热毒（或湿热）是其发病诱因，热毒或湿热久蕴伤络，或脾肾气虚不摄，血溢脉外，久则成瘀。本病大多本虚标实，虚实夹杂。

1. 思虑伤脾 脾主升清统血，思虑过度则伤脾，脾气不足，脾不升清，统摄失司，血运无力，溲为之变，出现血尿或蛋白尿。

2. 禀赋不足，劳欲伤肾 素体不健，肾气不足，肾主藏精固摄，肾气不足则肾失封藏，固摄无权，精微下泄；阴虚则火旺，或气病及阴，久病耗气伤阴，气阴两虚，阴虚内热，灼伤血络，而见蛋白尿或血尿。

3. 外感热毒（或湿热） 外感热毒或湿热，外邪乘虚侵入，邪热内侵，迫血妄行，伤精动血，或湿热夹精微下注而引起蛋白尿或血尿。

4. 瘀血阻络 初病多因脾气不足、运化失常，久则气滞血瘀或气虚运血无力，脉络受阻，致血不循经或精气不能畅流，壅而外溢，精微下流而成血尿或蛋白尿。

本病正气不足，病邪隐袭，发病缓慢，病位主要在脾、肾，基本病机为本虚标实，脾肾不足为本，瘀血、热毒、湿热为标。脾肾亏虚，生化无权，封藏失职，精微下注贯穿于本病的始终。若正气得助，邪气得除，则预后较好；反之，病程日久，瘀停湿滞，以致湿瘀互结则预后欠佳。

【诊断与鉴别诊断】

1. 诊断

（1）无急、慢性肾炎或其他肾脏病病史，肾功能基本正常。

（2）无明显临床症状、体征，而表现为单纯性蛋白尿或（和）肾小球性血尿。

（3）排除非肾小球性血尿或功能性血尿。

（4）以轻度蛋白尿为主者，尿蛋白定量 $<1g/24h$，但无其他异常，可称为单纯性蛋白尿。以持续或间断性镜下血尿为主者，可称为单纯性血尿。

（5）肾活检可确诊病理类型。

2. 鉴别诊断

（1）生理性蛋白尿：包括功能性蛋白尿，仅于剧烈运动、发热或寒冷时出现；体位性蛋白尿，在直立状态下出现蛋白尿，卧床后蛋白尿消失。

（2）系统性疾病引起的肾脏损害：如过敏性紫癜性肾炎、狼疮性肾炎等可出现血尿和（或）蛋白尿，但过敏性紫癜性肾炎可有皮疹、关节痛、腹痛等症状。狼疮性肾炎可有多系统受损，自身抗体免疫学检查异常。

（3）薄基底膜肾病：常为持续性镜下血尿，有家族性血尿史，肾组织电镜检查可见肾小球基底膜弥漫性变薄。

（4）慢性肾炎：常伴有水肿、高血压及肾功能损害。

（5）轻型急性肾炎：潜伏期多为 10 ~ 14 天，在起病 8 周内血清补体 C_3 呈一过性下降，肾组织检查为毛细血管内增生性肾小球肾炎。

【辨证论治】

无症状性血尿和蛋白尿为一本虚标实病证，临床辨证常以虚实分类，根据常见病证分为下焦热盛证、阴虚火旺证、瘀血阻络证、脾气虚弱证、肾气虚衰证等5个证候。

1. 下焦热盛证

证候：多有外感病史，突然出现血尿或蛋白尿，小便黄赤灼热、尿血鲜红，心烦口渴，面赤口疮，夜寐不安，舌红，脉数。

基本治法：清热泻火，凉血止血。

方药运用：小蓟饮子加减。常用药：生地15g，小蓟15g，滑石（包煎）12g，通草6g，炒蒲黄9g，淡竹叶6g，藕节9g，当归6g，炒山栀9g，炙甘草6g。方中小蓟、藕节、蒲黄、生地均能凉血止血，兼能祛瘀，可使血止而不留瘀；滑石、竹叶、通草利尿通淋、导热外出，可使热邪从小便而下；栀子清泄三焦之火，引热下行；其中，生地又能养阴，可防利尿伤阴；当归养血和血，能引血归经；甘草缓急止痛，调和诸药。诸药合用，则血热清而尿血止。

加减：若尿血日久，气阴两伤者，可酌减滑石、通草等寒渗滑利之品，酌加太子参、黄芪、阿胶等药以扶正；若瘀热甚，小便赤涩热痛甚者，加石韦、蒲公英、景天三七以清热消瘀；若表邪未尽，发热咽痛者，可合银翘散加减以疏风清热解表；若蛋白尿明显者，可加凤尾草、石韦以清热利湿。

2. 阴虚火旺证

证候：小便短赤，头晕耳鸣，神疲，手足心热，颧红潮热，腰膝酸软，舌质红，脉细数。

基本治法：滋阴降火，凉血止血。

方药运用：知柏地黄汤加减。常用药：知母10g，黄柏10g，生地15g，山茱萸12g，泽泻9g，丹皮9g，白茯苓9g，旱莲草30g，大蓟15g，藕节15g，蒲黄10g。方中以六味地黄汤滋补肾阴，“壮水之主，以制阳光”；知母、黄柏滋阴降火，以清虚热；加旱莲草、大蓟、藕节、蒲黄凉血止血，以除血尿。诸药合用，肾阴得滋，虚火得祛，血尿得止，诸症悉愈。

加减：若肾阴虚甚者，可加枸杞子、杜仲以补肾阴；若有气虚者，加太子参、黄芪以益气；若热甚者加凤尾草、蒲公英以清热解毒；若兼有瘀血者，可加丹参、益母草以活血止血；若尿蛋白明显者，可加地骨皮、功劳叶、炙鳖甲以养阴固涩。

3. 瘀血阻络证

证候：尿色紫暗或夹有血块，面色黧黑或晦暗，腰痛固定或刺痛，舌质紫暗或有瘀斑、瘀点，脉涩。

基本治法：活血通络。

方药运用：血府逐瘀汤加减。常用药：桃仁12g，红花9g，当归9g，生地9g，川芎

9g，赤芍6g，牛膝9g，桔梗5g，柴胡3g，枳壳6g，甘草3g。方中当归、川芎、赤芍、桃仁、红花活血祛瘀，牛膝祛瘀血、通血脉，为方中主要组成部分；柴胡疏肝解郁、升达清阳；桔梗、枳壳开胸行气，使气行则血行；生地凉血清热，配当归又能养血润燥，使瘀去而不伤阴血；甘草调和诸药。本方不仅行血分瘀滞，又能解气分之郁结，活血而不耗血，祛瘀又能生新，合而用之，使瘀血去而新血归经，则尿血自愈。

加减：若瘀血证重者，可加丹参、参三七粉、生蒲黄、血余炭、炮山甲粉以加强活血止血；兼有外邪者，可加小蓟、白茅根以凉血止血；若兼有肾虚者可去生地，加熟地、杜仲、续断以补肾壮筋骨；腰痛甚者，可改用身痛逐瘀汤以活血化瘀、理气止痛；若尿蛋白明显者，可加制僵蚕、全蝎、莪术以活血化瘀。

4. 脾气虚弱证

证候：久病尿血或蛋白尿，面色不华，体倦乏力，纳呆，气短声低，或兼齿衄、肌衄，舌质淡，脉细弱。

基本治法：补脾摄血。

方药运用：归脾汤加减。常用药：黄芪12g，白术9g，茯苓10g，人参12g，龙眼肉10g，炒枣仁10g，木香6g，当归10g，远志10g，甘草6g。方中以黄芪、人参为主，补气健脾；辅以当归、龙眼肉养血和营，合主药以益气养血；用白术、木香以健脾理气，使补而不滞，茯苓、远志、枣仁以养心安神，共为佐药；使以甘草、生姜、大枣和胃健脾，以资生化，则气旺而血固。诸药合用，能补益心脾，血归于经，则尿血自止而诸证悉愈。

加减：若尿血明显者，可加白茅根、蒲黄、藕节以凉血止血；若兼有瘀血者，可加参三七粉冲服，以活血止血；出血较久，缠绵不愈者，加山茱萸、五味子、赤石脂以养肝收涩止血；若尿蛋白明显者，加黄芪、芡实、金樱子以补气健脾固摄。

5. 肾气虚衰证

证候：久病尿血或蛋白尿，尿血色淡红，头晕耳鸣，精神困惫，腰脊酸痛，舌质淡，脉沉弱无力。

基本治法：补益肾气，固摄止血。

方药运用：无比山药丸加减。常用药：山药20g，肉苁蓉12g，熟地20g，山茱萸12g，茯苓20g，菟丝子30g，五味子6g，赤石脂15g，巴戟天15g，泽泻15g，杜仲20g，牛膝20g。方中以熟地、山药、山茱萸、牛膝补肾益精；肉苁蓉、菟丝子、杜仲、巴戟天温肾助阳；茯苓健脾利水；五味子、赤石脂益气固涩。诸药合用，则肾气得复，封藏得固，诸证悉愈。

加减：尿血明显者，加仙鹤草、蒲黄、槐花、紫珠草以止血，必要时再加牡蛎、金樱子、补骨脂固摄止血；腰脊酸痛、畏寒神怯者，可加鹿角片、狗脊温补督脉；若尿蛋白明显者，加用覆盆子、金樱子、益智仁以补肾摄精。

【其他治疗】

1. 肾炎宁胶囊 主要成分：生黄芪、怀山药、枸杞子等。功效：益气养阴，健脾益肾，活血化瘀，清利湿热，止血尿，降蛋白，保护和改善肾脏功能。适用于慢性肾小球肾炎气阴两虚证。用法：每次5粒，每日3次。

2. 健肾片　主要成分：生黄芪、青风藤等。功效：益气补肾，活血利水。适用于慢性肾炎脾肾气虚证。用法：每次5~8片，每日3次，1个月为一疗程，可连续2~3个疗程。

3. 黄葵胶囊　主要成分：黄蜀葵花。功效：清利湿热，解毒消肿。适用于慢性肾炎湿热证。用法：每次5粒，每日3次。8周为一疗程。

4. 肾复康　主要成分：土茯苓、生槐花等。功效：益肾化浊，通利三焦。适用于慢性肾炎急性发作。用法：每次1.2~1.8g，每日3次。

5. 肾炎舒　主要成分：苍术、茯苓、白茅根等。功效：益肾健脾，利水消肿。适用于慢性肾炎脾肾阳虚证。用法：每次1.5g，每日3次。

6. 金水宝胶囊　主要成分：人工虫草菌丝。功效：补肺益肾。适用于慢性肾炎肺肾气虚的蛋白尿、血尿。用法：每次3~4粒，每日3次。

7. 肾康胶囊　主要成分：大黄、当归、虫草等。功效：调补阴阳，利湿通络。适用于慢性肾炎蛋白尿。用法：每次5粒，每日3次，3个月为一疗程。

8. 黄芪注射液　主要成分：黄芪。功效：益气升清。适用于慢性肾炎气虚证蛋白尿、血尿。用法：每次20~40ml，每日1次，静脉滴注。

【转归及预后】

本病病情常时轻时重，反复发作，迁延不愈，特别是劳累或感冒，常使尿蛋白及血尿一过性增加，但本病绝大多数患者能长期保持肾功能正常，仅少数患者可出现尿蛋白逐渐增多，并出现水肿、高血压而转成慢性肾炎。本病也有自发痊愈倾向，但部分生理性血尿或蛋白尿，部分慢性肾炎、继发性肾病早期一旦明确诊断，则不能再列为本病诊断。

【预防与调护】

1. 预防　注意饮食起居的规律性，尽量避免风寒、雨淋等侵袭，食物营养要多样化，以增强机体的抗病能力，防止劳累，不宜过量的体力劳动，避免应用对肾脏有损害的中西药物，及时治疗感冒及消除口腔、手、耳、鼻、咽喉等处感染灶，以杜绝引起肾炎免疫反应的免疫原。平时尚需注意锻炼身体，并培养乐观豁达的情操。

本病患者常因感染而加重病情，特别是上呼吸道感染、扁桃体炎、急慢性咽炎等，对于未感染者宜常用玉屏风散或黄芪口服液以提高机体免疫功能；对于已感染者应及时治疗，西药常用青霉素，中药常用银翘散、板蓝根冲剂、银黄口服液、清开灵等。对于伴有高血压的患者，应积极控制血压，降压药物的选择应尽量选用对肾功能具有保护作用的降压药品，并根据血压变化，随时调整降压药的剂量。

对于蛋白尿、血尿久治无效者，治疗应以保护肾功能为目的，如病情加重者，则须进行肾活检以了解病理类型，采取积极措施保护肾功能以防演变为肾功能不全。

2. 调护　本病临床无明显症状，如尿常规基本正常，应注意适当休息，逐步增加活动，但防止过度劳累，房事也应节制，如活动后尿中蛋白和红细胞有增加趋势，则需继续休息。若临床仅以少量蛋白、红细胞为主者，可予少盐普通饮食，水分可不加限制，忌食辛辣刺激物和海鲜发物，切忌暴饮暴食，过食肥甘之品。

本病部分患者抵抗力弱，极易感冒和发生交叉感染，应避免受凉，防止呼吸道感染，对有炎症病灶的应积极治疗，直至痊愈，以减少感染引起的免疫反应。

本病病程冗长，甚至久治不愈，患者常有悲观失望及急躁情绪，应向患者介绍必要的医学常识，使其对本病有客观的认识，树立治疗信心。

【临证经验】

对于无症状性血尿和蛋白尿，目前部分西医认为无需特殊治疗。如钱桐荪《肾脏病学》第3版认为："患者以保养为主，勿感冒、劳累，勿用肾毒性药物。如有反复发作的慢性扁桃体炎，可待急性期过后行扁桃体摘除术。患者应定期门诊随诊，重点检查血压、尿常规及肾功能。"而王海燕《肾脏病学》也持同样观点，认为："在未明确诊断前无特殊治疗。中药，如黄芪可促进肝脏合成白蛋白以补偿尿中丢失，或辨证用药，如六味地黄丸或中药复方。因患者24小时尿蛋白定量不多，所以不必应用肾上腺皮质激素及细胞毒类药物治疗，可试用雷公藤多苷。患者平时应注意勿用对肾脏有损害的药。"

中医药的辨证施治对无症状性血尿和蛋白尿从发作次数的控制、肾功能的保护，甚至临床痊愈都有促进作用。中医辨证因其症状少，临证应注意以下几方面。

1. 辨证应结合辨病，实验室检查结果可作为微观辨证依据　无症状性血尿和蛋白尿是无明显临床表现，须进行尿液理化检查才能发现的病证，按传统的宏观辨证除一过性肉眼血尿外往往无证可辨。因此，对于本病证应根据全身表现如面唇舌色、口味喜恶、二便、病史和用药史、脉象等及尿常规、尿蛋白电泳、尿FDP、血浆白蛋白等检测指标，结合中医对肾性血尿、蛋白尿的病机认识来进行辨证。一般而言，中医认为蛋白尿是因外邪侵袭，脏腑功能失调所致，再由病理产物湿瘀的作用，使蛋白质的丧失加重。其中，脾不摄精、清气下陷和肾不藏精、精气下泄是蛋白尿产生的直接机理，因此，脾肾功能是产生蛋白尿的基本病机。但风邪、湿热（毒）邪、瘀血等因素在蛋白尿的发生及病情加重过程中有重要影响，蛋白尿的形成机理常是气血阴阳的虚损、脏腑功能失调、病邪的干扰交织在一起，表现为正虚邪实、虚实夹杂的证候。而肾性血尿的形成多由热扰血分，伤及脉络或阴虚火旺，迫血妄行；或脾肾气虚，固摄失职，血溢脉外；或久病入络，血行不畅，血不循经所致，有虚实寒热之别。其中，虚证有气虚、阴虚、脾虚、肾虚之分；实证有瘀、热之分。因此，综合蛋白尿及血尿的病机，本病病机以虚实错杂、本虚标实为多见。总之对于无证可辨的患者，可结合微观辨证，如尿色鲜红为火盛迫血，尿色淡红为气不摄血，尿中夹有血丝血块为瘀血内阻，尿混浊为湿热之证，尿蛋白以中、大分子为主者病在肾，尿蛋白中以小分子为主者病在脾，尿FDP增高者为瘀血阻络，病程长者多虚，病程短者多实，苔厚腻者为湿证，苔少舌红者为阴虚证等，即可以初步解决临床无证可辨的难题。

2. 区分血尿和蛋白尿的特征，结合病史及伴随症状辨证施治　中医对于无症状性血尿和蛋白尿的治疗根据对其病因病机的认识，邹氏三代医家常用大法为健脾、益肾、固摄、利湿、活血等。但在具体治疗过程中首先应特别注意控制感染，如伴急性咽炎可加用金银花、连翘、蚤休、射干、山豆根、牛蒡子等；伴慢性咽炎者可加用玄参、麦冬、桔梗、生甘草、百合、南北沙参、制僵蚕、蝉蜕等；伴皮肤感染者可加用野菊花、蒲公英、紫花地丁、半边莲、半枝莲、连翘、赤小豆、土茯苓、苦参等；伴肠炎者可加用马齿苋、红藤、败酱草、地锦草、黄连等；伴尿路感染者，可加用蒲公英、鸭跖草、车前草、知母、黄柏、凤尾草等。其次，在治疗血尿的过程中，虽有"水道之血宜利"的原则，但根据辨证的结果配合使用止血类中药，可明显提高临床疗效。一般在血尿初期酌情加用凉血止血药，如仙鹤草、紫珠草、大蓟、小蓟、槐花、白茅根、荠菜花等；血尿中期酌情加用活血止血药，如参三七、景天三七、生蒲黄、茜草根、琥珀等；血尿后期酌情加养阴固涩止血药，如赤石脂、金樱子、旱莲草、阿胶等；出血量多者酌情加收敛止血药，如血余炭、藕节炭、苎麻根等。其他止血类中成药，如茜草双脂、参三七粉、云南白药等也可结合辨证酌情加选用。第三，对于蛋白尿的治疗，如果临床辨证无外邪热毒，即可考虑使用补气药，如太子参、党参、黄芪、山药、白术、茯苓、薏苡仁等。对于长期蛋白尿者，即应考虑久病入络，内有瘀阻，酌情选用活血通络药，如丹参、川芎、红花、桃仁、当归、赤芍、泽兰等，甚至可加用虫类通络药，如地龙、水蛭、全蝎、鳖甲等。对于尿蛋白而无湿热证者，即可选用固涩药，如芡实、金樱子、莲须、覆盆子、煅牡蛎、柿叶等。对于尿蛋白量较多者，如肝肾功能正常，可考虑加用雷公藤、山慈菇、昆明山海棠、蜀羊泉等。

无症状性血尿和蛋白尿的临床发病特点为反复发作，持续时间较长，治疗过程中常会产生急躁情绪，不能很好地坚持治疗。因此，在医疗过程中不能为了一时的速效而使用肾毒性药物，通过降低肾小球滤过率而降低尿蛋白，而应该时刻以保护肾功能为治疗目的，在辨证的基础上，攻补结合，长期巩固，才能获得满意的疗效。

【验案举例】

无症状性血尿属肾气虚衰，热结咽喉证（邹燕勤主诊）

王某，男，36岁。初诊日期：2003年4月9日。

患者反复镜下血尿2年，无水肿出现，血压正常，未进行肾活检检查，曾做尿红细胞相位差诊断为多形型。今诊：患者无明显不适，脉细，舌淡红，苔薄黄，咽部红。中医辨证为热结咽喉。治疗从咽论治，宜清热利咽、凉血止血为主。

处方：炒山栀10g，玄参10g，麦冬10g，射干10g，制僵蚕10g，炒子芩10g，太子参20g，生黄芪20g，青风藤15g，白茅根30g，仙鹤草15g，大蓟15g，小蓟15g，白花蛇舌草15g，青龙齿15g，川断15g，枸杞子20g，生甘草5g。每日1剂，水煎服。

二诊（6月18日）：患者腰酸明显，尿常规见隐血（+），仍有咽不适，苔脉同前。治疗仍宗前意，增加补肾之品。

处方：川断15g，桑寄生15g，枸杞子15g，功劳叶15g，玄参10g，射干10g，制僵蚕10g，炒子芩10g，太子参15g，生黄芪15g，白茅根30g，仙鹤草15g，生薏苡仁20g，茯苓20g，小蓟15g，侧柏叶15g。

三诊（8月6日）：偶觉腰酸，寐差，咽部不适，脉细。治疗以益肾利咽法为主。

处方：川断15g，桑寄生15g，枸杞子15g，玄参10g，射干10g，蚤休10g，制僵蚕10g，蝉衣5g，炒子芩10g，青龙齿15g，熟枣仁10g，茅根15g，芦根15g，车前草10g，金银花10g，生甘草5g。

四诊（9月3日）：尿常规正常，仍有腰酸痛、咽不适，脉细，苔薄白，夜寐已安。治疗有效，继守前法。

处方：原方去青龙齿，加麦冬10g。

五诊（10月15日）：尿常规正常，有慢性咽炎、鼻炎，咽不适，时觉腰酸，苔薄白，脉细。

处方：炒子芩10g，炒山栀10g，玄参10g，麦冬15g，金银花10g，射干10g，蚤休10g，太子参10g，生薏苡仁20g，茯苓20g，辛夷花10g，香白芷10g，川断15g，枸杞子15g，茅根15g，芦根15g，生甘草5g，桑寄生15g，功劳叶15g，制狗脊10g。

按语：足少阴之脉，其直行者从肾上贯肝膈，入肺中，循喉咙，挟舌本，故咽喉部有疾患，可通过脉络传导，侵袭肾脏。本病患者反复镜下血尿，初诊时无明显不适，但诊查咽部充血明显，治疗从咽论治，以清热利咽配合凉血止血为本病例的治疗大法，并贯彻始终。清热利咽用山栀、玄参、麦冬、射干、子芩、蚤休、金银花之属，可以长期使用而不苦寒败胃伤气，凉血止血选用白茅根、仙鹤草、大蓟、小蓟之品而无留瘀之弊，两者的用药比重，则取决于患者的临床症状。故在临床慢性肾炎的治疗中，无论患者有无临床主诉，邹燕勤教授必察咽喉，以排除病灶。因咽喉部炎症而致肾病者，其人肾气必虚。本病例的治疗从初诊始无论是否有腰酸主诉，皆加用补肾之品，如生黄芪、太子参、川断、桑寄生、枸杞子、狗脊等，一则有治病求本之意，二则有利于本病的恢复巩固，充分体现了中医整体治疗的优势。这也体现邹教授治肾炎不以急性、慢性为主纲辨治，而是宗中医传统辨证论治原则而诊治。

【小结】

1. 本病因无水肿、高血压等明显的临床体征易被忽视，往往在体检或因其他病证就诊时发现，临床容易漏诊。中医辨识归属“尿血”、“腰痛”等病证范畴。

2. 本病临床主要表现为镜下血尿或蛋白尿或镜下血尿和蛋白尿三种形式，治疗上因“无证可辨”，故应辨证与辨病相结合、理化检查与肾脏穿刺病理结果相结合，使辨证准确，针对性强，才可取得较好疗效。

3. 我们对无症状性血尿和蛋白尿的治疗大法为健脾、益肾、固摄、利湿、活血等。对于血尿为主的，早期宜凉血止血，中期酌加活血止血，后期当养阴固涩、化瘀止血，当然也不可拘执一端，应视病情而定。对于以蛋白尿为主，病程日久者，可考虑合用活血通络、虫类搜剔、固涩敛精之法；尿蛋白较多（>2g/24h）而肝肾功能正常者，可酌用雷公藤、青风藤、昆明山海棠、山慈菇、蜀羊泉等。

（孔薇，王钢）

第六节　IgA 肾病

IgA 肾病是一种在全球范围内最常见的原发性肾小球疾病，是以肾小球系膜区 IgA 沉积为特征的免疫复合物肾小球肾炎，是世界范围内最常见的原发性肾小球疾病，也是我国慢性肾脏病的主要类型，占我国原发性肾小球疾病的 45.26% ~58.2%，5 年肾脏存活率为 85.1%，10 年为 77.1%。

IgA 肾病多见于青壮年男性，80% 的患者在 16 ~35 岁间发病，性别比例各国不一，我国的男女比例为 3∶1。IgA 肾病临床所出现的症状极为广泛，几乎包括了所有原发性肾小球肾炎的各种临床表现，有发作性的肉眼血尿、镜下血尿、无症状性蛋白尿等典型表现，还可表现为急性肾炎综合征、肾病综合征及伴有高血压、肾衰竭等，病情也轻重不一。

过去认为 IgA 肾病是预后良好的疾病，现已明确 IgA 肾病是进展性疾病，发病后每 10 年约有 20% 的患者进展到慢性肾衰竭，IgA 肾病现在仍然是我国慢性维持性血液透析的首位原发病。因此，应重视 IgA 肾病患者的早期诊断和治疗，尽最大可能延缓 IgA 肾病患者肾功能的恶化，是减少尿毒症发生的关键所在。IgA 肾病为一种慢性疾病，仅 4% 肾小球病理损害轻微者可自行缓解；约 40% 患者逐渐发生肾功能减退，约半数患者诊断该病后 20 年到达终末期肾衰竭。

本病根据其临床表现，归属于中医“水肿”、“尿血”、“腰痛”、“眩晕”、“肾劳”等范畴。

就临床资料分析 IgA 肾病有以下特点：

1. IgA 肾病是西医学病理诊断的一个病名，临床上主要表现为血尿和不同程度的蛋白尿，与其他肾炎的临床表现没有本质差别，因此，单凭临床表现很难作出确切诊断。IgA 肾病的诊断必须依赖肾活检病理诊断。尽管 IgA 肾病的临床表现缺乏特异性，但感冒或扁桃体炎发作后反复出现肉眼血尿，以及血清 IgA/C_3 比值增高（>3）应高度怀疑 IgA 肾病。

2. IgA 肾病发病机制复杂，涉及的因素较多，到目前为止，尚无治疗 IgA 肾病的特效措施。由于 IgA 肾病预后主要与高血压、大量蛋白尿、肾功能受损、肾小球硬化、间质纤维化以及肾小动脉硬化有关，因此，IgA 肾病的治疗应根据这些指标的有无及程度轻重区别对待，采取个体化的分级治疗。

3. IgA 肾病一般临床分为 5 个临床亚型：IgA 肾病尿检异常型、IgA 肾病大量蛋白尿型、IgA 肾病高血压型、IgA 肾病血管炎型、IgA 肾病反复发作肉眼血尿型。

西医治疗本病的原则：防治感染，控制血压，减少蛋白尿，保护肾功能等。常用的治疗方法：血管紧张素转换酶抑制剂（ACEI）和血管紧张素受体拮抗剂（ARB）等降压药、糖皮质激素和其他免疫抑制剂、抗凝抗血小板聚集及促纤溶药，还包括扁桃体摘除。现代中医治疗常以宏观辨证为主，结合肾脏病理变化微观辨证，并采纳现代循证医学的成果，结合应用，取得优于单纯中医或西医的疗效。

【病因病机】

中医认为，IgA 肾病的发生，离不开外因、内因、诱因 3 种因素。

1. 诱因 多为平时过度劳累、饮食不节、情志失调、汗出当风、冒雨涉水等因素，其中，风湿毒邪是本病的重要诱发因素。

2. 外因 多为外感风热、湿热或风寒、寒湿入里化热，或咽炎乳蛾疮毒等所致，外邪侵犯往往在数小时或数天内发现血尿和（或）蛋白尿，部分隐性 IgA 肾病，也因外邪侵袭使病情加重。

3. 内因 多为体质素虚，禀赋不足，五脏柔弱。病性以阴虚为多，肾阴不足渐至气阴两虚。

本病急性发作期多以邪实为重，其风、湿、毒等邪侵袭，由外及里，从上而下，或湿热下注波及于肾，终致肾体受损。慢性迁延期多由脾肾气阴两虚或肝肾阴虚，肾失封藏，脾失统摄，或因虚火灼络，多虚实夹杂。有医家认为，IgA 肾病在本虚中病机转化多呈现阴虚→气阴两虚→阴阳两虚转化的过程。而且常因外感、劳累、饮食不当、情志失调等因素诱发而呈急性发作，使病情进一步加重。因此，临床上正确认识 IgA 肾病的病机特点，是辨证论治的重要前提。

IgA 肾病病机虽错综复杂，但其病位主要在肾，本虚标实为 IgA 肾病的基本病机。虽病源于正虚，但往往由虚致实，产生湿热瘀毒之标邪，且邪实又可加重正气的虚损。

【诊断与鉴别诊断】

1. 诊断 有镜下血尿和（或）无症状性蛋白尿患者，发生咽炎同步血尿，从临床上应考虑 IgA 肾病的可能，但本病的确诊必须有肾活检免疫病理检查，其诊断特征为系膜区基质增生，系膜细胞增多，系膜区扩大。

IgA 肾病发病前多有感染，常见的为上呼吸道感染（咽炎、扁桃体炎），其次为消化道、肺部和泌尿道感染。几乎所有患者均有血尿，常见于青壮年，男性较为常见。

（1）主要症状、体征与辅助检查：①急性可逆性肉眼血尿：典型症状为上呼吸道感染或肠道感染期间出现肉眼血尿，2～3日后变镜下血尿，如此反复发作。一过性的反复发作的肉眼血尿：多于上呼吸道感染后发生，亦有少数患者在消化道或泌尿道感染后发作，间歇时间多为 24～48 小时。肉眼血尿可持续数小时至数天不等，患者可有不同程度的蛋白尿和（或）血尿。本类型约占 IgA 肾病的 20%，多见于小儿。患者第一次出现肉眼血尿，往往标志着本病的开始，此后，患者可有不同程度的蛋白尿和（或）镜下血尿。在肉眼血尿消失后，约 60% 的患者会再度出现血尿，复发多出现于呼吸道感染之后，一般与同一类型的感染有关。发作次数为 1～20 次不等，每次发生的间隔时间随着发作次数的增加而延长。少数除肉眼血尿外，尚有一些其他类似急性肾炎的表现，或表现为肾病综合征（占 10%～16%）。如一过性高血压，血尿素氮升高，少见急性少尿型肾衰竭综合征，通常经治疗后可缓解。②无症状性尿改变：包括最常见的持续性或间断性镜下血尿，轻度选择性蛋白尿及偶见管型，多数患者无症状，仅通过肾活检诊断。常在体检时发现蛋白尿及

（或）血尿，持续性或间歇性镜下血尿，轻度蛋白尿（<1g/d），偶有管型。部分患者可出现大量蛋白尿（>3～5g/d）及严重高血压和慢性肾衰竭。此型最常见，约占60%。③肾炎综合征、肾病综合征、肾衰竭及恶性高血压。少数患者表现为慢性肾小球肾炎。④腰痛：为IgA肾病比较常见的临床表现，一侧或双侧，B超检查双肾形态大小无异常，常为许多IgA肾病患者的唯一主诉。⑤尿常规检查：显示尿红细胞增多，相差显微镜显示变形红细胞为主，提示肾小球源性血尿。有时可见混合性血尿。尿蛋白阴性，少数患者呈现大量蛋白尿（>3.5g/d）。⑥血清学检查：30%～50%患者血IgA水平升高。60%左右的IgA肾病患者一次性检测血IgA－纤维连接蛋白聚合物可升高，有较好的特异性。本类患者的血清补体成分浓度多正常，但C_3碎片增高（50%～70%）。

（2）病理变化：1982年WHO正式将IgA肾病的肾损害按轻重分为5级。①Ⅰ型：轻微损害；②Ⅱ型：微小病变伴少量节段性区域的增生；③Ⅲ型：局灶性节段性肾小球肾炎，少于50%的肾小球呈现显著变化；④Ⅳ型：弥漫性系膜损害伴有增生和硬化；⑤Ⅴ型：弥漫性硬化性肾小球肾炎80%以上累及肾小球。

IgA肾病的典型病理表现如下：

①光镜检查：IgA肾病相关的最常见的改变是系膜区域有细胞基质的局灶性或弥漫性扩张，肾小球系膜细胞和基质的扩张绝非IgA肾病所特有，在许多其他肾脏疾病中也都可观察到上述改变，这些疾病包括糖尿病肾病，局灶性节段性肾小球硬化以及许多与系膜性疾病相关的肾小球损害。此外，在IgA肾病患者中可见到多种由光学显微镜确定的损害，包括弥漫性毛细血管内皮增生、节段性硬化、节段性坏死和细胞新月体形成。

光镜病变主要累及肾小球，病变类型多种多样，包括轻微病变、系膜增生性病变、局灶节段性病变、毛细血管内增生性病变、新月体性病变以及硬化性病变等，多数病例以弥漫性系膜增生为典型改变，包括系膜细胞增生及系膜基质增加。根据病变的轻重又可进一步分为轻、中、重度系膜增生性肾小球病变。用Masson染色常可在系膜区发现有嗜伊红物质沉积，常为块状分布于系膜区。病变轻微者则只有轻微系膜增生，亦可呈弥漫增生。局灶节段性硬化常伴有严重蛋白尿，往往预后不良。约20%病例可出现新月体，通常不超过30%肾小球。若超过50%肾小球有新月体形成时常有明显血尿，临床表现为急进性肾炎综合征，预后极差。一些病例可见到间质少量淋巴细胞和浆细胞浸润。肾小管间质损害与肾小球损害成正比，一些病例可出现肾小管退行性变、小管萎缩，以及间质炎细胞浸润及间质纤维化，肾小管的萎缩和间质的纤维化常与肾小球硬化的程度相关。肾小管间质损害越重，肾小球滤过率越小，肾小球功能的损害越明显。此外，也可见到小动脉透明变性。上述病变与临床表现以及预后有一定联系。

因为通过光学显微镜确定的IgA肾病特征是非特异性的，因此，证实IgA大量沉积的免疫荧光或免疫过氧酶染色研究对确定IgA肾病的明确诊断是必要的。免疫复合物沉积主要见于肾小球系膜区内伴有局灶性旁系膜或内皮下扩张，其他多种免疫球蛋白和补体常常与IgA共同分布，包括IgM、IgG、C_3、λ轻链和κ轻链。电子致密沉积物可通过电子显微镜识别，主要位于肾小球系膜区内。肾小球系膜区的细胞、基质或两者的局灶性或弥漫性扩张可能也可看到。

②电镜检查：电镜下可见 IgA 肾病的典型超微病理改变，肾小球系膜细胞增多，系膜基质增生，几乎都可见到细小均一的颗粒状高密度电子致密物，分布在系膜区。此外，电子致密物也可沉积在基底膜内或上皮细胞下，有时肾小球 Bowman 球囊的基底膜上及小动脉壁也可见电子致密物沉积。进行性损害严重者可见球囊基底膜变形、系膜插入、肾小球基底膜“溶解”、断裂等变化。电子致密物沉积在基底膜内或上皮细胞下时常提示病情严重，但上皮细胞足突常正常。呈现大量蛋白尿或肾病综合征的 IgA 肾病，则可见上皮细胞有足突融合。

③免疫病理检查：在肾小球系膜区可见单纯 IgA 或 IgA 为主的免疫球蛋白弥漫性沉积，其特征一般为呈块状或分散的粗大颗粒分布，部分患者可见小血管壁 IgA 沉积。这是 IgA 肾病诊断标志。肾小球沉积的 IgA 主要是 IgA_1，组成伴有 lambda 轻链有 λ 链，无分泌块；虽尚未见分泌片沉积，但已证实有 J 链沉积，提示沉积的是多聚 IgA。补体的膜攻击性复合物在 IgA 沉积的相应系膜区可检出，尤其是在较严重、进展性的肾小球损害患者。膜攻击性复合物的调节成分（S 蛋白）也在肾小球中被鉴别出来，特别是在有粘连和新月体形成时。这提示蛋白的出现可能反映了损害的一定类型。50%～90% 的病例伴 IgG 沉积，但强度一般弱于 IgA。C_3 沉积物的分布与 IgA 相同，在系膜的沉积率可高达 90%，通常无 C_{1q} 沉积。IgM 沉积则报道不一，为 3%～72%，但荧光较弱，未见 IgE 和 IgD 沉积。罕见前期补体成分 C_{1q} 及 C_4 的沉积，常有备解素沉积提示补体通过旁路活化。有纤维蛋白或纤维蛋白原沉积者占 30%～40%，常发生在新月体上。免疫球蛋白和补体成分除了在系膜区沉积外，在部分肾活检尚可见到在毛细血管壁沉积。

2. 鉴别诊断

（1）过敏性紫癜性肾炎：过敏性紫癜与 IgA 肾病可表现为相同的肾脏病理及免疫组织学特征。但紫癜性肾病患者起病多为急性，常有典型的皮肤紫癜、腹痛、关节疼痛及全身血管炎改变。而 IgA 肾病患者起病演变多缓慢，无肾外症状。

（2）非 IgA 系膜增生性肾小球肾炎：发病率高，约 1/3 患者表现为单纯性血尿，两者临床很难鉴别，须靠肾活检免疫病理检查来鉴别。

（3）链球菌感染性急性肾小球肾炎：两者相同点是易发于男性，有上呼吸道感染病史或急性扁桃体炎后出现血尿，或出现急性肾炎综合征。不同之处在于 IgA 肾病患者于上呼吸道感染后数小时至 72 小时即出现血尿，称咽炎同步血尿；而急性链球菌感染后肾小球肾炎潜伏期较长，多在感染后 1 周左右，经休息和一般治疗 8 周左右多可痊愈。若两者难以鉴别时，要靠肾活检病理检查来鉴别。

（4）薄基底膜肾病：薄基底膜肾病主要表现为反复尿血，约 40% 有家族史，临床表现为良性过程。两者鉴别需靠肾活检。

（5）出血性感染性膀胱炎：部分 IgA 肾病患者病毒感染后血尿发作，出现低热、腰痛、尿路刺激征则应与出血性感染性膀胱炎及其他泌尿系统疾病相鉴别。尿细胞学检查、尿培养、抗生素治疗效果和肾活检可以帮助鉴别。

(6) 狼疮性肾炎、肾淀粉样变、类风湿性关节炎、银屑病等：虽然这些疾病的肾脏病理显示系膜区有 IgA 沉积，但各有其临床特点及肾外表现，不难与 IgA 肾病鉴别。

【辨证论治】

1. 急性发作期

(1) 风热蕴结证

证候：发热（高热或轻微发热），咽痛，咳嗽，或伴乳蛾红肿疼痛，腰酸腰痛，血尿（肉眼血尿或镜下血尿）和（或）蛋白尿，舌红，苔薄黄，脉浮数。

基本治法：疏风解表，清热解毒。

方药运用：银翘散合芎芷石膏汤加减。常用药：金银花 12g，连翘 12g，牛蒡子 9g，薄荷 3g，荆芥 12g，甘草 3g，竹叶 12g，芦根 15g，川芎 9g，白芷 12g，石膏 15g，菊花 12g，藁本 9g，羌活 9g。方中金银花、连翘、石膏、竹叶清热解毒；薄荷、荆芥、菊花辛凉解表；牛蒡子、白芷、薄荷宣肺利咽。

加减：肺热内盛加黄芩、鱼腥草清肺泄热；咽喉红肿疼痛加一枝黄花、土牛膝、凤尾草、玄参解毒利咽；尿血鲜红加大蓟、小蓟、茅根凉血止血。

(2) 胃肠湿热证

证候：腹痛肠鸣，泄泻清稀，甚如水样，脘闷食少，烦热口渴，小便短黄，血尿和（或）蛋白尿，或伴恶寒发热，舌苔黄腻，脉濡数。

基本治法：清热利湿。

方药运用：葛根芩连汤合健脾清利方。常用药：葛根 12g，黄芩 12g，黄连 3g，甘草 3g，太子参 9g，白术 12g，茯苓 15g，苍术 9g，生薏苡仁 15g，赤小豆 15g，山药 12g，石韦 15g，白茅根 15g。方中黄芩、黄连苦寒清热燥湿；葛根解肌清热、升清止泻；白术、苍术、生薏苡仁、茯苓健脾燥湿止泻；白茅根、赤小豆、石韦清热利湿，使其湿热分消；太子参、山药益气养阴健脾。

加减：湿重加藿香、佩兰以化湿醒脾；热重加郁金、铁苋菜以清解热毒；腹痛加白芍、生甘草以缓急止痛。

(3) 下焦湿热证

证候：小便短涩刺痛，黄赤灼热，血尿和（或）蛋白尿，或伴心烦口渴，舌红，脉数。

基本治法：清热利水，凉血止血。

方药运用：小蓟饮子加味。常用药：小蓟 15g，滑石 12g，生地 12g，通草 9g，炒蒲黄 9g，竹叶 12g，藕节 15g，当归 9g，山栀 9g，甘草 3g，白茅根 15g，地锦草 12g，金钱草 15g。方中小蓟、生地、藕节、炒蒲黄凉血止血；山栀、通草、竹叶、白茅根、地锦草清热泻火利水；生地清热凉血。

加减：尿血鲜红加荠菜花、槐花、生地榆以凉血止血；热重加蒲公英、紫花地丁以清热解毒。

(4) 湿热疮毒证

证候：皮肤破溃，红肿流脓，历数日、十数日或更久，随即出现血尿和（或）蛋白尿，可伴发热烦渴、便秘尿黄，苔薄黄或黄腻，脉数。

基本治法：清热化湿解毒。

方药运用：五味消毒饮加味。常用药：野菊花9g，金银花9g，蒲公英12g，紫花地丁12g，紫背天葵12g，黄芩12g，黄连3g，连翘9g，玄参9g，白茅根15g，生地12g。方中野菊花、金银花、蒲公英、紫花地丁清热泻火治疮毒；紫背天葵、连翘化痰散结、消肿止痛；黄芩、黄连清热燥湿。

加减：疮疡痈肿，脓水较多加黄芪、皂角刺、乳香以托脓排毒；热盛伤阴加芦根、知母清热养阴；脓毒盛者重用蒲公英、紫花地丁清热解毒；湿盛而糜烂者加苦参、土槿皮以燥湿止痒；血热而红肿加丹皮、赤芍以凉血消肿；大便不通加大黄、芒硝以通腑泄热。

2. 慢性进展期

(1) 肺肾气虚证

证候：平时面色萎黄无华，腰酸乏力，纳差便溏，特点为肺卫不固，易感六淫邪气，往往使病情反复，难于治愈，舌淡，苔白，脉细弱。

基本治法：益气固表，滋补肺肾。

方药运用：玉屏风散合补肺汤加味。常用药：黄芪15g，白术12g，防风9g，人参12g，熟地12g，五味子9g，桑白皮9g，紫菀9g，芡实15g，山茱萸9g。方中黄芪、人参、白术、防风益气固表；熟地、山茱萸补益肺肾；芡实配白术、五味子健脾固涩。

加减：气虚恶风加桂枝、白芍以解表和营；经常咽喉肿痛加牛蒡子、玄参、挂金灯清利咽喉。

(2) 气阴两虚证

证候：倦怠乏力，腰膝酸软，手足心热，口干喜饮，或伴大便干结，舌偏红边有齿印，苔薄白或薄黄，特点为平时少量血尿蛋白尿，稍遇劳累则病情加重。

基本治法：益气养阴。

方药运用：四君子汤合左归丸加减。常用药：党参12g，白术12g，黄芪15g，茯苓12g，白扁豆12g，炙甘草3g，熟地12g，山茱萸9g，枸杞子12g，山药15g，杜仲12g，肉桂3g。方中党参、白术、黄芪、茯苓、白扁豆、山药健脾益气；熟地、山茱萸、枸杞子滋养肾阴；用杜仲、肉桂则阴得阳升而泉源不竭。

加减：蛋白尿多者重用黄芪，加芡实、灵芝以益气固摄；血尿多者加参三七、藕节凉血化瘀止血。

(3) 脾肾阳虚证

证候：腰膝酸冷，四末欠温，面苍白或黧黑，小便频数或夜尿增多，大便时溏，或伴下肢浮肿，舌淡，苔白，脉细弱。常表现为中度或重度蛋白尿、血尿，反复难愈。

基本治法：健脾益气，温肾助阳。

方药运用：右归丸加减。常用药：熟地12g，山药15g，白术12g，山茱萸9g，枸杞子9g，杜仲12g，菟丝子15g，制附子9g，肉桂6g，当归12g，鹿角胶9g。方中制附子、肉桂、杜仲、菟丝子、鹿角胶温肾助阳；白术、山药健脾益气；熟地、山茱萸、枸杞子补肾精，养肾阴；当归活血养血。

加减：下利清谷者，减去熟地、当归，加入党参、薏苡仁、补骨脂以健脾止泻；腹中冷痛者加高良姜、吴茱萸、白芍以温中止痛。

（4）肝肾阴虚证

证候：腰酸乏力，五心烦热，口干咽燥，大便干结，或伴月经量少甚至闭经，舌红，苔少，脉细数。患者往往病程绵长，曾服用或正在服用大量激素及（或）免疫抑制剂，部分患者呈激素依赖型，稍减量则尿蛋白反跳。

基本治法：滋阴清热。

方药运用：左归丸加减。常用药：熟地12g，山药15g，山茱萸9g，菟丝子15g，枸杞子9g，牛膝12g，龟板9g，知母12g，黄柏12g。方中熟地、菟丝子、龟板、枸杞子滋养肝肾之阴；知母、黄柏清虚热；山茱萸收敛固涩；牛膝补益肝肾，活血祛瘀。

加减：急躁易怒，尿赤便秘，舌红脉数者，加龙胆草、黄芩、栀子清肝泻火；精血枯竭而见耳聋、足痿者加紫河车粉分服，填补精血；腰酸遗精，精关不固者，加金樱子、芡实、莲须固肾涩精。

（5）湿热内盛证

证候：面红或面部痤疮，时发咽喉肿痛，口苦口黏，胸脘痞闷，烦热口渴，小便短赤，大便秘结或溏薄不爽，舌红，苔黄腻，脉濡数。多见于素体阳盛而服用激素或使用温补药物的患者。

基本治法：清热化湿，凉血止血。

方药运用：莲草汤加味。常用药：半枝莲30g，白花蛇舌草30g，白术15g，山药12g，旱莲草15g，藕节30g，苎麻根30g，凤尾草30g，生薏苡仁15g，砂仁6g，白茅根15g，制大黄12g。方中半枝莲、白花蛇舌草、苎麻根清热解毒；凤尾草、白茅根清热凉血止血；白术、山药、生薏苡仁、砂仁健脾化湿；制大黄、白茅根使湿热前后分消。

加减：湿热伤阴者，可加知母、玄参、旱莲草以养阴清热；血热较盛，皮肤瘀斑、舌红脉数者，加生地、地肤子、水牛角粉以凉血化斑；大便溏薄不爽者，合葛根芩连汤以清利湿热。

（6）脾虚水盛证

证候：下肢或全身水肿，甚者伴胸水、腹水，脘腹痞满，纳减便溏，神倦肢冷，小便短少，舌淡，苔白腻，脉沉缓。多见于表现为肾病综合征的IgA肾病患者。

基本治法：健脾补气，利水消肿。

方药运用：参苓白术散合五皮散。常用药：人参15g，茯苓15g，白术15g，山药15g，白扁豆12g，砂仁6g，生薏苡仁15g，莲子15g，桔梗6g，甘草3g，桑白皮30g，橘皮9g，大腹皮15g，茯苓皮15g，生姜皮9g。方中人参、山药、白扁豆健脾补气；茯苓、白术、砂仁、生薏苡仁健脾化湿；桑白皮、大腹皮、茯苓皮等泻肺理气、行水消肿；莲子收敛固涩。

加减：小便短少者加桂枝、泽泻以助膀胱化气行水；阳虚水泛，水肿凹陷如泥者加黄芪、制附子、淫羊藿益气温阳利水。

（7）气滞血瘀证

证候：神疲乏力，腰部刺痛，固定不移，面色晦暗，唇色青紫，肢体麻木，或伴痛经闭经，经行不畅，舌紫暗瘀斑瘀点，脉细涩。

基本治法：益气活血，化瘀止血。

方药运用：补阳还五汤加味。常用药：黄芪30g，当归12g，赤芍12g，川芎9g，桃仁12g，地龙12g，红花9g，参三七9g，马鞭草15g，生地榆15g。方中重用黄芪补气；配合当归、赤芍、川芎、桃仁、红花补气活血化瘀；地龙通经活络为佐药；参三七、马鞭草、生地榆合用，既可加强活血之功，又兼止血利水之效。

加减：气滞重者，症见脘腹胀闷、经行不畅，加路路通、木香以行气消肿；兼血虚者，加阿胶、桑椹子以滋补阴血；尿血明显者，可加大蓟、小蓟、旱莲草、凤尾草凉血止血。

【其他治疗】

1. 中成药

（1）黄葵胶囊：主要成分：黄蜀葵花。功效：清利湿热，解毒消肿。适用于本病湿热证。用法：每日3次，每次5粒。

（2）肾炎四味片：主要成分：细梗胡枝子、黄芩、石韦、黄芪等。功效：活血化瘀，清热解毒，补肾益气。适应于慢性肾炎进展期湿热壅盛的患者。用法：每日3次，每次8片。

（3）肾炎康复片：主要成分：山药、丹参、白花蛇舌草、生地、杜仲等。功效：益气养阴，补肾健脾，清解余毒。主治气阴两虚，脾肾不足，毒热未清者。用法：每日3次，每次5~8片。

（4）保肾康：主要成分：中药川芎提取物。功效：活血化瘀。适用于瘀血阻络证。用法：每日3次，每次2~4片。

（5）肾康宁片：主要成分：黄芪、丹参、茯苓、益母草、淡附片等。功效：温肾益气，和血渗湿。适用于慢性肾炎，肾气亏损，肾功能不全所引起的腰酸乏力、畏寒、夜尿增多。用法：每日3次，每次5片。

2. 单方验方

（1）滋肾化瘀清利汤：组成：女贞子9g，旱莲草9g，白花蛇舌草30g，石韦15g，益母草30g，白茅根30g，侧柏叶30g，马鞭草30g，大蓟15g，小蓟15g。功效：滋阴补肾，清热化湿，凉血止血。适应证：临床辨证以阴虚兼夹湿热为主，症见腰酸乏力、手足心热、口干喜饮、咽喉干痛、尿黄便秘、舌红、苔黄。用法：每日1剂，分2次煎服，每次200ml。

（2）莲草汤：组成：半枝莲30g，白花蛇舌草30g，白术15g，山药15g，藕节30g，旱莲草30g。功效：清热解毒，健脾收敛止血。适应证：临床辨证以湿热兼夹脾虚为主，症见口干喜饮、咽喉干痛、小便短赤、纳差乏力、饮食不当易致泄泻、苔薄黄或黄腻，尿检以血尿为主，或兼有蛋白尿。用法：每日1剂，分2次煎服，每次200ml。

（3）固本通络冲剂：组成：生黄芪15g，丹参15g，桃仁15g，泽兰10g，土大黄30g，鬼箭羽15g，白茅根30g，女贞子15g，旱莲草15g。功效：活血通络，益气养阴。适应证：腰酸乏力，口干咽燥，五心烦热，舌暗或有瘀斑，脉细涩。用法：冲剂每包含生药25g，每次2包，每日2次，冲服。若煎服，每日1剂，分2次煎服，每次200ml。

（4）苎麻根10根，水500ml，煎取300ml，每日分2次服用。有清热利尿之功，可治血尿或蛋白尿。

（5）旱莲草50g，槐花50g，白茅根30g，每日煎汤代茶频饮，治血尿。

（6）蒲黄粉(包煎)30g，滑石粉(包煎)30g，过筛如面，每于饭前以温酒调服6g，每日3次。有利小便，止血，消瘀血之功。

（7）旱莲草30g，车前草30g，烘干研末为丸，治一切尿血之证。

（8）川升麻45g，五倍子15g，水煎服，有益气升提摄血之功，治老人小儿尿血不止。

【转归及预后】

IgA肾病的预后相差悬殊，具体情况如下：

1. 少数患者（约占4%）病变轻微，可以自行缓解，一切临床异常消失，长期隐匿，迁延数十年，不出现肾功能损害，对身体健康无明显影响，但其肾活检仍显示IgA肾病改变，说明IgA肾病的病理一般不会自行消失。

2. 绝大多数患者常持续多年的镜下血尿和蛋白尿，在呼吸道等感染后可以加重病情，血尿或蛋白尿有可能增加且迁延不愈。

3. 肾病综合征也有发生，这类患者有大量蛋白尿、低蛋白血症、高度浮肿、高脂血症（三高一低）。国外有人统计，约占10%，我国也有人统计，约占16.7%，预后较差。

4. 在我国成年IgA肾病患者中出现高血压者过去约占12.6%，但现在成年IgA肾病患者中约半数以上患有高血压，国外比例较高，早年就有20%～50%的发生率。凡高血压者，尤其是不易控制的高血压者，病情发展迅速，所以要想方设法控制好高血压。

5. 有10%～40%的IgA肾病患者病情进展缓慢，10～20年后发展至慢性肾衰竭，少部分患者第一次就诊时就有肾功能减退。目前，IgA肾病已成为导致终末期肾衰的主要原因之一，发现下列情况者提示预后不良：发病时年龄较大；伴有高血压者，尤其是难以控制的高血压；有大量蛋白尿者；肾活检时即发现血肌酐升高者；病理变化较严重的肾小球硬化，新月体形成，毛细血管受损害、间质纤维化等。

【预防与调护】

1. 预防 IgA 肾病的防治原则：防发生、防加重、早诊断、早治疗。

（1）重视体检：特别是查尿常规，若尿中有红细胞出现要引起重视，要进一步查尿相位差，查红细胞计数及红细胞形态，假若红细胞是多形型的说明红细胞是肾小球性的红细胞，说明肾小球出了问题；若是均一型的则是尿路中炎症性红细胞，诊断不同，治疗也不同。若有尿红细胞，要经常查尿常规。如尿红细胞经查多次是形态多形型，则应做肾活检明确是否是 IgA 肾病。

（2）预防感冒：IgA 肾病经常在上呼吸道感染、扁桃体炎后而发作，或使病情加重，所以要预防感冒。体质差，抵抗力低，或生活不慎很容易感冒。

具体措施：适当运动，锻炼身体，增强体质，增强抵抗力，但防剧烈活动（剧烈活动可致血尿反复及增加）；可以散步、打太极拳等，不能过长时间运动及长久站立不动；少去公共场所，特别是流行病多发的季节，外出要戴口罩；及时增减衣服，防暑湿，防受凉受寒，防止呼吸道感染；室内要经常注意空气的流通；平时可服用预防感冒的玉屏风口服液或服加味玉屏风汤剂，或生黄芪20g，炒白术10g，生薏苡仁20g，金银花10g，防风5g，茯苓20g，生甘草5g 煎汤代茶服。

（3）防治咽部炎症：咽炎与扁桃体炎常是 IgA 肾病伴有的疾病，而且咽炎与扁桃体炎的发作常使 IgA 肾病的血尿或蛋白尿、隐血反复或增多，迁延不已。所以要防治咽部炎症。慢性咽部炎症症状稳定，可稳定血尿、隐血等病情。

具体措施：饮食忌辛辣、烧烤，忌烟酒，防咽炎发作；食后漱口，防止咽部留有细菌培养基，防感冒，晨起时用淡盐水漱口；不吃零食，偶尔吃了要及时漱口。

保健用药：各种含片如银黄含片、西瓜霜含片、草珊瑚含片、华素片等任选一种即可，或交换使用，每次 1 片含化，每日 3～5 次。清咽茶：金银花 10g，胖大海 1 枚，生甘草 5g 泡茶频饮；金银花 10g，杭菊花 5g，川石斛 10g，青果 1 枚泡茶频饮。

（4）治疗中防伤肾药品：中药如关木通、马兜铃、防己、细辛、商陆、大戟、甘遂、雷公藤根皮等，西药氨基糖苷类抗生素等也不能用。

2. 调护

（1）避劳累过度，因劳累可致血尿反复或增加。

（2）保持良好的心态，对疾病既不恐惧，也不麻痹，认真对待，增强信心。

（3）饮食上除了为保护咽喉要防辛辣、烧烤、煎炸之品，忌烟酒外，还要注意低盐饮食，一般肾病患者都要低盐，每日进盐 5～6g。若蛋白尿多的肾病综合征患者每日进盐量 3g。忌海鱼海虾，忌公鸡、蟹、虾，特别是龙虾、鹅、蚌、螺丝等发物，忌一切辛温燥热之品，以免动火，迫血妄行；防高脂、肥厚、油腻食品，以防肾动脉硬化，加重病情。

（4）高血压者需减轻体重，需达标准体重（身高－105）；适当运动，如散步、太极拳、健身操等；控制热量摄入；饮食应低盐，每日 3～5g，高血压合并水肿者每日不宜超过 3g；少食动物脂肪，防血管硬化，以素食为主，少吃甜食；出现肾功能下降者，其饮食应按慢性肾衰竭饮食要求调摄，宜优质低蛋白高能量饮食。

（5）蛋白尿多者也可出现肾病综合征，要适当摄入蛋白质，但应根据个体的体重与病情来确定进量，既要保证营养，又要减少对肾脏的损害，应注意以清淡为主，少吃多餐；每日蛋白质进量以0.8～1.0g/kg为宜；以优质蛋白为主，如牛奶、鸡蛋（去蛋黄）、鱼肉（去鱼子）、母鸡、鸭子等；明显水肿时蛋白质可进1.0～1.2g/（kg·d）；每日钠盐的进量控制在3g以内；如有高血压、感染时应及时控制；不提倡运动，可散步，不能剧烈运动或在寒冷环境下锻炼，防蛋白尿增加；注意个人卫生；女性不宜受孕，要防止意外受孕。

（6）要有充足的睡眠。睡眠前心情要平和，不看电视，不要进食后或洗浴后立即就寝，冬季睡前要暖脚。睡眠差者可服些中成药，如百草安神片、天王补心丹、柏子养心丸、甜梦胶囊。忌烟酒和茶。

【临证经验】

1. 针对IgA肾病的咽脾肾辨证分型标准，王钢教授首次提出将该病分为热结咽喉证、脾虚湿热证、肾虚湿瘀证分别施治。

（1）热结咽喉证

治法：清热利咽，凉血止血。

方剂：银翘散加减。

药用：金银花10g，连翘6g，蚤休10g，炒栀子10g，黄芩10g，仙鹤草15g，车前草15g，白茅根15g，白花蛇舌草15g等。

方解：金银花、连翘苦寒，清热解毒，凉散风热；黄芩苦寒，泻火解毒，清热止血；栀子清热利尿，凉血解毒，相互配合，以增清热解毒、凉血止血之功；蚤休苦微寒，利水祛湿，退肿消痰；白茅根甘寒，清热利湿，凉血止血；仙鹤草苦涩平，收敛止血补虚，以助上药清热凉血止血之功；车前草甘寒，清热利湿，凉血解毒；白花蛇舌草苦甘寒，清热解毒，利水除湿，以助清热解毒、利水消肿之效。诸药配伍，具有疏风清咽、清热利湿、凉血止血的作用。现代研究亦证实，金银花、黄芩、栀子三药均具有较广的抗菌谱，对流感病毒等病毒亦有抑制作用，并有抗炎及抗变态反应作用，黄芩并对肾毒性有防治作用。蚤休有广泛抗菌作用；白茅根有利尿、抗菌和止血作用；仙鹤草有明确的止血和抗菌作用；车前草有抗菌、利尿、抗炎作用；白花蛇舌草能促进辐射损伤小鼠脾细胞分泌IL－2，促进细胞免疫功能的恢复。

加减：如兼风热表证，应结合疏风解表，可加荆芥、防风、连翘、薄荷等辛凉解表之品；而咽喉红肿疼痛明显者，可加用山豆根、蒲公英、制僵蚕、桔梗、甘草等清利咽喉；热结咽喉证且血尿明显者，治疗中注意兼用凉血止血法；如肉眼血尿，色泽鲜红，并伴有尿频、尿急、尿痛，小便灼热者，可加用黄柏、萹蓄、瞿麦、鸭跖草、凤尾草等清利下焦湿热，并结合水牛角、大蓟、小蓟、生槐花清利凉血；如血尿不显，无明显下焦湿热症状者，可加用茜草、参三七、蒲黄炭等收涩止血。

（2）脾虚湿热证

治法：健脾益气，清利消肿。

方剂：参苓白术散加减。药用：生黄芪30g，党参10g，白术10g，茯苓皮30g，生薏苡仁15g，泽泻15g，怀牛膝15g，石韦15g，车前草15g，青风藤15g等。

方解：生黄芪甘温，健脾益气固表、利尿消肿。现代研究认为，黄芪具有增强机体免疫功能、抗衰老、促进蛋白合成、保肾利尿、抗炎和激素样作用。党参、白术、生薏苡仁健脾益气、化湿消肿。由于水肿为IgA肾病的常见临床症状，而水肿“其制在脾”，补益脾气可绝其生湿之源。牛膝性平味苦、酸，补肝肾、强筋骨、活血祛瘀、利尿通淋，与黄芪相配补益脾肾、补气活血，并增利尿消肿之功。石韦苦、甘，微寒，清热利湿消肿，与黄芪相伍增其健脾利湿之效。青风藤性平，味苦辛，祛风湿、通经络、利小便，与石韦相配，增加利尿消肿祛湿之效，与牛膝相配，共成活血通络之功，与黄芪相配发挥益气活血通络及利尿消肿作用。现代研究则认为，青风藤具有抗炎、降压、免疫调节作用，能提高细胞免疫功能，纠正抑制性T淋巴细胞功能缺陷，增强其对抗体过量的监视作用，使体液免疫恢复正常。茯苓皮、泽泻、车前草健脾利水、清利渗湿，增加利水消肿之功。诸药合用，具有益气健脾、清利消肿作用。

加减：由于慢性肾病病机多与肾气不足相关，脾虚湿蕴症状显著者，从脾治疗为主，而随着水湿或湿热症状的改善，常兼治肾，结合补益肾气，扶正固本，特别要注重补益气阴。常用杜仲、川断、生地、枸杞子、山茱萸、菟丝子等。脾虚夹湿，须分水湿与湿热。水湿内蕴，泛溢肌肤，水肿明显者，应加强利水消肿，加用玉米须、车前子、葫芦瓢、黑白丑等。而湿热较甚者，宜加强清利。以胃肠湿热为主者，常见食少便溏，舌苔黄腻，可加清利中焦湿热之品，如黄连、苍术、蒲公英、马齿苋、凤尾草等；伴有下焦湿热者，可见尿液浑浊，小便灼热，可加用黄柏、萹蓄、瞿麦、鸭跖草等清利下焦湿热；如因肠道感染导致血尿明显者，应结合清利凉血，可选用白茅根、大蓟、小蓟、生槐花、仙鹤草等；以脾气亏虚，水湿或湿热不甚者，宜加大补气药用量，如生黄芪可用至30~60g，并可配合固涩药物，如金樱子、覆盆子、芡实等。

（3）肾虚湿瘀证

治法：益气养阴，解毒和络，清利湿热。

方剂：参芪地黄汤加减。药用：生黄芪30g，太子参15g，生地10g，山茱萸10g，山药15g，杜仲15g，枸杞子15g，茯苓皮30g，泽泻15g，怀牛膝15g，石韦12g，车前草15g，白花蛇舌草15g，雷公藤10g，生甘草5g等。

方解：由于本证以肾气虚或肾气阴两虚者多见，故益肾者以益肾气或益气养阴为主。方中生黄芪甘温，益气升阳，固表止汗，利水消肿；太子参补气而不温燥；山茱萸补益肝肾；生地、枸杞子补肾滋阴，与生黄芪相配，以益气养阴，气阴双补；山药、茯苓皮、泽泻既可健脾利水，也防养阴之品滋腻碍胃。杜仲、怀牛膝补益肾气，牛膝并可活血通络；石韦、车前草、白花蛇舌草用以清利湿热。由于肾虚湿瘀证大多见于久病，血尿、蛋白尿难治不消者，且肾活检病理改变大多较重者，故在治疗中可配合雷公藤，或另用雷公藤制剂，可提高临床效果。雷公藤苦、辛，凉，祛风除湿，活血通络，消肿止痛；生黄芪甘温，益气升阳，固表止汗，利水消肿，托毒生肌。现代研究进展认为，雷公藤具有抗炎、免疫抑制作用，但其毒副作用有肝功能损害、白细胞减少、胃肠道反应等。黄芪能增强机体免疫功能，延缓细胞衰老，具有保肾利尿之功，并有类激素样作用，与雷公藤合用，既起到调节免疫作用，又制约了雷公藤的苦寒之性和毒副作用，保护肝功能，升高白细胞，并且大剂量黄芪和雷公藤合用还可提高降尿蛋白效果。生甘草甘温，益气缓中解毒，配伍雷公藤既可缓解雷公藤之毒性又可增其利湿解毒之功。诸药相配，以获益气养阴，解毒和络，清利湿热之效。

加减：若肾气不足，气化不利，水湿内蕴，泛溢肌肤，水肿明显者，应加强利水消肿，加用车前子、玉米须、胡芦瓢、黑白丑等；而下焦湿热者，可见尿频、尿急、尿痛，小便灼热者，可加用黄柏、萹蓄、瞿麦、鸭跖草、凤尾草等清利下焦湿热，伴有血尿者，予水牛角、大蓟、小蓟、生槐花清利凉血。对于本病瘀血证患者，通常临床表现较少，宜结合血液流变学、肾脏病理变化治疗。对病程长，肾脏病理损害重，多见肾小球硬化和肾间质纤维化的患者，结合活血化瘀，如可根据瘀血的程度选择活血和络，或破血通络及虫类药搜风通络。常用丹参、丹皮、赤芍、川芎、桃仁、红花、水蛭、全蝎、蜈蚣等。

1990 年邹燕勤教授在南京中医学院学报系统介绍了中医中药辨证论治 IgA 肾病的十种治法经验，也一直被中医肾病界传奉至今。

2. 在 IgA 肾病中医诊治规律的研究中充分注意发挥中西医互补的作用。根据对 IgA 肾病的中西医结合循证医学研究结果，中医药 A 级推荐方案为：IgA 肾病肾脏病理改变在Ⅲ级以下（包括Ⅲ），尿蛋白在 3.0g 以下，镜下血尿在 + + 以下，表现为咽热证者，可用清热利咽、凉血止血法（或尿血宁片每次 4 片，每日 3 次）治疗 2 ~ 6 个月；表现为脾虚湿热证者，可用补气健脾、清利湿热法（或健肾片每次 4 片，每日 3 次）治疗 2 ~ 6 个月；表现为肾虚湿瘀者，可用补气养阴、清利活血法（或肾炎灵片每次 4 片，每日 3 次）治疗 2 ~ 6 个月。中医药 C 级推荐方案为：肾脏病理改变在Ⅲ级以上，尿蛋白在 3.0g/d 以上，尿红细胞镜下（ + + ）以上，表现肾虚湿瘀证者，可用补气养阴益肾、清利活血通络法（或肾炎灵片每次 6 片，每日 3 次，或雷公多苷片 20 ~ 30mg，每日 3 次）治疗 3 ~ 6 个月。西医药推荐方案：建议尿蛋白在 3g/d 以上、肌酐清除率在 70ml/min 以上且肾脏病理改变较轻微的病例，可用强的松治疗 4 ~ 6 月，开始剂量 1mg/（kg · d），8 周后改为隔日 1mg/kg，之后逐渐减量；不主张对 IgA 肾病患者使用环磷酰胺、潘生丁及华法林三联疗法（A 级推荐，建议为首选方案）；扁桃体切除对反复发作的 IgA 肾病伴有扁桃体炎者可以有效（D 级推荐，以历史文献及个案报道总结结果为依据）；对伴高血压的 IgA 肾病，主张降压治疗，如可能则选血管紧张素转化酶抑制剂（B 级推荐）。

3. 临证注意要点

（1）*辨病与辨证相结合的分期分型论治是治疗的关键*：IgA 肾病是现代医学免疫病理

诊断，因此，对本病的中医辨证施治也必须建立在西医辨病的基础之上。根据本病病因不明、病程较长、临床表现及病理变化呈多样性，且其组织学损害难以自动消退的特点，加强对 IgA 肾病辨证分型的研究十分重要。目前，IgA 肾病中医分型标准尚未确立，从临床体会中将本病按急性发作期和慢性迁延期两期进行分期分阶段的辨证分型较为合理。若 IgA 肾病发展到肾衰竭期，当按慢性肾衰辨证论治。在分期辨证中需注意知常达变，恰当立法，辨证遣方，注重疗效，方能达到临床疗效。对患者临床表现为肾病综合征，或病理检查为新月体增生、球囊壁粘连、基质大量增生等，须在西药糖皮质激素、免疫抑制剂、抗凝药、血小板解聚药及降脂药等基础上配合中药辨证论治。

（2）IgA 肾病临床治疗须注意的几点：①消除诱发因素：IgA 肾病的诱发因素很多，如上呼吸道感染、消化道感染、疲劳过度等，均可使患者免疫功能低下而发病。因此，现代医学主张抗感染治疗，摘除反复发炎的扁桃体以及无麸质饮食，减少抗原经黏膜进入体内，以减轻或控制 IgA 肾病的发作。中医认为引起 IgA 肾病反复发作的因素有外感、湿热、饮食劳倦、情志等影响了脏腑正常生理功能而发病。治疗以祛邪为主或扶正祛邪兼用，以消除诱因，稳定病情。②防止病情恶化：IgA 肾病不是一个急性疾病，半数以上的患者日久进展到慢性肾衰竭。起病年龄大、持续大量蛋白尿、中度高血压及持续镜下血尿伴蛋白者，多预后不佳。中医辨证对年高体弱，肾气渐衰者；对脾肾亏虚，固摄无力，精微外泄者；对阴虚阳亢，正气渐伤，阴阳俱损者，要对症治疗，采用益气扶正，健脾益肾，平肝潜阳，调补气血阴阳的治法。治病求本，对症治疗，才能阻滞病情恶化，延缓肾衰过程或逆转病机，保护肾脏。③辨证严谨，用药灵活：IgA 肾病以反复性发作性肉眼血尿为特征，止血为常用之法，但临床上不能一味见血止血，要根据临床辨证恰当选用止血之药，善用凉血、活血、化瘀、温阳等止血之法。如阴虚内热型血尿，单纯滋阴清热止血效果不佳时，必须以滋阴清热，化瘀止血为大法，养中有清，止中有化，使肾阴复而络脉宁，瘀热去而尿血止。④活血化瘀是治疗的重要途径：IgA 肾病病理变化常有系膜增生，或兼有局灶性节段性肾小球硬化，临床多见血瘀征象。中医认为，肾病血尿日久脏腑功能失调，气机郁滞，血脉运行不畅，易于形成瘀滞，故临床治疗时应兼顾“久漏宜通”的原则，用活血化瘀之品，使瘀化血行，血气调和，其血自止；或寓攻于补，扶正化瘀。即治血尿毋忘化瘀利小便，补气、滋阴中当以祛瘀活血止血为大法。在辨证治疗 IgA 肾病时，要重视活血化瘀药的应用。

（3）注重治疗 IgA 肾病中药药理研究：临床药理学研究表明，中医药在抗炎、抑制免疫复合物的沉积、阻滞肾小球的硬化、止血尿、降尿蛋白等方面有强大的优势。现代研究发现，雷公藤多苷治疗 IgA 肾病，除 IgG 及 IgA 有显著降低外，尿蛋白和红细胞数也显著减少；茜草双脂可以明显减少 IgA 肾病的血尿，治疗后尿沉渣中红细胞计数减少 95% 以上；冬虫夏草可以改善 IgA 肾病小鼠巨噬细胞吞噬功能，降低循环免疫复合物；肾炎血尿康（栀子、生地、丹皮、白茅根、益母草、牛膝、川芎、泽泻、车前草、小蓟等）可以使 IgA 肾病小鼠 IgA 水平下降，抑制免疫复合物沉积，减轻肾小球炎症。

近年来，我们从调控基因表达水平和细胞凋亡研究了治肾中药的作用机理，如：①健肾片对IgA肾病大鼠模型肾组织TGF－β1含量及其mRNA表达的影响：结果发现，健肾片治疗组可明显抑制IgA肾病模型肾组织中TGF－β1的分泌及其mRNA表达，显示健肾片在治疗IgA肾病过程中可抑制肾组织中TGF－β1的升高，从而控制ECM的增生，延缓肾小球硬化的进展，取得治疗IgA肾病的疗效。病理检查也证实，健肾片治疗组IgA肾病大鼠的系膜区细胞外基质明显减少。②肾炎灵片对IgA肾病大鼠模型炎症细胞因子及其mRNA表达的影响：结果发现肾炎灵片能明显减少PDGF和TGF－β1在肾小球尤其是在肾小管间质部位的分布，降低IgA肾病大鼠肾组织中PDGF和TGF－β1的mRNA水平。与黄葵胶囊和强的松相比，有显著性差异（$P<0.05$）。说明肾炎灵片可能通过抑制PDGF与TGF－β1的蛋白和mRNA表达从而抑制系膜细胞增生和基质增加。

【验案举例】

1. IgA肾病属气阴两虚，湿热证（邹燕勤主诊）

李某，男，8岁。初诊日期：2004年4月9日。

患者2002年4月出现面肢浮肿，在当地医院临床诊断为肾病综合征，肾活检诊为“IgA肾病”。使用环磷酰胺及强的松治疗，水肿消退，但强的松减至隔日7.5mg时，尿蛋白反跳。现牙龈红肿，咽后壁红，时有咽痒干咳，自汗，尿常规检查：蛋白（＋＋），舌质红，苔薄黄，脉细数。辨证：气阴两虚，湿热内蕴。治法：益气养阴，清利湿热。

处方：太子参15g，生黄芪10g，生薏苡仁15g，茯苓15g，玄参10g，麦冬10g，桔梗5g，制僵蚕10g，蝉衣5g，凤尾草15g，紫花地丁15g，白茅根30g，石韦10g，青风藤10g，炒子芩6g，生甘草5g，浮小麦30g。

二诊（5月7日）：服上方后，牙龈红肿减退，咳嗽缓解，但仍有咽痒，大便日行两次，质偏溏，舌苔薄腻淡黄，脉细略数。尿常规：蛋白（＋）。治宗原意，加强益气健脾。

处方：太子参15g，生黄芪10g，生薏苡仁15g，茯苓15g，玄参10g，麦冬10g，制僵蚕10g，蝉衣5g，凤尾草15g，白茅根30g，石韦10g，青风藤10g，炒子芩6g，生甘草5g，浮小麦30g，炒山药15g，炒芡实15g，金银花5g。

三诊（6月5日）：尿常规正常，自觉无明显不适，苔根黄薄腻，脉细，治疗拟健脾补肾，轻补巩固。

处方：太子参15g，炒白术6g，生薏苡仁20g，茯苓皮20g，怀山药15g，玄参10g，麦冬10g，金银花10g，车前子（包煎）15g，茅根15g，芦根15g，枸杞子15g，女贞子15g，丹参10g，生甘草3g。

按语：本病例为激素依赖型IgA肾病，临床表现以蛋白尿为主，初诊时有咽痒干咳、牙龈红肿，辨证本虚以气阴两虚为主，标实为湿热内蕴于上焦。故处方中以太子参、生黄芪、生薏苡仁、茯苓益气养阴以治本；玄参、麦冬、桔梗、炒子芩以清利咽喉；紫花地丁清热解毒；凤尾草、白茅根、石韦以利湿热而使邪从下解；制僵蚕、蝉衣既有清热利咽作用，又具有通血络消蛋白尿的作用，青风藤取其免疫调节的药理作用而辨病用药。全方标本兼顾，用药平和。二诊时热毒已减，但咽痒仍作，并有大便偏溏的脾虚之象，治疗减清热解毒之紫花地丁而增健脾之炒山药、炒芡实，体现治疗的重点随标本虚实之增减而调整的辨证思想。三诊时患者临床表现已缓解，治疗以巩固疗效为主，处方用药以轻补轻泻，适宜长期服用为目的。方中太子参、白术、薏苡仁、茯苓、枸杞子、女贞子、怀山药补益脾肾气阴；玄参、麦冬、金银花、生甘草清除余热；车前子、茅根、芦根清利余湿；丹参养血活血而改善肾脏的微循环。综观整个治疗过程，IgA肾病的辨证分型虽各有特征，但在具体病例中证型常有兼夹及转化，治疗也应充分体现这一病机变化情况。

2. IgA肾病属气虚湿热证（邹燕勤主诊）

王某，女，10岁。初诊日期：2003年4月2日。

患者2001年7月因“左双肾盂，尿路感染”而引发肉眼血尿，经抗感染治疗效果不明显，在浙江医大附院肾活检诊为“IgA肾病，系膜增生”，平时反复上感。今诊：咽痒咳嗽，舌红苔黄腻，脉细，查咽红，尿常规：隐血（++），红细胞（+）。辨证：气虚湿热。治法：益气清热利湿。

处方：太子参15g，生黄芪15g，制黄精10g，枸杞子20g，生薏苡仁20g，茯苓皮20g，紫菀10g，款冬花10g，玄参10g，麦冬10g，炒子芩10g，炒山栀10g，茅根15g，芦根15g，仙鹤草30g，大蓟15g，小蓟15g，生甘草3g。

二诊（5月28日）：平素易劳累，咽部痒痛，口干，咳嗽阵作，舌苔黄薄腻，脉细，尿常规：隐血（+++），红细胞（+++），白细胞（±），治疗以清咽渗利为法。

处方：射干10g，玄参10g，金银花10g，炒子芩10g，炒山栀10g，太子参15g，生黄芪15g，白花蛇舌草15g，枸杞子15g，女贞子15g，法半夏6g，陈皮10g，炒白术10g，生薏苡仁20g，茯苓20g，白茅根30g，仙鹤草15g，小蓟10g，生甘草5g。

三诊（7月23日）：近日尿常规：隐血（-）~（+++），红细胞少许~（+++），时有腰酸头昏，苔薄白腻，脉细，治疗加用补肾之品。

处方：太子参20g，生黄芪15g，炒白术10g，生薏苡仁20g，茯苓皮30g，枸杞子15g，女贞子15g，墨旱莲15g，白茅根30g，仙鹤草15g，槐花10g，荠菜花30g，川断10g，桑寄生10g，法半夏6g，陈皮10g。

四诊（9月3日）：尿常规：隐血（++），有咽痒干咳，舌淡红，苔薄白，脉细，咽暗红。治疗加用清利咽喉。

处方：太子参15g，生薏苡仁20g，茯苓20g，枸杞子15g，女贞子15g，玄参10g，射干10g，制僵蚕10g，蝉衣10g，茅根20g，芦根20g，仙鹤草20g，小蓟15g，茜草根15g，荠菜花15g，石韦10g，车前草15g，生甘草3g。

五诊（11月6日）：尿常规：隐血（+），无明显不适，舌淡红，苔薄白，脉细，治宜补益脾肺，活血止血以利长期巩固。

处方：太子参15g，生薏苡仁20g，茯苓20g，枸杞子15g。女贞子15g，墨旱莲15g，茅根20g，芦根20g，仙鹤草20g，荠菜花15g，茜草根15g，槐花10g，生甘草3g。

按语：本例患者为反复尿路感染而导致的IgA肾病，临床表现以血尿为主，初诊时因平素易感冒并伴咽痒咳嗽，故治以补气清肺利咽为主，方中紫菀、款冬花、山栀、炒子芩即为此意。二诊时咽部炎症反应仍存，治疗仍从清咽入手，以彻底根除炎症病灶。三诊、四诊时，患者咽部症状始转缓解，尿血情况已基本稳定，故处方治疗减少清利咽喉而渐增补益脾肾之品。五诊时病情已基本稳定，根据患者平素的体质情况而选用补益脾肺扶助正气为主，整个病程的治疗思路即以祛邪为先，扶正善后，长期巩固为指导。在止血药的选用中，根据血尿“水道之血宜利不宜止”的原则，以白茅根、小蓟、槐花、荠菜花、茜草根等为主，止血与清利活血相配合，以防收敛止血而使离经之血内阻肾络。IgA肾病以尿血为主者，病程皆长，在整个治疗过程中要注意观察患者有无隐性感染灶存在，在辨证标实正虚兼有的情况下，以先祛邪为原则，根除IgA肾病的一切诱发加重因素，从而可使病情得到缓解和稳定。

3. IgA肾病（系膜增生伴硬化）属肾气不足，湿浊内蕴证（邹燕勤主诊）

盛某，男，37岁。初诊日期：2003年8月20日。

患者2002年11月7日体检时发现血肌酐173.56μmol/L，尿酸476.53μmol/L，尿素氮6.24mmol/L，尿常规示蛋白（++），血压为160/120mmHg，予服降压药以控制血压，余未作特殊治疗。今查尿常规：蛋白（+++），隐血（+++），红细胞7个/HP，透明管型0~2个/HP。B超示：左肾10.8cm×5.0cm×4.0cm，右肾9.1cm×4.8cm×4.0cm，肾脏内部结构欠清晰，肾脏实质性损害。自觉疲劳，次日休息后不易恢复，腰酸耳鸣，面色晦滞，胃纳尚可，脉弦，苔黄腻。辨证为肾气不足，湿浊内蕴，治疗以补益肾气，利湿泄浊为主。

处方：川断15g，桑寄生15g，太子参20g，生黄芪20g，生薏苡仁20g，茯苓20g，制苍术12g，白术12g，藿香12g，佩兰12g，川芎10g，丹参15g，枸杞子20g，生牡蛎40g，怀牛膝15g，制大黄10g，六月雪15g，车前子(包煎)30g。

二诊（9月18日）：患者8月26日血生化示：尿素氮8.2mmol/L，肌酐189.8μmol/L，尿酸728.5μmol/L，近月来尿蛋白为(±)~（++），现患者仍觉咽部痒痛，有咳嗽，腰酸乏力，大便每日一行，舌质红，苔薄黄，脉弦，咽红。

处方：玄参10g，射干10g，金银花10g，炒子芩10g，制僵蚕10g，蝉衣5g，生薏苡仁20g，茯苓20g，太子参20g，生黄芪10g，茅根20g，芦根20g，车前子(包煎)15g，生牡蛎40g，制大黄15g，六月雪15g，生甘草5g。

三诊（11月27日）：患者9月28日在南京军区总医院行肾活检，报告为：11个肾小球，3个球性硬化。肾小球细胞数90~110个/球，浸润细胞2~4个/球，系膜细胞2~3个/系膜区，系膜区中度增宽，基质增多，袢开放尚好，数处袢与囊壁粘连，球囊壁节段增厚。PASM-Masson：系膜区、系膜旁区少量嗜复红物沉积，少数周边袢节段分层。小管-间质病变中度，皮质区灶性小管萎缩、基膜增厚，数处小管扩张，上皮细胞扁平，管腔内见少量蛋白管型。皮质间质灶性增宽，髓质间质弥漫增宽，重度纤维化，较多浸润细胞小灶性聚集，以单个核细胞为主，一处小灶性泡沫细胞。动脉可见透明变性，一处纤维素样变性，叶间动脉弹力层增厚、分层。诊断为 IgA 肾病，肾小球系膜增生性病变伴硬化 27.3%。10 月 30 日血生化为尿素氮 5.8mmol/L，肌酐 156.75μmol/L、尿酸 529.91μmol/L。近两个月复查尿常规：蛋白为（－）~（＋）。今诊：腰酸较前好转，双眼沉重不欲睁，午后下肢轻度浮肿，大便每日一行，舌质红，苔薄黄，脉弦细。尿常规蛋白阴性。

处方：太子参 20g，生黄芪 20g，炒白术 10g，生薏苡仁 20g，茯苓 20g，怀山药 15g，川断 15g，枸杞子 20g，丹参 20g，生牡蛎 40g，制大黄 15g，六月雪 15g，制僵蚕 10g，蝉衣 5g，怀牛膝 15g，川芎 10g，玉米须 30g，车前子（包煎）30g，金银花 10g。

四诊（2004 年 1 月 8 日）：患者 2003 年 12 月 31 日血生化示尿素氮 5.5mmol/L，肌酐 150.1 μmol/L，尿酸 427.8μmol/L。尿常规均正常。腰酸减轻，咽部不适，痰多，咽暗红，脉细。

处方：玄参 12g，蚤休 10g，炒子芩 10g，太子参 20g，炒白术 10g，生薏苡仁 20g，茯苓 20g，怀山药 15g，川断 15g，枸杞子 20g，丹参 20g，生牡蛎 40g，制大黄 15g，六月雪 15g，制僵蚕 10g，蝉衣 5g，怀牛膝 15g，川芎 10g，玉米须 30g，车前子（包煎）30g，金银花 10g。

按语：本案患者经肾活检诊断为 IgA 肾病（系膜增生伴硬化），故临床发病即见血压高、蛋白尿、肾功能减退。初诊时临床表现以腰酸、苔黄腻、面色晦滞为特点，辨证为肾虚湿浊证。处方中川断、桑寄生、太子参、生黄芪、枸杞子、怀牛膝补益肾气；生薏苡仁、茯苓、制苍术、白术、藿香、佩兰、车前子渗利水湿；生牡蛎、制大黄、六月雪泄浊；川芎、丹参活血通络。全方攻补兼施，用药全面，药性平和，有利于长期服用。复诊时因有咳嗽咽红而加用玄参、射干、金银花、炒子芩之属以清热利咽，消除炎症病灶。前后治疗有 5 个月，患者肾功能有所改善，尿常规检查恢复正常。获效明显，同类病证可作为参考。

【小结】

中医、中西医结合治疗 IgA 肾病目前有了很大进展，但尚没有突破，特别在临床疗效方面。例如，IgA 肾病研究还有以下一些问题：证候的动态变化规律（1~3 年证候的变化）；无症状患者的特征性症状、生化指标、病理变化的进一步有机组合，提高中医辨证水平等。可以预见，在人类医学科学及现代科学技术飞速发展的今天，中医肾脏病学也已取得前所未有的发展和完善。运用中医中药、中西医结合的方法诊治各种肾脏疾病，已经展现出广阔的前景。相信在不远的将来，随着研究的不断深入，肾脏疾病的治疗将有突破性进展。

（王晓光，孔薇，王钢）

第七节　系膜增生性肾小球肾炎

系膜增生性肾小球肾炎是一组以病理表现为弥漫性肾小球系膜细胞增生，伴不同程度的系膜基质增生，系膜有以 IgG、IgM 为主的免疫球蛋白及补体 C_3沉积或无免疫球蛋白及补体 C_3沉积。1977 年，WHO 肾病命名委员会正式将系膜增生性肾小球肾炎列为肾小球肾炎的独立病理类型。该病在临床可发生于任何年龄，男性多于女性，主要的表现为蛋白尿，多数患者可有血尿，偶有肉眼血尿。本病国外资料显示，在肾活检病例中，肾病综合征不及 10%，而国内资料显示儿童占 15%，成人占 10%。

根据其临床表现，系膜增生性肾小球肾炎归属于中医“水肿”、“尿血”等范畴。

就临床资料分析，系膜增生性肾小球肾炎有如下特点：

1. 可发生在任何年龄，男性多于女性。

2. 水肿为系膜增生性肾小球肾炎的常见症状，轻者仅出现于眼睑或足跗部，严重者可见头皮、四肢及全身水肿，并有腹水、胸水、心包积液；蛋白尿是系膜增生性肾小球肾炎的主要临床表现；绝大多数患者有血尿，而血尿的发生与系膜细胞损害的程度有关；高脂血症乃因低蛋白血症导致胶体渗透压降低，以及肝脏脂蛋白的合成增加，机体利用分解脂蛋白的减少而引起；此外，部分患者以高血压为首发症状，并常伴有贫血。

3. 系膜增生性肾小球肾炎的病理表现为局灶或弥漫性肾小球系膜细胞增生，伴不同程度的系膜基质增生。系膜有以 IgG、IgM 为主的免疫球蛋白及补体 C_3沉积，或无免疫球蛋白及补体 C_3沉积。肾小球系膜细胞能受许多物质刺激而活化，进而收缩增生并释放多种炎症介质，并伴基质增多。

目前，西医治疗可用糖皮质激素和细胞毒药物。Bergstein 等报导对本病早期使用甲基强的松冲击 + 泼尼松隔日疗法，症状迅速改善。有学者用激素、CTX 联合疗法能明显提高临床基本治愈率。有学者观察到使用激素、CTX、贝那普利基础上加用低分子肝素治疗 4 周后尿蛋白明显减少。

本病中医辨证属本虚标实，虚实夹杂之证，本虚有肺肾气虚、脾肾两虚、肝肾两虚、气阴两虚，标实有外感、水湿、湿热、血瘀等。但中医的证型并非固定不变，脏腑虚实可以相互转化。

【病因病机】

由于外邪侵袭，肺失清肃，脾虚不能运化则水湿贮留，肾虚不能化气开阖失司，水湿贮留而发为水肿，另外肝主疏泄，肝气失于条达，亦可使三焦气机壅塞，决渎无权，导致水湿内停，发为水肿；肺气不足，失于宣发肃降，使上焦通调无力，无以布散气血津液于周身，导致水谷精微不得归其正道，精微下注，膀胱失约，故而导致蛋白尿；脾气虚弱，气血津液化源不足，脾虚失摄，气血津液不能循行于正道经脉之中，故而精血津液失于统摄而流失，导致蛋白尿；肾气气化无力，开阖失司，精气下泄，导致蛋白尿；脾肾气虚，脾气虚弱统摄无权，肾气不足，下元空虚，封藏失职不能固涩，或烦劳过度或情志内伤，耗伤心阴，心火亢盛，移热于小肠，迫血妄行而致血尿；如湿热郁阻，化火伤及血络致血尿；久病脾肾亏虚，聚湿为浊，浊邪中阻，清阳不升，浊阴上蒙清窍；亦有气机不利致血瘀络阻，水瘀互结，清窍不利，或肝肾阴虚，水不涵木，风阳上扰者居多，亦有气阴两虚，肝阳上亢者出现眩晕、高血压。

系膜增生性肾小球肾炎病程绵长，迁延不愈。中医病因病机特点是本虚标实，虚实夹杂，本虚是指肺、脾、肾三脏的亏虚，标实指外感、水湿、湿热、湿浊、瘀血等。病因为感受风、湿、热邪毒，或禀赋虚弱，继以感受外邪或劳伤，或其他脏腑疾患失治、误治，导致肺脾肾功能虚损。

【诊断与鉴别诊断】

1. 诊断 常见于青少年，隐袭起病或急性发作（后者常有前驱感染），临床可呈无症状血尿或（和）蛋白尿、肾炎综合征及肾病综合征等表现，血尿发生率高。确诊需做病理检查，病变以肾小球系膜区细胞增生和基质增多为特点。根据增生程度，可分为轻度、中度、重度三级。系膜内可有少数单核细胞和中性粒细胞浸润，严重者可引起系膜硬化，肾小球毛细血管壁及基底膜正常，肾小管及间质基本正常，随病变进展，中度和重度系膜增生性肾小球肾炎常伴灶状肾小管萎缩、间质炎症细胞浸润及纤维化。电镜下可见系膜细胞和（或）系膜基质增生，系膜区有细颗粒状电子致密物沉积。免疫荧光检查常见IgG和C_3沿系膜区或毛细血管壁团块状或颗粒状沉积，也可见于以IgM为主的免疫球蛋白及补体沉积。

2. 鉴别诊断

（1）狼疮性肾炎：由于系统性红斑狼疮可有皮疹、关节痛和肾损害，需与本病相鉴别。肾活检病理有不同，如免疫荧光检查，狼疮性肾炎虽然也有IgA沉积，但常有大量其他免疫球蛋白沉积，且有C_1沉积，肾小球毛细血管壁的金环样变也有助鉴别。此外，狼疮性肾炎血液检查抗核抗体、抗dsDNA抗体、抗SM抗体阳性及C_3降低，可明确诊断。

（2）过敏性紫癜性肾炎：过敏性紫癜与IgA肾病可表现为相同的肾脏病理及免疫组织学特征。紫癜性肾病患者起病多为急性，常有典型的皮肤紫癜、腹痛、关节疼痛及全身血管炎改变。而非IgA肾病系膜增生性肾小球肾炎患者起病、演变多缓慢，无肾外症状。

（3）糖尿病肾病：有糖尿病病史，肾病早期出现微量白蛋白尿，后发展到镜下蛋白尿，甚至出现大量蛋白尿或肾病综合征。

【辨证论治】

1. 脾虚湿阻证

证候：颜面及双下肢浮肿，腹胀满，呕恶不能进食，口干口苦，小便少，舌质红，苔黄腻或白腻，脉滑。

基本治法：健脾益气，清热利湿。

方药运用：中满分消丸加减。常用药：党参30g，茯苓12g，猪苓12g，白术12g，陈皮6g，半夏9g，泽泻15g，黄芩9g，黄连3g，枳实6g，厚朴9g，姜黄9g，干姜3g，砂仁（后下）3g。方中党参、茯苓、白术健脾除湿；四苓散以渗透利湿；二陈汤化痰湿，湿浊降则脾阳升；黄芩、黄连清胃热；枳实、厚朴除痞满；姜黄平肝解郁；干姜、砂仁温脾阳以燥湿。

加减：纳差者，加炒麦芽健脾消食；血尿者，加白茅根、蒲黄以止血；水肿甚者，加黑白丑以泻水湿。

2. 气阴两虚，湿热内蕴证

证候：周身乏力，少气懒言，口干咽燥，手足心热，微有浮肿或无浮肿，舌质淡红或舌尖红，苔白微腻，脉细数或滑数。

基本治法：益气养阴，清热利湿。

方药运用：清心莲子饮加减。常用药：党参30g，黄芪30g，甘草6g，地骨皮15g，黄芩9g，麦冬9g，莲子15g，茯苓12g，车前子(包煎)30g，益母草20g，白花蛇舌草30g。方中党参、黄芪、甘草补气健脾，助气化；地骨皮清虚热；黄芩、麦冬、莲子清心肺之热；茯苓、车前子利湿；益母草活血利湿；白花蛇舌草清热解毒。

加减：纳呆腹胀者，加砂仁、木香、枳壳行气宽中；易感冒者合用玉屏风散加减，以益气固表。

3. 肝肾阴虚，湿热内蕴证

证候：腰酸痛，双膝酸软乏力，口干，手足心热，肉眼血尿或尿色黄赤，大便干，舌质红，脉细数。

基本治法：滋补肝肾，清热利湿。

方药运用：养阴清热汤加减。常用药：生地15g，玄参15g，白芍12g，麦冬9g，女贞子12g，枸杞子15g，金银花9g，连翘9g，半枝莲30g，白茅根30g，益母草20g，丹皮9g。方中生地、玄参、白芍、麦冬、女贞子、枸杞子滋阴补肾；金银花、连翘、半枝莲、白茅根利湿解毒；益母草、丹皮活血利尿。

加减：血尿甚者加茜草、仙鹤草、藕节凉血止血，参三七活血止血。

4. 肾虚血瘀证

证候：腰膝酸软，尿频，面色黧黑，头晕，头痛，畏寒肢冷，舌质淡或暗淡，或瘀点、瘀斑，脉沉细。

基本治法：益气活血，补肾泄浊。

方药运用：补阳还五汤加减。常用药：黄芪30g，广地龙9g，川芎12g，葛根15g，桃仁12g，当归12g，制大黄15g，丹参30g，女贞子12g，旱莲草15g，枸杞子15g，益母草20g。方中以黄芪、广地龙、川芎、葛根、桃仁、当归、丹参益气活血；制大黄通腑泄浊；女贞子、旱莲草、枸杞子补肾；益母草活血利水。

加减：伴肝阳上亢，头晕头痛，视物不清者，加钩藤、天麻、石决明平肝息风；男子遗精、女子白带过多者，加金樱子、芡实收敛固涩；血尿者，加大蓟、白茅根、仙鹤草、三七以止血。

【其他治疗】

1. 中成药

(1) 雷公藤多苷片：主要成分：雷公藤的提取物。功效：清热利湿，解毒消肿。适用于湿热阻络证。有显著的抗炎及抑制免疫，消除蛋白尿作用。用法：成人每次10～20mg，每日3次，注意复查肝功能及血白细胞。

（2）黄葵胶囊：主要成分：黄蜀葵花。功效：清利湿热，解毒消肿。适用于湿热型肾炎。用法：每日3次，每次5粒。

（3）肾炎康复片：主要成分：山药、丹参、白花蛇舌草、生地、杜仲等。功效：益气养阴，补肾健脾，清解余毒。适用于气阴两虚，脾肾不足，毒热未清者。用法：每日3次，每次5～8片。

（4）保肾康：主要成分：川芎提取物。功效：活血化瘀。适用于瘀阻之证。用法：每日3次，每次2～4片。

（5）云南白药胶囊：主要成分：三七。功效：活血止血。适用于瘀血阻络、血不循经者，治疗血尿、蛋白尿。用法：每日2次，每次2粒。

（6）黄芪注射液：主要成分：黄芪。功效：补中益气，升阳固表，可提高机体非特异性免疫功能，减少蛋白尿排出。适用于本病气虚者。用法：黄芪注射液30ml加入5%葡萄糖或生理盐水100～250ml中，每日1次，静脉滴注，2周为一疗程。

2. 单方验方

（1）柴苓汤：主药“柴胡”，味苦平，主心腹，去胃肠中结气，久服轻身明目，益精，对蛋白尿治疗起到益精作用。

（2）桃红四物汤：有明显的抗炎作用，能增加血流量，降低血管渗透性。

（3）马鞭草合剂：马鞭草30～60g，生地榆30g，红枣5枚，煎汤服，治疗血尿。

【转归及预后】

系膜增生性肾小球肾炎预后与多种因素有关。从临床表现观察，单纯性血尿的比有蛋白尿的预后好，无高血压者比有高血压者预后好。病理学类型与预后有关，病变严重者预后不佳，弥漫系膜增生的基础上有无伴发节段硬化是决定预后的主要因素，未伴节段硬化病变者长期随访良好，有伴节段硬化病变者，10年存活率明显下降。

本病临床过程有一个突出特征，病变轻的可自发缓解，如多次复发则病情预后差。本病50%患者糖皮质类固醇治疗后可完全缓解，如高血压药物不能控制并有大量蛋白尿则肾功能出现进行性恶化。

【预防与调护】

1. 预防

（1）预防上呼吸道的感染及其他皮肤、泌尿系感染，以减少肾病复发的诱因。

（2）避免应用肾损害药物。

2. 调护

（1）起居要有规律，避免过度疲劳。适当活动，量力而行，提高机体免疫抵抗力，防止疾病发生。

（2）低盐饮食，不宜大量摄入脂肪蛋白质。饮食忌肥甘、辛辣之品。宜清淡有营养食物及新鲜蔬果。

(3) 注意调节情绪，保持豁达开朗。

(4) 水肿时注意保持皮肤清洁。

【临证经验】

王钢教授认为：系膜增生性肾小球肾炎根据疾病发展倡导的是用中西医结合治疗，西药以激素、抗凝剂和免疫抑制剂等为主，但这样对中医中药的应用在辨证论治上带来一定难度，有些患者激素不敏感而激素带来的医源性阴虚不可避免，而患者如又处于感染阶段，此时辨证应抓住急则治其标，以清热解毒为主；如患者激素治疗起始临床表现的是阴虚火旺的证候，以滋阴清热为主，而减量过程中撤除激素会产生皮质激素分泌减少，会出现脾肾阳虚症状，治疗用药当以温补脾肾为主，治疗时要注意脾肾功能的维护。

临床表现为无症状性蛋白尿及血尿者，医者先要详细了解病史及体征，查看是否有外感迹象，如有咽炎、鼻炎或其他部位炎症均要重视并予以治疗，只有彻底治愈其感染病灶，才能阻断抗原的侵袭，使炎症介质得以清除，尿蛋白及血尿方能消除，但若病程较长，可能出现一些气阴两虚或肾阴不足的证候，此时在祛邪的同时又要顾及正气，适当予以益气养血、滋阴补肾之品，有助于外邪之清除，病情逐渐得以康复。久病入络，必有瘀血内阻，因此在中医药治疗中加强活血化瘀也是重要的一环。

【验案举例】

系膜增生型病变伴小新月体形成属气阴两虚，湿热证（邹燕勤主诊）

廖某，女，27 岁。初诊日期：2010 年 6 月 9 日。

患者有慢性肾炎病史 1 年，1 个月前在江苏省人民医院肾活检示：系膜增生型病变伴小新月体形成。就诊时患者神疲乏力，有时头晕，面部双下肢不肿，无腰酸、腰痛，苔薄白，舌胖大，边有齿痕，脉细略弦。查尿常规：蛋白（＋＋），隐血（＋＋＋），血压 120/80mmHg。证属脾肾气阴两虚，湿热内蕴，治拟益气养阴，清利湿热。

处方：太子参 20g，生黄芪 20g，炒白术 10g，生薏苡仁 20g，茯苓 20g，川断 15g，枸杞子 20g，怀山药 20g，车前草 15g，制僵蚕 10g，全蝎 3g，蝉衣 6g，石韦 15g，猫爪草 10g，茅、芦根各 20g，谷芽 20g，麦芽 20g。

二诊（6 月 22 日）：患者神疲乏力，腰部酸痛，苔薄白，脉细，尿常规：蛋白（＋），隐血（＋＋）。证属肾气不足，湿热内蕴，治拟补气益肾，凉血止血。

处方：生黄芪 20g，旱莲草 20g，茯苓皮 15g，车前草 15g，丹皮炭 12g，大蓟 30g，小蓟 30g，生蒲黄 15g，茜草炭 15g，白茅根 15g，蒲公英 15g，凤尾草 15g，败酱草 15g，炙甘草 6g，小红枣 10g，荔枝草 15g。

按语：慢性肾炎病程绵长，病情复杂，迁延日久。脏腑功能失调，气机不畅，血行迟缓，易于形成瘀滞，即所谓久病入络。本病阴虚为本，故治疗上滋阴益肾、活血清利，扶正与祛邪兼顾，方中太子参、生黄芪益气养阴，配合白术、生薏苡仁、茯苓健脾补气；配合川断、枸杞子、怀山药益肾补气养阴；制僵蚕、全蝎、蝉衣活血通络，减轻尿蛋白；石韦、车前草、茅根、芦根、猫爪草清热利湿；谷、麦芽健胃助运，以防虫类药损伤胃气。二诊时尿蛋白减轻，但镜下血尿仍明显。故方中增加凉血止血之品。系膜增生性肾小球肾炎临床常见无痛性尿血，中医治疗血尿的过程中，虽有“水道之血宜利”的原则，但根据辨证的结果配合使用止血类中药，可明显提高临床疗效。血尿初期加用凉血止血药如仙鹤草、紫珠草、小蓟、大蓟、槐花、白茅根、荠菜花、荔枝草等；中期酌加活血止血药如参三七、景天三七、生蒲黄、茜草根、琥珀等；后期酌加养阴固涩止血药如赤石脂、金樱子、旱莲草、阿胶等。

【小结】

系膜增生性肾小球肾炎病程迁延，起病隐匿，临床表现错综复杂，治疗效果尚不能令人满意。对于慢性肾炎的中医证型，1986 年在全国第二次中医肾病学术会议上，经讨论制定了慢性原发性肾小球疾病中医辨证分型试行方案，即本证有肺肾气虚、脾肾阳虚、肝肾阴虚、气阴两虚、脾肾阴虚的不同，邪实则有外感、水湿、湿热、血瘀、湿浊。辨证时则标本结合，以本为主，统一了全国对慢性肾炎的辨证分型。随着 20 世纪 90 年代肾活检的开展，辨病与辨证用中药和中西医药物治疗慢性肾小球疾病的临床和实验研究经验不断积累。提出从宏观辨证逐步过渡到以微观辨证来开辟中西医结合治疗原则，是一条有希望的途径。目前，疾病分类通过现代医学的手段越分越明确。按病理分型中医论治也应运而生，但由于中医治疗肾病注重个体差异，且慢性肾炎受一系列的因素影响，疾病症状、证型可发生转化，因此，必须运用辨证论治确立个体化诊疗方案。

通过应用活血、利水、清热化浊、扶正等功效的中药，以及现代科学研究手段，在抑制系膜细胞增生、拮抗细胞因子分泌、对抗细胞外基质积聚等方面提供了有力的实验依据。

（王晓光，孔薇，王钢）

第八节　微小病变型肾病

微小病变型肾病（MCD）临床多表现为肾病综合征，是一组以肾组织光镜下肾小球基本正常，近端肾小管上皮细胞脂肪变性，电镜观察肾小球上皮细胞足突融合为特点的，临床以单纯性肾病综合征为表现的疾病。主要病变是毛细血管袢上的负电荷丢失而致蛋白尿，大多数人认为本病有免疫介导过程参与，尤其是与 T 细胞功能失调有关。

微小病变型肾病属中医“水肿”、“腰痛”等范畴。

根据临床资料分析，微小病变型肾病的临床特点如下：

1. 本病主要临床特点是发病年龄小，起病较急，有典型的肾病综合征表现，一般无高血压、血尿及肾功能损害，蛋白尿具有高度选择性，治疗上对激素敏感，但容易复发。根据以上特点并结合肾穿刺结果一般诊断不难。

2. 病理检查光镜下肾小球形态正常或偶见个别肾小球轻微的系膜细胞增生、基质增多。肾小球上皮细胞常有大量脂质空泡，免疫荧光检查无免疫复合物沉积，电镜观察示上皮细胞足突融合。

3. 微小病变型肾病根据其对激素治疗的反应分为3型：①激素治疗后无复发型：激素治疗有效且减量后无复发者；②激素依赖型：激素治疗过程中出现频繁复发（半年内复发2次，1年内复发3次）或激素减量后反跳者；③激素治疗无反应型：初治8周有效，但复发后再治无效或一开始即持续无反应者。

微小病变性肾病综合征的治疗目前多应用糖皮质激素，小儿患者对糖皮质激素治疗反应好，有效率>90%；但成年患者则较慢（6～20周），有效率在80%左右，有肝功能损害者可用强的松龙。激素治疗成功的关键是开始用量要大，大剂量诱导用药时间长，有效者减药速度要慢。此类疾病治疗中的主要难点是复发率高，按经典疗法治疗后随访36个月，复发率高达31%，有报道称完全缓解出现快者复发也早，而6个月内复发者就会有反复发作的可能。对激素依赖型和激素抵抗型者可用其他免疫抑制剂与糖皮质激素联合治疗，常用的有环磷酰胺、苯丁酸氮芥、环孢素A、霉酚酸酯（骁悉）等。

中医药治疗与激素治疗比较，通常改善症状及缓解蛋白尿、水肿等作用没有激素强和缓解疗效快，但对于激素依赖或反复发作型的微小病变患者，采用中西医结合治疗往往可收到更好的疗效。中药一方面可以减轻激素的副作用，更重要的是通过中药调治可使患者免疫失衡状态得以恢复，使激素撤减时不易反跳，可达到长期缓解之目的。

【病因病机】

中医认为，本病是由先天不足，或烦劳过度，损伤正气，或久病失治、误治，引起脏腑气血、阴阳不足，尤其是脾肾亏虚。肾虚则封藏失职，精气外泄，下注膀胱则出现大量蛋白尿；脾虚则致精微物质生化无源，加之肾虚外泄，则可致机体精气更亏，故而出现低蛋白血症。脾虚水湿运化失司，肾虚气化不利，水湿内停，泛溢于肌肤则为水肿。病变过程中，以肺、脾、肾功能失调为重心，致阴阳气血不足，为本病之本，水湿、湿热、瘀血阻滞为本病之标，表现为虚中夹实之复杂病理过程。因正气虚弱，易复感外邪而加重病情，形成恶性循环，正气愈衰，湿浊诸邪更甚，致病情迁延难愈。本病的病因病机属本虚标实，本虚即肺脾肾三脏虚损，有气虚、阳虚、阴虚，标实有风热、水湿、湿热、热毒、瘀阻；部分患者可出现正气衰惫、浊毒内留。

【诊断与鉴别诊断】

1. 诊断

（1）临床症状、体征：大部分患者突然起病无任何诱因，但也有些患者起病于上呼吸道感染或过敏之后。水肿常为起病后第一表现。颜面水肿及体位性水肿，严重者呈体腔积液，检查常呈典型的单纯性肾病综合征表现。血压可稍高或呈体位性低血压，脉压小。发展过程中可呈肾前性少尿、氮质血症、特发性急性肾衰竭、肾小管功能损害或合并感染、血栓栓塞性合并症等。本病以自行缓解及反复发作为特点。在应用糖皮质激素及抗生素之前死亡率高，患者主要死于大量蛋白尿引起的病理生理改变及感染。

（2）实验室检查：尿蛋白可达每日数十克，以选择性蛋白尿为主，但成年患者也可呈非选择性蛋白尿。尿沉渣可见脂肪体、透明管型及颗粒管型，以及较多肾小管上皮细胞。极少出现肉眼血尿，镜下血尿见于1/3的患者，成年患者多见。血浆白蛋白明显下降，可达10g/L以下，以致血浆胶体渗透压下降。血浆蛋白电泳呈高α_2球蛋白及β球蛋白及低或正常γ球蛋白。血清胆固醇明显增高，VLDL及LDL增高，HDL正常或有时降低，甘油三酯常增高。血清IgG降低、IgM升高，补体一般正常。

（3）病理诊断：光镜下肾小球基本正常，可有轻度系膜增生，近端肾小管上皮细胞可见脂肪变性，故又被称为“类脂性肾病”。电镜下肾小球特征性表现为弥漫性足突融合，肾小球内一般无电子致密物沉积，免疫荧光检查阴性。

2. 鉴别诊断

（1）紫癜性肾炎：患者除有血尿、蛋白尿、高血压及水肿等肾小球肾炎的特点，又有皮疹、紫癜、关节痛、腹痛及便血等过敏性紫癜性特征。早期可有血清IgA增高，部分患者在皮损消退后数月或更久才发生肾脏病变症状，必须详细追溯病史。

（2）狼疮性肾炎：多见于中青年女性，伴有发热、皮疹及关节痛，尤其是面部蝶形红斑最具诊断价值。血清抗核抗体、抗双链DNA抗体及抗SM抗体阳性，血中可找到狼疮细胞。血清α_2及γ球蛋白增高。

（3）遗传性肾小球疾病：以血尿为主，主要包括良性家族性血尿和遗传性进行性肾炎。良性家族性血尿家系调查为常染色体显性遗传，肾组织电镜可见肾小球基底膜弥漫变薄；遗传性进行性肾炎呈异质性遗传，性连锁显性遗传最多见，肾组织电镜检查可见肾小球基底膜广泛变厚、壁襞分层，且与变薄的基底膜相间。

【辨证论治】

1. 肺肾阴虚证

证候：神疲乏力，咽干，浮肿渐退，蛋白尿不消，激素无效或依赖，舌质偏红苔薄白，脉细。

基本治法：益气养阴，清热利湿。

方药运用：清心莲子饮加减。常用药：太子参30g，麦冬15g，地骨皮20g，丹皮12g，红藤30g，蝉衣9g，薏苡仁根30g，猪苓12g，茯苓12g，党参15g，丹参15g，黄芪30g，生玉米须30g。方中太子参、黄芪、党参益气，麦冬、地骨皮养阴清热，共为君药；红藤、玉米须、薏苡仁根清热利湿，猪苓、茯苓健脾渗湿，共为臣药；佐以丹皮清热活血通络，蝉衣疏风清热。合而成方，共奏益气养阴、清热利湿之功。

加减：大便秘结不畅者，加生大黄泄热通便；兼有尿频、尿急、尿痛者，可加蒲公英、白茅根增强清热利湿之功。

2. 阴虚火旺证

证候：神疲乏力，腰酸膝软，手心热，激素无效，蛋白尿不消，舌红苔薄白，脉细。

基本治法：滋阴降火，健脾补肾。

方药运用：知柏地黄汤加减。常用药：知母9g，黄柏9g，生地15g，茯苓12g，山药15g，党参12g，丹参15g，苍术12g，白术12g，太子参30g，龟板12g，薏苡仁根30g，石韦20g，玉米须30g，益母草15g，猪苓12g，地骨皮20g，杜仲12g。方中以生地、龟板、杜仲滋补肾阴；知母、黄柏、地骨皮滋阴降火；茯苓、山药、党参、白术、太子参、薏苡仁根健脾益气祛湿；石韦、玉米须、猪苓清热通淋；丹参、益母草活血清热。全方共奏滋阴降火、健脾补肾之功。

加减：兼有血尿者，加大蓟、小蓟凉血止血；兼大便秘结者，加生大黄泄热通便。

3. 热邪扰络证

证候：外感发热后咽痛，尿色红，多泡沫，咽充血，苔薄黄，脉浮数。

基本治法：清热解毒，活血宁络。

方药运用：益肾汤加减。常用药：金银花15g，连翘12g，紫草15g，白花蛇舌草30g，半枝莲30g，生地15g，丹皮12g，赤芍12g，当归12g，薏苡仁30g，薏苡仁根30g。方中君以金银花、连翘、白花蛇舌草、半枝莲清热解毒；臣以生地、丹皮、紫草、赤芍清热凉血；佐以当归养血活血，薏苡仁健脾利湿，薏苡仁根清热化湿。诸药合用，具有清热解毒、活血宁络之功。

加减：可加大蓟、小蓟以增强凉血止血之功；口渴者，可加石斛、知母养阴生津。

4. 脾肾气虚证

证候：神疲乏力，纳差，腰酸腿软，平素易感冒，激素减量后多次复发，舌体淡胖边有齿痕，苔薄腻，脉细弱。

基本治法：益气健脾，补肾固涩。

方药运用：固肾方。常用药：党参15g，丹参15g，苍术12g，白术12g，山药15g，猪苓12g，茯苓12g，金樱子12g，龟板12g，川断12g，狗脊12g，淫羊藿15g。方中以党参、苍术、白术、山药、茯苓、猪苓益气健脾祛湿；以川断、狗脊、淫羊藿温补肾阳；龟板滋补肾阴；金樱子酸敛收涩；丹参活血通络。共奏益气健脾、补肾固涩之功。

加减：胸腹胀满者，加陈皮、枳壳、大腹皮以行气宽中；咽喉肿痛者，可加金银花、牛蒡子、鱼腥草以清热解毒。

5. 水气凌心证

证候：全身水肿，腹胀满，小便短少，胸闷气急不能平卧，咳嗽，舌暗红而胖，苔薄白，脉沉细数。

基本治法：温阳强心，泻肺利水。

方药运用：真武汤合葶苈大枣泻肺汤加减。常用药：制附子9g，茯苓15g，葶苈子30g，万年青根12g，炙白苏子12g，泽泻12g，猪苓15g，桂枝9g，生姜9g。方中君以附子之大辛大热，温肾暖脾，桂枝温阳通络，以助阳气；臣以茯苓、泽泻、猪苓利水渗湿，葶苈子、万年青根、炙白苏子泻肺利水平喘；佐以生姜，既助附子温阳祛寒，又助茯苓温散水气。全方共奏温阳强心、泻肺利水之功。

加减：腹胀甚者，加入木香、枳壳行气除满；兼风邪者，加防风、羌活散风除湿。

6. 浊邪壅滞证

证候：全身浮肿，小便少甚至无尿，恶心呕吐，嗜睡，或神志不清，四肢抽搐，舌暗红苔腻，脉弦细。

基本治法：化浊降逆，通腑利水。

方药运用：黄连温胆汤合温脾汤加减。常用药：黄连9g，半夏12g，生大黄12g，枳实12g，陈皮12g，茯苓15g，半枝莲15g，白茅根30g，丹参15g，六月雪30g，制附子9g。方中以半夏为君，降逆和胃、燥湿化痰；茯苓健脾渗湿，生大黄通腑泄浊，半枝莲、白茅根、六月雪清热利湿，使水湿从二便而去，共为臣药；佐以黄连清热燥湿，枳实、陈皮理气燥湿，丹参活血通络，附子温补脾阳，以利水湿。全方共奏化浊降逆、通腑利水之功。

加减：脘闷不适者，加苏梗、佛手理气和胃；呕吐频作者，加代赭石、生姜镇逆止呕；四肢抽搐者，加羚羊粉、僵蚕凉肝息风。

7. 肾虚水泛证

证候：全身浮肿，腰部酸痛，小便短少，可分为湿热蕴阻和阳虚水湿潴留。湿热蕴阻表现为小便短赤，口干苦，舌红，苔薄黄，脉细弦或细数；阳虚水湿潴留表现为畏寒肢冷，口淡纳呆，或便溏，腹胀，舌淡红较胖，苔白腻或薄白，脉沉细。

基本治法：湿热蕴阻治宜益肾清利、活血祛风；阳虚水湿潴留治宜温肾利水。

方药运用：湿热蕴阻用自拟益肾清利方；阳虚水湿潴留用真武汤加减。

常用药：前方用鹿衔草15g，金雀根15g，黄柏12g，苍术12g，荠菜花30g，楮实子12g，川牛膝12g，益母草15g，防风12g，白茅根30g。后方用制附子9g，茯苓12g，白术12g，泽泻12g，桂枝9g，徐长卿20g，防己12g，淫羊藿15g，黄芪30g。方中以黄柏、苍术清热燥湿；川牛膝、益母草活血利水；白茅根、防风清热利湿祛风；鹿衔草祛风湿止血；金雀根祛风湿活血；楮实子健脾益肾；荠菜花清热利湿止血。水湿潴留者，治宜温肾利水。方中以制附子、淫羊藿温阳通络；黄芪、白术、茯苓、泽泻、防己益气健脾、利水祛湿；桂枝温阳，以助膀胱气化。

加减：兼有血瘀者加桃仁、赤芍、泽兰活血利水；血尿者，加白茅根、蒲黄、小蓟以止血；纳差呕恶者，加姜半夏、陈皮、生姜以降逆止呕。

【其他治疗】

1. 中成药

(1) 肾炎康复片：主要成分：山药、丹参、白花蛇舌草、生地、杜仲等。功效：益气养阴，补肾健脾，清解余毒。适用于气阴两虚，脾肾不足，毒热未清者。用法：每次5~8片，每日3次。

(2) 保肾康：主要成分：川芎提取物。功效：活血化瘀。适用于瘀血阻络之证。用法：每次2~4片，每日3次。

(3) 玉屏风散：主要成分：黄芪、白术、防风。功效：益气固表。适用于肺脾气虚，易患感冒者。用法：每次1包，每日2次。

（4）金水宝或百令胶囊：主要成分：冬虫夏草菌丝。功效：补肺肾。对于慢性肾衰患者长期服用可调节免疫功能，适用于肺肾气虚者。用法：每次4～6粒，每日3次。

2. 经验方

（1）代激素方：首乌、山药、黄芪、太子参、甘草、胎盘6味等分，合成散剂，每服15g，每日3次，应用于肾病综合征撤减激素时或不能耐受激素治疗者，可取得一定疗效。

（2）清化益肾汤：黄芪30～50g，白术10～15g，土茯苓15～25g，冬葵子30～50g，益母草15～30g，当归10～15g，丹参15～30g，苦参10～15g。每日1次，水煎服。

3. 食疗

（1）玉米须汤：玉米须60g煎汤代茶，每日1次。可起到降蛋白尿、利水功用。

（2）黄芪鲤鱼汤：黄芪30g，鲤鱼1条煎汤，服汤食肉，有升血浆蛋白的作用。

【转归及预后】

本病预后良好，其10年存活率超过95%，死亡者大都为成人患者，死亡的主要原因是心血管疾病和感染。本病发展至慢性肾衰者罕见，成人患者发展为慢性肾衰者约为3%。

【预防与调护】

预防感冒，对有过敏体质者要注意避免接触过敏原及接种疫苗。

【临证经验】

1. 重视中医分期辨证思路 王钢教授认为，微小病变型肾病辨证时要分清标本虚实，本虚是肺、脾、肾的亏虚，气血阴阳的不足。表现为神疲乏力、少气懒言、咽干口渴者，以肺虚为主；表现为纳差腹胀、大便溏薄、舌体淡胖边有齿痕、苔薄腻者，以脾虚为主；表现为腰酸腿软、失眠多梦、五心烦热者，以肾虚为主。标实为风热、水湿、湿热、热毒、瘀阻。风热证见发热恶风，咽喉肿痛，口干渴，脉数；水湿证见肢体浮肿，延及全身，身体困重，胸闷泛恶，小便短少，苔白腻；湿热证见咽喉肿痛，口干咽燥，小便短涩，大便秘结，舌红苔黄腻，脉滑数；热毒证见发热不退，口干欲饮，小便少，烦躁不安，舌质红绛，苔黄干，脉数；瘀阻证见面色黧黑，口唇、肌肤有瘀斑瘀点，常伴见腰痛如针刺、痛处固定不移，舌质暗红，或有瘀斑瘀点。在应用激素治疗后更易出现湿热、瘀血。

2. 中西医结合综合治疗是基本大法，分期、分症辨证论治相结合 在激素治疗的早期以治疗原发病为主；激素治疗维持期使用中医药治疗的目的是防治激素的副作用，以使激素治疗顺利进行，完成总的疗程；撤减激素时，则是充分发挥中医药的代激素作用，从而阻止撤减激素所引起的“反跳”现象，使激素撤减安全进行，缩短用药周期；激素撤除后的恢复阶段则以平衡气血为目的。在联合细胞毒药物使用时，中医治疗应分别配以健脾和胃、补养气血，以巩固激素所取得的对肾脏病的疗效，恢复受激素损害的脏腑机能，重新调整机体机能，改善严重消化道反应、骨髓抑制和肝功能损害，方剂分别选用香砂六君子汤、十全大补汤和柴胡疏肝散合茵陈五苓散。

3. 重视活血化瘀治疗 本病久病入络，必有瘀血内停、湿热毒瘀，可以成为本病恶化、复发、缠绵不愈的主要因素。活血化瘀治疗既能改善微小病变型肾病患者的微循环，能减少尿蛋白，修复肾脏病理损伤；也能纠正血脂和脂蛋白异常，防止肾小球损伤进行性加重，减轻肾功能损害，从而达到治疗微小病变型肾病的目的。常用药有川芎、红花、益母草、水蛭、怀牛膝、黄芪、猪苓等，对病程短、体质较好者，采取活血破瘀法，常选用虫类药如水蛭、全蝎、蜈蚣、三棱、莪术等；病程长、体质较差者，采取活血通络法，常选用当归、丹参、赤芍、川芎、桃仁、红花、泽兰、益母草。在使用活血药的同时，可适当加入理气药及温阳药，以增强活血化瘀功效。

4. 调理脾胃、补益肾元法是治本的基本方法 本病脾胃虚弱，水液泛滥而为肿；清气不升，精微不能归藏而下泄成尿蛋白；不能受纳及运化水谷，输布精微物质，生化乏源致血浆蛋白低下。因此，调脾胃助“后天之本”、“气血生化之源”可治肿，消尿蛋白，提高免疫力，提高血浆白蛋白，降低蛋白尿，改善全身状况，保证激素、细胞毒药物、雷公藤的疗程完成等。如脾阳不足者用升阳益胃汤，中虚气滞者用香砂六君子汤，脾胃湿热用王氏连朴饮，湿困脾胃者用平胃散。补益肾元法多用于疾病后期，肾功能日益衰退，治疗原则以求增一分元阳，复一分元阴。阳气虚衰明显，用济生肾气丸阴中求阳、温肾活血；阴精亏损明显，用六味地黄丸阳中求阴、补精活血利湿。

5. 重视中医药治疗微小病变型肾病有效方药的药理研究 现代药理研究表明，中药有增强激素抗炎、减少激素“反跳”现象和防止激素引起肾上腺萎缩的作用，对系膜细胞增生和蛋白尿也有明显抑制作用，常用药如柴胡、柴胡类（小柴胡汤、柴苓汤、柴朴汤等）、冬虫夏草、淫羊藿、黄芪有调节肾脏病患者免疫功能的作用，雷公藤有免疫抑制作用；补益药显著提高氧自由基清除剂（SOD）及过氧化氢酶（CAT）活性，有助于补充体内非酶抗氧化剂的不同；活血化瘀类中药抗脂质过氧化作用强；清热解毒药能降低血浆脂质过氧化物（CPO）含量，还具有保护细胞器、避免氧自由基攻击的作用。此外，当归、藏红花、毛冬青甲素、川芎嗪、雷公藤、灵芝等能抗炎、清除免疫复合物、抗凝、降脂、减少肾小球硬化和细胞外基质的沉积，达到保护肾脏、促进损伤肾脏修复的作用。

【验案举例】

微小病变肾病属浊邪壅滞证（王钢主诊）

杨某，女，6岁。初诊日期：2010年8月11日。

2008年1月患儿出现颜面部浮肿，在靖江人民医院住院治疗，给予青霉素抗感染，低分子右旋糖酐疏通微循环等对症治疗，水肿消失，尿蛋白定量：4.85g。转至复旦大学附属儿科医院就诊，诊断为原发性肾病综合征，给予强的松龙10mg，每日3次，患者尿蛋白转阴，此后多次因激素减量复发，于2009年6月至复旦大学附属儿科医院行肾穿刺活检术，病理示肾微小病变，给予强的松、环孢素A等口服。2011年8月，患者出现呕吐、腹痛、少尿，尿蛋白持续（+++），来诊时周身浮肿，小便少，恶心欲呕，精神萎靡，舌质暗红，苔腻，脉弦细。中医辨证：浊邪壅滞证。治拟化浊降逆，通利二便。

处方：苏叶10g，川连3g，姜半夏6g，陈皮6g，竹茹10g，苍术6g，生薏苡仁10g，泽兰15g，枳实10g，茯苓20g，车前子（包煎）60g，白芍15g，炙甘草6g，制大黄5g，神曲15g，麦芽15g，小红枣10g。

二诊（8月17日）：用上药1周，恶心腹痛已消失，纳食正常，下肢浮肿，尿少，苔薄，脉弦细。上方去竹茹、白芍、苍术，加附片6g，水蛭6g，雷公藤（先煎）6g。

三诊（8月24日）：经用上方，患儿尿量开始增多，浮肿明显消退，尿蛋白（++）。上方减苏叶、川连、半夏、陈皮，加北沙参10g，制僵蚕10g，全蝎3g，山茱萸10g，穿山龙15g。

四诊（9月1日）：患儿经以上治疗1月，尿蛋白转阴，无明显不适，出院时强的松用15mg，环孢素25mg，每日3次，经上方加减，巩固治疗一年半，终将强的松、环孢素全部减除，未复发。

按语：本患儿肾穿刺明确微小病变型肾病，激素依赖，反复复发，中医属“水肿”范畴，辨证为浊邪壅滞证，治拟化浊降逆、通利二便。首诊处方中用苏叶、川连、半夏、陈皮、竹茹和胃降逆为主药，用苍术、生薏苡仁、神曲、麦芽、泽兰、枳实、车前子健脾化湿利水为辅药，佐以白芍、炙甘草缓急治腹痛，制大黄通腑泄浊，以小红枣调和诸药。二诊恶心腹痛症状消失，苔黄腻已化，故去竹茹、白芍、苍术，加用附片、水蛭温阳活血、消水肿，加雷公藤祛风通络、降蛋白。三诊去掉和胃的苏叶、川连、半夏、陈皮，加用北沙参、山茱萸养肺益肾，制僵蚕、全蝎、穿山龙祛风通络降蛋白，并以此处方为基本方加减治疗一年半，缓慢将强的松、环孢素减除，至今尚未复发。

【小结】

微小病变型肾病是一组以肾组织光镜下肾小球基本正常，近端肾小管上皮细胞脂肪变性，电镜观察肾小球上皮细胞足突融合为特点的，临床以单纯性肾病综合征为表现的疾病。通常在大剂量激素阶段采用滋阴清热、益气活血之法，随着激素减量，可增强益肾健脾之力，许多患者最终均通过培补脾肾而收功。激素完全撤完后，中药还应巩固治疗1～2年后方可停药，经过如此长疗程治疗的患者可以不再复发，激素依赖型患者常有细胞免疫功能之缺陷，经中药调理一段时间后，如细胞免疫功能指标恢复正常，激素的撤减就比较顺利。

对激素治疗无反应者，在重视气阴两虚的同时要注意湿热瘀血。本病患者由于长期利尿和激素等的治疗，临床可见全身水肿或下肢水肿反复发作，不易消退，面色少华，气短乏力，腰膝酸软，口干咽燥，手足心热，大便偏干，夜尿频多，舌偏红或有齿痕，少苔，脉细等，此为气阴两虚所致，可用党参、太子参、山药、生黄芪、生熟地、枸杞子、桑寄生、杜仲、当归、白术等。湿热之邪不仅是病理产物，亦是导致本病久治不愈的致病因素，湿热可贯穿于疾病的整个过程，临床常见面背痤疮、胸闷心悸、脘腹胀满、口淡口腻、大便不爽、小便黄赤、舌黄苔腻、脉濡数，可用白花蛇舌草、黄芩、芙蓉叶、荠菜花、七叶一枝花、金银花等治疗。《医碥·肿胀》曰："气水血三者，病常相因，有先病气滞而后血结者，有先病水肿后血随败者，有先血结而后水随蓄者。"水肿与瘀血互为因果，水肿日久，肾阳衰微，阳气虚损，鼓动无力，血行受阻，血为之瘀结；反之，瘀阻血脉，"血不利则为水"，可加重水肿病情。因此，在治疗中每每加入活血化瘀药物如当归、丹参、赤芍、川芎、桃仁、泽兰、益母草、水蛭等。

值得指出的是，有人统计微小病变型肾病以阳虚证为多，但由于激素的普遍使用，使阳虚证候比较少见，反而多见的是阴虚火旺之证，但初发病例若见阳虚证者中药温阳利水治法也有适应证。

（王晓光，孔薇，王钢）

第九节　膜性肾病

膜性肾病（membranous nephropathy，MN）病理特点是肾小球基底膜上皮细胞下弥漫的免疫复合物沉积伴基底膜弥漫增厚。临床以肾病综合征（NS）或无症状性蛋白尿为主要表现，是导致成人肾病综合征的一个常见病因。膜性肾病是一个病理形态学诊断名词，其特征性的病理学改变是以肾小球毛细血管基底膜均匀一致增厚，有弥漫性上皮下免疫复合物沉积为特点，不伴有明显细胞增生的独立性疾病。因肾小球基底膜增厚、足细胞功能受损、肾小球滤过膜屏障的完整性受到破坏，因而出现大量蛋白尿。该病具有病程反复、慢性迁延的特点，因此也是导致成年人终末期肾脏病的主要原因之一。

膜性肾病以中老年男性最为多见，平均年龄35岁左右，发病年龄高峰为30～40岁和50～60岁两个年龄段。男女之比为（1.5～2）:1。在我国，膜性肾病发病率仅次于IgA肾病及系膜增生性肾小球肾炎，占原发性肾脏疾病的9.54%，儿童膜性肾病只占其原发肾病综合征的2%。在西方国家，这一比例甚至高达30%。

膜性肾病，根据其临床表现，可归属于中医学"水肿"、"尿血"、"腰痛"、"眩晕"、"肾劳"等范畴。

就临床资料分析，膜性肾病有以下特点：

1. 起病隐匿，大多缓慢起病，一般无前驱上呼吸道感染史，少数为前驱感染后发病。80%的患者以水肿为首发症状，15%～20%以无症状性蛋白尿为首发症状，多数患者（70%～80%）有大量蛋白尿，尿蛋白排出量通常为每日5～10g，亦可高达20g，表现为肾病综合征，为非选择性蛋白尿，尿蛋白的量因每日蛋白质摄入、体位、活动量、肾血流动力学指标不同而波动很大。一般无肉眼血尿，成人镜下血尿约占60%，儿童可有肉眼血尿，但很少见红细胞管型。早期血压多正常，随病程进展约50%出现高血压，可随肾病缓解而消失。水肿症状突出，严重者可有胸水、腹水等体腔积液。在膜性肾病早期，肾功能多属正常。起病数周至数月因肾小球滤过下降、间质病变等因素可逐渐出现肾功能不全及尿毒症。MN潜伏期一般为几周至几个月，其间肾小球上皮下沉积物逐步形成，但尿蛋白排泄量增多尚未达到足以形成临床症状、引起患者注意的程度。值得注意的是，如若膜性肾病患者突然发病，又伴有肾小管功能损害者，应警惕继发性膜性肾病的存在。

2. 膜性肾病根据有无继发性原因分为原发性膜性肾病和继发性膜性肾病。所谓继发性膜性肾病，是指存在明确病因，继发于自身免疫性疾病（如系统性红斑狼疮）、感染（如乙型肝炎）、药物（如汞制剂、金制剂、青霉胺及非甾体类抗炎药等）及肿瘤等原因所导致的膜性肾病，而原发性膜性肾病则发病原因目前尚不清楚。对于膜性肾病患者而言，正确区分继发性膜性肾病并寻找其病因对于疾病的治疗至关重要，去除病因的治疗，不仅能使膜性肾病得到缓解，同时避免因原发病（尤其是肿瘤等疾病）的进一步恶化造成严重后果。

3. 膜性肾炎其病理特征是免疫复合物（IC）沿肾小球基底膜上皮侧沉积，毛细血管基底膜增厚。目前已认识到本病是一种针对正常肾小球上皮细胞膜上的抗原成分而产生的自身抗体介导的肾小球损害，免疫复合物由上皮细胞膜上脱落到 GBM 的上皮细胞侧形成典型的免疫复合物沉着。沉着的免疫复合物激活补体，形成 $C_{5b \sim 9}$ 补体膜攻击复合物引起蛋白尿，病变过程中激活的细胞因子（如 TGF－β）导致 GBM 细胞外基质成分改变，引起基底膜增厚，病变进一步发展。近年来更重视肾小球局部固有抗原成分在抗原、抗体免疫复合物形成中的作用。遗传因素在本病的发病中起着一定作用，如日本的研究显示，在膜性肾病 HLA－DR_2 抗原频率显著增加，而英国的研究为 HLA－DR_3 抗原频率明显增加，在美国、德国、法国、意大利等国的研究表明，HLA－DR_3 和 HLA－B_8 抗原与膜性肾病强烈相关。

4. 膜性肾炎（MN）的临床证候特点是合并症多，易形成高凝血症和肾静脉血栓。诱发因素还包括血清白蛋白过低（$<2.0 \sim 2.5$g/dl）、强力过度利尿、长期卧床等。由于膜性肾病时血中凝血因子水平增加，血小板的黏附和凝聚力增强，抗凝血酶Ⅲ与抗纤溶酶活力增高，而产生高凝血症。激素应用可促进高凝。本病肾静脉血栓形成的发生率约 50%，以慢性型多见，可无明显症状，但使膜性肾病加重。急性型膜性肾病可表现为突然出现腰痛，常较剧烈，伴有肾区叩击痛，血尿，常出现肉眼血尿，白细胞尿，尿蛋白突然增加，高血压及急性肾功能损害，双侧肾静脉血栓形成甚至少尿和急性肾衰，可出现病侧肾脏增大。慢性型膜性肾病可有肾小管功能损害表现，如肾性糖尿、氨基酸尿、肾小管性酸中毒。另外，膜性肾病可并发肺栓塞。亦可发生肾外血栓形成，如脑、心、下肢等。明确诊断需做肾静脉或肾动脉造影，放射性肾图及 CT 亦有助于诊断。由于基底膜损害，膜抗原暴露或释放可导致抗基底膜抗体形成。血清中可能检测到抗基底膜抗体、抗中性粒细胞抗体（ANCA）。因此，如果病情稳定的肾病患者出现迅速的肾功能减退和急进性膜性肾病样表现，应高度警惕合并肾小球基底膜新月体肾炎的可能。由于免疫球蛋白从尿中大量丢失，机体抵抗力下降，病程中常合并各种感染。晚期患者肾功能恶化，尿量减少，尿肌酐、尿素氮升高，易发生肾衰竭。

5. 西方国家特发性膜性肾病在原发性肾小球肾炎中约占 30%，儿童发生率很低，为

2%～12%，一般不到5%。我国南京军区总医院解放军肾病研究所对836例肾活检病理表现为膜性病变患者的病因进行了分析，特发性肾病占55.7%，继发性膜性肾病占38.3%。特发性膜性肾病中，70%以上的患者发病年龄在40岁以上。导致继发性膜性肾病的病因，以自身免疫性疾病为最多见（38.3%），其后依次为肝炎病毒感染（36.08%）、肿瘤（11.3%）、药物及毒物（4.1%）。在自身免疫性疾病中，狼疮性肾炎占73.5%，其中约60%的患者发病年龄<40岁，与特发性膜性肾病形成了鲜明的对比。

6. 原发性MN无论是否在肾小球免疫沉积物中发现补体，血清补体水平均正常。如果发现MN的患者血清补体水平低下，则提示原发病可能为系统性疾病（如SLE）。由SLE、乙型、丙型肝炎等引起的MN，可出现冷球蛋白血症。在MN活动期，患者尿中C_{5b-9}可升高；并发深静脉血栓的患者可出现高纤维素蛋白血症，血中抗凝血因子下降；部分患者可有红细胞增多；如老年患者有肠道异常、消瘦、咯血的症状，应做潜在肿瘤的选项检查。

7. 本病需与肾病综合征的其他病理类型及继发性MN如SLE等相鉴别。在MN中，近2/3为原发，其余1/3为继发。许多抗原可以引起MN的发生。在狼疮性肾炎、膜增生性肾小球肾炎及IgA肾病中，除了有免疫复合物的沉积外还有大量的细胞增生；而原发性MN基本上看不到细胞的增生，且肾移植后不易复发。儿童MN要高度怀疑和排除继发性肾小球疾病，特别是乙肝相关性肾炎和狼疮性肾炎。老年MN要警惕肿瘤的存在，有报道老年MN患者40%为恶性肿瘤所致，而在恶性肿瘤的成人患者中，约10%出现原发性肾病综合征的表现；有15%的实体瘤与MN相关，而1.5%的MN患者有恶性肿瘤的表现。为排除继发病因，需要进行乙肝病毒、丙肝病毒、梅毒、狼疮性肾炎及其他结缔组织病和肿瘤指标等免疫学的检测。

【病因病机】

膜性肾病属中医“水肿”范畴，与肺、肾、脾三脏功能失调有关。《景岳全书·肿胀》云：“凡水肿等证，乃肺肾脾三脏相干之病，盖水为至阴，故其本在肾；水化于气，故其标在肺；水惟畏土，故其制在脾。今肺虚则气不化精而化水，脾虚则土不制水而反克，肾虚则水无所主而妄行。”膜性肾病的发病多由湿热之邪蕴结，复由脾肾之气亏损，久则伤及肾气，造成脾不敛精，肾不固精，久则伤及血络，血瘀水停，病势缠绵。其中，脾虚湿热型病程较短，而脾肾阳虚型病程较长，与以上的病机分析相符，且治疗时以脾虚湿热证的疗效为好，脾肾阳虚型则较为棘手。

【诊断与鉴别诊断】

1. 诊断

（1）临床症状、体征：膜性肾病多隐袭起病，少数在前驱感染后短期内发病。最早症状通常是逐渐加重的下肢浮肿。大部分患者有大量蛋白尿，呈肾病综合征表现。1/4～1/5患者呈无症状性蛋白尿，多为无选择性蛋白尿。可有间断或持续性镜下血尿（发生于20%～50%的患者），一般无肉眼血尿。血浆白蛋白下降，高胆固醇血症不常见。

少数患者开始时即有高血压，随疾病进展约半数患者发生高血压，但严重高血压少见。早期肾功能多正常，约1/4患者于发病数年后，可逐渐出现肾功能不全、尿毒症。从临床观察和连续肾活检资料证明，本病是一种慢性进行性疾病。如在病程中尿蛋白突然增加，或肾功能突然恶化，提示可能合并有肾静脉血栓形成，并发率可达50%左右。或存在急性间质性肾炎、肾小管坏死或新月体性肾炎等并发症。晚期肾功能恶化时，尿蛋白通常减少。病程中常合并感染，可能系免疫球蛋白从尿中丢失，机体抵抗力下降所致。

（2）实验室检查：MN患者起病隐匿，常表现为典型的肾病综合征，可伴有高血压或镜下血尿，肉眼血尿少见；蛋白尿选择性低，尿C_3、C_{5b-9}增高，血C_3一般正常；病情常维持多年不变，部分可自然缓解。根据上述的临床特点，可对MN进行诊断，但最后的确诊尚需肾活检。

原发性膜性肾病的实验室检查异常主要有蛋白尿、低白蛋白血症、高脂血症和脂尿。几乎所有病例均有蛋白尿，超过80%的病例尿蛋白≥3.5g/24h，严重者可≥20g/24h。通常为非选择性蛋白尿，但20%的病例可呈选择性蛋白尿。通常血清C_3、C_4和其他补体成分水平正常且无循环免疫复合物。在MN活动期，尿中C_{5b-9}明显升高。通常可有镜下血尿，但肉眼血尿罕见。严重肾脏病变的患者，可见明显低蛋白血症，其他如IgG也可降低；血脂升高，表现为低密度和极低密度脂蛋白均升高，但随着尿蛋白的减少，高脂血症可恢复正常。为排除继发病因，需要进行乙肝病毒、丙肝病毒、梅毒、狼疮性肾炎及其他结缔组织病和肿瘤指标等免疫学的检测。

（3）病理诊断：膜性肾病病理特点是肾小球基底膜上皮细胞下弥漫的免疫复合物沉积伴基底膜弥漫增厚。临床以肾病综合征（NS）或无症状性蛋白尿为主要表现。对于判断膜性肾病的分期的标准最重要的就是肾小球的基膜超微结构有所改变，质量可靠的光镜切片和免疫荧光的改变在其分期当中也有非常重要的价值。

病理解剖：从大体解剖来看，肾脏呈黄色，体积增大。因MN所有的肾小球损害几乎是均匀一致的，所以，其他慢性肾脏病肾脏肥大的特征在MN中见不到，这似乎能解释其肾脏皮质表面相对平滑的原因，甚至在病情进展的病例中也是这样。肾衰者，包膜下可有瘢痕形成。

①光镜检查：光镜显示由免疫沉积引起的弥散性肾小球毛细血管壁增厚，由于基底膜突出物围绕着呈刺突状银染色的免疫沉积物。早期肾小球病变弥漫均匀可见，肾小球毛细血管袢僵硬，毛细血管壁增厚，无明显细胞增生。做PASM及Masson染色，典型病例可见毛细血管袢上的钉突及上皮下沉积的免疫复合物。晚期病变加重，毛细血管壁明显增厚，管腔变窄、闭塞，系膜基质增宽。进一步发展可出现肾小球硬化及玻璃样变，近曲小管上皮细胞出现泡沫样变（肾病综合征的特征性改变）；合并高血压者动脉及小动脉硬化明显；另外，间质中可见炎症细胞浸润。单核巨噬细胞及淋巴细胞是间质中的主要细胞类型。

Ⅰ期：HE、PAS染色时肾小球毛细血管壁基本正常，PASM染色时可见节段分布的细小的上皮下嗜复红物，未见“钉突”，内皮细胞、系膜细胞及袢腔多不受累。

Ⅱ期：肾小球毛细血管袢基膜弥漫均匀一致增厚，上皮侧梳齿状“钉突”形成，弥漫分布。

Ⅲ期：肾小球毛细血管袢基膜明显增厚，“钉突”较大，多数区域融合，连接成片，好像一层新形成的基膜将沉积物包绕。

Ⅳ期：HE、PAS 染色的时候肾小球的毛细血管壁基本上是正常的，PASM 染色时可见节段分布的细小的上皮下的嗜复红物。

②电镜检查：整个肾小球毛细血管袢显示特征性的上皮下电子致密物沉积，这可能是早期病变的唯一改变。也可以发现粗大的免疫复合物沉积于上皮细胞下，有电子致密物的沉积，且被钉突所分隔，足突细胞足突融合。GBM 初期正常，而后由于致密物的沉积出现凹陷，最后，GBM 将致密物完全包裹。另一特征为电子致密物消失，而在相应区域出现透亮区。根据电镜所见，部分残余基底膜区域在其外侧出现修复现象。原发性 MN 常有间质纤维化和小管萎缩。

Ⅰ期：上皮侧电子致密物较少，呈散在分布，肾小球基底膜致密层结构保持完整。病变处于这一期，在光镜下易漏诊。需要借助免疫病理和（或）电镜帮助诊断。免疫荧光显微镜有时可见不连续的颗粒状沉积。

Ⅱ期：疾病持续进展，上皮侧电子致密物更加明显，基底膜成分插入其中，形成光镜下可见的钉突样结构。免疫荧光显微镜见沿 GBM 广泛的颗粒状沉积。

Ⅲ期：除上皮侧电子致密物沉积外，基底膜内亦可见被基底膜样物质包绕的电子致密物，基底膜明显增厚，出现不规则分层。

Ⅳ期：基底膜内电子致密物开始被逐渐吸收，出现电子透亮区。基底膜显著增厚，钉突反而不明显。光镜下可见基底膜呈“链条状”或“串珠状”。部分患者免疫荧光显微镜示 GBM 上皮侧免疫沉积物呈不规则分布，其荧光强度减弱。

上述电镜分期，反映了疾病发展演变的过程，但不同阶段病变可同时存在。

③免疫荧光检查：膜性肾病特征性的免疫病理表现是 IgG 沿 GBM 呈细颗粒状、弥漫性沉积。即可见上皮下免疫球蛋白及补体成分呈特征性均匀的细颗粒状沉积于毛细血管壁，而显现出毛细血管袢的轮廓，其中 IgG 最常见。95% 以上的病例有 C_3 沉积，另外，还可以有 IgA、IgM 甚或 IgE 的沉积。沉积的量随病程而异，起初少，然后逐渐增多，最后又减少，在部分病例中可发现有 HBsAg 及 CEA。MN 肾病根据病理可分 4 期。

Ⅰ期：又称早期上皮细胞下沉积期。光镜下无明显病理学改变，部分病例基底膜可稍增厚。电镜下观察可见上皮下有少量免疫复合物沉积，在沉积区域，可见足突融合。值得提出的是，在Ⅰ期的早期，电镜检查多正常，而免疫荧光则呈阳性反应，提示对于早期诊断免疫荧光检查更为敏感。

Ⅱ期：又称钉突形成期。光镜下可见毛细血管袢增厚，GBM 反应性增生，呈梳齿状改变，钉突形成。免疫荧光检查上皮下可见大量免疫复合物沉积。

Ⅲ期：又称基底膜内沉积期。光镜下肾小球开始出现硬化，毛细血管腔阻塞，钉突逐渐连成一片，包裹沉积物，形成双轨。电镜下沉积物界限不清。

Ⅳ期：又称硬化期。GBM 严重不规则增厚，毛细血管袢扭曲，肾小球萎陷并出现纤维化，钉突消失；肾间质可见细胞浸润及纤维化并伴肾小管萎缩。电镜下沉积物包含在基膜中难以识别。此时，免疫荧光检查常为阴性。

特发性膜性肾病一般无肾小球外的免疫复合物沉积。若观察到肾小管基底膜上 IgG 沉积，要排除自身免疫性疾病，如系统性红斑狼疮等。

2. 鉴别诊断　原发性膜性肾病的诊断是建立在排除继发因素的基础上的，下面为几种常见的继发性膜性肾病。

(1) 膜型狼疮性肾炎：其病理改变形态特征和特发性膜性肾病十分相似；组织学改变对狼疮性肾炎有提示价值的方面包括：小管基膜上的电子致密物沉积（100%），内皮下电子致密物的沉积（77%），系膜区电子致密物的沉积（63%）及小管网状包涵体（61%）。Ⅳ型狼疮肾炎即弥漫增生性肾炎，加强治疗后转变为以膜损害为主，但此型抗 DNA、抗核抗体滴度均较膜型狼疮肾炎高。除非发病时已有血肌酐升高、病理组织有炎症细胞浸润，否则膜型狼疮肾炎和特发性膜型肾病一样预后均较好，10 年生存率在 85% 以上。两者肾静脉血栓形成发生率也高。它与特发性膜性肾病的不同处，除常规血清学检查结果外，病理检查可见系膜细胞及内皮细胞增生，系膜区肾内皮下亦有免疫复合物沉积，IgG、IgM、IgA、C_3 全阳性，有助于鉴别。

(2) 肿瘤所致的膜性肾病：多种肿瘤尤其肺癌、胃肠道及乳腺恶性病变可引起膜性肾病。肿瘤引起肾脏免疫学损伤的证据：①肾小球免疫复合物中存在肿瘤特异抗原；②肿瘤伴发膜性肾病患者的血清中检测到可溶性免疫复合物，内含肿瘤特异性抗体。

其免疫发病机制可能是：肿瘤相关抗原刺激宿主产生抗肿瘤抗体，抗原与抗体形成可溶性免疫复合物沉积于肾小球；肿瘤患者免疫监视功能缺陷，当接触某种抗原时刺激机体产生免疫复合物从而导致肾脏损害。

有报道称肾病综合征常在肿瘤确诊前 12～18 个月出现，对老年人发生肾病综合征者尤需警惕肿瘤的可能。

(3) 肝炎病毒感染与肾小球肾炎：乙型肝炎病毒相关肾炎中最常见的病理类型是膜性肾病，多见于男性儿童。在乙肝病毒携带率为 0.1%～1.0% 的欧美国家膜性肾病患儿血清中 HBsAg 的检出率为 20%～64%，而在乙肝病毒携带率为 2%～20% 的亚洲可高达80%～100%。

丙肝病毒感染多并发系膜毛细血管性肾小球肾炎（MCGN），但近年并发膜性肾病亦有报道。丙肝病毒并发膜性肾病者多无冷球蛋白血症，补体成分水平正常，类风湿因子阴性。这些指标均与丙肝合并系膜毛细血管性肾炎不同。

(4) 肾移植术后移植肾复发：肾移植后本病的复发率约为 10%，通常术后 1 周到 25 个月出现蛋白尿，受者往往出现严重的肾病综合征，并在 6 个月至 10 年间丧失移植肾，增加类固醇剂量多无效。

(5) 药物所致膜性肾病：有汞、D－青霉胺、卡托普利（卡托普利）、非固醇类消炎药物引起膜性肾病的报道。应注意用药史，及时停药可能使病情缓解。

【辨证论治】

1. 脾虚湿热证

证候：下肢浮肿，口干咽燥，纳差，口苦乏力，小便短赤，大便干结，或见面部痤疮，或见皮肤湿疹，舌质红，苔薄黄，脉濡或濡数。

基本治法：健脾利湿，清热活血。

方药运用：自拟参术车前汤。常用药：党参30g，白术12g，白花蛇舌草30g，黄芩12g，石韦15g，车前子(包煎)30g，猪苓15g，当归12g，丹参30g，益母草15g。活血通脉胶囊每次4粒，每日3次。方中党参、白术健脾益气、运化水湿，为君药；石韦、车前子、猪苓利水通淋；白花蛇舌草、黄芩清热燥湿，共为臣药；佐以当归、丹参、益母草活血通络。各药合用，共奏健脾利湿、清热活血之功。

加减：口干咽燥甚者，加麦冬、玄参养阴润燥；恶心欲呕者，加竹茹、法半夏降逆止呕。

2. 脾肾阳虚证

证候：下肢浮肿，腰酸乏力，畏寒怕冷，面色少华，易感外邪，小便清长，纳差腹胀，大便溏薄，舌淡，苔白腻，或边有齿痕，脉沉细无力。

基本治法：健脾温肾，活血化湿。

方药运用：自拟参芪淫羊藿汤。常用药：党参30g，黄芪30g，白术12g，肉苁蓉12g，淫羊藿15g，丹参30g，益母草15g，山药30g，红枣12g，薏苡仁30g，苍术12g。活血通脉胶囊每次4粒，每日3次。方中以党参、白术、黄芪健脾益气、利水渗湿，肉苁蓉、淫羊藿温肾，共为君药；山药、薏苡仁、苍术健脾利湿，为臣药；佐以丹参、益母草活血通络、利水消肿；红枣调和诸药，为使药。诸药合用，共奏健脾温肾、活血消肿之效。

加减：高年元气大虚，肾阳不振，加红参、鹿角胶以补气壮阳；兼气血亏虚者，加当归、鹿角胶补气生血。

3. 肝肾阴虚证

证候：面部及下肢浮肿，腰膝酸软，头晕耳鸣，五心烦热，口干咽燥，小便短涩，大便秘结不畅，舌质偏红苔薄白腻或薄黄，脉弦细。

基本治法：滋补肝肾，兼化水湿。

方药运用：六味地黄丸合二至丸加减。常用药：熟地30g，山茱萸12g，山药15g，泽泻12g，丹皮12g，枸杞子12g，菊花12g，女贞子15g，旱莲草15g，益母草15g。活血通脉胶囊每次4粒，每日3次。方中以熟地、山茱萸、枸杞子、女贞子、旱莲草滋补肝肾；泽泻、山药利水渗湿；菊花、丹皮、益母草清热活血通络。全方共奏滋补肝肾、兼化水湿之功。

加减：伴发热者，加入青蒿、白薇养阴清热；手足震颤者，加钩藤、龟板、鳖甲；失眠多梦者，加炒枣仁、柏子仁宁心安神。

【其他治疗】

1. 中成药

（1）活血通脉胶囊：主要成分：水蛭。功效：活血化瘀。适用于瘀血内停者。用法：每次4粒，每日3次。

（2）黄葵胶囊：主要成分：黄蜀葵花。功效：清利湿热，解毒消肿。适用于湿热型。用法：每日3次，每次5粒。

（3）保肾康：主要成分：川芎提取物。功效：活血化瘀。适用于兼有瘀血表现者。用法：每日3次，每次2～4片。

（4）黄芪注射液：主要成分：黄芪。功效：补气扶正。适用于肺脾气虚患者。用法：30～50ml加入生理盐水100ml静脉滴注，每日1次，10～15日为一疗程。

2. 中药肾区离子导入　选用具有调节免疫功能的中药，如黄芪、川芎等，经过微化处理，制成中药系列制剂，采用高科技成果——离子仪器进行肾区离子导入。配合用药，激活人体免疫系统，重新调节人体免疫功能，改变内环境，使机体本身产生修复能力，加速其新陈代谢与修复，祛瘀生新，改变肾脏结构，清除肾脏内破坏性物质（免疫复合物和代谢产物），消除尿蛋白、红细胞（潜血）尿、管型。

【转归及预后】

膜性肾病患者的临床自然病程差异悬殊，表现出3种转归形式：自行缓解、持续蛋白尿伴肾功能稳定和持续蛋白尿伴肾功能进行性减退。目前认为，MN临床自行缓解率为22%～28.5%，自行缓解多发生在起病后3～5年内，最长可达15年以上。有些患者虽然有不同程度的蛋白尿，但肾功能长期维持稳定。回顾大量临床资料，对治疗或未治疗的膜性肾病患者，10年总体存活率约为83%和88%，若不考虑以往治疗，MN患者10年存活率为70%，15年肾存活率为60%。儿童患者10年肾存活率可达90%以上。大部分患者为轻中度蛋白尿，病程呈良性经过。对于MN的预后诸家看法不一，但多数认为妇女、儿童、青年以及继发性（药物）膜性肾病患者预后较好。男性、老年发病、大量蛋白尿（>10g/d）、严重高血压、严重高脂血症、早期出现肾小球滤过率下降、肾脏病理改变呈较高分期（如Ⅲ期、Ⅳ期）、肾小管萎缩及间质纤维化均提示预后不良。蛋白尿的程度和持续时间与患者预后关系密切，而尿蛋白少于3.5g/d，或发病前3年中肾功能正常的患者预后较好。除此之外，男性、高龄、伴肾功能不全和较重的肾小球硬化和肾小管间质损伤者预后较差。

【预防与调护】

1. 注意休息，避免劳累，预防感染，饮食以低蛋白为主，注意补充维生素。避免应用损害肾脏的药物。

2. 在药物治疗期间，每1～2周门诊复诊，观察尿常规，肝、肾功能，儿童患者应注意生长发育情况，以指导疗程的完成。

3. 活动性病变控制后及疗程完成后，应重复肾活检，观察肾组织病理改变情况，判断是否存在慢性化倾向，以便及时采取措施。

4. 注意保护残存肾功能，纠正使肾血流量减少的各种因素（如低蛋白血症、脱水、低血压等）以及预防感染，都是预防中不可忽视的重要环节。对于影响患者疗效和长期预后的并发症，应积极给予治疗。

5. 预防感染。激素治疗易发生感染，一旦发现应及时选用对致病菌敏感、强效且无肾毒性的抗生素积极治疗，有明确感染灶者应尽快去除。

6. 一般认为，当血浆白蛋白浓度低于20g/L时，提示存在高凝状态，即应开始预防性抗凝治疗。抗凝药一般应持续应用半年以上。抗凝及溶栓治疗时均应避免药物过量导致出血。

7. 肾病综合征并发急性肾衰竭如处理不当可危及生命，若及时给予正确处理，大多数患者可望恢复。

8. 忌食螃蟹、甲鱼、黄鳝、鳗鱼等。水肿明显者做好相应记录如尿量、体重等。

【临证经验】

1. 病因病机转化规律 病因病机多见水湿、湿热之邪蕴结，复加脾肾之气亏损，久则伤及肾气，造成脾不敛精，肾不固精，久病又伤及血络，血瘀水停，病势愈重，伤及脾肾阳气，耗伤阴精，又可变为气阴两虚或阴阳两虚。

2. 诊治原则 明确膜性肾病的分期，排除继发性膜性肾病。①中医中药治疗。笔者认为，年纪较轻，肾功能正常，尿蛋白定量<3.5g/24h，血浆白蛋白水平正常或轻度下降的患者，先拟中医祛风化湿、活血利水治疗。结合辨证再拟温阳活血、健脾益肾、清利湿热，或益气养阴、祛风活血、清利湿热治疗大法化裁；辅以降压、降脂、抗凝、利尿治疗。另一部分，西医免疫抑制剂正规治疗无效者，以中医中药为主调整机体阴阳、内环境平衡，保护足细胞，维护肾功能；部分膜性肾病经过中医中药调理后，再上免疫抑制剂治疗可取得疗效。②中西医结合治疗。采用免疫抑制剂治疗。2012年KDIGO指南建议表现为肾病综合征的膜性肾病患者经过6个月降尿蛋白治疗，但尿蛋白仍持续大于4g/d或维持在高基线水平50%以上，且无下降趋势；或存在肾病综合征相关的严重并发症；或6～12个月内血清肌酐升高≥30%者应启动免疫抑制剂治疗，方案有糖皮质激素联合烷化剂（环磷酰胺、苯丁酸氮芥），或糖皮质激素联合钙调神经磷酸酶抑制剂（环孢素A、他克莫司），或联合次黄嘌呤单核苷酸脱氢酶抑制剂（吗替考酚酯），或联合利妥昔单抗。中医中药在免疫抑制剂治疗阶段重点抗感染，护胃、保肾，提高免疫功能，减轻免疫抑制剂副作用；如免疫抑制治疗效果不明显时，调整治疗思路，选择加大降蛋白、利水消肿、增敏免疫抑制西药作用的中草药。

3. 邹氏三代专家治疗膜性肾病经验方药 治疗大法：祛风化湿，活血清利，健脾益肾。基本方药：桑白皮、黄芩、制僵蚕、全蝎、泽兰、益母草、车前子、薏苡仁根、生黄芪、山茱萸、淫羊藿、附片。邹云翔教授指出："各种慢性肾炎，中医治疗都用补气养血化瘀温肾的根本治疗，增强抵抗力。”“温肾行血宣瘀，佐通阳行气的药物，肾脏血流才不发生障碍。”并认为：“久病多在血，血不利则为水，从气分治病无效，可从血分治之。”邹老治疗重症水肿患者，活血化瘀药常用桃仁、红花、当归、赤芍、泽兰、川芎、益母草、参三七、干鲍鱼，以及虫类药全蝎、制僵蚕、蜈蚣、䗪虫、水蛭等。并重用生黄芪、附片补气温阳、利水消肿、降蛋白尿。

【验案举例】

膜性肾病属脾肾气（阳）虚证（王钢主诊）

张某，女，52岁。初诊日期：2010年4月28号。

2个月前因感冒后出现双下肢指凹性浮肿，在当地医院查尿常规示：潜血（++），尿蛋白（++++）。患者曾口服肾炎舒、雷公藤等进行治疗，但水肿无明显改善，复查尿常规示：潜血（++），尿蛋白（+++），红细胞管型12~15/HP，自发病以来无肉眼血尿、少尿，无头痛、头晕，无口腔溃疡、关节疼痛、光过敏。检查：血压70/110mmHg，心肺腹未见异常，双下肢中度指凹性浮肿。24小时尿蛋白定量2.448g，白蛋白26g/L，总蛋白53g/L，总胆固醇8.50mmol/L，甘油三酯1.40mmol/L，IgG 4.76g/L，IgA 0.30g/L。诊断：肾病综合征，膜性肾病（Ⅱ期），IgA肾病（Lee氏Ⅱ级）。

肾活检结果：光镜示肾小球系膜细胞及系膜基质轻度增生，肾小球基底膜增厚，部分区域见钉突形成，上皮下、基底膜内及系膜区可见嗜复红蛋白沉积。肾小管上皮细胞见颗粒变性，间质少量灶状淋巴细胞及单核细胞浸润，小动脉未见病变。免疫荧光示IgA（++）沿系膜区颗粒样沉积，IgG（+++）沿毛细血管袢颗粒样沉积。电镜示肾小球基底膜弥漫增厚，基底膜内、上皮下及系膜区见电子致密物沉积，部分区域可见钉突形成，系膜细胞及系膜基质轻度增生，肾小管上皮细胞线粒体肿胀。

刻下：双下肢指凹性浮肿，乏力腰酸，自感怕冷，平素易感冒，纳食一般，夜尿3次，舌淡苔白腻，脉沉细。辨证为脾肾阳虚，水湿瘀血内阻，治拟健脾温肾，行瘀利水。

处方：生黄芪50g，党参20g，炒白术15g，苍术10g，茯苓皮40g，车前子（包煎）60g，淫羊藿12g，附片10g，水蛭6g，泽兰30g，益母草30g，雷公藤（先煎）30g，生甘草6g，小红枣15g。每日1剂，水煎服。

二诊（5月10日）：服药后患者身体情况大有改善，浮肿较前好转，检查尿常规尿蛋白（++），尿隐血（++），苔腻已化，脉沉细。方药合证，化裁续进。上方去苍术，附片改15g，加川芎15g，穿山龙15g。

三诊（6月10日）：中药继服30剂，乏力症状消失。双下肢水肿完全消退，夜尿量减少。尿常规复查：尿蛋白（+），潜血（+）。患者口干，苔薄，脉沉细。上方去附子，加金樱子30g，山茱萸15g。

3个月后回访，双下肢水肿完全消退，全身乏力症状减轻，夜尿量及夜尿次数均减少，尿蛋白转阴，尿潜血转阴。

按语：本病病理诊断为膜性肾病Ⅱ期，中医辨证为脾肾气（阳）虚，水湿瘀血内阻，治拟健脾温肾、行瘀利水。以大剂量生黄芪、党参、白术补脾胃之气，使气旺以促水、血运行，为君药；苍术化湿，茯苓皮、车前子淡渗利水，淫羊藿、附片温肾补阳利水，共为臣佐药；佐以水蛭、泽兰、益母草活血化瘀利水，此三味药既能活血化瘀，又有利水消肿作用，并加入雷公藤祛风通络消蛋白；使以生甘草、小红枣调和诸药。二诊苔腻已化，去健脾燥湿之苍术，加大附子用量，并增川芎活血化瘀，增穿山龙协同雷公藤祛风通络消蛋白。三诊水肿消退，阳虚减轻，阴虚渐现，加入养阴益肾之山茱萸，健脾固精之金樱子，增强消蛋白作用。守方巩固，使病证逐渐完全康复。

【小结】

中医认为，膜性肾病本质是本虚标实，辨证时要分清其是肾虚还是脾虚，湿重还是热重。腰酸腿软，五心烦热，畏寒怕冷者以肾虚为主；纳差腹胀，面色少华，大便溏薄者以脾虚为主；口干咽燥，小便短赤，大便干结者热重；下肢浮肿，纳差腹胀，皮肤湿疹，苔白腻者湿重。但血瘀均贯穿于始终，而见面色暗，舌质暗或有瘀点瘀斑等症。故治疗应用益气活血化湿法，后期佐以温阳药。以党参、白术补脾胃之气，使气旺以促水和血行，并助诸药之力为君药，以白花蛇舌草、黄芩、石韦、车前子、猪苓等清热利湿药和当归、丹参、益母草、水蛭等活血药共为臣药；膜性肾炎后期针对脾肾阳虚用党参、黄芪、白术补气为君，肉苁蓉、淫羊藿补肾温阳，丹参、益母草活血利水共为臣药，佐以山药、红枣、薏苡仁、苍术等药健脾利水，对于消肿防治血瘀有较好的疗效。

现代医学研究认为，膜性肾病起病隐匿，大多缓慢起病，以水肿为首发症状，因蛋白尿就诊为多数。合并症多是其显著特点，高凝血症和肾静脉血栓形成，可并发肺栓塞。亦可发生肾外血栓形成，如脑、心、下肢等；合并抗肾小球基底膜新月体肾炎；由于免疫球蛋白从尿中大量丢失，机体抵抗力下降，病程中常合并各种感染；晚期患者肾功能恶化，尿量减少，尿肌酐、尿素氮升高，易发生肾衰竭。伴随的疾病类型多：最为常见的膜性肾病综合征的原因包括药物、结缔组织病、混合性结缔组织病、感染抗原及某些寄生虫、肝炎病毒等。肾病治疗专家指出，除上述情况外，膜性肾病的其他伴随疾病可有糖尿病、结节病、甲状腺炎、肌无力、红细胞贫血、血小板减少性紫癜、多动脉炎、坏疽性脓皮病及大疱性天疱疮等等。而持续大量蛋白尿不缓解的患者，病程中可能出现感染、静脉血栓等并发症，部分患者最终进展至肾功能不全。因此，积极控制蛋白尿，防治并发症是膜性肾病治疗的关键。

儿童 MN 要高度怀疑和排除继发性肾小球疾病，特别是乙肝相关性肾炎和狼疮性肾炎。老年 MN 要警惕肿瘤的存在，有报道老年 MN 患者 40% 为恶性肿瘤所致，而在恶性肿瘤的成人患者中，约 10% 出现原发性肾病综合征的表现；有 15% 的实体瘤与 MN 相关，而 1.5% 的 MN 患者有恶性肿瘤的表现。

据统计，除原发 MN 外，MN 中 10% ~20% 是狼疮肾，1% ~3% 为金制剂所致，7% 是使用青霉胺的类风湿关节炎患者。还有与乙肝密切相关的 MN。继发性 MN 一般具有其原发病的临床特点，除临床特点外，原发与继发 MN 仅凭肾活检较难区别，故应结合临床特点、实验检查、病理检查及试验性治疗等协助诊断。

（王晓光，孔薇，王钢）

第十节　局灶性节段性肾小球硬化

局灶性节段性肾小球硬化（focal segmental glomurular sclerosis，FSGS）是常见的肾脏疾病之一，其发病率有逐年升高的趋势。于1957年由RICH首先描述，是一个病理形态学诊断名词，指累及部分肾小球（<50%）、部分毛细血管袢的硬化性改变（肾小球毛细血管袢塌陷、基质增加），临床上表现为不同程度的蛋白尿、血尿伴有高血压和不同程度的肾功能损害，50%～60%的患者在确诊10年后即发展为终末期肾衰竭。

本病多发生在儿童及青少年，男性多于女性，少数患者发病前有上呼吸道感染或过敏反应，且本病的发生可有家族倾向，似乎在有特异反应性的人群中病损相对常见，临床表现常为持续性蛋白尿、镜下血尿、高血压及进行性肾功能减退，同时亦可伴有不同程度肾小管间质受损的表现，如夜尿多、尿酶升高、肾小管性酸中毒等。郝翠兰等研究了248例FSGS患者，有87例（35.1%）在肾活检时表现为肾功能不全，其中23例（26.4%）病情进展快，23例中病变小球的数目大于50%的有17例。该研究组认为FSGS发病的高峰年龄为18～30岁，而老年前期和老年期的FSGS发生率约为高峰年龄组患者的1/4左右。

根据其临床特点和表现，属于中医学中“水肿”、“肾劳”、“溺毒”、“腰痛”、“尿血”等范畴。

就临床资料分析，局灶性节段性肾小球硬化有以下特点：

1. 临床首发症状多为肾病综合征，镜下多见血尿，偶见肉眼血尿，成人中约2/3患者有轻度持续性高血压。少部分患者表现为无症状性蛋白尿。蛋白尿绝大部分为无选择性，但早期可有高度或中度选择性。血清C_3浓度正常，IgG水平下降。

2. FSGS患者多以浮肿、大量蛋白尿起病，部分患者伴高血压，有的甚至出现肾功能不全。FSGS不仅临床表现不一，存在多种病理分型，不同的病理分型对治疗的反应及预后存在差异。如不采取及时有效、针对性的治疗，FSGS将很快进展至终末期肾功能不全，而需要行透析治疗，严重危害患者的生命健康。只有部分FSGS患者对常规激素治疗敏感，通常需要加用二线免疫抑制剂，对于小管功能损伤严重的患者，不合理的免疫抑制剂或其他药物不仅不能缓解病情，有时反而加重肾脏的损伤，至肾功能进一步恶化。

3. 常有近端肾小管功能受损的表现，如葡萄糖和氨基酸尿等，大多数患者肾小球滤过率进行性下降，上呼吸道感染或过敏可使各种症状加重。

目前对于FSGS的病灶没有有效的治疗措施，任何治疗方法均不能使已发生节段性硬化性的肾小球恢复至正常的结构，因此，FSGS的治疗主要针对以下3个环节：①对症处理，预防肾病近、远期的并发症；②控制以至消除蛋白尿；③延缓肾功能减退的速度。过去认为FSGS对激素不敏感，仅20%有效。近年观察发现，延长激素疗程可使有效率达到

40%以上，不同研究中缓解率差异关键在于疗程，完全缓解≥30%以上者平均疗程为5~8个月，而完全缓解≤20%者平均疗程在2个月以内。目前，无论儿童或成人FSGS多主张激素治疗时间应在6个月以上，适用于GTL和DP-FSGS者。激素拮抗或依赖者宜加用细胞毒药物、环孢素A（CsA）或强化治疗，硬化率较高的FSGS患者使用激素宜慎重，因为激素本身能加重蛋白尿和促进肾小球硬化。pFSGS引起的ESRF与其他病因引起的ESRF者无本质的区别，可选用透析与肾移植。但移植后FSGS容易复发，且移植肾功能丧失者不宜再次移植。少量报道认为血浆除去、骨髓移植、血浆置换、体外血浆吸附、磷结合剂、内皮素受体拮抗剂、加压素V_1受体拮抗剂、钠氢交换酶抑制剂、去性腺治疗等对FSGS有一定改善作用。中医采用补益肾元、化痰通络、清热利湿法结合西医基础治疗FSGS有确切疗效，可减少尿蛋白，稳定和改善肾功能，显著改善患者临床症状及生存质量，提高治疗效果，具有较好的优越性和临床应用价值。

【病因病机】

中医病机认为，沉积、增生、局灶节段硬化等病理表现是痰瘀等病理产物。病机为湿热久稽，伤及脾肾，使脾肾亏虚，津液运化失常，水湿停滞，聚而成痰，痰阻气机，血行不畅而为瘀。痰瘀相关的病理基础是微循环障碍。痰瘀同治可以不同程度地改善血液流变学性质、加快血液流动，扩张血管，降低血脂及抗凝、消炎，降低血黏度，减少毛细血管通透性，改善微循环，增加血流量，纠正代谢紊乱，增强机体免疫功能。

局灶性节段性肾小球硬化其病因病机虽然复杂，概言之不外乎“虚”、“湿”、“风”、“痰”、“瘀”，而各种临床表现从传统的中医理论去认识，也均是“风”、“湿”、“痰”、“瘀”、“虚”作用所致的结果。因此，对于FSGS应分清标本虚实，按照“急则治其标，缓则治其本”，“实则泻之，虚则补之”的中医治疗原则进行治疗。

“虚”主要是指阴虚，在疾病的不同阶段可分为肾阴虚和气阴两虚，病变的初期一般以肾阴虚为主，后期则以气阴两虚为主，但肾阴虚贯穿于疾病的始终。《素问·六节藏象论》曰：“肾者，主蛰，封藏之本，精之处也。”因本病的病位在肾，为病变的中心。肾精只宜固摄，不宜耗泄，所以临床上以虚证为多。张景岳也说：“水亏其源，则阴虚之病叠出。”

“湿”是指水湿、湿热。水湿停滞，泛溢肌肤发为水肿；湿热可灼伤络脉发为血尿，火热之邪灼津炼液成“痰”；水湿、湿热两者可交互为患，使病情缠绵难愈。

“风为百病之长”，有内风和外风之区别。本病可因外来风邪而致肺失宣肃，脾失健运，肾失开阖而发病或病情加重，也可出现肝阳化风，肝风内动的内风之证。六淫之邪以风为主，并易兼夹寒、热、湿、毒合而为患，而成风寒、风热、风湿、风毒之证。外风伤肾终至肺脾肾三脏受损，水液代谢失调。而肺脾肾俱虚，卫外失固，更易感风邪，而致病情反复，迁延难愈。内风多因肝、脾、肾三脏功能失调，以致水湿泛滥，根据其所及脏腑，而分为肝风、脾风、肾风。

“瘀”是指瘀血，其致病途径有三：水湿成瘀，湿性黏滞，阻碍气机，郁而致瘀；因虚致瘀，气虚不足以行血则成瘀；肾元亏虚，久则阳损及阴，由肾及肝，肝失疏泄，气机郁滞，血脉瘀阻。

【诊断与鉴别诊断】

1. 诊断

（1）临床表现：凡见肾病综合征或单纯性蛋白尿患者伴有近端肾小管功能损害，持续性肾病综合征伴有高血压、镜下血尿、非选择性蛋白尿，对激素不敏感的患者，特别是儿童，应怀疑 pFSGS，肾活检有助于诊断。

（2）病理检查

①光镜：肾小球病变呈局灶性（仅累及部分肾小球）、节段性（受累肾小球的节段小叶硬化）分布是本病特征性的病变。各个肾小球的病变程度轻重不一，节段性硬化的范围亦不相同，一般肾皮质深层髓旁肾单位的肾小球节段硬化出现最早，也最明显。硬化处组织 PAS 染色强阳性，嗜银，主要成分是细胞外基质，受损肾小球毛细血管袢的内皮下和塌陷的毛细血管袢可见透明样变的物质，即所谓的“透明滴”。节段硬化的肾小球内可见泡沫细胞（单核巨细胞吞噬低密度脂蛋白形成），并见节段袢与邻近的肾小囊壁粘连。白细胞、泡沫细胞和细胞碎屑常聚集在节段硬化处。未硬化的肾小球病变轻微或呈弥漫性系膜基质增生改变，无坏死性病变。硬化肾小球比例较高时，相对完好的肾小球体积代偿性增大。FSGS 患者足细胞病变突出，光镜下足细胞病变包括足细胞肿胀、增生、胞浆内含空泡和蛋白质小滴，节段外周袢足细胞胞体附着减少等。FSGS 患者的节段病变既可累及血管极，也可累及尿极，或两处均受累。有人认为，节段硬化始于血管极者预后较始于尿极者差。随着疾病的进展，逐渐出现整个肾小球硬化。大量球性肾小球硬化不是本病特征，常需借助免疫病理检查鉴别。肾小管病变包括灶性肾小管萎缩、基膜增厚。间质纤维化和灶性细胞浸润，间质中可见泡沫细胞。FSGS 患者肾小管损伤和间质病变的程度与肾小球受累的程度和范围有一定联系，随着肾小球病变进展，肾小管萎缩和间质纤维化的范围增加。然而在无或轻度肾小球病变时，也常见到灶性肾小管萎缩。因此肾病综合征患者肾小球正常，而肾小管萎缩、间质纤维化明显时应高度怀疑 FSGS。间质小血管病变包括小动脉内皮下透明沉积物，管壁增厚等（可与系统血压无关），硬化的肾小球周围或小管间质严重病变的区域血管病变明显。近年来，有人根据 FSGS 组织学病变特征，将特发性 FSGS 分为 5 种组织学类型：经典型（classic variant）、脐部型 FSGS（perihilar variant）、细胞型 FSGS（cellular variant）、顶部型 FSGS（tip variant）和塌陷型 FSGS（collapsing variant）。虽然病理改变可以分为 5 种不同类型，但这些不同类型的病变有时可以同时见于一个患者中。

②电镜：FSGS 病变早期可见系膜泡沫细胞，之后系膜基质（基膜样物质）增多，系膜区、系膜旁区偶尔内皮下可见细颗粒状电子致密物沉积。肾小球节段硬化处 GBM 扭曲、增厚，毛细血管袢闭锁、塌陷，有时节段 GBM 分层，可见泡沫性巨噬细胞、细胞碎屑、脂滴、颗粒样基质等。病变后期，硬化处无细胞结构，进展为非特异性瘢痕并与肾小囊粘

连。肾小球足细胞病变包括足细胞肥大，胞浆内含空泡、吞噬性溶酶体等；足细胞足突节段剥离，致 GBM 裸露，GBM 裸露处可见细胞碎屑，GBM 致密层间见基底膜样物质增多（提示足细胞损伤严重），足细胞足突弥漫或节段性融合，微绒毛化；靠近 GBM 的足突内微丝斑聚集等。

③免疫病理：IgM、C_3、C_{1q}呈不规则颗粒状、团块状或结节状在节段硬化的肾小球毛细血管袢沉积，少见 IgG 沉积。未硬化的肾小球通常阴性，或在系膜区见 IgM、C_3沉积，偶尔在节段血管袢沉积。肾小球足细胞和肾小管上皮细胞胞浆见非特异性免疫球蛋白和（或）补体阳性。如果肾小球系膜区弥漫颗粒状的 IgG、IgA 阳性，同时电镜观察肾小球系膜区电子致密物沉积，要注意排除继发性 FSGS。

2. 鉴别诊断

（1）经典型：有局灶分布的节段性硬化的肾小球，硬化部位位于肾小球血管极处，主要为系膜基质增多，肾小管灶状萎缩，肾间质灶状淋巴和单核细胞浸润及纤维化，常见小动脉管壁增厚。

（2）细胞型（C-FSGS）：病理可见毛细血管壁两侧出现局灶细胞增多，尤以毛细血管内增生明显，多为内皮细胞、泡沫细胞及浸润的炎细胞，外侧多为肿胀增生的脏层上皮细胞，甚至形成独立于包曼囊的假新月体，可能系 pFSGS 的早期改变。本型约占 11%，起病急骤，蛋白尿程度重，多呈肾病综合征表现。

（3）塌陷型（CG-FSGS）：弥漫性足细胞（GVEC）增生，毛细血管收缩，“塌陷”，而无系膜基质增生。电镜下肾小球基底膜（GBM）严重皱缩、折叠，GVEC 大量增多，肾小管及间质受损相对严重，经常伴有炎细胞浸润。本型占 pFSGS 的 3.6%～18.5%，黑人多见。临床以重度肾病综合征为特征，肾功能不全多见，激素治疗无反应。病情常进行性加重，平均肾健存期仅 11.5 个月。

（4）伴弥漫系膜增生型（DP-FSGS）：伴有弥漫的系膜细胞增生、系膜基质区明显扩大，毛细血管腔缩小，本质上与 MsPGN 伴 FSGS 者无法区别，可能为 pFSGS 的早期诊断，临床表现为高血压、肾病综合征，平均血肌酐水平及 24 小时尿蛋白定量均高于非 CG-FSGS。早期报道认为是预后不良的征兆，且对激素不敏感；但近来认为与预后无明显相关性，激素治疗反应不定，有报道 38% 患者用激素后部分缓解。

（5）顶端病变型（GTL）：位于肾小球尿极，病变肾小球向近曲小管靠近并突入其 S_1 段，有球囊粘连、GVEC 增生、空泡样变性，随着病变进展出现透明样变、节段硬化，并延伸至血管极，出现球性硬化。临床多数呈肾病综合征，进入 ESRD 少，但有报道 50% 有肾功能损害，自然病程与 MCD 不同。有报道 19 例肾小球内 IgM 局灶节段沉积者 7 例为 GTL，激素有效，预后较经典型佳。

（6）伴肾小球肥大型（H-FSGS）：MCD 儿童若肾小球肥大，易进展成 FSGS，FSGS 的非硬化区的肾小球肥大和系膜基质增生，可导致硬化，主要见于实验模型及继发性 FSGS。本型易进展为 ESRD。

【辨证论治】

1. 脾肾两虚证

证候：腰脊酸痛，疲倦乏力，或肢体浮肿，纳少或脘胀，大便溏，尿频或夜尿多，舌质淡红，有齿痕，苔薄白，脉细。

基本治法：健脾利湿，益肾固精。

方药运用：参苓白术散加减。常用药：党参30g，猪苓15g，茯苓15g，苍术12g，白术12g，薏苡仁30g，山药15g，莲肉15g，黄芪30g，玉米须30g，车前子(包煎)30g，覆盆子12g，菟丝子12g，枸杞子15g，丹参30g。方用党参、黄芪健脾益气；猪苓、茯苓、苍术、白术、薏苡仁健脾利湿；山药、莲肉、覆盆子、菟丝子、枸杞子益肾固精；丹参、玉米须、车前子活血利水。

加减：大便秘结不畅者，加生大黄通腑泄浊；属脾虚湿困者，加制苍术、藿香、佩兰、厚朴化湿健脾。

2. 脾肾阳虚证

证候：全身浮肿，面色淡白或虚浮，畏寒肢冷，腰脊冷痛（腰膝酸软），纳少便溏（泄泻、五更泄泻），精神萎靡，性功能失常（遗精、阳痿、早泄），或月经失调，舌嫩淡胖，苔白，有齿痕，脉沉细或沉迟无力。

基本治法：温肾健脾，化气行水。

方药运用：济生肾气丸合真武汤加减。常用药：炮附子12g，桂枝6g，苍术15g，白术15g，猪苓15g，茯苓15g，牛膝15g，车前子(包煎)30g，党参30g，丹参30g，巴戟天12g，桑白皮30g，冬瓜皮30g，益母草20g，葫芦瓢30g。方用炮附子、桂枝、巴戟天、牛膝温肾阳；党参、苍术、白术、猪苓、茯苓健脾渗湿；车前子、桑白皮、冬瓜皮、葫芦瓢利水泄浊；丹参、益母草活血利水。

加减：脘腹冷痛、便溏者，加干姜、补骨脂温运中阳；阳虚水泛、水肿较甚者，加黑丑、白丑利水消肿。

3. 肝肾阴虚证

证候：目睛干涩或视物模糊，头晕耳鸣，五心烦热或手足心热或口干咽燥，腰脊酸痛，遗精，滑精，或月经失调，舌红少苔，脉弦细或细数。

基本治法：补益肝肾，滋阴清热。

方药运用：知柏地黄汤加减。常用药：知母12g，黄柏12g，生地15g，山药15g，山茱萸12g，猪苓12g，女贞子12g，旱莲草20g，枸杞子20g，白术12g，黄芪30g，白花蛇舌草30g，当归15g，丹参30g，益母草20g。方以知母、黄柏、生地、山茱萸、女贞子、旱莲草滋补肝肾；枸杞子、白术、黄芪、山药、猪苓健脾渗湿；白花蛇舌草清热泄浊；当归、丹参、益母草活血通络。

加减：头晕耳鸣明显者，加钩藤、夏枯草、石决明以清泻肝火。

4. 湿热内蕴证

证候：皮肤疖肿、疮疡，咽喉肿痛，小溲黄赤、灼热或涩痛不利，面目或肢体浮肿，口苦或口干、口黏，脘闷纳呆，口干不欲饮，苔黄腻，脉濡数或滑数。

基本治法：清热利湿，滋补肝肾。

方药运用：益肾汤加减。常用药：金银花12g，连翘12g，生地15g，丹皮12g，赤芍12g，当归15g，条芩12g，薏苡仁30g，薏苡仁根30g，大蓟30g，小蓟30g，白茅根30g，知母12g，黄柏12g。方以金银花、连翘、丹皮、赤芍、条芩、白茅根、当归、大蓟、小蓟清热凉血；知母、黄柏、生地滋补肝肾；薏苡仁、薏苡仁根健脾利湿。

加减：水肿明显者，加泽泻、茯苓利水消肿；湿阻中焦、苔黄厚腻者，加佩兰、苏梗、草果仁芳香化湿。

5. 气虚血瘀证

证候：面色无华或晦暗，少气乏力，腰痛固定或呈刺痛，口干不欲咽，咽部暗红，咽干痛，肌肤麻木甚或肌肤甲错，舌暗红，或有瘀点，少苔，脉细或细涩。

基本治法：益气养阴，活血化瘀。

方药运用：参芪地黄汤加减。常用药：党参30g，生黄芪30g，生地15g，山茱萸12g，山药15g，茯苓12g，薏苡仁30g，苍术12g，白术12g，丹参30g，白茅根30g，当归15g，炙乳香3g，炙没药3g，白花蛇舌草30g。方用党参、生黄芪、生地、山茱萸益气养阴；山药、茯苓、薏苡仁、苍术、白术健脾利湿；丹参、白茅根、当归、炙乳香、炙没药、白花蛇舌草活血泄浊。

加减：水肿甚者，加泽泻，加重茯苓、白术用量；蛋白尿长期不消者，加入金樱子、芡实收敛固涩。

【其他治疗】

1. **大黄䗪虫丸** 主要成分：大黄、黄芩、甘草、桃仁、苦杏仁、芍药、干地黄、干漆、䗪虫、水蛭、蛴螬、䗪虫。功效：活血化瘀，缓中补虚。适用于正虚血瘀证，用法：每次2~3g，每日2~3次口服。

2. **参苓白术丸** 主要成分：人参、白术、茯苓、甘草、白扁豆、薏苡仁、山药、莲子。功效：补脾胃，益肺气。适用于脾胃气虚证见食少便溏、气短咳嗽、肢倦乏力者。用法：口服，每次6g，每日3次。

3. **知柏地黄丸** 主要成分：知母、黄柏、熟地、山茱萸、牡丹皮、山药、茯苓、泽泻。功效：滋肾清利。用于治疗阴虚湿热证。用法：每次8粒，每日3次。

4. **黄芪注射液** 主要成分：黄芪。功效：补气扶正。适用于肺脾气虚患者。用法：30~50ml加入生理盐水100ml静脉滴注。

5. **脉络宁注射液** 主要成分：玄参、石斛、牛膝、金银花、党参等。功效：养阴清热，培补肝肾，活血化瘀。适用于瘀热内阻证患者。用法：每次10~30ml，加5%葡萄糖液或生理盐水250~500ml静脉滴注，每日1次，连用14日为一疗程。孕妇及过敏体质者慎用。

【转归及预后】

FSGS 呈进行性发展的过程，预后较差，最终发生肾衰竭。5 年的肾脏存活率约为 70%，10 年为 40%，自然缓解率很低，不到 6%，主要见于儿童。家族性局灶阶段性肾小球硬化预后差。预后不良的因素有大量蛋白尿；肾活检时已有血肌酐高、血压高者；间质纤维化程度是预测其发生终末期肾病的可靠指标；经治疗但未获缓解患者，常有肾功能减退，30% ~63% 的患者发展为肾衰竭。某些患者临床过程凶险，肾功能急剧恶化，对治疗无反应。这些患者行同种异体肾移植常常复发。此外，血清补体 C_3 水平升高者预后好；长期调脂治疗可改善预后；积极控制高血压，避免加剧肾小管－间质损伤的因素，控制炎症细胞的浸润，对改善预后有帮助。

影响本病预后的因素主要有：①肾间质纤维化的程度：间质纤维化越重，预后越差；②病理改变：节段硬化始于血管极者、小动脉病变明显者预后差，非硬化的肾小球基本正常者预后好；③肾病综合征：持续性肾病综合征病例预后差，蛋白尿程度越重，预后越差；无肾病综合征的蛋白尿患者 10 年存活率为 90%；④临床表现：有高血压、肾功能损害者预后差；⑤对糖皮质类固醇的治疗反应：持续缓解者无肾衰竭发生，缓解后经常复发者肾衰竭发生率为 10% ~15%，激素无效者肾衰竭发生率为 50% ~70%；儿童 FSGS 的预后优于成人，5 年肾存活率为 80%。

【预防与调护】

积极控制血压、感染等硬化促进因素，以免硬化进一步加重，预防血栓形成，避免不必要的预防接种。饮食应低钠、低脂，每日蛋白质的摄入量应低于 1g/kg。

【临证经验】

1. 辨病分证论治　辨证结合辨病来制定中西医结合方案，大大减少了盲目性，显著提高临床疗效。针对患者在病理上的改变特点，均佐以益肾软坚活血通络之品，常用海藻、昆布、生牡蛎、积雪草、泽兰、益母草、紫河车、冬虫夏草。成药可用大黄䗪虫丸。蛋白尿患者及早行肾穿刺，针对其病理改变而给予相应的治疗，依据肾活检病理报告对血尿治疗的效果作出大致的判断，对有明显肾间质纤维化者预知治疗效果差，应避免过度用药，以延缓和减少肾衰竭的发生。

本病西医目前没有特殊有效的疗法，多采用中西医结合综合治疗，辨证结合辨病，充分发挥中西医两者的长处。临床上许多 FSGS 的起病、复发及加重与感染有关，常见的为上呼吸道感染，其次是肠道感染、皮肤感染，女性多见泌尿系感染。此时应积极治疗感染灶，西医选择运用合适的抗生素。在中医辨证基础上加用金银花、连翘、蒲公英等清热解毒类中药，可以增加疗效、缩短疗程、减少毒副作用。一般上呼吸道感染时多为风热表证，加用银翘散；皮肤疮疡或溃烂，多为湿热内蕴化毒，选用五味消毒饮加减；肠炎导致腹痛泄泻，多为湿热侵肠，常用葛根芩连汤加金银花、茯苓等；尿路感染多见下焦湿热，常用八正散加红藤、败酱草、蒲公英等。

在中医方面辨证治疗的基础上，根据患者具体情况配合运用激素、细胞毒药物、免疫抑制剂及雷公藤多苷来治疗，同时还可运用 ACEI 及低分子肝素等药物。

中西医治疗互补：清热解毒、清热利湿、疏滞泄浊法可减少皮质激素所引起的医源性库欣综合征；益气养阴、和络渗湿法可巩固皮质激素的疗效；和胃健脾法可减少激素、免疫抑制剂对胃肠道刺激；补气填精药可防止免疫抑制剂对骨髓造成的抑制作用及对机体正常免疫功能的过分抑制；祛风通络、清利解毒药的使用可减少或防止激素、免疫抑制剂的依赖和复发。

2. 辨证分型论治

（1）培护肾元，治肾之本：本病的病因不外内因和外因两端。内因指人的肾气，外因指外感六淫、疮毒之邪及肾毒药物。人的发病和个体差异主要是肾气在起作用，常将肾气理解为人的体质，泛指肾的气化功能及调节免疫、抵抗肾炎发生等功能。所以，培护肾元是治疗肾病的根本原则。

FSGS 之本为肾元亏虚，本着“虚则补之”、“损其肾者，益其精”的理论，通过滋补肾元，才能使肾中精气复旺，令肾得以重新主持水液代谢从而缓解病情乃至扭转病势。顾护肾元的措施有三：其一，根据“阴阳互根”原理，依肾之精气阴阳的亏损，补其不足，常于温肾之剂中佐用首乌、怀牛膝、山茱萸之品，以达到“阴中求阳”；在滋肾方中配伍淡附片、肉桂、淫羊藿以“阳中求阴”，同时佐陈皮、佛手以防滞腻。其二，体现在辨证方中伍以益肾之品，如桑寄生、川断、杜仲、地黄等，若易外感者予以玉屏风散以补气固卫。其三，忌用损伤、克伐肾气之方药，避免使用苦寒、辛凉之品，必要时需小量短期运用，同时注意适当配伍，如黄柏和苍术同用，川连佐以吴萸等。

（2）注重后天，顾护脾胃：脾胃为后天之本，脾胃强弱决定疾病的发生、发展及预后，所谓“有胃气则生，无胃气则死”。饮食及药物均赖胃气的转输及敷布，故应重视保护后天脾胃功能，强后天以养先天。不可过用寒凉，以免损伤脾阳，不利于疾病的恢复。若出现脾胃失调，可先安脾土后祛邪，或健脾胃与祛邪兼顾，尽量避免药物碍胃。临证常用之法，其一为健脾补气化湿法，见有水肿而脾胃虚弱者，常以防己黄芪汤合健脾渗利之品。若水气不甚，湿浊逗留者，可用参苓白术散或胃苓汤加减。其二，和胃降逆法，用于胃气上逆者，以旋覆代赭汤加减，偏于胃寒者加干姜、吴萸、肉桂；便于胃热者加川连、黄芩；便溏者加用炒山药、炒扁豆、补骨脂；偏于湿浊者加苍术、白术。其三，健脾补肾法，用于正虚（脾肾气虚）明显而邪浊不甚者，常用党参、黄芪、云茯苓、山药、枸杞子、生地、桑寄生、陈皮、冬虫夏草（另炖）等。阳虚明显加肉桂、附子、鹿角片、紫河车等。

（3）提壶挈盖，通利三焦：本病常可见水肿症状，而中医学认为，水肿除了和脾、肾密切相关外，和肺也是分不开的。《素问·水热穴论》认为水肿“其本在肾，其标在肺”。笔者从肺论治肾炎有三法：一为“益肺”，肺肾两虚为主的采用滋肾养肺，方选参麦地黄汤加味，偏于气虚的合玉屏风散以补气固卫；肺脾气虚而水肿明显者采用补气行水法，常用黄芪（30～60g）、防己、防风、党参、薏苡仁、炒山药、炒白术、甘草、陈皮等组方。二是“宣肺”，适用于水肿有肺经症状或合并外感而兼有肺卫症状者，偏于风寒者常用荆芥、防风、防己、苏叶、前胡、麻黄、杏仁、薏苡仁、白茅根等；偏于风热者常用桑叶、薄荷、金银花、连翘、桔梗、生甘草等。三为“降肺”，用于水湿泛滥，上逆清窍，肺气不利者，以三子养亲汤加葶苈子、川连、香橼皮、大腹皮、葫芦瓢、杏仁、炙甘草等。此外，笔者还常采用清肺、润肺之法。

（4）清热利湿：本病的基本病机是正虚邪实，正虚指肺脾肾不足，邪实则以湿浊、水湿（或水气）、湿热为主，尤其以湿热最为多见。湿热不但和患者的病情活动有关，而且也是导致和加重病情的重要病理因素之一，所以，能否控制湿热的发展是治疗成败的关键所在。湿热证的主要特点是容易和热毒、水气、风邪等相兼为患，也可以滞留在三焦，更多见于蕴结于肾，难于骤除。临证时笔者常根据湿热兼夹情况选择不同清利药物：兼有水肿者，选泽泻、车前子（草）、桑白皮等；兼夹热毒明显者用蒲公英、白花蛇舌草、土茯苓、凤尾草等；兼有血尿者配伍白茅根、石韦、荠菜花、荔枝草等；兼肝胆湿热的伍用垂盆草、马鞭草、田基黄、鸡骨草等；兼有风邪的佐用青风藤、地肤子等；伴尿淋不畅者则以石韦、瞿麦、黄柏等。此外，在运用清利之剂时，常结合运脾化湿（砂仁、白蔻仁、陈皮）、通行血气（丹皮、丹参、赤芍、川芎）之品，使中焦得运，气行帅血，湿邪可化，则湿热益除，病体得安，故祛除湿热是治疗本病取效关键所在。

（5）活血化瘀，须防伤正（从瘀论治）：在FSGS病变的早期，就已经出现肾小球的纤维化和硬化，辨证当属中医“瘀”之范畴。由于FSGS病程较长，即所谓“久病入络为瘀血”，故均有不同程度的瘀血情况。脾肾气虚、久病入络、湿热或痰湿阻碍气机等多种原因均可以导致瘀血的产生。瘀血形成以后不仅失去正常血液的濡养作用，而且反过来还可加重脏腑功能的失调，使疾病迁延难愈，产生“瘀血不去，新血不生”等的不良后果，同时也加重了水液代谢失常的程度。现代医学研究表明，各型肾小球均有不同程度的微循环障碍和血液流变学改变，如高黏血症，微循环管袢模糊不清、数目减少或异形管袢增多，血液呈高凝状态。而瘀血的程度往往与肾病的严重性和活动性平行相关。

此时，水肿患者除了与肺脾肾相关外，尚不能忘肝络瘀阻也可致肿，所以常规气分用药罔效则转从血分求之，正如仲景谓“血不利则为水”，每每可获奇效。临床常以桃红四物汤加减，或合大黄䗪虫丸及虫类破血行瘀通络之品。特别强调在病变的中后期，尤其是肾功能已经受损时，运用活血化瘀药虽然能防治纤维化、保护肾功能，但是也易伤害正气，故运用药物以轻平为要，时刻以固护肾功能为主，不仅要着眼于消除蛋白尿和血尿，还要辅以补肾健脾药物。

（6）化痰软坚，消癥散结（从痰论治）：痰在肾病中的提出也正日益受到关注。肾病之痰是广义之痰，是指津液代谢障碍的病理产物。痰由脏腑功能虚弱以及邪实所生成，主要由肺失通调、脾失转输、肾失开阖三方面因素引起，其中与肾的关系最为密切。“肾生痰，多虚痰”，“最可畏者为虚痰”，“其来也渐，其去也迟”，这种虚痰是造成肾病病损较重、病情缠绵难愈的重要因素之一。痰分有形与无形，古有“怪病多属痰”、“百病皆由痰作祟”之说，“痰之本水也，原于肾；痰之动湿也，主于脾，痰湿阻滞则变证百生”。

痰邪为患，阻碍气机的流行而停于脏腑、皮肤、经络等处，既是疾病的病理产物，又是可单独加重疾病导致疾病进展的重要因素，与他邪相兼为病，如痰、热、湿等，从而形成多种多样的症状。如临床表现可见素体肥胖，面黄目暗，眩晕呕恶，病程较长，或其人素盛今瘦。随着病情的演变，患者兼夹痰邪呈现逐渐增加的趋势，实验室检查可出现高脂血脂、氮质血症、尿毒症等实验室指标的异常，甚至微观肾脏病理见到玻璃样变、纤维样变、基质增生及硬化等都可考虑为痰湿作祟，治疗上具体应用时，可选择化痰软坚法、化痰通络法、化痰解毒法等加以应用。

化痰方药惯以牡蛎泽泻散为主加味，常用海藻、昆布、生牡蛎、积雪草、泽兰、益母草、紫河车、冬虫夏草。其中，海藻和昆布，均味咸、寒，归肝、胃、肾经，功效为消痰软坚散结，利水，常用于瘿瘤、瘰疬等病的治疗。《别录》曰：“海藻，疗皮间积聚、暴溃、留气、热结、利小便。”《本草从新》说：“昆布，祛顽痰积聚。”其理正如周学海之说：“所以必用破瘀者，痰为血类，停痰与瘀血同治也。”临床上常是痰瘀交阻，故化痰和行瘀一般并用，同时应重视益肾、软坚通络治法的运用。

（7）搜风通络（从风论治）：《素问》认为“风者善行数变”，视为百病之长，易与他邪兼夹为患。一方面因其开泄作用损伤肌表，为其他病邪侵入打开大门，引起风寒、风热、风湿等病；另一方面由于其善行数变可导致许多疾病且见证多端。早在《内经》中就已经有了因风邪导致肾病的论述，就是表现为浮肿的风水病和肾风病。笔者认为临证许多难治性肾病反复发作，水肿泛滥；大量蛋白尿；高血压见头晕目眩、手指抽搐等均可看作风邪作祟。所以，治疗上针对此类病证常伍以防风、川芎、天麻、钩藤、青风藤、地肤子、全蝎、制僵蚕、地龙等，或使用具有祛风之功效的雷公藤多苷片、总苷片，多在常规治疗无效后屡见奇功。

【验案举例】

1. 局灶性节段性肾小球硬化属脾肾气虚、湿浊内阻证（王钢主诊）

祁某，男，28 岁。初诊日期：2009 年 1 月 15 日。

患者 2008 年劳累以及饮酒后出现腰酸痛，夜尿增多，2~3 次，2008 年 12 月 28 日在省中医院就诊，查血压 160/110mmHg，尿常规示蛋白（+++）、隐血（+++），生化示尿素氮 12.1mmol/L、肌酐 282μmol/L，二氧化碳总量 18.4mmol/L。2009 年 1 月 15 日在博大肾科医院行肾穿刺活检术，病理示：局灶节段硬化性肾小球肾炎，4 个节段性硬化，5 个完全硬化，16 个小球，伴肾间质损害。就诊时腰酸痛，夜尿多，2~3 次，疲倦乏力，时有胃脘部胀满，大便溏，每日 3 次，下肢浮肿，舌质淡红，边有齿痕，苔薄白，脉细。尿蛋白（+++），尿隐血（+++）。辨证：脾肾气虚，湿浊内阻证，治拟健脾益肾，化湿泄浊。

处方：党参 15g，生黄芪 40g，炒白术 20g，车前子（包煎）40g，枳壳 15g，木香 10g，薏苡仁根20g，杜仲15g，怀牛膝15g，淫羊藿15g，山茱萸10g，川芎12g，凤尾草15g，猫须草15g，小红枣10g。

二诊（2月15日）：药后胃胀好转，大便成形，乏力，腰酸，血肌酐246μmol/L，尿蛋白（++），尿隐血（+++）。上方去枳壳、木香，加菟丝子15g，覆盆子10g，六月雪15g，加减治疗一年余，血肌酐稳定在160~200μmol/L，尿蛋白（+）~（++）。

按语：本病案西医诊断为“局灶节段硬化性肾小球肾炎”。中医辨证为脾肾气虚，湿浊内阻证。治拟健脾益肾，化湿泄浊。方中以党参、黄芪、杜仲、怀牛膝、淫羊藿健脾益肾为主药；辅以茯苓皮、薏苡仁健脾利湿，枳壳、木香理气消胀；佐以山茱萸养阴益肾，助淫羊藿阴中求阳，川芎活血祛瘀，凤尾草、猫须草清利泄浊；使以小红枣和中健脾，调和诸药。二诊患者大便成形，胃胀好转，故去枳壳、木香，加入菟丝子、覆盆子、六月雪以增强补气益肾、固精泄浊作用。

2. 局灶性节段性肾小球硬化属肝肾阴虚、湿热浊瘀内阻证（王钢主诊）

余某，男，45岁。初诊日期：2006年2月8日。

2005年患者出现血压升高，伴胸闷头晕，查肾功能：血肌酐210μmol/L左右，尿常规：蛋白（++），隐血（-）。2006年1月，于第四军医大学附属医院行肾穿刺活检术，病理示局灶性节段性肾小球硬化症（6个小球中3个小球硬化，2个小球纤维化，系膜细胞及基质轻到中度增生）。2006年2月8日来本院门诊，患者自觉时有头晕，耳鸣，双目干涩，口干咽燥，夜间手足心热，腰酸，大便干结，舌质红，苔根黄腻，脉弦涩。查血肌酐238μmol/L，尿蛋白（+）。辨证：肝肾阴虚，湿热浊瘀内阻。治拟养肝益肾，清热利湿，行瘀泄浊。

处方：枸杞子15g，菊花10g，夏枯草10g，麦冬15g，山茱萸15g，杜仲15g，怀牛膝15g，积雪草15g，桃仁10g，红花6g，苍术6g，制大黄10g，生牡蛎15g，六月雪15g，生甘草6g。

二诊（3月10日）：患者经用上方，头晕、手足发热、苔腻明显好转，大便二日一行，偏干，血肌酐下降为212μmol/L，舌薄黄，脉弦涩。治宗上方，去菊花、夏枯草，加生地15g，泽兰15g，车前子(包煎)40g，制大黄改15g，并以此方为基本加减治疗三年余，血肌酐稳定在180~200μmol/L之间。

按语：本病案西医诊断为“局灶节段性肾小球硬化”，硬化纤维化肾小球为5/6。中医辨证为肝肾阴虚，湿热浊瘀内阻证。治拟养肝益肾，清热利湿，行瘀泄浊。方中主药是枸杞子、黄芪、夏枯草、麦冬、山茱萸、杜仲、怀牛膝，养肝益肾、清退虚热；辅药为积雪草、桃仁、红花、大黄，活血化瘀、泄浊消癥；佐药以苍术健脾燥湿，生牡蛎养肝软坚，白花蛇舌草、六月雪清利泄浊；使药甘草调和诸药。二诊见患者虚火退降，去菊花、夏枯草，加入生地、泽兰、车前子，加大制大黄用量，增强养阴活血、渗利泄浊之品以提高治疗效果。

3. 局灶性节段性肾小球硬化属脾肾阳虚、水湿泛滥证（王钢主诊）

王某，男，30岁。初诊日期：2010年03月10日。

患者于2010年1月出现头晕、乏力、全身浮肿、小便沫多，就诊于江苏省中医院，查尿蛋白（+++），24小时尿蛋白定量9.86g，B超：胸、腹腔积液，肝肾功能正常。行肾穿刺活检，病理提示为局灶性节段性肾小球硬化（32个肾小球中6个硬化）。就诊时患者头晕乏力，腰部怕冷，面色㿠白，晨起眼睑、下肢高度浮肿，畏寒肢冷，便溏，纳少，尿少，舌嫩胖大边有齿痕，苔白，脉沉细。辨证：脾肾阳虚，水湿泛滥证；治拟温肾健脾，化湿利水。

处方：附子12g，肉桂6g，山茱萸12g，茯苓皮40g，泽泻30g，丹皮12g，山药15g，车前子(包煎)80g，猪苓15g，大腹皮15g，葶苈子15g，水蛭6g，益母草15g，葫芦瓢30g，黄蜀葵花15g，生甘草6g。

二诊（4月8日）：患者药后尿量增多，浮肿稍减，便溏、怕冷仍明显，舌胖大，脉沉细，上方去丹皮、葶苈子，附片改20g，加干姜10g，雷公藤(先煎)15g。

三诊（5月10日）：经上方治疗2个月，胸腹腔积液已消，下肢浮肿明显减轻，大便成形，尿蛋白（++），24小时尿蛋白定量2.24g。继宗上方化裁，附片改30g，加生黄芪50g，淫羊藿12g，继续加减治疗6个月，尿蛋白（+），24小时尿蛋白定量1~1.8g。

按语：本病案西医诊断为“局灶节段性肾小球硬化”，中医属“水肿”范畴，辨证为脾肾阳虚，水湿泛滥证，治拟温肾健脾、化气利水。方中以济生肾气丸温阳益肾利水为主药；辅以猪苓、大腹皮、葶苈子、葫芦瓢、黄蜀葵渗湿利水；佐以水蛭、益母草活血利水；使用甘草调和诸药。二诊发现温补降蛋白之力不多，所以方中加入干姜温补中阳，加大附片用量，并用雷公藤祛风通络降蛋白；三诊再增入大剂量黄芪补气降蛋白，淫羊藿温补肾气，逐渐使脾肾阳气恢复，水湿、尿蛋白消退。

【小结】

局灶节段性肾小球硬化是病理分型中十分常见的病理类型之一。部分病例激素治疗可收到效果，初发病例或以局灶增生为主的病例一般可以先予激素正规剂量治疗，疗程相对要长一些（半年以上），同时配合中药减轻激素副作用，并通过中药调整免疫，使激素顺利撤除，避免激素撤除过程中的反跳。激素停用后中药应继续巩固半年至一年，这样一部分患者可达到完全缓解。

中国古代医籍中没有“肾小球硬化”的病名或病证，但根据其临床表现及发病特点，类似于“水肿”、“肾劳”、“溺毒”、“腰痛”、“尿血”等。近年来，中医药在抑制肾小球系膜细胞增生、减少肾小球内细胞外基质堆积、拮抗细胞因子不良作用、防治肾小球硬化的研究中取得了新进展，有广阔的应用发展前景。

本病本虚标实，本虚以脾、肾、肝三脏不足为主。脾虚者见疲倦乏力，纳少，腹胀便溏；肾虚者多见腰膝酸软，五心烦热，失眠多梦或畏寒肢冷，腰脊冷痛；肝虚之证则见目睛干涩，视物模糊，头晕耳鸣等；标实当为湿、瘀痹阻，可见肢体浮肿，胸腹胀满，小便短少，面色黧黑，舌有瘀点、瘀斑，更有因激素之品引起的湿热瘀毒之象，久病则每见气血亏虚、瘀浊痹阻。

局灶性节段性肾小球肾炎临床常表现为肾病综合征者，病情较为严重。这类患者应首选激素或激素加免疫抑制剂治疗，部分患者通过西药治疗即可以达到缓解或部分缓解，也有的疗效不很理想。对于这部分西药治疗不理想的病例的中医治疗是个难点，也是个热点。我们的体会是治疗过程中首先要判断患者有无外感、热毒或湿邪为患，若有则应急则治其标，予疏风、清热、化湿，突出清利。待外邪已除，进而转入治本，此时应以培补脾肾为大法，但仍需配合活血化瘀、清利湿热。若辨证准确，有不少患者可以通过单纯服用中药而收到满意疗效的。

文献研究表明，本病是以肾脏组织病理有肾小球硬化性改变为特征。目前临床上对于FSGS的病因病机还缺乏统一的认识，而在治疗方面还比较棘手，因此，总结出临床上比较符合FSGS的发生发展的病因病机及合理的治疗方案显得尤为重要。由此提出：FSGS总属虚实夹杂，以虚为主。肾元不足是其发生发展的关键因素、内在基础和主要矛盾；其中“痰”、“瘀”、“湿”贯穿局灶性节段性肾小球硬化始终，是导致局灶性节段性肾小球硬化发生发展的病理基础和基本矛盾。

研究认为，采用补益肾元、化痰通络、清热利湿法结合西医基础治疗FSGS有确切疗效，可减少患者的24小时尿蛋白定量，稳定和改善患者的肾功能，能显著改善患者临床症状及生存质量，提高治疗效果。

（王晓光，孔薇，王钢）

第十一节 膜增生性肾小球肾炎

膜增生性肾小球肾炎（membranoproliferative glomerulonephritis，MPGN），又称系膜毛细血管性肾小球肾炎、分叶性肾炎、慢性低补体性肾炎等，是一类必须依靠肾活检术诊断其病理特征的慢性肾小球疾病，是肾小球肾炎中较少见的类型之一，国外报道本病占儿童肾病综合征的7%，占成人的10%。我国膜增生性肾小球肾炎总体发病率较低，根据解放军肾脏病研究所统计，膜增生性肾小球肾炎占原发性肾小球肾炎的3.38%。

膜增生性肾小球肾炎临床表现为Ⅱ型肾病综合征，或者蛋白尿与血尿并见，因此本病一般属于中医学的“水肿”、“尿血”、“眩晕”、“虚劳”范畴。

就临床资料分析，膜增生性肾小球肾炎有以下特点。

1. 膜增生性肾小球肾炎常见于少儿及青少年，老年人少见，男女发病率相似。约半数患者出现大量蛋白尿，表现为肾病综合征，可伴有高血压及肾功能损害，部分患者伴有持续性的低补体血症。国内外报道MPGN在原发性肾小球疾病中占5.2%～20%，10%～20%患者发生于呼吸道感染之后，呈发作性肉眼血尿。

2. 膜增生性肾小球肾炎是一种持续进展性疾病，在病变初期，病情进展速度相对平缓，个别患者还出现临床缓解，但随着病程的迁延，多数患者的病情逐渐恶化，肾功能急剧下降。据国内资料统计，本病5年和10年的肾存活率分别为80%和60%，特别是合并有高血压或长期大量蛋白尿不缓解的患者，病情进展速度明显加快，发展为慢性肾衰竭。因而，若能及时诊断与治疗，有效减少尿蛋白及控制血压平稳，可使部分患者延缓病情进展，提高患者的生活质量，使患者重归社会。

3. 膜增生性肾小球肾炎肾小球基底膜弥漫性增厚伴内皮下（Ⅰ型及Ⅲ型MPGN）或基膜内（Ⅱ型MPGN）沉积物；系膜细胞增生、系膜基质扩张；系膜插入内皮下，使肾小球基膜呈双轨征，肾小球外观呈分叶状。

4. 膜增生性肾小球肾炎根据有无继发性原因分为原发性膜增生性肾小球肾炎和继发性膜增生性肾小球肾炎。原发性MPGN的病因不明，可能有关的发病因素包括遗传、补体异常、免疫复合物致病等。继发性MPGN在肾活检确诊的MPGN中约占15%，是指存在明确病因，常继发于感染（如乙型肝炎、丙型肝炎）、自身免疫性疾病（如系统性红斑狼疮）及肿瘤等原因所导致的膜增生性肾小球肾炎。由于我国是乙肝感染高发地区，较多成人膜增生性肾小球肾炎与乙肝感染相关。继发性膜增生性肾小球肾炎不属于本章节的讨论范围。

5. 膜增生性肾小球肾炎的诊断必须依靠肾活检术，通过光镜、免疫荧光和电镜检查，结合分子病理检验明确膜增生性肾小球肾炎的病理类型，从而指导治疗。临床上具有特征性的表现是持续性低补体血症，虽然发生率不高（敏感性低），但特异性高。持续性非选择性蛋白尿（或肾病综合征），伴多形态严重变形红细胞血尿，及与肾衰程度不平行贫血。较早出现的高血压、肾功能损害，如伴有部分脂肪萎缩更应怀疑本病。肾穿刺病理检查，肾脏病理改变以肾小球基底膜及系膜为其基本病变部位，表现为肾小球基底膜弥漫性增厚伴内皮下（Ⅰ型及Ⅲ型MPGN）或基膜内（Ⅱ型MPGN）沉积物；系膜细胞增生、系膜基质扩张；系膜插入内皮下，使肾小球基膜呈双轨征，肾小球外观呈分叶状。

本病目前尚无肯定有效的治疗方法。MPGN的治疗一直以来是困扰临床医生及患者的难题，激素对于膜增生性肾小球肾炎的疗效非常有限。但也有研究表明，Ⅰ型MPGN采用激素合并抗血小板凝聚药物治疗有一定的效果，约1/5患者经免疫抑制剂治疗后可维持正常的肾功能。因此，如果无明显的禁忌证，一般可采用免疫抑制剂进行治疗，并配合抗凝、降脂、对症治疗等。中医药在治疗本病中具有较好的改善症状、减少尿蛋白、延缓肾功能恶化的作用，与西医药结合治疗，可以减少激素和细胞毒药物的毒副作用。

【病因病机】

本病的发生，主要由于先天禀赋不足，后天疲劳过度，外邪伤及日久，导致脏腑功能虚损，特别是脾肾虚损。此外，本病每因感受外邪诱发或加剧。

本病属本虚标实，虚实夹杂之证，本虚主要表现为脾肾不足和气阴两虚，标实主要为湿热、瘀血、水湿等。脾虚则无以统摄，肾虚则无以固摄，精微外泄则见尿蛋白，血溢脉外，下注膀胱则尿血；脾肾失于运化水液，化而成湿，见肢体浮肿；脾失健运，气血亏耗，或阴血不足；此外，久病入络，瘀血阻滞，病势更为缠绵。总之，本病责之于脾肾不足，湿、热、瘀、水互结，而成正虚邪恋之证。

【诊断与鉴别诊断】

1. 诊断

（1）临床表现：MPGN 主要见于儿童及青少年，发病前可有前驱感染，特别是儿童的上呼吸道感染。发病年龄多在 5～30 岁，老年人少见。本病临床表现多样，但一般蛋白尿及血尿多同时存在。20%～30% 患者可以起病于上呼吸道感染之后，表现为急性肾炎综合征，甚至抗链“O”及其他链球菌感染的检查证据于半数左右患者呈阳性。50%～60% 的患者表现为肾病综合征，血尿常为持续性镜下血尿，10%～20% 患者可呈间断性肉眼血尿，常发生于呼吸道感染之后，呈多样、严重变形的肾小球性血尿。80%～90% 患者伴有高血压。半数患者伴有肾功能减退，呈急性或慢性进行。患者常于起病后即有较严重的正细胞正色素性贫血，呈苍白、乏力、气短，其贫血程度与肾功能减退程度不成比例。

（2）实验室检查

①尿液检查：多为非选择性肾小球性蛋白尿，尿中有较多大分子蛋白质，如 C_3、IgG 等。蛋白尿严重程度不一，轻度至肾病范围的蛋白尿都可能出现，常有各种管型。尿红细胞为多形型（肾小球源性），有红细胞管型。

②血液检查：持续性低补体血症是本病的特征，MPGN 是唯一具有这一现象的原发性肾小球疾病。血 C_3 降低见于 30%～50% 的患者，与病情及治疗无相应关系，C_4、C_{1q} 降低者约 20%。Ⅱ型患者 C_3 降低更为常见（60%）、更严重、持续时间更长，而且在随访中低 C_3 比病初更为明显，此型 C_4 降低很少见。C_3 肾炎因子见于 40%～70% 的Ⅱ型、10% 的Ⅰ型 MPGN，而且Ⅱ型的 MPGN 儿童更为多见。另外，60%～70% 的Ⅰ型、30%～40% 的Ⅲ型 MPGN 病例存在循环免疫复合物，部分病例冷球蛋白阳性，特别是Ⅰ型病例。75% 以上的Ⅰ型患者存在 B 细胞同种抗原。部分患者伴有正细胞正色素性贫血。

（3）病理变化：膜增生性肾小球肾炎的基本病变是肾小球基底膜增厚伴沉积物，系膜增生伴插入。根据电子致密物的沉着部位及基底膜病变的特点，病理学上分为Ⅰ型、Ⅱ型与Ⅲ型：

①光镜与电镜：系膜细胞增生、系膜基质增加，毛细血管壁增厚是 MPGN 的主要光镜表现。

Ⅰ型 MPGN：也称为内皮下 MPGN，病理学特点为肾小球基底膜弥漫性增厚，并因系膜细胞及基质长入基底膜与内皮细胞间呈“双轨”状，其中一层是真正的基底膜，另一层为系膜基质插入形成的假基底膜。“双轨”征的形成是由于高度增生的系膜组织（细胞、基质）插入基膜与内皮细胞之间形成伪基底膜，而不是由于基底膜分裂。系膜细胞增生、系膜基质增多、系膜区增宽，使小叶的形状更为突出，肾小球呈分叶状，也可见结节样形状。系膜区及内皮下有沉积物，在电子显微镜下为电子致密物，主要沉积于内皮下部位。内皮细胞轻度增生。肾小球中常常有中性粒细胞、单核细胞浸润，约 10% 的病例浸润现象很明显。系膜的中央小叶硬化伴肾小球毛细血管扩张是其特征。MPGNⅠ型多呈弥漫性改变，少数患者为局灶和节段性改变。小管间质病变可见于疾病早期，严重程度与肾小球硬化的程度相吻合，间质纤维化和肾小球硬化均很明显时，临床上往往有进行性肾功能损害。

Ⅱ型 MPGN：非常少见，主要的光镜表现类似于Ⅰ型 MPGN。所不同的是电镜下可见肾小球基底膜断续的电子致密物条带样沉积，也称之为致密物沉积病（dense deposit disease，DDD）。以基底膜内大量、大块电子致密物呈条带状沉着为特点。另约 1/3 患者上皮下有类似链球菌感染后肾炎的大块免疫复合物沉着。中性粒细胞浸润及新月体形成比Ⅰ型突出，可以有血管袢坏死、纤维素沉积。电子显微镜下见基膜内大量、大块、均质的电子致密物呈条带状沉积，分布可呈节段性、不连续或弥漫性，故本病又称“致密物沉着病”。系膜区、肾小球囊、肾小管基膜、小血管壁均可见电子致密物。上皮细胞足突融合，系膜插入现象常见，但程度不及Ⅰ型 MPGN 严重。

Ⅲ型 MPGN：膜性肾病与增生性肾炎，属其他类型的 MPGN。Ⅲ型 MPGN 从 1977 年以来开始报告。本型除具有Ⅰ型 MPGN 的特点外，还有较突出的上皮下免疫复合物沉着，并可见与膜性肾病一样的基底膜钉状突起，故被称为膜性肾病与增生性肾炎的混合型。

致密物沉积病 DDD 的光镜表现与Ⅰ型 MPGN 类似。与Ⅰ型 MPGN 不同的是，并不总是有膜性增生的表现，有些患者有显著的 GBM 增厚，但只有局灶的细胞增多或无细胞增多。而另一些患者存在局灶或弥漫的细胞增多，但是 GBM 并无明显的增厚。少数患者有新月体形成。电子显微镜下可见 GBM 内缎带状的电子密集物沉积；系膜区圆形的或不规则形状的电子密集物，偶尔可见内皮下及上皮下的电子密集物，有时沉积在上皮下类似于链球菌感染后肾炎的驼峰。免疫荧光检查可见毛细血管壁线样或带状的强 C_3沉积，无或只有轻微的免疫球蛋白。

②免疫荧光

Ⅰ型 MPGN：表现为颗粒性 C_3沿基底膜的沉积，常伴弥漫性颗粒型 IgG 沉积；而较少伴 IgM 沉积。半数患者存在 C_{1q}、C_4。免疫荧光主要存在于内皮下，系膜区不显著。少数病例呈小叶状，沉积于叶状毛细血管袢的外缘，而系膜区无沉积。可见 IgG、IgM 及 C_3呈颗粒状，部分病例也沉积于系膜区。1/3 的病例早期有补体成分（C_4、C_{1q}）的沉积，纤维连接蛋白可阳性。

Ⅱ型 MPGN：C_3沉积为主，沿肾小球基膜呈光滑、不连续的线状沉积，或颗粒状沉积，高分辨率的显微镜下可以见到 C_3沿正常基膜致密层的内外缘分布，包绕着膜内阴性的电子致密物。常常有系膜区颗粒状、结节状、团块状沉积，或环状分布（“系膜环”包围着中央呈阴性染色的电子致密物）。C_3也呈线状分布于肾小球囊、肾小管基底膜和小血管壁。IgA 很少阳性，IgM 见于约 50% 的病例。

Ⅲ型 MPGN：主要光镜和免疫荧光表现类似于Ⅰ型 MPGN。只是电镜下可见肾小球上皮下大量的电子致密物沉积。呈 C_3、伴或不伴 IgG 及 IgM 的沉积，主要于基底膜分布，也沉积于系膜。现趋向于归入Ⅰ型 MPGN。

2. 鉴别诊断

（1）急性肾小球肾炎：MPGN急性起病者应与急性感染后肾炎鉴别。急性肾炎血补体水平于起病后6～8周恢复正常，故持续性低补体血症应怀疑本病。病理检查有助鉴别。

（2）狼疮性肾炎Ⅳ型：狼疮性肾炎Ⅳ型的肾脏病理改变与Ⅰ型MPGN完全相同，但LN的免疫病理检查可见多种免疫球蛋白、补体的广泛沉积，临床上具有肾外损害表现、多种自身抗体阳性等。

（3）乙型肝炎病毒相关肾炎、丙型肝炎病毒感染后肾炎：此亦有呈MPGN病变者，而乙肝、丙肝病毒感染血清学及肾脏乙肝病毒抗原标志物检查有利于鉴别。

（4）原发性冷球蛋白血症：原发性冷球蛋白血症临床及病理均似本病，但前者有相应全身表现，病理上肾脏小血管炎及血管内栓塞较严重。

【辨证论治】

1. 湿热内蕴证

证候：蛋白尿，血尿，腰膝酸软，口燥咽干，手足心热，头晕耳鸣，目涩，口苦口黏，或见颜面肢体轻度浮肿，尿黄赤，大便偏干，舌苔薄黄或黄腻，脉弦细或弦数。

基本治法：清利湿热。

方药运用：四妙丸和二至丸加减。常用药：苍术9g，黄柏9g，薏苡仁15g，牛膝15g，女贞子15g，旱莲草30g，小石韦30g，萆薢12g，滑石30g，白茅根30g，生地12g，当归12g，丹参15g。方中苍术、黄柏、薏苡仁、小石韦、萆薢、滑石以清热利湿；牛膝、女贞子、旱莲草、白茅根养阴滋肾；生地、当归、丹参活血。

加减：大便干者加生大黄通腑泄浊；血尿重者加大蓟、小蓟、白茅根凉血止血。

2. 脾虚湿阻证

证候：蛋白尿，血尿，面色少华，腰膝酸软，倦怠乏力，口干而不欲饮水，或见肢体浮肿，尿少，舌淡苔薄，脉细或弦细。

基本治法：健脾祛湿。

方药运用：益气补肾汤加减。常用药：党参15g，黄芪30g，白术12g，茯苓20g，山药30g，山茱萸10g，薏苡仁15g，丹参15g，当归15g，川芎9g，益母草15g。方中党参、黄芪、白术、茯苓、山药、山茱萸、薏苡仁健脾益气化湿；丹参、当归、川芎、益母草活血。

加减：浮肿明显者可配合五皮饮、五苓散等利水消肿。

3. 肾虚血瘀证

证候：蛋白尿，血尿，腰膝酸痛，神疲乏力，全身浮肿，甚或伴有胸腹水，腹胀纳差，小便量少，舌质淡暗，苔薄白或腻，脉沉细或细弱。

基本治法：补肾祛瘀活血。

方药运用：当归芍药散合桂枝茯苓丸加减。常用药：桂枝5g，茯苓15g，当归12g，川芎12g，赤芍12g，白术12g，生黄芪30g，桃仁15g，槟榔20g，牛膝30g，生地15g，枸杞子15g，杜仲30g，黄精20g。方中牛膝、生地、白术、生黄芪、枸杞子、杜仲、黄精益气补肾；桂枝、茯苓、当归、川芎、赤芍、桃仁、槟榔温阳利水、祛瘀活血。

加减：伴肺卫风热证可加金银花、连翘、玄参、黄芩、马勃、藏青果、桑白皮等，或配合银翘散疏风清热。

【其他治疗】

（1）肾炎康复片：主要成分：西洋参、人参、地黄、杜仲（炒）、山药、白花蛇舌草、黑豆、土茯苓、益母草、丹参、泽泻、白茅根、桔梗。功效：益气养阴，补肾健脾，清除余毒。主治气阴两虚，脾肾不足，毒热未清证者，表现为神疲乏力，腰酸腿软，面浮肢肿，头晕耳鸣；蛋白尿，血尿等。用法：每次5片，每日3次，小儿酌减或遵医嘱。

（2）保肾康片：主要成分：中药川芎提取物。功效：活血化瘀。适用于以气滞血瘀为主要表现，或兼有瘀血阻滞者。用法：口服，每次2～4片，每日3次。

（3）金水宝或百令胶囊：主要成分：冬虫夏草菌丝制剂：功效：补肺肾，适用于蛋白尿、血尿长期不消，证见肺肾两虚者。用法：每次4～6粒，每日3次口服。

【转归及预后】

MPGN为慢性进展性疾病。本病Ⅰ型的10年存活率为54%～64%。6%～20%的病例临床上呈长期缓解状态。30%～40%患者持续性尿检异常但肾功能正常，10%～25%患者肾功能损害，25%～50%患者进入终末期肾衰竭。可能影响预后的因素包括：①肾间质小管损害严重，小动脉透明样变，大量肾小球硬化，新月体形成均是预后不佳的组织学特点；②疾病早期出现肾功能减退、高血压，持续性肾病综合征均是预后不佳的临床特征。持续性肾病综合征与非肾病性蛋白尿病例的10年存活率分别是40%和85%。

【预防与调护】

1. 预防 平时注意锻炼身体，增强体质，预防感冒，及时治疗感冒；饮食清淡、多饮水，防止胃肠炎症；心情要保持舒畅，不动怒，保持情绪稳定。定期体检。

2. 调护

（1）注意休息，避免劳累。病情较轻者，可适当锻炼。

（2）饮食清淡，不食辛辣、油腻、燥热之品，以防辛燥动火、耗血伤阴。戒烟酒，节房事。

（3）对于病情反复，病程绵长的患者，精神上给予安慰，教育患者慢性病须长期治疗，克服急躁、恐惧情绪。引导患者积极配合治疗，避免病急乱投医，以免失治误治，加重病情。

（4）注意观察病情，提醒患者按时服药，出现病情变化应及时就诊。教育患者做好病情记录如血压、尿量、用药情况、实验室检查报告等。

【临证经验】

1. MPGN中医辨证属本虚标实，虚实夹杂之证，本虚主要表现为阴虚和气阴两虚，标实主要为湿热、瘀血、水湿等。气阴两虚，湿瘀互阻型：治宜益气养阴，活血化瘀，清利湿浊（热），用参芪地黄汤加川芎、赤芍、牛膝、丹参、防己、车前子、白茅根、白花蛇舌草；脾肾亏虚，瘀水互阻型：治宜温补脾肾，活血利水，方用实脾饮加山茱萸、淫羊藿、丹皮、桃仁、赤芍、泽泻、水蛭、炮甲片、丹参等；阴虚湿热夹瘀型：多见于膜增生性肾小球肾炎早期，治宜滋阴补肾，清利湿热，活血化瘀，方用知柏地黄汤加丹参、旱莲草、石韦、萆薢、滑石、益母草、白茅根、当归、赤芍、川芎等。

2. MPGN 病变中出现大量蛋白尿，是肾气亏虚、精气下泄所致。肾功能减退，表明肾阴、肾阳已经受损，因此邹氏三代专家认为肾阴、肾阳并补是治疗膜增生性肾小球肾炎的重要治则。蛋白尿常用土茯苓、白茅根、生龙骨、生牡蛎、金樱子、苍术、白术等；肾功能减退加积雪草、川断、桑寄生、枸杞子、黄精；血尿多加大蓟、马鞭草。肾小球内补体成分的沉积，特别是 C_3 的沉积是膜增生性肾炎的临床病理特征，C_3 的沉积与中医的湿热密切相关，故清利湿热是治疗本病的重要原则之一。此外，毛细血管基底膜的增厚与中医的瘀血密切相关，因此，活血化瘀也是本病的又一重要治则。故培补脾肾，化瘀清利是膜增生性肾小球肾炎的基本治则。

【验案举例】

1. 膜增生性肾小球肾炎属脾肾气虚，水湿内阻证（王钢主诊）

何某，女，49 岁。初诊日期：2011 年 3 月 04 日。

患者 2009 年因眼睑浮肿，就诊于某三甲医院，当时予以行肾穿刺示膜增生性肾小球肾炎（10 个肾小球中 2 个硬化），并且予以雷公藤 60mg/d 治疗，患者尿常规示尿蛋白（+++），尿隐血（+++），当时肝肾功能正常。2011 年 3 月出现周身浮肿，就诊时血肌酐 147μmol/L，尿蛋白（++++），尿隐血（+++），患者下肢浮肿明显，腰膝酸软，倦怠乏力，面色少华，口干不欲饮，尿量减少，舌淡有齿印，苔薄，脉细。辨证：脾肾气虚，水湿内阻证。

处方：党参 15g，生黄芪 40g，茯苓皮 40g，车前子（包煎）60g，猪苓 15g，泽兰 30g，杜仲 12g，怀牛膝 12g，淫羊藿 12g，附片 6g，水蛭 6g，凤尾草 30g，益母草 10g，六月雪 15g，土茯苓 15g，小红枣 10g。

二诊（4 月 4 日）：患者经服上药 30 剂，下肢浮肿明显减轻，腰酸、乏力好转，尿量增多，尿蛋白（+++），尿隐血（+++），血肌酐 122 μmol/L，舌淡有印，脉细。上方生黄芪改 50g。

三诊（5 月 5 日）：经持续 2 个月治疗，患者浮肿消退，腰酸、乏力仍有，口干，尿蛋白（++），尿隐血（+++），血肌酐 110 μmol/L，舌有齿痕，脉细。上方去附片、益母草，加山茱萸 15g，积雪草 15g。

患者经用上方加减治疗一年半，尿蛋白（+）~（+++），尿隐血（+）~（++）；肾功能血肌酐持续在 100 ~ 124μmol/L（本院血肌酐正常值 124 μmol/L）。

按语：本病案经肾穿明确膜增生性肾小球肾炎，辨证为脾肾气虚，水湿内阻证。《素问·至真要大论》谓："诸湿肿满，皆属于脾。"《景岳全书》云："脾虚则土不制水而反克。"脾失健运，湿邪留连，是发生水肿等肾系病证的主要因素之一。补气健脾可绝其化生水湿、湿浊之源。方中以补脾气的党参、生黄芪、茯苓皮为主药，辅以补肾气的杜仲、淫羊藿、怀牛膝增其本；配合化湿渗利之品车前子、泽兰除水邪；佐以活血利水的水蛭、益母草行瘀利水；配合用附片温阳化气助渗利、活血药的利水作用；并以六月雪、土茯苓解毒泄浊；使用小红枣调和诸药。二诊患者药后效果颇感方药合证，所续原方加大生黄芪用量，增强补气健脾利水、消蛋白作用。三诊浮肿消退，有口干症状，故附片改为山茱萸补肾强阴，加积雪草行瘀泄浊，帮助恢复稳定肾功能。

2. 膜增生性肾小球肾炎属肝肾不足，湿热内蕴证（王钢主诊）

陈某，男，29岁。初诊日期：2010年8月31日。

患者2010年7月20日无明显诱因下出现视物模糊，时有恶心感，小便泡沫尿，汗多，尿蛋白（++），尿隐血（++），于红十字医院就诊，测血压165/100mmHg，查有眼底出血，肝肾功能异常，血生化示血肌酐134.8μmol/L，血清总胆红素28.93μmol/L，丙氨酸转氨酶58U/L，乳酸脱氢酶519U/L。行肾穿刺活检术病理示膜增生性肾小球肾炎。2010年8月31日于我院就诊，查尿常规：隐血（++），蛋白（+++），血肌酐162μmol/L，就诊时患者视物模糊，眼干涩，口苦口黏，咽干，下肢浮肿，尿黄赤，大便偏干，舌质红黄腻，脉弦数。辨证：肝肾不足，湿热内蕴证，治先拟清利湿热为主，兼顾肝肾。

处方：苍术10g，生薏苡仁15g，怀牛膝15g，黄柏6g，泽兰15g，茯苓皮40g，车前子（包煎）40g，制僵蚕10g，牛蒡子10g，枳实15g，槟榔15g，大腹皮15g，赤芍15g，女贞子15g，枸杞子15g，六月雪15g，六一散（包煎）10g。

二诊（9月30日）：药后口苦、咽干、尿黄素明显好转，二便通畅，舌质红，苔质腻渐化，脉弦细，尿蛋白（+++），肌酐145 μmol/L。上方去黄柏，加山茱萸15g，土茯苓15g。

三诊（11月30日）：患者持续用上方2个月，复查肾功能正常，尿蛋白（++），尿隐血（+++），舌红苔薄，脉细。上方去苍术、制僵蚕、牛蒡子，加北沙参15g，麦冬15g，参三七6g，白茅根30g。另：雷公藤多苷片2片，每日3次；邹老保肾方加工丸5g，每日3次。

四诊（12月25日）：患者尿蛋白（+），尿隐血（++），肾功能正常，继以上方加减巩固。

按语：本病案肾病病史较短，经肾穿明确膜增生性肾小球肾炎。中医辨证为肝肾不足，湿热内蕴证，因就诊时虚实夹杂，以湿热实证为主，故拟清利湿热为主，兼顾肝肾。方中以四妙丸为主药，辅以赤芍、泽兰、茯苓皮、车前子活血渗利；枳实、槟榔、大腹皮、六月雪疏滞泄浊，保护肾功能；佐以制僵蚕、牛蒡子利咽消蛋白；女贞子、枸杞子养肝益肾；使以六一散通利水道，引药下行。二诊和三诊逐渐加入养阴益肾泄浊的山茱萸、北沙参、麦冬、土茯苓，凉血的参三七、白茅根。临床如有尿蛋白、血尿、肾功能不全，治疗原则往往先保护肾功能，如治疗有效，常先见肾功能恢复，待肾功能恢复或稳定，如尿蛋白、血尿多者，本病案在口服中成药中加入了雷公藤多苷片降蛋白。保肾丸保护肾功能，保降并用，扶正祛邪，随肾功能与尿蛋白的数据和症状而变。近年来大量临床报道也证实：湿热伤肾是膜增生性肾小球肾炎、肾衰竭的一个基本环节，合理应用清热利湿药可消除湿热之邪，抑制肾脏免疫炎症反应，减少蛋白尿、血尿，促进肾脏病变修复。

【小结】

膜增生性肾小球肾炎属于难治性肾病，对激素及免疫抑制剂的治疗反应较差，临床上可以两者联合应用并配合中药辨证施治以提高疗效。中医理论研究认为，膜增生性肾小球肾炎多因外邪侵袭诱发或加剧，临床上可见风热证或湿热证为主，而肺卫风热证尤为常见。因此，当外邪存在时，首先应采用祛风清热化湿的治疗方法。本病进入肾功能不全较为迅速，预后较差，结合病理改变，可见基膜增厚、细胞增生、系膜基质扩张等，考虑瘀血阻络，因而在治疗的全过程中均应配合活血化瘀、软坚破结之品，如丹参、当归、桃仁、赤芍、积雪草、炮甲片等。

目前的研究显示：西医治疗膜增生性肾小球肾炎一般使用糖皮质类固醇激素、免疫抑制剂硫唑嘌呤、环磷酰胺及苯丁酸氮芥、潘生丁、尿激酶、低分子肝素，或者用肝素或华法林抗凝治疗，一方面能够防止肾病综合征的血栓栓塞性并发症，另一方面可能通过抑制血小板释放血管活性物质和生长因子，改善肾小球局部炎症反应，减少尿蛋白，稳定肾功能；血浆置换治疗可除去血循环的抗原、抗体和抗原－抗体复合物。目前多采用间断血浆置换的方法，或使用 HMG－CoA 还原酶抑制剂等降脂药物使血胆固醇、低密度脂蛋白胆固醇下降，改善脂质异常促发的肾小球硬化过程，延缓疾病进展，同时减少心、脑血管动脉粥样硬化性并发症。其他如血管紧张素转换酶抑制剂（ACEI）及血管紧张素受体拮抗剂（ARB）具有改善肾小球局部血流动力学异常、延缓肾小球硬化进程、减少尿蛋白等作用；营养、支持、对症治疗等也在膜增生性肾小球肾炎的治疗中发挥重要的作用。

（王晓光，孔薇，王钢）

第十二节　新月体性肾炎

新月体性肾炎（crescentic glomerulonephritis）又称毛细血管外增生性肾小球肾炎（extracapillary prolierative glomerulonephritis），是以大量新月体形成为主要特点的肾小球肾炎。

本病主要发生于青壮年，占肾穿刺病例的 2.7%。新月体性肾炎按其病情的缓急可分为急进型和缓进型。急进型患者由于多数肾小球受到严重破坏，所以临床表现极为严重，由血尿、蛋白尿、浮肿、高血压等症状迅速发展至少尿或无尿，在数周或数月内出现肾衰竭，因此，又称为急速进展性肾炎（rapidly progreaaive glomerulonephritis）或恶性肾小球肾炎（malignant glomerulonephritis）。缓进型患者肾小球受损程度比急进型轻，起病缓慢、病程长、肾功能损害轻，预后较好。

新月体性肾炎，根据其临床表现，可归属于中医“水肿”、“尿血”、“少尿”、“眩晕”、“关格”等范畴。

就临床资料分析，新月体性肾炎有以下特点：

1. 新月体性肾炎是一组由多种原因引起的肾小球疾病。一般将病因不明者或原有肾脏疾病导致者称为原发（或特发性）新月体性肾炎，如膜增生性肾小球肾炎、膜性肾病、IgA 肾病等；有明确病因者称为继发性新月体性肾炎，如过敏性紫癜、系统性红斑狼疮、血管炎等。根据免疫学发病原理将新月体性肾炎分为 3 型，其中 Ⅰ 型病情最险恶，治疗困难，表现为弥漫性毛细血管外肾炎，突出的特点是广泛的（70% 以上）肾小球囊腔内新月体形成。

2. 急进型新月体肾炎是肾小球疾病中病情险恶者，20 年前曾报道 90% 以上此类患者于发病 1 年内发展为终末期肾衰竭，死亡率亦相当高。随着诊疗水平的提高，目前预后已大为改观。病理上，活动性病变（肾小球细胞增生、细胞新月体肾间质炎症细胞浸润及水肿）可逐渐吸收消退，但临床上仍会留下不同程度的肾功能损害。病理组织学上也常常留下或多或少的瘢痕纤维病变，包括纤维新月体及间质纤维化等，若新月体形成百分率高，则毛细血管壁断裂严重。缓进型新月体肾炎病理检查少见纤维性新月体，新月体形成百分率低，毛细血管壁断裂较轻，但系膜增生病变较急进型重。

3. 新月体性肾炎的病理诊断标准必须强调两点：新出现的新月体为闭塞肾小囊腔 50% 以上的大新月体，不包括小型或部分性新月体；伴有大新月体的肾小球数必须大于或等于全部肾小球数的 50%。

4. 新月体性肾炎病情分级标准。轻度：起病缓，病程进展慢，肾功能恶化速度慢，发展到尿毒症时间在 1 年以上；中度：肾功能在半年内衰竭；重度：肾功能在 1 个月内迅速衰竭。远期转归大约有 3 种：病情长期持续稳定；缓解后肾功能又逐渐缓慢减退，直至需要透析；再次复发，可出现新的细胞新月体。

本病治疗关键在于对本病的早期诊断，西医主要使用糖皮质类固醇冲击治疗，合用免疫抑制剂、抗凝、抗血小板黏附和血浆置换等，可使患者预后得以改善。该病呈进行性进展，肾脏呈进行性缩小，若临床医生怀疑本病，应紧急行肾穿刺，分秒必争，不要等待数周后疾病不能恢复时再考虑肾穿刺，肾穿刺前血清肌酐 400μmol/L 以上者，应进行血液透析以确保肾穿刺顺利进行。如病理提示新月体性肾炎，且以上皮性新月体为主，尽早行肾上腺皮质类固醇合并细胞毒药物冲击治疗，可取得较好疗效，并避免或延缓疾病快速演变至终末期肾衰竭。因病情急重、发生变化快速，结合中医药治疗，可以起到改善症状、减轻激素副作用的功效，应积极、尽早参与到本病早中晚各期的治疗中。

【病因病机】

本病形成原因复杂，但归纳起来不外乎感受外邪和正气内虚两大因素。在正虚的基础上，风、湿、热、毒等外邪由口或皮毛侵入人体，首先犯肺，继而直中脾肾，导致肺、脾、肾三脏气化失调。肺失通调，水道不利，泛溢肌肤及颜面或全身水肿，热毒炽盛，窒阻气机，伤及血络，则出现尿血、呕吐。中医认为，“客风易散，湿热难除”。湿热内停，困阻脾肾阳气，二者互为因果，致使病情进展，浊毒内蕴，留恋不去，停留三焦，进一步损伤脾肾阳气，升降开阖失司，清浊不分，出现水湿内停，水肿不消或加重，血中废物增高，毒壅血凝。肝肾同源，水不涵木，肝阳上亢，虚阳上越而发眩晕。

总之，本病病机以风、湿、热、毒之邪外袭为标，肺、脾、肾三脏受损为本。病位在肾与三焦。

【诊断与鉴别诊断】

1. 诊断

（1）临床症状体征：以急性肾炎综合征（发病急、蛋白尿、血尿、少尿、水肿、高血压）起病。病情进展快，短期发展成尿毒症。影像学检查示双肾体积增大或正常，以后逐渐缩小。

（2）病理诊断：任何原因使肾小球毛细血管壁损伤，均可导致新月体形成，但是只有大量新月体形成时（超过所有肾小球的50%），才称为新月体性肾炎。分3种类型：抗GBM抗体型、Ⅱ型免疫复合物型、少免疫沉积型，其病理特点迥异。肾活检是确诊本病的唯一诊断依据。

光镜：最突出的特点是大多数肾小球毛细血管壁损伤严重，肾小囊出现细胞和其他有形成分充填，形成新月体。抗GBM抗体型光镜检查可见多数，甚至100%的肾小球新月体形成，且多数新月体类型基本一致。肾小球多严重受损。（少免疫沉积型）光镜检查多为局灶坏死性新月体性肾炎，该型突出特点是肾小球常分期、分批受累，表现为肾小球病变新旧不等。

电镜：可见毛细血管基底膜断裂，纤维素凝聚于肾小囊，免疫荧光复合物可见不同部位的电子致密物沉积。抗GBM抗体型电镜肾小球内基本无电子致密物沉积，GBM和包曼氏囊可见断裂。少免疫沉积型电镜下无电子致密物，可见广泛GBM破坏。

免疫荧光：新月体性肾小球肾炎毛细血管壁袢严重损伤并导致新月体形成的机制有3种类型（表11－1）：Ⅰ型抗肾小球基底膜抗体导致的抗基底膜型肾小球肾炎（抗GBM抗体型），IgG和C_3沿毛细血管壁呈典型的细线状沉积；Ⅱ型免疫复合物型肾小球肾炎，见免疫球蛋白IgG、IgA、IgM及补体成分C_3等呈颗粒状沿毛细血管壁沉积、肾小球沉积。原发性表现为IgG和C_3沿肾小球毛细血管壁呈颗粒样沉积；而多种免疫球蛋白和补体沉积形成的“满堂亮”多见于狼疮肾炎；肾小球系膜区以IgA为主的沉积提示IgA肾病。其沉积的荧光形态与基础肾小球病相关。Ⅲ型免疫反应阴性（少免疫沉积型），直接免疫荧光检查呈现无或少量（+）免疫球蛋白沉积，多由血管炎引起。

表 11-1　三型新月体性肾炎的鉴别要点

	抗基底膜抗体型（Ⅰ）	免役复合物介导型（Ⅱ）	微量免疫球蛋白沉积型（Ⅲ）
免疫病理特点	IgG 沿 GMB 线条状沉积	IgG 及补体颗粒状沉积	阴性或微量 IgG 沉积
光镜及电镜特点	肾小球炎症反应轻，无电子致密物	严重肾小球细胞增生及渗出，常伴广泛蛋白沉着及电子致密物	肾小球节段性坏死，无蛋白沉着及电子致密物
临床特点	见于 20～30 岁及 50～70 岁两个高峰年龄，贫血较突出（小细胞性）	肾病综合征较多见，有些患者有前驱感染性疾病	乏力、体重下降、发热、肌痛等全身症状较重，多见于中老年人
血清学特点	抗肾小球基底膜抗体（+）	循环免疫复合物（+），冷球蛋白血症	ANCA（+）

2. 鉴别诊断

（1）急性肾小管坏死：肾小球性肾衰竭与肾小管性肾衰竭临床表现截然不同，后者尿蛋白多数少于1g/24h，常有明确的发病诱因如外科手术、休克、中毒（药物、鱼胆中毒等）、挤压伤、异型输血等，尿钠排泄增多超过或等于 20～30mEq/L，出现低比重尿、低渗透压尿，一般无急性肾炎综合征表现。

（2）急性间质性肾炎：常有明确的用药史及药物过敏史（低热、皮疹等）、血和尿嗜酸性粒细胞增加等，可资鉴别，必要时依靠肾穿刺。

【辨证论治】

1. 肺热壅盛证

证候：发热，头痛，咳嗽，咽痛，水肿，小便短少，尿色红赤，便秘，舌质红，苔黄，脉浮数。

基本治法：清上泻下。

方药运用：凉膈散加减。常用药：大黄 12g，朴硝 3g，山栀子 6g，薄荷叶 6g，黄芩 6g，川连 6g，蝉衣 9g，玄参 12g，金蝉花 12g，金银花 30g，连翘 30g，生石膏 30g，板蓝根 30g，车前子(包煎)30g，竹叶 6g，生甘草 6g。方中连翘配金银花、栀子、黄芩、川连以清热泻火；又配薄荷、蝉衣、玄参、金蝉花、竹叶以清肺、胃、心胸之热；胃热津伤而腑实证尚未全具，不宜峻攻，方中芒硝、大黄与甘草同用既能缓和硝、黄急下，又利于中焦热邪之清涤；生石膏、板蓝根助清热解毒之功；车前子助肺气以利水消肿，全方共达清上泻下之功，以期诸证消除。

加减：尿血明显呈肉眼血尿可加血余炭、藕节炭、侧柏叶、白茅根以凉血止血。水肿明显者加白茅根、冬瓜皮、葫芦瓢、桑白皮以利尿消肿。

2. 湿热蕴结证

证候：全身水肿，纳呆欲呕，腹胀，大便干，尿色赤或肉眼血尿，舌质暗红，苔黄腻，脉濡数。

基本治法：清热化湿，补益脾肾。

方药运用：二至丸合知柏地黄汤加减。常用药：女贞子 10g，旱莲草 30g，车前子（包煎）30g，知母 12g，黄柏 10g，生地 15g，丹皮 15g，山茱萸 10g，山药 20g，泽泻 15g，甘草 6g。方中知母、黄柏、车前子清热利湿；丹皮、生地清热泻火、凉血止血；山药、茯苓、泽泻健脾渗湿；山茱萸、女贞子、旱莲草补肾益阴；甘草健脾并调和诸药。诸药合用共达清热化湿、补益脾肾之功。

加减：水肿甚者加黄芪、薏苡仁、玉米须以健脾利水；血尿重者重用旱莲草，加茜草、三七参、白茅根、大黄炭、蒲黄炭以凉血化瘀止血。

3. 脾肾阳虚证

证候：精神萎靡，面色晦暗，水肿，纳呆，泛恶呕吐，尿少尿闭，肤痒及皮肤瘀斑，衄血，便血，呕血，尿血等，舌质淡，苔薄白，脉沉无力。

基本治法：温补脾肾，利水消肿。

方药运用：温肾解毒汤加减。常用药：黄连 6g，制大黄 12g，熟附子（先煎）9g，党参 15g，白术 15g，丹参 30g，生姜 6g，半夏 9g，紫苏 30g。方中黄连、制大黄苦寒解毒、通便泄浊；附子温肾益脾合党参、白术益气健脾；丹参祛瘀生新；生姜温中止呕；半夏和胃降逆；紫苏理气、和中、解毒。诸药合用，可奏益肾健脾、利水消肿之功。

加减：肤痒者可加地肤子、白鲜皮、蝉蜕、苦参以祛风止痒；水肿重者可暂投五皮饮或五苓散以利水消肿；面色苍白者加黄芪、当归以补益气血；若水肿重，同时又有心慌气促、胸闷等心包积液、胸腔积液者可改用真武汤加减以温阳利水。

4. 肝肾阴虚证

证候：头晕目眩，口干欲饮，腰酸乏力，手足麻木，甚则神昏，抽搐，舌质红，苔薄，脉细弦。

基本治法：平补肝肾，育阴潜阳。

方药运用：天麻钩藤饮加减。常用药：天麻 12g，钩藤（后下）15g，生决明 30g，栀子 10g，黄芩 12g，杜仲 12g，牛膝 30g，茯神 15g，益母草 30g，桃仁 9g，桑寄生 15g，夜交藤 20g，水蛭 10g，羚羊角粉（分吞）0. 6g。方中天麻、钩藤平肝息风；石决明镇潜，以定风阳上冲；黄芪、山栀子苦泄肝胆之火；牛膝、杜仲、桑寄生补肝肾之阴，引血下行；夜交藤、茯神宁心安神；益母草、水蛭活血化瘀。诸药共达补肾平肝、育阴潜阳之功。

加减：神昏者加石菖蒲、郁金、胆南星、天竺黄以化痰开窍；抽搐者加龙骨、牡蛎、白芍、夏枯草以镇肝息风。

【其他治疗】

1. 中成药

（1）金水宝：补肾保肺，补精益气。适用于脾肾阳虚或肾阳衰微者。口服每日 3 次，1 次 4 粒。

（2）肾炎片：主要成分为一枝黄花、马鞭草、白茅根、车前草、葫芦壳、白前。清热利水消肿。用于水肿之属外感风热，肺失宣降者。口服，每日3次，1次6～8片。

（3）归芍地黄丸：主要成分有当归、白芍、熟地、山茱萸、山药、泽泻、丹皮、茯苓。功效：滋补肝肾。用于本病恢复期属肝肾阴虚者。口服，每日3次，1次1丸。

（4）尿毒清冲剂：由党参、黄芪、附子、大黄、丹参等组成。功效：通腑泄浊，每次1包，1日4次，口服。

2. 外治法

（1）中药直肠灌注法：基本方为生大黄（后下）20～30g，附片（先煎）15～30g，牡蛎30～60g，随证加减。水煎取汁200～250ml。方法：模拟静脉输液方法，在直肠内灌注中药。滴注前先行清洁灌肠。导尿管插入肛门内约3～5cm处，将药液缓慢滴入，保留30分钟后，嘱患者自行排出药液，每日2次，10天为一疗程。

（2）药浴法：基本方：麻黄50g，生牡蛎30g，桂枝50g，地肤子200g，生军100g，小苏打200g，食盐450g。加入沸水20～30分钟，倒入浴盆内45～60分钟，水温38℃～40℃，按摩皮肤使身体微微出汗，10～15天为一疗程。

【转归及预后】

患者若能得到及时明确诊断和早期强化治疗，预后可得到显著改善。早期强化治疗可使部分患者得到缓解，避免或脱离透析，甚至少数患者肾功能得到完全恢复。若患者诊断不及时，早期没有强化治疗，患者多于数周至数月内进展至不可逆肾衰竭。随着近20年来对本病的认识、诊断及治疗水平的提高，对影响预后因素的看法也有了变化，一般认为临床上出现少尿Scr≥707μmol/L，Ccr＜5ml/min是预后不好的指标，注意保护残存的肾功能，如避免应用损害肾脏的药物，纠正使肾血流量减少的各种因素（如低蛋白血症、脱水、低血压等）都是治疗中不可忽视的重要环节。

本病缓解后的长期转归，以逐渐转为慢性病变并发展为慢性肾衰竭，故应特别注意采取措施保护残存肾功能，延缓疾病进展和慢性肾衰竭的发生。

【预防与调护】

预防链球菌感染，可能使本病的发病率下降，在治疗期间应防止并发感染，并注意药物的毒副作用，同时宜忌盐和辛辣肥甘食物。

【临证经验】

1. 新月体性肾炎是一种危重、快速发展的疾病，若临床医生怀疑本病，看B超肾脏结构形态大小较好时，应紧急行肾穿刺，如血肌酐高可先行无肝素血液透析再肾穿。如病理提示新月体性肾炎，应使用甲基强的松龙联合环磷酰胺冲击，如存在环磷酰胺禁忌证，可考虑联合霉酚酸酯或他克莫司。中医中药应根据病情发展的不同阶段分期进行辨证论治，在免疫抑制剂冲击阶段，中药治疗主要目标随症而变，重点保胃、保肾、通利二便，减轻西药副作用；在免疫抑制剂诱导缓解阶段，进一步发挥中药促使肾功能恢复的特长。

2. 推荐邹氏三代专家治疗新月体肾炎经验方药。治疗大法：和胃益肾，化瘀利水，通利二便。基本方药：苏叶、川连、姜半夏、陈皮、菟丝子、首乌、茯苓皮、车前子、泽兰、桃仁、红花、赤芍、猫爪草、枳实、大腹皮、制大黄、六月雪、土茯苓。若外感风邪，去菟丝子、首乌，加金银花、连翘、蛇舌草；若湿热蕴结，去菟丝子、首乌，加苍术、黄柏、生薏苡仁、怀牛膝；若阳虚水肿明显，加附片、水蛭；若阴虚舌红者，加山茱萸、炙鳖甲、生牡蛎；若胃纳差者，加谷麦芽、焦楂曲，砂仁。

【验案举例】

新月体性肾炎属急性肾衰竭，脾肾衰败，浊瘀内阻证（王钢主诊）

李某，女，67 岁。初诊日期：2005 年 8 月 17 日。

患者两个月前无明显诱因下出现双下肢水肿，未予特殊治疗，水肿自行好转。1 个月前患者出现乏力、纳差、恶心、欲吐等症状，外院查尿常规示蛋白、隐血均阳性，考虑为“慢性肾炎”，予以中药治疗（具体不详），疗效不佳。后患者渐出现尿量减少，查血肌酐 600μmol/L 以上，予以保肾等治疗，疗效欠佳。8 月 5 日始出现少尿，复查肾功能示血肌酐 1462μmol/L、尿素氮 64.4mmol/L，予以每周 3 次血液透析治疗。8 月 10 日查 ANCA96.7U/ml，予以甲强龙 500mg 冲击治疗 3 天，后改强的松口服，每日 60mg。现下肢轻微水肿，恶心，食欲欠佳，乏力，睡眠可，大便偏干，24 小时尿量 450ml，舌暗，苔黄腻。既往有“类风湿性关节炎”病史 15 年，否认高血压、糖尿病病史，

检查：生命体征正常，血压 140/90mmHg，心肺听诊正常，双下肢无水肿。查血常规：血红蛋白 59g/L，白细胞 14.3×10^9/L，血小板 132×10^9/L，中性粒细胞 82.6%。尿常规：隐血（+++），蛋白（+++）。血生化：白蛋白 31.8g/L，尿素氮 28.33mmol/L，血肌酐 678μmol/L。C_3 0.528g/L，C_4、IgG、IgA、IgM 正常。ANCA 96.7U/ml，ANA、DsDNA 及 ENA 均阴性。CRP、ASO、AKA 正常，RF 136 IU/ml，CCP 383.7 IU/ml。ESR 正常，双肾 B 超：左肾 114mm×52mm×46mm，右肾 115mm×48mm×43mm，双肾皮质回声稍增强，结构欠清。

肾活检病理：①光镜：镜下见 15 个肾小球，1 个球性硬化，肾小球细胞数不增多，系膜细胞节段性增生，系膜基质局灶节段性增多，毛细血管开放，多数闭塞，可见纤维素样坏死和微血栓，基底膜不增厚，未见双轨及钉突，全部小球球囊粘连，5 个细胞性新月体，8 个细胞纤维性新月体，2 个纤维性新月体。部分肾小管上皮细胞基本正常，1 处灶性小管萎缩，管腔见蛋白管型、红细胞管型，间质较多炎细胞浸润，灶性轻度纤维化，小动脉壁增厚，部分小动脉可见纤维素样坏死、闭塞伴急、慢性炎细胞浸润。②免疫荧光：2 个肾小球，IgG：系膜区弥漫性块状（++++）；IgA（-）；IgM：系膜区节段性块状（++）；C_{1q}：系膜区节段性块状（++）；C_3（-）；Fibrogen：（-）。

诊断：急性肾衰竭，新月体肾炎。

西医对症控制血压、纠正贫血治疗，于 8 月 24 日予以甲强龙 1.0g 冲击 3 天，9 月 2 日予以环磷酰胺 0.8g 冲击 1 次，予以骁悉 0.75g 2 次/日，血浆置换 3 次。

中医辨证：脾肾衰败，浊瘀内阻。上关下格。治拟健脾益肾，化湿泄浊，行瘀利水。

处方：苏叶 15g，川连 5g，姜半夏 10g，陈皮 10g，太子参 20g，苍术 15g，谷芽 15g，麦芽 15g，焦山楂 15g，神曲 15g，茯苓皮 40g，车前子(包煎) 80g，附片 6g，水蛭 6g，制大黄 15g，猫爪草 30g。

二诊（8 月 23 日）：服药 7 剂后患者尿量增加至 800ml，血压稳定，恶心腹胀消失，纳食明显好转，大便每日 1 次，苔腻已化，期间行血浆置换 3 次，血肌酐复查 462μmol/L，尿蛋白（+++），隐血（+++）。

处方：太子参 20g，苍术 15g，泽兰 30g，茯苓皮 40g，车前子(包煎) 80g，菟丝子 15g，首乌 15g，附片 6g，水蛭 6g，桃仁 15g，红花 10g，猫爪草 30g，六月雪 15g，土茯苓 15g，制大黄 15g。

三诊（9 月 7 日）：服药 14 剂后患者尿量 1500ml 左右，复查血肌酐 230μmol/L，暂停血液透析，饮食基本正常，无恶心等不适，仍感乏力，血红蛋白 85g/L，尿常规：尿蛋白（+++），隐血（++）。治宗上方，加生黄芪 40g，车前子改为 40g。

四诊（10 月 4 日）：服药 28 剂后患者 Scr129μmol/L，尿量正常，无水肿，饮食正常，尿蛋白（+++），今日出院门诊治疗，随访半年，Scr 正常范围内，尿 Pro（+～++）左右，中药巩固治疗。处方去泄浊类中药，加清利类中药，加减巩固治疗。

按语：本案西医诊断为急性肾衰竭，新月体肾炎；中医诊断为关格；证型：脾肾衰败，浊瘀内阻；治法：健脾益肾，化湿泄浊，行瘀利水。在西医诊治方面及时进行血液透析、血浆置换，做了肾穿刺，并使用甲强龙+环磷酰胺+骁悉免疫抑制冲击疗法。中医辨证论治采用了邹氏三代专家推荐的治疗新月体肾炎经验方药，第一诊重点“保胃”，和胃泄浊利水为主，使用苏叶、川连、半夏、陈皮、谷麦芽、焦楂曲、太子参、苍术、茯苓皮、车前子，占了整个处方 2/3。第二诊重点“化瘀泄浊”，使用了附片、水蛭、桃仁、红花、茯苓皮、车前子、猫爪草、六月雪、土茯苓、制大黄，占了处方的 2/3。第三诊重点“健脾益肾”，使用了太子参、生黄芪、苍术、茯苓皮健脾化湿；菟丝子、首乌补益肾元；兼顾水湿、湿浊、瘀血，加减巩固治疗，使患者肾功能完全恢复正常。

【小结】

新月体性肾炎临床表现复杂，病情凶险，往往涉及多脏多腑，本病起病急骤，早期以实证为主，多因毒热壅结、气机阻滞，气滞血瘀；之后迅速累及五脏、气、血、阴阳，同时，水湿贮留，瘀血内阻，形成虚实夹杂证；后期毒热灼伤阴液，气血亏耗，正气衰败。肾络受损，瘀血内阻，水气不利为本病的基本病机。

新月体性肾炎的临床表现复杂多变，部分患者发病前可有感冒、流感或链球菌感染的前驱感染症状，发热、全身不适，食欲不振，肌肉关节痛及消瘦等非特异症状，或有烃（碳氢化合物）接触史。可呈急剧起病，但多数病例呈隐袭的发病，而起病后却进展急骤。

新月体性肾炎的临床主要症状表现在尿的改变：患者尿量显著减少，出现少尿或无尿，血尿、蛋白尿，部分患者可出现肉眼血尿；水肿：约半数以上病例有水肿，部位以颜面及双下肢为主，肾病综合征患者可出现高度水肿；肾功能急剧减退：可呈急性肾衰竭。病情发展迅速，数周或数月内出现进行性少尿、无尿，终至肾衰竭，常于半年左右死亡。与肾衰竭伴随出现贫血（常为中度贫血）、恶心、呃逆、呕吐是常见的胃肠道症状，少数患者可发生上消化道出血，严重者可发生肺水肿、心包炎、酸中毒、高血钾及其他电解质紊乱、甚至心律失常、脑水肿等严重并发症，此外，感染也是常见的并发症。

部分患者可出现高血压，血压持续升高，短期内可出现心脑并发症。

新月体性肾炎的实验室检查：尿液检查中大量红细胞或呈肉眼血尿；尿蛋白通常阳性，但含量不一，从微量到肾病综合征范围的大量蛋白尿，多为非选择性蛋白尿，尿比重一般不低；变形红细胞和白细胞是尿沉渣中常见的有形成分，红细胞管形也是常见的；血液检查中常呈严重贫血，有时伴白细胞及血小板增高，如后者与C－反应蛋白（CRP）阳性同时存在则提示急性炎症；生化检查中肾功能呈进行性损害，发病数日或数周即可发现GFR或肌酐清除率（Ccr）呈进行性下降，血肌酐、尿素氮及非蛋白氮相应升高；免疫学检查中Ⅰ型患者血清抗肾小球基底膜抗体阳性；Ⅱ型血循环免疫复合物及冷球蛋白阳性，血补体C_3降低；Ⅲ型由小血管炎引起者血清抗中性粒细胞胞浆抗体（ANCA）阳性等结果对诊治新月体性肾炎有重要的意义。

（王晓光，孔薇，王钢）

第十三节　硬化性肾小球肾炎

硬化性肾小球肾炎（sclerosing glomerulonephritis）不是一个独立的肾小球肾炎病理类型，是各种类型肾小球肾炎和肾小球疾病持续发展到晚期的结果。病变特点是大量肾小球硬化，肾小管萎缩、消失，间质纤维化，最终使肾小球呈现均质无结构的瘢痕球，有时又称为肾小球玻璃体样变性。未硬化或病变较轻的肾小球以及所属的肾小球则呈代偿性肥大的变化，形成肉眼可见的颗粒性固缩肾，也称终末期肾（end－stage　kidney）。有时全小球硬化、节段性硬化、不同程度的系膜增生混杂存在，但全小球硬化的病变占全部肾小球的50%上下，可称为增生硬化性肾小球肾炎，可视为硬化性肾小球肾炎的前驱阶段，原始的病变类型已不能辨认。患者的主要症状为慢性肾衰竭。有些患者过去有肾炎的病史。约25%的患者起病缓慢，无自觉症状，无肾炎病史，发现时已为晚期。

硬化性肾小球肾炎，根据其临床表现，可归属于中医“肾劳”、“关格”、“水肿”、“贫血”等范畴。

硬化性肾小球肾炎的临床特点如下：

1. 30%起病隐匿，预后差，以肾小球纤维化、硬化为主要改变的肾小球肾炎。为各种肾炎发展到晚期的病理类型，大量肾小球纤维化、硬化。多见于成人，预后差。是慢性肾衰竭最为常见的原因。

2. 若本型肾炎发于儿童，其病变仅累及部分肾小球及肾小球毛细血管袢的部分小叶的硬化病变，容易形成弥漫性系膜增生，病变逐渐扩展。临床上以蛋白尿或肾病综合征为主要表现，易于出现慢性进展性肾功能损害，终至慢性肾衰竭。肾移植后易复发。

3. 临床表现为慢性肾炎综合征。①尿的改变：由于大量肾单位丧失功能，血液流经肾小球的速度加快，原尿通过肾小管的速度也大为加快，肾小管来不及重吸收，肾的尿浓缩功能降低，故产生多尿、夜尿、尿比重降低。由于残存的肾单位相对比较正常，故血尿、蛋白尿和管型尿都不明显。②水肿：较轻，常仅见于眼睑及踝部。这是由于血浆蛋白漏出较少，同时患者多尿使水钠大量排出所致。③高血压：由于大量肾单位纤维化，肾组织严重缺血，而使肾素分泌增加，患者血压明显升高。④贫血：由于大量肾单位被破坏，肾脏分泌促红细胞生成素减少，影响骨髓的红细胞生成；同时，肾功能不全引起代谢产物在体内积聚，可抑制骨髓造血功能和促进溶血。⑤氮质血症：由于肾功能严重减退，大量代谢产物不能排出而潴留体内，使血液内尿素氮和肌酐显著升高，造成氮质血症。

4. 肾小球全球硬化分3级：Ⅰ级：全球硬化率≥50%；Ⅱ级：50%＜全球硬化率≤75%；Ⅲ级：全球硬化比率≥90%。

5. 肾小管间质病变分为3度：轻度：间质小管病变散在、轻微，范围≤25%；中度：病变呈灶性或小片状分布，25%＜范围≤50%；重度：病变片状或弥漫分布，范围＞50%。

本型肾炎病程较长，可达数年或数十年，早期应用中西医结合治疗，可获得较好效果。如发展至晚期，可死于肾衰、心衰、脑出血或由于抵抗力降低而引起的继发感染。

【病因病机】

中医认为，本病主要是由于病变迁延日久，脏腑功能虚损，其中以肝脾肾虚为主，病情逐渐发展而加重；或因外邪侵袭，情志饮食所伤，劳累过度而使病情加重。最后导致正气虚衰，浊邪壅滞而发诸证。其发病机制中以脾肾虚衰、浊毒潴留为关键。肾阴虚日久则阳必虚，阳虚则不化阴，分泌清浊功能减退，致湿浊潴留；肝阴虚则气机不利更使湿浊之邪难以疏泄；肾阳虚失于温煦，则脾阳亦伤，脾阳虚失健运，则水谷生化乏源，无以化生精微物质；脾统血，脾虚则血失所养，出现贫血、纳呆。以上肝脾肾三脏俱虚，从而使气机不能疏泄而阻滞，从而出现虚实夹杂之候，但整个病变过程中则以本虚、标实为主要表现。

【诊断与鉴别诊断】

1. 诊断

（1）既往有慢性肾脏疾患，伴有高血压、贫血、尿常规异常等。晚期硬化性肾炎患者常有贫血、持续性高血压和肾功能不全，而尿常规检查往往变化不明显。由于大量肾单位被破坏，功能丧失，存留的肾单位相对比较正常，血浆蛋白漏出不多，因而蛋白尿、血尿、管型尿都不如早期那样明显，水肿也很轻微。大量肾单位丧失后，血流只能通过存留的肾单位，故血流通过肾小球的速度加快，肾小球滤过率和尿液通过肾小管的速度也随之加快。但肾小管的重吸收功能有一定限度，所以大量水分不能再吸收，肾的尿浓缩功能降低，从而出现多尿、夜尿，尿的比重降低，常固定在1.010左右。

晚期，大量肾单位纤维化，肾组织严重缺血，肾素分泌增加，患者往往有明显的高血压。高血压可促使动脉硬化，进一步加重肾缺血，使血压持续在较高水平。长期高血压可引起左心室肥大，严重时可导致心力衰竭。晚期肾炎时肾单位大量破坏，残留的肾单位逐渐减少，最后造成体内代谢废物不能排出，水电解质代谢和酸碱平衡调节发生障碍。最后可导致氮质血症和肾衰竭。

此外，由于肾组织大量破坏，促红细胞生成素生成减少，长期肾功能不全引起的氮质血症和自身中毒抑制骨髓造血功能，故患者常有贫血。

（2）双肾B超示：肾脏体积缩小。

2. 病理诊断

（1）肾脏形态学变化：两侧肾对称性萎缩变小，重量减轻，色苍白，质地变硬，表面呈弥漫性细颗粒状。有时可有散在的小囊肿形成，故称颗粒性固缩肾（granular nephrosclerosis）。切面见肾皮质萎缩变薄，纹理模糊不清，皮髓质分界不明显，肾包膜与肾实质粘连明显而难于剥离。肾盂周围脂肪组织增多。小动脉壁增厚、变硬。

（2）光镜检查：病变弥漫累及双侧肾脏的小球。镜下可见大量肾小球体积缩小、纤维化及玻璃样变（超过全部肾小球的50%），部分肾小球代偿性肥大，有的形成无结构的玻璃样小团。这些肾小球所属的肾小管也萎缩、纤维化、消失，部分小管代偿性扩张。纤维组织收缩，使纤维化、玻璃样变的肾小球相互靠近集中。有些纤维化的肾小球消失于增生的纤维结缔组织中，无法辨别原有的病变类型。肾小球体积增大，肾小管扩张。肾小管上皮细胞呈立方或高柱状，有些肾小管明显扩大呈小囊状，上皮细胞扁平。扩张的肾小管腔内常有各种管型。间质纤维组织明显增生，并有多数淋巴细胞和浆细胞浸润，出现“肾小球集中”现象。由于肾组织缺血及高血压，间质内小动脉硬化、管壁增厚、管腔狭小。可见超过50%的肾小球硬化。

（3）电镜及免疫病理检查：电镜及免疫病理依起始肾小球病而定。

3. 鉴别诊断　与局灶性节段性肾小球硬化相鉴别。其临床表现以肾病综合征多见，光镜下局灶节段性硬化及玻璃样变性。电镜下上皮细胞广泛融合，节段性毛细血管塌陷，系膜基质增多，电子致密物沉积。免疫病理IgM及C_3局灶节段性巨块状沉积。硬化性肾炎临床表现为慢性肾衰，光镜下多数肾小球（>50%）硬化。电镜及免疫病理依起始肾小球而定。

【辨证论治】

1. 脾肾阳虚证

证候：面色㿠白，水肿明显，畏寒肢冷，腰背酸痛或胫酸腿软，乏力，纳呆，腹胀，便溏，性功能失常（遗精、阳痿、早泄），舌嫩淡胖，有齿痕，脉沉细或沉迟无力。

基本治法：温补脾肾。

方药运用：真武汤加减。常用药：茯苓12g，白术9g，附子6g，草果10g，干姜10g，大腹皮15g，甘草6g。方中茯苓、白术、附子取真武汤之意，温阳以利水；草果、干姜暖脾温中，脾肾俱补；大腹皮行气利湿水肿得消；甘草调和诸药。全方共达温补脾肾、行水利湿之功。

加减：伴阴虚者去附子、干姜加巴戟天、淫羊藿温阳补阴；水肿重者加猪苓、泽泻以利水消肿；气虚者加黄芪、党参以健脾益气。

2. 肝肾阴虚证

证候：目睛干涩或视物模糊，头晕耳鸣，五心烦热，口干咽燥，腰肌酸痛，遗精或月经失调，舌红少苔，脉弦细或细数。

基本治法：滋养肝肾。

方药运用：知柏地黄丸合二至丸加减。常用药：知母30g，黄柏30g，熟地12g，山药6g，山茱萸6g，泽泻6g，茯苓6g，丹皮6g，旱莲草12g，女贞子9g。方中熟地滋肾阴、益精髓为君药，山茱萸酸温滋肾益肝，山药滋肾补脾，共成三阴并补；泽泻配熟地而泻肾降浊，丹皮配山茱萸以泻肝火，茯苓配山药而渗脾湿，共为三泻，三补三泻，补中有泻，泻中有补，补而不腻。加之知母、黄柏清泻虚热；旱莲草、女贞子以加强滋补肝肾之功。全方相伍，共奏滋补肝肾，清泻虚热相火之功。

加减：气虚重者加黄芪、党参健脾益气；心烦失眠者加炒枣仁、夜交藤养心安神；头痛眩晕重者加天麻、钩藤以平肝潜阳；若视物不清重者去知母、黄柏加枸杞子、菊花以养肝明目。

3. 气阴两虚证

证候：面色无华，少气乏力，易感冒，午后低热，或手足心热，口干咽燥或长期咽痛，咽部暗红，舌质偏红，少苔，脉细或弱。

基本治法：益气养阴。

方药运用：大补元煎加减。常用药：人参10g，炒山药9g，熟地12g，杜仲12g，枸杞子15g，当归9g，山茱萸10g，炙甘草6g。方中熟地、山茱萸、山药、枸杞子滋补肝肾之阴；人参、当归气血双补；杜仲益肾强腰；炙甘草益阴调和诸药。此方共达益气养阴之效。

加减：气虚重者加黄芪以补气；水肿重者加泽泻、茯苓、白茅根以利水消肿。

4. 阴阳两虚证

证候：精神萎靡，极度乏力，畏寒肢冷，手足心热，头晕眼花，腰膝酸软，纳呆便溏，小便黄赤或尿少，舌质淡有齿痕，脉沉细或弦细。

基本治法：阴阳双补。

方药运用：地黄饮子加减或济生肾气丸加减。常用药：熟地9g，巴戟天15g，山茱萸12g，石斛12g，肉苁蓉10g，制附子6g，五味子9g，肉桂6g，茯苓12g，麦冬10g，甘草3g。方中熟地、山茱萸滋补肾阴，肉苁蓉、巴戟天温壮肾阳为君药；而以附子、肉桂之辛热，协君药以温养真元，摄纳浮阳；麦冬、石斛、五味子滋阴敛液，使阴阳相配均为臣药；佐以茯苓健脾益气；甘草调和诸药。全方共达阴阳双补之功，使诸症得消。

加减：若伴有小便不利者加车前子（包煎）、泽泻以利尿；阴虚重者去附子加山药、丹皮、泽泻养阴利水。

【其他治疗】

1. 中成药

（1）肾炎康复片：主要成分为山药、丹参、白花蛇舌草、生地、杜仲等。具有益气养阴、补肾健脾、清解余毒之功效。主治气阴两虚，脾肾不足，毒热未清者。常用剂量为每次5～8片，每日3次。

（2）冬虫夏草菌丝制剂：金水宝或百令胶囊，均可补肺肾，长期服用调节免疫功能，适用于肺肾气虚者。常用剂量为每次4～6粒，每日3次。

2. 外治法

（1）“苦酒和硝，涂腹上，干复易”（《肘后方》）。苦酒即醋，具有散瘀解毒、散水气、行湿气等功效。《滃寮方》用朴硝一味，以生绢帛包之，放在脐心，治小便不通。

（2）大蒜125g，捣烂，敷于两腰部，每日1次。部分患者敷大蒜后出现水疱，可用凡士林涂腰部后再敷，外用油纸覆盖（《本草纲目》）。李时珍认为，大蒜具有“消水，利大小便……治关格不通”的功效。

【转归及预后】

有些肾炎病变发展缓慢，病程长短不一，可达数年至数十年之久。早期进行合理治疗控制疾病发展，可取得较好的效果。病变发展到晚期，大量肾单位被破坏，如不采取措施可导致肾衰竭和心功能衰竭，故应注意预防和早期治疗。

硬化性肾炎的死亡原因主要为肾功能不全引起的尿毒症；其次为高血压引起的心力衰竭和脑出血，以及机体抵抗力降低而引起的继发感染。

显效：尿蛋白持续减少大于50%，肾功能有所改善或稳定在正常范围；有效：尿蛋白减少大于25%但小于50%，肾功能无变化；无效：尿蛋白无明显变化甚或加重者，肾功能下降。

【预防与调护】

1. 预防

（1）争取及早做肾穿刺，以便尽早进行病理确诊，达到及时、正确的治疗，早确诊早治疗，对于改善本病的预后至关重要。

（2）对于已经确诊的患者，积极纠正代谢紊乱、控制高血压等，避免加剧因素，如感染、劳累、饮食不洁等，以延缓本病的进展。

（3）对于肾衰竭符合透析指征者，应尽早行透析治疗，延长患者的寿命。对于晚期患者，注重防治严重并发症，如高钾血症、心衰、严重代谢酸中毒等。

2. 调护

（1）保持良好的卫生习惯，调起居，防止感冒、感染。

（2）选择优质低蛋白以及低磷、高钙、高热量饮食。由于饮食控制，应适当补充一些维生素制剂。忌生冷辛辣、肥甘厚味之品，切忌暴饮暴食。

（3）医护人员和家属应经常和患者进行交流，缓解患者心理压力及悲观失望情绪。

【临证经验】

邹氏三代专家认为，湿热、瘀血是贯穿硬化性肾炎始终之病邪，脾肾两脏则是受损害的主要病位。补益脾肾、清利湿热、活血化瘀是其最基本治疗原则。补益脾肾常用黄芪、党参、白术、山药、茯苓、仙茅、淫羊藿、覆盆子、芡实、金樱子；化湿清热常用知母、黄柏、泽兰、蝉蜕、白花蛇舌草、白茅根；凉血化瘀常用丹参、水蛭、赤芍、水红花子；“风能胜湿”，常用祛风胜湿中药有荆芥、防风、白芷、独活、苏叶。辨证用药除有降蛋白尿作用外，还能降低肌酐、尿素氮，改善尿毒症症状，能使肾脏血液循环增加，从而促进肾脏功能恢复，并有助于防止肾脏萎缩。

【验案举例】

硬化性肾小球肾炎属肺脾肾气阴两虚，湿瘀交阻证（王钢主诊）

陈某，女，52岁。初诊日期：2010年08月15日。

患者2010年7月因乏力、消瘦、泡沫尿至北京301医院就诊，查血肌酐147μmol/L，诊断为慢性肾功能不全，随后转至苏州市中医院，复查血肌酐207μmol/L，住院予以控制血压、血脂，抑制免疫，改善肾脏微循环等治疗，血肌酐最高达270μmol/L。2010年8月来我院行超声检查示：肾脏大小形态结构正常。即行肾穿刺活检术，病理示硬化性肾小球肾炎（镜下观察20个小球，16个小球完全硬化）。就诊时患者面色无华，少气乏力，腰部刺痛，易感冒，反复咽痛，口干，手足心热，下肢水肿，舌质偏红，有紫气，苔根黄腻，脉细弱。查血肌酐265μmol/L，尿常规示蛋白（++）、尿隐血（+++）。辨证：肺脾肾气阴两虚、湿瘀交阻。治拟利咽健脾益肾、活血清利。

处方：北沙参15g，制僵蚕15g，牛蒡子10g，苍术6g，生薏苡仁15g，茯苓皮20g，车前子（包煎）40g，泽兰15g，杜仲15g，怀牛膝15g，山茱萸12g，积雪草15g，莪术15g，赤芍15g，猫爪草15g，石韦15g，六月雪15g，生甘草6g。

二诊（8月29日）：患者药后咽病好转，手足心热减轻，口干、乏力、腰痛，苔黄腻已化，脉细。上方加凤尾草30g，土茯苓30g，查血肌酐232μmol/L，尿蛋白（++），尿隐血（+++）。

三诊（9月30日），续服45天以上中药治疗，患者咽痛、湿热等邪热之象已消退，治拟养肺健脾益肾、活血清利泄浊。

处方：北沙参15g，麦冬10g，生黄芪30g，苍术6g，泽兰15g，茯苓皮20g，车前子（包煎）40g，杜仲15g，怀牛膝15g，山茱萸12g，积雪草15g，莪术15g，赤芍15g，猫爪草15g，石韦15g，六月雪15g，土茯苓15g，生甘草6g。

四诊（10月28日）：药后诸症减轻，尿Pro（+）、BLD（++）、Scr189μmol/L，继上药加减，治疗1年，Scr稳定在132~156μmol/L范围内，尿Pro（+）~（++）、BLD（++）。

按语：本病案经肾穿刺确诊“硬化性肾小球肾炎”，中医辨证为肺脾肾气阴两虚，湿瘀交阻。一诊先拟利咽活血清利，佐以健脾益肾。方以北沙参、制僵蚕、牛蒡子利咽，以积雪草、莪术、赤芍、泽兰、猫爪草、六月雪活血化瘀、清利泄浊，共为主药；辅以苍术、生薏苡仁、茯苓皮、车前子健脾化湿利水；佐以杜仲、怀牛膝、山茱萸，补气养阴益肾；使用甘草调和诸药。三诊咽病、湿热等邪热消退，治转从本论治，养肺健脾益肾、活血清利泄浊。方中以北沙参、麦冬养肺补阴，生黄芪、茯苓皮健脾利水，杜仲、怀牛膝、山茱萸补肾养阴共为主药；辅以积雪草、莪术、泽兰、赤芍活血行瘀消肾之癥积；佐以猫爪草、石韦、车前子清利水湿，六月雪、土茯苓解毒泄浊；使用甘草调和诸药。

主要体会：①如肾病患者血肌酐升高，B超肾脏大小、形态、结构基本正常者，应尽量做肾穿刺，明确诊断制定合理治疗方案。②若肾穿刺发现肾间质炎症明显，可考虑用小剂量甲强龙（40～80mg）静脉滴注，加肾康注射液3支治疗15～30天，有无效果能从肾功能肌酐变化观察到。③中医中药治疗首治应寻找可逆因素，先清除湿热、邪毒、水湿等感染病灶。④从本治病应以养肺健脾益肾、活血清利泄浊为治疗大法，根据辨证加减，如方药合证，注意守方守药。

【小结】

硬化性肾炎的临床表现及其病机错综复杂，从正邪方面分析，有正虚也有邪实。正虚有气、血、阴、阳之不同；邪实则有外邪、湿浊热毒、瘀血、蕴痰等。从病位分析所涉及脏腑众多；上可波及心肺，中则影响脾胃升降功能，下则肾脏衰微，因此，在治疗上应根据患者的具体病情，灵活辨证论治，加减处方用药。当终末期肾衰 Ccr＜10ml/min 时，更应注重化毒疗法的应用，清除或减少其毒性，维持内环境的稳定，延缓肾衰。

本病以虚为本，气虚无力推动血行，致气虚血瘀，再则久病入络，络脉受阻，瘀血而成，阻滞脉络，精微不持常道而泻漏，故活血化瘀法始终贯穿整个治疗过程。在辨证的基础上，可加用活血利水的益母草，养血行瘀的丹参，清热活血之大黄，通络活血之全虫、地龙。

（王晓光，孔薇，王钢）

□第十二章□

感染肾脏病的诊治

第一节 膀胱炎

膀胱炎是指局限于膀胱的炎症，最常见的是感染性膀胱炎，占尿路感染的 50% ~ 70%。可分为急性膀胱炎和慢性膀胱炎。主要表现为尿频、尿急、尿痛、耻骨弓上不适等，但一般无明显的全身感染症状，常有白细胞尿，约 30% 有血尿，偶可见肉眼血尿。

膀胱炎多发于青年妇女，常发生于性生活后以及妇科手术、月经后，亦见于老年妇女。非复杂性膀胱炎通常为自限性，据国内外报道，有 1/3 可不经治疗而在 7 ~ 10 天内自行消失。

根据本病证候特点，可归属中医“热淋”、“血淋”、“劳淋” 等范畴。

就临床资料分析膀胱炎有以下特点：

1. 发病因素 ①原发性较为罕见，主要感染途径是上行感染，多继发于尿道炎、阴道炎、子宫颈炎或前列腺炎，细菌上行感染至膀胱，亦可由淋巴感染引起；膀胱炎亦可继发于肾脏感染，称为下行感染，亦可由留置导尿、放射治疗引起；②其致病菌多为大肠杆菌，约占 75% 以上。

2. 常见的诱发与加重因素 所有可破坏膀胱黏膜正常抗菌能力、改变膀胱壁正常组织结构及适合细菌滞留、生长和繁殖的一切因素均可诱发膀胱炎的发生。①机体抵抗力下降；②阴部不洁；③饮食不当，包括进食辛辣刺激之品，偏嗜烟酒等；④使用尿路器械，如留置导尿管、膀胱造瘘等；⑤情志失畅。

本节所述的膀胱炎是指局限于膀胱的单纯性细菌感染性膀胱炎，抗菌药物短期治疗对急性非复杂性膀胱炎通常能治愈，可用单剂疗法。中医中药辨证论治能改善患者症状，有效清除尿路感染，临床上已取得较好疗效。

【病因病机】

巢元方对本病发病机理作出了精辟的概括。他在《诸病源候论》中指出："诸淋者，由肾虚而膀胱热故也。"又谓："肾虚则小便数，膀胱热则水下涩。数而且涩，则淋沥不宣。故谓之为淋。"

1. 饮食不节　过食辛热肥甘之品，或嗜酒无度，使脾胃损伤，受纳运化失职，内蕴中焦，而酿生湿热，下注膀胱而为本病。

2. 情志不畅　恼怒郁愤，肝失疏泄，气滞不宣，气郁化火，气火循肝脉郁滞下焦，影响膀胱气化，气不化津且与热相合，湿热留滞而为病。

3. 外阴不洁　外阴部失于清洗洁净，或房事污染垢秽，致使秽浊污垢之邪由外阴上逆侵及膀胱，酿生湿热为患。

膀胱湿热是本病的主要病理机制。湿热有外感和内生两种，主要以外感湿热为主，外感湿热则多由湿热之邪外袭，或外阴不洁，秽浊污垢之邪上逆侵及膀胱，酿生湿热；内生湿热则由脾虚健运失司，或肾气不足，津液不化，聚而成湿，湿郁日久生热，而成为湿热。湿热之邪下注膀胱，膀胱气化不利，而致尿急、涩、痛。

【诊断与鉴别诊断】

1. 诊断

（1）真性细菌尿：①膀胱穿刺尿细菌定性培养，有细菌生长。②导尿细菌定量培养，细菌数≥10^5cfu/ml。③清洁中段尿细菌培养，细菌数≥10^5/ml，但如临床无膀胱刺激症状，则要求二次培养。

有上述情况之一，即为真性细菌尿。凡是有真性细菌尿者，均应诊断为尿路感染。

（2）膀胱刺激症状：尿频、尿急、尿痛，膀胱区不适，白细胞尿，偶有血尿。

（3）无明显全身症状：具备上述3条，可诊断为膀胱炎。还应指出，有明显尿频、尿急、尿痛等膀胱刺激症状的妇女，尿中有较多白细胞，如中段尿细菌数>10^2/ml，也可诊断为尿路感染。

2. 鉴别诊断

（1）上、下尿路感染的鉴别：根据临床症状及感染的定位试验，可作出上、下尿路感染的鉴别。

①尿抗体包裹细菌检查阳性者，多为肾盂肾炎，阴性者多为膀胱炎。

②膀胱灭菌后的尿标本细菌培养结果阳性者为肾盂肾炎，阴性者为膀胱炎。

③参考临床症状，有发热（>38℃），或腰痛、肾区叩压痛或尿中有白细胞管型者，多为肾盂肾炎。

④经治疗后，症状已消失，但又复发者多为肾盂肾炎（多在停药后6周内）；用单剂量抗菌药治疗无效，或复发者多为肾盂肾炎。

⑤经治疗后，仍有肾功能不全表现，能排除其他原因所致者，或X线肾盂造影有异常改变者为肾盂肾炎。

（2）尿道综合征：尿道综合征仅有尿频、排尿不适的症状，而无真性细菌尿，可资鉴别。

（3）肾结核：有些尿路感染以血尿为主要表现者易误诊为肾结核，但肾结核膀胱刺激征更为突出，晨尿培养结核杆菌阳性，尿沉渣可找到抗酸杆菌，而尿普通细菌培养为阴性。IVP可发现肾结核病灶X线征，部分病者可有肺、附睾等肾外结核，可资鉴别。

【辨证论治】

1. 膀胱湿热证

证候：小便频数，急迫不爽，灼热刺痛，点滴而下，尿色黄赤，痛引脐中，可见腰疼拒按，苔黄腻，脉滑数。

基本治法：清热利湿，通淋泻火。

方药运用：八正散加减。常用药：萹蓄10g，瞿麦10g，通草5g，车前子(包煎)15g，滑石15g，栀子10g，大黄6g，蒲公英30g，白花蛇舌草30g，甘草15g。其中萹蓄、瞿麦、通草、车前子、滑石合用，清热利湿、利水通淋；栀子清泄三焦湿热；大黄通腑泄热，使膀胱、小肠湿热从大小便分利而出；甘草调和诸药且止茎中之痛；蒲公英、白花蛇舌草清热解毒，利水通淋。诸药合用，共奏清热利湿、利水解毒通淋之功。

加减：腹胀便秘甚者加用枳实10g，并加重大黄用量以通腑；腹满便溏者，去大黄以减泻下之力；小腹坠胀者，加川楝子6g，乌药6g以疏肝理气；伴有肉眼血尿或镜下血尿者，加白茅根30g，小蓟30g，生地10g以凉血止血；伴有腰痛者，加杜仲10g，川断15g，狗脊15g，薏苡仁15g补肾利湿。

2. 肝胆郁热证

证候：小便频数，急迫不爽，灼热刺痛，点滴而下，尿色黄赤，小腹痛，口苦咽干，心烦欲呕，不思饮食，寒热往来，苔薄黄，脉弦数。

基本治法：清利肝胆湿热。

方药运用：龙胆泻肝汤加减。常用药：龙胆草10g，黄芩10g，栀子10g，柴胡10g，泽泻15g，通草5g，车前子(包煎)15g，当归12g，生地12g，甘草6g。方中龙胆草苦寒清热，泻肝胆经实火，配伍黄芩、栀子则泻火之力更强；柴胡疏肝解热；泽泻、通草、车前子泻火利湿，使湿热从小便排泄；当归、生地滋阴养血，防肝火耗伤阴液；甘草泻火解毒。

加减：大便干结，加生大黄(后下)8g入煎剂以通便；小便疼痛较剧、灼热、舌质红者，将生地改为鲜地黄，酌加黄柏10g，竹叶10g，滑石10g等以清火通淋。

3. 肾阴虚夹湿热证

证候：尿频而短，小便涩痛，欲出不尽，尿色黄，腰酸痛，潮热汗出，手足心热，口干舌燥，舌质红，苔薄黄，脉细数或滑数。

基本治法：滋补肾阴，清热利湿。

方药运用：知柏地黄汤合二至丸加减。常用药：知母 9g，黄柏 9g，熟地 12g，山药 15g，山茱萸 12g，牡丹皮 12g，茯苓 15g，泽泻 12g，女贞子 12g，旱莲草 12g，车前子（包煎）15g，益母草 18g。方中黄柏、知母滋阴清热，合丹皮泻君相之火，熟地、山茱萸、女贞子、旱莲草滋补肾阴，山药、茯苓补脾固肾、渗湿，泽泻、车前子、益母草泻火利湿，使湿热从小便排泄。

加减：口干口苦明显者，熟地改为生地 12g，加用麦冬 12g 养阴生津；盗汗明显者，加用碧桃干 15g，糯稻根须 15g，浮小麦 15g；夜寐差者，加用合欢皮 15g，夜交藤 15g。

4. 脾肾气虚，湿热留恋证

证候：倦怠乏力，纳差腹胀，腰酸腰痛，尿频清长或夜尿多，大便溏稀，时感小便涩滞，时作时止，舌淡苔薄白，脉沉细无力。

基本治法：益气健脾补肾佐以利湿。

方药运用：缩泉丸合参苓白术散加减。常用药：党参 15g，乌药 9g，益智仁 12g，山药 12g，白术 12g，芡实 10g，陈皮 9g，萹蓄 12g，益母草 12g，车前子（包煎）15g，甘草 6g，砂仁 6g。方中党参、山药、白术益气健脾，乌药温肾祛寒，益智仁、芡实益肾化湿，车前子、益母草、萹蓄清利湿热，陈皮、砂仁和胃化湿。

加减：若以肾气虚为主者，可选用济生肾气丸加减；若食欲不振者，加神曲 12g，炒二芽各 12g，鸡内金 12g 开胃消食；若舌红苔少，夜热虚烦哭闹，兼有阴虚者，加知母 10g，黄柏 10g，生地 12g，丹皮 12g 等滋阴补肾。

【其他治疗】

1. 中成药

（1）八正合剂：由瞿麦、车前子、萹蓄、大黄、滑石、栀子等组成，具有清热、利尿、通淋功效。每次 20ml，每日 3 次。适用于膀胱湿热证见湿热下注，小便短赤、淋沥涩痛、口燥咽干等症。

（2）清开灵口服液：由胆酸、珍珠母、猪去氧胆酸、栀子、水牛角、板蓝根、黄芩苷、金银花等组成，具有清热解毒功效。每次 1 支，每日 3 次。适用于膀胱湿热证。

（3）鱼腥草注射液：由鲜鱼腥草加工制成，具有清热、解毒、利湿功效。每次 40～60ml，加入 5% 或 10% 葡萄糖注射液或 0.9% 氯化钠注射液 250～500ml 中静脉滴注，每日 1 次。适用于膀胱湿热证。

（4）三金片：方中重用金樱根为主药，辅以金刚刺、积雪草、金沙藤、羊开口组成，具有清热解毒、利湿通淋、活血化瘀、止血止痛、化石益肾功效。每服 3 片，每日 3 次，口服。适用于膀胱湿热证。

2. 单方验方

（1）刘寄奴 10～15g，水煎代茶饮，每日 1 剂，7 日为一疗程，服用 1～3 个疗程。

（2）玉米须（干品）50g，车前草（干品）30g，马英籽（干品微炒）30g，上药头煎加水 400ml，用文火煎 20 分钟，取汁 250ml，倒入碗内，再加水 400ml，煎 20 分钟，取汁 250ml。前后两煎药汁混合，每次口服250ml，早晚各1次。轻症连服1～3日，重症连服3～5日即愈。

3. 针灸治疗

主穴：第一组取秩边；第二组取关元。

配穴：第一组取三阴交；第二组取太溪。

操作：患者取仰卧位，先针秩边穴，用28号4寸毫针，针尖方向与骶椎正中线呈60°角进针3～3.5寸。有酸麻胀或触电感传至前阴部或小腹，再行震颤手法2分钟，然后行滞针术30分钟。其次，配三阴交，会刺得气后，留针30分钟。次日取关元穴。患者取仰卧位，用30号3.5寸毫针，针尖向耻骨方向呈30°左右角度，进针2.5～3寸。其针刺感应和手法同秩边穴。其次，配穴太溪穴，针刺得气，留针30分钟。每日治疗1次，两组穴位交替使用，1周为一疗程。

【预后及转归】

1. 预后 本病若治疗及时且达到用药疗程，90%可治愈。

2. 转归 约10%可转为无症状细菌尿或反复发作（包括重新感染或复发），极少数可发展为肾功能不全。

【预防与调护】

1. 预防

（1）多饮水、勤排尿（2～3小时排尿1次）是最实用和有效的预防方法。

（2）适当锻炼，增强体质，提高机体的防御能力。

（3）注意阴部的清洁。

（4）尽量避免使用尿路器械；如需要留置导尿管，必须严格执行无菌操作及有关护理规定。

2. 调护

（1）宜食清淡、富含水分的食物；忌辛辣刺激、温热性食物；忌烟酒。

（2）调节情志，保持心情舒畅。

【临证经验】

1. 本病治疗以清利膀胱湿热为主，重在祛邪，而且祛邪应彻底，即在临床症状消失后，还应继续给予一段时间的治疗，以免余邪为患。

2. 本病为细菌感染性疾病，虽然近年有大量抗生素新品种问世，但因易感因素、病原体耐药、化学药品的毒副作用等诸多因素，往往达不到理想的疗效，甚至被迫停止使用抗生素。尿路感染、前列腺增生、妇科炎症疾病是膀胱炎常见的易感因素。

3. 对于尿路结石合并感染，治疗以清热利湿、通淋排石；对于前列腺增生并发感染，治疗首先益肾，增强膀胱气化功能，辅以活血利湿清热。

4. 对于妇科炎症疾病，应分清病位，将全身用药与局部塞阴用药相结合，选择中药时如附件炎可选用红藤、败酱草；阴道炎可选用土茯苓、椿根皮、苦参等。

5. 如慢性肾衰竭、糖尿病、高尿酸血症等合并尿路感染者，因其原发病的存在直接影响感染的疗效，治疗时必须采用中西医并用的治疗方法。

6. 邹燕勤教授使用滋肾清利法治疗膀胱炎：临床主要表现有发热、腰胁疼痛、尿频尿急、淋沥涩痛、溲赤灼热，或溲中见血、乏力、不耐劳累。相当于中医的“热淋”、“血淋”等，临床上以热淋多见。

所谓肾虚，主要是指肾阴亏虚，或由于月经、妊娠、产褥等因素耗伤肾阴，或因劳力、劳心过度，或房事不节，损伤肾阴，都是导致肾虚的重要原因。

由于肾阴亏虚，湿热邪毒乘虚侵入，与虚火依附而变生疾病，诚如古人所说：“所需之处便是容邪之所。”肾阴亏虚，可导致湿热邪毒留恋不去，或愈后容易反复遭受邪毒感染；湿热邪毒留恋，可导致肾阴愈伤。肾与膀胱互为表里，肾阴不足之体，湿热侵袭，注于膀胱，热蕴湿蒸，留而不去，膀胱气化不利，故见尿频、尿急等症。据邹老在膀胱炎患者治疗的临床症状分析，最常见的症状为尿频尿急尿痛、溲热、腰痛、口渴、舌红苔黄，脉细数，可见其主要症状与肾虚湿热的基本病机是比较吻合的。

膀胱炎急性期以湿热邪盛为主，慢性期则以肾阴不足为主。急性期，若湿热之邪犯及少阳，则可见寒热往来、胸胁胀闷、口苦等症。若湿热之邪困阻中焦，则可见脘腹痞痛、纳少泛恶等症，若湿热未得及时清利，迁延缠绵，肾阴愈加亏损，慢性期以肾阴不足为主，但往往正虚邪恋，虚中夹实。由于正虚抗邪无力，故易复感湿热，引起急性发作。此时，尚可见神倦乏力、纳少便溏、小腹下坠、肢末不温、容易感冒等脾肾气虚之症。

鉴于肾阴亏虚、下焦湿热是膀胱炎的常见病机，主要治法便是滋肾清利，并贯穿治疗疾病的全过程；同时，治疗过程中应重视运用和解少阳、运脾和胃、补脾益气等方法，且需要“知犯何逆，随证治之”。其代表方剂为知柏地黄汤、滋肾丸等，常用药物为知母、黄柏、生地、山茱萸、枸杞子等。

【验案举例】

1. 膀胱炎属膀胱湿热证（王钢主诊）

马某，女，42 岁。初诊日期：2009 年 7 月 7 日。

患者 2007 年起因时常憋尿出现尿频、尿急、尿痛，无发热，无腰酸腹痛，无恶心呕吐，使用消炎药物治疗后即缓解，其后多次发作尿频、尿急，急性期中段尿培养有细菌生长，外院先后使用可乐必妥、拜复乐、来立信等药物治疗后缓解。近来发作频繁，并伴有霉菌性阴道炎反复发作，白带呈豆腐渣样，使用达克宁栓后缓解。患者昨日再次出现尿频、尿急、尿痛，小腹坠胀，小便偶见色白，无肉眼血尿，无发热，无恶心呕吐，无腰酸腹痛，白带呈豆腐渣样，无阴部瘙痒。今来我院门诊，查尿常规示：WBC（++），BLD（+++），Pro（+），舌红，苔黄薄腻，脉滑数。为系统治疗收住入院。患者入院后检查肝肾功能正常，B 超双肾输尿管未见明显异常，患者证属膀胱湿热证，处方予以清热利湿之剂。

处方：知母 10g，黄柏 10g，萹蓄 15g，瞿麦 15g，蒲公英 30g，贯众 15g，马齿苋 30g，连翘30g，半枝莲30g，白花蛇舌草30g，红藤30g，败酱草30g，鸭跖草30g，淡竹叶15g，六一散(包煎)15g，木馒头30g，佛手6g，枳壳10g，茯苓30g，炒白术12g，砂仁(后下)6g，苍术10g，小红枣10g。每日1剂，水煎服。

二诊（7月10日）：服药3剂后，患者尿频尿急及小腹坠胀不适明显好转。尿常规加沉渣：白细胞（+），隐血（+），白细胞36/μl，中段尿培养示大肠埃希菌 $>10^5$ cfu/ml。继续予以清热利湿之剂，佐以滋阴益肾之品，防止湿热伤阴。

处方：知母10g，黄柏10g，萹蓄15g，瞿麦15g，蒲公英30g，马齿苋30g，半枝莲30g，白花蛇舌草30g，红藤30g，败酱草30g，鸭跖草30g，淡竹叶15g，六一散(包煎)15g，木馒头30g，生地15g，山茱萸15g，佛手6g，枳壳10g，茯苓30g，炒白术12g，砂仁6g，苍术10g，小红枣10g。

三诊（7月17日）：患者服药1周，检查尿常规阴性，无尿频、尿急及腰酸乏力等不适，出院门诊治疗，中药继续予以益肾清热利湿治疗。

患者半月来调整用药1次，3月内未有复发，至2010年及2011年春夏季节各发作1次，中药予以清热利湿剂后好转。

按语：患者病属膀胱炎湿热下注，病因考虑为外阴不洁，秽浊污垢之邪上逆侵及膀胱，酿生湿热导致。湿热之邪下注膀胱，膀胱气化不利，而致尿急、涩、痛。因患者有霉菌性阴道炎，易互相影响，反复发作。王钢教授提出，在治疗尿路感染同时应兼顾妇科炎症，予以红藤、鸭跖草、木馒头等清热解毒。其中，木馒头味酸，性凉，具有清热解毒、祛风除湿、活血通络功效，红藤具清热解毒、活血通络、败毒散瘀功效，近年来逐渐广泛应用于治疗淋证之下焦湿热。如此配合治疗效果较佳。

2. 膀胱炎属肝胆郁热证（邹燕勤主诊）

蒋某，女，55岁。初诊日期：2010年8月31日。

患者1992年因颜面及双下肢水肿至江苏省中医院检查尿蛋白（+++）、尿隐血（++），肾功能正常，诊断为肾病综合征，未行肾穿刺术，住院予以利尿剂、雷公藤制剂治疗，雷公藤用量不详，使用1个月后尿检转阴，门诊口服中药维持。1994年，患者外出劳累后蛋白尿反跳，加用火把花治疗3个月，尿检转阴，此后，在门诊服用中药及金水宝，定期复查尿常规：尿蛋白（-）、尿隐血（-）~（+）。患者3天前受凉后出现腹泻，其后自行缓解。昨日起出现尿频尿急，小便灼热涩痛，腰酸，小腹隐痛，口干口苦，无发热，无肉眼血尿，无恶心呕吐，小便色黄有异味，自服罗红霉素1天未有好转，今来我院门诊检查尿：白细胞（++）、亚硝酸盐（++）、尿隐血（+++）、尿蛋白（++）；舌红，苔薄黄，脉弦数。今为系统治疗收住入院。患者病程中无光敏或脱发，无关节疼痛，无口腔溃疡，无尿量减少。入院后查肾功能正常，B超双肾输尿管未见明显异常。入院予以清利肝胆、利湿之剂。

处方：知母10g，黄柏10g，黄芩10g，栀子10g，蒲公英30g，红藤30g，败酱草30g，木馒头30g，车前草50g，川楝子15g，延胡索15g，半枝莲15g，白花蛇舌草30g，淡竹叶

15g，连翘 15g，六一散(包煎) 10g，杜仲 20g，川断 20g，山茱萸 15g，小红枣 10g，炒谷芽 30g，炒麦芽 30g。每日 1 剂，水煎服。

二诊（9 月 7 日）：服药 1 周，期间检查尿常规尿隐血（+）、尿蛋白（+）、白细胞 52/μL；中段尿培养加药敏：大肠杆菌 >10^5 cfu/ml，哌拉西林耐药，左氧氟沙星及头孢哌酮舒巴坦敏感；患者无尿频尿急，无尿痛不适，仍感口干。中药继续予以清热利湿之剂，佐以滋阴生津之品滋阴养血，防肝火耗伤阴液。

处方：知母 10g，黄柏 10g，黄芩 10g，栀子 10g，蒲公英 30g，红藤 30g，败酱草 30g，木馒头 30g，车前草 50g，川楝子 15g，延胡索 15g，半枝莲 15g，白花蛇舌草 30g，淡竹叶 15g，杜仲 20g，川断 20g，山茱萸 15g，连翘 15g，六一散(包煎) 10g，小红枣 10g，谷芽 30g，麦芽 30g，生地 15g，北沙参 15g。

三诊（9 月 12 日）：服药 5 天，患者复查尿常规阴性，一般情况稳定，予以出院。出院后巩固予以清利湿热、益肾清利肝胆治疗，门诊复查尿检阴性，其后门诊长期治疗肾炎，定期复诊，至今未再复发尿路感染。

按语：该患者有慢性肾炎病史，长期服用清热、利水渗湿药物，素体偏阴虚，而现饮食不当，肝脾不和，酿生湿热，下注膀胱导致肝胆郁热证。湿热往往伤阴，特别是热偏重者易热耗肾阴，且用药偏猛也易伤阴。此时湿热留恋，内郁未尽，肾阴耗伤。湿热之证缓解，但小溲黄混微热，腰酸不适，口干舌红，或手足心热。故该患者在治疗时宜适当予以滋肾清利之品。可佐以生地、北沙参等养阴生津之品，避免耗伤阴液。

【小结】

1. 膀胱炎发病的主要病因病机为膀胱湿热，气化不利。治疗重在祛邪，而且祛邪应彻底，即在临床症状消失后，还应继续给予一段时间的治疗，以免余邪为患。兼夹证有脾虚、肝胆郁热、肾气不足等，临床可加减用药。

2. 对年老体弱的患者，邪去后，应予以扶正，以减少再发。

3. 本病为细菌感染性疾病，在辨证治疗的基础上，加用有抗菌作用的中药，能收到更好的疗效。

（李卫婷，王钢）

第二节　急性肾盂肾炎

急性肾盂肾炎是由各种常见的革兰阴性菌或革兰阳性球菌引起的炎症性疾病，临床上有严重菌尿伴有寒战、高热、腰痛或脊肋角叩痛的一组综合征。

急性肾盂肾炎的发病人群多为 20～40 岁的女性，50 岁以上的男性、女婴幼儿也常见。男女比例为 1:10。

根据急性肾盂肾炎的临床表现，本病属于中医学的“热淋”、“血淋”、“腰痛”等范畴。

就临床资料分析急性肾盂肾炎有以下特点：

1. 急性肾盂肾炎的发病因素 任何致病菌都可以引起急性肾盂肾炎，但绝大多数为革兰阴性杆菌，如大肠杆菌、副大肠杆菌等，其中以大肠杆菌最为多见，占60%～70%。球菌主要为葡萄球菌及链球菌，但较少见。

2. 常见的诱发与加重因素 ①正常人尿道内常有少量细菌存在，但多数为非致病菌，当机体抵抗力下降时，致病细菌乘虚而入。②如有尿路梗阻、尿路器械使用、性生活、妊娠、尿路畸形或功能缺陷等诱因存在，均可导致急性肾盂肾炎的发生。

急性肾盂肾炎的治疗，临床医生多首选抗菌药物的治疗，将中医治疗仅作为辅助疗法，但对于特殊患者如对抗生素过敏或长期反复应用耐药者，可将中药作为主要治疗手段，而且临床确能收到良好疗效。

【病因病机】

《诸病源候论·淋病诸候》指出：“诸淋者，由肾虚而膀胱热故也……若饮食不节，喜怒不时，虚实不调，则脏腑不和，致肾虚而膀胱热也……肾虚则小便数，膀胱热则水下涩，数而且涩，则淋漓不宣。”明确指出本病主要病机为膀胱湿热。

1. 饮食不节 过食辛热肥甘之品，或嗜酒无度，使脾胃损伤，受纳运化失职，内蕴中焦，而酿生湿热，下注膀胱而为本病。

2. 情志失畅 恼怒郁结，肝失疏泄，气滞不宣，气郁化火，气火循肝瘀滞下焦，影响膀胱气化，气不化津而与热相结合，湿热留滞而为病。

3. 外阴不洁 外阴部失于清洗清洁，或房事污染垢秽，致使秽浊污垢之邪由外阴上逆侵及膀胱，酿生湿热为患。

4. 房劳过度 劳累过度，或房事不节，或年老体弱久病，均致脾肾亏虚，脾虚而失健运，肾虚不能正常气化，则水谷气血津液运化失常，内蕴而生火生湿，酿生湿热。热灼则阴伤更甚。终至邪恋正伤，而发为本病。

总之，本病病位在肾和膀胱，涉及脾、肝等脏腑，基本病机为膀胱湿热。湿热分外感和内生两种，外感湿热易侵于膀胱而致淋证；内生湿热多侵于脾脏，健运失司而发病。病理性质为虚实夹杂，久病正虚，淋证反复发作，日久不愈多为肾气不足，津液不化，聚而成湿，日久成湿而发病；临证也多见肝胆湿热下注导致气淋之实证者。辨证应以膀胱实热为中心，密切结合主要证候表现，明辨病位。

【诊断与鉴别诊断】

1. 诊断

（1）病史一般1年以内，有发热（>38℃），或腰痛、肾区叩压痛或尿中白细胞管型者。

（2）正规清洁中段尿（要求尿停留在膀胱中4～6小时以上）细菌定量培养，菌落数≥10^5cfu/ml。2天内应重复培养1次。

（3）清洁离心中段尿，沉渣白细胞数>10/HP。

（4）做膀胱穿刺尿培养，细菌阳性（不论菌数多少）。

（5）做尿菌培养计数有困难者，可用治疗前清晨清洁中段尿（尿停留于膀胱 4～6 小时以上），正规方法的离心尿沉渣革兰染色找细菌，如细菌 >1/HP，结合临床泌尿系感染症状者。

（6）尿细菌数在 10^4～10^5cfu/ml 之间者应复查，如仍为 10^4～10^5cfu/ml，需结合临床表现来诊断或做膀胱穿刺尿培养。

（7）经治疗后，仍有肾功能不全表现，能排除其他原因所致者；或 X 线肾盂造影有异常改变者。

2. 鉴别诊断

（1）全身感染性疾病：有些尿路感染的局部症状不明显，而全身急性感染症状较突出，易于误诊为流行性感冒、疟疾、败血症、伤寒等发热性疾病。如能详细询问病史，注意尿路感染的局部症状及肾区叩击痛，并做尿沉渣和细菌学检查，不难鉴别。

（2）慢性肾盂肾炎

①尿路感染病史在 1 年以上，经抗菌治疗效果不佳，多次尿细菌定量培养均阳性或频繁复发者，多为慢性肾盂肾炎。

②经治疗症状消失后，仍有肾小管功能（尿浓缩功能等）减退，能排除其他原因所致者，为慢性肾盂肾炎。

③X 线造影证实有肾盂肾盏变形，肾影不规则甚至缩小者为慢性肾盂肾炎。

目前认为影像学检查发现有局灶粗糙的肾皮质瘢痕，伴有相应的肾盏变形者，才能诊断为慢性肾盂肾炎，否则尿路感染病史虽长，亦不能诊断为本病。本病常有一般慢性间质性肾炎表现，并有间歇的尿路感染发作病史。

（3）急腹症：有些患者可无尿路的局部症状，而表现似急腹症，如发热、血白细胞增高、腹部局限性疼痛等，易误诊为急性阑尾炎、女性附件炎等。通过详细询问病史及做尿沉渣和细菌学检查则可鉴别。

（4）肾结核：有些尿路感染以血尿为主要表现者易误诊为肾结核，但肾结核膀胱刺激征更为突出，晨尿培养结核杆菌阳性，尿沉渣可找到抗酸杆菌，而尿普通细菌培养为阴性。IVP 可发现肾结核病灶 X 线征，部分病者可有肺、附睾等肾外结核，可资鉴别。但要注意肾结核常可与普通尿路感染并存。普通尿路感染经抗生素治疗后，仍残留有尿路感染症状或尿沉渣异常者，应高度注意肾结核的可能性。

（5）尿道综合征：患者虽有尿频、尿急、尿痛，但多次检查均无真性细菌尿，可资鉴别。

【辨证论治】

1. 膀胱湿热证

证候：恶寒发热，小便频数，点滴而下，尿色黄赤，灼热刺痛，急迫不爽，痛引脐中，腰痛拒按，苔黄腻，脉滑数。

基本治法：清热利湿，通淋泻火。

方药运用：八正散加减。常用药：瞿麦20g，萹蓄20g，通草15g，车前子(包煎)15g，滑石15g，诸药合用，清热利湿、利水通淋；栀子10g清泄三焦湿热；大黄7g通腑泄热，使膀胱、小肠湿热从大小便分利而出；蒲公英30g，白花蛇舌草30g清热解毒、利水通淋；甘草15g调和诸药且止茎中之痛。诸药合用以达清利通淋之效。

加减：腹胀便秘甚者加用枳实10g，并加重大黄用量以通腑；腹满便溏者，去大黄以减泻下之力；小腹坠胀者，加川楝子10g，乌药6g以疏肝气；伴有肉眼血尿或镜下血尿者，加白茅根30g，小蓟30g，生地15g以凉血止血；伴有腰痛者，加熟地10g，枸杞子15g，薏苡仁20g，杜仲15g以补肾利湿。

2. 肝胆郁热证

证候：寒热往来，口苦咽干，心烦欲呕，不思饮食，小腹痛，尿急尿频，苔薄黄，脉弦数。

基本治法：清利肝胆湿热。

方药运用：龙胆泻肝汤加减。常用药：龙胆草15g，黄芩15g，栀子10g，泽泻15g，通草15g，车前子(包煎)15g，柴胡15g，当归15g，生地20g。方中龙胆草苦寒清热，泻肝胆经实火；与黄芩、栀子相伍，则泻火之力更强；泽泻、通草、车前子泻火利湿，使湿热从小便排泄；柴胡疏肝解热；当归、生地滋阴养血，防肝火耗伤阴液；甘草泻火解毒。诸药合用以达清利肝胆湿热之功。

加减：大便干结，加生大黄10g后下入煎以通便；小便疼痛较剧、灼热、舌质红者，将生地改为鲜地黄，酌加黄柏10g，竹叶10g，滑石10g等以清火利湿。

3. 中焦湿热证

证候：寒战高热，午后热盛，大便秘结或溏，脘腹痞满，胸闷不饥，不欲饮，腰痛，小便混赤，尿时涩痛，苔黄腻，脉滑数。

基本治法：化湿清热。

方药运用：三仁汤加减。常用药：杏仁15g，竹叶15g，白蔻仁15g，法半夏10g，厚朴15g，生薏苡仁15g，白通草30g，飞滑石15g，车前草15g，黄芩10g，紫花地丁30g，金银花30g。方中杏仁、竹叶入上焦宣肺化气，清热导湿；白蔻仁、法半夏、厚朴入中焦芳香化湿、和中止呕；生薏苡仁、白通草、飞滑石、车前草入下焦清利湿热、疏通水道；黄芩、紫花地丁、金银花均清热解毒利湿。全方共奏化湿清热之功。

加减：呕恶重者，加竹茹10g清中焦热而利湿；大便溏者，加茯苓15g，泽泻10g以分利水湿；大便秘者，加生大黄(后下)10g以清热通下而燥湿。

4. 肾阴不足，湿热留恋证

证候：头晕耳鸣，腰酸痛，低热，手足心热，咽干唇燥，小便黄赤混浊成涩痛，舌质红，无苔，脉细数。

基本治法：滋阴补肾，清热利湿。

方药运用：知柏地黄汤加减。常用药：知母10g，黄柏10g，生地15g，牡丹皮15g，石韦20g，茯苓20g，泽泻15g，车前草20g。方中知母、黄柏滋阴清热，泻火燥湿；生地、牡丹皮清热凉血、滋阴补肾；石韦、茯苓、泽泻、车前草清热利水通淋而不伤正，共奏补中寓泻、泻中寓补之功。

加减：骨蒸潮热者，加青蒿10g，鳖甲10g入里达表，引邪外出，以除骨蒸；目花干涩者，加枸杞子10g，菊花10g以滋养肝肾，清热明目；咳嗽喘逆者，加麦门冬15g，五味子6g以敛肺滋肾降逆。

【其他治疗】

1. 中成药

(1) 八正合剂：主要成分：车前草、通草、萹蓄、栀子、滑石等，具清热利湿通淋之功，适用于膀胱湿热证。每次20ml，每日3次。

(2) 清开灵口服液：由胆酸、珍珠母、猪去氧胆酸、栀子、水牛角、板蓝根、黄芩苷、金银花等组成，具有清热解毒功效，适用于膀胱湿热证。每次1支，每日3次。

(3) 三金片：重用金樱根为主药，辅以金刚刺、积雪草、金沙藤、羊开口，具有清热解毒、利湿通淋、活血化瘀、止血止痛、化石益肾的功效。适用于膀胱湿热证。每服3片，每日3次，口服。

2. 中药针剂

鱼腥草注射液：主要成分为鱼腥草，具有清热解毒利湿之功，适用于膀胱湿热证。每次40～60ml，加入5%或10%葡萄糖注射液或0.9%氯化钠注射液250～500ml中静脉滴注，每日1次。

3. 单方验方

(1) 鲜车前草100g煎汤，每日3大碗，分3次口服，治急性肾盂肾炎及急性膀胱炎引起的尿频、尿急、尿痛、小便艰涩、滞浊淋漏等症。

(2) 生地12g，黄柏9g，知母9g，旱莲草12g，蒲公英15g，水煎服。适用于肾阴虚，虚热蕴毒证。

4. 针灸治疗

(1) 体针

主穴：膀胱俞、中极、阴陵泉、委阳。

配穴：小腹胀满加曲池；高热加合谷、曲池；两胁胀满、口苦，加行间；小便难解，加次髎、中髎。

刺法：膀胱俞直刺0.5～1.0寸，使局部酸胀，向臀部扩散；中极直刺0.5～0.8寸，使针感传至前阴和会阴部；阴陵泉直刺0.5～0.8寸，委阳直刺0.5～1.0寸。各穴均行捻转提插，用泻法。用于治疗膀胱湿热证。

（2）耳针

主穴：取肾、脾、膀胱、三焦、内分泌、肾上腺。

配穴：急性肾盂肾炎加肺，发热配耳尖放血，排尿疼痛加输尿管、尿道。

方法：上述穴位交替取3~5个，常规消毒后，用0.5寸毫针刺入，留针20~30分钟，隔日1次，10次为一疗程，也可以用耳穴压贴法。

5. 外治法

（1）敷贴疗法：莴苣菜1握，黄柏100g。两味混合，捣融如膏，取药膏如枣大，放胶布中间，敷贴神阙、小肠俞、膀胱俞，每穴1张，每日换药1次。适用于膀胱湿热证。

（2）熏洗疗法：瓦松60g，水煎，取药液1000ml，入盆，熏洗少腹及阴器，每日1次。适用于膀胱湿热证。

【预后及转归】

1. 预后 本病若治疗及时，达到用药疗程，可痊愈，预后良好。

2. 转归 本病若治疗不及时，部分患者可多次再发（包括重新感染或复发）。如有复杂性尿路感染，常可演变为慢性肾盂肾炎。

【预防与调护】

1. 预防

（1）增强体质，提高机体的防御能力。

（2）经常注意阴部的清洁。

（3）尽量避免使用尿路器械，如必要留置导尿管，必须严格执行有关护理规定。

2. 调护

（1）多饮水，勤排尿（2~3小时排尿1次），是最实用和有效的预防方法。

（2）宜食清淡、富含水分的食物，忌辛辣刺激及温热性食物；忌烟酒。

（3）调节情志，保持心情舒畅。

（4）对于妊娠晚期合并急性肾盂肾炎的患者，应采取侧卧位，或轮换体位减少妊娠子宫对输尿管的压迫，使尿液引流通畅。

【临证经验】

1. 发挥中医特色

（1）中药应用的适应证：急性肾盂肾炎的治疗，临床医生多首选抗菌药物治疗，将中医治疗仅作为辅助疗法，但对于特殊患者如对抗生素过敏或长期反复应用耐药者，可将中药作为主要治疗手段，而且临床确能收到良好疗效。

（2）明辨病机与病位：肾与膀胱相表里，其间有经脉相通，生理功能十分密切，病理改变相互影响。若肾脏虚则制水失常，湿热内蕴，也必然熏蒸于膀胱，一旦外邪乘虚而入，均能引起脏腑俱病。膀胱湿热蕴结，肾脏失去了正常气化，水道不利，以致尿急、尿频、尿痛、腰痛等一系列症状相继出现。总之，此病以肾虚为本，膀胱湿热为标，且与肝脾有关，其病机以湿热蕴结下焦，导致膀胱气化不利为主。

（3）辨证与辨病相结合：急性肾盂肾炎的治疗，属中医“淋证”范畴。因湿热之邪蕴结膀胱是其主要发病机制，因此，治淋大法在于通淋，使湿热之邪从二便分利而出。清热解毒、利湿通淋之药贯穿治疗之始终。此外，急性肾盂肾炎系菌毒所致，故不论何型，一般均可配合清热、解毒、利湿之品，往往可提高疗效，如黄芩、黄连、车前子、金银花、蒲公英、知母等，对大肠杆菌、变形杆菌等9种菌株有抗菌作用；地榆对绿脓杆菌有抑菌作用；马齿苋、败酱草、半枝莲、土茯苓、黄柏、大黄控制大肠杆菌感染有效。

（4）巩固疗效、防病复发、勿忘扶正：淋证急性发作阶段，起病较急，脉象、舌象多属湿热蕴结，此阶段乃正气未伤，邪气较盛的湿热证，故宜通淋利湿、清热解毒为主，急则治其标，清利其湿热，缓解其尿路刺激症状。但也有湿热邪气未尽，正气已虚，虚实夹杂者，治宜滋阴补肾、清利湿热、扶正祛邪。扶正可提高机体正气，增强其抗病能力，同时因其急性发作，应用清热解毒通淋之药及大量抗生素，有伤正之弊，故尿路刺激症状缓解后，可补肾滋阴扶正为主，辅以清利湿热之药以巩固疗效，防病复发。

2. 邹燕勤对急性肾盂肾炎的辨治　邹燕勤认为，急性肾盂肾炎以湿热实证多见，治当清利湿热为主。但素体虚弱及急性肾盂肾炎恢复期阶段往往有虚实夹杂证候。恢复期乃湿热余邪未尽，而体质已虚。湿热证以热为主者往往伤及阴分，出现阴虚湿热证；湿热证以湿为重者往往伤气致气虚夹湿证。对恢复期的治疗应予重视，否则迁延反复或转为慢性疾病，后患无穷。

（1）湿热蕴结证：乃湿热蕴结下焦，膀胱气化不利所致。清热利湿通淋为治疗总则。辨证中湿热证往往有热偏重或湿偏重之别。热重者起病急骤，发热、腰痛、便干明显，以八正散加减治疗。常用药为大黄、黄柏、通草、瞿麦、萹蓄、革薢、土茯苓、车前草、六一散、紫花地丁、蒲公英等品。若有胸闷呕恶、舌苔白腻等症，乃湿邪偏盛。宜燥湿运脾。以胃苓汤加减治疗，不用苦寒之品。以苍术、白术、法半夏、陈皮、生薏苡仁、茯苓、车前草、鸭跖草、茅根、芦根等品进治。若寒热往来、口苦口干者乃夹肝胆郁热，邪入少阳，致枢机不和。以和解清热，利湿通淋法治之。小柴胡汤合八正散加减治疗。用柴胡、黄芩、黄柏、鸭跖草、蒲公英、瞿麦、萹蓄、滑石、车前子、通草。便秘可加大黄；腰痛明显加独活、桑寄生、革薢；小溲红赤加小蓟炭、白茅根、仙鹤草，或以小蓟饮子合导赤散加减进治，并可用琥珀粉每日3g，分两次吞服；若发热持续去柴胡、黄芩，加金银花、连翘。

（2）阴虚湿热证：湿热证往往伤阴，特别是热偏重者易热耗肾阴，且用药偏猛也易伤阴。此时湿热留恋，内郁未尽，肾阴耗伤。湿热之症缓解，但小溲黄混微热，腰酸不适，口干舌红，或手足心热。治宜滋肾清利。选知柏地黄丸合滋肾通关丸加减。常用药为生地、山药、知母、黄柏、桑寄生、茯苓、泽泻、荔枝草、车前草、茅根、芦根。溲黄尿热加瞿麦、萹蓄；便干加麻仁丸；腰酸痛明显加川断、枸杞子；阴虚低热加青蒿、银柴胡；

口干少津加石斛、麦冬；气短乏力加太子参、生黄芪。

（3）气虚夹湿证：湿热证偏湿重者在恢复期往往出现气虚症状。乃脾肾气虚，湿邪内恋未尽。症见倦怠乏力、食欲不振、腰痛绵绵等。有时小便频数，面、肢轻度水肿。以健脾补肾、益气渗利法进治。六味补气汤合参苓白术散加减治疗。用太子参、生黄芪、炒白术、生薏苡仁、茯苓皮、怀山药、川续断、桑寄生、车前子、茅芦根等品。该证湿热未尽，不用苦寒用甘寒之品如金银花、连翘、紫花地丁、茅根、芦根等。

（4）肝郁气滞证：恢复期也有肝经症状出现，如嗳气、胸闷、胁部不适、性急易怒、小腹急胀诸症。乃肝气失疏，肝郁气滞。治宜清疏肝气，丹栀逍遥散加减。药用丹皮、山栀、柴胡、白术、川楝子、广郁金、杭白芍、桔核、茯苓、泽泻等品。

【验案举例】

1. 急性肾盂肾炎属膀胱湿热证（邹燕勤主诊）

钱某，女，58岁。初诊日期：2011年3月19日。

患者2011年1月25日因腰痛伴尿频尿急复发查血肌酐为168μmol/L，尿蛋白定量0.11g，予以中药益肾清利治疗后好转，近1周来患者再次无明显诱因出现小便涩痛，尿急，腰痛间作，体温升高，波动于38℃～40℃之间，自行口服氧氟沙星胶囊未有明显改善，为系统治疗入住我院。入院时腰背疼痛，无放射性，小便淋沥涩痛，伴见少腹隐痛，自感畏寒，发热，无头晕头痛，无咳嗽咯痰，无恶心呕吐，无腹痛腹泻，双下肢无水肿，舌淡苔薄黄，脉细数，体温最高39.5℃。检查尿常规：WBC（++），WBC223/μl；血常规：淋巴细胞10.0%，中性粒细胞87.9%；血生化：BUN10.6mmol/L，Scr169μmol/L，CRP187.44mg/L。B超示：左肾发育异常（畸形），右肾轻度积水，肾脏实质性损害，右输尿管显示不清。入院后予以西药退热、抗感染治疗，体温逐渐正常。证属膀胱湿热，治疗予以化湿清热、益肾之品。

处方：瞿麦20g，萹蓄20g，生薏苡仁30g，茯苓30g，车前草30g，蒲公英30g，紫花地丁30g，独活6g，桑寄生15g，川断15g，功劳叶（包煎）15g，制狗脊15g，白花蛇舌草20g，凤尾草20g，茅根20g，芦根20g，川芎10g，蔓荆子10g，荆芥10g，防风10g，金银花10g，连翘10g，制苍术10g，白术10g，乌药6g。每日1剂，水煎服。

二诊（3月22日）：患者服药3天后，无发热，腰痛腰酸好转，小便淋沥涩痛及尿频尿急症状消失，同时检查中段尿培养：大肠埃希菌≥10^5cfu/ml；尿常规：WBC（±），Pro（±）。根据培养药敏结果调整抗生素种类，中药方面，将原方疏风清热之品删去，考虑患者肾衰竭，加用活血化瘀之品。

处方：瞿麦20g，萹蓄20g，生薏苡仁30g，茯苓30g，车前草30g，蒲公英30g，紫花地丁30g，独活6g，桑寄生15g，川断15g，功劳叶（包煎）15g，制狗脊15g，白花蛇舌草20g，凤尾草20g，茅根20g，芦根20g，川芎10g，蔓荆子10g，制苍术10g，白术10g，乌药6g，茵陈15g，生蒲黄（包煎）15g，五灵脂（包煎）15g。

三诊（4月2日）：10天后患者病情稳定，无腰酸腰痛，无尿频尿急，期间检查尿常规阴性，复查血肌酐 145μmol/L，原方加减服用至 4 月 6 日，患者出院巩固，仍用益肾清利，活血解毒之剂。

处方：瞿麦 20g，萹蓄 20g，生薏苡仁 30g，茯苓 30g，车前草 30g，蒲公英 30g，紫花地丁 30g，独活 6g，桑寄生 15g，川断 15g，功劳叶（包煎）15g，制狗脊 15g，蛇舌草 20g，凤尾草 20g，茅根 20g，芦根 20g，菟丝子 15g，首乌 15g，太子参 15g，制苍术 10g，白术 10g，乌药 6g，茵陈 15g，生蒲黄（包煎）15g，五灵脂（包煎）15g。

按语：本病患者出现发热，尿路刺激症状，结合中段尿培养结果，西医诊断为急性肾盂肾炎。中医辨证为素病体虚，肾气亏虚，湿热之邪趁袭，下注膀胱所致膀胱湿热证。邹老认为，肾为至阴之脏，治疗肾盂肾炎，寒凉药物特别是苦寒之剂慎用，清利之剂亦不宜过用，以防损伤肾气，就是在急性发作期，出现湿热下注标象，亦不宜纯用苦寒清利之剂。故用药时，主以瞿麦、萹蓄、车前草、蒲公英、紫花地丁、蛇舌草等清利之品清热利湿解毒，同时加用川断、桑寄生、狗脊益肾，乌药、蔓荆子疏通肝气，芦根养阴，以防阴液耗伤。兼顾患者有肾功能损害，后期辅以茵陈、生蒲黄、五灵脂解毒利湿、活血。

2. 急性肾盂肾炎属肾阴不足，湿热留恋证（邹燕勤主诊）

赵某，男，48 岁。初诊日期：2011 年 4 月 29 日。

患者于 2010 年 9 月无明显诱因出现腰背酸痛，未有放射性疼痛，偶有尿血，至当地医院诊治。查血糖升高，尿常规示：隐血（++），蛋白（+），B 超未见结石，予以控制血糖治疗。2011 年 3 月再次出现尿血，有结石排出，至南医二附院诊治，查 B 超示双肾均有结石、海绵肾，予以激光碎石治疗，并行左侧肾脏切开取石术。患者尿血、排石好转，术后即出现体温升高，常波动于 37.5℃～39.0℃之间，予以抗感染、退热治疗，时有反复，时有结石排出，持续至今。今门诊查尿白细胞（++），白细胞计数 789/μl，为系统治疗入住我院。入院时患者腰酸间作，仍有结石排出，低热，口干乏力，无恶心呕吐，无腹痛腹泻，双下肢无水肿，大便日 1 行，小便量可，色淡，未有肉眼血尿，食纳可，夜寐尚安，舌红苔薄脉细。入院后检查血肌酐 150μmol/L，肾脏 B 超见 LK/RK：11.6cm × 6.3cm × 6.0cm/12.0cm × 7.0cm × 6.8cm，双肾形态略小，肾皮质回声几乎消失，双肾内均可见大量强回声光团，后伴声影，双肾集合系统分离，左肾分离 3.0cm，右肾分离 2.1cm，双侧输尿管均可见扩张，左侧宽约 2.1cm，右侧宽约 2.1cm，提示双肾积水，双肾海绵肾可能，右侧输尿管结石伴双侧输尿管扩张。辨证属肾阴不足，湿热留恋。治疗予以滋阴补肾、清热利湿之品。

处方：黄柏 15g，知母 15g，苍术 15g，生薏苡仁 15g，生地 15g，怀牛膝 20g，半枝莲 20g，白花蛇舌草 15g，萆薢 15g，红藤 30g，败酱草 30g，木馒头 15g，连翘 15g，浙贝母 15g，金钱草 30g，石韦 30g，海金沙（包煎）15g，冬葵子 15g，皂角刺 15g，青皮 10g，车前草 30g，六一散（包煎）10g。每日 1 剂，水煎服。

二诊（5 月 9 日）：服药 10 天，5 月 7 号尿培养结果回报革兰阳性球菌，计数 $\leq 10^4$ cfu/ml；复查尿常规示：LEU（++），BLD（++），Pro（+），RBC7/μl，WBC654/μl；

血肌酐135μmol/L。患者自觉腰酸乏力好转，无发热，无恶心呕吐，口干稍好转，患者尿白细胞仍较多，加大清热利湿作用，车前草改为60g，并加用活血保肾之品。

处方：黄柏15g，知母15g，苍术15g，生薏苡仁15g，生地15g，怀牛膝20g，半枝莲20g，白花蛇舌草15g，萆薢15g，红藤30g，败酱草30g，木馒头15g，连翘15g，浙贝母15g，金钱草30g，石韦30g，海金沙（包煎）15g，冬葵子15g，皂角刺15g，青皮10g，车前草60g，六一散（包煎）10g，赤芍15g，茵陈30g，生蒲黄30g，五灵脂（包煎）30g。

三诊（5月23日）：服药后患者病情稳定，无尿频尿急等尿路不适症状。反复检查尿常规：尿白细胞在300~500/μl；中段尿培养为无菌生长；检查血肌酐117μmol/L。患者5月24日出院后坚持门诊治疗，仍以滋阴补肾活血、清热利湿之品治之。

处方：黄柏15g，知母15g，苍术15g，生薏苡仁15g，生地15g，山茱萸10g，怀牛膝20g，半枝莲20g，白花蛇舌草15g，萆薢15g，红藤30g，败酱草30g，木馒头15g，连翘15g，浙贝母15g，金钱草30g，石韦30g，海金沙（包煎）1 5g，冬葵子15g，皂角刺15g，青皮10g，车前草60g，六一散（包煎）10g，赤芍15g，茵陈30g，生蒲黄（包煎）30g，五灵脂（包煎）30g。

按语：下焦湿热为急性肾盂肾炎的基本病机，但湿热之邪未得及时清利，迁延缠绵，肾阴愈加亏虚，往往正虚邪恋，虚中夹实。该患者出现低热不退、口干乏力、舌红苔薄脉细，均为肾阴亏虚之证。故本病治疗以清热利湿、滋补肾阴为主。

滋肾法含义广泛，专为肾阴不足、虚火亢动之证而设，代表方有知柏地黄汤、滋肾丸等。常用药有知母、黄柏、生地、山茱萸、枸杞子等，方中知母、黄柏等药具有清热泻火功效已为诸代临床医家谙识，现存中医学著作中也有明确记载，但对黄柏、知母的滋阴作用却很少有人重视。李东垣认为："真水不足，膀胱干涸，乃无阴则阳无以化，法当以黄柏、知母大苦大寒之药，以补肾与膀胱。"

【小结】

1. 急性肾盂肾炎为临床常见病，易反复发作，急性肾盂肾炎的主要病机是膀胱湿热，治疗以清利湿热为主，同时根据患者病情辅以滋阴、清利肝胆、补肾健脾等治疗。

2. 对于本病的治疗、常根据病情的虚实变化而有所偏重地选用补肾和清利的治法。中医药治疗泌尿系感染疾病的丰富经验，有效地弥补了单一西药治疗的不足，提高了临床治疗的效果。

（李卫婷，王钢）

第三节　慢性肾盂肾炎

慢性肾盂肾炎是指肾脏及肾盂受细菌感染所致的炎症损害和由此而产生的病症。临床表现复杂，症状多端。

由于本病的诊断是临床上的难题之一，确切的发病率不明，尸检时慢性肾盂肾炎的发生率为0.23%~9.5%，甚至高达33%，其所致的慢性肾衰占全部慢性肾衰病例数的2%。

中医原无慢性肾盂肾炎的病名，据本病遇劳即发的特点，将其归属为中医“劳淋”范畴。以小便频急涩痛、尿有余沥、时作时止、遇劳加重或诱发为主要临床表现。

就临床资料分析慢性肾盂肾炎有以下特点：

1. 发病因素　慢性肾盂肾炎由于急性肾盂肾炎得不到彻底治愈而反复发作，转为慢性，终致肾衰者日益增多。慢性肾盂肾炎 60% ~ 80% 由大肠杆菌引起，多有混合感染存在。

2. 常见的诱发与加重因素　①尿路阻塞；②医源性因素；③尿液反流。

明确慢性肾盂肾炎的致病菌，有针对性地选择抗生素，可以大大提高慢性肾盂肾炎治愈率，改善患者预后。但是，滥用抗生素可使致病菌分布发生改变和诱导耐药性发生，尤其近年来致病菌对抗生素耐药性增加，而且耐药菌株可能传播，中医中药在治疗久治不愈、反复发作、耐药明显、改善证候、减轻症状、提高生活质量等方面有着较好的疗效。

【病因病机】

“诸淋者，由肾虚而膀胱热故也”，故慢性肾盂肾炎的病机特点以“肾虚”为本、“膀胱热”为标，本虚标实、虚实夹杂，病邪常易起伏而致病情反复发作、缠绵难愈。淋之初多由湿热毒邪蕴结下焦，致膀胱气化不利；若治不得法，或病重药轻，显症虽除，余邪未尽，停蓄下焦，日久则暗耗气阴，转为劳淋；此时，脏腑阴阳气血功能失调和机体防御机能减弱，更易因感冒、过劳、情志不遂等因素而发作。

1. 肾虚湿热　《诸病源候论》云：“诸淋者，皆肾虚而膀胱热也。”这一病机特点尤适用于慢性肾盂肾炎患者。肾虚是劳淋发作的主要原因。同时，由于湿热屡犯，或湿热流连不解，耗伤肾阴，病初多为肾阴虚兼膀胱湿热，病久则肾气亦虚。故肾虚有偏肾阴虚与肾气虚之不同。湿热也有微甚之殊，病初则湿热盛，病久则湿热微。

2. 脾肾两虚，膀胱湿热　脾肾为后天之本，二者呈互生互养的关系。肾虚日久，脾气必虚，故多见脾肾两虚。肾失所用，脾不生精，形成虚劳的证候。脾肾两虚，脾虚不能健运，水湿不化，下注于膀胱，助膀胱之湿，日久而成湿热；肾与膀胱相表里，肾虚无以温煦，膀胱之湿热无以祛除，致湿热留恋，缠绵难愈。

3. 气滞血瘀，膀胱湿热　肝脉抵少腹络阴器，肝之疏泄有助于水道通调。劳淋每因情志变化而发作，又多见于女性，可见气滞在劳淋发生中的重要作用。气滞可致血瘀，湿热留恋亦致血瘀，病程后期多有血瘀证的临床表现。肝气郁结，气滞不行，三焦水道无以通利，湿邪无以祛，故每遇情志不畅而致湿郁加重；湿邪郁久不化，血液运行不畅而为瘀，瘀湿为患，故致病情缠绵难愈。

本病病位在肾与膀胱，病机乃肾之气阴不足，脾肾两亏，下焦湿热，久而肝气郁滞，湿热血瘀夹杂。

【诊断与鉴别诊断】

近年研究表明，慢性肾盂肾炎本身具有比较独特的病理改变，若尿路感染持续反复发作超过半年以上，同时伴有肾小管间质持续性功能和结构的改变，即可诊断为慢性肾盂肾炎。有人提出慢性肾盂肾炎早期诊断依据如下：

（1）尿路感染史在1年以上，抗生素治疗效果不佳。

（2）膀胱穿刺尿细菌培养灭菌前、后均阳性，且为同一菌株生长者。

（3）经治疗症状消失后仍有肾小管功能减退，排除其他原因所致者。

（4）肾脏指数≤45%（一侧或双侧），集合系统显著分离除外梗阻者。

以上4项全部阳性即可诊断为慢性肾盂肾炎。

也有专家认为，慢性肾盂肾炎的诊断有赖于尸解典型病理表现或X线静脉肾盂造影的特殊征象，即局灶的粗糙的皮质瘢痕，伴有附属的肾乳头收缩和肾盏的扩张和变钝。

2. 鉴别诊断

（1）肾小球肾炎：不典型肾盂肾炎病例常缺乏急性感染史，尿蛋白排出量较多，甚而出现水肿或肾病综合征表现，需与肾小球肾炎相鉴别。经仔细追问，有尿路刺激征及间歇出现脓尿或菌尿史，肾小管功能受损先于肾小球功能受损。同位素肾图与肾盂造影显示，两侧病变不一致或静脉肾盂造影可见肾盂肾盏变形，均有利于肾盂肾炎的诊断。

（2）肾结核：慢性膀胱炎症状长期存在且逐渐加重，一般培养无细菌生长，又找不到原发病时，应考虑肾结核。鉴别要点是肾结核多并发生殖器结核病（如附睾或睾丸结核）或有其他器官结核病史；血尿多与尿路刺激征同时出现，而膀胱炎时血尿为“终末血尿”，且抗菌药治疗有效。尿结核菌阳性及静脉肾盂造影更有助于诊断。

（3）尿频－排尿困难综合征：患者有尿频、尿急、尿痛症状，但尿常规检验多无明显变化，尿培养多阴性或菌落计数$<10^4$/ml，称之为尿频－排尿困难综合征，或称急性尿道综合征，或症状性无菌尿。安定治疗效果甚佳，尿道并无炎症现象，此为鉴别要点。

【辨证论治】

1. 下焦湿热证

证候：小便频数，点滴而下，尿色黄赤，灼热刺痛，急迫不爽，痛引脐中，腰痛拒按，苔黄腻，脉滑数。

基本治法：清热利湿，利水解毒通淋。

方药运用：八正散加减。常用药：瞿麦20g，萹蓄20g，通草15g，车前子（包煎）15g，滑石（包煎）15g，栀子10g，大黄7g，蒲公英30g，白花蛇舌草30g，甘草15g。方中瞿麦、萹蓄、通草、车前子、滑石诸药合用，清热利湿、利水通淋；伍以栀子清泄三焦湿热，大黄通腑泄热，使膀胱、小肠湿热从大小便分利而出；甘草调和诸药且止茎中之痛；蒲公英、白花蛇舌草清热解毒、利水通淋。诸药合用共奏清热利湿、利水解毒通淋之功。

加减：腹胀便秘甚者加用枳实，并加重大黄用量以通腑；腹满便溏者，去大黄以减泻下之力；小腹坠胀者，加川楝子、乌药以疏肝气；伴有肉眼血尿或镜下血尿者，加白茅根、小蓟、生地以凉血止血；伴有腰痛者，加熟地、枸杞子、薏苡仁、杜仲以补肾利湿。

2. 阴虚湿热证

证候：低热烦闷，肢体困重，口苦而腻，颧红，盗汗，头晕耳鸣，腰酸痛，低热，手足心热，咽干唇燥，小便黄赤混浊成涩痛，舌质红，无苔，脉细数。

基本治法：滋阴清热。

方药运用：知柏地黄汤加减。常用药：知母20g，黄柏15g，熟地20g，枸杞子20g，山药20g，丹皮15g，茯苓15g，泽泻15g，车前子(包煎)15g，石韦20g，白花蛇舌草30g，蒲公英30g。方中熟地、枸杞子滋阴益肾；知母、牡丹皮、茯苓、泽泻渗湿浊、清虚热；黄柏苦寒燥湿；车前子、石韦清热利水通淋；白花蛇舌草、蒲公英清热解毒、利水通淋。诸药相合，共奏滋阴益肾、清热解毒、利水通淋之效。

加减：尿频、尿急、尿痛重者，酌加瞿麦、萹蓄以利湿通淋；腰痛者加菟丝子、杜仲、牛膝以补肾强腰；小腹胀者，加茴香、乌药以理气消肿；发热恶寒者，宜先解表，根据辨证结果用麻黄汤或桂枝汤；伴有肉眼血尿或镜下血尿者，加白茅根、小蓟、仙鹤草以凉血止血；阴虚甚者，加女贞子、生地以养阴清热。

3. 脾肾两虚，余邪未清证

证候：面色不华，眩晕，易汗，短气，食少，倦怠，腹胀，便溏或见眼花，视蒙，耳聋，食不知味，少腹坠胀，小便点滴，舌淡嫩，苔白，脉虚缓。

基本治法：补脾益肾，清热解毒，利湿通淋。

方药运用：无比山药丸加减。常用药：熟地20g，山药20g，茯苓15g，泽泻15g，白术15g，巴戟天15g，菟丝子15g，杜仲15g，牛膝15g，肉苁蓉15g，蒲公英30g，车前子(包煎)15g，白花蛇舌草30g，知母15g，甘草15g。方中山药、茯苓、泽泻、白术健脾利湿；熟地、巴戟天、菟丝子、杜仲、牛膝、肉苁蓉补肾填精；知母、蒲公英、车前子、白花蛇舌草清热利湿通淋；甘草调和诸药兼有解毒止痛之功。诸药相合，共奏补脾益肾、清热解毒、利湿通淋之功。

加减：少腹坠胀，小便点滴而出，配合补中益气汤以益气升陷；面色潮红，五心烦热，舌质红，脉细数者，加黄柏、牡丹皮以养阴清热；面色㿠白，畏寒肢冷者，加仙茅、淫羊藿以温补肾阳。

【其他治疗】

1. 中成药

（1）三金片：主要成分为金樱根、菝葜、羊开口、金沙藤、积雪草。功能清热解毒、利湿。适用于下焦湿热所致的小便短赤、淋沥涩痛。每次5片，每日3次，口服，疗程为6周。

（2）妇科千金片：主要成分为千斤拔、单面针、金樱根、穿心莲、功劳木、党参、当归、鸡血藤。本品具有清热除湿、补益气血之功，适用于慢性肾盂肾炎膀胱湿热证。每次6片，每日3次，口服，30天为一疗程。

（3）大补阴丸：主要成分为黄柏、知母、熟地、龟板、猪脊髓。本品具有滋阴降火、滋补肝肾的功能，适用于慢性肾盂肾炎属肝肾阴虚，虚火上炎者。每服10g，每日3次。

（4）滋肾通关丸：主要成分为知母、黄柏、肉桂。本品具有清下焦蕴热、助膀胱气化之功效，适用于慢性肾盂肾炎属热蕴膀胱而证见尿闭不通，少腹胀满者。每服6g，每日3次。

（5）济生肾气丸：主要成分为熟地、泽泻、茯苓、山茱萸、丹皮、山药、熟附子、桂枝、川牛膝、车前子。本品具有温补肾阳、化气行水之功能，适用于慢性肾盂肾炎属肾阳不足而证见尿频余沥或小便不利，腰肿脚肿者。每服6~10g，每日3次。

（6）水陆二仙丹：主要成分为芡实、金樱子。本品具有补肾固涩之功能。适用于慢性肾盂肾炎属肾虚不固而证见小便频数，伴男子遗精白浊、女子带下或尿检有蛋白尿者。每服10g，每日3次。

2. 单方验方

（1）解毒通淋方：石韦30g，黄柏15g，知母12g，车前草30g，金银花30g，水煎服。本方清热利湿通淋，用于慢性肾盂肾炎急性发作。

（2）清肾汤：党参20g，白术10g，黄精30g，五味子25g，黄芩30g，柴胡30g，水煎服。本方可用于本病慢性迁延期。若正气虚损而湿热又重者，方中五味子、黄芩常用量至90g始见功效。

（3）三子四草汤：五味子12g，女贞子20g，车前子（包煎）12g，旱莲草30g，益母草30g，白花蛇舌草15g，鱼腥草15g，水煎服。此方滋补肝肾、清利湿热，用于慢性肾盂肾炎湿热型兼肾阴不足者。

（4）灵苑透格散：硝石（不夹泥土，雪白者，生研为末）30g，每次服6g。本方清热润燥、通淋止痛，用于五种淋病（劳淋、血淋、热淋、气淋、石淋）及小便不通甚者。劳淋用冬葵子煎汤送下；血淋、热淋用温水调下；小便不通用小麦汤送下。

3. 食疗

（1）滑石粥：滑石30g，瞿麦10g，粳米30~60g。先将滑石用布包，再与瞿麦同入水煎煮，取汁去渣，加入粳米煮成稀粥，空腹食用。

（2）葵根饮：冬葵根30g，车前子（包煎）15g，煎汤取汁，代茶饮。

4. 针灸治疗

（1）主穴：肾俞、膀胱俞、中极、三阴交。配穴：关元、三焦俞，阳虚加灸；小便不利配阴陵泉；尿频配照海。方法：每次选3~5穴，采用补法，留针15~30分钟，中间运针2~3次，间日1次，10次为一疗程，治疗2~3个疗程。

（2）取肾俞、膀胱俞、脾俞、足三里，毫针刺，用补法，留针20分钟，可加灸，每日1次，10次为一疗程。适用脾肾两虚证。如偏于脾虚者加灸中脘，刺公孙、隐白；偏肾虚者，加灸命门、关元，刺三阴交、章门。

【转归及预后】

慢性肾盂肾炎，尤其是梗阻性慢性肾盂肾炎，有相当一部分发展为慢性肾衰竭。慢性肾衰竭患者有20%~30%为慢性肾盂肾炎所致。

【预防与调护】

1. 预防　根除慢性肾盂肾炎的诱因，如矫正尿路畸形及反流，治疗尿路结石等。感染反复发作频繁者，可长期用抗生素预防。

2. 调护

（1）生活护理：慢性肾盂肾炎多因劳累、情志及遇寒加重，应注意休息，适当活动以增强机体抗病能力；保持良好心态、注意天气变化则可减少再次感染或复发的机会，有利于本病的进一步治疗。

（2）饮食忌宜：一般认为，饮食应以清淡为主，不宜过食油腻之物，应多饮水，以利于多尿，冲洗尿道，防止细菌在尿道中生长。

【临证经验】

1. 防止慢性肾盂肾炎的复发　慢性肾盂肾炎的复发，西医认为，可能与抗生素的选择不当、疗程不足、L－型细菌感染，或耐药菌株的出现等方面有关。中医认为，主要与余邪未尽、正气虚弱、生活调理不当，或存在其他易感因素等有关。因此，有效地防止慢性肾盂肾炎的复发，是辨治难点之一。

（1）除邪务尽：慢性肾盂肾炎在临床中存在较易出现复发且较难控制的情况，主要由于有些患者对此病认识不足，在治疗过程中症状稍缓解即停止用药，或因无明显的全身感染及尿路刺激症状而忽视治疗，致使治疗用药不能保证足够的剂量和疗程，毒邪未能尽去，细菌在适宜环境下复发或再感染。所以，治疗应注意除邪务尽，药物的剂量要足，疗程要够。对于某些顽固病例，需审证求因，结合患者的年龄、性别、体质、是否患有其他疾病等方面的因素，对具体病例作具体分析，以提高疗效。如对女性患者必须询问经带，对于合并月经不调、带下异常者，在辨证的基础上兼以调经止带；对老年患者，要注意老年肾亏、天癸绝，治需补肾填精；对于男性患者，若兼有会阴胀满、溲后余沥不尽、舌淡暗红，多为血瘀毒滞之象，治疗上应以清解瘀毒与清利小便兼施，以利祛邪。当临床症状消除时，应该结合现代理化检验手段，以细菌的阴转作为疗效的标准（连续两次中段尿细菌培养阴性），否则，应守方服用一段时间，以防止余邪未清、死灰复燃。病情严重时，可根据药敏试验选用敏感的抗生素治疗，并在两次中段尿培养阴性的情况下方可停药。

（2）重视生活调理：慢性肾盂肾炎的复发多与过度劳累、感寒、过度憋尿、情志失调等有关。因此，在对患者进行药物治疗的同时，一定要告诫患者避免过度劳累，注意居处环境要寒温适宜，要养成良好的生活习惯，如多饮水、勤排尿，尤其性生活后要排尿等，并要适当加强体育锻炼，调畅情志，以稳定机体内环境，增强机体抵抗力，使“正气存内，邪不可干”，减少尿路感染复发的机会。

（3）寻找易感因素：对慢性肾盂肾炎反复发作者，应做尿路的X线检查，必要时做泌尿外科有关检查，以确定尿路有无畸形、梗阻、反流等可引起尿路不畅的易感因素。此外，还应了解肾的形态及功能情况，尽可能纠正引起尿路感染的解剖或功能上的异常。

2. 复杂性尿路感染的中医药应用原则　复杂性尿路感染是指尿路有器质或功能上异

常的尿路感染，如尿路结石、前列腺增生、留置导尿管、囊性肾病、膀胱输尿管反流、神经源性膀胱等引起的尿路感染，均为复杂性尿路感染。复杂性尿路感染多数为肾盂肾炎，可引起肾组织损害，虽然近年来有大量抗生素新品种问世，但因易感因素复杂、病原体耐药、化学药品的毒副作用等诸多治疗矛盾，往往达不到理想的疗效，甚至被迫停止使用抗生素。从近年来文献资料报道看，采用中医中药治疗，或中西医结合治疗，尤其是在尽可能解除易感因素后，疗效可有明显的改观，一般采用的原则有以下几方面。

（1）尿路结石和前列腺增生是复杂性尿感最常见的易感因素。对于尿路结石合并的尿路感染，治疗原则为清热利湿、通淋排石，尤应重视的是凡结石停留必使气血阻遏，而结石之排出又必依赖气血之宣通以推动之，故常治以行气活血软坚化积之品，一方面使气血畅通，另一方面使结石溶化，可收到较好效果。前列腺增生并发尿路感染，是临床常见的男性老年病之一，本病之所以为老年常见病，是与老年人肾气虚弱、邪气易于阻滞的生理病理特点密切相关的，肾主水而司二阴，肾虚则膀胱气化失司，日久湿热瘀血阻滞，故小便淋沥不适，或伴尿频尿痛。治疗首先益肾，增强膀胱气化功能，辅以活血利湿清热，常用滋肾通关丸与六味地黄丸合用加桃仁、赤芍、瞿麦、萹蓄、白花蛇舌草等，可明显提高疗效。如结石过大或前列腺增生严重，造成肾积水，或存在尿路狭窄、畸形等情况，中药治疗难以奏效时，在掌握好手术适应证的情况下，可考虑手术治疗。

（2）对于一些病情复杂、严重的疾病，如慢性肾衰竭、糖尿病、高尿酸血症等合并尿路感染者，因其原发疾病的存在直接影响尿路感染的疗效，治疗时有必要采用中西药并用的治疗方法，如糖尿病患者降糖药的应用、西药的抗感染治疗、调理饮食等。中药的应用尤其应注意标本兼顾、扶正祛邪等以提高疗效。

（3）对于留置导尿管引起的尿路感染，应严格掌握使用导尿管的适应证，插导尿管要严格注意无菌操作，要由训练有素的护士照料留置的导尿管，必须使用无菌的密闭引流系统。如患者有尿路感染症状，应即予中医辨证治疗，可在内服中药的同时，予以膀胱冲洗，以提高疗效。及时更换导尿管，必要时考虑改变引流方式；如患者没有尿感症状，而仅有无症状细菌尿，也应给予中医辨证治疗，并争取尽快拔除导尿管。

（4）对多种抗菌药物使用后均有不良反应或过去使用有不良反应及使用西药无效或失效者，应以中药治疗为主；因长期使用广谱抗菌药物或免疫抑制剂后，产生耐药菌株和二重感染者，应停止使用广谱抗生素，免疫抑制剂可根据病情减量，同时应用中医药治疗。

3. 慢性肾盂肾炎的分期辨治　慢性肾盂肾炎属中医学“劳淋”范畴，因其病程较长，且有反复发作的特点，中医治疗根据证候虚实不同可分为急发期、转化期及恢复期辨证治疗。

（1）*急发期治疗以祛邪为先*：膀胱湿热在此期表现特点最为突出，治疗应以清热利湿为先。膀胱湿热可因少阳外感、肝郁气滞、肝胆湿热、阳明腑实等原因出现或加重，治疗中应注意针对诱因进行治疗。

(2) 转化期治疗以扶正祛邪为主：淋之初多为湿热毒邪蕴结下焦，致膀胱气化不利，若治不得法，或病重药轻，显症虽除，余邪未尽，停蓄下焦，日久正气耗伤。此时，脏腑阴阳气血功能失调和机体防御机能减弱，更易因遇劳、外感、情志不遂等因素而发作。此期正胜则邪退，邪退则正安；邪胜则病复加，正不胜邪，则疾病反复。虚实夹杂为转化期的病机特点。临床正气耗伤有气阴两虚、肾阴虚、肾阳虚、肾阴阳两虚及气滞血瘀等不同情况，均以其性质、程度决定攻补方法，总的治疗原则为扶正祛邪。

(3) 恢复期治疗以固本为主：此期为邪去正复之调理阶段，患者出现一派虚象，故治宜扶正固本，增强机体抗御病邪能力。临床常见病机为肾阳不足，膀胱气化失司及脾虚气陷，膀胱失约，治疗应注意健脾益气、补阳固肾。

【验案举例】

1. 慢性肾盂肾炎急性发作属下焦湿热证（邹云翔主诊）

藏某，女，29岁。初诊日期：1972年3月18日。

患者于4年前曾尿频急痛、腰痛，某医院疑为“肾盂肾炎”，使用呋喃妥因和青霉素、链霉素治疗，症状消失。1972年3月上旬又出现与上次相似的症状，同时见发热、尿赤如浓茶等症，在某医院用呋喃妥因及中药等不效。尿检有大量白细胞，尿培养为大肠杆菌≥10^5cfu/ml，乃于1972年3月18日由急诊室收住入院治疗。高热39.7℃，恶寒，腰痛如折，尿频尿急尿痛，尿色如浓茶，头昏，面部微浮，恶心欲吐，不能饮食已3天，脉细数，苔薄白腻。产后（产后4个月）体虚，湿热下注。拟方从独活寄生汤意治之。

处方：炒独活4.5g，桑寄生15g，十大功劳叶15个，川断肉12g，穞豆衣15g，佛手片9g，法半夏9g，茅根60g，芦根60g，云茯苓12g，车前子（包煎）12g，滋肾丸（包煎）12g。每日1剂，水煎服。

二诊（3月25日）：药后，翌日上午11时体温降至37℃，但下午又升至39.7℃，恶寒已解，尿频尿痛稍有改善，恶心已止。至第3日，体温退至37℃以下，腰痛、尿痛已解，尿频急仍未尽除，微微有汗，纳谷不多，脉细，苔薄。此为气血不足之体，肾虚湿蕴下元。再拟原法出入。

处方：炒独活1.5g，桑寄生9g，潞党参15g，十大功劳叶12g，川断肉9g，西当归9g，佛手片9g，云茯苓12g，小红枣（切开）5个，滋肾丸（包煎）9g，茅根60g，芦根60g。

以此方出入调理，病情日渐改善，症状除觉腰酸、小便偏黄外，余无不适感。4月7日尿培养阴性，尿检见白细胞少许。住院32天，于4月18日出院。

按语：邹老认为，肾为至阴之脏。治疗慢性肾盂肾炎，寒凉药物特别是苦寒之剂宜慎用，清利之剂亦不宜过用，以防损伤肾气。就是在急性发作期，出现湿热下注标象，亦不宜纯用苦寒清利之剂。本例西医确诊为慢性肾盂肾炎急性发作期。邹老认证为产后体虚，肾气不足，而湿热之邪乘袭所致，治以独活寄生汤意，而不泥其方，用独活、桑寄生、川断肉强肾和络；知母、黄柏、十大功劳叶、穞豆衣、车前子、芦根、茅根清利湿热；肉桂反佐知母、黄柏，以助膀胱之气化；佛手、法半夏、云茯苓和中运脾，标本兼顾，虚实并调，疗效满意。

2. 慢性肾盂肾炎属肺肾阴虚证（邹云翔主诊）

理某，女，47岁。初诊日期：1976年5月19日。

患者童年曾患肺疾，大肠燥结，至成年而苦习惯性便秘。嗣闻咸味能软坚，即倍食咸味之食，大便坚结难解如故。婚后大产7胎，小产4次。近4年来因工作繁忙，又不时腰痛，以右侧为甚，小便频急，且有热痛感，结合化验检查，确诊为肾盂肾炎。经抗生素治疗，暂得控制。缘未能根治，稍一劳累，即行发作，伴头痛一症又有年余。现在症见小便淋沥难净，口干作苦，咽喉起燥，头时胀疼，血压偏高，大便秘结，数日一行，苔少舌质偏绛，脉象细弦。尿检：白细胞（++），红细胞少许，蛋白（+++），尿培养有大肠杆菌生长，肺肾阴虚，既失通调化气之职，又无润肠濡肝之能。治当养肺阴，益肾气，润肠濡肝和络。

处方：百合30g，北沙参15g，麦门冬9g，川贝母(杵)4.5g，天花粉9g，海蛤粉9g，黑玄参12g，黑芝麻15g，云茯苓9g，白蒺藜9g，明天麻4.5g，炒独活1.2g，桑寄生9g，炒川断9g，鲜芦根(去节)60g，滋肾丸(吞服)1.2g。

二诊（5月24日）：上方服5剂，诸症消失。继连服40剂，血压正常；尿常规检查正常；尿培养多次阴性。

按语：《诸病源候论》虽指出"诸淋者，肾虚而膀胱热也"，但能导致肾虚而膀胱结热，气化不得宣行之因是很多的。临床所及，有因肺经蕴热，高源化绝，而致金不生水者；有因房事或产育过多，用力过度，或汗后入水，而耗散真元之气，乃致肾水内亏者；有因先天禀赋不足者。本例患者，自幼即有肺疾，而成年后又苦便秘，致肺体不足，高源化绝，金不生水。婚后又生育过多，操劳失度，以致肺肾俱亏。如此，既不能通调水道，又不能蛰藏化气，既失润肠之津，又乏濡肝之液，故有上述诸症。邹老治从固本入手，用赵蕺庵百合固金汤意合滋肾通关丸，酌加独活、桑寄生之类，滋水之源，清水之流，壮水之主，以镇阳光。

3. 慢性肾盂肾炎属脾肾两虚证（邹云翔主诊）

闻某，女，41岁。初诊日期：1974年9月22日。

患者于4年前患痢疾，并发肾盂肾炎，经用西药抗生素治疗，暂时控制，但未能根治，经常反复发作。尚有支气管扩张、慢性支气管炎及神经衰弱病史。来诊时，腰痛及腹，尿频日解20余次，大便不实，纳少，腹胀，舌苔黄厚，不时低热（体温常在37.5℃）。尿检：白细胞（+）~（++），红细胞（±）~（+），蛋白（±）~（+），尿培养有大肠杆菌生长。最近曾使用土霉素、新霉素、金霉素、合霉素、多黏菌素等西药治疗，初用之时，尚觉有效，续用则不敏感。证系脾肾两虚，脾虚则运化失职，肾虚则摄纳无权。苔色黄厚者，乃兼有湿热蕴伏不化，又土虚将及肺金。故当治以脾肾两补、宣湿和络，佐以清养肺金，复方治之。

处方：土炒党参12g，土炒山药15g，土炒于术9g，炒扁豆12g，云茯苓9g，制苍术

2.4g，焦白芍9g，炒陈皮4.5g，法半夏3g，炮干姜3g，干荷叶12g，补骨脂4.5g，炒独活3g，桑寄生9g，炙黄芪9g，北沙参(米炒)9g，炒青蒿9g，煅鳖甲3g，川贝母(杵)3g，香连丸(吞服)1.8g，滋肾丸(吞服)2.4g。

二诊（11月10日）：患者连服上方近50剂，诸症消失，尿常规检查正常，尿培养阴性，随访10月余，未见复发。

按语：本例患者因病痢疾，并发淋疾，虽经西药抗生素治疗后获效，但因未能治本，且又纯属苦寒败胃之施，故不免酿成时而复发之苦，出现腰痛牵及腹部、小便频数、纳少运迟、面黄肢肿、大便鹜溏、舌苔淡白、脉象濡细等脾肾阳虚，气陷不固的证候。故邹老用缪仲淳资生健脾汤合东垣滋肾通关丸之意治之。患者既往有支气管扩张症、慢性支气管炎等疾患，故佐清养肺金之品。

【小结】

慢性肾盂肾炎临床表现复杂，症状多端。属中医“劳淋”范畴，以小便频急涩痛，尿有余沥，时作时止，遇劳加重或诱发为主要临床表现。邹老认为，其病因病机可分为肾虚湿热、脾肾两虚、气滞血瘀、膀胱湿热。辨证分为下焦湿热证，阴虚湿热证，脾肾两虚、余邪未清证。治疗过程中应注意防止慢性肾盂肾炎的复发，除邪务尽，重视生活调理，寻找易感因素；急性发作期治疗以祛邪为先，转化期治疗以扶正祛邪为主，恢复期以固本为主。对于尿路结石、前列腺增生、留置尿管及一些复杂情况导致的本病尤应注意。

（于洁，王钢）

第四节　尿道综合征

尿道综合征，又称无菌性尿频－排尿不适综合征，是指无明显膀胱、尿道器质性病变，仅有尿频、尿急及（或）尿痛的症状，而3次中段尿细菌定量培养阴性，并排除结核、真菌、厌氧菌尿路感染者。本病发病率很高，1990年，英联邦报道每年有250万妇女受此病影响，而我国尚无详细流行病学调查结果。而在尿频、排尿不适的患者中，约30%的患者不是真正的尿路感染。

中医原无尿道综合征的病名，根据本病证候特点，辨证当属中医“淋证”（主要是热淋、气淋、劳淋）范畴，以小便频、急、涩、痛为主要临床表现。

据临床资料分析，尿道综合征有以下特点：

1. 尿道综合征病因尚不明确，仍处于学说阶段　①尿道梗阻：如膀胱颈梗阻尿道远端周围组织纤维化或括约肌痉挛导致远端尿道缩窄，本病在尿道扩张后有明显改善；②心理原因：心理因素如紧张焦虑多疑及内向等心理状态是尿道综合征的易感因素，当注意力分散时，尿频的症状可明显减轻；③神经功能异常：损伤、感染、X线照射等引起尿道内纤维组织增生，使神经发生异常反射；④免疫：1989年，Witherow报告本病患者膀胱黏膜下血管增生，免疫荧光检查示血管内有抗原抗体复合物沉积，考虑本病可能与某些免疫反应有关；⑤其他：有研究者认为可能与化学激惹或过敏有关，如外用避孕药、洗浴液、阴道冲灌液、除臭喷雾剂等。另外，雌激素水平下降、镁离子缺乏、医源性因素等亦可能是发病原因。

2. 常见诱发及加重因素 ①感染：如尿道旁腺感染、膀胱三角区发炎、阴道炎、结肠炎等；②心理压力增加，如焦虑性精神病、癔症等；③过度劳累，长期熬夜；④免疫力下降；⑤其他损伤或疾病诱发：无润滑剂的性交创伤、阴道异常分泌、尿道器械检查、尿道口狭窄、尿道息肉或囊肿、尿有沉积物或异物；⑥化学物质的使用：应用阴道除臭剂或避孕润滑药、药物过敏、对尼龙内裤或阴茎套或子宫帽过敏；⑦其他因素：饮茶或咖啡过多、过度肥皂水洗或泡沫肥皂浴、个人卫生欠佳、长时间过度忍尿、手淫、穿瘦腿裤、骑车、高温、寒冷、紫外线、放射线等均可诱发加重。

现代医学治疗无特效药物，治疗的重点在于找出致病原因和诱发因素。对于感染性尿道综合征患者可针对性地使用抗生素进行治疗，如口服四环素，或口服多西环素，或米诺环素（minocycline，二甲胺四环素）。夫妇同时治疗2周会明显改善，而对于非微生物引起的尿道综合征，解除其顾虑、抗焦虑、调节自主神经功能、长期服用安定片有一定疗效，奥昔布宁（oxybutynine，又称尿多灵或 ditropan）有抗膀胱平滑肌痉挛作用，对本病有一定疗效。行为治疗中膀胱训练较为常用，主要内容是让患者充分认识病情，主动参与治疗，控制排尿，逐渐延长排尿间隔时间，坚持治疗，重建正常排尿功能。中医药在提高体质、改善症状、防止复发方面有较好效果。

【病因病机】

1. 病因 尿道综合征，导致其发病的原因很多，外感湿热、饮食不当、年老体弱、劳倦过度、情志失调等是其诱发及加重的因素。

（1）外感湿热：湿热之邪由外而受，犯于膀胱。

（2）饮食不当：过食辛辣刺激、肥甘厚腻之品，或过度饮酒，脾胃受损，运化失职，湿浊内生，郁而化热，下注膀胱发为本病。

（3）年老体虚：年老久病，气阴两亏，脾气虚则湿浊内生，阴虚则虚火旺，湿热相交，下注于膀胱而为病。

（4）劳倦过度：劳累过度，致脾肾亏虚，脾虚而失健运，肾虚不能正常气化，则水液运化失常，内蕴而生火生湿，酿生湿热，而发为本病。

（5）情志失调：恼怒郁愤，肝失疏泄，气滞不宣，气郁化火，气火循肝瘀滞下焦，影响膀胱气化，气不化精而与热相合，湿热留滞而为病。

2. 病机 因其发病原因不同，病机也不同，但其根本不外乎脾肾亏虚、膀胱湿热两端。

（1）脾肾亏虚：脾肾亏虚与膀胱湿热是本病的发病基础。湿热之邪多受自于外，亦可由内而生。感于外者，或因外阴不洁，秽浊之邪上犯膀胱；或由其他脏腑传入膀胱。后者如小肠邪热，或心经火热炽盛，传于其腑，移入膀胱。生于内者，多因过食肥甘酒热之品，脾胃运化失常，积湿生热，湿热流入膀胱。由于膀胱为州都之官，津液储藏之所，气化水始能出，湿热邪气蕴结膀胱，气化失司，水道不利，遂发为淋证。肾与膀胱相表里，其间经脉连属，水道相通，关系至为密切。若因先天禀赋不足，肾气虚弱；或因房劳、多产，损伤肾气；或因年迈、妊娠、产后，肾气亏乏，皆可使外邪易于侵袭膀胱，罹患淋证。淋证一旦发生，膀胱湿热邪气上犯于肾，或久病不已，又可使肾气受损，二者相互影响，以致病情缠绵难愈。由此不难看出，肾虚与膀胱湿热在淋证发病中都占有重要的地位。

(2) 肝郁气滞：肝主疏泄，其经脉循小腹，络阴器，绕延孔。女性发病，多为情志抑郁，或暴怒伤肝，皆能使肝失调达，疏泄不利，肝郁气滞，郁久化火，气火郁于下焦，或兼湿热侵袭膀胱，壅遏不能宣通，脉络瘀阻，以致膀胱气化不利，而成为淋。

(3) 气阴两虚：淋证日久不愈，多为治不得法，或病重药轻，显症虽除，余邪未尽，停蓄下焦，暗耗气阴。《素问·评热病论》谓："邪客久留，必致其虚。"或经误治，过用苦寒清利伤正；加之劳累过度，房事不节，均致脾肾同病，气阴两虚，《灵枢·口问》谓："中气不足，溲便为之变。"

【诊断与鉴别诊断】

1. 诊断　尿道综合征主要表现为尿频、尿急、尿痛、排尿困难等，其次为耻骨上疼痛、紧迫性尿失禁、压力性尿失禁、里急后重、排尿后疼痛、性交困难等。尿道综合征尿频较排尿不适的表现更为突出。本病下尿路刺激症状表现明显，应排除尿路感染，应多次行尿培养检查，应注意标本要在用药前采集，阳性结果为尿路感染，阴性报告中，还应排除结核、真菌、L－型细菌、寄生虫和支原体等感染；此外，还需膀胱镜、B超等检查排除膀胱、尿道器质性病变。多有长期使用抗生素而无效的病史。其诊断标准具备下列3条：①有明显的排尿困难、尿频，但无发热、白细胞增高等全身症状；②多次尿细菌培养，菌落数 $<10^5$ cfu/ml；③尿中红、白细胞 <10/HP。

2. 鉴别诊断　本病主要与尿路感染性疾病相鉴别。

(1) 尿路感染：患者表现为尿频、尿急、尿痛、排尿困难等，可伴有腹痛及腰痛等；中段尿培养可培养出病原微生物；可分为真菌、细菌、病毒感染等。多发生于留置导尿管、糖尿病、应用免疫抑制剂的患者。针对培养出的病原微生物使用抗生素后，效果明显，可明显缓解症状。

(2) 肾结核：慢性膀胱炎症状长期存在且逐渐加重，一般培养无细菌生长，又找不到原发病时，应考虑肾结核。鉴别要点是肾结核多并发生殖器结核病（如附睾或睾丸结核）或有其他器官结核病史；血尿多与尿路刺激征同时出现，而膀胱炎时血尿为"终末血尿"，且抗菌药治疗有效。尿结核菌阳性及静脉肾盂造影更有助于诊断。

(3) 神经源性膀胱：多继发于糖尿病、脊髓灰/白质炎、脑炎、脑卒中、脑脊膜膨出、脊柱裂脊膜膨出以及神经中枢或周围神经损伤等伴膀胱过度活动时，其症状与尿道综合征有相似之处。表现为尿频、尿急、排尿困难、紧迫性尿失禁等排尿功能障碍症状。但尿动力学检查示尿道压力正常，膀胱逼尿肌压力增高，反射亢进。有时可出现尿潴留、肾积水、肾功能减退等。

（4）尿路真菌感染：可表现出尿路刺激症状，尿液一般细菌培养无致病菌生长。但其与女性尿道综合征的不同之处在于：多发于糖尿病肿瘤免疫力低下及长期应用抗生素、激素免疫抑制药及留置导尿管者上行性感染所致。其特征性表现为尿中排出“真菌球”，显微镜下可见真菌孢子和菌丝。

【辨证论治】

1. 膀胱湿热证

证候：小便频数，排尿急迫，灼热刺痛，腰痛，腹痛，尿色黄赤，苔黄腻，脉滑数。

基本治法：清热利湿。

方药运用：八正散加减。常用药：萹蓄15g，瞿麦15g，通草6g，车前子（包煎）15g，滑石（包煎）15g，栀子10g，大黄6g，蒲公英30g，白花蛇舌草30g，甘草15g。方中瞿麦、萹蓄、通草、车前子、滑石诸药合用，清热利湿，利水通淋；伍以栀子清泄三焦湿热，大黄通腑泄热，使膀胱、小肠湿热从大小便分利而出；甘草调和诸药且止茎中之痛；蒲公英、白花蛇舌草清热解毒，利水通淋。诸药合用，共奏清热利湿、利水解毒通淋之功。

加减：腹胀便秘甚者加用枳实，并加重大黄用量以通腑；腹满便溏者，去大黄以减泻下之力；小腹坠胀者，加川楝子、乌药以疏肝理气；湿热伤阴者，去大黄，加生地、知母、白茅根以养阴清热。

2. 肝郁气滞证

证候：尿频尿急，尿痛，情志抑郁，胸胁或少腹胀满窜痛，善太息，或见咽部异物感。舌苔薄白，脉弦。病情轻重与情绪变化的关系密切。

基本治法：疏肝理气，清热利湿。

方药运用：逍遥散合猪苓汤加减。常用药：柴胡15g，白芍15g，当归15g，茯苓20g，白术15g，猪苓20g，泽泻15g，滑石（包煎）15g，阿胶（烊冲）15g，甘草15g。方中柴胡疏肝解郁；白芍柔肝缓急与当归养血和血，补养肝体而助肝用，与柴胡相合，疏肝利气，畅达三焦；白术、茯苓健补脾气，防肝病传脾，且助脾运水湿；猪苓、茯苓、泽泻利小便；滑石清热通淋、通利小便，使湿热之邪从小便而出；阿胶滋阴润燥，防利水伤阴；甘草调和诸药。诸药合用，共奏疏肝理气、清热利湿之功。

加减：肝郁气滞偏重，两胁胀满者，加青皮、香附以疏肝理气；疼痛偏重者加郁金、延胡索以理气止痛；纳差者加神曲、山楂、麦芽以消食开胃；湿热偏重，加萹蓄、瞿麦、石韦以清热利湿。

3. 气阴两虚证

证候：尿频，尿痛，尿急，腰酸痛明显，小便短少，神疲乏力，气短懒言，咽干口燥，烦渴欲饮，午后颧红，大便干结，舌体瘦薄，苔少而干，脉虚数。

基本治法：益气养阴，清利湿热。

方药运用：清心莲子饮加减。常用药：黄芪30g，党参20g，石莲子15g，地骨皮15g，柴胡15g，茯苓15g，麦冬15g，车前子(包煎)20g，黄芩10g，石韦20g，蒲公英30g，白花蛇舌草30g，甘草15g。方中黄芪、党参益气，麦冬滋阴；石莲子、地骨皮、黄芩、柴胡清虚热；茯苓、车前子、石韦分利湿热；蒲公英、白花蛇舌草清热解毒、利水通淋；甘草调和诸药。诸药相合，共奏益气养阴、清利湿热之功。

加减：气虚偏重，加大黄芪用量，党参改人参以补气；阴虚偏重，加知母、天冬以养阴；湿热偏重，加白茅根、萹蓄、瞿麦以清热利湿。

【其他治疗】

1. 中成药

（1）妇科千金片：主要成分为千斤拔、单面针、金樱根、穿心莲、功劳木、党参、当归、鸡血藤。本品清热除湿、补益气血，适用于本病膀胱湿热型。每次6片，每日3次，口服。

（2）逍遥丸：主要成分为当归、白芍、柴胡、茯苓、白术、炮姜、炙甘草。本品具有疏肝健脾之作用，适用于本病肝郁气滞证。每服9g，每日2次。

（3）滋肾通关丸：主要成分为知母、黄柏、肉桂。本品具有清下焦蕴热、助膀胱气化之功效，适用于本病膀胱湿热型。每服6g，每日3次。

2. 单方验方 地肤子或者其茎叶250g，加水4000ml，煮至2500ml，分3次服用。治疗淋证、小便不利等病症。

3. 针灸治疗

（1）电针

主穴：次髎、会阳，均为双侧取穴。

操作：次髎：100mm的28号毫针向下斜刺入第2骶后孔中75～85mm；会阳：75mm的30号毫针直刺60mm，然后分别交叉连接电针电极于双侧穴位上，选疏密波，频率20Hz，缓慢调大电流至患者觉微痛止，留针20分钟。

疗程：电针治疗每日1次，连续5次为1个疗程，以后改为3次/周，以症状缓解为度，但最多治疗1个月。

（2）耳针

选穴：膀胱、尿道、肾、神门、枕、脑点。有外阴过敏者加过敏区；失眠、多梦者加皮质下、心、口、神衰点；心烦、易怒者可加心、肝、胆、内分泌；尿道功能障碍者加膈、三焦；面色萎黄、纳呆者加脾、胃；气阴两虚者加脾、肾、肝、肾上腺。

操作：将两侧耳郭用碘伏局部消毒后，用探针探出每个穴位的敏感点，然后取医用胶布剪裁成0.6cm×0.6cm，嵌入一粒王不留行于胶布中央，贴在选定的穴位敏感点上，并嘱患者每日按压5～6次，每次按压2～3分钟，以耳郭发热或敏感点出现轻微疼痛为度。

疗程：每隔3日贴1次，5次为一疗程，持续3个疗程。

4. 食疗 黄芪鲤鱼饮：生黄芪60g，鲜鲤鱼1尾（重250～500g），先煎黄芪取汁、去渣，入鱼同煮汤，饮汁，食肉。

【转归及预后】

因本病反复发作，病因复杂，不易速愈。但本病无细菌生长，病位在尿道，大部分患者有明显的心理因素，无病理性改变，故本病预后良好。

【预防与调护】

1. 预防 注意个人卫生，保持外阴部清洁；避免应用阴道冲洗液、除臭喷雾剂、尼龙内裤等。通过增强体质、防止情志内伤、不要忍尿、勿过食肥甘、勿纵欲过度、防外阴不洁等来消除外侵与内生之湿热毒邪。

2. 调护 宜多饮水，饮食宜清淡，忌肥腻、辛辣之品。消除紧张因素，培养乐观向上的生活态度，树立信心，进行正确的膀胱训练，注意适当休息。

【临证经验】

尿道综合征发病原因尚不明确，但邹氏三代专家认为中医进行辨证论治，病因病机则不外膀胱湿热、肝气郁滞、气阴两虚、肾气不足等证，或数证相兼而致病。辨治本病应辨清虚实，从而分清主次，辨证用药。正气内虚为发病之本，湿热外感为发病之标。不可无视疏肝理气、通淋利尿之治法；而湿性黏滞，又存在正气内虚，无力抗邪之实，病情缠绵，则应长疗程扶正与祛邪共用，正虚甚则偏重补虚，邪盛则偏于祛邪，抽丝剥茧，方能痊愈。

1. 诊断准确，排除相关疾病 尿道综合征以尿频、排尿不适为主要表现，常被误诊为尿路感染而较长期使用抗生素。因此，对主诉有尿频、排尿不适者，临床无细菌、微生物尿路感染的证据，多次尿培养定量均阴性、尿常规检查正常，应予膀胱镜、B 超等检查排除膀胱、尿道器质性病变，并积极排除尿路结核、真菌、厌氧菌、淋球菌、支原体、衣原体等非典型性病原菌感染，以明确诊断。

2. 去除诱因，治疗得当 应积极寻找排查本病诱因，针对诱因进行治疗；本病患者在确诊以前常有长期使用抗生素史但效果不明显，若已诊断本病，则无需使用抗生素，应针对病因治疗，缓解症状。本病属中医“淋证”范畴，论治时当辨清湿热下注、肝郁气滞、气阴两虚等不同证型，正确辨证，合理遣方用药。

3. 防治复发 尿道综合征虽然仅有尿路刺激症状，无细菌感染，但容易复发。防治成为本病治疗之重点。本病为本虚标实之证，其膀胱湿热症状明显，论治时多以祛邪为主，忽略对本虚的治疗。病之初以邪实为主，久病则耗伤正气，正虚而邪易感，反复感染则正气愈虚，而使证情复杂，迁延不愈。病之初起以祛邪为主，病之始愈则当兼顾扶正，扶正以祛邪。长期扶正以补虚之不足，“正气存内，邪不可干”，则病难复得，终至痊愈。

4. 重视其他因素的调节 尿道综合征的发病与精神情志因素有密切关系，部分患者在患病之前就存在精神症状，既病之后由于长期用抗菌药物而效不著，使心身症状更为明显，而表现为心烦易怒、记忆力下降、注意力不集中、失眠等症状，疏肝理气与补肾益精之药虽可缓解症状，但不能祛除病因。此时，应注意心理治疗。倾听患者主诉，给予安慰并耐心地解释，消除影响疾病的不利心理因素，激发患者乐观情绪，使其正确面对本病。且本病与患者生活习惯及个人体质亦有密切关系，平时注意个人卫生，改正不正确的生活习惯，尽量少接触易致过敏的化学物质等可有效缓解本病，训练膀胱，养成正确的排尿习惯，勿憋小便，减少复发次数。

【验案举例】

1. 尿道综合征属膀胱湿热证（邹燕勤主诊）

马某，女，42 岁。初诊时间：2010 年 9 月 14 日。

患者 3 年前因时常憋尿，出现尿频尿急尿痛，无发热恶寒，无腰酸腹痛，无恶心呕吐，中段尿培养未查出病原菌，外院先后使用可乐必妥、拜复乐、来立信等药物治疗后缓解。其后多次，反复发作，使用消炎药物治疗后有所缓解但仍易再发。患者素有霉菌性阴道炎，反复发作。今日患者无明显诱因下出现尿痛，排尿时灼热感明显，无尿频尿急，为系统治疗收入院。患者尿痛明显，无尿频尿急，小便无泡沫，未见肉眼血尿，无腰痛，自感疲劳，胃脘部胀满，无反酸，脉细数，苔黄腻。查尿常规：白细胞（+），潜血（±），白细胞数 20/μl，反复查尿培养均未查出病原菌。拟清热利湿法治之，兼以健脾和胃。以八正散加减。

处方：瞿麦 15g，萹蓄 15g，通草 15g，车前子（包煎）15g，六一散（包煎）10g，苍术 15g，白术 15g，栀子 10g，制大黄 7g，蒲公英 30g，半枝莲 15g，鸭跖草 30g，白花蛇舌草 15g，枳实 10g，槟榔 10g，茯苓 30g。

二诊（9 月 21 日）：药后，尿痛明显改善，自感乏力，胃部不适较前好转，纳谷欠佳。再拟原法出入。

处方：瞿麦 15g，萹蓄 15g，通草 15g，车前子（包煎）15g，六一散（包煎）10g，苍术 15g，白术 15g，栀子 10g，制大黄 7g，蒲公英 30g，半枝莲 15g，鸭跖草 30g，白花蛇舌草 15g，姜半夏 10g，陈皮 10g，川断 15g，桑寄生 15g，炒谷芽 15g，炒麦芽 15g，焦山楂 15g，六神曲 15g。

以此方出入调理，病情日渐改善，尿痛症状已无，胃脘部不适感亦消，纳谷渐复。9 月 30 日复查尿常规阴性，出院。

按语：患者为中年女性，长期存在霉菌性阴道炎，考虑为湿热之邪留恋，湿热下注，反复出现尿痛、尿频、尿急等症状，使用抗生素后仍未见明显作用。邹老以清热利湿法拟方，以八正散为主方，瞿麦、萹蓄、通草、滑石诸药合用，清热利湿、利水通淋；伍以栀子清泄三焦湿热，大黄通腑泄热，使膀胱、小肠湿热从大小便分利而出；甘草调和诸药且止茎中之痛；蒲公英、白花蛇舌草清热解毒、利水通淋。诸药合用共奏清热利湿、利水解毒通淋之功。后期患者湿热渐去，佐以益肾理气之法，邪去后兼以补正。

2. 尿道综合征属肝郁气滞，膀胱湿热证（邹燕勤主诊）

刘某，女，56 岁。初诊日期：2008 年 12 月 23 日。

20 年前生育期间曾患泌尿系统感染，出现血尿，经治疗后痊愈，后无明显诱因反复发作，出现尿频。尿检正常，尿细菌培养阴性。曾于当地人民医院诊断为“尿道综合征”，口服抗生素后未见明显好转，时有反复。近期因与家人争吵后情绪不佳，自觉小腹疼痛、尿灼痛，并伴有腰酸，尿时有点滴而出，时感腹胀，纳食欠佳。患者舌质淡红，苔薄白，脉弦细。拟疏肝理气、清热利湿之法治之，方以逍遥散合猪苓汤加减。

处方：柴胡15g，白芍15g，当归15g，茯苓20g，白术15g，猪苓20g，泽泻15g，滑石15g，茵陈15g，香附10g，萹蓄15g，瞿麦15g，炒白术15g，焦山楂15g，神曲15g，谷芽15g，麦芽15g，小红枣10g，甘草6g。

二诊（12月30日）：药后，患者腹胀较前好转，食纳一般，小便疼痛较前缓解，但仍有下腹坠胀感，属脾肾气虚，中气不足，加予益肾健脾补气之法。

处方：柴胡15g，白芍15g，当归15g，茯苓20g，白术15g，猪苓15g，山茱萸15g，菟丝子15g，首乌15g，茵陈15g，香附10g，萹蓄15g，瞿麦15g，炒白术15g，焦山楂15g，神曲15g，炒谷芽15g，炒麦芽15g，小红枣10g，甘草6g。

三诊（2009年1月7日）：患者症情较前明显缓解，以此法调理，尿频尿痛较前明显减轻，腰酸、下腹坠胀缓解，胃脘部不适感亦消。1周后出院。

按语：本例患者发病有明显的情志因素。尿道综合征患者，尤其是女性患者，易因忧思恼怒、情绪波动而出现症状加重，或病情复发。治宜疏肝理气，拟方以逍遥散合猪苓汤为主方。方中柴胡疏肝解郁；白芍柔肝缓急、当归养血和血，补养肝体而助肝用，与柴胡相合，疏肝利气、畅达三焦；白术、茯苓健补脾气，防肝病传脾，且助脾运水湿；猪苓、茯苓、泽泻利小便；滑石清热通淋、通利小便，使湿热之邪从小便而出；甘草调和诸药。诸药合用，共奏疏肝理气、清热利湿之功。本例患者肝郁气滞偏重，加香附以疏肝理气；纳食较差者加神曲、山楂、麦芽以消食开胃。

【小结】

尿道综合征发病率很高，给患者带来很大痛苦。根据本病证候特点，辨证当属中医“淋证”（主要是热淋、气淋、劳淋）范畴，以小便频、急、涩、痛为主要临床表现。其根本不外乎脾肾亏虚、膀胱湿热两端。外感湿热、饮食不当、年老体弱、劳倦过度、情志失调等是其诱发及加重的因素。现代医学治疗无特效药物，治疗措施在于找出致病原因和诱发因素。中医辨证分为膀胱湿热、肝郁气滞、气阴两虚等证。邹燕勤教授认为，其治疗应长疗程扶正与祛邪共用，正虚甚则偏重补虚，邪盛则偏于祛邪，抽丝剥茧，方能痊愈，还应注意防止复发，重视心理调节。

（于洁，王钢）

第五节　肾及泌尿系结核

肾及泌尿系结核是由结核分枝杆菌引起的肾脏感染，是全身结核的一部分，其感染途径主要是体内结核病灶中的结核菌经血流播散至肾脏，但往往蔓延至膀胱时才出现典型的临床症状，绝大多数继发于肺结核，属继发性结核病。

肾及泌尿系结核多在肺结核发生或恢复多年后才出现症状，由于耐药菌群产生扩展，以及部分患者不能长期系统地坚持治疗，因此，肾及泌尿系结核目前仍较为常见。据世界卫生组织估计，全世界每年新发生结核病者约1000万人，其中肾结核占8%～20%，多见于20～40岁青壮年，男性多于女性，男女比例为2:1。

肾结核及泌尿系结核，中医无此名，但根据其临床表现，本病属于中医学“痨瘵”、“血尿”、“淋证”、“腰痛”范畴。

据临床资料分析，肾结核及泌尿系结核有以下特点：

1. 发病因素　肾及泌尿系结核的感染途径包括血源性感染、上行性感染、淋巴管播散和直接蔓延，绝大部分经血行感染。肾及泌尿系结核多为全身结核的一部分，原发病灶多在肺部，其次为肠、骨关节和淋巴结。原发病灶的结核杆菌经过血行等途径进入肾脏，主要在肾小球的毛细血管丛中形成多发性结核病灶，常无症状，不易发觉，多数可自愈，如免疫力较低，病灶不愈，经肾小管侵犯髓质，遂发病。

2. 常见的诱发与加重因素　①各种细菌或病毒感染，如上呼吸道感染、支气管炎、皮肤感染等；②劳累，如重体力活动、剧烈运动、长期疲劳、房劳等；③饮食不节或不洁；④其他，如精神刺激、高度压力等。

西医在治疗上重视全身治疗并结合局部肾脏及泌尿系病情，包括适当的休息、运动医疗、营养支持、抗结核化学药物治疗以及手术治疗，除需手术治疗的患者外，一般可在门诊治疗和观察。中医治疗以“扶正杀虫”为原则，以益气养阴、调补脾肾为主，配合清热利湿、固涩止汗、活血和络等法以平补平泻，侧重于扶正，即增加机体的抗病能力，也使机体耐受抗结核药物毒副作用的能力增强。

【病因病机】

1. 病因

肾及泌尿系结核的发病原因主要为瘵虫感染，而正气虚弱则为本病发病的内在因素。《素问·评热病论》曰：“邪之所凑，其气必虚。”而《素问·刺法论》谓：“正气存内，邪不可干。”肺主气，朝百脉，肺气虚弱则精气不能充养，肾为先天之本，脾为后天之本，脾肾虚则精无以化生，气血不足，则不能抗邪，此时若瘵虫乘虚而入，则发为此病。

(1) *久患肺痨，瘵虫内侵*：外感邪毒，瘵虫内侵，入肺伤阴而成肺痨。肺痨失治误治，瘵虫转进，母病及子，耗伤肾之阴精，而成本病。

(2) *饮食不节，瘵虫内侵*：饮食不节，伤及脾胃，中土不健，气血生化无源，先天阴精失养，肾虚瘵虫乘虚而入；或饮食不节，湿热内生，湿热下注，伤及于肾，瘵虫内侵，形成是疾。

(3) *五志过极，化火伤阴，瘵虫内侵*：五志过极，化火伤阴，肝郁不疏，血不化精，子病及母，伤及于肾，瘵虫内侵，耗伤肾阴，形成本病。

(4) *房劳伤肾，瘵虫内侵*：房劳伤肾，精伤阴耗，瘵虫乘虚而入，更伤肾阴，损及肾络，致本病形成。

2. 病机

肾阴虚和瘵虫感染为本病发病的主要原因，其中，肾阴亏虚为内在因素。先天禀赋不足，或房劳伤肾，致肾精亏虚，瘵虫乘虚而入，流于下焦，侵扰膀胱，膀胱气化失司，形成尿频、尿急、尿痛等症；邪郁日久化热，伤及血络，血不循经，溢于脉外，而为肉眼血尿或镜下血尿；阴虚日久，则见潮热、盗汗、五心烦热等症。肾痨日久，子病及母，耗伤肺阴，而见咳嗽、咯血等肺系症状；母病及子而形成肝肾阴虚之证；肾阴亏虚日久，阴损及阳，而致阴阳两虚，阳虚及脾，而又致脾阳不足，而成脾肾阳虚之证。病变脏腑涉及肺、肝、脾，而肾阴亏虚又为本病之重心，肾、肺、肝、脾四脏病变逐渐深入，则又导致变证丛生。

本病由于肾精亏虚，瘵虫侵袭而发病。病之初多以邪实为主、阴虚为辅，日久邪耗正气，正气愈虚，而致变证丛生。肾与膀胱相表里，肾虚邪毒下注于膀胱，而成湿热，膀胱气化失司，临证则见尿频、尿急、尿痛等症；邪郁日久，阻滞气机，气机不畅，壅而成滞，气滞则血运不行，而为瘀血；阴虚日久，阴不涵阳，过则为害，而成火旺之势。诸多病理因素相互夹杂，而使病情愈加复杂，缠绵难愈。

总之，本病病位在肾，涉及肺、肝、脾等脏腑，基本病机为肾阴亏虚，瘵虫内侵。其病理性质为病之初多以邪实为主，阴虚为辅；日久邪耗正气，正气愈虚，而致变证丛生。本虚为肾阴亏虚，标实为瘵虫感染。

【诊断与鉴别诊断】

1. 诊断

（1）病史：绝大多数有肺结核病史；偶见骨关节结核、肠结核和全身性粟粒性结核。

（2）主要症状：约80%的患者有尿频、尿急、尿痛等膀胱刺激征，而此征是诊断肾及泌尿系结核的主要依据，且慢性膀胱炎症状长期存在并进行性加重时应考虑肾及泌尿系结核；脓尿、血尿也是重要症状之一，尤其是青壮年患者血尿应考虑肾结核，而腰痛则以钝痛为主，在较重的活动性病例，可出现低热、盗汗、消瘦及厌食等全身症状。严重肾结核可影响肾功能并出现尿毒症。

（3）主要体征：一般患者临床无明显的体征，当肾脏病变较重时可有肾区叩击痛等。

（4）实验室检查：①尿常规：85%的患者尿常规出现异常，是筛选肾及泌尿系结核的重要方法之一，尿呈酸性，74%的患者可有脓尿，68%的患者有血尿，可有轻度蛋白尿，多为（±）~（+）；②尿培养结核杆菌：若在使用抗结核药前反复送尿培养，阳性率可达80%~90%；膀胱镜检查：早期可见黏膜充血水肿，浅黄色粟粒样结核结节，以三角区及两侧输尿管口为著；③造影检查：常用静脉肾盂造影，必要时可做肾X线断层照片或逆行造影，阳性率可达60%~90%。如早期肾乳头坏死表现肾盏阴影边缘不光滑，如虫蛀状，肾盏失去环形，严重时形成空洞；④肾动脉造影：只有当肾肿瘤或肾囊肿与肾结核不易鉴别时才需要进行；⑤其他检查：血沉增高，结核菌素试验阳性，X线胸片常可发现陈旧性肺结核。

2. 鉴别诊断

本病主要是膀胱炎和血尿的鉴别诊断，应与非特异性膀胱炎、肾盂肾炎、泌尿系统结石鉴别，有时两者可共存。

（1）非特异性膀胱炎：常突然发生，并可反复发作，时轻时重，血尿常与膀胱刺激症状同时发生。而肾结核引起的结核性膀胱炎以尿频开始，并持续加剧，但无发作性加重。血尿都在膀胱刺激症状持续一段时间后才出现。但在结核性膀胱炎时，可合并非特异性感染，据统计约占20%。绝大多数为大肠杆菌，通过细菌学检查才能确诊。膀胱尿道梗阻性病变引起的尿频、尿急、尿痛均在排尿困难症状以后发生，多数伴有非特异性感染。

（2）合并膀胱结石的膀胱炎：在排尿时可有尿线突然中断，伴有尿道内剧烈疼痛。

（3）膀胱肿瘤：膀胱刺激症状都在长期无痛血尿以后才出现，肿瘤浸润邻近三角区，而肾结核血尿多出现在长时间尿频以后，以终末血尿为特点。肾结核有时可与肾肿瘤、肾囊肿混淆，需做IVP、CT、B超，必要时需行肾动脉造影加以鉴别。

【辨证论治】

1. 肾阴亏耗，阴虚火旺证

证候：尿频，尿急，尿痛，甚或血尿淋漓，夹血丝瘀块，腰膝酸软，眩晕耳鸣，夜寐盗汗，午后潮热，咽干口燥，舌红，苔少，脉细弦或细数。

基本治法：滋阴降火解毒。

方药运用：大补阴丸合二至丸加减。常用药：黄柏12g，生地12g，炙龟板15g，女贞子10g，旱莲草10g，山茱肉15g，丹参30g，黑山栀10g，小蓟15g，土牛膝10g。方中以生地、龟板滋补真阴、潜阳制火，猪脊髓填精补阴，女贞子滋肾养肝，配旱莲草、山茱萸养阴益精、补脾肾养阴血，共为培本；黄柏苦寒泻火、坚真阴，栀子通泻三焦之火，小蓟清热凉血止血，丹参活血祛瘀清热，土牛膝泻火解毒、通淋利水，为其清源。培本清源相配，使阴盛阳潜，虚火降而热自清。

加减：低热不退者，可酌情加柴胡、黄芩、地骨皮以清虚热；面赤烦躁者，加玄参、龙骨（先煎）、牡蛎（先煎）、肉桂以平肝潜阳、引火归原；心烦、失眠者，可加炙远志、野百合、合欢、龙骨以安神；耳鸣眩晕，可酌加野菊花、潼沙苑、夏枯草清肝火；盗汗者，选加黄芪、当归、浮小麦、地骨皮、煅龙牡养阴固涩；遗精者，可加芡实、莲须、覆盆子补肾固精；咽喉干痛者，加玄参、淡秋石、马勃清热利咽。

2. 精气亏损，气不摄血证

证候：尿频量少，或小便失禁，尿血不止，稍劳即甚，腰酸腰痛，面色少华，神疲倦怠，纳呆便溏，舌淡，苔白，脉细弱。

基本治法：补气摄血，扶元固本。

方药运用：龟鹿二仙胶合归脾汤加减。常用药：党参10g，山药30g，当归12g，熟地15g，山茱萸10g，龟板胶10g，鹿角胶10g，菟丝子12g，炙甘草6g。方中龟板胶、鹿角胶二味为异类血肉有情之品。鹿角温肾通督脉而补阳，龟板胶养肝通经脉而滋阴，阴阳并补，精气互化，气血可生；更有熟地、山茱肉、菟丝子补肾填精，益先天之源，党参、山药补脾益气助后天之本；配以当归养血、炙甘草补气而和诸药。全方共奏补气摄血、扶正固本之功。

加减：神疲倦怠较甚、两膝痿弱者，酌加生晒参、紫河车粉以补益精气；肾盂积水，尿频而少者，可加黄芪、淫羊藿、王不留行、茯苓以温补利水，原方去山药、鹿角胶、菟丝子；面色不华，可选加黄芪、肉苁蓉、黄精以益气养阴；畏寒肢冷、便溏者，酌加炮姜、熟附子以温脾阳。

3. 膀胱湿热，毒邪下注证

证候：尿频，尿急，尿痛，尿液混浊或如米泔败絮，或有血尿或脓尿，腰背酸痛，发热、无力，舌尖红，苔黄腻，脉滑数。

基本治法：清热解毒，利水除湿。

方药运用：四妙丸合导赤散加减。常用药：黄柏6g，苍术6g，土牛膝10g，薏苡仁15g，通草6g，土茯苓15g，赤小豆15g，泽泻10g，小蓟草15g，竹叶10g，碧玉散15g。方中黄柏苦寒微辛，气味俱厚，沉阴下降，为清热燥湿、泻火解毒之佳品；苍术辛苦而温，其气芳香，长于燥湿健脾，辅助黄柏，其清热燥湿之功益彰；佐以薏苡仁健脾利湿清热；以牛膝易为土牛膝，既取原“四妙”之长，更加强泻火解毒、利水通淋之功；碧玉散能清热解毒，排邪外出；加之赤小豆、土茯苓、竹叶、泽泻除热邪利湿毒，排邪外出；小蓟、生地凉血止血以治兼证。诸药并施，共成清热解毒、利水除湿之剂。

加减：尿频量少、尿道涩痛或有脓尿者，可酌加紫花地丁、野菊花、冬葵子、车前子、滋肾通关丸以利湿通淋；血尿多者，可选加阿胶、蚕豆花、茜草根、旱莲草以凉血止血；有蛋白尿者，选加地龙干、龙须草以降尿蛋白；腰痛甚者，加猫爪草、失笑散以活血止痛。

【其他治疗】

1. 中成药

（1）知柏地黄丸：主要成分为黄柏、知母、生地、丹皮、泽泻、茯苓、山茱萸、山药。功效：滋阴降火。适用于肾阴亏损、阴虚火旺型的骨蒸肾痨。每服10g，日服3次。

（2）复方金荞片：主要成分为干蟾蜍、百部、鱼腥草、开金锁、一见喜等。功效：适用于精气亏损型肾结核。每次服4～6片，日服3次。用黄芪15g，当归15g，红枣8枚，煎汤送服。

2. 单方验方

（1）狼毒鸡蛋：狼毒150g，鸡蛋21个。先将狼毒切成小块，加水3000ml文火煎熬，约1小时离火待药液温度降低后，把鸡蛋放入其中，置文火上再煎熬，约4小时离火，24小时后将鸡蛋取出，破裂者弃去，将药渣深埋地下，以免家畜食之中毒，每日食鸡蛋1枚，服21天后隔3～7天再服。

（2）马齿苋：马齿苋1.5kg，黄酒2.5kg，将马齿苋用黄酒浸泡三昼夜滤过。每日饭前服10g，饮酒者可服12～15g，连服半月。适用于湿热下注型肾结核。

（3）黄精膏：黄精1000g，明矾60g，先将黄精加水5倍，文火煎至煎液约1kg时取出煎液，再加水1.5kg煎熬，至煎液剩约0.5kg时去药渣，将两次煎液合并，文火浓缩成膏状，然后将明矾为细末加入其中，瓶内贮存。约分100等分，每日服3次。

（4）萆薢分清饮：萆薢9g，石菖蒲9g，乌药9g，益智仁9g，甘草梢6g，水煎服。可用于肾结核的尿液混浊、尿意频数，或尿道刺痛者。

3. 针灸治疗

主穴：结核穴（大椎旁开3.5寸，左右各一。针法：直刺5～8分）。

配穴：肾热穴（第7、8胸椎棘突间旁开5分，左右各一。针法：直刺5分～1寸）。

每日针刺1次，每次留针15～30分钟，中间行针2～3次，采用补法，14天为一疗程。

【转归及预后】

1. 预后　近年来，由于结核药物疗效提高，治疗经验丰富，本病治疗后病死率已经降至8%。若早期发现并进行积极治疗，绝大多数患者可以完全治愈，但并发严重的膀胱结核和双侧肾结核的患者则预后不良。如并发活动性肺结核、腹膜结核、肠结核及骨关节结核者，预后不良。

2. 转归　尿路梗阻可增加肾积水治疗的复杂性，若合并感染及肾功能损害则病情常较重，可导致中毒性休克或尿毒症而危及生命。

【预防与调护】

1. 预防　肾及泌尿系结核的预防主要是肺结核的预防，在已有肺结核时，应充分治疗，防止其蔓延及肾。肺结核和骨关节结核患者，要经常做尿结核杆菌检查，可早期发现无临床症状的肾结核。

2. 调护　本病患者必须注意营养，沐浴阳光，呼吸新鲜空气，适当参加户外活动，节制房事，避免情志刺激，使精神愉悦，对于本病的康复有一定意义。

【临证经验】

1. 本病最常见的临床表现为肉眼血尿或镜下血尿、脓尿、尿频、尿急、尿痛和腰痛等，因此常易误诊为尿路感染，另外还有20%的患者无症状。有研究资料表明，误诊率达55%，误诊时间最短半年，最长12年。所以，早期诊断肾及泌尿系统结核则成为难点之一。为避免对本病的漏诊，如果患者出现以下临床表现则应怀疑肾结核：①顽固的、普通抗生素治疗无效的非特异性泌尿系统感染；②不能解释的泌尿系统症状，如尿频、尿痛、血尿、腰痛等；③持续无细菌性脓尿；④生殖系统的某些异常改变，如附睾结节生成；⑤青年人对普通方法治疗无效的前列腺炎；⑥伴有泌尿系统症状的肺、骨、关节结核患者。对于怀疑有肾结核的患者，应及时进行尿液检查，如尿涂片抗酸染色、尿培养和豚鼠接种、血清结核抗体检测等，应该能够做出准确的早期诊断。

2. 近年来，采用的抗结核方法，使本病的疗效有明显提高，但肾及泌尿系结核的治疗是一综合性治疗，患者的身体状态明显影响治疗效果。因此，无论在疾病的早期，还是晚期，中医药的治疗都应侧重于扶正。补益肝肾之阴，是最主要的，也是最有效的治法，正气得复，既可增加机体的抗病能力，也使机体耐受抗结核药物毒副作用的能力增强。

【验案举例】

1. 肾结核属脾肾亏虚证（邹云翔主诊）

叶某，女，27 岁。初诊日期：1965 年 11 月 19 日。

患者自幼体弱，1958 年觉腰痛，次年在某医院确诊为肾结核，同年 7 月施行左肾摘除术后，腰痛不已。1965 年 4 月结婚，同年 8 月又觉腰痛，难以转侧，又至某医院检查发现尿中有大量结核杆菌（共查 3 次），确诊为右肾结核。使用抗结核药物，疗效不显，不能再实施摘除手术，乃来邹老处求治。当时面色萎黄，形体消瘦，右侧腰痛，难以转侧，头晕，精神疲乏，终日欲寐，纳谷呆顿，有时微有尿频，经行后期，舌淡苔白，脉象细而少力。邹老认为，患者先天不足，后天失调，肾虚脾弱，是病之本，证属虚劳。治以益肾健脾，补气养血。

处方：炙黄芪 12g，潞党参 9g，炒当归 6g，炒白芍 9g，枸杞子 9g，冬虫夏草 6g，桑寄生 9g，南沙参 9g，云茯苓 9g，小红枣（切开）5 个。

另方：冬虫夏草 9 ~ 15g，同栗子入鸡腹内，炖熟后食之。需连续服用 1 ~ 2 个月。

二诊（11 月 25 日）：服药 5 剂，并食冬虫夏草炖鸡，无不良反应，病情亦未见进退。

处方：原方益以血肉有情之品紫河车 3g，并加芡实 12g，炙甘草 3g。

三诊（12 月 2 日）：共服药 13 剂，称腰痛、乏力、头昏等症状皆有所好转，纳谷亦稍振。处方：原方踵进。

四诊（12 月 15 日）：叠投益肾健脾、补气养血之品，颇合病机，纳谷增加，精神较振，小便如常，自觉症状已不甚明显，苔薄，脉细。

处方：效不更张，原方以冀续效。

五诊（12 月 30 日）：患者称 1 周来无不适感觉，精神好，饮食、二便及睡眠均佳。于某医院复查，尿检结核杆菌 3 次，皆为阴性。

处方：原方以巩固疗效。

六诊（1966 年 1 月 18 日）：迩来除略感纳谷差外，无明显自觉症状，脉细有力，舌苔薄白微腻。

处方：再拟原方巩固疗效。并拟以陈皮 3g，炒薏苡仁 3g，炒玉竹 3g，每日 1 剂，泡茶饮之，以化湿健脾。

患者服煎剂和冬虫夏草同栗子炖鸡食用，治疗月余，自觉症状消失，尿检结核杆菌阴性。1966 年 3 月和 4 月又复查 4 次，并导尿培养 1 次，均为阴性。1969 年生一子。随访 13 年未见复发。

按语：本例患者，自幼体弱，先后天不足。夫肾为先天之本，为水火之脏，内藏元阴元阳，主骨生髓，藏精。脾为后天之本，主运化，输布水谷精微，升清降浊，为生化之源，五脏六腑，四肢百骸皆赖以养。先后天不足，亦即脾肾不足。“邪之所凑，其气必虚”。患者左肾结核摘除后，调摄不善，到校上下班骑自行车，工作紧张，劳累过度，以致右肾又复感染结核且用抗结核西药少效。邹老分析其病史经过、临床证候，结合现代医学诊断，认为此为先后天不足之虚劳。虚则补之，劳者温之。重用甘温补肾益精髓之冬虫夏草为君，以温中补虚之母鸡佐之。紫河车、当归、枸杞子、桑寄生补肾之精血，参、芪、茯苓、芡实、红枣补气以健脾；甘草安五脏，调和诸药。本方补而不腻，温而不燥，使肾能作强，脾能健运。

邹云翔教授治疗肾结核的经验：用冬虫夏草与老鸭同煮食之。炖老鸭法：用冬虫夏草3~5枚，老雄鸭1只，去肚杂，将鸭头切开，纳药其中，仍以线扎好，加酱油酒如常，蒸烂食之，其药气能从头中直贯鸭全身，无不透爽。唐容川《本草问答》云：“冬虫夏草，本草多不载，今考其物，真为灵品，欲补下焦之阳，单用根，益上焦之阴，兼用苗，以期得冬夏二令之气化也。”现皆根苗并用，其为补肺阴纳肾阳显而易见。《陈镛樗散轩丛谈》云：“虫草土人往往取以炖鱼、肉、鸡、鸭食之，大补肾水。”亦可配合补药。老人食之更宜。现代有报道称冬虫夏草酒精浸剂在1∶100000浓度下，仍有抑制结核杆菌的作用。

2. 肾结核属气阴两虚夹有湿热证（邹燕勤主诊）

俞某，男，68岁。初诊日期：2003年10月22日。

患者1976年因肾结核而行手术切除右肾，并接受抗结核治疗3年。2002年4月出现尿频、尿急，有涩痛。查尿常规：尿蛋白（++）、红细胞（++）、白细胞（++），血生化：肌酐160~250μmol/L；尿检发现抗酸杆菌，进行抗结核治疗。今诊：腰酸腰痛，劳则加重，身倦乏力，时有盗汗，口干、尿频、舌质尖红、苔黄腻、脉细数。证属气阴两虚夹有湿热，治疗以益气养阴、清热利湿为法。

处方：太子参20g，生黄芪30g，炒白术10g，生薏苡仁20g，川断10g，桑寄生10g，枸杞子20g，怀山药15g，怀牛膝15g，丹皮12g，山茱萸6g，泽泻15g，白茅根15g，车前草20g。

二诊（11月15日）：腰痛较前减轻，仍有盗汗、尿频、舌质红、苔薄黄、脉细数。尿常规：尿蛋白（++）、白细胞（++）、红细胞（+）。治宗前法，加重清热利湿，辅以固涩止汗。

处方：太子参20g，生黄芪30g，生薏苡仁20g，川断15g，桑寄生15g，枸杞子20g，怀山药20g，仙鹤草20g，瞿麦15g，萹蓄15g，蒲公英20g，碧桃干20g，糯稻根须20g，凤尾草20g，土茯苓20g，白茅根30g。

三诊（12月10日）：药后尿频，盗汗减轻，饮食正常，手心觉热，舌质红，苔薄黄，脉细。尿常规：尿蛋白（+）、白细胞（+）、红细胞（±），治疗加强养阴退虚热之品。

处方：原方加用丹皮12g，生地12g，山茱萸12g。

四诊（2004年1月8日）：患者经治疗后，临床症状已明显缓解，无尿频、盗汗，劳累后仍觉腰酸，纳可便调，舌质暗红，苔薄白，脉细。尿常规：尿蛋白（±），白细胞（±），潜血（±）；血生化：肝功能正常，血肌酐146μmol/L。今治疗拟调补脾肾气阴为主，以利患者长期服用。

处方：太子参15g，生黄芪20g，白术12g，陈皮10g，茯苓15g，生地12g，枸杞子20g，山茱萸12g，川断15g，桑寄生15g，丹参12g，赤芍12g，仙鹤草15g，白茅根20g，丹皮12g，蒲公英15g。

按语：结核病的治疗，中医素以“扶正杀虫”为原则，但是目前抗结核药的使用，使“杀虫”之治法的临床地位已明显下降，而“扶正”疗法在中西药结合治疗结核病中正发挥着特殊作用。在肾结核的治疗中，“保肾气”是中医治疗的重点和优势，本例患者右肾已切除，其左肾功能的保护已成为治疗成功与否的关键，在服用西药抗结核的基础上，以益气养阴、调补脾肾为主，配合清热利湿、固涩止汗、活血和络等法平补平泻，选用药物不温不腻、不寒不燥，以甘平凉润为主。四诊后患者临床症状明显改善，肾功能也基本稳定，处以调补方剂长期服用。

【小结】

1. 肾及泌尿系结核的发病原因主要为瘵虫感染，而正气虚弱则为本病发病的内在因素。病位在肾，涉及肺、肝、脾等脏腑，基本病机为肾阴亏虚，瘵虫内侵。其病理性质为病之初多以邪实为主，阴虚为辅；日久邪耗正气，正气愈虚，而致变证丛生。本虚为肾阴亏虚，标实为瘵虫感染。

2. 肾及泌尿系结核的治疗是一综合性治疗，抗结核治疗使本病的疗效有明显提高，同时，患者的身体状态明显影响治疗效果。因此，无论在疾病的早期还是晚期，中医药的治疗都应侧重于扶正。补益肝肾之阴，是最主要的，也是最有效的治法，正气得复，既可增加机体的抗病能力，也使机体耐受抗结核药物毒副作用的能力增强。

（冯晖，王钢）

第六节　真菌性尿路感染

真菌性尿路感染即由真菌引起的特殊类型的尿路感染，临床发病率仅占尿路感染的4.8%，女性发病多于男性。近年来，随着诊断技术的进步、多种广谱抗生素和免疫抑制剂的广泛应用、放射医学的发展以及各种置管导管技术的临床使用，该病呈逐年上升的趋势。

根据临床表现，本病可归属于中医学“淋证”范畴。

据临床资料分析，真菌性尿路感染常见的诱发与加重因素有：①长期大量应用广谱抗生素，引起正常菌群失调；②激素、免疫抑制剂的使用以及肿瘤患者行放射治疗，使机体防御功能减弱；③保留导尿管、尿路畸形等致使尿路局部抵抗力下降；④糖尿病患者抗真菌的能力减弱；⑤慢性严重疾病导致机体抵抗力减弱；⑥尿液呈酸性，利于真菌生长。

中医学对本病有较为系统的认识，尤其对于复杂的感染、临床显示多重耐药的有较好疗效。

【病因病机】

中医认为，真菌性尿路感染多在机体正气亏虚、脏腑功能低下时，邪气侵袭所致。患者或素体亏虚，或久病正气虚耗，或因药物克伐正气，致脏腑功能下降，湿热、瘀毒之邪入里，邪气蕴结下焦，致膀胱气化不利，发为本病。病因主要包括年龄、过劳、久病、药毒等几个方面。

1. 年老体弱　研究认为，老年人易患真菌性尿路感染。从中医角度讲，老年人脏腑功能较弱，脾肾亏虚，易致邪气侵袭。从生理角度讲，老年女性绝经期后，激素水平明显衰退，尿道黏膜发生退行性变，细菌移行并聚积和黏附在膀胱黏膜上皮引起感染。老年男性患者，大多数并发前列腺疾患，因而增加了感染的机会和治疗的难度。

2. 因劳致病　患者多因饮食不节，脾气亏虚，或因工作压力，损伤心脾，或因房劳过度，肾精亏虚，肾气内伐，易患感染。

3. 久病邪袭　患者多原有其他基础疾病，如糖尿病、重症肝炎、慢性结肠炎、慢性肾脏疾患、各种肿瘤等疾病。抗病能力弱，而致气血阴阳亏虚。

4. 药毒耗损　长期使用抗生素、激素、免疫抑制剂，会消耗人体正气。中医认为抗生素多为苦寒之剂，久用易耗伤阳气，激素、免疫抑制剂属辛温燥烈之品，久用伤阴，正气亏虚于内，邪气乘机侵袭而致病。

5. 其他原因　生理病理的影响，如前列腺增生、结石、尿路梗阻、狭窄、畸形及膀胱输尿管反流。局部的慢性感染性病灶，如盆腔炎、子宫颈炎、尿道旁腺炎、前列腺炎等。亦可引发尿路的真菌感染。

其主要病机为脾肾虚衰，湿热或瘀血蕴结下焦，为本虚标实之证，以脾肾虚衰为本，湿热或瘀血蕴结下焦为标。病位在肾与膀胱，与脾胃关系密切。

【诊断与鉴别诊断】

1. 诊断　诊断的主要依据是临床表现，反复血、尿标本的培养。首先，要提高对本病的警惕性，若患者存在真菌感染的易感因素，出现尿路感染的症状和（或）尿白细胞增多，而尿细菌培养阴性和（或）镜检有真菌者应疑诊为真菌性尿路感染，男性清洁中段尿培养标本或女性导尿标本真菌培养阳性都意味着尿路真菌感染。但因为真菌是人体共生菌，一般认为导尿标本培养，菌落计数在1000/ml以上才有诊断价值，若导尿标本不离心，每高倍视野找到1～3个真菌，菌落计数在1.5×10^3/ml以上，其正确性为80%。血培养阳性有诊断价值。血清抗念珠菌抗体的测定有助于诊断，阳性率为83%，假阳性率为11%。

2. 鉴别诊断

（1）细菌性尿路感染：本病临床表现与细菌性尿路感染相似，可有尿频、尿急、尿痛等尿路刺激症状，其鉴别主要根据尿培养、血培养，真菌性尿路感染者尿培养可找到真菌，细菌性尿路感染者尿培养提示细菌感染。

（2）*泌尿系结核*：泌尿系结核以尿频、尿急、尿痛等膀胱刺激征为表现时需与本病相鉴别，但泌尿系结核尿检一般呈酸性反应，尿中有蛋白、白细胞、红细胞，半数病例尿涂片可查出结核杆菌，多次尿结核杆菌培养可查出结核杆菌，尿路静脉造影、膀胱镜等检查可协助诊断，便于鉴别。

【辨证论治】

1. 湿热下注证

证候：尿频、尿急、尿痛，胸闷，口干口苦，舌苔黄腻，脉细数。

基本治法：清热利湿解毒。

方药运用：萆薢分清饮加减。常用药物：绵萆薢15g，益智仁15g，石菖蒲15g，郁金10g，黄柏10g，茵陈10g，车前子（包煎）30g，金银花20g，连翘心10g，六一散（包煎）10g。方中萆薢为君善于利湿、分清化浊，是治白浊之要药；益智仁温肾阳、缩小便，为臣药；石菖蒲芳香化浊、分利小便，为佐药；金银花、连翘清热解毒；郁金、茵陈、黄柏清下焦郁热；车前子、六一散利湿，使湿邪从小便而走。诸药合用，分消湿热，使下焦得通，气机乃畅。

加减：如伴有砂石集聚，可加金钱草、海金沙、鸡内金等以加强排石消坚；如伴有尿血滴沥，可加小蓟草、生地、蒲黄、白茅根等加强清热凉血止血；如伴有尿中如脂如膏，可重用萆薢、石菖蒲，加黄柏、莲子心等清利湿浊；大便干结者加大黄；如出现发热加柴胡、黄芩、生石膏。

2. 气虚湿盛证

证候：尿频、尿急、尿痛伴倦怠乏力，少气懒言，舌质淡，苔薄白，脉细或细濡。

基本治法：健脾化湿。

方药运用：参苓白术散加减。常用药物：党参12g，黄芪20g，茯苓20g，白术15g，甘草3g，山药12g，白扁豆15g，薏苡仁15g，白鲜皮10g，地肤子10g，瞿麦10g。方中党参、茯苓、白术、甘草四药平补脾胃之气，为主药；白扁豆、薏苡仁、山药甘淡助白术健脾化湿为辅药；瞿麦利水渗湿，地肤子、白鲜皮解毒杀虫，缓解局部症状。

加减：下腹坠胀明显者可加香附、乌药；大便秘结者加大黄；少腹胀痛明显者加沉香、小茴香、白芷。

3. 肾阴不足证

证候：头晕耳鸣，腰膝酸软，咽干唇燥，尿频而短，小便涩痛，欲出不尽或伴有低热，舌质偏红、苔薄，脉弦细而数。

基本治法：滋阴清热。

方药运用：知柏地黄汤加减。常用药物：知母10g，黄柏10g，丹皮15g，泽泻15g，茯苓15g，山茱萸20g，玉竹10g，生地30g，怀山药20g。方中重用生地为君滋补肾阴，辅以山茱萸、怀山药健脾滋肾；丹皮清热凉血，茯苓、泽泻健脾利湿，又可防止补肾药物过于滋腻；知母、黄柏同用，滋阴清热。肾阴得复，热不能与湿搏结，则邪气自去。

加减：尿中如脂如膏，可加用萆薢、石菖蒲、莲子心等清利湿浊；尿中夹血者加用阿胶、旱莲草养血止血；如尿中排出血块较多可加蒲黄、三棱、莪术。

4. 气阴两虚证

证候：气短倦怠，心悸，头晕，耳鸣，腰酸，尿路刺激征不明显，舌质红、苔少，脉弱。

基本治法：补气滋阴清热。

方药运用：参芪地黄汤加减。常用药物：党参15g，黄芪30g，生地20g，怀山药20g，丹皮15g，泽泻15g，茯苓15g，山茱萸15g，淡竹叶10g。方中党参、黄芪补气升阳可助脾气之运化升清，又可助肾气之气化与固摄；生地、山茱萸、怀山药健脾滋肾；丹皮清热凉血；茯苓、泽泻健脾利湿，又可防止补肾药物过于滋腻；淡竹叶淡渗利湿。诸药合用，共奏清热利湿之功。

加减：胸脘满闷者加厚朴、枳壳；病久尿有淋漓不尽者加菟丝子、益智仁。

5. 脾肾两虚证

证候：面浮足肿，纳呆腹胀，神疲乏力，腰膝酸软，头晕耳鸣，大便溏薄，小便频数，淋沥不已，舌质淡、苔薄白，脉沉细无力。

基本治法：健脾补肾利湿。

方药运用：大补元煎加减。常用药物：制首乌30g，菟丝子15g，杜仲10g，枸杞子20g，山药20g，茯苓15g，太子参15g，黄芪30g，川断15g，补骨脂12g。方中以制首乌、山药、枸杞子滋补肾阴；菟丝子、杜仲温补肾阳，于阴中求阳。黄芪、太子参益气养阴；茯苓淡渗利湿；川断、补骨脂补肾、强筋健骨。诸药合用，既能益气养阴，又有培本助阳，起到扶正治本之效。

加减：尿中夹血者加用藕节、阿胶、旱莲草补气摄血；如气分偏虚者，加黄芪、白术；腰膝酸软、下肢无力者加用川断、桑寄生；畏寒怕冷有阳虚者加附片、炮姜、淫羊藿。

【其他治疗】

1. 中成药

（1）三金片：主要成分为金樱根、菝葜、羊开口、金沙藤、积雪草。功效：清热解毒，利湿通淋，益肾。适用于下焦湿热所致的热淋、小便短赤、淋沥涩痛、尿急频数；急慢性肾盂肾炎、膀胱炎、尿路感染见上述证候者；慢性非细菌性前列腺炎肾虚湿热下注证。用法用量：慢性非细菌性前列腺炎，每次3片，每日3次，疗程为4周；其他适应证，每次3片，每日3～4次。

（2）热淋清颗粒：主要成分为头花蓼。功效：清热解毒，利尿通淋。适用于湿热蕴结、小便黄赤、淋漓涩痛等症，尿路感染、肾盂肾炎见上述证候者。用法用量：开水冲服，每次1～2袋，每日3次。

（3）滋肾通关丸：主要成分为知母、黄柏、肉桂。功效：清下焦蕴热，助膀胱气化。适用于膀胱湿热证。每服6g，每日3次。

（4）癃清片：主要成分为泽泻、车前子、败酱草、金银花、牡丹皮、白花蛇舌草、赤芍、仙鹤草、黄连、黄柏。功效：清热解毒，凉血通淋。适用于热淋所致的尿频、尿急、尿痛、尿短、腰痛、小腹坠胀等症。用量用法：每次6片，每日2次；重症每次8片，每日3次。

2. 静脉针剂：

（1）鱼腥草注射液：主要成分为鲜鱼腥草经加工制成的灭菌水溶液。功效：清热解毒，利湿。适用于尿路感染热毒壅盛者。用法用量：肌内注射，每次2～4ml，每日4～6ml；静脉滴注，每次20～100ml，用5%～10%葡萄糖注射液稀释后应用。

（2）喜炎平注射液：主要成分为穿心莲内酯磺化物。功效：清热解毒。适用于尿路感染热毒蕴结者。用法用量：肌肉注射，成人每次50～100mg，每日2～3次；静脉滴注，每日250～500mg，加入5%葡萄糖注射液或氯化钠注射液中滴注。

3. 外治法

（1）灌肠疗法：红藤汤（红藤、败酱草、土茯苓、蒲公英各50g），浓煎成300ml，温度为37℃～40℃，保留灌肠40分钟。

（2）中药外洗：苍术、黄柏、土茯苓、苦参各50g，煎两遍，取汁加适量温水，熏洗，每日1次。

4. 针灸

主穴：中极、阴陵泉（双）、三阴交（双）、足三里。

加减：气虚者加气海，下焦湿热者加次髎（双）、中髎（双），尿频者加水道。

每日1次，留针30分钟，气虚或阳虚者加用艾条灸气海、关元，每穴各灸5分钟。

【转归及预后】

1. 本病如能早期诊断，治疗及时和彻底，一般预后良好。

2. 局部累及肾脏：累及肾盂者其表现与细菌性肾盂肾炎类似，可分为两种类型：①多发性皮质脓肿，导致肾功能发生改变。②集合管或乳头弥漫性霉菌浸润，可有乳头坏死。两种形式常同时出现。

3. 真菌入血后可引起真菌血症，亦可通过血行播散，累及其他器官。伴有全身多个脏器受累，可出现各相应器官的临床表现。播散性球孢子菌病也可侵犯泌尿系，临床表现类似结核。

4. 导致其他部位感染。严重的感染可使患者原有的高血压、冠心病、糖尿病、肾脏疾病加重，诱发感染性休克、心力衰竭等。

真菌性尿路感染患者一般体质较差，真菌性尿路感染往往显示多重耐药，抗生素选择困难，如感染得不到及时控制，往往死于感染及其并发症。

【预防与调护】

1. 预防

①避免长期不规律使用抗生素、激素、免疫抑制剂等诱发真菌感染的因素；②避免长期留置导尿管；③积极治疗糖尿病、慢性结肠炎、慢性肾脏疾患等慢性消耗性疾病；④消除慢性感染性病灶，如盆腔炎、子宫颈炎、尿道旁腺炎、前列腺炎等。有念珠菌性阴道炎的妇女应治疗原发病。积极治疗甲癣、股癣等其他部位真菌感染；⑤老年患者、伴发各种消耗性疾病患者，尿路感染症状并不突出，临床过程不典型，所以必须引起临床重视。对可疑患者不能局限于尿常规检查，应该进行尿培养。

2. 调护

①保持外阴清洁，多饮水，忌憋尿，忌食辛辣肥厚之品；②由于真菌在酸性尿中繁殖迅速，故可适当给予碳酸氢钠口服碱化尿液，以抑制真菌的生长；③真菌性尿路感染往往与细菌性尿路感染并存，因此，在治疗上应二者兼顾。

【临证经验】

1. 抓主要症状，分期论治　真菌性尿路感染患者基本情况较差，故临床表现复杂，主要表现在：①尿路感染临床症状不典型，患者往往无尿急、尿频、尿痛症状；②夹杂原发病的种种表现，如糖尿病患者往往有多饮、咽干口燥、四肢发麻等表现，慢性肾脏病患者有腰痛、畏寒等表现，给辨证带来一定困难。临证时应紧扣本虚标实的基本病机，抓住主要症状进行辨证论治，才不至于束手无策。

在治疗上，应采用分期辨证论治。我们认为，湿热贯穿于本病始终，病位在肾与膀胱。故在急性期以驱邪为主，治疗用清热解毒、利尿通淋之品。由于清热解毒之品大多苦寒易伤脾胃，故在临证时加入茯苓、白术健脾化湿，兼顾补益脾肾以固本。若病延日久，其病变主要在肾，影响肺脾，当着眼肺脾肾三脏。肾阳不足者，方宗千金独活寄生汤；肾阴不足者，责之于肺，仿百合固金汤意；脾肾两虚者，方宗缪仲淳资生健脾汤意。又由于湿热贯穿于本病始终，湿性黏腻，缠绵难愈，本病病程长，不要轻易更方，症状控制后，仍需继续治疗。

2. 重视中西医结合治疗　我们认为，抗生素应用时间长、联合用药多、高效广谱抗生素应用广泛是真菌尿路感染非常重要的诱因。对于药敏显示多重耐药的患者，当立即停用抗生素，进行中医药干预治疗。中药干预治疗疗程宜长，采用中药分期辨证治疗，标本兼治，并应时时顾护脾胃。待病情减轻，或基本稳定，再根据药敏，酌情选用较为敏感的抗生素，可获较好效果。

【验案举例】

1. 真菌性尿路感染属湿热蕴结证（王钢主诊）

马某，女，42 岁。初诊日期：2009 年 3 月 30 日。

患者 2007 年起因时常憋尿出现尿频、尿急、尿痛，无发热，无腰酸腹痛，无恶心呕吐，使用消炎药物治疗后即缓解，其后多次发作尿频尿急，急性期中段尿培养有细菌生长，外院先后使用可乐必妥、拜复乐、来立信等药物治疗后缓解。患者其后反复因劳累出现尿痛，排尿时灼热感明显、尿频、尿急，抗感染治疗后好转。近半月来，再次出现尿频、尿急，无明显尿痛，白带色正常，但自感阴部不适，自服拜复乐、呋喃妥因后症状未见明显好转，今至门诊就诊。刻下：患者尿时灼热感明显，尿频、尿急，时有腰酸腰痛，腹胀纳差，舌质淡、边有齿痕，苔白厚中偏黄，脉沉滑。查尿常规：白细胞（＋＋），潜血（＋），亚硝酸盐（＋），霉菌（＋），霉菌2个，红细胞数38/μl，白细胞数13/μl。分析认为，本病系机体正气亏虚，脏腑功能低下，邪气侵袭，加之长期使用抗生素出现菌群失调所致，此病急性期当以健脾利湿、清热通淋为主。

处方：绵萆薢15g，益智仁15g，石菖蒲15g，黄柏10g，生栀子15g，车前子（包煎）40g，金银花30g，连翘心15g，苍术15g，白术15g，六一散（包煎）10g，山药12g，白扁豆15g，薏苡仁15g，萹蓄10g，瞿麦10g，侧柏叶15g，白茅根30g，小蓟15g。

二诊（4月10日）：患者尿频尿急有所改善，尿道灼热感消失，阴部不适感消失，仍有腰酸腰痛、腹胀纳差、舌质淡、边有齿痕、苔白、脉沉。查尿常规：霉菌3个，余未见异常。患者症状基本消失，尿中仍有霉菌，进入慢性迁延期，治疗当着眼脾肾，以健脾补肾为治。

处方：当归身15g，川芎15g，白芍20g，黄柏10g，知母10g，独活15g，桑寄生15g，白术15g，党参20g，茯苓15g，焦山楂15g，神曲15g，谷芽15g，麦芽15g，莱菔子20g，厚朴10g，杜仲10g，怀牛膝15g，菟丝子10g，制首乌15g。

三诊（4月28日）：患者腰酸腰痛好转，腹胀感消失，舌质淡，边有齿痕，苔白，脉沉。查尿常规阴性。以健脾益气调理善后。

处方：党参12g，黄芪20g，茯苓20g，白术15g，甘草3g，山药12g，白扁豆15g，生薏苡仁15g，益智仁15g，小红枣10g，谷芽15g，麦芽15g。

按语：本病初诊患者，尿频、尿急，尿道灼热感，一派湿热蕴结之象，故以绵萆薢、黄柏、生栀子、车前子、金银花、连翘心、苍白术、六一散清热利湿，佐以山药、白扁豆、薏苡仁健脾化湿，益智仁、石菖蒲、萹蓄、瞿麦利湿通淋使邪有出路。复诊时患者湿热之象已去，转入慢性迁延期，故当以健脾补肾为治。白术、党参、茯苓健脾化湿，独活、桑寄生、杜仲、怀牛膝、菟丝子、制首乌补肾强腰，焦楂曲、谷麦芽、莱菔子、厚朴消胀除满，故能诸症悉去，病得转复，再以健脾益气善后。

2. 真菌性尿路感染属脾虚湿盛证（王钢主诊）

仲某，女，39岁。初诊日期：2010年6月2日。

患者因工作关系，长期坐姿，又习惯穿紧身衣服，患附件炎，未能根治，常有阴部瘙痒，白带量多、有异味，月经量少色淡，已历4年。近两年来，出现排尿不畅，于当地医院查尿常规示白细胞（＋＋），蛋白（＋），多次尿培养提示白色念珠菌生长，多重耐药，抗生素选择困难。近日出现腰部酸痛，两膝酸软乏力，来我院就诊。刻下：阴部瘙痒，白带量多，有异味，排尿不畅，无尿频、尿急、尿痛，腰膝酸软，疲劳加重，低热，盗汗，纳少，大便溏薄，舌淡，苔白腻，脉沉细无力。分析认为，患者素体虚弱，感受寒湿之邪，疾病迁延日久，虚实夹杂，治当扶正祛邪兼顾。

处方：炙黄芪 20g，党参 12g，青蒿 10g，炙鳖甲 15g，知母 12g，丹皮 15g，银柴胡 9g，地骨皮 12g，炒白术 15g，云茯苓 25g，炒独活 10g，桑寄生 15g，阿胶珠 15g，艾叶 20g，当归身 10g，川芎 15g，白芍 15g，薏苡仁 30g，白扁豆 15g，石韦 15g，石菖蒲 15g，郁金 10g。

二诊（6 月 27 日）：患者白带正常，阴部瘙痒，低热、盗汗好转，仍有腰酸，大便尚调，舌淡红，苔白，脉沉。以益气养阴调理善后。

处方：党参 15g，黄芪 30g，生地 20g，怀山药 20g，丹皮 15g，泽泻 15g，茯苓 15g，山茱萸 15g，淡竹叶 10g。

2010 年 7 月，患者多次复查尿常规阴性，尿培养未见细菌生长。

按语：本病因患者素体虚弱，感受寒湿之邪，邪气反复侵扰下焦缠绵不愈而成。患者病程较长，虚实夹杂，故当标本同治。方以参苓白术益气，胶艾四物理血，青蒿、炙鳖甲、知母、丹皮、银柴胡、地骨皮清透虚热，佐以薏苡仁、石韦、石菖蒲、郁金清热通淋，气血得充，湿热得除，诸症悉减，复以参芪地黄汤调理善后，得以痊愈。

【小结】

由真菌所引起特殊类型的尿路感染。发病率仅占尿路感染的 4.8%。近年来，随着抗肿瘤药物、免疫抑制剂、广谱抗生素的广泛应用，介入治疗及器官移植的大量开展，导尿管在体内留置时间过长等原因，其发病率呈日益上升趋势。全身性真菌感染，常可经血流侵及尿路，但局限于尿路的真菌感染较罕见，常为上行性感染，主要累及膀胱和肾脏。中医认为真菌性尿路感染多在机体正气亏虚，脏腑功能低下时，邪气侵袭所致。患者或素体亏虚，或久病正气虚耗，或因药物攻伐正气，致脏腑功能下降，湿热、瘀毒之邪入里，邪气蕴结下焦，致膀胱气化不利，发为本病。其主要病机为脾肾虚衰，湿热或瘀血蕴结下焦，为本虚标实之证，以脾肾虚衰为本，湿热或瘀血蕴结下焦为标。治疗上，应采用分期辨证论治。中医认为湿热贯穿于本病始终，病位在肾与膀胱。故在急性期以驱邪为主，治疗用清热解毒、利尿通淋之品。若病延日久，治疗应以健脾补肾为主，兼以驱除余邪。补虚不忘实，泻实不忘虚，而时时顾护脾胃贯穿于治疗的始终，往往能收到良好的效果。又由于湿热贯穿于本病始终，湿性黏腻，故缠绵难愈。本病病程长，不要轻易更方，症状控制后，仍需继续治疗。

（吴聂，王钢）

第七节　性传播泌尿系感染

据 1975 年世界卫生组织（WHO）所定义的性传播疾病（STD）的概念，性传播泌尿系感染可分为淋菌性及非淋菌性感染两种。

淋菌性泌尿系感染（GU，或称淋病）是指由淋病奈瑟菌感染引起的疾病，主要侵犯泌尿生殖系统，以尿道炎为常见的症状。据世界卫生组织估计，1995 年全世界 15 ~ 49 岁人口中，每年新发淋病病例为 6200 万。1998 年，我国已报告淋病近 30 万例，居性病首位。

非淋菌性尿道炎（NGU），是指由淋病奈瑟菌以外的其他微生物所引起的尿道炎，其中，主要病原体是沙眼衣原体（CT）和解脲支原体（UU），非淋菌性尿道炎与淋病的发病比例，据国外报道约为 2∶1，我国也有一定程度的流行。据世界卫生组织估计，1995 年全世界 15 ~ 49 岁人口中，沙眼衣原体感染病例为 8900 万。1998 年，我国非淋菌性尿道炎约 12 万例，仅次于尖锐湿疣，居性病第 3 位。

中医所谓“淋病”与现代医学中的性传播泌尿系统感染并不完全相同，有些表现可按照中医学的“淋证”、“尿浊”论治。

据临床资料分析，性传播疾病有以下特点。

1. 性传播泌尿系感染发病因素 ①淋菌性泌尿系感染的传染源主要是淋病患者和隐性感染者。后者早期症状不明显，尤其以女性多见，少数可由带菌者传染。致病菌是革兰阴性淋病双球菌，人是该菌的天然宿主，该菌在疾病的急性期多存在于细胞质内，慢性期多存在于细胞外，人体外不易生存，不耐干热，离体后在高温下易死亡，对一般消毒剂抵抗力弱。成人淋菌性泌尿系感染的发生主要是通过性接触直接传染，感染后淋球菌在泌尿生殖道内生长繁殖而引起症状。②非淋菌性尿道炎是通过性交感染衣（支）原体而导致尿道炎，新生儿在分娩时通过接触感染本病的母亲阴道患病。非淋菌性尿道炎主要是由沙眼衣原体引起，沙眼衣原体为长 300 ~ 400μm、介于细菌和病毒之间的微生物，附着于易感细胞的表面，通过细胞的吞饮作用进入细胞内。解脲支原体是一种大小与沙眼衣原体相似的微小球杆状微生物，其质膜上的类脂能掺入宿主细胞膜结构内，引起宿主细胞损伤和破坏而出现临床症状。

2. 常见诱发和加重因素 ①不洁性交史：性交是支原体尿路感染的重要诱发因素。②妇科炎症、包皮炎及前列腺炎等。③免疫能力低下：全身性疾病，如重症肝病、慢性肾病、晚期肿瘤及长期使用免疫抑制药物等使人体抵抗力下降，进而引起疾病的发生。

明确病因后，减少引起性传播疾病的因素，减少与患者的性接触，急性期患者以抗生素（临床常用大观霉素、头孢曲松、诺氟沙星、青霉素、氨苄西林与丙磺舒等）治疗为主；非淋菌性尿道炎用敏感抗生素（四环素、多西环素、红霉素等）治疗，但疗程要长。中医认为，该病病因主要是湿热之邪，治疗主以清热利湿解毒为法，辅以辨证，常能获得较好的临床疗效。

【病因病机】

性传播疾病病因：感受外邪，外阴不洁，饮食不节，情志不畅，房事不节，劳累过度，久病体弱，年老体衰等。主要病机：下焦湿热，淫毒内结，肝郁气滞，脾肾亏虚。

1. 下焦湿热　因感湿热之邪，起病较急。湿热内盛，邪正交争，故发热恶寒。湿热之邪下注，膀胱气化失常，水道不畅，故尿频、尿急。热灼尿道，则有尿痛。腰为肾之府，肾与膀胱气机郁滞，故腰部酸楚疼痛。湿热内蕴，胃气上逆，则烦渴、恶心、呕吐。

2. 淫毒内结　特别是下阴不洁，湿热秽浊毒邪侵入膀胱，酿成湿热，或肝胆湿热下注皆可使湿热蕴结下焦，膀胱气化不利，发为淋证。

3. 肝郁气滞　本证多因情志不遂，或突然受到精神刺激，或因病邪侵扰，阻遏肝脉，致使肝气失于疏泄、条达，阻遏肝胆而成。属实证，脏腑同病，病位在肝、胆，可涉及膀胱，下注成淋。

4. 脾肾亏虚　脾肾气虚，脾虚无以制水，肾虚不能化水，以致膀胱失约，故小便频数，淋沥不尽；脾虚失运，则纳呆便溏；脾肾气虚，故神疲面黄；脾肾不足，气化失利，水湿内停而出现眼睑浮肿；阳气不足，不能温煦四肢则手足不温；舌淡胖，苔薄白，脉沉细无力，均为脾肾两虚的表现。

【诊断与鉴别诊断】

1. 诊断

（1）淋菌性泌尿系感染：①不洁性交史。②典型的临床表现：尿频、尿急、尿痛及脓性分泌物。女性为白带增多、黏稠或脓样，下腹部坠痛。③涂片或培养发现淋球菌即可确诊。

（2）非淋菌性尿道炎：①不洁性交史。②男性患者常有浆液性或黏液脓性分泌物和尿痛，女性患者可有尿频及排尿困难，如波及宫颈时，表现为炎症和糜烂，分泌物增多，阴道及外阴瘙痒。但也有相当数量的患者可无任何临床症状。③及时取尿道分泌物涂片镜检（无分泌物者留晨尿离心取沉渣镜检），高倍视野下白细胞多于10个，淋球菌镜检或培养阴性。④沙眼衣原体或解脲支原体血清学检查及培养阳性。（沙眼衣原体的特异诊断试验日益增多，但尚无简单的临床或实验室方法可诊断沙眼衣原体或解脲支原体感染。现多用特异性单克隆抗体染色分泌物涂片，用免疫荧光或免疫酶标技术观察，阳性率达90%以上。）

2. 鉴别诊断

（1）淋菌性泌尿系感染与非淋菌性尿道炎：淋菌性泌尿系感染和非淋菌性尿道炎的症状和体征在量上有差异，然而就个例而言，不可能在临床上绝对区分两者。两者均可引起尿道分泌物、尿痛或尿道瘙痒，但血尿和急诊并不多见。淋菌性泌尿系感染可偶见低热等全身症状，多有排尿困难；非淋菌性尿道炎一般无全身症状，可有轻度排尿困难或无。淋菌性泌尿系感染分泌物量多，呈脓性，可查到革兰阴性双球菌；非淋菌性尿道炎分泌物量少或无，常呈稀薄黏液状，特别是非淋菌性尿道炎的患者尿道分泌物仅在早晨出现或注意到尿道口有结痂，内裤被污染。查不到革兰阴性双球菌，经组织细胞培养可查到衣原体与支原体。淋菌性泌尿系感染通常潜伏期较短，在感染后2～6天发病，而非淋菌性尿道炎一般在感染后1～5周发病，发病高峰约在2～3周。

（2）非特异性尿道炎：非特异性尿道炎为无婚外性生活史，临床症状与淋证相似，但有明显的诱因，如导尿管和尿道探查等，以及泌尿生殖系统或邻近脏器炎症的蔓延。分泌物镜检无白细胞及革兰阴性双球菌，可找到其他革兰阳性球菌。

【辨证论治】

1. 湿热下注证

证候：小便频数短涩，灼热刺痛，急迫不爽，尿色黄赤混浊，尿窍时流秽浊如脓之物，或尿时茎中热痛，或阴痒热痛，带下黄浊，小腹拘急胀痛，身热腰痛，口干口苦，恶心呕吐，胸闷口渴或见大便秘结等，舌质红，苔黄腻，脉滑数。

基本治法：清热利湿，解毒通淋。

方药运用：八正散加减。常用药：瞿麦15g，萹蓄15g，通草15g，车前子（包煎）15g，滑石15g，栀子10g，大黄7g，蒲公英30g，白花蛇舌草30g，金银花30g，土茯苓30g，甘草15g。方中瞿麦、萹蓄、通草、车前子、滑石诸药合用，清热利湿、利水通淋；伍以栀子清泄三焦湿热，大黄通腑泄热，使膀胱、大肠湿热从大小便分利而出；甘草调和诸药且止茎中之痛；蒲公英、白花蛇舌草、金银花、土茯苓清热解毒、利水通淋。诸药合用共奏清热利湿、利水解毒通淋之功。

加减：腹胀便秘甚者，加用枳实、大黄增量以理气通便；如有腹满便溏者，去大黄；尿道刺痒严重者，加蛇床子以止痒；尿道口红肿者，加丹皮、栀子清热泻火；小便带血，加小蓟、藕节凉血止血；若见茎中灼痛明显者，可配合抽薪饮与大分清饮以治火。

2. 淫毒内结证

证候：尿窍时流浊物，或晨起被少许浊物黏着。伴尿道口灼热，轻度刺痛，排尿时尤甚，或阴部、少腹坠胀而痛，口干肢倦，饮食无味，舌红，苔黄，脉弦细数。

基本治法：利湿化浊，清热解毒。

方药运用：程氏萆薢分清饮加减。常用药：萆薢20g，石菖蒲20g，黄柏15g，茯苓15g，车前子（包煎）20g，白术15g，莲子心15g，丹参20g，知母15g，白花蛇舌草30g，茵陈20g，甘草梢15g。方中萆薢、石菖蒲清热利湿、分清化浊；黄柏、茯苓、车前子清热化湿；莲子心、丹参清心除烦；白术健脾化湿；茵陈利湿化浊；白花蛇舌草清热解毒；知母扶正祛邪、滋阴清热；甘草梢入茎中，驱除淋浊败精。诸药共奏清热、解毒、渗利、祛淋浊之功。

加减：若尿道口灼热、刺痛，加蒲公英以清热解毒；少腹重坠胀痛者，可加青皮、乌药以疏通肝气；口干伤阴者，加生地、石斛养阴。

3. 肝郁气滞证

证候：小便涩痛，排尿不畅，或淋沥不尽，小腹或胁肋胀满，情志抑郁，或多烦善怒，舌红，苔薄黄，脉弦。

基本治法：清肝解郁，理气通淋。

方药运用：沉香散加减。常用药：沉香15g，石韦20g，滑石20g，当归15g，陈皮

15g，白芍15g，冬葵子15g，王不留行30g，甘草15g，川楝子15g，香附15g，萆薢20g，金钱草30g，栀子10g。方中沉香、陈皮、王不留行理气活血；当归、白芍养血和血；与石韦、冬葵子、滑石、甘草清利湿热同用，是标本兼顾；川楝子、香附、栀子疏肝理气；萆薢、金钱草清利湿热通淋。

加减：脾虚者，加茯苓、白术以健脾；睾丸胀痛者，加荔枝核、橘核、乌药、延胡索疏通肝气止痛。

4. 脾肾亏虚证

证候：小便不甚赤涩，但淋沥不已，时作时止，遇劳即发，分泌物清稀量少，腰酸痛，膝软无力，面色少华，便溏纳呆，倦怠乏力，舌淡红，苔白，脉沉细或弱。

基本治法：健脾益肾，通淋化浊。

方药运用：无比山药丸加减。常用药：山药20g，肉苁蓉10g，熟地20g，山茱萸15g，茯苓15g，菟丝子10g，五味子15g，巴戟天15g，泽泻20g，杜仲20g，牛膝20g，薏苡仁20g，白花蛇舌草30g，旱莲草20g，蒲公英30g，甘草15g。方中山药、茯苓、泽泻以健脾利湿；熟地、山茱萸、巴戟天、菟丝子、杜仲、牛膝、五味子、肉苁蓉以益肾固涩；白花蛇舌草、旱莲草、薏苡仁、蒲公英祛除留恋之湿热毒邪，使补而不滞，标本兼治。

加减：腰痛较著者，加续断、狗脊、桑寄生以补肾壮骨；如脾虚气陷，尿后余沥不尽，会阴少腹重坠不适，可配合补中益气汤以益气升陷；如肾阴亏虚，面色潮红，五心烦热，可配合知柏地黄丸以滋阴降火；如肾阳虚衰者，可配合右归丸以温补肾阳。

【其他治疗】

1. 中成药及静脉针剂

(1) 八正合剂：主要成分为瞿麦、车前子(炒)、萹蓄、大黄、滑石、栀子、甘草、灯心草。功效：清热，利尿，通淋。用于湿热下注，小便短赤，淋沥涩痛，口燥咽干。用法：每次15～20ml，每日3次，口服。

(2) 三味蒺藜散：主要成分为蒺藜、冬葵果、方海。功效：清湿热，利尿。用于湿热下注，小便热痛。用法：水煎服，每次3～4.5g，每日2～3次。

(3) 穿心莲片：主要成分为穿心莲。适用于本病湿热下注型。用法：每次3～5片，每日3次，连服5日，2周为一个疗程。

(4) 癃清片：主要成分为泽泻、车前子、败酱草、金银花、牡丹皮、白花蛇舌草、赤芍、仙鹤草、黄连、黄柏。功效：清热解毒，凉血通淋。用于热淋所致的尿频、尿急、尿痛、尿短、腰痛、小腹坠胀等症。用法：每次8片，每日3次，口服。

(5) 知柏地黄丸：主要成分为知母、黄柏、熟地、山茱萸(制)、牡丹皮、茯苓、泽泻、山药。用于肾阴亏虚型。用法：每次10g，每日2次，连服6日，停药1日，1个月为一疗程。

(6) 双黄连粉针剂：是由金银花、黄芩、连翘等制成的天然药物注射剂。给予每日每公斤体重60mg，加入500ml生理盐水中静滴，7日为一疗程。

2. 单方验方

（1）白刺觅头3个，红甘蔗皮一握，生地骨皮25g，麦冬25g。共煎汤，以冰糖15g送下，每日饭前服2次。治疗男女初起淋病，小便少，尿痛，热精血淋，也可治疗尿道炎。

（2）龙骨5g，牡蛎10g，银杏20个，甘草末10g，怀山药10g，茯苓10g，荜澄茄15g。共研细末，和白檀油120g，配制为丸，每日2次，每次5g，空腹时乌糖茶送下。治疗男女慢性淋病，下消白带，冷精梦泄，效果卓著。

（3）复方六草汤：金钱草、车前草、旱莲草、益母草、黄精、怀山药各30g，灯心草10扎，甘草10g。每日1剂，水煎服，早晚分服。

3. 针灸治疗　取中极、归来、三阴交、阴陵泉、太溪，常规消毒，以0.35～0.38mm毫针快速刺入皮下，得气后行平补平泻手法，15日为一疗程，共治疗2疗程。

4. 外治法　用龙胆泻肝汤［龙胆草、生地、车前子(包煎)各15g，栀子、黄芩、柴胡、泽泻、当归各10g，木通、甘草各5g］，每日1剂，头煎150ml口服，二煎熏阴部再坐浴15分钟，共10天。

【转归及预后】

淋病急性期如治疗合理可痊愈，但若治疗不及时，可转入慢性期。此时淋病反复发作，并可累及其他器官，如女性子宫颈炎、输卵管炎、男性前列腺炎、附睾炎。

非淋菌性尿道炎可治愈，治疗过程中应避免性生活，以预防交叉感染和再感染。

【预防与调护】

1. 预防　目前对性传播性尿道炎尚无有效疫苗，预防措施主要有：

（1）避免婚外性行为。

（2）提倡使用避孕套等屏障性工具。

（3）发病后患者要及时到正规医院进行正确的治疗，在疗程完成后应进行复查，评定是否真正痊愈。

（4）性伴在患者彻底治愈前要避免性接触。

2. 调护　多喝水，忌烟酒，饮食宜清淡，忌肥腻香燥、辛辣之品，禁房事，注意适当休息。

【临证经验】

1. 普及性病知识，早期诊断治疗　告知周围人群该病发病的原因、方式及危害，通过接触被淋菌分泌物污染的被服和用具也可发病，但多见于妇女和儿童。儿童淋病发病有增加的趋势，传染源多来自家庭；夏秋季发病较多；幼女易感。

对有不洁性交史及有典型的临床表现者，再结合实验室检查，应及早准确诊断，彻底治疗，控制传染源，切断传播途径，保护易感人群。对已患淋病者，治疗必求痊愈，做到追踪复查。

2. 注重中西药协同治疗　由于本病是一种常见的性传播疾病，由于不正规的用药，目前已发现有耐药性病原体，给治疗带来困难。使用复方中药与西药有协同作用，对一些慢性病例可望提高疗效，在西药受到限制的情况下（如妊娠期、耐药）仍可使用中药。中医药治疗非淋菌性尿道炎作用肯定，副作用少，简便安全，具有复方使用、不易产生耐药菌株的特点；可与西药共同使用，提高治疗效果；在使用西药受到某些限制（如过敏、孕期）时，体现了中医药治疗的优势，值得进一步研究。

3. 复发或持续的性传播泌尿系感染的处理 淋球菌不同于其他细菌，多种抗生素能抑制其生长，但并不能完全消灭它，在适当的条件下可复发，故应在治疗2周后再判断是否治愈为宜，绝不能以症状消失为判断标准。若治疗不彻底，可转入慢性期，此时淋病反复发作，可累及其他器官，例如女性子宫颈炎、输卵管炎，男性前列腺炎、附睾炎等。而淋菌性泌尿系感染的复发是治疗中最困难的问题之一。复发的中位数时间是结束治疗后2周。多数非淋菌性尿道炎复发的患者沙眼衣原体（CT）和解脲支原体（UU）培养阴性，其非淋菌性尿道炎的复发病因常不明了。经做培养加药敏试验，有效药物为多西环素、四环素、红霉素以及米诺环素、环丙沙星、头孢类等药物，经适当选用上述药物联合治疗后，症状减轻或消失，但隔一段时间重新出现。复发时的症状通常轻于急性期，可能出现无色稀薄、间断性尿道分泌物。虽然患者有明显的主观症状，但经多次检查都无尿道炎的客观表现。此时，应考虑是否有滴虫感染，凭经验用甲硝唑也是可以的。另外，还应考虑有无生殖器疱疹的问题。最佳的劝告是不再用抗生素，用咨询和随访的方法使患者消除顾虑。

4. 性伴的治疗 作为性传播泌尿系感染的处理，应治疗患者的性伴。未诊治的受感染的女性和男性形成重要的传染源，不减少此传染源则不可能达到最终控制。一般而言，用同样方案治疗性传播泌尿系感染患者及其性伴，但妊娠妇女要避免用四环素和喹诺酮类药物。

5. 临床用药对泌尿系感染的影响 随着广谱抗菌药物皮质类固醇激素和免疫抑制剂的广泛应用，导致机体内环境紊乱成为非淋菌性尿道炎不容忽视的原因。

6. 神经精神因素 许多性病患者具有程度不同的神经紧张性或内向性体质。一些性病学者认为，某些尿道刺激症状来源于精神因素，出现分泌物也是检查时患者自己过度紧张导致，或更有可能是性病恐怖的一种特殊表现。

7. 重视经验方的应用 邹老在临床中总结出一些疗效较好的中药，如海金沙、蚤休、黄柏、蒲公英等组成经验方，这些药物或配合经方应用，或制成丸药如邹老尿感丸，常能取得独特疗效。

【验案举例】

1. 淋菌性泌尿系感染属湿热互结证（王钢主诊）

任某，男，25岁。初诊日期：2010年11月12日。

患者11月7日有不洁性史，11月9日小便时出现尿道口剧痛，挤压龟头可见有黄绿色的脓性物流出，量较多，轻度的尿急、尿痛，当晚自服了2粒头孢氨苄胶囊，次日晨起发现尿道口有“糊口”现象，龟头挤压后的分泌物未见转清，遂到门诊检查，分泌物涂片见有白细胞，可见典型革兰阴性双球菌。3天后到我院就诊，患者尿道有分泌物，伴有尿痛、尿道瘙痒，但无血尿、蛋白尿，自感阴囊灼痛难忍，手感发黏，红肿。诊断为淋菌性泌尿系感染，西药使用头孢克肟口服，每次1g，每日2次，连服7日；左氧氟沙星片口服，每次0.2g，每日2次，连服7日。中医辨证为毒邪浸淫、湿热互结。治从清热利湿，解毒通淋。

处方：金银花15g，连翘15g，瞿麦15g，萹蓄15g，车前子(包煎)15g，滑石15g，大黄7g，蒲公英30g，白花蛇舌草30g，土茯苓30g，砂仁15g，黄柏15g，甘草15g。

二诊（11月28日）：自觉尿道口分泌物有所变淡，至11月17日分泌物明显减少，尿急、尿痛较前也有所好转，自诉出现腹泻、尿道口仍有瘙痒。尿检白细胞阴性，上皮细胞少许。将原方去利湿通便之药，加祛风止痒、养血健脾药物佐之。

处方：蛇床子15g，金银花15g，连翘15g，萹蓄15g，车前子(包煎)15g，滑石(包煎)15g，蒲公英30g，白花蛇舌草30g，土茯苓30g，砂仁15g，黄柏15g，甘草15g，小红枣10g。

三诊（12月12日）：药后1周复诊，尿道口已无明显的分泌物，尿道口瘙痒消失，大便日1~2次，查尿道口分泌物基本消失，腹泻已止，尿道口瘙痒好转，诉食欲较差，考虑到因服用抗生素带来的胃肠道副作用，适当调整中药，增加利湿化浊、和胃健脾中药。

处方：苍术15g，生薏苡仁15g，怀牛膝15g，黄柏15g，菟丝子15g，首乌15g，山茱萸12g，覆盆子15g，谷麦芽15g，焦山楂15g，神曲15g，鸡内金10g，白术20g，车前草50g，赤芍15g，木馒头30g，小红枣10g，太子参15g，萹蓄15g。

1周后复查诸指标正常，告知患者注意节制个人性生活。后随访，再无复发。

按语：患者病初发时出现脓性分泌物，伴有疼痛，自服头孢氨苄胶囊数日未见好转，提示单纯抗生素治疗疗效不显。王钢教授强调辨证论治，反对单纯应用抗生素治疗，因本法往往导致细菌耐药并有可能造成菌群紊乱，且长期服用抗生素会有消化道的毒副作用，增加中药服用常能减少西药之弊。本例以湿热之邪侵袭，内舍膀胱为主。治当以八正散为主，佐以大黄通腑泄热，使膀胱、小肠湿热从大小便分利而出；甘草调和诸药且止茎中之痛；蒲公英、白花蛇舌草、金银花、土茯苓清热解毒、利水通淋。随后复查时根据患者症状增加健脾、止痒、和胃之药，诸药合用共奏清热利湿、利水解毒通淋之功。

2. 非淋菌性尿路感染属肝郁气滞证（邹燕勤主诊）

张某，女，64岁。初诊日期：2010年9月15日。

患者近半年因丈夫去世而心情郁闷，自觉浑身无力，夜寐较差，胃纳减少，2天前出现尿道刺痒及尿痛、小便时烧灼感，尿道口轻度红肿，有浆液性尿道分泌物。今日晨起时发现尿道口有白膜形成，伴有心烦口干、苔薄白、脉细弦。来我院检查示：白细胞（+），尿蛋白（+）。生化常规、血常规未见明显异常，入院后行解脲支原体培养阳性，诊断为非淋菌性尿路感染。西医给以头孢曲松钠口服，每次1.0g，每日1次，连服5日，中医辨证为情志不疏，肝郁气滞。治从疏肝解郁，理气通淋。

处方：萆薢 20g，沉香 15g，党参 15g，石韦 20g，滑石(包煎) 20g，当归 15g，陈皮 15g，白芍 15g，炒白术 20g，合欢皮 15g，香附 15g，金钱草 30g，甘草 6g，小红枣 10g。

二诊（9 月 22 日）：服药 1 周后，自觉心情较前舒畅，小便时仍有刺痒，并出现腰部酸痛，舌尖红，小便细数。加清热止痒之品、强筋骨之药物，去甘温补气药。

处方：桑寄生 10g，牛膝 15g，党参 15g，石韦 20g，当归 15g，陈皮 15g，白芍 15g，炒白术 20g，合欢皮 15g，香附 15g，甘草 6g，小红枣 10g。

三诊（9 月 29 日）：尿道刺痒及尿痛、小便烧灼感基本消失，尿道口无红肿，尿道分泌物变淡，腰部酸软较前有所改善，继续给予巩固治疗。

处方：山药 15g，茯苓 20g，泽泻 20g，牛膝 15g，党参 15g，当归 15g，白芍 15g，炒白术 20g，甘草 6g，小红枣 10g。

四诊（10 月 28 日）：经上方治疗 1 个月，自觉诸症明显好转。复查尿常规：白细胞（-），蛋白（-）；支原体培养：未见支原体菌落生长。

该病治疗中，疏肝理气主方为沉香散，沉香、陈皮、川楝子、香附理气疏肝；当归、白芍养血益肝；石韦、滑石、甘草清利湿热；萆薢、金钱草清利湿热通淋。病程中患者出现腰酸不适，给予桑寄生 10g，牛膝 15g 以补肝肾、强腰膝。

按语：本例为支原体感染，因长时间肝气郁滞，致使肝气失于疏泄、条达，阻遏肝胆而成，病位在肝、胆，可涉及膀胱，下注而成淋。因此，在给予西药抗感染的同时配合中药疏肝理气，常能取得较好的疗效。邹燕勤教授强调支原体尿路感染要注意提高自身免疫力，告知患者平素舒情志、勤饮水、适当有氧运动，以预防其复发。

【小结】

1. 性传播疾病，涉及皮肤性病学、生殖医学、传染病学、妇科学、肾脏病学等多门学科，邹老在偏重于泌尿系感染方面（如淋病及非淋菌性尿道炎）研究的同时，也重视各个学科的互通与协作。

2. 对于性传播疾病，最重要的是普及性病知识，早期诊断，控制传染源，切断传播途径，保护易感人群。

3. 治疗方面重视中西药协同治疗。中医主要辨证为湿热下注、淫毒内结、肝郁气滞、脾肾亏虚等，邹老尤重视湿热之邪侵袭，对于该症的治疗以八正散和二妙散加减，随证增加半枝莲、金钱草、紫花地丁清热解毒之药，常能奏清热利湿、利水解毒通淋之功。

（魏托，王钢）

□第十三章□

肾小管－间质性疾病的诊治

第一节　急性间质性肾炎

急性间质性肾炎（acute interstitial nephritis，AIN）是肾小管、间质的急性炎症病变，也是急性肾衰的重要原因之一。临床表现复杂多样，常表现为不明原因的肾功能突然下降，肾小管功能损害和尿沉渣异常，甚至出现肾衰竭。

急性间质性肾炎发病率国内外各家报道差异较大。我国大样本文献报道，在有肾脏病临床表现的肾活检患者中，急性间质性肾炎占 0.6% ~3.4%。在因急性肾衰竭而行肾活检的患者中，急性间质性肾炎占 12.5% ~17.4%。

急性间质性肾炎诊断可根据发病原因分为药物所致的急性间质性肾炎、感染所致的急性间质性肾炎和不明原因的特发性急性间质性肾炎。对于可能伴发本病的多种疾病出现急性炎症的全身表现和急性肾衰，尤其无明显少尿、高血压者，应考虑急性间质性肾炎，必要时应早期做肾穿刺活检以明确诊断。

中医学无急性间质性肾炎病名，根据临床表现可归属于“淋证”、“腰痛”、“尿血”、“关格”等范畴。

据临床资料分析，急性间质肾炎有以下特点。

1. 发病机制　本病可因许多损伤因素引起，最常见的原因是药物和感染。部分找不到病因者，称为特发性间质性肾炎。急性间质性肾炎的免疫致病机制已得到普遍认可，但其具体机理尚不完全清楚，此外，亦有非免疫机制所致者，可分为如下几个方面：①细胞介导的免疫机制：实验研究结果表明，急性间质性肾炎的发病机理中细胞免疫起主要作用。细胞介导的损害导致迟发型超敏反应及T细胞直接介导的毒性作用。目前与人间质性肾炎相关的靶抗原绝大多数尚不清楚，有人认为可能为肾小管基底膜抗原、TH糖蛋白及抗小管刷状缘抗原。②体液免疫机制：某些药物引起的急性过敏性间质性肾炎患者血循环中或肾小管基底膜（TBM）上可有抗TBM抗体。如新型青霉素Ⅰ所致的急性过敏性间质性肾炎，血循环中测到抗TBM抗体。IgG呈线形沉积在TBM上。药物伴抗原由近段肾小管排泌时与TBM结合，从而具备免疫性诱导抗体出现，导致小管损伤和继发性间质性炎症。某些药物引起的急性过敏性间质性肾炎，患者血清IgE水平升高，肾间质出现嗜碱性、嗜酸性粒细胞及含有IgE的浆细胞，这些现象提示速发超敏反应参与了本病致病。③其他免疫机理：间质损害中偶见补体蛋白的存在，提示补体的激活参与了急性间质性肾炎的发病过程。此外，淋巴因子可诱导肾小管上皮细胞表达HLA－Ⅰ型及Ⅱ型抗原决定簇，可能增强了外源性因子的免疫学损伤作用。④直接损伤：感染时病毒、细菌及其毒素亦可直接侵袭肾脏引起急性间质性肾炎，一些药物、毒物、物理因素以及代谢紊乱亦可直接损伤间质。细胞毒的直接作用与浓度有关，它干扰细胞的氧传递系统造成缺氧，改变细胞膜的通透性和（或）抑制某些酶的功能，对细胞造成直接伤害。另一方面，由于耗氧量增加，导致肾小管细胞生成活性氧增加和脂质过氧化物反应增强，加重了肾组织的损伤。其病理表现为肾肿胀、体积增大，间质充血水肿，炎性细胞浸润（中性、嗜酸性粒细胞，单核细胞），肾小管上皮细胞肿胀，肾间质和肾小管基膜可见免疫球蛋白和补体沉积，肾小球大多正常。

2. 诱发及加重因素 ①感染：包括全身性感染或急性肾盂肾炎。②药物所致的AIN主要有抗生素，如青霉素及其衍生物、部分头孢菌素，其他尚有利福平、万古霉素、米诺环素、磺胺类、NASIDs止痛剂、利尿剂（主要是噻嗪类、氨苯喋啶等）、别嘌呤醇、PAS、硫唑嘌呤、氯贝丁酯、异烟肼等。③患有自身免疫性疾病如系统性红斑狼疮、肉芽肿病变等也可引起AIN。

急性间质性肾炎的治疗以去除原发病因为要立即停止有关药物的接触和积极控制感染为治疗的关键。短期应用糖皮质激素有利于控制病情、缩短病程，伴发急性肾衰者，可适时进行透析治疗。由于疾病不同阶段临床表现有较大差异，因此，治疗上传统中医学主张辨证论治，现代中医学临床常在辨证论治基础上结合辨病论治。

【病因病机】

（一）病因

肾为先天之本。肾藏精气，精气可以充养各脏腑，肾精充足，则脏腑机能正常，若肾精不足，则三焦气化失司，水湿内停，气滞血瘀，而水湿、瘀血等又可成为继发病因而影响人体机能，致病因素有先天禀赋和后天损伤两方面，根据其起病方式可分为内因和外因致病。

1. 内因

（1）饮食不节：若饮食偏嗜，饥饱无度或食不洁之物，均可损伤中焦脾胃，致运化不利，水湿内停，气机不调，而致脏腑机能受损，穷必及肾，导致肾的气化、固摄无权，而产生少尿、蛋白尿、血尿等。

（2）情志失调：七情过度，忧思伤脾，郁怒伤肝，悲恐伤肾，均可致脏腑气机逆乱，运化失常而发为本病。

（3）肾气虚损：若先天不足，肾气不充，或房劳过度，肾精亏耗，均可致肾气虚损，影响肾之正常机能。

2. 外因

（1）邪热内陷：外感热邪，在邪热炽盛，正气不足的情况下，热邪易内陷，伤及脏腑，影响肾的气化功能，病势按卫气营血传变。邪在卫分，则有发热恶寒；邪结阳明，则壮热汗出；邪入营血，则肌肤斑疹，神昏谵语。若病久气虚阴亏，则有头晕、乏力、五心烦热之症。

（2）湿热内蕴：湿热弥漫，蕴结三焦，阻滞气机，则肾失开阖，膀胱气化失司则少尿，湿热痹阻肾府则腰痛，重者湿浊内停，肾气失职，而致小便不利、呕恶、神昏等“关格”之象。

（3）药毒内伤：用药不慎而致毒物损伤，正邪交争则发热，络伤血溢，则见斑疹、尿血；闭阻里窍，水湿不化可见尿少、水肿。

（二）病机

（1）外毒侵袭，气机失调：外感热毒、湿热、药毒之邪，内陷入里，损伤气机，则见脏腑运化失常，而出现一系列的临床症状。营卫不和，则见发热；脾失运化，胃气上逆，则有食少，甚或呕吐；脾不统血则见肌衄，尿血；肾气亏虚，气化不利则尿少；精微失于固摄则下流而见蛋白尿之象。

（2）脏腑损伤，穷必及肾：其他脏腑的阴精或阳气的不足，日久必累积于肾，耗损肾中的阴精或阳气，导致肾的虚衰。肾阳虚损，则气化失权，水湿泛溢肌肤而肢肿尿少；肾精亏虚则骨骼失养，故见腰膝酸痛。

（3）湿浊、瘀血为继发病因：湿浊中阻，则脘痞呕恶；湿浊下注则生淋浊；血瘀而阻碍气化，影响水液输布，可成血瘀水停证。

综上所述，本病病因与风湿热毒等邪有关，这些病因可单独致病，亦可兼夹致病，致使病情复杂。本病临床发病较急，以实证、热证多是。病变的脏腑主要在肾、膀胱。

【诊断与鉴别诊断】

1. 诊断

（1）药物性 AIN 诊断依据：①可疑的过敏药物使用史。②全身过敏表现。③无菌性白细胞尿，其中嗜酸细胞占 1/3 以上，可有轻度蛋白尿或肾病综合征表现。④肾小球滤过功能在短期内出现进行性损害伴近端和（或）远端肾小管功能部分损害。血中 IgE 升高有助于诊断。

（2）感染性 AIN 诊断依据：全身感染时出现尿液改变并伴有进行性肾功能减退，应怀疑败血症性间质性肾炎。

（3）特发性 AIN 诊断依据：以往无明确的药物过敏史、感染史、无系统性疾病，当突然出现急性非少尿性急性肾衰竭，有中度蛋白尿、糖尿、血沉快及高 γ－球蛋白血症时，应考虑为特发性急性间质性肾炎。

诊断困难时，肾活检可以明确诊断，如并发眼色素膜炎时可诊为肾小管间质肾炎－眼色素膜炎综合征。

2. 鉴别诊断

AIN 应与以下疾病相鉴别。

（1）肾小球肾炎：肾小球肾炎感染史以上呼吸道感染者居多，一般不合并皮疹、嗜酸性粒细胞增高等全身过敏性表现。肾小球肾炎也可有肾小管功能损害，但以肾小球功能障碍为主，主要表现为血肌酐、尿素氮升高等。肾小球肾炎可以伴有酸中毒，但酸中毒的程度较少超过血肌酐、尿素氮潴留的程度，肾穿刺活检以肾小球病理改变为主，可资鉴别。

（2）过敏性紫癜性肾炎：多由细菌、病毒感染引起变态反应，或药物、食物、花粉、寒冷刺激等引起过敏性紫癜，其中大部分有肾脏损害，约 1/3 可引起临床症状，为继发性肾病之一。其临床以皮肤紫癜、腹痛、关节痛、血尿和蛋白尿为主要表现，但肾损害多发生在皮肤紫癜后 1 个月内，少数在 2 个月后才出现，大约 1/3 患者可出现肉眼血尿，严重者可出现不同程度的水肿及低蛋白血症、高血压和肾功能减退，其急性期 IgA 增加，恢复期 IgA 则正常。肾组织活检示：初期肾小球内 IgA 呈弥漫性沉积，继之 IgA 主要限于系膜或沿毛细血管壁，呈颗粒状分布。年龄分布：以 6～13 岁发病最高，14～20 岁次之，各年龄组均可发病。

（3）狼疮性肾炎：狼疮性肾炎为自身免疫性疾病，多见于青年女性。临床以发热、皮疹、紫外线过敏、贫血、关节痛、脱发、浆膜炎、肾及多种脏器损害为主要表现。面部蝶形红斑为本病特征性表现，理化检查可于血中发现狼疮细胞，抗核抗体阳性，血沉增快，尿检可见蛋白、红细胞，肾组织活检以肾小球损害为主，约 64% 患者可同时伴有肾小管损害。

（4）急性肾盂肾炎：两者均有发热、尿液异常和肾小管功能异常，但急性肾盂肾炎一般尿路刺激症状明显。尿白细胞以中性粒细胞为主，嗜酸细胞不高，肾小管功能损害较轻，尿培养可发现致病菌；而急性间质性肾炎一般尿路刺激症状不明显，尿液异常以血尿为主，药物性间质性肾炎尿嗜酸细胞和血 IgE 升高，肾小管功能损害明显。二者详细比较，临床不难鉴别。

【辨证论治】

1. 热毒炽盛证

证候：身热头痛、或寒战高热，腰痛，小便黄赤，咽干口燥，胸闷腹胀，或伴尿少、尿闭，口中尿臭味，或伴皮肤斑疹隐隐、皮肤黄染，恶心呕吐，大便秘结，舌质红，苔黄燥，脉弦滑数。

基本治法：清热解毒化瘀。

方药运用：清瘟败毒饮加减。常用药：生石膏30g，生地30g，水牛角30g，黄连10g，栀子10g，黄芩10g，知母10g，赤芍10g，玄参10g，丹皮10g，连翘15g，竹叶10g，猪苓30g，甘草3g。方中生石膏、生地、水牛角、黄连清热解毒凉血，根据热毒轻重可予以大、中、小剂量；丹皮、连翘、赤芍、玄参、知母、黄芩清热滋阴透疹，佐以竹叶清透利尿，使热毒从小便而解；甘草调和诸药。整方清热解毒、凉血泻火，主治热毒炽盛之证。

加减：若便秘腹痛，或黄疸者加大黄；恶心呕吐、腹部胀满者加半夏、陈皮、川朴；皮肤出斑疹者加紫草、大小蓟；腰痛者加川牛膝；关节痛者加木瓜、薏苡仁。

2. 湿热蕴结证

证候：小便黄赤、灼热或涩痛不利，腰痛腹痛，口干不欲饮，大便不爽或伴发热恶寒，口苦泛恶，舌质红，苔黄腻，脉滑数。

基本治法：清热利湿通淋。

方药运用：八正散加减。常用药：瞿麦20g，萹蓄20g，通草6g，石韦20g，滑石30g，生甘草6g，黄柏10g，栀子10g，大黄10g，白茅根30g，车前草30g，旱莲草20g。方中瞿麦、萹蓄、车前子、滑石利湿通淋，大黄、黄柏清热解毒，石韦、白茅根清热利尿，生甘草清热解毒又调和诸药。全方清热解毒、利湿通淋，适用于湿热熏蒸下焦之热淋。

加减：若舌红口干者加生地、麦冬、玄参；恶心欲呕者加竹茹、半夏、荷叶；腹胀纳差者加白蔻仁、砂仁；腰痛甚者加杜仲、怀牛膝。

3. 阴虚火旺证

证候：头痛耳鸣，五心烦热，腰膝酸软，尿黄、尿频或尿血，口干欲饮，舌质红，苔薄黄或少苔，脉细数。

基本治法：滋阴降火凉血。

方药运用：知柏地黄汤加减。常用药：知母10g，黄柏10g，生地15g，丹皮10g，泽泻10g，生山药15g，山茱萸10g，小蓟30g，蒲黄10g，淡竹叶10g，藕节15g，栀子10g。本方以六味地黄汤滋补肝肾，方中地黄滋阴补肾，熟地易生地以加强滋阴清热之力；山茱萸滋阴益肝、固涩精气；山药补脾养精；泽泻降肾浊、丹皮清肝泻火、茯苓淡渗脾湿。六药合用，三补三泄，以补为主，是为六味地黄汤，加知母、黄柏增强了滋阴降火之力。整方适用于阴虚火旺之证。

加减：若五心烦热者加麦冬、玄参、地骨皮等；大便干结者加草决明或大黄；潮热盗汗者加龟板、鳖甲；失眠多梦者加炒枣仁、柏子仁。

4. 脾肾气虚证

证候：面色萎黄，倦怠乏力，腰膝酸软，头晕耳鸣，腹胀纳呆，夜尿或多尿，舌质淡，苔白，脉沉细。

基本治法：益气健脾补肾。

方药运用：金匮肾气丸合四君子汤加减。常用药：熟地12g，山茱萸10g，山药15g，泽泻 10g，茯苓 15g，丹皮 10g，附片 10g，党参 10g，白术 10g，炙甘草 10g。方中以六味地黄汤加附片取金匮肾气丸之意以阴中求阳，参、苓、术、草健脾益气而称四君子。诸药合用益气健脾补肾，以治疗脾肾气虚之证。

加减：若腹部胀满、舌苔白腻者加砂仁、白蔻仁；面色萎黄、气短乏力者加黄芪、当归。

【其他治疗】

1. 中成药

（1）滋肾通关丸：主要成分为知母、黄柏、肉桂。功能：滋阴清热、化湿通关，用于热在下焦，湿热蕴肾者。常用剂量：成人口服每次 9g，每日 2 次，小儿酌减。

（2）无比山药丸：主要成分为怀山药、肉苁蓉、熟地、车前子、泽泻、杜仲、茯神、菟丝子、巴戟天、五味子等。功能补肾填精、收摄肾气，用于肾虚精亏者。常用剂量：每日 2 次，每次 1 丸，温水送服。

（3）茵陈五淋丸：主要成分为白术、茯苓、肉桂、茵陈、泽泻、猪苓。功能健脾和胃、清利湿热，用于湿热蕴结，脾胃运化失常者。常用剂量：成人每次 10g，每日 3 次，饭后温开水送下。儿童用量酌减。

2. 灌肠疗法

（1）生大黄 30g，六月雪 30g，煅牡蛎 30g，煎至 300ml，保留灌肠，每日 1 次，用于热毒壅盛伴肾功能不全患者。

（2）大黄 20g，草果仁 15g，加水 250ml，煎至 60ml，每次取 20ml，加 5% 碳酸氢钠 5ml。经输液管瓶于 5 分钟内快速点滴，由肛门灌入结肠，每日 3 ~ 4 次，用于湿热中阻患者。

（3）肾衰结肠灌注液（大黄、红花）保留灌肠。用时加入 4% 碳酸氢钠液，10 ~ 20ml，保留 30 分钟后放出。成人每次 100ml，小儿按体重 2ml/kg 计算用量。本方益气活血、利水化浊、清热解毒，用于湿热蕴结下焦者。

【转归及预后】

急性间质性肾炎患者一般预后较好，病因去除后病情好转较快，肾功能恢复较好，药物（或毒物）性急性间质性肾炎，在即刻停用有关药物（或毒物）后，症状可缓解，病情较稳定，部分遗留程度不同的肾功能不全。尿道梗阻所致者解除尿路梗阻后肾功能常可迅速恢复，梗阻无法解除或延宕时间者会发展成慢性肾功能不全。感染性急性间质性肾炎控制感染等和纠正代谢异常，均有利于病情控制和肾功能恢复，但若误诊误治，延误病机，亦可致病情恶化，出现不可逆的肾间质纤维化，少数重症患者死于全身感染或少尿型急性肾衰。

【预防与调护】

1. 预防

（1）感染引起的急性间质性肾炎，可根据感染的途径和特点加以预防。首先查清由何种细菌所致，选择敏感的抗生素治疗，使感染及早得到治愈，可以减少小管间质性肾炎的发病率，已有小管间质性肾病的患者亦能阻止其病情进展，保护肾功能。

（2）为了防止药物过敏引起的急性间质性肾炎，在服用有可能导致该病的药物期间，应定期做血、尿检查，发现异常，立即停药。同时，也应注意限制水和盐的摄入。

2. 调护

（1）生活调理：注意休息，避免劳累，注意个人卫生，避风寒，防外感。

（2）饮食护理：①多食各种新鲜水果，蔬菜和汤类，如西瓜、梨、枇杷、鲜藕、荠菜、白菜、莴苣、菠菜、马兰头、冬瓜、绿豆汤、赤豆汤等。②选择具有清热解毒、利尿通淋作用的食物，如菊花藤汤、荠菜汤、马兰头冬瓜汤等。③禁食辛辣刺激之品，如葱、姜、胡椒、辣椒等；忌烟酒；忌食温热性食品，如狗肉、羊肉、兔肉、桂皮、八角等。

【临证经验】

1. 及时诊断，以免贻误治疗时间 急性肾小管间质性肾炎是由多种病因引起的突然发生的以肾间质炎症水肿、炎症细胞浸润、肾小管呈不同程度退行性变伴肾功能不全为特征的综合征。临床上常见病因有药物性、感染性、免疫性和特发性等。患者出现相关临床表现时应及时诊断并区别不同病因，以便给予合理的治疗，最大可能地保护肾功能。

2. 辨别轻重缓急，选择合理中西医治疗方法 急性间质性肾炎是一种临床表现和预后差异较大的病种，这与引发疾病的原因、患者的体质、治疗的及时与否有关。临床上要辨别疾病的轻重缓急，合理进行干预和治疗。如为过敏性间质性肾炎，及时停用相关药物，以清热利水中药善后常有良效。过敏症状严重者，使用抗过敏药物可以获得相关疗效。特发性急性间质性肾炎合理使用类固醇类药物常可获得疗效，中药甘寒清热处方佐以利尿之品常有疗效；感染性急性间质性肾炎要根据感染因素给以合理抗生素，如果是结核菌感染则治疗时间较长，难度较大，同时还可能伴有较重的肾小球病变，增加了治疗难度。无论何种因素所致急性间质性肾炎，若患者肾功能急剧恶化，要及时给以替代治疗。

3. 祛除诱因，截断疾病进展 由于急性间质性肾炎诸多情况下是由于药物引起，如青霉素族类药物、磺胺类药物、抗结核类药物、非甾体类药物、别嘌呤醇等，因此，准确了解并及时停用致病药物，在本病预后中显得极为重要。

4. 中医析因辨证用药、分期治疗 急性间质性肾炎临床表现差异较大，引起的原因也较复杂，因此，为避免多重性药物损害，中医药治疗在本病中有较大意义。早、中期以清热利水为主，肾功能损害明显者以利水排毒为主，甘寒利水药物是本病治疗的主要药物。

【验案举例】

药物过敏性肾炎属药毒伤肾，肾虚络瘀，脾虚湿困证（邹云翔主诊）

郭某，男，46岁。初诊日期：1977年6月20日。

患者腰痛乏力2年，两年前因头部受伤致昏迷，清醒后常觉头痛，某医院诊为脑震荡，给服安乃近2片。2小时后全身过敏性荨麻疹，高热39℃～40℃，继则面目四肢浮肿。尿检：蛋白（+++），并有红细胞、颗粒管型。某医院诊为过敏性肾炎，经中西医治疗未愈。1977年6月20日，至邹老处治疗时，腰痛乏力，头昏耳鸣，心慌寐差，脉细数，苔白厚。测血压正常，尿检：蛋白（+）~（+++）、红细胞2~4个、颗粒管型少许、白细胞少许。证属药毒伤肾，肾虚络瘀，脾虚湿困。治以益肾和络，运脾化湿。

处方：制苍术4.5g，生薏苡仁9g，云茯苓9g，炒山药12g，潞党参15g，十大功劳叶30g，熟附片4.5g，炒桃仁9g，杜红花9g，半支莲15g。

二诊（8月10日）：仍觉腰痛，胃纳不馨，舌质淡，苔白腻，脉象细。尿检：蛋白（+++），红细胞3~5/HP，白细胞0~3/HP，颗粒管型0~1/HP。原方加川断肉9g继服。

三诊（8月25日）：腰痛、头昏诸症渐减，气短耳鸣，苔色白腻，脉象细。8月中旬尿检：蛋白（++），红细胞0~1/HP。今尿检：蛋白（+），白细胞少，上皮细胞少，颗粒管型0~1/HP。仍守原意。

处方：制苍术9g，炒独活3g，生薏苡仁9g，炒党参18g，炒山药12g，云茯苓9g，杜红花9g，炒桃仁9g，十大功劳叶30g，春砂仁（后下）3g。

药后病情稳定，以原法出入，巩固疗效。

按语：本例患者患病因果关系明确，是为敏感体质、药毒伤肾，致肾失气化则水肿，失于摄纳则有蛋白尿，其病位在肾。邹老谨遵病机，予益肾运脾之剂，佐以活血通络之品，守方治疗，以获久效。

【小结】

急性间质性肾炎（AIN）是一种以肾小管间质损伤为主的肾脏疾患，其病因主要为药物、重金属、放射线等理化因素。根据病因可分为药物过敏性、感染相关性、原因不明特发性。药物可作为半抗原与机体蛋白结合诱发免疫反应，包括细胞介导免疫反应及体液介导免疫反应，进而激活炎症介质，导致肾小管间质损伤。绝大多数药物所致AIN都是免疫致病，且以细胞介导免疫为主。发病与药物剂量无相关性，而与机体对药物的敏感性有关联，再次接触相同药物或同类药物可再次发生本病。另外，肾脏本身的生理特点也导致药物性肾损害的易发性。如肾脏血流丰富，有丰富的毛细血管网，因此，通过肾脏滤过的药物量大，药物与肾脏的接触面积也大；逆流倍增机制使肾髓质和乳头部药物浓度增高；尿液pH值的改变导致易在肾小管腔中析出结晶和沉淀药物；肾脏含有各种丰富的酶可被药物结合而灭活；尿液浓缩时药物在肾脏浓度增高等。

中医学无急性间质性肾炎病名，根据临床表现可归属于“淋证”、“腰痛”、“尿血”、“关格”等范畴。本病的形成，多由感受湿热、毒热之邪，蕴结三焦，伤及脏腑，阻滞气机，致肾失开阖，膀胱气化失司、脾胃升降失调而为病；或素体虚弱，加之寒温失宜，感受寒温之邪，损伤肾脏，邪气内聚，阻滞气机，开阖不利所致。治疗上传统中医学主张辨证论治，现代中医学临床在辨证论治基础上常进行辨病论治。

现代医学对本病的治疗根据形成AIN的原因进行对因治疗：药物引起的AIN停用致损性药物是必需的；感染所致者选用敏感抗生素为首务；特发性AIN以激素治疗为主，包括药物性和感染性 AIN；激素的使用在关键时刻都是需要的，这对于尽快恢复肾功能有较大意义，但临床上对如何使用激素仍有较大争议。

急性间质性肾炎患者一般预后较好，而病理损害较重或治疗不及时、治疗方法不当者，可遗留肾功能不全而造成永久性肾功能损害。

（姚源璋，王钢）

第二节 慢性间质性肾炎

慢性间质性肾炎（chronic interstitial nephritis，CIN）是一组由多种病因引起的慢性肾小管间质疾病，病理表现以间质纤维化、间质单核细胞浸润和肾小管萎缩为主要特征。起病初期可无肾小管和血管受累，晚期则有不同程度的肾小球硬化。临床以肾小管功能障碍为主，可表现为尿浓缩功能障碍、肾小管酸中毒或 Fanconi 综合征、低钾血症等，罕见水肿、大量蛋白尿和高血压，晚期表现为慢性肾功能不全。因此，又称为慢性肾小管间质性肾病（chronic tubulointerstitial nephropathy，CTIN）。慢性间质性肾炎可由急性间质性肾炎演变而来，也可无急性炎症过程。

慢性间质性肾炎以男性为多，男女比例约为 1.34∶1，可以发生在任何年龄，以中老年人多见，儿童较少见。在一组 4255 例平均年龄 65（60～86）岁老年慢性肾功能不全患者中，慢性间质性肾炎占 9.5%，最常见病因为药物性肾损害。

中医学并无“慢性间质性肾炎”病名，根据其临床表现特征及发生发展过程可分别归属于中医学的“肾风”、“虚劳”、“关格”、“癃闭”等范畴。

据临床资料分析，慢性间质性肾炎有以下特点。

1. 病因 ①持续性或进行性急性间质性肾炎发展而成；②感染：包括细菌、病毒、真菌所致的非特异性感染和结核、麻风、梅毒等特异性感染；③药物或毒物：包括止痛消炎药、环孢霉素、顺铂、锂等药物和铅、汞、镉等重金属以及一些中草药；④尿路梗阻或反流：包括结石、肿瘤等所致的各种机械性尿路梗阻和膀胱输尿管反流；⑤代谢障碍：高尿酸血症、草酸盐增多症，胱氨酸增多症、高钙血症、低钠血症；⑥免疫性疾病：系统性红斑狼疮、同种异体肾移植排斥、干燥综合征、骨髓瘤及轻链病等浆细胞病、镰刀状血红蛋白病、白血病、淋巴增生性疾病；⑦结节病或血管疾病：韦格内氏肉芽肿、类肉瘤病以及肾血管的炎症、硬化、栓塞；⑧遗传因素：如遗传性肾炎、髓质海绵肾、髓质囊性变、多囊肾；⑨理化或环境因素：代表性疾病有放射性肾炎、地方性巴尔干肾病等。

2. 发病机理 本病的发病机理，目前公认的有以下几种：①感染、毒物等致病因素对肾脏的直接损害；②免疫因素：有细胞介导免疫、免疫复合物沉淀和抗 TBM 抗体 3 种机制；③多种因素造成的肾间质血流量下降，部分肾小管功能丧失导致残存肾单位代偿性高代谢，一方面加速了病变进展；另一方面，氨合成增加，激活补体系统，引起炎性细胞浸润，免疫介质的生成和肾小管细胞胶原合成增加。

3. 临床表现 慢性间质性肾炎起病隐匿，起初患者一般都无临床症状，仅表现为尿量增加、尿比重降低、腰酸等。随着病情的进展，可出现夜尿增多、微量蛋白尿、血尿等。发展至慢性肾功能不全期，可出现水肿、高血压、氮质血症、酸碱平衡紊乱等症状。

4. 病理表现 双肾大小不一，表面不规则，常见瘢痕形成，部分与包膜粘连，或见肾盏黏膜增厚，镜下见肾间质纤维化，单核细胞浸润和肾小管变形，上皮细胞萎缩，早期肾小球无明显改变，晚期常被纤维组织包绕，最终演变为肾小球硬化。

慢性间质性肾炎西医治疗要点为：①去除诱因。如停用有关药物、清除感染灶、解除尿路梗阻等。②对症支持治疗。纠正肾性贫血、电解质、酸碱及容量失衡。③免疫抑制剂。自身免疫性疾病、药物变态反应等免疫因素介导的慢性间质性肾炎，可给予免疫抑制剂治疗。一旦发展为终末期肾病，血液净化疗法和肾移植是治疗的主要手段。

中医中药是我国治疗肾脏疾病的特色，中医辨证治疗在改善慢性间质性肾炎患者的中医证候、延缓病情进展方面均具有良好的远期疗效。中医证型对推测慢性间质性肾炎临床及病理改变程度确有一定指导价值，且现代研究表明，多种单味药或复方制剂具有保护肾小管、抗炎、抗纤维化的作用。

【病因病机】

慢性间质性肾炎有因饮食起居不调，湿热内生，或感受湿热之邪，下注膀胱，损伤肾络而致病；有因久服止痛之剂或肾毒性药物损伤肾阴，肾阴亏虚，虚火内生，热移膀胱而致病；有因情志不畅，肝郁气滞，气郁化火，木火刑金，肺失宣降，治节失职，水谷精微不得散布周身而直入膀胱而致病；有因久病伤肾，或房事不节，或劳倦内伤，损伤肾气，肾精不足，气化失常而致病。

1. 病因

（1）内因

①先天禀赋不足：人之一身阴阳之气，皆赖肾水以滋养。肾之精气源于先天，若禀赋不足，肾精匮乏，肾气不充，则导致后天失养，人一身的推动、气化、固摄等功能失调，而见乏力、多尿或少尿、血尿或蛋白尿等症状。

②饮食不节：暴饮暴食，或饥饱无度，或过食生冷，或食不洁之物，均可损伤脾胃。若过食肥甘厚腻，以致精微不化，见面色萎黄，疲乏无力。水湿不运，泛溢肌肤则遍体浮肿。脾胃运化失职，积热内蕴，化燥伤津，又可见口渴多饮等“消渴”之状。

③情志失调：由于情志不遂，郁怒伤肝，气滞不宣，气郁化火，或气火郁于下焦，影响膀胱气化，故见小便不利，尿有余沥等。

④劳欲过度：素体阴虚，复因房事不节，劳欲过度，损耗阴精，导致阴虚火旺，上蒸肺胃，而发为消渴，见口渴多饮、多尿等症状。

（2）外因

①毒物伤肾：一些药物若用之失当，则可损伤肾气，若反复久延，则进一步损伤肾阴肾阳，从而导致全身的一系列病变，肾气不足，气化失司则见尿少；阳虚水泛则见浮肿；

肾阴不足则见烦热、口渴；肾精匮乏，无以滋养脏腑，可以导致他脏的功能失常。

②病久肾虚：若素体有病，脏腑功能失调，久病失养，久延及肾，损伤肾气，下元亏损，而见肾虚之证：腰酸腿软，头晕耳鸣，夜尿频多，神疲纳呆等。

2. 病机

初期为湿热下注，或毒邪伤肾，或他脏病及于肾，以邪实为主；病至后期，肾脏虚损较甚，累及肝脾，而致封藏失司，肝风内动，气血虚衰，湿浊化生，转以正虚邪实为主。

（1）早期湿热毒邪内侵，或他脏及肾：病之早期，因五脏柔弱，肾亏精少，加之感受湿热毒邪，肾失开阖，气化失司，致水津与精微物质的输布、分清泌浊及水液出入不循常道而致病。如湿热伤肾，耗伤肾阴，肾气不固，遂见多尿、夜尿、口渴多饮，饮水自救，病似“劳淋”、“消渴”；虚火灼伤肾络或气虚不能摄血，故尿中夹血，也可因气虚及阳，精微外泄，尿中混有蛋白。

（2）病之后期，肾虚而及他脏：肾病及脾，水谷精微不能化生精血，升降输布失调，则精微物质外泄失度，肾病及肝，肝血不藏，筋脉失养；病延日久，则正气亦伤，湿浊化生，精血亏耗，筋脉失养，则肢体麻木、痿废；病久脾肾阳虚，湿毒内蕴，病陷晚期，可出现恶心欲吐、尿少尿闭等症。

【诊断与鉴别诊断】

1. 诊断

（1）病史：肾毒性药物（如含马兜铃的中药、镇痛药等）使用史，或长期痛风、肾盂肾炎发作史等。

（2）临床表现：多无水肿、高血压等表现，而有肾小管酸中毒（如多尿、肌无力等）、肾浓缩功能减退（如多尿、夜尿增多等）等表现为主，尿蛋白少量。

（3）实验室检查：肾浓缩功能减退（尿比重、尿渗透压下降等）、肾小管酸中毒（低血钾、代谢性酸中毒、低钙等）、尿蛋白电泳以肾小管型蛋白尿为主。

（4）肾穿刺病理：肾间质-小管病变为主。

2. 鉴别诊断

明确慢性间质性肾炎的诊断有一定难度，主要是有的患者直到肾功能不全出现症状时才就诊，很容易将原发病诊断为慢性肾小球疾病。因此，对这类患者应详细询问病史及其他有关情况，结合各项检查，判断有无慢性间质性肾病的可能性。对于由急性期迁延而来的、病因明确的、表现典型的病例，根据临床及实验室资料即可做出诊断。肾活检对确诊有意义。本病应与慢性肾小球疾病、慢性肾盂肾炎相鉴别。

（1）慢性肾小球疾病：慢性肾小球疾病一般早期常有水肿和高血压；而慢性间质性肾炎早期多无水肿和高血压。慢性肾小球疾病尿蛋白以中分子、大分子等肾小球性蛋白尿为主且常伴有各种管型尿，24小时尿蛋白定量多大于1.5g；而慢性间质性肾炎以肾小管性小分子蛋白尿为主，24小时尿蛋白定量多小于1.5g，且常在0.5g以下，尿沉渣仅有少量白细胞，管型少见。慢性肾小球疾病的肾小球功能损害显著，至晚期才出现肾小管功能不全；而慢性间质性肾炎则以肾小管功能损害为主，且其发生早于氮质血症。

（2）慢性肾盂肾炎：慢性肾盂肾炎和慢性间质性肾炎临床上虽然均可有尿路刺激综合征，但慢性肾盂肾炎必须在病史上和细菌学上有确凿的尿路感染证据，且很少引起慢性肾功能减退；而慢性间质性肾炎多伴有尿路梗阻，或膀胱输尿管反流，且常伴有肾功能进行性减退。

【辨证论治】

1. 本证

（1）肝肾阴虚证

证候：目睛干涩或视物模糊，头晕或耳鸣，五心烦热，口干咽燥，梦遗或月经失调，舌红少苔，脉弦细数。

基本治法：养血柔肝，滋阴益肾。

方药运用：三甲复脉汤加减。常用药：炙甘草 10g，生地 18g，熟地 10g，白芍 18g，麦冬 15g，阿胶（烊化）10g，火麻仁 15g，牡蛎 18g，鳖甲（先煎）18g，龟板（先煎）18g，玄参 12g，枸杞子 12g。本方重用炙甘草益气复脉，鳖甲、龟板、牡蛎育阴潜阳，地黄、白芍、阿胶合用使气生有源，增强滋阴复脉功效。诸药合用共奏滋阴补肾、养血复脉之功。

加减：若伴发热者，加青蒿（后下）、白薇养阴退热；心中动悸者，加炒枣仁、龙齿（先煎）养心安神。

（2）脾肾气阴两虚证

证候：面色无华，手足心热，咽痛咽干，腰膝酸软，神疲乏力，舌质偏红、苔薄白少津或少苔，脉细或弱。

基本治法：补益脾肾，益气养阴。

方药运用：六味地黄丸合补中益气汤加减。常用药：黄芪 15g，党参 12g，麦冬 15g，生地 15g，山茱萸 10g，泽泻 10g，女贞子 12g，茯苓 12g，五味子 15g，白术 12g。方中黄芪、党参、白术补中健脾益气，生地、山茱萸、泽泻、茯苓合用，取六味地黄丸之意治疗肾阴不足，佐以五味子收敛易耗之气已成都气丸之意。诸药同用，共奏补益脾肾、益气养阴之效。

加减：若便溏甚者，重用茯苓、泽泻，加山药、莲子、芡实以健脾渗湿涩便。若纳呆食滞者，加山楂、麦芽、神曲、枳壳以消食导滞；气虚下陷者，倍用黄芪以补气升清；脾虚湿困，胸满体倦者，加苍术、木香以健脾燥湿理气。

（3）脾肾阳虚证

证候：面色㿠白，畏寒肢冷，胫酸腿软，足跟痛，神疲，纳呆或便溏，夜尿增多，下肢浮肿，舌嫩淡胖、有齿痕，脉沉细或沉迟无力。

基本治法：温补脾肾。

方药运用：金匮肾气丸加味。常用药：熟附子（先煎）10g，肉桂（后下）4g，熟地 15g，山茱萸 10g，山药 15g，茯苓 30g，泽泻 10g，牡丹皮 10g，黄芪 30g，白术 10g，炒杜仲 30g，仙茅 12g，淫羊藿 12g，牛膝 15g，车前子（包煎）15g。方中六味地黄丸以补肾阴，用桂附以生肾阳，杜仲、仙茅、淫羊藿温润补阳，佐以车前子淡利肾中湿气，全方总为温补脾肾阳气而立。

加减：若年高元气大虚，肾阳不振，可加红参、鹿角片以补气壮阳；若兼贫血、气血虚者，加当归、鹿角胶（烊化）生精补血；若肾虚腰痛甚者，加巴戟天、肉苁蓉、菟丝子补肾壮腰。

2. 标证

（1）热毒侵袭证

证候：发热，咽痛，咽红，浮肿，小便黄赤或尿血，舌红苔白干或黄，脉浮数或滑数。

基本治法：滋阴降火，凉血止血。

方药运用：知柏地黄丸合小蓟饮子加减。常用药：知母10g，黄柏10g，生地15g，丹皮10g，山茱萸10g，山药15g，茯苓15g，泽泻10g，小蓟15g，淡竹叶10g，通草6g，栀子10g，藕节15g，滑石（包煎）30g，甘草10g。方中以知柏地黄汤滋阴降火，以小蓟饮子凉血止血，适用于阴虚火旺之发热咽痛同时伴有小便黄赤带血之证。

加减：若小便热涩，湿热偏重者，加蒲公英、瞿麦、萹蓄、车前草清利湿热；若舌质光红，手足心热，阴虚偏重者，宜酌加石斛、麦冬、玄参、鳖甲（先煎）等以养阴生津；若神疲乏力，面色无华，脾虚偏重者，酌加黄芪、当归、太子参等补气养血。

（2）邪毒内侵证

证候：倦怠乏力，腰酸痛，五心烦热，口干舌燥，尿急、尿频，尿道痛，小便涩，体倦气短，轻度浮肿或眼睑浮肿，舌尖红苔白，脉洪或滑数。

基本治法：清热解毒，利尿养阴。

方药运用：清心莲子饮加减。常用药：黄芩10g，麦冬10g，地骨皮10g，车前子（包煎）10g，炙甘草6g，莲子10g，茯苓15g，太子参15g，白花蛇舌草10g，苦参10g，泽泻12g。本方莲子、黄芩以清心，茯苓以利水，太子参、甘草益气，地骨皮、白花蛇舌草、苦参清热祛湿。全方共奏清热解毒、养阴利水之效。

加减：若药毒伤肾者，可酌加绿豆、土茯苓、防风祛风解毒；或伴发热者，加柴胡、薄荷（后下）发散风热；若气虚甚者，重用黄芪，加太子参健脾补气；若阴虚重者，加生地、玄参滋补肾阴。

（3）水湿潴留证

证候：小便不利，面浮肢肿，便溏，面色㿠白，畏寒肢冷，舌淡胖、苔白润，脉沉弱。

基本治法：利湿消肿，温阳理气。

方药运用：五皮饮合真武汤加减。常用药：生姜皮10g，桑白皮12g，大腹皮12g，陈皮12g，茯苓15g，桂枝6g，白术9g，生姜9g，白芍9g，厚朴6g。方中五皮饮利水气以治水湿潴留之标，真武汤振阳气而壮肾之真阳。两方合用温阳理气、利湿消肿，以治疗水湿潴留之证。

加减：肾阳虚者，加用肉桂、制附片以温肾阳以利水；脾阳虚者加用党参、姜半夏、苍术、炙甘草益气助运燥湿；小便短少者则加用泽泻、薏苡仁、车前子以淡渗利水。

【其他治疗】

1. 中成药

（1）甘露消毒丹：主要成分为滑石、茵陈、黄芩、石菖蒲、白豆蔻、川贝母、木通、藿香、射干、连翘、薄荷。功能：清热解毒，利湿化浊。用于湿热内蕴，气化不利者。成人每次6～9g，每日3次，口服，小儿酌减。

（2）滋肾丸：主要成分为黄柏（盐炒）、知母（盐炒）、肉桂。功能：滋肾清热，化气行水。用于肾水不足，湿热蕴结下焦者。成人每次9g，每日3次，口服，小儿酌减。

（3）知柏地黄丸：主要成分为知母、黄柏、熟地、山茱萸（制）、牡丹皮、山药、茯苓、泽泻。功能：滋阴降火，清利湿热。用于肾阴已伤，湿热留恋者。成人每次1丸（9g），每日3次，口服。

（4）无比山药丸：主要成分为山药、肉苁蓉、菟丝子、牛膝、熟地、山茱萸（蒸）、巴戟天、五味子（蒸）、杜仲（姜汁炒）、茯苓、泽泻、赤石脂（煅）。功能：补肾填精，摄纳元气。用于脾肾两虚者。成人每次1丸（9g），每日3次，口服。

（5）七味都气丸：主要成分为五味子（制）、山茱萸（制）、茯苓、牡丹皮、熟地、山药、泽泻。功能：补肾滋阴，涩精缩尿。用于肾精不足者。成人每次9g，每日3次，口服。

（6）下消丸：主要成分为莲子、山药（麸炒）、制何首乌、地骨皮、龙骨（煅）、金樱子、远志（甘草制）、茯苓、芡实、莲须、菟丝子、酸枣仁、诃子（煨）、泽泻（炒）。功能：滋肾健脾，温阳缩尿。用于脾肾阳虚者。成人每次6～9g，每日3次，口服。

（7）五子衍宗丸：主要成分为枸杞子、菟丝子（炒）、覆盆子、五味子（蒸）、车前子（盐炒）。功能：健脾固肾。用于脾肾两虚者。每次9g，每日3次，口服。

（8）八正合剂：主要成分为瞿麦、车前子（炒）、萹蓄、大黄、滑石、栀子、甘草、灯心草。功能：清热泻火，利水通淋。用于下焦湿热之证。成人每次15～20ml，每日3次，口服。小儿酌减。

（9）金水宝胶囊：主要成分为虫草菌粉。功能：补益肺肾，秘精益气。用于肺肾两虚，精气不足所致的久咳虚喘、神疲乏力、不寐健忘、腰膝酸软、月经不调。每次3粒，每日3次，饭后服用。

2. 单方验方

（1）红参60g，黄连60g，泽泻120g，黄精250g，天花粉120g，上药共为细末，混合装入2000粒胶囊，内服，每日3次，每次3粒。主要用于由糖尿病引起的慢性间质性肾炎。

（2）生黄芪30g，生薏苡仁30g，生猪胰脏1具，将猪胰脏捣烂（忌铁器），同前两种药共煎，每日1剂。服药期间忌肉。主要适用于因消渴而致的间质性肾炎。

（3）口渴而饮不止、久病百药皆不效时，可用白芍、怀山药、甘草各等分研成末，每次用3g，开水送服，每日早、午、晚饭前各吃1次，7日为一疗程。

（4）慢性小管间质肾病方：甘草10g，徐长卿15g，青蒿15g，加减适量，煎取汁200ml，口服，每日2次。

（5）健脾益气利水汤：黄芪30g，白术10g，茯苓30g，泽泻10g，猪苓15g，水煎服，每日1剂，每日2次。

（6）加味四物汤：当归，熟地，白芍，川芎，钩藤，党参，天麻，龙骨，黄芪，鸡血藤，龟板，阿胶，炙甘草。水煎服，每日1剂，每日2次。

【转归及预后】

由于慢性间质性肾炎起病隐匿，早期多无症状，且常伴发于其他肾脏疾病，易于忽视。所以，一经发现即有一定程度的肾功能损害。凡有高血压病者，预后不良，死亡率一般为20%～30%，5年死亡率为51%。本病及早发现，及早去除原发病因，早治疗，改善稳定肾功能，尚可延长和挽救生命。否则易发展为不可逆性慢性肾衰竭。有部分药物（镇痛药）性肾病尚可引发泌尿道移行上皮癌。

【预防与调护】

1. 预防 本病病因众多，有些患者由于原因不明、发病隐匿，直至出现肾功能不全时才就诊，较难预防。因此，定期体检很重要。对长期服用某些药物或接触环境毒物者更应注意。发病后要避免促使肾功能恶化的因素，如劳累、外感、失水和饮食不洁等。

2. 调护

（1）生活护理：慎起居，避风寒，调情志。可适当进行太极拳、气功等健身运动，但应避免剧烈运动。

（2）饮食调理：①宜食清淡、富含汁水的食物，或流质、半流质食物。②多摄入各种新鲜水果、蔬菜和汤类。③若属于体质虚弱久病者，以滋补为主，如山药、土豆、蛋类、甲鱼、栗子、木耳等。④忌辛辣刺激、海鲜发物，戒烟酒。⑤食疗方：赤小豆鸡内金粥，小米粥，绿豆芽取汁冲白糖，玉米须、马齿苋、车前子水煎后取水煮粥，大小蓟汁、竹叶水煎后煮粥，鲜金银花竹叶茶，生山楂煎水代茶饮，赤小豆粥。

（3）精神护理：保持乐观态度，避免不良情绪刺激。本病是一种慢性疾患，应有长期调理、治疗的心理准备。

【临证经验】

1. 早期诊断可改善部分慢性间质肾炎预后。慢性间质性肾炎常由AINA、感染、尿路梗阻或反流、药物或毒物、高尿酸血症等因素引起，因此，早期发现CIN损害，尽可能地明确致损因素，可以尽早治疗或祛除损伤因素，阻断或减缓肾间质纤维化过程，改善CIN预后。

2. 临床证属肾虚血瘀者，益气活血是关键。慢性间质性肾炎属于中医的“虚劳”、“劳淋”范畴。临床辨证多以肾虚为本、瘀血为标，多辨证为气虚血瘀，治以益气活血通络。方中常用黄芪、党参大补元气，当归、丹参、桃仁、红花、川芎、赤芍活血祛瘀，意在气旺促血行，行血除瘀，活血祛瘀而不伤正气。从现代研究分析，益气活血方法有改善微循环，改善血液流变学，改善血流动力学，抗氧化，抗炎和调节免疫等作用，有助于改善肾血流量，抗肾缺血、缺氧，恢复肾小管功能。

【验案举例】

1. 慢性间质性肾炎属脾肾气阴两虚，热毒内侵证（邹燕勤主诊）

闸某，女，41岁。初诊时间：1985年4月2日。

患者4年前患痢疾，并发肾盂肾炎，经用西药抗生素治疗，暂时控制，但未能根治，经常反复发作，尚有支气管扩张、慢性支气管炎及神经衰弱史。来诊时，腰痛及腹，尿频日解20余次，大便不实，纳少，腹胀。舌苔黄厚，不时低热（体温时常在37.5℃）；尿检：白细胞（+++），红细胞（+），蛋白（+）；尿培养有大肠杆菌生长。曾使用土霉素、合霉素、多黏菌素等，初用尚觉有效，续用则不敏感。证系脾肾两虚，脾虚则运化失职，肾虚则摄纳无权；苔色黄厚者，乃兼有湿热蕴伏不化。又土虚将及肺金。治以脾肾两补、宣湿和络，佐以清养肺金，复方治之。

处方：炒党参12g，炒山药15g，炒白术9g，炒扁豆12g，云茯苓9g，制苍术2.4g，焦白芍9g，炒陈皮4.5g，法半夏3g，炮干姜2g，干荷叶12g，补骨脂4.5g，炒独活3g，桑寄生9g，桑寄生9g，炙黄芪9g，北沙参9g，炒青蒿9g，炙黄芪9g，川贝母3g，香连丸(吞服)1.8g，滋肾丸(吞服)2.4g。

二诊（5月10日）：予上方后热消胀减，纳食增加，脾运枢机已转，守方继用。患者连服上方近50剂，诸症消失，尿常规检查正常，尿培养阴性，随访10月余，未见复发。

按语：该患者药毒伤肾，重点在于枢机不利，且病久入络，肺脾肾三脏受损，治宜脾肾两补、宣湿和络，佐以清养肺金。谨守病机，缓调中州，以取久效。

2. 慢性间质性肾炎属脾肾阳虚证（邹燕勤主诊）

徐某，女，44岁。初诊日期：1995年6月14日。

患者3年前因施行腹腔手术，切除子宫肌瘤，并发肾盂肾炎，小便频数，腰府酸痛，时发低热。尿检见有大量白细胞、红细胞和少量蛋白；尿培养有大肠杆菌生长。3年内曾使用过多种抗生素，仅能控制于一时。刻诊：腰部酸痛，不能转卧和久坐，两肾区有明显叩击痛，腰部觉冷，小便频数，有时微浊，苔色淡嫩，脉象细迟。尿检：白细胞（++），红细胞（+），蛋白（+）；尿培养有大肠杆菌生长。证系肾阳衰微，下元不固，收摄无权。方拟温肾助阳、固摄下元治其本；祛风利湿、养血和络治其标。

处方：酒炒独活3g，酒炒杜仲12g，酒炒牛膝9g，制附片2.4g. 北细辛0.3g，东北人参3g，酒炒当归9g，云茯苓9g，紫河车9g，菟丝子12g，煨益智12g，韭菜子9g，玉米须15g，甘草梢4.5g，全鹿丸(吞服)9g，合滋肾通关丸(吞服)3g。上方连服30剂，症状消失，尿常规检查正常，尿培养阴性（3次）。7个月后，因工作过劳，曾出现尿频、腰痛，但尿检无明显异常，尿培养阴性，又服上方22剂，症状迅速消失。

按语：本案例术后元气损伤，命火式微，湿邪着而不去，治宜温肾助阳，固摄下元治其本，祛风利湿，养血和络治其标，方可获效，上方契合病机，故疗效满意。

【小结】

慢性间质性肾炎是一组由多种病因引起的慢性肾小管间质疾病，临床以肾小管功能障碍为主，病理表现为双肾大小不一，表面不规则，常见瘢痕形成，部分与包膜粘连，或见肾盏黏膜增厚，镜下见肾间质纤维化，单核细胞浸润和肾小管变形，上皮细胞萎缩，早期肾小球无明显改变，晚期常被纤维组织包绕，最终演变为肾小球硬化。慢性间质性肾炎是我国终末期肾病的常见病因。该病病因繁多，发病机制复杂，临床病理特点各异，目前西医尚无特效治疗方案，多以对症治疗为主，而中医则发挥其辨证施治的优势在长期临床工作中取得显著疗效。由于机理不清，限制了许多中药的临床应用。但是随着细胞分子生物学等在中药中的应用，必将更加明确中医中药治疗本病的作用机理，同时，运用中医理论辨证组方，将为开发防治本病的中药新药、指导临床治疗开辟更为广阔的前景。

（姚源璋，张敏，王钢）

第三节　肾性糖尿

肾性糖尿是指血糖正常，但持续或间歇出现尿糖者，病变主要为近段小管功能减低。本病可为原发性或继发性，前者指仅有肾小管重吸收功能障碍，而无肾脏其他功能障碍，有遗传性和家族性，故称单纯性或家族性肾性糖尿。继发性肾性糖尿包括多种肾脏疾病及全身性疾病或药物和毒物引起的肾小管功能障碍。据统计，原发性肾性糖尿的发生率约为0.2% ~0.6%。

正常血浆内葡萄糖从肾小球完全滤过，在近端肾小管几乎全部重吸收，故血糖正常时，尿中不出现葡萄糖。当血糖升高，肾小球滤液中葡萄糖浓度超过肾小管重吸收能力，尿中出现糖，此乃糖尿病。肾性糖尿有以下特点：血糖正常，尿中出现糖。根据$T_{分钟}$G（最小肾葡萄糖阈）及T_mG（肾小管最大重吸收葡萄糖率），可分为A、B两类，两类$T_{分钟}$G均降低，A型T_mG降低，由于转运率下降或转运体数量减少；B型T_mG不减低，其缺陷在于转运体与葡萄糖的亲和力下降，使得葡萄糖不能被全部重吸收，而发为本病。

中医并无“肾性糖尿”病名，根据临床及文献所见，本病应归属于中医学“消渴”、“虚劳”等病证的范畴。

对原发性肾性糖尿如无症状一般不需治疗，低血糖者，可补充血糖。继发性者主要是治疗基础疾病。中医认为，“先天不足”在本病的发病过程中起了重要作用，强调在整个疾病的发展过程中注重顾护“后天”脾胃，现将该病分为早、中、后3期进行辨证论治。早期当以健脾养胃，补中益气为主；中期当统用养阴益气为主；末期则应针对肾精亏虚证候相应施治，取得较好效果。

【病因病机】

本病源于先天不足，但后天脾胃虚弱表现突出。脾胃气虚，升清无权，精微物质不能上承化生气血以滋养全身，故患者多见消瘦、软弱、气短、乏力、头晕，重者动则耗气，眩晕更甚，甚则晕厥。日久脾肾同病，肾精虚损，摄纳不固，精微下注，小便频数。肾阴不足，虚火上炎，胃火亢盛，则见多食易饥；虚火灼津，饮水自救，故烦渴多饮。

1. 先天不足，五脏柔弱 本证的发病由于先天不足，多因父母体弱多病，罹患本病，精血亏耗。精气虚耗，下焦摄纳不固，导致精微物质下注，摄纳不固。或胎中失养，孕育不足，均可导致禀赋薄弱，本病形成后多迁延难愈。

2. 后天失养，久病及肾 后天饮食不节，调养不当，损伤脾胃，升清无权；或因大病、久病及多种肾病病久伤肾，开阖失司，精微不固而发病。

总之，本病主要病位在肾，与脾胃密切相关，基本病机为先天禀赋不足，后天生化乏源所致，总属脾肾不固，精微下注。

【诊断与鉴别诊断】

1. 诊断 目前广被接受的肾性糖尿的诊断标准如下：

（1）尿中出现葡萄糖，24小时尿糖相对稳定于10～100g（除妊娠期外）。

（2）口服糖耐量实验正常，血胰岛素水平正常，血游离脂肪酸和糖化血红蛋白水平正常。

（3）所有尿标本中均含有葡萄糖。尿糖程度与饮食无关，但可随饮食中碳水化合物的总吸收量而波动。

（4）尿中排出的是葡萄糖，无其他单糖及二糖。

（5）肾性糖尿患者储存和利用碳水化合物的能力正常。

（6）常有家族史，无肾病证据，肾功能正常。

2. 鉴别诊断

（1）*糖尿病*：糖尿病患者除具有明显的“三多一少”症状外，随机血糖测定≥11.1mmol/L，禁食8小时后所测定餐前空腹血糖（FBG）≥7.0mmol/L（126mg/dl），口服葡萄糖耐量试验（OGTT）（口服75g）2小时PG≥11.1mmol/L（200mg/dl）。以上3条，单独符合1条，均可作为诊断依据和标准，但要求隔一段时期复查结果仍符合诊断标准时，糖尿病的诊断才可确立。肾性糖尿患者仅有尿糖阳性。两者不难鉴别。但要注意肾性糖尿可为糖尿病的前奏。

（2）*其他糖尿*：戊糖尿为常染色体隐性遗传疾病，由于葡萄糖醛酸代谢酶缺陷所致，Bial反应阳性；果糖尿见于特发或遗传性不能耐受性果糖症，由于肝脏缺乏果糖-1-磷酸醛缩酶所致，Selivanoff反应阳性；乳糖尿出现于妊娠末期及哺乳期妇女，半乳糖尿为家族性遗传疾病，甘露庚糖尿出现于进食大量鳄梨之后，常无特殊症状。使用纸上层析法可以帮助鉴别。

（3）*继发性肾性糖尿和原发性肾性糖尿的鉴别*：前者主要继发于慢性肾盂肾炎、肾病综合征、多发性骨髓瘤、Fanconi 综合征及其他肾毒物损害如金属中毒等。详细的病史和职业史可鉴别。

【辨证论治】

1. 脾胃气虚证

证候：面色黄，精神萎，四肢倦怠，全身乏力，食欲减退，小便频数，舌淡胖，脉细弱，并多伴有脘腹胀闷、消化不良、大便溏薄及中气下陷及脱肛等症。

基本治法：健脾养胃，补中益气。

方药运用：补中益气汤加减。药用：潞党参15g，炙黄芪30g，白术12g，薏苡仁30g，炙甘草6g，炒当归12g，升麻12g，柴胡12g，陈皮6g。方中重用党参、黄芪益气升清；薏苡仁、白术、炙甘草健脾；升麻、柴胡药性升散，助参芪升清；当归养血和血；陈皮理气和胃。

加减：临床上本证亦可用四君子汤加味；兼有血虚，气血两虚者可用归脾汤加减；食欲不振，可加用谷麦芽、焦楂曲、炙鸡内金等以健运脾胃；便溏者可选用参苓白术丸。

2. 气阴两虚证

证候：饮食减少，精神不振，四肢乏力，体瘦，舌质淡红，苔白而干，脉细弱。

基本治法：益气养阴，健脾补肾。

方药运用：六味地黄汤合生脉散。常用药：生地15g，怀山药30g，山茱萸15g，茯苓12g，泽泻12g，丹皮12g，党参15g，麦冬15g，五味子15g。方中生地滋阴益肾，辅以山茱萸养肝肾而益精，山药补脾阴而摄精微，三药合用，以达到三阴并补之功；又配茯苓淡渗脾湿，以助山药之益脾；泽泻清泻肾火，并防熟地之滋腻；丹皮清泻肝火，又制山茱萸之温；党参健脾益气生津；麦冬、五味子养阴生津。

加减：临床上常加用黄精、玉竹以益气生津；口渴较甚者，可选用葛根、芦根、天花粉、乌梅等生津；气短乏力者，可加用黄芪、白术以健脾益气。

3. 肾精亏虚证

证候：小便频数，混浊如膏，面容憔悴，神情呆滞，腰膝酸软，耳聋耳鸣，健忘恍惚，阳痿或月经不调，舌淡，脉弱。

基本治法：偏阴虚者，滋阴益肾；偏阳虚者，温阳益肾。

方药运用：偏阴虚者，六味地黄汤合二至丸加减。偏阳虚者，金匮肾气丸加减。肾阴虚常用药：熟地15g，山药30g，山茱萸15g，茯苓12g，丹皮12g，旱莲草15g，女贞子15g，枸杞子15g，杜仲15g。方中以熟地滋阴益肾填精，为主药；辅以山茱萸养肝涩精，山药补脾固精；茯苓健脾淡渗脾湿；丹皮清泻肝火，并防诸药之温燥；合用旱莲草、女贞子清补肾阴，枸杞子、杜仲加强补肾之功。肾阳虚常用药：熟地15g，山茱萸15g，怀山药30g，茯苓15g，附片（先煎）12g，桂枝6g，菟丝子12g，补骨脂15g，金毛狗脊15g。"善补阳者，必于阴中求阳，则阳得阴助而生化无穷"，取六味地黄丸淡渗之泽泻，以滋阴补肾；加桂附温肾暖下，取"阴中求阳"之义；菟丝子、补骨脂、金毛狗脊加强温肾固精。

加减：肾阴虚，虚热较甚者，可选用知柏地黄丸；心肾不交，夜寐欠安者，可合用交泰丸；心火较甚者可加用黄连阿胶汤；头晕目眩、视物模糊者可选用杞菊地黄丸；若阴阳亏虚不显者，可用地黄饮子去石菖蒲、远志，以阴阳并补；若患者出现尿频、尿急、尿痛，淋漓不尽等以标证为主的下焦湿热症状，可加用八正散；若兼腰膝酸软等肾虚表现为主者，可用知柏地黄丸；亦可在各方中加用虎杖、白花蛇舌草、车前草等清热解毒之品。

【其他治疗】

1. 中成药

（1）*参苓白术丸*：主要成分为党参，茯苓，白术，扁豆，陈皮，山药，甘草，砂仁，薏苡仁，莲子肉。功效：健脾益胃。适用于脾胃虚弱证。用法：每次 6g，每日 3 次，口服。

（2）*六味地黄丸*：主要成分为熟地，山药，山茱萸，丹皮，泽泻，茯苓。功效：滋阴益肾。适用于肾阴不足证。用法：每次 6g，每日 3 次，口服。

（3）*左归丸*：主要成分为熟地，山茱萸，山药，龟板，鹿角胶，杜仲，枸杞子，菟丝子，牛膝。功效：补肾填精。适用于肾精亏虚证。用法：每次 6g，每日 3 次，口服。

（4）*右归丸*：主要成分为肉桂，附子，鹿角胶，杜仲，菟丝子，熟地，山茱萸，山药，枸杞子。功效：温补肾阳。适用于肾阳不足证。用法：每次 6g，每日 3 次，口服。

2. 单方验方

（1）*山药粥*：山药刮去外皮切片晒干，每次取 30g，糯米 50g，砂糖适量，同置砂锅中，用文火煮至粥开汤稠，表面有粥油为度。早晚餐温热服食，可长期服用。具有补脾益肾、固精止遗作用。

（2）*玉液汤*：山药 30g，黄芪 15g，知母 9g，花粉 30g。本方为近代名医张锡纯治疗消渴之名方，施今墨老中医用于降血糖有良好疗效。

3. 针刺治疗　取足三里、三阴交、脾俞、肾俞等。每次选 2～3 穴。中等强度刺激，留针 20 分钟，每日 1 次，10 天为一疗程。

【预后及转归】

原发性肾性糖尿为先天性疾病，目前无根治方法，临床症状不明显，随年龄增长，不会演变为糖尿病，预后良好。

继发性肾性糖尿，积极有效治疗原发病，如慢性肾盂肾炎、慢性肾小球肾炎、多发性骨髓瘤等；避免使用具有肾毒性的中西药。去除诱因，则本病可痊愈。

【预防与调护】

1. 预防　原发性肾性糖尿为遗传性疾病，有阳性家族史者，孕妇于怀孕初期服用六味地黄丸2～3个月，有一定作用。小儿出生后应定期检查，早期发现，早期治疗。继发性糖尿应积极治疗原发病，去除诱因，则可防止本病发生。

2. 调护

（1）生活护理：适当的体育锻炼，可增强体质，提高抗病能力和免疫力。不可过度疲劳以防低血糖的发生。注意会阴部卫生，尤其是女性患者，易致尿路感染或合并阴道炎，可经常用苦参煎液坐浴。

（2）饮食禁忌：本病不需限制饮食，应多食新鲜蔬菜瓜果，增加蛋白质的摄入，补充糖的丢失，加强营养，防止低血糖。

【临证经验】

1. 肾性糖尿终身不愈，但预后良好，不影响生长发育，所以原发性肾性糖尿无症状者，从肾论治，可常服加味肾气丸、六味地黄丸。

2. 如出现临床症状，应重视辨证论治，可结合药理去选择有降糖作用的中药。治疗此病重点在于补益肾元，消除症状。对于常见的口渴症状，可重用石斛、麦冬；夜尿多者，可选用菟丝子、益智仁、山茱萸；尿糖多者重用枸杞子，并加用金樱子、覆盆子、紫河车。长期治疗中，用药不可过于峻猛。

3. 在整个治疗过程中，食疗与服药并重，始终固护后天脾胃，以助气血生化，可增强疗效。对尿糖丢失过多的患者，适当补充高糖、高蛋白饮食，防止低血糖的发生。

【验案举例】

肾性糖尿属气阴两虚证（王钢主诊）

陆某，男，57岁。初诊日期：2001年8月9日。

患者近2个月来多饮、多尿，形体日渐消瘦，病情日益加重，饮不止渴，尿频量多，白天十余次，夜间六七次。经医院多次检查，空腹、餐后血糖，糖化血红蛋白都在正常范围，排除“糖尿病”，尿糖（++）～（+++）。诊断为肾性糖尿。要求服中药治疗。初诊：口渴引饮，饮不止渴，小便频数，形瘦，面色不华，神疲体倦，舌质红，舌苔黄腻，脉濡数。辨证属消渴气阴两虚证。治宜清热润燥，养阴生津。

处方：玄参15g，麦冬15g，生地15g，天花粉12g，苍术10g，怀山药15g，覆盆子30g，川连10g，知母10g。

二诊（8月23日）：服药后，口渴减轻，苔腻渐退，脉转和缓。小便频数，乏力，上方去苍术、知母，加生黄芪15g，菟丝子15g，金樱子15g，益智仁30g，五味子10g。

三诊（9月6日）：前方服后，颇觉舒适，尿量明显减少，效不更方，继续坚持。历时6个月，口渴得止，尿量正常。嘱其节制饮食，杜其复发。

按语：该患者口渴、多饮、多尿、形瘦，症状很似糖尿病，但经多次查空腹、餐后血糖、糖化血红蛋白都在正常范围，根据尿糖阳性，分析上述证候属“肾性糖尿”，系肾小管损害所致。中医仍属“消渴”范畴，辨证为气阴两虚，肾精失固。先拟养阴清热，润燥固精。方中用玄参、麦冬、生地、天花粉、山药为主药，养阴润燥降尿糖，辅以川连、知母清热泻火降尿糖，佐使药用苍术燥湿化舌苔，覆盆子益肾固精。二诊虚火已清，苔黄腻渐化，故去苍术、知母，加了补气的生黄芪，进一步增加了益肾固精的菟丝子、金樱子、益智仁、五味子，逐渐使患者尿量减少，恢复正常。

【小结】

1. 中医并无“肾性糖尿”病名，本病应归属于中医为“消渴”、“虚劳”等病证的范畴。注重“先天不足”在本病发病过程中的重要作用，并在治疗过程中强调顾护脾胃。

2. 本病源于先天不足，但后天脾胃虚弱表现突出。早期证候多不典型，表现为不同程度的脾胃虚弱证，脾胃虚弱，中气不足，升清无权，精微下注。随着病情进展，渐致脾肾亏虚，气阴两虚，终则肾精虚损，下焦不固，精微流失严重。

3. 该病在临床较少见，治疗方面，强调补益肾元，采用辨证分型方法，并结合中成药口服、药粥调理及针灸疗法等，在临床取得了较好的疗效。

（姚源璋，徐艳艳，王钢）

第四节　肾性氨基酸尿

血液氨基酸通过肾小球基底膜进入原尿，绝大部分在肾小管中被重吸收，大多数氨基酸的重吸收率为98% ~99%。此外，尚有部分的氨基酸可在肾小管内通过被动扩散而被重吸收。正常人每日由尿排出1.1g的游离氨基酸，相当于180mg氮，约等于排出总氮量的1.2%，相当于120mg氨基氮。尿氨基酸排出增多，称为氨基酸尿，可分为生理性及病理性氨基酸尿。导致氨基酸尿产生的主要原因有肾前性、竞争性、肾性等。其中，肾性氨基酸尿主要是由于与氨基酸转运有关的基因发生突变，或肾小管本身受损，导致肾小管对一种或几种氨基酸转运能力下降，重吸收减少，进而尿中氨基酸增多，与氨基酸血浓度无关。遗传性氨基酸尿多数发生于小儿，后天获得性多发生于成人。

遗传性肾性氨基酸尿可分为多种类型，其中胱氨酸尿患病率约为1/15000，男女患病率相等，但男性病情更重，发病年龄在10 ~40岁；Hartnup病发生率估计为1/20000；亚氨酸、甘氨酸尿新生儿发病率约为1/15000；其他，如赖氨酸尿、组氨酸尿等较为罕见。后天获得性因素引起的肾性氨基酸尿亦不少见，可孤立存在，亦可作为范可尼综合征的表现之一。

中医学原无肾性氨基酸尿的病名，根据其临床表现，与中医学中“尿浊”、“淋证”、“腰痛”等相似。

据临床资料分析，肾性氨基酸尿有以下特点。

1. 发病因素　①遗传性肾性氨基酸尿：较为常见的如胱氨酸尿、Hartnup病、亚氨酸甘氨酸尿、赖氨酸蛋白不耐受等，另有一些较为罕见的如组氨酸尿等；②获得性氨基酸尿：这些获得性因素包括感染性（如肾盂肾炎）、药物性（如马兜铃酸肾病）及免疫介导的肾损伤等方面。

2. 常见的诱发与加重因素　①饮食不当：高蛋白饮食，缺乏必需氨基酸，缺乏烟酸。②阳光照射：Hartnup病患者可出现糙皮病样光过敏皮疹。③饮水过少：胱氨酸尿患者可形成尿路结石，导致尿液排泄不畅，尿路梗阻，可加重肾损害。④肾毒性药物：在原有慢性肾脏疾病的基础上，使用具有肾毒性的药物，可使肾损害加重。

明确肾性氨基酸尿的发病因素，积极祛除肾性氨基酸尿的常见诱发与加重因素是诊治的关键，治疗主要包括合理饮食治疗、药物治疗，必要时可行手术治疗。中医中药在延缓病程的进展、改善证候、减轻症状、提高生活质量等方面有着一定的疗效。

【病因病机】

肾性氨基酸尿可由先天遗传性或者后天获得性因素导致，因其原发病的不同，病因病机也有差异，但脾肾亏虚是其根本病机。《素问·六节藏象论》："肾者主蛰，封藏之本，精之处也。"说明肾对精气具有封藏作用。精气是构成人体的基本物质，也是人体生长生育及各种功能活动的物质基础，人体内的氨基酸即属精气范畴。本病患者因脾肾亏虚封藏失司，上述精微物质从尿中大量排出。先天禀赋不足、感受外邪、饮食不当、劳倦过度、药毒伤肾等常常是其诱发及加重因素。

1. 先天禀赋不足 患者先天禀赋不足，肾元亏虚，脾运失健，气化功能不足，开阖升降失司，则当升不升，当降不降，当藏不藏，当泄不泄，形成本虚标实之证。脾虚中气下陷，肾虚固摄无权，精微下泄，而成氨基酸尿；湿蕴成浊，升降失司，浊阴不降，则见尿路结石，亦可见呕吐甚至昏迷。

2. 饮食不当 饮食不当，过食肥甘，脾胃虚弱，运化失健，水湿壅盛，聚湿成浊，或可湿蕴化热而成湿热，煎熬成石。

3. 药食伤肾 用药不当或误食毒物，损伤脾肾，致脾肾亏虚，脾失健运，肾失固摄。

4. 感受外邪 感受外邪，特别是湿热之邪是该病的诱发因素之一。感受外邪，下焦湿热蕴结，日久伤败脾肾之气，精微下泄。

5. 劳倦过度 烦劳过度可损伤心脾，而生育不节，房劳过度，肾精亏虚，肾气内伐，脾失健运，肾失固摄。

总之，本病病位主要在脾肾，基本病机为脾肾亏虚。其病理性质以本虚为主，本病病程较长，在疾病的某个阶段可出现虚中夹实（脾肾两虚夹有湿浊），但虚证贯穿始终。

【诊断与鉴别诊断】

1. 诊断 肾性氨基酸尿可分为遗传性和后天获得性，主要介绍较为多见的胱氨酸尿、Hartnup 病的诊断。后天获得性肾性氨基酸尿，既可孤立存在，也可作为范可尼综合征的表现之一。

（1）胱氨酸尿：为常染色体隐性遗传病。主要表现为近端肾小管上皮细胞管腔膜和小肠黏膜对二碱基氨基酸转运系统异常。泌尿系结石和肾钙化沉着是最常见的症状。尿路梗阻、反复泌尿系感染、高血压也常可发生，有时也可引起急性或慢性肾功能损害，甚至需要肾替代治疗。

氰化硝普盐试验显示尿为特征性的品红色即为阳性。尿镜检可见特征性的胱氨酸结晶。离子交换色谱测定可发现过多的尿胱氨酸和阳离子氨基酸排出而血浆浓度正常。据国外报告，患者24小时尿胱氨酸定量一般≥250mg/g（肌酐），显微镜检查胱氨酸结晶数可达3000～8000/mm^3（正常<250/mm^3）。

（2）Hartnup病：为常染色体隐性遗传病。主要表现为肠道和近端肾小管对中性氨基酸的特异转运载体异常。绝大多数患者无任何临床症状，可出现糙皮病样改变，包括光敏感性皮炎、共济失调和精神症状，与烟酸缺乏有关。小儿可出现"蓝尿布综合征"。

2. 鉴别诊断　氨基酸尿的产生原因多样，可以是生理性的，也可以是病理性的。病理性氨基酸尿可分为肾前性和肾性。需对其产生的原因进行鉴别（表13－1）。

表13－1　病理性氨基酸尿的鉴别诊断

类型		表现	原因	可能的机制
肾前性	溢出性	尿氨基酸增多与同种氨基酸血浓度增高一致	尿氨基酸增多因同种血氨基酸浓度增高引起	氨基酸滤过负荷过高超过肾小管重吸收能力
	竞争性	尿氨基酸增多与同种氨基酸血浓度增高无关	尿氨基酸增多因另一种氨基酸血浓度增高引起	肾小管对一种氨基酸重吸收，抑制另一种氨基酸重吸收（竞争性抑制）
肾性	单组氨基酸转运障碍	尿内一种或几种氨基酸增多但与氨基酸血浓度无关	肾小管对一种或几种氨基酸转运能力下降（重吸收减少）	与氨基酸转运有关的基因发生突变，或肾小管本身受损
	多组氨基酸转运障碍	尿内各种氨基酸均增多，且与氨基酸血浓度增高无关（如Fanconi综合征）	近端肾小管转运功能普遍受损	与多种氨基酸转运有关的基因发生突变，或肾小管本身受损

【辨证论治】

1. 脾肾气虚证

证候：倦怠乏力，气短懒言，食少纳呆，腰酸膝软，脘腹胀满，大便不实，口淡不渴，舌淡有齿痕，脉沉细。

基本治法：补气健脾益肾。

方药运用：六君子汤加减。常用药：党参15g，生黄芪30g，炒白术10g，茯苓15g，薏苡仁15g，川续断10g，菟丝子10g，六月雪30g。方中党参、生黄芪补气健脾，培补后天之本；炒白术、茯苓、薏苡仁健脾助运、化湿渗利；加入川续断、菟丝子补益肾气；加六月雪祛湿泄浊。诸药合用，共奏健脾补肾、益气化湿之功。

加减：便干者加制大黄9g，通腑泄浊。

2. 脾肾阳虚证

证候：畏寒肢冷，倦怠乏力，气短懒言，食少纳呆，腰酸膝软，腰部冷痛，脘腹胀满，大便不实，夜尿清长，口淡不渴，舌淡有齿痕，脉沉弱。

基本治法：温补脾肾。

方药运用：济生肾气丸加减。常用药：熟附子6g，肉桂6g，干地黄12g，山茱萸12g，山药15g，泽泻15g，丹皮15g，茯苓15g，车前子(包煎)30g，怀牛膝15g。本方为肾气丸加车前子、牛膝而成。肾气丸方中"三补"地黄、山茱萸、山药滋养肝脾肾之阴；"三泻"茯苓、丹皮、泽泻，化湿和络，并防养阴药滋腻助湿；附子、肉桂取其阴中求阳，补阴助阳，使肾阳振奋，气化复常；车前子、怀牛膝淡渗化湿、和络消肿。诸药合用，共成滋肾温阳、化湿利水之功，适用于慢性肾衰脾肾阳虚证。

加减：若中阳不振，脾胃虚寒，脘腹冷痛或便溏者，加干姜6g，补骨脂9g以温运中阳。

3. 脾肾气阴两虚证

证候：倦怠乏力，腰酸膝软，口干咽燥，五心烦热，夜尿清长，舌淡有齿痕，脉沉细。

基本治法：益气养阴，健脾补肾。

方药运用：参芪地黄汤加减。常用药：太子参15g，生黄芪15g，生地12g，山茱萸9g，山药15g，枸杞子15g，制首乌12g，茯苓15g，泽泻15g。本方即六味地黄汤加参、芪而成。太子参、生黄芪补气健脾，且太子参性润，无温燥之弊；生地、山茱萸、山药滋养肝脾肾之阴；茯苓、泽泻健脾化湿、利水消肿，并防养阴之品滋腻助湿。诸药合用，共达脾肾气阴双补之效。

加减：大便干结者，可加麻仁12g，或制大黄9g以通腑泄浊。

4. 湿热证

证候：反复小便频数短涩，灼热刺痛，溺色黄赤，少腹拘急胀痛，或尿中夹砂石，排尿涩痛，或排尿时突然中断，舌红，苔薄黄，脉弦数。

基本治法：清热利湿，排石通淋。

方药运用：八正散合石韦散加减。常用药：瞿麦20g，萹蓄20g，通草10g，车前子(包煎)20g，滑石15g，牛膝12g，海金沙15g，石韦20g，冬葵子30g，黄柏10g。方中瞿麦、萹蓄、车前子、通草、黄柏清热利湿，滑石、海金沙、石韦、冬葵子通淋排石，牛膝引火下行，方中诸药合用以达清利通淋之效。

加减：若大便秘结者，加制大黄10g或生大黄5～10g通腑泄浊，以保持每日大便2～3次为宜，不宜过分泻下。

5. 风动证

证候：发作性木僵或不省人事；幻觉、谵妄。

基本治法：镇肝息风。

方药运用：天麻钩藤饮加减。常用药：天麻9g，钩藤(后下)9g，石决明30g，牡蛎30g，怀牛膝15g，杜仲15g，夏枯草15g。方中天麻、钩藤、石决明平肝潜阳；牛膝、杜仲补肝肾。配合牡蛎重镇潜阳；夏枯草清肝泻火。诸药合用，达平肝息风、重镇潜阳的作用。

加减：若肝肾阴虚者，加用枸杞子、山茱萸、白芍等滋补肝肾、养阴息风。

【其他治疗】

营养不足的治疗：给予良好的进食环境以利于进食。根据患儿胃肠道的吸收能力给予优质高蛋白质、丰富维生素、高热量、低纤维素的清淡易消化软食。

【转归及预后】

胱氨酸尿患者最常见泌尿系结石和肾钙化沉着，可能发生尿路梗阻、反复泌尿系感染，高血压也常可发生，有时可引起急性或慢性肾功能损害，甚至需要肾替代治疗（透析或移植）。Hartnup 病患者可出现糙皮样病变，可能出现小脑性共济失调，偶有精神异常；营养障碍者可发生体型矮小，智力一般正常。二羧基氨基酸尿及亚氨基甘氨酸尿临床表现轻，一般无症状。

【预防与调护】

1. 预防

（1）一级预防：主要是及早发现可能引起肾性氨基酸尿的遗传性疾病及避免可能的获得性因素，如感染、药物中毒等，以防发生肾性氨基酸尿。

（2）二级预防：对已出现肾性氨基酸尿患者，要积极控制诱发加重的可逆因素，治疗原发病，并进行对症治疗。

（3）三级预防：主要针对出现肾功能损害，甚至需要肾替代治疗，或出现神经精神症状患者，需防治相关并发症。

2. 调护

（1）胱氨酸尿患者需多饮水，推荐每昼夜饮水 4 ~ 4. 5L，使尿量达到 3L/24h，故白天需每小时饮水 240ml，且晚上睡前再饮水 400 ~ 500ml。限制盐的摄入，低蛋氨酸饮食。Hartnup 病患者需注意补充烟酸，避免太阳照射。

（2）禁用或慎用肾毒性药物。

【临证经验】

1. 大多数病理性氨基酸尿症由遗传性疾病所致，而此类疾病往往不一定在出生后立即显现症状，有的需要数月到数年才被发觉，此时常已发生不可逆的损害。因此，该疾病的早期发现、早期诊断极为重要。

2. 及早采取控制措施，可以延缓或避免疾病的发作，如苯丙酮尿症的发作与食物中的苯丙氨酸有关，控制其摄入量可以缓解。低蛋白膳食可以治疗高苯丙氨酸血症。苯丙酮尿症的早期防治效果较好。若患儿在 1 岁前进行低苯丙氨酸膳食治疗，大约有 1/3 的患儿智力可保持在正常水平，3 岁以后再进行治疗则上述措施不发生作用。某些辅酶可能促进和保护酶活性作用，有时可以达到治疗作用，如利用吡哆醛治疗胱硫醚尿症等。

3. 推荐邹氏三代专家治疗肾性氨基酸尿经验方药。重点常用补气健脾、益肾固精、活血通络、清利湿热四大法。方药合证，注意守方守药（具体方药见验案举例）。

【验案举例】

1. 肾性氨基酸尿属脾肾气阴两虚证（王钢主诊）

陈某，男，65岁。初诊日期：2010年2月16日。

患者以“周身骨骼、关节反复疼痛31年，伴行走艰难27年”为主诉来门诊就诊。患者于1978年8月，无明显诱因出现胸痛，渐至累及肋骨及背部，后至周身骨骼、关节疼痛，多次就诊于上海市某医院，考虑肾小管病变或代谢性骨病。1982年诊断为“范可尼综合征”，经住院治疗7个月后出院，遗留胸廓及脊柱畸形。予中性磷酸盐，每次75ml，每日4次，口服；维生素D，每次30万单位，每周1次，肌肉注射至2009年2月来本院就诊时。31年来，患者血磷、血钾始终低于正常值。近期血气分析：pH值7.27，血浆二氧化碳总量25.8mmol/L，血磷0.6mmol/L，血钾2.8mmol/L，尿磷26.52mmol/L，B超示：双肾形态缩小，结构稍模糊，符合内科肾病改变。刻下：四肢骨骼及关节疼痛，易感冒，寐差，纳呆，口干引饮，大便干少，夜尿多，舌红少苔，脉细。中医诊断：肾劳，辨证为脾肾气阴两虚、瘀阻脉络之证，治拟益气养阴、健脾补肾、活血通络。

处方：太子参15g，生黄芪15g，防风6g，炒白术12g，山药12g，焦山楂15g，神曲15g，山茱萸15g，补骨脂12g，杜仲12g，怀牛膝15g，川芎15g，鸡血藤15g，覆盆子15g，金樱子15g，制大黄6g，青龙齿15g，炙甘草6g，小红枣10g。

二诊（3月2日）：患者服药后胃纳好转，睡眠状况得到一定改善，口干及大便情况均好转，夜尿仍多，关节酸痛明显，随证加减，原方调整。上方去山药、焦楂曲，加益智仁15g，五加皮15g。

三诊（4月2日）：经服上药，方药合证，诸症减轻，夜尿多，关节疼痛亦较以前明显好转，舌红苔少脉细，上方加骨碎补15g。

间断复诊，持续上方加减治疗1年余，口服中性磷酸盐和肌注维生素D量均减少，症状方面改善，生活质量明显提高。

按语：本病案西医诊断为肾性氨基酸尿。中医属“肾劳”、“痛症”范畴，辨证为脾肾气阴两虚、瘀阻脉络证，治拟益气养阴、健脾补肾、活血通络。方中主用太子参、生黄芪、防风、炒白术、山药、焦楂曲补气固表、健脾助运，治疗感冒、纳呆；辅用山茱萸、补骨脂、杜仲、怀牛膝养阴补肾、壮骨通络，治口干、四肢骨骼疼痛；佐用覆盆子、金樱子益肾固精，治夜尿多；用川芎、鸡血藤增强辅药活血通络作用，治疗关节疼痛；用大黄通腑排毒治大便干少；用青龙齿安神宁心，治寐差；使用炙甘草、小红枣调和诸药。二诊、三诊辨证论治中，脾虚胃纳好转，故去掉了山药、焦楂曲，进一步增加补肾壮骨、固精通络的补骨脂、益智仁、五加皮，使得患者症状改善，生活质量提高。

2. 肾性氨基酸尿属脾肾气阴两虚，湿热下注证（王钢主诊）

李某，女，13岁。初诊日期：1995年7月5日。

患儿因“进行性四肢运动乏力7年，加重半年”就诊于王钢教授门诊。7年前，家长发现其行走时下肢跛行，以后逐渐出现行走不稳，近半年来，发现患儿穿、脱衣服时抬臂困难，怕冷，并出现手不能持物，伴双上肢腕关节以下发凉、发绀。在当地针灸对症治疗后，手温恢复正常，但仍不能持物。患儿系第一胎第一产，足月顺产，5 岁后出现运动倒退，上小学后成绩中等。其弟 5 岁时亦出现右下肢跛行。神经系统检查：脊柱稍后弯，脑神经筛查正常，四肢肌张力正常，双手不能持物，双上肢肌张力Ⅲ级，双下肢肌张力Ⅳ级，四肢肌肉萎缩，指细长，状如蜘蛛足，腹壁反射消失，膝腱反射亢进，踝阵挛阳性。脑电图、心电图、头颅 CT 示正常，脑脊液检查为无色清晰液体，潘氏试验（+）。肌电图示神经源性改变。尿硝普钠试验：同型胱氨酸 4mg/dl，甲硫氨酸 20mg/dl，甲硫氨酸亚砜 3mg/dl。眼科：双眼角膜透明，周边前房约 1/3DK，瞳孔正常，对光反射好，晶状体透明度好；眼底：双眼视神经盘边界清晰，A、V 血管比例走行正常，黄斑区色灰暗，右皱襞、中央凹反射不可见，提示“青光眼”变。诊断为同型胱氨酸尿症。患儿精神一般，懒言，食欲差，乏力，夜尿多，尿频短涩，灼热刺痛。舌淡有齿痕，苔根黄腻。辨证属脾肾气虚、湿热下注，治拟健脾益肾、清利湿热。

处方：党参 15g，生黄芪 15g，炒白术 12g，茯苓 15g，淫羊藿 10g，覆盆子 15g，苍术 6g，黄柏 10g，生薏苡仁 12g，怀牛膝 15g，萹蓄 15g，车前草 15g，白花蛇舌草 15g，葎草 15g，六一散(包煎) 10g，小红枣 10g。

二诊（8 月 3 日）：经服上药 28 剂，精神纳食好转，尿频、尿痛症状基本消失，夜尿多，乏力，舌根苔腻已渐化，行走不稳，治宗上法化裁。上方去萹蓄、葎草、白花蛇舌草，加菟丝子 15g，益智仁 15g，附片 6g，川芎 10g。

三诊（9 月 3 日）：药后乏力、精神状态明显好转，夜尿多，行走不稳减轻，舌质淡有齿痕减轻，脉细。继用上方加减治疗半年，尿内各种氨基酸明显减少。

按语：本患儿西医诊断为同型胱氨酸尿症。中医属“肾劳”、“淋证”范畴，辨证属脾肾气虚、湿热下注。治拟健脾益肾、清利湿热。方中用六君子汤为主药，辅以淫羊藿、覆盆子补肾固精；佐以四妙丸加萹蓄、车前草、白花蛇舌草、葎草清利下焦湿热；使以小红枣调和诸药。二诊湿热减轻，去掉了萹蓄、葎草、白花蛇舌草，加菟丝子、益智仁、附片、川芎，进一步增强益肾固精、温阳活血作用，使患儿病情逐渐恢复。

【小结】

1. 肾性氨基酸尿，在中医文献中并无此名，根据其临床表现与中医学中“尿浊”、“淋证”、“腰痛”等相似。

2. 本病病因多与原发病有关，先天禀赋不足、感受外邪、饮食不当、劳倦过度、药毒伤肾等常是其诱发及加重因素。结合现代医学，遗传性肾性氨基酸尿多为先天禀赋不足，后天获得性多为感受外邪、药毒伤肾，饮食不当多为诱发或加重因素。我们认为，本病的根本病机是脾肾亏虚。在疾病的某个阶段可出现虚中夹实（脾肾两虚夹有湿浊），但虚证贯穿始终。

3. 肾性氨基酸尿并非十分常见的肾科病症，近年不少学者应用分子遗传学方面的新知识、新方法，对肾性氨基酸尿的机制进行了深入研究，提出了某些新的见解。中医在此方面研究相对较少，可以相信，随着一代代人的努力，人们对肾性氨基酸尿的机制、分型和诊治方面会有新的进展和共识。

（姚源璋，丁杰，陶琦，王钢）

第五节　肾性尿崩症

肾性尿崩症（nephrogenic diabetes insipidus）是指血浆抗利尿激素（ADH）正常水平或增高情况下，肾脏不能浓缩尿液而持续排出稀释尿的病理状态。可分为原发性与继发性两大类，前者系遗传性肾小管疾病，称为先天性尿崩症或遗传性抗加压素尿崩症，临床较少见。后者由于肾脏或肾外疾病的抗 ADH 作用和（或）破坏了肾脏髓质间液的高渗状态，使尿液浓缩、稀释受到影响，称为继发性肾性尿崩症或获得性肾性尿崩症。

先天性尿崩症多发于男性，加拿大魁北克省对 X 连锁的肾性尿崩症的调查，存活男婴的发病率为 8.8/100 万，女性携带者的发生频率为 7.48/100 万。肾性尿崩症临床较为少见。

中医学原无尿崩症的病名，根据其临床表现可归属于中医学“消渴”、“五迟五软”、“小便失禁”、“虚劳”等范畴。

据临床资料分析，肾性尿崩症有以下特点。

1. 发病因素

（1）先天性尿崩症：约 90% 的病例由 V_2R 基因突变引起的 X－连锁隐性遗传，10% 是由于 AQP_2 基因突变引起的常染色体隐性或显性遗传。

（2）继发性尿崩症：①代谢性疾病：低钾血症、高钙血症－高钙尿症；②肾脏疾病：慢性间质性肾炎、范可尼综合征；③系统性疾病：干燥综合征、多发性骨髓瘤、淀粉样变性、肉样瘤等；④发育障碍：多囊肾、髓质海绵肾；⑤药物毒性作用：锂、甲氧氟烷、秋水仙碱、地美环素、两性霉素、长春新碱、氨基糖苷类等；⑥机械性：双侧尿路梗阻之良性前列腺肥大、双侧输尿管梗阻、肾石症、反流性肾病等；⑦神经性膀胱炎。

2. 常见的诱发与加重因素　①电解质紊乱：低钾血症、高钠血症均会诱发与加重肾性尿崩症；②代谢性酸中毒、代谢性碱中毒：酸碱平衡失调会加重肾性尿崩症；③肾脏疾病：如间质性肾病、急性肾衰常诱发肾性尿崩症；④水量摄入过多或不足：入量不足则会脱水，过多则益发多尿，皆加重肾性尿崩症。

明确肾性尿崩症发病因素，积极祛除肾性尿崩症的常见诱发与加重因素是诊治的关键，中医药在改善肾性尿崩症证候、减轻症状等方面有着较好的疗效，配合西医治疗能缩短病程。现代医学以祛除病因、水平衡、限制钠盐摄入及噻嗪类利尿剂为治疗要点，必要时可用垂体加压素类药物及其他辅助药物。

【病因病机】

肾性尿崩症分为原发性和继发性，病因病机也有较大差异，但肾精亏虚是其根本病机。感受外邪、饮食不当、营养不良、药物中毒等常常是其诱发及加重因素。

1. 禀赋不足，五脏虚弱 本病的形成与先天因素密切相关，或因父母体弱多病，年老体衰，精血亏耗，或胎中失养，孕育不足，或后天喂养失当，水谷精气不充，均可导致禀赋薄弱。先天不足之体，罹患本病，在病后多形成久病不复的状态，以致迁延难愈。

2. 后天失养，久病伤肾 暴饮暴食，饥饱不调，嗜欲偏食，营养不良，导致脾胃损伤，不能化生水谷精微，气血来源不充，脏腑经络失于濡养，易于患病。多种肾病，迁延日久，致肾中自伤，或有毒药物损伤水脏，或他脏疾病不愈，久病及肾，肾伤则约束无权而发为本病。

总之，本病病位主要在肾，涉及肺、脾（胃）等脏腑，基本病机为肾精亏虚。其病理性质乃多虚而少实。

早期多表现为肺脾气虚，气虚不固，水液直输膀胱，而尿频量多。随着病情的发展，渐伤及肾，肾元已伤，精气不足，气阴两虚，虚火内盛，津伤不断加重，后期阴损及阳，肾阳衰微。

【诊断与鉴别诊断】

1. 诊断

（1）多有阳性家族史，男性显示症状。先天性肾性尿崩症的患儿一般于出生后不久即有多尿症状。

（2）有不同程度的烦渴、多饮、多尿。

（3）实验室检查：①尿比重持续 <1.003，尿渗透压持续 <200mmol/L。②血浆精氨酸加压素（AVP）浓度正常，ADH 浓度正常或增高。③禁水及加压素试验无反应：正常人禁水或注射加压素后，血浆抗利尿激素浓度升高，尿量减少，尿比重明显升高；而患者禁水或注射加压素后，血浆抗利尿激素浓度虽明显增高，但无效应，尿量不减少，尿比重及渗透压不增加。④高渗盐水试验无反应：正常人静脉快速滴注高渗盐水（2.5%氯化钠溶液）后，尿量迅即减少；而肾性尿崩症患者尿量并不减少。

2. 鉴别诊断

（1）垂体性尿崩症：本病多见于青年，起病突然，多尿、低比重尿、烦渴较重，可分为特发性和继发性，前者在临床上无明显的病因可查，后者常由下丘脑垂体的损害（如手术、创伤、肿瘤、炎症等）所引起。临床上可伴有视力障碍、偏盲、颅内压增高或其他神经系统表现，对加压素试验反应良好，而静脉滴注高渗盐水后，尿量并不减少，甚或增多；血浆 AVP 及 ADH 多低于正常水平。

（2）精神性多尿：本病多见于成年女性，表现为烦渴、多饮、多尿与低比重尿，但主要是由于精神因素而引起。一般先有烦渴多饮，后出现多尿，症状可随情绪波动而变化，并常伴有其他神经官能症的表现。由于长期多尿，肾髓质高渗状态可有一定程度的降低，尿浓缩功能有所下降，而出现低比重尿。患者禁水后尿量即迅速减少，渗透压增高，与正常人相似；高渗盐水试验也正常；另外，患者体内抗利尿激素并不缺乏，可与肾性尿崩症相鉴别。

(3) 糖尿病：亦可出现多饮、多尿，但其血糖升高及糖耐量异常可与本病鉴别。

肾性尿崩症分原发性和继发性，需注意区分。原发性肾性尿崩症多见于男性，其多饮多尿在出生后即存在，及时治疗不影响神经系统发育，且随年龄增长其多饮多尿症状逐渐减轻；继发性肾性尿崩症多尿程度低，有原发病病史，多伴肾小管其他功能病变，较易诊断。

【辨证论治】

1. 肺脾气虚证

证候：少气懒言，倦怠乏力，食少腹胀，小溲量多质清，舌淡苔薄，脉虚弱。

基本治法：补脾益肺，化气行水。

方药运用：补中益气汤加减。常用药：黄芪30g，党参20g，炙甘草6g，白术15g，黄精15g，玉竹15g，陈皮6g，当归10g，升麻10g，柴胡10g，葛根15g，桂枝6g。方中重用党参、黄芪益气升清；白术、炙甘草健脾；黄精、玉竹平补脾肺；升麻、柴胡、葛根药性升散，助参、芪升清；陈皮理气行水，当归养血行水；桂枝加强膀胱气化。

加减：临床食少腹胀明显者，可加用炙鸡内金、焦楂曲等，或长服保和丸以消食助运；肺卫不固，平素易感冒者，可选用玉屏风散以补气固表；口干明显者，可选用玉液汤以益气升津。

2. 气阴两虚证

证候：多尿、烦渴多饮，皮肤干燥，口干少津，气短乏力，舌红，边有齿印，苔少，脉细弱。

基本治法：益气养阴，敛津固摄。

方药运用：生脉散合六味地黄汤加减。常用药：生地12g，怀山药30g，山茱萸15g，茯苓20g，丹皮10g，麦冬15g，党参15g，五味子15g，炙甘草6g，芦根30g，石斛15g。方中生地滋阴益肾，山茱萸养肝肾而益精，山药补脾阴而摄精微，三药合用，以达到三阴并补之功；又配茯苓淡渗脾湿，以助山药之益脾；丹皮清泻肝火，又制山茱萸之温；炙草、麦冬、党参、五味子养阴益气生津；芦根、石斛生津除烦解渴。

加减：口干舌燥、烦渴较甚者可合用白虎加人参汤清心除烦生津；口干唇焦，肺燥津亏者，可合用沙参麦冬汤以养阴润肺。

3. 肾阴不足证

证候：口干舌燥，渴喜冷饮，五心烦热，夜寐不宁，或发育迟缓，智力低下，大便干结，舌光红瘦薄少津，苔微黄，脉细数。

基本治法：滋阴益肾，固津缩尿。

方药运用：左归饮加减。常用药：熟地12g，炙甘草6g，山茱萸15g，枸杞子15g，怀山药30g，茯苓12g，黄精15g，五倍子12g，桑螵蛸12g。方中重用熟地甘温滋肾、填补真阴为主药；辅以山茱萸、枸杞子养肝肾，合主药以加强滋肾阴而补肝血之效；佐以茯苓、炙草益气健脾；黄精、山药健脾益阴滋肾；加用五倍子、桑螵蛸进一步加强固肾缩尿作用。

加减：可配合玉女煎清热润燥止渴；便秘者，可选用增液汤或润肠丸以养阴通便；骨蒸潮热、遗精盗汗者，可选用知柏地黄丸加减以清虚热；夜寐欠安者，可加合欢皮、夜交藤等以养血安神。

4. 肾阳衰微证

证候：身体极度羸弱，可有智力障碍，容颜憔悴，溲清如水，下半身不温，遗精、滑精，舌淡，少苔，脉弱尺部沉微。

基本治法：温补肾阳，固涩缩尿。

方药运用：右归饮合缩泉丸加减。常用药：熟地15g，山茱萸15g，怀山药30g，杜仲15g，附片12g，肉桂3g，天台乌药12g，益智仁15g，补骨脂15g，肉苁蓉15g，菟丝子15g。方中熟地滋阴益肾，辅以山茱萸、山药补益肝脾精血；附片、肉桂、补骨脂、肉苁蓉、菟丝子温阳益肾；杜仲强壮益精；乌药、益智仁温肾固精缩尿。

加减：常配合桑螵蛸散、加味龙骨牡蛎汤等加强气化功能以缩尿；小儿发育迟缓、智力低下者，可长期服用河车大造丸以填精益髓；气血阴阳俱虚者，可服用鹿茸丸以大补气血阴阳；肾元亏虚，证见头晕目眩、腰膝酸软、精神怯弱、脉弱无力，可选用大补元煎以培补下元；在各方中加入羚羊角可减少摄水量与尿量。

选用中药常以补益肺脾肾、调理全身为主。本病迁延难愈，故需长期服药，当固护脾胃，用药不可过于温燥，处处谨防伤津，药物可煎汤代茶频饮。

【其他治疗】

1. 中成药

（1）*六味地黄丸*：主要成分为熟地、山茱萸、山药、牡丹皮、茯苓、泽泻。功效：滋阴益肾。适用于肾阴不足证。常用剂量：每次1丸，每日2次，口服。

（2）*左归丸*：主要成分为熟地、山药、山茱萸、川牛膝、鹿角胶、龟板胶、菟丝子、枸杞子。功效：滋阴补肾，填精益髓。适用于肾精亏损证。常用剂量：每次9g，每日3次，口服。

（3）*右归丸*：主要成分为熟地、山药、山茱萸、枸杞子、菟丝子、鹿角胶、杜仲、肉桂、当归、附子。功效：温补肾阳，填精益髓。适用于肾阳不足证。常用剂量：每次9g，每日3次，口服。

2. 针灸治疗

（1）*针刺治疗*：肺脾气虚型取阴陵泉、三阴交、肺俞、足三里等穴，手法以补为主；肾虚型取三阴交、关元、肾俞、气海、命门、腰俞等，平补平泻。

（2）*灸法*：取气海、肾俞、关元、命门等穴，每日灸1次，每穴灸3~5壮。神疲乏力者加胃俞、三阴交。

（3）*耳针*：取肾穴、缘中、膀胱、脾、胃、尿道等穴。每次选2~3次，捻转中等刺激，留针20~30分钟，每日或隔日1次，10次为一疗程。

（4）水针：取阴陵泉（双）、三阴交（双）。每穴注射生理盐水 1ml，每日 1 次，10 天为一疗程。

【转归及预后】

原发性尿崩症与遗传因素有关，若早期诊断、治疗，不影响身体和智力发育，并可继续存活，但不能治愈。继发性尿崩症预后与原发病有关，症状较轻，可继发于肾脏病，如髓质囊性病、多囊肾、慢性间质性肾炎、肾盂肾炎、严重肾衰等；系统性疾病，如 Addison 病、淀粉样变、低钾、高钙、干燥综合征等；药物性损害，如锂盐、秋水仙碱、两性霉素 B 等。积极有效治疗原发病后可望痊愈。

【预防与调护】

1. 预防

（1）本病主要为男性发病，有阳性家族史者，要早期发现，及时治疗。

（2）积极治疗原发病，以免演变为本病。

（3）慎用对肾脏有毒性的药物，特别应重视避免滥用含有马兜铃酸的中药及其制剂，如关木通、广防己、青木香、天仙藤、寻骨风、龙胆泻肝丸等。如必须使用应严格掌握适应证，按药典剂量短期使用，同时密切检测肾功能。

2. 调护 本病多尿易于脱水，应补足水分，防止各种并发症。宜低盐饮食，忌食肥甘厚味、辛辣之品，适量摄入蛋白，补充营养。适当体育锻炼，增强体质，提高抗病力。

【临证经验】

1. 临床上肾性尿崩症要与垂体性尿崩症和精神性多尿症区分鉴别。垂体性尿崩症多于青年期发病，可有下丘脑－神经垂体损害征象，对加压素试验反应良好，起病可见突然多尿、烦渴症状较重。在注射抗利尿激素后多饮多尿症状明显改善，尿 cAMP 增加，尿渗透压提高。精神性多饮、多尿症多见于成人女性，常有精神创伤史，先有烦渴多饮后出现多尿，尿量波动大且与精神因素密切相关。对加压素试验有反应，对高渗盐水试验反应迅速，血浆渗透压轻度降低，尿量在夜间不饮水的情况下可自然减少。

2. 西医常给予氢氯噻嗪、吲哚美辛，辅以对症治疗。中医学辨证治疗，尤应注重养阴基础上的补中益气，以使水化有源、布散有序。因此，治疗时切不可单纯养阴清火而忽视益气补中，也不可专事蛮补而不予清泄，必须采用育阴清热、补脾摄津之法，以恢复体内水液的正常输布与调节，使多饮症得以减轻。常用药物为生地、熟地、山药、龟板、甘草、党参、黄连、黄柏；口渴甚者加用石斛、葛根、鲜芦根等；同时用枸杞子、五味子、桑螵蛸等。

【验案举例】

肾性尿崩症属气阴两虚证（王钢主诊）

淘某，男，4 岁。初诊日期：2006 年 10 月 9 日。

患者于 2004 年 8 月在某医院确诊为肾性尿崩症，予以补达秀、氢氯噻嗪治疗，服药 1

周后出现呕吐、泄泻等胃肠道反应，遂自行停药。现患者口渴多饮，日饮水量约为10L，尿量约为9L，汗多、身热、消瘦、大便正常，生长发育较同龄儿迟缓，舌红少苔，脉细数。查尿比重1.000，血钠147.5mmol/L，血钾5.74mmol/L，血氯109.4mmol/L，尿渗透压290mmol/L，双肾B超正常。西医诊断为肾性尿崩证，继续常规服用氢氯噻嗪；中医诊断为消渴，辨证为肺胃热盛、气津两伤证，治宜清热益气生津。

处方：生石膏15g，茯苓、炒白芍、粳米各9g，知母、麦冬各6g，人参(另煎)、黄芩、炙甘草各3g，黄连2g。每日1剂，水煎服。

二诊（10月13日）：患者服汤药后饮水量减少，身热减轻，汗多，舌红、苔薄黄，脉细数。查尿比重1.000。上方去麦冬，加炒薏苡仁9g，葛根6g。

三诊（10月23日）：患者服药后，饮水量持续下降约为7L，身热消失，多汗消失，小便颜色变黄，余无变化。上方去炒薏苡仁、黄连、黄芩。

四诊（11月15日）：服药后尿量继续减少，尿色加深，夜间饮水量多。守方继服30剂。

五诊（12月18日）：患者大便量多，体重增加，饮水量可，日进水3~5L，尿量每日3~4.5L，身高明显增长，舌红、苔薄白，脉细。查尿比重1.002，血钠145.1mmol/L，上方加川朴4g，陈皮3g，苍术2g。60剂，水煎服。

六诊（2007年3月1日）：饮水量3~3.5L，尿量约为3L，查尿比重1.004。血钠、钾正常范围，予上方继续巩固治疗，随访至今，病情稳定。

按语：该患儿发育迟缓，尿频量多，且汗多、身热、消瘦，系先天不足，肾精亏损，病及脾肺，治宜先后天并治，标本并举。白虎加人参汤以石膏、知母、麦冬滋阴清热治其标，人参补肾益气治其本，更兼其他药物顾护后天之本，故药后效佳，病渐向愈。

【小结】

1. 肾性尿崩症，在中医文献中并无“尿崩症”病名，根据其临床表现归属于中医学“消渴”、“五迟五软”、“小便失禁”、“虚劳”等范畴。

2. 本病病因复杂，继发性肾性尿崩症与原发病有关，感受外邪、饮食不当、劳倦过度是常见的病因或诱因。总病机为肾精亏虚，多虚而少实，病位在肾，涉及脾肺。目前普遍认为，肝肾阴虚也是其中一证型，治以补肝益肾，可选六味地黄汤加减。

3. 肾性尿崩症在临床上较为少见，但病情较重，治疗困难，儿童比成人常见。继发性尿崩症的预后取决于原发病，若能去除原发病，有望痊愈。目前，原发性尿崩症难以治愈，对于NDI患者进行AQP_2基因和$AVPR_2$突变基因突变的筛查是肾性尿崩症基因诊断的主要方法。相信不久的将来，通过对与发病相关的AQP_2和$AVPR_2$基因序列的破解，能够阐明遗传性尿崩症的发病机理和分子遗传学特征，并且完善遗传性尿崩症的诊断和治疗。

（姚源璋，张之春，王钢）

第六节 肾小管酸中毒

肾小管酸中毒（renal tubular acidosis，RTA）是以肾小管分泌 H^+ 和重吸收 HCO_3^- 障碍造成尿液酸化异常，进而引起高氯性代谢性酸中毒，钾（K）、钠（Na）、钙（Ca）等电解质紊乱为主要特点的一组临床综合征，表现为血浆阴离子间隙正常的高氯性代谢性酸中毒，而与此同时，肾小球滤过率则相对正常。

临床分为原发性和继发性两种类型，病理分为4种类型：Ⅰ型（近端肾小管 HCO_3^- 重吸收障碍，pRTA）、Ⅱ型（远端肾小管泌氢障碍，dRTA）、Ⅲ型（Ⅰ、Ⅱ的混合型）和Ⅳ型（伴有高钾血症的远端肾小管酸化障碍，醛固酮异常，GdRTA）。其中Ⅰ~Ⅲ型均合并低钾血症。

肾小管酸中毒可发生于任何年龄，其中，Ⅰ型多发生于20~40岁，60%为女性；Ⅱ型多发生于男性婴幼儿；Ⅲ型临床少见；Ⅳ型散发于成年人，常伴有慢性肾炎、慢性肾盂肾炎、糖尿病等，多伴有高血钾。

肾小管酸中毒根据其临床表现特征及本病发生发展的一般规律，可归属于中医学“消渴”、“虚劳”、“痿证”、“五迟五软”范畴。

据临床资料分析，肾小管酸中毒有以下特点。

1. 发病因素 ①Ⅰ型（近端肾小管 HCO_3^- 重吸收障碍，pRTA）：原发性与遗传有关；继发性与累及肾小管功能的各种原发病有关，如多发性骨髓瘤、Wilson病、甲状旁腺功能亢进、Alport综合征等，某些药物可以通过损伤肾小管间质而诱发本病。②Ⅱ型（远端肾小管泌氢障碍，dRTA）：原发性与遗传有关；继发性与各种自身免疫性疾病有关，由于体内的自身抗体与肾小管组织抗原可能产生交叉免疫反应是引起远端肾小管性酸中毒的重要原因。③Ⅲ型（Ⅰ、Ⅱ的混合型）：原发性遗传性CAⅡ缺陷。④Ⅳ型（伴有高钾血症的远端肾小管酸化障碍，醛固酮异常，GdRTA）：原发性为遗传性；继发性可由肾上腺功能异常及轻、中度肾功能异常导致的醛固酮绝对不足引起。

2. 常见的诱发及加重因素 ①自身免疫缺陷：干燥综合征、系统性红斑狼疮均可导致继发性肾损害而引起或加重肾小管酸中毒。②肾毒性药物：国内曾有报道，两性霉素B、马兜铃酸、二羟基烷化锡中毒可引起肾小管酸中毒。③某些毒物：曾有报道，肾小管酸中毒与食用粗制棉油有密切关系。有研究认为，钒酸盐可抑制钠离子-钾离子-三磷腺苷酶和氢离子-钾离子-三磷腺苷酶活性，诱发肾小管酸中毒。

肾小管酸中毒致病因素较为复杂，对于病因明确者应积极祛除诱发因素，中医中药在缓解肾小管酸中毒症状、减少并发症、提高生活质量等方面有着较好的疗效。西医治疗以积极治疗原发病、对症治疗、控制肾小管酸中毒的并发症并进行肾性尿崩症的辅助用药为治疗原则。

【病因病机】

肾小管酸中毒的形成与多种因素有关，但其根本病机为脾肾亏虚、气血阴精亏损。感受外邪、饮食不节、饮酒无度常是其诱发和加重因素。

1. 先天禀赋不足　父母体虚，遗传缺陷，胎中失养及出生后喂养失当、营养不良等因素，皆可造成禀赋不足、体质不强，特别是导致肾气虚弱，由此而导致其他脏器的虚损，在此基础上形成脾肾亏虚，从而导致本病的发生。

2. 饮食不当　暴饮暴食、营养不良、嗜欲偏食及饮酒过度、误服有毒药物等，皆可伤及脾胃，使后天气血生化无源，伤及肝肾，而成本病。

3. 感受外邪　先天不足，后天失养，机体正气不足，外邪乘虚而入，使正气更加不足，机体功能失调而成本病。

4. 久病致虚　久病或他病伤及脾肾，脾肾双亏，亦可导致本病。《万病回春》说：世人“不知百病生于肾……肾水空虚，不能平其心火，心火纵炎，伤其肺金，是绝肾水之源。金水衰亏，不能胜其肝木，肝木盛则克脾土而反生火，火独旺而不生化，故阳有余而阴不足，其病独热不久矣”。可见，肾虚可造成一系列相互影响的劳损过程。发病与脾肾关系密切，涉及肺、胃、肝等脏腑，因气血阴精亏损而成病。由此可见，肾小管酸中毒的病机以虚为主，总属本虚标实，但由于正虚则邪易于乘虚而入，故临床也常见有兼夹水湿或湿热之证者。

【诊断与鉴别诊断】

1. 诊断

（1）远端肾小管酸中毒：①阴离子间隙正常的高血氯性代谢性酸中毒；②低钾血症、尿钾高、尿中可滴定酸和（或）铵离子减少，尿 pH 值始终 >6.0；③可伴有低血钙、低血磷、骨病、尿路结石及骨钙化。同时出现①、②即可诊断为远端肾小管酸中毒。若诊断仍不明确可行特殊检查，如氯化铵负荷试验尿 pH 值始终高于 5.5、尿 PCO_2/血 PCO_2值不能升高、呋塞米试验后 pH 值仍高于 5.5 即可确诊。

（2）近端肾小管酸中毒：①阴离子间隙正常的高血氯性代谢性酸中毒；②尿中 HCO_3^- 增多，HCO_3^- 排泄分数大于 15%，酸中毒不严重时尿液呈碱性，酸中毒严重时尿液呈酸性；③疑似病例性碳酸氢盐重吸收试验，HCO_3^- 排泄分数大于 15% 即可确诊。公式：HCO_3^- 排泄分数 = 尿〔HCO_3^-〕×血〔Cr〕/血〔HCO_3^-〕×尿〔Cr〕；④非选择性近端小管酸中毒可有高尿磷、低血磷、高尿酸、低尿酸、高尿钙、葡萄糖尿和氨基酸尿。

（3）混合型兼有远端及近端肾小管酸中毒：诊断参照前两者。

（4）高血钾型肾小管酸中毒：①阴离子间隙正常的高血氯性代谢性酸中毒；②高钾血症；③伴有醛固酮分泌减少或反应减弱；④酸负荷试验一般尿 pH 值可达 5.5 以下。

2. 鉴别诊断

（1）鉴别分型（表13－2）

表13－2　肾小管酸中毒分型表

	近端RTA（Ⅱ型）	远端RTA（Ⅰ型）			高血钾型RTA（Ⅳ型）
		经典远端RTA	合并碳酸氢盐重吸收障碍（Ⅲ型）	梯度障碍引起	
代谢性酸中毒情况下（或酸负荷下）					
血钾	N或D	N或D	N或D	I	I
尿阴离子间隙	－	＋	＋	＋	＋
尿pH	<5.5	>5.5	>5.5	>5.5	<5.5
NH_4^+排泌	N	D	D	D	D
K^+排泌分数	N或I	I	I	D	D
Ca^{2+}排泌	N	I	I	I	N或D
枸橼酸排泌	N	D	D	D	N
体内酸碱平衡的情况下（碱负荷下）					
HCO_3^-排泌分数	$>10\%\sim15\%$	$<5\%$	$>5\%\sim15\%$	$<5\%$	$>5\%\sim10\%$
U－B PCO_2	>20mmHg	<20mmHg	<20mmHg	>20mmHg	>20mmHg
其他肾小管缺陷	常有	无	无	无	无
肾钙化/结石	无	常有	常有	常有	无
肾累及	常有	极少	极少	极少	无
N正常，I增加，D减少					

（2）与慢性肾功能不全引起酸中毒鉴别：以肾功能逐渐衰退、氮质潴留性代谢性酸中毒、血磷增高为主症，但是血氯多正常，血钾一般较高，阴离子间隙明显升高，尿酸化功能正常，尿铵排量减少。常于GFR低于20ml/min时产生，虽然Ⅳ型肾小管酸中毒的高血钾与CRF高血钾症相似，但其阴离子间隙常正常，肾小管酸中毒也可伴有一定程度的肾小球功能不全，但其血钾升高的程度常与反映肾小球功能不全的血BUN、Cr水平升高程度不相符，可助鉴别。

【辨证论治】

1. 禀赋不足，后天失养证

证候：可表现为小儿发育五迟五软，记忆力减退，头晕耳鸣，懈怠思卧，齿枯发焦，腰酸骨软，舌瘦色淡，苔薄白，脉沉细弱。

基本治法：补肾滋阴健脾。

方药运用：七福饮加减。常用药：人参9g，熟地30g，当归12g，白术10g，远志

10g，紫河车粉（冲服）5g，酸枣仁 20g，炙甘草 6g。本方重用熟地以滋阴补肾为君；合当归、紫河车养血补肝而为臣；人参、白术、炙甘草益气健脾，用以强壮后天之本以助先天；加入远志、枣仁宣窍养神，共为佐使。诸药合用，则先天得壮而后天得强，诸症可愈。

加减：若肾气不足可加用全鹿丸（包煎），以温养肾气；髓海不足可加鹿角胶、阿胶，以填精补髓；手足抽搐可加白芍、枸杞子，以养肝柔筋；肾不养骨而见四肢疼痛、骨骼畸形可加骨碎补、续断、鸡血藤，以补肾养骨通络；阴虚内热明显者可加知母、黄柏，以清泄相火；并发结石者，可加入金钱草、海金沙、牛膝之类以化石通淋。

2. 脾胃虚弱，湿浊中阻证

证候：食欲不振，食入难化，恶心呕吐，满闷不食，舌苔白滑，脉象虚弦。

基本治法：健脾化湿，和胃降逆。

方药运用：香砂六君子汤加味。常用药：人参 12g，白术 15g，茯苓 15g，陈皮 6g，半夏 12g，木香 6g，砂仁 6g，生姜 3 片，竹茹 12g，枳壳 12g。本方以四君子汤为主方，益气以健脾；配入陈皮、半夏，行气滞化痰湿而止呕之力更强。全方用人参补脾益胃；白术健脾燥湿；茯苓淡渗利湿；半夏、竹茹、枳壳、砂仁燥湿和胃降浊；陈皮行气燥湿健脾；木香宽中理气；再使以大枣、生姜和胃缓中止呕。诸药合用，共奏健脾化湿、和胃降逆之功。

加减：若呕吐甚者加旋覆花、代赭石、丁香以降逆止呕；不思饮食者加白蔻仁、炒麦芽以醒脾；若湿盛者可加薏苡仁、泽泻、益母草以健脾化湿；舌苔黄腻者加炒苍术、黄柏、薏苡仁以清利湿热；如脾湿化热可用黄连温胆汤等加减治疗。

3. 肝血虚损，肝风内动证

证候：头晕，目眩，胁痛，肢体麻木，筋脉拘急，或筋惕肉瞤，妇女月经不调甚则闭经，面色不华。

基本治法：养血柔肝，息风定惊。

方药运用：三甲复脉汤加减。常用药：生地 15g，白芍 18g，麦冬 15g，阿胶（烊化）10g，火麻仁 10g，炙龟板 30g，炙鳖甲 30g，龙骨 30g，牡蛎 30g，当归 10g，川芎 10g。方中阿胶、地黄、麦冬滋阴润燥；芍药、甘草酸甘化阴；牡蛎、鳖甲、龟板潜阳育阴以息风，其中龟板尚可“镇肾气，补任脉，通阴维”（《温病条辨》）；再配以当归养血和血，川芎活血通络、行气止痛。诸药合用，共达滋阴复脉、潜阳息风之效。

加减：若心悸者加人参、五味子以补益心气；若抽搦甚者加羚羊角、钩藤、僵蚕以清肝息风；若便秘者加草决明、大黄以通腑；阴血虚甚者，可加用当归、制首乌、黄精、熟地等加强滋阴补血息风之力；如见瘛疭、神倦、脉虚、舌绛少苔，时时欲脱者，应急予大定风珠。

4. 肾阴不足，下焦湿热证

证候：腰酸，遗精，两足痿弱，眩晕，耳鸣，甚则耳聋，口干，咽痛，颧红，舌红，少津，脉沉细。

基本治法：滋阴补肾，清热利湿。

方药运用：猪苓汤加味。常用药：猪苓15g，茯苓15g，泽泻10g，阿胶（烊化）10g，滑石15g，知母10g，黄柏10g，生地15g，山茱萸10g。方中以猪苓、茯苓、泽泻渗利小便；滑石清热通淋；阿胶甘咸滋阴润燥；又以知母、黄柏、生地清热利湿、滋肾阴而清相火。诸药合用，渗利与清热并进，利水而不伤阴，滋阴而不敛邪，使水气去，邪热清，阴液复，诸症自解。

加减：口渴多饮，阴虚甚者加女贞子、旱莲草以养阴清热；若湿热较甚者加瞿麦、萹蓄、车前草以清热利湿；若患者蛋白尿明显，可加枸杞子、菟丝子、芡实、金樱子等补肾而固精。

5. 脾肾阳虚，水湿逗留证

证候：水肿多伴有面色萎黄，食少，腰酸背痛，遗精，阳痿，多尿或不禁，下利清谷，大便稀溏，舌质淡胖，有齿痕。

基本治法：温阳益肾，健脾利水。

方要运用：防己黄芪汤合金匮肾气丸。常用药：防己12g，生黄芪45g，白术9g，炙甘草6g，生姜10g，大枣4枚，茯苓20g，车前子（包煎）20g。方中用防己祛风行水，生黄芪益气健脾且能行水消肿，二药配伍，扶正祛邪，相得益彰，共为君药；臣以白术，补气健脾，助脾运化，兼可燥湿；配伍黄芪则健脾利水之力更强。使以甘草、生姜、大枣，以培土和中，调和诸药。另以金匮肾气丸以温肾助阳。诸药合用，则脾气得健，肾阳得温，水湿得除。

加减：若形寒肢冷，四肢不温者加肉桂以通阳行气；若兼气血亏虚者加当归、枸杞子以养血；若腰膝酸软者加淫羊藿、巴戟天、炒杜仲以补益肾阳；若兼见气血不足之象，贫血明显且水肿较甚，按之没指者，可加鹿角霜、龟板等血肉有情之品，及仙茅、菟丝子、肉苁蓉等，以养血而补益肾气。

【其他治疗】

1. 中成药

（1）至灵胶囊：主要成分为冬虫夏草。功效：滋补强壮。可用于一般肾小管酸中毒患者。用法：口服，每次6g，每日3次。

（2）六味地黄丸：主要成分为熟地24g，山茱萸（制）12g，牡丹皮9g，山药12g，茯苓9g，泽泻9g。功效：滋补肾阴。可用于本病属肾阴亏虚者。用法：温开水送服，每次6g，每日2次。

（3）金匮肾气丸：主要成分为干地黄240g，山药120g，山茱萸（酒炙）120g，茯苓90g，牡丹皮90g，泽泻90g，桂枝30g，附子（炮）30g。功效：温补肾阳。可用于本病属肾阳不足者。用法：温开水送服，每次6g，每日2次。

（4）脾肾双补丸：主要成分为人参（去芦）500g，莲肉（去心，每粒分作8小块，炒黄）500g，菟丝子（如法研细末）750g，五味子（蜜蒸，烘干）750g，山茱萸肉（拣鲜红肉厚者，去核，烘干）500g，真怀山药（炒黄）

500g，车前子(米泔淘净，炒) 360g，肉豆蔻 300g，橘红 180g，砂仁(炒，最后人) 180g，巴戟天 360g(甘草汁煮，去骨)，补骨脂(圆而黑色者佳，盐水拌炒，研末) 500g。功效：健脾补肾。可用于本病脾肾两虚，气血阴阳俱虚者。用法：口服，每次9g，每日2次。

(5) 滋阴补肾丸：主要成分为生晒参10g，鹿茸5g，五味子(制) 15g，菟丝子(炒) 10g，锁阳10g，远志10g，山药15g，熟地7.5g，黄芪15g，巴戟天10g，山茱萸15g，龙骨(煅) 5g，胡芦巴5g，马钱子(制) 5g。功效：滋补肾阴，于阴中求阳。可用于肾阴阳俱虚者。用法：口服，每次1g，每日2次。

(6) 麦味地黄丸：主要成分为熟地24g，山茱萸(制) 12g，牡丹皮9g，山药12g，茯苓9g，泽泻9g，麦冬15g，五味子15g。功效：滋肾敛肺，养阴生津。可用于肺肾阴虚者。用法：口服，每次6g，每日2次。

(7) 归芍地黄丸：主要成分为当归40g，白芍(酒炒) 40g，熟地160g，山茱萸(制) 80g，牡丹皮60g，山药80g，茯苓60g，泽泻60g。功效：滋肾养血。可用于肝肾阴亏，血虚者。用法：口服，每次9g，每日3次。

2. 单方验方

(1) 尿频尿急、烦渴引饮者，可用灯心草、竹叶、滑石、生甘草，水煎服，每日2次。

(2) 小便赤涩、淋沥不尽者，可用鲜茅根、车前草，水煎服，每日2次。或西瓜皮加冰糖，煮汤代茶饮。

(3) 呕吐剧烈者，可用竹茹砂陈汤，药用竹茹、砂仁、陈皮、半夏、生姜，浓煎取汁，少量频饮。

3. 针灸治疗

(1) 取肾俞、命门、腰俞、阴陵泉、阳陵泉、足三里为主穴，每次选3~4个主穴，以补法为主，留针30分钟，每日针刺1次，10日为一疗程。

(2) 取气海、肾俞、命门等穴，每日灸1次，每穴灸3~5壮，10日为一疗程。

(3) 尿频、尿涩痛，小便短赤者，取三阴交、足三里、关元、中极、膀胱俞、肾俞等穴，左右交替使用。

(4) 小便频数，水肿，腰膝酸软无力者，可沿足少阴肾经取穴治疗。

4. 外治法

拔罐法：取肾俞、命门、关元、气海、脾俞，每日1次，10日为一疗程。

5. 食疗

(1) 泽泻粥：将泽泻晒干研粉，每次取粉10g，选用粳米50g，加水500ml，先煮米为粥，待米开花后，加入泽泻粉，改为文火稍煮沸即可，每日2次，温热服食，3日为一疗程。本粥可用于小便不利、水肿患者。

(2) 菟丝子粥：将菟丝子研碎，取60g加水300ml，煎至200ml，去渣留汁，加粳米100g，再加水800ml，白糖适量，煮成稀粥，每日2次。用于肝肾不足，腰膝筋骨酸痛、腿脚软弱无力、小便频数、尿有余沥等症。

（3）荠菜粥：新鲜荠菜250g，洗净切碎，粳米50～100g，加水500～800ml，煮成稀粥，每日早晚餐温热服食。用于水肿患者。

（4）韭菜粥：新鲜韭菜60g，洗净切碎。先用粳米100g，加水800ml，加细盐少许，煮粥。待粥将成时，加入韭菜，稍煮片刻。温热服食，每日2～3次。用于小便频数、腰膝酸冷等症。

【转归及预后】

（1）原发性肾小管酸中毒，早期诊治是关键。其中，近端肾小管酸中毒中常染色体显性遗传、常染色体隐性遗传合并眼疾、原发性远端肾小管酸中毒，需永久性治疗。如早期延误治疗，则不能避免终末期肾病的出现。散发性孤立性的近端肾小管酸中毒则是暂时性疾病，随生长发育可自行改善。因此，早期补碱的目的在于改善生长，一般3～5年后可撤药，不再复发。

（2）继发性肾小管酸中毒预后取决于原发病。

【预防与调护】

1. 预防

（1）积极处理原发病：对于较易引起肾小管酸中毒的疾病，在肾小管酸中毒尚未发生时，即应及早采取预防手段，减少其发生的可能性。另一方面，对于继发性肾小管酸中毒，应积极治疗原发病，防止肾小管的进一步损伤，预防肾功能不全的发生。

（2）早诊断，早治疗：肾小管酸中毒的治疗目前仍无特效药物，晚期治疗疗效差，临床常进展为慢性肾功能不全，而原发性肾小管酸中毒，也只有早期治疗疗效较好，因此，对于出现长期的原因不明的低血钾、多尿、多饮、碱性尿的患者，应予以重视，以期尽早作出诊断，并争取早期治疗，以获得较好的预后。

（3）既病防变，预防病变向肾功能损害发展：对于病程长、病情较重的患者，应早期预防、早期治疗肾功能损害。并注意肾性尿崩症的辅助用药，以防止部分患者在纠正低钾血症后肾性尿崩症不缓解。

（4）防止结石发生：防止并发尿路结石、尿路梗阻、尿路感染，多饮水，调节饮食，根据尿液的酸碱度指导患者食用相应的蔬菜、水果，必要时用药物调整。鼓励多饮水，有助于防止结石形成，并有利于肾毒性物质的排出。

2. 调护

（1）心理护理：向患者说明目前的病情及有关治疗方案，介绍治疗成功的病例，减轻患者及家属精神、心理压力，稳定其情绪，配合治疗。在整个治疗过程中要多巡视病房、多谈心，了解患者内心活动，给予精神上的支持。

（2）院内护理：①体征监测：严密监测生命体征、血电解质及动脉血气变化，密切观察呼吸困难的表现。如呼吸深大，嘴唇苍白或紫绀，心率加快，精神萎靡，甚至昏睡、昏迷，则给予绝对卧床，低流量吸氧。定期观察心电图T波、Q－T间期以及U波的变化。

指导患者注意避免碰撞及暴力打击，防止跌伤、骨折。②低钾血症的监测：准确记录24小时尿量，补钾时也必须注意尿量。部分患者尿浓缩功能障碍，表现为多饮、烦渴、多尿，应根据尿量调整补液量，以免脱水。③酸中毒的监测：酸中毒时钾离子逸出细胞外，纠酸后又移入细胞内，此时易促发和加重低血钾，因此，输入碱性药物的同时注意补钾。慎重使用对肾脏有损害，尤其是可能损伤肾小管的中西药物，如某些抗生素、利尿剂、降压药、朱砂、芦荟等，终身禁用加剧酸中毒的磺胺药、呋喃妥因、乙酰唑胺等药物，因这些药物可加剧酸中毒，磺胺药及乙酰唑胺还能增加尿钙的排泄及对碳酸酐酶有抑制作用。

(3) 饮食护理：食物应新鲜、卫生，宜以高热量、高蛋白、低钠、低氯、富含维生素的食物为主，如青菜、香蕉、橘子等。鼓励患者多饮水，可预防结石发生。至于肥甘厚味、辛辣烟酒、生冷之品，均不适合于本病患者，应予避免。高钾者应避免食用香蕉、红枣之类含钾高的食物。

(4) 出院指导：①终身服药，不得间断，门诊随访，定期复查尿常规、血气分析、血电解质，以调整用药剂量和观察用药疗效。②合理安排饮食，多吃含钾量高的食物，如紫菜、海带、胡萝卜等。注意休息，适当锻炼，增强抗病能力，防止受凉感冒。③终身禁用呋喃妥因、磺胺药及乙酰唑胺等药物。

【临证经验】

1. 早期重在调理脾胃 本病早期多表现为脘闷腹胀、恶心欲呕、纳差便溏等脾胃症状，病机乃是脾失健运，湿从内生，胃失和降。脾主肌肉，肾小管酸中毒的部分患者表现为中医的“痿证”。治痿独取阳明，因此，早期治疗重在调理脾胃为主，或补脾和胃燥湿，或急下祛邪，不可延误，况脾胃为后天之本，气血生化之源，脾胃壮则生化有序，机体抗病能力增强，迅速改善患者体质状况，有利于疾病向好的方面转化。因此，临床在辨证施治的同时，勿忘调理脾胃，补后天养先天。通过调理脾胃，往往能达到改善酸中毒、维持电解质平衡、增强体质及肌肉力量的作用。

2. 后期重在补益肾元 本病后期常表现为多尿、口干、舌偏红或舌红少苔、形寒肢冷、面色晦暗、四肢无力甚或瘫痪、脉微欲绝等肾之阴阳不足之危象，此时病情较重，且常常是肾衰竭之前兆。因此，治疗急当补益肾元，视阴阳不足之程度，宗仲景补肾之法，阴中求阳，或阳中求阴。此阶段若能恰当施治，可使阳回而阴固，阻断疾病的进一步恶化，改善预后。

3. 补正勿忘利湿祛瘀 肾小管酸中毒以肾虚为本，邪实为标，邪实之中以“湿”、“瘀”为主要病机。因此，在补肾同时宜重视利湿祛瘀，特别是利湿行水与活血化瘀合用时，具有显著持久的利尿作用，能增加尿素、尿酸和钠、钾、氯等电解质的排泄。使用中亦应注意配伍，防利湿祛瘀药损伤肾阳。

4. 推荐邹氏三代专家治疗肾小管酸中毒经验方药 治疗大法：补气养阴，益肾固精，活血化瘀，清化湿热。基本方药：北沙参、生黄芪、山茱萸、生地、泽泻、山药、茯苓、菟丝子、覆盆子、五味子、川芎、虎杖，鬼箭羽、白花蛇舌草。以上经验方是以古方参芪地黄汤+五子衍宗丸+活血、降蛋白经验方组成。若小儿表现为肾精不足证者，加紫河车、鹿角胶；若表现为脾气虚弱证者，加炒白术、砂仁；若表现为胃阴不足证者，加天冬、石斛；若表现为阴阳两虚证者，加淫羊藿、制附片；若尿量多，加益智仁、金樱子、甘草。

【验案举例】

肾小管酸中毒属肺脾肾气阴两虚，湿热内阻证（王钢主诊）

魏某，女，40岁。初诊日期：2009年4月13日。

患者近1月来自感乏力，夜尿增多，口干多饮，食量增加，消瘦，无浮肿。查尿常规示：尿比重1.010，pH值6.5，GLU（+++），Pro（++），BLD（+），舌质红、苔黄厚，脉细。西医诊断为2型糖尿病，糖尿病肾病待诊；中医诊断：消渴，辨证为湿热中阻、肝肾不足。口服降糖药格列齐特、二甲双胍调整血糖。完善相关检查。复查尿常规结果同前，尿比重正常；查血生化：血糖4.9mmol/L，血钾2.9mmol/L，血氯116mmol/L，血钠146mmol/L，血二氧化碳12.2mmol/L。考虑肾小管性酸中毒可能，但未停降糖药，第3天再查空腹血糖2.9mmol/L，即停用降糖药。同时，进一步检查头部MRI，T_3、T_4等，排除垂体病变、甲亢、尿崩症等病，诊断为肾小管性酸中毒。中医辨证为本虚标实，肺脾肾气阴两虚（阴虚为主），湿热内阻。治拟养阴益肾，化湿清热。

处方：北沙参15g，麦冬15g，山茱萸15g，生地15g，丹皮10g，泽泻15g，茯苓12g，淫羊藿12g，覆盆子30g，益智仁30g，川连5g，生薏苡仁15g，鬼箭羽15g，白花蛇舌草15g。同时服枸橼酸钾10ml，每日3次。

二诊（4月27日）：投方14剂，患者尿量明显减少，乏力好转，口干仍有，尿蛋白（+）、尿糖（+）、血糖4.93mmol/L。舌质红，苔黄腻已化，脉细。上方去淫羊藿、生薏苡仁，加石斛50g，天冬15g，金樱子30g，五味子10g。

三诊（5月26日）：投方30剂，口干逐渐好转，枸橼酸钾已改为5ml，每日3次。尿量已恢复正常，尿蛋白阴性，仍感乏力，舌质红，苔薄。上方去芦根，加生黄芪50g，嘱继服上方半年，定期随访，枸橼酸钾已停，病未再发。

按语：该例肾小管酸中毒，最初误诊为2型糖尿病，血生化电解质报告出来，结合症状诊断为肾小管酸中毒。中医辨证为肺脾肾气阴两虚，以阴虚为主，湿热内阻。治拟参麦地黄汤为主，加入补肾气、固肾精的淫羊藿、覆盆子、益智仁，化湿清热、通经降蛋白的川连、生薏苡仁、虎杖、鬼箭羽、白花蛇舌草。二诊湿热消退，尿量减少，去生薏苡仁、淫羊藿，加养阴的石斛、天冬。进一步加强固精缩尿降蛋白的金樱子、五味子。《医学心悟》说："三消之证，皆燥热结聚也。大法，治上消者，宜润其肺，兼清其胃，二冬汤主之……治下消者，宜滋其肾，兼补其肺，地黄汤、生脉散并主之。"肾小管酸中毒在阴虚证候好转后，会出现气虚乏力、腰酸等症，我们又进一步改用参芪地黄汤加固精、清热通络之品，巩固疗效。

【小结】

1. 肾小管酸中毒是正虚为本，邪实为标的本虚标实之证，与“消渴”、“虚劳”、“痿证”、“五迟五软”的病因、症状、体征较为相似。本病的病情轻重、病程久暂以及预后之善恶无不与五脏阴阳之偏盛偏衰、邪正之盛衰有关。

2. 本病病因，原发性多与先天不足有关，继发性多与原发病有关。饮食不当、感受外邪、久病体虚是其常见的诱因和病因。我们认为，本病的基本病机是脾肾亏虚，气血阴精亏损。王钢先生根据其临床经验提出，治疗应强调维护肾气、重视调整脾胃、勿忘利湿祛瘀、强调填髓坚骨，尿多宜补肾涩精兼顾，忌单独收涩，兼顾了本病本虚标实的特点，为中医治疗肾小管酸中毒提供了很好的借鉴。

3. 肾小管酸中毒总的诊治原则：该病早期临床表现不典型，易被延误治疗，因此，早期应积极诊断，治疗原发病，祛除诱因；其次，改善症状，减轻患者痛苦。为达此目标，“早期诊治”、“对症治疗”、“综合治疗”是3个主要准则。由于本病常伴有严重的电解质紊乱，如低钾、低钠、高钙、高钾等，若不及时给予纠正，常可导致心律失常等危及患者生命的严重并发症。因此，目前临床多在中医辨证施治基础上，配合西药治疗，如纠正酸中毒，可口服小苏打或静脉滴注5%碳酸氢钠；纠正电解质紊乱，低血钾者可口服枸橼酸钾；缺钙或骨病患者，可服钙制剂或维生素D制剂，亦可选择使用密钙息。

（姚源璋，沃冠群，王钢）

第七节　药物性肾损害

药物性肾损害是指由于药物不良反应或药物不良事件所导致的药源性肾脏病。肾脏是许多药物及其代谢产物的排泄器官，所以，一些药物会产生或轻或重的肾毒性。由于抗生素的广泛使用和不合理使用，抗生素所致肾损害成为药物所致肾损害中最常见的一种，除此之外，导致肾损害的药物还包括非甾体类抗炎药、利尿药和脱水药、某些中药和中成药、抗肿瘤药、抗癫痫药、造影剂等。药物性肾损害的程度与药物的毒力及在肾组织中的浓度、患者的肾功能状态、年龄、原发病对肾功能的影响、肾血流变化、电解质紊乱、患者肝功能状态及合并用药有关，其严重程度一般随剂量增大或使用时间延长而加重，及时停药常可以缓解或恢复，否则可造成严重的肾损害。

现在本病的发病率并不低，有统计表明，由抗生素引发的不良反应（ADRs）占同期药品不良反应的46.19%（1230/2663），其中，致死病例占同期药物致死的35.71%（75/210）；使用抗生素导致的抗生素不良反应涉及23个系统和（或）器官共1230例患者，累及最多的是皮肤及其附件的损害（56.2%），最严重的是过敏性休克（8.86%）和肾脏损害（4.45%）。有统计，温岭市中医院115例抗生素应用不良反应患者，不良反应表现以皮疹38例（33.0%）、胃肠道32例（27.8%）、发热11例（9.57%）及肾损害11例（9.57%）为主，所占比例居前4位。

中医文献中无“药物性肾损害”记载，但中医学对药物毒性致人体损害认识由来已久，根据其临床表现可归属于中医学的“中毒”、“肾风”、“尿血”、“水肿”、“癃闭”、“关格”等范畴。

据临床资料分析，药物性肾损害有以下特点。

1. 发病机制 药物引起的肾损害发病机制因药物的类型不同而存在差异，可通过直接损伤细胞（包括肾小球、肾小管及肾间质等，以近曲小管上皮细胞最常见）、免疫炎症、肾内梗阻以及直接收缩肾血管造成肾缺血损伤。临床类型有急性肾小管坏死、急性间质性肾炎、肾血流量急剧减少、慢性间质性肾炎、血管性损害及肾小球肾炎。最常见的临床表现是非少尿性急性肾衰竭、血清肌酐升高，继之出现电解质及酸碱平衡紊乱。

2. 发病因素 引起肾损害的药物非常广泛，常见有抗生素类药物如氨基糖苷；抗肿瘤药物如环磷酰胺、环孢素A；抗病毒、抗真菌类药物如利巴韦林、两性霉素B；中草药如关木通等。

中医辨证治疗可以较快消除患者蛋白尿、血尿，缓解患者皮疹、水肿等症状，部分中药有免疫抑制作用，还可以抗氧化，清除氧自由基、改善肾脏血供等，从而保护肾功能。

对于西医治疗中抗生素所致肾损伤，主要是及时停药或换为对肾脏损伤小的药物。即使是必须使用的药物，也应该酌情延长用药间隔时间。以急性肾小管坏死为主的急性肾损伤，关键是快速促使药物排出体外、保证足够的肾灌注量及调节酸碱和水电解质紊乱，必要时给予血液透析治疗。而以免疫反应为主的急性肾损伤，除了停药外，还可以辅助激素治疗。此外，钙拮抗剂可以改善肾脏血流量，抗氧化剂可以保护肾小管上皮细胞，抗组胺药可以减轻变态反应，抗凝药可以改善某些药物引起的凝血机制异常等，临床上可以酌情选用。

【病因病机】

药物性肾损害均有肾毒性药物服用史或接触史。我们称有肾毒性的药物为“毒邪”。毒邪致病特点为发病急、病情较重、传变迅速。根据临床表现的不同，毒邪可分为热毒和风毒，抗生素引起的肾损害临床症状多样，并且易于变化，或伴有皮肤瘙痒、风团、尿中泡沫增多等，符合风邪“善行而数变”的特点，则为“风毒”；药物性肾损害多出现血尿，伴有发热及肌肤斑疹，则为“热毒”。一般发病初期多为毒邪壅盛，阻遏气机，脏腑功能紊乱，以邪实为主；疾病后期，脏腑功能受损，气阴两伤，以正虚为主。其病因病机如下。

1. 热毒伤肾 感受热毒之邪，正邪抗争则发热，热毒郁闭肺卫，迫血外溢皮肤而为疹；热毒侵犯胃腑，灼伤肌肉，营血外显而为斑。热毒之邪较盛或日久灼伤肾络则为尿血；壅遏三焦，闭阻水道，水湿溢于四肢及体表而为水肿；影响膀胱气化功能，膀胱不利为癃，点滴不出为闭。

2. 风毒扰肾 风毒之邪伤及肾，“水因风动，故名肾风”，风毒侵及肺卫，可见恶寒发热、皮肤瘙痒起疹；风毒内扰，肾脏气化功能受阻，蒸腾气化废而水湿泛溢，水肿遂成；鼓荡肾中相火，灼伤肾络而为尿血；风毒内扰，肾失封藏，精微不固，尿中出现蛋白。

3. 肾气亏虚　素体不足，或年老体弱之人，肾气亏虚，误用或滥用有肾毒性的抗生素，毒邪乘虚而入，直伤肾气，肾与膀胱气化失司，水肿、癃闭渐成。

4. 脾肾衰惫，正虚邪实　热毒及风毒之邪壅遏气机，灼伤津液，水湿、湿浊、瘀血、痰浊渐成，疾病迁延不愈，邪未去而正衰，脾肾受损，气阴枯涸，久则阴损及阳，阳气亦衰，肾失主水之职，脾失健运之能，关格已成。脾胃失于健运受纳，邪干脾胃而呕吐；心肾阳虚，肾不主水，水凌心肺而心悸、喘脱；肝肾阴虚，阴不涵阳，虚阳上亢或邪引动肝风而为眩晕、中风；邪蒙清窍而神昏、谵语。

总之，本病病位在肾，可涉及脾、肺，久可及心和肝。基本病机为毒邪伤肾，肾与膀胱功能失调。疾病初期以邪实为主，后期多为本虚标实，本虚为脾肾阴阳气血不足，标实为毒邪、水湿、湿浊、瘀血、痰浊阻滞。

【诊断与鉴别诊断】

1. 诊断　根据患者用药史及用药后出现的泌尿系统症状，诊断不难。尿液检查出现血尿、NAG 酶、尿 β_2－微球蛋白及尿 α_1－微球蛋白，肾功能检查见肌酐升高及肾活检等可辅助诊断。

（1）氨基糖苷类：本类药物 40%～90% 以原形从肾脏排泄，尿中浓度高，典型的病理表现为重度肾小管损伤或 ATN。一般用药 5～7 天起病。临床常表现为典型的非少尿型 ARF，见多尿（小部分患者出现少尿）、糖尿、氨基酸尿，以 β_2－微球蛋白尿为主，可伴有血尿、肾小球滤过率下降，氮质血症出现较晚。若既往有肾功能不全者，肾损害更易发生，若合并使用其他肾毒性药物及利尿剂，肾毒性可增加数倍。本类药物肾损害及时停药后多数可逆，但恢复较慢，有时不易完全恢复。

（2）β－内酰胺类抗生素：①青霉素类：此类药物引起的肾损害少见，青霉素类引起的肾损害有间质性肾炎、多发性血管炎、肾小球肾炎、急性肾衰竭 4 种。临床最易见到的是甲氧西林、氨苄西林等半合成青霉素造成的急性间质性肾炎。药物引起的急性间质性肾炎与机体对药物的高敏感度有关，多数与剂量无关，一般发病于用药第 2 周，临床表现为发热、皮疹、嗜酸性粒细胞增多三联征，几乎所有患者可见到镜下血尿、脓尿或（和）蛋白尿，部分患者发生关节疼痛。药物性肾损害的脓尿是非特异性的，如尿沉渣嗜酸粒细胞超过白细胞总数的 5%，则被认为是急性间质性肾炎的有力证据；蛋白尿一般为轻中度，可为肾小管性，亦可为肾小球性。肾功能损害以肾小管性为主，严重者可见急性肾衰竭。本类药物肾损害一般于停药后可以恢复。②头孢类：本类药物主要以第一代头孢菌素中的头孢噻啶为代表，第二代以后的头孢菌素肾毒性反应明显减少。不同类药物肾毒性差异较大。头孢菌素在肝内乙酰化后主要由肾脏排出，肾毒性作用与剂量有关，一般剂量即可有部分患者血清肌酐、尿素氮升高，头孢噻啶每日剂量超过 4g 即可引起肾功能损害，每日剂量超过 6g 可引起急性肾衰竭，最常见的是急性肾小管坏死。若用于已有肾功能损害、失水、休克者及与呋塞米、氨基糖苷类等药物合用时可加重肾脏损害。肾损害临床表现为镜下或肉眼血尿、蛋白尿、管型尿及肾功能减退。一般及时停药肾损害可逆转，剂量过大可造成不可逆的损害。

（3）*多黏菌素*：为多黏芽孢杆菌产生的多肽类抗生素，多黏菌素 B 肾毒性大于多黏菌素 E，本类药物口服不吸收，注射后主要由尿排出，但 12 小时内排出量少，停药 1～3 天仍有药物排出。多黏菌素 B 每日服用 2.5mg/kg 可引起蛋白尿、血尿、管型尿、上皮细胞尿，每日 3mg/kg 可致肾小球滤过率下降、肾小管变性、尿浓缩功能障碍，可发展为急性肾小管坏死，出现急性肾衰竭。

（4）*抗结核药*：常使用的抗结核药有利福平、乙胺丁醇、对氨基水杨酸等，其均可引起肾间质等的损害。最易引起肾损害的为利福平，其可导致急性肾小管坏死、急性间质性肾炎、急进性肾病、轻链型蛋白尿 4 种类型肾损害，发生机制主要由免疫变态反应引起，一般发生于治疗 1～6 个月后，停药 1～2 周在用药情况下，临床可出现发热、腹痛、肌痛、关节痛、皮疹、胃肠道反应、蛋白尿、镜下血尿、管型尿、少尿或无尿；血嗜酸粒细胞增加，血小板下降。本类药物肾损害及时停药，一般两周可恢复，轻链蛋白尿通常于停药 10 天内消失，但也有少部分为永久性肾损害。

（5）*磺胺类*：磺胺类药物肾损害主要是结晶体肾病，常出现于原有肾脏损害、少尿、尿 pH 值低于 5.5 的酸性尿情况下。临床表现为血尿、尿痛、肾绞痛，可有少尿或无尿，严重者可引起急性肾衰竭。碱化尿液和大量饮水是预防和治疗结晶性肾病的有效方法。磺胺类药物还可以引起过敏反应性间质性肾炎，尤其是与噻嗪类利尿剂合用，可以增强其毒性。另外，磺胺药用于先天性葡萄糖－6－磷酸脱氢酶缺乏者可引起溶血性贫血，出现血红蛋白尿甚或急性肾衰竭。

（6）*喹诺酮类*：为临床上常用的合成类抗生素。本类药物较少引起肾脏损害，但在碱性尿中易发生结晶尿，引起急性肾小管梗阻，个别患者可出现急性间质性肾炎、肾功能异常。

（7）*四环素类*：四环素可以加重肾损害，尤其是原有肾功能损害的患者更为明显。去甲四环素作用于集合管，影响抗利尿激素依赖性 cAMP 产生，最终导致肾小管浓缩尿液功能受到损害，可导致抗抗利尿激素性肾性尿崩症及 ARF，变质或过期的四环素可引起肾小管损害，以 Fanconi 综合征表现为主，病理上显示近端肾小管上皮变性、细胞脱落、胞浆出现颗粒、含铁血黄素沉着。有报道，四环素和甲氧氟烷合用时，可严重损害肾功能，肾小管内可出现大量草酸钙结晶。

（8）*万古霉素*：万古霉素及去甲万古霉素主要经肾脏排泄，药物主要损害肾小管。可发生蛋白尿、管型尿、血尿、少尿、氮质血症等肾损害，甚至肾衰竭。在大剂量、长时间使用及用于老年人或肾功能不全者时尤易发生。其肾毒性发生率为 10% 左右，在发生肾毒性患者中，22%～44% 的患者肾功能仍可能恢复。万古霉素所含杂质可能是导致肾毒性的重要因素。

（9）*抗真菌类*：代表药物为两性霉素 B。肾毒性与总剂量有关，累积量 4g 以上，40% 的患者肾功能损害，累积量 5g 以上，90% 的患者发生肾功能损害。肾损害初期可有红、白细胞尿、管型尿及轻度蛋白尿，继之肾小球滤过率逐渐降低，血尿素氮、肌酐较快上升，可同时合并Ⅰ型肾小管酸中毒及尿崩症。本类药物可直接收缩肾血管，失水及老年患者更易发生肾损害。及时停药后数周或数月肾功能可逐渐恢复。

(10) 止痛剂和NSAIDs药物：止痛剂肾病是由非那西汀、安替比林等止痛剂所引起的一种慢性间质性肾炎。但NSAIDs、COX-2抑制剂引起的肾损害屡有报道。吲哚美辛、布洛芬、萘普生等NSAIDs可引起急性间质性肾炎、慢性间质性肾炎、肾小球病变（如微小病变型肾病）、高钾血症伴肾小管酸中毒（Ⅳ型RTA）等。NSAIDs所引起的肾小球病变一般对类固醇激素反应佳，预后好；但也有少数患者演变为FSGS。

(11) 马兜铃酸：马兜铃属药物引起的肾损害称为马兜铃酸肾病。大多表现为慢性肾衰竭。近年初步研究认为，马兜铃酸肾病的发病机制主要涉及肾小管上皮细胞坏死或凋亡、肾小管上皮细胞转分化、肾小血管缺血损伤等方面，最终导致间质纤维化。

2. 鉴别诊断

(1) 抗生素引起的肾损害与非抗生素药物性肾损害鉴别：常见引起肾损害的药物除了抗生素还有非甾体类抗炎药、造影剂、免疫抑制剂、抗肿瘤药、降压药、利尿剂及脱水药、某些中药及中成药等，根据其用药史、不同的临床表现及药理毒理作用可以鉴别。

(2) 非药物性肾衰竭：多有肾小球肾炎、肾病综合征、狼疮肾炎、紫癜性肾炎等原发病表现，而抗生素引起的肾损害有抗生素服药史、血IgE增高及其他过敏症状，可发现基底膜抗体。

(3) 不同类型抗生素引起的肾损害：结合患者用药史及不同临床表现可以鉴别（表13-3）。

表13-3 不同类型抗生素引起的肾损害一览表

抗生素种类	抗生素名称	肾毒性
氨基糖苷类	链霉素 新霉素 庆大霉素 卡那霉素 阿米卡星 妥布霉素	损伤近曲小管
青霉素类	甲氧西林 氨苄西林 苯唑西林 萘夫西林 羧苄西林 青霉素G	损害肾间质

续表

抗生素种类	抗生素名称	肾毒性
头孢类	头孢噻啶 头孢噻吩 头孢氨苄 头孢唑啉 头孢拉定	损伤近曲小管
多黏菌素	多黏菌素 B 多黏菌素 E	损害肾小球、肾小管
抗结核药	利福平	损害肾小管、肾间质、肾小球，致轻链蛋白沉积
磺胺类	新诺明 磺胺嘧啶 磺胺异噁唑	磺胺药结晶致肾损害
喹诺酮类	诺氟沙星 培氟沙星（甲氟哌酸） 依诺沙星（氟啶酸） 氧氟沙星（氟嗪酸） 环丙沙星 左氧氟沙星 氟罗沙星（多氟哌酸）	高血药浓度时轻度肾损害
四环素类	四环素	肾小管
多肽类	万古霉素	肾小管
抗真菌类	两性霉素	主要损伤髓袢升支、近曲小管、集合管

【辨证论治】

1. 毒邪伤肾，气（营）血两燔证

证候：腰部疼痛，或伴头晕头痛、发热恶寒，斑疹隐隐，融合成片，奇痒难忍，关节疼痛，腹胀腹痛，小便短赤，热涩不利；或少尿无尿，血尿，尿色鲜红，心烦不寐，汗出口干，口中异臭；或恶心呕吐，大便干结。舌质红，苔薄白或薄黄，脉弦滑或兼数。

基本治法：祛风解毒，凉血化斑。

方药运用：五味消毒饮合清瘟败毒饮加减。常用药：金银花、野菊花各15g，紫花地丁、紫背天葵各10g，蒲公英30g，石膏（先煎）30～60g，细生地10～30g，乌犀角（磨服）6～12g，真川连5～12g，知母、玄参各12g，栀子、桔梗、黄芩、赤芍、连翘、丹皮各9g，威灵仙15g，鲜竹叶、甘草各6g。五味消毒饮合黄连、黄芩、栀子、知母、生石膏、甘草清气分热而解毒；犀角、丹皮、玄参、赤芍、生地清血分热而养阴消斑；桔梗、连翘、竹叶有轻清宣透、驱热外达之功；威灵仙祛风止痒。诸药合用，共奏祛风解毒、凉血化斑之功。

加减：风毒偏盛者可见皮肤瘙痒、尿中泡沫增多，多见身体上部水肿、症状起伏变化，加用防风、蝉衣、僵蚕、芥穗等或消风散合麻黄连翘赤小豆汤加减；热毒偏盛者可见心烦口干、便秘，加重生石膏、生大黄、知母等用量；肌肤斑疹隐隐者，加玄参、紫草，以凉血化斑；血尿为主者合小蓟饮子；目黄、尿黄、皮肤黄染者，加茵陈以清热利疸退黄或甘露消毒丹改汤剂加减；若清窍气机不利而发晕厥，证见眩晕、昏仆、面色苍白、呼吸微弱、汗出肢冷、脉沉细微者，四味回阳饮加减。

2. 肾气不化，肾络痹阻证

证候：肾区触痛或叩击痛，尿少尿闭，或尿中带血，或尿中浑浊，食欲不振，恶心呕吐，胸闷腹胀，或伴水肿，或伴有头晕耳鸣，舌质暗红，或有瘀点，苔薄黄，脉细涩。

基本治法：益肾行瘀，和胃降逆。

方药运用：血府逐瘀汤合大黄附子汤加减。常用药：桃仁10g，红花10g，川芎12g，当归15g，赤芍12g，淫羊藿、制附子、生大黄各10g，丹参30g，牛膝25g，生地15g，竹茹10g，陈皮10g，土茯苓30g。血府逐瘀汤活血祛瘀、行气止痛，合大黄附子汤以温阳降浊，增淫羊藿、竹茹、陈皮加强益肾和胃之功，加丹参、土茯苓增强活血解毒之功。

加减：尿中带血，或尿中浑浊，或尿少尿闭者，去附子，加白茅根、石韦各30g，以清热利尿、凉血止血；若脘腹胀满、水肿不消，可合用疏凿饮子加减；若寒湿偏盛，脉络瘀阻，血府逐瘀汤合桂枝茯苓丸加减。

3. 气机壅滞，湿浊内闭证

证候：面色晦暗，头痛烦躁，甚至神昏，身体困重，心胸满闷，腰痛如刺，尿少尿闭，恶心呕吐，纳呆厌食，口中尿臭，少尿无尿。舌苔腻，脉实有力。

基本治法：疏通气机，利湿化浊。

方药运用：茯苓导水汤合木香流气饮加减。常用药：白术10g，茯苓30g，猪苓10g，泽泻15g，桑皮15g，砂仁8g，苏叶15g，陈皮、木香、藿香、草果、槟榔、厚朴、党参、石菖蒲各10g，木瓜、苍术、半夏、大腹皮各15g，甘草6g，肉桂2g。木香流气饮疏通三焦气机、流通荣卫血脉，茯苓导水汤健脾化湿利水，二方合用，共奏调气行水之效。其中，苏叶、藿香、砂仁、草果、苍术、石菖蒲还有醒脾化浊之功。

加减：腰痛如刺、面色晦暗，瘀血内阻者加川芎、丹参、桃仁、川牛膝以活血化瘀；尿少尿闭者，重用肉桂以温补命门、化气行水；二便不通，浊毒内闭者加大黄、枳实、厚朴以通腑降浊，或用脾约丸改汤剂加减。

4. 胃气不和，湿浊上泛证

证候：头晕，纳呆，恶心呕吐。舌淡红，边有齿痕，苔多薄腻、薄黄或黄腻，脉滑或弦滑带数。

基本治法：和胃降逆，导湿浊下行。

方药运用：温胆汤合石菖蒲郁金汤加减。常用药：石菖蒲15g，广郁金10g，白通草10g，生薏苡仁20g，大腹皮15g，紫苏10g，厚朴10g，姜半夏15g，陈皮10g，茯苓30g，竹茹15g，丹参30g，生大黄10g，炙甘草3g，生姜3片。方中陈皮、半夏、紫苏、厚朴化湿和中、通利肠胃；石菖蒲、郁金、竹茹化湿豁痰；茯苓、薏苡仁淡渗利湿；大腹皮理气化湿，使小便通行，湿浊下泄；大黄泻浊，以期浊邪从大便而去。

加减：恶心呕吐、舌苔厚腻，湿浊壅盛者加藿香、佩兰、砂仁，以芳香化浊、和胃止呕；热象明显者加黄连、黄芩、栀子。

5. 肾阳衰微，湿浊内阻证

证候：面色苍白，神气怯弱，精神疲惫，形寒肢冷，腰膝酸软，全身乏力，小便短少，或点滴不爽，排出无力，纳差腹胀，或恶心呕吐。舌质淡，苔白，脉沉细而弱。

基本治法：温肾助阳，化气行水。

方药运用：真武汤合济生肾气丸加减。常用药：桑寄生、茯苓、山药各30g，车前子(包煎)、川牛膝、白芍、生姜各15g，肉桂3g，制附子、泽泻、山茱萸、白术各10g。方中附子、肉桂、桑寄生、山茱萸以温肾助阳，山药、白术补益脾气，茯苓、泽泻、车前子、生姜利水消肿。

加减：胸闷气喘，水凌心肺者，加桑白皮或合葶苈大枣泻肺汤；面色苍白、心悸汗出，属水肿较重，心肾阳衰者，合用真武汤、生脉饮加减；若少尿或无尿、呕吐、烦躁，可选用温脾汤合吴茱萸汤加减；面色苍白、四肢不温者，加黄芪、鹿茸粉、淫羊藿，以温补心肾；舌质紫暗，气血瘀滞者，加川芎、桃仁、红花、泽兰，以化瘀利水；湿浊蒙蔽清窍，昏迷者，可暂用苏合香丸开窍；若阳损及阴可以合用二至丸；若邪毒所伤，日久不愈，阴阳俱虚，可合用青蛾丸。

6. 药毒伤肾，气阴两伤证

证候：面色苍白无华，精神萎靡不振，头晕嗜睡，少气懒言，动则心悸心慌，易出汗，口唇干燥，烦渴多饮，小便短少，大便干结，口中有氨味，恶心欲吐，腰膝乏力。舌质暗红，苔薄白，脉沉细。

基本治法：益气养阴，阴阳双补。

方药运用：生脉散合八珍汤加减。常用药：西洋参（或红参）、五味子、白术、当归、川芎各10g，麦冬、党参、熟地、生地、白芍、枸杞子各15g，茯苓、黄芪各30g，炙甘草6g。西洋参、党参、黄芪补气，生脉散合四物汤补益阴血，更加枸杞子以增强养阴之功，甘草调和诸药。

加减：心悸心慌，属心气不足，加太子参、炙远志以宁心安神；恶心纳差，加陈皮、半夏、竹茹以和胃止呕；舌质红、少苔，属阴血不足，重用生地、白芍、当归以养血；舌质暗红有瘀点，加丹参、益母草以活血化瘀；大便干结，加玄参、大黄、枳实，以滋阴通便；面色萎黄、四肢不温，属气血两亏，加鹿茸粉、肉桂，以温肾助阳、益气养血。

【其他治疗】

1. 中成药

（1）肾复康胶囊：由土茯苓、槐花、白茅根、益母草、藿香组成。具有清热利尿、益肾化浊的功效。适用于本病属湿浊偏盛，血热伤及肾络者。常用剂量，每次4～6粒，每日3次。肾复康胶囊适于实证患者，属虚证者不宜，服药期间饮食宜清淡、易消化、低盐、低脂之品。

（2）黄葵胶囊：由黄蜀葵花提取物制成。能清利湿热，解毒消肿。适用于本病属热毒伤肾者。常用剂量：每次5粒，每日3次。黄葵胶囊也适于实证患者，属虚证者不宜。

（3）百令胶囊：由虫草菌丝体干粉组成。能补肺肾，益精气。适于本病属肾气虚损或气阴两伤者。常用剂量：每次1～3g，每日3次。属虚证者适宜，实证患者慎用。

（4）金水宝胶囊：成分为发酵虫草菌粉。功效：补益肺肾，秘精益气。适用于本病属肾气虚损或气阴两伤者。常用剂量：每次3～6粒，每日3次。属虚证者适宜，实证患者慎用。

2. 灌肠疗法　以大黄为主药的汤剂灌肠可以用来治疗本病的肾功能不全阶段。具体机制是可以通过抑制肾小球硬化、肥大的发生发展过程；减轻肾小管的高代谢及增殖；抗肾间质纤维化；清除氧自由基；改善肾脏微循环以及加速水毒及蛋白质代谢产物从肠道排泄等作用以延缓肾衰竭的进展。

3. 其他治法

（1）中药药浴法：利用中医“开鬼门”的方法，通过全身皮毛激发肺气，通调水道，发汗利水。常用药物：麻黄、桂枝、细辛、荆防、羌独活、苍术、红花、薄荷、葛根各30g。

（2）针灸

主穴：水分、水道、三焦俞、委阳、阴陵泉、肾俞、京骨。

加减：脾虚为主者，加脾俞、足三里、三阴交；肾虚为主者，加灸肾俞、关元、足三里。针用平补平泻或补法。配合丁香10g，黄芪15g，附子15g，肉桂6g，大黄10g，土鳖虫6g，甘遂6g，外敷双肾俞、涌泉、神阙穴，可提高疗效。

【转归及预后】

药物性肾损害一般是可逆性的，及时停药后大部分可以逆转，通常预后较好。但不同药物作用机理不同，少数处理不及时或高龄、原有肾功能不全或重症患者不能得到完全恢复，遗留肾功能不全。

【预防与调护】

1. 预防　预防的关键是提高对各种药物不良反应的认识，避免滥用抗生素；有药物过敏史的患者应避免使用类似药物，并要注意避免交叉过敏，合理用药，用药过程中密切监测肾功能的变化。

2. 调护 调畅情绪，增强患者战胜疾病的信心；注意休息，避免劳累；宜清淡、优质蛋白饮食，对于水钠潴留者应低盐饮食；限制入水量，有脱水患者则相应补液，纠正肾前性肾衰竭。

【临证经验】

1. 邹云翔教授早在20世纪70年代后期就提出了“药伤肾气”新病因论，认为有些肾脏病患者是由于药物损伤肾气而造成，或有些患者本身肾气不足，或已患有肾炎、肾病综合征、肾衰竭，加之药物损伤，乃雪上加霜，更加损伤肾脏，促使病情加重。

2. 急性药物性肾损害为毒邪伤及肾络，闭阻水道所致，多波及血分。治疗时以解毒为主，清气分亦应兼顾血分，注意清凉透邪中药的使用，使药毒透达于外而解。药毒日积月累，耗伤肾气，肾元渐亏，药毒多为火热酝酿成毒，易伤阴津，应注意顾护，治疗时当分以热毒之邪为主还是以肾虚为主，清热解毒时兼顾补肾，尤其是滋养肾阴。以肾虚为主者，注意是否夹杂未熄之热毒，如有夹杂，兼清之。本病治疗过程中还应注意风邪的兼夹，注意祛风类药的使用。

3. 对于老年人及小儿等特殊人群，尤须慎防药物损伤肾气，因小儿肾气未充，脏腑全而未壮；老人乃肾气已衰，精气不足，故有肾毒性的中西药尤易损伤肾气。对已患肾炎、肾病综合征的患者，也应避免使用具有肾毒性副作用的中西药物，如必须使用者，应结合保肾治疗，减轻肾毒性损伤。如冬虫夏草、川芎嗪等具有防药毒伤肾、促进肾损害恢复的作用。

【验案举例】

1. 镇痛剂肾病（急性间质性肾炎）属肾虚络瘀，脾虚湿困证（邹云翔主诊）

郭某，男，46岁。初诊日期：1977年6月20日。

腰痛乏力2年。2年前因头部受伤致昏迷，清醒后常觉头痛，某医院诊断为脑震荡，给服安乃近2片。2小时后，全身发过敏性荨麻疹，高热39℃，继则面目、四肢浮肿。尿检：蛋白（+++），并有红细胞、颗粒管型。某医院诊断为过敏性肾炎，经中西医治疗未愈。1977年6月20日，至邹老处治疗时，腰痛乏力、头昏耳鸣、心慌寐差、脉细数，苔白厚。测血压正常，尿检：蛋白（+）~（+++），红细胞2~4/HP，颗粒管型少许，白细胞少许。证属药毒伤肾，肾虚络瘀，脾虚湿困。治以益肾和络，运脾化湿。

处方：制苍术4.5g，熟附子4.5g，生薏苡仁9g，茯苓9g，炒桃仁9g，红花9g，炒山药12g，党参15g，半枝莲15g，十大功劳30g。

二诊（8月10日）：患者仍觉腰痛，胃纳不香，脉象细，苔白腻，舌质淡。尿检：蛋白（+++），红细胞3~5/HP，白细胞0~3/HP，颗粒管型0~1个/HP。上方加川断9g继服。

三诊（8月25日）：腰痛、头晕诸症减轻，仍耳鸣，气短乏力，苔白厚，脉细。尿检：蛋白（+），白细胞少，上皮细胞少，颗粒管型0~1/HP，仍守原意。

处方：制苍术9g，潞党参18g，杜红花9g，生薏苡仁9g，云茯苓9g，炒山药12g，十大功劳30g，熟附片5g，炒桃仁9g，春砂仁(后下)3g，炒独活3g。

药后病情稳定，以原法出入，巩固疗效。

按语：本案例为有明确因果关系的药毒伤肾案例。患者属特异敏感体质，药毒入侵，脾肾受损清阳不升，湿滞络阻，诸证出焉。邹老治以益肾和络、运脾化湿，病证契合，药效著矣。

2. 抗生素肾损害属药毒伤肾，燔灼营血证（王钢主诊）

陆某，女，6岁。初诊日期：2011年9月5日初诊。

患儿肉眼血尿2日来诊。询问病史，8月20日上呼吸道感染、扁桃体肿大、发热，在当地农村卫生所用头孢类抗生素1周余，未愈又更换其他抗生素静脉滴注（药名不详），持续用到9月3日发现小便呈洗肉水色，家长带小孩转至我院。实验室检查示尿常规：蛋白（++），白细胞（+++），红细胞满视野；尿NAG酶56U/L，尿β_2-微球蛋白3.6mg/L，C反应蛋白25.6mg/L，肝肾功能正常。询问原无过敏性紫癜或肾脏疾病史。代诉：鼻流清涕，咽痛，有尿频、尿急、尿痛，无关节疼痛。查体：体温37.9℃，咽红，扁桃体Ⅱ度肿大，前胸、大腿散状鲜红皮疹。舌偏红，苔厚黄，脉细数。诊断：抗生素肾损害（急性间质性肾炎）；中医属“药疹”、“尿血”、“淋证”范畴，辨证为药毒伤肾、燔灼营血、湿热下注。治拟祛风解毒，凉血清利。

处方：荆芥15g，金银花10g，野菊花10g，黄芩10g，蚤休10g，水牛角片15g，生地15g，丹皮炭10g，蝉衣10g，乌梢蛇12g，土茯苓15g，车前草15g，海金沙（包煎）15g，白茅根30g，六一散（包煎）10g。

另：①5%葡萄糖250ml+喜炎平中药注射液20ml静脉滴注，每日1次；②生理盐水100ml+地塞米松5mg静脉滴注，每日1次。

二诊（9月12日）：经上方加静脉滴注药物使用1周，患儿体温正常，咽痛消失，扁桃体Ⅰ度肿大，胸、腿部皮疹全消，肉眼血尿用药3天后就明显减轻。查尿常规：蛋白（+），白细胞（++），隐血（+++），红细胞642/μl。苔厚黄，脉细数。上方去金银花、野菊花、黄芩，加黄柏6g，苍术6g，生薏苡仁15g，怀牛膝15g，萹蓄15g，小蓟30g。

三诊（9月19日）：治疗2周后，患儿无明显不适。查尿常规：蛋白（+），白细胞（-），隐血（++），红细胞62/μl，尿NAG酶、β_2-微球蛋白正常，血C反应蛋白正常。续以上方巩固治疗3个月，痊愈。

按语：本病案根据患儿原无肾炎、过敏性紫癜病史，用抗生素2周后出现肉眼血尿、皮疹，尿NAG酶、β_2-微球蛋白升高，诊断为抗生素肾损害（急性间质性肾炎），辨证为药毒伤肾、燔灼营血、湿热下注。治拟祛风解毒，凉血清利。未再用抗生素，用2支中药抗炎针剂喜炎平和5mg地塞米松静脉滴注。中药处方，以荆芥、水牛角片、生地、乌梢蛇、土茯苓祛风凉血抗敏为主药；辅以金银花、野菊花、黄芩、蚤休清热解毒利咽；佐用车前草、海金沙、丹皮炭、白茅根清利下焦湿热、摄血；使用六一散清利及调和诸药。二诊时，上焦表证咽痛已除，去金银花、野菊花、黄芩，加用清利下焦摄血之品四妙丸、萹蓄、小蓟，巩固治疗3个月而愈。药物伤肾病因多见于：①素体肾虚（过敏体质）；②过用伤肾（大量乱用抗生素或有毒中药）；③误用伤肾（不按西药适应证，不按中医辨证和中药配伍禁忌乱用）。临证对过敏体质患者一定要严格按照中西药使用指征用药，或从小剂量开始逐渐加大用量。

【小结】

1. 药物性肾损害，在中医文献中并无此名，现多认为本病为毒邪所致。根据其不同的临床症状可参照文献中“尿血”、“肾风”、“水肿”、“癃闭”、“关格”等病治疗。邹云翔教授早在20世纪50～60年代就十分强调“药毒伤肾”，并认为药毒常是慢性肾衰竭的诱发及加重因素。所以，本病治疗应重视毒邪致病的特点，毒邪致病发病较急，病情较重，时刻注意驱邪，并注意保护肾气及阴津。另外，风邪是本病不可忽视的一个重要的致病因素，应引起我们足够的重视。现代研究发现，一些变态反应性疾病多与风邪有关，而变态反应是导致本病发生的基本病理表现。现代药理研究亦表明，风类药有免疫调控作用，对于改善本病的水肿、蛋白尿、血尿具有肯定的治疗效果，祛风药具有抗炎、镇痛、解热、降压、利水、活血、止血、清热、解毒等多种作用，不仅对免疫功能紊乱具有很好的调整作用，可能还有抑制抗体或清除抗原等其他的免疫调控作用，故在本病的各期治疗中适当加入几味风类药可以提高临床疗效。

2. 我们认为，本病的根本病机是毒邪伤肾，肾与膀胱功能失调。治疗时应注意标本虚实的转化，本病部分患者传变迅速，处理时应十分谨慎，要能预见本病的传变规律，适时截断扭转，谨记“务在先安未受邪之地，恐其陷入易易尔”。

3. 本病的发病率并不低，病情可轻可重，治疗时应中西并举，不可偏颇，积极治疗，以恢复患者肾功能为最终目的。在发现药物肾损害后及时停药的大前提下，制订西医学治疗方案时要充分考虑不同抗生素对肾脏的作用机理，及时实施对症对因治疗，以促进肾损害的全面恢复，对严重的急性肾衰竭要及时使用血液透析疗法，急性肾衰期单纯中药治疗风险大；中医方面应结合名家临床经验，辨证论治。

（姚源璋，盖丰丰，王钢）

□第十四章□

继发性肾脏疾病的诊治

第一节　糖尿病肾病

糖尿病肾病（Diabetic nephropathy，DN）是糖尿病（DM）微血管病变导致的肾小球硬化，又称糖尿病肾小球硬化症，是在DM病程中出现的蛋白尿、血尿、高血压、水肿、肾功能不全等一系列肾脏病变。临床上以持续性蛋白尿和进行性肾功能减退并最终进展至终末期肾衰竭为特征。

DN是DM的主要并发症和死亡原因，在欧美发达国家，通过对糖尿病患者的临床观察发现，高达20%～40%的患者发展为DN，更严重的是其发病率于糖尿病发病10年后迅速上升，20～30年后达最高峰，约为40%～50%。

中医学病名，早期多归属“消渴”、“水肿”、“尿浊”范畴，合并肾功能不全时，则归属于“慢性肾衰”、“关格”、“溺毒”、“肾劳”等范畴。

就临床资料分析，糖尿病肾病有以下特点：

1. 发病因素　①糖尿病控制不良：高血糖或血糖波动大是糖尿病肾病发生的最根本原因；②遗传因素：糖尿病肾病的发生与遗传有关，具有明显的家族聚集倾向；③高血压：糖尿病常合并高血压，而高血压是本病的重要促发因素，高血压不仅加速糖尿病肾病、肾小球损害的进展，而且加重糖尿病性视网膜病变；④其他因素：如吸烟、反复泌尿系感染、脂代谢异常等也是本病的易发因素。

2. 常见的诱发与加重因素　①高蛋白饮食：糖尿病患者由于严格限制糖摄入，蛋白质供给量相对提高，致使蛋白质的分解代谢产物及磷的负荷过度和积聚，加剧了糖尿病肾病基底膜增厚、肾小球硬化。②高血压：糖尿病肾病由于代谢紊乱，肾脏出现损害，合并高血压者为数不少。高血压时血管痉挛，管壁负荷加重，血管通透性改变，极易引起肾小动脉和肾小球硬化。③高血糖：长期过度的血糖增高，引起毛细血管通透性增加，血浆蛋白外渗，肾小球基底膜增厚，肾小球发生结节型或弥漫型硬化。④吸烟：吸烟可加重糖尿病肾病，糖尿病患者中19%的吸烟者发生蛋白尿，不吸烟者仅8%发生蛋白尿。⑤尿路感染：糖尿病肾病易继发尿路感染，从而促进肾实质的纤维化和萎缩。

糖尿病肾病防治强调降糖、降压、改善肾小球血流动力学、控制蛋白摄入、抗凝、降脂等原则。中医中药在延缓糖尿病肾病进展、改善证候、减轻症状、提高生活质量等方面有较好的疗效。若病情发展到晚期，如肾衰、尿毒症阶段，可以采用肾脏替代疗法，包括血液透析、腹膜透析、肾移植治疗。

【病因病机】

先天禀赋不足，久病消渴，所谓“五脏之伤，穷必及肾”，另外饮食失节、情志失调、劳欲过度、感受外邪等，导致脾肾亏虚，痰瘀贯穿始终。

1. 饮食失节　糖尿病患者多消食善饥，若不加控制饮食，长期恣啖酒醴膏粱；或控制太严格，过度饥饿；或饮冷太过，则致脾失健运，湿热内蕴，津液不化，聚留为水，水邪渍肾，引起关门不利，产生水肿。如《内经·奇病论》曰：“……此人必数食甘美而多肥也，肥者令人内热，甘者令人中满，故其气上逆，转为消渴。”《景岳全书·水肿》说：“大人小儿素无脾虚泄泻等证，而忽尔通身浮肿，或小便不利者，多以饮食失节，或湿热所致。”

2. 久病劳伤　糖尿病是一终身性疾病，病程较长，病久劳伤。劳伤指饥饿、劳役、营养不良，脾胃元气损伤，土不制水或房劳太过，真元暗损，命门火衰，不制阴寒，水邪泛滥，产生水肿。

3. 失治误治　糖尿病失治，高血糖长期损伤肾脏，影响肾脏气化功能，水湿内停，泛于肌肤，产生水肿。或糖尿病误治，降糖药使用不当，伤及肾脏。李梴《医学入门·水肿》云：“阴水多因久病……或误服凉药以致肿者，危证也。”

病变的部位与五脏均有关，但主要与肺、脾、肾有关，尤其以肾为主。本病由于“消渴”缠绵不愈，致使津液亏耗；或久病服用温燥之品，致燥热内生，阴津不足。由于阴亏兼有湿热及瘀血存在，所以病机初为正虚邪盛，阴虚燥热，继而气阴两虚居多，久而阴虚及阳，以脾肾阳虚为主要特征。

【诊断与鉴别诊断】

1. 诊断

（1）糖尿病患者有持续蛋白尿（多次尿总蛋白定量大于0.5g/24h，临床尿蛋白定性阳性）。

（2）尿蛋白排出量介于正常人和临床糖尿病肾病之间者称为早期糖尿病肾病，患者的尿总蛋白定量为0.15～0.5g/24h，尿白蛋白排出率为15～200μg/min。

（3）肾组织病理检查可见肾小球肥大，系膜区增宽，基质增加，肾小球基膜增厚及分裂，弥漫型糖尿病性肾小球硬化约见于75%的糖尿病患者，却非糖尿病患者所特有，还有肾小球结节性病变形成（K－W结节，为典型的糖尿病肾损害），球囊滴（透明变性），纤维蛋白帽（透明变性和脂质沉着），毛细血管袢微血管瘤，出、入球小动脉透明变性及动脉硬化。免疫病理检查中IgG呈弥漫细线状沉积于肾小球及肾小管基底膜，而补体及其他免疫球蛋白并不明显。电镜主要特点是GBM均质性增厚，上皮细胞足突融合，系膜基质增多，并见系膜基质中的胶原纤维形成。

2. 鉴别诊断

原发性肾病综合征：糖尿病肾病综合征和本病合并原发性肾病综合征很难鉴别，主要从以下几方面考虑：①糖尿病肾病综合征常有糖尿病史10年以上，而糖尿病合并原发性肾病综合征者则不一定有这么长时间；②前者每同时有眼底改变；必要时做荧光眼底造影，可见微动脉瘤等糖尿病眼底变化，后者则不一定有；③前者每并发慢性多发性神经炎、心肌病、动脉硬化和冠心病等，后者不一定有；④前者尿检查通常无红细胞，后者可能有；⑤前者每有水肿、高血压和氮质血症，后者不一定有；⑥对鉴别有困难者，应做肾活检。

【辨证论治】

1. 阴虚燥热证（糖尿病肾病早期）

证候：咽干口燥，心烦畏热，口渴喜饮，多食善饥，倦怠乏力，心悸失眠，腰痛，便秘，小便短赤，尿频量多，舌质红，或紫暗有瘀斑，苔薄黄，脉弦细数或沉涩。

基本治法：养阴清热，以滋阴为主。

方药运用：玉女煎加减。常用药：石膏20g，知母12g，麦冬12g，生地12g，川连3g，天花粉20g，山药20g，沙参12g，山茱萸12g，牛膝12g等。方中石膏、知母、川连清热泻火，麦冬、生地、沙参滋阴润燥，牛膝、山药、山茱萸补肾养阴。诸药合用，共奏滋阴润燥泻火之功。

加减：若阴虚阳亢，去石膏、川连、天花粉，加黄柏10g，生牡蛎（先煎）15g，白芍10g，阿胶（烊化）10g以养阴平肝降逆；便秘加火麻仁10g，芦荟10g以润肠通便。

2. 气阴两虚证（糖尿病肾病中期或临床期）

证候：双目干涩，倦怠乏力，短气懒言，手足心热，口干咽干，大便干结，腰酸耳鸣，舌质嫩，尖红苔少，脉细数。

基本治法：益气健脾，养阴滋肾。

方药运用：六味地黄丸合生脉散加减。黄芪30g，党参10g，麦冬12g，五味子10g，玄参10g，生地12g，赤芍12g，山药20g，山茱萸12g，泽泻12g，茯苓12g。方中黄芪、党参、山药、茯苓益气健脾，麦冬、五味子、生地、泽泻滋阴泄热，赤芍活血化瘀。诸药合用，共奏益气健脾、养阴滋肾之功。

加减：偏气虚，可选五子衍宗丸加参、芪各30g固摄肾气；偏阴虚者，可加大补元煎；兼夹外感，加金银花10g，连翘10g，黄芩6g清热解毒。

3. 脾肾阳虚证（相当于糖尿病肾病晚期）

证候：畏寒肢冷，少气懒言，口淡不渴，高度浮肿，腰酸腿软，动则气喘，面色萎黄或苍白，神疲乏力，尿少，夜尿多，舌淡胖，脉沉弦。

基本治法：补脾益肾，温阳利水。

方药运用：苍术10g，白术10g，茯苓15g，生姜6g，党参15g，黄芪20g，淫羊藿20g，菟丝子20g，怀牛膝10g，桑寄生12g，泽泻12g，陈皮10g等。方中苍白术、茯苓、泽泻、党参、黄芪、陈皮益气健脾利水；生姜、淫羊藿、菟丝子、怀牛膝、桑寄生温补脾肾。诸药合用，共奏补脾益肾、温阳利水之功。

加减：挟水湿酌加大腹皮20g，车前子(包煎)15g，防己12g，猪苓15g等利湿泄浊；挟痰浊加黄连3g，竹茹10g，陈皮15g以化痰降逆；挟瘀血加葛根10g，丹参20g，泽兰15g，川芎15g活血化瘀。

【其他治疗】

1. 中成药

（1）活血通脉胶囊：主要由桃仁、红花等组成，具活血化瘀通络之功，适用于本病属瘀血阻络者，每次3粒，每日3次，口服。

（2）六味地黄丸：由熟地、山药、丹皮、山茱萸、茯苓、泽泻组成，滋补肝肾，适用于本病属肝肾阴虚者。每次6g，每日3次，口服。

（3）冬虫夏草菌丝制剂：如金水宝、百令胶囊，均可补肺肾，对于慢性肾衰患者可长期服用调节免疫功能，适用于肺肾气虚者。常用剂量为每次4~6粒，每日3次。

（4）舒血宁：银杏叶提取物，能降低血脂，减少蛋白尿，改善糖尿病肾病早期肾损害。每次2片，每日3次，口服。

2. 静脉针剂 川芎嗪、血塞通、葛根素、刺五加、三七总苷、黄芪注射液、疏血通等。

【转归及预后】

糖尿病肾病预后不良。一般认为糖尿病肾病发展到4期临床肾病期后其病程将不可逆也不能终止，不治疗时肾小球滤过率每月下降1ml/min。从出现蛋白尿到死于尿毒症平均间隔10年，每日尿蛋白大于3g者多在6年内死亡。

【预防与调护】

1. 预防 糖尿病分级预防极为重要，通常分为三级：一级预防是避免糖尿病发病，应加强对高危人群生活方式的指导，防止多食肥胖，增强锻炼；二级预防是及早检出并有效治疗糖尿病；三级预防是延缓和（或）防治糖尿病肾病。预防工作应由卫生部门、医院、社区及患者密切结合，才能真正收到预期的效果。积极控制高血糖、高血压。

2. 调护 劳逸要适度，早期应鼓励轻微活动，如练气功、打太极拳、散步等，避免重体力活动和急剧运动；后期病情日趋严重时，应增加卧床休息的时间，卧床有利于改善肾血流量。饮食上，除糖类物质外，蛋白质亦应给予控制，在早期蛋白质摄入量应在0.8g/(kg·d)，临床期之后的患者蛋白质应在0.6～0.8g/(kg·d)，肾功能不全者还要控制水钠入量。同时要严禁烟酒。

【临证经验】

糖尿病肾病的病机以肾为本，肾元不足贯穿了糖尿病肾病整个病程的始终，是糖尿病肾病转化及发展的内在基础和主要矛盾。①糖尿病肾病以脾为枢，脾失健运是糖尿病肾病转化及发展的关键因素。②气阴两虚证贯穿糖尿病肾病始终，是最基本的证型，阴阳两虚证是糖尿病肾病的最终转归。③痰瘀、水湿互阻是导致糖尿病肾病发生发展的病理基础和基本矛盾之一。④治疗应分段治疗，防治结合，治中有防。具体如下：

1. 糖尿病肾病以肾为本，肾元不足贯穿了糖尿病肾病整个病程的始终。糖尿病肾病是糖尿病微血管病变累及肾脏，以肾小球硬化为特征的一种肾脏疾病。近年研究资料表明，遗传因素在糖尿病肾病的发生中起重要作用。糖尿病肾病的发生与多组基因密切相关，包括糖尿病病因、血压调节、编码肾小球组成成分及非胰岛素依赖的糖代谢调节等方面的各种相关基因，提示本病与先天禀赋不足（肾元不足）密切相关。糖尿病肾病的病机重点在肾，病位始终不离肾脏。在肾元不足的基础上，从糖尿病患者尿中出现微量蛋白，直至终末期尿毒症的漫长病程中出现的尿中泡沫、腰痛、眩晕、水肿、胀满、关格等一系列表现，均是糖尿病肾病以肾脏为本的主要矛盾的外在表现及临床特点。肾元亏虚，内生诸邪，邪伤肾元的基本矛盾贯穿了糖尿病肾病发生、发展整个病程的始终。肾元不足由虚到损、由损而衰是糖尿病肾病的基本病机演变。治疗上应该注意顾护肾元。临床多运用冬虫夏草制剂，冬虫夏草为血肉有情之品，能入肾，专补肾之精气。

2. 脾气虚弱，脾失健运是糖尿病肾病转化及发展的关键因素。糖尿病肾病作为糖尿病的主要并发症，在临床特点是既具有糖尿病的特征，又有自身的特殊性。在临床研究中发现脾肾气虚证及气阴两虚证在糖尿病肾病早期占有主导的地位，两者在肾气不足的基础上，又多具有脾气虚的共同表现。有脾气虚弱表现的患者在糖尿病肾病各期中都占很大的比例，脾气虚弱在糖尿病肾病中具有普遍性，在糖尿病肾病的发生与演变过程中占据重要的地位。脾气虚弱也是生成各种病理产物的基础：脾气虚损，运化失司，水谷精微输布失常，积而为湿，湿邪留恋，气机失调，水液代谢失常，水湿泛滥肌肤，而形成水肿；湿邪内蕴，日久生痰生瘀。脾为后天之本，脾虚则气血生化无权，后天失养，肾元不能得到充养，使病情难愈。在临床上重视运用补脾、运脾药物，如黄芪、太子参、白术等能有效地减轻疾病的症状，延缓病情的发展。

3. 瘀血证是糖尿病肾病的基本病理改变，贯穿于疾病的始终，为疾病恶化的增恶因素。脾肾气虚、痰湿之邪阻遏气机，外感湿热邪毒或湿热郁而化热造成血行不畅都可以形成瘀血证。糖尿病随着病情的发展，血瘀证呈升势，在病程10年以上控制欠佳时具有普遍性。这与中医学中“久病必瘀”，“病久瘀甚”的传统理论一致。糖尿病肾病病程中瘀血病理贯穿全程，早期患者虽然临床瘀血征象不明显，但血液流变学已发生改变。临床上常常根据瘀血证的轻、中、重加以区别用药：轻证者多用丹皮、赤芍活血和络；中度瘀血证者用红花、桃仁活血通络；重证者与三棱、莪术、水蛭破血逐瘀。大黄能够通腑泄热，又能活血化瘀，适用于糖尿病肾病各期，尤其适于伴有便干结者和肾功能不全患者。活血化瘀药物多需要配合补气药物，气行血行，补气可使活血化瘀药物的作用更好地发挥，临床常常加用黄芪、太子参。活血化瘀药物配合补肾药，如山茱萸、桑寄生等，可达到活血而不伤肾的效果。

4. 重视痰湿的治疗。糖尿病肾病患者进入临床期后，往往病情较重，“三多”症状也不典型，甚至无“三多”症状，其临床症状多表现为脘腹满闷，不思饮食，甚则恶心欲吐，舌苔厚腻等湿浊中阻，脾胃虚弱表现。痰湿产生的机制主要多由外感六淫，或饮食及七情内伤等，使肺、脾、肾三焦等脏腑气化功能失常，水液代谢障碍，以致水津停滞而成。因肺、脾、肾及三焦与水液代谢关系密切，肺主宣降，通调水道，输布津液，脾主运化水液，肾阳主水液蒸化，三焦为水液通调之道路，故肺、脾、肾及三焦功能失常，均可聚湿生痰。与痰湿证相关的临床及实验室指标有：①胸闷脘痞；②纳呆呕恶；③形体肥胖；④半身不遂，口眼歪斜；⑤全身困倦；⑥头胀肢沉；⑦胰岛素抵抗等。临床上根据痰湿证的轻重予以用药：轻证者用藿香、佩兰、陈皮、半夏以芳香化湿或理气燥湿化痰；中度者用枳实、砂仁燥湿理气化痰；重度者以昆布、牡蛎化痰软坚。化痰软坚药物常与活血化瘀和化湿利水药配合使用，能使功效相得益彰，配合补气药物也能增强药物的功效。

5. 分阶段论治。糖尿病肾病早期主要以脾肾气虚和气阴两虚为主要病机，病位在脾肾，湿热证、痰湿证和瘀血证较为常见。糖尿病肾病临床期以气阴两虚、脾肾气虚和脾肾阳虚为主要病机，在脾肾，以水湿证（严重水肿）、痰瘀交阻证为多见。糖尿病肾病肾衰竭期以气阴两虚、阴阳两虚和脾肾阳虚为主要病机，病位在心、肝、脾、肾，湿热证、肝阳证、水湿证、痰浊证、痰湿证和瘀血证都较为常见。水湿证较严重者，肾功能进展较快。治疗原则：早期以辨证方为主，必要时加用消蛋白尿的雷公藤多苷片、火把花根片，防止蛋白尿、水肿的加重；临床期以辨证方为主，注意水湿，此阶段水湿往往与瘀血交阻很难祛除，同时更应保护肾功能，中医中药对此阶段的治疗有优势；肾衰竭期应发挥辨证方的特色，患者在低水平情况下，尽可能将气、血、阴、阳调养平衡，佐以利水泄浊。

6. 推荐邹氏三代专家治疗糖尿病肾病经验方药。治疗大法：益气养阴，和络利水。基本方：北沙参、生黄芪、山茱萸、泽兰、山药、茯苓皮、车前子、虎杖、鬼箭羽、白花蛇舌草。若阴虚燥热、血糖不易控制者，加黄芩、黄连、生石膏、知母、生地、山栀、地骨皮等养阴清热降糖；若气虚为主明显者，重用生黄芪加党参、炒白术；若阳虚水肿瘀血明显者，加附子、桂枝、淫羊藿、水蛭、桃仁、益母草、制大黄、玉米须、黄蜀葵、大腹皮等温阳利水；若肾功能损害者，加菟丝子、首乌、制大黄、六月雪、土茯苓等。中成药：若蛋白尿多者，用雷公藤多苷片；若肾功能损害者，用参乌益肾片或保肾片。对高凝状态者，短期可用尿激酶4万U+肝素50mg+5%葡萄糖注射液250ml+RI 4U静滴。

【验案举例】

1. 糖尿病肾病属脾肾气阴两虚，瘀阻水泛证（邹燕勤主诊）

李某，男，67岁。初诊日期：2002年4月23日。

患者患糖尿病6年，高血压3年，蛋白尿3个月。诊时面色少华，双下肢浮肿，神疲乏力，口干思饮，纳谷欠佳，舌淡暗，脉细弱。查空腹血糖：7.8mmol/L，餐后2小时血糖12.6mol/L，血尿素氮15.8mmol/L，血肌酐184μmol/L，尿蛋白（++），辨证为脾肾气阴两虚，瘀血阻络，水湿泛滥。予格列喹酮、贝那普利等控制血压、血糖同时，治以益气养阴，活血化瘀，渗利水湿。

处方：太子参20g，黄芪20g，苍术10g，白术10g，丹参15g，赤芍10g，葛根10g，山药15g，续断15g，枸杞子15g，茯苓20g，益母草20g，制大黄15g。

配合保肾片（含制大黄），每次4片，每日3次，间断静滴脉络宁。服药1个月，浮肿消退，纳谷有增，以上方加减连续服用2年余，配合饮食控制、适当运动，近查空腹血糖5.4mmol/L，餐后2小时血糖9.3mmol/L，血尿素氮14.2mmol/L，血肌酐165μmol/L，尿蛋白（+）。

按语：糖尿病肾病是糖尿病性肾小球硬化所导致的严重并发症，如进入肾功能不全期，则可发展为尿毒症，然而糖尿病肾病为本虚标实，虚实夹杂之证，不可峻猛利水，糖尿病肾病进入肾功能不全期，治疗较为困难，邹老根据此病久病及肾，气阴俱虚，水湿泛滥的特点，强调扶正祛邪并举，多以健脾益肾，活血利水之剂为主，主张采用中医药综合疗法，多途径，多种剂型给药常能控制病程进展，延缓进入透析期，临床常取得较满意效果。

2. 糖尿病肾病属脾肾两虚，络脉瘀阻，水湿泛滥证（邹燕勤主诊）

赵某，男，77岁。初诊日期：2003年5月7日。

患者患糖尿病6年，高血压5年，糖尿病肾病3年，现眼睑、双下肢浮肿，按之凹陷，纳谷尚可，大便日行1~2次，夜尿3~4次，苔薄黄腻，脉细。肾功能正常范围，尿常规示：蛋白（++）。治疗以益气养阴，活血通络。

处方：太子参20g，生黄芪20g，制苍术15g，白术15g，生薏苡仁30g，猪苓30g，茯苓30g，车前子（包煎）30g，泽兰15g，泽泻15g，鬼箭羽30g，地骨皮20g，怀牛膝15g，菟丝子20g，丹参15g，桃仁10g，红花10g，制僵蚕15g，蝉衣6g。

药后半月，面肢浮肿渐消，尿常规示：蛋白（±）。

按语：老年糖尿病肾病患者，脾肾俱虚，水湿泛滥，络脉瘀阻，邹老师以健脾益肾，活血利水法治之。以四君子汤加味健脾；怀牛膝、菟丝子益肾；鬼箭羽、地骨皮养阴；泽兰、丹参、桃仁、红花活血。平补平泻，扶正祛邪。方中鬼箭羽苦寒无毒，有降血糖及活血的作用。

3. 糖尿病肾病属肾阴不足，湿瘀内阻证（邹燕勤主诊）

封某，女，51岁。初诊日期：2003年5月23日。

患者患糖尿病 5 年，刻下：腰膝酸痛，下肢浮肿，按之凹陷，视物模糊，舌边有齿痕，苔黄，脉细。尿常规：葡萄糖（+++），蛋白（+），空腹血糖 8mmol/L，肾功能正常范围，当地医院给予二甲双胍每次 0.25g，每日 1 次治疗。证属肾阴不足，湿瘀内阻，治拟补益肾阴，活血利湿为主，嘱停用二甲双胍，予格列喹酮 30mg，每日 1 次。

处方：川断 15g，桑寄生 15g，杜仲 20g，怀牛膝 15g，太子参 20g，制苍术 10g，生薏苡仁 20g，茯苓皮 40g，川石斛 20g，北沙参 15g，茅根 20g，芦根 20g，车前子(包煎)30g，鬼箭羽 30g，地骨皮 20g，丹皮 20g，红花 10g。

二诊：患者自觉面部双下肢浮肿，尤以午后为甚，关节肌肉酸痛，手足麻木，自觉心慌。苔薄黄，舌质红，脉细，血压 135/85mmHg，空腹血糖 6.5mmol/L，尿常规：尿糖（-），蛋白（-），治守上法。

处方：鬼箭羽 30g，地骨皮 20g，马齿苋 20g，太子参 20g，生黄芪 20g，生薏苡仁 20g，茯苓皮 30g，青风藤 15g，鸡血藤 15g，炙桑枝 15g，片姜黄 10g，车前子(包煎)30g，泽兰 15g，泽泻 15g，茅根 30g，川石斛 20g，天花粉 15g，丹参 20g，川芎 10g，全瓜蒌 15g。

按语：本例糖尿病肾病患者，一诊主要表现为肾阴不足、湿瘀内阻，治疗上以补益肾阴，化湿活血为主；二诊时则表现为阴液不足、湿瘀阻络为主，故治疗上在养阴清热基础上予青风藤、鸡血藤、桑枝、片姜黄以活血利湿通络，丹参、川芎以活血化瘀。邹老师在临床实践中，对糖尿病肾病患者，在控制血糖的同时，施以养阴清热活血治疗，对改善患者症状，减轻蛋白尿，均取得较好疗效。方中青风藤为防己科植物，性苦、平，有祛风湿、利小便作用，可用于治疗风湿痹痛、水肿、脚气等。

4. 糖尿病肾病属气阴不足，湿浊内蕴证（邹燕勤主诊）

潘某，男，71 岁。初诊日期：2004 年 3 月 28 日。

患者患糖尿病 10 年，5 年前诊为糖尿病肾病，2 个月前发现肾功能不全，目前用胰岛素控制血糖（诺和灵 30R 早 18 单位，晚 14 单位），血压 120/80mmHg，今日查尿常规：蛋白（++）。血生化：尿素氮 11.5mmol/L，肌酐 149.7μmol/L。B 超：双肾实质性损坏，左侧 9.0cm×5.2cm×4.8cm，右侧 9.4cm×5.3cm×4.9cm。刻下：口干，有饥饿感，夜尿 1 次，舌质红，苔少，脉细略弦。证属阴虚湿浊证，治拟养阴化湿泄浊。

处方：制首乌 20g，枸杞子 20g，川石斛 20g，麦冬 10g，北沙参 12g，太子参 20g，生黄芪 20g，生薏苡仁 20g，茯苓皮 30g，制大黄 10g，萹蓄 20g，生牡蛎 40g，女贞子 15g，旱莲草 15g，六月雪 15g，茅根 15g。

二诊：自觉神疲乏力，仍有饥饿感，稍感口干，苔薄白，脉细，复查尿常规：蛋白（-），血生化：尿素氮 10.9mmol/L，肌酐 128.0μmol/L。证属气阴不足，湿浊内蕴。治拟益气养阴，化湿泄浊。

处方：何首乌 20g，菟丝子 15g，太子参 20g，生黄芪 20g，鬼箭羽 30g，地骨皮 20g，地锦草 20g，生地 10g，女贞子 15g，山茱萸 10g，萹蓄 20g，制大黄 8g，制僵蚕 15g，蝉衣 3g，山药 20g，生牡蛎 40g，六月雪 15g。

按语：本例为老年男性，一诊时，患者口干，舌质红，有饥饿感，故邹老师认为其阴虚较甚，治疗时以养阴为主，佐以化湿泄浊；而在二诊中，患者表现为神疲乏力，口干稍有缓解，仍有饥饿感，邹老师改为益气养阴清热为主，配合虫类药制僵蚕、全蝎、蝉衣祛风通络，控制尿蛋白与血糖。

5. 糖尿病肾病属气阴两虚，水湿浊瘀内阻证（邹燕勤主诊）

谢某，女，63岁。初诊日期：2000年6月22日。

患者有糖尿病史20余年，合并有高血压、冠心病，曾有脑梗死，1999年7月尿检发现有蛋白，血肌酐、尿素氮升高。初诊时患者恶心呕吐，头晕，纳少，全身浮肿，舌红少津，苔黄腻，脉细。肌酐215.2μmol/L，尿素氮10.63mmol/L，二氧化碳结合力22mmol/L，空腹血糖10.28mmol/L。诊断为糖尿病肾病、慢性肾功能不全（氮质血症期）。中医属消渴重症，辨证为气阴两虚，水湿浊瘀内阻。治以健脾益肾，化湿泄浊，活血通络。

处方：太子参20g，生地10g，枸杞子10g，法半夏10g，陈皮10g，姜竹茹10g，茯苓皮40g，生薏苡仁15g，苏梗6g，炒白术6g，焦谷芽20g，鬼箭羽30g，丹参20g，生牡蛎40g，制大黄1.5g，车前子(包煎)20g，泽兰20g，泽泻20g。

二诊（7月6日）：服药2周后，患者精神好转，无恶心，纳谷改善，大便日行1次，舌干少津，边有齿痕，苔薄黄，脉细。原方加川石斛20g，制大黄改为3g。再服2周，复查肾功能：肌酐199.1μmol/L，尿素氮7.34mmol/L，二氧化碳结合力25mmol/L，空腹血糖7.10mmol/L，尿蛋白（++++），下肢浮肿，腰痛，足关节疼痛。辨证为气阴两虚，水湿停聚，痰凝瘀阻。治以益气养阴，活血利水，化痰除湿。

处方：太子参20g，生黄芪30g，制苍术15g，白术15g，生薏苡仁15g，茯苓皮30g，女贞子20g，枸杞子10g，川芎10g，赤芍15g，水蛭3g，制僵蚕12g，蝉衣5g，怀牛膝15g，车前子(包煎)30g，泽兰20g，泽泻20g，青风藤20g，制大黄5g。

服药2个月后，患者诸症改善，复查肾功能：肌酐109.84μmol/L，尿素氮9.14mmol/L。

按语：本例患者为本虚标实，并伴有多种并发症，辨证实邪有水湿、痰浊、瘀血。初诊时症见苔黄腻，故以偏实治疗。处方以二陈平胃健脾化湿为主，加牡蛎、泽兰、丹参、制大黄活血化痰软坚。因体弱病久，制大黄以小剂试效，待二诊后再作调整。二诊时患者脾运渐佳，故处方加重活血化瘀之品以延缓肾硬化进展，并配用虫类药，既有助于减轻尿蛋白，又可祛瘀通络。但全方仍以益气养阴健脾为拟方之重点，宜于患者长期服用，调治2个月后症状明显减轻。

【小结】

1. 糖尿病肾病病机以肾为本，肾元不足贯穿病程的始终。早期主要以脾肾气虚证和气阴两虚证为主，治疗根据辨证不同，分别侧重补益脾肾或益气养阴泄热为主；邹老认为早期以肾气不足为本，邪实较轻，故治宜健脾益肾为主，少佐清利，达到预防和延缓蛋白尿出现的作用；后期为瘀血与痰湿胶着，故久不收效注意化瘀化痰法运用，可以减少尿蛋白的漏出。病程中脾气虚弱，脾失健运是糖尿病肾病转化及发展的关键因素，故注意重视运用补脾、运脾药物。

2. 治疗尤其强调一个“早”字，即早诊断、早治疗，只有早期及时干预治疗，才可以阻止病情进展甚至逆转病情，后期，尤其是进入糖尿病肾病临床期或肾功能不全期，往往难获全效，预后较差，多博采西医之长，延缓肾衰进展，必要时可提前替代治疗。

3. 中药雷公藤具有祛风、通络的作用，在糖尿病肾病临床期可以减少尿蛋白，并通过对肾内细胞因子的调节作用达到延缓肾脏硬化、保护肾功能的作用，故对于糖尿病肾病顽固蛋白尿，邹老往往佐以雷公藤，但宜小剂量运用，不超过15g，且需久煎1小时以上，以减少雷公藤的毒副作用，可酌加保肝之品，注意监测肝肾功能等。

（谢圣芳，王钢）

第二节 尿酸性肾病

尿酸性肾病（UAN）是由于血尿酸产生过多或排泄减少形成高尿酸血症所致的肾损害，通常称为痛风肾病，临床表现可有尿酸结石，小分子蛋白尿、水肿、夜尿、高血压、血或尿尿酸升高及肾小管功能损害。临床表现包括慢性尿酸性肾病（痛风肾）、急性尿酸性肾病（肾小管尿酸沉积）、尿酸性肾结石。

本病西方国家常见，国内以北方多见，无明显的季节性，肥胖、喜肉食及酗酒者发病率高。男女之比为9: 1，85%为中老年人。本病如能早期诊断并给予恰当的治疗（控制高尿酸血症和保护肾功能），肾脏病变可减轻或停止发展，如延误治疗或治疗不当，则病情可恶化并发展为终末期肾衰竭而需要透析治疗。

本病根据其临床表现，归属于中医学“痹证”、“历节”、“尿血”、“淋证”、“腰痛”、“水肿”、“关格”、“虚劳”等范畴。

就临床资料分析尿酸性肾病有以下特点。

1. 发病因素 ①遗传：关于高尿酸血症国外报道不少病例有阳性家族史，多属常染色体遗传，少数属伴性遗传，故也认为是一组与遗传有关的嘌呤代谢紊乱所引起的遗传疾患。②尿酸盐结晶沉积：主要是由于持续的尿酸盐沉积在肾脏所引起的慢性间质性炎症；此外，尿酸盐亦可沉积于肾盂、肾盏及输尿管内，形成尿酸结石阻塞尿路。尿酸性结石，特别是多发性结石通常为尿酸性肾病的一项重要表现。

2. 常见的诱发与加重因素 ①不良的饮食生活习惯，如酗酒、喜好肉食等是诱发或加重高尿酸血症的重要因素之一。其他包括骨髓增生异常、嘌呤摄取过多、过度肥胖和高三酰甘油血症、饮食果糖含量过高、饮料酒精含量过高和运动等。②高血压，肾血管受损：由于近曲小管对钠的处理功能受损或早期肾血管病变导致肾小管尿酸排泄障碍引起高尿酸血症。③肾功能不全：由于肾小球滤过率降低，当肾小球滤过率（GFR）$<10ml/min$可产生显著的高尿酸血症。④血容量减少：如限制钠盐摄入，利尿药的使用和多尿可致尿

酸清除率降低。当血容量减少，尿流速低于1ml/min，使尿酸在近端肾小管S3段内蓄积超过肾小管周围毛细血管中的浓度，可出现返回弥散（back - diffusion）现象。⑤有机酸增多：见于酒精中毒、剧烈运动乳酸堆积和糖尿病酮症酸中毒等严重代谢失调，有机酸从体内排出需借助肾小管阴离子泵，此时和尿酸进行竞争；或由于有机酸积聚于近端肾小管使其代谢障碍限制了尿酸的分泌。⑥药物影响对尿酸的排泄：利尿药物（如袢利尿剂）能使血容量减少，使肾脏近曲小管重吸收增强，减少尿酸的排泄。抗结核药物（如乙胺丁醇和吡嗪酰胺）均能抑制肾小管分泌尿酸。小剂量阿司匹林（<300 mg/d）抑制肾小管分泌尿酸，当剂量增加到2～3g/d时可以抑制肾小管对尿酸的重吸收，起到清除尿酸的作用。儿茶酚胺影响肾血流量，减少了尿酸的作用。⑦慢性铅中毒时，尿酸清除率减退较肌酐清除率减退更为明显。

中医治疗主要予以益肾泻浊，活血清利为大法，扶正祛邪并施，对保护残肾功能效果较佳。西医治疗主要以抑制尿酸生成，促进尿酸排泄，改善代谢及脂质紊乱等，合并肾功能不全按肾功能不全处理。

【病因病机】

中医对本病的认识，不外外感（风、寒、湿、热、毒）和内伤（禀赋不足、年老体衰、饮食肥甘、七情、劳倦）两方面。尤其是年老体虚或中年以后更易发病。

1. 外邪入侵　由于正气不足，风、寒、湿、热（毒）诸邪侵袭皮毛，致皮毛气血运行不畅，经络瘀滞，留于关节，以致骨关节酸痛，红肿热痛。外邪日久不退，损伤正气，脾失健运，肾失开阖，肺失宣发，水湿、热毒、痰浊停于脏腑、经络、血脉等，反复为患。

2. 饮食所伤　过食肥甘或饮酒过度，身体肥胖，脾肾受损，痰饮湿浊蓄积，不得消散，留于关节，伤于肾脏，故见本病。

3. 七情所伤　七情伤肝，忧思伤脾肺，影响脏腑气极升降出入，日久及肾，肾气开合不利，津液不得正常输布排泄，水湿痰瘀等内留，故发本病。

4. 劳倦、年老、先天不足　房室劳损，肾精日衰或加之年老，肾气亏虚而失于开合，脾肾运化不足或先天肾气不足，则易留邪留浊，且瘀久易化热伤精，炼液成痰，留于经络，停于脏腑，外邪内伤稍有不慎，则诱发本病，甚至加重恶化，反复为患。

5. 他病及药物累及　因肿瘤化疗、久服利尿药等因素，耗伤正气，肾气虚衰。尤其肿瘤放化疗，致脏腑功能紊乱，大量湿热浊毒不得消散，瘀积体内，痹阻经络肌肉关节，内舍于肾，肾络受阻，损伤肾脏真阴真阳，可出现“癃闭”、“关格”等危候。

总之，本病病位在肾、经络、关节，涉及肝、脾、肺、膀胱、血脉等。其基本病机为本虚标实。本虚以气阴两虚多见，其标有湿热、热毒、血瘀、寒湿等病理因素。

【诊断与鉴别诊断】

1. 诊断

（1）多见于中年以上男性或绝经期妇女，常有痛风性关节炎或痛风结节、尿酸性尿路结石等病史。

(2) 临床可见慢性间质性肾炎表现，早期可仅有轻至中度蛋白尿及尿浓缩功能减退(晨尿渗透压低)，肾小球滤过率正常，晚期可有高血压和氮质血症。

(3) 男性血尿酸 >417μmol/L (7.0mg/dl)，女性血尿酸 >357μmol/L (6.0 mg/dl)，以 mg/dl 计算，血尿酸/尿尿酸 <0.35，血尿酸/血肌酐 >2.5；肾功能正常者，尿尿酸分泌超过 800mg/d (418mmol/d) 或 12mg/ (kg·d) [71μmol/ (kg·d)]。

(4) 尿沉渣检查可有尿酸结晶、血尿（肉眼或镜下）和脓尿。

(5) 影像学诊断提示受损关节有圆形或不整齐的穿凿样透亮缺损影，尿路结石 X 线检查为阴性。

(6) 肾脏组织学表现主要为肾小管间质病变，于肾间质及肾小管内发现双折光的针状尿酸盐结晶。

2. 鉴别诊断 需与继发性高尿酸血症相鉴别。原发性尿酸性肾病常先有关节炎病史，血尿酸明显高于血尿素氮；而慢性肾衰常先有肾炎病史，以肾小球功能损害为主，多有大量蛋白尿，血尿素氮上升明显。血尿酸/尿尿酸比值：前者平均 <0.35，后者 >0.35；血尿酸/血肌酐比值：前者平均 >2.5，后者 <2.5。急性尿酸性肾病尿尿酸/尿肌酐比值 >1，< 0.9 考虑为其他原因所致的急性肾衰。淋巴瘤或白血病患者进行化疗或放疗后如出现急性肾衰，有助于急性尿酸性肾病的诊断。尿石症患者 X 线检查出现可透光性结石伴有尿持续性明显酸性改变，提示尿酸性结石可能。

【辨证论治】

1. 脾肾气虚证

证候：腰膝或其他关节酸软或酸痛，神疲乏力，面色少华，纳差、便溏。舌淡红，有齿痕，苔薄，脉细。

基本治法：健脾益肾补气。

方药运用：参苓白术散、济生肾气丸加减。常用药：党参 15g，生黄芪 30g，生白术 10g，山药 15g，茯苓 15g，薏苡仁 15g，川续断 10g，枸杞子 10g，桑寄生 10g。方中党参、黄芪、白术、川断、枸杞子、桑寄生益气补肝肾，茯苓、薏苡仁、山药健脾以补益后天，诸药合用，共补气健脾益肾之功。

加减：若元气大亏，加人参 10g，紫河车粉 15g，以大补元气，填补精髓；气虚水肿者去茯苓，加防己 10g，茯苓皮 20g。

2. 脾肾阳虚证

证候：面色苍白（或黧黑），浮肿，畏寒肢冷，腰膝关节酸痛或冷痛，足跟痛。精神萎靡，纳呆或便溏（五更泄），性功能失常（遗精、阳痿、早泄）或月经失调，夜尿频多清长。舌嫩淡胖，有齿痕，脉沉细或沉迟无力。

基本治法：温补脾肾。

方药运用：补气运脾汤合右归丸加减。常用药：党参 20g，黄芪 20g，白术 10g，茯苓

15g，熟地15g，山茱萸10g，附子（先煎）6g，肉桂（后下）6g，杜仲12g，薏苡仁20g，土茯苓10g。方中党参、黄芪、白术、薏苡仁益气健脾，熟地、山茱萸、杜仲滋补肝肾，附子、肉桂温通助阳，少火生气，土茯苓清热解毒。诸药合用，共成温补脾肾之功。

加减：便溏次多，加炮姜6g，补骨脂10g温阳涩肠止泻；畏寒肢冷甚，加淫羊藿10g，仙茅10g，以加强温补脾肾之功。

3. 气阴两虚证

证候：腰酸膝软，面色无华，少气乏力。口干咽燥，午后低热，或手足心热，筋脉拘急，屈伸不利，夜尿频多，大便干结。舌质红，舌体胖，脉弦细无力。

基本治法：益气养阴。

方药运用：参芪地黄汤加减。常用药：太子参15g，生黄芪15g，生地12g，紫河车10g，山茱萸9g，山药15g，枸杞子15g，制首乌12g，旱莲草15g。方中太子参、生黄芪补气扶正，生地、紫河车、山茱萸、山药、枸杞子、首乌、旱莲草等滋阴补肾填髓。诸药合用，共达脾肾气阴双补之效。

加减：便干者，加肉苁蓉10g，玉竹10g润肠通便；阳亢头痛，加潼、白蒺藜各10g，牡蛎30g平肝潜阳。

4. 肝肾阴虚证

证候：目睛干涩或视物模糊，头晕耳鸣，颧红口干，关节痛如被杖，局部关节变形，昼轻夜重。五心烦热或手足心热，腰脊酸痛，肌肤麻木不仁，步履艰难，筋脉拘急，屈伸不利，尿赤便干。舌红少苔，脉弦细或细数。

基本治法：滋肝益肾。

方药运用：归芍地黄汤加减。常用药：当归10g，白芍10g，何首乌10g，杜仲10g，牛膝10g，枸杞子15g，菊花6g，白蒺藜15g，怀牛膝15g，生牡蛎（先煎）20g，磁石（先煎）20g，生地10g。方中当归、白芍、首乌、杜仲、牛膝、枸杞子、怀牛膝、生地补肝肾之阴，菊花、白蒺藜、牡蛎、磁石等平肝潜阳。诸药共达滋养肝肾之功。

加减：痰多者，加石菖蒲10g，郁金12g清热化痰通窍；热象明显者，加黄芩10g，栀子6g清热。

5. 阴阳两虚证

证候：腰膝关节酸软（酸痛），极度疲乏，畏寒肢冷，手足心热。头晕目眩，大便稀溏，潮热盗汗，口干欲饮，夜尿清长。舌淡白胖润，有齿痕，脉沉细。

基本治法：温扶元阳，补益真阴。

方药运用：全鹿丸加减。常用药：鹿角片12g，巴戟天12g，紫河车15g，冬虫夏草（粉冲）6g，菟丝子12g，淫羊藿10g，黄芪20g，炒熟地12g，枸杞子10g，当归9g，怀牛膝15g等。方中鹿角片、巴戟天、冬虫夏草、菟丝子、淫羊藿温补肾阳，紫河车、黄芪、熟地、枸杞子、当归、怀牛膝益气滋阴补肾。诸药配合，达补益气血，温阳滋阴之效。

加减：肾虚血亏，肤燥失润者加补骨脂、骨碎补各10g，磁石15g以补肾养血，润燥止痒。

6. 湿热内蕴证

证候：四肢沉重，关节灼热肿痛，颜面或下肢浮肿。皮肤疖肿、疮疡，咽喉肿痛，关节痛风石形成，局部红肿疼痛，小便黄赤、灼热或涩痛不利，大便黏滞不爽或秘结。舌红，苔黄腻，脉濡数或滑数。

基本治法：清热利湿。

方药运用：四妙丸加减。常用药：苍术15g，（焦）山栀、黄柏、怀牛膝各10g，瞿麦、萹蓄各15g，（制）大黄、六一散（包煎）、鸡内金各6g，车前草20g，络石藤、海金沙、金钱草各30g。方中山栀、黄柏清热泻火，萹蓄、瞿麦、车前草、六一散清热利湿，苍术、海金沙、金钱草、鸡内金利湿通淋排石，络石藤，怀牛膝、大黄通络活血泄热。诸药共达清热利湿通络之效。

加减：湿重加量苍术25g，薏苡仁20g，蚕砂20g健脾祛湿泄浊。

7. 瘀血阻络证

证候：腰及全身关节刺痛，痛有定处，拒按，脉络瘀血（口唇、齿龈、爪甲紫暗，肤表赤缕，或腹部青筋外露）。面色黧黑或晦暗，肌肤甲错或身有瘀斑，肢麻屈伸不利，病久关节变形；尿纤维蛋白降解物（FDP）含量升高，血液流变学检测全血黏度、血浆黏度升高。舌质紫暗或有瘀点、瘀斑，脉涩或细。

基本治法：行气活血通络。

方药运用：桃红四物汤合四妙丸加减。常用药：（炒）苍术、丹参各15g，黄柏、怀牛膝、蚕砂、秦艽各10g，薏苡仁、茯苓、桑枝各30g，黄芪15g，桃仁、红花各6g。方中苍术、黄柏、蚕砂、薏苡仁、茯苓健脾祛湿泄浊，丹参、怀牛膝、桃仁、红花活血通络，黄芪益气扶正，防耗气太过，秦艽、桑枝祛风通络。诸药共奏行气活血通络之功。

加减：瘀血重者可酌加鸡血藤20g，泽兰10g，川芎10g活血通络。

8. 寒湿痹阻证

证候：畏寒，关节冷痛重着，遇寒加重，得热痛减。局部酸麻疼痛，昼轻夜重，常于天寒雨湿季节发作，或见皮下硬结，红肿不甚，夜尿多，小便清长。舌淡胖，苔白滑，脉弦紧或迟缓。

基本治法：散寒去湿，止痛泄浊。

方药运用：乌头汤加减。常用药：川乌（先煎）10g，桂枝10g，细辛6g，羌活10g，防风10g，薏苡仁15g，苍术10g，白术10g，茯苓10g，土茯苓15g。方中乌头、桂枝、细辛散寒祛湿，羌活、防风祛风除湿，苍术、白术、茯苓、薏苡仁健脾祛湿，土茯苓清热解毒祛湿。诸药共奏散寒去湿，止痛泄浊之功。

加减：寒甚可酌加附片10g，炮姜10g以温阳散寒通脉。肿甚加防己10g，泽泻20g利水消肿；兼有瘀血加桃仁10g，红花10g活血化瘀。

9. 痰浊内阻证

证候：面色萎黄，关节肿痛不红，肢体困重或麻木、屈伸不利。头重昏蒙，胸脘痞闷，纳呆恶心，口干不欲饮，口中黏腻，咳白黏痰。舌质淡胖，苔白厚腻，脉滑或弦。

基本治法：化痰泄浊通络。

方药运用：二陈汤加减。常用药：黄芪10g，法半夏10g，陈皮15g，茯苓20g，益母草20g，竹茹10g，大黄10g，泽泻15g，甘草6g。方中黄芪、甘草益气扶正，半夏、陈皮、茯苓、竹茹健脾燥湿祛痰，大黄、益母草活血通络泄浊，泽泻利水渗湿。诸药共奏化痰泄浊通络之功。

加减：肿甚加防己10g，泽泻20g利水消肿；兼有瘀血加桃仁10g，红花10g活血化瘀。

【其他治疗】

1. 中成药

（1）*黄葵胶囊*：主要成分：黄蜀葵花。功效：清利湿热，解毒消肿。用于尿酸性肾病之湿热证，症见浮肿、腰痛、蛋白尿、血尿、舌苔黄腻等。常用剂量为每次5粒，每日3次。

（2）*冬虫夏草菌丝制剂*：如金水宝或百令胶囊，均可补肺肾，对于尿酸性肾病并肾功能受损者可长期服用，适用于肺肾气虚者。常用剂量为每次4~6粒，每日3次。

（3）*火把花根片*：由昆明山海棠之根加工而成。功效：祛风除湿，舒筋活络，清热解毒。适用于尿检蛋白尿、血尿患者。每次3~5片，每日3次。

2. 静脉针剂　根据患者辨证属瘀血者可选疏血通注射液。成分：水蛭、地龙。功效：活血化瘀，通经活络。用法用量：静脉滴注，一次6ml，加于5%葡萄糖注射液（或0.9%氯化钠注射液）250ml中，半个月一疗程。也可选用丹参注射液、川芎嗪注射液、血塞通注射液等。

气虚者可用黄芪注射液。成分：黄芪提取物。功效：益气养元。用法用量：静脉滴注，一次10~40ml，每日1次，用5%葡萄糖注射液250ml稀释后使用，半个月一疗程。

3. 灌肠疗法　如出现肾功能不全，可参考慢性肾功能不全灌肠。方药：生大黄15~30g，蒲公英30g，生牡蛎30g，六月雪30g，附子10g，川芎30g，皂荚刺30g。煎煮约30分钟，冷却至37°C左右，灌肠深度约15~20cm左右，保留30分钟。功效：清热泄浊，祛瘀生新。适用于尿酸性肾病并肾功能不全者。每日1次，10~15天为一疗程。

4. 外治法　对于尿酸性肾病患者出现关节红肿热痛者，可用以下药物外敷以清热解毒、活血止痛。

（1）金黄散：适量酒调外敷局部或蜜水调敷局部，每日1次，1周一疗程。

（2）六神丸：每次10粒，冷开水化开敷搽患处，每日2次，1周一疗程。

（3）痛风膏：芒硝60g，青黛20g，雄黄6g。共研末，蛋清调敷患处，2小时一次，7~15天一疗程。

（4）苦参30g，当归、乳香、没药、紫花地丁、黄芩各15g，海桐皮、乌梅、土茯苓各

20g，栀子15g，青白矾各6g。每日1剂，水煎冷敷或浸泡患处，每次30分钟，每日3次。

（5）风湿止痛膏或麝香追风膏外敷等。

【转归及预后】

本病如能早期诊断治疗，肾脏病变可以减轻或停止发展；如延误治疗则病情恶化而进入终末期肾衰竭。

【预防与调护】

1. 预防 尿酸肾病患者的预防，其饮食是重要环节。

（1）多食含水量高的食物，如西瓜等以利于尿酸的排出，多饮水，使尿量保持2000ml以上，以维持一定的尿量。

（2）酒精饮料可使肾脏排出尿酸减少，故需注意控制，尤其是啤酒。

（3）多选用蔬菜、水果等碱性食物，特别是高钾低钠的碱性蔬菜，既有利尿作用，又能促进尿酸盐溶解和排泄。食物以蒸、煮、炖等烹调方法为宜。

（4）高尿酸血症者需长期控制嘌呤的进食量，一般情况下，每周可采用2天忌嘌呤饮食，5天低嘌呤饮食，低嘌呤饮食中即使采用含嘌呤低的食物或允许少量食用的某些鱼、肉、鸡等荤菜，烹调时最好先水煮，然后弃汤食用，以减少嘌呤的摄入量。

（5）长期低嘌呤饮食，限制了肉类、动物内脏及豆制品等摄入，应适当补充铁剂、B族维生素、维生素C、维生素E等。

（6）患痛风者常肥胖，注意体重控制，减少卡路里摄入。

（7）限制蛋白质摄入量，以每公斤体重0.8～1.0g为宜。当肾功能受损时，则采用低蛋白低嘌呤饮食。

（8）肿瘤化疗、放疗者应更加注意预防，注意水化及大量饮水等。

2. 调护 痛风性关节炎患者应卧床休息，其他情况者应适当活动，防受凉或过度疲劳。饮食宜清淡，戒烟忌酒。保持大便通畅，有利于一部分嘌呤代谢产物排出。

【临证经验】

1. 重视饮食指导及生活调理，预防反复发作。尿酸性肾病，是原发或继发性高尿酸血症所致的肾损害，其中肿瘤化疗、放疗是一重要的继发原因，因此肿瘤化疗、放疗者应注意预防。本病易误诊为风湿性关节炎、类风湿性关节炎等病，故有关节痛者，应常规检查血、尿尿酸。关节痛呈“夜间发作、白天消失、昼夜分明”的特征性表现，夜尿是肾脏受损的最早表现。戒酒（尤其是啤酒）、多饮水、口服小苏打是治疗的基本方法。注意尽量避免应用噻嗪类利尿剂如双氢克尿噻。

2. 辨病与辨证结合。除了根据病因病机辨证论治外，可根据现代药理研究结果，结合辨病治疗加减用药：①降低血尿酸的药物：如土茯苓、萆薢、蚕砂、秦皮、百合；②溶解尿酸药：如威灵仙、虎杖、秦艽等；③排泄尿酸药：如生薏苡仁、泽泻、车前子、地龙、玉米须、丝瓜络等；④抑制尿酸合成药：如泽兰、桃仁、当归、地龙等；⑤碱化尿液药：如青皮、陈皮、滑石等；⑥促进尿酸从大便排泄药：如枳实、槟榔、大黄。⑦消除局部炎症药：如当归、苍术、桂枝、忍冬藤、威灵仙等。我们的体会是：①发挥西药排泄和抑制尿酸的作用；②发挥中医整体辨证结合辨病特色，从根本上控制尿酸性肾病；③对于尿酸性肾病已进入慢性肾功能不全早期阶段患者，中药辨证治疗有独特疗效，能延缓甚至部分逆转病情进展。

3. 从“积”论治。①食积：对新近发病缘于过食厚味者，每佐以消食导积之品，如生山楂、神曲、莱菔子。有高脂血症者，加胆南星、虎杖、制大黄等；②酒积：有饮酒嗜好者，加强清热利湿、解酒化痰之品，加枳椇子、葛花等；③腑积：凡大便不通或不畅利者，辨证方中可加入大黄、莱菔子、槟榔、枳实；④痰湿瘀积：这是尿酸性肾病的基本病理因素，故每入化痰利湿行瘀之方药，如二陈汤、桃红四物汤。

4. 推荐邹氏三代专家治疗尿酸性肾病经验方药。益肾活血、通络排酸基本方：菟丝子、首乌、桃仁、红花、苍术、生薏苡仁、黄柏、川牛膝、赤芍、鸡血藤、虎杖、威灵仙、玉米须、丝瓜络。气虚水肿明显者，加生黄芪、防己、茯苓皮、车前子；湿热明显者，加苍术、生薏苡仁、蚕砂、萆薢；疼痛明显者，加羌活、独活、知母、忍冬藤、秦皮、蜈蚣、全蝎；肾功能不全者，加六月雪、土茯苓、凤尾草、蒲公英，并用金黄散外敷于疼痛部位。

【验案举例】

1. 尿酸性肾病属肾气不足，湿热阻络证（邹燕勤主诊）

徐某，女，47 岁。初诊日期：2004 年 3 月 25 日。

患者 2004 年 3 月初出现行走后足趾关节酸痛而在本院检查，血生化结果示：尿素氮 11.7mmol/L，肌酐 85μmol/L，尿酸 528μmol/L，谷丙转氨酶 47IU/L，尿常规：蛋白（±），B 超双肾无明显异常，双下肢无浮肿，纳寐尚好，舌淡红苔薄黄，脉细。辨证为肾气不足，湿热阻络。治疗拟益气清利。

处方：太子参 20g，生黄芪 20g，生薏苡仁 20g，茯苓 20g，川断 15g，桑寄生 15g，青风藤 15g，鸡血藤 15g，玉米须 30g，土茯苓 15g，丝瓜络 15g，车前子（包煎）30g，赤芍 15g，枸杞子 15g，垂盆草 20g，制大黄 10g，茅根 20g，芦根 20g。

二诊（4 月 21 日）：患者足趾关节疼痛缓解，复查血生化尿酸 420μmol/L，谷丙转氨酶 23IU/L。前方治疗有效，治宗原意，原方去垂盆草，加怀牛膝 15g 以长期调理。

按语：患者除行走后足趾关节疼痛外，临床表现不十分明显，治疗拟补肾气利湿热为主，方中太子参、生黄芪、川断、桑寄生、枸杞子补益肾气；生薏苡仁、茯苓皮、车前子清热利湿使邪有去路；青风藤、鸡血藤祛风通络止痛；玉米须，丝瓜络、土茯苓、茅芦根利湿泄浊以降尿酸；垂盆草降谷丙转氨酶；赤芍、制大黄活血泄浊以通利血脉关节，全方配伍完整全面，用药平和且切中病机，故取效明显，复诊时去垂盆草加怀牛膝以巩固疗效并适于长期调理。

2. 尿酸性肾病属肾虚湿瘀阻络证（邹燕勤主诊）

王某，男，35岁。初诊日期：2003年3月20日。

患者1周前觉左踝关节疼痛，查血生化为：尿素氮9.02mmol/L，肌酐219.4μmol/L，尿酸730μmol/L。尿常规：蛋白（±）。双肾B超：左肾8.6cm×4.1cm×3.4cm，右肾8.4cm×4.2cm×3.3cm。今诊：腰酸明显，夜寐差，大便干结，夜尿量多，脉细，舌淡红，苔薄白。辨证为肾虚湿瘀阻络。治疗拟益肾清利佐以活血通络。

处方：太子参20g，生黄芪20g，川断15g，桑寄生15g，生薏苡仁20g，茯苓皮40g，玉米须30g，丝瓜络30g，土茯苓30g，全瓜蒌15g，首乌20g，菟丝子10g，丹参20g，川芎10g，茅根15g，芦根15g，车前子(包煎)30g，泽泻15g。

另：如意金黄散30g醋调左踝关节外敷。

二诊（4月7日）：血生化：尿素氮9.78mmol/L，肌酐233.3μmol/L，尿酸450μmol/L，药后腰酸好转，左内踝关节仍觉疼痛，夜寐差，夜尿3次，量多，大便干结，舌质红，苔黄，脉细，治法仍守原意。

处方：太子参20g，生黄芪20g，川断15g，桑寄生15g，生薏苡仁20g，茯苓皮40g，玉米须30g，丝瓜络30g，土茯苓30g，制大黄10g，首乌20g，菟丝子10g，丹参20g，川芎10g，茅根15g，芦根15g，车前子(包煎)30g，泽泻15g，生牡蛎40g。

三诊（7月15日）：血生化：尿素氮9.15mmol/L，肌酐157μmol/L，尿酸590μmol/L，左踝关节疼痛和腰痛已缓解，仍有寐差，夜尿2~3次，大便日行一次，尿常规检查已正常，舌质红，苔薄黄，脉细略弦。治疗以补气清利善后。

处方：太子参20g，生黄芪20g，炒白术10g，生薏苡仁20g，茯苓皮40g，玉米须30g，丝瓜络20g，土茯苓15g，制大黄18g，车前子(包煎)30g，泽兰20g，泽泻20g，怀牛膝10g，首乌藤20g，赤芍15g，丹参15g，六月雪15g，首乌20g，川芎10g，枸杞子15g，酸枣仁12g。

按语：患者初诊时血尿酸增高，肾功能为氮质血症期，B超示双肾已缩小，有关节疼痛及腰酸，故辨证为肾虚湿瘀阻络，处方中太子参、生黄芪、桑寄生、川断补益肾气；生薏苡仁、茯苓皮、玉米须、丝瓜络淡渗利湿；车前子、泽泻、土茯苓、茅芦根清利湿热，使邪从小便而解；全瓜蒌、首乌通腑泻浊，使邪从大便而解；丹参、川芎活血通络，菟丝子温肾固摄为佐药。二诊时血生化检验尿酸已降，但血肌酐仍高，并仍有大便干结，故仍守原法，加用制大黄、生牡蛎以通腑软坚泄浊，以增强祛邪作用。三诊时患者症状、体征及理化检查俱已明显改善，治疗宜考虑长期维持，以平补脾肾，使中焦健运，湿浊病邪产生减少；肾气得充，病理损害进展延缓，故加用白术、牛膝、枸杞子。病程日久，气病及血，故加用赤芍、泽兰、六月雪以活血化瘀，使病邪补益胶结成毒；首乌藤、酸枣仁以养心安神，对症治疗。综观整个病程的治疗，皆以益肾清利为大法，虚实兼顾，标本同治，治虚以平补，祛邪以平泻，并以截源疏流法巩固善后，将辨证论治与辨病治疗进行了有机的结合。

【小结】

1. 尿酸性肾病，中医病归属“痹证”、“历节”、“尿血”、“淋证”、“腰痛”等范畴，重症者可出现“癃闭”、“关格”等危候。

2. 病因病机不外外感内伤，治疗予以中西医结合治疗，辨病辨证结合，并提出从“积”论治尿酸性肾病。

3. 饮食生活调理非常重要，对尿酸性肾病，“三分治疗，七分调养”，重点防治痛风反复发作，对本病控制有重要意义。

（谢圣芳，王钢）

第三节　肾淀粉样变性

淀粉样变是由淀粉样蛋白在组织内沉积引发的疾病，可累及多个系统及脏器，少数情况下仅发生在某一组织，累及肾脏者称为肾淀粉样变，也称肾淀粉样变性病。临床表现早期主要为蛋白尿或肾病综合征，晚期可导致肾衰竭。

我国该病的发病率不高，与地区性（欧洲比亚洲高，在世界范围以葡萄牙、荷兰及以色列等国家发病率最高）、饮食习惯（食物中酪蛋白成分高）、慢性感染、年龄（发病年龄一般在40岁以上，男性多于女性）及长程血液透析有关。一般占全部肾活检患者的0.5%～1%，占继发性肾脏病患者的4%～5%。

中医学病名，根据其临床表现可归属于“虚劳”、“积聚”、“水肿”、“尿浊”等范畴。

就临床资料分析肾淀粉样变有以下特点：

1. 发病因素　①AL蛋白来源于免疫球蛋白轻链，AL型淀粉样变主要与浆细胞异常增生有关，患者血、尿中可发现单克隆免疫球蛋白及其轻链；②遗传性肾淀粉样变大部分病例是由于编码溶菌酶、载脂蛋白AⅠ/AⅡ及纤维蛋白原Aa的基因突变所致；③AA型淀粉样变性可能是由于抗原过度刺激，体内形成大量抗体，作用于免疫球蛋白，导致蛋白质沉积。

2. 常见的诱发与加重因素　①遗传及家族因素：导致某些某些免疫球蛋白单克隆轻链或遗传性淀粉样变性的前体蛋白过量沉积；②长期慢性感染：导致结构正常的蛋白质产生过量如血清淀粉样A蛋白（继发性淀粉样变性的前体蛋白）；③长期透析：尤其合并有腕管综合征患者，β_2微球蛋白过量沉积。

中医治疗，根据气血阴阳不同，主要以扶正、活血、化痰、利水辨证治疗，补泻兼施；西医目前对淀粉样变性治疗分为三种方法：即药物治疗、造血干细胞移植、器官移植。其中药物治疗可选用激素、苯丁酸氮芥、TNF－α抑制剂、秋水仙碱、二甲亚砜及烷化剂等。不过近年来，其治疗已有较大进展，某些措施如能在早期正确实施，确能延长患者生存期，但这些治疗方法必须以准确分类为基础。

【病因病机】

中医认为本病的发生关键在于脾和肾，但五脏相关，气血同源，阴阳互根，故证情常错综复杂。

1. 久病或素体亏虚，体质渐衰、脾肾日弱，或消渴、瘿瘤、痈疡以及痹证等经久不愈，“穷必及肾”，导致气虚精亏，精不化气，则脾肾气虚，脾虚则运化无权，肾虚则气化乏力，以致水湿内停，进而水泛为痰。痰水外溢肌表则水肿；上凌心肺则喘、悸；乱于肠胃则泄泻；下及肾脏，碍其气化则尿少，坏其封藏则见蛋白尿。病久则津液不归正化，悉变为痰水，以致体液不足，则可见肾阴亏虚，或气阴两虚之病理机转。

2. 病程中每多出现因虚致瘀之病理变化，如气虚血缓脉滞，阴虚血少脉涩，或由痰水阻抑脉道，以致血脉运行不畅，导致瘀血内停。痰、水、瘀相互胶结，交相济恶。进一步损伤正气，阻抑脉道，壅塞三焦，障碍气化，三者蓄聚之处则出现脏腑和组织形质的改变，如巨舌症，心、肝、脾、肾肿大等，从而使病情渐趋加重。

本病以脾肾为中心，而广涉肺、肝、心及三焦诸脏。病机关乎虚、水、痰、瘀四大方面，其中虚是疾病的主因，且始以气虚为多见，随着病程进展则出现阴虚、气阴两虚的病机转化。水、痰、瘀是因虚所产生的病理产物。病之初期实多虚少，后期虚多实少，终至出现脾肾衰败、升降悖逆、出入败废之关格重证。

【诊断与鉴别诊断】

1. 诊断

（1）可能有慢性炎症或慢性化脓性病灶（如慢性骨髓炎、肺脓疡、结核、支气管扩张、溃疡性结肠炎等）、恶性肿瘤（如骨髓瘤）。

（2）体内其他器官亦有淀粉样变，如表现为肝脾肿大、心脏肥大等。

（3）具备肾病综合征临床特点。

（4）确诊有赖于脏器的活体组织检查，如肝、肾、直肠黏膜活检。刚果红染色阳性及电镜下发现淀粉样纤维丝有助于诊断。

2. 鉴别诊断 淀粉样变性主要分为AL、AA、遗传型淀粉样变性及透析相关型淀粉样变性等，故在本病的准确分型方面，免疫荧光检测免疫球蛋白轻链用于诊断AL型的特异度较高，但由于部分轻链存在缺陷，导致抗原决定簇缺失时，免疫荧光可能出现阴性结果。因此，AL型的诊断需结合血、尿免疫固定电泳单克隆带检测。免疫组化AA蛋白染色对诊断AA型的灵敏度和特异度均很高，国际上已取代传统高锰酸钾氧化法作为临床常规分类方法。遗传型肾淀粉样变病较少见，目前在临床工作中难以用病理学技术一一明确，国际上推荐使用免疫组化的方法对转甲状腺素蛋白和纤维蛋白原Aa进行常规染色，必要时应用基因遗传相关检查以明确。

【辨证论治】

1. 脾气虚证

证候：纳呆腹胀，食后尤甚，神疲乏力，面色萎黄，大便溏薄，肢体关节疼痛重着，或肿胀，舌淡，苔薄白，脉软弱。

基本治法：健脾益气。

方药运用：参苓白术散加减。常用药：人参10g，白术10g，茯苓12g，甘草6g，山药20g，扁豆10g，莲肉10g，薏苡仁15g，桂枝8g，黄芪15g，党参10g。方中人参、党参、白术、茯苓、山药、薏苡仁健脾补气，桂枝温阳通脉，扁豆、莲肉收敛固摄。诸药合用，共奏健脾益气之功。

加减：若兼胃脘胀满，呕吐嗳气，加陈皮10g，半夏10g以和胃降逆；如腹痛里急者，加芍药10g，饴糖10g，干姜8g以缓中止痛；关节疼痛者，加羌活10g，防风10g，桂枝10g以祛风除湿通络。

2. 肾阳虚证

证候：面色苍白，畏寒肢冷，面浮身肿，腰以下肿甚，心悸气促，腰部酸痛，尿少或多尿，舌淡体胖，苔白，脉沉迟。

基本治法：温补肾阳，化气行水，兼养气血。

方药运用：真武汤合右归丸加减。常用药：附子8g，肉桂10g，白芍10g，干姜8g，白术10g，茯苓12g，熟地12g，山药20g，杜仲10g，泽泻10g，车前子(包煎)10g，菟丝子10g，鹿角胶10g，山茱萸10g。方中附子、肉桂、干姜、菟丝子、鹿角胶、杜仲等温补肾阳，山药、熟地、白芍养血滋肾，泽泻、车前子利水渗湿。诸药合用，共奏温补肾阳，化气行水之功。

加减：气虚甚者，可加党参15g，黄芪20g；脾虚明显加炒谷麦芽各20g，生薏苡仁20g；腰以下肿甚者加防己10g，薏苡仁20g利水消肿；尿蛋白长期不消者加金樱子10g，芡实20g固摄精微。

3. 脾肾阳虚证

证候：面色无华，少气无力，腰膝酸软，四肢不温，纳呆恶心，呕吐频作，口有秽浊之味，少尿或无尿，全身浮肿，腰以下尤甚，脉沉细，舌淡苔薄或厚腻。

基本治法：温肾健脾，行气化浊。

方药运用：真武汤合实脾饮加减。常用药：制附子10g，肉桂10g，白术10g，茯苓12g，山药20g，生姜8g，半夏10g，草果8g，厚朴10g，木香8g，大腹皮20g，桑白皮15g，车前子(包煎)15g，牛膝15g，泽兰15g。方中附子、肉桂温补肾阳，白术、茯苓、山药、生姜健脾补肾，半夏、草果、厚朴、木香、大腹皮、桑白皮、车前子等行气化浊，消肿利湿，牛膝、泽兰活血化瘀。诸药合用，共奏温肾健脾，行气化浊之功。

加减：呕吐明显者，倍生姜，加竹茹10g；浊邪内盛者，可用大黄10g，槐米30g，牡蛎30g浓煎高位保留灌肠；浊邪犯肺，痰声辘辘者，用葶苈子10g，黄芩10g，贝母10g以泻肺化痰。

4. 阴亏血瘀证

证候：轻度浮肿，口干咽燥，手足心热，口苦口黏，腰酸刺痛，小便短赤，大便干结，舌质偏红有瘀点瘀斑，苔微腻花剥，脉细数或弦细数。

基本治法：滋阴益肾，化痰利水消瘀。

方药运用：六味地黄汤加减。常用药：生地 12g，怀山药 12g，山茱萸 12g，泽泻 10g，茯苓 12g，橘红 12g，半夏 10g，丹皮 10g，赤芍 10g。方中生地、怀山药、山茱萸滋补肝肾，茯苓、橘红、半夏、泽泻健脾化痰利水，丹皮、赤芍活血化瘀。诸药合用，共奏滋阴益肾，化痰利水消瘀之功。

加减：大便秘结不畅，可加大黄 10g 泄热通便；兼有尿频、尿急尿痛者加蒲公英 20g，白茅根 20g，大小蓟各 15g 以清热利湿，凉血止血。

5. 虚瘀水结证

证候：腹部积块坚硬，疼痛逐渐加剧，面色萎黄或黧黑，肌肉瘦削，肌肤甲错，腹部膨胀，触之有波动感，舌质淡紫，苔灰糙，或光红无苔，脉细数或弦细。

基本治法：补益气血，活血化瘀，佐以利水。

方药运用：八珍汤合化积丸加减。常用药：党参 15g，白术 10g，茯苓 10g，当归 10g，白芍 10g，熟地 10g，川芎 10g，三棱 10g，莪术 10g，香附 10g，槟榔 12g，五灵脂 10g，蒲黄 10g，大腹皮 20g，甘遂 8g。方中党参、白术、茯苓、当归、白芍、熟地补益气血以扶正，川芎、三棱、莪术、蒲黄、五灵脂化血化瘀以消积块，香附、槟榔、大腹皮、甘遂行气利水攻逐。诸药合用，共奏补益气血，活血利水之功。

加减：舌光红无苔者，加生地 12g，石斛 10g 以养阴生津；若腹水较多，合防己黄芪汤以补气行水。

6. 气阴两虚证

证候：肢体微肿，面色无华，神疲乏力，或易感冒，心悸气短，咽干口燥，腰酸刺痛，或见血尿，舌质暗红有瘀斑点，苔微腻花剥，脉细弱。

基本治法：益气养阴，化痰利水消瘀。

方药运用：参芪地黄汤加减。常用药：人参 12g，黄芪 15g，生地 12g，山药 12g，山茱萸 12g，茯苓 10g，泽泻 10g，橘红 10g，半夏 10g，丹皮 10g，赤芍 10g。方中人参、黄芪、生地、山药、山茱萸益气养阴扶正，橘红、半夏、茯苓、泽泻健脾化痰利水，丹皮、赤芍活血化瘀。诸药合用，共奏益气养阴，化痰利水消瘀之功。

加减：便干者加肉苁蓉 10g，玉竹 10g 润肠通便，气虚为主可重用黄芪 40g 益气；阴虚为主重用生地 20g，麦冬 15g 养阴；腰酸痛明显加金毛狗脊 12g，巴戟天 10g 补肾壮腰；下肢肿，加猪苓 15g，泽兰 15g 利水消肿。

【其他治疗】

1. 中成药

(1) 冬虫夏草菌丝制剂：如金水宝或百令胶囊，均可补肺肾，长期服用调节免疫功能，适用于肺肾气虚者。常用剂量为每次4～6粒，每日3次。

(2) 海昆肾喜胶囊：主要成分：褐藻多糖硫酸酯。具有化浊排毒功能。用于蛋白尿合并肾功能不全者。常用剂量为每次2粒，每日3次，餐后1小时服用；2个月为一疗程。

2. 静脉针剂 根据患者辨证属瘀血者可选疏血通注射液。成分：水蛭、地龙。功效：活血化瘀、通经活络。用法用量：静脉滴注，一次6ml，加于5%葡萄糖注射液（或0.9%氯化钠注射液）250ml中，半个月一疗程。气虚者可用黄芪注射液。成分：黄芪提取物。功效：益气养元。用法用量：静脉滴注，一次10～40ml，每日1次，用5%葡萄糖注射液250ml稀释后使用，半个月一疗程。气阴两虚者可用生脉注射液。成分：红参、麦冬、五味子。功效：益气养阴。用法用量：静脉滴注；一次20～60ml，用5%葡萄糖注射液250～500ml稀释后使用，半个月一疗程。

3. 灌肠疗法 药用生大黄（后下）20～30g，积雪草30g，生牡蛎30～60g。水煎取150～200ml。方法：模拟静脉输液方法，在直肠内灌注中药。滴注前先行清洁灌肠。导管插入肛门约3～5cm处，将药液缓慢滴入，保留30分钟后，嘱患者自行排出药液，每日2次，10日为一疗程。适用于肾淀粉样变性肾脏功能减退者。

【转归及预后】

肾淀粉样变性与其他肾小球疾病相比，预后不良。原发性AL蛋白所致者的平均存活期为12个月，骨髓瘤所致者只平均存活5个月；继发性AA蛋白所致者平均存活期为45个月。AL蛋白所致者，心力衰竭、心律失常、猝死为主要死因，占63%；而继发性AA蛋白所致者多死于肾衰竭，占35%。

【预防与调护】

1. 预防 该病的预防应以积极治疗能诱发本病的原发疾病为主。近年来伴结核、脓胸者已少见，说明预防为有效的措施。局限型有时可手术切除；AL型伴骨髓瘤者用烷化剂和泼尼松治疗50%～60%可缓解，原发性AL型亦可试以上述治疗或同时用二甲亚砜（dimethyl sulfoxide）及烷化剂。秋水仙碱对家族性地中海热引起的AA型淀粉样变有积极预防的作用，但对其他AL型、AA型治疗效果不一致。支持疗法有助于延长存活期，包括合理使用利尿剂可改善心肾功能，抗生素使用可改善因感染所致的后果等。

2. 调护 卧床休息，注意皮肤的清洁卫生。适当控制饮水量，一般24小时不超过500ml，同时在控制饮水量的前提下观察有无血容量不足。饮食宜低盐、低脂、优质低蛋白。优质蛋白有牛奶、瘦猪肉、鸡蛋、煮鱼等，忌肥甘厚味、辛辣刺激、嘌呤类、海鲜类的食品。注意观察患者浮肿情况有无改善等。

【临证经验】

1. 临床进程分为临床前期（无症状期）、单纯蛋白尿期、肾病综合征期（最常见）和肾衰竭期。临床误诊率高，预后差，确诊依赖于组织学检查，确诊时多数患者已属晚期。早期诊断、早期治疗可显著改善预后。

2. 临床上AA型淀粉样变以控制原发病、抗炎治疗为主，疗效良好。AL型淀粉样变以化疗和对症治疗为主，疗效和预后差，因此，临床医师对本病应该提高警惕，使早期诊断成为可能。对以下患者应提高警惕：①中老年起病；②肾病综合征；③多无镜下血尿；④多无高血压；⑤肾脏体积增大或正常；⑥治疗反应差，易发展为肾功能不全及多系统受累（如巨舌、肝脾肿大、心肌肥厚、甲状腺肿大等）。

3. 抓住病机关键，恰当施治。我们把本病的病机高度概括为虚、水、痰、瘀、风五大方面。其中虚是疾病的主因。首先，病因虚而发生，临床上淀粉样物质的形成是因虚而导致的脏腑功能失调所产生的病理产物，其一经形成，则可作为新的致病因素而反作用于脏腑，进一步导致脏腑形质和功能的失常。其次病因虚而发展，由于脏腑亏虚，气化失常，水湿停聚，酿生痰浊，从而导致淀粉样物质在体内日益增多，使病情渐趋加重。虚中以气虚为病之开端，肺气虚则上焦不能宣发水气；脾气虚则中焦不能运化水湿；肾气虚则下焦不能气化水液，则水湿内停，水积成痰，以致水泛肌肤，痰滞脏腑。病久则津液化为痰水，以致阴液亏少，则病由气虚变生阴虚。从临床上看。阴虚在本病的病程上持续时间最为久长，且阴虚常与水、痰、瘀、风相挟，出现阴虚与水、痰、瘀、风互结的病理状况，使肾淀粉样变性治疗甚为棘手。而水、痰、瘀、风四者亦为病机中不可忽视的重要方面，四者同为脏腑亏虚，气化失常所产生的病理产物。同时四者又可相互化生，交相济恶。如水泛为痰，痰阻生瘀，瘀血化水，水生瘀血，风邪又最易兼夹水、痰、瘀等。痰、水、瘀、风互结，则随其所滞留的病位不同而产生诸多临床症状，在肺则喘促胸闷，在心则脉乱心悸，在肝则胁痛肝大，在脾则腹胀纳呆，在肾则尿浊尿闭，在舌则舌大语謇。并且，水、痰、瘀、风四者在疾病过程中是贯穿始终的病机。从临床上看，对于宏观上水、痰、瘀、风之象不明显的患者，常可从微观上加以辨识，如内脏间质水肿、淀粉样物质沉积、高黏滞血症等则可视为中医水、痰、瘀之征。通过宏观及微观辨证之间相互印证，相互补充，从而增加辨证论治的准确性、精确性。临床上从虚、水、痰、瘀、风五大方面来辨识本病。守机司属，则有助于准确把握疾病本质，抓住关键，恰当施治。

4. 善用补泻同施，标本兼治。本病具有本虚标实，虚实兼挟之特点。因此，临床上补虚则助其实，泻实而益其虚，治疗上相互掣肘。以至于用补还是用泻，常令人心生犹疑，难以定夺。对此，我们多采用补泻同施之法，根据虚、实之标本主次，或以补虚治本为主，泻实为辅，或以泻实治标为重，补虚为次。意在补虚不忘其实，泻实不留其虚。如本病的病程中每多出现阴虚兼挟水湿、痰、瘀、风互结的情况，当此之时，滋肾养阴则有碍于水湿痰瘀的蠲除，蠲除水湿痰瘀则又不利于肾阴的恢复。必当融滋阴补肾与利水化痰活血于一方，标本兼顾，补泻同施，方可收功。并根据阴虚与风水湿热痰瘀证候之偏重，或以滋肾养阴为主，伍以祛风利水化痰活血；或以祛风利水化痰活血为重，参以滋肾养阴，于是邪实祛而阴不伤，真阴复而邪不增。补泻同施，并行不悖。相反相成，互资其长。

5. 活血化瘀为关键，贯穿始终。本病的病机是以本虚标实为特点，而标实之中虽然广泛涉及水、痰、瘀、风诸多方面，但以血瘀是其标证的重要内容，并且贯穿疾病的始终。证之临床，大凡水、痰、瘀、风相兼为患者，当以治瘀为关键。因风、水、痰皆具流动之性，而瘀血最易偏着一处，从而阻滞气机。既是生水、酿痰之源，又是蓄水、聚痰之本。瘀血所著之处常是痰水所积之地。故临床上抓住治瘀之关键则可收擒贼先擒王之功。故运用活血化瘀法，尤其是重用益母草、泽兰等化瘀与利水之功兼备的药物，同时静脉给予尿激酶、肝素钙等溶栓、抗凝剂等，遂见应手之效。在用药上除遣用川芎、丹参、赤芍、桃仁、红花、地龙、水蛭等活血化瘀药外，对于瘀象明显的患者，可予尿激酶、肝素钙、双嘧达莫、华法令等西医溶栓、解聚、抗凝的药物以协同奏功，足见活血化瘀法在本病的治疗上具有重要的临床价值。

6. 推荐邹氏三代专家治疗肾淀粉样变性病经验方药。治疗大法：益气养阴，清利湿热，祛风通络。基本方：太子参、生黄芪、山茱萸、泽兰泻、丹皮、茯苓皮、车前子、杜仲、山慈菇、制僵蚕、全蝎、川芎、青风藤、穿山龙。这是治疗肾淀粉样变性病患者病情稳定阶段的基本治法方药，在整个疗程中辨证论治要重视以下常见三方面证候：①用西药化疗、抗炎引起的免疫功能下降，感冒，胃肠道反应，肾功能损害证候群，重点注意保胃气，常加木香、陈皮、谷麦芽、焦楂曲、砂仁；固卫表，常加荆芥、大青叶、板蓝根、防风、蛇舌草；益肾元加菟丝子、首乌、六月雪、土茯苓。②严重的肾病综合征，高度水肿、大量蛋白尿、低蛋白血症，重用生黄芪，巧选虫类药，如制僵蚕、全蝎、水蛭、蜈蚣、地龙、蝼蛄等；多用祛风通络药，如雷公藤、紫荆皮、穿山龙等；病症相合，药无不适，注意守方，缓进图之。③以中老年患者为主，病变侵犯多脏器，肾为主要受累脏器，因此，在疗程中后期病机虚实夹杂，以虚为主，重视扶正祛邪，扶正以益肾为主，兼顾其他受累脏器，祛邪清利湿热、祛风通络为辅。

【验案举例】

肾淀粉样变性病属脾肾阳虚证（王钢主诊）

胡某，男，63岁。初诊日期：2009年9月21日。

患者至2008年10月起，反复出现蛋白尿、浮肿，对症治疗无效，于今年5月份外院肾穿后诊断为系统性淀粉样变性（AL型），累及肾脏和肠道，骨穿正常，基本排除多发性骨髓瘤。外院建议化疗及自体干细胞移植，因经济原因放弃，故转投中医治疗，因目前肾功能基本正常，血白蛋白30g/L，24小时尿蛋白定量3～6g，全身浮肿，双下肢为著，伴乏力，胃口一般，舌质淡红，苔薄白，脉沉细。辨证为脾肾阳虚。

处方：附子（先煎）10g，白术12g，干姜6g，陈葫芦15g，大腹皮20g，车前子（包煎）60g，桑白皮20g，泽兰15g，肉桂8g，生黄芪50g，连皮茯苓20g，制僵蚕15g，全蝎4g，川芎

15g，青风藤 15g，穿山龙 15g。

二诊（10 月 8 日）：浮肿略有好转，仍感乏力，腹部稍胀满，舌质淡润，有齿痕，舌苔白，脉沉细，治疗有效，前方加党参、枳实、莱菔子各 12g，长期调理。

三诊（2010 年 1 月 30 日）：患者浮肿基本消退，偶感乏力，复查尿蛋白定量 3.0g，前方去陈葫芦、大腹皮、枳实、莱菔子，加金樱子 10g，芡实 20g 以固摄精微。

按语：患者老年男性，辨证为脾肾阳虚水泛，处方以真武汤化裁，附子大辛大热，归经入肾，温壮肾阳，化气行水为君；辅以白术、茯苓、生黄芪、泽泻健脾渗湿利水，辛温之干姜、肉桂，既可协助附子温阳化气，又能助苓、术等温中健脾；佐以制僵蚕、全蝎、川芎、青风藤、穿山龙祛风通络降尿蛋白。诸药合用，共成温肾健脾，祛风通络化气利水之剂。陈葫芦、大腹皮、车前子、桑白皮理气化湿、消肿利水，上药相互配合，则脾肾得温，水湿得利，水肿可愈。二诊兼夹气虚气滞，故加重党参、黄芪补气，枳实、莱菔子理气消胀。三诊患者蛋白长期不消，加金樱子、芡实加强固摄，患者病情顽固，经过上方长期调理，以获全效。

【小结】

1. 从肾淀粉样变的临床表现来看，属于中医“虚劳”、“水肿”、“积聚”等范畴，乃先天禀赋不足，久病体虚或年老体衰，致脏腑虚损，脾肾不足，气化失司，痰浊风湿内生，瘀血阻滞，水、痰、瘀、风互结，内积脏腑，外充形廓，阻抑脉道，壅塞三焦，障碍气化，并随三者蓄聚之处而出现脏腑和组织形质的改变，如巨舌症、心、肝、脾、肾肿大等，并使临床表现复杂多端。本病病变以脾肾为中心，而涉及肺、肝、心及三焦诸脏。病机乃本虚标实，关乎虚、水、痰、瘀、风五大方面，病之初期实多虚少，后期虚多实少，终至出现脾肾衰败、升降悖逆、出入败废之关格重证。

2. 治疗当标本兼顾，补泻同施，并行不悖，根据虚、实之标本主次，或以补虚治本为主，泻实为辅；或以泻实治标为重，补虚为次，注意补气祛风通络药物的使用，方药合证，一定要注意守方，此病顽固，当缓中图之。

（谢圣芳，王钢）

第四节　自身免疫性甲状腺疾病伴肾损害

自身免疫性甲状腺疾病（autoimmune thyroid disease，AITD）包括慢性淋巴细胞性甲状腺炎或桥本病（Hashimotothyroidifis，HT）、弥漫性毒性甲状腺肿（Graves disease，GD）和原发性甲状腺机能减退症（Hypothyroidism）。甲状腺抗体介导免疫复合物性肾炎或肾病，称为 AITD 相关肾病，但 AITD 相关肾病的因果关系尚未阐明，临床多表现为轻度蛋白尿，可出现在 AITD 前、中或后，甚至可致严重的不可逆性的肾损害，该病越早诊治，预后越好。

AITD 发生蛋白尿的概率是 11% ~40%。女性患病率明显高于男性。

中医学病名，根据其临床表现可归属于“瘿病”、“心悸”、“虚劳”等范畴。

就临床资料分析自身免疫性甲状腺疾病伴肾损害有以下特点：

1. 发病因素　①遗传因素：遗传因素在 AITD 的发生中起一定的作用，家族成员患病率明显高于普通人群。与其他许多自身免疫性疾病一样，比较肯定的 AITD 易感相关基因是人类白细胞抗原Ⅱ（HLA－Ⅱ）基因位点的某些等位基因。②某些内源性因素：如年龄、性别也与 AITD 的易感性有关。随着年龄的增大，AITD 的发病率升高。女性发生 AITD 的危险性是男性的 5～10 倍。自身免疫性甲状腺炎动物模型的研究表明，雌激素或孕激素可以加剧甲状腺炎的程度，睾酮则可以减弱，甚至逆转这种刺激作用。所以，女性激素对 AITD 的发生有一定的作用。其他内源性因素，如高泌乳素血症可增加甲状腺自身抗体发生的危险性。AITD 膜性肾病的发生机制可能是甲状腺球蛋白和甲状腺微粒体抗原在肾小球基底膜外沉积致原位免疫复合物形成，部分病例可能有循环免疫复合物机制参与。

2. 常见的诱发与加重因素　①精神因素：精神应激是诱发 GD 的重要因素。②感染因素：感染在 AITD 发病中占重要地位。多种致病菌感染均可诱发 AITD，对不同人群甚至每个人来说，诱发 AITD 的致病微生物可以是不同的，主要原因是每种致病菌最适宜生存的地理条件和气候环境的不同。感染与自身免疫性疾病的关系并非简单的因果关系，致病微生物通过直接作用和间接作用，影响免疫反应的每个步骤，诱发、维持或促进自身免疫反应。关于感染在 AITD 中的作用，研究较多的是结肠炎耶尔森菌和反转录病毒。尤其在 GD 患者中，结肠炎耶尔森菌抗体检出率很高。③摄入碘：碘是诱发和加重 AITD 的重要因素。实验室和临床的资料均证实，碘可以诱发和加重甲状腺的自身免疫。碘可成功地诱发出自身免疫性甲状腺炎的动物模型，在临床上除了碘致甲亢的情况外，碘还可以诱发或加重 Graves 病。对于易感性个体，当碘缺乏时，其甲状腺内的自身免疫反应程度减轻，而当碘过剩时，自身免疫反应程度加重，可见，碘是诱发易感性个体发生 AITD 的重要因素。④药物：有关药物诱发 AITD 的动物实验有：抗抑郁药物，如卡马西平、麦普替林可抑制甲状腺激素的产生；吩噻嗪可引起大鼠甲状腺内淋巴细胞的浸润和甲状腺激素水平的降低。细胞因子是引发医源性 AITD 的主要原因。用干扰素、白介素或粒细胞－巨噬细胞集落刺激因子治疗的部分患者可能发生甲状腺功能减退或甲亢，对于甲状腺自身抗体阳性的患者，用细胞因子治疗更易发生甲减或甲亢。

中医治疗主要是调整阴阳，调节机体免疫紊乱，改善症状等。西医治疗目前尚无统一的标准，但治疗关键在于早发现、早诊断、早治疗，强调对 AITD 本身的充分治疗，因为控制抗原产生来源应是治疗 AITD 相关性肾病的根本。治疗上应采取综合措施，以消除抗原产生为治疗目的，针对病因并根据肾脏的病理类型选择合适的治疗方案。

【病因病机】

由于情志因素或体质因素等，导致阴阳失调，累及于肾而发病。

1. 先天不足或后天失养　素体肾阴匮乏，阴损及阳，兼之肝郁化火，日久导致气阴两虚。或者真阳衰微以致形寒神疲，呈现命门火衰；或者脾气不足，化源匮乏，五脏失于充养。

2. 情志失调 长期抑郁或暴怒，肝气郁结，郁久化火；肝郁脾虚，津液失布，聚而为痰；阳虚水失运化，凝而成痰或火热煎熬津液，凝而成痰。痰凝气阻，致血行不畅，而成瘀血。

病机总属阴阳失调。病位在心肝脾肾，病理性质为本虚标实。本虚为脾肾阳虚，气阴两亏，标实为气（火）滞、痰凝、血瘀。

【诊断与鉴别诊断】

1. 诊断

（1）AITD的诊断：测定血清TT_3、TT_4、FT_3、FT_4、促甲状腺激素（TSH）、甲状腺球蛋白抗体（TGA）、甲状腺微粒体抗体（TMA）、检查甲状腺彩超及甲状腺核素显像，根据病史、临床表现、实验室检查结果确立AITD诊断，并除外垂体疾病、肾上腺疾病、肿瘤、药物等因素。原发性甲状腺功能减退症：临床症状上有血清总T_3、总T_4降低和（或）FT_3、FT_4降低并伴有TSH明显增高，并排除甲状腺功能亢进症、桥本氏病、下丘脑垂体病变、糖尿病、肾上腺病变、肿瘤及药物因素，排除甲状腺手术史及治疗史。原发性甲状腺功能亢进症：临床上有怕热、心悸、突眼等典型临床表现，血清总T_3、游离T_3升高，TSH下降伴甲状腺抗体阳性，弥漫性甲状腺肿大，抗甲亢治疗有效。桥本氏甲状腺炎：具备下述检查中的至少3项：①甲状腺肿大、质硬而无触痛；②甲状腺球蛋白抗体和甲状腺微粒体抗体强阳性；③甲状腺扫描示放射性分布不均，有稀疏区；④甲状腺穿刺或手术组织病理确诊为淋巴细胞性甲状腺炎。

（2）AITD相关肾病诊断：目前没有统一的诊断标准，以下几点可供参考：①有自身免疫性甲状腺疾病的临床表现，血清TG Ab、TM Ab、TPO Ab升高或曾诊断为自身免疫性甲状腺疾病；②蛋白尿；③肾活检提示肾小球基底膜或系膜区有甲状腺相关抗体的沉积；④排除糖尿病肾病、高血压肾损害、乙型肝炎相关性肾炎和狼疮性肾炎等继发性肾损害。

2. 鉴别诊断 AITD应注意与各种免疫复合物性肾炎如乙肝相关性肾炎、狼疮性肾炎等相鉴别。鉴别要点如下：①病史特点：前者一般有自身免疫性甲状腺疾病的临床表现及血清相关抗体升高，而乙肝相关性肾炎患者及狼疮性肾炎患者主要有血清学乙肝病毒指标异常及抗核抗体等免疫指标的异常。②如自身免疫性甲状腺疾病的患者同时合并有乙肝及狼疮，则肾脏病理为金标准，前者可有甲状腺相关抗体在肾小球基底膜或系膜区的沉积；乙肝相关性肾炎免疫组化及电镜可提示有乙肝病毒在肾脏的沉积，狼疮性肾炎特有的“满堂亮”、“白金耳”等表现可以鉴别。

【辨证论治】

1. 气阴两虚证

证候：瘿肿眼突，形体消瘦，腰膝酸软，神疲乏力，心悸怔忡，怕热多汗，失眠健忘，月经不调，或浮肿，或小便短赤，舌红或淡红，苔少或薄黄，脉细数。

基本治法：益气养阴，软坚散结。

方药运用：黄芪参脉饮加味。常用药：生黄芪30g，党参15g，黄精20g，麦冬30g，白芍15g，五味子6g，生地15g，熟地15g，枸杞子15g，何首乌30g，当归15g，香附12g，赤芍15g，玄参15g，浙贝母12g，生牡蛎30g，炙甘草10g。方中以生黄芪、党参、黄精为主药，益气养阴，补益肺脾肾，麦冬、白芍、五味子、生地滋阴通脉益肺，辅以熟地、枸杞子、首乌益肾填精，香附、当归、赤芍活血通络，理气解郁，浙贝母、生牡蛎软坚散结，炙甘草通心脉，调和诸药。全方共同益气养阴，软坚散结，益肾通脉之功效。

加减：内热症状明显，如潮热心烦，性情急躁者，加地骨皮30g，丹皮10g，泽泻10g；有双手颤动者，加制僵蚕12g，天麻10g，全蝎6g；心悸明显者，加珍珠母30g，炙远志10g；有失眠多梦者，加酸枣仁30g，首乌藤30g。蛋白尿明显者加制僵蚕10g，水蛭6g，雷公藤15g。

2. 气郁痰凝证

证候：瘿肿眼突，软而不硬，胸痛，性情易怒，喉有堵塞感，下肢浮肿，泡沫尿，舌苔薄腻，脉弦滑。

基本治法：疏肝理气，化痰散结。

方药运用：柴胡疏肝散合二陈汤或四海疏郁丸加减。常用药：柴胡10g，枳实10g，芍药10g，陈皮15g，半夏10g，茯苓12g，夏枯草10g，牡蛎10g，郁金15g，瓜蒌30g，厚朴10g。方中以柴胡疏肝理气，为君药；辅以枳实理气化痰，芍药疏肝养肝，加强疏肝理气作用；陈皮、半夏燥湿化痰，茯苓健脾除湿共为助运化痰散结。夏枯草、郁金清肝火，软坚散结，生牡蛎、全瓜蒌软坚散结，厚朴理气燥湿。全方共为疏肝理气，化痰散结功效。

加减：水肿明显者，加车前子(包煎)30g，益母草15g，茯苓皮30g；蛋白尿明显者，加雷公藤15g，金樱子15g；瘿肿明显者，加穿山甲15g，三棱15g，莪术15g；突眼者加白蒺藜15g，蚤休15g，白花蛇舌草15g。

3. 气滞血瘀证

证候：情绪激动，多怒烦躁，心悸善忘，震颤明显，咽干口燥，五心烦热，烦躁易怒，消谷善饥，面赤充血，瘿肿，质硬，便溏，舌绛有瘀点，苔灰白，脉弦涩。

基本治法：活血化瘀，软坚散结。

方药运用：血府逐瘀汤加减。常用药：柴胡12g，白芍12g，枳实10g，生地20g，当归30g，川芎10g，制鳖甲15g，炮山甲12g，三棱12g，莪术12g，黄药子10g。方中当归、川芎活血化瘀为主药，辅以柴胡疏肝理气，枳实理气散结，助其活血之功，三棱、莪术活血破瘀，软坚散结，另白芍滋阴养肝，制鳖甲益肾养阴，黄药子。全方共活血化瘀，软坚散结功效。

加减：若颈肿明显，咽部异物感者，可加用玄参、浙贝母、山慈菇；若久病质韧者，加用穿山甲、三棱、莪术；若蛋白尿反复，痰凝热郁，加全蝎、僵蚕、石韦。

4. 脾肾阳虚证

证候：神疲乏力，嗜睡倦怠，记忆减退，头晕目眩，耳聋耳鸣，腰膝酸软，畏寒肢冷，皮肤干燥、脱屑，毛发干燥、易落，纳减、便秘、全身水肿，男子阳痿，女子月经不调，舌淡胖，舌苔白腻，脉沉细或沉迟。

基本治法：温肾益气，健脾助运。

方药运用：斑龙丸合香砂六君子丸，或用真武汤、保和丸、五苓散加减。常用药：黄芪30g，党参20g，白术10g，当归10g，巴戟天10g，补骨脂10g，桂枝8g，陈皮8g，干姜6g，红枣6g。方中黄芪、党参补气益肾，白术益气健脾助运，巴戟天、补骨脂温补肾阳，桂枝、干姜温阳通脉，当归养血填精，陈皮理气，防止诸药滋腻太过，小红枣调和诸药。

加减：水肿明显加车前子，茯苓皮利水消肿；心率慢者，加麻黄、细辛鼓舞心阳；女子闭经者加当归、莪术活血通经；头晕乏力，面色苍白者加当归、黄精、菟丝子、紫河车、肉苁蓉滋阴填精。

5. 心肾阳虚证

证候：形寒肢冷，心悸怔忡，面白虚浮，动作懒散，头晕目眩，耳鸣，肢体乏力，嗜睡息短，或有胸闷胸痛，脉沉迟缓微弱，或见结代，舌淡色暗，舌苔薄白。

基本治法：温补心肾，利水消肿。

方药运用：金匮肾气丸合苓桂术甘汤加减。常用药：附子10g，干姜6g，桂枝6g，党参15g，黄芪30g，白术20g，茯苓20g，川芎10g，白芍12g，薤白10g，淫羊藿10g，炙甘草10g。方中附子大辛大热以温肾阳，桂枝、干姜通心助阳化气，茯苓、白术健脾利水，导水下行，白芍和里，与附子同用，能入阴破结，敛阴和阳，黄芪补气升阳，利水退肿，薤白、炙甘草温阳通脉，川芎活血通络，淫羊藿益肾温阳。

加减：胸闷憋痛明显者，加全瓜蒌15g，延胡索10g；形寒肢冷明显者，加菟丝子15g，巴戟天15g；毛发脱落、性欲下降者，加巴戟天、阳起石温肾壮阳。心率慢者，加麻黄、细辛鼓舞心阳。

6. 阳虚痰湿证

证候：周身浮肿，胸胁满闷，肢体沉重，酸软乏力，嗜睡懒动，形寒肢冷，口淡纳呆，面色㿠白或黧黑，声音嘶哑，舌体胖大而质嫩，苔白滑，脉沉细无力。

基本治法：温肾益气，健脾除湿化痰。

方药运用：真武汤、五苓散、苓桂术甘汤加减。常用药：黄芪30g，白术15g，茯苓30g，桂枝10g，熟附子12g，干姜6g，泽泻15g，苍术15g，陈皮6g，人参10g，车前子（包煎）30g，生薏苡仁30g，炙甘草10g。方中附子、干姜温补肾阳，黄芪、人参健脾益肾补气，共为主药；白术、茯苓健脾益气，化湿除痰；泽泻、车前子利水消肿，生薏苡仁、苍术、陈皮燥湿健脾化痰，炙甘草调和诸药。

加减：痰湿内盛，纳呆者，加半夏、谷麦芽、焦楂曲、白芥子；若蛋白尿顽固，气滞痰结，加全蝎、僵蚕。病情日久，出现瘀血症状如舌体暗紫有瘀点、脉弦细者，加桃红四物汤。

【其他治疗】

1. 中成药

(1) 雷公藤多苷片：主要成分：雷公藤提取物。功效：祛风解毒，化湿消肿，舒经通络。适用于尿检蛋白尿、血尿患者，中医辨证属湿热内蕴者佳。每次2片，每日3次。注意监测血常规及肝功能。

(2) 火把花根片：由昆明山海棠之根加工而成。功效：祛风除湿、舒筋活络，清热解毒。适用于尿检蛋白尿、血尿患者。每次3~5片，每日3次。

(3) 冬虫夏草菌丝制剂：如金水宝或百令胶囊，均可补肺肾，可长期服用调节免疫功能，适用于肺肾气虚者。常用剂量为每次4~6粒，每日3次。

2. 静脉针剂，根据患者证候辨证使用　属阴虚者可用生脉注射液。成分：红参、麦冬、五味子。功效：益气养阴，复脉固脱。用法用量：肌内注射，一次2~4ml，一日1~2次；静脉滴注，一次20~60ml，用5%葡萄糖注射液250~500ml稀释后使用，半个月一疗程。

气虚者可用黄芪注射液滴注。成分：黄芪提取物。功效：益气养元，养心通脉，健脾利湿。用法用量：肌内注射，一次2~4ml，一日1~2次；静脉滴注，一次10~40ml，一日1次，用5%葡萄糖注射液250ml稀释后使用，半个月一疗程。

瘀血者可选丹参注射液、川芎嗪注射液、血塞通注射液。

【转归及预后】

病理以膜性肾病为主，并呈多样性，个别病理可有严重肾小管间质肾炎，也可表现为正系膜增生性肾小球肾炎、局灶节段性肾小球硬化、膜增生性肾小球肾炎、抗肾小球基底膜肾炎等。临床表现无特异性，常被误诊或漏诊，甚至可能出现肾功能不可逆，进行性恶化，故早期发现、早期治疗十分重要。目前主要通过肾组织作甲状腺球蛋白免疫组化染色来诊断AITD相关性肾病，但阳性率极低。

由于临床表现、肾脏病理及近期预后复杂多变，并可与DM、SLE、乙型肝炎等疾病合并存在，临床上不容忽视。一般来说，早期治疗，原发病控制好，预后较好，微小病变及轻度系膜增生型肾小球肾炎、早期膜性肾病治疗效果较好，预后好。若疾病长期得不到控制或复发，甚至出现糖尿病、系统性红斑狼疮、乙型肝炎、肿瘤等合并症，则患者预后较差。

【预防与调护】

1. 预防　关于AITD的预防现无任何报道，有学者认为适量补硒有助于防治自身免疫性甲状腺疾病。对诊断为自身免疫性疾病的患者，注意监测小便常规，尿微量白蛋白等，及时予以干预。

2. 调护　注意调畅情志，保持心情舒畅，饮食清淡易消化，低碘饮食，禁食海产品等；禁忌食用刺激性食物及饮料如浓茶、咖啡等，以免引起患者精神兴奋，尤其是甲亢患者。肾功能不全时，注意优质低蛋白饮食，表现为肾病综合征时注意低盐低脂饮食，限盐限水，保持液体平衡等。注意休息与环境安静，适当活动，以不劳累为度。

【临证经验】

1. 尿白蛋白（albumin，ALB）、尿 Tamn - Horsfal 蛋白（Tamn - Horsfal protein，THP）、尿免疫球蛋白 G（immunoglobulin G，IgG）、尿 β_2 微球蛋白（β_2 - microglobulin，β_2MG）对儿童自身免疫性甲状腺疾病（autoimmune thyroid disease，AITD）早期肾损害诊断有重要意义。

2. AITD 引起肾脏损害以蛋白尿为主要表现，但轻重程度不一，有的轻度蛋白尿，少数呈肾病综合征之表现。

3. AITD 并发肾脏病，要强调对 AITD 本身的充分治疗，因为控制抗原产生来源应是治疗 AITD 相关性肾病的根本。根据合并肾脏疾病的不同类型来决定用免疫抑制剂或细胞毒药物，也可考虑甲状腺切除术治疗，但要警惕抗甲状腺药物所致的相关性肾病。

4. 甲亢症状的缓解并不意味着免疫病理损害的缓解，可能肾脏的免疫损伤在控制甲亢症状后仍然存在，当继续用药，巩固疗效。

5. 甲状腺切除，去除抗原，终止了致肾炎性免疫复合物形成，但临床疗效尚不肯定，有待进一步研究，据报道约 30% 的 AITD 可发生机理不明的轻度蛋白尿，若无肾组织病理检查，难以判断这些病理是否属本病早期，假若这些病例从轻度蛋白尿发展为肾病综合征，应高度怀疑 AITD 相关性肾炎。

6. 先对 AITD 本身进行了充分的治疗，同时加用足量（NS 患者）或半量（肾炎综合征患者）泼尼松，联合雷公藤多苷（或火把花根片）、百令胶囊等药物，以抑制或调节免疫功能，尽快控制肾脏病变。对泼尼松疗效不佳的患者，给予 CTX、MMF 等免疫抑制剂治疗，收到了较好效果。但如同原发性肾小球病变一样，AITD 肾损害缓解后可再复发，尤其 AITD 病变活动可导致肾脏损害的进一步加重。

7. 我们认为，甲状腺疾病多因气滞肝郁化火，肝火内动，或情志内伤，肝气郁结而引发。体内阴阳乖戾，气滞痰凝，壅结颈前为本病所成，若迁延日久，引起血脉瘀阻则由气、痰、瘀三者合而交结为患。初起多实，病久则由实转虚或虚实夹杂。初发病者多数是因气机郁滞、痰气凝结于颈前而致病，或者是由于肝火亢盛、瘀血阻滞而致病，多为实证。久病不愈也就转变成气虚、阴虚、气阴两虚等证，治从疏肝解郁、理气化痰、活血祛瘀的同时，注重滋阴养血和补益元气，调整机体的脏腑功能，恢复机体各个系统的正常功能，尤其是恢复机体的免疫功能，只有这样才能巩固疗效，标本兼治。

8. 推荐邹氏三代专家治疗甲状腺功能亢进和减退伴肾损害经验方药（甲减伴肾损害见验案一，甲亢伴肾损害见验案二）。

【验案举例】

1. 自身免疫性甲状腺疾病伴肾损害属肾阳虚衰证（王钢主诊）

张某，女，35岁。初诊日期：2007年4月15日。

患者2003年起因反复出现颜面及双下肢浮肿，尿中泡沫增多，查尿常规示蛋白（+）~（+++），肾功能正常，给予利尿消肿等治疗浮肿无明显消退。外院查甲状腺功能示T_3 0.58nmol/L，T_4 37.4nmol/L，TSH 10.56mU/L。诊断为原发性甲状腺功能减退症伴肾损害，服甲状腺素片减量为早晚各10mg。来诊时表情淡漠，言语缓慢，面颊、眼睑虚肿，四肢皮肤增厚，粗糙，畏寒怕冷，睫毛及眉毛稀少，甲状腺触诊无肿大，小便清长，夜尿4~5次，双下肢轻度浮肿，舌质淡，苔白，脉细缓。中医辨证为肾阳虚衰，气化失利。治拟温阳祛寒，活血利水。

处方：桂枝10g，附片（先煎）15g，熟地15g，山茱萸15g，茯苓皮40g，泽泻15g，丹皮12g，山药12g，车前子（包煎）40g，黄精30g，菟丝子30g，紫河车5g，川芎10g，水蛭5g，益母草15g，雷公藤（先煎）15g。另甲状腺片10mg，每日3次。

二诊（4月28日）：服药14剂后浮肿减轻，精神好转，怕冷，夜尿仍多，苔薄，脉细缓。上方去丹皮、山药，附片改20g，加肉苁蓉15g，覆盆子15g。

三诊（5月26日）：服药28剂后患者自觉诸症好转，夜尿减少，尿蛋白（+），仍有怕冷，苔薄，脉细缓。上方附片改30g，茯苓皮改茯苓30g。

四诊（6月24日）：服药28剂后复查T_3、T_4、TSH均恢复正常，查尿蛋白两次阴性，怕冷夜尿多明显好转，浮肿消退，精神好转，苔薄，脉细缓，以上方巩固治疗。甲状腺素片减量为早10mg，下午5mg。

按语：本病案西医诊断为甲状腺功能减退伴肾损害，属于中医“虚劳”、“肾风”、“肤胀”范畴。甲减与《素问·奇病论》之“肾风”，及《灵枢·水胀》之“肤胀”相似，盖肾风者“有病庞然如有水状”，“肤胀者，寒气客于皮肤之间，鼓目不坚，腹大，身尽肿，皮厚”，皆颇似黏液性水肿之状。一般以肾阳（气）虚衰，治拟温阳祛寒、活血利水。以桂附地黄汤为主药，阴中求阳，在治肾阳虚证中，加用邹老常喜用的补肾填精血肉有情之品，如黄精、菟丝子、紫河车、肉苁蓉，可进一步增强补阳效果，对改善内分泌紊乱、甲状腺功能有较好作用。方中还用川芎、水蛭、益母草、雷公藤化瘀通经，利水降蛋白。二诊、三诊中逐渐加大附片用量，邹老治肾阳虚证用附片剂量最大时可用到50~80g，为防附子中乌头碱的毒性，宜先煎久煎，并与养阴熟地、山茱萸配伍。方中用水蛭、川芎、益母草活血利水，附片与活血利水药配伍，有明显增强活血利水作用；用雷公藤通络降蛋白。

2. 自身免疫性甲状腺疾病伴肾损害属气郁痰凝证（王钢主诊）

李某，女，44岁，初诊日期：2008年5月18日。

患者2005年无明显诱因出现双下肢浮肿，查尿常规示蛋白（++），未予特殊治疗。2006年出现心悸、怕热、出汗、多食、消瘦、浮肿等症状，查甲状腺肿大，甲状腺功能示

FT_3 14pmol/L，T_3 5.8nmol/L，FT_3 5.8pmol/L，T_4 48.7nmol/L，TSH＜1.01mU/L，抗甲状腺球蛋白抗体（+），抗甲状腺微粒抗体（+）；尿常规示蛋白（++++），行肾穿刺活检术示膜性肾病，诊断为甲状腺功能亢进，肾小球膜性病变。来诊时双眼突出，形体消瘦，自诉易出汗，怕热，多食，易激动，口干多饮，下肢浮肿，尿短赤，大便干结，3～4日一行，舌质暗红，少苔，脉细数。中医辨证：肝失疏泄，气郁痰凝，水瘀互阻。治拟疏肝理气，解郁化痰，活血利水。

处方：柴胡6g，郁金10g，黄芩12g，夏枯草12g，石决明15g，白花蛇舌草15g，枳实15g，半夏10g，陈皮10g，玄参15g，浙贝母10g，车前子（包煎）40g，水蛭10g，益母草15g，制大黄15g，雷公藤12g。另优甲乐50μg，每日2次。

二诊（6月15日）：服药28剂后自觉诸症好转，大便好转，小便短赤，口干，心悸明显。上方去柴胡、郁金，加生石膏（先煎）30g，生地15g，黄精15g，灵磁石15g。

三诊（7月13日）：服药28剂后怕冷、心悸、浮肿好转，甲状腺肿大，尿蛋白（+++），舌暗红，脉细数，治拟益气养阴，软坚散结，活血利水。

处方：生黄芪40g，生地15g，黄精15g，制鳖甲15g，夏枯草12g，金樱子15g，制僵蚕15g，穿山甲6g，浙贝母10g，积雪草15g，莪术15g，制大黄15g，车前子（包煎）40g，益母草15g，生牡蛎30g，雷公藤18g。

四诊（8月10日）：服药28剂后患者诸症好转，尿蛋白（+），浮肿消退，甲状腺肿明显缩小，甲功指标基本恢复正常，继以上方加减巩固治疗。

按语：本病案甲状腺功能亢进，膜性肾病。属于中医“瘿病”、“心悸”、“水肿”范畴，诊治思路：①初期：肝失疏泄，气郁痰凝，水瘀互阻。治疗用柴胡、郁金、黄芩、夏枯草疏肝；用石决明、白花蛇舌草清肝治突眼；用枳实、半夏、陈皮、玄参、浙贝母化痰散结；用车前子、水蛭、益母草活血利水；用雷公藤祛风降蛋白。②中期：气郁化火，痰瘀互结，气化不利。治疗以上基本方去柴胡、郁金，加大甘寒清火、养阴生津的生石膏、生地；用黄精、灵磁石治心悸。③后期：气郁痰凝瘀血水湿，久则耗气伤阴，临床最多见的正虚证是气阴两虚。治疗用生黄芪、生地、黄精、鳖甲益气养阴；用鳖甲、夏枯草、制僵蚕、穿山甲、浙贝母、积雪草、莪术软坚散结，活血化瘀；用金樱子、雷公藤固精通络降蛋白。

【小结】

1. 自身免疫性甲状腺疾病肾损害中医辨证总属阴阳失调，治疗当以调整阴阳，兼顾气（火）滞、痰凝、血瘀。

2. 早期及时干预治疗，可以阻止甚至逆转病情，中西医结合治疗，可将病情控制在较好地状态，长期稳定。

（谢圣芳，王钢）

第五节 系统性红斑狼疮性肾炎

狼疮性肾炎是指系统性红斑狼疮（SLE）合并双肾不同病理类型的免疫性损害，同时伴有明显肾脏损害表现的一种疾病。

SLE 的肾脏损害称为狼疮性肾炎（LN），国外发病率为 50 例/10 万人，国内发病率为 70 例/10 万人。几乎所有的 SLE 患者都存在肾组织受损的组织学、免疫病理及超微结构的改变。本病有热带地区、中国南方沿海地区发病率增高倾向，女性常见，男女比例 1∶7～9.5。

根据其临床表现可归属于中医学“红蝴蝶疮”、“阴阳毒”、“水肿”、“腰痛”、“日晒疮”、“阴阳毒”、“温毒发斑”、“虚劳”等范畴。

就临床资料分析狼疮性肾炎有以下特点。

1. 发病因素

（1）遗传缺陷：绝大多数 SLE、LN 患者带有多个遗传性易感基因；在许多人群中 HLA－DR_2 和 HLA－DR_3 阳性者易感 SLE、LN，危险性高，且多在性成熟后发病；

（2）环境危险因子：①紫外线：紫外线（UV）致 LN 的机制是：a. UV 作用于 DNA 可形成丰富的胸腺嘧啶二聚体，这种经修饰过的 DNA 有极强的免疫原性能。b. UV 和其他辐射等物理性损伤，可诱导人表皮细胞凋亡。此时膜包裹的富含抗原，包括核小体等的小泡会出现在损伤细胞的表面，从而刺激 SLE 特征性抗体应答而发病。②化学损伤：含铅、苯的染发剂、发光剂、唇膏、甲油、甲醛、二甲苯等化学染料，食用苜蓿芽和 β 受体阻滞剂、异烟肼、普鲁卡因胺、肼屈嗪、甲基胺基化合类抗菌药也是重要的致病因素。作用机制：a. 化学物质本身或代谢产物激发了免疫应答；b. 影响 DNA 修复，活化自身反应性淋巴细胞而发病。③可疑刺激因素：a. 感染：多种感染因子可导致大量淋巴细胞活化，细菌性超抗原可激活表达特定 TCRVβ 细胞而产生大量的细胞因子，可引发 SLE、LN。b. 饮食：含补骨脂素的食物（芹菜、无花果等）可增强患者的光敏感，蘑菇、某些食物染料及含联胺的烟草均可诱发 SLE。

（3）性激素异常：妇女长期服用含雌激素的避孕药可诱发 SLE、LN，亦是佐证。研究证实，雌激素可抑制 T 细胞功能并显著降低 NK 细胞的活性。而激活 B 细胞功能，使血浆免疫球蛋白水平及抗 DNA 抗体水平增加；由雌激素介导的 B 细胞激活可产生高水平的 IgG 型抗 dsDNA 抗体并增加肾脏的损害。

2. 常见的诱发与加重因素 ①性激素：女性口服雌激素类避孕药可诱发及加重狼疮病情；②感染：病毒感染、细菌感染，尤其是结核感染和链球菌感染；③特殊药物：普鲁卡因胺、肼苯达嗪、异烟肼等可诱发狼疮样综合征；④紫外线：暴露于紫外线光后可引起症状复发，磺胺类及四环素类药物可能诱发光过敏，增强紫外线效应；⑤食物：芹菜、无花果、蘑菇、某些食物染料（比如酒石酸类物质）及烟草等可诱发狼疮发作。

中医以辨证为主，以调整整体功能，配合糖皮质激素及免疫抑制剂，病情能有显著好转。一般来说，急性期使用西药作用迅速高效，缓解期中医对改善症状、减少西药副作用、减少复发、保护肾功能、提高生活质量具有良好作用。

【病因病机】

先天禀赋不足，肾精亏虚或七情内伤，阴阳失调；或肾精素亏，复感邪毒；或服食毒热之品，致气血阻滞，运行不畅，邪毒久稽经络血脉所致。

1. 内因多为禀赋不足，素体虚弱，肝肾不足，由先天禀赋不足，情志内伤，病后失调，复受六淫侵袭，特别是风、湿、火、燥四淫阳邪的外袭，导致热毒血热，伤阴耗液，阴阳气血失于平衡，气血运行不畅，气滞血瘀，阻于经络和脏腑而致病。

2. 外因多与感受邪毒有关，外感湿热毒邪，不能及时清解，则内陷于肾，竭耗肾阴，灼伤肾络而致血尿；肾体损伤，失于封藏，则精微下注而为蛋白尿；外邪入里致肺脾肾功能失调，水湿运化不利，三焦气化不宣则见水肿；久病致瘀，肾络瘀阻，血运不利亦可导致水液潴留，或见管型尿；肝肾阴虚，肝阳上亢，则可有高血压表现。

3. 劳累过度、外感六淫、七情内伤均为该病的重要诱因，内外热毒相合，蕴聚于脏腑经络，发于外则为皮肤红斑、关节疼痛，损于内则脏腑受损。

本病的基本病机为本虚标实，病位在肝肾，涉及肺、脾、三焦。由于先天不足、肝肾阴虚，正气亏虚贯穿于病程的始终，湿热毒邪则是诱发加重及反复发作迁延不愈的因素，两者常相互影响，病理性质为本虚标实，本虚是先天不足、肝肾阴虚，标实是湿热火毒。

【诊断与鉴别诊断】

1. 诊断 狼疮性肾炎是指系统性红斑狼疮的肾损害，因此，首先确定系统性红斑狼疮的诊断，再加上肾小球疾病的证据就可能诊断为狼疮性肾炎。系统性红斑狼疮的诊断参照美国风湿病协会1997年拟定的标准。作为诊断标准SLE分类标准的11项中，符合4项或4项以上者，在除外感染、肿瘤和其他结缔组织病后，可诊断SLE。需强调指出的是患者病情的初始或许不具备分类标准中的4条。随着病情的进展而有4条以上或更多的项目。11条分类标准中，免疫学异常和高滴度抗核抗体更具有诊断意义。一旦患者免疫学异常，即便临床诊断不够条件，也应密切随访，以便尽早作出诊断和及早治疗。标准见表14－1。肾脏病理急性指数及慢性指数内容见表14－2。

表14－1　美国风湿病学院1997年修订的SLE分类标准

1. 颊部红斑	固定红斑，扁平或高起，在两颧突出部位
2. 盘状红斑	片状高起于皮肤的红斑，黏附有角质脱屑和毛囊栓；陈旧病变可发生萎缩性瘢痕
3. 光过敏	对日光有明显的反应，引起皮疹，从病史中得知或医生观察到
4. 口腔溃疡	经医生观察到的口腔或鼻咽部溃疡，一般为无痛性
5. 关节炎	非侵蚀性关节炎，累及2个或更多的外周关节，有压痛，肿胀或积液
6. 浆膜炎	胸膜炎或心包炎

续表

7. 肾脏病变	尿蛋白 >0.5g/24h 或（+++），或管型（红细胞、血红蛋白、颗粒或混合管型）
8. 神经病变	癫痫发作或精神病，除外药物或已知的代谢紊乱
9. 血液学疾病	溶血性贫血，或白细胞减少，或淋巴细胞减少，或血小板减少
10. 免疫学异常	抗 dsDNA 抗体阳性，或抗 Sm 抗体阳性，或抗磷脂抗体阳性（后者包括抗心磷脂抗体、或狼疮抗凝物阳性、或至少持续 6 个月的梅毒血清试验假阳性三者之一）
11. 抗核抗体	在任何时候和未用药物诱发“药物性狼疮”的情况下，抗核抗体滴度异常

表 14-2　狼疮性肾炎病理急性指数及慢性指数

活动性指标	慢性化指标
肾小球病变	
1. 细胞增殖	1. 肾小球硬化
2. 纤维素样坏死，细胞核破碎	2. 纤维性新月体
3. 细胞性新月体	
4. 透明样血栓，白金耳样改变	
5. 白细胞浸润	
肾小管-间质性病变	
1. 单个核细胞浸润	1. 间质纤维化
	2. 肾小管萎缩

表 14-2 中各项指标均分为四个等级（0、1、2、3），纤维素样坏死及细胞性新月体的分数记为其他指标的 2 倍。活动性指数的最高分为 24 分，而慢性病变的最高分为 12 分。

2. 鉴别诊断　轻型狼疮性肾炎早期除需要与原发性肾炎相鉴别外，其他自身免疫性疾病如类风湿性关节炎、混合型结缔组织病的肾损害在诊断上也易引起混淆，按照临床表现结合实验室检查及肾活检病理进行综合分析，不难判断。混合型结缔组织病常呈现 Ro 抗体及 La 抗体阳性，而抗 dsDNA 为阴性。类风湿性关节炎具有关节畸形及影像学变化，类风湿因子多阳性，可资鉴别。

以肾病综合征起病而无明显系统性红斑狼疮表现者，应排除原发性肾病综合征；那么肾脏病理对鉴别诊断更有意义。

伴有肺出血者应与 Goodpasture 综合征及小血管炎鉴别。Goodpasture 综合征抗肾小球基膜抗体效价均增高而其他自身抗体均阴性，个别病例有免疫球蛋白增高，而狼疮合并肺出血患者可有血清抗核抗体异常。小血管炎可有特异的血清学抗中性粒细胞胞浆抗体（ANCA）阳性。

【辨证论治】

1. 热毒炽盛证

证候：发热，高热持续不退，面部红斑，关节肌肉酸痛，皮肤斑疹鲜红或口渴咽燥，浮肿骤起以颜面部为甚，或浮肿按之随指而起，甚或狂躁谵语、神昏惊厥，便结，舌红，苔薄黄，脉细数或弦滑。

基本治法：清热解毒凉血。

方药运用：犀角地黄汤合五味消毒饮加减。常用药：生地30g，丹皮20g，赤芍20g，金银花30g，紫花地丁20g，蒲公英20g，生石膏30g，野菊花10g，玄参20g，紫草20g，白花蛇舌草30g，水牛角15g。方中生地、丹皮、赤芍养阴活血，金银花、紫花地丁、蒲公英、野菊花、紫草清热解毒，水牛角、生石膏泄血中热分。诸药合用，共奏清热解毒凉血之功。

加减：若属神昏谵语者，可加安宫牛黄丸或紫雪丹以开窍醒神；惊厥狂乱者，可加羚羊角粉10g，钩藤10g，珍珠母10g以息风止痉。

2. 湿热瘀阻证

证候：四肢肌肉关节游走疼痛，或多个关节红肿热痛，痛不可触，屈伸不利，可伴有发热，皮疹鲜红或瘀紫夹杂出现，舌红苔黄燥或薄白，脉滑数。

基本治法：清热祛湿，行气活血。

方药运用：四妙散合化斑汤加减。常用药：独活10g，桑寄生10g，苍术12g，黄柏12g，薏苡仁30g，川牛膝20g，生石膏30g，知母10g，秦艽12g，土茯苓30g，川芎12g。方中独活、秦艽、苍术祛风燥湿，川牛膝、川芎活血祛瘀，生石膏、土茯苓清热解毒祛湿、知母、黄柏、薏苡仁、桑寄生健脾益肾祛湿。诸药合用，共奏清热祛湿，行气活血之功。

加减：若湿热重者，加川连3g，漏芦10g，厚朴10g，蜀羊泉15g以清热利湿；关节疮疡者，加秦艽10g，乌梢蛇10g，鸡血藤20g，虎杖20g，威灵仙12g祛风解毒；若瘀血明显，加大黄10g，莪术10g，丹参10g，桃仁10g，红花10g活血祛瘀。

3. 肝肾阴虚证

证候：两目干涩，手足心热，咽干口燥，发脱齿摇，腰膝酸软或疼痛，或长期低热，颧红，盗汗，头晕耳鸣，大便干结，舌红少苔。

基本治法：滋补肝肾。

方药运用：杞菊地黄丸合二至丸加减。常用药：枸杞子12g，白菊花9g，生地20g，山茱萸12g，山药12g，茯苓15g，泽泻12g，丹皮12g，女贞子12g，旱莲草12g，南北沙参各15g。方中枸杞子、生地、山药、山茱萸补益肝肾，茯苓、泽泻补益后天，女贞子、旱莲草、南北沙参养阴滋肾，白菊花清肝明目。诸药合用，共奏滋补肝肾之功。

加减：若尿黄尿热，或有血尿，加黄柏10g，知母10g，侧柏叶10g以清热凉血止血；如下肢轻度水肿，加牛膝10g，车前子(包煎)20g以利水消肿；如瘀血明显，唇暗舌紫，或舌有瘀斑瘀点，可加丹参10g，泽兰10g活血祛瘀；头晕，可加僵蚕10g，灵磁石20g平肝潜阳。

4. 脾肾阳虚证

证候：全身乏力，畏寒肢冷，颜面及四肢浮肿，尤以双下肢为甚，腰膝酸软，足跟疼痛，纳少腹胀，大便稀溏，舌润体大或淡胖，边有齿痕。

基本治法：健脾温肾。

方药运用：真武汤合实脾饮加减。常用药：制附片6g，茯苓12g，肉桂6g，白术12g，猪苓12g，黄芪20g，大腹皮20g，香附6g，怀牛膝10g，车前子(包煎)10g，赤芍12g。方中附片、肉桂、怀牛膝、白术温补脾肾，黄芪、赤芍益气活血，大腹皮、香附、车前子、猪苓等行气利水。诸药合用，共奏健脾温肾、行气利水之功。

加减：若阳虚不明显者，去附子、肉桂等大辛大热之品，而以补中益气健脾为主；若以肾气虚损为主，可用五子衍宗丸加参、芪，以补益肾气。

5. 气阴两虚证

证候：全身乏力，纳呆，精神萎靡，心悸，气短，活动和加重，腰脊酸痛，脱发，口干，经常恶风怕冷，自汗盗汗，大便燥结，舌淡或舌质红，脉细弱或细数。

基本治法：补气养阴。

方药运用：生脉散合增液汤、补中益气汤加减。常用药：太子参20g，麦冬15g，五味子6g，党参15g，黄芪20g，陈皮12g，白术15g，升麻3g，柴胡15g，生地15g，炙甘草6g。方中太子参、党参、黄芪、白术、甘草益气健脾益肾，麦冬、五味子、生地养阴滋肾，陈皮、升麻、柴胡理气升阳。诸药合用，共奏补气养阴之功。

加减：若见阴阳两虚，可用地黄饮子阴阳双补。此外，若有瘀血、水湿、痰浊、气郁等兼夹，则予以兼顾，瘀血可加丹参10g，泽兰10g，益母草10g，地龙10g，川芎10g，半枝莲20g，白花蛇舌草15g等活血祛瘀；痰浊可加半夏10g，贝母10g，瓜蒌10g，胆南星10g等化痰祛浊；水湿停聚，可加车前子(包煎)20g，防己10g，牛膝10g等利水消肿。

【其他治疗】

1. 中成药

（1）雷公藤多苷片：主要成分：雷公藤提取物。功效：祛风解毒，化湿消肿，舒经通络。适用于尿检蛋白尿、血尿患者，中医辨证属湿热内蕴者佳。每次2片，每日3次。注意监测血常规及肝功能。

（2）火把花根片：由昆明山海棠之根加工而成。功效：祛风除湿，舒筋活络，清热解毒。适用于尿检蛋白尿、血尿患者。每次3～5片，每日3次。

（3）冬虫夏草菌丝制剂：如金水宝或百令胶囊，均可补肺肾，对狼疮性肾炎患者可长期服用调节免疫功能，适用于肺肾气虚者。常用剂量为每次4～6粒，每日3次。

2. 静脉针剂 据患者辨证属气虚者可用黄芪注射液。成分：黄芪提取物。功效：益气养元，养心通脉。用法用量：肌内注射，一次2～4ml，每日1～2次；静脉滴注，一次

10～40ml，每日1次，用5%葡萄糖注射液250ml稀释后使用，半个月一疗程。

阴虚可选用生脉注射液。成分：红参、麦冬、五味子。作用功效：益气养阴。用法用量：肌内注射，一次2～4ml，每日1～2次；静脉滴注，一次20～60ml，用5%葡萄糖注射液250～500ml稀释后使用，半个月一疗程。

瘀血者可选丹参注射液、川芎嗪注射液、血塞通注射液。

3. 灌肠疗法 生大黄12g，熟附片10g，牡蛎30g，蒲公英30g，水煎取汁200ml，每日保留灌肠2次，保留时间30～60分钟。适用于合并肾功能不全患者。

4. 针刺治疗 三焦俞、气海俞、气海、足三里、阳陵泉、肾俞、关元俞、天俞、关元、三阴交等穴，每日选5～6穴，轮换针刺。

【转归及预后】

性别上，男性一般比女性患者重，预后差，病理上Ⅰ型及Ⅱ型狼疮性肾炎一般预后较好，Ⅲ型以上、小球硬化重、严重小管间质损害、大量蛋白尿、临床持续不缓解、病理急性指数及慢性指数升高，以及合并有感染、出血、贫血、多脏器功能障碍等，都是预后不佳的因素。绝大多数重症狼疮患者在诊断后1～2年内死亡。

【预防与调护】

1. 预防 避免紫外线照射及阳光曝晒，避免使用可能诱发狼疮的药物，及时有效的控制各种感染，发病时忌食羊肉、洋葱、韭菜、海鲜，以及芹菜、无花果、蘑菇等可能诱发狼疮的食物，禁忌烟酒。治疗上激素应严格按照“用量足、减量慢、巩固服药时间长”的原则，预防复发及反跳。

2. 调护

（1）饮食：狼疮肾炎患者应摄取足够的营养，如蛋白质、维生素、矿物质，以清淡为宜。水分、盐分宜作适度限制。避免烟、酒或刺激性食物。

（2）运动：适当锻炼身体，以不劳累为度，可以增强体质及心肺功能等，但关节炎者不宜过量活动，注意休息。

（3）预防感染：患者因病情的影响或类固醇、免疫抑制剂的副作用影响，免疫能力下降，非常容易继发感染。常见的有呼吸道感染、泌尿道感染、肠胃道感染及伤口的感染等问题。注意预防，及早就诊处理。

（4）情志护理：保持心情的愉快，有助于病情的改善。同时亲朋好友要给予关爱和支持。

【临证经验】

1. 辨证辨病结合，分阶段治疗。热毒炽盛证多见于LN的急性活动期，治以清热解毒、凉血，以攻伐热毒为主；阴虚内热证多见于大量激素诱导治疗阶段，故辅以滋阴降火以制其弊；肝肾阴虚证多见于急性活动期后的激素减量期，治宜滋养肝肾；脾肾阳虚证多见于恢复期，治宜温阳补肾、通阳利水。

2. 中西合璧，扬长避短。运用免疫抑制剂治疗 LN 时，其副作用主要是外周血白细胞下降，对症使用养血补气药，如当归、何首乌、桑椹子、鸡血藤、黄精、黄芪、党参等，对防止白细胞下降有一定的疗效。兼高血压者，多为肝肾阴虚、肝阳上亢证，加夏枯草、白蒺藜、决明子、生龙骨、生牡蛎、川牛膝等以滋阴平肝潜阳。在应用激素之后，更应早用滋阴降火药物，足量应用激素时，加黄柏、知母、甘草；激素减至半量后，加党参、黄芪以益气；激素减至维持量阶段可少佐桑寄生、菟丝子等平补肾气。热毒灼伤血分，选用赤芍、牡丹皮、龟板、槐花或槐米等，并加重生地用量以凉血化瘀，使血热得清，而无瘀滞之患。

3. 症状偏重不同，治疗有别。以血尿为主的，重用生地，并加入白茅根、地榆、茜草、藕节等凉血止血药；以蛋白尿为主者，应首先辨明邪实与正虚的不同，湿热毒邪未全清解，可选用石韦、萹蓄、瞿麦等以清热利湿祛邪，邪实不盛且正气不虚的，可选用荠菜花、土茯苓等，脾肾亏虚，摄纳失司，重用黄芪的基础上加芡实、金樱子等以收敛固涩，注意辨证用药，不可妄投温补固涩之品；以水肿为主要表现，兼见尿频尿少者，加茯苓、猪苓、泽泻、薏苡仁等淡渗利湿之品。如高热者，加生石膏、知母、金银花以清气凉营；如低热者，加沙参、天冬、麦冬、青蒿以养阴清热，并可大量应用秦艽；颊部蝶形红斑者，加用生地、赤芍、红花、益母草等以凉血化瘀消斑；关节疼痛者，加用独活、桑寄生、杜仲、牛膝、忍冬藤等，若关节痛甚，日久不愈者，可选用乌梢蛇、金钱白花蛇、蜈蚣等虫类药以搜剔通络。

4. 推荐邹氏三代专家治疗狼疮性肾炎经验方药。治疗大法：益气养阴，祛风通络，解毒清利。基本方：北沙参、生黄芪、防风、炒白术、黄芩、山茱萸、蝉衣、乌梢蛇、青风藤、穿山龙、川芎、瞿麦、白花蛇舌草、蛇莓、车前子。若热毒炽盛者，去黄芪、防风，加水牛角片、忍冬藤、紫草、生石膏等；若湿热明显者，去黄芪、防风，加苍术、生薏苡仁、川牛膝、黄柏、虎杖、蜀羊泉等；若反复感冒者，加荆芥、大青叶、板蓝根等；若水肿明显者，加猪苓、泽兰泻、水蛭、茯苓皮等；若关节疼痛者，加鸡血藤、海风藤、藤梨根、蜈蚣等；若蛋白尿反复不消者，加雷公藤、紫荆皮、鬼箭羽、或重用黄芪等；若肾功能损害者，加淫羊藿、六月雪、土茯苓。

【验案举例】

系统性红斑狼疮，狼疮性肾炎（Ⅳ型）属脾肾气阴两虚兼有热毒证（邹燕勤主诊）

孙某，女，32 岁。初诊日期：2006 年 4 月 12 日。

患者 3 个月前院外确诊为系统性红斑狼疮，并行肾穿刺活检为Ⅳ型狼疮性肾炎，目前用强的松 35mg/d。刻下：面部红斑隐现，纳差，下肢乏力，大便日行 1 ~ 2 次，质软，苔薄白，脉细。血生化：总蛋白 70.4g/L，白蛋白 33.7g/L，球蛋白 36.68g/L，尿常规：蛋白（ + + ），隐血（ + + + ），24 小时尿蛋白定量 0.57g。证属脾肾气阴两虚兼有热毒，治拟益气养阴，清热解毒为主。

处方：生黄芪 30g，太子参 20g，炒白术 20g，生薏苡仁 20g，茯苓皮 30g，制僵蚕

10g，全蝎 3g，蝉衣 5g，石韦 15g，白花蛇舌草 20g，蛇莓 20g，玉米须 30g，车前子（包煎）30g，山药 20g，芡实 20g，焦谷芽 20g，麦芽 20g，焦山楂 15g，焦六曲 15g。

二诊（5 月 9 日）：患者有时膝踝关节疼痛，鼻衄，胃纳尚可，大便偏干，苔薄黄，脉细，24 小时尿蛋白定量 0.2g。证属热毒瘀结，治拟活血清热为主。

处方：青风藤 20g，鸡血藤 20g，川断 15g，宣木瓜 10g，太子参 20g，生黄芪 30g，生薏苡仁 20g，茯苓 20g，制僵蚕 15g，全蝎 3g，蝉衣 6g，制苍术 12g，白花蛇舌草 15g，蛇莓 15g，车前子（包煎）30g，制大黄 6g，白茅根 30g。

三诊（6 月 8 日）：患者腹部隐痛，大便日行 1～2 次，质软，苔淡黄，脉细，尿常规：蛋白（－），隐血（＋＋）。证属气虚湿热，治拟健脾益肾，清利湿热为主。

处方：生黄芪 50g，炒白术 10g，生薏苡仁 20g，茯苓 20g，枳壳 10g，青皮 10g，陈皮 10g，佛手 10g，白花蛇舌草 30g，蛇莓 15g，制僵蚕 10g，白茅根 30g，仙鹤草 20g，景天三七 15g，茜草 15g，天台乌药 6g，荠菜花 20g，瞿麦 20g，萹蓄 20g。

四诊（7 月 9 日）：患者自觉怕热，余无不适感，苔薄黄，脉细，尿常规（－），血生化：总蛋白 76.6g/L，白蛋白 41.5g/L，球蛋白 35.1g/L。证属气阴不足，湿热内蕴，治拟益气养阴，清利湿热。

处方：太子参 20g，生黄芪 30g，炒白术 10g，生薏苡仁 20g，茯苓 20g，制僵蚕 10g，全蝎 3g，蝉衣 6g，石韦 15g，猫爪草 10g，茅根 20g，芦根 20g，车前子（包煎）30g，陈皮 10g，谷芽 20g，麦芽 20g，白花蛇舌草 20g，蛇莓 20g。

按语：狼疮性肾炎中医辨证以肝肾阴虚为主，兼有气虚，气虚使机体抗御外邪能力下降，病变难以缓解，气虚无力运血，使血行不畅，导致血瘀，因此治疗过程中常配以活血化瘀。患者初诊时纳差便软，下肢乏力，为脾肾气虚，面部红斑为阴虚血热，治疗拟益气养阴，清热解毒。方中黄芪、太子参益气养阴，配炒白术、炒山药、炒芡实以健脾助运；配生薏苡仁、茯苓皮、玉米须、车前子以淡渗利水；制僵蚕、全蝎、蝉衣祛风通络以消蛋白尿；焦谷麦芽和焦楂曲助胃纳而防虫类药损伤胃气；石韦清热利湿减轻蛋白尿；白花蛇舌草、蛇莓清热凉血解毒，蛇莓为蔷薇科植物蛇莓的全草，甘苦、寒，有毒，有清热凉血，消肿解毒作用，外用内服皆可，常用于治疗热病、惊痫、咽喉肿痛、痈肿及蛇虫咬伤和烫火伤，邹老师常用之与白花蛇舌草相配伍治疗系统性红斑狼疮，取效良好。全方虚实兼顾，攻补兼施。二诊时出现关节疼痛、鼻衄、便干，尿蛋白已正常。方中增青风藤、鸡血藤、川断、木瓜、制苍术祛风湿以通痹，制大黄通便，白茅根以凉血止血以对症治疗。三诊时以腹部隐痛，尿隐血为主要表现，方中配伍枳壳、青皮、陈皮、佛手、天台乌药理气止痛；仙鹤草、景天三七、茜草、荠菜花、瞿麦、萹蓄清热利湿，凉血止血。四诊时，患者已无明显不适，尿常规、血浆白蛋白已恢复正常，故治疗以益气养阴、清热利湿大法巩固善后。本案治疗过程中，在凉血解毒、活血利湿的同时，始终重视顾护脾胃运化功能，故治疗方案得以顺利实施，临床症状及生化指标恢复正常。

【小结】

1. 本病的基本病机为本虚标实，肝肾阴虚为本，湿热火毒为标，在临证治疗中应抓住病机的主要特点，分清标本缓急，病证结合，以滋补肝肾、健脾扶正为先，并贯穿于疾病治疗的始终。

2. LN 活动期多由热毒炽盛，气营两燔，肾失气化所致，建议西药基础上辅以中医治疗，以清热解毒为主；缓解期以正虚邪恋、正气亏虚为主，应以扶正固本为主；恢复期多为气阴两虚或阴阳两虚，应以益气（阳）养阴为主。充分发挥中西医结合优势。

（谢圣芳，王钢）

第六节　过敏性紫癜性肾炎

过敏性紫癜（HSP）是以全身性小血管损害为主要病理基础，以皮肤紫癜、出血性胃肠炎、关节炎及肾损害为临床特点的综合征。由于过敏性紫癜患者约 1/3 以上出现肾损害，其预后主要取决于肾病变的严重程度，因此将过敏性紫癜所引起的肾损害称为过敏性紫癜性肾炎。

本病常发生于 10 岁以下儿童，成年人（>20 岁）中少见。好发生于寒冷季节。约 1/3 患者有细菌、病毒等先驱感染史，但未能证明与链球菌感染的肯定关系。约 1/4 患者与鱼、虾类过敏或预防注射、药物有关。大多数患者呈良性、自限性过程，多数于数周内痊愈。但也有反复发作或迁延数月、数年者，约 50% 患者病情反复发作。关于过敏性紫癜性肾炎在过敏性紫癜中的发病率，报道不一。

本病属中医学“水肿”、“尿血”、“肌衄”、“发斑”、“紫斑”等范畴。

就临床资料分析过敏性紫癜性肾炎有以下特点：

1. 发病因素　①感染：各种细菌、病毒、支原体、衣原体和寄生虫感染。②食物：鱼、虾、蟹、蛋、鸡和牛奶等含动物蛋白的食品，含有添加剂的方便食品等。③药物过敏：抗生素（如青霉素、链霉素、头孢菌素等）、解热镇痛剂（水杨酸类、保泰松、吲哚美辛、奎宁类）、镇静剂、磺胺类、阿托品、异烟肼、噻嗪类利尿药等。④其他：花粉、尘埃、寒冷、昆虫、疫苗接种等；近年大气污染严重，尤其对儿童影响较大，室内尘土、室内装修均可能与本病的发病率增多有关。

2. 常见的诱发与加重因素　①反复的感染、药物及食物过敏、冷刺激、植物花粉接触等刺激，导致反复的变态反应，免疫异常；②情志变化、劳累；③不合理用药，误诊误治等。④合并其他基础疾病如高血压、结石梗阻、感染等。

中医药治疗本病，有较好的消除或减轻症状、蛋白尿、血尿的作用。西医治疗根据肾活检结果，选用激素及免疫治疗，改善症状，对症治疗。

【病因病机】

本病发病不外内、外因两方面：内因为素体有热或素体气虚，先天禀赋不足，外因为感受六淫外邪或湿热药毒入侵所致。

1. 感受外邪 感受四时不正之气，六淫外邪侵袭，伤及血络，血不循常道，外溢肌表，故皮肤紫斑。

2. 饮食所伤 饮食不慎，或食异物，素体不受；或药物过敏，致热毒内侵，热伤血络。

3. 情志不畅 情志伤肝，肝气郁结，气滞血瘀，久瘀化热，血络受伤，故便血、腹痛、关节痛等。

4. 正气亏虚 热久伤阴，阴虚火旺，肾络受损，血热妄行，下溢膀胱而为血尿；或久病热伤气阴，或脾肾气虚，脾失健运，肾虚失其化气行水之职，水液内停，发于肌肤而为水肿；脾肾失摄，精微下泄而为蛋白尿；晚期浊邪内停。

病机要点：实证为血热妄行、脉络失和、血溢脉外而致病；虚证因气虚不摄，或为阳虚血凝所致，或阴虚火旺；血溢脉外，日久成瘀，致瘀血阻络；脾失健运，分清泌浊失司致湿邪内伏。病位在肺、脾、肾，涉及肝、心等脏腑。病理性质为本虚标实，虚实夹杂。本虚是气虚（阳虚）或阴虚，标实多为瘀血、热毒、水湿、湿热。

【诊断与鉴别诊断】

1. 诊断 过敏性紫癜性肾炎的实验室检查无特异性的诊断指标。对于过敏性紫癜性肾炎的诊断，首先应诊断原发病，主要依靠其临床表现。典型的皮肤紫癜有助于诊断，对于出现明确肾脏改变的患者，如水肿、高血压、血尿、肾病综合征以及肾功能不全等临床表现，临床上诊断过敏性紫癜性肾炎并不困难。过敏性紫癜可参照美国风湿病协会1990年分类标准：①可触性紫癜；②首次发病年龄<20岁；③急性腹痛；④组织切片显示小静脉和小动脉周围有中性粒细胞浸润。上述4条标准中，符合2条或以上者可诊断为HSP。

2. 鉴别诊断 临床上过敏性紫癜性肾炎要注意与IgA肾病（IgAN）相鉴别，它们的肾脏损害表现和病理改变常有类似：肾脏损害既可以表现为单纯的血尿、蛋白尿，也可以表现为肾病综合征；HSPN与IgAN的病理改变都是IgA在系膜区的沉积，电镜都可见电子致密物沉积。只是HSPN的电子致密物稀疏、松散，沉积的部位比较广泛，IgA肾病的电子致密物沉积成团块状。这些都是极其细微的差别。

HSPN与IgAN主要的鉴别要点为HSPN必然存在肾外改变。诊断过敏性紫癜性肾炎一定要有皮肤的紫癜，IgA肾病的患者不可能出现皮肤紫癜；同时过敏性紫癜性肾炎可以出现胃肠道的症状，基本上表现为腹痛、黑便或鲜血便，发生率约60%；还可以出现关节疼痛，这些都是过敏性紫癜性肾炎所特有的一些临床特征。

【辨证论治】

1. 血热妄行证

证候：皮肤斑疹，色泽鲜红，发热，口干，便血，肉眼血尿，舌苔黄腻，脉数。

基本治法：清热解毒，凉血消斑。

方药运用：犀角地黄汤加减。常用药：水牛角30g，金银花15g，连翘、紫草、丹皮各10g，丹参6g，生地、白茅根各15g，赤小豆30g。方中水牛角、丹皮、丹参凉血活血，生地养阴清热，白茅根、金银花、连翘、紫草清热解毒止血。诸药合用，共奏清热解毒、凉血消斑之功。

加减：腹痛者，可加白芍12g，甘草6g以和中缓急止痛；尿血者加用大、小蓟各15g以清热凉血；便血者加用地榆15g，槐花15g以凉血祛风。

2. 虚火伤络证

证候：咽干口燥，五心烦热，腰膝疼痛，血尿，皮肤紫斑，舌质红，脉细数。

基本治法：滋阴泻火，凉血止血。

方药运用：知柏地黄汤合二至丸、小蓟饮子加减。常用药：知母10g，黄柏10g，生地20g，牡丹皮10g，山茱萸10g，女贞子15g，旱莲草10g，山药15g，茯苓15g，泽泻12g，大蓟15g，小蓟15g，阿胶10g，仙鹤草15g。方中知母、黄柏滋阴泻火，生地、丹皮、女贞子、旱莲草、阿胶养阴止血，山药、茯苓、山茱萸益肝、补肾、健脾，大小蓟、仙鹤草凉血止血。诸药合用，共奏滋阴泻火、凉血止血之功。

加减：腹痛者，可加白芍20g，甘草6g以和中缓急止痛；便血者加用地榆15g，槐花15g以凉血祛风。

3. 脾肾气虚证

证候：倦怠乏力，短气懒言，肉眼血尿，神疲，面色少华，食少便溏，腰酸耳鸣，浮肿，舌淡胖有齿痕，苔薄白，脉沉细。

基本治法：益气健脾，收涩补肾。

方药运用：大补元煎加减。常用药：黄芪30g，党参15g，熟地15g，枸杞子12g，杜仲12g，金樱子12g，茯苓15g，炙甘草6g。方中黄芪、党参、熟地、枸杞子、茯苓健脾补肾，大补元气、杜仲、金樱子补肾收涩。诸药合用，共奏益气健脾补肾之功。

加减：水肿者，可加猪苓15g，泽泻15g以利水渗湿；气虚，蛋白尿多者重用党参、黄芪。

4. 气阴两虚证

证候：倦怠乏力，短气懒言，手足心热，口干咽干，大便干结，腰酸耳鸣，舌质嫩，尖红苔少，脉细数。

基本治法：益气养阴。

方药运用：四君子汤合二至丸加减。常用药：黄芪15g，党参15g，白术12g，枸杞子12g，女贞子15g，旱莲草15g，茯苓15g，山茱萸12g，生地12g，炙甘草6g。方中黄芪合四君（党参、白术、茯苓、甘草）补气，女贞子、旱莲草、山茱萸、生地滋阴养血。诸药合用，共奏益气养阴之功。

加减：阴虚火旺者，可加知母10g，黄柏10g以清热降火；气虚，蛋白尿多者重用党参、黄芪；兼血瘀者加用丹参15g，川芎12g，牛膝12g以活血化瘀。

5. 肝肾阴虚证

证候：头痛头晕，腰酸耳鸣，口干咽燥，视物昏蒙，舌红苔少，脉细数。

基本治法：滋肾养肝。

方药运用：杞菊地黄丸加减。常用药：枸杞子10g，菊花10g，生地12g，山药12g，泽泻12g，丹皮12g，茯苓12g，山茱萸12g，甘草6g。方中枸杞子、菊花、生地、山药、山茱萸滋补肝肾，茯苓健脾化痰，丹皮、泽泻泄热活血。诸药合用，共奏滋肾养肝之功。

加减：头晕较剧，手足麻木者，可加天麻10g，钩藤10g，牡蛎20g以平肝息风；血尿明显加茜草根30g，旱莲草15g以清热止血；兼血瘀者加用丹参15g，川芎12g，牛膝12g以活血化瘀。

【其他治疗】

1. 中成药

（1）雷公藤多苷片：主要成分：雷公藤提取物。功效：祛风解毒，化湿消肿，舒经通络。适用于尿检蛋白尿、血尿患者，中医辨证属湿热内蕴者佳。每次2片，每日3次。注意监测血常规及肝功能。

（2）火把花根片：昆明山海棠之根加工而成。功效：祛风除湿，舒筋活络，清热解毒。适用于尿检蛋白尿、血尿患者。每次3~5片，每日3次。

（3）冬虫夏草菌丝制剂：如金水宝或百令胶囊，均可补肺肾，对紫癜性肾炎患者可长期服用调节免疫功能，适用于肺肾气虚者。常用剂量为每次4~6粒，每日3次。

2. 静脉针剂 根据患者辨证属瘀血者可选丹参注射液滴注。成分：丹参。功效：活血化瘀。用法用量：静脉滴注，一次10~60ml，每日1次，用5%葡萄糖注射液250ml稀释后使用，半个月一疗程。

也可选用血塞通注射液。成分：三七总皂苷。功效：活血祛瘀，通脉活络。用法用量：静脉滴注：一次200~400mg，用5%葡萄糖注射液250ml稀释后使用，半个月一疗程。

气虚者可用黄芪注射液滴注。成分：黄芪提取物。功效：益气养元，扶正祛邪，养心通脉，健脾利湿。用法用量：肌内注射，一次2~4ml，每日1~2次；静脉滴注，一次10~40ml，每日1次，用5%葡萄糖注射液250ml稀释后使用，半个月一疗程。

【转归及预后】

过敏性紫癜性肾炎的预后大部分都较好，特别对儿童患者。病理改变相对较重者，如果积极治疗，其预后也相对比较好。

临床表现提示预后不良者有：①大量蛋白尿或肾病综合征，特别是经正规治疗效果不显著者，应注意肾功能进展情况；②伴肾性高血压者；③早期出现肾功能损害者；④肾活检显示弥漫系膜增生伴袢坏死和弥漫性新月体形成者。

【预防与调护】

1. 预防

（1）饮食上，应避免鱼、虾、蟹、花粉、牛乳等可能诱发过敏性紫癜性肾炎的饮食，忌食用刺激性食物和海产品，以及其他异体蛋白等食物。

（2）应注意防寒保暖，预防感冒，注意运动锻炼，增强体质，提高机体抗病能力。

（3）患病后，要卧床休息，避免烦劳过度，节制房事。忌食烟酒，饮食宜富于营养，易于消化，多食新鲜蔬菜、水果。对于尿血患者，应忌食辛辣、香燥刺激物及海鲜发物，如公鸡、海鱼、牛肉、羊肉、鹅等，以免助热化火，加重病情。尿蛋白多者，应注意不过多食用高蛋白饮食。

2. 调护　促进身心休息，如肾性高血压者应定时测血压，根据血压变化情况增加卧床休息时间。饮食方面应根据每种疾病的情况对患者进行具体的饮食指导。如肾功能不全时，应摄入高热量（以糖为主）、优质低蛋白饮食，限进液量，保持水平衡，进行适当的运动锻炼。

【临证经验】

1. 紫癜性肾炎应长期治疗，有些患者甚至需要终身治疗，本病有很强的遗传背景，迄今为止药物治疗虽然可以很好地缓解病情，但无法取得更好的疗效，因此需长期用药。有些患者因为担心药物副作用或听信游医而擅自停药，病情往往反复。

2. 根据病情活动程度分期治疗，当紫癜处于活动期，肾脏炎症反应很严重时，通常需要大剂量、几种药物联合治疗（如激素、骁悉等，称为诱导期治疗），目的是迅速控制炎症，阻止肾脏损伤继续加重。而当活动控制后则转为小剂量药物维持治疗以预防复发和保护肾脏功能（维持期治疗）。长期使用大剂量药物治疗必然带来并发症，但如果不进行维持治疗，又可引起紫癜反复活动，肾脏损害不断加重，最后可能发展为肾衰。因此，在治疗过程中，应根据紫癜活动性，及时调整治疗。要有一个长期的规划，切忌病情好转后随意停药，或是盲目地长期服药。

3. 治疗方案因人而异，紫癜性肾炎患者个体轻重不一，有多种类型，对不同的患者应采取不同的治疗方案。目前临床普遍使用的大剂量激素联合环磷酰胺静脉注射的治疗方法并不适合所有紫癜性肾炎患者。应根据患者临床病情和肾活检在医生指导下有选择个体化使用抗紫癜的药物。而在长期维持治疗中，中西结合疗法不仅效果好，副作用少，还不会影响患者的正常生活、工作。

4. 注意防治并发症，这一点往往被忽视。紫癜性肾炎患者在治疗过程很容易出现各种并发症，如感染、心血管并发症、股骨头坏死等，重者可危及生命。减少并发症的关键，关键在于合理使用抗紫癜药物、定期随访及早发现和治疗。在使用大剂量药物治疗时，应相对隔离，不去公共场所、注意气候变化。

5. 注意辨病辨证结合，由于传统中医对该病认识较少，鲜有系统观察本病的典型医案记载。其仅存肾炎时，常无明显临床症状表现，而以实验室检查异常为主要特点。应结合辨病治疗。另外，实证邪盛，当以祛邪为重；尤其是外邪初侵或再犯之时，病势方张，不宜滥用补法而有闭门留寇之虞，犯“实实”之戒，故慎用补法；其次，要注重化瘀止血，近年来的研究表明，活血化瘀药能减少免疫复合物在肾基底膜的沉积，减轻肾脏损害。在活血化瘀药的选择上应以赤芍、丹皮等凉血活血药为宜，忌用芳香辛燥药物，以免动血耗血，伤及阴分。

6. 推荐邹氏三代专家治疗过敏性紫癜性肾炎经验方药。治疗大法：凉血祛风，清热利湿，健脾补肾。基本方：荆芥、防风、蝉衣、乌梢蛇、紫草、丹皮、水牛角片、黄芩、车前草、白花蛇舌草、茯苓、旱莲草、白茅根。另：三七粉0.5g，琥珀粉0.5g，每日2次吞服。若风热明显者，加连翘、栀子、生石膏；若皮肤瘙痒者，加白鲜皮、地肤子、土茯苓、蛇床子；若皮肤紫斑反复发作，色泽紫暗，大便干燥者，从瘀论治，加桃仁、制大黄、赤芍；若脾虚气不摄血者，加生黄芪、炒白术、生槐花、生地榆；若肾虚明显者，加续断、金樱子、覆盆子、海螵蛸、牡蛎；若尿血明显者，加炒蒲黄、茜草、飞廉、小蓟。

【验案举例】

过敏性紫癜性肾炎属风热入络，燔灼营血证（邹燕勤主诊）

孔某，男，24岁。初诊日期：2006年4月5日。

患者2006年1月出现全身皮肤散在性皮疹，未引起重视，同年2月3日出现双下肢水肿，查尿常规为蛋白（++++），隐血（+），服用“强的松”治疗，服用20余天后自觉乏力嗜睡而自行停药。今诊：全身散在性紫癜，纳寐尚可，口干喜饮，舌红，苔薄黄，脉细。尿常规检查：蛋白（++），隐血（++）。治拟清营凉血法。

处方：丹皮15g，赤芍15g，茜草15g，地榆15g，紫珠草10g，制僵蚕15g，蝉衣6g，全蝎3g，石韦15g，防风5g，猫爪草10g，茅根20g，芦根20g，车前草15g，太子参20g，生黄芪20g，川石斛20g，青风藤20g。

二诊（4月19日）：服上药后全身紫癜消失，乏力改善，近日抽烟后又见散在紫癜伴肤痒，舌淡红，苔薄黄，脉细。尿常规：隐血（+），蛋白（+）。治宗原意，原方去猫爪草，加地肤子15g。

三诊（5月10日）：患者紫癜消失未起，无明显不适，食土豆后有肤痒，尿常规：蛋白（-），隐血（±）。效不更方，原方继进以巩固疗效。

按语：过敏性紫癜基本病理为无菌性血管炎，与致敏原有关，中医病机为本虚标实。辨证如皮疹发病时间短，疹色鲜明者为实证；发病时间长，疹色暗淡者为虚证。中医治疗以辨证论治为原则，尤应重视避免反复发作，及时避免接触致敏物质，平素注意增强体质。本病患者初起时病因未明，但二诊、三诊时有对烟雾、土豆过敏现象，故发病与接触致敏原有关。皮疹此起彼伏，反复发作，伴有口干、舌红、苔黄，辨证当属风热入络，燔灼营血，血热壅滞，迫血外溢。根据中医“治风先治血”之古训，本案治疗以清营凉血为大法。方中丹皮、赤芍、紫珠草清营凉血活血，配合茜草、地榆凉血止血；制僵蚕、蝉衣、全蝎、防风、青风藤祛风通络；石韦、车前草、茅芦根清热利湿；太子参、生黄芪补益气阴以增强体质；川石斛养阴生津；猫爪草清热解毒以降尿蛋白。全方以清血热、祛风邪为主。二诊时尿蛋白已减，但皮疹新起，故去猫爪草加地肤子以祛风止痒。三诊时患者症状已基本缓解，但仍需巩固疗效，以防复发。在整个治疗过程中，坚持辨证论治，守法守方，使本案患者在短期内证情得到明显控制。

【小结】

本病发病不外为内、外因两方面：内因为素体有热或素体气虚，先天禀赋不足，外因为感受六淫外邪或湿热药毒入侵所致。辨证分型治疗是本病的治疗关键。中西医结合治疗效果明显优于单纯西医治疗，并具有一定的优势和潜力。

1. 对一过性尿检异常呈现单纯血尿或血尿伴轻度蛋白尿者，以中药辨证论治为主，早、中期为风邪袭表、邪热壅盛，迫血妄行，治以祛风解毒、凉血化斑；后期多为气阴两虚，治以益气养阴。对中等以上蛋白尿，辨证论治合雷公藤治疗。

2. 顽固性的过敏性紫癜性肾炎反复不愈，与反复感染或过敏原未去除和体虚有关。如有感染或存在感染灶，应及时处理。中药有提高机体免疫力及抗过敏的作用，长期使用能发挥其独特的治疗作用，可采用以上邹氏三代专家治疗过敏性紫癜性肾炎经验方加生黄芪，长期辨证加减服用。

（谢圣芳，王钢）

第七节　干燥综合征肾损害

干燥综合征肾损害是以唾液腺、泪腺等外分泌腺的淋巴细胞和浆细胞浸润为特征的自身免疫损伤所致肾脏疾病。干燥综合征（SS）按其是否伴有其他结缔组织疾病（类风湿性关节炎、系统性红斑狼疮、多发性肌炎及结节性多动脉炎等），分为原发性和继发性两类。原发性干燥综合征指不伴有其他结缔组织疾病的单纯干燥综合征。

国内的患病率为0.3%～0.7%（老年人群的患病率升高至3%～4%），约30%～50%的原发性干燥综合征患者出现肾脏损害。本病常见于女性，男女之比约为1∶9；其平均发病年龄在45～55岁左右。

中医学病名，根据其临床表现可归属于中医学“燥证”、“痹证”等范畴。

就临床资料分析干燥综合征肾损害有以下特点：

1. 发病因素　①病因迄今未明，可能与病毒（如EB病毒、巨细胞病毒、HIV病毒等）感染、免疫因素和遗传因素有关；②研究表明，SS可在家族中出现，HLAB8、DR3及HLA－DR2抗原携带者患本病的几率相对较高。

2. 常见的诱发与加重因素　①高血压、大量蛋白尿等肾小球受损的临床表现。②病程较长，肾活检组织学改变已出现全球废弃和肾小球节段硬化性病变、间质纤维化严重；③长时间接受免疫抑制治疗等。

中医药通过整体把握、辨证论治，在改善患者的症状、体征，避免药物的不良反应，提高生活质量，减少复发率等方面有很大的优势。西医通常以糖皮质激素和免疫抑制剂治疗或人工泪液、口腔喷雾剂局部对症处理为主。

【病因病机】

本病主要由于脏腑经脉气血阴阳失调，阴虚津亏，脉道失于濡润，脏腑孔窍失养而成，病久入络致瘀成毒。

1. 气运太过，燥气横逆，感而受之，肺热阴伤，治节无权，不能通调水道使水津四布，则口干、眼干、皮肤黏膜干燥。

2. 寒湿痹证过用大热辛燥之品，耗伤津液，使筋脉失濡；脾虚失运，不能“为胃行其液”，津液不得上承致燥。

3. 素体肝肾亏虚，阴津不足或久病阴损及阳，阳虚不能化水，津液不能正常敷布，筋脉、关节失于濡养。

本病病位在肺、脾、肾，涉及肝、心等脏腑。本病病程日久，邪毒留恋，迁延不愈，邪犯及肾，肾之固涩、封藏功能失常，而出现尿检异常和夜尿增多。其病理性质乃本虚标实。本虚是阴虚，标实是血瘀、燥毒，脏损为病情迁延不愈而致。

【诊断与鉴别诊断】

1. 诊断 原发性干燥综合征的欧洲诊断标准（2002 年）：①持续 3 个月以上的眼部干涩感，或反复出现的眼内揉沙感，或每日需使用人工泪液 3 次以上。凡有其中任何一项者为阳性。②持续 3 个月以上的口干症状，或腮腺肿大反复出现或者持续不退，或进食干性食物时需用水送下。凡有其中任何一项者为阳性。③Schirmer 试验阳性（≤5mm/5 分钟）或者角膜染色试验阳性（指数≥4 为阳性）。④下唇腺病理活检示淋巴细胞浸润灶≥1（每个浸润灶是指每 $4mm^2$ 的腺体组织内有 50 个以上的淋巴细胞聚集）。⑤唾液流率≤1.5ml/15 分钟，腮腺造影阳性，腮腺闪烁扫描法和放射性核素测定阳性，三项中有一项阳性者。⑥血清抗 SSA 抗体或抗 SSB 抗体阳性。⑦诊断原发性干燥综合征需达到 4 条或 4 条以上标准，其中一条必须是组织学检查阳性或者自身抗体阳性。

以上加上有肾脏损害的临床表现和实验室依据可诊断。

2. 鉴别诊断 需与继发性干燥综合征相鉴别。后者则常伴有一种或多种疾病，其中以类风湿性关节炎最多见，其他还包括系统性红斑狼疮、进行性全身硬化症、多发性肌炎，甚至结节性多动脉炎和慢性活动性肝炎等。

【辨证论治】

1. 外燥袭肺证

证候：口、眼、鼻干燥少津，或发热，关节肌肉疼痛，溲黄便秘，舌质红，舌苔少津，脉细。

基本治法：清肺润燥。

方药运用：养阴清肺汤加味。常用药：生地 15g，麦冬 12g，玄参 12g，丹皮 12g，赤芍12g，贝母12g，甘草10g，乌梅30g，薄荷5g，牛蒡子12g。薄荷、牛蒡子辛凉清肺利咽；生地、麦冬、玄参养阴润燥；丹皮、赤芍凉血清热；贝母润肺散结；乌梅、甘草酸甘生津、敛肺止咳、清热解毒。诸药合用，共奏滋阴润燥之功。

加减：兼有恶风发热者，加柴胡、蝉衣以疏散风热。

2. 肝肾阴虚证

证候：口、眼、鼻干燥少津，头昏眼花，虚烦失眠，视物模糊，腰膝酸软，爪甲枯脆，舌红少苔，脉细数。

基本治法：滋补肝肾。

方药运用：杞菊地黄丸合二至丸加减。常用药：枸杞子15g，菊花15g，生地30g，山茱萸15g，山药30g，丹皮10g，茯苓15g，当归15g，五味子15g，女贞子30g，旱莲草30g，藏青果9g。枸杞子、生地、山茱萸滋补肝肾；女贞子、枸杞子、菊花清热、养阴明目；旱莲草、丹皮滋阴凉血；当归滋补阴血；五味子、山药、茯苓补肾健脾，阳中求阴；藏青果清利咽喉。诸药合用，共奏滋补肝肾之功。

加减：阴虚阳亢者，加鳖甲、龟板以养阴平肝；津枯肠燥便秘者，加大黄（酒制）解毒泄热，苦寒坚阴。

3. 津枯血滞证

证候：口、眼、鼻干燥少津，头昏目眩，皮肤晦暗，粗糙，舌质暗红或有瘀斑，脉沉细。

基本治法：滋阴活血。

方药运用：生脉散合桃红四物汤。常用药：人参10g，麦冬30g，五味子10g，桃仁15g，红花15g，当归15g，川芎20g，生地30g，赤芍15g。人参、五味子、麦冬、当归、生地养阴补血、益气生津；配桃仁、红花、当归、川芎、赤芍益气活血。诸药合用，共奏滋阴活血之功。

加减：皮肤斑疹、血尿（含镜下血尿）盛者，加白茅根、三七粉（吞服）、生蒲黄以凉血化瘀止血。

4. 精气亏损证

证候：口、眼、鼻干燥少津，腰膝酸软，神疲乏力，遗精早泄，爪甲不荣，手足抽搐，舌质淡暗少苔，脉沉细无力。

基本治法：补肾益精。

方药运用：五子衍宗丸加减。常用药：菟丝子15g，枸杞子15g，覆盆子15g，五味子15g，怀山药30g，制首乌30g，山茱萸15g，人参10g，黄芪30g，当归15g，冬虫夏草3g（研末吞服）。菟丝子、冬虫夏草补肾阳益肾精；山茱萸、覆盆子、枸杞子、五味子补肾固涩；制首乌、当归补益阴血；人参补气生津；黄芪、怀山药益气培补后天之本。诸药合用，共奏补肾益精之功。

加减：尿量过多，可加海螵蛸、益智仁以固摄缩尿。

【其他治疗】

1. 中成药

（1）六味地黄丸：主要成分：熟地、山药、山茱萸、泽泻、茯苓、丹皮。功效：滋阴补肾。适用于肾阴不足证患者，每次 8 丸，每日 3 次。

（2）左归丸：主要成分：熟地、山药、枸杞子、山茱萸、川牛膝、菟丝子、鹿胶、龟胶。功效：滋阴补肾。适用于肾阴虚证，每次 8 丸，每日 3 次。

（3）大补阴丸：主要成分：黄柏、知母、熟地、龟板、猪脊髓。功效：滋阴降火。适用于阴虚火旺证，每次 8 丸，每日 3 次。

（4）石斛夜光丸：主要成分：天冬、麦冬、熟地、菟丝子、草决明、石斛、枸杞子等。功效：平肝息风，滋阴明目。适用于肝肾阴虚证，每次 6g，每日 3 次。

（5）知柏地黄丸：主要成分：熟地、知母、黄柏、山药、山茱萸、泽泻、丹皮、茯苓。功效：滋阴降火。适用于本病阴虚火旺证，每次 1 丸，每日 3 次。

（6）缩泉丸：主要成分：乌药、益智仁、山药。功效：温肾祛寒，缩尿止遗。适用于肾气不固证，每次 9g，每日 3 次。

2. 静脉针剂 根据阴虚病机，可选用生脉注射液静脉滴注。成分：红参、麦冬、五味子。功效：益气养阴，复脉固脱。用法用量：肌内注射，一次 2～4ml，每日 1～2 次。静脉滴注，一次 20～60ml，用 5% 葡萄糖注射液 250～500ml 稀释后使用，半个月一疗程。

3. 针刺 可选足少阴肾经、足太阴脾经、足太阳膀胱经、手阳明大肠经、足阳明胃经等穴位以及任脉、督脉等穴位。可选合谷、曲池、颊车、外关、足三里、三阴交、太溪、承浆、阴陵泉等穴位。亦可配合按摩，如合谷、大陵、内关、外关、颊车、阳溪、阳谷等穴。

【转归及预后】

干燥综合征肾损害临床进展缓慢，预后相对良好，本病经过及时而恰当的治疗后大多可控制病情。病变仅局限在唾液腺、泪腺、皮肤黏膜等外分泌腺体者，预后良好；出现肾功能不全、进行性肺纤维化、中枢神经系统等病变者预后较差。

【预防与调护】

1. 预防 尚无特殊的预防方法。提高机体免疫能力，防止上呼吸道感染，避免过度劳累，保持精神愉快，多食水果、蔬菜等。不吸烟、饮酒和避免使用引起口干的药物（如阿托品）。

2. 调护 注意口腔清洁卫生，经常刷牙、漱口，防止龋齿。干燥性角膜炎患者可使用人工泪液。皮肤干燥者，经常洗澡，并涂擦润肤油膏。外阴瘙痒，可于小便后用苦参、蛇床子煎水熏洗。饮食调理同前，应忌食辛辣油炸肥腻之品。

【临证经验】

1. 原发性干燥综合征肾脏损害临床表现的多样性和不典型性，常易被原发病掩盖而漏诊或误诊为其他肾脏疾病。因此，诊断为原发性干燥综合征的患者要仔细询问病史并行相关检查以明确有无肾脏损害方面的证据，同时如遇到女性患者肾活检组织学切片中存在大量浆细胞、淋巴细胞浸润时，就应积极搜寻干燥综合征的其他实验室检查证据，如是否存在肾小管性酸中毒、有无血电解质紊乱，是否存在高球蛋白血症及抗 SSA、抗 SSB 抗体是否阳性等，必要时行外分泌腺的分泌试验或唇黏膜活检，以排除是否存在原发性干燥综合征。

2. 干燥综合征肾损害病理改变主要是间质性肾炎，伴或不伴小管功能损害，中医辨证属湿热燥毒，治疗往往加用清热利湿解毒之品。如运用免疫抑制剂，往往可能加重小管间质病变，中药可加重益气活血补肾类中药如黄芪、丹参、菟丝子等扶正之品。中医药辨证治疗加用养阴生津药，可提高机体免疫力，调节免疫紊乱，有独特的优势。故以中药治疗为主，辅助西药治疗，往往效果较佳。

3. 推荐邹氏三代专家治疗干燥综合征肾损害经验方药。治疗大法：养阴活血，健脾益肾，解毒清利。基本方：北沙参、麦冬、川连、桃仁、红花、赤白芍、石斛、茯苓、山药、山茱萸、覆盆子、蛇莓、黄蜀葵。本经验方根据干燥综合征基本病机由六大法组合而成。临证需注意：①本病以阴虚燥热为主要病机，但需分辨以阴虚为主还是燥热为主，燥热是外燥还是内燥。②燥必入血，瘀血亦可致燥，因此活血化瘀是除燥大法之一，但活血药尽量不用辛燥温热攻逐之品，避免瘀血未去反伤其阴。③尽管本病以阴虚为主，但病程长、病情反复，往往多见气阴两虚，临证需考虑以阴虚为主还是气虚为主，或气阴两虚并重。邹燕勤教授补气常用健脾益气制燥法，用药平和，缓缓图治，健脾益气不伤阴液，养阴制燥不腻不润。④益肾常以养阴益肾为法，又喜从阳中求阴治之。⑤此病乃燥毒久羁，内舍于肾。脏腑虚损，燥毒为主者，常用雷公藤、火把花、蛇莓、白花蛇舌草等祛风通络解毒。⑥本病湿热常与阴虚、瘀血、燥毒相兼，易致病情迁延日久，深蕴于肾，缠绵不愈；王肯堂在《杂病证治准绳·伤湿》中写道："是故阳盛则为木胜，合为风湿；至阳盛则火胜，合为湿热；阴盛则金胜，合为燥热；至阴盛则木胜，合为阴湿。为兼四气，故淫溢上下内外，无处不到。"《南病别鉴》："热得湿而热愈炽，湿得热而湿愈横。湿热两合，其病轻而缓，湿热交合，其病重而速。"临证还需细辨湿偏重还是热偏重，湿热与阴虚血瘀、燥毒、肾虚是一证兼夹还是多证兼夹，孰轻孰重。

【验案举例】

干燥综合征肾损害，2 型糖尿病属气阴两虚，水湿内留证（邹燕勤主诊）

朱某，女，71 岁。初诊日期：2005 年 6 月 10 日。

患者 1992 年因口眼干涩，尿检蛋白阳性而被确诊为"干燥综合征"，2000 年出现血糖升高，尿蛋白定性为（＋＋＋＋），行肾活检诊断为"肾小球系膜轻度增生性病变"、"2 型糖尿病"，服用"雷公藤多苷片"治疗，尿蛋白定性降至（＋＋），同时使用优泌林以控制血糖。近日出现上腹部胀滞疼痛，尿量减少，双下肢水肿明显，有肝硬化腹水，在外院服过硫糖铝、吗丁啉、武都力等对症处理，效果不显。今诊：腹胀，下肢浮肿，胃纳少进，大便通畅，隔日一行，手心觉热，无自汗盗汗，尿量少，每日为400ml，血生化示尿素氮、血肌酐尚正常，舌质红，苔薄白，脉细。辨证为气阴两虚，水湿内留，治宜益气养阴，利水消肿。

处方：太子参20g，生黄芪15g，生薏苡仁20g，茯苓皮50g，当归15g，白芍15g，枸杞子20g，川石斛15g，北沙参15g，枳壳10g，佛手10g，车前子（包煎）60g，泽泻15g，萹蓄15g，大腹皮15g，茅根15g，芦根15g，制大黄6g，焦谷芽20g。

按语：干燥综合征为气血津液之病，本病以阴津亏虚为基本病机，初起时常以肺胃阴虚为主，后见肝肾阴虚，病变日久，则可致阴伤及阳，津伤及气。本病患者以水肿为主症，治疗应以健脾利水消肿为法，但因本病为阴津亏虚之干燥综合征，并且临床症见舌质红，手心热等阴虚之象，故治疗中应重视补益肝、肾、胃之阴而遵治病求本之意。处方中太子参益气养阴；黄芪、薏苡仁、茯苓皮皆有补气利水之功；当归、白芍、枸杞子补益肝肾之阴；川石斛、北沙参、枳壳、佛手养胃阴而理气机，使补而不滞；车前子、泽泻、萹蓄、大腹皮、茅根、芦根以利水消肿，增加尿量；制大黄以活血泄浊，增加水邪去路；焦谷芽以增胃纳而固后天。

二诊（6月17日）：患者腹胀减轻，下肢仍肿，胃纳尚可，大便日行一次，尿量500~600ml/24h，舌质红，苔薄白，脉细。治宗原意，前方加陈皮10g，制大黄改为10g，川石斛改为20g，生黄芪改为25g。

按语：前方药证相合，症状减轻，胃纳增加，故治疗仍守前方，加陈皮以理气助气化，增加水湿的消除，增加制大黄、石斛、黄芪之量以增药效。

三诊（6月24日）：患者晚间下肢浮肿，腹胀不适，面色晦滞，苔黄，脉细。系水病及血，治疗以养阴通络，活血利水为主。

处方：当归15g，白芍15g，枸杞子20g，川石斛20g，麦冬10g，太子参20g，生黄芪20g，女贞子10g，枳壳10g，大腹皮15g，生薏苡仁30g，茯苓皮40g，车前子（包煎）60g，泽兰15g，泽泻15g，茅根20g，芦根20g，制僵蚕15g，垂盆草20g，全蝎3g，蝉衣6g。

按语：今诊患者面色晦滞，症状以晚间为甚，病已入阴血，故治疗宜在原来的方法上加用活血通络之品，制僵蚕、全蝎、蝉衣等虫类之品有搜风剔络之功能，通络之力较强；泽兰有活血利水的功能，并增垂盆草以保护肝功能以防肝损。全方水湿瘀血并治，气阴两虚同调，以冀虚实兼顾。

四诊（7月6日）：近日B超示：肝硬化，腹部有气、水。前日下午发热，体温最高达38.4°C，自服板蓝根冲剂后，体温下降。今诊：疲倦乏力，畏寒，舌质红，苔薄白，脉细，下肢仍有水肿。本病未愈，复感外邪，标本同病，自服板蓝根后外感之余邪未清，今标本同治，以祛风利水为主。

处方：金银花10g，连翘10g，荆芥5g，防风3g，生薏苡仁20g，茯苓皮30g，枸杞子10g，广郁金10g，大腹皮10g，车前子（包煎）60g，枳壳10g，茅根30g，芦根30g，泽兰15g，泽泻15g，板蓝根10g，萹蓄15g，垂盆草15g。

按语：标本同病，治宜先标后本，或标本同治，本证外感之风邪未清故有畏寒感，治疗用金银花、连翘清解风热，荆芥、防风疏散风寒，两组相配合共奏疏解风邪之功；广郁金疏肝理气，以减腹部之气滞，余药以利水消肿为主，全方风、气、水湿之邪共除，表里双解。

五诊（7月13日）：患者服前方后，体温已退，苔薄黄，下肢浮肿减轻，24小时尿量600ml以上，脉细弦。

处方：当归15g，白芍15g，枸杞子20g，川石斛20g，麦冬10g，太子参20g，生黄芪30g，女贞子10g，枳壳10g，大腹皮15g，生薏苡仁30g，茯苓皮40g，车前子（包煎）60g，茅根30g，芦根30g，泽兰15g，泽泻15g，制僵蚕15g，垂盆草20g，全蝎3g，蝉衣6g，萹蓄20g。

按语：表证已除，转治里证。患者肝肾同病，气阴两虚，故以当归、白芍、枸杞子养肝；石斛、麦冬、太子参、生黄芪、女贞子补益气阴；余药以清热利湿、活血通络为主。全方配伍标本同治。

六诊（7月27日）：尿常规：白细胞（++），亚硝酸盐（+）。夜尿4次，尿量每次200ml左右，比白天量多，大便日行一次，质正常，舌苔薄而淡黄，脉细，治疗加用清热解毒药。

处方：当归15g，白芍15g，枸杞子20g，太子参20g，生黄芪20g，炒白术10g，生薏苡仁20g，茯苓皮40g，瞿麦20g，萹蓄20g，蒲公英15g，荔枝草15g，紫花地丁15g，菟丝子15g，何首乌15g，垂盆草20g，茅根30g，芦根30g，车前子（包煎）60g。

按语：患者一般情况已有好转，本次尿检有白细胞并亚硝酸盐反应阳性，提示有尿路感染存在，效不更方，但尿路感染之标证需先予考虑，治疗在原方的基础上加用清热利湿解毒之品，如瞿麦、萹蓄、蒲公英、荔枝草、紫花地丁。干燥综合征患者免疫功能低下，易出现反复感染。治疗平素以扶正为主，感染急发时以祛邪为主，辨证治疗，长期调理。

七诊（8月19日）：患者自述已无明显不适感，尿常规检查正常，双下肢浮肿已退，寐差，夜尿仍多，舌边齿痕明显，苔薄白，脉细。

处方：当归15g，白芍15g，枸杞子20g，太子参20g，生黄芪20g，炒白术10g，生薏苡仁20g，茯苓皮40g，瞿麦20g，萹蓄20g，蒲公英15g，紫花地丁15g，菟丝子15g，何首乌15g，垂盆草20g，茅根30g，芦根30g，车前子（包煎）60g，川断15g，谷芽20g，麦芽20g。

按语：患者症情平稳，药证相符，治疗效果明显，今处方加用川断、谷芽、麦芽以平补肾气，开胃助运，巩固疗效。

八诊（8月31日）：患者自觉症状较前好转，体力渐增，但有夜尿3~4次，寐差，舌苔薄黄，脉细弦，查肝肾功能皆正常。

处方：当归15g，白芍15g，枸杞子20g，太子参20g，生黄芪20g，炒白术10g，生薏苡仁 20g，茯苓皮 40g，瞿麦 20g，萹蓄 20g，蒲公英 15g，荔枝草 15g，紫花地丁 15g，菟丝子 15g，何首乌 15g，垂盆草 20g，茅根 30g，芦根 30g，车前子(包煎)30g，覆盆子 15g，熟枣仁 15g。

按语：患者夜尿增多，肾气失固，但整体状况日益改善，治疗中的，疗法不宜改动，加用覆盆子、熟枣仁以固肾气、安神对症处理。

九诊（10 月 14 日）：今诊无明显不适，苔薄白，脉细，溲黄，夜尿 1 次，治疗以补肾清利进治。

处方：川断 15g，桑寄生 10g，枸杞子 20g，太子参 20g，生黄芪 20g，炒白术 10g，生薏苡仁 20g，茯苓 20g，瞿麦 20g，萹蓄 20g，蒲公英 15g，荔枝草 15g，菟丝子 15g，何首乌 20g，垂盆草 20g，覆盆子 15g，白芍 15g。

按语：患者干燥综合征、肝硬化腹水、2 型糖尿病、系膜增生性肾损害，中医辨证为肝肾不足，气阴两虚，湿热内蕴，血行不畅，治疗以扶正为主，方中川断、桑寄生、枸杞子、白芍、何首乌补益肝肾，配伍太子参、生黄芪、炒白术、生薏苡仁、茯苓气阴双补，菟丝子、覆盆子以固摄肾气，瞿麦、萹蓄、蒲公英、荔枝草以清利湿热。

十诊（12 月 7 日）：患者腰部疼痛，耳鸣时作，头晕，舌质淡红，边有齿痕，苔薄黄，脉细。治疗以前方去荔枝草、覆盆子，加川芎、丹参。

处方：川断 15g，桑寄生 10g，枸杞子 20g，太子参 20g，生黄芪 20g，炒白术 10g，生薏苡仁 20g，茯苓 20g，瞿麦 20g，萹蓄 20g，蒲公英 15g，菟丝子 15g，何首乌 20g，垂盆草 20g，白芍 15g，川芎 12g，丹参 12g。

按语：本病辨证属本虚标实，前方以清利益肾法治之，惟少活血通络之品以畅血脉，今耳鸣头晕乃血行不畅，清窍失养，治疗在前方中加川芎、丹参以活血通络。

十一诊（2006 年 1 月 25 日）：自觉口干、咽干、溲黄，舌质偏红，舌边有齿痕，苔薄白，脉细。治疗加重养阴之品。

处方：川断 15g，桑寄生 10g，枸杞子 20g，太子参 20g，生黄芪 20g，生薏苡仁 20g，茯苓 20g，瞿麦 20g，萹蓄 20g，蒲公英 15g，荔枝草 15g，何首乌 20g，垂盆草 15g，白芍 15g，川石斛 20g，南沙参 10g，北沙参 10g，天花粉 15g。

按语：患者基本病机未变，但舌红、口咽干燥为阴虚证明显，治疗虽仍宗原法，但需加强养阴药的比例，故在 2005 年 10 月 14 日方中去炒白术、覆盆子、菟丝子，加川石斛、南北沙参和天花粉以养阴生津。

十二诊（2006 年 3 月 2 日）：患者经治疗后，目前腹水已消，查肝肾功能及尿常规皆正常。今诊自觉腰背酸痛，疲劳乏力，尿量减少，舌质红，苔薄黄，脉细弦，病属肝肾气阴两虚。

处方：太子参 20g，生黄芪 20g，生地 10g，枸杞子 20g，川石斛 20g，山茱萸 10g，当归 15g，赤芍 15g，丹参 15g，川芎 10g，茅根 20g，芦根 20g，车前子(包煎)30g，枳壳 10g，佛手 10g，制大黄 3g，制僵蚕 10g，蝉衣 6g。

按语：患者辨证为肝肾气阴两虚，湿热瘀血阻络，经长期治疗后病情已平稳，今处以太子参、生黄芪、生地、枸杞子、石斛、山茱萸、当归调补肝肾气阴，以赤芍、丹参、川芎、制大黄、僵蚕、蝉衣活血通络，以茅根、芦根、车前子清利湿热，以枳壳、佛手调畅气机，全方攻补兼施，标本兼顾，利于患者长期调治。

干燥综合征是免疫系统疾病，并发症及累及的脏器较多，临床表现也变化多端，但总的病机仍为免疫功能下降，中医治疗应重视扶正，常以益气制燥提高机体的免疫功能，同时在治疗中也要顾及阴津亏虚所致唇干、咽干、目干等症状，故常应气阴双补，用药平和，缓缓图治，益气祛邪不伤阴液，养阴制燥不腻不润。本病例抓住气阴两虚、湿瘀内阻、本虚标实的基本病机辨证立方，除在四诊、六诊时，因有外感表证及尿路感染而采用表里双解、标本兼顾的治则外，在该病治疗过程中始终坚持以益气养阴、清热利湿、活血通络为治疗大法，既体现辨证论证的中医治疗原则，又能紧扣病机，故取得了较好的临床疗效。

【小结】

1. 干燥综合征肾损害主要病机为阴虚、血瘀、燥毒、脏损俱存，阴虚为本，血瘀、燥毒为标，脏损为病情迁延不愈而致。故其治疗以养阴活血、健脾益肾、解毒清利为治疗大法。

2. 主要由于脏腑经脉气血阴阳失调，阴虚津亏，脉道失于濡润，脏腑孔窍失养而成，病久入络致瘀成毒。瘀血不去，新血不生，耗伤气血，使阴虚更甚，阴虚、燥毒、血瘀、湿热，互为因果。故益气养阴、生津润燥、解毒清利为治疗立足之本。邹老认为调理脏腑气血功能紊乱，当用平补平泻，防竣补猛攻。结合病理结果，短期间断运用免疫抑制剂，效果较佳。

（谢圣芳，王钢）

第八节　类风湿关节炎肾损害

类风湿关节炎（RA）是一种以侵蚀性关节炎为主要表现的慢性炎症性、系统性的自身免疫病。本病多累及关节外系统，如呼吸、血液、神经及泌尿系统等，其中肾脏损害者较为多见。类风湿性关节炎肾损害是由类风湿性关节炎引起的急、慢性间质性肾炎、肾淀粉样变、肾脏坏死性血管炎及免疫复合物性肾炎，并伴有相应临床表现的一组疾病。

本病以女性多发，男女比例约 1∶3。可发生于任何年龄，以 30～50 岁为发病的高峰。我国内地的患病率约为 0.2%～0.36%。

中医学无类风湿关节炎肾损害的病名，根据其临床表现可归属于中医学“痹证”等范畴。

就临床资料分析类风湿关节炎肾损害有以下特点。

1. 发病因素　本病的发病因素尚不清楚，可能与以下因素有关：①遗传因素：RA 有家族遗传倾向，同卵双生子皆患病为21%～32%，而异卵双生子为9%；②环境因素：长期以来认为细菌和病毒是启动类风湿关节炎的因素；③激素水平：该病好发于女性，尤其在40～59岁这个年龄段，且男女差异性更大，说明性激素对RA的发病可能有一定关系。

2. 常见的诱发与加重因素 外源性感染可能是诱发和加重的因素。明确类风湿关节炎肾损害发病因素，积极祛除类风湿关节炎肾损害的常见诱发与加重因素是诊治的关键，中医中药在减轻类风湿关节炎肾损害临床症状、提高生活质量等方面有着较好的疗效。

【病因病机】

本病确切病因至今不太清楚，中医认为本病正气不足是内因，而感受风、寒、湿、热等邪是外因。《症因脉治·痹证》认为本病的病因是："营气不足，卫外之阳不固，皮毛宣疏，腠理不充，或冒雨冲寒，露卧当风，则寒邪袭之而成。"《圣济总录·诸痹门》则认为："肾脂不长，则髓涸而气不行，骨内痹，其症内寒也。"《素问·痹论》还认为"所谓饮食居处，为其病本"，痹病的产生又与饮食和生活环境有关。而在《素问·评热病论》中曰："风雨寒热，不得虚，邪不能独伤人。""不与风寒湿气合，故不为痹。"

1. 内因 ①劳逸不当：劳欲过度，将息失宜，精气亏损，卫外不固；或剧烈活动后体力下降，防御机能下降，汗出肌疏，外邪乘虚而袭。②久病体虚：老年体虚，肝肾不足，肢体筋脉失养；或病后、产后气血不足，腠理空疏，外邪乘虚而入。

2. 外因 ①感受风寒湿邪：久居潮湿之地、严寒冻伤、贪冷露宿、睡卧当风、冒雨、水中作业或汗出入水等，外邪注于肌腠经络，滞留于关节筋骨，导致气血闭阻而发病。②感受风湿热邪：久居炎热潮湿之地，外感风湿热邪，袭于肌腠，壅于经络，痹阻气血经脉而发病。

总之，本病初起病位在经脉，累及筋骨、关节、肌肉，日久耗伤气血，损及肝肾，虚实夹杂。基本病机为正虚卫外不固，复感外邪。其病理性质乃本虚标实。本虚以肝肾亏虚为主；标实以风、寒、湿、热等邪为主。病理产物痰浊、瘀血、水湿在疾病的发生发展过程中起着重要作用。

【诊断与鉴别诊断】

1. 诊断 RA的诊断主要依靠临床症状、实验室及影像学检查。临床症状：①晨僵：关节及其周围僵硬感至少持续1小时；②三个或三个以上关节区关节炎：两侧的近端指间关节、掌指关节、腕、肘、膝、踝及跖趾关节中至少三个有软组织肿胀或积液；③手关节炎：腕、掌指或近端指间关节区中，至少有一个关节区肿胀；④对称性关节炎：左右两侧关节同时受累；⑤类风湿结节：在骨突部位、伸肌表面或关节周围有皮下结节；⑥类风湿因子阳性；⑦影像学改变：在手和腕的后前位相上有典型的类风湿关节炎影像学改变。

与本病相关的肾脏损害包括继发性肾淀粉样变性、系膜增生性肾小球肾炎和小血管炎。在系膜性肾小球肾炎中以IgA肾病最为常见，患者多表现为镜下血尿伴或不伴蛋白尿。肾功能不全者较为少见。

与 RA 治疗药物相关的肾损伤包括：①NSAID 的使用可以造成急、慢性肾小管－间质损害；②慢作用药物如金制剂和青霉胺可以引起膜性肾病，其系膜区常有免疫复合物沉积，因此又被称为不典型膜性肾病。临床上常表现为肾病综合征，但也可以为非肾病范围的蛋白尿和/（或）血尿，肾功能不全少见。

2. 鉴别诊断　虽然 RA 引起的肾脏受累的确切诊断需依靠肾活检病理诊断，但患者的临床表现和实验室检查往往也有助于鉴别诊断。类风湿性关节炎患者发生肾功能不全主要见于肾脏淀粉样变性和止痛药肾病，一般很少见于膜性肾病和系膜增生性肾小球肾炎。血尿主要见于系膜增生性肾小球肾炎，而继发性淀粉样变性则主要见于长期慢性、活动性的类风湿性关节炎患者。

【辨证论治】

1. 湿热阻络证

证候：肌肉或关节红肿热痛，有沉重感，步履艰难，发热，口渴不欲饮，烦闷不安，局部触之发热，溲黄浊多泡沫，舌质红，苔黄腻，脉濡数或滑数。

基本治法：祛湿清热，宣痹通络，兼活血化瘀。

方药运用：宣痹汤合三妙散加减。常用药：汉防己 10g，苍术 10g，黄柏 10g，牛膝 15g，黄芪 30g，土茯苓 30g，防风 10g，萆薢 30g，蚕砂 15g，秦艽 15g，薏苡仁 30g，地龙 15g，川芎 15g。方中秦艽、防风、防己、薏苡仁祛风胜湿，通利关节；黄柏、土茯苓、萆薢清利湿热；苍术健脾燥湿；蚕砂宣痹化湿；地龙祛风除湿通络；牛膝祛风，活血壮骨；川芎活血通络。

加减：大便秘结者，加生大黄通腑泻浊；小便不畅者，加车前子、白茅根清热通淋。

2. 瘀血阻络证

证候：肌肉、关节疼痛剧烈，多呈刺痛，部位固定不移，痛处拒按，局部肿胀可有瘀斑或硬结，或面色黧黑，肌肤干燥无光泽，口干不欲饮，肢体水肿，夜尿增多，舌质紫暗，有瘀斑，脉沉细涩。

基本治法：活血祛瘀，祛风除湿。

方药运用：桃红四物汤加减。常用药：怀牛膝 15g，桃仁 15g，红花 15g，熟地 9g，赤芍 15g，汉防己 10g，当归 12g，川芎 15g，地龙 15g，秦艽 15g，土茯苓 30g，黄芪 30g。方中桃仁、红花、当归、怀牛膝、地龙活血化瘀，通络止痛；秦艽、防己祛风通络；土茯苓清热利湿；黄芪益气。

加减：水肿甚者，加猪苓、泽泻利水消肿；口干甚者，加天花粉、石斛养阴生津止渴。

3. 气阴两虚证

证候：肌肉、关节酸痛无力，活动后疼痛反加重或挛急，肌肤无光泽，触之微热，或关节肿大变形，或肌萎着骨。气短，困倦，口干不欲饮，低热，午后为著，小便泡沫，夜尿量多，舌质偏红或有裂纹，舌苔少或无苔，脉沉细无力。

基本治法：补益肝肾，祛风除湿，佐以活血通络。

方药运用：独活寄生汤加减。常用药：桑寄生24g，独活12g，秦艽15g，川芎15g，杜仲15g，怀牛膝15g，当归12g，熟地12g，赤芍15g，茯苓15g，巴戟天20g，人参10g，黄芪30g。方中独活、桑寄生、牛膝、杜仲补益肝肾，强壮筋骨；四物汤养血活血；党参、黄芪补气；茯苓健脾除湿；巴戟天温补肾阳；秦艽、防风祛风除湿。

加减：午后潮热明显者，加白薇、地骨皮滋阴清热；水肿者，加泽泻、猪苓利水消肿；血瘀重者，加桃仁、红花活血通络。

【其他治疗】

1. 中成药

（1）雷公藤多苷片：主要成分：中药雷公藤的提取物。功效：清热祛湿，解毒消肿。每次10～30mg，每日3次。临床运用当注意其毒副作用，定期复查肝肾功、血常规等。

（2）昆明山海棠片：主要成分：昆明山海棠。功效：清热利湿，祛风通络。适用于本病属湿热阻络证者。用法：每次2片，每日3次，口服。

（3）独活寄生丸：主要成分：独活、桑寄生、秦艽、川芎、杜仲、怀牛膝等。功效：祛风除湿，补益肝肾，活血止痛。适用于肝肾两虚证。用法：每次1丸，每日2次，口服。

（4）瘀血痹冲剂：主要成分：当归、丹参、乳香、红花等。功效：活血化瘀，通络止痛。适用于本病瘀血阻络证。用法：每次1袋（10g），每日3次，口服。

2. 针灸治疗

（1）整体取穴：每次取患者背部督脉经和膀胱经、肝俞、脾俞、肾俞和命门、手足阳明经、曲池、足三里和足少阴肾经太溪穴。

（2）局部取穴：根据病变关节取穴。肩关节取肩髃、阿是穴，肘关节取曲泽穴，腕关节取阳池、阳谷、阳溪穴，指关节取八邪穴，膝关节取膝眼、曲泉、膝阳关、阳陵泉，踝关节取解溪、昆仑、丘墟，趾关节取八风穴，颞颌关节取下关穴。温针，针刺采取提插、捻转补泻法，用艾条温针，每次40分钟，30天为一疗程。

3. 外治法

（1）痹痛定（生川乌20g，洋金花2g，陆英20g，紫肉桂20g，花椒6g，樟脑3g等共为末）用75%酒精300ml，浸泡5～7天，过滤去渣后用棉签蘸药液涂患处，每日2次。

（2）风痛散（桂枝、细辛、白芷等）按一定比例研细末，内铁砂，透膜包裹，热敷，每日1次。

（3）药物熏洗或外敷：寒湿偏盛者可用生川乌15g，生甘草15g，生附子15g，生半夏15g，洋金花6g，冰片6g煎汤熏洗，每次30～40分钟，每日2次；或上药研末，水调或黄酒调或醋调成薄饼，外敷肿痛关节处，每日1次。痰瘀互结者可用生半夏30g，生南星30g，丁香9g，乳香6g，没药6g，肉桂6g，冰片6g煎汤熏洗，每次30～60分钟，每日2次；或上药研末，水调或黄酒调或醋调成薄饼，外敷肿痛关节处，每日1次。

【转归及预后】

RA 患者的预后与病程长短、病情严重程度及治疗有关。对具有多关节受累、关节外表现重、血清中有高滴度自身抗体，以及早期出现骨破坏的患者应给予积极治疗。由 RA 继发的各种肾脏损害，由于其临床表现隐匿，早期可能仅表现为镜下血尿或少量蛋白尿，因此容易被忽视或漏诊。因此，对确诊为 RA 的患者，应定期随访肾功能和尿常规检查。在 RA 的治疗过程中，要警惕和避免使用肾毒性的药物，并及时消除可能导致肾功能恶化的可逆因素，减少肾功能不全的发生。因其肾脏损害的原因、肾脏病变的病理类型及治疗早晚不同，预后有较大差异。部分患者缓慢进展到肾功能不全。出现血管炎、淀粉样变性的患者，预后不良。

【预防与调护】

1. 预防　注意劳逸结合，增强机体免疫功能，防治呼吸道、消化道感染。对治疗类风湿关节炎药物引起的肾损害，应避免再使用同种药物。

2. 调护

（1）在本病活跃、出现大量蛋白尿或血尿及肾功能严重损害的时期，应注意休息，不宜剧烈活动。

（2）饮食调理以兼顾全身情况和肾功能确定，以适量优质蛋白、高热量、富含纤维素及易消化食物为宜。同时当根据患者的形质及痹邪的偏盛分别进不同的饮食。

【临证经验】

1. 类风湿关节炎肾损害的常见临床表现为血尿、蛋白尿，其原因可能是由于类风湿关节炎导致肾脏淀粉样变、肾实质病变以及药物毒副作用所致。中医认为类风湿性关节炎的发生是由于素体正虚，复感外邪，血气不行，关节活动不利；或风寒湿（热）邪滞留筋骨关节，久之损伤肝肾阴血，筋骨失养所致。而类风湿关节炎肾损害的基本病机是久痹不已，内舍脏腑，导致肝、肾、脾三脏受损，脏腑气血阴阳随之亏虚。因此临床治疗当重点把握正虚与邪实的孰轻孰重。一般而言，本病发生于类风湿性关节炎的晚期，肝肾亏虚为常见证型，故治疗常采用补肝肾、健脾胃的治疗方法，有助于病情的长期稳定。

2. 推荐邹氏三代专家治疗类风湿关节炎肾损害经验方药。治疗大法：养肝益肾，化湿利水，祛风通络。基本方药：独活、桑寄生、杜仲、秦艽、怀牛膝、山茱萸、苍术、生薏苡仁、茯苓皮、车前子、地龙、川芎、青风藤、穿山龙、炙甘草、小红枣。若关节肿僵变形者，可加用制半夏、制南星、莪术、炮山甲、地鳖虫等化痰行瘀；若乏力水肿明显者，加生黄芪、防己、炒白术、泽兰、泽泻、益母草；若胃脘不适、舌苔厚腻者加姜半夏、陈皮、仙鹤草、佩兰、砂仁、川朴；若阳虚关节冷痛者，加附片、桂枝、淫羊藿、制川乌、细辛；若尿蛋白多者，加制僵蚕、全蝎、紫荆皮、雷公藤；若肾衰竭者，去秦艽、青风藤、穿山龙，加淫羊藿、玉米须、丝瓜络、六月雪、土茯苓。

【验案举例】

类风湿性关节炎属湿热阻络证（王钢主诊）

张某，女，53岁。初诊日期：2006年11月2日。

因双手小关节疼痛变形20年，双下肢浮肿4月余，于2006年11月2日就诊。患者既往有类风湿性关节炎病史20年，平素关节疼痛时曾反复服用扶他林、芬必得等非甾体类抗炎药，4月前出现尿中泡沫增多，双下肢浮肿，呈凹陷性，双手关节红肿疼痛，局部皮温偏高，发热，口渴不欲饮，溲黄，大便黏滞不爽，夜寐欠安，尿常规示尿蛋白（+++），尿隐血（+++）；血生化示肝肾功能正常；血沉56mm/h；类风湿因子阳性。舌红苔黄腻，脉细数。诊断：类风湿关节炎肾损害；辨证：湿热瘀血阻络。治拟清利湿热，化瘀通络。

处方：苍术10g，生薏苡仁15g，怀牛膝15g，黄柏10g，连翘15g，防己10g，茯苓皮40g，车前子(包煎)60g，莪术15g，地龙12g，炮山甲6g，露蜂房12g，雷公藤12g，生甘草6g，小红枣10g。

二诊（12月23日）：患者服药21剂，双手关节红肿疼痛明显减轻，局部发热已退，下肢浮肿，尿蛋白（++），尿隐血（+++），舌红苔黄腻已化，脉细。上方去苍术、连翘，加泽兰15g，泽泻15g，益母草15g，五加皮15g。

三诊（12月23日）：患者又经服药1月，关节疼痛好转，浮肿明显消退，腰膝酸软，口干，尿蛋白（++），尿隐血（++），血沉降为32mm/h，类风湿因子阳性，舌红少苔，脉细。病证已转肝肾阴虚、湿瘀交阻。治拟养肝益肾，清热利湿，行瘀通络。

处方：独活10g，桑寄生15g，杜仲15g，怀牛膝15g，山茱萸15g，制鳖甲12g，茯苓皮40g，车前子(包煎)40g，泽兰15g，地龙15g，川芎15g，露蜂房15g，穿山龙15g，雷公藤12g，生甘草6g，小红枣10g。

四诊（2007年2月20日）：经用上方持续治疗2月，尿蛋白多次查阴性，尿隐血（+）~（++），血沉正常，下肢浮肿消退，舌红少苔，脉细，继用上方加减巩固。

按语：本病案根据有类风湿性关节炎20年，关节变形，双下肢浮肿4月余，血沉升高，类风湿因子阳性，尿蛋白（+++），尿隐血（+++），诊断为类风湿性关节炎肾损害；中医辨证为湿热、瘀血阻络。治拟清利湿热、化瘀通络。方中以四妙丸加连翘、防己清热利湿为主药，辅以茯苓皮、车前子淡渗利水；以莪术、地龙、炮山甲、露蜂房搜风化瘀，活血通络；佐以雷公藤可增强主药清利湿热和辅药化瘀通络的作用，使以生甘草、小红枣调和诸药。三诊经上方治疗后患者关节红肿热痛明显减轻，水肿基本消退，出现腰膝酸软、口干、舌红少苔等肝肾阴伤的证候，治疗转用邹氏三代专家推荐的治疗类风湿性关节炎肾损害经验方加减，方中以独活、桑寄生、怀牛膝、杜仲、山茱萸、制鳖甲养肝益肾为主药；辅以茯苓皮、车前子、泽兰清热利湿；以地龙、川芎、露蜂房、穿山龙行瘀通络；佐用雷公藤祛风通络降蛋白；使用生甘草、小红枣调和诸药。方药合证，守方加减巩固治疗。此病案的治疗二诊以祛邪为主，清利湿热、祛风通络论治，待湿热清、水肿消后，肝肾阴伤出现，三诊又转扶正祛邪，清利湿热，行瘀通络。另外，治疗处方中使用了地龙、炮山甲、露蜂房等虫类药治疗类风湿性关节炎肾损害。邹老常说：虫类药多有搜风剔邪、祛瘀通络之功，其走窜之力远非草木之品能及，如搜风剔络用全虫、蜈蚣，祛风痰用僵蚕，清热通络用地龙，还有炮山甲、露蜂房、乌梢蛇等，治顽痹可收良效。因其多有一定毒性，用量宜从小量开始逐渐加量，中病即止，体虚者应配合扶正药同用。笔者用虫类药治疗肾小球疾病所致的蛋白尿同样取得较好疗效。

【小结】

1. 类风湿关节炎肾损害归属于中医学“痹证”等范畴，本病初起病位在经脉，累及筋骨、关节、肌肉，日久耗伤气血，损及肝肾。基本病机为正虚卫外不固，复感外邪。其病理性质乃本虚标实。本虚以肝肾亏虚为主；标实以风、寒、湿、热等邪为主。病理产物痰浊、瘀血、水湿在疾病的发生发展过程中起着重要作用。临床上类风湿关节炎寒湿证与湿热证均不少见，而肾损害则常见于湿热证；病久则多瘀多痰，尤其是以瘀为病机的重要方面。

2. 本病治疗难点在于如何控制病情进展。早期及时治疗对控制病情预后有重要意义；对于稳定期的患者不能放松治疗，而应继续巩固治疗，有利于病情进展；对病程长、持续关节疼痛患者，使用无明显肾损害中药或针灸缓解病情，可减少金制剂、青霉胺和非甾体抗炎药等造成肾损害；对于病情危重，合并严重的关节外表现者需中西医结合治疗。

（张建伟，王钢）

第九节　混合性结缔组织病肾损害

混合性结缔组织病（MCTD）是一类具有系统性红斑狼疮、硬皮病、类风湿性关节炎和多发性肌炎等多种结缔组织病临床表现，但又不符合其中任何一种疾病的诊断，且在血清中有高效价核糖蛋白（RNP）抗体的一种自身免疫性疾病，部分患者最终可以发展为系统性红斑狼疮、硬皮病或类风湿性关节炎等。

MCTD 发病年龄从 4～80 岁，大多数患者在 20～30 岁左右起病，男女比例为 1∶16，成人 20%～28% 可出现肾损害，儿童 33%～50% 病变累及肾脏。

根据其临床表现可归属于中医学“痹证”、“阴阳毒”、“虚劳”等范畴。

就临床资料分析，混合性结缔组织病有以下特点。

1. 发病因素　本病的病因及发病机制尚不明确。有关基因的研究提示混合性结缔组织病的易感性与主要组织相容性复合体Ⅱ基因有关，其中以与 HLA－DR4 的关系最密切。分子基因研究表明，HLA 功能结构域或所谓的共同抗原表位可能是决定混合性结缔组织病发生的重要因素。

2. 常见的诱发与加重因素　病毒感染可能是诱发和加重的因素，主要是影响自身免疫功能障碍而致发病。其可能机制是：①受病毒感染的 T 细胞细胞毒作用增强，导致组织细胞破坏；②受病毒感染的 T 细胞功能受抑制而致增强的 B 细胞产生抗体；③宿主内源性感染或内源性病毒产物，通过病毒对 HLA－B8 阳性宿主的异体化作用，将病毒种植于白细胞表面上，因而出现抗病毒和抗病毒感染的细胞反应，这些反应包括细胞免疫反应和体液免疫反应。病毒可使组织成分发生变化而出现自身抗原性，刺激 B 细胞产生相应抗体，发生抗原抗体反应，形成免疫复合物，引起组织损伤。受病毒感染的细胞在细胞毒作用下释放出碎片，可使机体发生自身致敏作用，因而产生抗细胞成分抗体。此外，病毒刺激淋巴细胞可产生中和因子，促使自身免疫的发生。

明确混合性结缔组织病的发病因素，积极祛除混合性结缔组织病常见诱发与加重因素在诊治上有着至关重要的作用，中医中药在改善证候、减轻症状、提高生活质量等方面有着较好的疗效。

【病因病机】

本病是由于先天禀赋不足，腠理不坚，复感外邪，风、热、寒、湿诸气杂至，相合而病。病邪痹阻，气滞血瘀，水湿停聚，酿生痰湿，日久郁而化热，耗气伤阴，而出现虚实夹杂之变证。

1. 内因 多责之于先天禀赋不足，阴阳、气血亏虚或失衡，日久造成脏腑功能紊乱，常在外邪的诱发下而起病。或由后天饮食偏嗜，如嗜食辛辣肥甘而生湿、生热、生痰；或暴食生冷，伤及脾阳；或由劳倦过度，病后失养；或内伤情志，损及脏腑、气机等等，均可导致机体内环境的失衡而成为发病的基础。

（1）先天禀赋不足：先天禀赋不足之人，阴阳失调，偏于肾阴亏虚，则属阴虚内热。外邪乘虚而入，“邪入于阴则痹”。痹阻先在阴分，阴虚为本，血虚有火。病久阴血暗耗，阴损及阳，气阴两虚，时有外感诱发，病深则阴阳两虚。

（2）肾阳衰微：素体肾阳衰微，阴寒内凝，复感外邪而发。病程迁延日久者，痹阻络脉之邪可内舍于脏腑，使脏腑功能失调，元阳虚亏，真阴不足，气血虚衰，全身多部位和脏器损害，甚至危及生命。

2. 外因 多由外感六淫，或留着肌肤，闭阻关节，或内侵脏腑而导致发病。六淫外感，素体营血不足，卫外不固，腠理不密，风寒湿之邪乘虚外袭，凝结于肤腠，阻滞于经络，致使营卫失和，气血瘀滞，痰瘀痹阻，失于濡养；或外邪郁而化热，化热则伤阴，湿热交阻或暑热由皮肤而入，酿成热毒；燥气伤津，津亏血燥。总之，风、寒、暑、湿、燥、火，外能伤肤损络，内能损及营血脏腑。

总之，本病复杂多样，外及五体（筋、脉、肉、皮、骨），内涉五脏，而以肝肾为病变中心。常为湿热、气滞、瘀血、脏腑虚损等多种证候同见，表现为本虚标实、虚实夹杂之证，但以邪气盛为其主要方面。

【诊断与鉴别诊断】

1. 诊断 临床常用 Sharp 标准。

主要标准：①重度肌炎；②肺部累及（CO_2 弥散功能小于 70%、肺动脉高压、肺活检示增殖性血管损伤）；③雷诺现象/食管蠕动功能降低；④手肿胀或手指硬化；⑤抗 ENA

抗体阳性，且滴度≥1∶10000，抗 U1RNP（+）及抗 Sm（-）。

次要标准：①脱发；②白细胞减少；③贫血；④胸膜炎；⑤心包炎；⑥关节炎；⑦三叉神经病变；⑧颊部红斑；⑨血小板减少；⑩轻度肌炎。

确诊：①4 个主要标准；②血清学抗 RNP（+），滴度大于 1∶4000，需除外 Sm 抗体阳性。可能诊断：①临床上符合 3 个主要标准或 2 个主要标准及 2 个次要标准；②血清学抗 RNP 抗体阳性，滴度大于 1∶1000。

2. 鉴别诊断　本病早期诊断难与其他类似疾病如 SLE、系统性硬化症、多发性肌炎、类风湿性关节炎、干燥综合征、血管炎、病毒性心包炎、特发性血小板减少性紫癜、淋巴瘤、慢性活动性肝炎、血管供血不足综合征，以及不明原因发热等鉴别，需随访。

（1）本病与 SLE 的鉴别：本病存在以下特征可与 SLE 相鉴别：①高发病率的雷诺现象；②肿胀手；③肌炎；④食道运动障碍；⑤肺部疾病；⑥严重的肾和中枢神经系统病变少见；⑦ds-DNA 或 Sm 抗体、LE 细胞、低补体血症发生率低。

（2）本病与硬皮病鉴别：本病存在以下特征可与硬皮病相鉴别：①高发病率的多关节炎、肌炎、淋巴腺病、白细胞减少、高球蛋白血症；②本病泛发性硬化症少见。

（3）本病与多发性肌炎鉴别：①本病中雷诺现象、关节炎、手肿胀、食道运动障碍、肺部疾患、淋巴腺病、白细胞减少显著高于多发性肌炎；②本病病程中 RNP 抗体持续存在，多发性肌炎极为少见；③PM-1（核酸蛋白抗原的一种）抗体见于半数多发性肌炎患者，但本病极为少见。

（4）本病与重叠综合征鉴别：①重叠综合征（OLS）具有各重叠结缔组织病各自的诊断标准的部分内容；②OLS 预后不佳，一般生存率低于 5 年。③OLS 具有其他核酸蛋白抗原的抗体（除 RNP 外）。近年来研究硬皮病肌炎重叠综合征无 RNP。本病具 RNP 高滴度的特征，因此，RNP 可作为本病的拟诊指标，尤其是当临床表现不完全的早期。此外，高滴度点状型 ANA 结合临床也可提示 MCTD，并做 RNP 试验，如为高滴度，应进行全面彻底检查，常可发现异常。

【辨证论治】

1. 外邪袭表，卫热入营

证候：发热，微恶风寒，口干微渴，咽喉痛，身痛，手指肿胀、疼痛、屈伸不利，双手白紫相继，皮肤斑疹，小便多泡沫或镜下血尿，舌红，脉数。

基本治法：清热解毒，疏风凉血。

方药运用：普济消毒饮加减。常用药：黄连 5g，黄芩 12g，连翘 12g，玄参 12g，牛蒡子 12g，柴胡 12g，升麻 8g，甘草 10g，僵蚕 12g，蝉蜕 10g，丹皮 15g，川芎 20g。方中黄芩、黄连、连翘、柴胡、牛蒡子、甘草清热解毒；升麻、僵蚕、蝉蜕疏风解表；丹皮、玄参、川芎、甘草凉血止血、化瘀散结止痛；牛蒡子利咽消肿。

加减：血尿重者加白茅根、大蓟、小蓟、仙鹤草凉血止血；口渴者，加沙参、天花粉、石斛、麦冬养阴生津。

2. 气营热盛，充斥三焦证

证候：发热，头痛，口渴，咳嗽，发噎、吞咽困难，腹痛、腹胀，手指肿胀，屈伸不利，关节疼痛，双手白紫相继，皮肤斑疹，肢体水肿，尿少、多泡沫而赤或镜下血尿，舌红，脉洪数。

基本治法：清热解毒，凉血泻火。

方药运用：清瘟败毒饮加减。常用药：石膏30g，生地30g，水牛角30g，黄连5g，栀子15g，黄芩15g，玄参15g，车前子（包煎）30g，甘草10g，丹皮10g，柴胡15g，赤芍15g，制大黄6g。方中石膏、制大黄通腑泄热、降气止痛；黄连、栀子、黄芩、柴胡清热解毒、苦寒坚阴；生地、水牛角、玄参、赤芍、丹皮凉血止血、透疹发斑；甘草缓急止痛；车前子利水消肿。本方加减后秉承白虎汤大清气热、泻胃火；清热解毒汤凉血解毒；三黄泻心汤清热解毒之意。

加减：肢体浮肿、尿少者，加冬瓜皮、大腹皮、茯苓、泽泻、猪苓利水化湿；口渴甚者，加天花粉、石斛、麦冬养阴生津止渴。

3. 血分虚热，肝肾阴虚证

证候：发热，暮热早凉，心悸，口咽干燥，目睛干涩，双手白紫相继，手足蠕动、瘛疭，关节、肌肉疼痛，皮肤斑疹，肉眼或镜下血尿，舌红，脉细数。

基本治法：清热凉血，滋补肝肾。

方药运用：六味地黄汤加减。常用药：生地30g，丹皮10g，山茱萸10g，怀山药30g，车前草30g，当归10g，青蒿10g，五味子10g，白茅根30g，甘草10g，人参10g，冬虫夏草（研末吞服）3g。方中生地、山茱萸、当归、五味子滋补肝肾、补血养阴；青蒿清退虚热；人参益气生津；冬虫夏草、怀山药、车前草补益脾肾、阳中求阴；生地、丹皮、白茅根凉血止血；当归、丹皮活血化斑；甘草缓急止痛、解痉。

加减：手足抽搐者加天麻、全虫、钩藤、石决明平肝息风通络；失眠多梦者加炒枣仁、柏子仁宁心安神。

4. 瘀血阻络证

证候：眼睑紫红，皮肤发硬，手指肿胀、疼痛，屈伸不利，双手白紫相继，关节疼痛，痛有定处，皮肤斑疹，肉眼或镜下血尿，舌边青紫，脉弦细。

基本治法：活血化瘀，通络止痛。

方药运用：桃红四物汤加减。常用药：桃仁15g，红花15g，川芎20g，生蒲黄15g，丹参30g，黄芪30g，地龙20g，水蛭6g，三七粉（冲服）3g。方中桃仁、红花、当归、川芎、丹参、地龙、水蛭活血化瘀；黄芪益气活血；生蒲黄、三七凉血化瘀止血。

加减：小便不畅者，加车前子、白茅根利水通淋；血虚者，加当归养血活血。

【其他治疗】

1. 中成药

（1）湿热痹冲剂：主要成分：苍术、防己、防风、地龙等。功效：疏风清热，利湿通络，适用于湿热阻络证。可用于本病关节疼痛明显者，每服 1 袋，每日 3 次。

（2）雷公藤多苷片：主要成分：中药雷公藤的提取物。功效：清热祛湿，解毒消肿。每次 10～30mg，每日 3 次。临床运用当注意其毒副作用，定期复查肝肾功、血常规等。

2. 针灸疗法　常用穴位：肩关节痛取肩髃、肩贞、风门；手腕、肘关节痛取阳溪、曲池、尺泽、天井、外关、合谷、曲泽；膝关节痛取环跳、秩边、腰眼；膝关节、踝关节痛取犊鼻、阳陵泉、阴陵泉、梁丘、血海、足三里、昆仑、太溪；腰痛取肾俞、委中等。

3. 外治法

（1）化瘀追风膏：治诸关节疼痛。主要成分有川乌、乳香、没药、白芥子、巴豆、威灵仙、黄芪、防风、秦皮、肉桂各等分，用食油加樟脑丹煎制成，用时先用热姜汤将患处擦洗至充血发红后，再擦干外敷。

（2）伸筋草洗方：伸筋草 30g，透骨草 15g，艾叶 30g，刘寄奴 15g，桑枝 30g，肉桂 15g，苏木 9g，穿山甲 15g，红花 9g。上药碾碎，装入纱布袋内，用桑枝加水锅上蒸后用；或煮水后浸泡用。用于雷诺征和双手硬皮样改变明显者。

（3）黄药子熏洗方：黄药子 250g，水煎后趁热熏洗双手指。适用于本病双手硬皮样改变和雷诺征者。

【转归及预后】

目前明确，携带高滴度抗 U1－RNP 抗体者较少发生严重肾脏并发症和危及生命的神经系统病变；由此而言，本病比系统性红斑狼疮预后良好。但进展性肺动脉高压和心脏并发症是本病的主要死亡原因。心肌炎、肾血管性高血压、脑出血亦可导致死亡。国外报道本病 10～12 年的死亡率为 15%～30%；国内随诊 50 例本病患者，5 年生存率为 80%。

【预防与调护】

1. 预防

（1）慎用或禁用肾毒性药物。

（2）注意预防感冒、及时控制感染。

2. 调护

（1）避免日光和紫外线照射。

（2）注意饮食卫生，出现肾功能不全者，予低蛋白、低磷，必需氨基酸、高热量饮食。

【临证经验】

1. 早期明确诊断：本病特征为临床上有系统性红斑狼疮、系统性硬化症、多发性肌炎的混合表现，多有雷诺现象、腊肠指及关节炎，血清学上有高滴度的抗 U1－RND 抗体阳性，并伴有蛋白尿、血尿、肾功能异常。

2. 本病实者多，虚者少；热者多，寒者少。治疗首当分清虚、实、寒、热，万勿为风、寒、湿三邪所感所局限。初病切忌温补，久病治风亦宜结合养血；治寒宜结合补火；

治湿宜结合健脾益气；治热宜滋阴解毒。宜防灼阴耗液，热郁化毒。热痹宜大剂清热解毒，搜剔痰瘀。热痹初起治疗宜疏通、清热、解毒之法，切忌用大辛大温之剂。疼痛较重，舌苔厚而滑者加独活一味，此药不但有疏风散湿之功，若用至50~60g即有良好的镇痛功效。临证治疗，以肾为本，多用大剂量生地于温散蠲痹、祛风通络方药中以凉血清营，养血补肾，滋阴润络，尤其是治疗反复发作之顽痹每获良效。

3. 临证应发挥中西药各自的优势，取西药以免疫抑制剂、抑制胶原形成类药物，有雷诺现象的应加强保暖及给予血管扩张剂、钙离子通道阻滞剂。同时，结合中药益气养阴、补益肝肾、化湿通络、清热解毒、祛风通络等治疗。笔者认为重视从肺、肾论治，兼顾脾胃，祛风通络，可提高疗效，降低病死率。

【验案举例】

混合性结缔组织病肾损害属肺肾气阳虚，湿瘀阻络证（王钢主诊）

毛某，女，56岁。初诊日期：2009年6月12日。

患者因双手肿胀疼痛间作4年，尿中泡沫增多6月来诊。患者4年前出现双手肿胀疼痛，进入冷水则手指苍白疼痛，时有低热，抗ENA大于1: 10000，抗U_1-RNP（+），抗Sm（-），外院诊断为混合性结缔组织病，长期服用小剂量强的松、骁悉等免疫抑制剂。2009年初出现尿中泡沫增多，尿检示蛋白（++），潜血（+++），考虑混合性结缔组织病肾损害。就诊时双手关节疼痛，无畸形，皮肤发硬，白紫相间，腰酸，脱发，颜面部可见对称红斑，双下肢轻度浮肿，易于感冒，长期咳嗽，舌暗红带有紫气，苔白腻，脉弦涩。尿蛋白（+++），隐血（+++），红细胞124/μl，肝肾功能正常。中医辨证为肺肾阳虚、湿瘀阻络。治拟养肺益肾，化瘀利水，祛风通络。

处方：北沙参15g，麦冬15g，浙贝母10g，紫菀10g，生黄芪40g，生地30g，附片10g，水蛭6g，茯苓皮40g，车前子(包煎)40g，蝉衣10g，乌梢蛇12g，蛇莓15g，莪术15g，青风藤15g，生甘草6g，小红枣10g。

二诊（7月12日）：服上药方1月，咳嗽、水肿好转，苔白腻已化，正值夏季仍感寒冷，手指末端怕冷明显，舌暗红有紫气，脉弦涩。尿蛋白仍（++），隐血（++），尿红细胞82/μl。上方去麦冬，附片改15g，加雷公藤(先煎)12g。

三诊（8月11日）：药后关节疼痛，怕冷、皮肤发硬好转，浮肿已消，不再咳嗽。尿蛋白阴性，尿隐血（++），尿红细胞65/μl，舌脉同前。上方去水蛭，加参三七6g，白茅根30g。

按语：本病案病史述关节疼痛4年，有雷诺现象，皮肤发硬，面部红斑，加上抗可提取核抗原（ENA）抗体大于1: 10000，抗核糖核蛋白（RNP）抗体阳性，西医诊断为混合性结缔组织病，中医属“痹证”、“水肿”范畴，辨证为肺肾阳虚、湿瘀阻络证。治拟养肺益肾、化瘀利水、祛风通络。方中以北沙参、麦冬、浙贝母、紫菀养肺止咳，以生黄芪、生地、附片补气养阴温肾为主药；辅以生薏苡仁、茯苓皮、车前子健脾化湿利水；以蝉衣、乌梢蛇、蛇莓祛风解毒化斑；佐以水蛭、莪术、青风藤行瘀通络治皮肤硬、水肿、关节疼痛；使以生甘草、小红枣调和诸药。二诊时关节冷痛症状未改善，逐渐加大附片用量；尿蛋白仍（++），加用雷公藤祛风消尿蛋白。三诊蛋白尿、水肿消退后，血尿反复迁延，故去水蛭加用了参三七、白茅根凉血祛瘀止血。治疗体会：①从肺论治结缔组织病肾损害，加上活血通络药物，可以扩张肺血管口径，加快血流速度以改善微循环，调整免疫功能，并使机体抗体生成增多，有效清除血液中的免疫复合物，增强单核巨噬细胞的吞噬功能，使上呼吸道感染减少，硬化皮肤软化。②温阳之附片，补气之生黄芪，配伍活血药水蛭，利水药茯苓皮、车前子有明显的互增利尿作用。根据患者药后反应，附片和生黄芪可以逐渐增大用量。

【小结】

混合性结缔组织病肾损害是由于先天禀赋不足，腠理不固，复感外邪而发病。病之初起，邪在肺卫；进而逆传于营分或深陷血分；最后传入脏腑，迁延不愈，内舍肾脏，导致肾关开阖失常，溺毒内蕴聚而并发关格、溺毒之证。本病症状复杂多样，外及五体，内及五脏，而以肝肾为病变中心。常为湿热、气滞、瘀血、脏腑虚损等多个证候同见，表现为本虚标实，虚实夹杂证，但以邪气盛为其主要方面。本病当早期明确诊断，辨证论治，中西医结合治疗。治疗中可加大生地用量，如果疼痛明显，可以加用独活 50g 能取得较好镇痛效果。

（张建伟，王钢）

第十节　抗肾小球基底膜病（肺出血－肾炎综合征）

抗肾小球基底膜（GBM）病是指循环中的抗 GBM 抗体在脏器中沉积所引起的一组自身免疫性疾病。其特点是外周血中可以监测到抗 GBM 抗体，和（或）肾活检 GBM 上见到 IgG 呈线样沉积。本病主要受累的脏器是肺和肾脏。病变局限在肾脏时称为抗 GBM 肾炎，肺肾同时受累时称为肺出血－肾炎综合征，目前统称为抗肾小球基底膜病。本节重点讨论肺出血－肾炎综合征。

肺出血－肾炎综合征在美国每年的发病率约为 1～2 例/百万人，欧洲为 0.5～1 例/百万人，非常少见。尽管世界各地各种群均有报道，然而本病主要发生于白种人，还有文献报道一些种族如毛利人、高加索人的发病率明显高于其他人群，并且有家族性发病特点。本病可发生于各年龄段，但多见于 30～60 岁，尤其多见于青年男性，男女发病比率为（2～9）∶1。60%～80% 的患者表现有明显的肺和肾的症状，20%～40% 仅表现为肾脏受累，而单纯肺受累的患者少于 10%。

中医学中，未见与肺出血－肾炎综合征相对应的病证名。根据其咳嗽、咯血、血尿、小便不利、水肿、呕吐等主要表现，可以归属于中医学中“血证”、“水肿”、“癃闭”等范畴。

就临床资料分析肺出血－肾炎综合征有以下特点：

本病的病因尚未完全明了：①研究表明本病与 HLA 的遗传背景有一定的相关性。②环境因素对本病的发生也起了重要作用，大量的动物试验和临床研究证实，本病与香烟、毒品、有机溶剂或羟化物以及金属粉尘吸入有关。③发病前部分患者有流感病毒感染史，因此，病毒感染可能也参与了本病的发生。

本病西医治疗无特效方法，中医中药在改善证候、减轻症状、提高生活质量等方面有着一定的疗效。中西医结合治疗本病的意义在于充分发挥中西药物的协同作用，以及中药对西药毒副作用的监制。

【病因病机】

肺出血－肾炎综合征病因复杂多样，病机以邪气亢盛之标实为主，疾病后期虽见有本虚，但仍以标实为病机的重要方面。

1. 风热毒邪侵袭 风热毒邪侵袭，首先犯肺，导致肺失清肃，火乘肺金，肺络受损，血溢脉外；肺失宣降，三焦水道失于通调，则水湿泛滥；热毒下移膀胱则损伤膀胱血络。

2. 湿热浊瘀内蕴 热与湿相合，氤氲蒸腾，弥漫三焦，困阻脾胃，损伤肾脏，导致水液代谢紊乱，出现三焦水道壅塞，脾胃升降逆乱，肾失开合。

总之，本病病位主要在肺肾，涉及脾胃、三焦，基本病机以邪气亢盛之标实为主，疾病后期虽见有本虚，但仍以标实为病机的重要方面。本病早期以正盛邪实为主，病延日久，湿热毒邪伤正，导致脾胃衰败，溺浊潴留，浊毒内盛，形成本虚标实、虚实夹杂的病理状态。

【诊断与鉴别诊断】

1. 诊断 患者如有咯血，短时间内肾功能急剧恶化，即需高度怀疑本病，此时应尽快肾活检及血清抗 GBM 抗体测定，肾活检可以确定肾小球肾炎的活动情况、严重程度、肾小球的硬化分级及小管间质坏死的程度。明确诊断则需符合以下条件：①肺出血；②肾小球肾炎；③血清学检查发现抗基底膜抗体。由于肺出血与肾炎多不同时出现，因此给诊断带来一定的困难。

2. 鉴别诊断 肺出血－肾炎综合征的临床表现与其他引起肺、肾病变的疾病在许多方面存在重叠。因此血清学和组织学分析对明确诊断相当重要。临床需与以下疾病相鉴别。

（1）系统性小血管炎：主要包括显微镜下多型血管炎、韦格纳肉芽肿和变应性肉芽肿血管炎等。其临床表现常与肺出血－肾炎综合征相似，肺和肾脏最易受累。血清学检查抗中性粒细胞胞浆抗体阳性，而血清抗基底膜抗体阴性。免疫荧光无 IgG 及沉积。

（2）系统性红斑狼疮：可累及各个系统和器官，以肾脏最为常见，表现为血尿、蛋白尿、各种管型尿、氮质血症、肾性高血压等，晚期发生尿毒症。在肺脏可表现为急性肺泡炎、间质性肺炎、肺动脉高压、坏死性血管炎、肺水肿、胸腔积液及弥漫性肺泡出血。其抗肾小球基底膜抗体阴性，而抗核抗体、抗双链 DNA 抗体以及抗 Sm 抗体阳性，补体 C_3 下降，肾活检免疫荧光见 IgG、IgM、IgA、C_3、C_{1q} 及纤维蛋白相关抗原“满堂亮”，于肾小球呈颗粒样沉积。

（3）急性肾小球肾炎伴左心衰竭：多见于老年或成年人的急性肾小球肾炎患者，发病后主要由于尿量减少，循环血容量急骤增加，或原有心脏病变，心脏负荷过重所致。病史、肺水肿的典型表现和血清学检查证实抗基底膜抗体阴性及肾组织活检可以鉴别。

【辨证论治】

1. 热伤肺络证

证候：咳嗽、咯血或痰中带血，面色苍白虚浮或萎黄，气促，胸痛，发热，咽喉不适，舌红苔黄，脉数。

基本治法：清热泻肺，宁络止血。

方药运用：泻白散合三黄泻心汤加减。常用药：桑白皮 20g，丹皮 10g，地骨皮 30g，甘草 10g，黄芩 15g，制大黄 10g，黄连 5g，生地 30g，栀子 12g，青黛 10g，柴胡 15g，三七粉（冲服）3g。方中桑白皮、黄芩、大黄、栀子、柴胡、甘草清热解毒；大黄通腑泄热，釜底抽薪；丹皮、生地、青黛清热凉血，配黄芩、大黄、黄连、栀子可增强凉血止血之效；地骨皮清泻肺热兼可凉血；三七止血而不留瘀。

加减：气血亏虚者加人参、当归，以补气养血。

2. 浊瘀内阻证

证候：尿少鲜红、黄赤，尿少，血尿，蛋白尿，面色萎黄，肢体浮肿，困重乏力，恶心呕吐，眩晕，肢体麻木、手足抽搐，舌苔厚腻，脉滑或沉。

基本治法：益气固本，化瘀泻浊。

方药运用：圣愈汤加减。常用药：人参 10g，黄芪 30g，茯苓 15g，泽泻 15g，车前子（包煎）30g，当归 15g，川芎 20g，丹参 30g，桃仁 15g，红花 15g，制大黄 9g。方中人参、黄芪、当归大补元气、滋阴补血；川芎、丹参、桃仁、红花、当归、大黄活血化瘀；茯苓、泽泻、车前草健脾利尿除湿；大黄、桃仁通腑泻浊。

加减：血尿明显者，加大、小蓟、仙鹤草凉血止血；恶心、呕吐者加法半夏、竹茹、胆南星化痰降逆止呕。

【其他治疗】

1. 雷公藤总苷　主要成分：中药雷公藤提取物。功效：清热祛湿，解毒消肿。具有抗炎和免疫抑制作用，在疾病早期，可配合其他疗法使用，20～30mg，每日 3 次，口服。

2. 冬虫夏草　补肺肾，止咳嗽。对非替代疗法治疗患者，保护尚未受损的肾单位有一定作用。每日 6～15g，研末口服，每次 1.5～3g。

【转归及预后】

近年来，由于得到早期诊治，肺出血－肾炎综合征的死亡率较以往有明显下降。1964 年的死亡率高达 96%，国内 1987 年报告的一组 55 例患者死亡率 60%，而近年的死亡率下降到 7%～11%，然而终末期肾病的发生率依然很高，约 40%～70% 患者最终需要维持性透析治疗或者肾移植。

【预防与调护】

1. 预防 积极防治表现为咯血或痰中带血的呼吸系统疾病。

2. 调护

（1）一般护理：注意休息，避免劳累和感染。需卧床休息时，应注意咯痰和咯血的体位引流。

（2）饮食调护：宜高糖、多维生素、低蛋白、低磷饮食；防止脱水。

【临证经验】

多数患者肾脏损害前（平均3个月）仅表现为咯血或痰中带血等呼吸系统疾病的临床表现，易于误诊或漏诊，从而延误治疗时机。临床上即使是对少量肺出血，症状轻微的患者亦不可忽略，应及时给予肺部放射学检查、血清学抗基底膜抗体检查。高度怀疑时可行肾脏病理学检查，以早期明确诊断。本病一经确诊即应迅速采用免疫强化疗法。甲强龙冲击疗法可使严重的肺出血停止，但对肾功能的疗效不肯定。辨病西医治疗以及依据病情给予替代疗法，急性肾衰竭或肾功能损害严重已不能逆转的患者，符合透析指证，可行透析治疗。慢性透析患者，在病情静止6～12月后，可做肾移植，同时配合中医清热解毒、活血化瘀、通腑降浊等治法，以迅速稳定病情，逆转病势。

【验案举例】

肺出血－肾炎综合征属气阴两虚，痰热瘀毒证（王钢主诊）

韩某，男，28岁。初诊日期：2004年5月12日。

患者因咳嗽、痰中带血，镜下血尿间歇发作4个月入院。患者2004年1月出现咳嗽、痰中带血，尿检发现红细胞（＋＋），予抗结核、抗感染等治疗，症状缓解。4月份咳嗽、痰中带血再次发作，予抗感染治疗，效果不显。5月7日查BUN14.99mmol/L，Scr 505.8μmol/L，于5月12日收住我院。入院体检：T37.5℃，P 88次/分，R 20次/分，BP 120/75mmHg。两中下肺吸音偏低，有少许湿啰音。纳谷尚可，大便日行偏干，小溲量可，色黄，舌边齿印，质偏红，苔薄黄，脉细弦略数。尿常规：BLD（＋＋＋），Pro（＋＋）。尿蛋白定量3.3g/24 h。血常规：WBC 8.99×10^9/L，N 0.79，Hb 71.1g/L，PLT 286.5×10^9/L。血生化检查：ALB 27.5g/L，GLB 28.2g/L，BUN 23.33mmol/L，Scr 832.5μmol/L，CO_2CP 16mmol/L，血钾4.03mmol/L，血钙1.96mmol/L，血磷3.56mmol/L。CRP 66.5 mg/L（正常＜10mg/L）。血体液免疫示：C_3 0.59g/L（正常范围：0.82～1.54g/L），IgG、IgA、IgM、C_4均在正常范围。血ANA、ANCA、mpo－ANCA、Pr3－ANCA均阴性，血抗GBM抗体（＋）。B超：左肾12cm×6.6cm×5.5cm，右肾11.8×6.3×5.6 cm，结构欠清，皮质光点增多。X线胸片示：两肺下野斑片状阴影较前有所吸收。肾病理活检示：新月体性肾小球肾炎；免疫荧光见IgG、IgM呈线状沿肾小球基底膜沉积。确诊为肺出血－肾炎综合征。病情重笃，中西医结合治疗。中医辨证属于气阴两虚，痰热、瘀毒内阻。先拟补气养阴，清热化痰，泄浊解毒论治。

处方：太子参15g，生黄芪30g，南、北沙参各15g，桑白皮15g，杏仁10g，瓜蒌皮15g，制大黄10g，土茯苓30g，积雪草30g，六月雪20g，蛇莓30g，车前子(包煎)20g，丹参15g，小蓟30g，白茅根30g，焦六曲20g。

5月17日开始予5%葡萄糖加甲基泼尼松龙500mg静脉滴注，连续3日后，泼尼松60mg/d、骁悉2g/d口服，并结合血浆置换，每周3次，每次2升；血液透析，每周3次，同时配合支持对症治疗。

二诊（5月19日）：经治疗咳嗽、痰中带血明显减轻，大便日行1~2次，质稀软，纳谷量可，小溲近2升，舌质偏红，苔薄黄，脉细。尿蛋白定量>10g/24h。以原方加制僵蚕10g，全蝎6g以祛风解毒消蛋白尿。

三诊（6月2日）：经治后患者肺部症状明显好转，肾功能有所恢复，但抗GBM抗体未转阴，尿蛋白定量波动在4.1~7.1g/24 h。方药仍守扶正清利解毒泄浊化瘀之法出入。

7月2日复查血常规：WBC 7.2×10^9/L，Hb 81.2g/L，Plt 122.6×10^9/L。尿常规：RBC（++），Pro（++++）。尿蛋白定量7.1g/24 h。BUN 13.67mmol/L，Scr 262.3μmol/L，血钙2.1mmol/L，血磷1.15mmol/L。CRP 0.1mg/L，血抗GBM抗体（+）。X线胸片示：两肺纹理增多。于7月4日因经费不足出院。1年后追访，家属诉回当地后因经济原因仅以激素、常规透析治疗，6个月后因病情反复去上海诊治，2个月后不治而亡。

按语：肺出血-肾炎综合征，是以快速进展性肾炎及肺出血，血循环中抗GBM抗体阳性，IgG（极少见为IgA）沿肾小球基底膜沉积为特征。其发病有两个年龄高峰：20~30岁，男性多见，多表现为肺出血-肾炎综合征；60~70岁，女性多见，病变多局限于肾脏。本案显然属于前者，目前，该病的治疗以血浆置换联合激素及免疫抑制剂为首选。本案中医辨证属于肺肾气阴两虚，痰热、瘀毒内阻，故治疗采用补气养阴，清热化痰，解毒泄浊为法，随痰热减轻，尿蛋白明显，加用虫类药全蝎、僵蚕以祛风解毒消尿蛋白。西医采用激素静脉滴注冲击治疗，继以激素、骁悉口服，并结合血浆置换和常规血液透析，短期内疗效明显，但病情重，须持续治疗，惜因费用关系，无法持续进行血浆置换，虽然血肌酐下降显著，尿蛋白也有所减少，但是免疫复合物不断产生，其抗GBM抗体未转阴。从最终结果来看，死亡原因可能与未能充分免疫抑制、血浆置换有很大关系。

【小结】

本病是因体内产生抗基膜4型胶原抗体与其相应抗原发生免疫反应，进而发生肺出血和肾小球肾炎的临床综合征。本病少见，有两个高发年龄段，多见于青年男性和老年女性。本病自然病程进展快，肾功能常进行性减退，大多数患者进入晚期肾衰竭；也可因呼吸功能衰竭而死亡。因此对其早诊断，早治疗是其关键所在。

（张建伟，王钢）

第十一节　韦格纳肉芽肿肾损害

韦格纳肉芽肿（Wegener's granulomatosis，WG）是一种病变累及毛细血管、微小动静脉的全身性坏死性肉芽肿性血管炎，属自身免疫性疾病。其病理以血管壁的炎症为特征，典型的韦格纳肉芽肿三联征包括上呼吸道、下呼吸道（肺）病变及肾脏病变。韦格纳肉芽肿通常以鼻黏膜和肺组织的局灶性肉芽肿性炎症为开始，继而进展为血管的弥漫性坏死性肉芽肿性炎症。临床常表现为鼻和副鼻窦炎、肺病变和进行性肾衰竭。还可累及关节、眼、皮肤，亦可侵及眼、心脏、神经系统及耳等。该病临床表现复杂，预后不良，常因肾衰竭而于数月内死亡。

临床上本病较为少见。本病发病率估计1/20万~1/200万。不少报告中提到男性患者居多，男女发病之比为3∶2，发病高峰年龄为30~50岁。该病从儿童到老年人均可发病，最近报道的发病年龄范围在5~91岁，但中年人多发，40~50岁是本病的高发年龄，平均年龄为41岁。各人种均可发病，根据美国Gary S. Hoffma的研究，97%的患者是高加索人，2%为黑人，1%为其他种族。我国发病情况尚无统计资料。未经治疗的WG病死率可高达90%以上，经激素和免疫抑制剂治疗后，WG的预后明显改善。尽管该病有类似炎性过程，但尚无独立的致病因素，病因至今不明。

根据临床表现，本病可归属中医“脉痹”、“血痹”、“咳嗽”、“尿血”、“水肿”、“虚劳”等范畴。

就临床资料分析韦格纳肉芽肿有以下特点。

1. 发病因素　病因不明，虽然类似感染过程，但尚未分离出病原体。曾根据组织学变化认为本病的基础是过敏。由于大多患者的发病常在冬春季节，并伴有呼吸道改变，故本病可能与细菌、病毒、支原体等感染有关，但尚未找到证据。抗中性粒细胞胞浆抗体（ANCA）的发现与免疫病理学研究证明本病系自身免疫性疾病。2/3以上患者类风湿因子阳性也提示，系自身免疫反应形成的免疫复合物，激活补体介导的一系列炎症反应所致。ANCA的相对应抗原有蛋白激酶-3（PR-3）和过氧化物酶，依照细胞染色的表现型前者称为C-ANCA，后者称为P-ANCA，在WG中C-ANCA具有高度的特异性。C-ANCA对血管内皮细胞、多型核细胞、CD_4淋巴细胞的细胞内或细胞表面物质也可发生相应的反应，并且可通过TNF-α和可溶性IL-2受体刺激以上细胞，进一步说明了本病系免疫病理过程造成的血管炎。

2. 常见的诱发与加重因素　现代医学对小血管炎的诱发加重因素还未查明，某些证据表明与某些特殊感染有关，如慢性鼻腔金黄色葡萄球菌感染，还可能与Ross River病毒和溶组织阿米巴感染有关。具体诱因及加重因素有待临床进一步研究。

近年来，不论中医还是西医对于韦格纳肉芽肿肾损害的发病机制及治疗的研究均取得了令人瞩目的进展，但是该病病变涉及心、脑、肾等多个系统，临床表现多样化，仍然是一种危急重症。中医药的治疗地位尚难定论，中医对于血管炎的理论及临床研究主要集中在对皮肤变应性血管炎、结节性多动脉炎方面，对于涉及内脏的血管炎临床研究较为少见，通过对该病的病因病机、病位及中医临床证候表现了解，初步建立了以益气和营、解毒活血化瘀的基本治疗原则，随症加减。西医在临床上则多是选择激素加细胞毒类药物、血浆置换及各种新型免疫抑制剂作为治疗方案。

【病因病机】

韦格纳肉芽肿肾脏损害病情进展快，并且预后较差。主要病机在于正虚邪实，正虚主要包括气虚与血虚，邪实则主要包括热毒、瘀血、痰热、痰湿和湿热、寒湿。患者先天禀赋不足，或年老体弱，既往感受外邪，侵入体内，久病成毒成瘀，毒瘀互结而成伏邪；发病则是因新感引发，内外合邪，导致脏腑功能失调，瘀毒化火，损伤血络。缓解期则以气血营卫均不足为本，兼有标实证。

1. 外邪痹阻 表虚者，腠理疏松，风寒湿易侵入体内闭阻血脉；或湿热毒邪，或寒湿郁久化热，或过食肥甘厚味，蕴湿生热，热灼血脉，经络受阻，则见瘀阻血脉；湿热与热毒伤及血络则见血尿；或阳虚者，或久居湿地，经脉湿温，偶遇风寒则见阳虚寒凝，脉络不通，则见脉痹。痰热伤肺，肺络受伤，则见咳嗽、咯血。湿热浊邪，严重时弥漫三焦，导致气机升降开合失司，清浊不辨，则见神志不清、恶心呕吐、尿闭等。

2. 气血瘀阻 忧怒伤肝或肝郁气滞，或术后、产后、外伤后长期卧床伤气，均可致气滞血瘀，血行不畅，瘀阻血脉。

3. 痰浊瘀阻 素体脾虚，或忧愁，或膏粱厚味，以致谷不化精，痰浊内生，积聚为痰，痰浊流注，阻滞经络，血行受阻而成瘀阻血脉。

4. 邪痹正虚 房劳过度伤肾，或误投过于补阳之品，或郁热、邪热伤阴，或精亏血凝，痹阻血脉，或气血不足之人，外邪乘虚而入，或痹久伤脾，生化不足，或肾阳虚衰，脾土失运，均可成痹。

5. 水湿内停 肺失通调、脾失健运、肾失气化而致水湿内停，则见水肿、少尿；脾不升清、肾失固摄，则见尿浊（蛋白尿）。

本病病机是本虚标实，肺肾气阴不足，外邪乘虚而入，风寒湿热毒侵袭经脉，深入脏腑，痹阻血脉发病。本病病位主要在血脉、肺、肾，病变可波及全身。多见于四肢血脉受病，其中下肢者最为常见。血脉痹阻较甚或脉痹日久，其病变可累及肌肤乃至内舍有关脏腑，以肺、肾损害为多，涉及心、肝。

【诊断与鉴别诊断】

1. 诊断 韦格纳肉芽肿易于误诊，早期诊断至关重要。临床上出现以下情况要反复进行活组织检查：①原因不明的发热伴有呼吸道症状；②经检查有黏膜糜烂或肉芽组织增生的慢性鼻炎及副鼻窦炎；③眼、口腔黏膜出现溃疡、坏死或肉芽肿；④肺部出现可变性结节状阴影或空洞；⑤皮肤上出现紫癜、结节、坏死和溃疡等。无症状患者可以通过血清学检查 ANCA 以及鼻窦和肺部 CT 得到诊断依据。目前，临床上多采用美国风湿病学院

1990年制定的韦格纳肉芽肿诊断标准（表14-3）。

表14-3 美国风湿病学院1990年制定的韦格纳肉芽肿分类标准

1. 鼻或口腔炎症	逐渐加重的痛性或无痛性口腔溃疡，脓性或血性鼻腔分泌物
2. 异常的胸部X线片	胸片示有结节、固定位置的肺浸润或空洞存在
3. 尿沉渣异常	镜下血尿（红细胞>5个/高倍视野）或尿沉渣中有红细胞管型
4. 组织活检有肉芽肿炎性改变	组织学改变显示在动脉壁内、血管周围或血管外有肉芽肿炎性改变

符合2项或2项以上者，可诊断为韦格纳肉芽肿。敏感性88.2%，特异性92.0%。

2. 鉴别诊断 WG主要与以下几种疾病鉴别。

（1）显微镜下多血管炎（MPA）：1993年以前将显微镜下多血管炎作为韦格纳肉芽肿的一个亚型，目前认为显微镜下多血管炎是一种独立的系统性血管炎。是一种主要累及小血管的系统性坏死性血管炎，可侵犯肾脏、皮肤和肺等脏器的小动脉、微动脉、毛细血管及小静脉。常表现为坏死性肾小球肾炎和肺毛细血管炎。累及肾脏时出现蛋白尿、镜下血尿和红细胞管型。抗中性粒细胞胞浆抗体（ANCA）阳性是MPA的重要诊断依据，60%~80%为髓过氧化物酶（MPO）-ANCA阳性，在荧光检测法示外周型（p-ANCA）阳性，胸部X线检查在早期可发现无特征性肺部浸润影或小泡状浸润影，中晚期可出现肺间质纤维化。

（2）Churg-Strauss综合征（CSS）：有重度哮喘；肺和肺外脏器有中小动脉、静脉炎及坏死性肉芽肿；周围血嗜酸性粒细胞增高。WG与CSS均可累及上呼吸道，但前者常有上呼吸道溃疡，胸片示肺内有破坏性病变如结节、空洞形成，而在CSS则不多见。韦格纳肉芽肿病灶中很少有嗜酸性粒细胞浸润，周围血嗜酸性粒细胞增高不明显，也无哮喘发作，韦格纳肉芽肿的肾脏病变较重，对CTX的治疗反应好于糖皮质激素。

（3）淋巴瘤样肉芽肿病：是多形细胞浸润性血管炎和血管中心性坏死性肉芽肿病，浸润细胞为小淋巴细胞、浆细胞、组织细胞及非典型淋巴细胞，病变主要累及肺、皮肤、神经系统及肾间质，但不侵犯上呼吸道。

（4）肺出血-肾炎综合征（Goodpasture syndrome）：是以肺出血和急进性肾小球肾炎为特征的综合征，肾及肺组织活检可发现抗肾小球基底膜抗体阳性，由此导致的弥漫性肺泡出血及肾小球肾炎综合征，以发热、咳嗽、咯血及肾炎为突出表现，但一般无其他血管炎征象。本病多缺乏上呼吸道病变，肾病理可见基底膜有免疫复合物沉积。

（5）复发性多软骨炎：复发性多软骨炎是以软骨受累为主要表现，临床表现也可有鼻塌陷、听力障碍、气管狭窄，但该病一般均有耳郭受累，而无鼻窦受累，实验室检查ANCA阴性，抗Ⅱ型胶原阳性。

【辨证论治】

1. 热毒阻络证

证候：高热，汗出不解，口渴，喜饮，关节酸痛，患处络脉红热灼痛或有条索状物，或经脉循行排列多形结节，色鲜红或紫红，按之则痛，或肢端溃烂，身热口渴而不欲饮，或便秘、便血，或尿血，或咯血，小便黄赤，舌质红苔黄腻，脉滑数或弦数。

基本治法：清热祛湿，凉血消瘀。

方药运用：四妙勇安汤合清营汤加减。常用药：金银花 20g，连翘 12g，淡竹叶 9g，玄参 15g，生地 10g，麦冬 15g，黄连 6g，栀子 12g，黄柏 10g，海桐皮 15g，豨莶草 15g，丹皮 9g，夏枯草 15g，甘草 6g。方中金银花、连翘、淡竹叶清热解毒，轻清透邪；玄参、生地、麦冬凉血滋阴生津；黄连、栀子、黄柏清热燥湿，泻火解毒；海桐皮、豨莶草祛风湿，通络止痛；丹皮活血祛瘀消痈；夏枯草散结消肿；甘草调和诸药；总之，本方是清热解毒与活血散瘀并用，清营解毒，辅以透热养阴，祛湿通络止痛，以使毒解血行，肿消痛止，湿热消退。

加减：若热盛加羚羊角，现多用水牛角（先煎20分钟）10g，蒲公英 20g，紫花地丁 20g 以清热凉血；湿盛者宜加土茯苓 30g，车前子（包煎）15g，生薏苡仁 20g 以利湿；瘀滞明显者加丹参 15g，泽兰 12g，以活血化瘀；血尿者加小蓟 15g，白茅根 30g，石韦 15g 以凉血止血。

2. 营卫不和证

证候：发热，恶风，汗出，头痛，四肢关节肌肉疼痛，四肢结节以下肢为甚，肤色鲜红或暗红，结块压痛明显，偶伴有瘀斑或网状青斑，或皮肤瘙痒，舌质淡红、苔薄白，脉浮细或弱，此证多见于本病的初期或复发期。

基本治法：调和营卫，祛风消瘀。

方药运用：桂枝汤合桃红四物汤加减。常用药：桂枝 15g，白芍 10g，桃仁 10g，红花 9g，大枣 6g，牛膝 9g，赤芍 10g，夏枯草 15g，细辛 3g，威灵仙 9g，地龙 9g，甘草 6g。方中桂枝配白芍调和营卫，发汗解肌；桃仁、红花配大枣养血活血；牛膝、赤芍、夏枯草、细辛散瘀止痛；威灵仙、地龙祛风通络止痛；甘草调和诸药。总之，本方诸药共奏调和营卫、养血活血散瘀、祛风通络止痛之功。

加减：气血亏虚者加黄芪 20g，白术 10g，熟地 15g，当归 10g 以益气养血；有化热者加黄芩 15g，生石膏 15g，知母 9g，金银花 10g 以清热解毒；痰瘀互结者加胆南星 15g，浙贝母 15g，半夏 9g，益母草 12g，红花 6g 以祛痰化瘀。

3. 痰瘀互结证

证候：皮下结节久不消退，皮肤颜色晦暗，肌肤甲错，关节肿胀，活动不利，舌暗或夹青或有瘀斑瘀点，舌下络脉迂曲增粗，脉涩。可有血尿和（或）蛋白尿。

基本治法：活血通脉，化痰散结。

方药运用：桃红四物汤合导痰汤加减。常用药：桃仁 15g，红花 6g，当归 10g，川芎 10g，丹皮 10g，法半夏 12g，胆南星 12g，陈皮 10g，枳实 15g，白芥子 15g，地龙 15g，全蝎 3g。方中桃仁、红花配当归补血活血；川芎、丹皮活血行气、散瘀消肿；法半夏、胆南星、陈皮、枳实配白芥子燥湿祛痰；地龙、全蝎通络攻毒散结。总之，本方诸药共奏补血活血通脉、燥湿祛痰、化瘀消肿散结之功。

加减：气虚者加黄芪15g，党参15g以补气；血虚者加赤芍15g，熟地10g以补血；阴虚者加熟地15g，龟板10g以补阴；阳虚者加制附子9g，肉桂10g以补阳。

4. 脾肾不足证

证候：神疲乏力，体重减轻，少气懒言，食少便溏，腰膝酸软，沿下肢内侧脾肾经脉循行排列多形性结节，色接近正常皮肤或稍偏白，可自由推动，无压痛或少许压痛，舌边有齿痕，苔薄白，脉沉细。

基本治法：健脾益肾，活血化瘀。

方药运用：归脾丸合右归丸加减。常用药：黄芪30g，怀山药15g，茯苓15g，山茱萸15g，熟地15g，桂枝15g，桃仁9g，红花9g，赤芍15g，丹皮12g。方中黄芪、怀山药配茯苓益气健脾；山茱萸、熟地配桂枝温补肾阳；桃仁、红花养血活血；赤芍、丹皮活血化瘀。总之，本方诸药共奏健脾益肾、活血化瘀之功。

加减：脾气虚者加党参15g，白术30g，茯苓15g以健脾益气；肾气虚者加菟丝子15g，五味子10g，益智仁9g以补肾固摄；身体浮肿、大便溏薄者加黄芪30g，桂枝10g以益气通阳；小便短少者加桂枝9g，泽泻15g以助膀胱化气行水。

5. 肝肾阴虚证

证候：肌肉麻木不仁，形体消瘦，咽干耳鸣，头晕目眩，视物不清，或有突眼，下肢结节多或硬结状，红斑或脉结曲张，常伴腰膝酸软，骨蒸潮热，失眠盗汗，夜重日轻。舌红少苔，脉细数。

基本治法：滋补肝肾，活血通络。

方药运用：一贯煎合左归丸加减。常用药：生地10g，沙参15g，麦冬15g，当归10g，枸杞子10g，熟地10g，龟板10g，牛膝10g，菟丝子10g，赤芍10g，鸡血藤15g，丹皮12g，甘草6g。方中生地、沙参、麦冬、当归配枸杞子滋阴疏肝；熟地、龟板、牛膝配菟丝子补肾益精；赤芍、鸡血藤配丹皮活血化瘀通络；甘草调和诸药。总之，本方诸药共奏滋补肝肾、活血化瘀通络之功。

加减：阴虚风动者加珍珠母30g，代赭石15g，龙骨15g，牡蛎15g，白芍10g，玄参15g，枸杞子20g以滋阴潜阳息风；骨蒸潮热者加地骨皮10g，龟板15g，鳖甲15g以退热除蒸；有血瘀者加旱莲草15g，红花6g，益母草15g以活血化瘀；有血尿者加旱莲草15g，茜草10g以化瘀止血；有蛋白尿者加金樱子10g，玉米须20g，土茯苓10g，制僵蚕10g以降尿蛋白。

6. 肝风内动证

证候：心悸，发热，神昏谵语或惊厥，肢体麻木甚至半身不遂，头痛眩晕，双下肢或四肢见多形性结节，色暗紫，脉细弱数或无脉，舌质红，舌苔少，此证多见于本病的晚期或病情处于危重阶段。

基本治法：滋阴平补，息风开窍，活血通络。

方药运用：镇肝熄风汤加减。常用药：牛膝30g，生赭石30g，钩藤15g，生龙骨30g，生牡蛎30g，白芍15g，天冬15g，生地15g，生麦芽15g，青蒿15g，石菖蒲6g，远志6g，三七末(冲服)1.5g。方中牛膝引血下行，补益肝肾；生赭石配合钩藤镇肝降逆息风；生龙骨、生牡蛎、白芍益阴潜阳，镇肝息风；天冬配生地滋阴清热；生麦芽配青蒿清泄肝热，疏肝理气；石菖蒲配远志开窍醒神，宁神益智；三七活血化瘀通络。总之，本方诸药共奏滋补肝肾，镇肝息风，开窍醒神，活血化瘀通络之功。

加减：发热者加羚羊角15g，蒲公英30g，地丁15g，金银花30g以清热解毒；病久体虚者加高丽参10g，冬虫夏草10g，怀山药15g以补正气；津亏口渴者加石斛15g，玉竹15g，知母15g以生津止渴；结节不散者加土贝母15g，地龙12g以通络散结；溃疡日久不敛者加白薇12g，鹿角胶15g，地骨皮15g以敛疮生肌；神志不清，神昏谵语者加安宫牛黄丸以清热醒神开窍。

7. 肺肾气（阳）虚证

证候：神疲乏力，少气懒言，甚则畏寒肢冷，腰膝酸软，食少便溏，皮疹色淡红，舌质淡，舌体胖大，脉沉细。此证多见于本病的后期。

基本治法：补气益肺，温肾壮阳。

方药运用：①气虚为主者用大补元煎。常用药：人参6g，黄芪30g，杜仲10g，山茱萸6g，山药15g，枸杞子10g，熟地10g。方中人参大补元气；黄芪补益肺气；杜仲补肝肾，强腰膝；山茱萸、山药、枸杞子配熟地滋阴益肾，养肝补脾，填精补髓。总之，本方诸药共奏补气益肺，滋阴益肾之功。②阳虚为主者用金匮肾气丸。常用药：附子6g，肉桂6g，黄芪30g，熟地10g，山药15g，巴戟天15g，补骨脂15g。方中附子配肉桂温补肾阳；黄芪补益肺气；熟地配山药滋阴补肾，补脾益精；巴戟天配补骨脂补肾助阳。总之，本方诸药共奏补肾益脾、温补阳气之功。

加减：有瘀血、痰浊见症者加半夏9g，石菖蒲15g，鸡血藤10g，红花9g以化瘀豁痰；气虚易感冒者加防风6g，白术10g以益气固表；有皮肤溃疡，久不收口者加鹿角霜15g，皂角刺10g以收敛固涩生肌；有尿血者加仙鹤草20g，藕节炭15g以止血；有蛋白尿者加桑螵蛸10g，芡实15g以降尿蛋白。

8. 热瘀痰毒，内蕴于肺证

证候：咳嗽，鼻塞，流黄浊涕，头痛，或发热，咯血，呼吸困难，甚至鼻翼扇动，吐黄痰质黏稠，舌质红，苔黄腻，脉滑。

基本治法：解毒化瘀，豁痰开窍。

方药运用：通窍活血汤合凉膈散加减。常用药：赤芍15g，桃仁10g、红花9g，川芎15g，半枝莲10g，白花蛇舌草15g，虎杖10g，金银花12g，连翘10g，栀子15g，牛蒡子12g，黄芩10g，薄荷20g，白芷15g，细辛3g，天竺黄15g，浙贝母15g。方中赤芍、桃仁、红花配川芎活血化瘀；半枝莲、白花蛇舌草配虎杖清热解毒；金银花、连翘、栀子、牛蒡子、黄芩配薄荷清上焦郁热；白芷配细辛通鼻窍止痛；天竺黄配浙贝母豁痰开窍。总之，本方诸药共奏清热解毒、活血化瘀、豁痰开窍之功。

加减：气血亏虚者加党参15g，黄芪15g，当归15g，以补气养血；脾胃虚弱者加茯苓15g，白术15g，山药20g，以补脾和胃；血尿和蛋白尿者加减用药详见结节性动脉炎各证型。

【其他治疗】

1. 中成药

（1）雷公藤多苷：主要成分为中药雷公藤的提取物。功效：消热祛湿，解毒消肿。每次10～30mg，每日3次。应注意其毒副作用，定期复查血象、肝肾功能等。

（2）昆明山海棠片：主要成分为昆明山海棠。功效：清热除湿，祛风通络。适用于本病属湿热阻络证者。每次2片，每日3次。

（3）火把花根片：主要成分为火把花根。功效：祛风除湿，舒筋活络，清热解毒。适用于本病属湿热阻络证者。每次2片，每日3次。

2. 静脉针剂 云南灯盏花注射液：主要成分：灯盏花提取物。功效：活血化瘀。适用于本病属瘀血阻络者。本品20ml，加入5%葡萄糖液或生理盐水中静脉滴注，每日1次。

【转归及预后】

未经治疗的韦格纳肉芽肿患者平均生存期是5个月，82%的患者1年内死亡，超过90%的患者2年内死亡。在糖皮质激素应用之前，本病被认为是不治之症，主要死于充血性心力衰竭和心肌梗死。哮喘发作频繁及全身血管炎进展迅速者预后不佳。大剂量糖皮质激素的应用，甚至加用环磷酰胺来治疗本病，预后明显改善，5年生存率从25%上升至50%以上。80%患者存活时间已超过5年。若延误诊断，未经合理治疗者，死亡率仍很高。影响预后的主要因素是难以控制的感染和不可逆的肾脏损害，年龄57岁以上的患者如出现血压升高，Scr＞350μmol/L时，肾活检新月体数量较多则预后不良。此外，ANCA的类型对治疗的反应和预后的影响目前在临床上还未找到证据，但抗PR3抗体阳性的患者若不治疗病情有可能进展更迅速。故早期诊断、早期治疗，力争在肾功能损害之前给予积极治疗，可明显改善预后。

【预防与调护】

1. 预防

（1）一般性措施：①加强营养，增强体质。②预防和控制感染，提高自身免疫功能。③避免风寒湿，避免过累，忌烟酒，忌吃辛辣食物。④室外活动时注意眼部及鼻部的保护。

（2）早期诊断：了解眼、鼻感染情况，做好临床观察，早期发现各个系统的损害，早期治疗。

（3）注意肺、肾、心及皮肤病变：注意继发性金黄色葡萄球菌感染的发生。此外，神经系统、消化系统亦可能被累及，应用中药可有调节免疫、清热解毒、活血化瘀的功效。

2. 调护

（1）积极防止及控制感染，多卧床休息，除去各种诱发因素及慎用药物，以避免本病的发作。

（2）对高热患者，应定时测体温并给予物理降温，及时补充水分和营养，汗出后要及时擦干，避免受凉。

（3）每日保持皮肤清洁，降低因长期服用激素而发生痤疮的几率，对皮疹、坏死、溃疡、坏疽等皮肤损害要防止其感染，避免出现新的损伤。仅有皮疹痒痛者，可外用炉甘石洗剂等，以减少摩擦、收敛消炎；有水疱无感染时，可采用湿敷法，清除分泌物，减少充血及炎性渗出，常用的药液有 1∶8000 高锰酸钾溶液，3% 硼酸溶液等，每日湿敷 2～4 次；溃疡面要及时清洁换药，并用油纱覆盖或涂 0.5% 新霉素软膏保护，一旦出现感染，应每日彻底清洁创面，根据细菌培养情况，给予抗感染、消炎治疗，如果创面有血痂形成，可先用 1% 雷呋诺尔湿敷去痂。此外，对已有皮肤损伤的患者，还应注意避免皮肤创伤，特别是卧床的患者，因其血管病变，循环不良，受压过久，极易造成压疮，所以，要定时翻身活动，加强受压部位按摩，促进血液循环。

（4）注意观察心律、心率、血压等生命体征变化，积极治疗心绞痛，必要时可进行心肌酶谱和心电图的动态监测，防止心肌梗死的发生；发生心肌炎则需卧床休息，并监测心律，及时纠正心律失常情况，一旦出现心力衰竭或心律失常均按其专科护理要求常规护理。

（5）注意观察尿量及水肿情况，以了解液体出入量是否平衡，定期检查尿常规、肾功能，必要时测定尿比重，以了解肾损害程度，当发生肾功能不全时，可按肾功能不全的护理常规进行护理。

（6）对于并发周围神经炎患者，在应用神经营养药物的同时，注意抬高患肢，避免冷热刺激，以减轻疼痛；累及中枢神经者，要观察神志、瞳孔、呼吸、血压、体温等变化，预防脑出血、脑疝等发生。

（7）消化道受累患者，应食用高蛋白、富含维生素、易消化和少刺激性食物，以达到保证营养，减轻胃肠负担的目的，同时，要观察大便颜色，定期检查潜血，做好急腹症抢救准备工作。

【临证经验】

1. 韦格纳肉芽肿肾损害属于中医“脉痹”、“咳嗽”、“水肿”等范畴，由邪毒犯于经脉，上及于肺，下传于肾，痹阻血脉而发病。初期以热、毒、湿、瘀、痰为主，如热伤血络，出现大量咯血或其他部位出血时，应先止血；热扰清窍或浊邪上蒙时，则开窍醒神；总的以清热解毒，化湿行瘀为原则。疾病的缓解期多为正虚邪实，正虚应重视肺、脾、肾气、肾阴病证，防治肺部感染，保胃健脾、助运消化，维护和恢复肾功能至关重要；邪实方面，应时时想到湿热、瘀血、浊毒贯穿于治病的整个过程。

2. 对于本病的治疗应分初期（诱导）治疗和维持治疗，对于重症患者应积极抢救，肾上腺皮质激素如强的松和细胞毒药物如环磷酰胺、骁悉、硫唑嘌呤均可作为初期诱导治疗，可以选择甲基强的松龙冲击治疗；对于威胁生命的肺出血韦格纳肉芽肿肾损害可考虑采用血浆置换。在出现严重感染且无法使用激素及免疫抑制剂时，可以试用免疫球蛋白。维持治疗应考虑6～12个月，激素及免疫抑制剂逐渐减量。中医中药在初期治疗应以辨证为主，重点帮助激素和免疫抑制剂冲击治疗平安完成；维持阶段，帮助减轻激素和免疫抑制剂的副作用，在治疗反复感染、胃肠道反应、免疫功能严重下降及帮助肾功能恢复等方面中医中药有较好的治疗效果。

【验案举例】

韦格纳肉芽肿属肺脾肝肾气阴两虚，痰浊热毒瘀血内阻证（王钢主诊）

张某，男，52岁。初诊日期：2010年10月10日。

患者2010年9月1日在外院因发热、咳嗽、肉眼血尿住院治疗，查血肌酐384μmol/L，血清抗中性粒细胞浆抗体（ANCA）阳性，CT提示双肺有结节、浸润，肾穿刺病理提示韦格纳肉芽肿肾损害。用甲基强的松龙冲击，骁悉0.5g，每日3次治疗。因住院40天反复肺部感染，用多种抗生素未能控制，甲强龙冲击后血糖升高，患者转入本院住院治疗。刻诊：全身衰竭，面色苍白，咳痰难出，不能平卧，恶心呕吐，纳差，大便干结，尿少，下肢浮肿，舌暗红有紫气，无苔少津，脉细数。复查血肌酐320μmol/L，血沉84mm/h，C反应蛋白84mg/L，ANCA已转阴。肝功能：白蛋白20.7g/L，谷草转氨酶216u/L，谷丙转氨酶182U/L。空腹血糖8.9mmol/L，餐后2小时血糖13.0mmol/L，尿蛋白（+++），尿隐血（+++），尿红细胞245/μl，24小时尿蛋白定量3.2g/L。诊断韦格纳肉芽肿肾损害，中医辨证：肺脾肝肾气阴两虚，痰浊、热毒、瘀血内阻。先拟清肺健脾、养肝益肾、泄浊利水论治。将强的松改为10mg，每日3次，骁悉0.5，每日2次。

处方：北沙参15g，桑白皮15g，瓜蒌皮15g，川贝母12g，鱼腥草30g，金荞麦30g，五味子10g，鸡骨草15g，姜半夏10g，陈皮10g，茯苓皮30g，车前子（包煎）60g，谷芽15g，麦芽15g，焦山楂15g，神曲15g，山茱萸12g，芦根30g，制大黄15g，六月雪15g，生甘草4g。

二诊（10月17日）：服药7剂，咳嗽明显好转，纳食增加，大便通畅，下肢浮肿稍有减轻，舌上已有津液，脉细数。血糖仍高。上方去金荞麦、桑白皮、瓜蒌皮，加黄芩30g，黄连10g，地骨皮30g。

三诊（10月24日）：继服7剂中药后，患者咳喘明显减轻，恶心呕吐消失，纳食增加（已开始控制饮食），血糖空腹8.1mmol/L，餐后11mmol/L，舌暗红有紫气，苔有少量长出，有津湿润。血肌酐282μmol/L，肝功能示谷丙、谷草转氨酶已恢复正常。上方去五味子、鸡骨草，加桃仁12g，红花10g。

四诊（11月1日）：患者经住院治疗1月，全身情况明显好转，未有继发感染出现，C反应蛋白降为正常，稍咳，乏力，口干，夜尿多，舌暗红有紫气，少苔，脉细数。治转养肺益肾、和络泄浊、清利水湿。

处方：北沙参15g，麦冬15g，百合15g，姜半夏10g，陈皮10g，黄芩30g，川连10g，山药15g，茯苓皮40g，车前子（包煎）40g，菟丝子10g，首乌20g，覆盆子15g，桃仁12g，红花 10g，制大黄 15g，六月雪 30g，生甘草 4g。

出院 1 月复查，肾功能正常，尿蛋白（++），尿隐血（+++），加用雷公藤多苷片 2 粒，每日 3 次，联苯双酯滴丸 6 粒，每日 3 次，强的松、骁悉逐渐减量，持续 14 个月治疗，患者各项肾损害指标均恢复正常。

按语：本病案西医诊断为韦格纳肉芽肿肾损害，中医诊断为虚劳、咳嗽、水肿。辨证为肺脾肝肾气阴两虚，痰浊、热毒、瘀血内阻。首次就诊主要表现的是甲基强的松龙和骁悉、大量抗生素使用后的全身虚衰、免疫功能下降、代谢紊乱。中医处方先拟清肺健脾、养肝益肾、泄浊利水论治，方用北沙参、桑白皮、瓜蒌皮、川贝母、鱼腥草、金荞麦、半夏、陈皮清肺止咳为主药，辅以五味子、鸡骨草保肝；谷麦芽、焦楂曲健脾和胃；山茱萸、芦根养阴益肾；佐以茯苓皮、车前子渗湿利水；制大黄、六月雪解毒泄浊；使以生甘草调和诸药。二诊所见治疗目标均有所好转，血糖升高，减三味清肺止咳药，加大剂量黄芩、黄连、地骨皮降血糖。三诊见到肝功能转为正常，当时考虑可能是大量抗生素、骁悉引起，所以减少了抗生素和骁悉用量，加用中药后肝功能恢复，所减去五味子、鸡骨草，迅速增入活血化瘀的桃仁、红花。四诊，因经以上调理，激素、免疫抑制剂、抗生素冲击所致的全身虚衰、免疫功能下降、肺部感染、肝功能损害等逐渐好转，特别是患者舌质初诊时暗红无苔扪之干燥，到逐渐阴津恢复，长出少量薄苔，治转邹氏三代专家治疗韦格纳肉芽肿肾损害常用方加减，方中以北沙参、麦冬、百合、半夏、陈皮养肺清肺，以菟丝子、首乌、覆盆子益肾填精共为主药；辅以黄芩、黄连、山药健脾降血糖；茯苓皮、车前子渗湿利水；佐以桃仁、红花活血化瘀；制大黄、六月雪解毒泄浊，使以少量生甘草调和诸药。待肾功能恢复正常，加用雷公藤多苷片降尿蛋白，联苯双酯滴丸保肝，逐渐撤减强的松、骁悉，持续治疗 14 个月而完全收功。

【小结】

中医学原无韦格纳肉芽肿肾损害的病名，现亦称“韦格纳肉芽肿肾损害”，根据临床表现，本病可归属中医“脉痹”、“血痹”、“咳嗽”、“尿血”、“水肿”范畴。中医认为本病的病因病机与结节性动脉炎相同，辨证分型则是在结节性动脉炎肾损害辨证分型上增加热瘀痰毒、内蕴于肺证型，治疗上则是在结节性动脉炎肾损害上增加解毒化瘀、豁痰开窍的方法。由于本病进展快，预后差，因此，在早期即应开展中西医结合治疗，以提高疗效，逆转受损肾功能，提高生存质量。在治疗过程中应重视调护与护理，对于该病的康复具有重要的意义。

（张建伟，王钢）

第十二节　结节性多动脉炎肾损害

结节性多动脉炎（polyarteritis nodosa，PAN）又称结节性多发性动脉炎，或结节性动脉周围炎、库斯毛耳病，是一种以中、小动脉的节段性炎症与坏死为特征的非肉芽肿性血管炎。其主要病变是全身中、小动脉坏死性血管炎，小静脉也可受累，各个脏器均可累及，而以肾脏受害最为常见，约80%～90%的患者可有不同程度的肾损害。由于它能引起血管壁纤维样坏死，以后机化形成小结节状，故而称为结节性多动脉炎性肾损害。根据受累血管大小，分为经典型结节性多动脉炎与微型多发性动脉炎，前者侵犯中等动脉及其分支处，后者累及小动脉及小静脉。特点是中小动脉坏死性、非肉芽肿性血管炎，这是因为血管损伤并非仅累及动脉壁外层，而是可能同时累及动脉壁各层引起坏死性动脉炎，最后导致多发性动脉瘤、血栓形成或梗死。

本病多发于青壮年，多见于40～50岁以上人群，患病率为6.3/10万，男女之比为2∶1。

中医学原无结节性多动脉炎性肾损害的病名，现亦称“结节性多动脉炎性肾损害”，根据其临床表现可归属于中医学“脉痹”、“血痹”、“虚劳”等范畴。

就临床资料分析结节性多动脉炎肾损害有以下特点。

1. 发病因素 ①大多数结节性多动脉炎的病因仍不清楚；②有一部分结节性多动脉炎的发生与乙型肝炎病毒感染有关，资料显示，约30%～50%患者伴乙型肝炎病毒感染，在血管壁上可以看到乙型肝炎病毒表面抗原，而约1%乙型肝炎患者最终发生结节性多动脉炎，其他和结节性多动脉炎相关的病毒还包括人类免疫缺陷病毒（HIV）、巨细胞病毒（CMV）、细小病毒B19、人类T细胞嗜淋巴病毒Ⅰ型及丙型肝炎病毒（HCV）；③除病毒之外，其他微生物（如细菌、真菌、寄生虫）感染、疫苗接种、浆液性中耳炎及用药（尤其是安非他明）等也可能与结节性动脉炎的发病有关系。上述各种因素作用于人体内产生免疫复合物，沉积于局部血管壁上，继而损伤血管壁。近年研究成果表明，肿瘤坏死因子、白细胞介素-1、白细胞介素-2等细胞因子参与介导血管内皮损伤，在结节性动脉炎中上述细胞因子表达均增高。抗中性粒细胞胞浆抗体（ANCA）也有可能参与本病的发生。

2. 常见的诱发与加重因素 结节性多动脉炎的病因尚不完全清楚，一般认为外源性物质是主要诱发因素，许多物质均可引起血管炎性变，如血清、细菌、药物、病毒等。①血清：自从1905年Pirquet等注射马白喉抗毒素后引起皮疹、关节炎、动脉炎和肾炎以来，人们便不断发现血清对结节性多动脉炎的影响。近年Dixon等将牛血白蛋白静脉注入家兔体内，引起动脉炎和肾小球肾炎，故而认为异种血清是引发该病的原发病因。②药物：在1942年，Rich报道了磺胺类药物引起结节性多动脉炎的病例。自此，药物诱发该病的理论引起人们的特别关注。现在已经肯定了某些药物是该病发病的原发病因，如青霉素、氯霉素、四环素、磺胺类、硫脲嘧啶、有机砷、雌激素、乙内酰脲等，麻醉剂和兴奋剂可诱发该病。③感染：细菌和病毒感染也是结节性多动脉炎的重要发病原因，其中以上呼吸道感染为主，特别是溶血性链球菌引起的变态反应最为常见。在20世纪70年代已经认识到有30%～50%的结节性多动脉炎患者和乙型肝炎病毒持续感染密切相关，并从本病的病变部位证实了有乙肝抗原。所以，认为结节性多动脉炎可能是病毒作为抗原的免疫复合物病。④遗传：与遗传有关的因素亦不能除外。

明确结节性多动脉炎肾损伤的发病因素，积极祛除结节性多动脉炎肾损伤的常见诱发与加重因素是诊治的关键，中医中药在延缓结节性多动脉炎肾损伤病程的进展、改善证候、减轻症状、提高生活质量等方面有着较好的疗效。西医的治疗目的是控制本病的血管炎症。给药前需了解该病变的侵犯范围和程度，若有侵犯心、肾、肺等脏器者，则用皮质类固醇；无脏器损害，仅有皮肤损害者，无需用皮质类固醇。

【病因病机】

中医认为本病多因脏腑阴阳功能失调，脾肾两虚，正气不足，复感外邪，风寒湿热毒邪侵袭，损伤络脉，瘀血内阻，痰浊内生，营卫气血运行不畅，气血凝滞，血瘀痹阻，脉络不通而成脉痹。

1. 外邪痹阻 表虚者，腠理疏松，风寒湿易侵入体内闭阻血脉；或湿热毒邪，或寒湿郁久化热，或过食肥甘厚味，蕴湿生热，热灼血脉，经络受阻，则见瘀阻血脉；或阳虚者，或久居湿地，经脉湿温，偶遇风寒则见阳虚寒凝，脉络不通，则见脉痹。

2. 气滞血瘀 恼怒伤肝或肝郁气滞，或术后、产后、外伤后长期卧床伤气，均可致气滞血瘀，血行不畅，瘀阻血脉。

3. 痰浊瘀阻 素体脾虚，或忧愁，或膏粱厚味，以致水谷精微不化，水湿内生，积聚为痰，痰浊流注，阻滞经络，血行受阻而成痰瘀阻滞血脉。

4. 正虚邪痹 房劳过度伤肾，或误投过于补阳之品，或郁热、邪热伤阴，或精亏血凝，痹阻血脉，或气血不足之人，外邪乘虚而入，或痹久伤脾，生化不足，或肾阳虚衰，脾土失运，均可成痹。

本病病机是本虚标实，脾肾气阴不足，外邪乘虚而入，风寒湿热毒侵袭经脉，深入脏腑，痹阻血脉发病。本病病位主要在血脉，病变可波及全身。多见于四肢血脉受病，其中下肢者最为常见。血脉痹阻较甚或脉痹日久，其病变可累及肌肤乃至内舍有关脏腑，如心、肝、脾、肾。

【诊断与鉴别诊断】

1. 诊断 结节性多动脉炎初发的临床表现各不相同，复杂多变，不易诊断。在临床上见到发热、消瘦、乏力伴见多系统损害时；或者见到新发高血压患者同时伴有系统性症状，如发热、体重下降以及关节痛；如同时发现皮肤损害、周围神经病变以及肾脏病变等多系统受累则高度提示结节性多动脉炎的诊断。风湿性多肌痛综合征或大关节受累的关节炎也可能是结节性多动脉炎早期的临床表现，要考虑到本病的发生。未明确诊断，可以根据病情取受损皮肤、睾丸、腓神经、肾脏等部位进行活检或者进行血管造影以明确诊断。

结节性多动脉炎肾损害的诊断目前还没有统一标准，多采用 1990 年美国风湿病学院（ACR）关于结节性多动脉炎的分类（诊断）标准，符合下列标准中 3 条或 3 条以上者（敏感性和特异性为 82.2% 和 86.6%）可确诊：

（1）体重下降≥4kg：自发病起，体重下降≥4kg，除外节食或其他因素。

（2）网状青斑：四肢或躯干网状青斑。

（3）睾丸疼痛或触痛：睾丸疼痛或压痛，除外由于感染、外伤或其他原因所致。

（4）肌痛，无力或下肢压痛：弥漫性肌痛（除外肩胛和骨盆带），或肌无力以及下肢肌肉压痛。

（5）单神经病或多神经病：出现单神经病、多发性单神经根炎或多发神经病。

（6）舒张压>90mmHg（12.0kPa）：出现高血压，舒张压>90mmHg。

（7）血肌酐、尿素氮升高：血肌酐≥133μmol/L或尿素氮≥14.28mmol/L，除外如脱水或尿路梗阻等肾外因素。

（8）乙型肝炎病毒：血清中检测到HBsAg或HbsAb。

（9）动脉造影异常：动脉造影显示内脏动脉瘤形成或血管阻塞，除外动脉粥样硬化或纤维肌性发育不良或其他非炎性因素。

（10）小到中等动脉活检见多形核细胞：血管壁组织学检查可见粒细胞或粒细胞和单核细胞。

2. 鉴别诊断 结节性多动脉炎与显微镜下多血管炎、韦格纳肉芽肿病和Churg－Strauss综合征等其他类型的系统性血管炎有许多相似的临床表现，需要鉴别诊断。

（1）显微镜下多血管炎：与结节性多动脉炎的鉴别要点在于有无微小动脉（arterioles）、小静脉或毛细血管的受累。当出现这些小血管受累时，即使伴有中等大小的动脉损伤，诊断仍应考虑为显微镜下多血管炎。另外，显微镜下多血管炎肾小球受损是其特征性表现之一，而结节性多动脉炎则一般无肾小球的病变。

（2）韦格纳肉芽肿：本病是一种中、小血管受累的坏死性血管炎，但也可累及微小血管。病理表现可见有肉芽肿形成的特征性改变，而结节性多动脉炎一般无肉芽肿形成。在韦格纳肉芽肿中多为抗中性粒细胞胞浆抗体阳性，结节性多动脉炎一般为抗中性粒细胞胞浆抗体阴性。

（3）Churg－Strauss综合征：本病是一种以小血管受累为主的坏死性血管炎。其病理改变也有肉芽肿形成，但是在临床上表现为嗜酸性粒细胞增多及哮喘且抗中性粒细胞胞浆抗体常为阳性，这些特点可以与结节性多动脉炎相鉴别。

另外，在临床上还有许多疾病如胆固醇性栓塞、败血症、感染性心内膜炎、左房黏液瘤及肿瘤等与结节性多动脉炎都有相似的临床表现，临床诊断与治疗时必须与之相鉴别。

【辨证论治】

1. 热瘀搏结证

证候：高热，汗出不解，口渴喜饮或口渴而不欲饮，关节酸痛，肌肤红斑，色鲜红或紫红，按之则痛，或肢端溃烂，或便秘、便血，或尿血，小便黄赤，舌质红体瘦，苔黄腻，脉滑数或细数。

基本治法：清热祛湿，凉血消瘀。

方药运用：四妙勇安汤加味。常用药：金银花30g，连翘12g，淡竹叶9g，玄参30g，生地10g，麦冬15g，黄连6g，栀子12g，黄柏10g，海桐皮15g，豨莶草15g，丹皮9g，夏枯草15g，甘草6g。方中金银花、连翘、淡竹叶清热解毒，轻清透邪；玄参、生地、麦冬凉血滋阴生津；黄连、栀子、黄柏清热燥湿，泻火解毒；海桐皮、豨莶草祛风湿，通络止痛；丹皮活血祛瘀消痈；夏枯草散结消肿；甘草调和诸药。总之，本方是清热解毒与活血散瘀并用，清营解毒，辅以透热养阴，祛湿通络止痛，以使毒解血行，肿消痛止，湿热消退。

加减：若热盛加水牛角（先煎20分钟）30g，蒲公英20g，紫花地丁20g以清热凉血；湿盛者加土茯苓30g，车前子（包煎）15g，苍术20g以利湿；瘀滞明显者加丹参15g，泽兰15g，水蛭10g以活血化瘀；血尿者加小蓟15g，白茅根30g，石韦20g以凉血止血。

2. 营卫失和证

证候：发热，恶风，汗出，头痛，四肢关节肌肉疼痛，四肢结节以下肢为甚，肤色鲜红或暗红，结节压痛明显，偶伴有瘀斑或网状青斑，或皮肤瘙痒，舌质淡红苔薄白，脉浮细或弱，此证多见于本病的初期或复发期。

基本治法：调和营卫，祛风消瘀。

方药运用：桂枝汤合桃红四物汤加减。常用药：桂枝15g，白芍10g，桃仁10g，红花9g，大枣6g，牛膝9g，赤芍10g，夏枯草15g，细辛3g，威灵仙9g，地龙9g，甘草6g。方中桂枝配白芍调和营卫，发汗解肌；桃仁、红花配大枣养血活血；牛膝、赤芍、夏枯草、细辛散瘀止痛；威灵仙、地龙祛风通络止痛；甘草调和诸药。总之，本方诸药共奏调和营卫，养血活血散瘀，祛风通络止痛之功。

加减：气血亏虚者加黄芪20g，白术10g，熟地15g，当归10g以益气养血；有化热者加黄芩15g，生石膏15g，知母9g，金银花10g以清热解毒；痰瘀互结者加胆南星15g，浙贝母15g，半夏9g，益母草12g，红花6g以祛痰化瘀。

3. 痰瘀阻络证

证候：皮下结节久不消退，皮肤颜色晦暗，肌肤甲错，关节肿胀，活动不利，舌暗或有瘀斑瘀点，舌下络脉迂曲增粗，脉细涩。可有血尿和（或）蛋白尿。

基本治法：活血通脉，化痰散结。

方药运用：桃红四物汤合加味。常用药：桃仁15g，红花10g，当归10g，川芎15g，丹皮10g，法半夏12g，胆南星10g，白芥子15g，地龙15g，全蝎5g，陈皮10g，枳实15g。方中桃仁、红花配当归补血活血；川芎、丹皮活血行气、散瘀消肿；法半夏、胆南星、陈皮、枳实配白芥子燥湿祛痰；地龙、全蝎通络攻毒散结。总之，本方诸药共奏补血活血通脉，燥湿祛痰，化瘀消肿散结之功。

加减：气虚者加黄芪30g，党参15g以补气；血虚者加赤芍15g，生地10g以补血；阴虚者加熟地15g，龟板10g以补阴；阳虚者加制附子9g，肉桂10g以补阳。

4. 脾肾亏虚证

证候：神疲乏力，体重减轻，少气懒言，纳减便溏，腰膝酸软，皮下多形性结节，色接近正常皮肤或稍偏白，可自由推动无压痛或少许压痛，舌苔薄白或有齿痕，脉沉细。

基本治法：补脾益肾，活血和络。

方药运用：归脾丸合右归丸加减。常用药：黄芪30g，怀山药15g，茯苓15g，山茱萸15g，熟地15g，桂枝10g，桃仁10g，红花10g，赤芍15g，丹皮12g。方中黄芪、怀山药配茯苓益气健脾；山茱萸、熟地配桂枝温补肾阳；桃仁、红花养血活血；赤芍、丹皮活血化瘀。总之，本方诸药共奏健脾益肾、活血化瘀之功。

加减：脾气虚者加党参20g，白术20g，以健脾益气；肾气虚者加菟丝子20g，五味子10g，益智仁10g以补肾固摄；身体浮肿、大便溏薄者加大黄芪用量至50g，加桂枝10g以益气通阳；小便短少者加桂枝10g，泽泻15g以助膀胱化气行水。

5. 肝肾阴虚证

证候：肌肉麻木不仁，形体消瘦，咽干耳鸣，头晕目眩，视物不清，皮下结节，或硬结状，红斑，或脉结曲张，常伴腰膝酸软，骨蒸潮热，失眠盗汗，夜重日轻。舌红少苔，脉细数。

基本治法：滋补肝肾，活血通络。

方药运用：一贯煎合左归丸加减。常用药：生地10g，沙参15g，麦冬15g，当归10g，枸杞子10g，熟地10g，龟板10g，牛膝10g，菟丝子10g，赤芍10g，鸡血藤15g，丹皮12g，甘草6g。方中生地、沙参、麦冬、当归配枸杞子滋阴疏肝；熟地、龟板、牛膝配菟丝子补肾益精；赤芍、鸡血藤配丹皮活血化瘀通络；甘草调和诸药。总之，本方诸药共奏滋补肝肾、活血化瘀通络之功。

加减：阴虚风动者加珍珠母30g，代赭石15g，龙骨15g，牡蛎15g，白芍10g，玄参15g，枸杞子20g以滋阴潜阳息风；骨蒸潮热者加地骨皮10g，龟板15g，鳖甲15g以退热除蒸；有血瘀者加旱莲草15g，红花6g，益母草15g以活血化瘀；有血尿者加旱莲草15g，茜草10g以化瘀止血；有蛋白尿者加金樱子20g，玉米须20g，土茯苓30g，制僵蚕10g以降尿蛋白。

6. 肝风内动证

证候：心悸，发热，神昏谵语或惊厥，肢体麻木甚至半身不遂，头痛眩晕，双下肢或四肢见多形性结节，色暗紫，舌质红，舌苔少，脉细弱数或无脉。此证多见于本病的晚期或危重阶段。

基本治法：滋阴平补，息风开窍，活血通络。

方药运用：镇肝熄风汤加减。常用药：牛膝30g，生赭石30g，钩藤15g，生龙骨30g，生牡蛎30g，白芍15g，天冬15g，生地15g，生麦芽15g，青蒿15g，石菖蒲6g，远志6g，三七末（冲服）1.5g。方中牛膝引血下行，补益肝肾；生赭石配合钩藤镇肝降逆息风；生龙骨、生牡蛎、白芍益阴潜阳，镇肝息风；天冬配生地滋阴清热；生麦芽配青蒿清泄肝热，疏肝理气；石菖蒲配远志开窍醒神，宁神益智；三七活血化瘀通络。总之，本方诸药共奏滋补肝肾、镇肝息风、开窍醒神、活血化瘀通络之功。

加减：发热者加羚羊角15g，蒲公英30g，紫花地丁15g，金银花30g以清热解毒；病久体虚者加高丽参10g，冬虫夏草6g，怀山药15g以补正气；津亏口渴者加石斛15g，玉竹15g，知母15g以生津止渴；结节不散者加土贝母15g，地龙12g以通络散结；溃疡日久不敛加白薇12g，鹿角胶15g，地骨皮15g以敛疮生肌；神志不清，神昏谵语者加安宫牛黄丸以清热醒神开窍。

【其他治疗】

1. 中成药

（1）雷公藤多苷片：主要成分：每片含主药雷公藤多苷10mg。功效：祛风解毒，化湿消肿，舒经通络。适用于风湿热瘀，毒邪阻滞证。常用剂量为每次10～20mg，每日3次，1～3个月为一疗程，或遵医嘱。此药需饱餐后服用。

（2）昆明山海棠片：主要成分：每片含昆明山海棠干浸膏0.25g。功效：祛风除湿，舒筋活络，清热解毒。适用于风湿热毒，脉络闭阻证。常用剂量为每次2～4片，每日3次，需饱餐后服用。

（3）血府逐瘀丸：主要成分：当归、赤芍、桃仁、红花、川芎、地黄、牛膝、枳壳（麸炒）、桔梗、柴胡、甘草等。功效：活血化瘀，理气止痛。适用于瘀血内阻证。常用剂量为每次1～2丸，每日2次，空腹用红糖水送服。

（4）指迷茯苓丸：主要成分：茯苓、枳壳（麸炒）、半夏（制）、芒硝、生姜等。功效：燥湿和中，化痰通络。适用于痰饮留伏，筋络挛急证。常用剂量为每次9g，每日2次。

2. 静脉针剂

（1）红花丹参注射液：主要成分：丹参、红花等。功效：活血化瘀，通脉舒络。适用于瘀血痹阻证。具体用法为1ml注射液含生药2mg，每次用10～20ml加入5%葡萄糖溶液500ml内作静脉滴注，1次/日，15次为一疗程，对稳定病情有帮助。

（2）川芎嗪注射液：主要成分：盐酸川芎嗪。功效：活血行气，祛风止痛，主要有改善微循环、扩张血管、增加冠脉流量、抑制血小板聚集、抗血栓形成等作用。适用于瘀血内阻证。以本品注射液40～80mg（1～2支）稀释于5%葡萄糖注射液或氯化钠注射液250～500ml中静脉点滴。速度不宜过快，每日1次，10日为一疗程，一般使用1～2个疗程。

（3）毛冬青注射液：主要成分：毛冬青经加工制成的灭菌水溶液。功效：解毒活血通脉，有扩张血管及抗菌消炎作用。适用于瘀血内阻证。用法为肌内注射，一次2ml，每日1～2次。

3. 针灸疗法

（1）毫针：上肢：主穴为内关、太渊、尺泽，配穴为曲池、合谷、通里、肩井。下肢：取足三里、三阴交、太冲、太溪。泻法，1次/日，留针或加电刺激15～30分钟，15次为一疗程。

（2）耳针：取热穴（位于对耳轮上端，上下角交叉处稍下方）、交感、心、肾、皮质下、内分泌、肾上腺、肺、肝、脾。方法：每次选3～5穴，留针30分钟，间隔5分钟捻转1次。

（3）头针：取血管舒缓区、运动区，每日针1次，留针30分钟。

4. 外治法

拔毒酒：蟾酥9g，阿魏12g，藤黄15g，雄黄13g，马陆1g，花榈木15g，加入50%酒精30ml中浸泡24小时后略加温外涂结节处。

【转归及预后】

结节性多动脉炎的预后取决于是否有内脏和中枢神经系统的受累及病变的严重程度。未经治疗的结节性多动脉炎的预后相当差，其5年生存率<15%，单用激素治疗5年存活率为48%～57%。近年来由于激素及细胞毒药物的联合应用，生存率有明显的提高。大多数的研究表明5年生存率在50%～80%之间。Lhote F等报告41例有乙型肝炎感染的结节性多动脉炎患者用激素加抗病毒及血浆交换治疗后10年的存活率为83%。多数患者死亡发生于患病的第1年。引起死亡最常见的原因是由于诊断不及时导致血管炎病变本身未能得到控制，另一个常见的原因是免疫抑制剂使用引起的严重感染。一般认为，如果患者的年龄在50岁以上，尿蛋白每日大于1g，肾功能不全，以及有心脏、胃肠道或中枢神经系统受累，则病死率明显升高。但有外周神经系统受累如多发性单神经炎并不引起病死率的增加。结节性多动脉炎的复发率比显微镜下多血管炎的复发率要低，一般为10%。复发时的表现与最初的临床表现较为相似。

【预防与调护】

1. 预防

（1）一级预防：①避免室内过冷或过热，温度要适宜。②防感染，增强体质，提高自身免疫功能，生活规律，心情舒畅。③加强营养，忌烟酒及辛辣刺激物品，亦忌肥甘厚味之品。

（2）二级预防：①1期诊断；②2期综合治疗。

（3）三级预防：目前本病尚无特效药物，中医治疗可调节免疫，清热解毒，活血化瘀，常能奏效。

2. 调护

（1）积极防止及控制感染，除去各种诱发因素及慎用药物，以避免本病的发作。

（2）多卧床休息，对高热患者，应定时测体温并给予物理降温，及时补充水分和营养，汗出后要及时擦干，避免受凉。

（3）保持皮肤清洁，对皮疹、坏死、溃疡、坏疽等皮肤损害要预防感染，避免出现新的损伤。

（4）注意观察心律、心率、血压等生命体征变化，积极治疗心绞痛，必要时可进行心肌酶谱和心电图的动态监测，防止心肌梗死的发生。

（5）注意观察尿量及水肿情况，了解液体出入量，定期检查尿常规、肾功能，必要时测定尿比重，以了解肾损害程度，当发生肾功能不全时，可按肾功能不全的护理常规进行护理。

（6）对于并发周围神经炎患者，注意抬高患肢，避免冷热刺激，以减轻疼痛。累及中枢神经者，要观察神志、瞳孔、呼吸、血压、体温等变化，预防脑出血、脑疝等发生。

（7）消化道受累患者，应食用高蛋白、富含维生素、易消化和少刺激性食物，以达到保证营养、减轻胃肠负担的目的；同时，要观察大便颜色，定期检查潜血试验。

【临证经验】

1. 本病病因为肾虚外邪乘虚而入，风寒湿热毒相互搏结，深入脏腑痹阻血脉发病。初病者常有发热，多表现为邪毒阻络证；以皮肤、关节肌肉症状为主者，多表现为营卫不和证；出现肾损伤或多系统损害的患者，则可表现为脾肾气阴两虚、肝肾阴虚、肝风内动等证候。治疗原则：急性期抓住毒、痰、瘀、湿四个病理环节，以凉营解毒、化痰祛瘀、清利湿热为原则；病久正气受损，肾元不足者，当扶正祛邪。

2. 由于本病多因器官受累时病变进展较快，预后不良，这时应当首选激素迅速控制病情，配合中药则能减轻西药的副作用，有利于临床症状的缓解，促使病情稳定。应用激素时会出现激素副作用所致的气血痰湿郁滞证，治疗应疏滞泄浊、清利通络，方用越鞠丸加减；使用免疫抑制剂后出现的血细胞减少、肝功能损害，可采用养血生血、补肾填精、养肝保肝等中药；对合并 HBV 感染者，可加用具有抗 HBV 作用的中药。

【验案举例】

结节性多动脉炎肾损害属肝肾阴虚、痰瘀湿浊内阻证（王钢主诊）

吕某，男，48 岁。初诊日期：2008 年 3 月 17 日。

患者因“双下肢及腹部皮肤结节 3 年，尿中泡沫增多 2 月”于 2008 年 3 月 17 日就诊。患者 3 年前出现关节酸痛，时有低热，足背部可触及条索状结节，高于皮肤，局部有灼痛，逐渐发展到腹部皮肤，呈网状。2008 年 1 月出现尿中泡沫增多，查尿常规示蛋白（＋＋）及镜下血尿，血压 150/90mmHg。就诊时双下肢轻度浮肿，皮肤可见结节状损害，灼痛，夜间加重，小腹及睾丸胀痛，时有头晕耳鸣，腰部酸胀，盗汗，舌红少苔，脉细数。尿蛋白（＋＋），尿红细胞 136/μl，肾功能：Bun 32mmol/L，Cr 274μmol/L。西医诊断：结节性动脉炎肾损害。中医属“脉痹”范畴，辨证为肝肾阴虚、痰瘀湿浊内阻。治拟养肝益肾，化痰行瘀泄浊。

处方：枸杞子 15g，麦冬 10g，白芍 10g，当归 10g，山茱萸 12g，炙鳖甲 12g，制半夏 12g，茵陈 15g，生蒲黄 15g，五灵脂 15g，桃仁 10g，红花 6g，泽兰 15g，车前子(包煎) 40g，六月雪 15g，土茯苓 15g，生甘草 6g，小红枣 10g。

二诊（4 月 17 日）：药后头晕、腰酸、水肿明显好转，皮下结节仍多，小腹睾丸胀痛。复查肾功能：Bun 28mmol/L，Cr 230μmol/L。舌红少苔，脉细。治宗上法化裁。上方去麦冬、当归，加炮山甲 6g，生牡蛎 30g，橘核 10g，白芥子 10g。

三诊（5 月 16 日）：药后皮下结节有所缩小，血肌酐下降至 212μmol/L。尿蛋白（＋

+），舌红少苔。治宗上法化裁。

以上方服药半年，随访血肌酐下降至184μmol/L，血压稳定，继以原方加减。

按语：本病案依据关节酸痛、大量皮下条索状结节、腹部皮肤瘀结呈网状、睾丸胀痛、尿蛋白（++），肾功能损害等，诊断为结节性动脉炎肾损害。本病属于中医“脉痹”范畴。辨证为肝肾阴虚、痰瘀湿浊内阻证。治拟养肝益肾、化痰行瘀泄浊。方中以枸杞子、麦冬、白芍、当归养肝柔肝，以山茱萸、炙鳖甲养阴益肾共为主药；辅以半夏、茵陈、生蒲黄、五灵脂化痰软坚，消除结节；佐以桃仁、红花、泽兰、车前子活血利水；六月雪、土茯苓解毒泄浊；使以生甘草、小红枣调和诸药。二诊、三诊进一步加重了软坚消结节的炮山甲、生牡蛎、白芥子，以及理气散结的橘核，使得患者结节性动脉炎肾损害诸症及肾功能指标均得到明显好转。

【小结】

结节性多动脉炎性肾损害，根据其临床表现可归属于中医学“脉痹”、“血痹”等范畴。中医认为本病多因脏腑阴阳功能失调、脾肾两虚、正气不足，复感外邪，风寒湿热毒邪侵袭，损伤络脉，瘀血内阻，痰浊内生，营卫气血运行不畅，气血凝滞，血瘀痹阻，脉络不通而成脉痹。本病病机是本虚标实，脾肾气阴不足，外邪乘虚而入，风寒湿热毒侵袭经脉，深入脏腑，痹阻血脉发病。本病病位主要在血脉，病变可波及全身。多见于四肢血脉受病，其中下肢者最为常见。血脉痹阻较甚或脉痹日久，其病变可累及肌肤乃至内舍有关脏腑，如心、肝、脾、肾。根据临床上患者的舌、脉、症进行辨证论治。治疗上多采用清热、祛湿、凉血、祛风、活血化瘀、化痰散结、健脾益肾、滋补肝肾、滋阴平补、息风开窍、补气益肺、温肾壮阳。做好调护与护理，对于该病的康复具有重要的意义。

（张建伟，王钢）

第十三节　多发性骨髓瘤肾损害

多发性骨髓瘤（multiple myeloma，MM）又称浆细胞骨髓瘤，是发生在骨髓的多灶性浆细胞恶性肿瘤。是以恶性浆细胞过度增生产生单克隆免疫球蛋白或轻链，并侵犯邻近的骨髓，引起骨髓破坏、骨痛或骨折，贫血，高钙血症，肾功能损害以及免疫功能异常等为特征的一系列临床症状。该病以肾脏损害最常见，是MM最常见和严重的并发症，且肾脏病变对MM的病程和预后有着重要的意义，因此通常将MM导致的肾损害称为多发性骨髓瘤肾损害。

多发性骨髓瘤约占人体所有系统肿瘤的1%，血液系统肿瘤的10%左右，年发病率4/10万。1999年美国统计资料显示，多发性骨髓瘤已成为发病率仅次于霍奇金淋巴瘤的血液肿瘤，按死亡人数增长计，在所有肿瘤中多发性骨髓瘤排名第四，当年美国约有11400人死于其中。确诊时中位年龄为60~65岁，少于2%的患者确诊时年龄小于40岁。黑人发病率高于白种人。我国多发性骨髓瘤发病率有逐年增高趋势，中位发病年龄为56.3岁，发病高峰 50~65 岁，男女之比 2.4∶1。大多数病例为原发性，少部分由意义未明的单克隆丙种球蛋白血症（monoclonal gammopathy of unknown significance，MGUS）演变而来。而对于多发性骨髓瘤肾损害，由于大量轻链从肾脏排泄，加之高血钙、高尿酸、高黏滞综合征等因素，就诊时 50% 以上患者已存在肾功能不全。美国肾脏病数据系统（USRDS）2006 年报告显示 2002~2004 年的终末期肾脏病（end stage renal disease，ESRD）患者中，MM 的发病率为 1.1%（5560/497934），同期患病率 0.4%（7422/2175198），平均年龄约 70 岁。MM 所致的新发 ESRD 人数自 2002 年以来逐年略有下降。

中医学原无多发性骨髓瘤的病名，根据患者大多年迈、骨痛、面色少华或萎黄、眩晕、耳鸣、手指麻木、恶心、小便不利、鼻衄，皮肤紫斑等临床证候可归属于中医学"骨痹"、"虚劳"、"血证" 等范畴。

就临床资料分析多发性骨髓瘤肾损害有以下特点。

1. 发病因素 ①游离轻链蛋白的肾脏损害：MM 中异常免疫球蛋白或其片段的重链（heave Chain，HC）的产生比例发生了改变，所产生的过多游离轻链（LC）即本周蛋白（Bence Jone protein，BPJ）在引起肾损害方面非常重要。②白介素 -6（IL -6）与 MM 肾损害：IL -6 可由 T、B 细胞和系膜细胞等多种细胞合成。IL -6 及 IL -6 受体（interleukin -6 recepter，IL -6R）与某些肾脏病及 MM 有密切关系。③其他致病因素：包括 MM 分泌大量破骨细胞活化因子导致骨质吸收、溶骨破坏引起高钙血症，急性高钙血症可以导致 GFR 下降，这可能与高钙导致肾小球入球小动脉收缩后肾小球滤过压下降以及多尿导致血容量减少有关；慢性高钙血症可以引起严重的肾小管损伤，肾小管间质钙盐沉积，病变以髓袢升支和髓质集合管最为明显；MM 核酸代谢增强，常有高尿酸血症，化疗后可发生急性高尿酸肾病，导致肾小管间质损害；血清 M 蛋白增加致高黏滞血症；脱水、放射造影剂、非类固醇类抗炎药、ACEI 类降压药均可加重肾损害。

2. 常见的诱因与加重因素 多发性骨髓瘤患者合并肾功能不全的原因是多方面的，脱水、感染、高钙血症、高尿酸血症和骨髓瘤肾病都是肾功能受损的原因。其中，骨髓瘤肾病是指骨髓瘤患者体内分泌的大量轻链蛋白在肾小管部位的沉积和损伤，从而引起的肾脏病变，它是造成肾功能不全的主要原因。肾功能不全往往是肿瘤高负荷的表现，是预后差的相关因素。

本病可发生于慢性骨髓炎、慢性肾盂肾炎、结核、慢性肝炎、自身免疫性疾病的基础上。可能与长期慢性感染而导致淋巴 - 网状系统增生、过度自身免疫有关。

多发性骨髓瘤肾损害应用中西医结合治疗，其疗效优于单纯中药或西药。单纯中药治疗对骨髓瘤细胞的抑制尚不满意；单纯化疗易产生严重的副作用，使骨髓受抑制，正常的免疫功能紊乱而并发感染，导致化疗中断。因此目前治疗方面倾向于中西药物配合使用。

【病因病机】

多发性骨髓瘤肾损害是 MM 最常见和最严重的并发症。其基本病机为脏腑经络失调、阴阳气血亏损，导致气机阻滞、痰瘀互结、热毒内蕴所致。其中肝肾失调，脏腑瘀毒在发病中尤为重要。邪毒犯肾、痰瘀互阻、肝肾亏虚等常常是其诱发及加重因素。

1. 邪毒犯肾 正气虚弱，邪毒乘虚而入，深传至肾，病邪阻闭，血行不畅，骨失所养而致骨痛，重则麻木，甚至瘫痪。另外，病深日久，正气更加虚弱，最易复感外邪，而出现本虚标实的热毒炽盛征象，表现为高热及出血等症。

2. 痰瘀互阻 肾阳虚则气化失司，脾失健运，水湿内停，聚湿成痰。心失所煦则鼓动无力，导致气虚血瘀。此外，邪毒蕴结化热煎熬津液而成痰。痰瘀与外邪相合，闭阻经络，阻碍气血运行，而出现骨痛及骨肿块等。

3. 肝肾亏损 年老体弱或久病不除，伤及肝肾。肝失疏泄，气机不畅，肝阴不足，不能主筋藏血；肾阴亏耗，不能主骨生髓，久致肝肾亏损，气阴暗耗，经络骨髓失养，故骨痛易折，腰痛；肾精亏损则气血生化乏源，故头晕目眩。

总之，本病病位主要在骨与肾，基本病机为肾精亏损，邪毒留恋，深入骨髓。其病理性质乃本虚标实，本虚以肾虚骨空为主，标实以邪毒、痰浊、血瘀之证为多。

【诊断与鉴别诊断】

1. 诊断 MM 肾损害的标准有多种，尚未统一，在实践中可采用国内标准。①骨髓涂片浆细胞数 >15% 且存在畸形浆细胞；②血清 M 蛋白 IgG >30g/L，或 IgA >15g/L，或 IgD >2.0g/L，或 IgE >2.0g/L；③尿中出现 M 蛋白 >1.0g/24h；④溶骨性病变或广泛骨质疏松；⑤在诊断多发性骨髓瘤前，必须排除其他可以引起浆细胞反应性增多和出现 M 蛋白的其他疾病。符合①和⑤的基础上，需同时具备②～④中至少 1 项及其以上可以诊断多发性骨髓瘤，同时应具备肾脏损害的证据。

2. 鉴别诊断

（1）多发性骨髓瘤肾损害与原发性肾小球肾炎的鉴别：后者青壮年多见，有不同程度的浮肿、高血压、尿液异常（血尿、蛋白尿、管型尿）或贫血、肾功能不全，其贫血程度与肾功能损害程度相一致，一般无骨骼溶骨性破坏、骨髓无异常浆细胞增多、血清蛋白电泳未见 M 蛋白，尿轻链蛋白阴性。B 超见双肾正常或萎缩。

（2）多发性骨髓瘤肾损害与骨转移癌的鉴别：后者多可查及原发病灶，组织或淋巴结活检可查及恶性肿瘤细胞。

（3）多发性骨髓瘤肾损害与反应性浆细胞增多症的鉴别：后者由慢性炎症、伤寒、系统性红斑狼疮、肝硬化等引起，骨髓中浆细胞一般不超过 15%，且无形态异常。

（4）多发性骨髓瘤肾损害与意义未明的高丙种球蛋白血症的鉴别：后者血清 M 蛋白虽增高，但通常 IgG <30g/L，IgA <15g/L，骨髓涂片浆细胞数 <10% 且浆细胞形态正常，尿本周蛋白阴性或 <1.0g/24h，无溶骨病变、贫血及肾损害。

3. 多发性骨髓瘤的临床分期

Ⅰ期（符合各项）：血红蛋白 >100g/L，血钙正常，骨 X 摄片正常或仅有孤立的溶骨性病变，M 蛋白合成率低（IgG <50g/L，IgA <30g/L），尿本周蛋白 <4g/24h，骨髓瘤细胞 $<0.6\times10^{12}$/（m^2体表面积）。

Ⅱ期：介于Ⅰ期和Ⅲ期之间。

Ⅲ期（至少符合一项）：血红蛋白＜85g/L，血钙＞2.98mmol/L，骨X摄片表明有多处进行性溶骨损害，M蛋白合成率高（IgG＞70g/L，IgA＞50g/L），尿本周蛋白＞12g/24h，骨髓瘤细胞＞1.2×10^{12}/（m^2体表面积）。

亚型：①肌酐＜176.8μmol/L，尿素氮＜10.7mmol/L；②肌酐≥176.8μmol/L，尿素氮≥10.7mmol/L。

【辨证论治】

1. 肾亏髓空证

证候：胸肋、腰骶疼痛，骨痛拒按，头晕耳鸣，口干咽燥，夜尿清长量多，舌暗红，苔少，脉细。

基本治法：补肾益精。

方药运用：大补元煎加减。常用药：熟地15g，山茱萸10g，山药30g，杜仲10g，人参10g，当归15g，炙甘草10g，枸杞子10g，五味子10g，冬虫夏草10g。方中人参大补元气，熟地、山茱萸、当归、五味子、冬虫夏草滋阴补肾，填精益髓；杜仲补肝肾，强筋健骨；山药、炙甘草健脾补肾，益气补中。诸药合用，共达补肾填髓之效。

加减：若失眠多梦者，加炒枣仁、柏子仁安心宁神；骨痛甚者，加补骨脂、骨碎补、制乳香、制没药、延胡索补肾填髓，活血止痛。

2. 气阴两虚证

证候：头晕耳鸣，面色萎黄，腰膝酸软，神疲乏力，动则尤甚，鼻衄，肌肤瘀斑，周身骨痛，口干咽燥，低热盗汗，五心烦热，纳差食少，尿少多泡沫，舌淡红，脉细数。

基本治法：气血双补。

方药运用：八珍汤加减。常用药：人参10g，白术15g，茯苓15g，甘草10g，熟地15g，当归15g，赤芍15g，川芎20g，黄芪30g，五味子10g。方中人参大补元气；黄芪、白术、茯苓、甘草健脾补中；熟地、当归、五味子滋阴补血；川芎、赤芍祛瘀止痛。诸药合用，共达补气养血之效。

加减：若头晕明显者，加天麻、钩藤、石决明平肝潜阳；口干咽燥甚者，加麦冬、天花粉养阴生津；便干者，加火麻仁润肠通便；寐差者，加酸枣仁、柏子仁以养心安神；口淡苔腻者，加法半夏、陈皮健脾燥湿。

3. 浊蕴血瘀证

证候：身痛骨痛，痛有定处，可及肿物癥块，恶心呕吐，肢体水肿，身体瘦，面色晦暗，舌质暗或有瘀斑、瘀点，苔厚腻，脉沉涩。

基本治法：化瘀泻浊。

方药运用：桃红四物汤加减。常用药：桃仁15g，红花15g，车前草30g，赤芍15g，当归15g，川芎20g，黄芪30g，制大黄6g，水蛭6g，藿香15g。方中桃仁、红花、赤芍、当归、川芎、水蛭化瘀止痛；黄芪益气以增活血之效；大黄活血，通腑泻浊；车前草健脾肾，利水消肿；藿香芳香化湿，和胃止呕。诸药合用，共达活血化瘀、泻浊之效。

加减：若脘腹胀痛者，加枳实、厚朴行气除满；纳差食少者，加炒麦芽、莱菔子健脾消食，并可加入草豆蔻、草果以助化湿之功；高热不退者，加青蒿、丹皮、地骨皮以清解里热。

4. 肾阳气虚证

证候：倦怠乏力，腰膝酸冷，畏寒肢冷，周身骨痛，唇甲色淡，面色㿠白，尿清便溏，舌淡胖、边有齿痕，脉沉细无力。

基本治法：温阳补肾，活血利湿。

方药运用：济生肾气丸合当归补血汤加减。常用药：熟附子（先煎）9g、肉桂 3g，干地黄 12g，山茱萸 12g，山药 15g，泽泻 15g，丹皮 15g，茯苓 15g，车前子（包煎）15g，牛膝 15g，黄芪 30g，当归 10g，砂仁 10g。方中肉桂、熟附子补下焦之阳，鼓舞肾气；干地黄、山药、山茱萸补肾滋阴；泽泻、茯苓、车前子利水除湿；黄芪、当归、丹皮益气养血活血；砂仁健脾和胃。诸药合用，共达温补脾肾，化湿活血之效。

加减：若阳虚明显者，加鹿茸、锁阳以温补阳气；阳虚及阴者，加肉苁蓉、巴戟天以阴阳并用；恶寒甚者，加吴茱萸、干姜以温阳散寒；气短者加太子参、黄芪、党参以健脾补气。

5. 肾阴阳两虚

证候：倦怠乏力，腰膝酸软，畏寒肢冷，周身骨痛，面色㿠白，唇甲色淡，五心烦热，口干咽干，饮水不多，尿少或清长，大便时干时溏，舌淡胖，脉沉弱。

基本治法：补益气血，活血化瘀，清热解毒。

方药运用：地黄饮子合当归补血汤加减。黄芪 30g、当归 10g，熟地 10g，巴戟天 10g，山茱萸 10g，石斛 10g、肉苁蓉 10g，炮附子 10g，五味子 10g，肉桂 10g，麦冬 10g，石菖蒲 10g，远志 10g，丹参 12g，赤芍 10g，白芍 10g，金银花 10g，连翘 10g，白花蛇舌草 10g。方中黄芪、当归益气养血；炮附子、肉桂、巴戟天、肉苁蓉温肾补阳；熟地、山茱萸益肾补阴；麦冬、石斛、五味子滋阴济阳；丹参、赤芍、白芍活血化瘀；金银花、连翘、白花蛇舌草清热解毒。诸药合用，使下元得以补养，浮阳得以摄纳，水火相济，共达阴阳双补之效。

加减：若虚热明显，加地骨皮、鳖甲以滋阴清热；下肢肿者，加牛膝、车前子以益肾利水；头晕者，加枸杞子、菟丝子以滋补阴阳之气；口干明显者，加天花粉、生地以滋阴生津；纳少便溏者，加炒山药、芡实以健脾固涩。

【其他治疗】

1. 静脉针剂

（1）*参麦注射液*：主要成分：红参、麦冬提取物。功效：益气生津。适用于气阴两虚证。常用剂量为每次 50～100ml，可用 5%～10% 葡萄糖注射液或 0.9% 氯化钠注射液适量稀释后静脉滴注，每日 1 次。

（2）*丹参注射液*：主要成分：丹参提取物。功效：理气活血。适用于气滞血瘀证。常用剂量为 10～20ml，可用 5%～10% 葡萄糖注射液或 0.9% 氯化钠注射液适量稀释后静脉滴注，每日1次。

（3）刺五加注射液：主要成分：刺五加提取物。功效：平肝补肾。适用于阴虚阳亢证。常用剂量为每次60ml，可用5%～10%葡萄糖注射液或0.9%氯化钠注射液适量稀释后静脉滴注，每日1次。

2. 灌肠疗法

（1）参附汤：附子10g，党参、茯苓、丹参、泽泻各15g，厚朴、生大黄各12g。以上药浓煎成200ml，调至温度40℃左右，保留灌肠0.5～1小时，每日1次，10～15天为一疗程。每次疗程结束后休息3～5日，继续下一疗程，但不宜长久使用。需注意方中大黄用量以保持大便每日2～3次为宜，不宜过度通下，以防伤正。

（2）生大黄煎：生大黄12g，黑大豆10g，生甘草3g。方法同上。

3. 针刺疗法

（1）补肾化瘀：取命门、志室、太溪、肾俞等穴，用补法；另结合疼痛部位取穴，头痛甚者取百会、头维；腰脊痛甚者取身柱、阳关、委中；胁肋痛甚取章门、期门、血海；胸痛甚者取内关、膻中等穴，用泻法。

（2）温补脾肾：取肾俞、脾俞、气海、足三里等穴，用补法。用于化浊降逆取三阴交、三焦俞、水分、内关、丰隆、阴陵泉等穴，用泻法。

（3）针刺止痛：选择与疼痛密切相关的穴位，如阿是穴、足三里、合谷、三阴交；也可取肿瘤所在部位经络之腧穴或附近的局部穴位。

4. 外敷止痛法

镇痛灵：生草乌、蟾酥、生南星、生半夏、细辛、花椒各等分，各碾细末，混匀后将镇痛灵2.5g，混入加热软化的黑药膏内，和匀后敷贴于痛处，隔日换药，连用7次为1个疗程，具有解热消肿、温阳止痛、化阴寒痼冷之效。

【转归及预后】

多发性骨髓瘤的自然病程平均为6～12个月，经有效化疗等治疗后，存活期可延长到24～50个月。对化疗敏感者，存活期可延长到60个月以上。如患者出现全身状态差、明显贫血、肾功能损害、严重高钙血症、凝溶蛋白尿、多发性骨病变等，多预示预后不良。引起本病死亡的原因，主要是感染、肾衰竭和全身衰竭。

肾功能不全是多发性骨髓瘤常见并发症，相当一部分患者的肾功能可以恢复正常，血肌酐水平和LDH水平是肾功能可逆的重要因素，肾功能可逆性是独立的生存预后因素。

【预防与调护】

1. 预防

（1）鼓励患者适当运动，增强机体抗病能力，起居有节，避免劳累，节制房事。

（2）预防病理性骨折。本病早期有骨质破坏，甚至病理性骨折，嘱患者合适体位卧床休息，减少用力活动及负重。

（3）防止患者脱水，每日摄取足量水分，使小便量维持在2L/d左右，适当服用碱性药物以碱化尿液，纠正高钙血症、高尿酸血症。

（4）预防感染，及时消除感染病灶；避免做肾盂造影和尽量少用肾毒性药物。

2. 调护

（1）饮食护理：戒烟戒酒，忌辛辣刺激之物及豆制品。注意营养平衡，饮食应高热量、高必需氨基酸、低脂肪、低磷和减少富含嘌呤食物（如动物内脏）的摄入。

（2）心理护理：主动与患者进行交流，耐心倾听，细心讲解；给予心理支持，减轻患者焦虑、压抑、失望、无助的心理状态；增强患者信心，使其保持良好的心态，树立战胜疾病的信心。

【临证经验】

王钢结合导师邹云翔老经验综合运用中西医结合方法治疗多发性骨髓瘤肾损害有独特的经验。

1. 中医学治疗多发性骨髓瘤肾损害 ①重视辨证论治，分清邪正虚实，或以补虚为主、或以攻邪为主、或以扶正祛邪为主。②在西药化疗过程中，可用中药减轻其副作用，以确保化疗方案完整实施。③在治疗的各个阶段，发挥中医中药的特长，保护肾功能。

2. 西医学治疗多发性骨髓瘤肾损害 ①应避免做静脉肾盂造影和使用肾毒性药物。②纠正高血钙症。③定期做尿细菌培养计数，及早发现和及时治疗并发的尿路感染，可减轻肾功能不全和延缓其发展过程。④在使用细胞毒性药物治疗骨髓瘤之前，先检测血尿酸浓度，升高者先用别嘌醇，将血尿酸降至正常水平，以避免发生急性尿酸性肾病。⑤凡因严重肾功能不全致不能进行化疗的患者，可先给予透析治疗，使尿毒症状态改善，然后接受化疗。腹透或血透均可按医疗单位情况而选用，但腹膜透析有助于帮助清除体内异常球蛋白，因此可以作为首选方法。

【验案举例】

多发性骨髓瘤肾损害属肝肾气阴亏虚，湿热蕴结证（王钢主诊）

谢某，女，64 岁。初诊日期：2006 年 9 月 11 日。

患者于 2006 年 7 月起两侧腰部胀痛，左胸胁疼痛，双下肢浮肿，尿少，面色苍白，肝脏肿大，大便尚调，纳谷欠馨，舌淡胖、少津液，脉弦。尿常规：蛋白（+++）；尿本周蛋白阳性；血常规：血红蛋白 60g/L；肾功：血肌酐 135μmol/L；血清蛋白电泳 β 球蛋白 40%；骨髓检查：浆细胞 44%，其中原浆 9%，幼浆 25%，成熟 10%；骨盆 X 线片见骨质广泛疏松。辨证属气阴亏虚，湿热蕴结。治则：益气养阴，清热利湿。

处方：太子参 15g，生黄芪 30g，炒白术 10g，炒山药 15g，川石斛 12g，南沙参 12g，生地 12g，赤芍 10g，茯苓皮 50g，车前子（包煎）30g，白花蛇舌草 20g，薏苡仁根 30g，石韦 30g，制僵蚕 10g，全蝎 5g，莲须 3g，延胡索 10g，炒谷芽 15g，麦芽 15g。

二诊（9 月 25 日）：患者服药后腰胀痛减轻，左胸胁痛不显，尿量显著增加，肢肿已不显，纳谷有增，舌质淡、苔薄白，脉细弦。尿检蛋白（+），血肌酐 126μmol/L。治疗有效，前方继进。

三诊（10 月 23 日）：患者腰部稍胀，左胸痛或有，尿量较多，下肢肿消，纳谷转香，大便畅，面色渐转，舌质淡红，苔薄白，脉细弦。尿检蛋白（+），血肌酐 107μmol/L，血常规：血红蛋白 78g/L。前方去车前子、生地，茯苓皮减为 30g，加杜仲 10g，川断 10g 以壮肾气。

按语：多发性骨髓瘤肾损害临床并不少见，但因其多在血液科诊治，早中期肾功能尚正常者往往较少接诊。本例患者已出现肾损害，表现为肾病综合征兼急性肾损伤，以尿少、浮肿、大量蛋白尿、血肌酐轻度升高、严重贫血为主要特征。辨证属于脾肾气阴不足，湿热内盛，水湿不化。故治疗须以扶助正气为主，益气养阴，兼以利湿清热。但以茯苓皮、车前子之轻淡之品，轻药重投而去水亦捷；以石韦、制僵蚕、全蝎、薏苡仁根、莲须祛风解毒，胜湿敛精而使尿蛋白消减迅速。待水去正气渐复时，亦需减少渗利之品，并佐入益肾壮腰之品，如杜仲、川断之属。

【小结】

多发性骨髓瘤（MM）是浆细胞异常增生的恶性疾病，我国 MM 的发病率有逐年升高趋势，发病高峰在 50～65 岁之间，男女之比为 2.4∶1。其临床表现多种多样，肾脏疾病表现有蛋白尿、NS、急慢性肾衰竭、慢性肾小管功能不全等。Prakash 等报道在 MM 诊断之前的肾脏疾病表现中，最常见的为急性肾衰竭，比例高达 52%，而 NS 仅占 18%。有文献报道，骨髓瘤肾病肾损害主要以小管间质病变为主，轻链沉积于远曲小管，致其变性、萎缩、坏死；间质可伴炎细胞浸润；近端小管亦可损伤。少部分有肾小球病变，主要表现为肾脏淀粉样变、轻链沉积病（轻链 DD）、增生性肾小球肾炎。60%～90% 骨髓瘤患者可有蛋白尿，为最常见的一种肾脏表现；部分患者仅有蛋白尿，数年后始确诊骨髓瘤，漏诊似不可避免。肾脏病是多发性骨髓瘤的一种前驱症状，急性肾衰竭是多发性骨髓瘤常见的肾脏并发症，高钙血症是引起急性肾衰竭的常见因素，其他诱发因素有脱水及血容量不足、高尿酸血症、严重感染、肾毒性药物等。多发性骨髓瘤病程中约有半数患者突然发生急性肾衰竭（ARF），多发性骨髓瘤肾损害以肾小管损害为最早，常见远端或（和）近端肾小管性酸中毒。慢性肾衰竭（CRF）发生率为 40%～70%，轻链蛋白损害肾小管及肾小球、骨髓瘤细胞直接浸润肾实质、高血钙、高尿酸血症及高黏血症等潜在损害肾组织，许多患者初次就诊时即发现肾功能不全。轻链型和 IgD 型多发性骨髓瘤合并肾脏损害时，主要表现为肾病综合征，临床较少见。

（张建伟，王钢）

第十四节 白血病肾损害

白血病是由于造血系统中某一系列细胞（主要是白细胞）的异常肿瘤性增生，并广泛浸润骨髓、肝、脾、淋巴结等各脏器，外周血中白细胞有质和量的异常，红细胞和血小板数量减少，从而导致贫血、出血和感染等临床表现的造血系统恶性肿瘤性疾病。本病好发于青少年。白血病细胞进入血液后，可浸润、破坏其他组织和器官，引起相应组织及器官的受损表现。白血病引起的肾脏损害，主要为白血病细胞的直接浸润或代谢产物所致，也可通过免疫反应、电解质紊乱损伤所致，故称此类肾损害为白血病肾损害。临床表现为急性肾衰竭、慢性肾衰竭、肾炎综合征、肾病综合征等。

尸检材料分析显示，白血病细胞肾脏浸润发生率为42%～89%，约半数侵犯双侧肾脏。随着医疗技术水平的提高，急性白血病的肾脏浸润发生率已明显减少，而慢性白血病的肾脏浸润则无明显变化。

中医学原无白血病的病名，根据临床表现可将其归属于中医学“虚劳”、“劳热”、“血证”、“癥积”、“痰核”等范畴。

就临床资料分析，白血病肾损害有以下特点。

1. 白血病肾损害发病因素 白血病肾损害的发生可能与胚胎期肾脏亦属造血组织有关。急性白血病引起肾脏浸润最常见，其中急性单核细胞型白血病及急性淋巴细胞型白血病更易浸润肾脏。

2. 常见的诱因和加重因素 ①白血病细胞浸润：白血病细胞常直接浸润肾脏，其浸润部位包括肾实质、肾血管、肾周围组织及泌尿道。②肾小球疾病：恶性肿瘤患者可出现由免疫机制所致肾小球疾病，有些学者称之为副肿瘤肾小球疾病（paraneoplastic glomerulopathy）。③代谢异常：白血病患者的核蛋白代谢加速，血尿酸生成增加，以急性淋巴型白血病最高，其次为急性粒细胞型和急性单核细胞型白血病。急性白血病多表现为急性尿酸肾病；慢性白血病特别是慢性粒细胞型白血病，多引起泌尿系结石，而血尿酸增加不如急性白血病明显。在化学药物治疗时，特别是强烈的化疗，使肿瘤细胞迅速崩解，尿酸生成大量增加；脱水或尿pH值偏酸时，更易使尿酸沉积于肾组织、泌尿道，导致泌尿系统结石或急性尿酸肾病，甚至引起急性肾衰竭。④电解质紊乱：少数白血病患者可出现高钙血症，其发生的原因可能由于白血病细胞浸润骨骼引起骨质破坏，或肿瘤细胞旁分泌甲状旁腺激素相关蛋白（PTHrP），导致过多钙释放进入血液循环所致。持续长期高钙血症可导致高钙血肾病。白血病病程中可出现低血钾，也可导致肾小管损害。⑤其他：单核细胞和粒-单核细胞白血病可产生大量溶菌酶，使近端肾小管受损，表现为低血钾、酸中毒、碱性尿及肾性糖尿等。治疗常用的甲氨蝶呤（MTX），其在尿中的代谢产物7-羟基甲氨蝶呤的水溶解度比甲氨蝶呤低4倍，在酸性环境中形成黄色沉淀物，甚至大块结晶，并在肾小管内沉积，引起肾小管扩张和损害，造成尿路梗阻及肾功能不全。

本病治疗关键是积极治疗原发病，并预防肾脏损害的发生。中西医结合更能发挥治疗优势，如急性白血病诱导治疗阶段若用中药诱导时，则用西药支持疗法为辅助治疗；以化疗药物诱导时，则用中药扶正为辅助，亦可用清热解毒、活血化瘀中药配合小剂量化疗作诱导；在巩固治疗阶段可用西药预防中枢神经系统白血病，用扶正中药调理机体免疫功能。

【病因病机】

白血病肾损害可由多种白血病发展而来，中医对其病因病机的论述较多，但多以虚证为主。邪毒侵袭、正气虚损、劳倦过度、药毒伤肾等常是其诱发和加重因素。

1. 情志抑郁　情志不畅，肝气郁结，脾运失司，痰浊内生，气血瘀滞，最终凝结成积。

2. 饮食不节　饮食偏嗜或过度饮酒，损伤脾胃，脾失健运，湿浊内生，凝结成痰，阻滞气机，气血痰互相搏结而发病。

3. 劳倦过度　劳累或久病体弱，正气不足，邪气踞上，使气阴不足，阴血耗伤，水不涵木，虚火内动，灼津成痰，痰火凝结，气血耗伤，逐渐出现肝肾亏虚。

4. 正气虚损　"正气存内，邪不可干"，正气亏虚，外邪乘虚侵袭，伤及营血，累及肝肾。肾不生髓，精血失守，虚邪贼风损肾伤髓，正邪交争于骨髓，终至五脏俱衰。

总之，本病病位在骨髓和肾，涉及肝、脾、淋巴等器官。基本病因病机为正气不足，热毒侵袭，伤及营阴；气血不足，气滞血瘀，脉络瘀阻。其病理性质是本虚标实，本虚以肾精亏虚为主，标实以邪毒、气滞，血瘀、痰凝等证为主。

【诊断与鉴别诊断】

1. 诊断　白血病引起肾脏浸润较常见，但多数无临床表现，故在白血病的诊治过程中应密切观察，一旦出现尿异常（蛋白尿、血尿、肾性糖尿、尿溶菌酶升高等）、高血压、肾区疼痛或肿块时，应进一步检查，以明确诊断。在白血病化疗前及疗程中检查尿常规、尿量、尿尿酸、肾功能及电解质等，应注意早期发现尿酸肾病，通过做肾脏B超和X线的检查，以发现肾外梗阻和尿路结石。

白血病肾损害的诊断，需满足如下三个标准：①肾脏病表现出现在白血病确诊之前、同时或之后；②肾脏病表现随着白血病的缓解而缓解，白血病复发后肾脏病再次出现或加重；③冷球蛋白血症阳性或有M带。

白血病并发尿酸性肾病的诊断，需符合如下标准：①白血病患者如发生急性肾衰竭而无其他原因可查者；②有镜检血尿或肉眼血尿者；③尿中发现尿酸结晶；④血尿酸高于773.24μmol/L以上者。

2. 鉴别诊断　与其他原因引起的高尿酸血症、尿路结石等梗阻性肾病相鉴别。

（1）*原发性高尿酸血症肾病*：肾外表现主要是关节病变和痛风石形成，常合并高血压、高脂血症、心血管病变、糖尿病等病变；30%的患者有肾脏损害，其主要病理变化是慢性肾间质－肾小管病，病变以肾髓质部位最为严重，光镜下可见针状、双折光反射形排列的尿酸盐结晶沉积于肾间质－肾小管内。

（2）*非尿酸性尿路结石*：一般表现为患侧肋脊角疼痛、腰痛、血尿、尿闭、尿路感染等症状，X线下显影明显或B超检查可鉴别。

【辨证论治】

1. 气阴两虚证

证候：疲乏无力，头晕气短，腰酸膝软，自汗盗汗，纳呆腹胀，五心烦热，或有低热，口干，寐差，皮肤时有紫癜，舌质淡红或暗，舌苔薄白或少苔，脉细数。

基本治法：益气养阴，清热解毒。

方药运用：益胃汤合生脉饮加减。常用药：黄芪30g，党参15g，天冬12g，北沙参15g，五味子10g，生地15g，地骨皮12g，银柴胡10g，黄芩10g，生甘草6g，半枝莲30g，白花蛇舌草30g。方中黄芪、党参、生地、天冬、北沙参益气养阴；五味子敛阴止汗，生津止渴；黄芩、半枝莲、白花蛇舌草清热解毒；银柴胡清热凉血，与地骨皮共退骨蒸之热；甘草调和诸药。诸药合用，共达益气养阴、清热解毒之效。

加减：若皮肤紫癜者，可加紫草15g，鲜芦根30g，女贞子15g；贫血明显者，可加阿胶10g，鹿角胶10g。

2. 热毒炽盛证

证候：发病急骤，壮热口渴，胸骨叩痛，皮肤紫癜，齿鼻衄血，血尿黑便，或口咽溃痛，溲赤便艰，舌质红或有瘀点、瘀斑，苔黄，脉洪数。

基本治法：清热解毒，凉血止血。

方药运用：犀角地黄汤加减。常用药：水牛角（研粉分吞）30g，赤芍12g，生地30g，丹皮12g，龙葵15g，生石膏30g，玄参15g，黄芩10g，白花蛇舌草30g，大青叶30g，茜草15g，白茅根30g，栀子10g，半枝莲30g。方中水牛角清热凉血解毒；生地、玄参凉血滋阴；生石膏、黄芩清热泻火；赤芍、丹皮活血散瘀；茜草、白茅根凉血止血；白花蛇舌草、大青叶、栀子、半枝莲清热解毒。诸药合用，共奏清热解毒、活血化瘀、凉血止血之效。

加减：若咽痛龈肿者，可加山豆根10g，玄参12g，蒲公英30g；齿鼻衄血明显，可加侧柏叶30g，鲜茅根30g；便血者，可加地榆炭20g，三七粉（冲服）2g。

3. 瘀血痰结证

证候：发病缓慢，胁下痞块，按之坚硬，时有胀痛，颈下、腋下及腹股沟痰核结聚，形体消瘦，面色暗滞，低热盗汗，或肌衄骨痛，时有黑便，舌质暗紫，或有瘀斑瘀点，苔白或腻，脉细弦滑。

基本治法：活血化瘀，软坚散结。

方药运用：桃红四物汤合鳖甲煎丸加减。常用药：桃仁15g，红花10g，当归10g，川芎10g，赤芍12g，丹参15g，鳖甲15g，大黄6g，生牡蛎30g，熟地20g，荔枝草20g，蛇六谷15g。方中桃仁、红花、丹参活血化瘀；当归、川芎、赤芍、熟地补益阴血；生牡蛎、鳖甲软坚散结；大黄攻积祛瘀；荔枝草、蛇六谷清热解毒。诸药合用，共奏补血活血、化瘀散结之效。

加减：若肌衄黑便者，可加蒲黄10g，茜草12g，旱莲草12g，三七粉（冲服）1.5g；肢节疼痛，可加汉防己15g，桑枝15g，忍冬藤30g。

【其他治疗】

1. 中成药

大黄䗪虫丸：主要成分：熟大黄、土鳖虫、水蛭、虻虫、蛴螬（炒）、干漆、桃仁、苦杏仁、黄芩、地黄、白芍、甘草。具有活血破瘀、通经消痞、补虚缓中的功效。适用于慢性粒细胞白血病。配合马利兰使用，对慢粒患者缩小脾脏抑制幼稚细胞，提高缓解率有一定作用。常用剂量为每次 1 丸，每日 2～3 次，口服，4 周为一疗程，连续 1～8 个疗程。

2. 针刺疗法

（1）针刺足三里、关元、三阴交，以平补平泻手法为主，留针 20～30 分钟，每日 1 次，10～14 次为一疗程，连用 2 个疗程。适用于白血病久病体差，纳呆体弱者。

（2）针刺合谷、曲池、大椎穴，以平补平泻手法为主，每日 1 次，有通络泄热之功效。适用于白血病发热者。

（3）针刺脾俞、足三里、关元、三阴交，用平补平泻法，留针 20～30 分钟。适用于白血病大便出血或消化道出血者。

【转归及预后】

白血病肾损害多为白血病细胞直接浸润或代谢产物所致，随着白血病的加重，肾功能也逐渐减退，甚至肾衰竭。积极治疗白血病，保护残余肾单位，有助于减轻肾损害。

【预防与调护】

1. 预防

（1）一级预防：白血病的治疗。根据白血病的类型采用不同的化疗方案，由于同时存在多系统的病变和影响疗效预后的多种因素，通常需与白血病专科医生共同协商后制定合理治疗方案。随着白血病治疗的缓解，肾脏病可相应好转。发生肾衰者，可考虑肾脏代替治疗。

（2）二级预防：防治尿酸肾病。首先避免脱水及酸性尿等诱发尿酸沉积因素。化疗前至少 3 天开始用别嘌呤醇，控制血尿酸和尿尿酸在正常范围；化疗期间应补充液体、碱化尿液，使尿 pH 维持在 6.2～6.8 之间。已发生尿酸肾病时，除继续用别嘌呤醇外，还需加碱性药及补液以减少尿酸的沉积。

2. 调护

（1）饮食宜清淡易消化，少食多餐。呕吐严重者，化疗前 1 小时禁止进食，同时可遵医嘱给予恩丹西酮或托烷司琼等。

（2）口腔及皮肤护理。注意口腔黏膜有无溃疡、假膜，晨晚两次做口腔护理，根据情况选用盐水或 5% 苏打水做口腔治疗护理。注意皮肤清洁卫生，保护床单清洁干燥，观察有无带状疱疹及褥疮的发生，防止感染。

（3）预防脱发。可用头部冰敷减少药物吸收，也可在化疗输液前用一橡皮带绕头扎紧发根部，半小时放松橡皮带 2～3 分钟，反复如此，直至输液完毕。

【临证经验】

1. 白血病肾损害病位在血分，深入骨髓，涉及五脏六腑，以肾为主，以肾虚、气血痰瘀水湿药毒搏结而成，基本病机是正虚邪实，正虚为气、血、阴的不足，邪实以痰湿、瘀血、水湿、药毒的搏结。

2. 目前在白血病难以治愈的情况下，患者又有肾损害，故不宜采取激进的治疗方法。初期以中医扶正祛邪兼施为主治疗，解毒活血、清利水湿以祛邪，益气养阴以扶正；在疾病缓解后亦应维持治疗，进一步扶正益肾以清其余毒，防止反复，有利于稳定病情。中期处于邪正相争，正气渐虚而邪气尚实，治以攻补兼施，施以益气养阴、化痰行瘀、解毒清利之法。化疗后期气阴两虚，脾肾虚衰，而全身衰竭或邪气仍盛，以保胃益肾为主，兼以解毒清利。

3. 推荐邹氏三代专家治疗白血病肾损害经验方药。治疗大法：益气养阴，化痰行瘀，解毒清利。基本方药：西洋参、生黄芪、山茱萸、生地、丹皮、泽泻、山药、姜半夏、陈皮、莪术、片姜黄、青黛、水牛角片、半枝莲、白花蛇舌草、生甘草、小红枣。若阳热盛，或气营两燔，或邪陷心营者，去西洋参、生黄芪，选加白虎汤、黄连汤、清营汤、犀角地黄汤中药物，结合安宫牛黄丸或牛黄至宝丹早晚各1粒；若热迫血行所致衄血、尿血者，可加侧柏叶、小蓟、地榆、白茅根、三七粉；若纳呆食少明显者，可加炒谷麦芽、焦楂曲、鸡内金；若痰瘀互结者，加生牡蛎、浙贝母、夏枯草、莪术；若大便干结、肾功能损害者，可加枳实、槟榔、大黄、六月雪、土茯苓。

【验案举例】

白血病肾损害（轻度系膜增生性肾小球肾炎伴局灶硬化）属气阴两虚证（王钢主诊）

徐某，女性，48岁。初诊日期：2005年9月22日。

因“白细胞增高7年余，肉眼血尿3年，眼睑、双下肢浮肿15天”入院。患者1998年3月体检时发现血常规白细胞增高，多次化验在（30～55）$\times10^9$/L波动，未予治疗。2002年6月无明显诱因出现肉眼血尿，呈洗肉水样，休息后肉眼血尿消失，无浮肿，尿常规检查：尿蛋白（+++），高倍镜下红细胞满视野，潜血（+++）；24小时尿蛋白定量3.32g。血常规：RBC4.71$\times10^9$/L，Hb 93g/L，WBC 36.2$\times10^9$/L，N 0.08，L 0.92，PLT 137$\times10^9$/L，血沉（ESR）48mm/h，血尿素氮（BUN）6.79mmol/L，血肌酐（Scr）103μmol/L，尿本周蛋白阴性。肾穿刺病理：免疫荧光：IgG、IgA、C_3、C_1q、FRA均阴性，IgM（+），沿系膜区颗粒状沉积。光镜：28个肾小球，系膜细胞弥漫性轻度增大，其中6个小球硬化，系膜区少量嗜复红蛋白沉积，肾小管上皮细胞颗粒变性，间质大片状异形性小的淋巴细胞聚集，未见明显病理性核分裂，细胞形态接近成熟淋巴细胞，结合荧光诊断为轻度系膜增生性肾小球肾炎伴局灶硬化、白血病细胞肾脏浸润。骨髓穿刺病理检查：灰白色米粒大组织，骨髓造血细胞增生轻度活跃，脂肪间质极少，骨髓造血组织主要为小淋巴细胞，胞核圆形，染色质深，胞浆极少，粒、红系细胞减少，符合慢性淋巴细胞白血病。骨髓涂片细胞检查：骨髓增生明显活跃，淋巴细胞增生明显活跃，占77.5%，其中原始淋巴细胞占1%、幼稚淋巴细胞占4%、成熟淋巴细胞占7.5%；粒系增生相对减低，形态未见异常；红系增生活跃，比例及形态正常；巨核细胞及血小板可见。符合慢性淋巴细胞白血病。临床诊断：①慢性淋巴细胞白血病；②白血病肾损害。15天前眼睑、双下肢浮肿，乏力、纳差，就诊时颜面及双下肢浮肿，尿中泡沫明显，疲乏无力，头晕气短，腰酸膝软，自汗盗汗，五心烦热，口干，寐差，舌质淡红或暗，舌红少苔，脉细数。肝脾肾气阴两虚，瘀毒内阻，水湿停留。治拟益气养阴，化瘀解毒，清利水湿。

处方：北沙参15g，麦冬15g，枸杞子15g，生黄芪40g，山茱萸15g，茯苓皮20g，车前子(包煎)40g，泽泻15g，水牛角片15g，青黛10g，丹皮炭12g，莪术15g，白茅根30g，雷公藤(先煎)15g，炙甘草6g，小红枣10g。

二诊（9月29日）：服药7剂，尿血明显好转，下肢浮肿减轻，尿蛋白（+++），乏力，口干，舌暗红少苔，脉细数。上方去麦冬、泽泻，加制鳖甲15g，制僵蚕15g，全蝎5g，另加火把花根片4片，每日3次。

三诊（10月5日）：药后尿蛋白（+），尿隐血（++），下肢浮肿明显消退，腰酸乏力，口干，易汗，舌暗红少苔，脉细数。上方加生牡蛎30g，石斛15g。

四诊（10月20日）：患者经用以上中药为主治疗，诸症明显减轻。复查血Hb117g/L，WBC4.6×10^9/L，N 0.637，L 0.363，PLT167×10^9/L；尿蛋白（±），潜血（-），RBC12～14/HP；24小时尿蛋白定量0.64g。患者好转出院。随访一年半，患者根据外周血常规白细胞的变化情况，间断使用化疗，中药用上方加减，尿蛋白持续阴性，肾功能正常。

按语：该病案西医诊断为慢性淋巴细胞白血病、白血病肾损害。中医属“血证”、“水肿”范畴，辨证为肝脾肾气阴两虚、瘀毒内阻、水湿停留；治疗以邹氏三代治疗白血病肾损害经验方药加减。方中以北沙参、麦冬、枸杞子滋阴养肝治头晕，以生黄芪、茯苓皮补气健脾利水治乏力、气短、自汗，以山茱萸合滋阴养肝药补肝肾之阴，治盗汗、烦热、口干、少苔，共为主药；辅以水牛角片、青黛、丹皮、莪术、雷公藤化瘀解毒，治白细胞升高，骨髓增生明显活跃，淋巴细胞增生，尿蛋白多，舌暗红；佐以车前子、白茅根清利摄血，治水肿、尿血。二诊加了养阴软坚、祛风通络、消蛋白的制鳖甲、制僵蚕、全蝎，以及火把花祛风通络消蛋白。三诊加了养阴收敛止汗的生牡蛎、石斛，并守方加减，巩固治疗。

【小结】

1. 白血病之基本病因病机为正气不足，热毒侵袭，伤及营阴；气血不足，气滞血瘀，脉络瘀阻。故清热解毒、扶正补虚和活血化瘀为本病常用的治疗大法。

2. 白血病肾损害多表现为膜性肾病或微小病变，主要原因包括白血病细胞浸润、代谢产物、免疫反应及化疗药物等。此外，化疗药物有一定的肾毒性，可能引起肾小球基底膜通透性增加，使大量红细胞漏出，阻塞肾小管，导致肾功能受损，故化疗前应注意碱化尿液，嘱患者多饮水，减少化疗药物的肾毒性；注意监测肾功能，观察一些小分子量蛋白质如β_2-MG，可发现早期肾脏损害。必要时行肾活检以明确肾脏病变。积极治疗，必要时停止化疗，可恢复肾功能。

（张建伟，王钢）

第十五节　淋巴瘤肾损害

淋巴瘤（lymphoma）是一组以淋巴细胞和（或）组织细胞在淋巴结或其他淋巴组织中异常增生为特征的恶性肿瘤，包括霍奇金淋巴瘤（HL）和非霍奇金淋巴瘤（NHL）两类。临床表现为无痛性淋巴结肿大、肝脾肿大、发热、贫血、恶病质等。2001 年的 WHO 分类标准将霍奇金淋巴瘤分为结节性淋巴细胞为主型和经典型霍奇金淋巴瘤。经典型霍奇金淋巴瘤又分为四个亚型：淋巴细胞为主型、结节硬化型、混合细胞型、淋巴细胞消减型。

淋巴瘤可累及肾脏，故我们将淋巴瘤引起的肾脏病表现，称之淋巴瘤肾损害。淋巴瘤的肾损害主要有三种类型：淋巴瘤的肾脏浸润、肾小球疾病和电解质紊乱所致肾损害。在 1962 年由 Galloway 等报道 696 例淋巴瘤患者的尸解结果显示：非霍奇金淋巴瘤的肾脏浸润发生率为 47%，霍奇金淋巴瘤的肾脏浸润发生率仅为 13%，淋巴瘤浸润骨髓的非霍奇金淋巴瘤的肾脏浸润发生率（63%）高于无骨髓浸润者（38.5%），在生前 77% 的患者无明显肾受累表现。

中医学原无淋巴瘤的病名，根据临床表现，可将其归属于中医学“石疽”、“失荣”、“恶核”、“瘰疬”、“阴疽”等范畴。

就临床资料分析，淋巴瘤肾损害有以下特点。

1. 发病因素

（1）肿瘤直接影响：后腹膜淋巴瘤、肿大淋巴结、肿瘤细胞浸润后腹膜腔及后腹膜纤维化等可压迫泌尿道，引起梗阻性肾病、肾后性急性肾衰竭；压迫肾动脉引起缺血性急性肾衰竭，或压迫下腔静脉（或肾静脉）损伤肾脏；淋巴瘤患者尸解中 1/3 浸润肾脏，以淋巴肉瘤和网状细胞肉瘤更多见；较少见的原发性肾脏 NHL（PRL）常发生急性肾衰竭。

（2）免疫反应相关肾损伤：①淋巴细胞产生某种毒性物质，使肾小球基底膜通透性增加；②肿瘤相关抗原与免疫球蛋白形成免疫复合物，通过免疫反应引起肾病；③部分患者血液循环中检出混合型冷球蛋白；④HL 中可见淀粉样物质沉积。肾小球病变常与此类免疫反应异常有关。

（3）肿瘤相关高钙血症和高尿酸血症：急性高钙血症可以导致肾小球滤过率下降，可能与高钙导致肾小球入球小动脉收缩后肾小球滤过压下降及多尿导致血容量减少有关；慢性高钙血症可以引起严重的肾小管损伤，肾小管间质钙盐沉积。淋巴瘤核酸代谢增强，常有高尿酸血症，导致肾小管间质性损害。

（4）治疗相关肾损伤：后腹膜淋巴瘤放疗所致放射性肾炎、多种抗肿瘤药物如甲氨蝶呤或亚硝基脲类等、化疗后高尿酸血症等均可引起肾脏损害。

2. 常见的诱发及加重因素

（1）T 淋巴细胞功能缺陷：霍奇金淋巴瘤患者的 Th 淋巴细胞分化异常，表现为 Th_2 淋巴细胞增多、Th_1淋巴细胞减少而出现Th_1细胞介导的迟发型细胞免疫功能缺陷，通过IL－13、NK－κB等多种细胞因子的作用导致肾小球通透性增加，进而引起蛋白尿，乃至肾病综合征。

（2）冷球蛋白肾损害：非霍奇金淋巴瘤的相关肾小球病的发病机制可能与霍奇金淋巴瘤有所不同。研究显示，非霍奇金淋巴瘤可通过肿瘤细胞分泌大量免疫球蛋白而引起Ⅱ型冷球蛋白血症，导致肾损害。

（3）非冷球蛋白性的特殊蛋白沉积性肾损害：肿瘤细胞可产生单克隆的免疫球蛋白轻链，后者沉积在肾脏而致淀粉样变性及轻链沉积病。

（4）感染：某些病毒感染可能通过不同机制而致肾脏损害和淋巴瘤。

近年来，我国恶性淋巴瘤发病率正逐渐上升。早期非霍奇金淋巴瘤对放化疗敏感，但由于各类恶性淋巴瘤在确诊时处于Ⅰ、Ⅱ期的比例较低，Ⅲ、Ⅳ期约占80%以上，往往超过了通过放化疗根治的范围，因而大多采用化疗。但随着时间的延长，化疗的毒副作用逐渐显现，患者不能长期耐受，且易产生耐药，影响远期的治疗效果。中医药治疗淋巴瘤以辨病辨证相结合，根据化疗毒副反应、临床表现，以及患者体质虚实确定治疗原则。早期以祛邪为主，中期以扶正祛邪结合，晚期以扶正为主、佐以祛邪。从根本上增强患者的身体素质，提高机体的免疫功能，防治化疗的毒性损害，使化疗顺利进行，提高疗效，提高患者生存质量及生存期。

【病因病机】

中医学认为，本病主要是邪毒内侵、饮食失调、情志内伤、脏腑亏虚引起痰毒凝结所致。邪毒内侵、痰气郁滞、脏腑亏虚是其主要病机。

1. 饮食失调　饮食失于节制，六淫之邪易随之内袭，使脾、肺、肾及三焦气化功能失常，不能正常运化水谷精微，以致水津停滞而成痰饮。痰饮停滞，阻碍气机，损害脏腑，邪毒与痰相结而生本病，此即“百病多有痰作祟”。

2. 情志内伤　七情内伤，气机不畅，日久伤肝，肝气郁结而横逆侮脾；脾伤日久，气血乏源而心脾两虚；心、肝、脾经久不愈及肾，终致心、肝、脾、肾受损，气滞痰瘀凝结乃生本病。如《类证治裁·郁证》说：“七情内起之郁，始而伤气，继而伤血，终而成劳。”

3. 脏腑亏虚　本病素体不足，脏腑亏虚，气虚而滞，血少而凝，气滞血凝日久化火，消灼气血津液，耗伤正气，更损脏腑，此病乃生。

4. 邪毒内侵　“正气存内，邪不可干”，“邪之所凑，其气必虚”。患者素来正气不足，气血不充，外邪疫毒乘虚侵入，邪毒内蕴，伤气耗血，气虚血少，痰毒瘀结，导致本病。

概而言之，本病变化多端，虚实夹杂，此乃本虚标实之证。本虚以脏腑亏虚，气血阴阳失调为主；标实以痰凝、血瘀、气滞、邪毒等多见。

【诊断与鉴别诊断】

1. 诊断

（1）淋巴瘤肾脏浸润的诊断：淋巴瘤肾脏浸润生前诊断率为14%，为提高诊断率，临床遇有以下情况时，应考虑肾脏浸润：①肾脏病表现合并浅表淋巴结肿大或淋巴瘤者；②肾脏进行性肿大合并急性肾衰者；③不明原因的急性间质性肾炎患者；④不明原因的毛细血管内增生性病变者。经肾活检能在肾小球或肾间质找到淋巴瘤细胞时则可确诊。

（2）淋巴瘤相关性肾小球疾病的诊断：①肾脏病表现合并浅表淋巴结肿大或淋巴瘤者；②中年以上患者初次发生肾病综合征；③难治性肾小球微小病变肾病。若确诊本病需满足如下两条标准：①淋巴瘤合并肾病综合征；②肾病综合征能随淋巴瘤恶化或缓解而相应加重或缓解。

2. 鉴别诊断

（1）淋巴结结核：结核性淋巴结炎，有的淋巴结质地坚硬，有的淋巴结发炎、红肿或波动，常软硬相兼。病程迁延较长，常伴有肺结核或体内其他部位结核灶。抗痨治疗有效，常需做活检鉴别。

（2）慢性淋巴结炎：病史一般较长，常伴感染灶；肿大淋巴结较局限，直径不超过3cm。肿物局部有疼痛及压痛，抗感染治疗可缩小，肿大的淋巴结常随感染、发烧的出现和消失而变化。

（3）淋巴结转移癌：转移癌的淋巴结质地较硬，可找到原发灶，波及全身的淋巴结者较少。

【辨证论治】

1. 寒痰凝滞证

证候：多见于早期。颈项、腋下或腹股沟等处肿核渐渐增大，质地坚硬，不疼不痒，皮色不变；无发热及盗汗，面色苍白或见形寒肢冷，体倦乏力，小便清，大便或软或溏，舌质淡红，苔薄白或白腻，脉沉细。

基本治法：温散寒凝，化痰散结。

方药运用：阳和汤加减。常用药：熟地30g，鹿角胶9g，制南星9g，法半夏9g，僵蚕9g，白芥子6g，全蝎6g，肉桂3g，生甘草3g，姜炭2g，麻黄2g。方中熟地、鹿角胶温补营血；姜炭、肉桂温通经脉，驱散寒凝；麻黄、白芥子温通寒滞而消散痰结，且与熟地、鹿角胶互为制约，使补而不腻，通而不散；制南星、法半夏、全蝎、僵蚕化痰散结；生甘草调和诸药，兼能解毒。诸药合用，共达温阳散寒、补血通滞、化痰散结之效。

加减：腹部痞块可加三棱、莪术；伴见胸水、腹水或肢体水肿者可加车前草、葶苈子；腹胀便溏者可加砂仁、木香；兼气虚者可加党参、黄芪；阴寒甚者可加制附子。

2. 气郁痰结证

证候：胸闷不舒，两胁作胀，脘腹痞块，颈项、腋下或腹股沟等处肿核累累，皮色不变，或局部肿胀，或伴低热、盗汗，舌质淡红，苔薄白或薄黄，脉弦滑。

基本治法：疏肝解郁，化痰散结。

方药运用：柴胡疏肝散合消瘰丸加减。常用药：生牡蛎30g，玄参15g，夏枯草15g，猫爪草15g，柴胡9g，川芎9g，白芍12g，枳壳12g，香附12g，郁金12g，浙贝母12g，炙甘草6g。方中以柴胡、白芍归经入肝，疏肝解郁；枳壳、香附行气解郁止痛；郁金、川芎行气活血，加强柴胡、白芍疏肝解郁；玄参、生牡蛎、浙贝母化痰散结；夏枯草、猫爪草解毒散结；甘草调和诸药。诸药合用，共达疏肝行气、活血止痛、化痰散结之效。

加减：腹部痞块坚硬或巨大者，可加三棱、莪术；颈项等处作核累累者可加露蜂房、土鳖虫；痰瘀化热者，可加天花粉、蚤休；低热、盗汗可加地骨皮、银柴胡；兼脾虚者，可加党参、茯苓。

3. 痰热蕴结证

证候：颈部或腹股沟等处肿核，或见脘腹痞块，发热较甚，常有盗汗，口干口渴，咽喉肿痛，心烦失眠，或见皮肤瘙痒，或身目发黄，大便干结或见便血，小便短少，舌质红，苔黄燥或红绛无苔，脉细数。

基本治法：清热解毒，化痰散结。

方药运用：连翘消毒饮加减。常用药：玄参30g，连翘15g，葛根15g，天花粉15g，夏枯草15g，猫爪草15g，蚤休12g，黄芩9g，赤芍9g，栀子9g，山豆根9g，甘草6g。方中以连翘、黄芩、赤芍、栀子清热解毒；葛根、天花粉、玄参清热生津；山豆根、蚤休、夏枯草、猫爪草化痰散结；甘草调和诸药。诸药合用，共达解毒泄热、化痰散结之效。

加减：腹部痞块可加桃仁、红花；便血或黑便可加槐花、地榆；反复发热可加青蒿、知母；皮肤瘙痒可加苦参、地肤子；身目发黄可加茵陈；大便秘结可加大黄。

4. 肝肾阴虚证

证候：多见晚期或多程化放疗后。颈部或腹股沟等处肿核或大或小，或见脘腹痞块，午后潮热，五心烦热，失眠盗汗，口干咽燥，腰酸耳鸣，头晕目眩，舌红少苔或无苔，脉弦细或沉细数。

基本治法：滋补肝肾，软坚散结。

方药运用：知柏地黄丸合二至丸加减。常用药：生地30g，生牡蛎30g，山茱萸15g，怀山药15g，女贞子15g，旱莲草15g，昆布15g，茯苓12g，泽泻12g，牡丹皮12g，知母9g，黄柏9g。方中以生地、山茱萸、怀山药、女贞子、旱莲草滋补肝肾之阴；知母、黄柏、泽泻、牡丹皮退虚热，制相火；以昆布、生牡蛎软坚散结，共奏滋阴清热之功。诸药合用，共达滋阴降火、软坚散结之效。

加减：发热盗汗较甚者，可加白薇、地骨皮；肿块较大者，可加三棱、莪术；口干便秘者，可加玉竹、玄参；两胁胀痛者，可加川楝子、延胡索；纳呆腹胀者，可加山楂、鸡内金。

5. 气血两虚证

证候：多见于晚期或多程化放疗后。颈部或腹股沟等处肿核或大或小，或见脘腹痞块，面色苍白或萎黄，头晕目眩，心悸怔忡，气短乏力，食欲不振，舌质淡，苔薄白，脉细弱或虚大无力。

基本治法：益气养血，软坚散结。

方药运用：八珍汤加减。常用药：党参30g，熟地30g，鸡血藤30g，女贞子15g，猫爪草15g，夏枯草15g，白术9g，茯苓9g，当归9g，白芍9g，川芎6g，炙甘草6g。方中以党参、熟地益气养血；辅以茯苓、白术健脾，当归、白芍养血和营，川芎活血行气；另予猫爪草、夏枯草软坚散结。诸药合用，共达益气养血、软坚散结之功，

加减：气虚明显者，可加黄芪；纳呆便溏者，可加神曲、炒扁豆；肿块较大者，可加三棱、莪术；兼阳虚者，可加熟附子、肉桂。

【其他治疗】

1. 中成药 大补阴丸：主要成分为黄柏（盐炒）、知母、熟地、龟板、猪脊髓。具有滋阴降火的功效。适用于恶性淋巴瘤肾损害属肝肾阴虚者。

2. 静脉针剂 丹参注射液：主要成分为丹参提取物。具有活血化瘀功效，应用于化疗期间以提高疗效。常用剂量为每毫升含丹参生药2g，每次10ml，用葡萄糖或生理盐水稀释后，静脉滴注，每日1次。

3. 针刺疗法 治痰瘀互结型的肿块，可用泻法针刺章门、天井、足临泣、期门、脾俞、阴陵泉等穴。

4. 灸法

（1）隔蒜灸：穿山甲（土炒）、斑蝥等分和艾为柱，黄豆大，于患处隔蒜（即独头蒜蒜片厚1分）灸之。

（2）瘢痕灸：药物：艾绒、麝香。取穴：天井、光明、小海等。用法：每次取1穴（单侧），用艾绒包裹麝香0.1g，做成圆锥状，共3壮。先用75%酒精棉球消毒穴位皮肤，并将艾绒压放在穴位上，用火点燃，徐徐灸尽，连灸3壮，灸毕用消毒纱布包扎。灸后每周调换消毒纱布1次，以出现炎症→化脓→吸收→结疤为一疗程，连续2～3疗程。

【转归及预后】

淋巴瘤所致各种类型的肾脏病变，其处理一般与原发性肾脏病相似；所不同者，肿瘤经治疗后，肾脏病可改善，甚至可完全缓解。

【预防与调护】

1. 预防

（1）早期发现、早期诊断、早期治疗：要特别警惕身体各部位有可触及的肿块。原因不明的较长时间的体重减轻、低热、盗汗、贫血、持续性的消化不正常、腹痛等，都应及时检查。

（2）降低高尿酸血症：选用抑制尿酸合成药别嘌呤醇。当肾功能减退时需减量；与化疗药物同时合用时，注意监测白细胞。

（3）防治高血钙：部分患者可能发生高钙危象，需及时补液，适当使用肾上腺皮质激素、降钙素等；严重高血钙时，可低钙透析。

（4）纠正脱水，避免使用造影剂、利尿剂、非甾体类消炎药和肾毒性药物，积极控制感染。

2. 调护

（1）早期可适当运动，晚期应绝对卧床休息。

（2）密切观察放、化疗患者的各种反应，关心患者的饮食和大小便情况，鼓励患者多进食，充分饮水，做好饮食调补。

（3）保持良好心态，增强战胜疾病的信心，生活作息有规律，劳逸有常，促进机体阴阳气血的调和，从而利于病情的恢复。

（4）严重肾衰竭患者可用透析疗法，并治疗高钙危象；部分患者在透析数月后，可随淋巴瘤缓解、肾功能改善而停止透析。淋巴瘤合并终末期慢性肾衰竭患者，需维持性血液透析。

【临证经验】

1. 恶性淋巴瘤的基本病机是本虚标实，治疗必须辨明虚实。本病早中期肿瘤肿块不大，无明显全身转移，属邪毒壅盛，正气未衰，立法处方重在清热解毒为主，常选五味消毒饮加减；毒塞气结，痰凝血瘀是恶性肿瘤的主要病理改变，治疗以化痰散结、理气活血为法，化痰散结常选消瘰丸加减；病久则阴血内耗，气阴亏损，治疗重在益气养阴，常选用西洋参、太子参、党参、黄芪、生地、麦冬、玄参等药物，以益气养阴，扶正祛邪。

2. 肿瘤相关性肾炎的病理类型以膜性肾病最为常见，占60%～70%。霍奇金淋巴瘤以微小病变常见，慢性淋巴瘤白血病多以膜增生性肾小球肾炎常见。本病的诊断首先要明确肿瘤的存在，并通过临床和肾脏病理检查以排除其他原因导致的肾脏病变，肾病综合征往往随肿瘤的有效治疗而好转，随着肿瘤的复发而加重。发生急性肾衰竭时，除考虑和继发性肾病综合征有关外，也可能是腹膜后淋巴结压迫输尿管致肾后性梗阻所致，此时应先解决肾后性梗阻，待肾功能改善后再考虑化疗或放疗。因此，对于淋巴瘤的患者，应定期监测肾功能。若合并肾功能不全时，应积极寻找致病原因，以提高患者生存率及生活质量。

3. 推荐邹氏三代专家治疗淋巴瘤肾损害经验方药，强调以辨证论治为主。化疗阶段伤及脾胃气血时，治疗应调理脾胃、补气养血，主要目的是帮助完成化疗方案；稳定阶段应辅以辨证论治，增入抗瘤化痰散结中药（详见验案举例）。

【验案举例】

淋巴瘤肾损害属寒痰凝滞，水湿内停证（王钢主诊）

张某，男，67岁。初诊日期：2007年4月2日。

患者2007年2月因颜面及双下肢水肿2天就诊当地医院，颜面水肿晨起加重，伴有皮肤瘙痒，查血白蛋白29g/L，尿蛋白阳性，诊断肾病综合征。经利尿等处理后，症状无明显改善，且尿量逐渐减少，500～1000ml/d。既往有血吸虫病史30年，已治愈；冠心病、早搏史3年；发现血脂高2年，行不规则降脂治疗；肾结石史1年。查体：左腹股沟触及2cm×4cm肿大淋巴结，肝脾不大，双肾区无叩痛。查尿常规：红细胞（+++），白细胞（±），尿蛋白（+++）；24小时尿蛋白12.3g。血生化：白蛋白27.7g/L，Cr 203.8μmol/L，BUN 9.55mmol/L，尿酸551.8μmol/L，总胆固醇6.3mmol/L，甘油三酯

3.11mmol/L，LDH 333U/L，血糖、转氨酶正常；ESR 140mm/h；乙肝两对半均阴性。ECG：频发室性早搏。腹部B超及CT：脾肿大，脾内多发钙化灶；腹膜后及盆腔肿大淋巴结；右肾小结石，左肾轻度积水，双侧输尿管无积水；胆囊结石。骨髓细胞学+活检：骨髓增生减低。左腹股沟淋巴结活检+病理报告示：霍奇金淋巴瘤，淋巴细胞为主型。诊断：①霍奇金淋巴瘤（淋巴细胞为主型）ⅠA期；②肾病综合征、急性肾衰竭。2007年3月29日行ABVD方案化疗（因患者合并肾功能不全，予75%标准剂量）。化疗后复查肾功能：Cr 182.2μmol/L，尿素、尿酸正常；遂来我院门诊。患者怕冷，疲劳乏力，纳食不香，颜面及下肢浮肿，皮肤瘙痒，舌淡苔白腻，脉沉细。辨证：寒痰凝滞，水湿内停。治以温化寒痰，益气利水消肿。

处方：附片（先煎）10g，水蛭6g，夏枯草15g，白芥子15g，炙麻黄3g，制南星10g，半夏10g，制僵蚕15g，全蝎5g，黄药子10g，猪苓15g，茯苓皮40g，车前子（包煎）80g，神曲15g，麦芽15g，生黄芪50g，防己10g，黄蜀葵花15g，生甘草6g，小红枣10g。

二诊（4月30日）：服药28剂，化疗2周期，复查尿蛋白（++）、尿红细胞（++），胸腹腔积液消失，下肢浮肿减轻。第1周期予标准剂量的ABVD方案化疗，患者精神状况、纳食明显好转，自感心烦、恶心、睡眠不佳，苔薄白，脉沉细。上方去麻黄、制南星、黄药子，加黄精10g，丹参10g，青龙齿15g，陈皮10g。

三诊（5月30日）：服药30剂，化疗3周期，复查尿蛋白（+），尿红细胞（++），左腹股沟淋巴结明显缩小，下肢轻度浮肿，化疗后纳食明显下降，恶心加重，乏力明显，头晕心悸，怕冷，苔白腻，脉沉细。化疗伤及脾胃气血，治拟健脾和胃，补气养血，化湿散结利水。

处方：藿香15g，佩兰15g，苍白术12g，砂仁（后下）6g，白蔻仁（后下）6g，姜半夏10g，陈皮15g，竹茹10g，党参15g，生黄芪50g，当归10g，茯苓皮40g，车前子（包煎）60g，猪苓15g，夏枯草15g，大贝母10g，山慈菇15g，半枝莲15g，白花蛇舌草15g，生甘草6g，小红枣15g。

四诊（6月28日）：ABVD方案化疗至4周期及行累及野放疗（DT=30Gy）后查腹部增强CT：腹膜后、盆腔未见肿大淋巴结，疗效评价达CR。尿蛋白阴性，尿红细胞（+），肾功能正常，恶心、纳差明显好转，苔白腻已化，口干，舌质有些干红，脉沉细。上方去藿香、佩兰、砂蔻仁、竹茹，加山茱萸15g，石斛15g，淫羊藿10g，白茅根30g。

患者经上方加减治疗半年余，后期随访观察，尿隐血和尿蛋白全转阴，肾功能正常，淋巴瘤未复发，生活自理。

按语：该病案诊断霍奇金淋巴瘤继发的肾病综合征，西医主要采用了ABVD化疗方案。中医第一阶段辨证寒痰凝滞，水湿内停，拟方以温散寒凝、化痰散结、补气利水。方中以附片、麻黄、白芥子温通寒滞而散痰结为主药，夏枯草、南星、半夏、僵蚕、全蝎、黄药子化痰散结消尿蛋白为辅药；佐以猪苓、茯苓皮、车前子、防已、黄蜀葵花淡渗利水；水蛭与主药附片配伍，增强温阳活血利水作用；加生黄芪补气和附片共增以上淡渗利水药之功效；神曲、麦芽、生甘草、小红枣调和脾胃与诸药。第二阶段由于 ABVD 化疗伤及脾胃气血，中医中药主要以辨证论治调理脾胃补气养血，减轻化疗的副作用。所以处方转用藿香、佩兰、苍白术、砂白蔻仁健脾化湿；姜半夏、陈皮、竹茹、神曲、麦芽和胃止呕助运为主药，辅以党参、生黄芪、当归补气养血；以茯苓皮、车前子、猪苓淡渗利水；以夏枯草、大贝母、山慈菇、半枝莲、白花蛇舌草抗瘤解毒散结为佐药；使以生甘草、小红枣调和诸药。后期湿去阴伤出现，处方根据辨证去掉了化湿药藿佩兰、苍白术，增入山茱萸、石斛养阴益肾，淫羊藿阳中求阴、阴阳并补。整个治疗突出了以辨证论治为主，辅以辨病抗瘤化痰散结。

【小结】

1. 恶性淋巴瘤是原发于淋巴结或其他淋巴组织的一种恶性肿瘤。传统医学认为本病属于“恶核”、“失荣”、“石疽”、“痰核”、“阴疽”等范畴。

2. 本病以肺脾肾亏虚为发病之本，以痰毒瘀郁结为发病之标。病理因素可归结为“虚”、“痰”、“毒”、“瘀”，其中“虚”为病理因素之本，“痰”、“毒”、“瘀”为病理因素之果，若将其置于整个疾病过程中，则又为临床诸症之因。临床中各种淋巴瘤多是先有虚所致脏腑功能失调，代谢产物堆积；而后才出现痰、毒、瘀。总之，本病属于本虚标实。只要掌握这一点，无论其临床症状如何错综复杂、千变万化，都能提纲挈领，应变自如。

（张建伟，王钢）

第十六节 乙型肝炎病毒相关性肾炎

乙型肝炎病毒相关性肾炎是指乙肝病毒（HBV）直接或间接诱发的肾小球肾炎，并经血清免疫学及肾活检免疫荧光所证实，与肝、肾本身疾病无关，同时存在系统性红斑狼疮等其他疾病引起肝肾病变的一种疾病。1971 年 Combers 等首先报道在 1 例膜性肾病患者的肾小球基底膜免疫沉积物中发现乙型肝炎病毒（HBV）抗原成分，从此引起对本病——乙型肝炎病毒相关性肾炎（HBV - GN）的重视。HBV 感染能否导致肾炎，目前虽尚有争议，但多数学者倾向于 HBV 感染确与某些原发性肾炎如膜性肾病或膜增生性肾小球肾炎存在着病因上的联系，特别是儿童的膜性肾病大部分与 HBV 相关，认为在发病机制上是一种免疫复合物肾炎。HBV - GN 多见于儿童，男性占明显优势。HBV 中的表面抗原（HBsAg）、e 抗原（HBeAg）和核心抗原（HBcAg）与相应抗体形成的免疫复合物可以导致肾小球疾病，主要为膜性肾病；也可以形成膜增生性肾小球肾炎及系膜增生性肾小球肾炎和微小病变。

根据临床特点，本病可归属于中医“水肿”、“胁痛”、“虚劳”、“尿血”、“郁证”、“腰痛”、“鼓胀”、“积证”、“关格”、“黄疸”等范畴。

就临床资料分析，本病具有以下特点。

1. 发病因素 ①上皮下原位免疫复合物形成：在 HBV 的三种抗原成分中，HBeAg 的分子量较小，可以穿过基膜与植入在上皮下的带正电荷的抗 HBeAg 抗体结合，形成上皮下免疫复合物；②自体免疫损伤：在慢性 HBV 感染患者体内常可检出多种自身抗体，同时有血清 C_3 下降、循环免疫复合物增多等免痰学异常表现；③循环免疫复合物沉积：在乙肝带毒状态及慢性肝炎时，持续 HBV 抗原血症可形成 HBV 抗原－抗体循环免疫复合物，而沉积于肾小球毛细血管袢内，进而激活补体，造成免疫损伤；④病毒直接感染肾脏组织：除肝细胞外，HBV 还可感染多种细胞，应用现代分子生物学技术已发现肾脏组织中确有 HBV－DNA 存在，但 HBV 是否在肾脏中复制，以及其在 HBV 相关性肾炎中的作用目前尚未定论。

2. 常见的诱发与加重因素

（1）诱发因素：①病毒直接沾染肾脏细胞：所有试验结果均在肾组织中找到了 HBV－DNA物质，提示 HBV 有直接沾染肾脏的作用。②HBV 抗原－抗体复合物堆积于肾小球导致免疫损伤，能够以两种形式致病：a. 循环免疫复合物：HBV 沾染人体后与其血清抗体能够在血循环中形成免疫复合物，堆积于肾小球毛细血管袢内，激活补体形成免疫损伤；b. 原位免疫复合物：分子量较小的 HbeAg 能够穿过基膜与先植入上皮下的 HbeAb 联合形成原位免疫复合物，堆积于肾小球上皮下而致病；③HBV 沾染招致自身抗体和细胞免疫损伤：HBV 沾染刺激机体发作多种自身抗体，HBV 沾染靶细胞后导致 T 淋巴细胞针对靶细胞免疫杀伤，并转变靶细胞膜的抗原决定簇，导致自身免疫反应。

（2）加重因素：①过度劳累：包括过度劳累，如参加重体力劳动和剧烈运动，甚至房劳等，均可使病情加重；②细菌或病毒感染：是最常见原因，特别是上呼吸道感染、尿路感染等均可使症状加重；③使用肾毒性药物：氨基苷类药物、庆大霉素、卡那霉素及链霉素等；④应激状态：如突然消化道出血、严重胃肠炎、恶心呕吐、腹泻、低血压、过敏性休克等，可以导致原有的病情急性加重；⑤其他：如水电解质紊乱、酸碱平衡失调等，可引起病情急性发作。

尽管对 HBV－GN 已研究了 30 多年，但由于其病因仍未明确，病程迁延，西医在本病的治疗上尚无统一的意见，疗效亦不尽如人意。但抗病毒治疗仍是本病治疗的关键；小剂量激素联合免疫抑制剂、抗病毒药物治疗 HBV－GN 有较好前景。

中医由于对 HBV－GN 病因病机认识侧重点各异，在辨证分型及治则方药上亦各有不同，主要包括辨证分型论治和专方专法治疗两方面。中医根据病变的标本缓急施治选药，加上日常饮食调养，能取到一定的治疗效果并有效控制病情。

【病因病机】

HBV－GN 起病之因主要与先天禀赋不足、肝肾阴虚、脾胃虚弱、情志不舒、饮食不洁、感染湿热毒邪有关。

1. 先天禀赋不足或小儿正气未充，易伤脾胃，感受湿热毒邪。湿热毒邪累及于肝，肝失疏泄，气机不利，一方面不能助脾胃运化水谷，则出现纳呆、腹胀、乏力等症；另一方面水道失于通调，出现水肿。

2. 素体肝肾不足或湿热伤及肾阴，肾阴不足又可产生阴虚水肿。阴虚生内热或湿热伤及肾络，迫血妄行则尿血。

3. 若素体脾胃虚弱，易被饮食所伤。脾阳虚损伤及肾阳，以致脾肾阳虚，脾不制水，肾不约水，水湿泛滥则水肿。阴阳互根，肾阴虚伤及阳气，脾肾阳虚损及于阴，则可形成气阴两虚、阴阳两虚之证。

4. 情志不调，肝气郁结，肝郁乘脾，表现为纳呆、腹胀、胁胀等；肝郁气滞，水道失调，发为水肿。若水湿停聚，水病及血，血行不畅，则常伴有瘀血表现。

本病病位主要在肝、脾、肾三脏。就病性而言，有虚实两端。实邪以湿热、瘀血、水湿为主，正虚则是气、血、阴、阳的亏虚。一般早期以邪实为主，后期以邪实正虚并见，晚期以正虚为主要表现，而临床最常见的是虚实夹杂。如肝肾阴虚夹湿热、瘀血，脾肾阳虚兼水湿。

【诊断与鉴别诊断】

1. 诊断　国际上对 HBV－GN 并无统一诊断标准。1989 年北京专题座谈会参照国内外多数学者的标准，建议国内试用以下标准进行诊断：①血清 HBV 抗原阳性；②患肾小球肾炎，并可除外狼疮肾炎等继发性肾小球疾病；③肾切片上找到 HBV 抗原。其中，第③点为最基本条件，缺此不能诊断。

儿童 HBV－GN 中膜性肾病多数无临床症状，表现为镜下血尿，极易漏诊。若患儿的母亲是乙型肝炎或 HBV 携带者，因垂直传染的发病率很高，应对患儿及时查尿，以便早期发现。儿童 HBV－GN 的特点是胆固醇、补体 C_3 降低和丙氨酸氨基转移酶（GPT）升高，高血压发生率小于 25%，很少出现肾衰竭，部分患儿表现为肾病综合征。

成人 HBV－GN 的膜性肾病主要表现为肾病综合征，部分表现为轻度尿检异常，部分患者 GPT 升高，肝脏表现则常以慢性活动性肝炎为主。

HBV－GN 病理特点是膜性肾病占肾组织活检的 37.1%～69.7%，膜增生性肾病占 21.2%～26.0%，系膜增生性肾病占 6.0%～18.9%，局灶性节段性肾小球硬化仅占 3.0%。

检测肾切片上 HBV 抗原常采用直接、间接免疫荧光检查，但也有用免疫组化及免疫电镜检查者。进行这些检查时，抗体一定要纯，并且最好选用单克隆抗体。已知从人肝细胞核提取的 HBcAg 常含 HBeAg，用其免疫动物所获多克隆抗体与 HBeAg 有交叉免疫反应。同时要注意患者肾组织中具有抗球蛋白活性的 IgM 对试验的干扰，Maggiore 等早已证实它能与试剂抗体分子的 Fc 段结合造成假阳性。

若检查结果为血清 HBV 抗原阳性、肾组织中 HBV 抗原阴性，那么最大的可能是肾炎与 HBV 感染无关，不能下 HBV－GN 诊断。但当血清抗体过多，肾切片上 HBV 抗原位点被饱和时，也可出现假阴性，这就需要用酸洗去肾切片上的抗体，然后再重新染色。检查结果有时也可能是肾组织中 HBV 抗原阳性而血清 HBV 抗原阴性，这是由于 HBV 感染后患者血清中 HBV 抗原滴度常时高时低呈波浪式，而且血清中 HBV 抗原消长也并不与组织中同步，所以如果不对患者血清反复检测，尤其检测方法欠敏感时，完全可能出现上述矛盾现象。此时只要肾切片上确有 HBV 抗原，HBV - GN 的诊断仍能成立。

2. 鉴别诊断 乙肝相关肾炎需与其他病因所致肾炎相鉴别，如系统性红斑狼疮肾炎、特发性膜性肾病、链球菌感染后肾小球肾炎等。

（1）*特发性膜性肾病*：特发性膜性肾病多发生于儿童，与儿童 HBV 相关性肾炎相似，但除临床表现外，二者在肾脏病理表现方面并不完全一致。电镜下有无内皮下免疫复合物沉积，可作为两者的鉴别方法。

（2）*原发性肾病综合征*：与表现为肾病综合征的乙型肝炎相关性肾炎表现相似。但胆固醇升高更明显，少有肝功能异常，血清 HBsAg 及 HBeAg 多为阴性，肾活检示病理类型多为微小病变型，免疫荧光镜检无乙型肝炎病毒标记物沉积。

（3）*狼疮性肾炎*：诊断 HBV 相关性肾炎首先必须排除狼疮性肾炎。HBsAg 的沉积物是非特异性滞留或是导致狼疮性肾炎的依据，其意义目前尚不清楚。且狼疮性肾炎的临床与病理表现复杂，常表现为多系统的广泛损害，可综合其临床表现，以及检测狼疮细胞、抗核抗体、Sm 抗体和肾组织活检加以鉴别。

【辨证论治】

1. 肝郁脾虚，湿热内蕴证

证候：胁肋胀痛，时叹息，咽部如物梗阻，胸闷纳呆，口干口苦，恶心厌油，不思饮食，上腹胀满，烦渴呕吐，大便干燥或黏滞不爽，小便短赤，夹有泡沫，全身或双下肢浮肿，形体倦怠，舌质红，苔黄或黄腻，脉弦滑。

基本治法：疏肝健脾，清热利湿。

方药运用：逍遥散合黄连解毒汤加减。常用药：柴胡 9g，白芍 12g，白术 9g，茯苓 12g，当归 9g，黄连 3g，黄芩 9g，黄柏 6g，栀子 9g，车前子（包煎）15g，泽兰 12g，泽泻 12g，炙甘草 6g。本方既有柴胡疏肝解郁，又有当归、白芍养血柔肝。尤其当归之芳香可以行气，味甘可以缓急，更是肝郁血虚之要药。白术、茯苓健脾去湿，使运化有权，气血有源。配合川连、黄芩、黄柏苦寒泄降，清热解毒，其中川连清上、中焦火热；黄芩清上焦火热；黄柏清下焦火热；栀子清泻三焦，导热外出；泽兰、泽泻、车前子渗利水湿以消肿，炙甘草益气补中，缓肝之急，虽为佐使之品，却有襄赞之功。

加减：口黏腻者，加苍术 9g，佩兰 9g 和胃化湿；腹胀者，加厚朴 9g，大腹皮 9g 理气消胀；纳差者，加山楂 12g，炒麦芽 24g 健脾和胃。

2. 脾肾阳虚，水湿泛滥证

证候：肢体浮肿，按之凹陷，神疲，纳呆，面色㿠白，畏寒肢冷，遗精，小便不利，夹有泡沫，舌胖质淡嫩有齿痕，舌苔腻，脉沉细或沉迟无力。

基本治法：健脾益气，温阳利水。

方药运用：真武汤合防已黄芪汤加减。常用药：附子（先煎）9g，茯苓 12g，白术 9g，生姜 3 片，白芍 12g，黄芪 15g，防已 12g，甘草 6g。方中附子温壮肾阳，白术健脾燥湿，茯苓利水渗湿，芍药利小便、止腹痛，重用黄芪补气固表，防已祛风行水，生姜、大枣调和营卫，炙甘草培土调和诸药物。两方相配，既能温补脾肾之阳，又可利水祛湿。

加减：便溏者，加炒薏苡仁30g，炒扁豆30g，补骨脂9g；纳谷不馨者，加鸡内金9g，炒谷、麦芽各20g。

3. 肝肾不足，气阴两虚证

证候：病程迁延，精神疲惫，全身浮肿或双下肢浮肿，眩晕，腰酸痛，目睛干涩，心烦失眠，潮热盗汗，口干咽燥，或长期咽痛，胁痛隐隐，腹胀纳呆，小便黄赤或见尿色鲜红，夹有泡沫，舌红少津，脉弦细数。

基本治法：滋肝益肾，益气养阴。

方药运用：杞菊地黄丸合归芍六君子汤加减。常用药：熟地24g，山茱萸12g，山药12g，牡丹皮9g，白茯苓9g，泽泻9g，枸杞子9g，菊花9g，当归6g，白芍6g，人参、白术、茯苓各4.5g，陈皮3g，半夏3g，炙甘草1.5g。方中枸杞子补肾益精，养肝明目；菊花善清利头目，宣散肝经之热，合六味可滋阴、养肝、明目，配合以六君子为主药，加当归和其血，使瘀者去而新者得有所归；白芍通补奇经，护营敛液，有安脾御木之能，且可济半夏、陈皮之燥性。

加减：腹泻便溏者，加怀山药、炒薏苡仁健脾渗湿，白蔻仁芳香燥湿，理气醒脾，炒麦芽、山楂炭、乌梅等化滞兼以收涩止泻；久病者，加用丹参、茜根、桃仁、红花、炙鳖甲之属，活血祛瘀。

4. 气滞血瘀，阴液亏损证

证候：诸药欠效或久病不愈，面色暗黑，形体消瘦，腰痛乏力，或见腹胀如鼓，或衄血，尿色红赤或夹泡沫，反复出现，头痛胁痛，舌紫暗或有瘀斑，脉细涩。

基本治法：益气活血，养阴扶正。

方药运用：补阳还五汤合一贯煎加减。常用药：生黄芪45～60g，当归尾、赤芍各6g，地龙、川芎、桃仁、红花各3g，生地30g，沙参9g，麦冬9g，当归9g，枸杞子10g，川楝子4.5g。本方重用黄芪补中益气为主；血瘀属肝，除风先活血，故配伍当归尾、川芎、桃仁、赤芍、红花入肝，行瘀活血，疏肝祛风；加入地龙活血而通经络，共成补气活血通络之剂。配合生地、沙参、麦冬、当归、枸杞子，滋阴养血以补肝肾，更用少量川楝子疏泄肝气为佐使。

加减：如大便秘结，加麻仁；有虚热或汗多，加地骨皮；痰多，加贝母；舌红而干，阴亏过甚，加石斛；胁胀痛，按之硬，加鳖甲；烦热而渴，加知母、石膏；腹痛，加芍药、甘草；不寐，加枣仁；口苦燥，加黄连。

【其他治疗】

1. 中成药

(1) 火把花根片：主要成分：昆明山海棠。有祛风除湿、舒筋活络、清热解毒等功效，具有明显抑制病理性免疫反应和抗炎镇痛作用。HBV－GN在无肝炎活动的情况下服用，如出现肝炎病毒复制或肝炎活动的表现，则停用此药。每次3～5片，每日3次。

（2）芪蛭胶囊：主要成分：由黄芪、三七、枸杞子、牛膝等组方。各型 HBV－GN 患者均可加用芪蛭胶囊口服，对于气阴两虚证尤为适用。每次 4～5 粒，每日 3 次。

（3）黄葵胶囊：主要成分：黄蜀葵花，又名侧金盏、野芙蓉。功效为清利湿热，解毒消肿。用于慢性肾炎之湿热证，症见浮肿、腰痛，蛋白尿、血尿、舌苔黄腻等。每次 2～4 粒，每日 3 次。

2. 单方验方

（1）黄芪 30～60g，煎服，每日 1 剂。有利尿消肿、消除蛋白尿的作用。

（2）益母草（晒干）125g，加水 800ml 煎至 250ml，去渣分 4 次服，隔 3 小时服 1 次，小儿酌减。用于肾病水肿、小便不通、尿血等症。

（3）玉米须 60g，加水 500ml 煎至 250ml，一次服完，每日 2 次，同时口服氯化钾 1g。有利尿消肿作用。

（4）猪腰 2 个洗净，杜仲 30g，共煮烂食之。治肾虚腰痛。

3. 针灸治疗 针灸疗法治疗乙型肝炎病毒相关性肾炎仍在探索阶段，但其对乙型肝炎有一定的疗效。其机制主要是通过疏通经络系统，调动机体内在联系，激发免疫功能，提高人体免疫活性细胞的相互协调，借以清除病毒，改善肝功能，促进肝细胞再生，保护肾单位。主穴取胆俞、肝俞、至阳、太冲。配穴取足三里、阳陵泉、翳明。肝区痛者，取支沟、胆俞，配穴取足三里、太冲；恶心呕吐者，主穴取内关，配穴取天突、足三里；纳差者，主穴取合谷、安眠，配穴取肠俞、承山；失眠者，主穴取三阴交、安眠，配穴取神明、翳明；水肿、腹水时，主穴取肝俞、肾俞、太溪、水泉，配穴取血海、三阴交；体虚者，可灸关元、气海穴，也可采用腹部膀胱区按摩。一般两侧穴位同时进针，强刺激，不留针，14 天为一疗程，可根据病情治疗 2～3 个疗程。

【转归及预后】

多数病例预后良好，自发缓解率可达 50% 以上，部分成人患者，特别是膜增生性肾小球肾炎患者，可发展至终末期肾功能不全。HBV－GN 的预后与病理类型相关。HBV－MN 预后较好，尤其儿童病例多数能自发缓解；HBV－MPGN 预后较差，儿童也常逐渐进展至肾功能不全。不少研究者观察到，本病自发缓解常发生在血清 HBeAg 或 HBsAg 阳性转换到抗 HBe 或抗 HBs 阳性之后，仅少数病例发生在转换前。

【预防与调护】

1. HBV－GN 的预防主要在于控制乙型肝炎病毒的传播。管理传染源，切断传染途径，保护易感人群，如婴幼儿接种乙肝疫苗。

2. 对有水肿和高血压的患者忌盐，其他情况下可予低盐饮食。

3. 肝功能异常、GPT 升高、有脾胃症状者，宜忌烟酒、油腻、厚味、辛辣之品。

4. 尿血、高血压、水肿明显者，需卧床休息。身体条件允许时，可适当活动，以增强体力。

5. 积极预防感染，以减少导致病情恶化的诱因。

6. 定期做肝功能、肾功能及尿液检查。

【临证经验】

1. 乙型肝炎者宜积极治疗，定期复查尿常规、尿蛋白定量和肾功能。如有尿蛋白者，需尽早做肾组织活检，以早期发现 HBV－GN。

2. HBV－GN 患者要坚持治疗，调畅情志，适当锻炼；中西药合用，控制乙型肝炎病毒复制和活动，发挥中医中药扶正固本、活血化瘀、调节免疫功能及副作用小的特点。注意保护肾功能，禁用有肾毒性的药物，避免有肾损害的检查，定期检查肾功能。其他对症治疗也属必要，对伴有肝功能异常，特别是慢性活动性肝炎患者，应辅以护肝治疗。

3. 对 HBV－GN 已出现肾功能减退者，治疗目标以延缓肾功能恶化进程为主要目标，而不能一味抗病毒和降尿蛋白。

4. 推荐邹氏三代专家治疗乙肝、丙肝相关性肾炎经验方药。治疗大法：益肾护肝，补气养阴，活血清利。基本方：当归、白芍、女贞子、枸杞子、生黄芪、山茱萸、郁金、茯苓皮、车前子、虎杖、桃仁、白花蛇舌草。若疲劳无力者，加西洋参、党参、太子参；若纳少便溏者，去虎杖，加炒白术、山药、薏苡仁根、谷麦芽、焦楂曲、鸡内金；若乙肝、丙肝、肝功能异常者，加田基黄、鸡骨草、白头翁、垂盆草、五味子、猪苓；若蛋白尿多者，重用生黄芪，加制僵蚕、全蝎、地龙、金樱子；若水肿明显，加附子、水蛭、泽兰、益母草。注意西药治疗乙肝、丙肝相关性肾炎无特效，激素免疫抑制剂一般不能用，中药中有伤肝毒性的雷公藤类制剂亦不能用，所以主要以辨证论治为主治疗。个别乙肝、丙肝患者出现大量蛋白尿，而乙肝、丙肝病毒定量未超出正常，肝功能谷丙、谷草转氨酶正常者，可在护肝治疗定期查肝功能、病毒的基础上，用小剂量美卓乐、雷公藤配合辨证论治治疗，有效即减量，不宜长用。病症相合，注意守方，可在辨证方中加大生黄芪和虫类药的使用，控制蛋白尿，缓而图之。

【验案举例】

乙型肝炎病毒相关性肾炎属肝肾气阴两虚，湿毒内阻证（王钢主诊）

张某，男性，35 岁。初诊日期：2005 年 3 月 9 日。

患者近 1 周来感觉腰酸痛，乏力，自汗，右上腹胀满不适，疼痛，小便泡沫多。原有乙型肝炎 3 年，无肾炎病史。到某医院检查，乙型肝炎病毒血清学标志物测定：HBsAg（＋）、HBeAg（＋）、HBcAb（＋）。肝功能明显异常：ALT 148U/L，AST 74U/L，TP 54g/L，GLB 19g/L，T－BIL 48.7μmol/L，LDH 280U/L；尿常规：蛋白（＋＋＋＋），颗粒管型 0～2/HP，RBC（－），WBC（－），潜血（＋＋＋）。肾功能正常，舌质红，苔薄黄腻，有齿印，脉细小弦。中医辨证：肝肾气阴两虚，湿毒内阻。治以益气养阴，解毒清利。

处方：当归 10g，白芍 15g，生黄芪 40g，山茱萸 15g，郁金 12g，五味子 10g，茯苓皮 40g，车前子（包煎）40g，虎杖 15g，白花蛇舌草 30g，鸡骨草 30g，青叶胆 30g，生甘草 6g。

二诊（3 月 21 日）：患者临床症状明显减轻，苔腻已化，舌红，有齿印，脉细小弦。

尿常规：蛋白（+），潜血（+++）。前方加生地榆20g，参三七6g，白茅根30g。

三诊（4月20日）：患者腰痛、乏力明显减轻，傍晚下肢轻度浮肿，右上腹发胀，尿常规：蛋白（+），潜血（+）；肝功能复查：ALT 38U/L，AST 28U/L，其他肝功能指标均恢复正常，总胆红素偏高，二对半仍阳性。上方去五味子、鸡骨草，加生薏苡仁15g，枳壳15g，黄蜀葵花15g。

四诊（5月20日）：复查尿常规：尿蛋白转阴，潜血（++）。肝功能正常，自觉口干，腰酸，浮肿已消，舌红苔薄脉细。上方去黄芪、茯苓皮、车前子、枳壳，加丹皮炭12g，生槐花12g，炙鳖甲12g，持续治疗3个月，尿潜血完全恢复正常。

按语：此案尽管未经肾活检确诊乙肝相关性肾炎，但从原有乙肝病史、病发时肝功能异常，同时出现尿蛋白、尿潜血，临床推断可能为乙肝相关性肾炎。病机为肝肾气阴两虚，湿毒内阻。治以益气养阴，解毒清利。方选邹老治乙肝相关性肾炎基本方。方中以当归、白芍、山茱萸养阴柔肝，生黄芪补气降蛋白，共起养阴益气之功为主药；辅以郁金、五味子、虎杖、鸡骨草清热解毒保肝；佐以茯苓皮、车前子、青叶胆清热利湿；使以生甘草，保肝并调和诸药。二诊发现尿蛋白减少，潜血（+++），加用凉血摄血的生地榆、参三七、白茅根；三诊见到肝功能正常，潜血减少，尿蛋白依旧（+），伴下肢轻肿时，加上化湿理气的生薏苡仁、枳壳，清利湿热的黄蜀葵花；四诊尿蛋白消失，尿潜血仍（+++），并出现阴虚加重症状，故减去补气理气利水伤阴之品，加入凉血止血的丹皮炭、生槐花，养阴补肾的炙鳖甲，坚持服用3个月，病症痊愈。

【小结】

1. 乙肝相关性肾炎，在中医文献中并无此名，根据临床特点，本病可见于中医“水肿”、“胁痛”、“虚劳”、“尿血”、“郁证”、“腰痛”、“鼓胀”、“积证”、“关格”、“黄疸”等病证。辨证要点：①辨病位：病位主要在肝、脾、肾三脏。其临床表现亦主要为肝系、脾系、肾系的症状表现。②辨虚实：就病性而言，有虚实两端。实邪以湿热、瘀血、水湿为主，正虚乃气、血、阴、阳的亏虚。临床上最常见的是虚实夹杂，如肝肾阴虚夹湿热、瘀血，脾肾阳虚兼水湿。

2. 针对乙肝病毒相关肾炎正虚毒侵、气郁血阻之病机，中医辨证治疗多以益肾护肝，补气养阴，活血清利为原则，推荐邹氏三代专家治疗乙肝、丙肝相关性肾炎经验方。注意该病肝肾俱损，慎用伤肝降蛋白中药；病程中常兼夹湿热，应辨湿热与气阴两虚孰重孰轻，选择以扶正为主，或清利为主治法；尿蛋白多者，重用黄芪及虫类药、清利药；后期反复尿隐血者，可活血与凉血止血交替选用。切记方药合证时，应守方守药，缓而图之。

3. 乙肝相关性肾炎西医治疗原则：①一般治疗：利尿消肿、ACEI或ARB降压，降蛋白尿、他汀类药物降脂及抗凝治疗；②抗病毒治疗（α-干扰素、拉米夫定、恩替卡韦等）；③免疫抑制治疗（激素、霉酚酸酯类）。对重症乙肝相关性肾炎主张先中西医结合治疗，继后以中医中药为主治疗，并推荐邹氏三代专家治疗乙肝相关性肾炎经验方药。

（张敏，王钢）

第十七节 丙型肝炎病毒相关性肾炎

丙型肝炎病毒相关性肾炎是丙型肝炎病毒（HCV）感染介导的免疫复合物性肾小球肾炎，临床表现差异较大，可表现为尿检异常、肾病范围蛋白尿、镜下和（或）肉眼血尿、高血压、肾功能不全，甚至表现为急进性肾炎综合征。

慢性丙型肝炎在人群中的流行为1%～2%。将近50%的病例是由于污染的血源和血液制品感染所致。滥用静脉给药吸毒者的风险最大，40%～50%有丙肝感染证据，其次是血透患者（20%～30%）和输血接受者（5%～8%）。性传播和垂直传播、家庭成员之间接触传播，以及针刺后传播给健康的护理工作者等均有报道。然而，这些因素致病的比例似乎较低，40%患者的风险因素未能明确。病毒的基因型可能与毒力和对抗病毒疗法的敏感性有关，丙肝病毒能够突变成为一种能天然生存的种系，并能减弱治疗反应。大约80%的感染者会转变为丙肝病毒的慢性携带者，其中20%～30%患者通常在20年内发展为肝硬化。慢性感染也能发展为肝细胞癌。丙型肝炎病毒感染既可导致慢性肝炎，也可导致肝外损害，包括混合性冷球蛋白血症和肾小球肾炎等。

根据临床表现，本病属中医的“胁痛”、“郁证”、“黄疸”范畴；发展到肝硬化时，又属于“积聚”范畴。

就临床资料分析，丙型肝炎病毒相关性肾炎有以下特点。

1. 病理改变多样化，最常见为膜增殖性肾小球肾炎，少数为膜性肾病、系膜增生性病变或新月体形成等。在膜增殖性肾小球肾炎的患者中先有丙肝感染的，日本报道达60%，美国达10%～20%。慢性丙肝感染伴其他类型肾病的发病率尚未知晓。

2. 通常情况下，肾脏侵害无明显临床症状。对于伴有膜增殖性肾小球肾炎的患者，镜下血尿和蛋白尿是最常见的表现，50%的患者会表现为轻到中度肾脏功能不全。此外，20%～25%患者可表现为典型的急性肾病综合征，即镜下血尿和高血压。在伴有肾脏侵害的患者中，25%以肾病综合征为首发表现，其他也可表现为血凝固性过高、甲状腺功能障碍、维生素D缺乏和高脂血症等。

目前西医无特殊治疗手段，传统的方法为阻断肾素－血管紧张素－醛固酮系统及抗病毒治疗，而表现为大量蛋白尿及进行性肾衰竭的患者需要免疫抑制剂治疗。血浆置换和激素冲击也用于丙肝相关性膜增殖性肾小球肾炎急性期治疗。

中医治疗本病是从病机和病理特点来辨证论治的。本病病位在肝脾肾，病机特点为本虚标实，不同的病变阶段虚实有异，故重视饮食调养、标本兼顾、分期施治，并将活血化瘀贯穿治疗的始终，以期改善症状及控制病情的发展。

【病因病机】

丙型肝炎病毒相关性肾炎是由丙型肝炎病毒感染转化而来，因其原发病的不同，病因病机也有差异，但脾肾亏虚、毒瘀内蕴是其根本病机。感受外邪、饮食不当、劳倦过度等常是其诱发及加重因素。

1. 脾肾亏虚 患者素体脾肾亏虚，脾运失健，卫外功能不足，易感受湿热疫毒外邪。其病之本为脾肾亏虚，湿毒、瘀血、湿浊是其主要病理因素。湿热疫毒直中血分，伏留血脉，聚于肝肾，日久成瘀致虚而发病。

2. 感受外邪 丙肝多为输血或应用血液制品引起，导致湿热或寒湿疫毒之邪直中血分。若正气不足，无力抗邪则疫毒留于血分伏而不去，成为 HCV 携带者；若正气强盛，奋力抗邪，正邪交争，则成为急性丙肝；若失治误治，损伤正气，正不胜邪则邪进正退，而成慢性丙肝。

3. 饮食不当 饮食不洁（或不节），损伤后天脾胃，脾胃运化失健，水湿壅盛，聚湿成浊，或从湿蕴化热而成湿热，或从寒化而生寒湿。湿毒之邪内蕴，阻碍中焦，又可导致脾胃运化功能失调。此时，湿邪既是病理产物亦是致病因素。

4. 劳倦过度 烦劳过度损伤心脾，而房室不节则肾精亏虚、肾气内伐。脾肾虚衰，则不能化气行水，升清降浊，水液内停，湿浊中阻，而成肾劳、关格之证。而肾精亏虚，肝木失养，阳亢风动，又可致肝风内扰。

总之，本病病位主要在肝肾，涉及肺、脾（胃）、心等脏腑。基本病机为脾肾亏虚，湿瘀内蕴。其病理性质乃本虚标实，本虚以脾肾亏虚为主；标实以寒湿、湿热、血瘀为多。

【诊断与鉴别诊断】

1. 诊断 诊断丙肝相关性肾炎，必须具备以下几个条件：①有 HCV 感染的证据。血清抗 HCV 抗体或 HCV－RNA 阳性，特别是有输血或输注血制品史者。伴冷球蛋白血症者，其冷沉淀物中可检出 HCV 抗体或 HCV－RNA。②临床上有肾脏疾病的表现，并可除外狼疮性肾炎、过敏性紫癜性肾炎、药物中毒、HBV 相关性肾炎等继发性肾损害。③肾活组织可检出HCV－RNA 或 HCV 抗原抗体免疫复合物。

对病因不明肾小球疾病的丙肝感染可进行筛查，可采用酶链免疫吸收剂测定和重新结合的免疫印迹法测定。一些新技术，如聚合酶链反应和支链 DNA 技术已被证明有诊断敏感性和特异性，丙肝病毒 30 测定也对增强血透患者的诊断有用。丙肝相关性肾炎最常见的是以蛋白尿为首发症状，可出现镜下血尿或内生肌酐清除率降低。高达 25% 的患者表现为肾病综合征，因此有必要监测丙肝患者小便中的蛋白，同时测定 24 小时尿总量。此外，有 50% 的患者可发展为轻到中度肾功能不全，故有必要定期监测血清肌酐水平。一旦出现肾病的临床表现，就应行肾活检以明确肾小球病变的类型。

2. 鉴别诊断 HCV 相关肾炎需与其他疾病，如乙肝相关肾炎、冷球蛋白所致肾炎、系统性红斑狼疮等自身免疫性疾病相鉴别。必要时做肾活检术，以明确肾小球损伤的类型。在膜增生性肾小球肾炎协同慢性丙肝感染的患者中，均有明显的实验室检查指标异常，如类风湿因子水平增加、补体主要是 C_3 水平降低、C_{1q} 结合测定升高等。此外，大约 50% 患者有循环冷沉球蛋白存在。典型的膜性肾小球肾炎合并丙型肝炎病毒感染患者的补体水平正常，没有冷沉球蛋白和类风湿因子异常，血清转氨酶正常或略升高，也无明显凝血机制的障碍。

【辨证论治】

1. 湿热内蕴证

证候：头身困重，脘腹痞闷，腹部胀满，口苦，恶心欲吐，舌质红，苔黄厚腻，脉弦滑。

基本治法：清利湿热。

方药运用：方用茵陈蒿汤、龙胆泻肝汤或茵陈五苓散合甘露消毒丹加减。常用药：茵陈20g，栀子10g，大黄8g，猪苓10g，泽泻15g，白术10g，茯苓10g，桂枝6g。本方中大黄用作攻下时，宜后下；用作行瘀热时，宜共煎。可加苍术、厚朴、佩兰、砂仁等芳香醒脾之品，以助祛湿。

加减：恶寒、发热、头痛加柴胡、黄芩以和解退热；大便秘结者，加枳实、虎杖或重用大黄以泄热通便；小便短赤，选加车前草、金钱草、泽泻、滑石以增强清热利尿作用；胁痛腹胀，选加郁金、枳壳、川楝子以疏肝理气止痛；热重者，选加黄柏、龙胆草以加强清热作用。黄疸者，选加金钱草、田基黄等以利湿退黄。

2. 热毒炽盛证

证候：发热烦躁，胁痛腹满，神昏谵语，衄血、便血或肌肤出现瘀斑，舌质红绛，苔黄而燥，脉弦滑数。

基本治法：清利解毒。

方药运用：方用犀角散或茵陈蒿汤合黄连解毒汤加减。常用药：茵陈20g，栀子10g，大黄8g，黄连8g，黄柏10g，黄芩10g。全方针对三焦积热，邪火妄行而用黄芩泻肺火于上焦，黄连泻脾火于中焦、黄柏泻肾火于下焦、栀子通泻三焦之火从膀胱而出。盖阳盛则阴衰，火盛则水衰，故用大苦大寒之药抑阳而扶阴，以泻其亢盛之火，而救其欲绝之水，然非实热不可轻投。

3. 肝脾不和证

证候：口苦，嗳气，胁肋胀痛，脘腹痞满，饭后尤甚，体倦乏力，面色苍白，便溏纳差，舌质淡，苔薄白，脉细弦无力。

基本治法：培土泻木。

方药运用：四君子汤、四逆散合逍遥散加减。常用药：柴胡12g，白芍12g，当归12g，茯苓12g，白术12g，炙甘草6g。柴胡疏肝解郁，当归、白芍养血柔肝，三药配合，补肝体而助肝用，共为方中主药；白术、茯苓健脾和中，为方中辅药；佐薄荷、生姜助本方疏散条达之力；炙甘草调和诸药为方中使药。诸药合用，使肝郁得解，血虚得养，脾弱得健，则诸症自愈。

4. 脾虚湿困证

证候：头晕，四肢酸困，胸闷、纳呆、腹胀泛恶，口干不欲饮，溲黄、便溏，舌苔白腻，脉细濡或滑数。

基本治法：化湿浊，健脾胃，助运化，调升降。

方药运用：以参苓白术散为主加减。常用药：人参10g，白术15g，茯苓10g，炙甘草10g，陈皮10g，山药15g，炒扁豆10g，炒薏苡仁20g，莲肉15g，砂仁10g，桔梗10g，大枣10g。方中人参、白术、茯苓、甘草、山药、薏苡仁、扁豆、莲肉皆补脾之药也，然茯苓、山药、薏苡仁理脾兼能渗湿；砂仁、陈皮调气行滞之品也，然合参、术、苓、草暖胃而又能补中；桔梗苦甘入肺，能载诸药上浮，又能通天气于地道，使气道升降而益和，且保肺以防燥药之上僭也。

加减：湿热者选茵陈蒿汤，水湿重者配伍大腹皮、猪苓、通草、泽泻等利水之药，以助祛湿。

5. 阴虚火旺证

证候：胁下灼热，口苦、口干，纳差、干呕，形体消瘦，精神抑郁不舒，易恼怒，舌红少苔，脉弦细而数。

基本治法：益气清热，滋阴降火。

方药运用：常用一贯煎合异功散或滋水清肝饮加减。常用药：北沙参20g，麦门冬10g，生地30g，当归10g，枸杞子15g，川楝子12g。方中重用生地，滋阴养血以补肝肾；北沙参、麦门冬、当归、枸杞子配合生地滋阴养血，以生津柔肝；川楝子疏肝解郁，以平其横逆。诸药合用，共奏养肝血、滋肝阴、疏肝气、补肝体、和肝用之功。

加减：大便秘结，加麻仁；有虚热或汗多，加地骨皮；痰多，加贝母；舌红而干，阴亏过甚，加石斛；胁胀痛，按之硬，加鳖甲；烦热而渴，加知母、石膏；腹痛，加芍药、甘草；脚弱，加牛膝、薏苡仁；不寐，加枣仁；口苦燥，加黄连。

6. 脾肾气虚证

证候：乏力，腰膝酸软，伴畏寒肢冷，小便频数，大便数溏，腹胀，乏力纳差，舌淡，苔薄滑，脉沉细而弦。

基本治法：补脾益肾。

方药运用：常用六君子汤合肾气丸加减。常用药：人参10g，白术15g，茯苓30g，甘草6g，陈皮10g，半夏10g，山药12g，山茱萸12g，泽泻9g，牡丹皮9g，生地24g，桂枝3g，附子3g。方中人参、白术、茯苓、山茱萸、山药补肝脾而益精血，地黄滋补肾阴，桂、附合用辛热，助命门以温阳化气，泽泻、茯苓利水渗湿泄浊，丹皮清泻肝火。诸药合用，温而不燥，滋而不腻，助阳之弱以化水，补阴之虚以生气，使肾阳振奋，气化复常，则诸症自除。

加减：水肿明显者，加车前子、猪苓、泽兰泻、益母草、水蛭；蛋白尿多者，加生黄芪、鬼箭羽、制僵蚕、全蝎、金樱子。

7. 气滞血瘀证

证候：两胁刺痛，面色晦暗，肝脾肿大，肝掌，蜘蛛痣，舌质暗有瘀点、瘀斑等。

基本治法：活血化瘀通络。

方药运用：常用柴胡疏肝散加减。常用药：柴胡6g，陈皮10g，川芎10g，香附10g，枳壳10g，芍药10g，炙甘草3g。方中柴胡疏肝解郁，调理气机为主药；香附、芍药助柴胡和肝解郁，陈皮、枳壳行气导滞，共为辅药；川芎理气活血止痛，为佐药；炙甘草和中，调和诸药为使药。诸药合用，具疏肝行气、活血止痛之功。

加减：可加行气活血药郁金、延胡索、乳香、没药等疏肝解郁，行气活血。常用补中益气汤配川芎、丹参、生山栀等药，使气血充足，瘀血自去，凝血自散。

【其他治疗】

1. 肝舒胶囊 主要成分：太子参、茯苓、白术、川萆薢、楮实子、丹参、珍珠草、白芍、白花蛇舌草、甘草等。功效为益气健脾，活血解毒。适应证为慢性丙型肝炎伴有肝区不适，胃呆乏力，腹胀，口苦，尿黄者。常用剂量为每次6片，每日3次，疗程4个月。

2. 安络化纤丸 主要成分：鳖甲、龟板、生地、三七、水蛭、地龙、僵蚕、牛黄、白术、郁金、大黄、水牛角粉等。具有健脾养肝，凉血活血，软坚散结，化瘀生新的功效。适应证为慢性丙型肝炎、肝炎后早中期肝硬化，表现为肝脾两虚、瘀热互结证者。常用剂量为每次6g，每日3次。

3. 苦参素胶囊 主要成分：氧化苦参碱。研究表明，苦参碱有抗炎、免疫调节、诱导肝细胞微粒体代谢酶等作用，且对丙肝病毒有清除作用。适应证为慢性丙型肝炎伴功能异常。常用剂量为每次0.12g，每日3次，疗程12个月。

【转归及预后】

HCV肾损害患者一般预后尚好。患者如有严重蛋白尿、肾功能不全、高病毒滴度、肾活检示严重单核细胞浸润及大量肾小球免疫复合物沉积，则提示肾病进展的危险性增大。

此外，年龄、男性、肾活检时的血清肌酐和尿蛋白水平、症状发作次数和血压控制不佳等都与预后显著相关。

【预防与调护】

1. 预防 HCV感染的主要来源是输血和应用血液制品，因此对献血员进行抗HCV筛查是目前预防HCV感染的主要措施。血液制品中HCV的污染也是HCV感染的重要来源。减少血液制品的污染，除应严格筛查献血员外，血液制品生产过程中如何有效灭活HCV而又能保持生物制品活性，尚待进一步研究。

本病的最终控制将取决于疫苗的应用。HCV分子克隆成功，为丙型肝炎的疫苗研制提供了可能性。但由于HCV存在不同类型且易变异，故目前HCV疫苗的研制任务仍十分艰巨。HCV肾损害的预防依赖于丙肝的预防和有效治疗。

2. 调护

（1）注意饮食

①忌辛辣烟酒：辛辣食品易引起消化道生湿化热，湿热夹杂，肝胆气机失调，消化功能减弱；烟中含有多种有毒物质，能损害肝功能，抑制肝细胞再生和修复；酒精的90%要在肝脏内代谢，酒精可干扰肝细胞正常酶系统，直接损害肝细胞，使肝细胞坏死。

②忌高蛋白饮食：对于病情严重的肝炎患者来说，由于胃黏膜水肿、小肠绒毛变粗变短、胆汁分泌失调等，可使人消化吸收功能降低。若过多食用蛋、甲鱼、瘦肉等高蛋白食物，会引起消化不良和腹胀。

③忌高铜饮食：肝功能不全时，由于不能很好调节体内铜平衡，而使铜易于在肝脏内积聚。研究表明，肝病患者肝脏内铜的储存量是正常人的5～10倍，患胆汁性肝硬化患者肝脏内铜的含量要比正常人高60～80倍。医学专家指出，肝脏内存铜过多，可导致肝细胞坏死。同时，体内铜过多，可引起肾功能不全。故患者应少吃海蜇、乌贼、虾、螺等含铜多的食物。

（2）忌滥用激素和抗生素："是药三分毒"，任何药物对肝肾都有损害，肝病患者一定要在医生指导下合理用药。

（3）生活调摄："三分治七分养"，因此充足睡眠、合理营养、规律生活很重要。①忌情志不畅：肝病患者应忌恼怒、悲观、焦虑等情绪因素，因为肝病患者久治不愈，常使人焦虑、胡思乱想、易发火而致肝气郁结不舒，易成积癖；②忌劳累：肝为人体重要代谢器官，肝炎患者功能异常，营养失调，容易导致疲乏无力，免疫力下降，故需多休息。

【临证经验】

1. 中医认为，丙肝的传播多由湿毒之邪所致。该邪气具有湿滞、阴凝、毒聚、阻络、伤气的性质，病邪潜伏较深，邪毒瘀结，耗伤正气，使瘀毒阻络，病势缠绵。其病机多为正虚邪恋、虚实夹杂。感染丙肝病毒以后，肝失疏泄，肝气郁结，气机不畅，气滞则血瘀；肝失疏泄，横逆犯脾，致脾胃升降功能失常；穷必及肾，终至脾肾亏虚。故脾肾亏虚，肝郁血瘀贯穿本病始终。

2. 由于本病的病程长，且患者多为气血素亏之人，长期用药再耗其气，这就形成了湿、热、瘀、毒之邪内蕴，肝肾气阴亏耗的虚实夹杂之候。因此，我们在传统的中医辨证基础上，结合西医辨病观点，采用辨证与辨病相结合的方法，依照不同证型，选用不同方药，抓住血热毒邪内阻之实、肝肾气阴内亏之虚，加入大剂清热解毒、活血化瘀及补益肝肾之品组方，使其毒邪内清外透，正气复元，祛邪外出。一方面使患者临床症状得以缓解，肝肾功能恢复正常；另一方面又能促使抗体阴转，达到愈病之目的。

【验案举例】

丙肝相关性肾炎属肝郁脾虚，湿瘀交阻证（王钢主诊）

刘某，男性，52岁。初诊日期：2010年2月5日。

因水肿2年，血压升高10月，尿检异常1月来院门诊。2007年，患者晨起颜面、午后双下肢水肿，未予重视。2009 年 1 月，因高血压脑梗死查尿蛋白（++）~（+++），隐血（+++），尿蛋白定量 4.1g/24h，血白蛋白 29.19g/L，Scr161.12μmol/L。曾以甲基泼尼松龙及多种免疫抑制剂（CTX、赛可平）治疗，水肿一度消退。2009 年 10 月，自觉腹部不适，B 超提示肝硬化、脾肿大，查血清丙肝抗体阳性，丙肝病毒 RNA 检测高复制（HCV－RNA4.123 × 10^6 cps/ml）。尿蛋白（+++），尿隐血（+++），血生化白蛋白 32.15g/L，谷草转氨酶 94 U/L，谷丙转氨酶 103 U/L，BUN 22.16mmol/L，Scr 126.4μmol/L，HCV－IgG 阳性，HCV－RNA ＞10 × 10^3 cps/ml（正常值＜10 × 10^3 cps/ml）。冷球蛋白 450.9 mg/L（正常值＜192mg/L）。双肾 B 超皮质回声稍增强。上腹部 CT：肝硬化、脾大、少量腹水、胆囊结石、胆囊炎。肾穿刺活检示肾小球弥漫内皮细胞增生，袢腔内浸润细胞致使节段袢腔闭塞；肾组织 HCV 染色：肾小球系膜区、脏层上皮细胞及小管上皮细胞可见节段 HCV 阳性。结合患者父亲有肝炎病史，诊断为丙肝相关性肾炎。病程中发现全身皮肤散在斑片状瘀斑，口腔及上呼吸道黏膜溃疡，现头晕乏力，腹胀，双下肢浮肿，精神、食欲差，舌淡苔白腻，脉弦细。辨证为肝脾不和，湿瘀交阻。治拟培土泻木，益肾活血，清利湿热。

处方：柴胡 6g，苍术 15g，白术 15g，茯苓皮 40g，车前子（包煎）60g，泽兰 15g，白芍 15g，当归 10g，茵陈 15g，郁金 12g，五味子 10g，白花蛇舌草 15g，鸡骨草 15g，青叶胆 15g，六月雪 15g。

二诊（3 月 3 日）：服药 28 剂后，患者浮肿较前好转，进食改善，苔白腻渐化，检查血肌酐恢复正常，谷草转氨酶下降至 45U/L，谷丙转氨酶下降至 64 U/L，尿蛋白（+++），2 月 5 日处方去白芍、当归、郁金，加生黄芪 50g，炙鳖甲 15g。

三诊（4 月 3 日）：患者经服上方 2 月，肝肾功能恢复正常，腹水消失，24 小时尿蛋白定量 2.4g/24h，尿蛋白（++），尿隐血（+++），舌质暗红，苔少，脉细弦，治宗上法，去疏肝燥湿之品，加养阴活血化瘀药。3 月 3 日处方去柴胡、苍白术、五味子、青叶胆，加山茱萸、金樱子、石韦、水蛭、桃仁、红花。

四诊（5 月 5 日）：患者药后无明显不适，两次复查肝肾功能正常，24 小时尿蛋白定量 1.2g，尿蛋白（+）~（++），尿隐血（+）~（++），乏力，舌红少苔，脉细弦，肝脾肾气阴两虚，瘀血内阻，守上方加减续进。

按语：本病临床诊断肾病综合征、丙肝、肝硬化、肾功能不全，结合肾穿刺病理诊断为丙肝相关性肾炎。辨证为肝脾不和，肾失气化，湿瘀交阻。治拟培土泻木，益肾活血，清利湿热。本案治疗第一阶段重点保肝、保肾、消肿；第二阶段加入生黄芪、炙鳖甲，重用黄芪补气利水消蛋白；第三阶段脾虚湿阻好转，肾阴虚、肝瘀血证候出现，又转加山茱萸养阴，水蛭、桃仁、红花活血化瘀，金樱子、石韦固涩清利，既降蛋白，又治患者胆囊结石。四诊后，病机转为肝脾肾气阴两虚，瘀血内阻，守方巩固，长期调治。

【小结】

1. 本病根据其临床特征，可隶属于中医“胁痛、黄疸、积聚”等范畴，其传播方式主要由血液-血液直接感染，且极易致慢性化病程，缠绵难愈。

2. 本病病位在肝肾，病性为“本虚标实，虚实夹杂”。肝肾亏虚，湿、瘀、毒内蕴是主要的病因病机。因此，我们采用辨证结合辨病的方法，抓住其“肝肾气阴两虚，水湿、瘀血、毒邪内阻”的发病特点，以补肾健肝、益气养阴、活血清利的方法遣方用药，常常起到较好的临床疗效。

（张敏，王钢）

第十八节　流行性出血热肾损害

流行性出血热（epidemic hemorrhagic fever，EHF）又名肾综合征出血热（hemorrhagic fever with renal syndrome，HFRS），是以小血管和毛细血管广泛性损伤为主要病理基础，由汉坦病毒（Hantaan virus，HV）引起的一组以发热、出血和肾脏损害为主要临床表现的急性传染病。

HFRS是由HV引起的急性传染病。在我国发病率高，流行最严重，占世界报道病例总数的90.94%。目前除青海省和澳门特区未发现当地感染的HFRS病例外，我国其余省、直辖市、自治区（包括台湾和香港）皆有本病疫情报告或存在着疫源地，年发病率为3.60~5.30/10万，平均病死率为3.37%。1984~2000年，我国健康人群HV隐性感染率为3.14%。

中医学原无流行性出血热肾损害的病名，根据其临床表现可归属于中医学“疫疹”、“疫斑”等范畴。

就临床资料分析，流行性出血热肾损害有以下特点。

1. HFRS发病机制还不完全清楚。肾脏免疫病理检查证实HFRS病毒抗原、抗体及补体同时存在于肾组织中，且免疫球蛋白和补体呈颗粒样沉积，提示为免疫反应，尤其是Ⅲ型变态反应参与了HFRS致病。HFRS患者血循环中的免疫复合物增多，且对致HFRS病毒具有特异性。此外，某些炎性介质在促进肾脏损伤中起重要作用。有研究发现，患者从发热期至多尿初期，内皮素（ET）、血栓素B_2、6-酮-前列腺素T-1d及血管紧张素-Ⅱ（AT-Ⅱ）等均高于正常水平，而肾小球滤过率（GFR）、肾有效血浆溶量均明显下降。ET是作用最强的缩血管活性肽，可显著减少肾血流量、肾小球滤过率和尿量。因此，早期应用ET拮抗剂如异搏定，能有效地降低血浆ET水平，改善微循环。

2. HFRS发病的另一重要机制是病毒直接作用于各脏器。可分别从肝、脾、骨髓、淋巴结、胸腺、脑、胃、内皮细胞、末梢血单核细胞中分离到HV，受染组织细胞出现形态和功能改变。Ⅰ~Ⅳ抗原主要侵犯小血管和毛细血管内皮细胞，导致全身微血管广泛性损害。病毒感染后诱发Ⅰ型变态反应，释放大量血管活性胺致病；诱发M型变态反应，致循环免疫复合物沉积在血管壁，激活补体引起血管损害。血管病变可通过以下途径损伤肾脏：①血浆大量外渗造成低血容量、低血压，肾脏血流灌注差；②肾血流量减少后，刺激肾素分泌，使血管紧张素增多，进一步收缩肾动脉，加重肾缺血；③微血管病变致肾间质水肿及出血，压迫肾小管；④肾血流量减少、少尿导致 Tamm－Horsfall 蛋白及滤过的血浆蛋白形成管型堵塞肾小管。这些因素均促进肾小管坏死。

3. 病毒感染及免疫反应又引起：①血管内皮损伤，激活凝血因子；②组织损伤，组织因子释放入血；③血小板破坏，释放血小板Ⅲ因子。这些因素导致弥散性血管内凝血（DIC），引起全身广泛出血，血压下降，肾血管微循环障碍加重肾缺血及肾小管坏死。HFRS 时，较轻的肾小球病变可能主要由免疫反应致病，而严重的肾小管间质损害却主要由血管病变及 DIC 引起。

本病目前尚无特效疗法，主要采用液体疗法为主的综合治疗，早期应用抗病毒治疗，中晚期针对病理生理对症治疗。发热期：应控制感染、减轻外渗、改善中毒症状和预防 DIC，除调节饮食、对症降温、液体疗法等一般治疗外，还可应用抗病毒疗法（利巴韦林、干扰素等）、免疫调控疗法（转移因子、胸腺肽等）；低血压休克期：首先补液扩容，补足胶体尤其重要，当扩容仍不足以维持血压时，应用血管活性药；少尿期：连续少尿 2 日后，可出现急性肾衰竭，需稳定肌体内环境，促进利尿、导泻和透析治疗，积极防治并发症，促进肾功能恢复；多尿期：早期治疗同少尿肾衰期，补足液体、加强营养、防电解质紊乱；恢复期：补充营养，避免应用对肾脏有害的药物，治疗相应并发症，逐渐增加活动，促进肌体更快恢复。

中医治疗采用扶正祛邪，针对发病不同阶段，辨证遣方用药；通常结合西医对症综合治疗，取得较好疗效。

【病因病机】

本病发病内因责之正气不足，易受外邪侵袭，正邪相争，损伤血络，血溢脉外而致出血。外因责之外感瘟疫之邪，兼夹湿邪、寒邪，疫邪初袭，首伤肺卫，引发本病。外感瘟毒疫邪，极易化热入里，且传变迅速，初发病时，常在卫分阶段，旋即进入气分，甚至营血分，形成气营热炽或气血两燔证候。根据病情发展，主要有以下几点病机变化。

1. 湿热郁表　此阶段多属发热期。外感瘟疫邪毒，常夹寒邪或湿邪为患。疫邪初袭，首伤肺卫，卫表受郁，出现发热恶寒、面色潮红等症。疫毒之邪易传变入里，由卫入气，表里同病：如疫毒之邪壅盛，则易随经入里，阻滞气机；或疫毒之邪由气入营，则内扰心神，出现烦躁不安、神志恍惚。毒为阳邪，极易耗伤津液，也易迫血动血，在发热期过程中可见卫气营血病理变化的四个过程，如发斑、面红、吐衄、便血等症状。

2. 热毒内闭　病情进一步发展，温热邪毒，蕴遏郁结，使阳气闭阻，邪毒郁结于内，阳气不能温煦于外，致使热闭于内，热深厥也深；毒瘀互结，灼伤气阴，进而由阴及阳，出现气阴两脱，或气阴虚脱之证。此为低血压休克期，临床可有闭、厥、脱或三者兼见的特点。

3. 瘀热内阻　疫邪深入，病情加重，毒入营血，瘀热互结，闭阻三焦，则气化不利，水道不通，湿浊内蕴，导致水泛肌肤。此属少尿期，临床可有水液上凌心肺而致神识昏蒙，或热郁化火而致热盛动风，常因救治不及时而危及生命。

4. 邪退正虚 疾病经过少尿期后邪毒渐退，湿浊渐化，而正气（气阴）已受耗伤，表现气阴亏虚为主，小便数量增加。此属多尿期，又称恢复期，临床以邪毒已衰、正气逐渐康复为特点。

5. 脾肾两虚 因前期湿浊偏盛，湿遏伤阳，而热郁伤阴，损伤脾胃，致使脾胃气虚，进而导致肾气虚弱。此阶段为疾病后期，需合理调治，配以饮食调补，使机体日渐恢复。

总之，本病病位在气营，重点在营血，主脏在肾。病机关键在于邪正相争，阴阳失衡。

【诊断与鉴别诊断】

1. 诊断 一般依据临床特点和实验室检查、结合流行病学资料，在排除其他疾病的基础上，进行综合诊断。对典型病例诊断并不困难，但在非疫区、非流行季节，以及对不典型病例者确诊较难，必须经特异性血清学诊断方法确诊。

（1）流行病学资料：发病季节，于病前两月曾在疫区居住或逗留过，有与鼠、螨及其他可能带毒动物直接或间接接触史；或曾食用鼠类排泄物污染的食物或有接触带毒实验动物史。

（2）症状：起病急，有发热及头痛、眼眶痛、腰痛等三痛症，多伴有消化道症状，如恶心、呕吐、腹痛、腹泻等，常依次出现低血压、少尿及多尿现象。

（3）体征：毛细血管中毒症及面、颈、上胸部潮红等三红症，重者呈酒醉貌；眼球结合膜、咽部及软腭充血；咽部、腋下、前胸等部位可见出血点（点状、条索状、簇状）；重者可见大片瘀斑或腔道出血。球结合膜及眼睑、面部因渗出而水肿，肾区有叩痛。

（4）实验室检查：尿常规：尿中出现蛋白，且逐渐增多，有红细胞、管型或膜状物。血常规：早期白细胞总数正常或偏低，随病程进展增高，重者可出现类白血病反应，并可出现异形淋巴细胞，重者达15%以上；血小板计数下降，以低血压及少尿期最低。红细胞及血红蛋白在发热后期和低血压期因血液浓缩而升高。肾功能：血尿素氮或肌酐值逐渐增高。

（5）特异性血清学诊断：用间接免疫荧光法，以EHFV抗原片检测患者双份血清，恢复期血清IgG荧光抗体效价增高4倍以上者可确诊。如早期IgM荧光抗体阳性，或用直接免疫荧光法检测患者血、尿细胞内病毒抗原阳性者，可作为早期诊断的依据。有条件者可用酶联免疫吸附试验、免疫酶染色法、反向被动血凝法等进行特异性诊断。

（6）病程经过：本病应具备发热、出血、肾损害三大主症。其病程中多有发热、低血压、少尿、多尿及恢复期五期经过。如经合理治疗或轻型病例可不出现低血压及少尿期，但多有发热及多尿两期，重者可有两期或三期重叠现象。

2. 鉴别诊断

（1）以发热为主症者：应与上感、流感、流脑、败血症、斑疹伤寒、钩端螺旋体病等鉴别。

（2）以休克为主症者：应与休克型肺炎、暴发型流脑、败血症休克等鉴别。

（3）以出血为主症者：应与血小板减少性紫癜、伤寒肠出血、溃疡病出血等鉴别。

（4）以肾损害为主症者：应与肾小球性肾炎、急性肾盂肾炎及其他原因的肾功能不全相鉴别。

（5）以腹痛为主症者：应与外科急腹症，如急性阑尾炎、腹膜炎、肠梗阻及急性胆囊炎相鉴别。

（6）有类白血病样血象者：应与急性粒细胞性白血病鉴别。

【辨证论治】

1. 气营两燔证

证候：颜面红赤，壮热口渴，小便黄赤，大便秘结，舌红苔黄厚腻，脉洪数。

基本治法：解毒清气，凉营化瘀。

方药运用：清瘟败毒饮加减。常用药：生石膏30g，生地20g，麦冬15g，水牛角（先煎）20g，黄连12g，丹皮9g，赤芍12g，金银花20g，白茅根30g，栀子12g，黄芩12g，知母15g。方中生石膏、生地、麦冬、水牛角、白茅根、知母清热生津；黄连、金银花、栀子、黄芩清热解毒；丹皮、赤芍凉营化瘀。诸药合用，共奏解毒清气、凉营化瘀之功。

加减：便秘者，加大黄以泻下实热；腹痛者，可加白芍、生甘草以缓急止痛；神昏谵语者，加安宫牛黄丸9g或神犀丹9g；证属卫气同病者，用银翘散合白虎汤化裁，治以辛凉透表、解毒清热；气分热炽者，用白虎汤合承气汤化裁，治以解毒清气、通腑泄热；类少阳证者，用小柴胡汤化裁，治以和解少阳、解毒清热。

2. 湿毒内结证

证候：遍体浮肿，皮肤绷急光亮，胸脘痞闷，烦热口渴，小便短赤，或大便干结，舌红苔薄黄，脉沉细数或濡数。

基本治法：益气养阴，清热化瘀。

方药运用：增液承气汤合猪苓汤加减。常用药：生地20g，玄参15g，麦冬15g，生大黄（后下）12g，芒硝（冲）12g，阿胶（烊化）15g，猪苓15g，茯苓20g，白茅根30g，车前草30g，丹皮12g，丹参20g。方中生地、玄参、麦冬、阿胶滋阴润燥增液；配伍大黄、芒硝苦寒、咸寒，泄热通便；配合二苓、泽泻渗利小便；滑石、白茅根、车前草清热通淋，导邪外达；丹皮、丹参活血凉血化瘀。诸药合用，利水而不伤阴，滋阴而不敛邪，祛邪而不伤正，使水气去，邪热清，阴液复，诸症自除。

加减：恶心呕吐者，加竹茹10g，半夏10g，代赭石30g；昏睡谵语者，加石菖蒲10g，郁金10g；证属肾阴亏耗者，用知柏地黄汤化裁，治以滋肾泄热、化瘀利水；肾络瘀阻者，用桃仁承气汤化裁，治以化瘀通络、通腑利水；水凌心肺者，用葶苈大枣泻肺汤化裁，治以泻肺平喘、通腑逐水。

3. 脾肾气虚证

证候：形寒肢冷，四肢不温，口淡，动则汗出，小便清长，舌淡苔白，脉沉弱或细。

基本治法：补肾固摄，益气生津。

方药运用：金匮肾气丸合缩泉丸加减。常用药：制附片9g，肉桂6g，生地20g，山茱萸15g，山药20g，党参20g，麦冬15g，五味子12g，补骨脂12g，桑螵蛸12g，益智仁12g，茯苓15g。方中以附子、肉桂温补肾阳，使下焦得温而寒去，膀胱之气复常，约束有权；益智仁、党参、山药、桑螵蛸、补骨脂、五味子健脾补肾，固涩精气，缩小便，乌药调气散寒，除膀胱肾间冷气，止小便频数；以生地、山茱萸、麦冬滋补肾阴，使阳得阴助而更好地发挥补肾温阳的作用。诸药合用，使阴阳协调，肾气充足，则诸症可愈。

加减：口渴、多饮者加知母10g，玄参15g；证属湿甚者，用四君子汤合猪苓汤化裁，治以健脾益气、滋阴利水；下焦湿热者，用八正散化裁，治以利湿通淋、通腑泄热。

4. 气阴两伤证

证候：少气懒言，汗多口渴，舌红少津，脉虚无力。

基本治法：益气养阴，清热化瘀。

方药运用：白虎生脉散加减。常用药：生石膏20g，知母15g，人参20g，麦冬15g，五味子12g，生地15g，炙甘草6g，粳米10g，丹参20g。方中人参甘温，益元气，补肺气，生津液；生石膏辛甘大寒，配以知母、麦冬、五味子、生地清热除烦，益气生津止渴，敛阴止汗，使气复津生，汗止阴存，气充脉复；丹参活血化瘀。诸药合用，共奏益气养阴、生津止渴、清热化瘀之功。

加减：四肢厥冷、气息低微、脉沉细微者，加熟附子10g，西洋参(另炖冲)10g；出血明显者，加西洋参(另炖冲)10g，水牛角30g；证属营分热厥者，用清营汤合生脉散化裁，治以解毒凉营、益气固脱；阳衰寒厥者，用参附龙骨牡蛎汤化裁，治以温阳益气、生脉敛精；热瘀互结者，用解毒升压汤化裁，治以清气凉营、通腑化瘀。

【其他治疗】

1. 中成药

（1）甘利欣注射液：主要成分：甘草酸二铵，为中药甘草提取物。具有多种作用：肾上腺皮质激素样作用；诱生γ-干扰素；抑制肥大细胞释放组胺；减少钙离子内流，减少细胞损伤和坏死；抗生物氧化，消除药物代谢过程中产生氧自由基对肝细胞的损伤。研究证实，甘利欣能降低HFRS低血压休克期、少尿期出现率和病死率，加快肝肾功能恢复。常用剂量为甘利欣150mg，每日1次，静滴，连用3日。

（2）丹参注射液：主要成分：丹参。适应证为慢性肾功能不全、流行性出血热、急性弥散性血管内凝血等。常用剂量为丹参注射液24g置葡萄糖液中静脉滴注，每日1~2次，疗程3~4日。

（3）双黄连注射液：主要成分：金银花、黄芩、连翘。其主要功效为抗菌、抗病毒、消炎及增强机体免疫力。适应证为流行性出血热发热期，可程度不同地缩短退热时间，加呋塞米可使蛋白转阴，降低病死率。常用剂量为300ml（药物成分450mg），静脉滴注，每日1次，连用1周。

（4）生脉注射液：主要成分：人参、麦冬、五味子。生脉注射液具有养阴益气，止渴固脱，敛汗生脉等作用。适应证为发热后期。表现为气虚津亏，气阴两伤所致脉虚无力、汗多口渴、舌红少津、脉虚软等症，对轻、中度的早期休克最合适。常用剂量为40~100ml，每日1次，静滴。

（5）黄芪注射液：主要成分：黄芪。具有补气固表，抗毒生肌，增强免疫之功。能扩张血管，增强毛细血管抵抗力，降低血小板粘附率，增加血清白蛋白及肾血流量，能抗肾损伤。常用剂量为10~20ml，每日1次静滴。

（6）灯盏细辛注射液：主要成分：灯盏花、细辛。灯盏细辛注射液具有活血化瘀，散寒舒筋止痛之功。能扩张微细血管，增加组织血液灌注量，改善微循环和细胞代谢，提高心肌功能及心脑供血；降低血小板粘附率，抗血小板和红细胞聚集，增强红细胞变形能力；清除氧自由基，防止细胞过度氧化；抑制缺血、再灌注损伤。常用剂量为6~12ml，每日1次，静滴。

【转归及预后】

本病的病死率一般在5%~10%之间，重型患者的病死率仍较高。主要死亡原因是休克、尿毒症、肺水肿、出血（主要是脑出血和肺出血等）。近年来，由于治疗措施的改进，因休克、尿毒症、肺水肿等死亡的病例逐渐减少，而死于出血的病例相对增多。

影响预后因素与病情轻重密切相关，重型与危重型病死率高，尤其是合并多脏器衰竭（MOF）者。病情轻重与下列因素有关：①发热及全身中毒症状：热愈高、热程愈长、全身中毒症状愈重时，病情愈重；②全身小血管损害严重、血浆渗出体征急剧加重，并进展至难治性休克时；③少尿或无尿持续时间在7天以上，肾衰程度严重时；④前二期或前三期重叠时间长；⑤并发心、肺、脑等脏器功能损害时；⑥出现外周血象呈类白血病样反应，白细胞总数 $\geqslant 50\times10^9$/L，幼稚细胞多见，异型淋巴细胞分类 $\geqslant 0.5$，血小板计数 $< 300\times10^9$/L时，均可提示病情危重。高龄患者预后差，因老年人免疫功能下降，尤其患有心血管系统疾患、肺气肿、肺心病、慢性肝病及肾脏疾病者预后尤差。病初劳累、延误诊治或治疗不得法或长途跋涉就诊或远途运输等常可加重病情。

【预防与调护】

1. 预防 流行性出血热尚无特异性病原疗法，只能对症治疗，因而预防尤为重要。预防出血热的根本措施是灭鼠。据调查，鼠密度在5%以下，可控制出血热的流行；鼠密度在1%左右时，就能控制出血热发病。因此，在疫区应大面积投放鼠药，采取各种办法开展灭鼠活动；搞好环境卫生和室内卫生，清除垃圾，消灭老鼠的栖息场所；做好食品保管工作，严防鼠类污染食物；做好个人防护，切忌玩鼠，被打死的老鼠要烧掉或埋掉；不要在野外草地睡觉。应在疫区反复深入开展以灭鼠为中心的爱国卫生运动，将鼠密度控制在1%~2%以下。

（1）监测是卫生部门防治疾病的重要措施：本病流行病学监测包括：

①人间疫情监测：包括及时掌握疫情，分析疫情动态和发展趋势，为及时采取预防措施提供依据。疫情登记要详细，必要时应进行个案调查和采血检查抗体，以核实疫情。

②鼠间疫情监测：逐渐查清疫区和非疫区宿主动物的种类、分布、密度和带毒率，并进行宿主动物带毒率的动态调查。监测地区包括重要城市、港口和交通要道等，监测应在本病发病高峰期前进行。监测对象和数量为家鼠、野鼠各100只以上，实验用大白鼠等也要定期检查。

（2）灭鼠、防鼠：这是预防本病的关键措施。灭鼠以药物毒杀为主，应在鼠类繁殖季节（3~5月）与本病流行季节前进行。采用毒鼠、捕鼠、堵鼠洞等综合措施，组织几次大规模的灭鼠行动。防鼠沟、野营、工地应搭高铺，不宜睡下铺；保存好粮食及食物；整顿环境，以免鼠类窝藏。

出血热病毒对一般消毒剂十分敏感，加热56℃持续30分钟或煮沸1分钟即可杀灭，因此饮用水应煮沸，剩菜剩饭应加热。

2. 调护 目前对本病尚无特殊治疗方法。流行性出血热治疗和护理的关键在于发热期进行恰当的液体疗法及免疫治疗；低血压、少尿期需积极扩容；恢复有效血容量；采取综合性利尿措施；防止肺水肿；纠正酸中毒及电解质紊乱，及时发现并预防并发症的出现。

【临证经验】

1. 流行性出血热属外感疫病范畴，传变较快。虽按卫气营血辨证，但在卫气阶段的时间甚为短暂。常一发病即以气分证为主，并迅速传至营分、血分。临床常见气营和气血两燔证。在少尿期阶段，又常出现阴津耗伤与热毒、血毒、水毒错杂胶结为患，使证情危重。治疗以泻下通瘀、滋阴利水并举，使热毒、血毒、水毒从下焦而解，并可防阴液的进一步耗伤。常用方剂有增液承气汤、桃仁承气汤、猪苓汤、犀角地黄汤等。在出现急性肾衰竭表现时，请参阅“急性肾衰竭”章节。

2. 本病的病程由表入里、由实致虚，传变迅速，故临床上表现为表里俱热、虚实重叠症状。如发热期初起，虽有卫分证，但持续时间很短，可不治即解而迅速传入气分，陷入营血，出现气营血俱燔病理变化。症见壮热、口渴引饮、烦躁不安，甚或神昏谵语、肌肤斑疹密布成串成片、鼻衄、呕血、咯血、便血，舌红苔黄，脉数。这一阶段因热毒炽盛而正气未虚，病证属实，故治疗以祛邪为主，重用清热解毒、清营凉血之品。此期亦是本病治疗的关键，若能治疗得当，可大大提高越期率。低血压休克期及以后各期证候由实转虚，以津气亏损为主，出现一派亡阳亡阴的虚脱征象，治疗侧重补虚，宜回阳固脱、益气救阴，以生脉散加减治疗。随着病变发展，热毒耗劫津液，真阴日渐亏损，水源枯涸而致尿少尿闭；水道不利则湿毒无由外泄而必内潴为患，上蒙心神则萎靡嗜睡，犯胃则呕吐。辨证使用左归饮大补肾阴，滋生津液开源流；合用猪苓汤以育阴通关，分利湿毒。进入多尿期后，湿热疫毒之邪已衰退，人体元气大伤，固摄失职，以致水液无以藏蓄，而致尿频量多，故宜补肾固摄，以右归丸合缩泉丸温肾固摄。恢复期以正虚为主，当以益肾健脾、益气养阴，可予参苓白术散加味配以益气补肾之品。

3. 临床需注意几个问题。

（1）少尿症需鉴别津伤和水积。出血热初期可因毒热之邪灼伤津液而出现高热、呕吐、少尿，后期则因肾瘀水积而出现少尿，二者的病变机制和治疗方法迥异，需注意鉴别。邪热伤津一般出现于发病第2~4天，肾瘀积水多出现在发病第5~7天；邪伤津液临床多表现先高热呕吐，再见少尿、无水肿、口渴喜饮、饮后尿量增加，治以清热解毒养阴；肾瘀积水则表现为先少尿，而后出现顽固性呕吐，多有水肿，口不渴或渴不欲饮，饮后肿甚而尿量不增加，治以攻水逐瘀。

（2）时疫发斑非病衰。《瘟疫论》曰："伤寒发斑则病笃，时疫发斑则病衰。"出血热所见发斑，乃因邪毒内陷营血，致络损血瘀，瘀热内盛，迫血妄行而溢于肌肤。这是病情严重的表现，而不是病势衰退，邪从肌肤外透之象，切勿掉以轻心。

（3）用药中尚需注意初期忌发汗；清热解毒不可过于苦寒燥烈，需佐以甘寒之品，以防伤津耗液；对于出血症不可"见血止血"，只宜凉血散血，以防留瘀化热，瘀热愈甚。

【验案举例】

流行性出血热肾损害属气营两燔，热入营血证（王钢主诊）

李某，女，63岁。初诊日期：1992年2月12日。

患者于1992年2月7日晚入睡时自觉发热，全身关节酸痛，服用感冒药治疗3天，病情加重，出现全身关节疼痛更剧，腰痛甚，逐渐发展为无尿。期间因血压测不出而至急诊室抢救，治疗后血压80/55mmHg，仍无尿，并出现呕吐、尿血、便血等症，皮下瘀斑，发热，体温38.5℃，双肾区叩击痛，双下肢凹陷性水肿。检查：血常规：血红蛋白110g/L，红细胞5.6×10^{12}/L，白细胞2.3×10^{9}/L。其中中性粒细胞55%，淋巴细胞45%，血小板61×10^{9}/L。尿常规：蛋白质（++），白细胞（++），红细胞0~5/HP。血尿素氮49mmol/L，血肌酐746μmol/L。脉细数，舌绛，苔黄。中医诊断：瘟疫。西医诊断：①流行性出血热（少尿期）；②急性肾衰竭。辨证为气营两燔证，热入营血伤肾。治法清气凉营，化瘀解毒。西药对症处理。

处方：生石膏（先煎）40g，知母12g，生大黄（后下）10g，枳实12g，金银花12g，大青叶15g，连翘12g，焦山栀10g，生地15g，黄连4g，苏叶15g，蚤休10g，谷芽15g，麦芽15g，焦山楂15g，神曲15g，六月雪15g，土茯苓15g。每日1剂，水煎服。

二诊（2月15日）：服药3剂后，患者高热不退，但能进流食。颜面红肿，胸部、腹部、背部、四肢有大量出血点及大片瘀斑，瘀斑大的约10mm×15mm，色紫暗，压之不褪色；眼球结膜充血，鼻出血，吐血，大小便带血，双肾区叩击痛，双下肢凹陷性水肿；脉数，舌绛，苔黄。此乃肾精营血俱亏之象。治以养阴生津，和胃止呕，凉血散瘀。

处方：水牛角片（先煎）30g，生石膏（先煎）30g，生地12g，丹皮12g，西洋参10g，麦冬12g，赤芍10g，车前子（包煎）60g，黄连4g，蚤休10g，白花蛇舌草15g，紫草15g，侧柏叶15g，阿胶珠15g，六月雪15g，土茯苓15g，生大黄（后下）15g。

三诊（2月18日）：服药3剂后，患者小便增多，全身水肿开始消退，精神状态好转，全身瘀斑转红，但仍有血尿，血压仍低。尿常规：白细胞（+），红细胞0~3/HP，蛋白微量。血尿素氮24mmol/L，血肌酐274μmol/L，血钾1.9mmol/L，钠133mmol/L，氯

84mmol/L，钙2.0mmol/L。钾、氯偏低，肾衰竭仍未纠正，脉、舌如前。中药上方去生石膏，加白茅根30g。

四诊（2月24日）：服药7剂后，患者已渡过低血压期及少尿期，排尿量增加至每日4000～4500ml；球结膜仍充血；胸、背、腹部瘀斑缩小，出血点减少；血尿素氮仍高，血肌酐165μmol/L；脉细，舌红，苔黄。证属肾精气阴亏损。治以滋肾固精，益气养阴，化瘀泄浊。

处方：水牛角片（先煎）30g，西洋参10g，麦冬12g，山茱萸12g，川连4g，生地20g，蚤休10g，覆盆子30g，益智仁30g，生蒲黄30g，参三七10g，丹皮12g，六月雪12g，土茯苓12g，生大黄（后下）15g。

服药半月后，症状消失，继续中药巩固治疗，血肌酐、血尿素氮、尿化验正常，临床治愈，随访10年仍健在。

按语：此案西医诊断为流行性出血热、急性肾衰竭。中医诊为“瘟疫”、“溺毒”。病位在气营血，病性乃热毒、瘀毒、水毒，肺脾肾衰败。病势凶险，首诊已见瘟疫侵气犯营证候，方选生石膏、知母、金银花、大青叶、连翘、山栀、生地、川连清气凉营为主药，辅以生大黄、枳实、蚤休化瘀解毒，用谷麦芽、焦楂曲调理脾胃，用六月雪、土茯苓保肾泄浊。二诊迅速见到疫毒入血动血，伤津（精）耗阴之症，方选水牛角片、生石膏、清气凉营退热；以西洋参、麦冬、生地养阴生津；以赤芍、黄连、蚤休、白花蛇舌草化瘀解毒；以紫草、侧柏叶、阿胶珠凉血化瘀止血；以六月雪、土茯苓、车前子、生大黄通利二便。四诊患者进入多尿期，治疗又转益气养阴固精，方用西洋参、麦冬、山茱萸、生地、覆盆子、益智仁；继以水牛角片、蚤休凉血解毒；增入生蒲黄、参三七、丹皮祛瘀化斑；用土茯苓、六月雪、生大黄益肾泄浊。该患者病变迅速，据证三天换一处方，随证而变，抓住清气凉营、解毒化瘀、和胃益肾、通利二便之原则，使患者转危为痊愈。

【小结】

流行性出血热是一种危重疾病。临床只能对症治疗，无特效疗法，中医辨证治疗对本病各个阶段均有一定疗效。

总之，本病的治疗应以综合治疗为主，抓住“三早一就”（即早发现、早休息、早治疗、就近治疗），抓好发热期的综合治疗，严把休克、出血及肾衰竭三关，及时合理治疗，定会大大提高疗效，降低病死率。

（张敏，王钢）

第十九节 肝硬化性肾损害

肝炎后肝硬化、乙醇性肝硬化、胆汁性肝硬化及血吸虫病性肝硬化等均可引起肾损害。引起肾损害的肝硬化有多种原因，而门脉性肝硬化是一种常见的肝硬化类型，约占所有肝硬化的半数以上。引起门脉性肝硬化的原因很多，主要是病毒性肝炎、慢性酒精中毒、营养缺乏、肠道感染、药物或工业物中毒及慢性心功能不全等。临床上分为代偿性肝硬化和失代偿性肝硬化。

肝硬化性肾损害（无腹水和水肿的门脉性肝硬化）患者的肾小球滤过率和肾血浆流量大多正常。失代偿性肝硬化（伴有腹水或水肿的门脉性肝硬化）患者的肾功能变化和肝功能失代偿有关，许多研究均指出失代偿性肝硬化中有肾脏解剖和功能的异常。肾脏的主要病变为：

（1）肾小球硬化症：多年来，医学家强调“胆汁”或“胆血症”性肾病，虽因肾小管细胞增大合并有胆汁管型，但不一定有明显的功能联系。如存在氮质血症而无胆汁性肾病；反之，有胆汁性肾病时可无肾功能损害。肝硬化时常有肾小球弥漫性硬化病变，故称为肝硬化性肾小球硬化。在系膜基质中见到嗜酸性颗粒、蛋白质样物质和不规则的黑色颗粒沉着，肾小球基膜和系膜基质增厚，伴有足突融合和破坏，近端肾小管细胞中有玻璃样小滴。这种变化不仅见于肝硬化，而且在其他肝病中也可见到，故改称为“肝性肾小球硬化”。现在不仅发现肾小球硬化，更多见的是肾小球肾炎，故又称为“肝硬化性肾小球肾炎”。

（2）肾小管性酸中毒：各种病因的肝硬化均可引起肾小管性酸中毒，慢性肝病引起的肾小管性酸中毒并非少见。由于肝病症状明显而忽视了肾小管酸中毒的表现，使多数病例被漏诊。肝病伴发肾小管性酸中毒（RTA）除肝豆状核变性和慢性活动性肝炎外，近年来发现肝硬化中亦有肾酸化尿缺陷。由于肾脏分泌 H^+ 的能力减低，血钾等阳离子大量由尿中排出，引起明显的低血钾，如未及时补钾，可发展为肾小管坏死。肝硬化时，由于近端肾小管对钠的过度吸收，使转运到远端的钠减少，氢钠交换减少，故减少了氢离子的排出。在这种情况下如输以硫酸钠（或磷酸钠）或排钠利尿剂呋塞米以增加排钠时，可由于增加 Na^+-H^+ 的交换而使尿 pH 迅速降到适当的酸性范围。

根据临床表现，本病归属于中医学“胁痛”、“黄疸”、“积聚”等病范畴。

就临床资料分析，本病有以下特点。

1. 发病因素 ①病毒性肝炎；②慢性酒精中毒；③营养缺乏；④肠道感染；⑤药物或工业毒物中毒及慢性心功能不全等。

2. 常见的诱发与加重因素 ①上消化道出血：是肝硬化的主要并发症，50% 表现为大出血，出血后 72 小时再出血率高达 40%。临床症状有呕血（呈暗红色或鲜红色）、黑便。②细菌性感染：肝硬化患者由于抵抗力降低，机体免疫功能明显减退，容易受到肠道细菌和毒素的侵袭，并发各种感染，如支气管炎、肺炎、泌尿系感染、结核性腹膜炎、原发性腹膜炎等。③营养不良：蛋白质、抗脂肝因素和 B 族维生素缺乏，都可引起脂肪肝，导致肝细胞坏死、变性直至肝硬化。营养不良者的肝细胞对致病因素的抵抗力降低。④肝性脑病：含氮有毒物质在血中滞留超过一定水平时，会引起以神经精神异常和昏迷为主要症状的中枢神经系统功能失调，主要由来自肠道的有害物质进入脑部而诱发。⑤肝肾综合征：失代偿期肝硬化出现大量腹水时，由于有效循环血量不足等因素，可发生功能性肾衰竭，即肝肾综合征。表现为少尿（尿量少于400ml/d）、氮质血症、低血钠、尿钠排出量减少，而尿常规检查常无明显异常，肾组织学检查正常或病变轻微。它是肝硬化肾功能异常的晚期阶段，非常危险。

西医目前对于本病无特殊治疗，主要是针对肝病本身的治疗。应注意保护肝脏，避免有害刺激，如戒酒、避免应用损害肝脏的药物等，防止肝功能进一步损害。肾炎的治疗可参照“原发性肾小球肾炎”的治疗，但肝功能损害时忌用激素和细胞毒药物。

中医根据其“本虚标实、虚实夹杂”，多以肝肾阴虚为本，湿热、水湿、瘀血阻络为标的病机特点，以补益肝肾、化瘀通络为基本治法，兼顾肝肾，有较好的临床疗效。

【病因病机】

肝硬化性肾损害多由于酒食不节、湿热疫毒、情志所伤及黄疸、胁痛等疾病转化而来。一般病程较长，缠绵难愈。

1. 情志所伤 肝为血脏，性喜条达，情志不舒，肝失疏泄，气机不利，则血液运行不畅，以致肝之脉络为瘀血所阻滞。另一方面，肝气郁结不行，则横逆而犯脾胃，脾胃受损，运化失职，水液运化发生障碍，以致水湿停留，与瘀血蕴结，日久不化，痞塞中焦而成鼓胀。

2. 酒食不节 嗜酒过度，饮食不节，滋生湿热，损伤脾胃，清阳不升，浊阴不降，壅塞中焦，则肝失疏泄，气血郁滞，瘀阻不行，水湿停留，气血交阻而成鼓胀。

3. 劳欲过度 劳欲过度，伤及脾肾，脾伤不能运化水谷，气血不足，水湿内生；肾伤则气化不行，不能温化水液，因而湿聚水生，气血凝滞而成鼓胀。

4. 感染血吸虫 在血吸虫流行的地区接触疫水，受血吸虫感染，未能及时治疗，而使内伤脾胃，脉络瘀阻，升降失常，清浊相混，积渐而成鼓胀。

5. 黄疸、积聚失治 黄疸多由湿热蕴积所致，若治疗不当，日久湿热伤脾，中气亏损，升降无力，水湿停滞，肝气不能条达，遂使气血凝滞，脉络瘀阻，而成鼓胀。

总之，本病病位在肝、肾。其病机转归往往先在气后及血，先伤肝后伐肾，最终导致肝肾俱亏，瘀血阻络，日久成积。肝肾阴虚为病之本，湿瘀阻络为病之标，因而本虚标实、虚实夹杂是其主要病机特点。

【诊断与鉴别诊断】

1. 诊断 首先应明确肝硬化的诊断。临床可根据病史，明显的肝、脾大，后期肝萎缩变硬，肝功能试验阳性，食管X线吞钡检查显示食管或胃底静脉曲张，肝穿刺活体组织检查发现假小叶形成等典型症状可作出明确诊断。当肝硬化性肾损害患者出现血尿、蛋白尿和管型尿时，应考虑肝硬化伴有肾小球损害的可能。肾活检可帮助确诊本病。组织学检查主要有肾小球内免疫球蛋白沉积，以IgA为主和少量的IgG、IgM和（或）C_3。某些患者有系膜沉积物而无细胞增殖、肾小球增殖，包括系膜内皮或上皮细胞，伴有系膜和内皮下沉积物。其免疫形态学特点为：电镜下肾小球系膜基质有颗粒状沉积物；肾小球硬化；基膜及某些沉积物中出现圆形稀疏区；免疫球蛋白，特别是IgA及C_3沉积。如四项俱全，则为肝性肾小球硬化的特殊改变“肝性肾小球硬化”。在不同时期可有不同改变，在早期只有肾小球硬化而无沉积物，至晚期则出现上述典型变化。检查患者可有肾小球肾炎、肾小管酸中毒的实验室改变，如蛋白尿、血尿、碱性尿、高钙尿及尿路结石等，并有低钠钾血症及多种免疫球蛋白升高，血 IgA 升高尤为突出，血清 C_3 水平下降时则诊断可成立。实验室检查项目如下。

(1) 尿液检查：伴有蛋白尿、血尿和管型尿，常为肉眼血尿。一般认为肾衰不是肾小球病变所致。肝病性肾小管性酸中毒可表现为持续性碱性尿、高钙尿、低枸橼酸尿，可合并尿路结石等。尿 β_2－MG 的检测具有取材易、无损伤、特异性强、灵敏等优点。测定肝硬化患者中的 β_2－MG 可以早于传统的肾功能检查，而且有助于早期判断肝硬化患者肾脏受损的部位及程度，有益于肝硬化患者肾衰竭的防治，并对改善预后具有一定的价值。

(2) 血清检查：可见多种免疫球蛋白增生，尤以 IgA 最为突出，IgA 浓度增高，冷球蛋白血症和血清 C_3 浓度减低。肝病性肾小管酸中毒时，除肾脏排泌 H^+ 的能力减低外，还常伴有明显的低钾血症。

(3) 其他检查：常规做肝胆脾肾 B 超、X 线检查，可发现典型的肝脾肿大或萎缩硬化的表现，以及肾脏形状改变及尿路结石等。

2. 鉴别诊断 本病常需与其他几种类型的肝硬化鉴别。肝大者需与慢性活动性肝炎及原发性肝癌鉴别，腹水需与结核性腹膜炎、缩窄性心包炎等鉴别。

(1) 慢性活动性肝炎：病程长，可持续几年至几十年不愈；乏力，肝区疼痛，食欲不振等症状持续存在；出现肝脾肿大，质地变硬，消瘦，面色萎黄或灰暗无光等肝病面容及肝掌、蜘蛛痣等体征；出现痤疮、皮疹、关节炎、肾炎、溶血性贫血、心包炎、脉管炎、男性乳房发育或阴毛脱落、阳痿、女子月经紊乱、停经等肝外表现；肝功能检测可有谷丙转氨酶反复异常，浊度和絮状试验持续升高，血浆白蛋白减少，球蛋白增加，蛋白比值异常，血清蛋白电泳 γ－球蛋白明显增加，血沉也可加快。此外，还可出现抗平滑肌抗体、抗线粒体抗体及类风湿因子、狼疮细胞、抗肝细胞膜脂蛋白阳性等自体免疫反应现象。有的临床症状并不典型，对那些隐匿发展长期不缓解，澳抗持续阳性，肝功能损害虽轻但有日趋严重倾向者，应做肝穿刺活检，以明确诊断，及时治疗。相当多的患者经积极治疗后病情可稳定较长时间，但也有少数患者因种种原因难以缓解而使病情进一步恶化，最后导致肝硬化。

(2) 原发性肝癌：原发性肝癌是最常见的消化系统恶性肿瘤之一，肝癌多在乙肝、丙肝等慢性肝炎后肝硬化的基础上产生。原发性肝癌按病理学分型可分为肝细胞型肝癌、胆管细胞型肝癌及混合型肝癌。在我国，该病的主要类型是肝细胞肝癌，占原发性肝癌的90%以上。按肿瘤的形态可分为结节型、巨块型和弥漫型肝癌。在我国，主要是乙型和丙型肝炎病毒感染所致的慢性病毒性肝炎后肝硬化。在南方一些地区，还有由于食用含黄曲霉毒素的霉变食物引起的肝癌，水源污染也是我国一些地区肝癌高发的一个原因。通过检测患者血清 AFP、B 超、CT、MRI 等手段均可提供诊断帮助。

（3）结核性腹膜炎：结核性腹膜炎是由结核分枝杆菌引起的弥漫性腹膜腔感染，发病率大约占全身结核病的5%，仅次于肺结核和肠结核，可发生于任何年龄，以20~40岁最为常见，女性多于男性。引起结核性腹膜炎的病原体是结核分枝杆菌，腹膜病变主要来源于身体其他部位的结核病变。结核性腹膜炎主要由肠结核、肠系膜淋巴结结核、输卵管结核等直接蔓延所致，少数则由粟粒结核或肺结核血行播散至腹膜，在腹膜形成潜在病灶，在机体抵抗力下降时可发生结核性腹膜炎。其具有以下特点：①中青年患者，有结核病史，伴有其他脏器的结核病变证据；②原因不明的长期低热，伴有腹痛、腹胀、腹水、腹部包块或腹壁柔韧感；③腹水为渗出液，淋巴细胞为主，普通培养阴性；④X线检查可见腹膜粘连、肠结核、肠瘘等征象；⑤PPD实验强阳性；⑥诊断性抗结核治疗2~4周有效。

（4）缩窄性心包炎：是各种原因引起心包脏壁层炎症、纤维素性渗出物沉积，并逐渐机化增厚挛缩甚至钙化，压迫心脏和大血管根部，致心脏舒张期充盈受限，从而导致右心房、腔静脉压增高及心排出量降低等一系列循环功能障碍。导致这方面炎症最多见的原因是结核和化脓性感染，其次为霉菌或病毒感染等。肝硬化、门静脉高压伴腹水患者虽有肝大、腹水和水肿，与缩窄性心包炎表现相似，但无颈静脉怒张和周围静脉压升高现象，无奇脉，心尖搏动正常；食管钡透显示食管静脉曲张；肝功能损害及低蛋白血症。

【辨证论治】

1. 水湿内阻证

证候：腹胀如鼓、按之坚满、如囊裹水，面色萎黄，纳呆、恶心，小便短少，舌淡红，苔白，脉弦细。

基本治法：疏肝理气，健脾化湿。

方药运用：柴苓汤加减。常用药：柴胡、猪苓各10g，茯苓、赤芍各15g，枳壳、香附各12g，甘草、苍术各6g，陈皮、白术各9g，大腹皮30g。方中以柴胡疏肝理气，枳壳、香附、大腹皮、陈皮调畅脾胃气机，猪苓、茯苓渗湿利水；苍、白术健脾化湿，合以甘草调和诸药。全方以行气健脾化湿见功。

加减：呕逆加生姜10g，陈皮10g；渴者加花粉20g；咳嗽加五味子10g，干姜10g；腹痛加芍药10g；头痛加川芎10g。

2. 湿热蕴结证

证候：腹大坚满，烦热口苦，渴不欲饮，小便黄赤，大便秘结或溏垢，舌苔黄腻，脉滑数。

基本治法：清热利湿，攻下逐水。

方药运用：茵陈栀子汤加减。常用药：茵陈、大腹皮各30g，山栀、知母各10g，生大黄5g，泽泻、猪苓各15g，防己、茯苓、滑石、葶苈子各12g，甘草3g。方中山栀、茵陈能泄湿热而退黄，故以为君；大黄苦寒泻火；防己苦寒，能去十二经之湿；泽泻咸平，茯苓、猪苓甘平，导膀胱中湿热；滑石、葶苈子利湿泻浊；知母养阴清热。诸药合用，则湿热清、小便利，腹胀可消。

加减：黄疸明显者，茵陈、栀子用量增加，达30g以上，加用虎杖15g；热重于湿者，加龙胆草10g，黄芩9g，大黄（后下）加量用至15~20g；湿重于热者，加苍术12g，陈皮15g，萆薢、通草各12g；为加强祛湿可短期少量配用桂枝12g，干姜8g；恶心呕吐加藿香12g，半夏、生姜各10g。无黄疸型，基本方茵陈、栀子用量减轻为10~15g，加用疏肝健脾，扶正排毒之品；乏力加党参、当归各15g，黄芪30g，白术12g；纳差腹胀加焦三仙各10g，川朴花6g；肝区痛加延胡索、木香各10g，柴胡12g；淤胆型，重用金钱草45g，枳壳20g，车前草15g等利胆之品。

3. 脾肾阳虚证

证候：腹胀如鼓、按之坚满，面色苍白或暗晦，肢冷，便溏，身倦无力，舌质淡红，苔白，脉细弱。

基本治法：温阳化气行水。

方药运用：附子理中汤加减。常用药：制附子8g，党参、猪苓、茯苓、泽泻各15g，黄芪20g，白术12g，干姜、甘草各6g，车前子（包煎）10g。方中附子温运中焦，以散寒邪为君；党参、黄芪补气健脾，协助干姜以振奋脾阳为臣；佐以白术健脾燥湿，以促进脾阳健运，猪苓、茯苓、泽泻、车前子淡渗利湿；使以甘草调和诸药，而兼补脾和中，取其甘缓之气调补脾胃。诸药合用，使中焦重振，脾胃健运，升清降浊机能得以恢复。

加减：食欲不振加焦山楂10g，焦麦芽30g，焦神曲30g；便溏加补骨脂10g，山药15g；呕吐加半夏10g，竹茹20g，鲜生姜10g。

4. 肝肾阴虚证

证候：腹胀如鼓、按之坚满、如囊裹水，唇干口燥，鼻衄，心烦潮热，舌红绛或光剥，脉细数。

基本治法：攻逐水邪，滋养肝肾。

方药运用：六味地黄汤合猪苓汤加减。常用药：茯苓、大腹皮各30g，猪苓、车前子（包煎）各15g，山药、山茱萸、生地、熟地各12g，泽泻、丹皮各10g。方中以六味地黄滋补肝肾；而猪苓汤以猪苓、茯苓渗湿利水为君；车前子、泽泻通利小便，泄热于下为臣，君臣相配，既能分消水气，又可疏泄热邪，使水热不致互结。诸药合用，肝肾得补，且利水而不伤阴，滋阴而不恋邪，使元气复，水气去，邪热清而诸症自除。

加减：四肢抽搐、震颤，加钩藤15g，石决明20g；干咳短气，痰少而稠，口咽干燥，声音嘶哑，咳痰带血或咯血，加沙参15g，麦门冬15g；心烦不寐，多梦健忘，惊惕不安等，加用茯神30g，酸枣仁30g；形寒肢冷，面色㿠白，腰膝酸冷，小便清长等阴阳两虚者，加附子10g，桂枝10g。

【其他治疗】

（1）复方鳖甲软肝片：主要成分：鳖甲、茵陈等。适应证为慢性肝炎肝纤维化，以及早期肝硬化属瘀血阻络，气血亏虚者。具有软坚散结，化瘀解毒，益气养血功效。用于慢性肝炎肝纤维化，以及早期肝硬化属瘀血阻络，气血亏虚，兼热毒未尽证。症见：胁肋隐痛或肋下痞块，面色晦暗，脘腹胀满，纳差便溏，神疲乏力，口干口苦，赤缕红丝等。常用剂量为每次4片，每日3次，6个月为一疗程。

（2）金水宝或百令胶囊：主要成分：冬虫夏草菌丝制剂。具有补益肺肾，秘精益气之功效。适应证为肝病或肾病患者有肺肾两虚，精气不足，久咳虚喘，神疲乏力，不寐健忘，腰膝酸软，月经不调，阳痿早泄表现者。常用剂量为每次3粒，每日3次；用于慢性肾功能不全者，每次6粒，每日3次。

【转归及预后】

凡肝硬化性肾损害较轻治疗后能迅速改善者；腹水和氮质血症持续时间较短，且没有做腹腔穿刺放液者；能维持正常血压者；能找出引起肾衰竭的诱因并及时纠正者均预后较好。凡出现少尿，每日尿量少于300ml，明显氮质血症，深昏迷及低血压等终末期变化者；血清钠高于125mmol/L，尿钠排出量低于5mmol/L者；以及出现肝性脑病、消化道出血感染及高血钾等并发症者，均预后极差。若肝肾综合征一旦发生，则预后不良，病死率极高，氮质血症发生后平均寿命少于6周。其死亡原因主要为肝脏并发症而非肾脏病变，最常见的并发症是肝性脑病和胃肠道出血。

【预防与调护】

1. 预防 肝硬化性肾损害无特殊治疗，但大都可以找到较明确的诱发因素。因此，去除诱因对预防肾小球损害的发生有重要现实意义。由于本病是由肝硬化转化而来，应主要针对肝病本身进行治疗。应注意保护肝脏，避免有害刺激，防止肝功能进一步损害而预防对肾脏的进行性损害。

（1）精神舒畅：大量肝硬化患者通过积极的预防措施和中西医治疗，不但腹水、黄疸等症状能够消退，肝功能及劳动力也可恢复。因而要消除畏惧心理，精神要愉快，心情要舒畅，充满信心地同疾病作斗争，这样有利于疾病的防治。反之，悲观失望，情绪低落，忧伤郁闷，时常发怒不仅会导致肝区胀痛、食欲减退，而且还会诱生腹水，加速恶化。

（2）重视饮食：肝硬化患者的饮食原则是高热量、高蛋白质、高碳水化合物、高维生素，限制高脂肪。这样饮食，可以防止肝细胞进一步变性，使损害不甚严重的肝组织再生，为肝脏提供能量，减轻肝脏负担。高热量饮食可增加糖类；高蛋白质食物可选用牛乳、鸡蛋白、鱼虾、瘦肉等；高碳水化合物宜选大米、白面、果汁等；为减少脂肪摄入，应尽量食用植物油如豆油、花生油等；高维生素食品选用动物肝、蛋黄、胡萝卜、玉米、水果、绿叶蔬菜，但因蔬菜类体积大、热量低，且影响其他食品的摄入，不宜多吃。食品要多样化，新鲜味美。要限制食盐量，腹水出现时，更宜清淡。禁止暴饮暴食，暴饮暴食不仅会加重肝脏负担，而且容易使有胃底静脉曲张的患者出现血管破裂大出血。下列食品应禁忌：发霉的花生，辛辣及刺激性食品油炸食品，红薯、土豆、豆类、汽水等产气食品，各种含有铅及添加剂的罐头食品，如沙丁鱼、青花鱼、秋刀鱼、金枪鱼。晚期患者忌吃高蛋白饮食，特别是出现了氮质血症的患者。

（3）戒烟酒：烟中的尼古丁不仅对肝脏，而且对整个消化系统都有损害；酒精可使肝脏中毒，加速肝硬化进程。因而戒烟酒是不可忽视的。

（4）动静适度：肝功能代偿良好，病情稳定，无症状的可以参加一般轻工作；代偿不全，有轻度症状，活动后乏力的，以休息为主，适当做体育锻炼及轻度家务劳动；晚期有黄疸、腹水时，应完全休息，以卧床为主，但也要适当做小量活动好。

2. 调护

（1）保证患者有充足的睡眠和休息，以减轻肝肾负荷。

（2）合理调配饮食，予以高热量、高蛋白、高维生素、低脂肪饮食。忌食冷硬、刺激性食品，以免造成食道静脉破裂出血。有水肿或腹水者，应限制钠盐的摄入。肝性脑病患者严格限制蛋白摄入。

（3）黄疸可致皮肤瘙痒，因患者营养状况差，抵抗力低，血小板少，故应做好皮肤护理。可用温热水擦浴或涂止痒剂，防止抓伤皮肤而引起出血、感染。

（4）对久治不愈的慢性肝病患者的悲观失望情绪，护理人员应给予安慰，并设法解除病痛。

（5）做好口腔护理，以消除肝臭味，增进食欲，减少继发感染的机会。

【临证经验】

1. 活血化瘀贯穿始终。活血化瘀类中药具有良好的抗肝肾纤维化作用，近年来已被大量临床与实验研究所证实。研究表明，合并使用活血化瘀与扶正补虚类中药的疗效优于单独使用活血化瘀药。本病病程较长，本虚标实、虚实夹杂是其病机特点，故其治疗亦需渐消缓磨、缓图徐治为法，否则徒施大量活血化瘀之品于病情无益。若与补益药合并运用，则可祛邪不伤正，扶正不助邪。补肾化瘀可保护肝细胞、调控机体免疫功能，同时还可在不同水平上影响结缔组织的代谢，二者相伍可取得相得益彰之效。

2. 清热利湿、顾护阴液。本病往往合并蛋白尿的反复出现，有医家从“湿邪化热，热毒之邪导致肾失封藏”角度辨证，颇符合肝硬化所致肾损害的病理机制。因此，我们针对本病“虚实夹杂，本虚标实”的基本病机，根据中医的清下消补法理论，以清热利湿、活血化瘀、益气固摄法为主，一方面清热利湿抗病毒、活血化瘀治疗肝硬化，另一方面采用益气固肾药物以减少蛋白漏出，从而标本兼治。常选用大黄、茵陈蒿、郁金、半枝莲、白花蛇舌草等清热解毒利湿；龟板、炙鳖甲、丹参、赤芍软坚散结，活血化瘀。以上两组药的配伍原则既是治疗肝硬化的法则，也是蛋白尿的治疗立法之一。其中龟板、炙鳖甲还是填补任督之血肉有情之品；白术、菟丝子、女贞子、金樱子、覆盆子更能加强补脾固肾，减少蛋白尿的排出。合而用之，可起到良好的澄源、塞流作用。

3. 推荐邹氏三代专家治疗肝硬化性肾损害经验方药。治疗大法：补气健脾，养肝益肾，化瘀利水。基本方药：生黄芪、茯苓皮、车前子、柴胡、茵陈、当归、炙鳖甲、积雪草、桃仁、赤芍、大黄、白花蛇舌草。另大黄䗪虫丸 3g，每日 3 次。本方针对正虚方面：病位肝脾肾，病性气阴虚，补气重用黄芪，养肝用柴胡、当归，益肾用炙鳖甲。针对邪实方面水湿、湿热、瘀血：若气滞湿阻明显者，加苍术、川朴、郁金、泽兰、泽泻、大腹皮；若瘀血明显者，加莪术、三棱、水蛭、益母草、三七；若气虚明显者，加炒白术、西洋参、山药；若阴虚明显者，加旱莲草、山茱萸、炙龟板、天门冬。在长期的治疗实践中，发现该方有较显著的抗肝肾纤维化作用。

【验案举例】

肝硬化性肾损害属肝郁脾肾亏虚，水湿瘀阻证（王钢主诊）

刘某，女性，66岁。初诊日期：2005年7月20日。

主诉：乏力、呕吐、黄疸伴浮肿半年余，加重1周。患者有乙肝大三阳病史多年，2002年发现肝炎后肝硬化，在当地医院住院治疗数月未见改善。2005年1月又出现尿蛋白（++），颗粒管型5~6/HP，考虑肝衰竭，当地医院建议肝移植。患者来诊时，面暗如土不泽，端坐不稳，不思饮食，食入即吐，巩膜皮肤黄染，水肿，口干，大便干结，舌质红，苔微黄腻，脉弦滑。诊断为乙肝肝硬化，肝硬化性肾损害。中医辨证为肝郁脾虚，肾失气化，水裹气结，湿瘀交阻。治拟健脾养肝，化湿退黄，活血利水。

处方：西洋参5g，生黄芪40g，苍术15g，白术15g，姜半夏10g，陈皮10g，焦山楂15g，神曲15g，茯苓皮40g，车前子(包煎)60g，茵陈15g，枳实15g，槟榔15g，白花蛇舌草15g，制大黄15g，益母草15g。

二诊（8月5日）：患者服上药后，腹胀改善，水肿减轻，眼睛黄染明显减轻，小便增多，纳谷增加，未再呕吐。舌质红，苔微黄腻，脉弦滑。继续中药内服，上方去半夏、陈皮、谷麦芽、焦楂曲，加山茱萸15g，炙鳖甲15g，积雪草15g，桃仁12g。另桂枝茯苓胶囊，3粒，每日3次；水蛭粉0.5g，三七粉0.5g，装胶囊，每日3次。结合中药针剂黄芪、丹红注射液每日静滴，中药抗肝纤维化外敷方加中药经皮透入仪每日外敷治疗30分钟。

三诊（8月25日）：经治疗20天后，患者肝硬化腹水明显减轻，黄疸已消，能自行行走，尿蛋白（+），肝功能谷丙、谷草转氨酶正常，两对半阳性。舌红苔薄。上方去苍术；加积雪草15g，赤芍15g，川芎15g。

患者带中药回家调养，以该基本方加减治疗1年余，随诊腹水已完全消退，尿蛋白有时阴性，有时（+），未作肝移植。

按语：本病案西医诊断为乙肝肝硬化、肝硬化性肾损害；中医诊断为鼓胀、虚劳、水肿。辨证为肝郁脾虚，肾失气化，水裹气结，湿瘀交阻。《医门法律·胀病论》云："凡有癥瘕积聚痞块，既是胀病之根，日积月累，腹大如箕，腹大如瓮，是名单腹胀，不似水气散于皮肤面目四肢也。"本病病位以肝脾肾为主，病机涉及虚、郁、水、瘀、毒。治疗应"见肝之病，知肝传脾，当先实脾"。重点用西洋参、黄芪、苍白术、半夏、陈皮、谷麦芽、焦楂曲、茯苓皮健脾化湿；对于年老重症患者，邹老非常重视"保胃气"，即"有胃气则生，无胃气则死"。待胃气恢复，食纳增加，再增入山茱萸、炙鳖甲养阴软坚，积雪草、桃仁行瘀消癥。兼用桂枝茯苓胶囊、水蛭胶囊活血化瘀，抗肝纤维化。方药对证后，守方守药，缓中图之，避免患者做肝移植手术。

【小结】

1. 本病诊断标准并不明确。有文献认为，由于该类病例临床表现轻微或缺如，一般不需特殊治疗。但当肝硬化失代偿期，患者出现肾小球损害时，尿中可见大分子及中分子量的蛋白尿等，亦可表现出高血压、水肿等典型的慢性肾炎综合征症状，肾损害进行性发展，甚至出现肾功能异常。在失代偿期肝硬化阶段，尤其乙肝后肝硬化，存在病毒复制，无论是干扰素，还是免疫抑制剂的使用均有较大弊端，西医缺少更多有效且副作用小的药物。中药对肝炎及肝硬化、肾脏疾病均有较好疗效，且副作用相对较少，故我们采用了中西医结合的方法来治疗此类疾病。

2. 肝肾阴虚、瘀血阻络是本病的重要病机。肝硬化多由酒食不节、湿热疫毒、情志所伤，一般病程较长。其病机转归往往先在气、后及血，先伤肝、后伐肾，最终导致肝肾俱亏，瘀血阻络，日久成积。本虚标实、虚实夹杂是其主要病机特点，所以补肾养肝、化瘀通络是本病的治疗大法。根据肝肾亏虚、瘀血阻络的病机特点，治疗应补肾养肝以治本，化瘀通络以治标，攻补兼施，标本兼治。

（张敏，王钢）

第二十节 肝肾综合征

肝肾综合征（HRS）是慢性肝病患者出现进展性肝功能衰竭和门脉高压时，以肾功能损伤、肾血流灌注减少和内源性血管活性异常为特征的一种综合征。其特征为：肾脏无器质性病变，肾小管重吸收功能良好；肝移植后，肾功能可完全恢复，而将肾脏移植于非肝病肾衰竭患者时，移植肾的功能良好。HRS 有两种类型：Ⅰ型 HRS：以肾功能快速进行性减退为特征。在 2 周内，血清肌酐为原先的 2 倍，大于 221μmol/L；或肌酐清除率比原来减少 50%，降至低于 20ml/min。Ⅱ型 HRS：血清肌酐 >133μmol/L 或肌酐清除率 <40ml/min，进展较缓慢，预后比Ⅰ型 HRS 较好。

根据临床表现，本病属中医的“癃闭”、“黄疸”、“鼓胀”、“积聚”等范畴。

就临床资料分析，肝肾综合征有以下特点。

1. 有严重肝病的表现。常发生于爆发性肝炎、肝癌的晚期，大多数发生在肝硬化的末期。所有患者均有腹水，通常有不同程度的门脉高压、黄疸、低蛋白血症；实验室检查显示有不同程度的肝功能异常，可有低钠血症、低血压，严重时有肝性脑病存在。

2. 有多种诱因的表现。少数在无明显诱因下发生，但大多数都有不同的诱因，如强烈利尿、放腹水及消化道出血，患者可有轻中度血压下降，一般没有严重低血压与休克。

3. 肾衰竭的表现。患者一般无慢性肾脏病史，可迅速出现急性肾衰竭的表现，如少尿、氮质血症和尿毒症等。

4. 实验室检查常显示无或轻度的蛋白尿，颗粒管型不多。电解质紊乱是肝肾综合征的主要表现，其中稀释性低钠血症最为常见。此外，低钾血症、低氯血症、高钾血症发生率也较高；尿钠排泄减少，呈低钠血症，血肌酐浓度不同程度增高。彩色多普勒超声检查显示，肾动脉内径明显变窄，肾血浆流量显著减少，肾脏阻力指数增大。

目前西医对本病无特殊治疗手段，主要为对症处理。鉴于严重肝病是本病发病的基础，故改善肝功能、针对肝病本身及其并发症的治疗是十分重要的。

中医治疗从病因病机和临床表现来辨证论治，本病病位在肝脾肾，病机特点为本虚标实。不同的病变阶段虚实有异，应重视饮食调养、标本兼顾、分期施治，并将保肝降酶、活血化瘀贯穿治疗的始终，以期改善症状及控制病情的进展。

【病因病机】

中医认为，本病原发于肝，涉及于脾，继发于肾。肝脾肾三脏俱病，气血水瘀积体内，三者互为因果，形成恶性循环，致使病情缠绵，陷入危境。其病因病机可归纳为以下几个方面。

（1）情志不舒，气失调畅：肝主藏血，主疏泄，性喜条达。情志不舒，肝气郁结，气机不利，则血行不畅，从而导致肝络瘀阻，肝脏受累。另一方面，肝气郁结不舒，则横逆犯脾，脾气受克，则运化失常，水湿停留，与瘀血蕴结，日久不化，痞塞中焦，肝脾同病，渐及于肾，致肝脾肾俱病。气机升降开合失常，饮食水谷不能化为精微，反而转为湿浊，血液不循常道而成瘀血，精液不摄而漏出，水浊不泄而滞留，病理产物遂成致病因素，渐发展为本病。

（2）饮食所伤：多因恣食肥甘，嗜酒过度，日久蕴生湿热，损伤肝脾，久则伤肾。人在青壮之年，尚能随生随化，但如积之既久，又因体渐衰或房室劳倦，使脾肾虚弱。脾虚运化失职，酒湿之浊蕴滞不行，清阳当升不升，浊阴当降不降，以致清浊相混，壅于中焦。脾土壅滞则肝失条达，湿壅不化，郁而为热，以犯湿热交阻。肝脾之病耗血劫阴，湿热之邪久恋必凝滞气血，终致肝脾肾三脏气血阴阳俱损，湿热瘀滞益甚而发为本病。

（3）外感疫毒：由于脏腑气血阴阳功能失调，人体抗病能力下降，致使湿热疫毒之邪乘虚而入，伤及肝肾而发为本病。或于血吸虫疫区捕鱼、摸蟹、洗澡、游泳于血吸虫疫区，感染疫毒而致病。又因未能按时疗疾，延至晚期，内伤肝脾，累及于肾，致使脉络瘀阻，升降失常，清浊相混而发为本病。

（4）肝病失治：肝病迁延日久或失治误治，或由其他因素致肝病反复发作，逐渐恶化而转为本病。

总之，本病病位主要在肝脾肾，涉及脾、胃、心等脏腑，基本病机为脾肾亏虚，痰湿瘀内蕴。其病理性质乃本虚标实，本虚以脾肾亏虚为主，标实以痰浊、湿热、血瘀为多。

【诊断与鉴别诊断】

1. 诊断 1996 年国际腹水协会（International ascites club）提出 HRS 的诊断标准。包

括主要标准和附加标准，在诊断 HRS 时主要标准必须存在，附加标准并不是必须的，但若存在则可支持 HRS 的诊断。

（1）主要标准

①肾小球滤过率下降，血清肌酐水平 > 132.6μmol/L 或 24 小时肌酐清除率 < 40ml/min。

②无休克、进行性细菌感染、失液和当前使用肾毒性药物的证据。

③在停用利尿剂和以扩容剂扩容后肾功能无持续性改善（血清肌酐水平降至 132.6μmol/L 以下或肌酐清率升至 40ml/min 以上）。

④尿蛋白 < 500mg/d 和缺乏尿路梗阻或肾实质病变的超声检查证据。

（2）附加标准

①尿量 < 500ml/d。

②尿钠 < 10mmol/L。

③尿渗透压 > 血浆渗透压。

④尿红细胞 < 50/HP。

⑤血清钠 < 130mmol/L。

2. 鉴别诊断　本病需与以下疾病相鉴别。

（1）肾前性氮质血症：与肝肾综合征在实验室指标，如尿钠、尿比重、尿渗透压和尿沉渣等有许多相似之处，故难以鉴别，见表 14－4。鉴别主要依靠临床资料：①有无肾前性因素，如胃肠道体液丢失（呕吐、腹泻、鼻饲胃管引流）和肾性体液丢失（过度利尿）；②对试验性补液的反应，单纯肾前性氮质血症补液后肾功能迅速恢复，肝肾综合征则无效，故补液试验在鉴别诊断上尤为重要。

（2）急性肾小管坏死：与肝肾综合征在治疗和预后方面均有明显不同，应认真鉴别，（表 14－4）。

表 14－4　肝肾综合征的鉴别诊断

检测指标	肾前性急性肾衰竭	急性肾小管坏死	肝肾综合征
尿量	少尿	不一定	少尿
尿钠	< 20mmol/L	> 30mmol/L	< 10mmol/L
尿渗透压	> 血渗透压	等渗	> 血渗透压
尿肌酐/血肌酐	> 40 : 1	< 20 : 1	> 40 : 1
对扩容的肾脏反应	好	无反应	一般无反应
肾功能过程	双相发展	可获改善	进行性恶化
尿沉渣	正常	管型、细胞沉渣	正常

（3）肝病合并慢性肾病：患者往往有明确慢性肾病史，既往较长时间有水肿、高血压等症状，氮质血症病程长，尿常规有蛋白、管型及红细胞，尿比重低且固定，B 超多显示双肾缩小等。

（4）肝肾同时受累的疾病：某些疾病可引起肝肾两个器官同时受损，故有学者称之为假性肝肾综合征，以期与真性肝肾综合征相区别。临床上较为常见的该类疾病包括：系统性红斑狼疮、淀粉样变、钩端螺旋体病、脓毒血症、多囊肾和多囊肝、子痫、休克、心力衰竭和中毒等，其同时累及肝与肾，应注意与肝肾综合征的鉴别。

【辨证论治】

1. 肝郁气滞，水湿内阻证

证候：尿少尿闭，恶心呕吐，纳呆腹胀，腹有振水音，下肢或周身水肿，头痛烦躁，甚则抽搐昏迷，舌苔腻，脉实有力。

基本治法：疏肝解郁，健脾利湿。

方药运用：柴胡疏肝散合胃苓汤加减。常用药：柴胡15g，白芍15g，川芎10g，制香附10g，苍白术10g，厚朴10g，茯苓10g，泽泻15g，砂仁10g，车前子(包煎)10g。方用四逆散去枳实，加陈皮、枳壳、川芎、香附，增强疏肝行气，活血止痛之效；配以苍白术、厚朴、茯苓、砂仁等以祛湿和胃。诸药伍用而肝气调畅，湿邪外达，血脉通畅，而诸症亦除。

加减：有瘀血征象者，加丹参、失笑散；兼有嗳气、吐酸、口苦者，加用左金丸；兼有食滞征象者，加用麦芽、鸡内金等。

2. 脾肾阳虚，水湿泛滥证

证候：面色晦滞或惨白，畏寒肢冷，神倦便溏，腹胀如鼓，或伴肢体水肿，脘闷纳呆，恶心呕吐，小便短少，舌苔白而润，脉沉细或濡细。

基本治法：健脾温肾，化气行水。

方药运用：附子理中汤合五苓散加减。常用药：附子10g，党参15g，白术10g，干姜15g，肉桂10g，泽泻10g，茯苓10g，车前子(包煎)10g，大腹皮10g。方中党参、炙草补脾益气，附子、干姜、肉桂温化寒湿，脾阳振，寒湿去，则清浊升降复常，而吐利自止。配合五苓散中泽泻，取其甘淡性寒，直达肾与膀胱，利水渗湿，以茯苓之淡渗，加用车前子、大腹皮增强利水渗湿之力，白术健脾而运化水湿，转输精津，使水精四布，而不直驱于下。诸药合用，利水渗湿，化气解表，使水行气化，表邪得解，脾气健运，则蓄水留饮自除。

加减：若呕吐甚者，加半夏10g，吴茱萸5g以温胃止呕。

3. 肝肾阴虚，湿热互结证

证候：腹大胀满，甚则青筋暴露，烦热口苦，渴而不欲饮，小便短少赤涩，大便稀薄而热臭，舌红，苔黄腻，脉弦数。

基本治法：滋养肝肾，清热祛湿。

方药运用：一贯煎合茵陈蒿汤加减。常用药：北沙参10g，麦冬10g，生地20g，枸杞子10g，泽泻10g，猪苓10g，茯苓10g，茵陈15g，生大黄10g，栀子10g，滑石10g。方中重用生地为君，滋阴养血以补肝肾。以沙参、麦冬、当归、枸杞子为臣，佐君药滋阴养血生津以柔肝。配合茵陈蒿清热利湿退黄；栀子清热降火，通利三焦，使湿热从小便而出；

生大黄通利大便，导瘀热由大便而下。诸药合用，可使湿热得行，瘀热自下，共奏滋阴柔肝、利湿退黄之功。

加减：若舌绛、少津，加玄参20g，石斛20g以清热生津；齿鼻衄血，加仙鹤草15g，鲜茅根30g以凉血止血。

4. 浊毒壅滞，胃气上逆证

证候：纳呆腹满，恶心呕吐，大便秘结或溏，小便短涩，舌苔黄腻而垢浊或白厚腻，脉虚数。

基本治法：扶正降浊，和胃止呕。

方药运用：黄连温胆汤合温脾汤加减。常用药：太子参15g，附子6g，生大黄15g，黄连10g，姜半夏15g，生姜10g，茯苓10g，竹茹10g。方中附子、生姜温阳祛寒；太子参、甘草益气补脾；大黄荡涤积滞；半夏、竹茹降逆和胃，燥湿化痰；茯苓健脾渗湿；黄连泻心火。诸药相配，使寒邪去，积滞行，脾阳复，则诸证可愈。

加减：若浊毒壅滞，呕吐清水，便溏，苔白厚腻，上方生大黄改为制大黄15g，去黄连；加肉桂10g，吴茱萸5g以增温中止呕之功。

5. 邪陷心肝，血热风动证

证候：头痛目眩，或神昏谵语，循衣摸床，唇舌手指震颤，甚则四肢抽搐痉挛，牙宣鼻衄，舌质红，苔薄，脉弦细而数。

基本治法：凉血清热，息风止痉。

方药运用：犀角地黄汤合羚角钩藤汤加减。常用药：水牛角40g，生地15g，丹皮10g，钩藤15g，菊花10g，赤、白芍各10g，竹茹10g，茯神10g，甘草10g，羚羊角15g，地龙10g。方用水牛角、羚羊角、钩藤清热凉肝，息风止痉，使火平热降，毒解血宁；白芍、生地、甘草凉血滋阴生津，一助清热凉血止血，一复已失之阴血；邪热亢盛，易灼津为痰，故用竹茹清热化痰；配合赤芍、丹皮清热凉血，活血散瘀。诸药相配，共成清热解毒、凉血散瘀之功。本方配伍特点是凉血与活血散瘀并用，使热清血宁而无耗血动血之虑，凉血止血又无冰伏留瘀之弊。

加减：若见大量吐血便血，需配合输血、输液及其他止血方法抢救；气随血脱，汗出肢冷，脉微细欲绝者，急用独参汤以扶元救脱或参附针、参麦针、生脉针静滴；病至肝肾阴竭，肝风内动，见口臭神昏、抽搐者，合用紫雪丹或安宫牛黄丸以镇痉息风，平肝开窍。

【其他治疗】

1. 灌肠疗法

方药：生大黄15～30g，积雪草30g，土茯苓30g，丹参30g，生槐花30g，煅牡蛎40g，蒲公英30g。

水煎保留灌肠30分钟左右。病重者100～150ml灌肠，每日2次；病轻者可每日1次。20日为一疗程。

2. 肾康注射液 主要成分：大黄、黄芪、丹参、红花。具有降逆泄浊，益气活血，通腑利湿之功效。适用于慢性肾衰竭，属湿浊血瘀证。症见恶心呕吐、口中黏腻、面色晦暗、身重困倦、腰痛、纳呆、腹胀、肌肤甲错、肢体麻木、舌质紫暗或有瘀点、舌苔厚腻、脉涩或细涩。静脉滴注，一次100ml（5支），每日1次，使用时用10%葡萄糖液300ml稀释。每分钟20~30滴，疗程4周。

【转归及预后】

肝肾综合征是慢性肝病患者出现进展性肝衰竭时，以肾功能不全、内源性血管活性物质异常和动脉循环血流动力学改变为特征的一组临床综合征。临床特点是进行性少尿或无尿，血尿素氮及肌酐升高而肾脏缺乏形态异常，肾小管功能正常，肾功能损害可恢复。在肝功能衰竭患者中，肝肾综合征发生率为60%~80%，预后差，90%的病例在短期内死亡。氮质血症发生后，患者平均寿命为6周。患者存在肝功能衰竭，其死亡原因大多为肾外因素，如肝性脑病、消化道出血和感染等。少数存活者先有肝功能改善，而后肾功能逐步恢复。

【预防与调护】

1. 预防 肝硬化患者血肌酐和尿素氮尚未升高，但已存在PRF和GFR下降，称为亚临床肝肾综合征。在内毒素血症、利尿过度、消化道出血等诱因作用下，亚临床肝肾综合征即很快发展成为HRS。研究结果表明，根据情况给予适量补充白蛋白和血浆，应用血管活性药物，有助于预防HRS的发生和改善HRS的预后。因此，肝硬化及其他肝病患者应早期运用多普勒超声、核素动态显像等手段测定肾动脉内径、肾血流、肾脏阻力指数，以及较血肌酐、尿素氮更为敏感的尿N-乙酰-β-葡萄糖苷酶活性测定，这对HRS的预防有重要意义。

2. 调护 护理措施中，除给予患者休息、饮食、心理等相应指导外，还应加强可能存在护理问题的预见性护理，做到防患于未然。

（1）休息：卧床休息，取高枕半卧位或侧卧位，避免压迫肾脏。

（2）饮食：严格控制蛋白质的摄入量，目前虽未有蛋白质用量的具体指标，但临床可根据患者神志、情绪、行为等变化，补充优质蛋白，以增加胶体渗透压、利于利尿、减轻肾脏负担及肝细胞的修复。此外，饮食上避免粗糙的食物及刺激性的食物，避免发生消化道出血；注意低盐饮食，减轻肾脏负荷，每日进食盐量以2g为宜。

（3）皮肤：患者在氮质血症前期可出现少尿，随着病情的进一步恶化，到氮质血症末期时甚至也可出现无尿。此时患者不同程度地出现全身水肿现象，加之长期卧床自理能力受限，故皮肤很易受损。护理上，除常规给予翻身拍背外，还应加强受压处的皮肤护理，如身下垫气垫床，无条件者可用水袋代替气垫床。保持床单位干燥整洁，减少皮肤受损的危险因素；避免拖拉拽，发生人为的皮肤损坏。

（4）预防感染：密切观察血象的波动情况，做好晨晚间护理和患者的卫生状况，必要时房间进行每日2次的紫外线消毒。密切观察体位的变化，体温超过37℃，每日测量体温6次，以便做到早发现、早治疗。

（5）心理疏导："怒伤肝，恐伤肾"，肝肾综合征为肝病晚期的严重并发症，病死率高，故及时正确地进行心理疏导尤为重要。密切与患者进行有效心理沟通，鼓励患者说出不适及心理负担，同时做好患者家属的心理疏导，避免将不良的情绪带给患者，产生负面影响，引起病情的反复。

【临证经验】

1. 邹云翔教授认为肝肾综合征是一种以肝、脾、肾三脏不足，气、血、水互结为主的本虚标实、虚实夹杂证。多因湿浊之邪稽留，脾失健运，致气滞血瘀、水停于内；邪毒日久不去，穷必及肾，终至肝、脾、肾三脏俱损。根据"治肝当先实脾"的原则，治肝时，尤其当已出现脾胃虚弱时，应先健脾益气，即"肝病已传脾，实脾以促健"、"肝病已虚损，实脾以养肝"。临床上擅用黄芪、党参、白术、怀山药、大枣、鸡内金等药物以实脾。

2.《血证论》指出："治水即以治血，治血即以治水。"故活血化瘀为治水之关键。且肝为刚脏，体阴而用阳，非柔不克，肝以血为体，养血即养肝之体。《景岳全书·本草正》云："当归，其味甘而重，故专能补血，其气轻而辛，故又能行血，补中有动，行中有补，诚血中之气药，亦血中之圣药也。"故邹老遣方用药常以当归配合丹参、炮山甲、莪术等补血活血，柔肝治水。研究表明，丹参、当归等药物有增加肾小球滤过率，增加肾灌注的作用。肾为先天之本，脾为后天之本。脾的运化依赖肾阳的温煦，拟方可予淫羊藿、巴戟天、狗脊以温肾健脾。针对肝炎病毒的治疗，邹云翔教授常用茵陈、郁金、鸡骨草等清肝泄热利胆。另予大腹皮、葫芦瓢行气利水消肿，以制大黄去菀陈莝，泄浊利湿。

3. 推荐邹氏三代专家治疗肝肾综合征的经验方药。治疗大法：实脾养肝，温肾活血，清利湿热。基本方药：生黄芪、炒白术、茯苓皮、当归、茵陈、郁金、淫羊藿、附片、水蛭、生蒲黄、五灵脂、车前子、鸡骨草、黑料豆。如水湿明显者，加柴胡、猪苓、泽兰、益母草、葫芦瓢；如湿热明显者，去生黄芪、淫羊藿、附片，加栀子、虎杖、制大黄、金钱草；如脾肾阳虚明显者，加干姜、桂枝、党参；如肝肾阴虚者，去生黄芪、附片，加女贞子、旱莲草、山茱萸、炙鳖甲；如瘀血明显者，加莪术、赤芍、桃仁、红花；如肾衰竭者，加六月雪、土茯苓。

【验案举例】

肝肾综合征属肝肾衰败，湿浊瘀阻证（王钢主诊）

吴某，男，52 岁。初诊日期：2010 年 11 月 2 日。

腹胀、少尿、全身浮肿 1 月余。患者有慢性乙型肝炎病史 10 余年，3 月前又确诊为肝硬化腹水，1 月前出现腹膜炎、肾衰竭，血肌酐值从 280μmol/L 升至 456μmol/L，尿素氮从 24mmol/L 升至 38mmol/L，白蛋白 25.6g/L，球蛋白 32.7g/L，肝功能正常，HBV－DNA 6.2×10^5/L，乙肝大三阳。就诊时腹大如鼓，腹围 112cm，皮肤巩膜轻度黄染，面色黧黑，腹胀，大便干结，纳差，尿少，24 小时尿量 500ml 左右，舌胖有齿痕、紫气，苔白厚腻，脉沉细。西医诊断：慢性乙型肝炎、肝肾综合征Ⅱ型。中医诊断：肝肾衰败，脾虚湿阻，浊瘀内留。治拟扶肝益肾，实脾化湿，行瘀泄浊。

处方：茵陈15g，当归10g，鸡骨草15g，淫羊藿12g，附片10g，生黄芪40g，苍白术各15g，大腹皮15g，茯苓皮40g，车前子(包煎)80g，水蛭6g，炮山甲6g，生蒲黄15g，五灵脂15g，制大黄15g，六月雪15g，土茯苓15g，黑料豆15g。

二诊（11月16日）：患者尿量增加，24小时1100ml左右，腹胀明显减轻，大便仍两日1次，乏力好转，苔白腻渐化，舌有齿痕、紫气，脉沉细。血尿素氮26mmol/L，血肌酐392μmol/L，肝功能正常。治宗上法，增入泄浊之品。上方去鸡骨草，制大黄改20g，加枳实15g，槟榔15g。

三诊（11月30日）：患者尿量进一步增加，腹围缩小至94cm，大便增加至一日2次，血肌酐又下降至315μmol/L，尿素氮19mmol/L，苔薄已化，齿痕紫气仍在，脉沉细。方药合证，续方加减巩固。上方加桃仁15g。

四诊（12月28日）：患者经2月中药治疗后，尿量已恢复正常，腹水明显减轻，大便已畅，血肌酐已下降至292μmol/L，复查HBV－DNA 4.5×10^5/L，大三阳。舌胖苔薄，齿痕减轻，紫气仍在，脉细，继以上方巩固治疗，3个月后再复诊，腹水已很少，血肌酐285μmol/L，血尿素氮18.2mmol/L。

按语：本例为Ⅱ型HRS，生存期较Ⅰ型HRS长，但尿少、血肌酐持续上升为重症肝肾综合征。中医辨证为肝肾衰败，脾虚湿阻，浊瘀内留。治拟扶肝益肾，实脾化湿，行瘀泄浊。其得效关键有以下几点：①按照邹老补后天脾以益先天肾的原则，以生黄芪、苍术、大腹皮、茯苓皮实脾化湿，扶肝益肾。②对于肝硬化治疗，一般医家不用温阳之附片，但邹老认为肝失疏泄，肝病传脾及肾阶段，用附片温肾健脾，可条达肝木，帮助肝脏疏泄水湿，更利于通阳利水。③邹老治疗肝肾衰败所致水肿时，认为久病入络，气分治疗无效之水肿当从血分求之，故常在健脾温肾的基础上加用破瘀软坚活血之品，如水蛭、炮山甲、生蒲黄、五灵脂，三诊又加用了桃仁。④邹老告诫我们治癃闭尿少，应注意通大便可助利小便。一诊时用了制大黄15g，大便仍硬；二诊则加用导滞泄浊的枳实、槟榔与六月雪、土茯苓合用，发现有明显降血肌酐功效。本案持续使用此基本方加减，病情稳定，血肌酐持续稳定在240～290μmol/L之间。

【小结】

1. HRS属中医“虚劳”、“癃闭”、“黄疸”、“鼓胀”等范畴，其病在肝，与脾的运化、肾的气化、肺的宣化均有关。病机乃肝脾肾衰败，湿热内蕴、气滞血瘀、浊毒内阻，故浊瘀贯穿疾病的始终。

2. 中医治疗推荐邹氏三代专家治疗HRS经验方药加减论治。但重症HRS应结合中药外敷、中药灌肠、中药活血化瘀针剂静滴等多途径、多靶点的中西医综合治疗，方能取得较好疗效。

（张敏，王钢）

□第十五章□ 先天性及遗传性肾脏疾病的诊治

第一节 多囊肾

多囊肾是指双侧肾脏发生多个囊肿，囊肿进行性长大，导致肾脏结构和功能损害的一类单基因遗传性疾病。根据遗传方式不同，分为常染色体显性遗传性多囊肾病（ADPKD）和常染色体隐性遗传性多囊肾病（ARPKD）。

常染色体隐性遗传性多囊肾病是一种肾和胆道的遗传性畸形综合征。病理组织学改变有两个显著特征：①肾集合管梭形扩张；②门脉区纤维化伴胆管发育不全。本病发病率不高，约为1/20000，目前大多数学者认为是一单基因病，其临床和病理学表现的差异是由于其他非突变基因的修饰作用引起的。染色体显性遗传性多囊肾病，其发病率为1/400～1/1000，是最常见的单基因遗传病之一，目前普遍认为是一种系统性疾病，可伴有肝囊肿、颅内动脉瘤、心脏瓣膜异常及结肠憩室等器官损害。本病的分子发病机制至今仍未明确，主要有以下几种假说：①螺旋区－螺旋区相互作用假说；②二次打击说；③终止信号假说。具体可归纳为囊肿基因在毒素、感染等环境因素作用下，发生“二次打击”，使多囊蛋白功能丧失，引起细胞周期调控和细胞内代谢异常，上皮细胞增殖，形成微小息肉，阻塞肾小管腔，液体积聚。基底膜成分异常，顺应性差，易扩张形成囊肿。细胞极性改变，使 Na^+-K^+-ATP 酶异位于小管细胞腔膜面，分泌液体，使囊内液体越积越多，囊肿进行性增大。本病的治疗分为早期干预、并发症治疗和肾脏替代治疗。大部分患儿在胎儿期和婴儿期发病，半数在出生后数小时或数天内死于呼吸衰竭或肾衰竭，能存活下来的新生儿或婴儿常发生高血压、肾衰竭及门脉高压等表现。由于机械通气与其他措施的改进，本病新生儿的存活率明显增高。有人提倡早期行单侧或双侧肾切除，行持续性动－静脉血液滤过以维持体液平衡和最大限度地减轻肺水肿。对存活下来的患儿，严格控制血压对改善预后至关重要。当患儿出现尿毒症症状、生长停滞或治疗失败时，可行肾脏替代治疗。

中医无多囊肾的病名记载，但根据本病腹内结块，或胀或痛的特征来看，可归属于中医的“积聚”范畴。

就临床资料分析，多囊肾有以下特点。

1. 多囊肾发病因素 ①遗传因素；②毒素；③饮食失宜；④劳逸失宜。

2. 常见的诱发与加重因素 ①先天的发育不良；②基因突变（遗传性）；③感染；④毒素；⑤饮食失宜；⑥劳逸失宜；⑦情绪因素；⑧妊娠等因素。

本病中医辨证属“积聚”范畴，“瘀血”作为致病因素及病理产物，在多囊肾的发病过程中起到重要作用。灵活运用各类活血化瘀类药，能针对其病因病机和主症等重要环节进行有效的治疗，且毒副作用小。

西医目前尚无任何方法可以阻止疾病的发展，因此，早期发现、防止并发症的发生与发展，及时正确地治疗已出现的并发症至关重要。

【病因病机】

多囊肾的起病原因多由先天不足，肾气亏虚，脉络失和，气血瘀滞，水蓄于肾所致。

1. 先天不足，或脾肾不足，或肝肾亏虚，脉络失和，气血瘀滞，进一步导致病情的加重和疾病的发展。盖肾主水液，脾主运化，肝主疏泄，人体气血运行与水液的调节输布和三脏功能的正常发挥有着密切的联系。肝、脾、肾三脏功能的失调，势必影响到人体气血的运行、水液代谢的排泄、三焦气化的失司，使气、血、水相互搏结，蓄积于肾，遂成此病。

2.《内经》中有寒邪外侵及内伤郁怒，以致“血气稽留”、“津液涩渗”，着而不去，渐结成积的认识。历代医家宗《内经》之说而有所发展，如《中藏经》认为积聚癥瘕是由于“五脏六腑真气失而邪气并”所致。《诸病源候论》认为：“积聚者，由阴阳不和，脏腑虚弱，受于风邪搏于脏腑之所为也。”《景岳全书》说：“积聚之病，凡饮食、血气、风寒之属皆能致之。”大凡积聚之病皆由外感内伤导致脏腑亏虚，气血凝滞而成。外感内伤、情志抑郁、饮食不节等又可影响脏腑功能，阻碍气血的运行和水液的代谢排泄，而致病变发展，终成顽疾。

因此，本病属本虚标实之证，病位在肾，又与肝、脾、膀胱、三焦气化失常密切相关。人禀天地之气而生，先天阴阳造化之偏异是致病的根本原因。

【诊断与鉴别诊断】

1. 诊断

（1）常染色体显性遗传性多囊肾病：诊断依据：①有确凿的本病家族史；②影像学检查证实，成人双侧肾脏囊肿数至少达 3 个；③有阳性的基因限制性片断长度多态性连锁分析试验结果。如不能作基因连锁分析试验，以下几点可作为诊断的辅助根据：①多囊肝；

②颅内动脉瘤；③胰腺囊肿；④肾功能不全。

（2）常染色体隐性遗传性多囊肾病：诊断依据：①典型临床表现和隐性遗传规律；②超声检查为两肾增大，轮廓模糊，皮髓质回声增强，集合系统界限不清。

2. 鉴别诊断

（1）结节性硬化综合征（tuberous sclerosis complex，TSC）：该病具有常染色体显性遗传病特点，双肾囊肿。肾脏除囊肿外，还表现为血管肌脂肪瘤和恶性上皮样血管肌脂肪瘤。肾外表现主要累及中枢神经和皮肤，表现为惊厥、反应迟钝，面部血管纤维瘤、色素减退斑等，可资鉴别。

（2）Von Hippel－Lindau 病：该病是常染色体显性遗传病，双肾多发囊肿，通常伴肾脏实体瘤。当不伴实体瘤时，Von Hippel－Lindau 病与 ARPKD 相似。需检查有无视神经和中枢神经成血管细胞瘤，Von Hippel－Lindau 病常伴以上肿瘤，据此可与 ADPKD 鉴别。

（3）Ⅰ型口－面－指综合征（orofaciodigital symdrome type Ⅰ）：这是常见的 X 连锁的显性疾病。男性不能存活，女性患者肾脏表现与 ADPKD 很难区分，但肾外表现可供鉴别。Ⅰ型口－面－指综合征患者有口腔异常，舌带增宽，舌裂，腭裂，唇裂，牙齿排列紊乱，面部异常如鼻根增宽，鼻窦及颧骨发育不良，手指异常。

（4）单纯性肾囊肿：典型肾囊肿为单腔，位于皮质，随年龄增长而增多，一般无症状，常在影像学检查或腹部体检时意外发现。这些囊肿罕见引起腹痛或季肋部疼痛，镜下或肉眼血尿，肾素依赖的高血压。单纯性肾囊肿呈良性经过，通常不需要治疗。

（5）获得性肾囊肿：为发生在终末期肾衰竭长期血透时的肾实质囊状变性，临床上患者无症状，偶然出现并发症，如血尿、囊肿出血、囊肿破裂伴腹膜后出血、囊肿感染、腺瘤或腺癌。

【辨证论治】

1. 脾肾不足，气滞湿阻证

证候：头晕，颜面及肢体浮肿，小便清长，大便稀溏，腰酸腰痛，口腻纳呆，渴不欲饮，舌淡，苔黄腻，脉濡数。

基本治法：健脾益肾，行气运湿。

方药运用：春泽汤合三棱汤加减。常用药：党参 30g，白术 10g，茯苓 10g，泽泻 10g，桂枝 10g，三棱 15g，莪术 15g，丹参 30g，车前子（包煎）30g，当归 15g，怀牛膝 15g，杜仲 15g，川芎 10g，大腹皮 10g，天台乌药 10g。本方以健脾合理气活血药相配伍，辅助正气，调畅气血，取扶正祛邪之意。方中党参、白术、茯苓健脾化湿；三棱、莪术、大腹皮、天台乌药理气散积；丹参、当归、川芎活血化瘀；杜仲、怀牛膝益肾通络；泽泻、车前子、桂枝温化水湿，使脾肾之阳振奋，水湿之气得以运化。

加减：若兼脾虚气滞，脘闷便溏者，可加入砂仁、木香、陈皮、山药、健曲、莲肉之品健脾理气；食滞不化，或食后腹胀者可加山楂、鸡内金、谷麦芽消导助运；腰酸明显者，加入菟丝子、桑寄生、川断、狗脊等以强腰定痛；血尿者加侧柏叶、茜草炭、仙鹤草；气虚明显者可加黄芪，以加强益气之力。

2. 肝肾亏虚，瘀血内结证

证候：神疲乏力，面色黧黑，腰膝酸软，纳呆或便溏，手足心热，潮热盗汗，小便少，大便干，舌暗红，有瘀斑，少苔，脉细涩。

基本治法：养肝益肾，活血破瘀。

方药运用：人参鳖甲煎丸加减。常用药：党参30g，鳖甲15g，地黄30g，地鳖虫15g，桃仁15g，红花10g，赤芍15g，丹参30g，三棱15g，莪术15g，柴胡10g，香附10g，车前子（包煎）30g，大黄10g，蜂房10g，桂枝10g。方中党参、地黄益气养血；地鳖虫、赤芍、大黄、桃仁、红花活血化瘀；三棱、莪术、柴胡、香附理气散积；桂枝温经通络，鳖甲、蜂房软坚消结；车前子利水，以消内蓄之水。

加减：本证于服药间歇期，既可以丸图治，也可间服八珍汤或十全大补丸之类以虚实并调；面色黧黑，少腹胀痛，小便不利，或尿血紫暗夹块等，可送服大黄䗪虫丸扶正活血化瘀；如小便红赤灼热等，可加入小蓟草、蒲黄、藕节、丹皮、白茅根，也可吞服三七粉、琥珀末，以止血而不留瘀。若出现腰痛加剧，小便涩痛，或伴发热等，则可按热淋论治。

3. 正气衰败，瘀浊内阻证

证候：面色晦滞，尿少尿闭，肢体浮肿，恶心呕吐，短气乏力，纳呆厌食，畏寒肢冷，大便溏薄，头痛烦躁或嗜睡，甚则抽搐昏迷，苔白腻，脉沉细。

基本治法：扶正降浊，化瘀散积。

方药运用：大黄灵脾汤（验方）加减。常用药：党参30g，丹参30g，制大黄15g，六月雪30g，淫羊藿15g，当归15g，黄芪30g，怀牛膝15g，杜仲15g，车前子（包煎）30g，三棱15g，莪术15g，蒲公英15g，积雪草15g。方中党参、黄芪为益气扶正之品；大黄、六月雪、积雪草、蒲公英解毒降浊；当归、怀牛膝、丹参、三棱、莪术理气活血散积；淫羊藿、杜仲益肾而不燥。

加减：若纳谷不香，腹满脘胀者，可加香橼皮、佛手片、枳壳、砂仁等理气消胀；恶心、呕吐者加陈皮、竹茹、半夏、黄连和胃止呕；面浮、足肿、小便减少者，可酌加大腹皮、薏苡仁、赤小豆、陈葫芦利尿消肿。

【其他治疗】

1. 中成药

（1）雷公藤多苷片：主要成分：雷公藤多苷。可用于类风湿性关节炎、原发性肾小球肾病、肾病综合征、紫癜性及狼疮性肾炎、红斑狼疮、亚急性及慢性重症肝炎、慢性活动性肝炎；亦可用于过敏性皮肤、脉管炎、皮炎和湿疹，以及银屑病性关节炎、麻风反应、白塞病、复发性口疮、强直性脊柱炎等。常用剂量为每日每千克体重1～1.5mg，分3次饭后服。一般首次应给足量，控制症状后减量。

（2）鳖甲煎丸：主要成分：鳖甲胶、阿胶、蜂房、鼠妇虫、土鳖虫、蜣螂、硝石、柴胡、黄芪、半夏、党参、干姜、厚朴、桂枝、白芍、射干、桃仁、牡丹皮、大黄、凌霄花、葶苈子、石韦、瞿麦组成。功能活血化瘀、软坚散结，适用于肾囊肿瘀血证。常用剂量为每次6g，每日2~3次。

(3) 桂枝茯苓胶囊：主要成分：桂枝、茯苓、桃仁、白芍、牡丹皮。功能活血化瘀，适用于肾囊肿瘀血证。常用剂量为每次3粒，每日3次。

(4) 云南白药：主要成分：三七、麝香、草乌等。功能活血止血止痛，适用于多囊肾囊肿破裂引起血尿者。常用剂量为每次0.5g，每日3次。

2. 单方验方

(1) 补肾通瘀消积方：主要成分：益智仁、桂枝、牵牛子、茯苓、车前子、大腹皮、黄芪、陈皮、赤芍、牛膝、水蛭、白术。10剂为一疗程。腰酸、腰痛甚者，加杜仲、桑寄生；腹胀便秘者，加枳实、大黄；腹痞纳差者，加苍术、枳壳；血尿者加小蓟、白茅根；手足心热、夜寐盗汗者，加阿胶、炙龟板、山茱萸。

(2) 阳和汤加味：主要成分：熟地20g，鹿角胶、白芥子各15g，肉桂、炮姜、牛膝各10g，麻黄8g，茯苓、车前子(包煎)各18g。腰酸痛甚加全蝎10g，水蛭15g。每次服3g，日服2次，3个月为一疗程。

(3) 水蛭皂荚散：主要成分：水蛭粉、皂荚粉等分。每次两药各1.5g，日服2次，3个月为一疗程。

(4) 化瘀利湿汤化裁：主要成分：黄芪、丹参、海金沙、生薏苡仁、益母草、补骨脂、茯苓、金银花各30g，当归、桃仁、红花、黄柏、大黄各10g。每日1剂，水煎服。

3. 针灸疗法 主穴肾俞，配穴足三里。患者俯卧位，局部常规消毒后，用30号3寸毫针快速刺入肾俞，提插用补法，针感以向下或向腹部放射为佳，并在穴位周围斜刺，得气后留针30分钟，艾灸7壮；足三里用补法。7天为一疗程，间隔3天进行下一疗程。

【转归及预后】

常染色体显性遗传性多囊肾病一般在20~60岁出现肾功能损害症状，到60岁时约45%患者发展至终末期肾衰竭。不发展至终末期肾衰竭的患者，若其血肌酐低于140μmol/L时，则寿命可与普通人群一样。常染色体隐性遗传性多囊肾病围产期死亡率为30%~50%，出生后存活超过1个月的患儿5年生存率为80%~95%。婴儿期血肌酐超过200μmol/L者，通常5年内即进入终末期肾衰。出生后1、5、15年未进入终末期肾衰者分别为85%、76%和63%。

【预防与调护】

1. 预防 本病目前尚无确切的有效预防措施，唯有早发现、及时治疗，控制并发症的发生，才能延缓病情的发展。因本病具有遗传性，所以对有多囊肾家庭史的患者，如出现腰痛、腹块、血尿、高血压、肾功能损害等征象时，就应考虑患有本病的可能，需做进一步检查，以明确诊断。有条件地区，宜对其家庭成员进行普查与定期随访，如能在胚胎期就能作出诊断，即可及时中止妊娠，这对提高优生率，减少发病率具有重要的积极意义。

2. 调护 多囊肾的护理主要在于心理、劳役、饮食、情志等方面。首先要使患者树立战胜疾病的信心，劳逸结合。虽然本病目前尚无根治方法，但只要认真对待，合理调养，正确治疗，病情仍可有一个相当长的稳定时期，或带病延年。饮食宜清淡新鲜而又富于营养，少食生冷滋腻或辛辣刺激之品，戒烟酒，保持大便通畅。高血压、少尿、浮肿明显者，宜限制钠盐摄入。肾功能已有损害者，更应注意各方面的护理调养，并积极控制和治疗各种并发症的发生和发展，适当参加文体娱乐活动，但应注意防止腰腹部的挤压碰撞，以免囊肿破裂出血；病情重者，宜卧床休息。

【临证经验】

邹老认为，多囊肾乃先天禀赋不足，肾气衰微，作强失职，恶血内阻所致。辨证当从标本缓急、脏腑虚损、病位深浅着手。由于肾气不足，脉络瘀阻始终贯穿于多囊肾的整个发病过程中，所以益肾通络、活血化瘀又可作为多囊肾的治疗大法。

1. 辨证要点

（1）*辨脏腑虚损*：多囊肾发病以脏腑功能失调为本，气血瘀阻，水蓄停积为标。而肾气亏虚，脉络瘀阻则贯穿于发病的整个过程。发病初期，肾气不足，脉络不和，临床症状轻微或如常人；病久日深，累及肝、脾，或为脾肾两虚，或为肝肾不足。脾肾亏虚则以水湿运化失常、气血生化乏源为其主要征象；肝肾不足则以阴虚阳亢、气血瘀滞为其主要表现。病至后期，五脏虚损，气血阴阳失调，三焦气化失司，则病机复杂，险象环生，治疗较为棘手。

（2）*辨邪之深浅*：了解病变在气在血、在腑在脏，对指导临床治疗与预测病之凶险有重要意义。腰痛不甚，腹块不大，卧则痛减，或仅在体检时发现有囊肿的存在等，一般为邪之初结，病属轻浅，治之较易见效；如腹块较大，腰膝酸软，甚则腹大如鼓，状如有卧豚，按之痛甚，面色黧黑，形体消瘦等，为脏腑亏虚而又瘀血内结之重候，治之较为困难；若胸闷气促，难以平卧，或尿少浮肿，恶心呕吐，或神志淡漠，烦躁不安等为邪毒充斥三焦，脏腑功能衰败之候，属危象，预后不良。

（3）*辨标本缓急*：一般来说，本病发展比较缓慢，特别在早期阶段，临床可无特殊症状。随着病变的发展，脏腑功能逐渐衰减，机体抗病能力下降，易感受外邪的侵袭，或复加饮食不节，劳役过度，情志怫郁等渐致邪结益甚，出现一系列兼证或变证。治疗时应把握方寸，辨别标本缓急，合理用药。如有畏寒发热，头痛身疼，或腰痛，小便频数赤热，多为外感风邪或下焦湿热之候兼之；如突发腰腹疼痛，腹块拒按，或尿血鲜红，排尿中断等，多为囊肿破裂，或砂石阻塞水道之候；出现神昏谵语，恶心呕吐，尿少尿闭等，多为浊邪上扰清窍，胃失和降之危证。临证时，均应按急则治其标、缓则治其本或标本兼顾的原则进行随证施治。

2. 分期辨治 多囊肾的治疗按病程可分为初、中、末三期，正虚邪结是其发病的两个方面，气血凝聚、水湿潴留是多囊肾的重要病理变化。以扶正祛邪、攻补兼施为治疗原则，宗“大积大聚，其可犯也，衰其大半而止”之旨，结合患者的具体情况进行辨证施治。大凡发病初期，正气未衰而邪气未盛，可采用活血通络、温化水湿之法，佐入扶助正气之品。病久正气渐衰，邪气渐盛，治疗宜标本兼顾，权衡利弊，攻邪则不应伤正，扶正又不宜碍邪，攻补兼施，稳当慎行，缓缓图治。病至晚期，正气衰败，邪气肆虐，正衰邪盛，可演变为关格、肾劳、溺毒等危候重证，此时宜采取中医综合疗法，结合必要的西医西药，以挽狂澜。盖肾气不足，脉络瘀阻贯穿于多囊肾发病过程的始终，故益肾通络、活血化瘀乃治疗多囊肾的两大法则。在辨证方基础上每每佐入杜仲、桑寄生、怀牛膝、当归、丹参、三棱、莪术、地鳖虫等药，往往能提高临床疗效。

3. 重视处理并发症 ①血尿：多囊肾血尿，可呈间歇性发作，也可持续数月不止，轻者仅为镜下血尿，重者为肉眼血尿。引起血尿的原因很多，以囊肿感染所致血尿者较为多见。可选用小蓟饮子合知柏地黄丸加减。若反复不已者，也可加用抗生素及止血剂，如卡巴克洛、酚磺乙胺、注射用血凝酶等，可取得较好效果。②高血压：常需联合用药。首选 ACEI 类和 ARB 类，配合钙离子拮抗剂及 β 受体阻滞剂之类。中医在辨证基础上常加用灵磁石、菊花、怀牛膝、川芎、夏枯草。③贫血：多囊肾贫血虽较其他肾性贫血为轻，但若发展到肾功能不全阶段，或合并尿血等，也可出现严重的贫血症状。治疗上可给予大补元煎、十全大补丸等，必要时可给予促红细胞生成素、叶酸等，以纠正肾性贫血，改善临床症状。④囊肿破裂：肾囊肿破裂可见于自发性或外力性，患者可突发腰胀疼痛，局部拒按，或发热、肉眼血尿等；严重者可致休克，酷似急腹症。此类情形以预防为主，避免腰腹部挤压碰撞。发病时宜卧床休息，给予理气止痛、清热化瘀之剂，必要时可按“脱证”治疗。⑤肾衰竭：多囊肾肾衰竭主要是由于囊肿挤压肾组织，使肾单位严重毁损所致。此外，饮食、劳累、高血压、感染或肾毒性药物的长期使用均可促使肾功能损害或恶化，也是导致患者死亡的主要原因之一。治疗关键在于早期预防与早、中期的治疗，以延缓病情的发展。

4. 肾囊肿穿刺治疗 经皮肾囊肿穿刺治疗在临床上已开展多年，其疗效较为肯定。肾囊肿穿刺治疗的主要目的在于消除或缩小较大肾囊肿，以减轻其对正常肾组织的压迫，增加肾血流量，改善临床症状，保护肾功能，或延缓肾衰病程的进展。对囊内出血或囊腔感染者，穿刺治疗可明显提高疗效，一般囊肿在 4～8cm 者疗效较好。穿刺需注意囊肿位置，如囊肿大在背侧表面，不伤及两侧肝、脾者，可穿刺；如囊肿在腹侧，靠近肾中部血管，或上部肝、脾者，避免穿刺；部分囊肿巨大者，可考虑腹腔镜。根据穿刺液的色泽、黏稠度，加用中药治疗：如色淡黄，清亮，多属肾虚水湿，选方用益肾利水化湿，佐以活血理气之品；如色暗如巧克力者，多属瘀血夹水，治当活血化瘀利水，结合通络补肾。

【验案举例】

多囊肾并肾衰竭属肾气衰微，恶血内阻证（邹云翔主诊）

王某，男，36 岁。初诊日期：1966 年 3 月 3 日。

患者于1959年发现面部浮肿，服药罔效。1963年起觉腹胀有阵发性闪电样头痛，日渐加重，血压190/110mmHg。1961年1月于某医院作逆行性肾盂造影，诊断为双侧多囊肾，乃来宁求治。当时全身轻度浮肿，腹胀难受，头痛抽掣，多见于两侧太阳穴或整个头部，心慌，胸闷，动则呼吸不畅，腰酸乏力，寐差，纳谷不振，溲量少，脉象弦紧，苔色淡黄而厚微腻。血压236/180mmHg。血查非蛋白氮121.7mmol/L，肌酐132.6μmol/L，二氧化碳结合力12.6mmol/L；酚红排泄试验，2小时排泄总量35%；心电图示窦性心律不齐，ST、V8下移0.1mV。病属先天禀赋不足，肾气衰于下，肝阳亢于上，颇有中风暴厥或尿闭水邪凌心肺之虞。治拟息风潜阳，益肾理湿，以观动静。方用羚羊、石决明、杭菊花、白蒺藜、黑芝麻、制首乌、枸杞子、川断肉、生地、金毛狗脊、陈皮、茯苓等，服药数剂，血压有所下降（在200～180/150～130mmHg之间），但头痛、腹胀等症状日益严重，有时因腹胀而不能饮食及睡眠。乃肾气衰微，恶血内阻之证。原方加入活血化瘀之品。

处方：石决明（先煎）30g，杭菊花9g，明天麻5g，白蒺藜9g，金狗脊12g，杜红花15～30g，单桃仁6g，川杜仲12g，生地9g，制首乌12g，黑芝麻12g，活磁石（先煎）9g，核桃肉9g，云茯苓9g，广陈皮3g，佛手片9g，生甘草1.5g，羚羊角（冲）600mg。

服药4剂后，腹胀、头痛等症改善；服至60剂时，腹胀、头痛等症状显著改善；服至120剂时，自觉症状基本消失，腹不胀，头不痛，精神很好，体力增强，能步行登5层楼不感吃力，脉细弦，苔薄白。血压在180～160/130～120mmHg之间。非蛋白氮25.7mmol/L，肌酐88.4μmol/L，二氧化碳结合力25.16mmol/L；酚红排泄试验2小时排泄总量为45%；心电图示窦性心律规则，ST段未见明显下移。恶血已去十之七八，但衰微之肾气不堪久攻。昔有“必欲攻之无余，其不遗人夭殃者鲜矣”之训。故用补两天（方用枸杞子9g，菊花6g，明天麻5g，制首乌9g，潞党参9g，当归9g，陈皮5g，云茯苓9g，佛手5g）攻一天（即前方加入红花30g）的补补攻攻方法，以巩固疗效，共服用200余贴，取得了较好的近期疗效。于1966年10月12日出院，其出院后情况如何惜未能随访。

按语：多囊肾是一种肾脏的先天性畸形病，常为双侧性，当囊肿逐渐扩大时，正常肾组织被侵蚀，每在中年后出现腰腹疼痛、血尿、高血压或并发感染而引起症状，最后可因肾功能不全而死于尿毒症。中医学中类似本病的记载，多散见于“癥积”、“痞块”、“腹痛”、“血尿”和“肝阳”等证候中。如《内经》中即有“肾大则善病腰痛，不可俯仰，易伤于邪”之说，目前本病中西医都无较理想治疗方法。邹老认为，多囊肾乃先天禀赋不足，肾气衰微，作强失职，恶血内阻。治当从益肾气、祛恶血着手。

本例系一晚期多囊肾患者，肾功能不全，严重高血压，心脏亦受损害，病情严重。来诊时，肝阳上亢，头痛抽掣，血压高至236/180mmHg，脉象弦劲，颇有中风暴厥之虞。急则治标，重用息风潜阳，佐以益肾法，使血压得以稍降；但头痛、腹胀等症状不减乃恶血内阻于肾，不能作强，升降失职所致，故予大剂活血化瘀药，红花用至30g，恶血得去。

病情稳定后，又遵《内经》“衰其大半而止”和“无使过之”之旨，采用两补一攻之法（即补两天攻一天）以巩固疗效。

本例治疗过程中，每日用红花之量多达30g，考之诸家本草方书记载，红花用量一般为2.4～5g，多则9g左右，用至15g者极少。清代黄宫绣有红花“多用则血能行，过用则能使血下行不止而弊”之说。邹老根据《本草纲目》、《开宝本草》和《本草衍义补遗》中有“红花辛温，主腹内恶血不尽绞痛，多用破留血，少用养血”之记载，并结合多年应用该药之实践经验，认为红花和平不猛，为通瘀活血之要药。虽用量大至30g，并未见下血不止之弊。如本例服后，除觉肠鸣外，未见不良反应。邹老认为，用量之大小应根据病情之轻重、体质之强弱而定，切不可墨守成规。如病轻药重，药力太过，反伤正气；病重药轻，药力不足，则往往贻误病机。如不根据病者之具体情况，议论用药之多寡，剂量之大小，纸上谈兵，不免脱离实际。用药如用兵，相机行事，庶为得之矣！

【小结】

1. 多囊性肾病，又称多囊肾，是一种常染色体显性遗传病。本病以脏腑虚损为本，水停、血瘀、气滞为标，属本虚标实之证，病位在肾，日久渐及肝脾。辨证属中医“积聚”范畴，多源于先天元气虚弱，肾阳不足而致水液内停不去、气机郁结不通、瘀血蓄里不散，久为“积聚”。病久日深，累及肝脾肾，致脏腑亏损，气血阴阳失调，出现“腰痛”、“血尿”、“眩晕”、“癃闭”、“虚劳”等变证。经络气血郁结而不通，痛在肾府，发为“腰痛”；若感外邪，伤及肾络，血液不循常道而溢出脉外，发为“血尿”。

2. 治疗当治实勿忘其虚，补虚当顾其实，掌握攻补分寸，谨防伤正恋邪。早期积聚不甚，正气尚足，治宜温肾利水、行气化瘀。临床期积聚渐大，脾肾之气渐亏，需攻补兼施，治宜化瘀利水、滋肾平肝，兼顾他症。早中期我们推荐用邹氏三代专家治疗单纯性肾囊肿、多囊肾经验方辨证加减，因为经临床多年验证，该方对消减肾囊肿，防止或延缓囊肿进一步长大有很好疗效。晚期积聚巨大，邪实正虚，可见“癃闭”、“虚劳”等临床表现，治疗以保护肾功能、缓解临床症状、固护正气为主，此阶段患者血压往往较高，可用西药控制血压，中医则用保肾元、化瘀利水、通腑泄浊药治疗。

（张敏，王钢）

第二节 单纯性肾囊肿

单纯性肾囊肿是人类肾脏疾病中最常见的病变，也是成人和儿童中最常见的囊肿性肾脏疾病。肾囊肿在成人和儿童中的发生率无明显差异，与年龄无相关性。绝大多数单纯性肾囊肿患者是成人，男性多于女性，男女比例为1.4～1.6∶1。随着年龄的增长，发病率逐渐上升。我国的一项小样本研究显示，肾囊肿在长期透析患者中的总发病率为27.9%，肾细胞癌发生率为1.5%，患肾囊肿血液透析患者的肾细胞癌发生率为5.3%。大部分研究发现，不同病因引起的慢性肾衰竭患者肾囊肿的发生率无明显差异；也有个别研究发现，肾囊肿的发生与原发病关系密切。肾囊肿更多见于黑人，男性多于女性。肾囊肿相关的肾细胞癌也主要发生于男性，男女之比为7∶1，而在一般人群中为2∶1。以放射检查诊断时，有2%～7%的慢性肾衰竭患者在透析前出现肾囊肿，并随着透析时间的延长而发生率逐渐增加。另一项对肾移植前切除病肾的研究发现，肾囊肿的发生率高达87%，透析患者肾细胞癌的发生率是一般人群的3～6倍。肾囊肿并发肾细胞癌的发生率报道不一，国外文献报道称肾囊肿患者癌变率为2%～8.8%，是一般人群的57～134倍。1985～1995年的几项研究报道，肾囊肿患者肾肿瘤的发生率为5%～25%。2007年新近的一项对肾移植患者的研究报道，肾囊肿的发生率为23%，肾细胞癌发生率4.8%，其中在单纯性肾囊肿患者中肾细胞癌的发生率为19.4%，无肾囊肿患者的肾细胞癌发生率为0.5%，两者比较有显著差异（$P<0.01$）。在复杂性肾囊肿患者中肾细胞癌患病率为54.4%，肾移植可避免或缓解肾囊肿。我国也有研究肾移植后肾囊肿的患病率与移植前比较差异无显著性，肾移植可使已形成的囊肿缩小。有学者认为，肾移植可能抑制肾细胞癌的发生，因为肾移植后肾囊肿的发生率较透析治疗为低，但这一观点尚需更多的研究证实。

本病根据其临床表现，可归属于中医学“积聚”、“腰痛”、“尿血”、“虚劳”等病的范畴。

就临床资料分析，单纯性肾囊肿有以下特点。

1. 单纯性肾囊肿发病因素 ①毒素：可造成各种细胞组织器官损伤，导致基因突变的先天发育异常等；②先天的发育不良：主要可造成髓质海绵肾、发育不良性多囊肾等；③饮食不当：是囊肿病产生、发展变化的重要因素，如过饥则营养不足、过饱则伤及脾胃消化及吸收功能而发生气血流通障碍；④劳逸失宜：较长时间的过度用力或剧烈运动也是形成肾囊肿的病因。

2. 常见的诱发与加重因素 ①感染；②基因突变（非遗传）；③毒素；④饮食不当；⑤劳逸失宜；⑥情绪因素。

中医根据整体观、辨证论治，多采用活血祛瘀中药进行对症治疗常有效果，但作用缓慢。西医治疗肾囊肿的传统方法是采用穿刺抽液术，针对5cm以上的囊肿，穿刺针从皮肤刺入囊肿，吸出囊液，并注入无水酒精等硬化剂，但穿刺后有复发的可能。此外，可采用腹腔镜进行去顶减压术或直接手术治疗。

【病因病机】

本病发病成因主要为素体禀赋不足，加之七情郁结，劳累过度而致肝脾受损，气机痞塞，则脾失健运，肝失疏泄，胃失和降，致湿浊内停，凝结为痰，痰瘀交阻，脉络不畅，瘀血及痰浊搏结于肾，凝聚不散，不通则痛。气滞不散，瘀血内结，而成积证。痰瘀日久，化热伤络，血溢脉外随尿而出，则为尿血。

1. 痰热互结，气血壅滞 由于湿热内蕴，久郁化火，灼液成痰，痰热互结，流注下焦，气机失畅，血脉不行，久则痰瘀互结，凝于肾脉，发为囊肿。

2. 脾虚湿停，痰水凝聚 由于患者平素脾肾阳虚，体内多痰多湿，阳虚则内寒，脾虚水湿之邪停留体内，无以温化，则寒痰水湿互结，凝聚不散，聚于肾络，成为囊肿。

总之，本病病位在肾，其病理性质与病期有关。疾病早期多见痰瘀内盛的实证；疾病中期郁而化热，伤阴动血而致虚中夹实；疾病后期，阴损及阳，气血俱虚而为虚劳。

【诊断与鉴别诊断】

1. 诊断　绝大部分单纯性肾囊肿是在常规腹部B超和尿路造影中发现的。通常B超和（或）CT即可做出明确诊断。如诊断有困难，可在B超引导下行囊肿穿刺，吸取囊液化验。如有必要，可行肾血管造影，以明确诊断。手术探查仅在极个别情况下施行。

2. 鉴别诊断　单纯性肾囊肿主要与肾恶性肿瘤相鉴别。单纯性肾囊肿与肿瘤同处于一个肾脏的可能性为2%。前者B超呈圆形液性暗区，壁薄，后壁回声增强；后者囊壁不规则，囊内瘤区有回声，后壁无回声增强。CT在前者呈圆形低密度区（静脉注射造影剂后不增强），可有囊周钙化线，囊肿与肾实质边界清楚锐利；后者如有钙化，多呈中央区钙化，CT表现不完全。囊液化验时，良性囊肿呈透明草黄色，无红细胞、白细胞和非典型细胞；恶性囊肿液的外观呈血性或黑色，胆固醇、脂肪和乳酸脱氢酶含量升高，可发现恶性肿瘤细胞。肾动脉造影在单纯性肾囊肿呈圆形、无血管空白区，周围血管则受压；恶性囊肿可见到肿瘤血管丰富，并有造影剂在静脉窦中浓聚成斑状阴影。

如患者有多个囊肿，需多囊肾相鉴别。如果无家族史且囊肿数目容易计数者，则不是多囊肾。

单纯性肾囊肿还应与肾盏憩室相鉴别。虽然B超可能看到后者与集合系统相通，但与小的单纯性肾囊肿仍难区分。但肾盏憩室患者血尿和尿路感染更常见。

此外，鉴别诊断还应排除肾脓肿、胆囊炎（同右肾上极的囊肿引起的发作性腹痛相鉴别）等。

【辨证论治】

1. 气滞血瘀证

证候：肢体或有轻度浮肿，小便短少，腰膝酸软，耳鸣，口唇色暗，眼眶发黑，指甲紫暗，腰胀痛或刺痛，小腹或可触及包块有压痛，舌淡暗，脉细涩。

基本治法：补肾利水，行气活血化瘀。

方药运用：三棱汤合春泽汤加减。常用药：山茱萸10g，杜仲12g，白术12g，三棱12g，莪术12g，当归12g，木香9g，赤芍15g，丹参15g，桂枝10g，泽泻10g，党参15g等。方中山茱萸、杜仲、党参、白术益气养阴，补肾健脾；当归、赤芍、川芎养血活血，祛瘀而不伤阴；三棱、莪术活血化瘀，配合丹参养血和络；木香、桂枝、泽泻行气通阳利水。诸药配合，补肾利水，养血活血，祛瘀生新，活血而不耗血，使瘀血兼证可解。

加减：若脾虚气滞，脘闷便溏者，加用砂仁8g，陈皮10g，山药15g，莲子15g；食滞不化或食后腹胀者，加山楂20g，鸡内金20g，谷芽30g，麦芽30g；腰酸明显者，加菟丝子15g，桑寄生10g，川断10g，狗脊15g；血尿者，加侧柏叶15g，茜草炭15g，仙鹤草15g。

2. 肝肾亏虚证

证候：浮肿明显，面色苍白，畏寒肢冷，腰腿酸软，神疲乏力，纳呆或便溏，舌嫩淡胖，苔白滑，脉沉细，或沉迟无力。

基本治法：补益肝肾，活血化瘀。

方药运用：人参鳖甲丸加减。常用药：人参15g，鳖甲15g，熟地15g，丹皮10g，桃仁10g，地鳖虫15g，丹参30g，三棱12g，莪术12g，蜂房10g等。方中人参健脾益气；川芎行气；丹参、赤芍、丹皮养血柔肝，化瘀生新，疏通脉络之品为其主药。辅以鳖甲、地鳖虫、蜂房、桃仁、三棱、莪术活血破瘀，软坚散结，去痞消积之品，助主药攻其癥结；以茯苓除湿利水。诸药配伍，癥积可消。

加减：邪实甚而正虚明显者，应间断服用八珍汤；面色黧黑，小腹胀痛，小便不利，或尿血紫暗夹块者，可服用大黄䗪虫丸；小便红赤灼热者，加小蓟15g，白茅根15g，藕节15g，丹皮10g。

3. 肾虚浊阻证

证候：肢体浮肿，小便不利，灼热刺痛，色黄或红，腰背胀痛，口腻纳呆，渴不欲饮，身胀困重，舌红，苔黄腻，脉濡数。

基本治法：扶正降浊，化积散结。

方药运用：温脾汤加减。常用药：党参30g，丹参30g，制大黄15g，淫羊藿15g，六月雪30g，桂枝10g，当归15g，黄芪20g，杜仲15g，积雪草15g等。方中用桂枝与淫羊藿温阳祛寒；党参合黄芪益气补脾；六月雪、积雪草清热泻浊；制大黄荡涤积滞。杜仲、丹参、当归以补肾活血养血。诸药协力，使寒邪去，积滞行，脾阳复，则诸症可愈。

加减：纳差腹胀者，加香橼10g，佛手10g，砂仁8g，谷芽30g，麦芽30g；恶心呕吐者，加陈皮10g，竹茹10g，半夏8g，黄连5g；面浮足肿，小便减少者，加大腹皮15g，茯苓皮15g，陈葫芦15g。

【其他治疗】

1. 外治疗法

（1）热敷方剂：主要成分：吴茱萸50g，小茴香100g，干姜50g，丁香50g，肉桂50g，黄芪50g，附子50g，补骨脂50g，樟脑10g，茯苓50g，甘草50g，桂枝50g。上药研末，每日取100g，用酒浸泡后，装在药物短裤内，治疗时穿上，再把热疗短裤穿在外面，通电治疗40～70分钟，每日使用1～3次。

（2）药茶方剂：主要成分：山茱萸10g，枸杞子10g，黄芪20g，干姜5g，大枣5g，当归10g，熟地10g，陈皮10g，甘草5g。全天只饮此茶，不饮别的水。对肾虚气血不足者为宜。

2. 针刺疗法 取穴为肝俞、脾俞、肾俞、志室、飞扬、太溪、膻中、鸠尾、中脘、肩俞、气海、复溜、三阴交。每次3～4穴，依据证之虚实而采用补泻手法，留针20～30分钟，或用灸法，两组穴位交替进行。

3. 单方验方

（1）白茅根50g，煎水服，每日1次。适用于肾囊肿早期或兼有血尿者。

（2）车前子(包煎)、泽泻各30g，煎水服，每日1次。适用于肾囊肿早期或兼有水肿者。

（3）黄芪、莲肉各15～30g，赤小豆30g，砂仁3～6g，葱白1茎，生姜3片，鲤鱼1条，药鱼同煮，不放盐，吃鱼喝汤，可消肿利尿。适用于肾囊肿伴有水肿及小便不利者。

【转归及预后】

超声影像及CT扫描可使单纯性肾囊肿诊断极为精确。每年复查囊肿，观察其大小、形态及内部质地的变化时，超声影像不失为一种好方法。有癌变表现时，可行CT扫描，并穿刺抽吸囊液检查。大多数囊肿预后较好。

【预防与调护】

肾囊肿不但要进行预防，而且在发现病情的时候还需进行合理的治疗和护理。只有这样，才能正确预防或是使病情得到及时的好转、康复。

肾囊肿患者要避免剧烈的体育运动和腹部创伤，肾脏肿大时还应避免腰带过紧，以防止囊肿破裂。

饮食方面注意：还应避免过咸类（包括腌制食品）、辛辣刺激类（包括辣椒、酒类、虾、蟹等）、被污染类（包括腐烂变质的，剩饭剩菜等）、烧烤类等食物。此外，对于巧克力、咖啡、浓茶也不宜饮用，以防止囊肿增大。

平时生活注意：忌憋尿；淋浴洗澡；注意外阴部卫生；尽量避免导尿及其他尿路器械检查；积极控制高血压、糖尿病等加重因素。

总之，发生肾囊肿的人群都需要注意休息，并且定期监测尿常规、肾功能、血压等情况，避免一切具有肾脏毒性药物的服用。

【临证经验】

根据肾囊肿“腑成聚”、“脏生积”之病机特点及“始发有常处，其痛不离其部，上下有所终始，左右有所穷处”的症状特征，中医学认为本病乃缘于先天元气虚弱，肾阳不足，水湿不运，凝血内蕴而不散，津液涩渗而不去，久而成癖，属“积证”范畴。治以温肾化气，活血利水为大法。但应遵循以下原则。

1. 温而勿忘清。肾属水，内寓真阴真阳，本性喜温喜摄纳。若下元素亏，肾阳虚而水液不化，积聚于内，“病痰饮者，当以温药和之”，故用温法以治，可选益智仁、桂枝之类。桂枝既可补元阳而祛肾寒，又可温通血脉之塞闭，温通补俱皆其宜；益智仁温肾固摄精微，乃为首选。然苦温之品多用、久用亦可化燥；况素体阳虚，内损不复，卫阳藩篱交空，又易感邪化热。基于此，清热之药亦须酌量用之，诸如大青叶、白花蛇舌草等，但应中病即止，不可过用久用。

2. 利而需顾阴。水为阴邪，阴邪盘踞，固宜温药化之，但浊阴胶固凝着，又非利药可拔。甘淡渗湿谓之利，逐水亦谓之利，利可使水浊得有出路。但淡渗利水过用易耗伤气阴，故利水必须顾护阴津。药可选专治水积之牵牛子、车前子，取其导滞生津功效；亦可选利湿不伤阴之猪苓。

3. 行气尤重活血。血气二者，原不相离，血中有气，气即是水，水亦可为血所化，故治疗肾囊肿非只行气，尤需活血。行气不得在部位上拘泥，当在气化上推求，宜选陈皮、大腹皮之类。大腹皮可消痰气、逐水气，陈皮可疏理中焦，故二药每每必用。活血、行血之药宜选赤芍、桃仁、牛膝等，以潜搜膜络曲折处之癖积。瘀积去则气血行，气行则湿化，血行则水消。因湿为水之渐，水为湿之积，湿化水消，诸证悉平。

4. 权衡缓与急。治积之要，在于攻补之宜。本证为邪实正虚，而用攻用补，当权衡缓急轻重，本着"坚者削之，留者攻之"之旨，可在温肾基础上适当伍用逐水药。缓之则待其势成，时机错过，反而难制；若水积渐久，肾元渐虚，病势较缓，可在温肾基础上伍用健脾益气药，如白术、黄芪、熟地、益智仁等，使肾气充盛，经气贯通，水积自消。

5. 推荐邹氏三代专家治疗单纯性肾囊肿、多囊肾经验方药。治疗大法：温肾化气，破瘀散积。基本方：桂枝、附子、炙鳖甲、枳壳、车前子、杜仲、怀牛膝、三棱、莪术、地鳖虫、炮甲片、皂角刺、白芥子、生牡蛎。若单纯肾囊肿或多囊肾的囊肿大者，应进一步加破瘀浊积的蜂房、僵蚕、乌梅、王不留行，并可加清热解毒的紫花地丁、蒲公英、瞿麦、积雪草；若多囊肾出血者，加生蒲黄、侧柏叶、藕节、白茅根；若腰痛明显者，加桑寄生、狗脊、菟丝子、五灵脂；若肾功能不全者，加六月雪、土茯苓、制大黄、凤尾草、萹蓄。

【验案举例】

单纯性肾囊肿属肾阳不足，痰湿水结于肾络证（王钢主诊）

陆某，女性，49岁。初诊日期：2009年7月18日。

右腰部胀痛乏力2年，加重1月余，来本院门诊。查腰椎X线片无明显骨质增生；尿常规正常；B超示：右肾上极腹侧有4.8cm×4.6cm囊肿；肾功能未见异常；血压130/80mmHg。症见右腰胀痛，乏力，怕冷，大便干结，余无不适，苔薄，脉细。病机肾阳不足，痰水湿互结，聚于肾络。治拟温肾散寒，祛痰利湿。

处方：桂枝15g，附子10g，炙鳖甲15g，枳壳10g，杜仲15g，五灵脂15g，怀牛膝15g，三棱15g，莪术15g，地鳖虫12g，炮甲片6g，皂角刺15g，白芥子15g，制大黄10g，生牡蛎30g，车前子(包煎)40g。

二诊（2月16日）：药后腰部怕冷、胀痛好转，大便仍干，乏力明显，苔薄，脉细。治以上方加生黄芪30g，制大黄15g。

三诊（9月15日）：药后大便日解一次，乏力、腰痛症状明显好转。复查肾B超：肾囊肿有所缩小，为3.8cm×3.2cm大小。方药合证，继以原方巩固治疗3个月。

四诊（12月20日）：用邹氏消囊肿经验方加减服用5个月后，诉腰痛、怕冷、乏力、便结已消失。再次复查B超示右肾囊肿已明显缩小至1.6cm×1.2cm。

按语：此病案是单纯肾囊肿，因位置在肾上极腹侧，所以未能行肾穿刺抽水硬化术，而采用邹氏消囊肿经验方药。方中用桂枝、附子温阳散寒为主药，辅以炙鳖甲、三棱、莪术、地鳖虫、炮甲片、皂角刺、白芥子、生牡蛎软坚祛痰消积。杜仲、怀牛膝、五灵脂益肾止痛；枳壳、车前子化气利水；制大黄化瘀通腑，共为佐使药。共奏温阳散寒、祛痰利湿、益肾消肿功效。二诊见有乏力、大便干结，方中加生黄芪补气，并增加大黄用量，使气虚便结缓解。方药合证，在温阳散寒、祛痰利湿的基础上，守方守药持续治疗 5 个月，使囊肿从原来的 4.8 cm×4.6cm 缩小到 1.6cm×1.2cm。

【小结】

1. 肾囊肿属中医“积聚”、“腰痛”、“尿血”、“虚劳”等病范畴。主要原因为先天禀赋不足，加之情志郁结、过劳而致肝肾受损，气机不通，脾失健运，肝失疏泄，胃失和降，肾气受损，从而导致湿浊内停，凝结为痰，痰瘀交阻，脉络不畅，瘀血及痰浊搏结于肾，凝聚不散，不通则痛；气滞不通，瘀血内结，而成积证；痰瘀日久，化热伤络，血行脉外，随尿而出，则为尿血。因此，该病早期以痰瘀内盛为主；随着病情的进展，郁而化热，伤阴动血而致虚中夹实；疾病后期，阴损及阳，气血俱虚而为虚劳。

2. 对保守治疗且久治难愈的患者，我们采用从瘀滞着手，分期辨证施治。根据病变的不同时期，辨证论治的侧重点不同。疾病早期：实证以化痰祛瘀为主，虚实夹杂阶段以滋阴清热兼活血为主，虚证阶段以滋阴扶阳、补气活血为主，但行气活血、调整阴阳之法始终贯穿于整个治疗过程之中。对于囊肿已久，久病入络，患者体质尚可者，宜酌加水蛭、蜈蚣等虫类药以搜剔攻破，但切勿攻伐过度、伤正败胃而适得其反。

（张敏，王钢）

第三节　Alport 综合征

Alport 综合征是因Ⅳ型胶原基因突变所致的遗传性肾小球疾病，主要累及肾脏、眼和耳。肾脏以血尿和进行性肾功能减退为特征。血尿为首发表现，即间断或持续性肉眼或镜下血尿，多在上呼吸道感染、劳累或妊娠后加重；肾功能呈慢性进行性损害，男性尤为突出，常在 20～30 岁时进入终末期肾衰。常伴高频性神经性耳聋；10%～20% 的患者有眼部病变，包括近视、斜视、眼球震颤、圆锥形角膜、角膜色素沉着、球形晶体、白内障及眼底病变。

中医学无 Alport 综合征的病名，根据其临床表现可归属于“尿血”、“癃闭”、“关格”、“溺毒”、“肾劳”等范畴。

就临床资料分析，Alport 综合征有以下特点。

1. 发病因素　①X 连锁显性遗传型（XD）：Alport 综合征是编码Ⅳ型胶原 α5 链的基因 COL4A5 异常，该基因位于 X 染色体；②常染色体隐性遗传型（AR）：Alport 综合征为编码Ⅳ型胶原 α3 链或 α4 链的基因 COL4A3 或 COL4A4 异常；③常染色体显性遗传型（AD）：Alport 综合征也是一种杂合子突变，X 连锁显性遗传型（XD）Alport 综合征占首位。

2. 常见加重因素 ①感染：泌尿系或其他部位的感染；②高血压：严重的未经控制的高血压可使肾损害加重；③血容量改变：呕吐、腹泻、失血及手术和创伤等因素，导致血容量减少，可加重肾衰；④肾毒性药物：在原有慢性肾脏疾病的基础上，使用具有肾毒性的药物，可使肾损害加重；⑤尿路梗阻：如尿路结石、肿瘤、狭窄及前列腺肥大等，导致尿液排泄不畅，可加重肾损害。

明确 Alport 综合征发病因素为基因突变所致，目前尚无特效治疗。积极祛除 Alport 综合征的常见加重因素是诊治关键，中医中药在延缓 Alport 综合征慢性肾衰早中期病程的进展、改善证候、减轻症状、提高生活质量等方面有着较好的疗效。若病情发展到晚期尿毒症阶段，可以采用肾脏替代疗法，包括血液透析、腹膜透析、肾移植治疗。

【病因病机】

Alport 综合征是因Ⅳ型胶原基因突变所致的遗传性肾小球疾病，故先天禀赋不足是其根本病机。感受外邪、饮食不当、劳倦过度、药毒伤肾等常常是加重因素。

1. 肾元亏虚 患者先天禀赋不足，肾元亏虚，后天失养，脾运失健，气化功能不足，开阖升降失司，则当升不升，当降不降，当藏不藏，当泄不泄，形成本虚标实之证。肾失固摄，精微下泄，而成蛋白尿、血尿；湿蕴成浊，升降失司，浊阴不降，则见少尿、恶心、呕吐。其病之本为脾肾虚衰，水湿、湿热、瘀血、湿浊是其主要病理因素。病久可致多脏器虚损，湿热瘀血浊毒内结而缠绵不已。

2. 感受外邪 感受外邪，特别是风寒、风热之邪是该病的主要诱发及加重因素。感受外邪，肺卫失和，肺失通调，水道不利，水湿、湿浊蕴结，更易伤败脾肾之气，使正愈虚，邪愈实。

3. 饮食不当 饮食不洁（或不节），损伤脾胃，运化失健，水湿壅盛，聚湿成浊。

4. 劳倦过度 烦劳过度可损伤心脾；而生育不节，房劳过度可使肾精亏虚，肾气内伐。脾肾虚衰则不能化气行水，升清降浊，水液内停，湿浊中阻，而成肾劳、关格之证。而肾精亏虚，肝木失养，阳亢风动，遂致肝风内扰。

总之，本病病位主要在肾，涉及肺、脾（胃）、肝、心等脏腑。基本病机为肾元虚衰，浊毒内蕴。其病理性质乃本虚标实，本虚以肾元亏虚为主，标实以水气、湿浊、血瘀、肝风之证为多。

【诊断与鉴别诊断】

1. 诊断 典型的 Alport 综合征可根据临床表现（血尿、肾衰竭家族史、进行性感音性神经性耳聋、眼部改变）、阳性家族史及电镜下肾组织的特征性病理变化等做出诊断，其中肾组织的病理检查是确诊该疾病的重要依据。迄今仍然认为 GBM 出现特征性的增厚、分层是诊断 Alport 综合征的“金标准”。

2. 鉴别诊断 Alport 综合征需要与遗传性肾小球疾病和家族聚集性肾小球疾病相鉴别。

（1）薄基底膜肾病（良性家族性血尿）：临床典型表现为无症状性肾小球源性血尿，多数的肾功能始终正常且不伴眼、耳病变。常为家族性、常染色体显性遗传病变。其唯一的组织病理学发现是肾小球基底膜弥漫性变薄。正常基底膜宽度为300～400nm，而在本病仅为150～225nm。肾活检和皮肤活检组织中的Ⅳ型胶原α链的表达和分布正常。

（2）指甲髌骨综合征：本病为常染色体显性遗传。肾脏病主要表现为蛋白尿、镜下血尿、水肿及高血压，仅10%病例进入终末期肾衰竭。有指甲萎缩、角化不全、骨发育不良等表现，但无眼、耳病变。肾活检电镜下GBM增厚呈花斑或虫蛀状，有膜内纤维丝，是与Alport综合征鉴别的病理学特征。

【辨证论治】

（一）本证

1. 肾气不固证

证候：血尿，尿色淡红有泡沫，头晕耳鸣，腰脊酸痛，双膝酸软，神疲乏力，舌淡红，苔薄白，脉细软。

基本治法：补益肾气。

方药运用：无比山药丸加减。常用药：山药20g，肉苁蓉12g，熟地10g，山茱萸10g，党参15g，生黄芪30g，生白术10g，茯苓15g，川续断10g，菟丝子10g，河白草30g。方中党参、生黄芪补气健脾，培补后天之本；生白术、茯苓、薏苡仁健脾助运，化湿渗利；加入川续断、菟丝子补益肾气；加六月雪祛湿泄浊。诸药合用，共奏补肾益气化湿之功。

2. 脾肾气虚证

证候：血尿，尿色淡红，倦怠乏力，气短懒言，食少纳呆，腰酸膝软，脘腹胀满，大便不实，口淡不渴，舌淡有齿痕，脉沉细。

基本治法：补气健脾益肾。

方药运用：异功散加减。常用药：党参15g，生黄芪30g，生白术10g，茯苓15g，薏苡仁15g，川续断10g，菟丝子10g，六月雪30g。方中党参、生黄芪补气健脾，培补后天之本；生白术、茯苓、薏苡仁健脾助运，化湿渗利；加入川续断、菟丝子补益肾气；加六月雪祛湿泄浊。诸药合用，共奏健脾补肾，益气化湿之功。

加减：若属脾虚湿困者，可加制苍术9g，藿香9g，佩兰9g，厚朴6g化湿健脾；脾虚便溏者，加炒扁豆15g，炒芡实12g健脾助运；便干者，加制大黄9g通腑泄浊；水肿明显者，加车前子（包煎）30g，泽泻15g利水消肿。

3. 肝肾阴虚证

证候：血尿，尿色鲜红，头晕，头痛，腰酸膝软，口干咽燥，五心烦热，大便干结，舌淡红少苔，脉沉细或弦细。

基本治法：滋肾平肝。

方药运用：杞菊地黄汤加减。常用药：熟地12g，山茱萸9g，山药15g，茯苓15g，泽泻 15g，丹皮 15g，枸杞子 15g，菊花 6g，潼蒺藜 15g，怀牛膝 15g。此方乃六味地黄丸加枸杞子、菊花而成。方中熟地滋肾填精为主，辅以山茱萸养肝肾而涩精、山药补益脾阴而固精，三药合用，并补三阴。配茯苓淡渗健脾，补后天而助先天；泽泻清泻肾火，渗利化湿，并防熟地之滋腻；丹皮清泻肝火，活血和络。三药共达袪邪，为三泻。更入枸杞子、菊花滋补肝肾，平肝明目；潼蒺藜滋养肾阴；怀牛膝补肾和络，引药下行。诸药共达滋养肝肾，平肝化湿之功。

加减：若头晕头痛明显，耳鸣眩晕，血压升高者，可加钩藤(后下)9g，夏枯草 9g，石决明 15g 以清泻肝火。

4. 脾肾气阴两虚证

证候：倦怠乏力，腰酸膝软，口干咽燥，五心烦热，血尿、尿色淡红、夜尿清长，舌淡有齿痕，脉沉细。

基本治法：益气养阴，健脾补肾。

方药运用：参芪地黄汤加减。常用药：太子参 15g，生黄芪 15g，生地 12g，山茱萸 9g，山药 15g，丹皮 15g，枸杞子 15g，制首乌 12g，茯苓 15g，泽泻 15g。参花地黄汤即六味地黄汤加参、芪而成。太子参、生黄芪补气健脾，且太子参性润，无温燥之弊；生地、山茱萸、山药、枸杞子、制首乌滋养肝脾肾之阴；丹皮、茯苓、泽泻健脾化湿，利水消肿，并防养阴之品滋腻助湿。诸药合用，共达脾肾气阴双补之效。

加减：若心气阴不足，心慌气短者，可加麦门冬 12g，五味子 6g，丹参 15g，炙甘草 6g 以益气养心；大便干结者，可加麻仁 12g，或制大黄 9g 以通腑泄浊。

5. 阴阳两虚证

证候：畏寒肢冷，五心烦热，口干咽燥，腰酸膝软，夜尿清长，大便干结，舌淡有齿痕，脉沉细。

基本治法：温扶元阳，补益真阴。

方药运用：全鹿丸加减。常用药：鹿角片 12g，巴戟天 12g，菟丝子 12g，肉苁蓉 12g，人参 6g，白术 12g，茯苓 15g，黄芪 15g，炒熟地 12g，当归 9g，怀牛膝 15g 等。全鹿丸为《景岳全书》方，主要作用为补气养血，温扶元阳，补益真阴；用于慢性肾衰五脏俱损，气血阴阳俱衰的阴阳虚衰证最为合适。方中鹿角片、巴戟天、菟丝子、肉苁蓉温补元阳，兼以填精；人参、白术、茯苓、黄芪补气健脾，化湿助运，以固后天之本，促使其化生气血，补填肾精；熟地、当归补肾填精，养血滋阴；怀牛膝补肝肾，强筋骨，活血和络。诸药配合，达补益气血、温阳滋阴之效。

加减：若虚不受补，恶心呕吐，纳少腹胀者，则先予调补脾胃，健脾助运。可选炒山药 15g，云茯苓 15g，生薏苡仁 15g，谷、麦芽各 15g，法半夏 9g，陈皮 6g，焦六曲 15g。

（二）标证

1. 风邪证

证候：反复遇外感而发作，鼻塞、喷嚏、咽痒、咽肿、咽痛、耳闭；咳嗽、呼吸不利；恶寒发热、头身胀痛、皮肤隐疹；面肢浮肿，尿中泡沫明显，尿少、腹胀、便难；腰膝酸痛，骨节游走性疼痛。

基本治法：宣肺祛风。

方药运用：越婢加术汤加减。常用药：麻黄5g，生白术10g，荆芥10g，连翘15g，僵蚕10g，蝉衣10g，生黄芪15g，防风10g，生白术10g，石韦30g，生甘草3g，生地10g。

加减：若属风热偏盛，可加连翘、桔梗、白茅根；若见汗出恶风，为卫气已虚，则用防己黄芪汤加减，以助卫解表；若表证渐解，身重而水肿不退者，可按水气证论治。

2. 水气证

证候：面、肢浮肿，或有胸水、腹水。

基本治法：利水消肿。

方药运用：五皮饮或五苓散加减。常用药：连皮苓50g，白术9g，生薏苡仁30g，猪苓15g，泽泻15g，陈皮9g，车前子（包煎）30g。方中以茯苓利水渗湿，兼以健脾助运；生白术、生薏苡仁健脾益气，培补后天之本，助运化，利水湿；猪苓、泽泻、车前子淡渗利水，以消水肿；陈皮理气兼以除湿。诸药合用，达渗湿利水、健脾助运之效。

加减：若气虚水湿内停者，用防己黄芪汤补气健脾利水；肾阳不足者，用济生肾气丸、真武汤加减；肝肾阴虚、气阴两虚证者，加淡渗利水不伤阴液之品。若水气证日久或伴血瘀者，常在辨证基础加用活血化瘀利水之品，如丹参、川芎、益母草、泽兰等。

3. 湿浊证

证候：恶心呕吐，肢体困重，食少纳呆，脘腹胀满，口中黏腻，舌苔厚腻。

基本治法：和中降逆，化湿泄浊。

方药运用：小半夏加茯苓汤加味。常用药：姜半夏9g，茯苓15g，生姜3g，陈皮6g，苏叶9g，姜竹茹12g，制大黄8g。方中姜半夏燥湿健脾，和中止呕；茯苓健脾化湿助运；生姜降逆止呕；陈皮、苏叶、姜竹茹理气和中，降逆止吐；制大黄通腑泄浊，以助浊毒排泄。诸药合用，共达和中降逆、理气止呕、化湿泄浊功效。

加减：湿浊较重，舌苔白腻者，加制苍术9g，白术12g，生薏苡仁15g以运脾燥湿；厚朴6g以行气化湿。小便量少者，加泽泻15g，车前子（包煎）30g，玉米须15g以利水泄浊。

4. 血瘀证

证候：面色晦暗，腰痛，肌肤甲错，肢体麻木，舌质紫暗或有瘀点瘀斑，脉涩或细涩。

基本治法：活血化瘀。

方药运用：桃红四物汤加减。常用药：桃仁9g，红花6g，当归12g，川芎9g，赤芍15g，丹参15g，参三七粉（冲服）3g。通常在本虚证治疗的基础上选加活血化瘀之品。本方是四物汤加桃仁、红花加减而成。当归、川芎、赤芍养血活血，祛瘀而不伤阴；桃仁、红花破血化瘀。配合丹参养血和络；参三七活血止血。诸药共达养血活血，祛瘀生新之功，使活血而不耗血，瘀血兼证可解。

加减：若气虚血瘀者，加用生黄芪益气活血；久病瘀滞难以取效者，可加祛风通络或虫类活血药，如全蝎、蜈蚣、土鳖虫、水蛭等。药量可参考《中国药典》。

Alport 综合征患者常本虚证与标实证同时存在，常一个本虚证兼夹数个标实证。临床治疗时，可根据患者具体情况辨证论治。

【其他治疗】

1. 保肾片（江苏省中医院制剂） 主要成分：制何首乌、菟丝子、太子参、泽泻、牛膝等。可维护肾元，培补肾气，调运脾胃，淡渗利水，和络泄浊，保护和改善肾功能，延缓肾功能减退，推迟进入透析期。适用于各种原因引起的慢性肾衰竭，各期均适用，对早、中期及气阴两虚证的疗效尤为明显。常用剂量为每次 4～6 片，每日 3 次。

2. 冬虫夏草菌丝制剂 如金水宝或百令胶囊均可补肺肾，长期服用可调节免疫功能，适用于肺肾气虚者。常用剂量为每次 4～6 粒，每日 3 次。

3. 黄葵胶囊 由黄蜀葵花组成，功能清热利湿。每次 5 粒，每日 3 次。

4. 肾炎舒 具有益肾健脾、利水消肿之功，适用于脾肾阳虚证。每次 6 片，每日 3 次。

【转归及预后】

Alport 综合征预后通常不佳。在 X 连锁显性遗传型（XD）Alport 综合征男性患者中有进行性的肾功能损害，并随着肾功能的逐渐减退，最终进入尿毒症；常受到诱发因素的影响，出现肾功能的急剧恶化。积极治疗而控制诱因，保护残余肾单位则有助于延缓肾功能的恶化。

【预防与调护】

1. 预防

（1）一级预防：主要是及早发现，积极控制诱发加重的可逆因素，延缓慢性肾衰发生。

（2）二级预防：对已出现慢性肾衰者，要积极控制诱发加重的可逆因素，纠正高血压及水、电解质、酸碱平衡失调，以延缓肾衰进展。

（3）三级预防：主要针对尿毒症晚期患者，需防治高钾血症、心衰等严重尿毒症并发症。

2. 调护

（1）预防感冒及感染。家庭居室要清洁、卫生、通风。房间温、湿度适宜，光线充足、明亮。定期空气消毒，可用紫外线灯照射或食醋熏蒸法。一旦感冒，患者可先用板蓝根冲剂、桑菊感冒冲剂、小柴胡冲剂、午时茶等中成药制剂，反对一感冒就用抗生素，预防其肾毒性。

（2）保持情绪稳定，限制剧烈运动，缓解患者的焦虑烦躁与不安情绪，保持睡眠充足。

【临证经验】

1. 治疗诱发加重因素所引起的症状。呼吸道、泌尿道、肠道的感染是Alport综合征的常见加重因素，应用西药抗感染治疗可快速控制感染，但在临床应用中须防抗菌药物的肾毒性损害。高血压、心力衰竭也是慢性肾衰的主要加重因素，西药降压快速，在有效控制血压方面较中药明显，而强心、扩血管药物纠正心衰效果则更为显著。对慢性肾衰存在诱发、可逆因素的患者，应积极治疗加重因素，有利于延缓肾衰竭的进展。

2. 注重肾气的维护。由于Alport综合征主要为先天禀赋不足、肾元虚衰，所以，维护肾元，调摄肾阴、肾阳，固护肾气是Alport综合征的治本方法。保肾气之法通常可改善肾功能，调节免疫，实验证实可抑制肾小球的代偿性肥大，减轻肾脏的病理改变，加快肾功能恢复。选用平性药为上，如菟丝子、淫羊藿；补肾阴以制首乌最好。

3. 改善症状，提高生存质量。在Alport综合征肾功能正常阶段，中医药能改善水肿、腰酸、乏力等临床症状；在Alport综合征进入慢性肾衰晚期及透析阶段，中医仍可发挥一定的作用。我们发现，中医药治疗能改善慢性肾衰竭患者的临床症状，增加血清白蛋白，改善贫血，提高生存质量。

4. 推荐邹氏三代专家治疗Alport综合征的经验方药。治疗大法：养肝益肾，补气滋阴，凉血清摄。基本方药：枸杞子、旱莲草、炒山栀、夏枯草、生黄芪、山茱萸、车前草、参三七、黄蜀葵、小蓟、白茅根。若反复感冒，加荆芥、防风、大青叶、板蓝根；若水肿明显者，加泽兰泻、车前子、猪苓、大腹皮；若尿蛋白多者，加制僵蚕、全蝎、金樱子、雷公藤、穿山甲；若血尿多者，加藕节炭、丹皮炭、生蒲黄炭、血见愁；若肾功能不全者，加桃仁、红花、菟丝子、六月雪、土茯苓。邹老治小儿血尿常用凉血止血，药用小蓟、三七、白茅根、丹皮、山栀。久用无效者从瘀血论治，治疗整个过程需重视益气养阴、保护肾元。

【验案举例】

Alport综合征属肺脾肾气虚证（王钢主诊）

张某，男，8岁。初诊日期：2008年11月4日。

因持续茶色尿7年，双耳听力下降1年来院门诊。患儿7年前无诱因出现茶色尿，尿常规：Pro（+），BLD（+++），无水肿、高血压，院外曾诊断为“非链球菌感染后肾小球肾炎，IgA肾病”，予中药治疗无明显好转。1年前，发现听力下降。有家族史，其祖母尿常规BLD（+++），父母亲尿常规Pro（+）、BLD（-），妹妹尿常规Pro（+）、BLD（+++）。在北京系统检查听力图则提示：感音神经性耳聋。眼部检查未见异常。肾脏病理：①光镜：系膜轻度增生。②免疫荧光：阴性。③肾脏基底膜间接免疫荧光检测：Ⅳ型胶原α链在GBM、TBM呈阴性；α_5链在GBM、TBM呈阴性，BC呈阳性；皮肤基底膜（EBM）间接免疫荧光检测：Ⅳ型胶原呈连续线性分布，染色强度（+++），其α_5链呈连续线性分布，染色强度（++）。④电镜：肾小球上皮细胞足突小节融合，基底膜厚薄不均，增厚的基底膜可见分层及网状样改变，系膜细胞及基质节段轻度增生，并可见少量电子致密物沉积。提示可能为常染色体隐性遗传，考虑诊断为 Alport 综合征。今来院门诊检查尿常规：Pro（++），RBC >100/HP，尿 RBC 形态严重变形 >50%，尿蛋白定量 0.72g/24h。肾功能正常。目前患儿精神状况一般，懒言，纳食少，口中黏腻，平素易感冒，舌淡苔薄腻，脉沉细。辨证为肺脾肾气虚。治拟养肺固卫，健脾益肾，凉血清摄。

处方：荆芥 10g，防风 6g，桂枝 6g，蝉衣 6g，生黄芪 15g，炒白术 15g，生薏苡仁 15g，神曲 15g，麦芽 15g，山茱萸 12g，丹皮 10g，白茅根 15g。另：雷公藤多苷片 1 片，每日 3 次；三七粉 0.5g，琥珀粉 0.5g，蜂蜜调服，每日 2 次。

二诊（11 月 18 日）：患儿药后无明显不适，纳食增加，苔腻已化，尿蛋白（+），血尿明显好转，方药合证，加减续进。上方去神曲、麦芽，加金樱子 15g，小蓟 15g。

三诊（12 月 20 日）：患儿经服药 1 月半，尿蛋白定量 0.46g/24h。肉眼血尿未再出现，尿红细胞 5～10/HP，尿隐血（++），未感冒，听力下降，再以上方加减巩固。11 月 18 日方去桂枝，加熟地、夏枯草、石菖蒲、灵磁石。

四诊（2009 年 2 月 20 日）：患儿病情稳定，肝、肾功能正常，24 小时尿蛋白定量复查 2 次均正常，尿隐血（+）～（++），尿红细胞 3～5/HP，未感冒。继续守方加减治疗 2 年，尿隐血仍有（+）左右，红细胞 <3/HP。

按语：从患儿家族史听力下降、电镜增厚的基底膜可见分层，反复肉眼血尿，即可诊断 Alport 综合征。一诊辨证肺脾肾不足，治拟养肺固卫、健脾益肾、凉血清摄。方中以荆芥、防风、桂枝、蝉衣养肺固卫；生黄芪、炒白术、生薏苡仁、神曲、麦芽补气健脾，化湿开胃；山茱萸、丹皮、白茅根益肾清摄，同时用雷公藤降蛋白，用三七、琥珀粉止血尿。本治疗抓住肺脾肾气虚为主，兼防感染、清摄止血，并注意有效守方，坚持治疗，使患儿达到基本痊愈。

【小结】

1. 根据 Alport 综合征临床表现，可归属于中医学“尿血”、“癃闭”、“关格”、“溺毒”、“肾劳”等范畴。

2. Alport 综合征是因Ⅳ型胶原基因突变所致的遗传性肾小球疾病，故先天禀赋不足是其根本病机。感受外邪、饮食不当、劳倦过度、药毒伤肾等常常是加重因素。

3. 治疗大法为养肝益肾、补气养阴、凉血清摄。整个治疗过程中，固护肾气是治本方法。

（王身菊，王钢）

第四节　薄基底膜肾病

薄基底膜肾病是以肾小球源性血尿为主要临床表现的一种遗传性肾病，因预后良好，故又称为良性家族性血尿或良性再发性血尿。薄基底膜肾病发病与Ⅳ型胶原基因突变相关，大多数符合常染色体显性遗传，也有部分患者符合X连锁显性遗传。

薄基底膜肾病的确切发生率尚无权威性的研究结论，估计薄基底膜肾病的发病率为正常人群的5.2%。近年来，多数国内研究显示薄基底膜肾病占儿童单纯性血尿的28%～35%。

中医学原无薄基底膜肾病的病名，根据其临床表现可归属于“尿血”范畴。

就临床资料分析薄基底膜肾病有以下特点。

1. 发病因素　薄基底膜肾病发病与Ⅳ型胶原基因突变相关，大多数符合常染色体显性遗传，也有部分患者符合X连锁显性遗传。

2. 常见加重因素　①感染：上呼吸道或其他部位的感染；②高血压：严重的未经控制的高血压可使肾损害加重；③肾毒性药物：在原有慢性肾脏疾病的基础上，使用具有肾毒性的药物，可使肾损害加重；④尿路梗阻：如尿路结石、肿瘤、狭窄及前列腺肥大等导致尿液排泄不畅时，可加重肾损害。

明确薄基底膜肾病发病因素为基因突变所致，目前尚无特效治疗。积极祛除薄基底膜肾病的常见加重因素是诊治的关键。中医中药可减轻症状，提高生活质量。

【病因病机】

薄基底膜肾病是因Ⅳ型胶原基因突变所致的遗传性肾小球疾病，故先天禀赋不足是其根本病机。感受外邪、饮食不当、劳倦过度、药毒伤肾等常是加重因素。

1. 肾元亏虚　患者先天禀赋不足，肾元亏虚，肾失固摄，精微下泄，而成血尿、蛋白尿。

2. 感受外邪　感受外邪，特别是风寒、风热之邪是该病的主要诱发及加重因素。感受外邪，肺卫失和，外邪循经下传于肾，蕴藏肾中，损伤肾络，发为尿血。

3. 饮食不当　饮食不洁（或不节），损伤脾胃，运化失健，水湿壅盛，聚湿成浊；或可湿蕴化热而成湿热，热移下焦，损伤肾络，发为尿血。

4. 劳倦过度　烦劳过度可损伤心脾；而生育不节、房劳过度使肾精亏虚，肾气内伐。脾肾虚衰，损伤肾络，发为尿血。

总之，本病病位主要在肾，涉及肺、脾（胃）等脏腑，基本病机为脾肾虚衰，损伤肾络，或热灼肾络发为尿血。其病理性质乃本虚标实，本虚以肾元亏虚为主，标实以湿热、血瘀证为多。

【诊断与鉴别诊断】

1. 诊断　单纯性血尿或合并轻度蛋白尿，无肾功能进行性减退，肾活检免疫荧光阴性，光镜正常或轻度异常，电镜下可见弥漫性GBM变薄而无电子致密物沉积，结合良性家族性血尿等即可诊断为本病。

2. 鉴别诊断　薄基底膜肾病需与遗传性肾小球疾病和家族聚集性肾小球疾病相鉴别。

（1）Alport综合征：典型的Alport综合征根据临床表现（血尿、肾衰竭家族史、进行性感音性神经性耳聋、眼部改变）、阳性家族史及电镜下肾组织的特征性病理变化可做出诊断，其中肾组织的病理检查是确诊该疾病的重要依据。迄今仍然认为GBM出现特征性的增厚、分层是诊断 Alport 综合征的“金标准”。

（2）指甲、髌骨综合征：本病为常染色体显性遗传。肾脏病主要表现为蛋白尿、镜下血尿、水肿及高血压，仅 10% 病例进入终末期肾衰竭。有指甲萎缩、角化不全、骨发育不良等表现，但无眼、耳病变。肾活检电镜下 GBM 增厚呈花斑或虫蛀状，有膜内纤维丝，是与薄基底膜肾病鉴别的病理学特征。

【辨证论治】

1. 肾气不固证

证候：尿血，尿色淡红，或有泡沫尿，头晕耳鸣，腰脊酸痛，双膝酸软，神疲乏力，舌淡红，苔薄白，脉细软。

基本治法：补益肾气，固摄止血。

方药运用：无比山药丸加减。常用药：山药 20g，肉苁蓉 12g，熟地 10g，山茱萸 10g，生黄芪 30g，怀牛膝 10g，茯苓 15g，川续断 10g，菟丝子 10g，五味子 10g，赤石脂 15g，仙鹤草 15g，蒲黄 15g。方中熟地、山药、山茱萸、怀牛膝补肾益精；肉苁蓉、川续断、菟丝子温肾助阳；生黄芪、茯苓健脾益气；五味子、赤石脂益气固涩；仙鹤草、蒲黄化瘀止血。诸药合用，共奏补益肾气、固摄止血之功。

加减：尿血较重者，可加牡蛎 30g，金樱子 15g，补骨脂 10g 等固涩止血；腰脊酸痛、畏寒神怯者，加鹿角片 15g，狗脊 15g 温补督脉。

2. 肾虚火旺证

证候：小便短赤带血，头晕耳鸣，神疲，颧红潮热，腰膝酸软，尿色淡红，舌质红，脉细数。

基本治法：滋阴降火，凉血止血。

方药运用：知柏地黄丸加减。常用药：生地 10g，怀山药 20g，山茱萸 10g，茯苓 15g，泽泻 10g，丹皮 10g，知母 10g，黄柏 10g，旱莲草 15g，藕节 30g。方中生地、怀山药、山茱萸、茯苓、泽泻、丹皮滋补肾阴，“壮水之主，以制阳光”；知母、黄柏滋阴降火；旱莲草、藕节凉血止血。诸药合用，共奏滋阴降火、凉血止血之功。

加减：颧红潮热者，加地骨皮、白薇清退虚热。

3. 脾肾气虚证

证候：倦怠乏力，气短懒言，食少纳呆，腰酸膝软，脘腹胀满，大便不实，口淡不渴，舌淡有齿痕，脉沉细。

基本治法：补气健脾益肾。

方药运用：异功散加减。常用药：党参 15g，生黄芪 30g，生白术 10g，茯苓 15g，薏苡仁 15g，川续断 10g，菟丝子 10g，六月雪 30g。方中党参、生黄芪补气健脾，培补后天之本；生白术、茯苓、薏苡仁健脾助运，化湿渗利；加入川续断、菟丝子补益肾气；加六月雪祛湿泄浊。诸药合用，共奏健脾补肾，益气化湿之功。

加减：若属脾虚湿困者，可加制苍术 9g，藿香 9g，佩兰 9g，厚朴 6g 化湿健脾；脾虚便溏者，加炒扁豆15g，炒芡实12g健脾助运；便干者，加制大黄9g通腑泄浊；水肿明显者，加车前子(包煎)30g，泽泻15g利水消肿。

4. 瘀血阻络证

证候：尿色紫暗或夹有血块，面色晦暗，腰痛，肌肤甲错，肢体麻木，舌质紫暗或有瘀点瘀斑，脉涩或细涩。

基本治法：活血通络，化瘀止血。

方药运用：桃红四物汤加减。常用药：桃仁9g，红花6g，当归12g，川芎9g，赤芍15g，丹参15g，参三七粉(冲服)3g。通常在本虚证治疗的基础上选加活血化瘀之品，本方是四物汤加桃仁、红花加减而成。当归、川芎、赤芍养血活血，祛瘀而不伤阴；桃仁、红花破血化瘀。配合丹参养血和络；参三七活血止血。诸药共达养血活血，祛瘀生新之功，使活血而不耗血，瘀血兼证可解。

加减：若气虚血瘀者，加用生黄芪益气活血；久病瘀滞难以取效者，可加用祛风通络或虫类活血药，如全蝎、蜈蚣、土鳖虫、水蛭等。

【其他治疗】

1. 保肾片（江苏省中医院制剂）　主要成分：制何首乌、菟丝子、太子参、泽泻、牛膝等。具有维护肾元，培补肾气，调运脾胃，淡渗利水，和络泄浊作用。可保护和改善肾功能，延缓肾功能减退，推迟进入透析期。适用于各种原因引起的慢性肾衰竭，各期均适用，对早、中期及气阴两虚证的疗效尤为明显。常用剂量为每次4~6片，每日3次。

2. 冬虫夏草菌丝制剂　如金水宝或百令胶囊均可补肺肾，肾病患者长期服用可调节免疫功能，适用于肺肾气虚者。常用剂量为每次4~6粒，每日3次。

【转归及预后】

一般而言，薄基底膜肾病的预后良好。但当受到诱发因素影响时，可出现肾功能损害。

【预防与调护】

1. 预防

（1）一级预防：主要是及早发现，积极控制诱发加重的可逆因素。

（2）二级预防：对已出现慢性肾病者，应积极控制诱发加重的可逆因素，纠正高血压及水、电解质、酸碱的平衡失调。

2. 调护

（1）预防感冒及感染。家庭居室要清洁、卫生、通风。房间温、湿度适宜，光线充足、明亮。定期空气消毒，可用紫外线灯照射或食醋熏蒸法。一旦感冒，可先用板蓝根冲剂、桑菊感冒冲剂、小柴胡冲剂、午时茶等中成药制剂。反对一感冒就用抗生素，预防其肾毒性。

（2）保持情绪稳定，限制剧烈运动，缓解患者的焦虑烦躁与不安情绪，保持睡眠充足。

【临证经验】

1. 重视家族史的询问。对于以单纯性血尿为主要表现的肾病患者，儿童要警惕 Alport 综合征，成人则要明辨是薄基底膜肾病还是家族聚集性 IgA 肾病，所以对家族史的采集非常重要。

2. 注重咽部感染的辨证。咽喉是外邪入侵犯肾的重要途径。《灵枢·经脉》提出："肾足少阴之脉……其直者从肾上贯肝膈，入肺中，循喉咙，挟舌本。"可见咽属肾所主，喉为肺之门户。外邪入侵途径不外乎口鼻、皮毛（卫营内传或直中），风热之邪轻扬向上，首先犯上，口鼻受之，咽喉为必经之地。而咽喉者乃肺肾之门户关隘，一旦外邪上犯搏结咽喉，邪热熏灼，乳蛾红肿疼痛，或湿热之邪盘踞咽喉不解，适逢肾虚不足或气虚、阴虚或气阴两虚，则邪易循足少阴之支脉侵犯至肾，成为薄基底膜肾病尿血、蛋白尿的发病之因；或素有肾虚，咽喉热结邪蕴，则有虚虚之害，更伤肾元，成为薄基底膜肾病加重或诱发的因素。因此，薄基底膜肾病与咽部感染有密切关系，最常见的是热结咽喉证，但也可出现脾虚咽热、肾虚咽热证，临证需注意辨别。

3. 肾气不足是发病之本。薄基底膜肾病发病主要是先天禀赋不足，肾气亏虚，病邪乘虚而入。肾为气化运动的根本，只有先有肾气的推动，脾土才能斡旋而有运化之能；只有肾气摄纳，肺气才能肃降，通调水道，下输膀胱。《诸病源候论·水病诸候》指出："水病无不由脾肾虚所为，脾肾虚则水妄行，盈溢皮肤而令周身肿满。"又肾为先天之本，主水之气化，精微随尿液外泄则为蛋白尿；肾气亏虚，腰失所养，可见腰痛；肾阴不足，虚火灼伤肾络，则见尿血。故薄基底膜性肾病的常见临床表现与肾虚有关。

4. 推荐邹氏三代专家治疗薄基底膜肾病尿血经验方药。治疗大法：养肺益肾，凉血清摄。基本方药：北沙参、麦冬、荆芥、炒山栀、茯苓皮、车前草、川断、山茱萸、丹皮炭、小蓟、飞廉、白茅根。若咽痛、扁桃体红肿者，加金银花、蚤休、桔梗、制僵蚕、牛蒡子；若肺阴不足者，加竹叶、生蒲黄、天冬、百合；若尿血兼有尿蛋白者，加金樱子、山慈菇、穿山甲、雷公藤；若尿血明显者，加景天三七、紫珠草、参三七粉、琥珀粉；若合并尿道、妇科炎症者，加黄柏、萹蓄、海金沙、石韦、败酱草。

【验案举例】

薄基底膜肾病属咽热肾虚证（王钢主诊）

黄某，男，5岁。初诊日期：2001年6月10日。

患儿血尿反复半年余，曾去上海、北京多家三甲医院就诊，排除了胡桃夹现象及 Alport 综合征。今年5月5日，经肾穿刺由镜下发现有弥漫性 GBM 变薄，结合母辈有血尿病史，诊断为薄基底膜肾病。刻诊：易于感冒，咽痛反复发作，双侧扁桃体Ⅰ°肿大，尿隐血（+++），红细胞246/μl。辨证：热结咽喉证。治拟清热利咽，凉血止血。

处方：荆芥15g，连翘10g，蚤休10g，桔梗10g，牛蒡子15g，淡竹叶15g，通草10g，黄芩炭 10g，炒山栀 10g，车前草 30g，小蓟 30g，白茅根 30g。

二诊（7 月 24 日）：患儿经以上清热利咽剂治疗后，咽痛好转，考虑到双侧扁桃体持续Ⅱ°肿大，经五官科会诊，于 6 月 30 日摘除扁桃体，7 月 10 日出院后，尿隐血（+++），红细胞 124/μl。咽部有切除扁桃体瘢痕、后壁滤泡增生，自觉无明显不适，偶感腰酸，头昏，舌红，苔薄，脉细。辨为咽热肾虚证，治拟利咽益肾摄血。

处方：北沙参 20g，炒山栀 10g，荆芥 15g，麦冬 15g，制僵蚕 15g，牛蒡子 15g，车前草 15g，川断 12g，山茱萸 15g，丹皮炭 12g，小蓟 15g，飞廉 15g，白茅根 30g。

三诊（8 月 24 日）：药后咽部不适好转，腰酸消失，余无明显不适，尿隐血（++），红细胞 62/μl，治宗上法化裁。上方加参三七 6g。

患儿经用邹氏三代专治薄基底膜肾病尿血经验辨证加减治疗两年余，随访尿中红细胞数量高高低低，直至完全阴性而痊愈。

按语：该患儿以尿血为特征，经肾穿电镜下发现有弥漫性 GBM 变薄，结合家族血尿史，诊断为薄基底膜性肾病。中医属“尿血”范畴，辨证为咽热肾虚证。初期以风热邪毒搏结咽喉为主，故重点运用清热利咽法，方中以荆芥、连翘、蚤休、桔梗、牛蒡子、淡竹叶凉血清摄；并同时切除扁桃体，使慢性感染病灶清除，咽喉得清，尿血减轻，下病上治，适用于各种肾脏病以血尿表现为主，反复咽、扁桃体感染者。继用邹氏三代专家治疗薄基底膜肾病尿血经验方药加减，从养肺利咽、滋阴益肾、凉血清摄论治。方药合证时，守方加减，巩固治疗两年余，该病痊愈。

【小结】

1. 薄基底膜肾病根据其临床表现可归属于中医学“尿血”范畴。

2. 薄基底膜肾病是因Ⅳ型胶原基因突变所致的遗传性肾小球疾病，故先天禀赋不足是其根本病机。感受外邪、饮食不当、劳倦过度、药毒伤肾等常常是其加重因素。本病病位主要在肾，涉及肺、脾（胃）等脏腑。基本病机为脾肾虚衰，损伤肾络，或热灼肾络而发为尿血。其病理性质乃本虚标实，本虚以肾元亏虚为主，标实以湿热、血瘀证为多。

3. 维护肾元，调摄肾阴、肾阳，固护肾气为薄基底膜肾病的治本方法。

（王身菊，王钢）

第五节　Fabry 病

Fabry 病是一种全身遗传性代谢缺陷病，是因 α 糖苷酶 A 缺乏引起糖鞘脂代谢障碍，致使糖鞘脂的沉积遍布全身的组织器官，导致多系统症状，肾脏是常见的受累器官。α 糖苷酶 A 的基因 Gal 位于 Xq22，因此 Fabry 病是 X 连锁的遗传性疾病。

多数患者于 10 岁前起病。有四肢疼痛、感觉异常和少汗等表现。皮肤最初为毛细血管扩张，随年龄增长而增多、扩大，呈单个或节状红黑色皮损，压之不褪色，较大皮疹可有过度角化。好发部位为躯干下部、臀、股、髋部及会阴处，常两侧对称，成簇出现。有时毛细血管扩张仅发生于内脏，出现缺血性心脏病及其他内脏器官损害，如腹痛等。眼部出现结膜、视网膜血管弯曲扩张、角膜混浊。肾脏累及表现为高血压、血尿、轻度蛋白尿和脂肪尿，以及各种肾小管功能障碍，如浓缩稀释功能、酸化功能等。男性半合子常在10～40岁时出现氮质血症，女性杂合子则表现各异，可为轻型和非进行型。B型和AB型者起病早且较严重。

本病最常见于白种人，也见于亚洲人，男性的发病率只有1/40000～1/60000，本病男性发病及病情较女性重；而女性患者的临床症状变化较大。

中医学无Fabry病的病名，根据其临床表现可归属于“痹证”、“肾劳”等范畴。

就临床资料分析，Fabry病有以下特点。

1. 发病因素　α糖苷酶A缺陷。

2. 常见的诱发与加重因素　①高血压：严重的未经控制的高血压可使肾损害加重；②肾毒性药物：在原有慢性肾脏疾病基础上，使用具有肾毒性的药物，可使肾损害加重；③精神紧张焦虑常为诱发因素；④天气变化亦为诱发因素。

明确Fabry病发病因素，针对病因和常见诱发与加重因素的治疗是诊治的关键。西医常用对症治疗和酶替代治疗。国外已有酶替代治疗，但价格昂贵。中医中药在改善Fabry病，减轻症状，提高生活质量等方面有一定的疗效。若病情发展到晚期尿毒症阶段，可采用肾脏替代疗法，同时进行酶替代治疗。

【病因病机】

先天不足，肝肾亏虚，脉络失和，气血瘀滞，痰浊内阻是本病的根本病机。感受外邪，饮食不当，劳倦过度，情志，药毒伤肾等常是其加重因素。

1. 肝肾不足　患者先天不足，肾元亏虚，肝阴不足，肾失固摄，精微下泄，而成血尿、蛋白尿。

2. 感受外邪　感受外邪，特别是风寒、风热之邪是该病的主要诱发及加重因素。

3. 饮食不当　饮食不洁（或不节），损伤脾胃，运化失健，水湿壅盛，聚湿成浊；或水湿蕴化生热而成湿热，或湿聚成痰，痰浊阻滞，不通则痛。

4. 劳倦过度　烦劳过度可损伤心脾，心脾亏虚，心失所养则见心慌。

5. 情志失调　精神紧张焦虑，肝郁失于条达，气机瘀滞，不通则痛，发为疼痛。

总之，本病病位主要在肾，涉及肝、脾（胃）等脏腑。基本病机为先天不足，肝肾亏虚，脉络失和，气血瘀滞，痰浊内阻。其病理性质乃本虚标实，本虚以肾元亏虚为主，标实以痰浊、血瘀证为多。

【诊断与鉴别诊断】

1. 诊断　临床表现为多系统损害（皮肤、神经系统、心血管系统、肾脏受累、眼部病变等）、特征性体征（皮肤血管角质瘤）、阳性家族史及α-半乳糖苷酶活性低下等，要明确诊断并不困难。但家族史阴性的患者较易误诊。如果临床表现提示为α-半乳糖苷酶A缺陷，可通过测定从外周血分离出白细胞中该酶的浓度帮助诊断。半合子患者几乎无酶的活性，如果该酶活性达正常人6%～20%时，则无临床症状；杂合子患者，该酶活性水平介于正常人和半合子之间。

2. 鉴别诊断 Fabry病，无家族史患者，特别是以疼痛为主要表现时，需要与以下疾病相鉴别。

（1）风湿性关节炎：风湿性关节炎临床较为常见，一般有先期的链球菌感染史，抗链“O”增高、皮下结节、关节炎及舞蹈病等症状体征，解热镇痛治疗有效。

（2）药物性眼损害：药物性眼损害有明确的服药史，如氯喹可引起与Fabry病相似的角膜混浊现象。

（3）心脑血管性疾病：年轻人出现严重的痛性神经病变或有抽搐偏瘫、人格与行为改变，伴进行性心血管和脑血管的功能障碍时，应考虑本病，MRI可早期发现脑损害。

【辨证论治】

1. 肝肾不足，气滞血瘀证

证候：头晕耳鸣，听力下降，腰脊酸痛，双膝酸软，神疲乏力，发作性肢体疼痛，感觉异常，舌淡红，苔薄白，脉细涩。

基本治法：滋补肝肾，行气化瘀。

方药运用：杞菊地黄汤合桃红四物汤加减。常用药：熟地12g，山茱萸9g，山药15g，茯苓15g，泽泻15g，丹皮15g，枸杞子15g，菊花6g，桃仁9g，红花6g，当归12g，川芎9g，赤芍15g，丹参15g，参三七粉（冲服）3g。杞菊地黄汤乃六味地黄丸加枸杞子、菊花而成。方中熟地滋肾填精为主，辅以山茱萸养肝肾而涩精、山药补益脾阴而固精，三药合用，并补三阴。配茯苓淡渗健脾，补后天而助先天；泽泻清泻肾火，渗利化湿，并防熟地之滋腻；丹皮清泻肝火，活血和络。三药共达祛邪，为三泻。更入枸杞子、菊花滋补肝肾，平肝明目。桃红四物汤是四物汤加桃仁、红花而成。当归、川芎、赤芍养血活血，祛瘀而不伤阴；桃仁、红花破血化瘀。配合丹参养血和络；参三七活血。诸药共达滋养肝肾，行气化瘀之功。

加减：若头晕头痛明显，耳鸣眩晕，血压升高者，可加钩藤（后下）9g，夏枯草9g，石决明30g以清泻肝火。

2. 气血不足，痰瘀闭阻证

证候：神疲乏力，面色少华，发作性肢体疼痛，感觉异常，心慌、气短，舌淡红，苔薄白腻，脉细涩。

基本治法：培补气血，化痰祛瘀。

方药运用：八珍汤加减。常用药：熟地12g，当归12g，川芎9g，白芍10g，党参15g，茯苓15g，生白术10g，丹参15g，桃仁9g，红花6g，陈皮10g，半夏10g，胆南星10g。方中熟地、当归、川芎、白芍养血活血，祛瘀而不伤阴；党参、茯苓、生白术健脾益气；桃仁、红花破血化瘀，配合丹参养血和络；陈皮、半夏健脾化痰，胆南星祛痰。诸药配合，达培补气血、化痰祛瘀之功。

加减：若心气阴不足，心慌气短者，可加麦门冬 12g，五味子 6g，丹参 15g，炙甘草 6g 以益气养心。

3. 脾肾不足，浊瘀内蕴证

证候：神疲乏力，面色少华，腰膝酸软，颜面或肢体水肿，发作性肢体疼痛，感觉异常，心慌气短，舌淡红，苔薄白腻，脉细。

基本治法：健脾益肾，化瘀泄浊。

方药运用：六君子汤加减。常用药：党参 15g，生黄芪 30g，生白术 10g，茯苓 15g，川续断 10g，菟丝子 10g，六月雪 30g，姜半夏 9g，陈皮 10g，桃仁 9g，红花 6g，制大黄 8g。方中党参、生黄芪补气健脾，培补后天之本；生白术、茯苓健脾助运，化湿渗利，加入川续断、菟丝子补益肾气；加六月雪祛湿泄浊；姜半夏、陈皮燥湿健脾，助运；制大黄通腑泄浊，以助浊毒排泄；桃仁、红花活血化瘀。诸药合用，共达健脾益肾、化瘀泄浊之功效。

加减：小便量少者，加泽泻 15g，车前子（包煎）30g，玉米须 15g 以利水泄浊。

【其他治疗】

1. 中成药

（1）保肾片（江苏省中医院制剂）：主要成分：制何首乌、菟丝子、太子参、泽泻、牛膝等。功能维护肾元，培补肾气，调运脾胃，淡渗利水，和络泄浊。可保护和改善肾功能，延缓肾功能减退，推迟进入透析期。适用于 Fabry 病引起的慢性肾功能不全。常用剂量为每次 4～6 片，每日 3 次。

（2）冬虫夏草菌丝制剂：如金水宝或百令胶囊均可补肺肾，Fabry 病患者长期服用可调节免疫功能，适用于肺肾气虚者。常用剂量为每次 4～6 粒，每日 3 次。

（3）海昆肾喜胶囊：主要成分：褐藻多糖硫酸酯。具有化浊排毒功能。用于 Fabry 病慢性肾衰竭（代偿期、失代偿期和尿毒症早期）。常用剂量为每次 2 粒，每日 3 次；2 个月为一疗程。餐后 1 小时服用。

（4）尿毒清颗粒：主要成分：黄芪、党参、制何首乌、生大黄、白术、茯苓、车前草、姜半夏、川芎、丹参等。具有健脾利湿、通腑降浊、活血化瘀等功能，适用于 Fabry 病慢性肾衰竭兼有湿浊者。常用剂量为每次 1 包，每日 3 次。

2. 灌肠疗法 生大黄 15～30g，蒲公英 30g，生牡蛎 30g，六月雪 30g，生甘草 5g。上药浓煎成 300ml，调至温度 40℃较合适，保留灌肠时间以 0.5～1 小时为宜，每日 1 次，10～15 天为一疗程。每次疗程结束后休息 3～5 天，继续下一疗程，但不宜长久使用。方中大黄用量以保持大便每日 2～3 次为宜，不宜过度通下，以防伤正。

3. 药浴 通常由桂枝、白芍、徐长卿、红花、地肤子、羌活、独活等组成。将其打成粗末，纱布包裹煎浓液，掺入温水中，患者浸泡其中，使之微微汗出，每次浸泡 40 分钟，每日 1 次，10～15 天为一疗程。

【转归及预后】

男性症状较重，常在 10～40 岁时出现氮质血症。女性症状表现各异，可为轻型和非进行型。积极进行酶替代治疗，有助于保护肾单位，延缓肾功能的恶化。

【预防与调护】

1. 预防

（1）一级预防：主要是及早发现 Fabry 病，积极进行酶替代治疗，以防发生慢性肾衰。

（2）二级预防：对已出现慢性肾衰者，要积极控制诱发加重的可逆因素，积极进行酶替代治疗，纠正高血压及水、电解质、酸碱平衡失调，以延缓肾衰进展。

（3）三级预防：主要针对 Fabry 病尿毒症晚期患者，需防治高钾血症、心衰等严重尿毒症并发症。

2. 调护

（1）保持情绪稳定，限制剧烈运动，减少患者的焦虑烦躁与不安情绪，保持睡眠充足。

（2）预防感冒及感染。家庭居室要清洁、卫生、通风。房间温、湿度适宜，光线充足、明亮。定期空气消毒，可用紫外线灯照射或食醋熏蒸法。

【临证经验】

1. 提高对 Fabry 病的认识　Fabry 病是一种少见的遗传病，无家族史患者较易被误诊。当患者有多系统损害，特别是肾脏受累主要表现为高血压、血尿、蛋白尿、脂肪尿；各种肾小管功能障碍，如浓缩稀释功能、酸化功能障碍；自主神经系统功能失常，如发作性四肢疼痛、感觉异常、少汗及皮肤有血管角质瘤时，应考虑本病可能。行α－半乳糖苷酶活性检测有助于诊断。男性儿童出现无法解释的少汗和手足疼痛时，也应考虑本病可能。早期明确 Fabry 病的诊断，可以避免不必要的免疫抑制治疗，减少药物的毒副作用。

2. 早期中药干预，改善临床症状　目前国外已经有酶替代治疗，但国内尚未进行。中医中药的干预非常必要，特别是在改善临床症状方面有较好的临床疗效。

【小结】

1. 中医学无 Fabry 病的病名，根据其临床表现可归属于“痹证”、“肾劳”等范畴。

2. 先天不足、肝肾亏虚、脉络失和、气血瘀滞、痰浊内阻是其根本病机。感受外邪、饮食不当、劳倦过度、情志、药毒伤肾等常是加重因素。

3. 维护肾元，化痰祛瘀泄浊为 Fabry 病的治本方法。

（王身菊，王钢）

第六节　指甲－髌骨综合征

指甲－髌骨综合征是一种常染色体显性遗传的疾病，对称性累及指甲、骨骼、眼及肾脏。指甲－髌骨综合征的致病基因是 LMX1B，其编码的蛋白对Ⅳ型胶原的表达有重要调节作用。当 LMX1B 功能发生改变时，可影响基底膜的正常发育。

其发病率：出生者为 1/5 万，人群中的患病率为 1/100 万。关于指甲－髌骨综合征肾脏受累的发生率报道有比较大的差异，25% ～62% 的指甲－髌骨综合征可有肾脏受累。2% ～15% 的患者发展到终末期肾脏病。

中医学原无指甲－髌骨综合征的病名，根据其临床表现可归属于“五软”、“虚损”、“水肿”、“肾劳”等范畴。

就临床资料分析，指甲－髌骨综合征有以下特点。

1. 发病因素 基因 LMX1B 的功能发生改变。

2. 常见的诱发与加重因素 当指甲－髌骨综合征合并肾损害时，感染、高血压、肾毒性药物均是加重因素。

明确指甲－髌骨综合征发病因素，积极祛除指甲－髌骨综合征合并肾损害的加重因素是诊治的关键。中医中药在延缓指甲－髌骨综合征合并肾损害病程的进展、减轻症状、提高生活质量等方面有一定疗效。若病情发展到晚期尿毒症阶段，可以采用肾脏替代疗法，包括血液透析、腹膜透析、肾移植治疗。

【病因病机】

指甲－髌骨综合征是一种常染色体显性遗传疾病，故先天禀赋不足、肾虚髓亏、脾虚湿浊内蕴是其根本病机。感受外邪、饮食不当、劳倦过度、药毒伤肾等常是其加重因素。

1. 肾虚髓亏 患者先天禀赋不足，肾虚肾精不足，骨髓失养，则骨骼发育不良、脆弱无力，故见指甲及髌骨发育不良、腰膝酸软无力等。肾虚肾失固摄，精微下泄，而成蛋白尿、血尿。

2. 感受外邪 感受外邪，特别是风寒、风热之邪是该病的加重因素。感受外邪，肺卫失和，肺失通调，水道不利，水湿、湿浊蕴结，更易伤及脾肾之气，使正愈虚，邪愈实。

3. 饮食不当 饮食不洁（或不节），损伤脾胃，运化失健。

4. 劳倦过度 烦劳过度可损伤心脾，而生育不节，房劳过度，可使肾精更虚。脾肾虚衰，则不能化气行水、升清降浊，使水液内停，湿浊中阻，而成肾劳之证。

总之，本病病位主要在骨、肾，涉及肺、脾、心等脏。基本病机为肾虚髓亏，脾虚湿困。其病理性质乃本虚标实，本虚以肾虚髓亏为主，标实以水气、湿浊之证为多。

【诊断与鉴别诊断】

1. 诊断 当有指甲发育异常、髌骨发育不良或无发育时，只需结合家族史则可诊断指甲－髌骨综合征。对尿检异常的患者进行肾脏活检则有助于诊断，但必须依靠电镜检查。电镜表现为基底膜节段性增厚，增厚的区域有电子致密物沉积，致密层有不规则的胶原纤维束沉积，沉积的严重程度与肾脏受累的临床表现不成正比。

2. 鉴别诊断

（1）胶原Ⅲ肾病：胶原Ⅲ肾病主要为Ⅲ型胶原纤维沉积在基底膜的疏松层，同时有系统肾性的临床表现。

（2）髌骨发育不全：仅表现为髌骨发育不全或缺如，无指甲和其他骨骼改变，亦无肾脏受累表现。

【辨证论治】

1. 肾阳虚证

证候：指甲脆，髌骨小或缺如，或反复关节脱臼，畏寒肢冷，倦怠乏力，腰酸膝软，腰部冷痛，夜尿清长，口淡不渴，舌淡有齿痕，苔薄白，脉沉弱。

基本治法：温补肾阳，填精益髓。

方药运用：右归丸加减。常用药：熟附子6g，肉桂6g，熟地12g，山茱萸12g，山药15g，枸杞子10g，鹿角胶10g，菟丝子10g，杜仲15g，炒当归10g。方中地黄、山茱萸、山药、枸杞子滋养肝脾肾之阴，填精益髓，取其阴中求阳，补阴助阳，使肾阳振奋，气化复常；附子、肉桂、鹿角胶培补肾中元阳；菟丝子、杜仲补肝肾，强腰肾；配当归养血和血，共补肝肾精血。诸药合用，共成温补肾阳、填精益髓之功。

加减：若中阳不振，脾胃虚寒，脘腹冷痛或便溏者，加干姜6g，补骨脂9g温运中阳；若阳虚水泛，水肿较甚者，加猪苓15g，黑白丑9g利水消肿。

2. 肾阴虚证

证候：指甲脆，髌骨小或缺如，或反复关节脱臼，腰酸膝软，口干咽燥，五心烦热，大便干结，尿少色黄，舌淡红少苔，脉沉细或弦细。

基本治法：滋阴补肾，填精益髓。

方药运用：左归丸加减。常用药：熟地12g，山茱萸9g，山药15g，枸杞子10g，鹿角胶10g，菟丝子10g，龟板胶10g，怀牛膝15g。方中熟地滋肾填精为主，辅以山茱萸养肝肾而涩精、山药补益脾阴而固精，三药合用，并补三阴。枸杞子补肾益精、养肝明目；龟鹿二胶为血肉有情之品，峻补精髓，龟板胶偏于补阴，鹿角胶偏于补阳，取“阳中求阴”之义；菟丝子、怀牛膝补肝肾，强腰肾。诸药共达滋阴补肾，填精益髓之功。

加减：若头晕头痛明显，耳鸣眩晕，血压升高者，可加钩藤（后下）9g，夏枯草9g，石决明15g以清泻肝火。

3. 脾肾气虚证

证候：倦怠乏力，气短懒言，食少纳呆，腰酸膝软，脘腹胀满，大便不实，口淡不渴，舌淡有齿痕，脉沉细。

基本治法：补气健脾益肾。

方药运用：六君子汤加减。常用药：党参15g，生黄芪30g，生白术10g，茯苓15g，薏苡仁15g，川续断10g，菟丝子10g，六月雪30g。方中党参、生黄芪补气健脾，培补后天之本；生白术、茯苓、薏苡仁健脾助运，化湿渗利；加入川续断、菟丝子补益肾气；加六月雪祛湿泄浊。诸药合用，共奏健脾补肾、益气化湿之功。

加减：若属脾虚湿困者，可加制苍术9g，藿香9g，佩兰9g，厚朴6g化湿健脾；脾虚便溏者加炒扁豆15g，炒芡实12g健脾助运；便干者，加制大黄9g通腑泄浊；水肿明显者，加车前子(包煎)30g，泽泻15g利水消肿。

【其他治疗】

1. 中成药

（1）右归胶囊：主要成分：熟附子、肉桂、熟地、山茱萸、山药、枸杞子、鹿角胶、菟丝子、杜仲等。具有温补肾阳、填精益髓的功效，适用于指甲－髌骨综合征肾阳亏虚者。常用剂量每次3粒，每日3次。

（2）冬虫夏草菌丝制剂：金水宝或百令胶囊均可补肺肾，长期服用可调节免疫功能，适用于肺肾气虚者。常用剂量为每次4～6粒，每日3次。

（3）六味地黄软胶囊：主要成分：生地、山药、山茱萸、茯苓、泽泻、丹皮。具有滋补肾阴的功效，适用于指甲－髌骨综合征肾阴亏虚者。常用剂量为每次2粒，每日3次。

（4）保肾片（江苏省中医院制剂）：主要成分：制何首乌、菟丝子、太子参、泽泻、牛膝等。具有维护肾元，培补肾气，调运脾胃，淡渗利水，和络泄浊功效。可保护和改善肾功能，延缓肾功能减退，推迟进入透析期。适用于指甲－髌骨综合征慢性肾衰竭各期。常用剂量为每次4～6片，每日3次。

2. 灌肠疗法 生大黄15～30g，蒲公英30g，生牡蛎30g，六月雪30g，生甘草5g。上药浓煎成300ml，温度调至40℃较合适，保留灌肠时间以0.5～1小时为宜，每日1次，10～15天为一疗程。每次疗程结束后休息3～5天，继续下一疗程，但不宜长久使用。方中大黄用量以保持大便每日2～3次为宜，不宜过度通下，以防伤正。若体质虚，或有痔疮不能灌肠者，可用肾康栓，每晚1粒，塞肛用。

【转归及预后】

指甲－髌骨综合征无肾脏受累时，预后良好；25%～62%的指甲－髌骨综合征可有肾脏受累；2%～15%的患者可发展到终末期肾脏病。积极控制诱因，保护残余肾单位，有助于延缓肾功能的恶化。

【预防与调护】

1. 预防

（1）一级预防：主要是及早发现，积极预防肾损害的因素。

（2）二级预防：对已出现肾脏受累者，要积极控制诱发加重的可逆因素，纠正高血压及水、电解质、酸碱平衡失调，以防止肾衰的发生。

（3）三级预防：主要针对指甲－髌骨综合征已有肾衰的患者，需防治高钾血症、心衰等严重尿毒症并发症。

2. 调护

（1）预防感冒及感染。家庭居室要清洁、卫生、通风。房间温、湿度适宜，光线充足、明亮。定期空气消毒，可用紫外线灯照射或食醋熏蒸法。一旦感冒，患者可先用板蓝根冲剂、桑菊感冒冲剂、小柴胡冲剂、午时茶等中成药制剂，不宜一感冒就用抗生素，以防其肾毒性。

（2）避免剧烈运动，保持睡眠充足。

【临证经验】

1. 早期重在补肾益精填髓　目前虽然已经明确指甲-髌骨综合征的发病与LMX1B基因的功能发生改变有关，但并没有相应的治疗措施，只是以对症治疗为主。肾虚髓亏、筋骨失养是其基本病机特点，故早期强调补肾益精填髓。我们认为，早期应用中医中药补肾益精填髓对于骨的发育还是有一定作用的。

2. 中期重在健脾益肾　患者先天禀赋不足，故应特别重视后天脾胃的调养，调后天以补先天之不足，对提高生活质量有一定好处。

3. 晚期重在益肾泄浊　晚期发展到肾衰期不仅有肾元虚衰，还有湿浊内蕴，故晚期重在益肾泄浊。保肾之法通常可改善肾功能，调节免疫。实验证实，可抑制肾小球的代偿性肥大，减轻肾脏的病理改变，加快肾功能恢复；排除浊邪是中医治疗慢性肾衰的常用方法。

【验案举例】

指甲-髌骨综合征属肾阳虚证（邹燕勤主诊）

邢某，男，10岁。初诊日期：1998年9月21日。

发现蛋白尿1月来诊。患儿生后发现无髌骨，拇指、食指指甲缺损。1岁半独立行走步态正常，当时检查血、尿常规均为正常。为第1胎1产，母孕期无恙，父母健康，非近亲婚配，家族中无类似病史。1月前患儿眼睑轻微浮肿，遂到医院检查尿常规：尿蛋白（++），肾功能正常。诊断为指甲-髌骨综合征。来诊时检查：头无畸形，眼睑及虹膜无异常，未见色素沉着，眼底无异常，心肺正常，肝脾无肿大，双手拇、食指指甲对称性缺损碎痕，正中有沟裂，余指甲薄而扁平，双膝头节宽平，中央轻度凹陷，触不到髌骨，关节活动良好，下蹲行走无异常。双膝关节X线摄片：髌骨缺如。尿常规：尿蛋白（+++）。患儿胆怯肢冷，饮食基本正常，尿量正常，夜尿2次，舌淡苔薄白，脉沉细。辨证为肾阳虚为主，兼有水湿、脾虚。治以温补肾阳，填精益髓，健脾利水。

处方：生黄芪15g，生薏苡仁20g，熟地10g，肉桂3g，山茱萸10g，菟丝子10g，肉苁蓉10g，补骨脂10g，骨碎补10g，怀牛膝10g，杜仲10g，白术10g，车前子(包煎)30g，积雪草15g，凤尾草30g，砂仁(后下)6g，生甘草6g，小红枣10g。

二诊（10月21日）：服药30剂，患者颜面浮肿已消失，肢冷稍好转，复查尿常规尿蛋白（++）。舌淡，苔薄，大便偏干，原方减少利水消肿，继续温补脾肾，增入活血通络之品。

处方：生黄芪15g，生薏苡仁20g，熟地10g，肉桂3g，山茱萸10g，菟丝子10g，肉苁蓉10g，补骨脂10g，骨碎补10g，怀牛膝10g，车前子(包煎)30g，积雪草15g，凤尾草30g，青风藤15g，鸡血藤15g，全瓜蒌15g，生甘草6g，小红枣10g。

三诊（11月30日）：服药40剂，患儿无明显不适，无浮肿，复查尿常规尿蛋白

（+）。中药继用上方加减化裁。

继续服用方药2年，尿常规：尿蛋白微量～（+），上学活动无明显影响。

按语：该案西医诊断指甲－髌骨综合征，中医属于“肾劳”范畴，辨证为肾阳虚证。邹老处方要点：①补后天脾以益先天肾，方中以生黄芪、生薏苡仁、白术补气健脾为主药；②温补肾阳，阴中有阳，补阳与填精、补骨生髓药合用，方中熟地、山茱萸、肉苁蓉补阴填精药与菟丝子、肉桂配伍使用，并再加补骨脂、骨碎补、怀牛膝、杜仲补骨生髓；③活血通络，淡渗利水，方中用青风藤、鸡血藤、凤尾草、车前子活血通络，利水消蛋白。在治疗过程中应根据患儿的病证变化治疗：如脾气虚弱为主，表现易于感冒、纳差、便溏，可加茯苓、山药、薏苡仁根、焦楂曲；如肾阳虚为主，加附片、鹿角胶；如肾阴虚症状出现，加枸杞子、龟板胶；如蛋白尿多者，加金樱子、莲须、芡实固精消蛋白，或雷公藤、制僵蚕、全蝎祛风降蛋白。

【小结】

指甲－髌骨综合征是一种常染色体显性遗传的疾病。先天禀赋不足、肾虚髓亏、脾虚湿浊内蕴是其根本病机。治疗上重在补肾益精填髓。

（王身菊，王钢）

□第十六章□

肾脏血管疾病的诊治

第一节　肾动脉狭窄

肾动脉狭窄（renal artery stenosis，RAS）是指各种原因引起的肾动脉口、主干及其主要分支狭窄大于60%～70%时，可使肾内血流动力学改变，肾内发生缺血性病变，继发肾素血管紧张素系统激活，导致肾血管性高血压（RVH）和肾功能不全。

本病发病率占高血压病者总数的0.5%～5%，是继发性高血压最常见的病因。我国RAS的病因以大动脉炎为主，约占60%；其次为纤维肌性发育不良及动脉粥样硬化；西方国家则以动脉粥样硬化为主，约占70%；其次为纤维肌性发育不良。

中医原无肾动脉狭窄的病名，根据肾血管性高血压的主要临床表现，属“眩晕”、“头痛”等病证范畴。

就临床资料分析，肾动脉狭窄有以下特点。

1. RAS的发病机理　现认为与肾素-血管紧张素增加、继发性醛固酮增多、肾内降压系统（包括激肽、前列腺素等）的调节功能发生障碍有关。一般来说，在肾血管性高血压初期，肾素是引起血压增高的主要因素，激肽释放酶、激肽、前列腺素系统亦受影响。随后水、钠潴留，容量扩张。当肾功能逐渐减退，分泌肾素及产生各种降压物质的能力也随之减低；加之全身顺应性下降，此时虽然解除了肾动脉狭窄，但高血压的改善亦可能不明显。

2. RAS的危险因素　主要包括老年、吸烟、动脉硬化、高血压、高脂血症、糖尿病及外周血管病变、家族史等。

RAS 是最为常见的可治性高血压之一，因此从高血压人群中准确地筛选出 RAS 患者是非常重要的。对可疑病例可行血浆肾素活性测定、核素肾图和肾动态显影等筛选检查，然后再进一步行核磁共振肾血管造影、双侧肾动脉造影等确诊检查，后者是目前确诊 RAS 的“金标准”。对 RVH 的治疗不能仅以降压为目的，更应着眼于患者肾功能的保护与改善。

肾动脉狭窄和高血压关系密切，积极控制血压，积极祛除本病诱发及加重因素是诊治关键。中医中药在延缓肾功能恶化，改善相关症状和减轻副作用，减轻肾小球内压等方面有着较好的疗效。

【病因病机】

（一）病因

肾动脉狭窄属中医学之“眩晕”、“头痛”等范畴，其病因主要有以下几方面。

1. 久病体虚 本病多发生于高血压日久之人，特别是年老体虚者，得病日久则肾气渐衰，不能行气化水，湿浊内停，郁而化热，停而为瘀，湿浊、湿热、溺毒、瘀血停留，发为本病。

2. 饮食不当 饮食肥甘厚味，日久损伤脾胃，运化失司，聚湿成痰，痰浊久留，痰瘀交阻，亦成本病。

3. 情志失调 忧思伤脾，脾虚气结，运化失司，津液不得输布，聚而为痰，痰瘀交阻，气血不畅，发为本病。

（二）病机

其主要病机分为肝阳上亢、痰浊瘀阻、脾肾亏虚、浊毒瘀阻。

1. 肝阳上亢 先天不足或年老肾衰，肾阴不足，肝失所养，肝阳独亢，使气血逆乱，血运失常，结聚成瘀，壅滞经脉，阻遏清阳，导致髓海受损，发生眩晕头痛。

2. 痰浊瘀阻 素体虚弱，先天禀赋不足，肾主蒸化水液的功能失司，水不得气化，停蓄而为痰饮；或劳倦过度，思虑脾伤，脾不健运，痰饮内生；或五志过极，肝阳暴亢，痰饮壅滞。总之，痰浊内停，阻碍气血运行，使脉道异常、清窍失养、清阳被阻，而发眩晕头痛。

3. 脾肾亏虚，浊毒瘀阻 先天不足，后天失养，脾肾俱虚，脾虚失其健运，肾虚失其开阖，湿浊内停，瘀血内生，清窍四肢百骸失于濡养，而发为眩晕、头痛、乏力、肢浮等症。

本病初期多实，病位在肝；后期多虚，病位在脾肾。脾肾亏虚、血瘀内停乃是本病之关键病机所在。本病多本虚标实，虚实夹杂为患。

【诊断与鉴别诊断】

1. 诊断

（1）临床诊断：①以前血压一向正常，但在年龄<30 岁（如大动脉炎、纤维肌性发育不良）或>50 岁（动脉粥样硬化）时发生高血压，尤其是年轻而严重的高血压患者；

②恶性高血压，伴有严重眼底改变，即视网膜动脉血管Ⅲ~Ⅳ级改变；③高血压突然发生或突然增高，而无明显家庭史，特别是在1年内舒张压>120mmHg者；④严重高血压对常用降压药物（不包括血管紧张素转化酶抑制剂）疗效差，并有不明原因的肾功能损害者；⑤高血压经血管紧张素转化酶抑制剂治疗后，肾功能恶化者；⑥肾动脉粥样硬化引起RVH，常有吸烟史，并伴有冠状动脉、颈动脉、脑动脉或周围动脉的粥样硬化改变者；⑦严重高血压伴有低钾血症，一般在3.0~3.5mmol/L者；⑧在邻近肋骨的上腹部或腰部有连续性收缩期或舒张期杂音；⑨影像学检查：X线或B超显像示双侧肾脏大小不等，长径相差>1.5cm者。

(2) 筛选检查：对上述RAS可疑患者，应筛选检查。

①肾素测定：RAS是由肾素介导的疾病，其血浆肾素活性（PRA）明显高于原发性高血压，如用呋塞米或直立位刺激肾素分泌，则二者之间的差别更加明显，但其敏感性和特异性不高，如欲提高PRA对RVH诊断的准确性，则宜用ACEI进行激发。卡托普利是常用的ACEI，它能阻断血管紧张素Ⅰ转化为血管紧张素Ⅱ，从而减少通过反馈机制使肾素催化酶增加，肾素分泌因而大量增加。具体方法是：检查前2~3周停用抗高血压药物，特别不能用ACEI、利尿剂和β受体阻滞剂，抽血测基础PRA，嚼碎口服卡托普利25~50mg，15~20分钟测血压一次，60分钟后再次抽血测PRA。RVH的阳性指标为：①舒张压降低≥9.3%。②服药后60分钟PRA>12ng/（ml·h）或绝对值增加>10ng/（ml·h）。③PRA增高的百分比应大于150%，若基础PRA<2ng/（ml·h）者，PRA增高百分比应大于400%。这项检查的敏感性为75%~95%，特异性为80%~93%。不足之处是不能区分单侧还是双侧肾动脉狭窄，不能确定哪侧肾分泌肾素过多，不能估计肾功能。

②核素肾图和肾动态显像：常用^{99m}Tc-二乙烯三胺（DTPA）或^{99m}Tc-巯基乙酰基三甘氨酸（MAG_3）行肾显影。核素肾图的主要表现是病肾摄取核素减少，峰值低于对侧，峰时延长（较对侧延长40秒以上），排泄延迟，患肾与对侧肾的大小及肾血流量存在着用高血压不能解释的差异。阳性者提示肾动脉狭窄、有血流动力学和功能上的诊断意义，提示纠正狭窄可获满意疗效，目前已被广泛应用。此外，口服卡托普利50mg后做肾动态显像即为卡托普利试验肾显像，可提高传统肾动态显像的特异性，其敏感性和特异性均≥90%。

③多普勒超声扫描：系无创性筛选检查方法。可显示肾动脉解剖结构、肾内血流动力学状态及肾脏大小。特别适用于肾动脉纤维性发育不良，并且适用于合并有肾功能减退或双侧肾动脉狭窄的RVH患者。其敏感性约95%，特异性约90%。目前已有倾向作为首选确诊检查方法，但该检查的临床应用价值尚受到操作技术熟练程度的影响。

(3) 确诊检查：对筛选检查阳性者，应选择做下列检查。

①肾动脉造影：是有创性检查，能确定肾动脉狭窄的部位和程度，也有助于鉴别病因，制订治疗方案，它是诊断RAS的“金标准”。大动脉炎多侵犯肾动脉连接主动脉的开口处；动脉粥样硬化主要侵犯肾动脉近主动脉端；纤维肌性发育不良多侵犯肾动脉的中段

或远端，有时扩展至肾动脉的主要分支，病损呈长的念珠状。此外，本检查还有助于预测手术疗效，如管腔狭窄程度 <50%，则无多大血流动力学意义，手术成功率低。肾动脉造影有一定的危险性，主要并发症有出血、动脉栓塞，以及造影剂相关性肾病。

②磁共振血管造影（MRA）：系高效、安全、无创性检查。MRA 可从三度空间以多方位和多角度显示血管。如肾动脉狭窄 >50% 以上，其敏感性约 95%，特异性约 92%。

2. 鉴别诊断

（1）*原发性高血压*：严重者特别是高肾素型原发性高血压，应与 RVH 鉴别。综合分析有否肾动脉狭窄的杂音、对一般降压药及 ACEI 的敏感性、病史特点、发病年龄和眼底变化，必要时进行筛选检查，最后需肾动脉造影作出诊断。

（2）*肾素瘤*：肾素瘤患者的临床表现有难治而严重的高血压，血浆肾素活性升高，血醛固酮继发性增高，可有尿醛固酮升高及低血钾。以上诸多表现似 RVH。但其分侧肾静脉肾素测定显示一侧明显升高，肾动脉造影正常，双肾功能正常，但 B 超、CT 检查可能发现占位性病变。

（3）*嗜铬细胞瘤*：持续性高血压型嗜铬细胞瘤患者常有多汗、低热、心动过速和周围血管收缩现象，通过苄胺唑啉试验、尿儿茶酚胺测定，易作出诊断。应用 CT 及 B 超检查，可作出本病的定位诊断。

（4）*原发性醛固酮增多症*：本病为肾上腺皮质分泌过多醛固酮引起的低血钾性高血压，个别肾动脉狭窄性高血压患者与其相似，必须认真鉴别。本病最常见的是肾上腺皮质腺瘤，较少为双侧肾上腺皮质增生（特发性醛固酮增多症）。与 RVH 具有特别鉴别意义的方法是本病 PRA 降低，钠钾普食平衡试验钾呈负平衡、钠为正平衡，且 CT 及 B 超检查可发现肿瘤或增生。

【辨证论治】

1. 肝阳上亢证

证候：眩晕耳鸣，头目胀痛，面红目赤，急躁易怒，心悸健忘，失眠多梦，腰膝酸软，口苦咽干，舌红，脉细数。

基本治法：平肝潜阳。

方药运用：天麻钩藤饮加减。常用药物：天麻 15g，钩藤（后下）15g，石决明 20g，黄芩 15g，山栀子 10g，杜仲 12g，桑寄生 15g，川牛膝 15g，茯神 15g，夜交藤 15g。方中天麻、钩藤平肝息风；石决明潜镇，以定风阳上冲；黄芩、山栀子苦泄肝胆之郁火；杜仲、桑寄生补肝肾；牛膝引血下行；夜交藤、茯神宁心安神。诸药合用，共奏平肝火、育阴潜阳、化瘀通脉之功。

加减：为加强平肝潜阳之力，上方可加入菊花、夏枯草等；若肝火偏盛，头痛、面红目赤、脉弦数有力者，加丹皮、龙胆草以清肝泄热；若肝风偏盛，眩晕欲呕者，加生龙骨、生牡蛎、珍珠母以镇肝息风；若肝肾阴虚明显，头空痛、脉细者，可合用六味地黄丸，或加生地、首乌、枸杞子以滋补肝肾，育阴潜阳；若瘀血偏重，舌暗、脉细或涩，加丹参、赤芍、红花以加强活血通脉之力。

2. 痰瘀交阻证

证候：头旋眼黑，恶心烦闷，气短喘促，心神不安，头痛，身重，四肢厥冷，腰部刺痛，不能安睡，舌暗，苔白腻，脉弦。

基本治法；祛痰导下，活血祛瘀。

方药运用：半夏白术天麻汤合桃红四物汤加减。常用药物：半夏15g，白术12g，天麻15g，茯苓15g，泽泻15g，桃仁10g，红花6g，当归10g，川芎10g，赤芍15g，枳壳12g。方中半夏、白术燥湿化痰；天麻化痰息风；茯苓、泽泻渗湿利水；桃仁、红花、当归、川芎、赤芍养血活血；佐枳壳理气化痰，且行气活血。

加减：若头痛剧烈，可加川芎、丹皮等活血止痛；若呕吐，加代赭石、竹茹和胃降逆；若湿浊化热，口苦、苔黄者，加黄连、黄芩清热；若血瘀甚者，疼痛剧烈，可加三棱、莪术破血逐瘀。

3. 脾肾亏虚，浊毒瘀阻证

证候：头晕头痛，时有抽搐，遇劳尤甚，伴有呕恶纳呆，腹胀便溏，畏寒肢冷，面浮肢肿，腰酸膝软。舌淡有齿印或暗，苔白，脉沉弱。

基本治法：健脾补肾，化瘀泻毒。

方药运用：六君子汤合二仙汤加减。常用药物：陈皮6g，法半夏10g，党参15g，白术15g，茯苓15g，淫羊藿12g，泽兰12g，大黄6g，怀牛膝10g，甘草6g。方中四君子汤益气健脾；二仙汤温肾助阳；陈皮、半夏化痰祛湿；泽兰、牛膝活血利尿；大黄通腑泄浊。诸药合用，扶正祛邪兼顾，使痰饮浊瘀分化而从二便而出，诸症得以缓解。

加减：若呕吐，加旋覆花、代赫石以降逆止呕；若抽搐，可选用止痉散加减治疗；若昏迷可选用安宫牛黄丸、紫雪等鼻饲。

【其他治疗】

1. 外治法

（1）生附子或吴茱萸研粉加醋及温开水调成丸状，外敷双涌泉穴及神阙穴，每晚更换1次，能起到降压作用。

（2）王不留行子耳穴粘贴降压沟、肝、肾、皮质下、内分泌、神门等穴，隔天1次，左右耳交替。

2. 针灸治疗 选穴内关、足三里、三阴交、涌泉穴。采用平补平泻法。

3. 药物降压 药物降压是治疗肾血管性高血压的基本步骤，但一般降压药物疗效不明显。血管紧张素转换酶抑制剂虽效果确切，但对双侧肾动脉狭窄或孤独肾肾动脉狭窄患者，可诱发急性肾功能不全。对健侧功能正常的单侧肾动脉狭窄患者，可考虑使用降压药，但应从小剂量开始，逐渐加量，并密切观察尿蛋白、血肌酐及尿素氮的变化。对于禁用血管紧张素转换酶抑制剂的患者，钙通道阻滞剂为较安全有效的降压药物。其他药物如β受体阻滞剂、α受体阻滞剂及中枢性降压药也可使用。

4. 导管介入治疗 导管介入治疗包括经皮腔内血管成形术（PTRA）和经皮腔内支架放置术（PTSP）。PTRA 最适宜没有钙化的短段病损，也适用于手术有高度危险性的某些老年人。本法损伤小，并发症少，费用低廉，并可反复进行。其平均有效率在 70% 左右，以纤维肌性发育不良所致者疗效最佳，动脉粥样硬化所致者次之。但 PTRA 后再狭窄的发生率仍有 5% ~30%，大多发生在术后 1 年内。而 PTSP 适用于血管成形术纠正病损后失败和临床估计血管成形不易成功的病损，总体疗效同 PTRA，但对动脉粥样硬化所致者明显优于 PTRA。PTSP 在技术上更实用、可靠，且再狭窄的发生率较 PTRA 降低 15% ~20%。

5. 外科手术治疗 手术方法有肾切除、血管搭桥手术、自体肾移植等方法。手术方式的选择需根据病变的部位、性质及患者对手术打击的耐受程度等方面综合考虑。长期追踪显示，手术治疗的优势在于再发狭窄的可能性小，且挽救肾功能的作用显著优于其他方法。目前临床最普遍的手术为主动脉 – 肾动脉搭桥术。

【转归及预后】

RVH 若早期诊断明确，可积极行导管介入治疗或外科肾血管重建术，疗效确切，病情可立即得以改善，预后佳。对无法行上述治疗者，则以药物治疗为主，虽能控制高血压，但病肾的缺血状况难以纠正，久之仍会出现肾损害加重，并可有其他并发症出现，预后不佳。

【预防与调护】

1. 预防 本病治疗的主要目的是控制血压以防止高血压的各种合并症；纠正严重的肾动脉狭窄以防止肾功能减退或使已受损的肾功能得到改善。而在某些患者使用药物控制血压后，可使肾缺血加重，故需定期监测肾脏大小，必要时尽早改用外科手术或导管扩张治疗，以免进入尿毒症期。

2. 调护

（1）劳逸结合，保持足够良好的睡眠，避免和消除紧张情绪；避免过度的脑力劳动和体力负荷。

（2）饮食上主要是限制钠和脂肪的摄入，出现肾功能不全者则需低蛋白饮食。钠潴留是 RAS 患者常见表现，特别是双侧肾动脉狭窄患者，限制钠盐摄入可有助于防止肾小球损伤和肾单位破坏，推荐每日钠摄入量应 <2g 或氯化钠 <5g。低脂饮食可降低血甘油三酯和胆固醇水平，而血脂水平升高则是导致全身性动脉硬化发生和发展的主要危险因子。低蛋白饮食，可明显降低并发早期肾衰的 RVH 患者发生终末期肾衰或死亡的危险性。有早期肾衰的 RVH 患者，推荐每日蛋白摄入量为 0.6g/kg。并控制其他危险因素，如吸烟、饮酒等。

【临证经验】

1. 中医辨治可取长补短，提高疗效。RAS 患者在行外科治疗前后，均可根据辨证情况，加以中医药治疗，以取长补短，提高疗效。中医药在如何防范 PTRA 术后的再狭窄方面，应大有作为。而对无法行外科治疗的 RVH 患者，可行中西医结合治疗。这时，中医药治疗应着重在以下几个方面：配合西药协同降压、降脂；改善患者的一些临床症状，如眩晕、水肿、纳差、乏力等；对已有肾功能损害的患者，则可采用中药口服、静滴、灌肠等综合治疗。在辨治中需注意本病初期多实，重在治肝，以平肝潜阳为主；中期多虚实并见，以活血祛痰与养肝健脾滋肾兼顾；后期则多本虚标实，重在健脾益肾、活血泻浊。故应药随证转，不可固守一法。尤其从现代医学观之，认为本病多兼夹血瘀为患，但需知瘀证也有实瘀与虚瘀之分，本病因气虚致瘀者较常见，治宜益气活血，万不可一味攻破，使正气更伤，故治瘀必须顾正。

2. 明确诊断肾血管性高血压。由于肾血管性高血压的发病率只占高血压病总数的5%左右，故对怀疑本病者，宜先行筛选检查，再行肾动脉造影等检查以确诊。若有肾功能损害者，不宜行造影检查，因造影剂对肾易造成损害，故应权衡利弊。

3. 有效控制高血压。对诊断明确的肾血管性高血压患者，一方面要进行病因治疗，另一方面积极解除狭窄。由于肾动脉狭窄发生的高血压是一种自身代偿现象。通过提高血压，以保证狭窄远端的肾组织获得足够的供血量。因此，内科降压治疗并不是首选的治疗方法。如客观条件许可，应尽量行介入方法或开放手术治疗。

总之，对肾血管性高血压患者要明确治疗目的，即：①控制血压，以免高血压引起并发症发生；②防止肾功能丧失，改善已经损害了的肾功能。所以中医药在治疗上，一方面按高血压辨证施治，另一方面注意肾功能的保护，防范一切加重因素，包括避免肾毒性药物的使用。

【验案举例】

1. 肾动脉狭窄属脾肾亏虚，浊毒瘀阻证（邹燕勤主诊）

杨某，男，76 岁。初诊日期：2008 年 11 月 13 日。

患者 1998 年出现头晕头痛，未予重视，2000 年因头痛剧烈入院，查血压升高至 180/120mmHg，口服降压药，效果不佳，一般是收缩压 140 ~ 160mmHg，舒张压 85 ~ 100mmHg。2005 年 11 月改服非洛地平和依苏后血压正常，一般为 150 ~ 160/90 ~ 110mmHg，无头痛头昏。2008 年在当地人民医院查 B 超示左肾大小约 90mm × 55mm，肾实质厚约 20mm；右肾大小约 76mm × 40mm，肾实质厚约 8mm，肾实质厚度变薄，中央集合系统分节欠清晰。CDFI：左肾内血流减少，右肾内血流信号明显减少。左侧肾动脉起始部内径较细，血流充盈，频谱形态尚正常，肾内段动脉血流充盈欠佳，加速时间大于 0.07s，阻力指数在正常范围。右侧肾动脉主干内径细，中段内管径结构欠清，血流加速，最大流速 190cm/s，肾内段动脉血流充盈差，加速时间大于 0.07s，阻力指数均在 0.52 ~ 0.56 之间，诊断为右肾动脉狭窄，建议进一步行肾动脉造影，拟做介入术，但因患者年龄较大而拒绝手术。血压控制欠佳，最高时 200/120mmHg。2010 年查血肌酐逐渐升高，近查 365μmol/L。后至我院要求中药治疗，为系统治疗而收住入院。患者时有头痛昏重，血压偏高时出现恶心、胸闷、纳差，有高血压病史 30 余年，糖尿病史 20 余年，有高脂血症，平素体型偏胖，嗜食肥甘厚腻，舌淡，苔白腻。拟健脾补肾，化瘀泄毒之法。

处方：六君子汤合二仙汤加减。陈皮6g，法半夏10g，党参15g，白术15g，茯苓15g，淫羊藿12g，泽兰12g，大黄6g，怀牛膝10g，甘草6g，旋覆花10g，代赭石30g。

二诊（11月27日）：药后，头痛较前缓解，恶心呕吐未作，胸闷时作，胃纳较前好转，继予原法加减。

处方：陈皮6g，法半夏10g，党参15g，白术15g，茯苓15g，淫羊藿12g，泽兰12g，大黄6g，怀牛膝10g，甘草6g，旋覆花10g，代赭石30g，木瓜10g，薤白6g，延胡索10g。

以此法为主，进退调整用药，住院1月，血压控制在140/80mmHg左右，胸闷较前好转，头痛未作。

按语：患者为老年男性，体型较胖，嗜食肥甘厚腻，脾肾亏虚，湿浊内蕴，日久化而为毒。邹老以健脾补肾、化瘀泄毒为法，以六君子汤合二仙汤为主方治疗。方中四君子汤益气健脾；二仙汤温肾助阳；陈皮、半夏化痰祛湿；泽兰、牛膝活血利尿；大黄通腑泄浊；诸药合用，扶正祛邪兼顾，使痰饮浊瘀分化而从二便出，诸症得以缓解。若有呕吐者，加代赭石以降逆止呕。

2. 肾动脉狭窄属痰浊瘀阻证（邹燕勤主诊）

常某，男，59岁。初诊日期：2009年3月7日。

患者体形肥胖，有高血压病史20余年。2009年1月突发前后背部疼痛行冠脉造影，确诊主动脉夹层，同时发现右肾无显影，予降压止痛治疗，后行肾流图显示无血流，为求系统治疗收住入院，行加强CT显示左肾动脉起始部狭窄；B超示：左肾缩小，右肾略有缩小；查血肌酐轻度升高。患者时有胸闷，偶有左侧肢麻，血压偏高，头晕时作，尿量正常，大便日行，舌质紫，边有瘀斑，苔白腻。拟予祛痰导下，活血祛瘀。

处方：半夏白术天麻汤合桃红四物汤加减。半夏15g，白术12g，天麻15g，茯苓15g，泽兰15g，泽泻15g，桃仁10g，红花6g，当归10g，川芎10g，赤芍15g，枳壳12g，生蒲黄10g，五灵脂10g。

二诊（3月21日）：药后，患者胸闷胸痛较前缓解，未诉肢麻，继予原法进退。

处方：半夏15g，白术12g，天麻15g，茯苓15g，泽兰15g，泽泻15g，桃仁10g，红花6g，当归10g，川芎10g，赤芍15g，枳壳12g，生蒲黄10g，五灵脂10g，薤白头6g，沉香5g。

原方进退加减治疗1月后，患者血压控制尚稳定，后于外院行手术治疗主动脉夹层。

按语：患高血压病多年，时有胸闷，偶有左侧肢麻，为痰瘀阻络的征象，邹老拟方祛痰导下，活血祛瘀，以半夏白术天麻汤合桃红四物汤加减。方中半夏、白术燥湿化痰；天麻化痰息风；茯苓、泽泻渗湿利水；桃仁、红花、当归、川芎、赤芍养血活血；佐枳壳理气化痰，且行气活血。若头痛剧烈，可加川芎、丹皮等活血止痛；若呕吐，加代赭石、竹茹和胃降逆；若湿浊化热，口苦、苔黄者，加黄连、黄芩清热；若血瘀甚者，疼痛剧烈，可加三棱、莪术破血逐瘀。

【小结】

1. 肾动脉狭窄是继发性高血压最常见的病因。现认为 RAS 的发病机理与肾素－血管紧张素增加、继发性醛固酮增多、肾内降压系统（包括激肽、前列腺素等）的调节功能障碍有关。对 RVH 的治疗不能仅以降压为目的，更应着眼于患者肾功能的保护与改善。

2. 根据肾血管性高血压的主要临床表现，属中医学之“眩晕”、“头痛”等病证范畴。其病因病机为肝阳上亢、脾肾亏虚、浊毒瘀阻。首先应明确诊断肾血管性高血压，进而有效控制血压。目前西医主要采用药物控制血压，手术、介入治疗也得到一定程度推广。在中医辨治中，需注意分期辨证治疗。本病初期多实，重在治肝，以平肝潜阳为主；中期多虚实并见，以活血祛瘀与养肝、健脾、滋肾兼顾；后期则多本虚标实，重在健脾益肾、活血泻浊。本病因气虚致瘀者也较常见，治宜益气活血，万不可一味攻破，使正气更伤，故治瘀必须顾正。

（刘兰玲，王钢）

第二节　良性高血压肾小动脉硬化

良性高血压肾小动脉性硬化系因长期高血压或年老血管老化而缓慢发展的肾脏小动脉、肾小球和肾小管功能损害。良性小动脉性肾硬化与高血压关系密切，高血压性血管病变和肾小球内高压都会导致肾小球损伤。

据有关文献报道，近 10 年来终末期肾病的发生率逐渐上升，每年以 5.7% 的速度增加，其中由于高血压致终末期肾病的发生率则以每年 8.3% 的速度上升。目前美国新增加的终末期肾病患者中，有 25% 系高血压所致，在所有终末期肾病中，良性肾硬化占 28%，仅次于糖尿病肾病。

据良性小动脉性肾硬化临床演变过程属中医学的“眩晕”、“水肿”、“关格”等范畴。

良性小动脉性肾硬化的临床特点如下。

1. 发病因素　主要是长期高血压或高血压控制欠佳，从而出现轻度蛋白尿，肾功能损害进展较慢，早期常出现夜尿增多等肾小管功能损害的表现，晚期可出现严重蛋白尿、氮质血症，最终发展为终末期肾病。

2. 诱发及加重因素　①生活饮食不规律：高糖、高脂、高钠饮食，高蛋白饮食；②使用损害肾脏的药物；③不规律服用降压药物，血压波动较为明显。

明确该病的发病因素，积极祛除良性肾小动脉硬化诱发及加重因素是诊治关键。中医中药在延缓肾功能恶化，降低尿蛋白和减轻肾小球硬化，控制血压，减轻肾小球内压等方面有着明显疗效。

【病因病机】

良性小动脉性肾硬化症多见于老年人，中医认为“年四十而阴气自半也”，年老体弱，肾阴渐耗，肝失所养，肝肾阴虚，肾失封藏，精微下泄而出现蛋白尿。同时，兼见头晕眼花、耳鸣、腰膝酸软等肾虚证。本病是一种慢性演变过程，病程长，故见舌有瘀点瘀斑，舌下脉络迂曲等瘀血内阻证。

1. 阴虚阳亢 长期的精神紧张或忧郁恼怒，肝失疏泄，气郁化火，致肝阴暗耗，肝阳上亢，风阳升动，上扰清空，发为眩晕。肝阳上亢，下汲肾阴，肾阴亏虚，封藏失职，精气流失而出现蛋白尿。

2. 肾气不固 年老肾虚或久病失养，肾气亏耗，失其封藏固摄之权，出现夜尿多、尿中精微物质下泄而出现蛋白尿。

3. 痰瘀交阻 饮食不节，过食肥甘厚味损伤脾胃，健运失司，水谷不化，聚湿生痰，湿浊内阻，气机运行不畅，气滞血瘀或久病瘀血阻络，湿瘀交阻，三焦气化不利，水液代谢失常，发为水肿。

4. 脾肾阳虚，湿浊内阻 年老肾阳虚衰，或久病损伤阳气，肾阳虚衰不能温煦脾阳而致脾肾阳虚，肾失气化，脾失温运，湿浊内留，阻滞中焦，胃失和降而出现恶心呕吐。水湿内停，溢于肌肤而为水肿。肾为胃之关，胃主受纳，若浊邪不降，久则格拒不纳呈关格之候。

总之，本病的病机应以肝肾阴虚、瘀血内阻为主要特点。本病病位在肝脾肾，病程绵长，属本虚标实之证，以风、火、痰、瘀为标，肾、肝、脾脏腑虚损为本。后期实邪多因虚致实，应当详辨。

【诊断与鉴别诊断】

1. 诊断

（1）原发性高血压。出现蛋白尿前一般有5年以上的持续性高血压（＞150/100mmHg）。

（2）持续性蛋白尿（一般为轻至中度），镜检红细胞、白细胞及颗粒管型等有形成分少。

（3）视网膜动脉硬化或动脉硬化性视网膜改变。

（4）除外各种原发性肾脏疾病和其他继发性肾脏疾病。

2. 鉴别诊断

（1）慢性肾小球肾炎继发高血压：有一段时间尿异常，而后出现高血压、水肿、贫血明显，提示慢性肾小球肾炎可能性大；反之，提示原发性高血压引起的良性小动脉肾硬化可能性大。若病史中高血压和尿异常先后分辨不清，尤其已有肾功能不全的晚期症状，鉴别诊断可能出现困难，必要时可做肾活检。

（2）慢性肾盂肾炎继发高血压：慢性肾盂肾炎患者可伴有轻、中度蛋白尿和高血压，需与高血压肾小动脉硬化相鉴别。慢性肾盂肾炎以女性多见，常有多次泌尿系感染发作史，尿异常在先，而后出现高血压。尿白细胞增加，肾区叩痛（尤其一侧为主），多次尿培养获阳性结果，B超双肾大小不等，核素肾图双侧不一致，肾盂造影有肾盂、肾盏扩张和变形等影像学表现，以及抗感染治疗有效等均有利于慢性肾盂肾炎的诊断。

(3) 肾动脉粥样硬化病：是全身性动脉粥样硬化的一部分，但和全身其他部分的动脉粥样硬化程度未必一致。多见于60岁以上的老年人，患者可出现少量蛋白尿，亦可出现肾功能不全，γ-闪烁肾动态造影和肾动脉造影对诊断有帮助。

(4) 原发性高尿酸血症引起的尿酸肾病：高血压及高尿酸血症发生先后是鉴别的关键，家族史可供参考。原发性高尿酸血症常伴痛风关节炎及尿路结石，继发者少见。原发性高尿酸血症早期尿尿酸增多，而高血压所致继发高尿酸血症尿尿酸减少。必要时肾活检病理检查可助鉴别。

【辨证论治】

1. 阴虚阳亢证

证候：眩晕，头痛，视物模糊，耳鸣，健忘，腰膝酸软，五心烦热，心悸欲喘，口干口苦，面色潮红，尿黄，舌质红，苔薄白或薄黄，脉弦细。

基本治法：滋阴潜阳。

方药运用：天麻钩藤汤合六味地黄丸加减。常用药：天麻15g，钩藤10g，生石决明30g，川牛膝15g，桑寄生15g，夜交藤15g，熟地15g，山茱萸12g，茯苓15g，泽泻15g，牡丹皮12g。方中用山茱萸、熟地、川牛膝、桑寄生滋养肝肾；泽泻宣泄肾浊；牡丹皮清泻肝经虚火；茯苓健脾益气，以滋化源；天麻、钩藤、生石决明平肝潜阳；夜交藤养心安神。全方合用，共奏滋养肝肾、平肝潜阳之功。

加减：肝火盛者，可加菊花以清泻肝火；阳亢风动者，可加生龙骨、生牡蛎、珍珠母以镇肝息风；便秘者，可加火麻仁、首乌以润肠通便。

2. 肾气不固证

证候：头晕，腰酸，夜尿频甚或不禁，尿后余沥，或有男子滑精早泄，女子带下清稀，舌淡苔薄白，脉沉弱。

基本治法：益气固摄。

方药运用：五子衍宗丸加减。常用药：菟丝子15g，五味子10g，枸杞子12g，覆盆子12g，金樱子15g，芡实12g，桑螵蛸12g，白术12g，莲子15g，车前子(包煎)15g。方中菟丝子、枸杞子补肾益精；五味子、覆盆子益肾固精；金樱子收敛固涩；芡实补脾肾而固摄；桑螵蛸固肾补肾；白术、莲子健脾固涩；车前子利水泄热。全方合用，达健脾补肾、益气固摄之功。

加减：夹有湿浊证，见恶心呕吐、纳呆腹胀者，可加木香、藿香、法半夏以健脾化湿；若浮肿、心悸、尿少者，加泽泻、猪苓以利尿泄浊；夹瘀血证，见肌肤甲错、皮下瘀斑、舌质暗者，可加桃仁、红花、当归以活血化瘀。

3. 湿瘀交阻证

证候：面色晦暗无华，腰酸痛，乏力或水肿，腹胀，纳呆，口干不欲饮，唇舌紫暗或瘀斑，苔白腻，脉濡或涩。

基本治法：活血化瘀利湿。

方药运用：桃红四物汤加减。常用药：桃仁10g，红花6g，生地15g，川芎15g，当归12g，赤芍15g，黄芪18g，泽泻18g，佩兰15g。方中以桃仁、红花、川芎、当归、赤芍活血祛瘀，生地清热凉血，黄芪益气利水，泽泻利水，佩兰化湿。全方合用，共奏活血利水化湿之功。

加减：湿重欲呕者，可加法半夏、藿香以化湿止呕；腰痛者，可加田七，以加强活血止痛之功；水肿明显者，可加茯苓皮、猪苓以健脾利水。

4. 脾肾阳虚证

证候：纳少腹胀，恶心呕吐，身重困倦，形寒肢冷，面色苍白，腰膝酸冷，面肢浮肿，舌淡，体胖有齿印，苔白厚腻，脉沉迟。

治法：温补脾肾。

方药运用：实脾饮加减。常用药：白术15g，茯苓15g，党参30g，木香(后下)10g，草果10g，干姜6g，巴戟天15g，淫羊藿15g。方中巴戟天、淫羊藿温补肾阳；干姜温补脾阳；草果、木香健中化湿；党参、白术、茯苓健脾益气。诸药合用，以达温补脾肾之功。

加减：浮肿甚者，可加泽泻、猪苓以加强利水；夹瘀者，可加桃仁、红花以加强活血；大便秘结者，可加首乌、大黄以通便泄浊。

【其他治疗】

1. 中成药

（1）杞菊地黄丸：主要成分：由枸杞子、菊花、熟地、山茱萸、山药、茯苓等组成。功能滋养肝肾之阴。主要用于本病肝肾阴虚阳亢证型者。用法用量：每次6g，每日3次，大便稀溏者酌减。

（2）金匮肾气丸：主要成分：由桂枝、附子、熟地、山茱萸、山药、茯苓等组成。功能温补肾气。主要用于本病肾气不固者。用法用量：每次6g，每日3次。

2. 中药针剂静滴

（1）黄芪注射液：单味黄芪制成静脉注射液。功能补益肺肾之气，可用于本病肾气不固证，或兼体虚易外感者。用法用量：每次20～40ml，用5%葡萄糖注射液250ml稀释后滴注，每日1次，7～14天为一疗程。

（2）复方丹参注射液：由丹参、降香等药物组成。功能活血化瘀，兼以行气。可用于本病湿瘀交阻证。用法用量：每次20～40ml，用5%葡萄糖注射液250ml稀释后滴注，每日1次，7～14天为一疗程。也可口服复方丹参片，每次4片，每日3次。

3. 单方验方

（1）玉米须汤：玉米须15g，或鲜品30g，每日1剂，水煎服。适应于尿少、浮肿有蛋白尿者。

（2）二子加味方：桑椹子30g，枸杞子15g，当归15g，黄芪30g。共为粗末，每次10g，注水当茶饮，适用于气血不足有蛋白尿者。

（3）补肾摄精方：猪肚、乌龟、益母草、芡实各适量，将猪肚、乌龟洗净剁成小块入药，用文火炖成糊状，去药渣食肉。

4. 针灸治疗

（1）体针：常用穴位：风池、百会、合谷、阳陵泉、三阴交、足三里等，均用平补泻法。

（2）耳针：耳穴：降压沟、脑干、内分泌、神门、眼、心。可用王不留行子贴压耳穴，或埋针法，每日按压 2 ~ 3 次。

（3）梅花针：轻叩头部、脊柱两侧，每次 90 秒钟，每日或隔日 1 次，7 ~ 10 次为一疗程。

5. 食疗

（1）桑寄生红枣茶：桑寄生 30g，红枣 5 枚，滚开水泡，代茶，适用于一般高血压血虚者。

（2）沙葛或芹菜炒肉片：沙葛 120g，或芹菜 120g，瘦猪肉 50g 或兔肉 50g 或鱼肉 50g，加适量油盐共炒至熟。

（3）粉葛或西洋菜煲汤：鲜粉葛根 250g 或西洋菜 250g，瘦猪肉 5g，罗汉果 1 片，水适量煲汤，油盐调味。

（4）天麻炖鱼头：天麻 10g，鳙鱼头半只，生姜 2 片，大枣 2 枚，水一碗，炖熟，油盐调味。

【预后及转归】

良性小动脉性肾硬化若能早期治疗，积极控制血压及其他肾损害因素，其预后尚好。只有少数患者可发展为终末期肾病，因为多数患者在出现肾衰竭之前已合并心脑血管病变，部分患者在出现肾衰竭之前已死于心脑并发症。

【预防与调护】

1. 预防

（1）高血压病的预防：注意劳逸结合，保证足够睡眠，适当的体育锻炼；吸烟者应戒烟，肥胖者应控制体重，限制饮食；少吃盐。

（2）肾硬化及肾衰的预防：应积极控制高血压，最好使用对肾脏保护作用的降压药物如血管紧张素转换酶抑制剂（ACEI）及血管紧张素Ⅱ受体拮抗剂、钙离子拮抗剂等。同时应限制钙盐的摄入，控制高血糖、高血脂，避免高蛋白饮食的摄入，避免肾损害药物的使用等。

2. 调护

（1）一般护理：生活有规律，养成良好的生活习惯。避免过度劳累，可适当参加太极拳、气功等健身活动。戒烟，戒酒。

（2）饮食护理：饮食宜清淡，尽量低盐饮食，忌食肥甘厚味。进入肾功能不全者，应给予高热量、低优质蛋白及低磷饮食。

【临证经验】

1. 良性小动脉肾硬化最终发展为肾小球硬化、肾间质纤维化，使大量肾单位不断损毁，最后形成固缩肾。因此，如何改善肾脏供血，降低肾小球囊内压，防止肾小球硬化是治疗上的难点。西医治疗主要是控制高血压，若能很好地控制血压就能延缓肾硬化的进展，同时也应控制其他加重损害肾脏的因素，如高脂血症、糖尿病等。无论选用那一种或联合应用二联降压药，只要能满意地控制血压都能预防高血压肾小动脉硬化的发生。从保护肾脏角度来讲，首选钙拮抗剂和（或）ACEI。钙离子拮抗剂除降低血压外，还可通过减轻肾脏肥大、调整系膜大分子物质的运转、减轻残余肾组织的代谢活力、减少自由基的形成、改善尿毒症性肾钙质的沉着，以及阻断压力性钙通道等多种机制保护肾脏。ACEI类药物除有肯定的降压疗效外，还能扩张出球小动脉，降低肾小球内压，有肯定的延缓肾功能恶化、降低尿蛋白和减轻肾小球硬化的作用。钙拮抗剂和ACEI有不同的降压机制和肾脏保护机制，可以联合应用，既加强降压效果，又减少各自的副作用。如可减轻ACEI引起咳嗽的副作用和钙拮抗剂引起的踝部水肿。若患者出现水肿时，可适当应用利尿剂治疗，但经常或过度应用利尿剂则能导致血容量下降和激活肾素－血管肾张素系统而影响肾脏，故应避免。本病出现肾功能不全氮质血症或尿毒症时，其非透析疗法和替代疗法（透析和肾移植）均与其他慢性肾脏疾病者相同。

2. 邹燕勤认为，高血压性肾硬化乃高血压病日久及肾，损伤肾之气阴，痰浊瘀血内生，同时提出高血压病的发病亦与肾气不足有关。根据病情演变的不同阶段，临床上应分期辨治。早期患者以头晕，头痛，面红，口干等阳亢、阴虚、阴虚阳亢证候为主要表现，临床多以滋阴、益肾、潜阳、息风为主要治疗大法，佐以活血、化痰等。中期，患者出现夜尿，多尿，尿中蛋白增多等精微物质下泄的肾气不固，失于封藏证候，治以益气养阴、补肾固摄、息风潜阳、活血化瘀、化痰软坚等法。若兼见水肿、尿少等症，则酌加化气利水之品。晚期患者脾肾衰败，表现为少尿、夜尿、乏力、纳差、恶心、呕吐、口中尿浊味等症；同时，还可见心、脑等其他脏器损害，如心悸、胸闷痛、偏瘫、失语等症。治当补益脾肾，和络泄浊；兼以活血祛瘀，化痰息风。用药主张扶正祛邪，注意顾护正气，缓攻缓泻，轻药重投等后期指导原则。

（1）*主张予补肝肾活血法辨治肾硬化症*：良性小动脉性肾硬化症多见于60岁以上的老人，中医认为“年四十而阴气自半也”，年老体弱，肾阴渐耗，肝失所养，肝阴亦不足，肝肾阴虚，肾失封藏，精微下泻而出现蛋白尿，同时每多兼见头晕眼花、耳鸣、腰膝酸软等肾虚见症。本病是一种慢性演变的疾病，病程长，根据久病多瘀理论，结合临床所见，患者多兼见面色晦暗、舌质暗或舌有瘀点瘀斑、舌下脉络迂曲等瘀血内阻见症。因此，本病的病机应以肝肾阴虚、瘀血内阻为主要特点，治疗上应紧扣这个病机特点，以滋补肝肾为主，同时不忘加强活血化瘀。方药以六味地黄汤为主方，酌加丹参、桃仁、红花、三七等活血化瘀之品。本病发展至肾衰，多表现为脾肾气虚，湿浊瘀阻见症，宜予中药综合疗法，口服汤剂成药、静点静脉针剂、中药结肠透析等数法并举，以期补至虚之体、去胶结之邪，延缓肾衰的进展。

（2）祛瘀中兼顾化痰，补肾中不忘泄浊：在良性小动脉肾硬化中后期，多存在着痰瘀交阻、湿浊内阻证，治疗上在强调活血化瘀的同时兼顾祛痰，在补肾温阳的同时也应泄浊化湿，这样才能取得满意的疗效。祛痰方面，常选用陈皮、法半夏、桔梗、石菖蒲、瓜蒌、海藻、葶苈子、桑白皮，泄浊常用大黄、泽泻、茯苓、白术、苍术、薏苡仁、车前草等。因为陈皮、法半夏、桔梗、石菖蒲、瓜蒌、海藻等药在化痰中还具降血脂之功，对于高脂血症者尤其适用。葶苈子、桑白皮可以清痰热，可用于痰郁化热者。在泄浊的药物中，大黄可通过抑制系膜细胞生长，降低残余肾的高代谢，减少免疫变态反应，改善微循环等多种机制保护肾脏。此外，大黄还具有降低血尿酸作用，良性小动脉肾硬化常有高尿酸血症，降低血尿酸可以减轻肾损害。具有排尿酸作用的中药还有秦皮、苍术、车前草、茯苓、薏苡仁、龙胆草等，可辨证选用。对脾虚者，常选用茯苓、苍术、薏苡仁等；湿浊蕴结化热，郁聚于肾而为结石，流注于肢节而为痹证者，可选用秦皮、大黄、车前草、龙胆草等。

【验案举例】

1. 良性高血压肾动脉硬化属肾气不足，水湿内停证（邹燕勤主诊）

张某，女，49岁。初诊日期1999年10月23日。

患者有高血压病10余年，尿检有蛋白尿2月余，肾功能正常，查24小时尿蛋白定量为1.9g，南京鼓楼医院诊为高血压肾损害。今诊：腰酸不适，下肢乏力，胃纳不香，下肢浮肿，按之凹陷，苔薄黄，舌质淡红，脉细，血压为110/90mmHg。证属肾气不足，水湿内停。治拟补肾清利为主。

处方：川断15g，桑寄生15g，太子参20g，生黄芪20g，炒白术10g，生薏苡仁20g，茯苓皮40g，制僵蚕15g，全蝎3g，蝉衣6g，石韦15g，车前子（包煎）30g，泽兰15g，泽泻15g，茅根20g，芦根20g，萹蓄20g，谷芽20g，麦芽20g.

二诊（11月20日）：尿常规：蛋白（+），鳞状上皮细胞8/HP。胃纳可，夜寐差，脉细，苔薄黄。治守上法。上方加猫爪草10g，蒲公英15g，青龙齿15g。

三诊（12月15日）：尿常规：白细胞（++），24小时尿蛋白定量为0.17g，纳可，无明显尿频、尿急、尿痛，脉细，苔薄黄。

处方：瞿麦20g，萹蓄20g，蒲公英15g，紫花地丁15g，太子参15g，川断15g，桑寄生15g，生薏苡仁20g，茯苓20g，茅根30g，制僵蚕10g，全蝎3g，蝉衣5g，石韦15g，车前草15g，泽泻15g。

按语：本案患者初诊时症见腰酸，下肢乏力，胃纳不香，为脾肾气虚；下肢浮肿，按之凹陷，为水湿内停。治以益肾健脾，利水消肿为主，佐以活血通络。方中太子参、生黄芪配合川断、桑寄生、生薏苡仁，茯苓皮以健脾渗湿；茅芦根、车前子、泽泻、萹蓄、石韦以利水消肿；全蝎、制僵蚕、蝉衣、泽兰活血通络；谷麦芽以增胃纳。

二诊时，水肿已有减轻，仍有尿蛋白，前方中加用猫爪草、蒲公英清热解毒消蛋白尿，青龙齿镇心安神以改善夜寐；三诊时尿检白细胞增加，湿热下注，治疗增加清热利湿之品，而减利尿消肿之药，方中瞿麦与萹蓄相配、蒲公英与紫花地丁相伍，具有清热解毒利湿之功效。全方标本兼治，全面兼顾，体现中医辨证治疗的优势。

2. 良性高血压肾动脉硬化属阴虚阳亢证（邹燕勤主诊）

沈某，男，51岁。初诊日期2011年6月2日。

患者高血压病10余年，就诊时有尿蛋白（+），24小时尿蛋白定量为0.55g，发现血肌酐升高半年，查血肌酐升高达627μmol/L。血常规：RBC 3.0×10^{12}/L、Hb 86g/L、HCT 0.3、MCH 25.0pg，MCHC 301g/L。心电图示左心室高电压。主诉有头痛头晕，恶心纳差，周身乏力，无水肿，舌质红，苔薄白，脉细弱，血压波动在160/100mmHg左右。证属阴虚阳亢。治疗当以平肝息风潜阳为主，同时辅以补气活血之法。

处方：党参15g，生黄芪30g，生薏苡仁30g，茯苓30g，山药20g，谷芽10g，麦芽10g，焦山楂20g，神曲20g，法半夏6g，陈皮10g，桑寄生15g，杜仲20g，怀牛膝15g，双钩藤20g，明天麻10g，川断20g，石决明15g，夏枯草15g，积雪草15g，土茯苓15g，芙蓉叶20g，制大黄15g，生牡蛎40g，昆布10g，车前子(包煎)30g，泽兰15g，泽泻15g。服用20天。

二诊（6月18日）：患者头晕头痛症状明显缓解，周身乏力不显，无恶心纳差，24小时尿量有2000ml，无胸闷心慌，无恶心呕吐，无皮肤瘙痒。血压波动在120/80mmHg左右，心率为75次/分，双下肢无水肿。复查血生化示肝功能正常，肾功能示肌酐616μmol/L、尿素氮21.7mmol/L，血常规示红细胞为3.0×10^{12}/L，血红蛋白为92g/L。

处方：党参15g，生黄芪30g，生薏苡仁30g，茯苓30g，苍术12g，玉米须30g，泽泻30g，陈皮10g，桑寄生15g，杜仲20g，怀牛膝15g，丝瓜络30g，山茱萸15g，川断20g，全瓜蒌30g，苍术6g，积雪草15g，土茯苓15g，芙蓉叶20g，制大黄20g，生牡蛎40g，昆布10g，车前子(包煎)40g，土茯苓30g，茵陈30g，生蒲黄30g，五灵脂30g，赤芍15g，六月雪30g。

三诊（7月18日）：患者无特殊不适，无头痛头晕，无周身乏力，无恶心纳差，大便每日1~2次，小便量24小时有2000ml，双下肢无水肿，复查血肌酐已降至380μmol/L。

处方：太子参15g，生黄芪30g，苍术12g，泽兰15g，茯苓皮40g，车前子(包煎)40g，枳实15g，槟榔15g，大腹皮15g，莱菔子15g，生槐花15g，菟丝子15g，首乌15g，赤芍15g，川芎15g，六月雪30g，土茯苓30g，凤尾草15g，蒲公英15g，茵陈30g，生蒲黄30g，五灵脂30g，制大黄15g，佛手6g，姜半夏6g，陈皮6g，甘草6g，小红枣10g。

按语：初诊症见头痛头晕，腰膝酸软，无水肿，舌质红，苔薄白，脉细弱。中医认为“年四十而阴气自半也”，肝阴暗耗，肝阳上亢，风阳升动，上扰清空，发为眩晕。肝阳上亢，下汲肾阴，肾阴亏虚，封藏失职，精气流失而出现蛋白尿。恶心纳差，周身乏力，为脾肾气虚，脉络不和。方中党参、生黄芪配合川断、桑寄生、生薏苡仁、土茯苓以健脾益气渗湿；天麻、钩藤、生石决明平肝潜阳；焦楂曲、姜半夏、陈皮理气和胃。全方合用，共奏滋养肝肾、平肝潜阳之功，健脾益气，佐以活血通络。二诊、三诊均无恶心纳差，无头痛头晕，周身乏力明显改善，故予去天麻、钩藤、谷麦芽、焦楂曲等药物。同时继续使用补肾之太子参、生黄芪、首乌、菟丝子、泽兰、牛膝及活血化瘀药川芎、赤芍，补肾中不忘通腹泻浊之泽泻、制大黄、枳实、槟榔、车前子等药物。

【小结】

1. 良性小动脉肾硬化最终发展为肾小球硬化、肾间质纤维化，使大量肾单位不断损毁，最后形成固缩肾。因此，如何改善肾脏供血，降低肾小球囊内压，防止肾小球硬化进展是治疗上的难点。

2. 因其起病缓慢，病程较长，病机复杂，故临床上治疗应谨守病机，补肾为本，重视活血化瘀药物的使用，祛瘀中兼顾化痰、补肾中不忘泄浊。本病发展至肾衰，多表现为脾肾气虚、湿浊瘀阻见症，宜予中药综合疗法，以期补至虚之体，去胶结之邪，延缓肾衰的进展。

（郭小娟，王钢）

第三节 恶性高血压肾小动脉硬化

恶性高血压肾小球动脉硬化是指以恶性高血压（Malignant Hypertension，MHPT）（舒张压≥130mmHg）引起的继发性肾小球动脉硬化，多数表现为不同程度的肾衰竭、蛋白尿、血尿。恶性高血压是指以重度高血压（舒张压≥130mmHg）合并有眼底视网膜水肿和出血渗出（Ⅲ度眼底病变）和（或）双侧视神经乳头的水肿（Ⅳ级眼底病变）为表现的一种临床综合征。

本病在临床上不常见，其发病约占高血压患者的1%。男女比例为2∶1，好发年龄为30~50岁。资料表明，由于对MHPT治疗意义的充分认识，以及降压药物对高血压的有效控制，由MHPT引起的终末期肾衰竭（ESRD）已经减少了6倍，提示MHPT的发生率可能有所减少；同时，也有资料表明，MHPT的发生率并没有明显减少，仍然是临床常见病，其患病率为1/10万~2/10万。

中医学上并无恶性高血压肾小球动脉硬化病名，根据其临床表现可归属于“眩晕”、“头痛”、“肝风”、“中风”等范畴。

就临床资料分析，恶性高血压肾小动脉硬化有以下特点。

1. 发病因素 包括原发性高血压及继发性高血压两种，少数高血压病患者由于血压未能得到有效控制，经过数年后可发生恶性高血压；也有部分患者发病较急，以恶性高血压为首发表现，由高血压病导致的恶性高血压占20%~40%。由各种肾实质性疾病、肾血管性疾病、内分泌性疾病，以及药物所引起的继发性高血压也是恶性高血压的常见原因之一，其中肾实质性疾病和肾血管疾病是恶性高血压的最常见原因，占全部病例的60%~80%。在肾实质性疾病所致的恶性高血压中，IgA肾病最为常见。

2. 常见诱因及加重因素 不良生活习惯及方式是本病主要诱因，如高盐饮食、吸烟酗酒、身体肥胖、生活不规律、精神紧张、心理压力较大等。极度疲劳、寒冷刺激、精神过度紧张和围绝经期内分泌失调等因素可加重本病的发生。

明确本病的病因、积极祛除常见诱发及加重因素是诊治的关键，中医中药治疗本病有一定疗效，但需配合降压药物的合理使用，改善临床症状，预防并发症的发生。

【病因病机】

本病主要与情志失调、饮食不节、内伤虚损等因素有关。

长期精神紧张或恼怒忧思，肝气郁滞，郁而化火，火性炎上，而致面赤升火、眩晕头痛；素体阳盛，肝火上亢；或肝火亢盛，日久耗伤肝肾之阴；以及劳伤过度，年老肾亏，肾阴虚损，肝失所养，使肝阴不足，阴不敛阳，肝阳偏亢，上扰清窍而致头晕、头痛；恣食肥甘或饮酒过度，损伤脾胃，脾失健运，湿浊壅遏，久蕴化火，火灼津液为痰，痰浊壅阻窍道而致头晕、头痛。

在上述各种因素相互作用下，使人体阴阳消长失调，尤其肝肾阴阳失调。肝肾阴虚，肝阳上亢，而成下虚上实之证，故见头晕、头痛、耳鸣、失眠等症，肾阴亏损无法制约心火，而见心悸不寐；阳盛化风化火，肝风入络则见四肢麻木，甚至口眼歪斜；肝火上冲，可见面红目赤、善怒；风火相煽，灼津成痰，随风火入窍；肝阳暴亢，阳亢风动，血随气逆，夹痰夹火，横穿经络，扰动心神，蒙蔽清窍，发生卒中、神蒙、厥逆等症。

本病病位主要在肝肾，涉及心脾等脏。基本病机为肝肾阴虚，肝阳上亢。其病理性质乃本虚标实，本虚以肝肾阴虚为主，标实以阳亢、痰浊、血瘀、肝风等为主。

【诊断及鉴别诊断】

1. 诊断 血压急剧升高，舒张压≥130mmHg时，患者短期内出现视物模糊，合并肾功能损害；或者表现为急进性肾小球肾炎综合征，符合上述条件者，当考虑恶性高血压肾小球动脉硬化。

肾脏是恶性高血压常见的受累器官，63%～90%的恶性高血压患者有肾脏受累表现，其中50%～60%有镜下血尿，20%可见肉眼血尿；2/3患者尿蛋白定量低于4g/d，罕有肾病综合征表现。肾实质性疾病继发的恶性高血压和原发性恶性高血压尿蛋白量有所不同，前者尿蛋白量通常较多，可呈肾病综合征范围蛋白尿，而后者尿蛋白量较少，通常在1g/d左右；一部分患者就诊时就有不同程度的肾功能损害，根据肾功能损害表现特点可将恶性高血压肾小动脉硬化分为急性肾衰竭型、进展型肾衰竭型和肾功能正常型，其中以前两种最为常见。

以往强调恶性高血压患者必须具备舒张压≥130mmHg和双侧视神经乳头的水肿（Ⅳ级眼底病变），将严重高血压合并视网膜水肿和出血渗出（Ⅲ度眼底病变）诊断为急进性高血压。然而近年来的临床研究表明，Ⅲ度和Ⅳ度眼底表现的病因、临床表现、病理及预后没有显著差异。因此，目前临床上不再区分恶性高血压与急进性高血压，只要患者具备如下两个条件，临床即可诊断为恶性高血压：①血压急剧升高达舒张压≥130mmHg；②眼底病变呈现出血、渗出（Ⅲ度眼底病变）和（或）视神经盘水肿（Ⅳ级眼底病变）。

2. 鉴别诊断

（1）良性高血压肾小球动脉硬化：当确诊高血压病［收缩压 > 140mmHg 和（或）舒张压 > 90mmHg］的患者在疾病过程中出现持续性微量白蛋白尿或轻中度蛋白尿，或出现肾小球功能损害等临床特征时，考虑良性高血压肾损害；而恶性高血压肾小球动脉硬化为重度高血压发生，舒张压≥130mmHg，并有眼底病变。

（2）原发性恶性高血压和继发性恶性高血压：突然出现恶性高血压，伴有心悸、多汗或乏力症状，上下肢血压明显不一致、腹部腰部血管杂音和（或）肾脏影像学检查发现双侧肾脏长径相差大于1.5cm时，应考虑继发性恶性高血压。此外，由于原发性高血压和肾实质性高血压是恶性高血压肾小球动脉硬化的常见原因，二者预后与处理不尽相同。原发性恶性高血压尿的蛋白定量较少，约1g/d，多数有高血压家族史，恶性高血压特征性病变常见，肾小球病变呈局灶、节段性分布，肾小管间质病变多以急性为主；而肾实质性恶性高血压则尿蛋白定量较多，甚至 > 3.5g/d，肾小球病变以弥漫、球性分布为主，肾小管间质以慢性病变为主。

【辨证论治】

1. 阴虚阳亢证

证候：眩晕耳鸣，头痛且胀，每因烦劳或恼怒而头晕、头痛加剧，少寐多梦，心中烦热，口苦，舌红，脉弦。

基本治法：滋阴潜阳。

方药运用：天麻钩藤饮加减。常用药：天麻15g，钩藤20g，生石决明10g，川牛膝12g，桑寄生12g，杜仲12g，山栀10g，黄芩10g，朱茯神30g，益母草30g，夜交藤20g，夏枯草15g，龙齿30g。方中天麻、钩藤、石决明平肝息风；山栀，黄芩清肝泻火；杜仲、桑寄生补益肝肾；夜交藤、朱茯神养心安神；益母草活血利水；牛膝活血通络，引血下行。诸药合用，共成清热平肝、潜阳息风之效。

加减：失眠者加夜交藤至30g，眩晕重者加生石决明至25g；便秘者加大黄6g。

2. 肝火上炎证

证候：头晕且痛，目赤口苦，胸胁胀满，烦躁易怒，舌红，苔黄腻，脉弦。

基本治法：清热平肝潜阳。

方药运用：龙胆泻肝汤加减。常用药：龙胆草12g，生地12g，当归12g，柴胡10g，泽泻12g，车前子（包煎）15g，木通12g，黄芩10g，茯苓30g，灵磁石30g。方中龙胆草善泻肝胆之实火，并能清下焦之湿热为君；黄芩、栀子、柴胡苦寒泻火，车前子、木通、泽泻清利湿热，使湿热从小便而解，均为臣药；肝为藏血之脏，肝经有热则易伤阴血，故佐以生地、当归养血益阴；甘草调和诸药为使。诸药合用，共奏泻肝胆实火、清肝经湿热之功。

加减：若肝胆实火较盛，可去木通、车前子，加黄连以助泻火之力；若湿盛热轻者，可去黄芩、生地，加滑石、薏苡仁以增强利湿之功；若玉茎生疮，或便毒悬痈，以及阴囊肿痛，红热甚者，可去柴胡，加连翘、黄连、大黄以泻火解毒。

3. 痰浊上扰证

证候：眩晕而见头重如蒙，视物旋转，胸闷恶心，呕吐痰涎，食少多寐，舌胖大，有齿痕，苔白腻或黄腻，脉濡滑。

基本治法：健脾化痰，平肝息风。

方药运用：半夏白术天麻汤加减。常用药：半夏10g，白术12g，天麻15g，陈皮10g，茯苓30g，甘草6g，栝楼12g，枳实12g，竹茹12g。方中以半夏燥湿化痰、降逆止呕，天麻平肝息风而止头眩为君；白术运脾燥湿，茯苓健脾渗湿为臣；陈皮理气化痰，生姜、大枣调和脾胃为佐；甘草协合诸药为使。诸药相伍，共奏燥湿化痰、平肝息风之功。

加减：若痰郁化热，舌质偏红，酌加黄芩、竹茹、天竺黄以化痰泄热。肢体沉重，苔腻者，加藿香、佩兰、石菖蒲等醒脾化湿；水肿明显者，加茯苓10g，猪苓10g。

4. 气血亏虚证

证候：眩晕动则加剧，劳心太过则加重，面色皖白，唇甲不华，发色不泽，心悸少寐，神疲懒言，舌淡，苔薄白，脉细弱。

基本治法：益气补血，健脾养心。

方药运用：归脾汤加减。常用药：黄芪30g，白术12g，茯神15g，龙眼肉12g，酸枣仁30g，党参15g，炙甘草6g，当归12g，远志10g，木香10g，枸杞子12g，龟板胶12g，生地12g。方中用黄芪、人参、白术、甘草补气健脾，用龙眼肉、酸枣仁、当归补血养心，茯神、远志宁心安神，木香行气醒脾而使本方补不碍胃、补而不滞，少配生姜、大枣以和中调药。

加减：血虚症重者，重用黄芪至100g，更加紫河车、蛤蚧等血肉有情之品；夹有血瘀者，加川芎15g行气活血；便秘者可加火麻仁、首乌润肠通便。

5. 阴阳两虚证

证候：头晕眼花，耳鸣，目涩，失眠多梦，腰膝酸软，足跟痛，夜尿频，精神萎靡，记忆减退，腰膝酸软，遗精阳痿，舌淡，苔白，脉沉或脉弱。

基本治法：温补肾气。

方药运用：金匮肾气丸加减。常用药：干地黄24g，山药12g，山茱萸12g，泽泻9g，丹皮9g，肉桂3g，附子3g。方中地黄、山茱萸补益肾阴而摄精气；山药、茯苓健脾渗湿，泽泻泄肾中水邪；牡丹皮清肝胆相火；桂枝、附子温补命门真火。诸药合用，共成温补肾气之效。

加减：夜尿频者，加益智仁15g；腰膝酸软者，加杜仲12g，淫羊藿12g。

6. 血瘀阻窍证

证候：眩晕头痛，心悸怔忡，耳鸣耳聋，胸闷胸痛，舌暗有瘀斑，脉涩或细涩。

基本治法：活血化瘀，通窍活络。

方药运用：通窍活血汤加减。常用药：赤芍12g，川芎12g，桃仁12g，红花12g，老葱10g，郁金12g，石菖蒲12g，黄酒适量。方中赤芍、川芎行血活血，桃仁、红花活血通络，葱、姜通阳，麝香开窍，黄酒通络，佐以大枣缓和芳香辛窜药物之性。

加减：水肿明显者，加水蛭6g磨粉冲服；胸闷胸痛者，加瓜蒌10g，薤白10g；兼夹痰湿者，加半夏10g，陈皮10g。

【其他治疗】

1. 中成药　杞菊地黄丸：主要成分：熟地、山茱萸、山药、牡丹皮、白茯苓、泽泻、枸杞子、菊花。功能滋养肝肾之阴。主要用于本病肝肾阴虚阳亢证型者。每次6～9g，每日3次。

2. 静脉针剂　丹红注射液：主要成分：丹参、红花等。功能活血化瘀，通脉舒络。主要用于血瘀阻窍证。用法用量：肌内注射，每次2～4ml，每日1～2次；静脉注射，每次4ml，加入50%葡萄糖注射液20ml稀释后缓慢注射，每日1～2次；静脉滴注，每次20～40ml，加入5%葡萄糖注射液100～500ml稀释后缓慢滴注，每日1～2次。

3. 外治法

（1）*贴涌泉法*：①用生附子、吴茱萸各等分，研成细末，每晚睡前用醋调敷两足涌泉穴，绷带包裹，敷药12～24小时后取下，连续敷贴1周。此法可使患者自觉症状减轻，同时血压亦逐渐下降，适用于阴虚阳亢型高血压病。②用蓖麻仁50g，吴茱萸20g，附子20g，冰片10g，生姜15g。共同研捣后，醋调成糊状，取药糊适量，敷双足涌泉穴。此法能引热下行，使厥气上逆所致的阴阳失调、气血逆乱得以调整。

（2）*足浴疗法*：高血压病与肾、肝密切相关。足少阴肾经与足厥阴肝经起自足底和足趾（涌泉穴、大敦穴），通过足浴，药物有效成分经皮肤吸收，循经而上，可以调气血、降血压。①磁石、石决明各30g，先煎；黄芩、牡丹皮、桑白皮、丹参、白芍、怀牛膝、首乌、独活、栀子、当归各15g，菊花10g。上药水煎泡足，每日1～2次，每次15～30分钟。本方适用于各种原因的高血压。②磁石、石决明、生龙骨、生牡蛎各30g，先煎；黄芪、党参、当归、桑枝、枳壳、蔓荆子、白蒺藜、白芍、杜仲、牛膝、乌药、独活各15g。上药水煎泡足，每日1～2次，每次浸泡30分钟。本方具有镇肝息风、滋水涵木、益气养血功效。适用于高血压引起的眩晕、头痛、耳鸣、失眠、肢体麻木等症。③夏枯草30g，钩藤、菊花、桑叶各20g，白蒺藜10g。煎水泡脚，每日1～2次，每次10～15分钟。对肝阳上亢眩晕、头胀痛、耳鸣、易怒、失眠多梦的高血压患者，有清热平肝功效。④用桑寄生10g，怀牛膝10g，钩藤30g，茺蔚子10g，桑叶10g，菊花10g，桑枝20g，明矾30g。水煎2次，滤渣取汁，每日早晚各浸足30分钟，浸后用大拇指按摩涌泉穴10分钟。如因工作不便，亦可在晚间进行，时间40～45分钟。此法能引热下行，使头目清爽，血压下降，一般疗程为1个月，血压稳定后可改为2～3天浸足1次。

（3）*药枕疗法*：高血压病由于病程长，易波动，药枕使用方便，作用持久，是较为理想的外治方法。①用冬桑叶、白菊花、夏枯草、黄芩、晚蚕砂、丹皮、白芷、薄荷、川牛膝、决明子、明矾、冰片为基本方，并随症加减。伴头晕耳鸣加灵磁石、五味子；心悸失眠加炒枣仁、夜交藤；健忘加远志、石菖蒲等。上药共研粗末，装入一 50cm×25cm 布袋内，中间用线缝扎，使药物平整均匀，挪动不致堆积。一般枕用 3 个月，血压即可降至正常水平。②用杭菊花、冬桑叶、野菊花、辛夷花各 500g，薄荷、红花各 150g。研末后加入冰片 50g，装入布袋中作枕用，每剂药用 3～6 个月（使用过程中可取出常晒）。或杭菊花 1000g，配牡丹皮、香白芷、川芎各 250g，研末作枕用可。

（4）*填脐疗法*：①吴茱萸粉 10g，研极细末，醋调为稀糊状，敷于脐中（神阙穴），外用胶布固定，每日 1 换，5 日为一疗程，连续 2～3 个疗程，有显效。②用冬桑叶、白菊花各 5g，或用夏枯草 3g，钩藤 6g，研末敷脐，可起到一定的降压作用。③取徐长卿 20g，配草决明、青木香、磁石、菊花、牛膝、防己、地龙各 10g，共研细末，缝制成 5cm×18cm 药芯佩戴在脐部，10 天为一疗程。

（5）*按摩疗法*：①搓擦涌泉穴：左腿盘放在右膝上，用右手手掌搓擦涌泉穴 36 次；再将右腿平放左膝上，用左手掌搓擦完毕，再屈伸双脚趾数次，然后静坐 10～15 分钟。②按摩指甲法：以一手的大拇指与食指夹住另一手大拇指的指甲根部，转动揉搓，并自指甲边缘朝指根方向缓慢地揉搓下去，勿用力过度，吸气时放松，呼气时施压。早起、午间、就寝时各做 3 次，经常按摩能使血管扩张，血压下降。

【转归及预后】

恶性高血压肾小球动脉硬化的治疗原则首先是控制血压，以减少高血压引起的肾脏损伤，降低大脑、心脏、血管、眼睛等组织器官并发症的出现。如果积极控制，确能将血压 24 小时均衡地控制在正常或理想水平，不仅可以防止并发症，而且还能使部分已出现的病变得到逆转。研究表明，平均收缩压降低 5mmHg，心、脑、肾等重要脏器病变就会降低，其中因脑卒中死亡者可降低 14%，发病率也可显著降低；因心血管病死亡者可降低 9%，总死亡率降低 7%，其中心力衰竭的发生率可降低达 55% 左右；同时使恶性急性肾损害在第一年的死亡率下降 20%。

研究表明，在无有效降压药物治疗时，恶性高血压肾小球动脉硬化患者 1 年存活率仅为 20%，5 年存活率几乎为零。随着有效降压药物及透析技术的普遍应用，其预后大为改善，5 年存活率已达到 75%～100%，1 年肾脏存活率为 66%，5 年肾脏存活率为 51%。即使是合并严重肾衰竭的患者，经过积极治疗，有 22%～43% 患者的肾功能仍有望恢复，摆脱透析治疗，但恢复较慢，平均恢复时间为 2.7～4 个月，少数患者 1 年后才摆脱透析。

【预防与调护】

1. 预防 恶性高血压大多在良性高血压基础上发展而来，因此积极治疗良性高血压是预防恶性高血压的重要措施，并保护靶器官。恶性高血压一旦发生，即应积极降压，随着血压的降低，小血管损伤好转，肾功能损害发展终止，甚至好转，肾脏病理改变可以部分逆转，肾小动脉纤维素样坏死可以吸收。

2. 调护

(1) 非药物防护：积极控制体重，限盐4~6g/d，减少脂肪摄入，保持或增加适量体育活动，戒烟限酒，多食新鲜水果及蔬菜，保持开朗乐观情绪。

(2) 药物防护：扩张血管，减轻心脏负担，一定要遵医嘱服药，药物剂量一般从小剂量开始，逐渐增加，达到降压目的后再改用维持量以巩固疗效；定期监测血压，根据血压变化调整用药。

(3) 行为防护：老年患者切勿突然起坐，以免出现直立性低血压引起昏厥。冬季外出时多穿衣服，避免寒冷刺激，防止血管收缩、小动脉痉挛而致血压升高。

【临证经验】

1. 降压目标 《中国高血压防治指南（2005年修订版）》提出，肾脏疾病（包括糖尿病肾病）应严格控制血压，当尿蛋白<1g/d时，控制血压<130/80mmHg，平均动脉压（MPA）达97mmHg；当尿蛋白>1g/d时，控制血压<125/75mmHg，MPA达92mmHg，并尽可能将尿蛋白降至正常。2006年，美国ASN会议提出对慢性肾脏病患者血压控制宜<130/80mmHg，具有更好的肾脏保护和心血管保护作用。

2. 药物选择 在降压过程中，首选静脉降压药，待血压下降后再改为口服降压药维持治疗，对于无心衰、高血压脑病、高血压危象等患者，可在2~6小时内使血压缓慢降至160~170/100~105mmHg或血压下降最大幅度<治疗前血压25%，切忌降压过快过猛。在降压过程中，密切观察患者有无心、脑、肾脏缺血表现，待血压稳定后，逐渐加用口服降压药并调整药物剂量，待口服药发挥作用后，方可逐渐停用静脉药物，以免血压反弹。口服降压药使用中，主张联合用药，多主张采用两种或两种以上降压药，有利于靶器官保护，有效抑制RAS系统高度活化，促使肾功能恢复。

3. 慎利尿脱水 高血压导致的压力性利尿表现为血容量不足，应用利尿剂及透析脱水又可加重血容量不足状态，进一步激活RAS系统，不利于MHPT恢复。当肾功能受损出现水钠潴留或心力衰竭时，可小心联合使用利尿剂或适度透析脱水。

4. 肾功能损害程度 发病时血肌酐<300μmol/L的患者中，有85%患者可在随访期间表现为肾功能稳定或好转；而在血肌酐>300μmol/L的患者中，有90%的患者肾功能进一步恶化。提示肾功能损害程度是影响预后的重要指标之一，早期了解肾功能对判断预后有重要意义。

5. 肾脏大小 如果发病时患者的肾脏已经缩小或萎缩，那么其肾功能恢复的可能性很小，提示发病时肾脏大小也是判断预后的重要指标。

6. 恶性高血压肾损伤机制 主要为肝肾阴虚，阴不敛阳，阳气易亢所致。因此，在西药积极控制血压同时，注重滋阴潜阳的中医治疗对于平稳降压、改善肾脏微循环具有较好的辅助作用。对于阴阳盛衰的判断及选方用药，邹燕勤认为恶性高血压肾小球动脉硬化早期者，阳亢症状较为明显，以平肝潜阳为主；中期者，易夹湿夹痰，辅以化痰除湿；后期者，气血不足，病已入络，当以补益气血、活血化瘀为主。推荐邹氏三代专家治疗恶性高血压肾小动脉硬化经验方药（详见验案）。

【验案举例】

1. 恶性高血压肾小球动脉硬化属慢性肾功能不全，脾肾阳虚，痰瘀阻络证（王钢主诊）

徐某，男，27岁。初诊日期：2009年10月24日。

患者于2009年9月因哮喘发作，输注左氧氟沙星后出现双下肢水肿，尿量无减少，无肉眼血尿，未予重视。3天后双下肢水肿无明显改善，至南京军区总院诊治，查血肌酐为740.1μmol/L，血压185/118mmHg，肾脏B超见LK/RK：106mm×46mm×53mm/108mm×41mm×54mm，胸部正位摄片提示左侧胸膜增厚，心影增大。住院期间出现高热，咳嗽咯痰，肺部感染明显，予以拜复乐抗感染治疗后体温降至正常，行颈内静脉置管术CRRT治疗，行肾穿刺活检，病理见4/15肾小球球性废弃、1/15节段废弃、重度肾小管间质慢性病变，动脉TMA样病变，符合恶性高血压肾损害，诊断为“恶性高血压，恶性高血压肾损害，慢性肾功能不全”，给予控制血压、血液透析治疗。患者为行保守治疗，转诊至我院。就诊时患者双下肢轻度水肿，头晕偶发，无哮喘发作，无恶寒发热，无咳嗽咯痰，舌淡苔薄腻，边有齿痕，脉滑数。血压140/100mmHg；查血常规示：WBC 7.7×10^9/L，N 54.6%，RBC 5.1×10^{12}/L，Hb 138g/L；生化示：TP 70g/L，Alb 40g/L，BUN 11.8mmol/L，Scr 795μmol/L，UA 688μmol/L，TG 3.81mmol/L，CRP 17.19mg/L，CO_2-CP 31.2mmol/L；尿常规示：LEU（-），BLD（+），Pro（++），RBC 10/μl，WBC 20/μl。24小时尿肌酐为6340μmol，24小时尿蛋白定量为1.36g。肾脏B超见LK/RK：11.3cm×5.8cm×4.8cm/10.5cm×5.6cm×5.0cm，双肾形态大小尚正常，轮廓欠清，肾皮质光点增多，实质回声增强，皮髓质境界欠清。证属脾肾阳虚，痰瘀阻络。治以控制血压为主，停止血液透析治疗，并以中药温补脾肾、活血泄浊为主。

处方：太子参30g，苍术20g，泽兰30g，茯苓皮40g，车前子(包煎)40g，杜仲20g，山茱萸15g，川连4g，鬼箭羽15g，生山楂15g，荷叶15g，怀牛膝15g，桃仁20g，红花10g，赤芍30g，蒲公英30g，凤尾草30g，鱼腥草30g，姜半夏10g，陈皮10g，制大黄6g，生牡蛎30g，生甘草6g。

二诊（11月10日）：患者双下肢水肿消退，头晕好转，舌淡苔薄，齿痕变淡，脉滑数。复查血常规示：WBC 7.1×10^9/L，L 45.1%，RBC 4.8×10^{12}/L，Hb 128g/L，PLT 312×10^9/L；肾功能示：BUN 11.6mmol/L，Scr 638μmol/L，UA 611μmol/L，P 1.70mmol/L，尿常规示：LEU（-），BLD（-），Pro（±）。血压波动于110~130/80~90mmHg之间。治疗上继续予以滋补肺肾、活血泄浊等治疗。并拔除颈内静脉置管，停止血液透析治疗。

三诊（12月3日）：近几日因天气转冷，患者出现体温升高，咳少量黄色痰液，无明显胸闷心慌，双下肢无水肿，双肺呼吸音粗，舌淡胖，苔白腻，脉弦数。查血常规示：WBC 9.1×10^9/L，N 56.5%，RBC 4.3×10^{12}/L，Hb 116g/L；肾功能示：BUN 12.7mmol/L，Scr 408μmol/L，UA 662μmol/L，Ca 1.90mmol/L，CRP 15.70mg/L，CO_2-CP

21.0mmol/L。结合患者素体痰湿，复加外感，内外相引，发热咳嗽，治疗上先以轻宣肺卫、化痰止咳，待发热咳嗽好转后再转用原方。

处方：金银花10g，连翘10g，桑白皮30g，冬瓜皮30g，茯苓皮40g，车前子（包煎）40g，黄芩12g，鱼腥草30g，赤芍20g，姜半夏10g，陈皮10g，瓜蒌皮15g，白花蛇舌草30g，玉米须30g，蒲公英30g，凤尾草30g，茅根30g，芦根30g，制大黄15g，茵陈30g，土茯苓30g，浙贝母6g。

四诊（2010年1月10日）：复查血常规示：WBC 20.4×10^9/L，N 81.3%，RBC 5.5×10^{12}/L，Hb 152g/L；生化示：TP 69g/L，Alb 51g/L，BUN 16.6mmol/L，Scr 354μmol/L，UA 625μmol/L，肝功能及电解质正常，24小时尿蛋白定量为1.0g。与初诊时相比，血肌酐明显下降，已停止血液透析，出院后门诊随诊。

按语：肾主水，司气化之职，脾为水谷之海，水气不行，精微不布，痰湿壅遏，逆气上冲脑窍，下遏水道，而成本病。治以温脾益肾、渗湿泄浊，使精微布散、痰消湿祛、水道通畅、邪毒外出。此外，久病多瘀，辅以活血化瘀以增强毒邪外出之效。

本例中患者既往有哮喘病史，形体偏胖，痰湿素胜，以双下肢水肿、头晕发病，血压185/118mmHg，血肌酐740.1μmol/L，肾穿刺活检病理符合恶性高血压肾损害。以血液透析脱水泄浊，并积极控制血压；同时以温脾益肾、开通水道，使气化得行，浊毒下消。另据患者痰湿之体，兼以宣通肺气、化痰止咳，使脾肾得温，气化得行，痰湿水液外出有道，四诊之后，血肌酐降至354μmol/L，血压波动于130/80mmHg左右，摆脱血液透析而奏效。

2. 恶性高血压肾小球动脉硬化属慢性肾功能不全，阴虚阳亢，痰湿壅盛证（王钢主诊）

黄某，男，39岁。初诊日期：2011年4月23日。

患者于2006年因情绪激动后出现头晕，无视物旋转，查血压升高、最高210/120mmHg，血肌酐升高、为180μmol/L，未予重视，口服降压药治疗，血压控制欠佳，收缩压波动于170mmHg左右。2011年初因头晕加重，查血肌酐升至489μmol/L，尿素21.67mmol/L；2011年4月8日受凉后出现体温升高，约38℃，伴咳嗽、咯黄白相间泡沫痰，查血压190/130mmHg，血肌酐712μmol/L，时有头晕，无恶心呕吐，经控制血压、保肾泄浊等治疗后，血肌酐降至680μmol/L，血压波动于150～160/100～110mmHg之间，转至我院诊治。就诊时患者头晕间作，视物稍有模糊，咳嗽间作，咯少量白色泡沫痰，每因情绪激动时头晕加重，舌暗红，苔黄腻，脉弦。查血常规示：WBC 8.3×10^9/L，N 62.9%，RBC 3.7×10^{12}/L，Hb 115g/L；生化示：TP 65g/L，Alb 40g/L，BUN 28.4mmol/L，Scr 670μmol/L，UA 483μmol/L，GLU 4.16mmol/L，P 1.77mmol/L，K 3.19mmol/L，Ca 2.23mmol/L，CRP 2.07mg/L，CO_2-CP 29.3mmol/L，24小时尿蛋白定量为0.72g；肾脏B超见LK/RK：8.5cm×4.5cm×4.0cm/8.0cm×4.3cm×3.2cm，双肾形态变小，肾皮质光点增多，实质回声增强，皮髓境界尚清，提示双肾实质性损害。辨证属阴虚阳亢，痰湿壅盛。治疗当滋阴潜阳，化痰利湿。

处方：天麻10g，钩藤10g，桑寄生12g，栀子10g，苍术10g，白术10g，黄芩12g，夏枯草15g，姜半夏6g，陈皮10g，枳实15g，桔梗6g，怀牛膝15g，泽兰15g，制大黄10g，浙贝母6g，生甘草6g。

二诊（5月4日）：上方服用10剂后，患者头晕好转，咳嗽咯痰渐止，唯晨起咯吐白色泡沫，夜寐尚安，舌红苔薄腻，脉细弦。查肾功能示：BUN 24.5mmol/L，Scr 645μmol/L，UA 477μmol/L，血压于130/80mmHg左右波动。观患者头晕好转，咳嗽咯痰好转，舌苔变淡，拟原方去浙贝、桔梗、栀子、黄芩，加茯苓12g健脾祛湿，生牡蛎30g滋阴潜阳，制大黄改为15g以增强泄浊通下功效。

三诊（5月25日）：患者头晕好转，咯吐泡沫好转，晨起自感口干，大便日行1次，夜寐尚安，舌红苔薄腻，脉弦。血压130/80mmHg。查肾功能示：BUN 23.2mmol/L，Scr 633μmol/L，UA 482μmol/L。原方加生地15g滋阴，黄精、玉竹各12g生津，黄芩12g清热，肉桂3g引火归原。

四诊（6月10日）：患者口干有所好转，大便日行2次，舌淡红，苔薄腻，脉弦。血压120/80mmHg。查肾功能示BUN 22.8mmol/L，Scr 621μmol/L，UA 445μmol/L，上方继进。门诊巩固治疗。

按语：李中梓《医学必读》曰："肝肾乙癸同源，二者共济相火。"肾水不足，水不涵木，则相火易亢，火更伤阴，炼液为痰为湿，标本兼夹，而成本证。治宜滋阴潜阳，引火归原，化痰利湿，活血化瘀，使阳入阴中则相火不亢，阴随阳化则痰湿不聚。

本例中患者头晕、视物模糊，每于情绪激动时头晕痛加重，舌红苔黄腻，脉弦，血压升高，但控制不佳，血肌酐升高，最高712μmol/L，肾脏B超提示肾脏实质性损害。以西药控制血压，中医滋阴潜阳、化痰渗湿等治疗，使血压下降，浊毒下消，血肌酐逐渐下降，因肾脏实质性损害明显，故肌酐下降速度缓慢，但可延缓进入肾脏替代治疗的时间。

【小结】

随着医疗环境的改善及就医意识的增强，降压药物的广泛使用，故恶性高血压肾小球动脉硬化在临床上并不常见。但一些回顾性资料显示，本病发生率并未明显减少，且漏诊率较高。

临床表现多以头痛、血压升高、短期内出现视物模糊及肾功能损害为主，一经临床诊断即应立刻采取积极的降压治疗，以防止肾衰竭及心脑血管意外的发生。随着血压的下降，血管损伤好转，可以使肾小动脉纤维素样坏死、肾脏病理改变部分逆转、肾功能损害终止甚至好转。控制血压应适度，勿过快过猛，主张联合用药，保证血压平稳，慎用利尿剂及透析脱水。

中医药在治疗本病中多以辅助降压、改善临床症状、预防并发症发生为主，多用其滋补肝肾、泄浊解毒、活血化瘀、息风止痉等法，在一定程度上延缓了本病恶化的发展趋势，对于肾小球动脉硬化的修复有一定积极意义。

（赵国臣，王钢）

第四节　缺血性肾病

缺血性肾病是指肾动脉重度狭窄（超过75%管腔）或阻塞，肾脏严重缺血导致肾功能进行性损害的慢性肾脏疾病。

西方国家此病发病率很高，流行病学调查显示，50岁以上肾功能不全的患者中此病至少占22%，占美国总透析患者的1/4。我国未有类似统计资料，老年、嗜烟、冠心病、高血压、高胆固醇血症、糖尿病、充血性心力衰竭史和周围血管病变等因素可能与发病有关。

古代文献未有缺血性肾病的记载，依据此临床表现，可归属于“溺毒”、“关格”、“眩晕”等范畴。

就临床资料分析，缺血性肾病有以下特点。

1. 发病因素　主要病因包括动脉粥样硬化、大动脉炎及纤维肌性发育不良等，而肾动脉粥样硬化则是最主要原因，约占总数的65%～70%，国外则高达90%。

2. 主要病理改变　缺血性肾病的主要病理改变包括肾小管、肾血管及肾小球等部位的损伤，以肾小管损伤最显著。肾小管损伤主要表现为上皮细胞剥脱、凋亡及局灶性坏死；也可发生肾小管基底膜完整性破坏，细胞内容物的释放引发局部炎症反应。肾血管的改变也十分普遍，动脉粥样硬化可逐渐进展并累及肾动脉及其分支。缺血所致肾小球改变多继发于肾小管及肾血管改变，而且出现较晚，最后也可发生肾小球硬化。长期慢性缺血可逐渐导致“肾单位纤维化”，或斑片状肾皮质瘢痕形成，并逐渐导致整个肾脏萎缩。

本病西医治疗措施包括介入治疗、血管重建手术和药物治疗等方面。介入治疗包括经皮腔内肾动脉成形术（PTRA）及肾动脉支架置入术；血管重建手术包括主－肾动脉旁路重建（自身或人工血管）、动脉内膜切除术；药物治疗只限于有介入治疗和血管重建手术绝对禁忌证的患者，一般可给予钙通道拮抗剂。必须指出，即使给予上述治疗，肾功能恶化及患者生存期缩短的发生率仍然很高。

【病因病机】

《诸病源候论·小便病诸候》认为关格乃“热气太盛则令小便不通”。《证治汇补·癃闭·附关格》：“既关且格，必小便不通，旦夕之间陡增呕恶，此因浊邪壅塞三焦，正气不得升降，所以关应下而便闭，格应上而呕吐，阴阳闭绝，一日即死，最为恶候。”其病因主要有以下几方面。

1. 年老体虚　本病多发生于中老年人，年过半百，肾气渐衰，不能行气化水，湿浊内停，郁而化热，停而为瘀，湿浊、湿热、溺毒、瘀血停留，发为本病。

2. 饮食不当　过食肥甘厚味，日久损伤脾胃，运化失司，聚湿成痰，痰浊久留，痰瘀交阻，亦成本病。

3. 情志失调 忧思伤脾，脾虚气结，运化失司，津液不得输布，聚而为痰，痰瘀交阻，气血不畅，发为本病。

本病病程较长，病机错综复杂，属于本虚标实、虚实夹杂之证。本病病位在脾肾，涉及心、肺等脏腑。本虚为脾肾两虚，标实为湿浊、湿热、溺毒、瘀血停留。中医认为，根据患者发病年龄、证候及肾功能损害情况，本病起病以肝肾阴虚为主要表现，病程进一步进展为脾肾气虚、脾肾阳虚，病程进展到末期则表现为阴阳两虚证候。在病程进展过程中可伴随外感、痰热、水湿、湿浊、湿热、瘀血等夹杂证。

【诊断与鉴别诊断】

1. 诊断

（1）病史：此病常发生于50岁以上患者，常伴心、脑及外周血管动脉粥样硬化表现。

（2）主要症状：①肾功能进行性减退，肾小管浓缩功能损伤出现早，患者夜尿多，尿比重降低，而后肌酐清除率下降，血清肌酐升高。②伴或不伴高血压。

（3）主要体征：部分患者可有肾区叩击痛。

（4）实验室检查

①尿常规：变化轻微（轻度蛋白尿、少量红细胞及管型）。

②B超：肾脏体积渐进缩小，两肾大小常不对称。当两肾长径相差1.5cm时，小肾即可能存在肾动脉狭窄。

③螺旋CT血管造影：诊断肾动脉狭窄的敏感性及特异性最高，但缺点是需注射碘造影剂且用量大，故碘过敏及重度肾功能不全（血清肌酐高于221μmol/L）者不能使用。

④肾动脉造影：包括主动脉－肾动脉造影及选择性肾动脉造影均能准确显示肾动脉狭窄部位、范围、程度及侧枝循环形成情况，是诊断肾动脉狭窄的“金指标”。缺点是为有创性检查且需用碘造影剂，为减轻肾损害，可选用非离子化造影剂。

2. 鉴别诊断

（1）良性小动脉性肾硬化症：良性小动脉性肾硬化症需有长期持续高血压史（常为10余年），而本病可不伴高血压或仅有较短期高血压；两病肾病临床表现相似，但良性小动脉性肾硬化症少见两肾大小不对称；两病肾脏病理均显示肾实质缺血改变，但良性小动脉性肾硬化症的肾小动脉硬化十分突出，而本病不伴高血压时肾小动脉硬化可不明显。除上述各点外，有无肾动脉粥样硬化狭窄是两病鉴别关键，良性小动脉性肾硬化症无，而本病却明显存在。

（2）肾小动脉胆固醇结晶栓塞：又称粥样栓塞性肾病，它与缺血性肾病一样均可由肾动脉硬化引起。血管外科手术或导管插管诱发管壁粥样硬化斑大量碎裂，胆固醇结晶广泛栓塞肾小动脉时，临床呈现急性肾衰竭；而管壁粥样硬化斑反复自发小量碎裂，引起肾小动脉多次小范围栓塞时，临床却呈现进行性慢性肾衰竭，后者需与缺血性肾脏病鉴别，其鉴别要点是在肾穿刺组织的小动脉和（或）肾小球中发现胆固醇结晶（石蜡包埋切片中，仅能见到胆固醇结晶溶解后的结晶形裂隙）。

不过，在此必须强调，肾动脉粥样硬化性缺血性肾脏病常能与良性小动脉性肾硬化症和（或）胆固醇结晶栓塞并存，此时它们将共同致病，加速肾衰竭进程。

【辨证论治】

1. 脾肾气虚证

证候：面色无华，少气乏力，纳差腹胀，大便偏稀，口淡不渴或渴不欲饮或饮亦不多，腰膝酸痛，手足不温，夜尿频多，舌淡有齿痕，脉沉弱。

基本治法：健脾补肾。

方药运用：香砂六君子汤合二仙汤。常用药：党参15g，白术15g，茯苓15g，巴戟天15g，淫羊藿12g，木香(后下)9g，砂仁(后下)6g。方中党参、白术、茯苓健脾益气；巴戟天、淫羊藿补肾益精；木香、砂仁使补而不腻；甘草调和诸药。诸药合用，共奏益气健脾补肾之功。

加减：夹杂水湿证者，可加茯苓、猪苓、泽泻、白术、桂枝等利水化湿；夹杂湿浊证者，可选藿香、佩兰、砂仁(后下)、法半夏等化湿泄浊；夹杂湿热证者，可选择黄连、栀子、法半夏等清热化湿；夹杂瘀血证者，可选择桃仁、红花、当归、熟地、赤芍等活血化瘀。

2. 脾肾阳虚证

证候：面色苍白或㿠白，神疲乏力，纳差便溏或有水肿，口淡不渴，腰膝酸痛或腰部冷痛或有畏寒肢冷，夜尿频多清长，舌淡嫩胖，齿痕明显，脉沉弱。

基本治法：温肾健脾。

方药运用：实脾饮加减。常用药：党参15g，白术15g，茯苓15g，巴戟天15g，淫羊藿12g，干姜10g，草果10g，木香(后下)10g。方中党参、白术、茯苓健脾益气；巴戟天、淫羊藿温补肾阳，干姜温补脾阳；草果、木香健中化湿。全方共奏温肾健脾之功。

加减：夹杂水湿证者，可在原辨证方剂基础上选择猪苓、茯苓、泽泻、白术、桂枝等利水化湿；夹杂湿浊证者，可选藿香、佩兰、木香(后下)、砂仁(后下)、法半夏等化湿泄浊；夹杂瘀血证者，可选择桃仁、红花、当归、熟地、赤芍等活血化瘀。

3. 肝肾阴虚证

证候：腰膝酸痛，手足心热，头晕耳鸣，目睛干涩，口干喜饮或喜凉饮，大便干结，舌红形瘦，无苔或薄黄，脉细或弦细。

基本治法：滋补肝肾。

方药运用：六味地黄汤加味。常用药：熟地15g，山茱萸12g，山药12g，泽泻15g，丹参12g，茯苓15g，何首乌12g，女贞子12g，旱莲草12g。方中熟地、山茱萸、山药滋补肝肾；泽泻、丹参、茯苓利水渗湿；何首乌、女贞子、旱莲草加强滋补肝肾之功。

加减：夹杂湿热证者，可选择黄连、栀子、茯苓、白豆蔻，法半夏等清热化湿；夹杂痰热证者，选择黄连、枳实、竹茹、陈皮等加减清热化痰；夹杂瘀血证者，可选择桃仁、红花、当归、熟地、赤芍等活血化瘀。

4. 气阴两虚证

证候：少气乏力，纳差腹胀，腰膝酸痛，手足心热，头晕耳鸣，目睛干涩，口干喜饮，舌质嫩红，苔薄或少苔，脉细或细弦。

基本治法：益气养阴。

方药运用：参芪麦味地黄汤。常用药：太子参 15g，黄芪 15g，干地黄 15g，山茱萸 12g，泽泻 15g，茯苓 15g，山药 12g。方中太子参益气养阴，黄芪益气健脾，干地黄、山茱萸滋补肾阴，泽泻、茯苓、山药益气健脾补肾。

加减：夹杂湿热证者，可选择黄连、栀子、茯苓、白豆蔻、法半夏等清热化湿；夹杂痰热证者，选择黄连、枳实、竹茹、陈皮等加减清热化痰；夹杂瘀血证者，可选择桃仁、红花、当归、熟地、赤芍等活血化瘀。

【其他治疗】

1. 中成药

(1) 杞菊地黄丸：主要成分：由枸杞子、菊花、熟地、山茱萸、山药、茯苓等组成。功效：滋养肝肾之阴。适用于本病肝肾阴虚阳亢证型者。用法用量：每次 6g，每日 3 次，大便稀溏者酌减。

(2) 金匮肾气丸：主要成分：由桂枝、附子、熟地、山茱萸、山药、茯苓等组成。功效：温补肾气。适用于本病脾肾气虚偏肾气虚者。用法用量：每次 6g，每日 3 次。

(3) 百令胶囊：主要成分：人工虫草制剂。功效：补益肺肾。适用于肝肾阴虚或脾肾气虚患者。用法用量：每次 4 粒，每日 3 次。

2. 注射剂治疗

(1) 黄芪注射液：主要成分：黄芪提取物。功效：补益肺肾之气。适用于脾肾气虚或兼体虚易外感者。用法用量：每次 20～40ml，用 5% 葡萄糖注射液 250ml 稀释后滴注，每日 1 次，7～14天为一疗程。

(2) 复方丹参注射液：主要成分：由丹参、降香等药物组成。功效：活血化瘀为主，兼以行气。适用于本病湿瘀交阻患者。用法用量：每次 20～40ml，用 5% 葡萄糖注射液 250ml 稀释后滴注，每日 1 次，7～14 天为一疗程。也可口服复方丹参片，每次 4 片，每日 3 次。

(3) 川芎嗪注射液：主要成分：川芎有效成分 4－甲基吡嗪。功效：活血化瘀。适用于本病兼湿浊瘀血证者。用法用量：每次 120～160mg，5% 葡萄糖注射液 250ml 稀释或加入低分子右旋糖酐中滴注，对水肿明显而血清白蛋白偏低者效果更好。

【转归及预后】

大部分缺血性肾脏病可进展为慢性肾衰竭，在慢性肾衰竭的所有病因中，缺血性肾脏病的病死率最高，平均生存期仅 27 个月，5 年生存率约 18%，10 年生存率约 5%，远低于其他原因所致慢性肾衰竭。随着缺血性肾脏病诊断率的不断提高，以及血管重建手术、介入治疗和药物治疗等措施的不断普及与改进，其预后也将会得到改善。

【预防与调护】

1. 预防　注意劳逸结合，适当体育锻炼，吸烟者应戒烟，肥胖者应控制体重，限制饮食；限制钠盐的摄入，每日不超过5g。

2. 调护　生活要有规律，避免过度劳累，应根据肾功能不全予以优质低蛋白及低磷饮食。

【临证经验】

1. 采撷古人治法经验　古代医家对本病的治疗也有精辟论述，《证治准绳·关格》提出关格的治疗“补之不可，泻之又不可，是关格之证也”，“治主当缓，治客当急”。《医门法律·关格论》曰：“治吐逆之格，由中而渐透于上；治不溲之关，由中而渐透于下；治格而且关，由中而渐透于上下。凡治关格病，不崇王道，轻投霸术，逞己之能，促人之死，医之罪也。”对于本病眩晕为主者，元代朱丹溪根据“痰火致眩”学说，提出“头眩，痰挟气虚并火，治痰为主，挟补气药及降火药”。明代张景岳在《景岳全书·眩晕》中说：“头眩虽属上虚，然不能无涉于下。盖上虚者，阳中之阳虚也；下虚者，阴中之阳虚也。阳中之阳虚者，宜治其气，如四君子汤、归脾汤、补中益气汤。阴中之阳虚者，宜补其精，如左归饮、右归饮、四物汤之类是也。然伐下者必枯其上，滋苗者必灌其根。所以凡治上虚者，犹当以兼补气为最，如大补元煎、十全大补汤诸补阴补阳等剂，俱当酌宜用之。”

2. 强调辨证论治　不管是否进行介入治疗或血管重建手术，中医药常规辨证治疗均可改善症状与延缓病情的进展，术后也不应忽略辨治。在一般情况下注意其主要病机为肾之气阴亏损，更有痰瘀蕴结，亦属本虚标实之证。扶正泻邪亦根据正虚与邪实轻重之别而加减。治疗重点在于补肾气养肾阴，化痰除湿，祛瘀血生新血。补肾气重用生黄芪、菟丝子、川续断、桑寄生、淫羊藿，养肾阴重用何首乌、生地、制黄精、怀山药、山茱萸、桑椹子、女贞子、枸杞子，化除湿痰重用茯苓皮、生薏苡仁米、冬瓜仁、冬瓜皮、车前子、泽泻、荷叶、绞股蓝、红米曲，祛瘀生新在紫丹参、当归、赤芍药、川芎、怀牛膝、桃仁、红花、参三七、莪术、银杏叶、葛根、水蛭、䗪虫、制大黄等品中选用。冬虫夏草对本病有良好疗效，补肾气，益肾精，养血强身，能提高肾功能，无温燥升压副作用。可研细粉单服，每日1.5～3g；亦可与参三七粉、西洋参粉、红花粉等分和匀，装胶囊，每日3次，每次2g吞服，红花最好以少量藏红花为好；或每日2～10g，单药煎汤频饮，饮后将虫草咀嚼后吞服。本病亦可运用多途径给药治疗，如静脉滴注黄芪注射液、丹参注射液、三七总苷、川芎嗪、脉络宁注射液等，具体运用方法及疗程掌握可参照本书慢性肾衰竭章节。中成药可口服大黄䗪虫丸每次2g，2次/日；三七总苷片，每次2片，3次/日；龙血竭，每次4片，3次/日；复方丹参滴丸8粒/次，3次/日，可任选一药即可，交替使用。

【验案举例】

1. 缺血性肾病属肾气虚衰证（邹燕勤主诊）

薛某，男，75 岁。初诊日期：2008 年 6 月 5 日。

患者有高血压病史 10 余年，自服降压药控制血压在 120/80mmHg，有动脉粥样硬化病史，6 月 4 日在外院查血生化示：尿素氮 39.98mmol/L，肌酐 397.8μmol/L，血常规示：红细胞 2.92×10^{12}/L，血红蛋白 85g/L，白细胞 6.3×10^{9}/L，中性粒细胞 67%，淋巴细胞 32%，单核细胞 1%，尿常规未见异常。B 超示：左肾/右肾：9.6cm/8.0cm。今诊面色萎黄，身倦乏力，胃纳尚可，口干，腰膝酸软，夜尿每日 2～3 次，大便日行 1 次，舌质紫，苔薄白，脉细。辨证属肾气虚衰。治从补益肾气，健脾助运，泄浊排毒。

处方：川断 15g，桑寄生 10g，太子参 20g，生黄芪 30g，炒白术 10g，川石斛 10g，麦冬 10g，六月雪 30g，茯苓 10g，紫丹参 15g，蒲公英 15g，枸杞子 15g，怀山药 20g，制鸡内金 6g，车前子（包煎）15g。

二诊（8 月 20 日）：药后腰酸乏力稍减，纳谷减少，面黄少华，舌质紫，苔薄白，脉细，8 月 10 日查生化示：尿素氮 34.56mmol/L，肌酐 225.42μmol/L，血常规示：红细胞 3.45×10^{12}/L，血红蛋白 100g/L，白细胞 6.8×10^{9}/L，中性粒细胞 70%，淋巴细胞 28%，单核细胞 2%，尿常规无异常。治法同前。药后患者症状逐渐改善，肌酐逐渐下降。

处方：川断 15g，桑寄生 10g，党参 20g，生黄芪 30g，炒白术 10g，川石斛 10g，麦冬 10g，六月雪 30g，茯苓 10g，紫丹参 15g，蒲公英 15g，枸杞子 15g，怀山药 20g，制鸡内金 6g，车前子（包煎）15g，谷芽 20g，麦芽 20g，红花 10g。

按语：患者为老年男性，有高血压痛史，近查发现肾功能损害，而尿检未见明显血尿、蛋白尿，临床诊断为高血压肾病，目前血压控制稳定，但血常规示为中度贫血，肾脏缺血加重，并伴见面色萎黄，临床症状中有乏力、腰膝酸软，故辨证为肾气虚衰，治法采用脾肾并调以助气血生化，泄浊排毒以祛邪生新。方中川断、桑寄生、枸杞子补益肾气；太子参、生黄芪、炒白术健脾益气，茯苓、山药、鸡内金健脾助运，两者相合以增气血生化之源；六月雪、蒲公英、车前子以利湿泄浊解毒；患者舌质紫，内有瘀血，故用丹参以活血养血；石斛、麦冬养阴生津。全方调补脾肾先后天以扶正，活血泄浊以祛邪，攻补兼施，虚实兼顾，药后效果显著，血色素由 85g/L 上升至 100g/L。二诊时加用谷麦芽、红花以增强活血养血之力及补充水谷精微生化之源。整个治疗过程中，不用滋腻之品，而以补气生血为主，此为缺血性肾病兼贫血及湿浊为患所致，是缺血性肾病贫血治疗的一般规律。

2. 缺血性肾病属脾肾气虚湿瘀证（邹燕勤主诊）

王某，女，72 岁。初诊日期：2009 年 8 月 20 日。

患者有高血压病史 20 余年，自服降压药控制血压在 120/80mmHg，有动脉粥样硬化、冠心病病史，血肌酐升高 1 年，一直保持在 204～220μmol/L，6 月 4 日在外院查血生化示：尿素氮 12.8mmol/L，肌酐 220μmol/L，血常规示：红细胞 3.7×10^{12}/L，血红蛋白

128g/L，白细胞 6.3×10^9/L，中性粒细胞 64%，淋巴细胞 32%，单核细胞 1%，7 月初因胸闷胸痛在外院诊断为心肌梗死，行支架植入术，胸闷胸痛有所好转，但是血肌酐升高，院外查：尿素氮 25.8mmol/L，血肌酐 485μmol/L，血常规示：红细胞 3.0×10^{12}/L，血红蛋白 92g/L，白细胞 6.0×10^9/L，中性粒细胞 60%，淋巴细胞 35%，单核细胞 5%，尿常规未见异常。B 超示：左肾/右肾：9.6cm/7.8cm，今诊胸闷偶作，腰酸痛，身倦乏力，少气懒言，纳食欠佳，夜尿每日 3 次，大便日行 1 次，舌质略紫，苔薄，脉细涩。辨证属脾肾气虚，血瘀脉络，湿浊内蕴。治从补益脾肾，助脾运化，活血通络，泄浊解毒。

处方：潞党参 20g，生黄芪 30g，炒白术 10g，生薏苡仁 20g，茯苓 20g，谷芽 20g，麦芽 20g，川断 15g，桑寄生 15g，厚杜仲 20g，怀牛膝 15g，丹参 15g，川芎 10g，全瓜蒌 15g，炙远志 10g，赤芍 15g，积雪草 20g，土茯苓 20g，制大黄 10g，生牡蛎 40g，菟丝子 15g，生甘草 6g。

二诊（9 月 5 日）：药后腰酸乏力稍减，纳谷欠佳有所减少，面黄少华，舌质紫，苔薄白，脉细，9 月 5 日血生化示：尿素氮 20.4mmol/L，肌酐 385.3μmol/L，血常规示：红细胞 3.45×10^{12}/L，血红蛋白 108g/L，白细胞 6.8×10^9/L，中性粒细胞 50%，淋巴细胞 28%，单核细胞 22%，尿常规无异常。治法同前。原方加用白芍 15g，枸杞子 20g，药后患者症状逐渐改善，随诊肌酐逐渐下降，稳定在 200μmol/L。

按语：患者老年女性，高血压病史 20 余年，有冠心病、动脉粥样硬化病史多年，此次突然出现心肌梗死，并行冠脉支架植入术后，血肌酐突然升高 265μmol/L，临床检查提示有轻度贫血，B 超提示：右肾明显缩小，考虑为冠脉支架植入术后斑块脱落堵塞肾脏血管造成急性肾脏损伤，症见胸闷偶作，腰酸痛，身倦乏力，少气懒言，纳食欠佳，舌质略紫，苔薄，脉细涩，辨证为脾肾气虚，夹有瘀血。治以补益脾肾，助脾运化，活血通络，泄浊解毒以扶正祛邪。方中党参、生黄芪、炒白术、生薏苡仁健脾益气，茯苓、山药、谷麦芽健脾助运，川断、桑寄生补益肾气，两者合用以增气血生化之源。怀牛膝、丹参、川芎、赤芍等活血养血，全瓜蒌、积雪草清热除湿通腑泄毒，生牡蛎、炙远志安神补阴。共奏益气养阴、补益脾肾、活血泄浊、扶正祛邪之功。药后血肌酐逐渐下降，血肌酐由 485μmol/L 下降至 385.3μmol/L，二诊加用白芍、枸杞子，以滋养化生气血，补充水谷精微生化之源。

【小结】

本病早期临床表现不明显，晚期则出现慢性肾衰竭，故应结合现代医学技术进行早期诊断及辨证治疗；对已经出现肾衰竭者禁止使用造影剂以免加重肾脏损害；对高度怀疑诊断者，除了积极确诊外，一般根据患者的临床情况进行中医辨证治疗。

中医辨证认为证型首先应以肝肾阴虚为主要表现，病程进一步进展为脾肾气虚、脾肾阳虚，病程进展到末期表现为阴阳两虚证。在病程进展过程中可伴随外感、痰热、水湿、湿浊、湿热、瘀血等夹杂症。临床应根据情况分阶段治疗。早期予滋养肝肾为主；中期可表现为脾肾气（阳）虚，予健脾补肾为主；后期以阴阳双补为治疗则，兼杂外感、痰热、水湿、湿浊、湿热、瘀血等予以相应药物治疗。

随着我国人均寿命的延长、营养条件改善及生活习惯的改变，缺血性肾脏病的发病率逐渐升高。临床应加强肾动脉狭窄的及时诊断和积极干预治疗，以尽早保护或恢复患者的肾功能，防止肾衰竭的发展，改善患者的生活质量和远期生存率。

（徐敏，王钢）

第五节 肾静脉血栓

肾静脉血栓（Renal Vein Thrombosis，RVT）是指肾静脉主干和（或）分支内血栓形成，导致肾静脉部分或全部阻塞而引起一系列病理改变和临床表现。肾静脉血栓可发生于单侧或双侧，发生部位有肾静脉主干、单个分支或多个分支，也可与其他脏器血管的血栓同时并存。

肾静脉血栓首先由 Osborne 及 Rayer（1837 年）报道。1956 年以前本病大多为尸检时诊断，以后随着 X 线造影技术和选择性血管导管术的进展，生前诊断逐渐增多，近年来由于 B 超及数字减影血管造影（Digital Subtraction Angiography，DSA）的应用，病例更有增加。其发病率高低不一，2% ~62% 不等，这主要与选择的对象和使用的检查方法不同有关。成人多为肾病综合征的合并症；小儿患者中 80% 为新生儿。病死率高，左右侧无明显差异，有时双侧受累。有文献报道，肾移植后肾静脉血栓形成的发病率为 0.3% ~3%，婴幼儿发病率为 0.05% ~0.5%，还可发生在胎儿期，新生儿肾静脉血栓形成常导致不可逆的肾功能损害。

中医无肾静脉血栓的病名，根据其临床症状，可将本病归属于中医学“尿血”、“腰痛”、“水肿”、“癃闭”、“关格”等范畴。

就临床资料分析肾静脉血栓有以下特点。

1. 发病因素 ①血液高凝状态：婴幼儿低血容量、严重脱水；肾病综合征、系统性红斑狼疮、妊娠、先天性血栓症；先天性抗凝血酶Ⅲ缺乏、先天性蛋白 C 缺乏症等；②静脉壁受损的疾病：肾细胞癌侵犯肾静脉、肾脏外伤、邻近器官组织病变压迫肾静脉；肿大淋巴结、腹主动脉瘤、下腔静脉血栓延伸和恶性肿瘤浸润。

2. 常见的诱发与加重因素 ①过食温燥药物；②口服避孕药；③呕吐、腹泻；④医源性因素，长期应用大剂量肾上腺皮质激素、袢利尿剂。

对于肾静脉血栓者，已证实抗凝治疗不能取得满意疗效，根据中医辨证施治，应用活血化瘀药物，能解除原发病引起的高凝状态，从根本上防止血栓形成，祛除加重因素，通过补气、理气、补肾等配伍，能促进机体血液循环，及侧枝循环建立。

血栓形成数小时后，由于机体纤维蛋白溶解系统的作用，有可能自行溶解。因此肾静脉血栓一经证实应立即给予①抗凝治疗，急性肾静脉血栓患者抗凝后可阻止血栓扩展，对慢性肾静脉血栓患者也能防止和减少新血栓（包括再发的肾静脉血栓）及肺栓塞的发生；

②纤溶治疗，溶解纤维蛋白，致血栓溶解被吸收。这是治疗急性肾静脉血栓的关键。于起病后3～4天内静脉溶栓或肾血管插管局部给药可望栓溶脉通。此法对于慢性血栓的效果尚无定论；必要时可手术摘除，但手术摘除的效果尚不肯定。

【病因病机】

本病在不同阶段，临床表现又可见于中医不同病证之中，以血瘀证为根本贯穿其中。

1. 外邪侵袭　外邪侵袭，或因热病损伤脉络而引起出血，其中以热邪及湿热所致者为多。热邪或湿热损伤下部脉络，则引起尿血；腰府失护，湿、热之邪乘虚侵入，阻滞经脉，气血运行不畅而发腰痛；下阴不洁，湿热秽浊之邪上犯膀胱，膀胱气化不利，湿浊毒邪内蕴三焦而引起关格。

2. 瘀浊内停　瘀血败精阻塞于内，或痰瘀积块，浊邪壅塞三焦，致关格发生。

3. 劳欲体虚　神劳伤心，体劳伤脾，房劳伤肾，劳欲过度，导致心、脾、肾气阴的损伤。损伤于阴，则阴虚火旺，迫血妄行而致尿血；先天禀赋不足，加之劳役负重，或年老体衰，或房事不节，或用力不当，导致腰部经络气血运行不畅，气血阻滞不通，瘀血留着而发生疼痛。

4. 久病之后　久病使阴精伤耗，以致阴虚火旺，迫血妄行而致出血。久病使正气亏损，气虚不摄，血溢脉外而致出血。久病入络，使血脉瘀阻，血行不畅，血不循经而致出血；先天禀赋不足，久病体虚以致肾之精气虚亏，腰府失养，而致腰痛；久病体虚或年老体弱，肾阳不足，命门火衰，致膀胱气化无权，而溺不得生，或因久病、热病，耗损津液，导致肾阴不足，水府枯竭而无尿，久病脾肾衰惫，气化不利，湿浊毒邪内蕴三焦，发生关格。

本病病位在肾，基本病机为本虚标实，虚实夹杂，由实致虚，邪实渐进，正气虚损，邪实与正虚并存。

【诊断与鉴别诊断】

1. 诊断

（1）临床表现：肾病综合征患者突然出现腰痛、腹痛、发热，腹壁静脉怒张。镜下可见大量红细胞，甚至呈肉眼血尿，尿蛋白突然增加，肾功能突然下降。上述症状均提示出现肾静脉血栓的可能性。此外，肾病综合征患者反复出现肺栓塞、不对称性下肢水肿、不明原因的血尿、蛋白尿加重或肾功能急剧减退时亦应怀疑有肾静脉血栓。不过，绝大多数肾静脉血栓患者无典型的临床症状，此应注意。

（2）症状

①泌尿系统症状：血尿、腰部酸痛、水肿、蛋白尿。

②消化道症状：腹痛、恶心、呕吐、发热，或类似急性胆囊炎、急性胰腺炎。

③呼吸系统症状：呼吸困难、胸痛、咯血等。

④全身症状：发热、精神不振、肢体困倦等。

（3）体征

①水肿：多为下肢浮肿，表现为肾病综合征时可出现不同程度的全身性水肿，严重者

可有胸水、腹水、阴囊水肿。

②腰痛：肾区叩击痛或压痛。

（4）辅助检查

①尿常规：蛋白（++）~（+++），隐血（+++），红细胞数量多~满视野。

②肾功能：肌酐、尿素、尿酸可明显升高，肌酐可超过正常值1至数倍。

③血中白蛋白小于35g/L。

④纤维蛋白降解产物<5μg/ml，D-二聚体定性为阴性，定量小于200μg/L。

⑤无创性检查：迅速发展的无创伤性检查，如B型超声显像、Doppler超声图像、CT影像、磁共振成像、^{99m}Tc-DTPA肾核素扫描等对肾静脉血栓诊断均有帮助。特别对肾静脉主干血栓有诊断意义，扩大的肾静脉内显示低密度血栓，肾周围静脉呈现蜘蛛网状侧支循环，为有确定诊断意义的征象。上述无创性检查方法对肾静脉分支血栓显示不佳。

B超检查无创伤，简单易行，因此常作为首选检查方法。急性期显示病侧肾脏体积增大，肾实质回声相对减低，皮髓质界限不清，内部形态改变及肾窦回声移位等，并可直接显示肾静脉，发现存在于肾静脉内的实质性血栓回声，还可见阻塞处近端肾静脉扩张。

⑥有创性检查

a. 肾静脉造影：经皮静脉穿刺选择性肾静脉造影对肾静脉血栓的诊断具有确诊意义，特别是肾静脉数字减影血管造影，分辨率高，造影剂用量小，副作用轻。但肾静脉造影是一种有创性检查，费用高，不适合作为常规筛查无症状的高危人群，而对有临床表现提示可能为急性肾静脉血栓，有不能解释的快速肾功能恶化或有急性血栓栓塞症状如肺栓塞的患者，可行选择性肾静脉造影。

b. 静脉肾盂造影：如果肾静脉梗阻发生突然且完全，静脉肾盂造影可能没有任何显像出现。由于大多数患者某些侧支循环建立或梗阻不完全，可表现为肾脏影像增大，伴集合系统显影，常表现为肾盂肾盏被牵拉、扭曲、模糊。

c. 肾静脉血栓X线：主要表现为管腔内充盈缺损或管腔截断。主干内血栓未造成管腔完全性阻塞时，不规则的充盈缺损位于管腔一侧。分支内血栓常造成完全性管腔阻断。典型的血栓表现为一个杯口状缺损，凸面指向下腔静脉，各分支的远端小静脉分支常不能显示。急性肾静脉血栓时，除病变支外，其余各支因瘀血而增粗，肾外形增大，无侧支循环形成，慢性肾静脉血栓时，除病变支有特征表现外，肾外形增大有时明显，且有侧支循环形成。尤以左肾静脉血栓更易见到此种变化。

2. 鉴别诊断

（1）肾静脉血栓患者在临床症状上无特异性，故有时很难与单纯肾病综合征水肿相鉴别，对于突然出现的水肿加重，大量血尿、蛋白尿或肾功能的突然下降，应高度怀疑本病的发生。经皮静脉选择性肾静脉造影可确诊肾静脉血栓形成，其征象为管腔内充盈缺损或管腔截断。

（2）本病需与肾结石伴感染鉴别，肾结石伴泌尿系感染可出现类似肾梗死的症状和体征，如剧烈的腰痛和一过性血尿，但肾功能正常或受损轻微，无高血压及血清酶增高。

【辨证论治】

1. 瘀热互结证

证候：全身浮肿，皮肤绷急光亮，尿少色黄，尿色鲜红，或血尿暗红，或夹血块，小便频数有灼热感，心烦急躁，口苦口黏，脘闷恶心，腹胀便秘或大便黏滞不爽，腰酸痛，腰部刺痛，痛有定处，或可见面色黧黑，肌肤甲错，渴不欲饮，舌红苔黄腻，舌边瘀紫，脉滑数或涩。

基本治法：清热凉血，化瘀止血。

方药运用：桃红四物汤合小蓟饮子加减。常用药：桃仁 10g，红花 6g，当归 12g，白芍 15g，川芎 12g，熟地 15g，生地 15g，大、小蓟各 15g，滑石（包煎）12g，蒲黄（包煎）10g，藕节 10g，栀子 12g，淡竹叶 10g，甘草 6g，白茅根 15g，茯苓 15g。方中桃仁、红花活血化瘀、通肾络；当归、川芎、白芍、熟地以养血补血；栀子、滑石清热利湿；大小蓟、藕节、生地、竹叶、茅根清热凉血，养血止血；蒲黄活血化瘀，使止血而不留瘀。

加减：若见大便秘结，腹胀者，加用生大黄、枳实通腑泻实；湿热伤阴，加知母、玄参清利湿热；小便热涩不爽，加瞿麦、车前草清利下焦；脘闷纳呆者，加薏苡仁、山药、白术等运脾化湿；若见舌质暗红明显者，加丹参、益母草活血和络。

2. 气虚血瘀证

证候：神倦乏力，面色黧黑，肌肤甲错，腰酸痛或刺痛，痛有定处，血尿暗红，或夹血块，劳累后明显，夜尿频数，便溏，腹胀纳呆，口淡不渴，气损及阳者伴见形寒肢冷，渴不欲饮，舌淡红苔薄白，舌边瘀紫，脉沉细弱或沉涩。

基本治法：补益脾肾，活血通脉。

方药运用：桃红四物汤合参芪肾气汤加减。常用药：桃仁 10g，红花 6g，当归 10g，白芍 15g，川芎 12g，熟地 15g，党参 15g，黄芪 18g，山药 15g，茯苓 15g，山茱萸 12g，泽泻 10g，牡丹皮 12g，肉桂 1.5g，炙甘草 6g，熟附子（先煎）9g。方中桃仁、红花活血化瘀、通肾络；当归、川芎、白芍、熟地以养血补血；党参、黄芪补气固本；茯苓、山药、甘草健脾；金匮肾气丸（汤）补肾培元。诸药合用，有培元固本、补益脾肾之效。

加减：腰酸痛者加川杜仲、川续断以补肾壮腰；镜下血尿不止者，加小蓟、白茅根凉血、止血；尿蛋白不除者，加芡实，覆盆子健脾固摄；气损及阳，形寒肢冷明显，加仙茅、淫羊藿以温补肾阳。

3. 阴虚夹瘀证

证候：尿色淡红或镜下血尿，血尿暗红，或夹血块，腰膝酸软无力刺痛，痛有定处，面色黧黑，肌肤甲错，咽干痛不适，消瘦颧红，五心烦热，大便不畅，口干思饮，或渴不欲饮，舌红苔薄黄或少苔，舌边瘀紫，脉细数或沉涩。

基本治法：滋阴降火，化瘀止血。

方药运用：桃红四物汤合知柏地黄汤加减。常用药：桃仁 10g，红花 6g，当归 10g，白芍15g，川芎12g，熟地15g，知母12g，黄柏10g，山药15g，茯苓15g，泽泻15g，牡丹皮12g。方中桃仁、红花活血化瘀，通肾络；当归、川芎、白芍、熟地以养血补血；知母、黄柏滋阴降火；生地、山药补益脾肾；茯苓、泽泻、丹皮清泻肝肾之火。全方滋清有度，驱邪而不伤正。

加减：若手足心热，加鳖甲、地骨皮清虚热；咽喉干痛者，加玄参、麦门冬、射干滋阴润喉；若阴虚及阳，畏寒、腰膝清冷者，加巴戟天、淫羊藿温补肾阳；腰部刺痛，舌紫暗者，加川芎、杜仲、续断和络壮腰；亦可合用女贞子、旱莲草以加强滋补肾阴之力。

4. 湿毒蒙蔽证

证候：恶心呕吐，嗜睡或神志不清，肢体抽搐，大便秘结，口干舌红，血尿鲜红或暗红，或夹血块，面色黧黑，肌肤甲错，舌质青紫，苔浊腻，脉沉涩或弦滑。

基本治法：化浊降逆，醒神开窍，通腑利水。

方药运用：黄连温胆汤合千金温脾汤加减。常用药：黄连3g，法半夏12g，生大黄（后下）6g，枳实10g，陈皮6g，茯苓15g，半枝莲15g，白茅根15g，丹参15g，熟附子（先煎）9g，石菖蒲10g。方中黄连清热燥湿解毒；大黄苦寒，通腑泄浊，活血化瘀，与黄连相伍共制熟附子辛热之性；法半夏降逆止呕；石菖蒲开窍醒神；枳实理气和胃通便；陈皮理气和胃，与枳实相和，使三焦气机舒展，升降有序；茯苓利水渗湿；半枝莲清热解毒；白茅根清热凉血止血；丹参活血化瘀；熟附子温肾助阳，温化寒饮，并可防苦寒太过。全方寒温并用，化浊降逆，通腑利水。

加减：恶心呕吐甚者，以玉枢丹分2次吞服以降逆止呕；呕吐不能服药者，将中药作保留灌肠，每6小时1次；嗜睡或神志不清者，至宝丹1粒或安宫牛黄丸1粒，研末吞服以开窍醒神；肢体抽搐者，加天麻、钩藤、生石决明以平肝息风解痉；大便秘结甚者，加元明粉（冲）以通腑泻浊；口干舌红者，加生地、玄参、麦门冬以养阴清热。

【其他治疗】

1. 中药针剂治疗

（1）复方丹参注射液：主要成分：由丹参、降香等药物组成。功效：活血化瘀为主，兼以行气。可用于本病各证型患者。用法用量：每次20～40ml，用5%葡糖糖注射液250ml稀释后滴注，每日1次，1～2周为一疗程。

（2）川芎嗪注射液：主要成分：提取川芎有效成分4－甲基吡嗪制成静脉注射液。功效：活血化瘀。可用于本病各证型患者。用法用量：每次可用120～240mg，可用5%葡萄糖注射液250ml稀释或加入低分子右旋糖酐中滴注，2周为一疗程。

（3）血栓通注射液：主要成分：提取三七有效成分三七总皂苷制成静脉注射液。功效：活血化瘀，不伤正气。可用于本病各证型患者。用法用量：血栓通注射液6～8ml，可用5%葡萄糖注射液250ml稀释静滴，每日1次，2周为一疗程。

（4）丹红注射液：主要成分：提取红花和丹参主要成分为红花黄色素、丹参酮和丹参酚等制成静脉注射液。功效：活血化瘀，通脉舒络。可用于本病各证型患者。用法用量：

丹红注射液30ml，加入10%葡萄糖100ml中静脉滴注，每日1次，2周为一疗程。

（5）肾康注射液：主要成分：提取大黄、黄芪、丹参、红花的主要成分为大黄素、大黄酸、黄芪皂苷、丹参酮、丹参酚、红花黄色素等制成的一种新型的中药复方静脉注射液，功效：降逆泄浊，益气活血，通腑利湿。可用于本病各证型患者。用法用量：肾康注射液60~100ml，加入10%葡萄糖250~300ml中稀释静滴，每日1次，4周为一疗程。

2. 外治法

（1）肾区药物离子导入穴位贴敷，治以活血化瘀，温经通络，药用大黄、川芎、当归、桃仁、水蛭、桂枝、泽兰、红花、冬青叶。

（2）足部药物熏洗加按压三阴交、涌泉穴治疗，治以活血化瘀，温经通络。药用川乌、白芷、当归、桃仁、水蛭、桂枝、泽兰、红花、川芎。

3. 针灸　针灸疗法治疗肾静脉血栓形成目前仍在探索阶段，其机理主要是通过疏通经络系统，从而调动机体内在联系，促进血液循环，改善局部瘀滞状态；调节气机，促进脾肾的转输开阖。主穴取命门、三阴交、委中、肾俞，备穴取腰阳关、大肠穴、三焦穴、足三里，若有血尿配血海、太冲。辨证为瘀热互结，可加肾俞、三焦俞、三阴交、太溪、阴陵泉。辨证为气虚血瘀，可加血海，点刺委中穴。辨证为阴虚夹瘀，可加三阴交、太冲、太溪。辨证为湿毒蒙蔽，可加人中、中冲、涌泉、合谷、足三里。

【转归及预后】

肾静脉血栓的预后影响因素包括两个方面：一为栓塞并发症的出现，如显著地增加了肺栓塞、肺梗死的发生率；另一方面为对肾功能的影响，肾静脉大血栓可使肾功能恶化，增加蛋白尿，加重肾脏负担。但慢性肾静脉血栓是否加速肾脏病进展，至今不明。有报道，充分抗凝治疗后，比较有、无慢性肾静脉血栓患者的病程，似无差别。

【预防与调护】

1. 预防

（1）预防肾病综合征的发生：避免精神刺激和过度劳累，适寒温，防外感，积极参加体育活动，促进身心的健康发展，增加机体抗病能力。

（2）预防血栓的形成：治疗肾病综合征一定注意不应长期、大量盲目使用皮质激素。也不应该连续大剂量用强力的利尿药，以免加重高凝，使肾静脉血栓及其他血栓形成增加。

（3）预防肺血栓、栓塞的发生：肺血栓、栓塞是肾病综合征常见的并发症，其中少数患者病情凶险，故对肾病综合征患者及肾静脉血栓形成患者应及时予以积极的抗凝、溶栓治疗，以防肺血栓、栓塞的发生。

2. 调护

（1）肾静脉血栓形成前的护理：肾病综合征患者接受激素治疗以后，任何原因引起体内水分的丢失或补液不足均可造成血液黏稠度增高，容易引发肾静脉血栓。因此护理人员要密切观察病情变化，准确记录24小时出入量，预防肾静脉血栓发生。

（2）肾静脉血栓形成后的护理

①护理人员要熟知肾静脉血栓形成后的症状和体征，并分析肾静脉血栓形成的原因。将获得的第一手资料及时通知主管医师并准备好补充血容量的液体以及抗凝剂、溶栓剂，建立好静脉通道，以便配合主管医师给予及时治疗。

②静脉血栓形成的患者多表现为痛苦不安、恐惧、烦躁，此时应做好心理护理，关心体贴患者，安慰并告诉患者及时尽早地用药后，可在短时间内消除症状，解除痛苦。病情好转以后不会影响到患者的肾功能，打消患者的思想顾虑。

③病情缓解，可适当运动，防止肢体静脉血栓形成。注意保暖，避免受寒。

【临证经验】

1. 可逆因素的影响

（1）积极治疗原发病：肾静脉血栓患者原发病病因不同，有些原发病不积极治疗是导致肾静脉血栓的主要因素。如肾病综合征应及时控制病情，减少蛋白尿流失，纠正低蛋白血症；系统性红斑狼疮应尽早控制狼疮活动；肾细胞癌首选保留肾单位手术或根治性肾切除术，延误治疗会导致肾癌侵犯肾静脉，静脉壁受损，从而形成肾静脉血栓。原发病对血栓形成的影响是临床上不可忽视的因素，积极治疗原发病，消除原发病的影响，可减少肾静脉血栓的发生。

（2）去除诱发因素：减少进食温燥药物的量；出现呕吐、腹泻等感染情况时，要及时补液用药控制感染，抗感染用药上应避免肾毒性药物的运用；一些医源性因素需临床医生密切观察病情变化，如长期应用大剂量肾上腺皮质激素、大剂量袢利尿剂在治疗效果不佳时要调整治疗方案，减少医源性因素导致肾静脉血栓的发生。

2. 辨证论治的灵活运用 根据肾静脉血栓的临床症状“血尿”、“腰痛”、“关格”，原发病及实验室指标辨证，邹云翔氏认为：人体的经络，是上下内外运行血气的通路，脉之直者为经，支而横者属络，络之别者为孙络，经即大地之江河，络犹原野之百川，经络相贯，如环无端，经络血气运行通畅，则百病不生，一有怫郁，诸病皆生。而肾病皆有血气瘀滞、运行不畅的病理，因本病以血瘀证为根本贯穿其中，辨证时抓住这一关键点，运用活血活络法常能提高疗效。其中活血活络药物，如川芎、丹参、水蛭、三七等的临床及动物实验研究已证实，可改善血液流变学及高凝状态，丹参可抑制人肾成纤维细胞的增殖，减轻间质纤维化，而三七皂苷可调节肾间质细胞凋亡，从分子生物学角度证实了中药活血化瘀活络可改善症状，延缓病情发展。根据临床症状，准确辨证，灵活运用，发挥中医优势，可提高治疗效果。

3. 多途径疗法 应用多途径活血化瘀法治疗，包括①口服汤剂桃红四物汤加减；②通脉口服液口服；③静脉滴注中成药加低分子右旋糖酐；④HE－NE低能激光血管内照射；⑤局部外洗，药用毛冬青、蒲黄、赤芍、金银花、桂枝等；⑥外敷方：丹参、花椒、细辛、吴茱萸、肉桂，每日2剂，加水适量，捣匀、炒热，装入布袋，置双侧肾区热敷，每日2次。疗程2周，连续2个疗程。

4. 抗凝治疗

(1) 肝素：为抗凝首选药物。肝素在体内代谢甚快，用药后10分钟生效，作用迅速。2小时达高峰，一般6小时灭活。用法：25mg静滴或皮下注射，每4~6小时一次。一般用药4周左右。用药时需监测凝血，以试管凝血法测定时，若用药后2小时凝血时间达不到用药前的2倍或25~30分钟，应增加药量。若用药4小时后仍小于30分钟应减药量。禁忌证：对此药过敏的患者禁用；伴严重的出血性疾病，如术后24小时之内、颅内出血、咯血和溃疡病出血者禁用。

(2) 双香豆素类：需长期抗凝时，可使用双香豆素类抗凝药，其抗凝作用慢，一般需24小时，3天作用达高峰，维持4天左右。常用药物有华法令、双香豆素、醋硝香豆素。凝血象监测用凝血酶原时间，一般应延长2倍。

抗凝治疗一般主张至少持续半年。若此后肾病综合征仍未缓解或尿蛋白仍>3.5/d，可考虑继续抗凝治疗半年以上或更长时间。不宜对所有肾病综合征患者用抗凝治疗预防肾静脉血栓的发生，因这类药物有潜在的出血危险，故对有出血倾向者禁用。

5. 纤溶治疗

(1) 纤溶酶原激活剂：是一种丝氨酸蛋白酶，对纤溶酶原有高度特异性，如链激酶、尿激酶、组织型纤溶酶原激活剂、单链尿激酶型纤溶酶原激活剂等。①链激酶：最早、最广泛用以溶解血栓的药物，价格便宜，可以早期、大量、短时间应用。但应注意副作用，如出血、过敏反应等。②尿激酶：此药物无抗原性，无过敏反应。但尿激酶价格远高于链激酶。临床效果两者相似。尿激酶2万~6万U稀释于50~100ml葡萄糖液中缓慢静注或静脉滴入。每日1次，1~2周为一疗程，必要时重复治疗。急性肾静脉血栓可以局部用药。③组织型纤溶酶原激活剂（tPA）：tPA注入血流后，几乎不影响循环中的纤溶系统，不引起全身性纤维蛋白溶解状态。自开始临床应用以来，为理想的纤溶药。

(2) 去纤维蛋白药：是自蛇毒中分离的蛋白水解酶。国内蛇毒制剂，如蝮蛇抗栓酶皆为去纤维蛋白药。

6. 抗血小板药物 抗血小板药防止血栓形成和进展，按药物作用机理分为如下几类。

(1) 抑制血小板花生四烯酸代谢药：如小量的阿司匹林，使血栓素A_2生成减少，血小板聚集功能下降。常用剂量40~80mg/d。

(2) 增加血小板的环磷酸腺苷药：如双嘧达莫（潘生丁），延长血小板寿命，抑制血小板聚集，防止血栓形成。用药剂量需达300~600mg/d。

(3) 作用于血小板膜药：①低分子右旋糖酐：吸附于血小板表面，影响血小板功能。②肝素：通过抗凝血酶T抑制凝血酶，从而抑制血小板的聚集和释放。③肾上腺素能β受体抑制剂：如普萘洛尔（心得安），能抑制血小板聚集。

(4) 其他药物：噻氯匹定为新的强效抗血小板药，对ADP诱导的血小板聚集有较强的抑制作用；通常剂量为300~500mg/d。

7. 手术摘除血栓 手术摘除血栓的效果尚不肯定。仅适用于急性肾静脉大血栓保守治疗无效者，尤其是双肾、孤立肾或右肾大血栓（右肾不易建立侧枝循环）伴肾功能损伤者。某些患者术后可能出现肾功能改善，尿蛋白减少。肾内小静脉血栓致肾功能下降不作为手术适应证。

【验案举例】

1. 肾静脉血栓属瘀热互结证（邹燕勤主诊）

朱某，男，45 岁。初诊日期：2008 年 1 月 16 日。

患者 2007 年 9 月因双下肢浮肿，查尿常规：蛋白（+++），24 小时尿蛋白定量 11.24g/L，肾穿刺示：膜性肾病。使用足量激素和免疫抑制剂治疗 8 周以上，3 天前因腰痛出现肉眼血尿，B 超及 X 线均提示：左肾静脉血栓；尿常规：蛋白（+++），隐血（+++），红细胞满视野；血生化：尿素 15mmol/L，肌酐 201μmol/L，尿酸 458μmol/L，总胆固醇 10mmol/L，血脂 3.0mmol/L，今日求诊于南京博大肾科医院门诊，现症见恶心，无胸痛，乏力，腰痛，睾丸疼痛，肉眼血尿，腹胀便秘，双下肢浮肿，舌红苔黄腻，边瘀紫，脉滑数，测血压 150/100mmHg，体温 38℃，血常规：白细胞 11×10^9/L，中性粒细胞 8.5×10^9/L，血红蛋白 140g/L，血小板 320×10^9/L；凝血功能：血浆凝血酶原时间 14.6 秒，活化部分凝血活酶时间 38 秒，纤维蛋白原 4.8g/L，D－二聚体 210μg/L，INR1.36，纤维蛋白降解产物 <5μg/ml，抗凝血酶Ⅲ268g/L。辨证属瘀热互结证。治以清热凉血，化瘀止血。

处方：桃仁 10g，红花 6g，当归 12g，白芍 15g，川芎 15g，生地 15g，熟地 15g，大蓟 15g，小蓟 15g，滑石 12g，生蒲黄 10g，藕节 10g，金银花 12g，连翘 12g，栀子 12g，淡竹叶 10g，生薏苡仁 12g，山药 12g，白术 10g，白茅根 15g，茯苓皮 15g，车前子（包煎）15g，猪苓 6g，生大黄 6g，枳实 10g，橘核 6g，生甘草 6g。

美卓乐 16mg，每日 1 次，口服；骁悉 0.5g，每日 2 次，口服；肝素钠 25mg，每日 3 次，皮下注射；双嘧达莫片 50mg，每日 3 次，口服；贝那普利 10mg，每日 1 次，口服。

二诊（1 月 30 日）：恶心缓解，腰痛偶有，无睾丸疼痛，泡沫尿量多，无肉眼血尿，双下肢浮肿，大便日一行，舌红苔腻，边瘀紫，脉滑数，血压 140/90mmHg。一诊方减橘核，加用制僵蚕 10g，全蝎 4g。余药服法同上。

三诊（2 月 15 日）：无恶心，无腰痛，无睾丸疼痛，无肉眼血尿，见泡沫尿，双下肢轻度浮肿，大便日一行，舌红苔腻，脉细。尿常规：蛋白（+++），隐血（+++），红细胞 63/μl，血常规：正常，血生化：白蛋白 26g/L，尿素 6mmol/L，肌酐 110μmol/L，尿酸 400μmol/L，凝血功能：正常，血压 130/80mmHg。二诊方中加山茱萸 12g。余药不变。

四诊（3 月 2 日）：咽痛，泡沫尿，无肉眼血尿，双下肢浮肿劳则著，大便日行 2 次，舌红苔薄，脉细，尿常规：蛋白（+++），B 超及 X 线均提示：肾静脉血栓缓解。三诊时处方去白茅根、枳实，加玄参 10g，麦冬 10g，射干 10g，桔梗 6g。美卓乐 12mg，每日 1 次，口服，余药服法同上。

随访：至 2010 年 6 月，尿蛋白持续阴性，门诊予健脾利咽，益肾清利方巩固。

按语：《杂病源流犀烛》提出："尿血，溺窍病也，其原由于肾虚"，《证治汇补·腰痛》指出："治惟补肾为先，而后随邪之所见者以施治，标急则治标，本急则治本，初痛宜疏邪滞，理经髓，久痛宜补真元，养血气。"邹老认为：在肾静脉血栓形成之时，应早期明确诊断，早用抗凝药物；如病情延误导致慢性肾静脉血栓形成，仍需积极治疗，《七松岩集·腰痛》指出："然痛有虚实之分，所谓虚者，是两肾之精神气血虚也，凡言虚证，皆两肾自病耳。所谓实者非肾家自实，是两腰经络血脉之中，为风寒湿之所侵，闪肭挫气之所碍，腰内空腔之中为湿痰瘀血凝滞，不通而为痛，当依据脉证辨悉而分治之。"而对急性、慢性肾静脉血栓如能全程辨证论治用药有利于病情稳定，预后转归良好，因此中西医结合治疗，两者不可偏废其一。

2. 肾静脉血栓属阴虚夹瘀证（王钢主诊）

庄某，男，35 岁。初诊日期：2010 年 3 月 26 日。

患者 2009 年 10 月 5 日，咽痛后出现双下肢浮肿，查尿常规：蛋白（+++），24 小时尿蛋白定量 12g，肾穿示膜性肾病，给予"低分子肝素、强的松、雷公藤多苷片、辛伐他汀"等药 1 月后，肾病综合征症状未缓解，出现全身明显浮肿，24 小时尿量明显减少，约 500ml，口服"呋塞米片、托拉塞米片"，小便量仍未见增多，因腰痛伴尿血在当地住院治疗，行相关检查，B 超及 X 线均提示：左肾静脉血栓；尿常规：蛋白（+++），隐血（+++），红细胞 5600/μl，24 小时尿蛋白定量 10g；血生化：白蛋白 17g/L，总蛋白 41g/L，总胆固醇 11mmol/L，甘油三酯 5.68mmol/L，肌酐 200μmol/L，尿素 12mmol/L，尿酸 582μmol/L；血常规：白细胞 11.3×10^9/L，中性粒细胞 9.2×10^9/L，血红蛋白 130g/L，血小板 350×10^9/L；凝血功能：血浆凝血酶原时间 14.8 秒，活化部分凝血活酶时间 39 秒，纤维蛋白原 5g/L，D－二聚体 211μg/L，INR 1.38，纤维蛋白降解产物 <5μg/μl，抗凝血酶Ⅲ266g/L，今日求诊于南京博大肾科医院门诊。刻诊：慢性病容，疲劳乏力，两颧泛红，咽痛，渴不欲饮，无恶心，手足心热，无胸痛，腹胀，腰膝酸软伴疼痛，尿色淡红，偶有血块，泡沫尿，双下肢可凹性水肿，大便 2 日一行，干结颗粒状，舌红，苔薄黄，边瘀紫，脉弦数。血压 140/92mmHg，体温 37.9℃。治以滋阴降火，化瘀止血。

处方：桃仁 10g，红花 20g，当归 10g，白芍 15g，川芎 12g，熟地 15g，玄参 12g，麦冬 15g，桔梗 10g，射干 10g，知母 12g，黄柏 10g，山药 15g，茯苓皮 30g，车前子（包煎）30g，泽兰 15g，泽泻 15g，牡丹皮 12g，鳖甲（先煎）12g，地骨皮 15g，杜仲 15g，川断 15g，女贞子 15g，旱莲草 15g，生甘草 6g，小红枣 10g。

强的松 25mg，每日 1 次，口服；骁悉 0.5g，每日 3 次，口服；低分子肝素钠 5000U，每日 1 次，皮下注射，双嘧达莫片 50mg，每日 3 次，口服；缬沙坦 80mg，每日 1 次，口服。

二诊（4 月 9 日）：疲劳乏力感，颧红，无咽痛，口干不欲饮，无恶心呕吐，手足心热较前缓解，无胸痛心慌，无腹胀，腰膝酸软，尿色淡红，无血块，泡沫尿量多，双下肢浮肿，大便日行，舌淡红，苔腻，边瘀紫，脉细数。血压 140/86mmHg，体温 37.4℃。初诊处方中红花改 15g，桔梗改 6g，加太子参 12g，生黄芪 15g。余药服法同上。

三诊（4月23日）：疲劳乏力感缓解，颧红不著，无咽痛，口干感缓解，无恶心呕吐，手足心发热缓解，无腹胀，腰膝酸软，无肉眼血尿，泡沫尿量仍较多，双下肢浮肿劳则著，大便日行1～2次，舌淡红，苔薄，有紫气，脉细。尿常规：蛋白（+++），隐血（+++），红细胞142/μl，24小时尿蛋白定量6g；血常规：正常；凝血功能：正常；B超及X线均提示：肾静脉血栓缓解。二诊处方中红花改6g，太子参改15g，生黄芪改30g。强的松20mg，每日1次，口服，余药服法同上。

随访：至2011年3月，尿蛋白逐渐转阴，门诊予健脾益肾清利方巩固。

按语：该病案中，桃仁、红花活血化瘀，通肾络；当归、川芎、白芍、地黄以养血补血；知母、黄柏滋阴降火；生地、山药补益脾肾；茯苓、泽泻、丹皮清泻肝肾之火；玄参、麦冬、射干滋阴润喉；鳖甲、地骨皮清虚热；女贞子、旱莲草滋补肾阴；杜仲、续断和络壮腰。全方滋清有度，驱邪而不伤正。在治疗过程中，每日红花用量多达20g，考之以往诸家本草方书记载，红花用量一般为2.4～5g，多则9g，用至15g者极少。清代黄宫绣有红花“多用则血能行，过用则能使血下行不止而毙”之说。王钢教授根据《本草纲目》《开宝本草》和《本草衍义补遗》中有红花辛温，主腹内恶血不尽绞痛，多用破留血，少用养血之记载，结合邹云翔教授、邹燕勤教授多年用该药之实践经验，认为红花平和不猛，为通瘀活血之要药。邹老曾用至30g治疗双侧多囊肾之肾衰血瘀证，并未见下血不止之弊。邹氏认为，用量之大小，应根据病情之轻重、体质之强弱等情况而定，切不可墨守成规。如病轻药重，药力太过，反伤正气；病重药轻，药力不足，则往往贻误病机。如不根据病者具体情况，议论用药之多寡，剂量之大小，纸上谈兵，不免脱离实际。用药如用兵，相机行事，庶为得之矣！

【小结】

1. 肾静脉血栓是指肾静脉主干和（或）分支内血栓形成，导致肾静脉部分或全部阻塞而引起一系列病理改变和临床表现。肾静脉血栓可发生于单侧或双侧，可发生于肾静脉主干、单个分支或多个分支，也可与其他脏器血管形成的血栓同时并存。

2. 本病的临床表现及预后取决于原发病及血栓形成的快慢、被堵塞静脉的大小及血流阻断程度，要根据发病具体情况而采取中西医结合方法及时予以处理。经过及时抗凝治疗，能阻止血栓增长，促进血管再通畅，改善肾功能。发病3天内可选用尿激酶或链激酶溶栓治疗，并可用肝素抗凝，要注意并发出血。此外可应用血小板解聚药物如双嘧达莫、阿司匹林等，服用方便，安全，但疗效不够肯定。对于已证实抗凝治疗不能取得满意疗效者，根据中医辨证施治，应用活血化瘀药物，解除原发病引起的高凝状态，从根本上防止血栓形成，祛除加重因素，并通过补气、理气、补肾等配伍，促进机体血液循环及侧枝循环建立，经临床验证具有肯定疗效。

（陈韶庆，王钢）

□第十七章□
肾结石与梗阻性肾病的诊治

第一节 肾结石

泌尿系结石是最常见的泌尿系统疾病之一，系指一些晶体物质和有机基质在泌尿系统异常沉积而形成的聚集物。根据发病部位的不同可分为上泌尿系结石（肾结石与输尿管结石）和下泌尿系结石（膀胱结石与尿道结石），其中肾结石最为常见，包括肾盏、肾盂及肾盂与输尿管连接部的结石，肾实质结石较少见。

不同种族人群都可患有肾结石，但发病率有所差异。在美国，白人比有色人种发病率高，黑人发病率最低。在我国，江苏、安徽、河北、陕西、浙江、广西、四川等地发病率较高，多见于20~40岁的青壮年，男女之比为4.5∶1。

本病属于中医“淋证”范畴，临床表现以小便不爽、尿道刺痛为特点，如以小便排出沙石为主症，中医称之为“石淋”；根据其临床表现不同，也可归属于中医学“血尿”、“腰痛”、“癃闭”、“关格”、“溺毒”、“肾劳”等范畴。

就临床资料分析，肾结石有以下特点。

1. 组成和发病机制 ①肾结石的组成：结石的成分主要分为6种，按所占比例高低排列为草酸钙、磷酸钙、磷酸铵镁、尿酸盐、胱氨酸及黄嘌呤结石。草酸钙结石尿沉渣中常有草酸钙结晶，可见边缘不规则，质硬，表面粗糙，呈桑椹样，棕褐色。磷酸钙结石呈颗粒状，灰白色，多与草酸钙或磷酸铵镁混合成石，呈鹿角形。尿酸结石呈圆形或椭圆形，表面光滑，橘红色，X线显影较淡。②肾结石的发病机制：尿液中晶体物质形成过饱和状态和尿中结晶形成抑制物含量减少是最重要的原因。

2. 影响肾结石形成的因素 ①流行病学因素。肾结石的形成与气候、感染因素、营养代谢紊乱、泌尿系统异物、饮食生活习惯等关系密切。其中饮食因素是造成肾结石形成的重要的因素。②尿液因素。尿液晶体物质排泄量增大，其中包括高钙尿、高草酸尿、高尿酸尿、高胱氨酸尿、黄嘌呤尿。③解剖结构异常。如海绵肾等。④尿路感染。持续或者反复的尿路感染可引起感染性结石。⑤遗传因素。

肾结石的治疗以解除疼痛、保护肾脏功能、预防结石复发为目的。西医治疗包括饮水疗法、饮食调节、药物治疗、体外震波碎石及开放手术等。中医中药在排石、溶石、利尿减轻梗阻、缓解疼痛等方面有着较好的疗效。

【病因病机】

1. 病因

（1）外邪所伤：外感风邪，湿热化火，或湿热蕴结肾与膀胱，导致肾阴不足，湿热郁蒸，引起热淋、血淋，是形成结石的先决条件。

（2）情志所伤：七情过激皆可化火，火热伤阴，肾损阴伤而致阴虚火旺，形成肾之阴阳失衡。

（3）饮食所伤：饮食不节则伤脾胃，脾虚水湿内停，湿郁化热，蕴积下焦，耗伤阴液而发病。

（4）房劳所伤：房事不节，损伤肾气及精血，常发此病。

2. 病机

（1）湿热蕴结：湿热注于下焦，尿液受其煎熬，时日既久，尿中渣质结为石。

（2）气滞血瘀：结石形成除与湿热煎熬有关外，气滞血瘀无疑也是重要因素。若气血水液运行不息，动而不居，有形之物也不能聚而为患。一旦某些因素引起气滞血瘀，即会促使结石发生。结石乃有形之物，反过来又阻碍气机运行，不通则痛，故常见剧痛难当。另外，结石每易损伤血络，引起尿血，久则产生瘀血阻滞。故无论是结石产生前或产生后，气滞血瘀在石淋的发病中都具有重要意义。

（3）脾肾亏虚：脾主运化水湿，肾主一身之水，结石梗阻，水湿内停，常可影响脾胃功能，日久疾病性质由实转虚，每易出现脾肾亏虚。若脾肾功能强健，则有助于驱邪外出。

（4）肾阴不足：七情过激化火，火热伤阴，或房事不节，损伤肾之精血，阴虚内热，煎熬水液，尿液凝结，日积月累，结聚为砂石，而为石淋。

正常泌尿依赖膀胱的气化作用，此即《内经》所谓“膀胱者州都之官……气化则能出矣”。然膀胱气化之动力，主要责之肾脏。肾与膀胱相表里，而肾又职司全身气化，主持水液代谢。肾虚而致膀胱气化不利、泌尿机能失常，乃为尿石形成之根本内在因素。故当机体泌尿机能障碍，抗病能力低下，则可因气化不利而瘀滞，或因湿热蓄积致气血热结，致使结石形成。若结而小者如砂为“砂淋”，大者成石为“石淋”。如瘀热伤及血络，迫血妄行，尚可伴发血尿，而为血淋。又气化不利，腑气不通，不通则痛，轻者腰府隐痛，重则腰痛如折，甚则牵引少腹，其痛如绞。倘若湿热瘀阻膀胱之证显著，则又可见少腹急痛、尿频、尿急、尿道涩痛等症。故本病的病理变化，是以肾虚为本，湿热为标。

【诊断与鉴别诊断】

1. 诊断

（1）临床表现

①疼痛：常于剧烈运动后突然发作，表现为钝痛或绞痛，始于背、腰或肋腹部，沿输尿管向下腹部、大腿内侧、外阴部等处放射。可伴有排尿困难，恶心呕吐，大汗淋漓、虚脱等。

②血尿：结石移行过程中擦伤肾盂和输尿管黏膜，引起镜下血尿或者肉眼血尿。大量肉眼血尿并不常见。

③其他：尿中可能排出沙石。结石通过尿道时可发生梗阻，甚至尿闭。严重的并发症包括急性肾衰竭、脓肿形成、严重的感染以及长期梗阻引起的慢性肾衰竭。

（2）尿路X线平片检查：对于含有钙质的结石，腹部平片可以发现小到1～2mm的结石；尿酸结石除非钙化，否则很难在腹部平片上显示。X线体层摄影可以明确结石与肾脏的位置关系，正位片上结石在肾影内，侧位片上则与脊柱重叠。肾结石可发于单侧或双侧，也可以单发或多发。其形态可以是圆形、卵圆形、桑椹形或者鹿角形。

（3）尿路造影：静脉尿路造影和逆行肾盂造影能明确显示结石的位置和整个泌尿道情况，还可以显示阴性结石、明确输尿管结石和输尿管扩张情况。

（4）超声检查：对于大于2mm、位于输尿管肾盂结合部或输尿管中段的结石，B型超声波检查非常敏感，能诊断出X线阴性结石，可以作为结石检查的首选。位于输尿管远端、直径小于5mm的结石不易被超声检查发现。

2. 鉴别诊断

（1）急性阑尾炎：一般有发热症状；血常规可发现白细胞计数、中性粒细胞比值升高；尿常规一般无特殊异常；B超检查可见阑尾区回声增强。

（2）胆石症：疼痛以右肋骨下为主，伴恶心、呕吐等症状；腹部B超可以明确发病部位。

（3）胆囊炎：通常有饮食不节史，可以出现发热、恶心、呕吐等胃肠道症状，体检墨菲征阳性；血常规可发现白细胞计数、中性粒细胞比值升高；B超可以明确诊断。

（4）宫外孕：一般有停经史，尿检妊娠试验阳性，如有输卵管破裂，后穹窿可穿刺出不凝血液；宫颈举痛阳性。

【辨证论治】

1. 下焦湿热蕴结证

证候：尿中夹有砂石，小便艰涩、疼痛，少腹拘急，或腰腹绞痛，舌红，苔黄腻，脉弦数。

基本治法：清热祛湿，通淋排石。

方药运用：八正散加减。常用药：通草6g，车前子（包煎）15g，土茯苓30g，萹蓄20g，瞿麦20g，大黄6g，滑石（包煎）30g，山栀子9g，甘草6g，金钱草60g，海金沙（包煎）30g，冬葵子20g。方中通草、车前子、萹蓄、瞿麦、滑石以利水通淋；山栀子能清三焦湿热，引火下行，佐以大黄苦寒下达；金钱草、海金沙、冬葵子利水排石，三药合用能清利肝胆、膀胱、肾经湿热；甘草和其中气，以防苦寒太过。全方共奏清利湿热、通淋排石之功。

加减：若腰腹酸痛甚者加白芍、甘草缓急止痛；若血尿明显者加槐花、小蓟、藕节、旱莲草等清热凉血；排尿不畅，少腹坠胀，尿频、尿急不缓解者，加乌药以理气；尿道灼热者，加蒲公英、生地榆、龙葵、赤小豆等以清热解毒；结石不易排出者，可加桃仁以化瘀。

2. 气滞血瘀证

证候：腰腹胀，少腹拘急刺痛，尿中夹有血块，舌紫暗或有瘀斑，苔薄，脉涩。

基本治法：行气化瘀，排石通淋。

方药运用：沉香散合血府逐瘀汤加减。常用药：沉香7g，石韦30g，瞿麦30g，萹蓄20g，冬葵子20g，赤芍9g，牛膝20g，桃仁9g，郁金10g，枳壳20g，琥珀粉2g，海金沙（包煎）30g，王不留行30g，甘草6g。方中沉香、瞿麦、萹蓄清热通淋；赤芍、桃仁、牛膝活血化瘀；石韦、郁金、枳壳、宽中解郁理气，使气行则血行，更加冬葵子滑利通窍；配金钱草、琥珀、王不留行以加强通淋排石之效；甘草调和诸药。全方共奏行气化瘀、排石通淋之功。

加减：若兼头昏气短、四肢乏力、脉细弱等脾虚气弱见症者可加党参、黄芪、白术、薏苡仁补脾以利排石；若低热、心烦、舌红、脉细数者加生地、枸杞子、知母、黄柏等以滋阴降火；若腰腹胀痛明显者加青皮、陈皮、乌药以行气除胀止痛；若腰腹刺痛明显者加乳香、没药、赤芍、桃仁以活血化瘀；若结石久不能移动而体质较强者可加穿山甲、皂角刺、鸡内金等以软坚消石；若绞痛发作者除上述行气活血药外，再加广木香、香附等以理气止痛。

3. 脾肾两虚证

证候：腰腹隐痛，面色晦暗，神疲乏力，排尿无力，小腹坠胀，舌淡，苔白，脉细。

基本治法：健脾补肾，温阳溶石。

方药运用：济生肾气丸加减。常用药物：炮附子8g，茯苓15g，泽泻15g，丹皮10g，炒山药15g，车前子（包煎）20g，山茱萸12g，熟地12g，官桂末（冲服）3g，川牛膝10g，白术10g，海金沙（包煎）30g。方中炮附子、官桂温补肾阳，补水中之火，以鼓舞肾气；熟地滋肾填精；山茱萸养肝涩精；丹皮以清泻肝火；山药补脾固精；茯苓、泽泻淡渗利湿，协助山药之健运；白术燥湿健脾；车前子清热通淋；金钱草、海金沙排石通淋；川牛膝引药下行。诸药共奏补肾健脾、温阳溶石之功。

加减：若脾肾阳虚有所恢复可加萹蓄、瞿麦、滑石等以利湿排石。

4. 肾阴不足证

证候：排尿淋沥不尽，口干心烦，目眩，头晕，耳鸣，舌红，少苔，脉细数。

基本治法：滋阴降火，通淋排石。

方药运用：六味地黄丸合石韦汤加减。常用药：生地15g，女贞子15g，山药15g，泽泻15g，茯苓15g，牛膝12g，海金沙15g，琥珀末（冲服）1.5g，石韦10g，冬葵子15g，黄柏10g。方中以石韦、泽泻、茯苓利水通淋；女贞子、山药、生地、黄柏滋阴降火，海金沙、冬葵子、琥珀末通淋排石；牛膝活血利水。

加减：血尿明显者加白茅根、小蓟、藕节、旱莲草等凉血止血；若兼见神倦乏力、便溏、纳呆等气虚表现者，加黄芪、党参以益气通淋；若血瘀之象明显加桃仁、赤芍、蒲黄以活血化瘀。

【其他治疗】

1. 中成药

（1）肾石通：由金钱草、海金沙、怀牛膝等组成，具有理气通淋排石功效。适用于气滞血瘀型。每次6g，每日3次。

（2）排石冲剂：由金钱草、忍冬藤、石韦等组成，具有清热利湿功效。适用于下焦湿热型。每次1袋，每日3次。

2. 辨病治疗

枳金汤：由枳实、石韦、萹蓄、瞿麦、牛膝、生地各15g，金钱草、车前草各30g，木香、王不留行各10g组成。

3. 针刺艾灸治疗

（1）体针

取穴：肾俞、尾中、夹脊、阿是穴、三阴交。

方法：电针，连续波，较强刺激，留针20分钟。

加减：肾虚者，灸命门，太溪；血瘀者，加膈俞；痛势较剧者，委中可用三棱针刺血。

（2）艾灸

肾结石取穴：关元、肾俞；输尿管结石取穴：三阴交、气海，可选配膀胱俞、中极。

方法：每穴以艾条灸5分钟，每日1次，10次为一疗程。

（3）耳穴压迫法：于肾、膀胱等耳穴处放置王不留行籽，每穴1粒，用胶布固定每日压迫耳穴5次（以按压处微痛为度），第3日换药籽1次，在按压耳穴前20分钟，饮水250～500ml。

4. 单方验方

（1）金钱草60g，冬葵子30g，水煎服。

（2）鸡内金30g，芒硝30g，共研细末，每次服6g，每日2次。

（3）琥珀30g，芒硝100g，硼砂20g，海金沙10g，共研细末，每服5g，每日3次，口服。

（4）核桃仁60g，炙黄芪30g，水煎内服，每日1次。

（5）威灵仙、金钱草各60g，水煎内服，每日1次。

5. 肛门用药 吲哚美辛栓1粒塞肛，用于肾绞痛发作时。

6. 食疗 玉米茶：以鲜玉米根、叶或玉米各90g，煎汤代茶饮，用于肾结石伴有尿频、尿急、尿痛者。

【转归及预后】

肾结石较大者可以长期稳定存在而无症状，较小的结石活动范围大，经过治疗可从尿中排出砂石，预后较好。在孤立肾或双肾结石突然发生完全性梗阻时，可以引起急性肾衰；严重的感染、长期梗阻可以引起慢性肾衰竭，预后较差。

【预防与调护】

1. 预防 饮食因素对肾结石的防治有重要影响，除大量饮水外，尚需根据结石成分或血、尿有关成分分析，调整摄入的食物种类。

（1）*尿酸结石*：限制蛋白质摄入量，每日0.8～1.0g/kg（体重），多食用新鲜蔬菜和水果。肥胖患者用低热量膳食。宜以五谷类细粮为主；肉类可食用少量的虾、鸡肉等（100g以内），每周2次；青菜和水果可任意食用；鸡蛋和牛奶可适当摄入，旨在减少嘌呤摄入量。忌猪肉、牛肉，以及猪肝、猪腰、猪脑等动物内脏，鸭肉、鹅肉、各种肉汤、肉汁及鸡汤、沙丁鱼、蛤、蟹等；蔬菜忌食菠菜、豌豆、扁豆及其他豆类、菜花、龙须菜及蕈类等；酒及含酒精的饮料、浓茶、咖啡、可可等，强烈的香料及调味品也不宜食用。

（2）*磷酸钙和磷酸镁铵结石*：宜低磷低钙饮食并宜食酸性食物。

（3）*草酸钙结石*：忌食萝卜、菠菜、巧克力、可可、茶、芹菜、土豆及豆制品。

（4）*胱氨酸结石*：低甲硫氨酸饮食。

2. 调护

（1）生活有规律，养成良好的生活习惯。避免过度劳累，可适当参加太极拳、气功等健身活动。戒烟、戒酒、保持心情愉快。

（2）出现肾脏绞痛、肉眼血尿等症状时应及时前往医院就诊。

【临证经验】

尿路结石是泌尿系统常见疾病，很早为人们所认识，并在长期的临床实践中积累了丰富的治疗经验。但是由于结石的复发率很高，而且巨大结石、鹿角状结石的保守治疗效果欠佳，易并发感染、肾积水、梗阻性肾病和肾衰竭，严重危及生命，所以如何减少结石复发、提高对巨大结石和鹿角状结石的治疗效果以及防治尿路梗阻、梗阻性肾病和肾衰竭的发生是本病的难点。

1. 正虚邪实，重在调气 气机升降是人体脏腑经络之气血运行原动力。《内经》云："益气之为用，无所不至，一有不调，无所不病，为虚为实，为寒为热，变态莫可名状。"

尿路结石，多因湿郁热生，煎熬津液所致。石之成乃因于湿，湿之成乃水不化，水不运乃气不化。气行则水散，气滞则水停。因此，调畅气机是治疗疾病之本，助气化、疏三焦乃利湿化水之关键，湿得化而热自消，则结石不复发。临床在辨证施治的基础上常配伍一些理气单味药，往往取得良效，例如白茅根，白茅根为引经药，直驱湿邪渗于膀胱，通调水道，湿邪黏滞阻碍气机升降，以此达化浊除湿、通利调气之功效。兼有肝经郁滞，常配伍川楝子、佛手、荔枝核，川楝子条达气机，平其横逆，佛手其气清香而不烈，性温而不峻，荔枝核可专散肝肾之气郁。在辨证施治中以气机升降理论为指导，以疏通气机为要义，调整脏腑功能与调和逆乱之气机，使气血条达，阴平阳秘。

2. 攻补兼施，顾护肾气 砂石结聚尿路，小便不畅，则发为石淋。基本病机在于湿热下注，化火伤阴，且湿热煎熬尿液，结为砂石，瘀积水道，妨碍气化功能，导致气滞血瘀水停，石淋日久易于伤肾，导致肾虚，因此，治疗不可单纯用清利通淋之品，必须兼施以温补肾气之药，以补代通，使其机体阴阳平衡，气化则石能出矣。温肾助阳之品尚可使命火旺盛，蒸腾有力，水液气化复常，加速溶石排石。

3. 分期辨证，中西结合 肾结石以下焦湿热为根本病机，或夹血瘀；湿为阴邪，久则损伤脾肾阳气，或热灼阴伤，而表现出阴虚或气虚的临床症状。故治疗当按不同的临床表现和不同的阶段进行。病之早期多属实证，治疗应以实则治标为原则，以清热利湿、通淋排石、活血化瘀为法；病之后期则属虚实夹杂之证，治疗应以标本兼治为原则，在利湿清热通淋的同时，或补脾益肾，或滋阴清热以奏其功。但要注意若结石 <0.8cm，无明显梗阻的可中医保守治疗，若结石 >0.8cm，特别是巨大结石，结石合并积水、感染、肾功能不全等，应中西医结合治疗。

4. 三因制宜，个体用药 时令气候、环境变迁、体质差异等，对疾病的发生与发展都有一定影响。所以在治疗肾结石的过程中，需注意因人因时因地制宜，根据个体特异性辨证用药。如暑日来诊者，当虑及暑为阳热之邪，极易耗气伤津，用药时既要通淋祛石，又宜照顾暑季易于伤津的特性，药不宜过温，有证亦需减量，每可佐入生地、玄参、芦根、黑穞豆衣、荷叶、太子参等清暑益气护阴之品。素体丰腴者则多湿，如有口味干苦，舌苔黄厚，溲淋微痛，尿检发现红细胞，可用藿香、荷叶、生薏苡仁清暑运脾化湿，配沙参、芦根清上源，海金沙、金钱草泌下焦。体质不同，用药有殊，切忌见石攻石。

5. 王钢治疗肾结石体会

（1）肾结石在 1cm 以下，结石位置在肾盂以下部位者，采用益肾排石方，药物：太子参 15g，枸杞子 20g，青皮 15g，皂角刺 15g，生薏苡仁 20g，冬葵子 15g，金钱草 15g，海金沙 15g，石韦 15g，虎杖 15g，滑石（包煎）20g，车前子（包煎）20g，每日服 3～4 次，平均疗程 30 天。如结石位置在肾脏，特别是在肾下极时，应以补肾和络通利为主，不宜重用苦寒排石之品，以免长期服用损伤脾肾。

（2）经以上方药治疗排石效果不明显时，可采用以下综合总攻疗法：上午 7：00 将尿排空，饮水 1000ml（脾胃差的患者可减少 500ml）；7：30 饮益肾排石汤 250ml；8：00 电针刺激，取坐位，穴位选后背部腧穴，如肾俞、膀胱俞、双侧阿是穴（结石体表投影处或固定痛点）；8：30 再饮益肾排石汤 250ml；8：35 肌注阿托品 0.5mg，呋塞米 20～40mg；8：40 去除电针，进行活动，一般采用双脚跟同步下楼震动疗法（时间根据患者体质状况进行 30～60 分钟）。一般每周总攻 2～3 次，2 周为一疗程，如体质强，结石下降明显者，可每日总攻 1 次，7 次为一疗程。注意水电解质平衡，以及大量饮水胃是否能承受。

（3）对反复产生肾结石患者，应寻找原因，结合结石成分分析，采用中西医结合方法积极治疗。对肾功能受损患者，应用中药保护肾功能。对手术后所致的尿道狭窄，应用中药益肾和络通利法防治。根据临床与动物实验，下列药物似有排石作用：金钱草、海金沙、石韦、滑石、木通、车前子、大黄、胡桃仁、黄花草、黄花虱麻头、腊爪尿珠子、荠菜花、白果根、茅莓、猫须草。下列药物似有溶石作用：硼砂、朱辰砂、雄黄、白芷、鱼脑石、鱼忱骨、鲤鱼齿、石燕、玻珀、滑石、鸡内金、海金沙。对于肾结石及反复产生结石的患者，宜在辨证的基础上，选加溶石药。对输尿管结石，宜在辨证基础上，重用排石药。长宽各超过 1cm 以上结石，宜选用体外碎石治疗。

【验案举例】

1. 石淋属肾气亏虚，湿热蕴结证（邹云翔主诊）

董某，男，43 岁。初诊日期：1964 年 8 月 29 日。

患者八月中旬，突然少腹剧痛如刀绞，出现肉眼血尿，右侧腰府酸疼隐隐，遂至某医院 X 线摄片检查，拟诊为右侧输尿管结石。至诊时，自觉症状不著，望舌苔薄白而根部黄腻。辨属湿热蕴于州都之府，肾虚气化不利，气血交阻，通降失常。治从益肾化气，清利湿热。

处方：炒独活 3g，桑寄生 12g，炒巴戟天 9g，金毛脊 12g，全当归 9，东北人参 1.5g，白蒺藜 9g，制苍术 3g，生薏苡仁 12g，芦根 2 尺，广陈皮 3g，金钱草 45g，滋肾丸（吞）2.4g。10 剂。

二诊（9 月 10 日）：于同年 9 月 9 日晚间，骤然腹痛剧烈，腰酸，小便频数不爽，而排出如黄豆大小之结石一枚，诸症顿时消失。

按语：邹老认为，本例石淋为湿热蕴于膀胱，气化不利，肾气失充。方用桑寄生、白蒺藜、巴戟天、金毛狗脊、当归、人参益肾化气；用独活、滋肾丸、苍术、陈皮、薏苡仁、芦根、金钱草清利湿热。

2. 石淋属肺虚肾亏，阴虚阳亢，肝郁不达证（邹云翔主诊）

辛某，男，43 岁，初诊日期：1964 年 12 月 8 日。

患者主诉于 1958 年间，经 X 线摄片，确诊为左肾结石，同时经各种检查，发现还有早期肝硬化和慢性胆囊炎。1963 年 6 月始用中药治疗，同年 9 月 X 光线摄片复查，见左肾之结石已下移至输尿管内。1964 年 10 月再次检查，见左肾之结石的位置与 1963 年 9 月检查结果相同。1964 年 12 月 8 日来我院门诊治疗。症见溲频而量少，左腰酸胀，少腹隐痛有下坠感，并伴有头昏，胁痛，口中作干，鼻衄，脉象弦劲，舌苔白，舌质红绛。辨证为肺虚肾亏，阴虚阳亢，肝郁不达。前医之方，徒从清利而不效，现拟清肺益肾、育阴潜阳之法，佐以化瘀活血之品，以观动静。

处方：南沙参9g，炒当归4.5g，潼蒺藜9g，白蒺藜9g，炒白芍6g，煅磁石12g，首乌藤9g，制首乌9g，大熟地3g，金钱草15g，炮姜1.5g，阿胶珠4.5g，炒潞党参12g，血余炭(包煎)4.5g。

药进第二剂后，左侧少腹痛势加剧，约一时许溺出一枚表面光滑、色褐、大小如黄豆之结石，尿频，腹痛遂解。

按语：邹老认为，此例患者病程冗长，又有早期肝硬化和慢性胆囊炎，头昏、口干、鼻衄，脉象弦劲，舌质红绛，血虚肝旺，阴分不足之证显著。但从清利，不但愈伤阴血，且易耗伤肺气。故方中主用熟地、阿胶、白芍、首乌、夜交藤、白蒺藜、磁石，滋水而还其涵木化气之能；养肝而还其藏血疏泄之职，又以南沙参、潞党参益肺而还其输布通调之权。再佐当归、血余炭、炮姜和血化瘀，金钱草通利化石。俟肝肾既调，高源既通，清得升，浊得降，瘀得化，龙雷火潜，开阖自然得所矣。

3. 石淋属湿热下注证（邹云翔主诊）

饶某，男，56岁。初诊日期：1965年2月11日。

患者1964年10月开始常发生右腰部阵发性绞痛或胀痛，痛剧时出冷汗，呕吐，小便深黄，量少而次频，尿道有不适感。住某医院诊治，确诊为右侧输尿管结石，曾服过疏肝、苦降、清利之剂，效不显，乃延请邹老诊治。其症有右腰绞痛或胀疼，时轻时重，阵作无定时，小便有淋沥不尽之感，溲痛不著，口味干苦，苔色黄厚，脉沉细而微弦。尿常规检查可见红细胞少~（++），静脉肾盂造影见右侧输尿管有黄豆大小结石阴影。肥人多湿，辨为湿热下注。治当益肾通络，标本同治为是。

处方：炒独活2.4g，炒桑寄生12g，白蒺藜9g，南沙参12g，炒巴戟天9g，海金沙9g，丝瓜络6g，金毛狗脊9g，生薏苡仁30g，干荷叶12g，鲜芦根3尺，藿梗4.5g，红枣(切)7个。

上药连服至10剂时，尿中排出黄豆大小之结石一枚，诸症亦随之消失。

按语：本例石淋患者，素体丰腴，本自多湿，又溽暑交蒸，湿热蕴伏，流入膀胱之室，壅痹肾络，气化不得宣通，湿瘀互结，乃成是症。邹老指出，溽暑为患，弥漫三焦，窒塞肾和膀胱，当宜宣达，还其气化之司。方用南沙参、鲜芦根清上源；藿、荷、薏苡仁畅中州；海金沙、金钱草泌下焦；丝瓜络通经络；并拟桑寄生、金狗脊、巴戟天、白蒺藜、独活益肾除湿；红枣扶脾以运湿。肺金清素之气下降，脾土转输有权，膀胱之气化通调，湿热自无盘踞之所矣。方中远其苦寒之品，乃师古有肥人之病，当虑重虚其阳之训耳。

4. 石淋属湿热蕴于肾络证（邹云翔主诊）

张某，男，47岁。初诊日期：1965年11月19日。

两天前的下午，患者突然发生右侧少腹疼痛，腰府胀楚难堪忍受，并伴有肉眼血尿。

次日作X线腹部平片，相当于左侧输尿管部位，可见一绿豆大小的钙化阴影，拟诊为输尿管结石。现腰腹疼痛已经缓解，纳谷不香，口中黏腻，舌苔淡黄而厚，脉象弦滑。辨为湿热蕴于肾络，方拟益肾宣湿通络之制，以冀排石。

处方：炒独活2.4g，金毛狗脊12g，桑寄生12g，川断肉9g，制苍术3g，金钱草60g，生薏苡仁30g，云茯苓12g，飞滑石(包煎)9g，甘草梢1.8g，血余炭(包煎)9g，鲜芦根3尺，滋肾丸(吞服)3g。3剂。

二诊（11月22日）：称上午溺中排出绿豆大小之结石一枚，表面为桑椹状，中心为白色，质硬，少腹痛已轻微，腰府胀楚亦减轻，纳谷较香，苔厚亦化，舌淡白。再拟前制略加化裁。

处方：炒独活2.4g，金毛狗脊12g，桑寄生12g，川断肉9g，制苍术3g，金钱草45g，生薏苡仁30g，云茯苓12g，血余炭(包煎)9g，鲜芦根3尺，滋肾丸(吞服)3g，六一散(包煎)12g，当归3g。续服5剂，以杜根株。

按语：本例石淋患者病程短，而腰腹剧痛，血尿刚刚缓解，又有纳谷不香、口黏腻不爽、舌苔淡黄而厚、脉象弦滑等症，认为病机在乎湿热阻遏中州，蕴伏肾络，膀胱窍涩，气化不利。治之必当重取分利渗泄之法，本“甘缓而淡渗”，“缓之，泄之”之旨。方取茯苓之甘淡，舒脾气以渗湿；滑石味甘气寒，滑以利窍，寒以泄热；又益脾胜湿，必用甘为助，是以甘草为佐，且生用其梢，又能缓急以泻火，而止茎中之涩痛。盖此皆淡味渗泄之品，而气薄为阳，只是气药。然独阳无阴则阳无以化气之机，故又投以滋肾丸，令能施化有权，由此可见，法守阴阳，然有阴中求阳，阳中求阴之分别矣。

5. 石淋属湿热暑邪，蕴于膀胱证（邹云翔主诊）

冯某，男，47岁。初诊日期：1971年7月31日。

患者于1969年4月因右侧肾区阵作疼痛，住进某医院诊治。经X线摄片检查，发现在L3~L4之间的右侧有结石阴影，直径约3mm×5mm，密度不甚均匀，拟诊为右侧输尿管结石。经中西医调治，2年来未见结石排出，腰府酸痛，时轻时重，反复发作不已，乃请邹老诊治。时值暑热，汗出甚多，小溲黄赤，尿道涩痛。辨为湿热暑邪，蕴于膀胱，治拟清暑渗利之剂。

处方：制苍术3g，六一散(包煎)18g，鲜芦根60g，冬葵子15g，黑穞豆衣15g，金钱草30g，太子参15g，黑玄参12g，鲜荷叶9g，细生地9g，炒黄柏3g。5剂。

续用丸药调治，拟丸方如下：制苍术60g，制狗脊60g，川断肉60g，当归6g，桃仁30g，红花60g，云茯苓60g，冬葵子45g，炙鸡内金30g，炒子芩15g，炒黄柏30g，肉桂粉4.5g。

另用金钱草、六一散、芦根各120g，煎水泛为丸如绿豆大，每日12g分2次吞服。如法连服两料丸药，结石得以排出。

按语：本例患者，来诊之时正暑日，邹老指出，暑则皮肤缓而腠理开，汗易泄而津易耗。患者小便色黄而溺道涩痛，乃夏月热淋，必先清暑渗利。又汗出较多，津气不布。故又需加入太子参、生地、玄参、芦根、黑穞豆衣益气护阴，以布气生津。俾得热去而津气足，再续用益肾通淋、活血化瘀之剂，缓缓图治。由是而获效，说明证有标本主次，治分先后缓急，临证必须记取。

6. 石淋属湿热久蕴，气血瘀阻，气化无权证（邹云翔主诊）

马某，男，56 岁。初诊日期：1974 年 3 月 4 日。

患者诉 1972 年春，一次小便中突然发生无痛性血尿，以后逐渐减少至消失，但经小便常规检查，仍可见较多的红细胞。两腰间开始酸疼，以右侧为著，小溲时亦有不适、不畅感。到年底，右侧腰痛常如刀绞，难以忍受，以至不能支持正常工作。当地医生根据临床表现，初诊为右肾结石，未有阳性发现。但右肾区绞痛样发作不时出现，约每月 1 次，其间稍劳则腰痛，血尿亦即显著。至第二年 10 月 9 日，再作尿路平片检查，发现右肾区及右输尿管下端各见一个约 1cm 大的致密阴影，提示为右肾及右输尿管结石。1974 年 2 月 20 日又作尿路平片复查，再次证实其结石确在。鉴于腰间绞痛频作，严重影响工作，多法治疗仅能缓解一时，故怀着治愈的迫切愿望，于 1974 年 3 月 4 日专程来宁诊治。邹老追溯其病史，得知患者平素饮食嗜咸，10 天前右腰牵及少腹刀绞样疼痛发作一次，伴见明显肉眼观血尿。刻诊右腰酸痛隐隐，苔薄黄，脉细弦。辨为湿热久蕴，气血瘀阻，气化无权。治从清热利湿，通淋化石，活血化瘀。

处方：制苍术 9g，生薏苡仁 9g，金钱草 45g，鱼脑石 15g，冬葵子 15g，六一散（包煎）15g，杜红花 9g，全当归 9g，炙鸡金 4.5g，滋肾丸（包煎）9g，红枣（切）5 个。14 剂。

二诊（4 月 3 日）：小腹始觉作胀，次日其胀愈著，且有隐痛，渐及膀胱满而欲便，溺之又不能出，急迫之状难以忍受，屏气努挣，尿液才滴沥而下。约有 1 分钟，猝然从尿中冲出黄豆大小的结石 1 枚，顿时尿畅，全身亦感轻松，血尿就此消失。刻下右腰尚痛，不耐劳累。尿常规检查仅见白细胞 0～1/HP，苔脉如前。原方略加损益。

处方：制苍术 9g，生薏苡仁 9g，金钱草 45g，鱼脑石 15g，冬葵子 15g，六一散（包煎）12g，杜红花 9g，金荞麦 18g，制乳香 2.4g，没药 2.4g，鲜芦根 45g，穞豆衣 12g，滋肾丸（包煎）9g。20 剂。

患者腰痛症状消失，小溲如常，恢复正常工作。

按语：邹老认为，下焦湿热久蕴积结，固可成石，必因肾虚膀胱无权化气。故在湿热蕴阻，气血瘀滞，结石绞痛发作之标象较为突出之时，虽宜攻石，亦切不可忘其化瘀。本例患者，年已半百又六，病石淋已有 2 年，平素饮食过咸。根据《素问·阴阳应象大论》所说："年四十而阴气自半也。"《素问·生气通天论》所言："阴之所生，本在五味；阴之五官，伤在五味……味过于咸，大骨气劳，短肌，心气抑。"可知其患之真阴未有不衰、不伤、不减之理。故邹老治用金钱草、六一散、鱼脑石、炙鸡内金等清热、通淋、化石之品的同时，必用益肾通关之滋肾丸鼓舞气化，以资长养。配苍术、薏苡仁、红枣补脾化湿之味，以清生湿之源，杜湿遏伤阳之患。又结石久停，气滞势必血瘀，所以加入当归、红花养血化瘀。可见治标不忘顾本，泄浊不忘通阳，通淋必欲化气，乃能取得因势利导，标本兼治之果焉。

【小结】

石淋主要由外邪入侵、情志失调、饮食不节、房劳所伤而发病，中医学对本病发生发展的认识，是从整体观念出发的，治淋之法，一般不外把握虚实两端，或分而治之，或兼而治之，据证取舍。初起湿热瘀阻，气化不利者，治宜清热利湿、化瘀通淋；病久肺肾两虚，或脾肾不足，气化不及州都者，宜予补益；虚实夹杂者，尚需标本兼顾。此外，尚可根据病情，或入止血，或配化石，或益泄浊之品，合而治之。但立法用药还当时时注意顾护肾气，采取消中寓补，标本兼施。通调气血可以加强祛石作用，在益肾通淋方中加入活血化瘀之品常可获得显著效验。还应注意结石患者标本缓急的症状，绞痛发作之时，便是因势利导之机，及时解决邪正相持的状况，恢复机体有效的气化功能，则常能起到使结石由“静”变“动”，获得加速排石的效果。因人、因证、因时制宜，根据个体特异性辨证用药，同时注意饮食的调养，节制甘肥酒酪厚味，才能达到正本清源杜绝湿热瘀结再生之目的。

（朱俊，王钢）

第二节　梗阻性肾病

肾单位产生的尿液经肾盂至尿道口外（男性至包皮口）任何位置上，因各种梗阻性病变引起的肾结构和功能上的损害，称为梗阻性肾病。

尿路梗阻是比较常见的疾病，其发病率和病因与年龄及性别有关，总的发病率为3.8%，男、女两性发病率相似，20岁以前的男性和女性肾盂积水的发病率无明显差异，而在20～60岁之间，女性发生肾盂积水者相当常见，主要是由于妊娠和盆腔肿瘤的影响。60岁以后，尿路梗阻以男性为多，这与前列腺增生症发生率高有关，其次是结石引起的输尿管梗阻。

根据梗阻性尿路病的临床特征，归属中医文献中的“肾着”、“癃闭”等范畴。

就临床资料分析梗阻性肾病有以下特点。

1. 梗阻性肾病发病因素 ①先天性畸形：尿道口（包皮口）狭窄、后尿道瓣膜、先天性膀胱颈挛缩、膀胱输尿管反流、输尿管口囊肿、先天性巨输尿管、肾盂输尿管连接部畸形、肾血管畸形等。②结石：肾、输尿管、膀胱、前列腺或尿道结石。③肿瘤：膀胱癌、前列腺肥大或前列腺癌，病变直接引起膀胱出口处梗阻；原发性输尿管肿瘤；子宫颈癌或盆腔恶性肿瘤直接浸润或转移压迫输尿管。④炎症：输尿管结核、外伤性或淋巴性尿道狭窄。⑤医源性：常见于盆腔手术时误结扎输尿管，输尿管插管引起暂时性水肿，输尿管镜损伤，滥用止痛药致肾乳头坏死组织脱落引起梗阻等。⑥神经源性：各种原因的神经性膀胱炎。⑦其他：原发性腹膜后纤维化、邻近器官病变压迫尿路。

2. 常见的诱发与加重因素 ①输尿管中下段结石经保守治疗后仍无效者。②继发感染常常可以使梗阻变得更明显。③由肿瘤等原因引起者需应用化疗或外科手术处理。④梗阻后所出现的多尿等造成水、电解质等障碍应及时予以纠正。

西医在粉碎结石、控制感染、早期发现畸形和肿瘤等方面可发挥积极作用。梗阻解除后配合中药治疗，通过中医辨证施治，对于促进肾功能恢复有很大的益处。

【病因病机】

古代医家认为正虚和邪气亢盛都可以导致本病的发生。《素问·宣明五气论》中指出："五气所病，膀胱不利为癃。"《素问·五常政大论》中指出："涸流之纪，其病癃闭，邪伤肾也。"朱震亨在《丹溪心法》中指出："小便不通，有气虚、血虚、有痰风闭实热。"

1. 寒湿侵袭 居处潮湿，涉水冒雨，寒湿之邪侵袭腰部，伤于肾之外府。寒湿留滞不去，水道不利，水聚而为患。

2. 肾虚湿热 劳倦内伤，年老体弱，湿热屡犯，均可形成肾虚湿热的病因病机，尤其是五淋反复发作，是本病的常见原因。

3. 气滞血瘀 情志内伤，有形之邪阻滞都可导致气滞。气滞使水、血运行不畅，出现气滞血瘀水停的病理变化。

本病发生有虚实之分，其辨证应先分清虚实。病情初起多以邪实为主，应辨湿热、浊瘀、邪毒和砂石；病情迁延或治疗不及时，以正虚为主，或虚中夹实，当辨脾虚、肾亏及阴阳之不足。

【诊断与鉴别诊断】

1. 诊断 肾梗阻性疾病的诊断应包括梗阻的病因和部位，以及肾功能损害的程度。

（1）病史和体征：梗阻性肾病由多种原因造成，临床病史多既往有肾结石、妇科疾病及手术、肠病及手术史等。具有典型的肾绞痛、腹部肿物、尿潴留等症状者，诊断常无困难。但在有些病例，其原发病因症状显著，如泌尿系结核、肿瘤等，容易忽略梗阻性病变的存在。梗阻引起的疼痛开始常为隐痛，以后逐渐转为持续性疼痛，逐渐增强，一般在发作几小时内即缓解，但严重者可昼夜不止。肾绞痛可伴有恶心、呕吐等消化道症状；合并泌尿系感染时可出现发热；膀胱以下梗阻者常见排尿困难，以排尿费力、排尿后尿不尽为主要表现。

（2）一般检查：应注意有无尿毒症引起的全身性贫血、皮肤灰棕色、恶心呕吐、呼吸深、高血压、出血倾向等。检查肾脏是否增大，肾区有无压痛和叩击痛，腰肌有无刺激症状。肾梗阻性疾病时，应认真检查腹部，尤应注意腹膜后和盆腔内有无肿瘤和炎性浸润，膀胱是否充胀。有排尿困难者应直接观察排尿情况，并检查包皮口、尿道口有无狭窄，尿道有无硬结，前列腺是否增大，并检查会阴知觉和肛门括约肌张力，对糖尿病患者，应排除神经性膀胱障碍。女性病例必要时应检查生殖系有无病变。

（3）其他检查：除常规血、尿检查外，应注意是否存在氮质血症、酸中毒和电解质平衡失调。尿细菌培养，尿沉渣中结晶是否增多，脱落细胞有无异常。必要时检查有无结核杆菌。

（4）影像学检查：①X线平片：腹部平片可帮助发现肾、输尿管结石，了解肾形大小。②静脉肾盂造影（IVP）：既反映肾盂、肾盏合输尿管解剖结构，又粗略反映肾功能；IVP不满意者，可通过膀胱镜作逆行插管造影，帮助发现病变。③超声检查：确定肾积水的首选检查。④CT：能准确诊断梗阻的部位和病因。

2. 鉴别诊断

（1）反流性肾病：本病为先天性或有某种原因引起尿液自膀胱反流入输尿管中，进而反流入肾内，可做排泄性膀胱输尿管造影以鉴别，当患者有排尿动作时可见膀胱内的尿液反流入输尿管内，结合X线切断层造影，见肾瘢痕及无梗阻的肾盂积液，可诊断本病。

（2）先天性肾畸形合并尿路感染：马蹄肾易合并感染，进而致结石形成导致梗阻肾，引起肾衰，应详细诊断，以治疗各个环节。

（3）梗阻肾引起肾衰：应先除外细胞外液丢失、肾皮质坏死、急性肾小管坏死、肾动脉或肾静脉闭塞、药物中毒等。

【辨证论治】

1. 湿热蕴结证

证候：尿频、尿急、尿痛或小便点滴难解，小腹胀满，口苦口黏，舌红苔黄腻，脉濡数。

基本治法：清热利湿，利尿通闭。

方药运用：八正散加减。常用药：通草12g，车前子(包煎)15g，萹蓄12g，瞿麦12g，滑石(包煎)15g，栀子12g，黄柏9g，牛膝9g，金银花15g，甘草梢12g。方中通草、车前子、萹蓄、瞿麦、滑石以利湿通淋；黄柏、山栀子能清三焦湿热；金钱草、海金沙、冬葵子利水排石，三药合用能清利肝胆、膀胱、肾经湿热；甘草和其中气，以防苦寒太过。全方共奏清利湿热之功。

加减：舌苔厚腻者加苍术、厚朴以化湿；见心烦、口舌生疮者合用导赤散以清心火；阴伤口干咽燥、手足心热者改用滋肾通关丸加生地、车前子、牛膝等以养阴利尿；湿热蕴结三焦，气化不利，可用黄连温胆汤加车前子、白茅根等以清热利湿。

2. 血瘀阻滞证

证候：腰痛固定或呈刺痛，小便点滴不通或小便中夹有血块，舌质紫暗或有瘀点、瘀斑，脉细涩。

基本治法：活血化瘀，泄浊通滞。

方药运用：桂枝茯苓丸加减。常用药：桂枝9g，茯苓12g，当归12g，赤芍12g，丹皮12g，桃仁12g，穿山甲9g，大黄6g，红花12g，牛膝10g，生地20g。方中桂枝化气消寒；茯苓渗湿健脾；丹皮、赤芍清血热；当归、桃仁、红花、大黄能活血化瘀，大黄兼能泄浊通滞；穿山甲破血逐瘀；牛膝可以引诸药下行；生地可防重用活血药伤阴之弊。全方共奏活血化瘀、泄浊通滞之功。

加减：尿有砂石者加金钱草、海金沙、鸡内金、冬葵子、瞿麦、萹蓄以排石通淋；久病气血两虚加黄芪、丹参、太子参以益气养血；尿闭胀痛难忍，加麝香少许吞服以香窜通窍；有血尿者，可吞服三七粉、琥珀粉等以化瘀止血。

3. 气阴两虚，邪毒结聚证

证候：面色无华，口干咽燥，小腹胀满，小便点滴不通或尿频、尿急、尿痛，舌质偏红，苔黄，脉细数。

基本治法：滋阴益气，清热解毒。

方药运用：大补元煎加减。常用药：人参12g，山药25g，熟地25g，山茱萸15g，当归12g，枸杞子20g，龙胆草12g，益母草20g，半枝莲15g，白花蛇舌草20g，黄柏9g，蒲公英12g。方中人参大补脾气，配合养阴药山药、熟地、山茱萸、枸杞子达到益气养阴的功效；当归、益母草活血散瘀；龙胆草苦寒清热，为肝经湿热下注之要药；半枝莲、白花蛇舌草、黄柏、蒲公英清热解毒，利湿通淋。全方共奏滋阴益气、清热解毒功效。

加减：若偏于中气不足，可用补中益气汤合用清热解毒之品以补中清热；若肾气亏虚兼湿毒内郁，可用六君子汤加清热解毒之品以益气解毒；阴虚火旺，则可加知母、地骨皮、龟胶等以养阴清热。

4. 脾肾两虚，湿热内蕴证

证候：腰酸痛，神疲、纳呆，排尿无力，尿痛、尿急，口苦，舌淡、苔黄，脉细。

基本治法：健脾益肾，利湿祛浊。

方药运用：无比山药丸合温胆汤加减。常用药：山药30g，肉苁蓉15g，山茱萸12g，熟地20g，菟丝子25g，五味子15g，法半夏10g，竹茹15g，枳实9g，干姜15g，制附子10g，厚朴9g，藿香15g。本方重用山药补益脾肾；菟丝子平补肾阴肾阳；肉苁蓉、制附子温肾化气，助肾之气化；山茱萸、熟地填精益肾；半夏化痰涤饮；枳实破气降下；生姜散郁豁痰；竹茹清热解郁；厚朴燥湿化痰；藿香芳化湿浊。全方共奏健脾益肾、利湿祛浊之功效。

加减：若肾阳虚，可合用右归丸温补肾阳；脾气虚陷合补中益气汤补气升清；若湿浊弥漫三焦，传入营血，而见高热、神昏谵语等症可用清瘟败毒饮加减以清营解毒。

【其他治疗】

1. 中成药

（1）前列康片：由油菜花花粉组成，具有温肾益气的功效。每次3～4片，每日3次，饭后服。主治肾气亏虚。

（2）排石冲剂：由金钱草、忍冬藤、石韦等组成，具有清热利湿，通淋排石功效。每次1袋，每日3次。主治下焦湿热。

2. 单方验方

（1）牛蒡煎：新鲜牛蒡叶汁、生地汁各等量，加水适量，煎三五沸，调滑石粉服用。主治阴虚癃闭。

（2）倒换散：大黄（小便不通减半）、荆芥穗（大便不通减半）等分，各为末。每次

3～6g，温水送服。主治癃闭不通，小腹急痛，肛门肿痛。

（3）芡实茯苓粥：芡实、茯苓各等分，以粳米煮粥常服之。主治中气不足之癃闭。

3. 针灸推拿治疗 针刺足三里、中极、三阴交、阴陵泉等穴，反复提插捻转，强刺激；体虚可灸关元、气海；亦可按摩膀胱区。

【转归及预后】

预后与梗阻持续时间、患者年龄、阻塞原因及自身抵抗力均有关。若及时解除梗阻，原发病较轻，治疗得当，则一般预后良好，反之梗阻时间比较长，引起不可逆肾功能不全，则预后欠佳。

【预防与调护】

1. 预防 肾梗阻性疾病的病因是尿路梗阻，因此预防除去形成梗阻因素是关键。治疗结石并除去形成结石因素；预防和积极治疗泌尿系感染；及时发现畸形和肿瘤，给予早期治疗；锻炼身体，注意起居饮食，预防外感，保持心情舒畅，适量饮水，保持小便通畅等都是预防本病的主要措施。肾梗阻性疾病造成肾脏功能损害的程度与梗阻的程度和时间直接相关，故早期诊断和及时的适当治疗对防止肾功能永久性丧失至关重要。

2. 调护

（1）解除患者的紧张情绪，保持心情平衡，然后徐徐用力排尿，将水杯中水缓缓倒入另一杯中，或将水龙头稍稍打开，使水流出，让患者听流水声，可以诱导排尿。用温水冲洗阴部也可诱导排尿。

（2）虚寒证尿道梗阻患者均在下腹部热敷以助消肿排尿。患者因小便不通，常不敢饮水，湿热及肺热证均应适当饮水。

（3）饮食宜清淡、新鲜、易消化。禁忌辛辣肥甘及香燥刺激之品。

【临证经验】

1. 本病在发病早期强调西医治疗以缓解病情。梗阻性肾病确诊后，根据患者全身情况、病变缓急、单侧或双侧，以及病变部位、程度和有无合并症，决定治疗方案。梗阻性肾病的治疗原则是解除尿路梗阻，使尿路通畅；或减轻梗阻症状；防止尿路感染；保存肾功能。其方法如下。

（1）解除梗阻：①解除上尿路梗阻：a. 单侧急性梗阻：急性输尿管结石或血块梗阻通常是暂时性的，约90%可自行排出缓解。肾功能良好者，对症治疗并定期复查即可，若小结石引起严重肾积液或结石较大（直径＞5mm）出现嵌顿现象则应手术取石，排除积液，保护肾功能免受损害。b. 双侧同时梗阻：双侧同时手术或先做一侧手术。对一侧手术者应做好监测工作，一旦发现对侧感染积脓，应立即施行手术治疗。②解除下尿路梗阻：若病情允许可立即行手术解除，若全身情况不佳或出现尿毒症，应先插导尿管或造瘘引流尿液，待全身情况改善能耐受手术后，考虑手术纠正。

（2）防止尿路感染：解除梗阻有利于控制感染。尿路感染易并发败血症，因此，对未并发感染者应尽快解除梗阻；已发生和反复发生尿路感染的梗阻患者，应根据尿细菌培养和药敏试验选用敏感抗生素，同时采取措施保持尿路通畅。控制感染应彻底，一般主张抗菌治疗在尿培养转阴后坚持6周左右的小剂量抗生素治疗，以达到根除感染灶的目的。

（3）梗阻解除后利尿的治疗：梗阻解除后数小时至1日内开始出现多尿，每日尿量可达4～5升或更多，一般经过4天可自行减轻。若尿量较多，可引起脱水及电解质紊乱，治疗时应适当补充液体，防止低血压、低血容量、低血钠和低血钾的发生。

2. 治疗中需要注意以下几个问题。

（1）早期解除梗阻是治疗的关键：梗阻性肾病发生后，易导致肾功能异常，若不及时根除可导致急、慢性肾衰。据报道梗阻在24小时内解除者，约7天左右有望恢复肾功能。单侧完全性输尿管梗阻7日，所造成的肾内变化属可逆性病变，梗阻解除后肾功能可恢复2/3，2周后解除者可恢复1/2，4周后解除可恢复20%～25%，若完全性梗阻超过4～6周，肾功能很难恢复，引起不可逆性肾衰。因此早期解除梗阻是非常重要的。

（2）注意梗阻后利尿的处理：梗阻后利尿一般4天后便可自行减轻，但若处理不当易发生意外。治疗应遵循以下原则：①术后数日补液应适量，否则易发生心衰和延长多尿期。②定期测体重，测平卧位和直立位血压，记录每小时尿量和尿比重。一般补充量为排出量的50%～60%，应避免大量和过速补液。③注意低钠、低钾血症，并及时纠正。④注意观察细胞外液的多少，仔细调整水、钠的补充量，以防止氮质血症患者梗阻后利尿时间过长。⑤双侧严重梗阻者，梗阻解除后无明显利尿应按慢性肾功能不全处理。还应防治梗阻后肾源性尿崩症。本病较少见，表现为口渴、多尿、脱水、高血钠，日尿量数千至数万毫升，尿比重低（1.000～1.002）。其发生可能与远端小管功能损害，肾脏尿浓缩功能减退有关。及早解除梗阻，保护肾功能可预防其发生。治疗主要为对症处理，补充液体量，减少溶质摄入（如盐等），注意营养，以供机体需要。在补液同时可口服利尿剂氢氯噻嗪而减少尿量，本药有排 Na^+ 作用，使血浆渗透压降低，饮水减少；或用前列腺素合成抑制剂（布洛芬、吲哚美辛、阿司匹林等）减少尿量，并轻度增高尿渗透压，防止用药期间发生低血钾和高尿酸血症。

3. 梗阻解除后配合中药治疗。通过中医辨证施治，临床体会有益于促进肾功能恢复。中医辨证分为湿热内蕴证、气滞血瘀证、脾肾阳虚证、气阴两虚证，临床应用往往是虚实夹杂，要灵活应用。慢性梗阻者合并肾衰竭以脾肾阳虚证多见，并与病程密切相关，病程越长，则阳虚之证越明显；由于手术损伤或急性梗阻，易致湿热气滞；解除梗阻术后早期，由于肾小管损害，重吸收障碍所致术后渗透性利尿而出现多尿期，易见气阴两伤之证，因此必须注意辨清虚实，随证施治。

【验案举例】

1. 梗阻性肾病属湿热蕴结证（王钢主诊）

宋某，男，35岁。初诊日期：1996年10月5日。

患者腰痛隐隐，小便不利，色红，苔薄白腻，舌质淡红，边有齿痕，脉弦。尿常规：

蛋白（+++），隐血（+++），白细胞（+），红细胞（++），B超示：左肾盂积液，膀胱后壁回声稍强，静脉肾盂造影示：左侧肾盂结石可能性大。证属湿热蕴结，治从清热利湿化石。

处方：大金钱草30g，冬葵子15g，海金沙(包煎)15g，生薏苡仁20g，茯苓皮40g，车前子(包煎)30g，泽兰15g，泽泻15g，川断15g，桑寄生15g，枸杞子15g，萹蓄20g，瞿麦20g，白花蛇舌草15g，大蓟15g，小蓟15g，白茅根30g。每日1剂，水煎服。

二诊（11月4日）：腰痛缓解，小便畅通有力，尿色如常，无腹痛，舌质淡红，边有齿痕，苔薄白，脉弦。尿常规：蛋白（++），潜血（+），白细胞（-），红细胞（+）。再拟前制略加损益。

处方：大金钱草15g，冬葵子15g，海金沙(包煎)15g，生薏苡仁20g，茯苓皮20g，车前子(包煎)15g，泽兰15g，泽泻15g，川断15g，桑寄生15g，枸杞子15g，萹蓄20g，瞿麦20g，白花蛇舌草15g，茜草根15g，金樱子15g，石韦15g，大蓟15g，小蓟15g，白茅根30g。每日1剂，水煎服。

三诊（12月4日）：腰痛症状消失，诉自觉周身轻松，无沉重感，尿色如常，无肉眼血尿，无泡沫尿，舌质淡红，边有齿痕，苔薄白，脉弦。尿常规：蛋白（-），潜血（+），白细胞（-），红细胞（+）。原方继服30剂巩固疗效。

按语：本例以邪实为主，以尿检红、白细胞明显为特点，证属湿热蕴结，故在排石基础上加用蒲公英、白花蛇舌草、萹蓄、瞿麦以增清热解毒之功用，积极控制泌尿系感染症状。综观其舌质、舌苔，患者同时存在肾气不足，湿邪内阻，故以川断、桑寄生、枸杞子等益肾元，茯苓皮、车前子、生薏苡仁等淡渗利湿。二诊患者排尿已通畅，仍存在蛋白尿及红细胞，故加用金樱子、石韦固摄精微，茜草根凉血止血，效不更方。

2. 梗阻性肾病属肾气亏虚，湿热蕴结，浊毒内蕴证（王钢主诊）

许某，男，49岁。初诊日期：2011年1月10日。

患者2006年起发现双肾结石，多次出现腰部胀痛，放射至腹部，弯腰时明显，每年发作1~2次，自行使用消炎药物治疗后可缓解，未系统诊治，2010年11月底患者再次出现腰痛，弯腰时及侧卧疼痛加剧，疼痛放射至双侧上腹部、双侧股骨沟，与进食及排便有明显关系，自觉乏力明显，伴有尿频尿急，出现肉眼血尿，无发热，无恶心呕吐，无浮肿少尿，至金溪县中医院就诊，予以止痛药物治疗后疼痛可缓解（具体不详），但疼痛反复。2010年12月3日转至南昌第一医院泌尿外科就诊，检查上腹部CT双肾多发性结石伴积水，左侧输尿管中下段结石伴积水，血肌酐930μmol/L，血红蛋白69g/L，遂行左股静脉置管并行血液透析3次，12月7日行经皮左肾穿刺造瘘术，每日尿量约1000ml，引流量1000ml左右，患者12月28日出院后未再行血液透析治疗，2011年1月转至我院就诊，查肾功能：尿素44.4mmol/L，肌酐698μmol/L，尿酸604μmol/L，B超：双肾多发性结石，右肾中度积水，左肾轻度积水，双侧输尿管上段轻度扩张。证属肾气亏虚，湿热蕴结，浊毒内蕴。治从补益肾气，清热利湿，清利泄浊。

处方：太子参20g，苍术6g，泽兰30g，川连4g，姜半夏10g，陈皮10g，茯苓皮40g，车前子(包煎)80g，冬葵子15g，金钱草50g，石韦50g，鸡内金10g，茵陈50g，生蒲黄(包煎)50g，五灵脂(包煎)50g，赤芍20g，皂角刺15g，青皮10g，六月雪30g，土茯苓30g，制大黄10g，六一散(包煎)20g，玉米须30g，丝瓜络30g，小红枣10g。

患者2011年3月复查肾功能：尿素27.7mmol/L，肌酐629μmol/L，尿酸644μmol/L，无腰酸痛，24小时尿量1500ml，引流量1100ml。

按语：患者湿热蕴结下焦，肾气不化，尿液受其煎熬，时日既久，尿中渣质结聚为石，结石阻滞气机运行，不通则痛，故常见剧痛难当；结石每易损伤血络，引起尿血，久则产生瘀血阻滞；水湿内停，可影响脾胃功能。患者病史已久，病证由实转虚，出现肾气亏虚，肾元衰败，故治疗原则为益肾健脾、清利泄浊，方用茯苓皮、车前子淡渗利湿，冬葵子、金钱草、石韦理气通淋排石，加用五灵脂、生蒲黄、六月雪、土茯苓、丝瓜络、玉米须等以增泄浊之功用，减轻肾脏损伤，保护残余肾功能。

【小结】

梗阻性肾病症状可见于中医的癃闭，在西医中最常见的病因是前列腺肥大和肾结石。究其病因总有肾虚，一因肾虚必然下焦虚寒，致气凝血瘀，并与败精、湿痰互结而不化，积久成块，可以阻塞水道；二因肾虚必然气化不及州都，致使膀胱藏津液而不能出，轻则涓滴不利而为癃，重则点滴全无而为闭。可知此病性质属于本虚标实。治以扶正祛邪，标本兼顾，若再加减得法，投之多效。若梗阻时间较长，导致慢性肾衰竭则预后差。

（朱俊，王钢）

第三节 反流性肾病

反流性肾病（RN）是由于膀胱输尿管反流（VUR）和肾内反流（IRR），导致肾实质发生瘢痕病变，最后可发展为终末期肾脏病。

国外文献报道，50岁以下成人，RN所致肾衰约占终末期肾衰的12%。反流性肾病为我国比较常见的肾病之一。Bailey统计了世界上大量资料，估计健康儿童VUR发病率约0.4%~1.8%，在成人中为0.1%~10%。

反流性肾病属中医学的“腰痛”、“淋证”、“尿频”、“遗尿”等范畴。

就临床资料分析，反流性肾病有以下特点。

1. 发病因素

（1）*膀胱输尿管反流*：如膀胱内黏膜下输尿管过短或缺如，膀胱内输尿管管腔长度与直径的比例减小，膀胱内压增高或输尿管开口偏向外侧及形态异常等均易引起反流。

（2）*VUR与IRR及肾瘢痕的关系*：VUR的临床重要性主要取决于有无IRR。目前多数认为，IRR是肾瘢痕形成的主要原因。IRR及肾瘢痕的形成与多种因素有关：①年龄，以往认为肾瘢痕多数形成于5岁以前。②VUR和严重程度：VUR的程度与肾瘢痕的发生发展有关，反流越重，持续时间越长，则肾瘢痕的发生率越高。

2. 常见的诱发与加重因素

(1) *菌尿*：VUR合并感染可能是导致瘢痕形成的重要因素，肾内反流使得致病微生物得以进入肾实质，引起炎症反应。感染并非瘢痕形成所必需，但对其形成起促进作用。

(2) *尿动力学改变*：严重VUR在膀胱充盈或排尿时，肾盏、肾盂及输尿管腔内压力与膀胱一样可达5.3kPa（40mmHg），可引起IRR。实验证明无菌高压反流可产生肾损害，故提出只要有尿流动力学改变，就可产生IRR及肾损害。

(3) *免疫损伤*：免疫荧光检查发现，部分RN患者，在肾小球硬化区可发现IgM及IgG，因此有研究者认为免疫损伤是引起肾小球硬化的原因。

(4) *血管病变*：Androulakakis发现，在反流性肾盂肾炎的最初阶段，感染所累积的部位由于广泛间质水肿的机械压迫，致肾间质血管闭塞，尤其是肾小管旁的小血管，提示由于血管阻塞而致局部缺血在RN的肾损害发病机理中起重要作用。另外，当功能性尿路梗阻存在时，膀胱尿道压增高，致肾小管压增高及肾内反流，随后出现肾小球滤过率降低，出球小动脉血流减少，导致肾缺血，产生间质性肾炎。

(5) *遗传*：原发性VUR常有家族性倾向。

早期治疗是提高反流性肾病治疗的关键，应积极祛除反流性肾病的常见诱发与加重因素。中药重在整体调节，攻补兼施，作用持久。适宜手术治疗的反流性肾病患者，常因膀胱输尿管反流而并发感染，在手术前可用中药调理清热利湿、利水通淋，为手术创造条件；合并泌尿系感染者，往往因其病程长，抗菌治疗易产生耐药，若能配合清热通淋的中药，则可减少抗药性产生，减少感染的复发，巩固疗效。但中医治疗不及手术治疗的根本性，若将两者有机结合起来，充分发挥各自优势，取长补短，则可进一步提高疗效。对轻度反流而无输尿管扩张者，注意个人卫生，摄入充足水分，避免便秘，定期排空膀胱（睡前排尿，以便减轻膀胱内压力及减少残余尿）等内科治疗对VUR有效。

【病因病机】

《灵枢·本输》中指出："三焦……实则癃闭，虚则遗溺。"《诸病源候论·淋病诸候》中指出："诸淋者，由肾虚而膀胱热故也。"《丹溪心法·腰痛》指出："腰痛主湿热、肾虚、瘀血。"本病的形成，与先天禀赋不足，或后天失养，肾气虚弱，使外邪侵袭膀胱，湿热上犯于肾，久病不已，肾气受损，气化不利，瘀血痹阻，内有积水所致。

1. 肾气不足 肾气不足，易致膀胱气化不利，水湿停聚。

2. 湿热下注 感受湿热外邪，湿热下注，灼伤阴津，膀胱气化不利。

3. 肾虚肝郁 肾气不足，开阖失司，肾病及肝，肝失疏泄，气滞血瘀。

4. 瘀血腰痛 瘀血阻滞经脉，以致气血不能畅通所致。

5. 阴阳两虚 久病不愈，耗气伤阴，肾阴阳两虚，膀胱失约。

故本病的病理性质总属本虚标实。一般初期多为肾气不足，以正虚为主；病至后期，肾与膀胱损伤较甚，进而累及它脏，转以正虚邪实为主。

【诊断与鉴别诊断】

1. 诊断

(1) 病史：有膀胱输尿管连接部先天缺陷、后天性膀胱输尿管反流，以女性和儿童多见。

(2) 主要症状：①反复发热：是 RN 常见的临床表现。反流性肾病容易引起尿路感染，感染后可出现体温升高，严重者可致急性肾盂肾炎，表现为高热。②排尿异常：当存在尿路感染时往往有尿频、尿急；晚期可出现肾功能异常，夜尿、多尿。

(3) 主要体征：①蛋白尿：是预测 RN 患者预后的重要因素。若蛋白尿为 RN 的首发症状，则发生肾功能恶化的危险性大。蛋白尿亦可在严重瘢痕形成数年后才出现，随肾功能减退，蛋白尿增加。肾小球硬化是 RN 发生肾衰的重要原因。蛋白尿的出现，提示 VUR 已导致进行性肾小球病变，为不良预后指征。且即使术后 VUR 消失，肾功能仍继续恶化。②高血压：为 RN 患者后期的常见并发症，也是儿童恶性高血压最常见病因。约 20% 儿童及青年 RN 患者出现高血压。随着肾瘢痕进展，出现高血压的危险性增大。高血压可加速 RN 患者的肾损害。另外，值得注意的是，RN 患者以高血压就诊者占 25%，因此，对原因不明的高血压患者应高度注意 RN 的可能性。

(4) 实验室检查：①血常规：感染时白细胞升高；肾衰竭至后期出现贫血的表现。②尿常规：有蛋白尿；存在泌尿系感染时可出现白细胞、白细胞。③血生化：反流性肾病晚期往往出现肾功能减退，有氮质血症、酸中毒和电解质平衡失调等表现。④尿培养：通常可以培养到细菌。⑤X 线排尿性膀胱尿路造影（MCU）：目前是膀胱输尿管反流检测及分级的金指标。用 76% 泛影葡胺 100ml 加生理盐水 400ml 稀释后自导尿管内注入膀胱，令患者作排尿动作，同时拍摄 X 线片，若出现膀胱输尿管反流甚至肾脏出现反流，是诊断本病的重要依据。⑥静脉肾盂造影：可显示肾轮廓、长度、皮质厚度、乳头形态、与杵状肾盂对应的肾表面不规则的瘢痕，后者为 RN 的标志，静脉肾盂造影下 RN 的诊断标准为大剂量静脉肾盂造影加 X 线断层照片见肾盏呈杵状变形伴相对应部位的皮质瘢痕；肾发育停止及（或）有输尿管肾盂扩张。⑦核素：核素检查与排尿性尿路造影相比具有较高的敏感性及可靠性，而且接受的放射线剂量小，对儿童膀胱输尿管反流患者的多次复查有明显的优越性，且能发现肾脏尚未出现典型解剖改变时的肾瘢痕。⑧超声波：实时 B 超检测 VUR 是一种较新的方法，与 X 线排尿性膀胱尿路造影之间有良好的相关性，广泛应用于儿童，成人尚未见报道。为无创伤性检查，安全、可靠，有较好的特异性，值得推广。近年来有报道用彩色多普勒检查输尿管开口位置、用以作为尿感儿童合并 VUR 的筛选试验。⑨膀胱镜：可以观察输尿管开口位置、形态及活动度，膀胱黏膜下输尿管的长度，还能发现输尿管周围的憩室、输尿管扩张等。

2. 鉴别诊断

(1) 泌尿系感染：泌尿系感染临床多有尿频、尿热、尿急、尿痛等尿路刺激症状。若为肾盂肾炎，尿常规除有红细胞、白细胞、白细胞外，可有尿蛋白，但肾盂造影无尿液反流，无肾盂积水，亦无肾功能减退及肾脏瘢痕形成等检查阳性指征。

（2）梗阻性肾病：严重的梗阻性肾病与反流性肾病所致的病变难以区别，但梗阻性肾病B超可发现肾盂肾盏、膀胱等处有结石，前列腺肥大，泌尿系肿瘤等引起尿路梗阻，是形成肾盂肾盏、输尿管积水、扩张的因素，但结石排出后及肿瘤、肥大的前列腺手术摘除后，泌尿系形态可恢复正常。

（3）慢性肾小球肾炎：慢性肾小球肾炎虽以病程迁延、蛋白尿，伴有水肿、血压升高、肾功能不全等为特征，但通过检查无输尿管膀胱反流，无输尿管、肾盂肾盏扩张，肾表面无瘢痕形成等形态学改变。

3. 病情分级标准 根据国际反流研究委员会提议的分级标准，VUR分五级：Ⅰ级：尿液反流只达到输尿管；Ⅱ级：尿液反流到输尿管、肾盂及肾盏，但无扩张，肾盏正常；Ⅲ级：输尿管轻度或中度扩张和（或）扭曲，肾盂轻度或中度扩张，但无或仅有轻度肾盏变钝；Ⅳ级：输尿管中度扩张和（或）扭曲，肾盂中度扩张，肾盏锐角完全消失，但大部分肾盏保持乳头压痕；Ⅴ级：输尿管严重扩张和扭曲，肾盂肾盏严重扩张，大部分肾盏不能看见乳头压痕。

【辨证论治】

1. 肾气不足证

证候：腰膝酸软，面色萎黄少华，易感冒，多尿或遗尿，舌淡，苔白，脉细。

基本治法：温补肾阳，填充精血。

方药运用：右归丸加减。常用药：熟地15g，山药30g，枸杞子10g，菟丝子30g，鹿角胶10g，炒杜仲15g，山茱萸10g，当归10g，制附子10g，肉桂6g。方中熟地补肾阴；山茱萸涩肾精；山药补脾；当归养血；菟丝子补肾阴肾阳；鹿角胶补精血以壮阳；枸杞子益肾填精；肉桂、附子补火回阳，于大队养阴药中用之能阴中求阳。

加减：遗尿、失禁，加益智仁、乌药以益肾固摄。

2. 湿热下注证

证候：尿频、尿急、尿痛，口苦口黏，舌红苔黄腻，脉濡数。

基本治法：清热泻火，利水通淋。

方药运用：八正散加减。常用药：瞿麦30g，萹蓄30g，山栀10g，滑石30g，甘草10g，通草10g，车前子（包煎）30g，大黄10g。方中通草、车前子、萹蓄、瞿麦、滑石以利水通淋；山栀子能清三焦湿热，引火下行，佐以大黄苦寒下达；甘草调和诸药。全方共奏清利湿热、通淋泄火之功。

加减：血尿加白茅根、旱莲草、小蓟以养阴止血；便秘者重用大黄以通腑；便溏去大黄以减通便；尿痛加金银花、蒲公英以清热解毒；寒热往来加柴胡、黄芩以和解少阳。

3. 肾虚肝郁证

证候：口苦咽干，腰膝酸软，或有胸胁胀满，面色萎黄少华，舌淡，苔薄，脉弦。

基本治法：温补肾阳，调肝行气。

方药运用：肾气丸合沉香降气散。常用药：熟地 15g，山药 30g，山茱萸 10g，泽泻 10g，茯苓 30g，丹皮 10g，肉桂 6g，附子 10g，香附 10g，沉香 6g，砂仁 10g，炙甘草 10g。桂枝、附子温煦肾阳；地黄滋养阴液；山药健脾；丹皮渗利湿热；茯苓、泽泻渗利膀胱；沉香、香附疏肝解郁；砂仁健脾化湿，使方补而不腻，甘草调和诸药。

加减：头晕耳鸣，加川芎、枸杞子以活血养肝。

4. 瘀血证

证候：腰腹部刺痛，面色黧黑或晦暗，舌质紫暗或有瘀点、瘀斑，脉细涩。

基本治法：活血化瘀，理气止痛。

方药运用：失笑散合活络效灵丹。常用药：蒲黄 10g，五灵脂 10g，当归 15g，丹参 15g，制乳香 10g，制没药 10g。方中蒲黄破血化瘀；五灵脂温气行血；当归、丹参养血活血；乳香、没药芳香入络，活血行瘀。

加减：小便淋涩，加乌药、急性子以理气通淋；腹胀者加枳壳、沉香、大黄降气通腑。

5. 阴阳两虚证

证候：腰膝酸软，口燥咽干，五心烦热，畏寒喜暖，舌红或淡胖，苔少或白滑脉沉细。

基本治法：温补肾阳，滋补肾阴。

方药运用：杜仲丸加减。常用药：炒杜仲 30g，补骨脂 10g，枸杞子 15g，炙龟板 15g，黄柏 10g，知母 10g，当归 15g，黄芪 30g。方中杜仲、补骨脂益肾强腰；枸杞子、炙龟板益肾填精；五味子、白芍酸敛精气；黄芪健脾益气以助运化；当归养血活血；黄柏、知母清利下焦湿热。

加减：若命门火衰者，去知母、黄柏，加肉桂、附子、鹿角胶以温命门火；湿热内蕴者，加大黄炭、炒槐花以清热泻火。

【其他治疗】

1. 辨病治疗

（1）*肾盂积水方*：党参、黄芪、丹参、白术、猪苓、茯苓各 30g，苍术、川芎、续断、狗脊、威灵仙各 15g，杜仲、肉苁蓉各 12g，当归 15g，防己、泽兰、三棱各 10g，川椒 6g。泌尿系感染者，去杜仲、续断、狗脊、肉苁蓉，加土茯苓、红藤、败酱草、苦参、凤尾草、半枝莲、车前草。本方健脾温肾，通阳利水，主治肾阳亏虚、水湿内停之肾盂积水证。

（2）*白头翁汤加减*：白头翁、佩兰、茯苓、泽泻、川断、杜仲各 10g，蒲公英 15g，黄连、黄柏、苍术各 6g，生甘草 3g。加减：肾功能不全加大黄、刘寄奴。本方清热解毒、燥湿通淋。主治湿热蕴结日久之感染性肾积水。

（3）*牛膝散加味*：牛膝、赤芍、桃仁、延胡索、当归、木香、丹皮、桂心、朴硝、生地、槟榔、枳实、蒲公英、泽泻、冬葵子，水煎服。本方滋阴降火，清热通淋，通络消积。用于肾阴不足、气化无权、湿热下结、浊瘀闭阻的肾盂积水证。

2. 中成药

（1）知柏地黄丸：由知母、黄柏、生地等制成蜜丸剂，具有补益肝肾、清热淡渗功效。适用于肝肾阴虚，兼有蓄热者。每晚9g，每次1丸，每日2~3次，温开水送服。

（2）尿塞通片：由金钱草浸膏制成，具有理气活血、利水散结的功效。适用于血热瘀滞、气化不利证。每片重0.35g，每服4~6片，每日3次，口服。

3. 针灸治疗 热蕴膀胱取中极穴，毫针直刺0.3寸，用平补平泻均匀的捻转提插手法；元气虚弱取关元穴，毫针直刺0.3寸，捻转提插补法，出针后按其针孔并加艾条灸。本法用于新生儿小便不通者。

【转归及预后】

本病预后一般与是否出现肾功能不全有关，出现肾衰则预后不好，蛋白尿是预测RN患者预后的最重要因素，若出现蛋白尿则肾功能恶化的危险性大，因此蛋白尿严重者则预后差。

【预防与调护】

1. 预防 注意劳逸结合，适当体育锻炼，吸烟者应戒烟，注意个人卫生，定期排空膀胱（睡前排尿，以便减轻膀胱内压力及减少残余尿）。

2. 调护 摄入充足水分，避免便秘，保持情绪稳定。

【临证经验】

邹氏三代专家认为治疗本病中药重在整体调节，攻补兼施，作用持久。膀胱湿热常常是疾病早期的主要表现，实证居多，辨证时以苔腻者为湿重，苔黄脉数者为热重；小腹拒按者病在膀胱，口苦脉弦，呕恶者病在肝胆。治以清热利湿，利水通淋，如八正散、三黄汤等。清热解毒的中草药很多，可以经常轮换使用，如连翘、蒲公英、黄连、黄柏、败酱草、土茯苓、白花蛇舌草、萹蓄、瞿麦、虎杖、板蓝根等，配合使用，可减少其感染的复发，巩固疗效。若治疗不当、病情迁延或反复发作，而致正虚，邪气留恋，则考虑正气受损，治则扶正祛邪、养阴清热通淋，以生地、通草、甘草、土茯苓、延胡索、知母、黄柏等治疗，而获良效，是其可贵之处。如肾功能已经减退，则要结合保护肾功能，重视和胃泄浊，如见舌苔白腻，乃宜温化降逆，方用小半夏加茯苓汤；如舌苔黄腻，是湿毒化热，治宜清化降逆，方用苏叶黄连汤。重视辨别风寒、风热、湿热、水湿等可逆因素，使用解表、化湿、清利法去除可逆因素。辨证的同时要顾护肾气，慎用温补，巧用大黄，佐用通络之品，用药不宜峻猛攻伐，可用菟丝子、淫羊藿补益肾阳并注意阴中求阳；大黄宜用制大黄，且每日大便次数不超过3次为宜。宜合理地将口服汤药、有效中成药、静脉滴注活血化瘀中药制剂、外敷、灌肠、药浴结合起来综合治疗。

【验案举例】

反流性肾病属脾肾亏虚，气阴不足证（王钢主诊）

朱某，男，18岁。初诊日期：2011年3月15日。

1997 年患者因小便淋沥不尽，在当地医院就诊，诊断为："双肾积水、双侧输尿管扩张"，行"双侧输尿管裁剪 + 输尿管膀胱再植术"，术后小便淋沥感好转，2003 年出现尿频，尿不尽感，1 小时排尿 1 次，每次排尿量不多，2008 年患者发现泡沫尿，伴双侧腰部酸痛，无发热，无尿频尿急尿痛，无血尿等症状，在当地医院治疗，查血肌酐升高（具体不详），MRI 示：双肾积水、神经源性膀胱。B 超示：慢性膀胱炎、膀胱憩室、双肾积水、双输尿管扩张、尿潴留。诊断为双肾积水、神经源性膀胱。其后转至上海瑞金医院查：血肌酐 323μmol/L，双肾总 GFR 31.7ml/min，行"经尿道膀胱颈内切开术 + 右输尿管置支架管术"。术后复查血肌酐下降至 281μmol/L，其后患者复查 B 超提示双肾积水。2011 年 3 月至我院就诊，患者神疲，恶心纳差，便溏，舌质淡，苔白腻。生化示：BUN 16.3mmol/L，Scr 459μmol/L，Ca 1.54mmol/L，B 超示：双肾重度积水、双侧输尿管扩张、膀胱憩室、膀胱壁毛糙，考虑腺性膀胱炎，残余尿量 5ml。证属脾肾亏虚，气阴不足，浊毒内蕴。治从益气养阴，健脾补肾，活血清利泄浊。

处方：北沙参 30g，生黄芪 30g，苍术 6g，泽兰 15g，姜半夏 10g，陈皮 10g，炒白术 15g，茯苓皮 40g，车前子（包煎）40g，杜仲 15g，积雪草 15g，枳实 15g，槟榔 15g，莱菔子 15g，生槐花 15g，赤芍 15g，菟丝子 15g，首乌 15g，茵陈 30g，生蒲黄 30g，五灵脂 30g，凤尾草 30g，蒲公英 30g，生甘草 6g，小红枣 10g。每日 1 剂，水煎服。

二诊（3 月 29 日）：服药 14 剂后恶心缓解，食纳正常，大便每日 1 次。舌红，苔薄白。去健脾化湿药。

处方：北沙参 30g，生黄芪 30g，泽兰 15g，茯苓皮 40g，车前子（包煎）40g，杜仲 15g，积雪草 15g，枳实 15g，槟榔 15g，莱菔子 15g，生槐花 15g，赤芍 15g，菟丝子 15g，首乌 15g，茵陈 30g，生蒲黄 30g，五灵脂 30g，凤尾草 30g，蒲公英 30g，生甘草 6g，小红枣 10g。每日 1 剂，水煎服。

三诊（4 月 12 日）：服药 14 剂后精神好转，大便偏干，2 日一行。加通腑解毒泄浊药。

处方：北沙参 30g，生黄芪 30g，苍术 6g，泽兰 15g，茯苓皮 40g，车前子（包煎）40g，杜仲 15g，积雪草 15g，枳实 15g，槟榔 15g，莱菔子 15g，生槐花 15g，赤芍 15g，菟丝子 15g，首乌 15g，茵陈 30g，生蒲黄 30g，五灵脂 30g，制大黄 5g，六月雪 30g，土茯苓 30g，凤尾草 30g，蒲公英 30g，生甘草 6g，小红枣 10g。每日 1 剂，水煎服。

患者 6 月份无恶心呕吐，无双下肢水肿，精神食纳可。复查肾功能示：BNU 16.3mmol/L，Scr 433μmol/L，K 3.48mmol/L，Ca 1.72mmol/L。

按语：本例为反流性肾病、双肾积水、尿潴留，并出现肾功能逐渐衰退。其临床表现为脾肾亏虚，气阴不足。初诊方在益气养阴、清利泄浊之中配合健脾渗湿药，药后患者便溏止，舌苔化，遂去燥湿之剂。三诊患者纳食增，精神好转，大便干，予加入通腑泄浊药，增强解毒之功。肾衰竭阶段唯以病情稳定为期。

【小结】

反流性肾病多合并尿路感染。尿路感染初起，湿热之邪蕴结于三焦，正气未虚多为湿热证；慢性尿路感染，证情则甚为复杂，寒热虚实，标本缓急；当反流性肾病瘢痕形成时，肾间质纤维化，肾小管功能受损，往往表现为气虚血瘀及气阴两虚；当肾积水消除后，则又应以益气养阴、活血化瘀等药物治疗；当反流性肾病久治不愈，出现肾衰竭时，当通腑降浊，以改善病情。总之要从整体上把握病机，始能提高疗效。见伤阴者，当滋阴清热；见伤阳者，当兼顾脾胃，不可拘泥于古人淋证忌补之说。但运用补法要注意调畅气血，避免壅补。

（朱俊，王钢）

□第十八章□ 肾脏肿瘤的诊治

第一节　肾脏良性肿瘤

起源于肾小管、平滑肌、脂肪、血管及肾包膜等，无浸润和转移能力的肾占位病变称为肾脏良性肿瘤。肾脏良性肿瘤在肾脏实质性肿瘤中占的比例很小，约为10%左右。因无明显症状和体征，常在尸检、体检、泌尿外科检查或手术中偶然发现。最常见的肾良性肿瘤为肾错构瘤和腺瘤。

肾错构瘤，也称血管平滑肌脂肪瘤，起源于肾间质细胞，在肾脏良性肿瘤中所占的比例最大，发病率约为3.9%～9.0%，也是临床中最常遇见的肾良性肿瘤。肾错构瘤约80%见于女性，发病年龄在20～50岁之间。多数无症状，有时因肿瘤内出血而发生腰或腹部肿物增大，瘤全破裂出血出现休克并以急腹症就诊。

腺瘤，是较为常见的肾实质性良性肿瘤。因多无临床症状，故临床发现的很少，常见于尸检。男性比女性发病率高4倍。腺瘤一般局限在肾皮质内，单发或多发，呈灰黄色，大小不等，一般不超过1cm，以往认为腺瘤超过3cm应考虑肾癌。近年证明3cm以下的肾癌也可发生转移，因此，1cm以上肾实质内肿瘤也应考虑肾癌的可能。显微镜检查腺瘤呈管状、乳头状、腺状结构。可同时存在于同一瘤体内，腺瘤囊性或实性，为均匀的嗜酸细胞或透明细胞。有时组织细胞学难以鉴别腺瘤与分化良好的肾癌。从组织学、组织化学、超微结构、免疫学也难以区别。若肿瘤细胞变得不一致，可认为是恶变，恶变的发生率约15%。约6%的肾癌起源于肾腺瘤。腺瘤多发生于中老年人，往往有肾血管硬化。因腺瘤生长缓慢，往往无临床病状。较大腺瘤病状可类似肾癌，然而血管造影无动静脉瘘、血管池及钙化而区别于肾癌。

肾血管瘤，系先天性肿瘤，由血管内皮发生。常为单侧，约12%累及双肾。病变多在肾髓质发生，位于黏膜下。瘤体小者如针尖，大者可超过10cm。显微镜下可见排列不规则的血管内皮，内腔大小不一，管壁由成纤维细胞和血管母细胞组成。临床多无症状，仅尸检发现。出现症状者多为间歇性全程血尿，血块通过输尿管可有绞痛发作。40岁以下患者单侧肾有血尿，除外肾肿瘤、结核、结石时，可考虑血管瘤可能。

血管外皮细胞瘤，亦称球旁细胞瘤、肾素瘤，极为罕见，为起源于肾小球旁器的毛细血管外膜细胞。多发生于有高血压的年轻患者。肿瘤的诊断和定位可通过收集肾脏不同部位的静脉样本而确定。肿瘤体积小，一般小于3cm，X线检查难以显影。肿瘤抽提成分中含有高浓度肾素，电镜下显示球旁器细胞中充满含有肾素前体的颗粒。

肾嗜酸细胞瘤，起源于上皮细胞，增大的、均匀的、稠密的胞浆充满嗜酸性颗粒。国外报道超过600例，国内也有个案报道。嗜酸细胞瘤可以误诊为颗粒细胞或嗜酸细胞肾癌，肉眼标本边界清楚，有包膜，橘黄色，颜色均匀，没有肾癌常见的坏死或出血灶。临床男性多于女性，发病年龄多为50~70岁，多系偶然发现，少数可有血尿、腰痛和肿物，以及消瘦、发热和高血压。临床上肾嗜酸细胞瘤和肾癌难以鉴别，无论B超、CT、核磁共振、血管造影所见都很相似。手术治疗后多数可无瘤生存，极少数恶性变死于转移。

中医学无肾脏良性肿瘤的病名，根据其临床表现可归属于中医学“尿血”、“腰痛”等范畴。就临床资料分析肾脏良性肿瘤有以下特点：

1. 病因 至今尚不清楚。

2. 常见的诱发与加重因素 肾脏肿瘤的流行病学及动物实验提示，本病发生与吸烟、肥胖、职业、经济文化背景、高血压、输血史、糖尿病、放射线、药物、饮酒、食物、家族史等有关。

积极祛除肾脏良性肿瘤的常见诱发与加重因素是诊治的关键，中医中药在延缓肾脏良性肿瘤的病程进展、改善证候、减轻症状、提高生活质量等方面有着较好的疗效。良性肿瘤一般可以用手术治疗，原则为在包膜外完整切除肿瘤，条件许可时，应同时切除包膜外少量正常组织，术后必须做病理检查，明确诊断，防止恶性肿瘤的误诊。

错构瘤瘤体较小不必处理，但需长期随访；肿瘤较大且有增长趋势或伴有症状，可手术切除或行肿瘤血管栓塞治疗。行肿瘤切除术和血管栓塞应尽量保留正常肾脏。若单侧肾瘤体过大，对侧肾功能良好，可行肾切除术。

肾血管瘤治疗取决于出血程度。血尿不严重者可用止血药或1%硝酸银或1‰去甲肾上腺素溶液冲洗肾盂，局部亦可用凝血酶。出血严重不能除外恶性肿瘤且对侧肾功能良好者，应行肾切除术。

【病因病机】

气血亏虚，痰、湿、瘀内聚是其根本病机。感受外邪、饮食不当、七情所伤等常常是其诱发及加重因素。

1. 外感六淫　外感六淫之邪，或工业废气、石棉、煤焦烟灰、放射性物质等邪毒之气，由表入里，若正气不能抗邪，则致客邪久留，脏腑气血阴阳失调，而致气滞、血瘀、痰浊、热毒等病变，久则可形成结块。

2. 饮食失常　嗜好烟酒辛辣腌炸烧烤，损伤脾胃，脾失健运，正气亏虚，气虚血瘀。或正气亏虚，易感外邪或易致客邪久留。脾失健运，不能升清降浊，敷布运化水湿，则痰湿内生，湿热内盛，下注于肾，则湿热蕴结于肾，久而气滞血瘀。

3. 七情所伤　七情的变化在肿瘤的病因中占有重要地位。情志不遂，气机郁结，久则导致气滞血瘀，或气不布津，久则津凝为痰，血瘀、痰浊互结，渐而成块。正如《类证治裁·郁证》说："七情内起之郁，始而伤气，继必及血。"

4. 正气虚弱　正气内虚，脏腑阴阳气血失调，是罹患肿瘤的主要基础。久病体衰，正气亏虚，气虚血瘀；或生活失于调摄，劳累过度，气阴耗伤，外邪每易乘虚而入，客邪留滞不去，气机不畅，终致血行瘀滞，结而成块。正如《医宗必读·积聚》所说："积之成者，正气不足，而后邪气踞之。"

总之，肾脏良性肿瘤的病位主要在肾，可涉及膀胱、脾胃、肺、肝、心等脏腑。基本病机为气血亏虚，痰湿、瘀毒内聚。其病理性质乃本虚标实，本虚以气血亏虚为主；标实以气滞、血瘀、痰湿、邪毒、郁热之证为多。

【诊断与鉴别诊断】

1. 诊断　肾良性肿瘤生长缓慢，多数体积较小，无明显症状和体征，常在尸检、体检、泌尿外科检查或手术中偶然发现。部分可有腰痛、肿块及血尿等症状，结合 B 超、CT、MRI 检查及脱落细胞学检查等有助于诊断。如肾错构瘤，是较常见的肾脏良性肿瘤，可有腰痛、肿块及血尿，B 超显像呈一强光团。

2. 鉴别诊断

（1）肾囊肿：肾囊肿需要与囊性肾癌鉴别。囊性肾癌囊壁厚而不规则，或并有不规则结节，增强后囊壁或结节有强化，目前认为囊性肾癌多数由肾癌出血坏死引起，少数由多房囊肿癌变而成。良性的肾囊肿一般囊壁均光整，如有分隔则厚度 <1mm，增强扫描无强化，囊壁与肾实质界限清晰。绝大多数单纯性肾囊肿患者无临床症状，偶有腰痛及触及肿块，但无严重血尿，B 超和 CT 检查很容易证实囊性占位，肾动脉造影显示病变为边界光滑的无血管区。

（2）多囊肾：腰痛、肿块及血尿症状与肾癌相似。但其病变为双侧，常在 40 岁以前出现高血压及肾功能减退。B 超和 CT 检查很容易诊断双肾实质内散在有大小不等的多囊性病变。

（3）肾盂癌：主要症状是频繁无痛性全程肉眼血尿，尿脱落细胞检查可找到肿瘤细胞，B 超可发现肾盂内低回声占位病变，静脉肾盂造影及逆行造影可在肾盂内发现占位病变。CT 检查也可诊断肾盂内占位病变。但晚期肾盂癌侵犯肾实质后很难与肾癌已侵犯肾盂时相鉴别，需术后病理才能定论。

（4）肾母细胞瘤：好发于婴幼儿，65%发生在3岁以前。成人肾母细胞瘤，表现为腰痛及生长迅速的肿块，血尿不严重。逆行肾盂造影显示肾盂肾盏因巨大肿瘤挤压而变形。B超检查呈细小的散在光点，其亮度与肾皮质回声相等或略强。

（5）腹膜后肿瘤：因肿块挤压使肾脏整体移位。无血尿症状，尿路造影肾盏无变形及破坏，B超及CT检查可证实肿块在肾外存在。

【辨证论治】

1. 气虚痰阻证

证候：乏力气短，食少纳呆，脘腹痞满，或腹中结块，或尿色淡红，大便不爽，口淡不渴，舌淡有齿痕，脉沉细。

基本治法：补气健脾，祛湿化痰。

方药运用：香砂六君子汤加减。常用药：太子参30g，生黄芪30g，生白术10g，茯苓15g，薏苡仁15g，木香10g，砂仁6g，猪苓15g，陈皮10g，半夏10g，胆南星10g。方中太子参、生黄芪补气健脾，培补后天之本；生白术、茯苓、薏苡仁、木香、砂仁健脾助运，化湿渗利；猪苓既可化湿又可抗肿瘤，陈皮、半夏、胆南星祛湿化痰。诸药合用，共奏补气健脾、祛湿化痰之功。

加减：若兼肾气虚者加菟丝子10g，杜仲10g，枸杞子15g以补肾。

2. 气阴两虚证

证候：倦怠乏力，腰酸膝软，口干咽燥，五心烦热，夜尿清长，舌淡有齿痕，脉沉细。

基本治法：益气养阴，健脾补肾。

方药运用：参芪地黄汤加减。常用药：太子参15g，生黄芪15g，生地12g，山茱萸9g，山药15g，枸杞子15g，制首乌12g，茯苓15g，泽泻15g。本方即六味地黄汤加参、芪而成。太子参、生黄芪补气健脾，且太子参性润，无温燥之弊；生地、山茱萸、山药滋养肝脾肾之阴；茯苓、泽泻健脾化湿，利水消肿，并防养阴之品滋腻助湿。诸药合用，共达脾肾气阴双补之效。

加减：若心气阴不足，心慌气短者，可加麦门冬12g，五味子6g，丹参15g，炙甘草6g以益气养心；大便干结者，可加麻仁12g，或制大黄9g以通腑泄浊。

3. 肝郁痰阻证

证候：情志抑郁、善太息，头晕，头重，腰腹疼痛隐隐，腹部包块，大便不爽，尿少色黄，舌淡红少苔，脉沉细或弦细。

基本治法：疏肝解郁，化痰散结。

方药运用：柴胡疏肝散加减。常用药：柴胡6g，枳壳10g，炒当归10g，木香10g，半夏12g，胆南星10g，山慈菇30g，猫爪草30g，郁金10g，白芍10g，茯苓15g，菊花6g，潼蒺藜15g，怀牛膝15g。方中柴胡、白芍、枳壳、郁金疏肝解郁，白芍、炒当归养血柔肝，半夏、胆南星、山慈菇、猫爪草化痰散结，木香、郁金行气疏肝，入菊花滋补肾平肝，另入潼蒺藜滋养肾阴。诸药共达疏肝解郁、化痰散结之功。

加减：若头晕头痛，耳鸣眩晕，血压升高者，可加钩藤（后下）9g、夏枯草 9g，石决明 15g 以清泻肝火。

4. 气滞血瘀证

证候：面色晦暗，腰痛，痛处固定，尿血，血色暗红，肌肤甲错，肢体麻木，舌质紫暗或有瘀点瘀斑，脉涩或细涩。

基本治法：行气活血化瘀。

方药运用：桃红四物汤加减。常用药：桃仁 9g，红花 6g，当归 12g，川芎 9g，赤芍 15g，丹参 15g，参三七粉（冲服）3g，香附 9g，木香 10g，枳壳 10g。本方是四物汤加桃仁、红花加减而成。当归、川芎、赤芍养血活血，祛瘀而不伤阴；桃仁、红花破血化瘀。配合丹参养血和络；参三七活血止血，香附、木香、枳壳理气散结。诸药配合，达养血活血，祛瘀生新，活血而不耗血，使瘀血兼证可解。

加减：若气虚血瘀者，加用生黄芪益气活血，久病瘀滞难以取效者，可加用祛风通络或虫类活血药，如制蜂房 10g，蜈蚣 1 条等。

肾脏良性肿瘤中肾错构瘤相对常见，当错构瘤体积较大，手术风险比较大时，中药治疗相对较多，患者常本虚证与标实证同时存在，治疗总体以扶正祛邪为多。

【其他治疗】

1. 中成药

（1）大黄䗪虫丸：主要成分：熟大黄、土鳖虫（炒）、水蛭（制）、虻虫（去翅足，炒）、蛴螬（炒）、干漆（煅）、桃仁、苦杏仁（炒）、黄芩、地黄、白芍、甘草。功能活血破瘀，通经消痞。适用于肾错构瘤瘀血内阻兼有热毒者，每次 3 ~6g（1 ~2 丸），每日 2 次。

（2）鳖甲煎丸：主要成分：鳖甲胶、阿胶、蜂房、鼠妇虫、土鳖虫、蜣螂、硝石、柴胡、黄芩、半夏、党参、干姜、厚朴、桂枝、白芍、射干、桃仁、牡丹皮、大黄、凌霄花、葶苈子、石韦、瞿麦。功能活血化瘀，软坚散结。适用于肾脏良性肿瘤各证型，每次 6g，每日 2 次。

（3）平消胶囊：主要成分：郁金、马钱子粉、仙鹤草、五灵脂、白矾、硝石、干漆（制）、枳壳（麸炒）。功能活血化瘀，止痛散结，清热解毒，扶正祛邪。适用于肾脏良性肿瘤各证型，口服，每次 4 ~8 粒，每日 3 次。60 天为一疗程。

（4）六味地黄丸：主要成分：熟地、山茱萸（制）、牡丹皮、山药、茯苓、泽泻。功能滋阴补肾。适于肾肿瘤肾阴不足证，每次 30 粒，每日 2 次。

（5）金匮肾气丸：主要成分：干地黄、山药、山茱萸（酒炙）、茯苓、牡丹皮、泽泻、桂枝、附子（炙）、牛膝（去头）、车前子（盐炙）。功能温补肾阳，化气行水。适于肾肿瘤肾阳虚证，每次 1 丸，每日 2 次。

2. 静脉针剂

（1）丹参注射液：适用于肾脏良性肿瘤各证型。20 ~40ml 加 5% 葡萄糖液 500ml 静滴，每日一次，15 天为一疗程。

（2）川青注射液：主要成分为盐酸川芎嗪。功能活血化瘀。适用于肾脏良性肿瘤各证型。每次 1～2 支（40～80mg），用 5% 的葡萄糖注射液 500ml 稀释后缓缓滴注，每日 1 次，10 天为一疗程。

3. 外治法 肾脏肿瘤的外治法中最常用的是贴敷法。

（1）三生散加味外敷：生川乌、生南星、生半夏末、冰片各等分，生马钱子末半份，加生芙蓉叶适量，捣烂混合，调成糊状（4% 冰箱保存），敷贴疼痛部位体表区域，再贴油纸固定，每日换药 1 次，治疗疼痛有效率达 80%。

（2）金黄散外敷：药用大黄、姜黄、黄柏、皮硝、芙蓉叶各 50g，冰片、生南星、乳香、没药各 20g，雄黄 30g，天花粉 100g。各研成极细末，和匀，加水调成糊状，摊于油纸上，敷贴于腰部肿痛处。隔日换药 1 次。

4. 食疗 食疗是古老而又非常实用的疗法，有些食物有防癌抗癌的成分，因此，在肿瘤的防治中既要重视药物治疗，又不能忽视饮食的重要影响。我们提倡辨证施食。

（1）气滞血瘀证：宜多食黄花菜、赤小豆、山楂、猴头菇、白木耳、黑木耳等活血化瘀之品；或常食三七排骨羹：三七粉 0.5g，山药粉 10g，排骨 100g 切碎煮汤；或归芪蒸鸭：瘦肉型鸭块 250g，黄芪 20g，当归加黄酒适量清蒸，吃鸭肉及汤；归芍鲫鱼汤：当归 9g，菊花 6g，赤芍 10g，鲫鱼 250g 煮汤。

（2）脾肾虚寒证：平时可服食大枣、桂圆肉、干姜、牛肉、羊肉等温热助阳之品；或食用适量桂地鹿肉：肉桂 1.5g，熟地 10g，鹿肉 250g，加调料煮烂；参茸海参：人参 3g 切碎与鹿茸粉 0.5g 加入泡发海参 250g 中烩煮。

（3）气血两亏证：宜多食猪肝、红枣、黑豆、乌鸡、紫河车、鳝鱼、鸽蛋、花生、芝麻等益气生血之品；或服食当归乌骨鸡：人参 10g，黄芪 30g，当归 15g，置 750g 乌骨鸡腹中，加适量水、冰糖，清蒸，吃鸡喝汤，每周 1 次；虫草甲鱼羹：冬虫夏草 10g，人参 10g，甲鱼 500g，清蒸。

在上述饮食或药膳的应用中，可适当配合有抗癌功效的食物，如无花果、甘蔗、西瓜、苦瓜、河蚌、茄子、萝卜、薏苡仁、芝麻、莼菜、猕猴桃等。

【转归及预后】

肾脏良性肿瘤预后良好，极少数发生癌变危及生命。

【预防与调护】

1. 预防

（1）一级预防：①加强防癌科普宣传，充分认识到肾脏肿瘤的危害性、常见病因和诱因。②戒除不良的饮食及生活习惯，如戒烟酒，忌食高脂肪、高胆固醇食物等。③增强体质，积极预防和治疗病毒感染，积极治疗肾脏疾病。④减少与化学工业药品的接触，多呼吸新鲜空气。

（2）二级预防：①40 岁以上人群要定期体检，如肿瘤标记物筛选、B 超检查等，以尽早发现肾脏肿瘤。对无痛性血尿要高度重视，及时检查。②对于肾脏肿瘤的可疑症状应早诊断。

（3）三级预防：①对于确诊的肾脏肿瘤应根据患者具体情况，作出恰当评估，选择合适的治疗方案。②对于已经手术者，应积极采用中医中药综合疗法，包括内服、外治、针灸、药膳等手段，以消除残余病灶，提高机体抗病能力，改善生活质量。③对于不能耐受肾脏肿瘤手术者，仍应进行中医药保守治疗，以减轻症状、提高生存质量。

2. 调护

（1）心理护理对肿瘤患者是最重要的。加强心理护理，鼓励患者提高勇气，战胜病魔，积极配合治疗。

（2）饮食宜清淡，多食新鲜蔬菜和水果，多喝温开水，忌食辛辣刺激之品，戒烟酒。

（3）注意寒温调节，预防感冒。

【临证经验】

1. 肾脏良性肿瘤中医中药的参与机会逐渐增多　由于人们对健康日益重视，诊疗技术的不断提高，使得肾脏肿瘤的检出率较以前明显提高，择期手术的几率也逐渐增多，不手术单纯中医治疗的患者也有所增加。中医药能较好地改善症状、恢复机体功能，部分缩小肿瘤病灶。

2. 发挥中西医特长　西医特长在于手术治疗，手术仍然是治疗肾脏良性肿瘤的主要方法。中医在肾脏良性肿瘤综合治疗中的作用主要体现在消除病灶、预防癌变及手术前、术后等几个方面。

对于肿瘤体积小不需或者患者不愿接受手术者，采用中医中药治疗可以逐渐缩小甚至消除病灶、预防癌变；对于那些手术风险大的患者，接受中药治疗可以改善症状，提高生活质量，预防癌变。

手术前，中药用扶正治疗，改善机体状况，以增强体质，提高手术成功率，减少手术并发症，使手术能顺利进行。手术后通过中药调理，使患者尽早康复，有利于接受其他治疗。

3. 合理运用治疗肾良性肿瘤的基本方法　根据肾脏肿瘤的病因病机，邹氏三代专家在治疗上常常运用扶正培本法、活血化瘀法、软坚散结法等，但这些法则不可随意运用，而须根据患者具体病情，或单独或合用。

（1）扶正培本法：包括益气、养阴、补血、健脾、益肾等具体治法。是临床上应用最广泛的治疗法则。一方面能够扶助人体的正气，协调阴阳气血的平衡；另外能提高机体的免疫力，激活机体的抗癌活力，从而达到抑制或延缓肿瘤发展的目的。应用时仍以辨证论治为前提，根据气、血、阴、阳的不足，选择相应的具体治法。常用的药物有人参、党参、太子参、当归、熟地、阿胶、白术、沙参、麦冬、黄精、枸杞子、女贞子、何首乌、菟丝子、山药、灵芝等。

（2）活血化瘀法：瘀血是肾脏肿瘤的主要病因及病机。中西医结合研究表明，血瘀证与机体凝血机制异常有关，所以活血化瘀法在肾脏肿瘤中有改善血液流变性、降低血黏度、抗凝、抑制血小板聚集、抗血栓、消除微循环障碍等作用，能提高放化疗的疗效，起增敏减毒的效果。常用药如莪术、赤芍、石见穿、丹参、红花、桃仁、蒲黄、川芎等。

（3）软坚散结法：肿瘤一旦形成，即结聚成块，或硬如坚石。可采用软坚散结法以软化肿块，促使肿块消散。常用之品如夏枯草、山慈菇、猫爪草、海藻、昆布、牡蛎、半夏、瓜蒌、白僵蚕等，现代药理表明，这些药不仅有抗癌作用，还有抗菌消炎、提高机体免疫功能的作用。

4. 长期扶正，注重攻补兼施 由于肾脏肿瘤的本虚标实特征，正气不足在其发病中的重要作用以及在癌瘤进展中的重要性，因此，我们自始至终都强调调整正气，培益本元，提高患者的抗肿瘤活力。扶正则从培补脾肾入手，调养气血阴阳。肾肿瘤者，其病位在肾，肾者先天之本，脾胃者后天之本，脾肾乃元气强盛的根基，气血资生母体。现代医学的观点认为补益脾肾，有利于提高细胞免疫及体液免疫水平，改善消化系统和骨髓造血功能。在扶正同时，不忘适时攻邪，即善于把握攻邪的最佳时机，恰当地应用中药抗肿瘤药。如在进行手术后则以扶正为主，若不能手术则以祛邪消除标证，减轻病状为主。

5. 关注心理调摄 肾脏良性肿瘤的患者往往有恐惧及抑郁心理，应给予患者积极的心理支持，帮助其纠正错误的认知和不良的行为方式，建立积极健康的心态，调动机体自身的抗病能力。

中医向来强调“治未病”，即“未病先防”、“既病防变”。临床上，积极地使用中医中药，加强干预，可防止肾脏良性肿瘤的进一步进展和癌变。

【验案举例】

双肾错构瘤破裂出血属气滞血瘀证（邹燕勤主诊）

黄某，男，45岁。初诊日期：2007年8月22日。

患者于1997年曾出现腰痛、肉眼血尿而就诊当地一家西医院，经B超及CT诊断为“双肾错构瘤破裂出血”。经抗炎、止血治疗好转，因双肾错构瘤体积较大，保肾并切除错构瘤的风险较大而未行手术治疗。此后，腰痛、肉眼血尿每因劳累或无明显诱因经常反复发作，每年发作2~3次，每次均与抗炎止血治疗，2007年来，发作频繁，遂来求助中医治疗。至8月22日邹老诊治时，患者腰痛、肉眼血尿，腰痛以钝痛为主，痛处固定，面色晦暗，尿血，血色暗红，夹有血块，肌肤甲错，肢体麻木，神疲乏力，舌质紫暗，苔薄黄，脉细。治用健脾益肾、活血化瘀之品。

处方：生黄芪30g，潞党参12g，桑寄生10g，桃仁9g，红花6g，当归12g，川芎9g，赤芍15g，丹参15g，参三七粉（冲服）3g，香附9g，茜草根30g，制蜂房10g。

药后腰痛缓解，乏力减轻，尿色逐渐变淡，至9月7日腰痛明显缓解，血尿止，尿色淡黄。原方续服半月，血尿未作，腰痛不显。9月22日见纳食稍减，易疲劳，舌质紫暗较前轻，苔薄黄腻，脉细，于是调整以健脾益肾、化痰散结、活血化瘀为治。

处方：生黄芪30g，桑寄生10g，潞党参12g，生白术10g，山茱萸10g，陈皮10g，半夏15g，桃仁9g，红花6g，赤芍15g，丹参15g，参三七粉（冲服）3g，香附9g，夏枯草30g。

上方服1月。随访1年腰痛、血尿未发作。

按语：本案以腰痛、血尿为主，邹老强调辨证论治，反对“见血即止血”的见症治症方法。本例脾肾气虚是病之本，气血瘀滞而致出血是病之标。治当健脾益肾以治本，行气化瘀以治标，标本兼顾。当血尿止后，又需针对此病的基本病机虚、痰、瘀交结互阻于肾而治疗，此为防止病情复发之关键。

【小结】

中医学无肾脏良性肿瘤的病名，根据其临床表现可归属于中医学“尿血”、“腰痛”、等范畴。气血亏虚，痰、湿、瘀内聚是其根本病机。感受外邪、饮食不当、七情所伤等常常是其诱发及加重因素。本病病位主要在肾，可涉及膀胱、脾胃、肺、肝、心等脏腑，病理性质乃本虚标实，本虚以气血亏虚为主；标实以气滞、血瘀、痰湿、邪毒、郁热之证为多。在治疗上常常运用扶正培本法、活血化瘀法、软坚散结法等。

（王身菊，王钢）

第二节 肾脏恶性肿瘤

恶性肿瘤（malignant tumor）从组织学上可以分为两类：一类由上皮细胞发生恶变的称为癌；另一类由间叶组织发生恶变的称为肉瘤。肾脏恶性肿瘤可以分为原发与转移两大类。原发性肾恶性肿瘤主要为肾癌（85%）、肾盂癌（7%～8%）、肾母细胞瘤（5%～6%）、肉瘤（3%）。对于肾肿瘤认识的意义在于一是其发生率逐年升高，更主要的是近90%的肾肿瘤是恶性的，其临床表现多样性，早期诊断较困难，发现时多属晚期。有些表现似与肿瘤无关，或仅有早期局部表现，往往难于发现。肾转移癌临床上不多见，但实际发生率比原发肿瘤高一倍，多数为尸检报道，无临床意义。

肾细胞癌（renal cell carcinoma，RCC）是起源于肾实质泌尿小管上皮系统的恶性肿瘤，又称肾腺癌，简称为肾癌，占肾脏恶性肿瘤的80%～90%。肾癌约占成人恶性肿瘤的2%～3%，各国或各地区的发病率不同，发达国家发病率高于发展中国家。我国年发生率为万分之0.7～1，男女之比为2∶1。发病年龄可见于各年龄段，高发年龄为50～70岁。

肾盂癌多发生于尿路上皮，以移行细胞癌最常见。国外报道一般在10%以下，我国1989年统计中占24%。肾盂癌病因一般认为和输尿管、膀胱移行细胞癌相同。病理也与之类似，多见移行细胞癌。乳头状移行细胞癌分化良好，与正常上皮无区别。鳞状细胞癌少见，仅占3%～4%。腺癌罕见。肾盂癌多见于40～70岁者，男女之比为2∶1。约半数移行上皮细胞肾盂癌伴有下尿路癌肿。

肾胚胎瘤，又称Wilms瘤或肾母细胞瘤，是小儿最常见的泌尿生殖系肿瘤，占80%以上；同时占小儿实体瘤的8%，90%在7岁以前发病，高峰在3～4岁。男女发病相近，双侧发病为2.1%，偶见于成年人。肾母细胞瘤可能起源于大的未分化的后肾胚基，可能是异质性的。

由于肾癌占肾脏恶性肿瘤的绝大部分，本书重点介绍肾癌，其他肾脏恶性肿瘤和良性肿瘤可以参考。

中医文献早有“肾岩”病名，但非现代所指的肾癌，而是指阴茎癌，切勿误之。肾脏肿瘤从其主要症状、病邪特点的描述，当属中医“尿血”、“腰痛”、“癥积（伏梁）”等范畴。

就临床资料分析肾癌有以下特点。

1. 发病因素 肾癌的病因至今不明，但认为可能与致癌物质、吸烟、病毒、内分泌激素、营养、遗传等因素有关。

2. 诱发和加重因素 有遗传性肾癌家族史者；中年以上的吸烟、酗酒、患高血压的“肥胖”男性是肾癌的易发人群。另有报道长期接触金属镉、铅的工人，如报业印刷工人、焦炭工人、干洗业和石油化工产品工作者肾癌发病和死亡危险性增加。长期暴露于某种弱放射源中亦可能增加患肾癌的风险。饮食方面，乳制品、动物蛋白、脂肪高摄入，水果、蔬菜低摄入是肾癌的危险因素。可能增加肾癌危险性的食品及药物有咖啡、雌激素、解热镇痛药尤其是含非那西丁、利尿剂等。进行长期维持性血液透析的患者，发现肾癌的病例明显增多。因此透析超过 3 年者应每年 B 超检查肾脏。有报告糖尿病患者更容易发生肾癌。肾癌患者中 14% 患有糖尿病，是正常人群患糖尿病的 5 倍。

手术仍然是治疗肾癌的主要方法。治愈依靠手术彻底切除肿瘤（根治性肾切除），放疗和化疗只能起辅助作用。早期肾癌都主张手术切除，中医药在这阶段单独应用的机会相对较少，但事实上，中医药及时参与对于患者更好地改善症状、恢复机体功能是相当重要的。另外，由于多数肾脏肿瘤在明确之时已经属于中晚期，这时治疗往往是中西医结合，在能手术的情况下尽量手术，配合放化疗，同时结合中医中药治疗。

【病因病机】

气血亏虚，痰、湿、瘀、毒内聚是其根本病机。感受外邪、饮食不当、七情所伤等常常是其诱发及加重因素。

1. 外感六淫 外感六淫之风寒暑湿燥火为四时不正之气，一旦入侵，即能积久成病。诚如《灵枢·九针论》所云：“四时八风之客于经络之中，为瘤病者也。”又如《灵枢·百病始生》之谓：“积之始生，得寒乃生，厥乃成积。”现代可以理解为一些致病因子，如病毒、化学、物理等因素。

2. 饮食失常 饥饱无度、暴饮暴食，或过餐五味、鱼腥乳酪，强食生冷果菜，久而损伤脾胃，运化失司，水反为湿，谷反为滞，致湿热内盛，下注于肾，则湿热蕴结于肾，久而气滞血瘀，留而为癌。而饮食失常也往往与外感之风寒相杂为伍，合而为患，如《景岳全书·杂证谟·积聚》所言：“不知饮食之滞，非寒未必成积，而风寒之邪非食未必成形。故必以食遇寒，以寒遇食，或表邪未清，过于饮食，邪食相搏，而积斯成矣。”

3. 七情所伤 七情的变化在癌症的病因中占有重要地位。如《灵枢·百病始生》所言："卒然外中于寒，若内伤于忧怒，则气上逆，气上逆则六输不通，湿气不行，凝血裹而不散，散液涩渗，著而不去而积皆成矣。"

4. 正气虚弱　邪之所凑，其气必虚。壮人无积，虚则有之。如《外科启玄》论癌中提及："四十岁以上，血亏气衰，厚味过多所生，十全一二。"故肾癌多见于中老年人。此外，先天禀赋不足，五脏衰弱，尤其肾元不足，则易患肾脏肿瘤，如小儿多见之肾母细胞癌。这与现代医学关于癌症易感性、家庭遗传倾向、基因缺陷等易致肾癌是一致的。

总之，肾癌的病位主要在肾，可涉及膀胱、脾胃、肺、肝、心等脏腑。基本病机为气血亏虚，痰湿、瘀毒内聚。其病理性质乃本虚标实，本虚以气血亏虚为主；标实以气滞、血瘀、痰湿、邪毒、郁热之证为多。

【诊断与鉴别诊断】

1. 诊断

（1）*症状、体征*：肾癌大多数发生在50岁以上，极少数发生于青壮年。男女之比为2∶1。早期多无自觉症状。血尿、疼痛、肿块仍然是肾癌常见的病状。半数以上患者以其中1～2个症状就医，尤以血尿和疼痛最为常见。任何40岁以上者出现其中一个病症都应考虑肾癌的可能。肾癌的全身性症状为血沉快，发热、高血压、贫血、消瘦等也应受到重视。肾癌的初发病状也可能是转移癌所致，如咯血、骨折、神经麻痹等。

（2）*一般检查*：当肾癌侵入肾盂、肾盏时，尿常规检查有数量不等的红细胞。但是尿常规完全正常也不能排除肾脏肿瘤。肾癌已侵入肾盂时，尿液脱落细胞学检查也可出现阳性。肾癌患者血红细胞沉降率、尿乳酸脱氢酶和尿β-葡萄糖醛酸苷酶等均有明显升高，血沉增快常提示预后不良。但上述各项指标均为非特异性的。

（3）*超声波检查*：由于超声波检查方便、无创，故是肾肿瘤的首选检查方法。只要肿瘤超过1cm，超声波可准确扫描出肿瘤大小、位置、有无侵犯肾周器官，肝脏有无转移及腹膜后有无肿大淋巴结，有助于肾癌的临床分期。由于超声波对液体无回声的特点，可鉴别肾囊性肿块和实质性肿块。超声波对肾癌的鉴别诊断有着其他检查不可替代的作用，准确性可达95%以上。

（4）*X线检查*：随着现代化诊断设备的应用和诊断水平的提高，X线检查已不是唯一的肾肿瘤诊断手段，但仍是常规的诊断方法。

①尿路平片：肾外形在肿瘤部位可见变形，肿瘤内可能见到有钙化、局限或弥漫絮状影。

②静脉肾盂造影和逆行肾盂造影：是诊断肾脏肿瘤最基本的方法，可显示肾盏受压变形情况，多呈扁平、细长、弧形、新月状或蜘蛛腿状。肿瘤侵入肾盂肾盏时，则有充盈缺损，很难与肾盂癌相鉴别。

③ 肾动脉造影：是肾肿瘤诊断的一项重要手段，造影图像可见肾实质局限性血管增多，分布及走行散乱，粗细不匀及扭曲，动静脉瘘、造影剂池和包膜血管增多。

（5）*CT检查*：肾不规则性增大，可精确测定肿瘤大小、位置、密度，以及侵入周围器管组织的情况，有无淋巴结转移，腔静脉有无癌栓，对分期及指导手术极有帮助。对肾脏囊性和实质性占位的鉴别有重要价值，准确率达93%。

（6）MRI检查：MRI检查优点在于一次扫描可获得肾脏横断面、冠状面、矢状面的图像，没有CT存在的伪影，不需注射造影剂。可很好地区分囊肿与实质性占位。MRI显示肿瘤侵犯的范围优于CT，可用作肾肿瘤的术前分级和术后随访。但其发现肿瘤不如CT，有统计肾肿瘤MRI发现者仅76%。

（7）放射性核素检查：主要了解双侧肾脏功能，同时显示肾脏形态，对不能作静脉肾盂造影的患者更为合适。由于灵敏度不高，直径小于2cm或位于肾脏边缘的占位性病变不能显示，且不能鉴别占位性病变的性质；另外肾肿瘤和肾囊肿在扫描图像上均显示放射性核素分布缺损，需结合其他方法加以分辨，故临床应用较少。

2. 鉴别诊断

肾脏恶性肿瘤与肾脏良性肿瘤一样，需与肾囊肿、多囊肾、腹膜后肿瘤鉴别，鉴别要点参见肾脏良性肿瘤鉴别诊断。此外恶性肿瘤还需与良性肿瘤、肾外转移瘤鉴别。

（1）肾脏良、恶性肿瘤的鉴别诊断

①通常肾脏恶性肿瘤占肾脏肿瘤的70%～80%，其中90%为肾细胞癌，良性肿瘤以肾血管平滑肌脂肪瘤多见。

②B超显示：恶性肿瘤具有明显的球体感，并可出现瘤中结节、部分周边有晕圈征象。良性肿瘤上述表现不明显。内部回声，恶性肿瘤小于2cm者以低回声多见，良性以高回声多见。

③彩色多普勒血流显像：恶性肿瘤显示肿块周边、内部的血供丰富。

④超声造影：恶性肿瘤周边为持续高增强，可发现中央瘢痕的存在。

⑤恶性者肾门淋巴结、腹膜后淋巴结可肿大，肾静脉、下腔静脉可发现癌栓。良性者无上述表现。

⑥恶性肿瘤生长速度快，良性较慢。

（2）肾转移癌：有原发恶性肿瘤病史，尤其肺癌、乳腺癌、恶性黑色素瘤等易发生肾转移，B超或CT见多发的小结节影，常侵犯双侧肾，血供不丰富。

【辨证论治】

1. 心火亢盛证

证候：小便热赤，尿血鲜红，排尿时或有轻微烧灼感，心烦口渴，口舌生疮，夜寐不宁，腰痛作胀，舌尖红，脉洪大数有力。

基本治法：清心降火，凉血止血。

方药运用：小蓟饮子合导赤散加减。常用药：生地20g，小蓟12g，滑石12g，通草3g，蒲黄(包煎)12g，淡竹叶12g，藕节12g，当归12g，栀子12g，炙甘草6g。方中其中小蓟饮子清热利水，凉血止血，治瘀热结于下焦；导赤散清心利水，清心泻火而不苦寒伤胃，利水而不伤阴，导赤者，引导心火下行之意也，因木通含马兜铃酸，为防其肾毒性，改用通草以清心利水（以下成方中含木通者也悉改为通草）。两方合用对肾癌尿血属心火亢盛者，能起到减轻症状、清心泻火、凉血止血之功。

加减：大便秘结不通者，可加生大黄、槟榔以导滞通腑；小溲短少者，可加茯苓、泽泻、车前子以助膀胱化气行水；尿血明显者，可加茜草、三七粉、地榆炭以加强止血之力。

2. 湿热蕴肾证

证候：腰痛，坠胀不适，血尿，低热，身体沉困，纳谷不香，腰腹部肿块，舌胖，苔白腻中黄，脉滑数。

基本治法：清热利湿，解毒化瘀。

方药运用：八正散加减。常用药：瞿麦12g，通草3g，车前子(包煎)15g，萹蓄12g，滑石12g，栀子12g，大黄6g，灯心草9g，白花蛇舌草30g，草河车30g，炙甘草6g。方中瞿麦利水通淋，清热凉血；通草利水降火，共为主药。萹蓄、滑石、车前子、灯心草清热利湿，栀子、大黄清热泻火，加白花蛇舌草、草河车以清热解毒，抑癌抗癌。诸药合用共奏苦寒通利，解毒化瘀之功。

加减：兼有血尿者，可合茜草、三七粉、地榆炭以止血；若脘胀纳差、苔腻者，可合黄芩、砂仁、佩兰以清热燥湿醒脾。

3. 肾阴虚弱证

证候：小便短赤带血，潮热盗汗，口燥咽干，眩晕耳鸣，腰膝酸软，腰痛，腹部肿块，舌红，脉细数。

基本治法：滋养肾阴，清热凉血。

方药运用：知柏地黄丸加减。常用药：知母10g，黄柏10g，熟地15g，山茱萸12g，山药12g，泽泻12g，丹皮12g，大蓟15g，小蓟15g，血余炭30g，藕节炭30g。方中熟地、山茱萸、山药补肾涩精健脾土，知母、黄柏、泽泻、丹皮等清泻肝肾之火，加大小蓟、血余炭、藕节炭等凉血止血。诸药合用，共奏滋养肾阴、清热凉血之功。

加减：阴伤甚者，可加枸杞子、生地以增养阴之功；兼大便秘结不爽者，或合生地、麦冬、玄参以养阴润肠通便。

4. 瘀血内阻证

证候：面色晦暗，血尿频作，腰部钝痛，腰腹部肿物日益增大，肾区憋胀不适，口干舌燥，舌紫暗或瘀点瘀斑，苔薄黄，脉弦或涩或结代。

基本治法：活血化瘀，理气散结。

方药运用：桃红四物汤加减。常用药：桃仁12g，红花6g，丹参12g，当归12g，川芎9g，熟地12g，白芍12g，枳壳9g，香附9g，延胡索12g，白花蛇舌草30g，夏枯草12g，草河车30g。方中桃仁、红花、丹参有活血祛瘀作用，配以枳壳、香附、延胡索等理气散结，加强解毒抗癌。诸药合用，共奏活血化瘀，理气散结之功。

加减：若大便秘结者，可加制大黄以通便；血尿明显者，可加参三七粉、白茅根、蒲黄以活血止血；兼有气虚者，可加黄芪、紫河车以补养气血。

5. 脾肾两虚证

证候：腰痛腹胀，血尿，或腰腹部肿块，纳差，呕恶，消瘦，虚弱贫血，舌淡，苔薄白，脉沉细无力或弱。

基本治法：健脾益肾，软坚散结。

方药运用：金匮肾气丸合化积丸加减。常用药：附子6g，桂枝6g，生地12g，山茱萸12g，山药12g，泽泻12g，丹皮12g，茯苓12g，三棱12g，莪术12g，海浮石15g，苏木12g，香附12g。方中金匮肾气丸为补肾阳方，方中附子、桂枝温补肾阳；以生地、山茱萸、山药、泽泻、丹皮、茯苓滋补肾阴，使补而不腻，阴阳协调；配合化积丸以调补脾胃，活血化瘀，并能软坚散结。诸药合用，共奏健脾益肾、软坚散结之功。

加减：若兼纳差、腹胀腹痛者，可加枳壳、香附、延胡索以健脾理气止痛；兼有瘀血征象者，可配以鳖甲煎丸或大黄䗪虫丸以行瘀软坚。

6. 气血两亏，癌毒走窜证

证候：肾癌晚期，远处转移，疲乏无力，自汗盗汗，面色无华，血尿时作，腰痛腹胀，贫血消瘦，行动气促，时有咳嗽伴有低热，口干而不喜饮，舌淡红或深红，暗紫，有瘀斑，脉沉细弱或大而数。

基本治法：补益气血、扶正抑癌。

方药运用：八珍汤加减。常用药：党参15g，炒白术12g，茯苓12g，炙甘草6g，当归12g，川芎9g，熟地12g，赤芍12g，黄芪15g，绞股蓝15g，黄精12g，女贞子12g，天冬12g，麦冬12g。方中以四物汤补血，四君子补气，加黄芪、绞股蓝、黄精培补正气，加女贞子、天冬、麦冬以养阴血。诸药合用，共奏补益气血，扶正抑癌之功。

加减：若舌光镜无苔者，脉象细数者，阴伤甚者，可加生地、北沙参、石斛以养阴津；若气血大亏者，可选加紫河车、西洋参以增补气养阴之力；阴阳俱虚者，可加仙茅、淫羊藿、旱莲草以滋阴助阳。

【其他治疗】

1. 中成药

（1）大黄䗪虫丸：主要成分：熟大黄、土鳖虫（炒）、水蛭（制）、虻虫（去翅足，炒）、蛴螬（炒）、干漆（煅）、桃仁、苦杏仁（炒）、黄芩、地黄、白芍、甘草。功能活血破瘀，通经消痞。适用于肾癌瘀血内阻兼有热毒者。每次3～6g（1～2丸），每日2次。

（2）鳖甲煎丸：主要成分：鳖甲胶、阿胶、蜂房、鼠妇虫、土鳖虫、蜣螂、硝石、柴胡、黄芩、半夏、党参、干姜、厚朴、桂枝、白芍、射干、桃仁、牡丹皮、大黄、凌霄花、葶苈子、石韦、瞿麦。功能活血化瘀，软坚散结。适用于肾癌各证型。每次6g，每日2次。

2. 静脉针剂

丹参注射液：20～40ml加5%葡萄糖液500ml静滴，每日1次，15天为一疗程，适用于肾癌各证型。

3. 外治法　肾脏肿瘤的外治法中最常用的是贴敷法。

（1）三生散加味：生川乌、生南星、生半夏末、冰片各等分，生马钱子末半份，加生芙蓉叶适量，捣烂混合，调成糊状（4% 冰箱保存），敷贴疼痛部位体表区域，再贴油纸固定，每日换药 1 次，治疗癌痛有效率达 80%。

（2）天仙子散：天仙子、冰片各 20g，研末混匀，密封备用。用时取适量，温开水调成糊状，凉后摊于纱布上，外敷痛处，敷药面积大于疼痛面积，厚 0.2～0.3cm，塑料薄膜覆盖，胶布固定，每 1～2 日换药 1 次，起效时间 10～20 分钟，治疗癌痛。

（3）止痛消癌膏：将鲜仙人掌去刺后捣成泥状，五味子、生大黄、冰片、制马钱子各 50g，共为细末，与仙人掌和为膏状如薄饼。根据疼痛部位及范围大小，将调匀之药膏外敷肾穴处，隔日换药 1 次，15 日为一个疗程。休息 3～5 日后再行另一疗程。治疗癌性疼痛效果较著。

（4）癌痛散：山柰、乳香、没药、姜黄、栀子、白芷、黄芩各 20g，小茴香、赤芍、公丁香、木香、黄柏各 15g，蓖麻仁 20 粒。共为细末，用鸡蛋清调匀外敷肾穴位，6～8 小时更换 1 次。用于肾脏肿瘤疼痛者。

（5）金黄散：药用大黄、姜黄、黄柏、皮硝、芙蓉叶各 50g，冰片、生南星、乳香、没药各 20g，雄黄 30g，天花粉 100g。各研成极细末，和匀，加水调成糊状，摊于油纸上，敷贴于腰部肿痛处。隔日换药 1 次。

【转归及预后】

肾癌的预后主要与形态分级及临床分期有关。研究表明，低级的肾癌（G1、G2）多为局限性肿瘤（低期），预后较好，5 年存活率达 90%，10 年存活率达 60%。而高级肾癌（G3、G4）常伴有浸润和转移，预后差，5 年存活率小于 30%，10 年存活率低于 15%。

【预防与调护】

1. 预防

（1）一级预防：①加强防癌科普宣传，充分认识到肾脏肿瘤的危害性、常见病因和诱因。②戒除不良的饮食及生活习惯，如戒烟酒，忌食高脂肪、高胆固醇食物等。③增强体质，积极预防和治疗病毒感染，积极治疗肾脏疾病。④减少与化学工业药品的接触，多呼吸新鲜空气。

（2）二级预防：①40 岁以上人群要定期体检，如肿瘤标记物筛选、B 超检查等，以尽早发现肾脏肿瘤。对无痛性血尿要高度重视，及时检查。②对于肾脏肿瘤的可疑症状应早诊断。

（3）三级预防：①对于确诊的肾脏肿瘤应根据患者具体情况，作出恰当评估，选择合适的治疗方案。②对于已经手术或放疗、化疗者，应积极采用中医中药综合疗法，包括内服、外治、针灸、药膳等手段，以消除残余癌灶，提高机体抗病能力，改善生活质量。③对于晚期肾脏肿瘤，如已不能进行手术或放疗、化疗者，仍应进行中医药及内科的保守治疗，进行必要的康复治疗，延长生命、提高生存质量。

2. 调护

（1）心理护理对癌症患者是最重要的。有的患者一经确诊，精神负担加重，情绪低落、悲观失望、恐惧、抑郁、无助。这种极度的精神紧张和灰心丧气一方面是癌症发生的重要因素，另一方面直接或间接影响人体的各种机能状态，削弱机体的抗病能力，可加剧癌症进展，形成恶性循环。因此要做好肾癌患者思想工作，加强心理护理，鼓励患者提高勇气，战胜病魔，积极配合治疗。可采用以下三法：①劝说开导法，由医护人员及患者亲友来劝说患者，给予安慰、鼓励，使其振奋精神，鼓起勇气，敢于面对癌症，勇于抗争。②移情易性法，《续名医类案》认为，“失志不遂之病，非排遣性情不可”，“虑其所好以移之，则病自愈”。可根据患者的个性、特长、文化层次，在身体条件许可的情况下，鼓励其走向大自然，怡悦性情，或投其所好，以减轻其对癌症的关注和顾虑。③根据具体病情，结合其性格、情绪的不同而采用暗示解惑法、顺情从欲法、以情胜情法等方法，目的在于调整其精神状态，恢复良好的心理状况。

（2）对重患者要正确调整体位，减轻肾癌疼痛，如卧位时使病侧在上，并可轻轻揉按腰腹肿块，但不可用硬物来顶。

（3）饮食宜清淡，多食新鲜蔬菜和水果，多喝温开水，忌食辛辣刺激之品，戒烟酒。

（4）注意寒温调节，预防感冒。

【临证经验】

1. 早期肾癌中医中药的参与机会少　由于传统的观念，对于早期肾癌都主张手术切除，中医药在这阶段单独应用的机会相对较少，但事实上，中医药及时参与对于患者更好地改善症状、恢复机体功能是相当重要的。另外，由于多数肾脏肿瘤在明确之时已经属于中晚期，这时治疗往往是中西医结合，在能手术的情况下尽量手术，配合放化疗，同时结合中医中药治疗。因此，在多数情形下，中医中药往往是在改善术后机体状况，特别是在放化疗过程中使用，以保证放化疗的顺利完成，其治疗的目标也以减轻放化疗的毒副作用为主。但随着现代诊断技术的日益进步，偶发的肾肿瘤（如健康体检时发现的）大部分是早期癌瘤，这时，一方面可以择期手术；另一方面，辨证（宏观辨证结合微观辨证）结合肿瘤的基本病机施以中药治疗，可使部分病例在手术前就能消除病灶。

2. 正确对待祛邪与扶正的关系　中医对肿瘤的认识，最终归结为“正”、“邪”消长两方面。“正胜邪却”、“邪盛病进”在中医肿瘤界几成共识，但在治疗学上始终存在“扶正”与“祛邪”之争。《素问·评热病论》云：“邪之所凑，其气必虚。”《灵枢·百病始生》云：“壮人无积，虚则有之。”故在中晚期肿瘤的治疗中更多倡用“扶正以祛邪”。但以祛邪法治疗肿瘤，在《素问·至真要大论》中已有论述，如“坚者削之”、“留者攻之”、“结者散之”等。张从正则在《儒门事亲·推原补法利害非轻说》中指出：“先论攻邪，邪去而元气自复也”，“医之道，损有余乃所以补其不足”，故而“不补之中有真补焉”，这正是“祛邪以安正”之法。因此，对于肿瘤到底是采取祛邪抑或扶正的法则，我们认为，要根据肾脏肿瘤的具体表现，所处阶段是早期还是中晚期，正气的强弱与癌毒的盛衰，临床证候是以正虚为主还是以邪胜为主，以及有无使用放化疗措施等来综合考虑。早期肾脏肿瘤，一般正气充足，而癌瘤已渐形成，但毒性未炽，此时但宜祛邪为务，如有虚象可酌加扶正之品。中晚期如癌瘤已大，癌毒壅盛而正气尚任攻者，则以祛邪为主，兼顾扶正；如毒盛而正也虚，则扶正祛邪并重；如已进行放化疗者，则中医中药的治疗原则当以针对其放化疗耗伤正气，热毒明显的病机，以扶正为主（或健脾和胃，或补益肝肾，或益气养血等），结合清热解毒之法，或合疏肝利胆（损伤肝脏，形成湿热之证）、和胃止逆（胃气上逆，呕吐频繁者）。如癌瘤已广泛转移而无手术或放化疗机会者，则以扶正为主，旨在改善机体状况，增加食欲，通利二便，提高生存质量，延长寿命。

3. 合理运用治疗肾癌的基本方法　根据肾脏肿瘤的病因病机，在治疗上常常运用扶正培本法、清热解毒法、活血化瘀法、软坚散结法等，但这些法则不是随意运用，而需根据患者具体病情，或单独或合用。

（1）扶正培本法：包括益气、养阴、补血、健脾、益肾等具体治法，是临床上应用最广泛的治疗法则。一方面能够扶助人体的正气不足，协调阴阳气血的平衡；另外能提高机体免疫力，激活机体的抗癌活力，从而达到抑制或延缓肿瘤发展的目的。应用时仍以辨证论治为前提，根据气、血、阴、阳的不足，选择相应的具体治法。常用的药物有人参、党参、太子参、当归、熟地、阿胶、白术、沙参、麦冬、黄精、枸杞子、女贞子、何首乌、菟丝子、山药、灵芝等。

（2）清热解毒法：热毒不仅可以成为肾脏肿瘤的病因；同时，癌瘤形成后又可在致病因素作用下生成热毒；或情志内郁，化火成毒；或者放疗、化疗后引起热毒。因此，清热解毒法在肾脏肿瘤中的应用是极其重要的。对此类病例，常用药如半枝莲、白花蛇舌草、白英、龙葵、藤梨根、鱼腥草、野荞麦根、肿节风、苦参、夏枯草、土茯苓等。

（3）活血化瘀法：瘀血是肾脏肿瘤的主要病因及病机。中西医结合研究表明，血瘀证与机体凝血机制异常有关，所以活血化瘀法在肾脏肿瘤中有改善血液流变性、降低血黏度、抗凝、抑制血小板聚集、抗血栓、消除微循环障碍等作用，能提高放化疗的疗效，起增敏减毒的效果。常用药如莪术、赤芍、石见穿、丹参、红花、桃仁、蒲黄、川芎等。

（4）软坚散结法：肿瘤一旦形成，即结聚成块，或硬如坚石。可采用软坚散结法以软化肿块，促使肿块消散。常用之品如夏枯草、山慈菇、猫爪草、海藻、昆布、牡蛎、半夏、瓜蒌、白僵蚕等，现代药理表明，这些药不仅有抗癌作用，还有抗菌消炎、提高机体免疫功能的作用。

4. 长期扶正，适时攻邪，随证治之　由于肾脏肿瘤的本虚标实特征，正气不足在其发病中具有重要作用，因此，我们自始至终都强调调整正气，培益本元，提高患者的抗癌活力。扶正则从培补脾肾入手，调养气血阴阳。肾癌者，其病位在肾，肾者先天之本，脾胃者后天之本，脾肾乃元气强盛的根基，气血资生之母体。现代医学的观点认为补益脾肾，有利于提高细胞免疫及体液免疫水平，改善消化系统功能和骨髓造血功能。在扶正同时，不忘适时攻邪，即善于把握攻邪的最佳时机，恰当地应用中药抗癌药。如在进行放疗或化疗时由于放化疗本身对人体正气的损伤作用，这时就不宜再用大剂量的抗癌药，而以针对其毒副作用选用药物，保证放化疗的顺利完成。随证治之，则指在治疗过程中如发热、疼痛、出血、呕吐等，则有针对性地用清、解、和、止的方法消除标证，减轻病状。

5. 心身兼顾，内外并举，综合施治 对于肾癌患者，一方面治疗其病痛，但另外非常重要的是，要解决其存在的心理问题。肾癌患者往往情绪低落、恐惧、愤怒、悲观、抑郁，尤其是在明确诊断之际，以及治疗相持阶段和病情反复时，患者最容易出现心理问题，因此，在治疗同时，始终关注其心理问题，作为治疗的一个重要环节来对待，做到心身兼顾，给予患者积极的心理支持，帮助其纠正错误的认知和不良的行为方式，建立积极健康的心态，走出被癌症笼罩的心理阴影，调动机体自身的抗病能力。治疗上不仅内服药物，如口服汤药、有效的中成药、单方验方等，同时可结合多种治疗手段，如外敷、针灸、药膳等。

6. 发挥中西医特长 西医特长在于手术治疗。手术仍然是治疗肾癌的主要方法，放疗和化疗只能起辅助作用。中医在肾脏肿瘤综合治疗中的作用，主要体现在手术前、放化疗时、预防转移几个方面。

（1）*手术前后的作用*：术前中药用以扶正治疗，改善机体状况，以增强体质，提高手术成功率，减少手术并发症，使手术能顺利进行。手术后通过中药调理，使患者尽早康复，有利于接受其他治疗。

（2）*对放化疗的作用*：中医认为放射线为热毒之邪，易伤阴耗气，中医药通过益气养阴、清热解毒作用，防治毒副作用和后遗症；同时，中药配合放疗，能起到一定的协同增敏增效作用。放疗在局部治疗，对于已部分转移或残留癌细胞，很难杀灭，因此，坚持长期中药治疗可以减少肾脏肿瘤的复发，提高远期疗效。化疗药物都有明显的毒副作用，如骨髓抑制、胃肠道反应、肝肾毒性等，中药通过补气养血、健脾和胃、滋补肝肾等达到减轻毒副反应的作用。放化疗的治疗基本法则是：①清热解毒，适用于放化疗过程中已出现高热和各种炎性反应者，常用药如金银花、连翘、蒲公英、板蓝根、黄芩、黄连等。②补气养血，一者为凉补气血，适用于气血虚弱而证候偏热者，如放疗中因热毒炽盛，造成肾癌患者气血亏虚。常用药如生黄芪、沙参、西洋参、生地、丹参等。二者为温补气血，适用于放化疗过程中气血双亏、体弱之虚寒患者，常用药如党参、红参、当归、熟地、阿胶等。③生津润燥，适用于放化疗出现咽干、口干、舌燥等热毒伤阴、津液受损者，常用药如生地、玄参、麦冬、石斛、天花粉、芦根等。④健脾和胃，适用于兼有脾胃功能障碍、纳少脘腹胀满、腹泻、舌淡脉弱、恶心呕吐、泛吐酸水苦水者，常用四君子汤、香砂六君子汤、橘皮竹茹汤、黄芪建中汤、旋覆代赭汤等加减化裁。⑤滋补肝肾，适用于放化疗中出现骨髓抑制、白细胞下降、血小板减少者。常用药物如紫河车、枸杞子、女贞子、何首乌、山茱萸、菟丝子、杜仲、补骨脂、旱莲草、茜草等。此外，化疗后出现肝脏毒性而见黄疸、谷丙转氨酶升高时，可合茵陈蒿汤、龙胆泻肝汤、茵陈五苓散等加减，以泄热除湿，清肝利胆。

(3) 预防转移的作用：中医向来强调“治未病”，即“未病先防”、“既病防变”。临床上，约半数以上的肾脏肿瘤患者在就诊时已经发生转移，大多数会进入晚期阶段。因此，积极地使用中医中药，加强干预，对防止肾脏肿瘤的进一步进展和恶化有着显著的作用。

【验案举例】

左肾透明细胞癌Ⅰ期术后属脾肾气阴两虚证（王钢主诊）

周某，男，48 岁。初诊日期：2000 年 12 月 1 日。

患者今年 10 月 15 日体检 B 超发现左肾有 2.5cm×3cm 肿块，经腹部 CT 增强证实为左侧肾脏 2.5cm×3cm 肿瘤，随即 10 月 25 日在省人民医院行左肾肿瘤切除术，病理报告：肾透明细胞癌Ⅱ期，术后未行放化疗，配合干扰素治疗，左侧切除术后 11 月 15 日复查发现血肌酐 135μmol/L，11 月 30 日 154μmol/L，尿常规正常，来院就诊。主诉：既往体健，术后头晕，口干，乏力，腰酸明显，下肢轻度浮肿，夜尿增多，盗汗，舌质暗红，有紫气，苔少，脉细。辨证为脾肾气阴两虚，浊瘀内阻，治拟益气养阴，健脾补肾，行瘀泄浊抗癌。

处方：太子参 15g，生黄芪 30g，枸杞子 15g，女贞子 15g，山茱萸 15g，猪苓 15g，灵芝 15g，天冬 15g，茯苓皮 20g，车前子(包煎) 40g，杜仲 15g，怀牛膝 15g，桃仁 15g，莪术 15g，六月雪 15g，瘪桃干 15g，煅牡蛎 15g，生甘草 6g。

二诊（2001 年 1 月 5 日）：药后诸症状好转，特别是盗汗、头晕已无，血肌酐下降为 132μmol/L，舌暗红，苔薄，脉细。上方去枸杞子、女贞子、瘪桃干，加淫羊藿 12g，覆盆子 15g，生蒲黄 15g，五灵脂 15g。

三诊（2001 年 3 月 6 日）：持续服药 2 月，复查血肌酐降为正常（106μmol/L），无明显不适，巩固治疗 3 个月后复查肾功能、尿常规、肿瘤指标均正常，停服汤药，间断服用本院的保肾丸、金水宝。每年冬季以上方加味熬一料膏方服 3 个月。

随访 11 年肾癌未复发，血肌酐偶超过正常，但服上方又能降回正常。

按语：该患者患左肾癌行左肾切除术后，病理诊断左肾透明细胞癌Ⅱ期，此类患者术后应激或使用抗生素及干扰素后，常会出现肾功能异常，血肌酐升高，经用上方治疗 3～9 个月，大多肾功能能恢复正常。此方以太子参、生黄芪、枸杞子、女贞子、山茱萸益气养阴为主药，主治头晕乏力口干，辅以杜仲、怀牛膝补肾壮腰治腰酸，茯苓皮、车前子淡渗利水治水肿，桃仁、莪术、六月雪化瘀泄浊降血肌酐，佐以猪苓、灵芝、天冬抗癌防癌，瘪桃干、煅牡蛎收敛止汗，使以生甘草调和诸药。二诊头晕、盗汗症状消失后，去掉了枸杞子、女贞子、瘪桃干，加入淫羊藿、覆盆子、生蒲黄、五灵脂补肾固精、软坚消瘀，治夜尿多，降血肌酐。肾功能正常后每年用保肾中成药，冬天以上方为基础开膏方调治，随访 11 年肾癌未复发，肾功能正常。

【小结】

1. 中医文献早有“肾岩”病名，但非现代所指的肾癌。肾脏肿瘤从其主要症状、病邪特点的描述，当属中医“尿血”、“腰痛”、“癥积（伏梁）”等范畴。

2. 气血亏虚，痰、湿、瘀、毒内聚是其根本病机。感受外邪、饮食不当、七情所伤等常常是其诱发及加重因素。

3. 对于肾脏肿瘤宜采用手术配合放射、化学、中医中药综合疗法。中药治疗分三阶段进行，早期治疗阶段：中药的治疗原则是通过辨证论治减轻手术、放疗、化疗的副作用，保证患者放疗、化疗的疗程完成。中期治疗阶段：中药的治疗原则是在辨证基础上结合辨病加入中药的抗癌之品。后期治疗阶段：中药的治疗原则是通过辨证论治延长肾脏肿瘤患者的生存期和提高生存质量。对于稳定期患者，宜辨证基础上结合辨病巩固治疗，对于癌症已转移、全身衰竭的患者，宜调脾胃、补益气血阴阳。

（王身菊，王钢）

第三节　肿瘤治疗过程中的肾损害

在肿瘤治疗过程中，可出现多种类型的肾脏损害，包括急性肾衰、慢性肾衰和肾小管功能异常。因肿瘤细胞代谢旺盛或化疗导致肿瘤细胞大量崩解，使大量钾离子、磷离子及核酸进入血循环而引起的一组证候，叫做溶瘤综合征。溶瘤综合征和化疗药物导致肾小管间质损害是肿瘤治疗过程中常见的肾损害。本章重点介绍溶瘤综合征，化疗药物导致肾小管间质损害见“间质性肾炎”的相关章节。

所有的恶性肿瘤均可引起溶瘤综合征。多数患者的溶瘤综合征在化疗期间出现，约25%病例由于肿瘤负荷过重，肿瘤细胞代谢旺盛而自然发生于治疗之前。

中医学原无溶瘤综合征，现亦称“溶瘤综合征”，根据其临床表现可归属于中医学“呕吐”、“关格”、“尿血”、“腰痛”、“肾劳”等范畴。

就临床资料分析溶瘤综合征有以下特点：

1. 溶瘤综合征发病因素　①肿瘤细胞旺盛代谢，过量的核酸分解导致高尿酸血症，尿酸自肾脏排泄增多易发生尿酸在肾小管沉积和急性肾损伤；②化疗导致肿瘤细胞大量崩解；③高磷血症导致磷酸钙在肾小管沉积导致急性肾损伤。

2. 常见的诱发与加重因素　①血容量改变：呕吐、腹泻、失血，以及手术和创伤等因素，导致血容量减少，加重溶瘤综合征；②肾毒性药物：肿瘤患者使用具有肾毒性的药物，可使肾损害加重；③血尿酸≥450μmol/L；④存在基础肾脏病。

明确溶瘤综合征发病因素，积极祛除溶瘤综合征的常见诱发与加重因素是诊治的关键，中医中药在改善证候、减轻症状、提高生活质量等方面有着较好的疗效。

【病因病机】

气血亏虚，痰、湿、瘀、毒内聚是肿瘤的根本病机，药毒伤肾、饮食不当、劳倦过度等常常是溶瘤综合征诱发及加重因素。

1. 药毒　药毒伤脾，脾运失健，胃气上逆，胃失和降，则见食少、恶心、呕吐；药毒伤肾，肾失固摄，精微下泄，而成蛋白尿、血尿；肾失气化，则见少尿。

2. 饮食不当　饮食不洁（或不节），损伤脾胃，运化失健，水湿壅盛，聚湿成浊，或可湿蕴化热而成湿热。

3. 感受外邪　感受外邪，特别是风寒、风热之邪是该病的主要诱发及加重因素。感受外邪，肺卫失和，肺失通调，水道不利，使水湿、湿浊蕴结，更易伤败脾肾之气，使正愈虚，邪愈实。

4. 劳倦过度　劳累过度损伤心脾，脾肾虚衰则不能化气行水，升清降浊，水液内停，湿浊中阻，而成肾劳、关格之证。而肾精亏虚，肝木失养，阳亢风动，遂致肝风内扰。

总之，本病病位主要在肾，涉及脾（胃）、肝、心等脏腑。基本病机为气血亏虚，药毒伤肾，肾元虚衰，浊毒内蕴。其病理性质乃本虚标实，本虚以气血亏虚为本，标实以药毒、湿浊、湿热、血瘀、肝风之证为多。

【诊断】

1. 溶瘤综合征实验室诊断标准　在治疗前 3 天之内或化疗 7 天后，患者可见以下异常中的 2 项及以上者：①血清尿酸≥476 μmol/L 或超过基础值的 25%；②血清钾≥6mmol/L 或超过基础值的 25%；③血磷≥1. 45mmol/L（≥4. 5mg/dl）或超过基础值的 25%；④血清钙小于 1. 75mmol/L 或血清钙降低超过基础值的 25%。

2. 溶瘤综合征实验室诊断标准　满足溶瘤综合征实验室诊断标准，再具备如下临床表现之一者，可诊断溶瘤综合征：① 血肌酐升高超过正常值上限的 1. 5 倍；②心律失常或猝死；③抽搐。

【辨证论治】

1. 湿热蕴结证

证候：腰痛，胸闷纳呆，口不思饮，小便黄赤，灼热或涩痛不利，便溏不爽且肛门有灼热感，苔黄腻，脉濡数或滑数。

基本治法：清热利湿，泻火通淋。

方药运用：八正散加减。常用药：瞿麦 30g，萹蓄草 20g，通草 6g，石韦 15g，生地 30g，黄柏 10g，栀子 10g，制大黄 10g，白茅根 30g，车前草 30g，蒲公英 10g，白花蛇舌草 15g。方中瞿麦、萹蓄草清利湿热、利尿通淋，通草清心利尿，石韦、车前草利水通淋，栀子清泄三焦湿热，蒲公英、白花蛇舌草清热解毒，制大黄清热泻火、导热下行，生地清热养阴。诸药合用，共奏清热利湿、泻火通淋之功。

加减：若属脾虚湿困者，可加制苍术 9g，藿香 9g，佩兰 9g，厚朴 6g 化湿健脾。

2. 热毒炽盛证

证候：腰痛，小便短赤，热涩不利，寒战高热，头痛神昏，口渴喜饮，或腹痛，恶心呕吐，大便秘结，或斑疹隐隐，舌质红绛，苔黄燥，脉数。

基本治法：清热解毒。

方药运用：清瘟败毒饮加减。常用药：生地30g，水牛角（先煎）30g，生石膏（先煎）30g，黄连10g，栀子10g，黄芩10g，知母10g，赤芍10g，连翘15g，牡丹皮10g，竹叶10g，猪苓30g，甘草3g。方中生石膏清热，黄连、黄芩、栀子清热解毒，生地清热养阴生津，竹叶引热下行，赤芍、牡丹皮凉血散瘀。诸药合用，共奏清热解毒、凉血散瘀之功。

加减：若恶心呕吐，腹部胀满者，可加制半夏12g，陈皮6g，厚朴6g理气和胃降逆；关节痛者，加木瓜15g，薏苡仁30g除湿宣痹。

3. 脾肾气虚证

证候：倦怠乏力，腰酸膝软，食少纳呆，足跟痛，脘腹胀满，大便不实，口淡不渴，舌淡有齿痕，苔薄白，脉沉细。

基本治法：补气健脾益肾。

方药运用：四君子汤合济生肾气丸加减。常用药：党参15g，生山药30g，生白术10g，茯苓15g，山茱萸10g，怀牛膝10g，车前子（包煎）30g，薏苡仁15g，川续断10g，菟丝子10g，六月雪30g。方中党参、生山药补气健脾，培补后天之本；生白术、茯苓、薏苡仁健脾助运，化湿渗利；川续断、菟丝子、怀牛膝补益肾气；六月雪祛湿泄浊。诸药合用，共奏健脾补肾、益气化湿之功。

加减：若属脾虚湿困者，可加制苍术9g，藿香9g，佩兰9g，厚朴6g化湿健脾；脾虚便溏者，加炒扁豆15g，炒芡实12g健脾助运；便干者，加制大黄9g通腑泄浊；水肿明显者，加车前子（包煎）30g，泽泻15g利水消肿。

4. 阴虚火旺证

证候：腰膝酸痛，五心烦热，头晕耳鸣，盗汗，口干咽燥，大便干结，小便短赤带血，舌质红，苔少，脉细数。

基本治法：滋阴降火，凉血止血。

方药运用：知柏地黄汤合小蓟饮子加减。常用药：黄柏9g，知母9g，生地12g，山茱萸9g，山药15g，茯苓15g，泽泻15g，丹皮15g，炒栀子10g，小蓟30g，泽泻15g，车前草15g，滑石20g。知柏地黄丸乃六味地黄丸加知母、黄柏，取其滋补肾阴，清利湿热，清利兼补，祛邪扶正同用。小蓟饮子以小蓟、炒栀子、滑石清热凉血止血。

加减：大便干结者，加制大黄10g通腑泄热；失眠多梦者，加炒枣仁15g，柏子仁15g宁心安神。

5. 湿浊弥漫证

证候：食少纳呆，恶心呕吐，肢体困重，脘腹胀满，口中黏腻，尿少，大便溏薄或秘结，神志模糊甚或神昏不知人，舌淡红，苔厚腻，脉滑。

基本治法：清热利湿，宣畅三焦。

方药运用：石菖蒲郁金汤合小半夏加茯苓汤加味。常用药：石菖蒲15g，广郁金10g，生薏苡仁20g，姜半夏9g，茯苓15g，生姜3g，陈皮6g，苏叶9g，姜竹茹12g，制大黄8g。

方中石菖蒲辟秽化浊；郁金清热理气；姜半夏燥湿健脾，和中止呕；茯苓健脾化湿助运；生姜降逆止呕。另入陈皮、苏叶、姜竹茹理气和中，降逆止吐；制大黄通腑泄浊，以助浊毒排泄。诸药合用，共达清热利湿、宣畅三焦功效。

加减：湿浊较重，舌苔白腻者，加制苍术9g，白术12g，生薏苡仁15g运脾燥湿，厚朴6g行气化湿；小便量少者，加泽泻15g，车前子（包煎）30g，玉米须15g利水泄浊。

【其他治疗】

1. 中成药

（1）冬虫夏草菌丝制剂：金水宝或百令胶囊均可补肺肾，长期服用可调节免疫功能，适用于肺肾气虚者。常用剂量为每次4~6粒，每日3次。

（2）保肾片（江苏省中医院制剂）：主要成分为制何首乌、菟丝子、太子参、泽泻、牛膝等。功能维护肾元，培补肾气，调运脾胃，淡渗利水，和络泄浊。适用于各种原因引起的慢性肾衰竭，各期均可适用，对于早、中期及气阴两虚证疗效尤为明显。常用剂量为每次4~6片，每日3次。

（3）无比山药丸：主要成分为山茱萸、泽泻、熟地、茯苓、巴戟天、牛膝、赤石脂、山药、杜仲、肉苁蓉。具有补肾填精、摄纳元气的作用，用于脾肾两虚者。每次1丸，每日3次。

2. 灌肠疗法

方药：生大黄15~30g，蒲公英30g，生牡蛎30g，六月雪30g，生甘草5g。

以上药浓煎成300ml，调至温度40℃较合适，保留灌肠时间以0.5~1小时为宜，每日1次，10~15天为一疗程。每次疗程结束后休息3~5天，继续下一疗程，但不宜长久使用。需注意方中大黄用量以保持大便每日2~3次为宜，不宜过度通下，以防伤正。若体质虚，有痔疮不能灌肠者，可用肾康栓每晚1粒塞肛用。

【转归及预后】

肿瘤治疗过程中的肾损害包括急性肾衰、慢性肾衰和肾小管功能异常，溶瘤综合征和化疗药物导致肾小管间质损害是肿瘤治疗过程中常见的肾损害，溶瘤综合征的预后与肿瘤的预后密切相关，故积极预防可减少溶瘤综合征的发生。

【预防与调护】

1. 预防

（1）纠正可逆因素：在肿瘤患者接受化疗或放疗之前，应去除引起肾功能不全的容量不足、高钙血症和泌尿系梗阻等可逆因素。

（2）预防性降尿酸治疗和水化：至少应该在治疗前两天内，给予降低血尿酸的药物和补液治疗，保证每日尿量在2500ml以上。

（3）碱化尿液：一般认为可口服碳酸氢钠使尿pH值维持在6.5~7.0，以防止尿酸在肾脏的沉积。

2. 调护

（1）在肿瘤治疗过程中应做好出入量的记录，认真仔细观察病情变化。鼓励患者提高勇气，战胜病魔，积极配合治疗。

（2）对重患者要正确调整体位，减轻肾癌疼痛，如卧位时使病侧在上，并可轻轻揉按腰腹肿块，但不可用硬物来顶。

（3）饮食宜清淡，多食新鲜蔬菜和水果，多喝温开水，忌食辛辣刺激之品，戒烟酒。

（4）注意寒温调节，预防感冒。

【临证经验】

重视中药在肿瘤治疗过程中的解毒增效作用。中医认为，放射线为热毒之邪，易伤阴耗气，通过益气养阴、清热解毒作用，可防治毒副作用和后遗症；同时配合放疗，能起到一定的协同增敏增效作用。放疗对于已部分转移或残留癌细胞很难杀灭，因此，坚持长期中药治疗可以减少肾脏肿瘤的复发，提高远期疗效。化疗药物都有明显的毒副作用，如骨髓抑制、胃肠道反应、肝肾毒性等，通过补气养血、健脾和胃、滋补肝肾等中药治疗可减轻毒副作用。邹氏三代专家针对放化疗治疗的基本法则是：①清热解毒，适用于放化疗过程中或已出现高热和各种炎性反应，常用药如金银花、连翘、蒲公英、板蓝根、黄芩、黄连等。②补气养血，一者为凉补气血，适用于气血虚弱而证候偏热者，如放疗中因热毒炽盛造成气血亏虚，常用药如生黄芪、沙参、西洋参、生地、丹参等；二者为温补气血，适用于放化疗过程中气血双亏之虚寒患者，常用药如党参、红参、当归、熟地、阿胶等。③生津润燥，适用于放化疗出现咽干、口干、舌燥等热毒伤阴、津液受损者，常用药如生地、玄参、麦冬、石斛、天花粉、芦根等。④健脾和胃，适用于兼有脾胃功能障碍出现纳少脘腹胀满、腹泻、舌淡脉弱、或恶心呕吐、泛吐酸水或苦水，常用四君子汤、香砂六君子汤、橘皮竹茹汤、黄芪建中汤、旋覆代赭汤等加减化裁。⑤滋补肝肾，适用于放化疗中出现骨髓抑制、白细胞下降、血小板减少等，常用药物如紫河车、枸杞子、女贞子、何首乌、山茱萸、菟丝子、杜仲、补骨脂、旱莲草、茜草等。此外，化疗后出现肝脏毒性而见黄疸、谷丙转氨酶升高时，可合茵陈蒿汤、龙胆泻肝汤、茵陈五苓散等加减，以泄热除湿，清肝利胆。

【验案举例】

肿瘤治疗过程中的肾损害属脾肾衰败，湿浊弥漫证（王钢主诊）

杜某，男，73岁。初诊日期：2007年6月14日。

患者2007年初反复出现便血，无腹痛腹泻，逐渐开始形体消瘦，外院诊断为结肠癌淋巴结转移，未行手术治疗，给予化疗配合局部放疗。2007年6月初行化疗后出现肢体乏力、口唇麻木。查血生化示：尿酸742μmol/L，钾6.2mmol/L，肌酐206μmol/L。考虑为溶瘤综合征，给予降钾、控制尿酸等治疗。患者来诊时精神困倦，腹胀纳差，恶心欲呕，口中黏腻，有甜味，尿少，便溏，舌质淡红，苔白腻，脉细。辨证：脾肾衰败，湿浊弥漫证。治拟健脾和胃，益肾泄浊。

处方：藿香15g，佩兰15g，苍术20g，白术20g，砂仁（后下）6g，白蔻仁（后下）6g，川朴10g，苏叶10g，川连4g，姜半夏10g，陈皮10g，枳壳15g，煨木香10g，太子参15g，焦山楂15g，神曲15g，茯苓皮20g，车前子（包煎）40g，玉米须15g，生甘草6g。

二诊（6月28日）：药后腹胀、纳差，苔白腻明显好转，大便仍溏，小便增多，精神仍差，乏力明显，苔薄白，脉细。上方去藿香、佩兰、川朴、太子参、枳壳，加西洋参6g，丹参12g，天冬20g，六月雪15g。

三诊（7月12日）：服药一月，复查血肌酐184μmol/L，血尿酸622μmol/L，血钾5.6mmol/L，精神较前好转，大便仍溏，舌质淡，苔薄，脉细。上方去苏叶、川连，加山药15g，薏苡仁根30g，淫羊藿12g。

按语：本案西医诊断为结肠癌放化疗后溶瘤综合征，中医属“虚劳”范畴。辨证为脾肾衰败，湿浊弥漫证。治拟健脾和胃，益肾泄浊。方中以太子参、藿香、佩兰、苍术、白术、砂仁、川朴补气健脾燥湿为主药，辅以苏叶、川连、半夏、陈皮和胃理气，枳壳、木香、焦山楂、神曲理气健脾化湿；佐以茯苓皮、车前子、玉米须渗利水湿，防治高钾、高尿酸；使以生甘草调和诸药。二诊苔腻已化，腹胀减轻，故去藿香、佩兰、川朴、枳壳，太子参补气之力不足，故改用西洋参，并加入了养阴抗溶瘤作用的天冬，以及活血泄浊的丹参、六月雪。三诊肠癌病灶致大便稀溏不易恢复，去苏叶、川连，加入补益脾肾的山药、薏苡仁根、淫羊藿，使溶瘤综合征血钾、尿酸未再升高。

（王身菊，王钢）

□第十九章□

前列腺疾病的诊治

第一节 前列腺炎

前列腺炎是成年男性的常见病之一，传统分类方法将其分为急性细菌性前列腺炎、慢性细菌性前列腺炎、慢性非细菌性前列腺炎。急性前列腺炎是一种定位于前列腺的急性感染性疾病，有明显的下尿路感染症状及畏寒、发热和肌痛等全身症状，尿液、前列腺液中白细胞数量升高甚至出现白细胞。慢性前列腺炎是指在病原体和（或）某些非感染因素作用下，患者出现以骨盆区域疼痛或不适、排尿异常等症状为特征的一组疾病。1995 年，美国国立卫生研究院（NIH）根据当时对前列腺炎的基础和临床研究情况，制定了一种新的分类方法：Ⅰ型：相当于传统分类方法中的急性细菌性前列腺炎，起病急，可表现为突发的发热性疾病，伴有持续和明显的下尿路感染症状，尿液中白细胞数量升高，血液和（或）尿液中细菌培养阳性；Ⅱ型：相当于传统分类方法中的慢性细菌性前列腺炎，占慢性前列腺炎的5%～8%，有反复发作的下尿路感染症状，持续时间超过 3 个月，前列腺按摩液、精液、前列腺按摩后尿液白细胞数量升高，细菌培养阳性；Ⅲ型：慢性前列腺炎/慢性骨盆疼痛综合征（CP/CPPS），相当于传统分类方法中的慢性非细菌性前列腺炎和前列腺痛，是前列腺炎中最常见的类型，约占慢性前列腺炎的 90% 以上，主要表现为长期、反复的骨盆区域疼痛或不适，持续时间超过 3 个月，可伴有不同程度的排尿症状和性功能障碍，严重影响患者的生活质量，前列腺按摩液、精液、前列腺按摩后尿液细菌培养为阴性；Ⅳ型：无症状性前列腺炎（AIP），无主观症状，仅在有关前列腺方面的检查（前列腺按摩液、精液、前列腺组织活检及前列腺切除标本的病例检查等）时，发现有炎症证据。

根据资料显示，约有50%的男性在一生中的某个时期会受到前列腺的影响，部分前列腺炎可能严重地影响患者的生活质量。根据文献报道，美洲的20～79岁男性前列腺炎患病率为2.2%～16.0%，欧洲的20～59岁男性前列腺炎患病率为14.2%，亚洲国家和地区的20～79岁的男性前列腺炎患病率为2.7%～8.7%。在尸检报告中，前列腺炎的患病率为24.3%～44.0%。

中医学无前列腺一词，传统上中医将其生理功能多概括于肾、膀胱、三焦等脏腑功能之中，对于前列腺疾病的认识也根据其常见临床症状而散见于“淋证”、“癃闭”、“遗精”、“阳痿”、“尿浊”、“尿血”、“小腹痛”及“不育”等病证中。

就临床资料分析，前列腺炎有以下特点：

1. 发病因素 ①急性前列腺炎以病原体感染为主要致病因素。由于机体抵抗力低下，毒力较强的细菌或其他病原体感染前列腺并迅速大量生长繁殖而引起，多为血行感染、经尿道逆行感染。病原体主要为大肠埃希菌，且绝大多数为单一病原菌感染。②慢性前列腺炎是指在病原体或（和）某些非感染因素作用下产生的一组病症。其发病机制不十分清楚，病因学十分复杂，可能与季节、饮食、性活动、泌尿生殖道炎症、良性前列腺增生或下尿路综合征、职业、社会经济状况及精神心理因素等有关。目前研究认为，慢性前列腺炎是由具有各自独特病因和临床特点的一组临床综合征。

2. 常见的诱发与加重因素 前列腺炎发病的重要诱因包括吸烟、饮酒、嗜食辛辣、不适当性活动、久坐等引起前列腺长期充血和盆肌长期慢性挤压、受凉、疲劳等导致机体抵抗力下降或特异体质等。

中医采用个性化的辨证论治及标本兼顾的整体观念，副作用小，远期疗效好，可以长时间服用，提高疗效，减少复发。西药根据类型和相关症状，主要使用抗生素、α－受体阻滞剂、植物制剂、非甾体抗炎镇痛药和M－受体阻滞剂等剂型。

【病因病机】

1. 病因

（1）*毒邪外侵*：阴部不洁或性事失节，以致湿热毒邪侵入精室，是精浊发病的常见原因。

（2）*热毒内侵*：外感风热之邪、脾胃内生之邪、皮肤疮毒、痈疖等邪毒循经传入，下注精室。

（3）*饮食不节*：嗜食辛辣厚味，或烟酒过度，致脾胃运化失节，酿生湿热，湿热下注于精室而变生本病，即所谓“以房为常，以酒为浆，醉以入房”是也。

（4）*忍精不泄*：青壮年相火妄动，所愿不遂，而又担心失精伤身，常手淫忍精，使精液排泄不畅而成为败精，与湿浊留注精室以致发病。

（5）*瘀血*：如久坐、骑自行车等使精室气血为之凝滞，血脉瘀阻；或久病入络，瘀血与湿热之邪胶结，常使本病缠绵难愈。

2. 病机

(1) 肾虚为本，涉及脾肺心肝：肾藏精，宜藏不宜泄。肾气充足，水液正常排泄，精液固藏而不泄。一旦肾虚而不固，精液随之外泄，则发为精浊。肾虚，可为因虚致病，也可因病致虚。前者因各种疾病影响，使全身抵抗能力下降，增加了精室发病的机会；后者则为青壮年所求无厌，或务快其心，以致精微耗散，全身抵抗力下降，邪气乘虚而入。无论疾病在哪一个阶段，临证之时亦不忘肾虚这一环节。

脾主运化，肺主卫外，为水之上源。其功能失节，则会卫外不固，水液不能，引动下焦湿热。

心主神明，肝主疏泄，皆与情志相关。久病则情志抑郁，心神不宁，精神恍惚。肝气郁结还致气滞血瘀。在前列腺炎患者中也非常常见。

(2) 湿热为标，兼夹瘀血：湿热或由外侵，或由内生，皆可引动下焦湿热，留于精室，精浊相混，精离其位而成本病。虽以湿热为主，但亦有热转寒者。

湿热之邪久治不去，使心生忧郁，影响及肝，肝失疏泄，气血凝滞，脉络瘀阻，浊邪与瘀血互结，使病情错综复杂。

【诊断与鉴别诊断】

1. 诊断 主要依靠详细询问病史、体格检查（包括直肠指检）及尿液、前列腺按摩液检查，以及细菌学检查等。

Ⅰ型：常突然发病，表现为寒战、发热、疲乏无力等全身症状，伴有会阴部和耻骨上疼痛、尿路刺激症状和排尿困难，甚至急性尿潴留；体检时，有耻骨上压痛、不适感，有尿潴留者可触及耻骨上膨隆的膀胱。直肠指检可发现前列腺肿大、触痛、局部温度升高和外观不规则等；脓肿形成时，则有波动感。尿常规分析及尿沉渣检查：白细胞数量升高，血液和（或）尿液中细菌培养阳性。

Ⅱ型和Ⅲ型：临床症状相似，多有疼痛和排尿异常等，尿末常有白色分泌物从尿道外口溢出。Ⅱ型可表现为反复发作的下尿路感染。Ⅲ型主要表现为骨盆区域疼痛，如会阴、阴茎、肛周部、尿道、耻骨部或腰骶部等部位。排尿异常可表现为尿频、尿急、尿痛及夜尿增多等。由于慢性疼痛久治不愈，患者生活质量下降，并可能有性功能障碍、焦虑、抑郁、失眠、记忆力下降等；直肠指检前列腺增大，质地较硬，或有压痛及硬结感。实验室检查：前列腺液中白细胞 >10/HP，卵磷脂小体减少，前列腺按摩液、精液、前列腺按摩后尿液细菌培养结果阳性或阴性；B 超提示前列腺回声不均匀。

Ⅳ型：无临床症状，常在前列腺按摩液、精液、前列腺组织活检及前列腺切除标本的病例检查时被发现。

2. 鉴别诊断

(1) 精囊炎：精囊炎常伴有前列腺炎。但临床以血精为主症，CT 可见增大的精囊。

(2) 前列腺结石：临床可有与前列腺炎相似的症状，如疼痛等。直肠指诊时，可发现两者的区别。CT 可见高密度影。

（3）前列腺增生：常伴有前列腺炎症，但以排尿异常为主。B超及前列腺液常规可鉴别。

（4）尿道炎：常与前列腺炎同时发生，前列腺液检查可鉴别。

（5）痔疮：本病引起的疼痛常与前列腺痛相混，但肛检可资鉴别。

【辨证论治】

1. 气滞血瘀证

证候：少腹、会阴、睾丸坠胀不适，或有血尿、血精，舌质紫或瘀点，苔白或黄，脉沉涩。

基本治法：行气活血。

方药运用：王不留行汤加减。常用药：王不留行15g，丹皮10g，丹参10g，皂角刺10g，桃仁10g，三棱6g，莪术6g，怀牛膝10g，穿山甲10g，红花5g，苏木6g，川芎6g，赤芍10g。王不留行有活血利水通淋的功效，为君药，临床可治疗淋证；配伍丹皮、丹参、桃仁、红花、川芎、赤芍、怀牛膝、苏木等活血化瘀及三棱、莪术、穿山甲等破血药物以增强活血功效；皂角刺可治疗小便淋闭。纵观全方，一派活血祛瘀之品共奏其效。

加减：兼有小便淋涩加导赤散、萹蓄、瞿麦、车前子以清热通淋；见血精者，合二至丸、茜草炭等以凉血止血；痛引睾丸者，加枸橘李、乌药等辈以行气止痛；腰骶部疼痛者可加续断以强腰膝，酌加川贝等化痰散结；阴部刺痛者，加生蒲黄、五灵脂、沉香祛瘀止痛。

2. 湿热蕴结证

证候：尿频、尿急、尿痛，有灼热感，排尿或大便时尿道有白浊溢出，会阴、腰骶、睾丸坠胀疼痛，苔黄腻，脉滑数。

基本治法：清热利湿。

方药运用：萆薢分清饮加减。常用药：萆薢10g，茯苓10g，车前子（包煎）10g，丹参10g，黄柏6g，苍术6g，川朴花6g，生薏苡仁15g，石菖蒲2g。方中萆薢为君善于利湿及分清化浊，佐以黄柏、苍术、车前子清利下焦湿热，茯苓、薏苡仁、川朴花理脾化湿，石菖蒲芳香化浊、分利小便，丹参活血化瘀。诸药合用，共奏清利湿热之功。

加减：小便淋涩不畅者，加金钱草、木香、木通利尿通淋；大便秘结者，可加生大黄以通腑气；疼痛者，可加川楝子、延胡索行气止痛；若尿道内有黄白色分泌物加败酱草、蒲公英、野菊花等清热解毒。

3. 阴虚火旺证

证候：腰膝酸软，头昏眼花，失眠多梦，遗精或血精，阳事易兴，排尿或大便时尿道有白浊滴出。舌红，少苔，脉细数。

基本治法：滋阴降火。

方药运用：知柏地黄丸化汤加减。常用药：黄柏10g，知母10g，熟地10g，山药15g，茯苓15g，泽泻10g，泽兰10g，车前子（包煎）10g。方中熟地甘柔补阴、滋肾填精，山药健脾益胃以助运化；泽泻、泽兰淡泄肾浊，茯苓渗利脾湿，车前子清热利湿；知母、黄柏两药为苦寒清热之品，善清下焦相火。诸药合用，以达滋阴降火之功。

加减：若见梦多，心肾不交者，可仿导赤散意以加强清心导热下行，加石菖蒲、枣仁宁心安神；腰酸加续断、桑寄生补肾壮腰；舌苔黄腻者，加苍术、川朴、薏苡仁等健脾化湿。

4. 肾阳亏损证

证候：头昏神疲，腰酸膝冷，阳痿阳泄，甚至稍劳后即有尿道白浊溢出，舌质淡胖，苔白，脉沉细。

基本治法：温肾壮阳。

方药运用：金匮肾气丸加减。常用药：熟地10g，山茱萸10g，泽泻10g，丹皮6g，熟附子6g，薏苡仁15g，肉桂2g。方用熟地、山茱萸、泽泻、丹皮滋补肝肾之阴，补消结合；薏苡仁健脾利湿；附子、桂枝壮肾中之阳，用阴中求阳之法，以达到温补肾阳之目的，“阳得阴助而生化无穷”。

加减：滴白者，加桑螵蛸、牡蛎、龙骨等以固精；阳痿者，去寒凉之品，加补骨脂、淫羊藿等辈以温肾；小便不利者，加天台乌药、小茴香；兼有气虚者可加用补中益气丸。

【其他治疗】

1. 中成药

（1）知柏地黄丸：主要成分：知母、黄柏、熟地、山茱萸、牡丹皮、山药、茯苓、泽泻。功效：滋阴降火。适用于阴虚火旺者。用量用法：每次8粒，每日3次，1个月为一疗程。

（2）龙胆泻肝丸：主要成分：龙胆草、黄芩、栀子、泽泻、木通、车前子、生地、当归、柴胡、甘草。功效：清肝火，利湿浊。适用于湿热蕴结者。用法：每次6g，每日3次，1个月为一疗程。

（3）金匮肾气丸：主要成分：熟地、山药、山茱萸、丹皮、茯苓、泽泻、附子、肉桂。功效：温补肾阳。适用于肾阳不足者。用法：每次6g，每日3次，1个月1个疗程。

（4）大黄䗪虫丸：主要成分：熟大黄、土鳖虫、水蛭、蛴螬等。功效：化瘀泻浊。适用于气滞血瘀者。用法：每次3g，每日3次，1个月为一疗程。

2. 针灸治疗

（1）以下两组穴位交替使用，每日针刺1次，每次留针15分钟。肾俞、气海、三阴交；膀胱俞、关元、太谿。

（2）会阴、肾俞用泻法，强刺激，不留针。会阴穴用26号针，直刺2~3寸，会阴部有酸胀感时，提插4次后出针；肾俞穴用28号针，斜向脊柱刺入1寸左右，局部酸胀时出针。每日或隔日1次，10次为一疗程。

（3）会阴穴至肛门连线中点，针刺1.5寸，待得气后提插3次，间捻间留针20分钟，每日1次，10次为一疗程。

（4）耳穴：前列腺穴、附睾穴，膀胱穴、肾上腺穴。两耳埋针治疗，每5天更换1

次，10 次为一疗程。

3. 外治法

（1）前列腺按摩，每周 1 次，连续 8 次。

（2）野菊花栓塞入肛门，每日 1 次，20 天为一疗程。

（3）生大黄 50g 置砂锅内，加水 400ml，煎液倒入瓷盆中熏洗会阴部。药液温时，用毛巾浸液擦洗会阴部，并用手指在局部作顺时针按摩，每次 30 分钟，早晚各 1 次。熏洗后，用生姜汁调熟大黄末 20g，外敷于中极、会阴穴，胶布固定。体质强壮或有热象者，每日用生大黄 6g 泡茶饮；年高体弱无明显热象者，每日用制大黄 3g 水煎服。

4. 灌肠疗法 大黄 15g，黄柏 15g，三棱 10g，莪术 10g，毛冬青 30g，黄芪 20g，木香 10g，加水 600ml，浓煎至 100ml，隔日 1 次，温度 40℃，保留灌肠 3 小时，10 天为一疗程。

【转归及预后】

前列腺炎本身对身体的损害不是很大，但由于本病缠绵难愈，易造成患者身心伤害，日久可致较严重的心理障碍。而这心理障碍又会加重患者忧虑，形成恶性循环。故在临床上应把握：一是及早治疗，大部分患者可控制或完全治愈；一是心理疏导，纠正一些不正确的认识，防患于未然。

【预防与调护】

1. 预防

（1）加强锻炼，提高抵抗力。

（2）积极消除诱发因素，如其他泌尿系感染、身体其他部位的感染等。用药切忌妄投寒凉之品，以免丛生变证。

（3）忌烟酒及辛辣之品。

（4）避免久坐，少骑自行车。

（5）适当安排性生活。

2. 调护

（1）保持大便通畅。

（2）对疾病有一个正确认识，避免无谓的紧张、忧虑，以正常的心态面对生活。

（3）适当坐浴。

【临证经验】

1. 精浊与淋证的鉴别 两者病位不同，王肯堂《证治准绳·杂病·赤白浊门》："溺与精，所出之道不同，淋病在溺道。"《医学纲目》云："浊病在精道。"发病原因、诊断与辨证等方面各有特点，互有区别，只有抓住要点，才能争取良效。医家认为，本病归于精浊，故精浊与淋证的临床辨证需有所区别，淋证多由于外染邪毒或湿热下注所致，而精浊多与房事不节或忍精不泄等有关；精浊者多为房室所伤，败精浊瘀停留，易与湿热之邪交结，虚实夹杂，兼证较多，病机较为复杂而难治。淋证多以湿热居多，证型较为单纯。

2. 精浊病因病机复杂，临证应参考年龄、病程及检查综合辨治 病因多为忍精和感染。前者多由青壮年相火易动，所愿不遂，精未泄出；或入房、遗精、手淫等致忍精不泄，败精流注，精关不固，遂成精浊。后者多由肺脾素虚，易于感冒、腹泻，引动下焦湿热；或包皮过长，藏污纳垢；或性交不洁，湿热内侵，留于精室，精浊混淆，精离其位而成本病。其病机转化是：病久伤及脾肾，脾气虚则湿愈难化，肾气伤则精易下泄。肾虚是本，湿热是标，久病入络，血脉瘀滞，疾病迁延难愈，故虚实夹杂者多。

【验案举例】

1. 慢性前列腺炎属肾虚湿热型（邹燕勤主诊）

李某，男，50岁。初诊日期：1998年5月15日。

5个月前会阴部疼痛，小腹部不适，尿痛，溲黄，尿末滴白，小便余溺不尽。曾去某医院检查，诊断为慢性前列腺炎，服中西药治疗效果不佳。10天前会阴部疼痛加剧，牵及小腹、睾丸、腰骶部疼痛，伴尿频、尿急、尿痛、尿末滴白。直肠指检：前列腺Ⅱ°肿大，压痛明显，有硬结节感。前列腺液镜检显示：白细胞25/HP，卵磷脂小体极少。舌红苔黄腻，脉弦滑。肾虚湿热，络脉失和。治当益肾和络，清化湿热法组方进治。

处方：川续断15g，桑寄生15g，炒独活5g，怀牛膝15g，紫丹参20g，红花10g，虎杖15g，生牡蛎30g，制苍术10g，生薏苡仁20g，茯苓20g，茅根20g，芦根20g，蒲公英20g，紫花地丁20g，车前草20g，六一散（包煎）10g，荔枝核10g，橘核10g。每日1剂，水煎服。

二诊（6月15日）：上方服用30剂，症状明显改善，会阴、小腹、睾丸及腰骶部疼痛均已消除，尿频尿急尿痛亦消失，仅偶有小便时滴白。前列腺液镜检复查显示：白细胞2/HP，卵磷脂小体极少。舌淡红苔薄腻，脉弦滑。改服知柏地黄丸益肾清利巩固。

按语：患者以明显会阴、小腹、睾丸及腰骶部等处疼痛而就诊，同时伴有尿频尿急尿痛，小溲发黄，结合苔脉表现，辨证为中年之躯，肾气亏虚，湿热内蕴，阻滞络脉，乃本虚标实之证。故拟方益肾和络，清利湿热。同时结合直肠指检前列腺肿大，表面有硬结感，佐以理气软坚散结之品，共奏临床功效。

2. 慢性前列腺炎属肾虚夹湿夹瘀型（邹云翔主诊）

杨某，男，42岁。初诊日期：1960年3月25日。

患者7年来腰府酸痛，尿道灼热，常有乳白色分泌物流出，有时溲色黄赤或浑浊，并伴有全身关节酸痛。曾经某医院多次前列腺检查，诊断为“慢性前列腺炎”，使用磺胺类、抗生素和中医补肾清利药，疗效不佳。来诊时除上述症状外，尚自汗、少眠、脉象细弦、舌苔薄黄。肾虚夹湿，络脉失和。方拟益肾，理湿，和络，标本兼顾。

处方：川续断15g，桑寄生12g，怀牛膝9g，炒独活3g，制苍术3g，法半夏5g，炒子芩3g，生牡蛎（先煎）12g，天花粉6g，云茯苓9g，生薏苡仁9g，荷叶9g，鲜芦根（去节）二尺，六一散（包煎）9g。

二诊（4月3日）：称药后腰府虽较轻松，但小便极浑浊，如糜粥样，其味奇臭，乃湿浊外出之征，拟方踵武前制。

处方：炒桑寄生15g，怀牛膝12g，枸杞子6g，炒巴戟天6g，炒独活3g，法半夏3g，制苍术3g，鲜芦根（去节）三尺，炒子芩3g，生薏苡仁9g，云茯苓9g，麦门冬9g，六一散（包煎）9g，生牡蛎（先煎）12g，鲜荷叶9g，天花粉6g。

三诊（4月6日）：诉服一二剂时，腰酸明显，小便浑浊、色白，尿道已不觉灼热。第三剂后，小便转清晰，腰府舒适松快，全身关节痛亦有好转，汗出如前，脉细弦，苔色淡黄。湿浊十去八九，肾虚尚未尽复，原方增损。

处方：炒桑寄生15g，怀牛膝12g，枸杞子9g，炒巴戟天9g，炒独活3g，法半夏3g，制苍术3g，鲜芦根（去节）一尺，炒子芩3g，生薏苡仁5g，云茯苓9g，花龙骨（先煎）12g，麦门冬2g，六一散（包煎）5g，生牡蛎（先煎）12g，鲜荷叶9g，天花粉6g。

四诊（4月9日）：迭投补肾、理湿、和络之剂，腰部已无明显感觉，小便清晰，尿道无分泌物流出，全身关节亦不酸痛，唯仍自汗，夜寐不佳，苔色淡黄，脉细。拟方转从敛汗安神，用甘麦大枣汤加味。

处方：浮小麦15g，炙甘草3g，大枣（切）4个，炒白芍9g，煅牡蛎（先煎）12g，龙骨齿各9g，枸杞子5g，大生地5g，潼沙苑5g，云茯苓9g，朱灯心三尺。

五诊（4月14日）：药合病机，汗得敛，寐亦佳，腰府舒适，小便清晰，苔脉如常。为巩固计，拟丸方调理。

处方：潼沙苑120g，干地黄60g，枸杞子60g，大白芍120g，云茯苓30g，法半夏30g，炙甘草60g，浮小麦90g，鲜荷叶30g，大枣20个。

以上研粉，另以龙骨齿各180g，煅牡蛎120g，朱灯心一丈，煎汤水泛丸，如绿豆大小，每次4.5g，每日2次，开水送服。

1964年5月见患者，询其前列腺炎事，称自1960年治疗后，迄未复发，并述丸方共服两料。

按语：本例病程长达七年，不知服过多少导赤散、八正散之类，亦不知用过多少左归、右归之剂，清利不敛，补也无益，必有故在。邹老认为，本例系虚实夹杂之病，虚在肾，实在湿浊。肾虚则外府失养，故腰酸痛；肾虚固摄无权，则精微脂液下流，故尿道常有乳白色分泌物流出，此为虚象。肾气不化于膀胱，则积湿生热，湿热下注，故尿道灼热、溲黄赤而浑浊，此属实证。全疗程五诊，可分两个阶段。

一至三诊治以标本兼顾，治本以补肾固摄，治标以化湿和络。初诊方服后，小便浑浊如糜粥样，味奇臭，是湿浊从小便排泄之趋势，是以二诊方守原制而加重药量，以增强肾脏之功能，俾湿浊继续下泄。药效应手，二诊方服至第三剂时，小便已清，腰府舒适，关节酸痛亦好转，是湿浊大势已去。除恶务尽，是以三诊方删去独活，益龙骨伍牡蛎，以加重固摄之力，将清理之品小其制，以继续清除残余之邪。三诊九剂汤药，使湿浊清，脉络和，肾虚初复。此为第一阶段。

四诊是除自汗依然、夜寐不佳外，余无明显自觉症状，方用甘麦大枣汤加味，敛虚汗，安魂魄，效如桴鼓。五诊是用补肾养心，稍佐升清降浊之品组成丸方，巩固疗效，已收全功。此为第二阶段。

本例前列腺炎，病程长达7年，五诊竟获全功，收效之速非意料所及。细味本例处方用药，极其清灵，补不用滋腻，清不用苦寒，尤妙在用荷叶一味，升举清阳之气，促其湿浊之邪不断下泄，使甘寒渗利之芦根、云茯苓、生薏苡仁等之效益彰。

【小结】

1. 前列腺炎有气滞血瘀、湿热蕴结、阴虚火旺、肾阳亏损四证，临床上常见证型间的相互交杂，如肾虚兼有血瘀、湿热等。治疗上也应虚实标本兼顾，消补兼施，方能取得良效；同时在治疗上还应辨证和辨病相结合，冀以进一步提高疗效。

2. 在临床上，许多患者心理障碍较为严重，神经系统和精神症状的痛苦远远比疾病本身严重。患者情绪低落，顾虑重重，担心影响生育和性功能，甚至害怕转为癌症，表现悲观失望、神疲乏力、头昏眼花、记忆力减退、注意力不易集中，甚至胡思乱想，有各种幻觉和幻想等神经衰弱症状，亦有出现性神经衰弱者，故精神治疗会起到非常重要的作用。

（王铀生，王钢）

第二节　前列腺增生症

前列腺增生症是引起中老年男性排尿障碍原因中最为常见的一种良性疾病，主要表现为组织学上的前列腺间质和腺体成分的增生、解剖学上的前列腺增大，压迫前列腺尿道及尿动力学上的膀胱出口梗阻，出现排尿困难，甚至尿潴留等下尿路症状为主的临床综合征。

在组织学上，前列腺增生症的发病率随着年龄的增长而增加，最初通常发生在40岁以后，到60岁时大于50%，80岁时高达83%。与组织学表现相类似，随着年龄的增长，其排尿困难等症状也随之增加。大约有50%的前列腺增生症的男性有中度到重度下尿路症状，亚洲人较美洲人更易产生中－重度前列腺增生症状。本病相当于中医“癃闭”、“精癃”的范畴。

就临床资料分析，前列腺增生症有以下特点：

1. 发病因素　前列腺增生症的发生必须具备年龄的增长及有功能的睾丸两个重要条件。但前列腺增生症病因尚未完全明了，可能是由于上皮和间质细胞的增殖和细胞凋亡的平衡性被破坏引起。相关因素有雄激素及其与雌激素的相互作用、前列腺间质－腺上皮细胞的相互作用、生长因子、炎症细胞、神经递质及遗传因素等。

2. 常见的诱发与加重因素　寒冷、久坐、感冒、疲劳、憋尿过度、饮酒、进食刺激性食物、性生活过度等，以及摄入影响膀胱收缩的抗胆碱能药（如阿托品）或增加膀胱出口阻力的肾上腺素受体激动剂，如间羟异丙肾上腺素、舒喘平等均会诱发和加重本病。

中医辨证施治结合针灸、推拿、各种外治手段，对缓解前列腺增生症临床症状，尤其是排尿困难，提高生活质量等均有较好效果。西药应用α－受体阻滞剂、5－α还原酶抑制剂、植物制剂等治疗。但如出现反复尿潴留、血尿、泌尿系感染，以及继发性上尿路积水（伴或不伴肾功能损害）时，则应采用外科治疗。

【病因病机】

1. 病因

（1）湿热蕴结：中焦湿热不去，下注膀胱，或肾热移于膀胱，使膀胱湿热阻滞，导致气化不利，小便不通，而成癃闭。《诸病源候论·小便病诸候》云："小便不通，由膀胱与肾俱有热故也。"

（2）肺热气壅：肺为水之上源，热壅于肺，肺气不能肃降，津液输布失常，水道通调不利，不能下输膀胱；又因热气过盛，下移膀胱而使上下焦均为热气闭阻，形成癃闭。

（3）脾气不升：劳倦伤脾，饮食不节，或久病体弱，致脾虚而清气不能上升，则浊阴难以下降，小便因而不利。故《灵枢·口问》："中气不足，溲便为之变。"

（4）肾元亏虚：年老体弱或久病体虚，肾阳不足，命门火衰，所谓"无阳则阴无以生"，致膀胱气化无权，而溺不得出；或因下焦积热，日久不愈，津液耗损，导致肾阴不足，所谓"无阴则阳无以化"，也可产生癃闭。

（5）肝郁气滞：七情内伤引起肝气郁结，疏泄不及，从而影响三焦水液的运化及气化功能，致使水道的通调受阻，形成癃闭。从经脉分布来看，肝经绕阴器，抵少腹，这也是肝经有病，导致癃闭的原因。《灵枢·经脉》："肝足厥阴之脉……是主肝所生病者……遗溺，闭癃。"

（6）尿路阻塞：瘀血败精，或肿块结石，阻塞尿路，小便难以排出，因而形成癃闭。张景岳说："或以败精，或以槁血，阻塞水道而不能也。"

2. 病机 正常人小便的通畅有赖于三焦气化的正常，而三焦的气化又主要依靠肺脾肾三脏来维持。故本病与肾密切相关，与脾、肺、三焦、肝及瘀血痰浊亦有关系。

（1）肾主水液而司二便，与膀胱相表里：肾能调节体内水液平衡，体内水液分布与排泄，主要靠肾的气化作用。气化正常，则开阖有度；气化失常，则开阖不利而致癃闭。

（2）肺主肃降，通调水道：肺的肃降功能使上焦水液下输膀胱，保持小便通畅。若肺失其肃降，则不能通调水道，下输膀胱而癃闭生焉。

（3）脾主运化：脾能把水液运送到全身，若失转输则不能升清降浊，亦可导致癃闭。

（4）肝主疏泄：肝郁气滞使三焦气化不利，也会发生癃闭。

（5）痰瘀交阻：痰、浊、败精、瘀血内停可阻塞膀胱，使经络痹阻，气化不利，水道不通而成癃闭。

【诊断与鉴别诊断】

1. 诊断

（1）病史：年龄在50岁以上的男性，近1个月来出现进行性排尿困难。

（2）主要症状

①尿频、尿急：此为早期症状。日间及夜间排尿次数均增多，且逐步加重。这是由于膀胱残余尿量的增加、膀胱有效容量减少及膀胱颈部黏膜充血所致。如果膀胱有炎症、结石并发症时，可使尿频症状加重，并出现尿急、尿痛等。

②排尿困难：亦为早期症状。开始表现为排尿踌躇，以后随梗阻的加重，发展成排尿困难，如尿流变细，或排尿中断、尿意不尽、尿末余沥不断等。

③尿失禁：多为晚期症状。膀胱尿潴留达到一定量且膀胱内压增高到一定程度后，会发生充盈性尿失禁。特别是夜间熟睡时，盆底肌松弛，更易溢尿。

④血尿：膀胱颈部充血或膀胱伴发炎症、结石、肿瘤时，可出现血尿；增生腺体表面充血，毛细血管易破裂出血。

⑤急性尿潴留：约半数左右患者会出现此症状，常因受寒、感冒、饮酒、性交、疲劳、憋尿过度、排便不畅、刺激性食物等引起。

⑥全身症状：肾功能损害时，可出现尿毒症症状。

为明确诊断，需做临床评估。国际前列腺症状评分（I－PSS）是目前国际公认的判断前列腺增生症患者症状严重程度的标准。生活质量评分（QOL）是了解患者对其目前下尿路症状水平及其伴随症状的主观感受，其主要关心的是患者下尿路症状的困扰程度及是否能够忍受，因此又叫困扰评分。

根据国际前列腺症状评分（表19－1）和生活质量评估方法，将有关排尿症状分为0～5的六个评分段，总的评分范围是0～35，用S0～35表达。轻度症状0～7分；中度症状8～19分；重度症状20～35分。生活质量评估（表19－2）分0～6的七个评分段，用L 0～6表达。

表19－1　国际前列腺症状评分表（I－PSS）

在最近一个月内，您是否有以下症状	无	少于1/5	少于1/2	约1/2	多于1/2	几乎总是
是否经常有尿不尽感	0	1	2	3	4	5
两次排尿间隔是否经常小于2小时	0	1	2	3	4	5
是否曾经有间断性排尿	0	1	2	3	4	5
是否有排尿不能等待现象	0	1	2	3	4	5
是否有尿线变细感觉	0	1	2	3	4	5
是否有排尿费力感觉	0	1	2	3	4	5
夜间睡觉时起床排尿次数	0	1	2	3	4	5
IPSS总分　S＝						

表 19－2　排尿症状对生活质量的影响

假如按现在的排尿情况，你觉得今后生活质量如何	非常好	满意	多数满意	满意和不满意各半	多数不满意	苦恼	极痛苦
	0	1	2	3	4	5	6
生活质量评分（QOL）＝							

（3）直肠指诊：前列腺两侧叶增大，中央沟变浅或消失，质地较硬。

（4）尿常规：可有血尿、蛋白尿、脓尿及尿糖。

（5）血清前列腺特异抗原（PSA）检测：数值增高。

（6）超声检查：经腹部超声检查可见前列腺体积增大，或光点不均匀，或膀胱有残余尿，严重者残余尿量＞50～60ml。也可发现泌尿系统（肾、输尿管）积水、扩张等；经直肠B超测得前列腺体积＞$20cm^3$。

（7）尿流率检查：尿量在150～200ml时，最大尿流量＜15ml/s，平均尿流率＜10ml/s。

2. 鉴别诊断

（1）尿道狭窄：多有尿道损伤、感染的病史。少数不典型病例可通过尿道镜或尿道造影鉴别。

（2）神经源性膀胱：其临床表现与前列腺增生非常相似，故见排尿困难甚至尿潴留，也可继发泌尿系感染、膀胱结石、肾积水和肾功能不全。此类患者往往有脊髓损伤或脊髓硬化症的病史和体征，并同时伴有下肢感觉和运动障碍。直肠指诊时，前列腺不增大，可感觉到肛门括约肌松弛，收缩力减弱和消退，反射消失。神经系统检查及肌电图、尿动力学检查可资鉴别。

（3）膀胱颈纤维化：为长期慢性炎症所致。膀胱颈部平滑肌组织为结缔组织所代替，在排尿时膀胱逼尿肌的收缩并不能使颈部开放，表现为膀胱颈梗阻。患者病程较长，并有与前列腺增生类似的症状。但患者年龄较轻，多在55岁以前发病。直肠指诊及B超检查前列腺增大不明显。膀胱镜可见膀胱颈后唇抬高，三角区与膀胱颈距离因膀胱颈挛缩而变短。

（4）前列腺癌：直肠指诊发现前列腺结节状，坚硬如石，须取活检组织检查鉴别。

（5）慢性前列腺炎：常与前列腺增生症难以鉴别，特别是合并有前列腺增生症者。前者常有前列腺液异常可资鉴别。

【辨证论治】

1. 膀胱湿热证

证候：小便短赤如线，淋沥不尽，小腹胀满，口苦口黏，或口渴不欲饮，或大便不畅，舌红苔黄腻，脉数。

基本治法：清热利湿，通利小便。

方药运用：八正散加减。常用药：通草3g，车前子（包煎）15g，萹蓄10g，瞿麦10g，山栀子10g，滑石15g，甘草3g，大黄3g。通草清热利水，配伍萹蓄、瞿麦、车前子、六一散清热利湿、利窍通淋；以栀子、大黄清热泻火，引热下行。诸药合用，有清热泻火，利水通淋之功。

加减：若舌苔厚腻者，可加苍术、黄柏以健脾燥湿；兼心烦，口舌生疮者，合导赤散清心安神；出现肾阴虚者，可加生地滋阴；出现尿毒症者，宜用黄连温胆汤加减以降浊和胃，清热化湿。

2. 肺热壅盛证

证候：小便不畅，咽干，烦渴欲饮，呼吸短促，或有咳嗽，舌红，苔薄黄，脉数。

基本治法：清解肺热，通利水道。

方药运用：清肺饮加减。常用药：黄芩10g，桑白皮10g，麦冬9g，车前子(包煎)10g，通草3g，茯苓10g，山栀子9g。方中黄芩、山栀子清化肺热，桑白皮泻肺平喘，麦冬润肺生津，车前子、茯苓清热利水渗湿。诸药合用，共奏清肺泻热，通利水道之功。

加减：若见心烦、舌尖红者，可加黄连、竹叶以清心火；肺阴不足者，加沙参、茅根等类滋阴润肺；大便不通者，加大黄、杏仁以通便。有表证者，加薄荷、桔梗清解疏泄。

3. 肝郁气滞证

证候：情志抑郁，小便不畅，胁肋胀满，苔薄黄，舌红，脉细弦。

基本治法：疏调气机，通利小便。

方药运用：沉香散加减。常用药：沉香2g，陈皮10g，当归10g，王不留行15g，石韦10g，冬葵子10g，滑石(包煎)15g。沉香温中行气，可兼入肝经，善治脘胁胀满；配陈皮理气和胃，当归活血柔肝，王不留行活血；且合石韦、冬葵子、滑石通利小便，使气机条达，小便通利。

加减：气郁化火，加龙胆草、山栀以清解郁火。

4. 尿路阻塞证

证候：尿如细线，甚则阻塞不通，小腹胀满疼痛，舌质紫暗，或有瘀点，脉细涩。

基本治法：行瘀散结，通利小便。

方药运用：代抵当丸加减。常用药：当归尾10g，炮甲片9g，桃仁10g，大黄6g，芒硝(冲)9g，红花10g，牛膝10g。方出《证治准绳》。当归尾取其活血、破血功效，配合炮甲片、桃仁、红花增强活血化瘀之力；牛膝化瘀兼引药下行，加大黄、芒硝祛瘀软坚，使瘀血散而尿道通。

加减：若见气血两虚者，宜加黄芪、丹参、归身益气养血；小便不通者，可加麝香少许以通尿窍；尿路结石者，加金钱草、海金沙、瞿麦等以利尿通淋；尿血加参三七、琥珀粉化瘀止血。

5. 中气不足证

证候：小腹坠胀，量少不畅，精神疲乏，食欲不振，气短而语声低微，舌质淡，苔薄白，脉细弱。

基本治法：升清降浊，化气利水。

方药运用：补中益气汤合春泽汤。常用药：党参10g，黄芪10g，柴胡6g，白术10g，陈皮6g，泽泻10g，桂枝6g，猪苓10g，茯苓10g。方用党参、白术、茯苓补气健脾，黄芪益气；配柴胡升提中气，陈皮理气和胃，桂枝助膀胱气化，猪苓、泽泻利尿行水。全方共达升清降浊，化气利水之效。

加减：大便溏者，加山药、煨木香以健脾行气利湿。

6. 肾阳虚弱证

证候：小便不通或点滴不爽，排出无力，面色㿠白，神怯气弱，畏寒，腰膝发冷，舌质淡，苔白，脉沉细。

基本治法：温阳化气，补肾利尿。

方药运用：肾气丸加减。常用药：肉桂6g，熟地10g，山茱萸10g，怀山药10g，丹皮10g，泽泻10g，茯苓10g，川断10g，桑寄生10g，菟丝子10g，牛膝15g，车前子(包煎)15g。方中六味地黄滋补肝肾；在此基础上加用肉桂温阳化气，阴中求阳；再配川断、桑寄生、菟丝子补益肾气；牛膝引药下行；车前利尿。奏温补肾阳，化气利尿之功。

加减：形神委顿，腰脊酸痛多因精血俱亏，加肉苁蓉、熟地、鹿茸等以温补精血；肾阳衰惫，出现尿毒症状时，应加补肾壮阳之品。

【其他治疗】

1. 中成药　金匮肾气丸：主要成分：附子、肉桂、地黄、山茱萸、山药、丹皮、茯苓、泽泻。功能温补肾阳。适用于前列腺增生症，属肾阳不足之证。用量用法：口服，每日3次，每次6g。

2. 单方验方

（1）贝母合剂：贝母、苦参、党参各25g，水煎内服，连服3~5剂。

（2）倒换散：大黄粉、荆芥穗粉各6g，温开水吞服，每日2次。

（3）通关利尿散：续随子20g，黑丑、蝼蛄各30g，生大黄20g。共焙干，研细末，每次3~6g，6小时1次，温开水调服。

（4）蜣螂粉3g，每日1次，温开水送服。气虚加服补中益气丸，实热加服龙胆泻肝丸。

（5）生南瓜子60g，晒干研末，每晚临卧用开水冲红糖送服。

3. 针灸疗法

（1）关元、气海、三阴交、阴陵泉。针刺手法由轻到重，每隔1分钟行针1次。阳虚者关元、气海加灸。留针1小时，排尿即起针。

（2）三阴交先刺，关元后针，提插1分钟，留针至患者有尿意为度；每隔1分钟提插刺激1分钟，至排尿为止。

（3）中极强刺激，针感放射至前阴部；三阴交平补平泻，针感上达大腿及前阴部。留针30分钟，每隔2~3分钟行针1次，排尿即起针。

（4）电针：维胞透中极，有针感后接脉冲治疗仪，频率为500~700次/分，波型呈锯齿状或可调波，时间15～30分钟或稍长，一般1次即效。

4. 外治法

（1）坐浴：普通食醋1份，加入热水1份，水温41℃～43℃，以个人能耐受为度，防止烫伤及受凉。坐浴时间30分钟，1天1次。

（2）外敷：生甘遂9g，冰片6g，共研末加适量面粉，开水调成糊状，外敷中极穴，直径约4cm，并于其上加热敷，1天1次。

（3）脐疗：炒盐10g，麝香0.3g，填脐中，外盖青盐，艾火灸之觉腹中有暖气为效。

（4）塞肛：安舒通栓剂，塞肛门内深度为食指2节，每晚临睡前1粒，3个月为一疗程。可连用2个疗程。

5. 推拿疗法

（1）气海、石门、关元穴；利尿穴。任选一组穴位，每日用一手拇指按压一次，逐渐加大压力，至一定程度时则小便畅通无阻，直至排空尿液后再停止按压，切勿半途而废。

（2）指压中极穴。操作时，中指或食指伸直在中极穴上呈60°角向下稍加压力，一般持续30分钟至1小时后即可排尿。

【转归及预后】

大部分患者经过保守治疗能取得较好的临床疗效。少部分患者如出现手术指征时，需及时进行手术，以免贻误时机而出现尿潴留、肾功能受损等。

【预防与调护】

1. 预防

（1）合理安排饮食。平时宜清淡膳食，忌辛辣厚味及烟酒。

（2）忌过度房事、情绪波动及憋尿等。

（3）注意基础疾病的治疗，如高血压、冠心病、糖尿病等。

（4）预防感染。

2. 调护

（1）导尿者应注意预防感染，掌握拔导尿管的时机。

（2）注意夜尿次数多者的患者夜间护理。

【临证经验】

1. 须重视鉴别并发症　前列腺增生症常合并尿潴留、充溢性尿失禁、出血、膀胱憩室、中风、糖尿病、高血压及心肺肾功能不全等病变，易并发膀胱结石、炎症和肿瘤，甚至会导致梗阻性肾衰竭等严重问题。尤其对久治不愈的患者，更需全面细致地检查，及时对并发症进行治疗。

2. 培养患者正确心态及良好的生活习惯　由于病情比较复杂，存在着对本病的许多误解，应帮助患者了解病情，树立正确的观念。要讲清哪些是正常生理反应，哪些才是疾病表现，保守治疗也是重要的治疗方法。有时即使临床各项指标都达到了比较理想的状态，患者也始终感觉不舒服。究其原因，这是患者在疾病过程中所形成的不良生活习惯或不良心理反应。应对患者进行心理治疗、生活指导和排尿训练。

3. 排除逼尿肌不稳定和逼尿肌反射亢进 这是与前列腺增生症常常混淆的一类病理状态。前者表现为不可抑制的不自主收缩，常无神经病变；后者则常有神经系统方面的客观证据。虽然病变在膀胱，但往往表现出与前列腺增生症相似的症状，因此常致误诊。目前这类疾病的诊断主要依靠尿动力学检测。

4. 对照“癥积”治疗前列腺增生症 前列腺增生症属于中老年男性常见病，是肺脾肾正气亏虚，尤其是肾之精气亏虚，推动无力，运化失常，败精浊瘀积聚于精道而致，是一本虚标实之证。其标实为一有形之邪，类似于中医“癥积”病证。治疗当以祛瘀散结为大法，虽临床症状可表现为淋证、尿血、癃闭等，但也不可清利、固涩太过，而应稍加温化以助膀胱之气，达到既排尿通畅，又温散瘀结的目的。

【验案举例】

1. 前列腺增生症属膀胱湿热瘀阻证（邹云翔主诊）

刘某，男，60 岁。初诊日期：1970 年 7 月 20 日。

患者于一个月来出现排尿费力，排尿时需要等待片刻方能解出，尿流变慢变细，淋沥不尽，伴有灼热感，小腹胀满，舌苔黄腻，脉数。直肠指诊：前列腺肿大（＋＋），质地中度有弹性，光滑无结节，中央沟变浅。血清 PSA 为 4.5；尿常规检查：白细胞 36/μl。

证属湿热下注，膀胱瘀阻。治以清热化湿，化瘀通利。

处方：通草 3g，车前子（包煎）15g，萹蓄 10g，瞿麦 10g，山栀子 10g，滑石（包煎）15g，甘草 3g，制大黄 5g，苍术 10g，红花 10g，牛膝 10g，蒲公英 20g，紫花地丁 20g。每日 1 剂，水煎服。

二诊（7 月 25 日）：服药 5 剂后，自感小便较前通畅，尿流缓慢有所改善，尿量增多，腹胀减轻，但尿时仍有淋沥不尽及灼热感，苔腻明显消退。上方增减继治。

处方：车前子（包煎）15g，萹蓄 10g，瞿麦 10g，山栀子 10g，滑石 15g，甘草 3g，制大黄 5g，通草 3g，红花 10g，牛膝 10g，蒲公英 20g，生薏苡仁 20g，橘皮 10g。

三诊（8 月 1 日）：再服中药 7 剂后，腹胀及小便灼热感消失，尿流不畅、缓慢变细等症状继续改善，夜尿 3 次，尿常规检查正常。辨证对路，效不更方。

处方：车前子（包煎）15g，萹蓄 10g，瞿麦 10g，山栀子 10g，滑石 15g，甘草 3g，制大黄 5g，通草 3g，红花 10g，牛膝 10g，蒲公英 20g，生薏苡仁 20g，橘皮 10g。

四诊（8 月 20 日）：前述诸症大部消除，唯有尿流稍觉缓慢，时有腰酸，夜尿 1～2 次，苔薄，脉细。下焦湿热已除，转方补益脾肾，化气利尿。

处方：肉桂 6g，地黄 10g，山茱萸 10g，川断 10g，桑寄生 10g，菟丝子 10g，怀山药 10g，丹皮 10g，泽泻 10g，茯苓 10g，牛膝 15g，车前子（包煎）15g，党参 10g，黄芪 10g，白术 10g，陈皮 6g，甘草 3g。

五诊（9 月 10 日）：无明显下尿路症状及其他临床不适。复查血清 PSA 为 4.0，原方继服巩固。

按语：本证因前列腺增生使后尿道及膀胱颈部的正常解剖形态改变，导致尿路梗阻、尿潴留，并继发泌尿系感染。中医辨证为湿热下注，膀胱瘀阻。湿热与瘀血交阻于下焦，造成癃闭及小便频急赤热诸症。治以清利湿热为主，兼以化瘀行气。取八正散为主方，配合制大黄、红花、牛膝等活血化瘀，利水通窍。药后疗效逐步显现，至三诊症状明显改善，尿常规正常，原方踵进。四诊时诸症基本消失，转方补益脾肾，化气利尿以固护其本，临床告愈。该患者花甲之年，脾肾之气不足，湿热瘀阻。治法上先去其标，进而培补其本以获全效。

2. 前列腺增生症属肾气（阳）虚弱证（邹燕勤主诊）

张某，男，75岁。初诊日期：2008年11月20日。

患者以往有前列腺增生症病史10余年，夜尿频多，症状逐渐加剧。近一个月来，夜尿次数明显增多，每晚4～5次；伴排尿不畅，腰膝酸软，畏寒肢冷，尿细，尿中断。直肠指检：前列腺Ⅱ°增生，中央沟变浅。B超提示：前列腺体积6.1cm×3.8cm×5.8cm，残余尿量50ml。舌质淡，苔薄白，脉沉细。肾气虚弱，气化失司，络脉瘀滞。治从补益肾气，温阳化气，和络通脉法进治。

处方：桑寄生15g，川续断15g，淫羊藿15g，炒巴戟天10g，怀牛膝15g，生黄芪20g，制首乌15g，菟丝子15g，知母6g，黄柏6g，肉桂3g，桃仁10g，红花10g，莪术10g，虎杖15g，泽兰20g，泽泻20g。

二诊（12月19日）：上方连服30剂，夜尿次数明显减少，每晚仅1～2次，排尿感觉较前顺畅，腰酸肢冷等诸症亦改善。效不更方，前方继服。

按语：该患者年逾古稀，病程迁延已十余载，症见腰膝酸软、畏寒肢冷、夜尿频多、脉象沉细，肾气虚弱之象显见，气化功能失司。久病入络，络脉瘀阻，则加重排尿不畅等症状。邹燕勤教授以益肾温阳，通脉和络并进，使肾气得以充养，气化有权，脉络通畅，诸症皆逝。

【小结】

1. 前列腺增生症现代医学又称良性前列腺增生，相当于中医“癃闭”、“精癃”的范畴，以出现排尿困难等多种下尿路症状为其特征。

2. 本病与肾关系密切，与脾、肺、三焦、肝及瘀血痰浊亦有相关。肾之气化失常，开阖不利；肺失其肃降，不能通调水道，下输膀胱；脾失转输，不能升清降浊；肝郁气滞，使三焦气化不利；痰、浊、败精、瘀血内停，阻塞膀胱，经络痹阻，水道不通。凡此种种，皆可造成癃闭。

3. 临证所见，有虚有实，而常见虚实、阴阳、脏腑病证互现，应详察证情，权衡轻重缓急。基本治法包括温阳化气、清解肺热、升清降浊、疏调气机、行瘀散结、清热利湿等，以通利小便，解除癃闭。

（王铀生，王钢）

第三节　前列腺癌

前列腺癌是男性泌尿生殖系肿瘤中最为重要的一种，是人类特有的疾病。据报道，美国每年有75000人发病，其中24000人死亡，占男性癌症死因的第二位。加拿大、南美、瑞士和大洋洲发病率为30～50/10万；欧洲多数国家为20/10万；中国、日本、印度等亚洲国家低于10/10万。从全世界范围看，每年前列腺癌发病率增长3%。随着寿命的延长，前列腺癌的发病率亦将增高。我国前列腺癌的潜伏者在51～59岁，为5.9%～26%。

中医无前列腺癌的病名，根据临床表现归属于"岩"、"癃闭"等范畴。类似的描述散见于临床各科。

就临床资料分析，前列腺癌有以下特点：

1. 前列腺癌的早期诊断困难　由于前列腺癌多发生于后叶，早期常无症状，当肿瘤发展引起后尿道或膀胱颈梗阻时，才出现尿频、尿流变细、变慢、排尿困难、尿潴留、排尿疼痛、血尿等症状。而这些症状往往与前列腺增生症相同，给前列腺癌的早期诊断带来困难。

2. 常见的诱发与加重因素　前列腺癌的发病因素到目前为止尚无明确的定论，虽然肿瘤标记物酸性磷酸酶（PAP）、前列腺特异性抗原（PSA）被广泛应用，但真正的确诊，还得依赖前列腺组织活检。近年来应用经直肠B超引导穿刺活检技术，使确诊率大大提高。

目前手术、放疗、化疗及介入治疗给众多肿瘤患者带来了生存的希望。特别是中医药的结合治疗，对于改善前列腺癌患者的生存质量、术后恢复及减少放化疗副作用具有重要意义。

【病因病机】

癌的发生，多因气机阻滞，瘀血内停，或兼痰湿凝滞而成岩。岩之为病，初起多实，久延多虚。

1. 情志失调，气滞血瘀　情志抑郁，肝气不舒，脏腑失调，气机阻滞，脉络受阻，气滞血瘀，日积月累而成。

2. 饮食所伤，痰瘀互结　酒食不节，饥饱失宜，损伤脾胃，脾失健运，不能输布水谷精微，湿浊凝聚成痰，痰气交阻，血行不畅，脉络壅塞，痰浊与气血搏结，遂成此疾。

3. 六淫外侵，气血瘀滞　多为寒湿外袭，脾阳不运，湿痰内聚，阻滞气机，气血瘀滞。

4. 年老体衰，阴阳俱虚　老年脾肾功能衰退，阴阳气血不足，往往加重或诱发癌的发生。

由此可见，本病初起以标实为主，日久可由实致虚，虚实夹杂，故临床辨证应辨别虚实，随证用药。

【诊断与鉴别诊断】

1. 诊断

（1）诊断标准

①排尿不畅，尿频，尿流变细变慢，重者出现尿潴留。

②部分患者在梗阻出现前表现为尿失禁，为肿瘤早期浸及尿道外括约肌所致。

③部分患者早期出现远处转移，如骨、肺等。

④直肠指检可触及前列腺硬结，硬而固定，边缘不清。

⑤血清酸性磷酸酶增高。有转移者，65.5% 患者增高；无转移者，仅 20% 的患者增高。

⑥骨盆 X 线检查常有骨盆腰椎的肿瘤转移征（密度增高的阴影）。

⑦活组织检查，经直肠或会阴部穿刺活检成功率可达 85%。

具备第①~④项可诊断，兼有第⑤~⑦项之一者可确诊。

（2）病情分级标准：前列腺癌的分级包括临床分期和肿瘤细胞的分级。目前最常用的临床分期方法为改良的 Jewett - Whitmore 分期，而肿瘤细胞的分级则以 Gleasen 分级较实用。

①Jewett - Whitlmore 分期

a. A 期（Ⅰ期）：临床未怀疑肿瘤，仅在尸检或病理标本中证实。

A_1：肿瘤局限。

A_2：肿瘤弥散。

b. B 期（Ⅱ期）：肿瘤可触及，局限于前列腺内。

B_1：肿瘤侵犯不超过一个叶。

B_2：肿瘤侵犯超过一个叶。

c. C 期（Ⅲ期）：肿瘤突破前列腺包膜，但无远处转移。

C_1：突破前列腺包膜，未侵犯精囊。

C_2：突破前列腺包膜，侵犯精囊。

d. D 期（Ⅳ期）：肿瘤有转移。

D_0：临床 A、B、C 期伴有 PAP 持续升高。

D_1：盆腔淋巴结有转移。

D_2：有远处转移。

D_3：激素非敏感的 D_2 期肿瘤。

②Gleason 分级：主要依据腺体分化程度和肿瘤生长类型。同时根据占标本最大范围和较小范围肿瘤类型分为主要类型和次要类型，每种类型分为五级即 5 分，两者总分为 2~10 分，可较准确地预测前列腺癌患者的预后情况。

1 级：细胞分化很好，腺体紧密排列、均匀，肿瘤多呈圆形，边界清晰。

2 级：同 1 级，但腺体大小不一，稍有不均匀，有较多不典型的单个细胞，细胞排列可出现筛状，仍有界线，但欠清晰。

3级：同2级，但腺体的体积和形态明显不规则，有小的腺体或单个细胞由肿瘤侵入基质，即肿瘤界限不完整，多构成乳头状肿瘤或筛状肿瘤。

4级：肿瘤边缘破坏及浸润，肿瘤腺体小且紧密排列构成融合腺体征象，或由大的苍白细胞构成。

5级：极度分化不良，肿瘤边缘几乎不存在，呈实性或中心坏死的筛状肿瘤。

Gleason 2~5分为高分化腺癌，6~8分为中分化腺癌，9~10分为低分化腺癌。

2. 鉴别诊断

（1）前列腺增生：早期症状相似，但指诊发现前列腺呈弥漫性增大，表面光滑，有弹性，无硬结；B超断层腺体增大，结构均匀，包膜完整、连续；酸性磷酸酶、碱性磷酸酶无变化。

（2）前列腺结石：因结石而致前列腺有质地坚硬的结节，但有慢性前列腺炎史，多发者指诊可有结石互相摩擦感，X片可见结石阴影，血生化检查、B超可帮助诊断。

（3）肉芽肿性前列腺炎：有严重的尿频、尿急、尿痛症状；前列腺指诊硬结较大，发展快，有弹性；前列腺活检以泡沫样细胞为主。

【辨证论治】

1. 早期（邪毒炽盛证）

证候：排尿困难，身热盗汗，口干，小便黄赤，舌质暗红，苔薄黄，脉弦数。

基本治法：清热解毒，活血化瘀。

方药运用：五神汤加减。常用药：金银花15g，紫花地丁20g，牛膝20g，车前子（包煎）20g，茯苓15g，白花蛇舌草30g，七叶一枝花15g，薏苡仁15g，冬瓜仁20g，莪术15g，桃仁10g，赤芍12g，丹皮12g。方中金银花、紫花地丁清热解毒；白花蛇舌草、七叶一枝花清热解毒抗癌；薏苡仁、茯苓健脾利湿抗癌；莪术、桃仁、赤芍、冬瓜仁活血化瘀，软坚化痰；牛膝、车前子益肾利尿；丹皮清热凉血。全方共成清热解毒，活血化瘀之功。

加减：若尿血量多者，加小蓟、地榆、白茅根以凉血止血；若纳差食少者，加白术以健脾益气。

2. 中期（痰瘀互结证）

证候：小便困难，尿流变细，夜尿多；伴午后潮热，夜寐盗汗；指检前列腺大小不等，坚硬如石。舌质暗，苔薄黄，脉弦细数。

基本治法：化痰软坚，祛瘀散结。

方药运用：散肿溃坚汤加减。常用药：昆布20g，海藻20g，三棱15g，莪术15g，黄芪20g，黄连4g，黄柏12g，龙胆草12g，连翘12g，知母12g，天花粉20g，柴胡12g，白芍12g，当归12g。方中昆布、海藻化痰软坚；三棱、莪术活血祛瘀；黄芪益气活血；黄连、黄柏、龙胆草、连翘清热泻火解毒；知母、天花粉养阴清热；白芍、当归养血活血；柴胡疏肝理气。全方共成化痰软坚，祛瘀散结之功。

加减：若伴胁肋胀痛者，加郁金、香附以理气止痛；若下肢肿者，加白术、泽泻、猪苓以健脾利水。

3. 后期（正虚邪恋证）

证候：排尿困难进一步加重，甚至出现尿潴留；面色萎黄，身体消瘦，周身乏力，心悸气短；指检前列腺癌肿明显，质地坚硬。舌质暗淡，苔薄白，脉沉细。

基本治法：补益气血阴阳。

方药运用：人参养荣汤合化癌汤加减。常用药物：黄芪20g，忍冬藤20g，茜草20g，党参20g，茯苓20g，甘草5g，熟地20g，当归15g，白芍12g，五味子15g，肉桂3g，白术12g，陈皮10g，白芥子12g，鹿角胶20g，龟板胶20g。方中黄芪、党参、茯苓、白术、甘草健脾益气；熟地、当归、白芍养血补血；忍冬藤、茜草、白芥子活血化痰抗癌；五味子养肝护肝；肉桂、鹿角胶温补肾阳；龟板胶滋补肾阴；陈皮健脾燥湿。全方共成补益气血阴阳之功。

加减：若脑晕耳鸣者，加枸杞子、菊花以养肝息风；纳呆便溏者，加山药、木香以健脾止泻；大便秘结者，加玄参、决明子以润燥通便。

【其他治疗】

1. 中成药

（1）香砂胃苓丸：主要成分：苍术、厚朴、陈皮、砂仁、木香、肉桂、白术、泽泻、茯苓、猪苓。功用为祛湿健脾，佐以抗癌，用于湿邪困脾型前列腺癌。用法：每次1丸，以海金沙、土茯苓、半枝莲煎汤为引送服，每日2次。

（2）疏肝止痛丸：主要成分：柴胡、香附、郁金、延胡索、木香、川楝子、白芍、薄荷、生姜、白术、甘草。功用为疏肝理气、和胃止痛，佐以抗癌，用于肝郁型前列腺癌。用法：每次6g，以龙葵、牛膝、草河车煎汤为引送服，每日2次。

（3）消瘤丸：主要成分：牡蛎、川贝、玄参。功用为活血化癖，攻坚消积，用于痰血内阻型前列腺癌。用法：每次6g，以牛膝、海金沙煎汤为引送服，每日2次。

2. 针灸

取穴：主穴为三阴交、肝俞。配穴：湿困脾阳型配足三里、商丘；湿热蕴积型配阳陵泉、脾俞；肝气不舒型配阳陵泉、期门；瘀血内阻型配血海、行间；阴虚火旺型配心俞、太溪；阳气虚弱型配肾俞、阴谷、委阳、气海。

方法：用于前列腺癌，实证用泻法，虚证用补法。泻法以达清热解毒、活血化瘀、健脾渗湿的目的；补法以达益气补血、扶正驱邪的目的。

【转归及预后】

前列腺癌的总体治疗预后较差，目前仅手术和放疗有希望治愈前列腺癌，但只适宜于少数患者。一般A、B期患者的年生存率为70%，C期患者为50%，D期患者仅为25%。有淋巴转移的预后差，在同一期内，肿瘤细胞分化好的预后较好。

【预防与调护】

1. 预防　调畅情志，选择高营养饮食，提高抗病能力。戒烟酒，忌刺激性、生冷、不洁之品，避免过度性生活。

2. 调护

（1）做好患者的思想工作，应增强其与癌症作斗争的信心，积极配合治疗，提高治疗效果。

（2）注意个人卫生，避免泌尿系感染。

（3）保留导尿者，定期更换导尿管，并预防感染。

（4）适当户外活动，保持一定体力。

【临证经验】

1. 临证辨证要点

（1）辨明虚实的主次：目前国内并无公认的辨证标准，采用早、中、晚期辨证比较妥当。应根据疾病所处的不同阶段，分清其本质。如无明显临床症状，但检查发现病变者为早期；有临床表现，并可见其他脏器的转移病症者为中期；临床出现脏腑功能衰减，及多脏器损伤者为后期。

（2）辨证与辨病相结合：结合现代医学的诊断和治疗手段，依据疾病性质，或以中医为主，或以西医为主，或相辅相成，不可拘泥。如未经过西医治疗，体质壮实者，应以西医为主；已经过西药或手术治疗，或体质较弱不能进行西医治疗者，应以中医为主。

2. 重视前列腺癌的早期诊断　由于前列腺癌起自前列腺外周，故早期不常见血尿，直肠指诊为唯一早期诊断方法，但对局限于前列腺内的癌准确率为25%。对45岁以上男性直肠指诊发现被膜粗糙不规则、有粘连、固定的硬节，如波及精囊则不论其是否坚硬均属高度可疑。经直肠超声学检查和血清前列腺特异性抗原（PSA）测定是诊断前列腺癌的基本方法：当PSA＞10μg/ml时，应高度怀疑前列腺癌的存在；PSA极度升高，同时有前列腺酸性磷酸酶（PAP）升高时，多提示有远处转移，尤其是骨转移。CT对前列腺癌的诊断有重要意义，有助于对前列腺癌的临床分期，准确率可达75%；MRI对前列腺癌分期总的准确率为74%～89%。全身核素骨扫描，可优于其他方法，能早期发现骨转移病灶。前列腺癌的确诊仍需依靠病理学检查结果，如经直肠穿刺活检、针吸细胞学检查或经会阴穿刺活组织检查。前列腺穿刺活检可中期明确诊断和肿瘤的病理分级，有助于选择治疗及判定预后。对于直肠指诊有可疑发现的患者，应及时行前列腺穿刺活检以明确诊断。

3. 中西医结合治疗　目前前列腺癌的西医治疗方法包括了内分泌治疗、化学药物治疗、放射治疗及手术治疗等。西医治疗方案的确立需根据不同的分期情况而定。一般而言，A_1～B_1期治疗的意见比较统一，包括：前列腺癌根治术、内分泌治疗及睾丸切除术。B_2期包括根治手术和盆腔淋巴结清扫术、内分泌治疗、睾丸切除术及放疗。C期尚无统一意见，包括：①对于全身情况较差的患者适用扩大范畴的体外放疗；②对于C期而无淋巴转移、远处转移及全身情况较好者，适用组织内放疗及体外放疗；③内分泌治疗、扩大范围体外放疗和前列腺癌根治术的联合应用。D期包括：①D_1期，应作D_2期肿瘤处理，年轻而全身情况良好者可先施行盆腔淋巴结清扫术，如无淋巴结转移者可再做前列腺根治术；②D_2期可酌用内分泌、化疗、免疫或冷冻治疗。

中西医结合治疗前列腺癌是中国特色医疗方法，也是优势所在，是今后防治肿瘤的主要途经和方法。临床根据西医治疗的不同方法和不同时期，相应配合中医治疗，可极大提高临床疗效。首先，抗癌中药的使用可以有效控制癌症发展，使癌细胞退行性改变及坏死，增强宿主的免疫力。根据药理研究结果表明，临床可常配用土茯苓、百部、蜈蚣、斑蝥、莪术、山慈菇、露蜂房、白英、龙葵、蛇莓、半枝莲、黄芪等。其次，以中医扶正疗法配合西医手术治疗可以改善患者的一般营养状况，增加手术的切除率，增强患者的抗感染能力和细胞免疫功能。气虚者选用党参、黄芪、白术、茯苓、甘草，血虚者选用熟地、白芍、当归、丹参、女贞子；气阴两虚者选用太子参、山药、黄精、枸杞子、首乌等。第三，中医药配合西药放化疗时，应重点纠正胃肠道的并发症。偏胃阴虚者，选用沙参、麦冬、玉竹、半夏、生地、花粉、麦芽、山药；口干渴者，选用石斛、天冬、芦根；恶心呃逆者，选用竹茹、柿蒂、丁香、生姜；偏胃气虚者，选用党参、白术、茯苓、山药、扁豆、神曲、麦芽；大便稀溏者，选用赤石脂、石榴皮、木香。第四，中医活血化瘀治疗可改善血行障碍，有助于放射损伤组织的修复，常可配用莪术、当归、赤芍、丹参、桃仁、红花、水蛭、虻虫、鸡血藤等。第五，对于放化疗所致的造血机能障碍、白细胞下降明显者，属气虚为主；红细胞下降明显者，属血虚为主。前者选用黄芪、党参、白术、山药、茯苓、甘草、牛膝、黄精、玉竹；后者选用熟地、当归、白芍、枸杞子、首乌、鸡血藤、女贞子、墨旱莲、丹参等。

【验案举例】

1. 前列腺癌属阴虚痰瘀互结证（邹燕勤主诊）

杨某，男，62岁。初诊日期：2008年7月22日。

患者2008年6月开始无诱因而出现排尿困难、小便变细、夜尿增多、每夜3～4次，至江苏省中医院外科就诊，诊断为前列腺癌。患者拒绝手术及放疗，遂求诊于邹燕勤教授。患者除有小便性状改变外，还伴有身热盗汗、手足心热，舌质红、苔薄黄、脉细。辨证为阴虚痰瘀互结，邪毒内蕴。治疗予化痰祛瘀，软坚散结。

处方：炒青蒿10g，地骨皮20g，炙鳖甲10g，太子参15g，生薏苡仁30g，茯苓皮30g，冬瓜仁20g，冬瓜皮20g，山茱萸10g，橘络6g，紫丹参20g，川芎10g，桃仁10g，红花10g，虎杖15g，白花蛇舌草30g，半枝莲30g，龙葵15g，山慈菇15g，车前子（包煎）30g，知母6g，黄柏6g，肉桂3g。

另：水蛭粉1g，每日2次。

二诊（7月29日）：服药7剂后，患者排尿困难症状稍有缓解，身热盗汗明显减轻，纳谷欠香，去清热养阴药，加和胃消食之品，并加强化痰祛瘀药。

处方：太子参15g，生薏苡仁30g，茯苓皮30g，冬瓜仁20g，冬瓜皮20g，山茱萸10g，橘络6g，紫丹参20g，川芎10g，桃仁10g，红花10g，虎杖15g，半枝莲30g，龙葵

15g，山慈菇15g，白花蛇舌草30g，车前子（包煎）30g，知母6g，黄柏6g，炒谷芽20g，炒麦芽20g，鸡内金15g，全瓜蒌15g，三棱15g，莪术15g。

三诊（8月6日）：服药7剂后，排尿较前顺畅，纳食增加，夜尿每夜2～3次，全身乏力症状较前缓解，继服前方。

按语：本例为前列腺癌，辨证为阴虚痰瘀互结型。初诊予化痰祛瘀、软坚散结之品，使患者排尿困难症状得到缓解。而患者出现纳谷欠香症状时，遂去养阴药以防滋腻，并加入消食和胃药以增强患者食欲；增加化痰祛瘀药，乃针对前列腺癌肿本身。

2. 前列腺癌属正虚邪恋证（邹燕勤主诊）

郑某，男，55岁。初诊日期：2009年6月20日。

患者近1年来间断出疔现小便难解，尿流变细，夜尿3～4次，伴食欲减退、身体消瘦，一直未予重视。后因排尿困难症状逐渐加重，遂于2009年6月初就诊于江苏省人民医疗院，诊断为前列腺癌，住院治疗半月（具体治疗方案不详）。出院后，患者求诊于中医保守治疗，邹燕勤教授初诊时患者已明显身体消瘦，伴周身乏力、心悸畏寒，苔薄白，脉细，用大补气血阴阳之法治之。

处方：潞党参30g，生黄芪30g，炒白术10g，茯苓皮30g，法半夏6g，陈皮10g，佛手10g，炒山药20g，炒当归15g，白芍15g，枸杞子20g，紫河车10g，制首乌20g，菟丝子15g，制黄精15g，淫羊藿15g，白花蛇舌草30g，半边莲15g，半枝莲30g，谷芽20g，麦芽20g ，丹参15g，炙远志10g，炙龙骨40g，生牡蛎40g，小红枣10g，炙甘草5g。

二诊（6月27日）：服药7剂后，周身乏力症状明显减轻，纳食增加，但仍畏寒怕冷，下体尤甚，加温阳补肾之品。

处方：潞党参30g，生黄芪30g，炒白术10g，茯苓皮30g，法半夏6g，陈皮10g，佛手10g，炒山药20g，炒当归15g，白芍15g，枸杞子20g，紫河车10g，制首乌20g，菟丝子15g，制黄精15g，淫羊藿15g，白花蛇舌草30g，炒谷芽20g，炒麦芽20g ，丹参15g，肉桂10g，桑寄生15g，小红枣10g，炙甘草5g。

三诊（7月5日）：服药7剂后，畏寒怕冷症状减轻，纳食可，夜间入寐困难，上方加养心安神之品。

处方：6月27日方加夜交藤30g，柏子仁15g。

按语：本例确诊为前列腺癌，中医辨证为正虚邪恋型，首要治则当为补益气血阴阳，恢复患者正气，改善乏力畏寒等正虚症状，在此基础上随证加减，提高患者体质。

【小结】

在中老年男性中，前列腺癌发病率逐年增高，且早期诊断困难，应重视前列腺癌的早期诊断及中医药在前列腺癌治疗中的作用，按早、中、晚期进行辨证论治，辨明病因病机及虚实主次，合理遣方用药，并结合西医的各种治疗手段，以期达到最佳的治疗效果，提高患者的生存率及生活质量。

（李强，王钢）

□第二十章□

肾衰竭的诊治

肾衰竭是肾脏实质及功能的严重损害，随着肾功能降低，可导致其正常生理功能丧失，出现一系列以水、电解质、酸碱平衡紊乱，以及代谢产物潴留为特征的综合征。根据其病情发展缓急而分为急性肾衰竭和慢性肾衰竭。肾衰竭通常为多种肾脏疾患的病情加重发展而来，既有组织学的改变，也有生理功能的严重影响，属肾脏疾患的疑难重症。近年来，尽管肾脏替代治疗技术（包括血液透析、腹膜透析等）已有很大进步，但由于肾衰竭时，人体出现严重的内环境紊乱，并常合并多脏器功能损害，故死亡率依然较高。肾衰竭常归属于中医“肾劳”、“癃闭”、“关格”、“肾风”、“溺毒”等范畴。中医药在肾衰竭的治疗中已积累了较丰富的经验，特别在急性肾衰竭时，促进损伤组织修复及代谢产物排泄，提高抢救成功率，以及慢性肾衰竭期延缓病程进展，提高生存质量等方面具有一定的优势。

第一节　急性肾衰竭

急性肾衰竭（ARF）近年改称急性肾损伤（AKI），旨在使其早期认知和干预。Chertow 指出，血肌酐上升 0.3mg/dl（26.5μmol/L）时，可使病死率上升 4.1%。2004 年，来自美国肾脏病协会、国际肾脏病协会、急性透析质量倡议小组和欧洲重症医学协会的肾脏病和急救医学专家成立了急性肾损伤协会，并于 2005 年 9 月在阿姆斯特丹举行第一次会议，提出采用 AKI 替代 ARF，并对原急性透析质量倡议小组的 AKI 诊断及分型标准进行了修订。将 AKI 分为 3 级，并着重强调了 AKI 诊断的时间窗（48 小时）及血肌酐的动态变化。

急性肾衰竭和急性肾损伤的定义有30多种，基于不同定义，所报道的ARF发病率（1% ~31%）和死亡率（28% ~82%）相差甚远。AKI是指凡出现血、尿、组织及影像学检查所见的肾脏结构和（或）功能异常，且病程在3个月之内者。如发生在原有的慢性肾脏病患者，则称慢性肾脏病急性肾损伤。

急性肾衰竭发病率有逐年上升趋势。据美国USRD资料显示，1992 ~2001年急性肾衰竭的总发病率为每1000名住院患者中的23.8人；由1992年的14.6人增至2001年的34.6人，每年增加11%，我国目前尚缺乏全国性的调查资料。而急性肾衰竭的病死率在过去半个世纪以来，也并未随着医疗水平的提高而下降，其死亡率则为28% ~82%。

急性肾衰竭可见于各科疾病，尤常见于内科、外科及妇产科疾患，不同病因所致急性肾衰竭的发病机理不同，其临床表现及治疗预后也不同。如能及早诊断及救治，则肾功能可能完全恢复；若病情严重，诊治不及时，或并发多脏器功能衰竭时，其病死率依然较高。

急性肾衰竭为现代医学诊断，古代中医根据迅速出现的少尿、无尿、水肿、恶心、呕吐等临床表现，将其归属于“癃闭”、“关格”、“肾风”、“溺毒”等范畴。

根据临床资料分析，急性肾衰竭的特点如下：

1. 发病因素 ①肾前性急性肾衰：由于低血容量、心排出量减少、有效血浆容量减少、肾血管阻塞等肾前因素引起有效循环容量不足，肾脏血液灌注量减少，肾小球滤过率降低，肾小管内压低于正常，尿量减少，血尿素氮增高，从而出现急性肾衰。②肾性急性肾衰：由于肾小球、肾小管－间质、肾血管肾实质疾患导致肾功能急剧下降所致的急性肾衰。③肾后性急性肾衰竭：由于结石、肿瘤、血块、坏死肾组织或前列腺肥大等多种原因导致肾以下尿路梗阻，并使梗阻上方压力增高，甚至发生肾盂积水，肾实质受压致使肾脏功能急剧下降。

2. 发病学说 急性肾衰竭由于多种病因及多种因素参与，常是多种因素综合作用的结果，目前尚无一种学说能完全解释各种急性肾衰竭。其机制研究大多着重于肾缺血和（或）肾中毒引起肾小管损伤学说。其主要发病机制：①肾小管损伤：当肾小管急性严重损伤时，由于肾小管阻塞和肾小管基底膜断裂引起肾小管内液反漏入间质，从而引起急性肾小管上皮细胞变性、坏死，肾间质水肿，肾小管阻塞，肾小球有效滤过压降低；②肾小管上皮细胞代谢障碍：肾小管上皮细胞的损伤及代谢障碍，导致肾小管上皮细胞坏死；③肾血流动力学变化：肾缺血和肾毒素的作用致使血管活性物质释放，引起肾血流动力学变化，导致肾血液灌注量减少，肾小球滤过率下降而导致急性肾衰竭，近年报道主要的血管活性物质有肾素－血管紧张素系统、前列腺素、儿茶酚胺、内皮素、心钠素、抗利尿激素、血管内皮舒张因子、肿瘤坏死因子等；④缺血再灌注损伤：主要为氧自由基及细胞内钙含量超负荷，使肾小管上皮细胞内膜脂质过氧化增强，导致细胞功能紊乱，以致细胞死亡；⑤表皮生长因子：急性肾衰竭时，由于肾脏受损，使表皮生长因子合成减少，而恢复期时的肾小管上皮细胞的表皮生长因子及其受体数目明显增多、血肌酐及钠过滤下降，提示表皮生长因子与肾损害修复有关。

急性肾衰竭的早期，若能及时发现和干预，可避免或减轻肾脏损伤，并有利于肾脏的恢复。治疗上除少尿期控制水钠摄入、防治电解质及酸碱平衡紊乱外，西医治疗主要在于去除原发病因、稳定血压、控制感染、纠正心力衰竭等对症处理，部分患者需进行透析治疗。中医治疗以分期辨证为主要方法，针对少尿期、多尿期、恢复期采用不同治法，促进毒素排泄，组织修复，改善症状，恢复肾功能。

【病因病机】

急性肾衰竭发病多为六淫疫毒、饮食不当、意外伤害所致，病机因少尿期及多尿期而有所不同。少尿期以邪实为主，常见邪热、湿毒、血瘀等病理因素，病机主要为邪热、湿毒内蕴，瘀热阻滞三焦；热邪日久，耗气伤津，则可见津亏气脱。多尿期则余邪渐清，津气亏耗；或肾气不足，固摄无权而致尿多不禁，多尿期以虚为主。

1. 病因 本病发生多与外感六淫疫毒、饮食不当、意外伤害、失血失液、中毒虫咬等因素有关。

（1）六淫疫毒：外感六淫疫毒，邪热炽盛，肺热壅滞，膀胱湿热，入气入血，损伤肾络，气化失司，而见少尿、血尿或衄血。

（2）饮食不当：误食鱼胆、毒蕈等，致使邪毒入内，湿毒中阻，气机升降失常，内犯于肾，经络气血瘀阻，气化不行，而见少尿或尿闭。

（3）意外伤害：失血失液、外科手术等导致阴血亏耗，水无化源而致癃闭。药物、虫毒等意外伤肾，致使气血瘀滞，肾络损伤，气化失司，水液不行。

2. 病机 本病病位在肾，涉及肺、脾（胃）、三焦、膀胱。病机主要为肾失气化，水湿浊瘀不能排出体外。初期主要为火热、湿毒、瘀浊之邪壅滞三焦，水道不利，以实热居多；后期以脏腑虚损为主。

【诊断与鉴别诊断】

1. 急性肾损伤的诊断 肾功能突然减退（48 小时以内），血肌酐升高 0.3mg/dl (26.5μmol/L)；或较前升高>50%；或尿量减少［<0.5ml/（kg·h），时间超过 6 小时］。根据其病情可分为 3 级，见表 20－1。

表 20－1 急性肾损伤的分期标准

分期	血肌酐	尿量
1 期	增加 ≥0.3mg/dl（26.5μmol/L）或增至基线值的 150%～200%	<0.5ml/（kg·h），超过 6 小时
2 期	增至基线值的 200%～300%	<0.5ml/（kg·h），超过 12 小时
3 期	增至基线值的 300%以上或绝对值≥4mg/dl（353.6μmol/L），且急性增高≥0.4mg/dl（35.4μmol/L）	<0.3ml/（kg·h），超过 12 小时或无尿 12 小时

2. 鉴别诊断 急性肾衰竭与慢性肾衰竭的鉴别诊断主要从以下几方面考虑：

（1）病史：明确诊断以往有无慢性肾脏疾病或可能影响到肾脏的全身疾病的病史，或有无导致急性肾衰竭的肾前性、肾性、肾后性的原发病因。

（2）临床表现：贫血、夜尿增多常是慢性肾衰的一个较明显的临床症状；而急性肾衰竭时常无此证候。

（3）肾脏大小：B超检查可发现慢性肾衰竭患者的双肾缩小，或形态中皮髓分界不清，而急性肾衰竭时，肾脏大小常正常或稍增大。

（4）指甲肌酐的测定：指甲肌酐的水平代表患者2～3个月前血中肌酐水平。若血肌酐与指甲肌酐同时升高，表明2～3个月前已有肾功能损害，偏向于慢性肾衰竭；如见有血肌酐升高而指甲肌酐正常时，则可能为急性肾衰竭。

【辨证论治】

中医证候分型诊断标准参照《中药新药治疗急性肾衰竭的临床研究指导原则》（中华人民共和国卫生部，1993年）。

1. 少尿期

（1）热毒炽盛证

证候：尿量急骤减少，甚至闭塞不通，发热不退，口干欲饮，头痛身痛，烦躁不安，舌质红绛，苔黄干，脉数。

基本治法：泻火解毒。

方药运用：黄连解毒汤加味。常用药：黄连9g，黄柏9g，黄芩12g，栀子9g，金银花12g，蒲公英15g，车前草30g，泽泻15g，生甘草3g。因热毒炽盛，充斥三焦，故以黄连解毒汤泻火解毒，上下俱清。方中以黄连为主，泻火清心，心火宁则诸经之火得降，且黄连兼泻中焦之火；配伍黄芩清上、中焦之热，黄柏泻下焦湿热，栀子通泻三焦之火。另入金银花、蒲公英清热解毒；车前草、泽泻清热利湿，生甘草调和诸药。本方苦寒清热，三焦兼顾，为苦寒泻火峻剂，非实热邪盛者不宜使用；且因其易化燥伤阴，对热伤津亏者，亦当慎服。

加减：若热结肠腑，大便干结者，加生大黄、枳实泄热通腑；若胃失和降，恶心呕吐者，加姜半夏、陈皮、姜竹茹和胃止呕；若由蛇毒、蜂毒所致者，加白花蛇舌草、半边莲、夏枯草、生甘草清热解毒。

（2）火毒瘀滞证

证候：小便点滴难出，或尿血、尿闭，高热谵语，吐血，衄血，斑疹紫黑或鲜红，舌质绛紫，苔黄焦或芒刺遍起，脉细数。

基本治法：清热解毒，活血化瘀。

方药运用：清瘟败毒饮加减。常用药：生石膏（先煎）30g，栀子9g，生地15g，知母12g，丹皮12g，赤芍12g，连翘12g，玄参12g，甘草3g。因患者热入营血急需清营凉血，方中生石膏、栀子、知母清营解毒；生地、丹皮、赤芍清热凉血，活血和络；连翘清心火；玄参清热养阴；生甘草调和诸药，兼以解毒。诸药合用，使营血之热渐清，瘀血得化，络脉平和，肾及膀胱气化功能渐复，则渐入多尿期及恢复期。

加减：若热扰心营，烦躁谵语，加黄连、竹叶心、石菖蒲清热开窍，或另服安宫牛黄丸；若肺热壅盛，咳嗽气促者，加黄芩、桑白皮、麦冬清泄肺热；大便不通者，加生大黄、桃仁通腑泄热，或以桃仁承气汤加减；热盛动血者，加白茅根、水牛角、紫珠草清热凉血止血。

（3）湿热蕴结证

证候：尿少尿闭，恶心呕吐，口中尿臭，发热口干而不欲饮，头痛烦躁，严重者可神昏抽搐，舌苔黄腻，脉滑数。

基本治法：清热利湿，降逆泄浊。

方药运用：黄连温胆汤加减。常用药：黄连6g，姜半夏12g，陈皮6g，枳实12g，姜竹茹10g，茯苓15g，车前子(包煎)15g，生大黄6g，生甘草3g。方中黄连清热利湿，降逆和中；姜半夏、陈皮燥湿和中，行气止呕；枳实、大黄泄热行气，导滞下行；姜竹茹和中降逆止呕；茯苓健脾化湿；车前子淡渗利湿，消肿利尿；生甘草调和诸药。合方使湿热渐清，邪热分消，从前后二阴下行，浊气得降，清气得升。

加减：若水湿内蕴，水肿严重者，加泽泻、猪苓以利水消肿；湿阻中焦，苔黄厚腻者，加佩兰、苏梗、草果仁芳香化湿。

（4）气脱津伤证

证候：尿少或无尿，汗出黏冷，气微欲绝，或喘咳息促，唇黑甲青，脉细数或沉伏。多见于吐泻失水或失血之后。

基本治法：益气养阴，回阳固脱。

方药运用：生脉饮合参附汤加味。常用药：人参(另炖)9g，麦冬15g，五味子6g，熟附子9g，玄参15g，生黄芪15g。由于本证见于急性肾衰竭，病势危重，气随液脱，阴伤及阳，阳气渐耗，故治以养阴回阳、阴阳双补。方中人参大补元气；麦冬、五味子滋阴敛津；人参、附子回阳固脱；玄参、黄芪益气养阴。诸药合用，使元气得复，津液渐生。临床在该阶段可采用静脉滴注生脉注射液以益气养阴固脱。

加减：若瘀血明显，唇黑甲青者，加当归、丹参养血活血；若失血血虚者，以当归补血汤加味，重用黄芪30g，加当归、熟地补气养血。

2. 多尿期

（1）气阴两虚证

证候：全身疲乏，咽干思饮，尿多清长，舌红少津，脉细。

基本治法：益气养阴。

方药运用：参芪地黄汤加减。常用药：太子参15g，生黄芪15g，生地15g，麦冬15g，石斛15g，山茱萸9g，玄参15g，茯苓15g，白芍15g，丹皮12g。本方即六味地黄汤加参、芪而成。方中用太子参、生黄芪补气，且太子参性平而润，无温燥之性；生地、山茱萸、麦冬、石斛、玄参、白芍补肝肾，滋阴生津，生地、玄参并可清解余热；茯苓健脾化湿；丹皮活血和络，兼以清热。诸药合用，气阴双补，余邪得清，湿去络和，病证向愈。

加减：若气虚为主者，加人参、白术、山药以益气健脾；若阴虚明显者，加沙参、枸杞子、知母滋阴清热；若余邪未尽，湿热留连，身热苔腻者，则须注意化湿而不伤阴，清热而不苦燥，加黄芩、连翘、滑石、薏苡仁、白豆蔻、藿香清化湿热。

(2) 肾阴亏损证

证候：腰酸疲乏，尿多不禁，口干欲饮，舌红，苔少，脉细。

基本治法：滋阴补肾。

方药运用：六味地黄丸加味。常用药：生地 12g，白芍 15g，山茱萸 9g，枸杞子 15g，山药 15g，茯苓 15g，丹皮 12g，泽泻 12g。方中地黄味厚，为阴中之阴，专主补肾填精，生地兼清余热，故为君药。山茱萸酸味归肝，补肝肾；山药补脾，以脾气实则能运化水谷之精微，转输肾脏而充精气，有补土益水之功。方中地黄、山药、山茱萸合用，肝脾肾三脏并补以治本。白芍、枸杞子滋补肝肾；茯苓健脾化湿；泽泻利水渗湿，且防滋阴之品壅滞化湿；丹皮主宣通和络。诸药合用，可达滋补肾阴，化湿和络之功，使肾阴复，余热去，固摄有权，急性肾衰竭由多尿期逐渐恢复。

加减：若肾失固摄，尿多不禁，加桑螵蛸、金樱子、芡实固摄缩尿；若阴虚内热，五心烦热者，加知母、鳖甲、赤芍养阴清热。

【其他治疗】

1. 中成药

(1) 清开灵注射液：由牛黄、水牛角、黄芩、金银花、栀子等组成。功能清热解毒，镇静安神。适用于急性肾衰竭少尿期。每日 20～40ml 加入 10% 葡萄糖注射液 250ml 中静脉滴注，每日 1 次。

(2) 生脉注射液：由人参、麦冬、五味子组成。功能益气固脱，养阴生津。适用于急性肾衰竭休克阶段及多尿期的患者。40ml 加入 10% 葡萄糖注射液 250ml 静脉滴注，每日 1 次。

2. 针灸

(1) 体针

①少尿期：化气利水。取穴中极、膀胱俞、阴陵泉。每日 1 次，宜平补平泻。

②休克期：益气固脱。取穴涌泉、人中、合谷，补法。

③多尿期：补肾益气。取穴气海、中极、肾俞、大椎、三阴交、关元、足三里。每日 1 次，每次 4～6 个穴位，虚证用补法。

(2) 耳针

①少尿期：取穴肾、交感、内分泌。每次 2～3 穴，左右耳轮换，针刺留针 30 分钟，每日或隔日 1 次；或用王不留行籽按压，每日2～3 次，每次 5 分钟。

②休克期：取穴升压点、肾上腺、心、肾、皮质下、内分泌。每次 2～3 穴，左右耳

轮换，针刺留针 15～30 分钟。

③多尿期：取穴肾、膀胱、三焦、内分泌。每次 2～3 穴，左右耳轮换，针刺留针 30 分钟，每日或隔日 1 次；或用王不留行籽按压，每日 2～3 次，每次 5 分钟。

3. 灌肠治疗 生大黄 15～30g，附子 9g，牡蛎 30g，六月雪 30g，蒲公英 15g，浓煎成 200～300ml，调至适温，通过肛管保留灌肠，保留时间以 30 分钟～1 小时为宜，每日 2 次，3～7 天为一疗程，主要应用于急性肾衰竭少尿期。方药中大黄用量以保持大便每日 2～3 次为宜，不宜过度泻下，以防伤津脱液。

4. 外治法

（1）肾区热敷方：丹参 30g，桃仁 15g，佩兰 6g，赤芍 15g，木香 12g，细辛 5g，忍冬藤 15g，车前子（包煎）15g，桂枝 15g。研末外敷，可用于流行性出血热的急性肾衰竭少尿期。

（2）药透疗法：板蓝根 30g，大青叶 30g，黄芩 9g，金银花 9g，萹蓄 9g，大蓟 9g，车前子（包煎）9g，泽泻 9g，煎汁与透热疗法结合应用。

（3）药浴方：由麻黄、桂枝、细辛、附子、红花、地肤子、羌活、独活等组成。将其打成粗末，纱布包裹煎浓液，加入温水中。患者在药液中浸泡，使之微微汗出，每次浸泡 40 分钟，每日 1 次，用于急性肾衰竭少尿期。

【转归及预后】

随着医学的发展，以及人们重视对急性肾衰竭的防治，如能尽快纠正可逆因素，开展充分的早期透析，可使存活率明显提高，尤其是药物、毒物所致的急性肾衰竭（其病死率约为 8%）。但老年、伴多脏器功能衰竭、低血压、呼吸功能衰竭患者的病死率依然较高。影响急性肾衰竭预后的因素为：①原发性疾病；②肾功能减退的严重程度；③病情进展的速度；④存在的并发症等。

急性肾小管坏死患者的大多数肾功能可恢复正常而存活，但有 5% 以下患者肾的功能不可恢复，特别是老年及存在潜在肾脏疾病及病变严重患者的预后较差。有些患者虽然肾功能恢复，但遗留肾小管酸化功能及浓缩功能减退。

【预防与调护】

1. 预防

（1）积极治疗原发病，控制和消除诱发因素。

（2）对老年、小儿及存在肾脏疾病的患者，应尽量避免使用具有肾毒性的中西药物。

（3）利尿冲刷治疗。对血容量恢复，休克纠正以后而尿量仍不增加的患者，可将呋塞米与多巴胺合用利尿，但慎用甘露醇。

（4）其他措施：①中药冬虫夏草、川芎嗪等；②钙离子阻滞剂；③血管紧张素转换酶抑制剂；④氧自由基清除剂；⑤腺嘌呤核苷酸类药物；⑥前列腺素 PGI_2 或 PGE_2。

2. 调护

（1）急性肾衰竭阶段应注意休息，避免劳累。

（2）保证每日足够的热卡，需要量为 25～30kcal/（kg·d）。

（3）少尿期应严格记录24小时出入量，量出为入，注意防治高血钾及酸中毒，多尿期则须防止脱水及低血钾。

【临证经验】

1. 及时发现，早期诊断 急性肾衰竭可由多种疾病所致，如诊断及时，治疗正确，特别是近年来透析疗法的应用，可使大多数患者痊愈或病情停止发展，早期发现及诊断对治疗和预后具有重要影响。临床上典型的急性肾小管坏死、肾毒性药物的肾损害，以及血容量不足、尿路梗阻等因素导致的肾前及肾后性急性肾衰竭的发现及诊断并不困难，但许多肾小球疾病或血管炎、急性间质性肾炎等伴发的急性肾衰竭常易误诊。对出现急性肾衰竭，临床症状不典型，诊断有困难者，在患者病情允许的条件下，及早进行肾活检可有助于诊断，并制定正确的治疗方案，了解病情及预后。据文献报道，急性肾衰竭临床表现不典型者经肾活检证实为急性肾小管坏死者占17%～30%、血管炎综合征者占18%～32%、肾小球肾炎占24%～52%、间质性肾炎占13%，对不同病理变化的治疗法则也不相同，如治疗血管炎综合征及某些病理类型的肾小球肾炎应及时配合肾上腺皮质激素，可改变其预后。肾穿刺时应严格掌握适应证，做好穿刺前准备工作，避免感染、出血等肾穿刺并发症产生。

2. 避免使用具有肾毒性的药物 对肾脏损害的程度除与药物本身毒性作用有关外，还与剂量、持续时间、是否合并使用增强毒性作用的药物，以及患者的个体敏感性有关。对老年患者，由于其肾脏功能本身的衰减，属肾毒性药物损伤的敏感人群，应避免使用具有肾毒性的药物。其他人群在使用该类药物时，也应注意监测肾功能及尿常规，发现可疑药物及时停用，以免引致严重后果。

3. 中西医综合治疗为主 本病通常起病急，病情重，预后差，死亡率较高。在少尿期常因水、电解质平衡紊乱，肾功能急剧恶化，以及并发感染、休克而危及生命；多尿期则因出现脱水及低钾等现象而导致严重后果。西药在利尿、抗感染，调节水、电解质、酸碱平衡紊乱等对症处理，救治休克、心衰等严重并发症方面具有较好的作用。中医中药通过辨证施治，整体调节，可改善患者临床症状，促进肾功能恢复，特别是口服中药配合保留灌肠、中药静脉制剂的综合应用，大大提高了抢救成功率，促进肾组织恢复，提高疗效，降低死亡率。对中西医保守治疗效果欠佳的患者则应结合透析疗法，充分发挥中西医各自的优势，提高救治成功率。

4. 注重中医分期治疗

（1）少尿期的治疗原则：为“辨治病因、和胃泄浊、分利二便”。正如《杂病源流犀烛》说：“此症危急，法难缓治。宜先投辛香通窍下降之药，以治其上，宜沉香、丁香、藿香、苏合香、白蔻仁、苏子、冰片、生姜、陈皮。次用苦寒利气下泄之药以通二便，宜大黄、黄柏、知母、牛膝、滑石、车前子。盖症即危急，纵有里虚，亦须通后再补也。”其适应证是急性肾衰竭的早期，无明显水、电解质失衡的患者。以中药大黄及其制剂为主治疗急性肾衰已通过临床及实验证实可促进代谢产物的排泄，口服及灌肠等方法均可运用于少尿期。

（2）多尿期的治疗原则：是“补益肾元、甘润滋液、通涩并用”。正如《类证治裁》说：“关格者，不得尽期而死。因是证气逆于上，津涸于上，与噎膈反胃同，而势较骤，最忌燥热劫阴，法宜甘润滋液，生脉散加甜杏仁、玉竹等，或甘酸化阴，参、麦、阿胶、地黄、芍、乌梅、牛膝等。”多尿期阶段是中医中药发挥长处的好时机，自邹云翔教授最早使用冬虫夏草治疗肾衰竭之后，一系列动物及临床研究均证实冬虫夏草对急性肾衰竭具有确切疗效。实验研究表明，冬虫夏草有助于防治缺血性急性肾衰竭及氨基苷类药物肾毒性损害，减轻缺血性急性肾衰竭大鼠的血肌酐上升幅度，并使其下降，促使肾功能损害提早恢复。以中医药辨证治疗结合冬虫夏草或冬虫夏草人工制剂补益肾元可加快患者全身情况及肾功能的恢复。

（3）恢复期的治疗原则：是“辨治本病、补益肾元、和络渗利”。急性肾衰竭经过多尿期后尿量不断恢复正常，血尿素氮、肌酐接近正常，但也只意味着有30%左右的肾功能得以恢复。急性肾小管坏死后肾功能完全恢复需要3～12个月。在这个阶段使用中医中药治疗仍有着独特的疗效，重点是辨治原发疾病和原发病因，以扶正补益肾元为主，兼顾祛邪和络渗利。

5. 中医药促进肾功能恢复的作用途径

（1）促进代谢产物的排泄：20世纪60年代江苏省中医院报道以邹云翔为主的肾病治疗小组采用大黄治疗肾衰竭以来，对大黄及其提取物促进代谢产物的排泄，从而达到治疗急性肾衰竭的研究报道颇多。使用大黄或其复方口服及灌肠，可保持大便通畅，从而减少毒素在肠道的吸收，促进毒性产物的排出。此外，大黄还有抗凝、抑制肾小管高代谢和肾小球系膜增殖等作用。

（2）有助于损伤组织的修复：冬虫夏草对缺血性急性肾衰竭及氨基苷类药物肾毒性损害的防治作用研究较为深入。冬虫夏草可明显减轻缺血性急性肾衰竭大鼠的血肌酐上升幅度，并使其下降，大鼠尿中NAG酶及溶菌酶的含量亦明显减少。冬虫夏草可明显减轻氨基苷类药物导致的急性肾小管损害程度，恢复肾功能。

（3）清除自由基：实验研究已证实，缺血或中毒性急性肾衰竭时，自由基在细胞损伤过程中起重要作用。这时可发现脂质过氧化物增加，细胞膜的流动性及通透性发生变化，从而损伤DNA。应用氧自由基清除剂可增加氧自由基的清除，从而保护受损的肾细胞。具有清除氧自由基的中药有枸杞子、菟丝子、女贞子、黄芪、党参、白术、茯苓、黄芩、柴胡等。而部分活血化瘀中药也具有较强的抗脂质过氧化物作用，如丹参能显著减少缺血－再灌注肾皮质内的过氧化脂质、川芎可防止甘油致急性肾衰竭家兔血中SOD活性下降而抑制超氧化自由基的作用。

（4）具有钙通道阻滞剂作用：在肾缺血再灌注性肾损伤及急性肾小管坏死导致急性肾衰竭中，细胞内钙离子代谢紊乱起着重要的作用。由于钙通道开放，促使钙离子向细胞内流，最终细胞内Ca^{2+}大量蓄积和细胞死亡。钙在细胞内的蓄积也可使血管及系膜细胞收缩，使肾缺血，更加促进了肾细胞的死亡。钙通道阻滞剂具有保护急性肾衰竭期肾功能的作用，而中药川芎具有较强的钙通道阻滞剂作用，对甘油急性肾衰竭家兔模型能显著阻滞线粒体 Ca^{2+} 蓄积，作用与异搏定相似，并且对肾近端小管上皮细胞缺血性损伤有保护作用。实验显示，用药后进入细胞内的 Ca^{2+} 减少，线粒体受损减轻。除川芎外，有钙通道阻滞剂作用的中药还有藁本、海金沙、当归、三棱、桃仁、红花、赤芍、丹皮、桑白皮、益智仁、淫羊藿、菟丝子，临床可辨证选用。

【验案举例】

急性肾衰竭属水湿泛滥证（邹云翔主诊）

周某，男，23 岁。初诊日期：1959 年 9 月 12 日。

患者于 1959 年 5 月初发现两眼睑微肿，乏力，小便黄少，继则面足皆肿。至 6 月上旬，浮肿遍及全身。尿检：蛋白（+++），白细胞 3～6/HP，红细胞 0～1/HP，颗粒管型 1～3/HP，血非蛋白氮 48.6mmol/L，肌酐 300.6mmol/L，使用抗生素及利尿剂后，又用中药温阳行水和单方等，效皆不著，浮肿有增无减。同年 9 月中旬来宁请邹老诊治。当时全身浮肿，腹部及下肢为甚，按之没指。腹部有移动性浊音，腹围 90cm，溲少，每日 200～300ml。气短不能平卧，纳少，口渴喜热饮，脉沉细，苔薄白，舌尖红。尿检：蛋白（+++），红细胞 1～2/HP，白细胞 14～20/HP，颗粒管型 1～3/HP，血非蛋白氮 31.7mmol/L，肌酐 353.6mmol/L，二氧化碳结合力 17.2mmol/L，酚红排泄试验 25%（2 小时）。肾阳不足，膀胱气化失常，三焦决渎无权，致水湿泛滥，子病及母，上凌肺金，故而气短不能平卧。方用温阳行水，苦降宣肺无效，又予温阳逐水，攻补兼施亦无效。9 月 30 日起，转用宣肺利尿法，小便略见增多，每日在 400～700ml 之间，浮肿如故。至 10 月 19 日，患者新感外邪，头昏、鼻塞、喉痛、微咳、脉细小而数，舌红苔薄。外感风热，急则治标，予辛凉平剂。

处方：冬桑叶 6g，苏薄荷 2.4g，白蒺藜 9g，金银花 9g，净连翘 9g，大贝母 9g，玉桔梗 2.4g，生甘草 2.4g。

药后小便量明显增多，当天尿量达 1000ml。

10 月 20 日于原方中加牛蒡子 9g，光杏仁 9g，大腹皮 9g，小便量继续增加，每日在 1500ml 以上，头面部之浮肿逐渐消退，外感亦解。复觉胸胁作痛，X 线胸透示两侧胸腔积液。22 日方去银翘，加入通络逐水之品。

处方：旋覆花（包煎）9g，桑白皮 9g，葶苈子 9g，牛蒡子 9g，玉桔梗 3g，大贝母 12g，光杏仁 9g，丝瓜络 9g，通草 2.4g，生甘草 3g，控涎丹（分吞）3g。

此方连服 6 剂，小便量每日在 1000ml 以上，大便正常，至 10 月 28 日浮肿完全消退。X 线胸透复查示胸腔积液已吸收，腹围亦缩至 72cm，体重由 64.5kg 减至 50kg。血非蛋白氮 20.78mmol/L，肌酐 114.9mmol/L，二氧化碳结合力 23.3mmol/L，酚红排泄试验 54%（2 小时），尿检结果亦好转。水肿完全消退后，予服养肺健脾益肾之剂两月许，症状完全消失，尿检基本正常，临床治愈。

按语：本例急性肾衰竭严重水肿，使用温阳行水、温阳逐水和宣肺利水等法皆难取效，而于并发外感时，使用辛凉平剂，水肿得到迅速消退，肾功能亦随之恢复正常，终获临床治愈。从本例治验中，我们有如下几点体会：

①本例辨证虽属肾阳不足，使用温阳法，“益火之源以消阴翳”是正确的。然水肿未退，可能与以下原因有关：一是温阳药用量不足，或守方时间短。二是肺气阻遏不宣，温阳的同时未能顾及于此。

②气短不能平卧乃肺气阻遏失宣之象，在使用宣肺利水法后，尿量有所增加，但此时又未能顾及温阳，是故水肿难以退尽。

③10 月 19 日前采用温阳和宣肺法，虽未能消尽水肿，但为治疗本病奠定了基础。故在 10 月 19 日并发外感时，治以因势利导，展肺气，开鬼门，上窍启而下窍利，小便畅解，水肿尽消，由此阳气来复，阴翳消散。

④本例在浮肿显著消退过程中并发悬饮，以控涎丹对症治疗一周，取得满意效果。控涎丹善驱皮里膜外之痰水，并有温肺利气之功，宜于早晨空腹时服，从小量酌加为好。服后如有腹痛不适或泄泻太甚者，可急服大枣汤以扶正气。

【小结】

1. 本病通常起病急，病情重，预后差，死亡率高。少尿期常因水、电解质平衡紊乱，肾功能急剧恶化，以及病发感染、休克而危及生命；而多尿期出现脱水及低钾等现象时，也可导致严重后果。西药在利尿、纠正电解质及酸碱平衡、抗感染等方面具有较好的作用，常对症处理。对治疗效果欠佳，少尿及尿毒症期症状明显、高钾血症及严重酸中毒，或并发充血性心力衰竭的患者，则应结合透析疗法。

2. 中医中药通过辨证施治，整体调节，可改善患者临床症状，促进肾功能恢复，特别是口服中药配合保留灌肠、中药静脉制剂的综合应用，可大大提高抢救成功率，促进肾组织恢复，提高疗效，降低死亡率。

（孔薇，王钢）

第二节　慢性肾衰竭

慢性肾衰竭是多种原发或继发性肾脏疾病晚期的共同归宿，是一组以进行性肾单位毁损而使肾脏的排泄功能、内环境稳定功能和内分泌功能等障碍为特征的临床综合证候。传统上将慢性肾衰竭分为 4 期，即肾功能不全代偿期、失代偿期、衰竭期、终末期。但因该分类标准忽视了早期肾脏病的诊断及治疗，易错过最佳治疗时机，故 2001 年美国肾脏病基金会的“肾脏病生存质量指导”（K/DOQI）提出，应以慢性肾脏病概念替代慢性肾衰竭。慢性肾脏病为肾脏损害和（或）肾小球滤过率下降 $<60ml/min$，持续 3 个月。肾脏损害指肾脏结构或功能异常，出现肾脏损害标志包括血和（或）尿成分异常和影像学异常，肾组织出现病理形态学改变。K/DOQI 按肾小球滤过率水平将慢性肾脏病分为 5 期，该分

类方法的后4期类似于传统分类方法的4期标准。

1998年美国的统计资料显示，慢性肾脏病的年发生率为2‰~3‰，终末期肾病的年发生率为百万分之100~130，且患者人数逐年增多。中国目前尚无全国范围的终末期肾病发病率的流行病学资料，而2007年北京的一项流行病学调查显示，18岁以上的人群中，慢性肾脏病的患病率为13.9%，肾小球滤过率异常率为8.7%。尽管西方发达国家糖尿病肾病已成为导致终末期肾病的第一原因，而我国肾小球肾炎仍是导致终末期肾病的首要原因，不过糖尿病肾病、高血压肾损害目前也已呈现逐年增加的趋势。

中医学原无慢性肾衰竭的病名，根据其临床表现可归属于中医学“癃闭”、“关格”、“溺毒”、“肾劳”等范畴。

就临床资料分析，慢性肾衰竭有以下特点：

1. 发病因素　①原发性肾病：慢性肾小球肾炎在原发性肾病中最为常见，其次为肾小管间质性肾炎；②继发性肾病：全身系统性疾病和中毒等因素导致的肾脏继发性损害，如糖尿病、系统性红斑狼疮、过敏性紫癜、痛风、长期高血压，以及多种药物性肾损害等。而糖尿病肾病在继发性肾病所致慢性肾衰竭中占首位。

2. 常见的诱发与加重因素　①感染：泌尿系或其他部位的感染；②高血压：严重的未经控制的高血压可使肾损害加重；③高血糖：是糖尿病易感人群慢性肾衰竭始动因素，而最大限度的控制血糖，可有效预防、延缓糖尿病肾病的发生及发展；④血容量改变：呕吐、腹泻、失血及手术和创伤等因素，导致血容量减少，可加重肾衰竭；⑤肾毒性药物：在原有慢性肾脏疾病的基础上，使用具有肾毒性的药物，可使肾损害加重；⑥尿路梗阻：如尿路结石、肿瘤、狭窄及前列腺肥大等，导致尿液排泄不畅，可加重肾损害。

3. 常见并发症　①肾性贫血：由于各种因素造成肾脏红细胞生成素产生不足，或尿毒症血浆中一些毒性物质干扰红细胞的生成和代谢而导致的贫血。②肾性骨病：为慢性肾衰竭而伴随的代谢性肾病，常表现为骨痛和近端肌无力。③心血管系统：患者可并发尿毒症性心肌炎、心肌病，也可因水液代谢失调出现心力衰竭。④消化系统症状：患者可因尿素及酸中毒等因素刺激消化道，出现恶心、呕吐、腹泻，甚或上消化道出血。

明确慢性肾衰竭发病因素，积极祛除慢性肾衰竭的常见诱发与加重因素是诊治的关键。近年来，多项研究提示应用血管紧张素转换酶抑制剂和血管紧张素Ⅱ受体拮抗剂，不仅可控制血压，而且在一定范围内具有保护靶器官，包括肾脏的作用。促红细胞生成素可改善肾性贫血，低蛋白饮食结合必需氨基酸或配合α-酮酸疗法对延缓肾衰竭进展也有一定作用。中药在延缓慢性肾衰竭早、中期病程的进展，改善症状，提高生活质量等方面有着较好的疗效。若病情发展到晚期尿毒症阶段，则应采用肾脏替代疗法，包括血液透析、腹膜透析、肾移植治疗。

【病因病机】

慢性肾衰竭由于是多种肾脏疾患转化而来，故病因病机也有差异，但肾元虚衰、湿浊内蕴是其根本病机，感受外邪、饮食不当、劳倦过度、药毒伤肾等常常是其诱发及加重因素。

1. 久患肾病 患者久患肾脏疾患，肾元亏虚，脾运失健，气化功能不足，开阖升降失司，则当升不升，当降不降，当藏不藏，当泄不泄，形成本虚标实之证。水液内停，泛溢肌肤而为肿，行于胸腹之间而成胸水、腹水。肾失固摄，精微下泄而成蛋白尿、血尿；湿蕴成浊，升降失司，浊阴不降则见少尿、恶心、呕吐。其病之本为脾肾虚衰，水湿、湿热、瘀血、湿浊是其主要病理因素。病久可致多脏器虚损，湿热瘀血浊毒内结而缠绵不已。

2. 感受外邪 感受外邪，特别是风寒、风热之邪是该病的主要诱发及加重因素。感受外邪，肺卫失和，肺失通调，水道不利，水湿、湿浊蕴结，更易伤败脾肾之气，使正愈虚，邪愈实。

3. 饮食不当 饮食不洁（或不节），损伤脾胃，运化失健，水湿壅盛，聚湿成浊，或可湿蕴化热而成湿热。

4. 劳倦过度 烦劳过度可损伤心脾，而生育不节，房劳过度，肾精亏虚，肾气内伐。脾肾虚衰，则不能化气行水，升清降浊，水液内停，湿浊中阻，而成肾劳、关格之证。而肾精亏虚，肝木失养，阳亢风动，遂致肝风内扰。

总之，本病病位主要在肾，涉及肺、脾（胃）、肝、心等脏腑，基本病机为肾元虚衰，浊毒内蕴。其病理性质乃本虚标实，本虚以肾元亏虚为主；标实以水气、湿浊、湿热、血瘀、肝风之证为多。

【诊断与鉴别诊断】

1. 诊断 完整的慢性肾衰竭诊断应包括疾病诊断、原发或继发肾脏病的诊断、肾功能的评估、并发症及合并症。

（1）慢性肾衰竭诊断：①血尿素氮、肌酐升高，内生肌酐清除率（Ccr）＜80ml/min；②有慢性原发或继发性肾脏疾病病史；③不同程度的贫血；④影像学检查示双肾缩小；⑤水、电解质失衡（高钾血症、高磷血症、低钙血症等）、代谢性酸中毒；⑥高血压；⑦蛋白尿、血尿；⑧累及全身多器官的临床表现，如肾性骨病、尿毒症性心肌炎、心肌病、上消化道出血等。前两项为必备项。

（2）慢性肾衰竭病情分级标准（中华内科杂志编委会肾脏病专业组 1993 年拟定标准）：①第 1 期（肾功能不全代偿期）：肾小球滤过率（GFR）50～80ml/min（临床常用肌酐清除率来代表 GFR），Scr133～177μmol/L；②第 2 期（肾功能不全失代偿期）：GFR50～20ml/min，Scr178～442μmol/L；③第 3 期（肾衰竭期）：GFR20～10ml/min，Scr443～707μmol/L；④第 4 期（尿毒症期或肾衰终末期）：GFR＜10ml/min，Scr＞707μmol/L。

（3）K/DOQI 慢性肾脏病分期：①第 1 期：肾小球滤过率正常，GFR＞90ml/（min·1.73m^2），但可出现肾脏损害的临床表现，如尿检异常或肾脏组织学改变；②第 2 期：轻度慢性肾功能受损，GFR60～89ml/（min·1.73m^2）；③第 3 期：中度慢性肾功能受损，

GFR30～59ml/（min·1.73m²）；④第4期：严重慢性肾功能受损，GFR15～29ml/（min·1.73m²）；⑤终末期肾衰，GFR＜15ml/（min·1.73m²），需考虑透析治疗。

在确定为慢性肾衰竭后应尽快查出引起慢性肾衰竭的基础疾病。在肾衰早期，由于影像学检查和肾活检的危险性较小，故其基础疾病诊断较易。晚期肾衰竭诊断则较难，但由于有些基础疾病仍有治疗价值，如狼疮性肾炎、肾结核、缺血性肾病等，所以基础病诊断仍很重要。此外，还应明确慢性肾衰竭的并发症、合并症和促使肾功能恶化的可逆因素等。如果及时去除或治疗这些因素，肾功能有可能不同程度恢复。在慢性肾衰竭基础上重叠急性肾损害的情况应与晚期肾衰竭相鉴别。

2. 鉴别诊断　常需与急性肾衰竭鉴别。其鉴别诊断见急性肾衰竭鉴别诊断中的有关内容。

【辨证论治】

1. 脾肾气虚证

证候：倦怠乏力，气短懒言，食少纳呆，腰酸膝软，脘腹胀满，大便不实，口淡不渴，舌淡有齿痕，脉沉细。

基本治法：补气健脾益肾。

方药运用：六君子汤加减。常用药：党参15g，生黄芪30g，生白术10g，茯苓15g，薏苡仁15g，川续断10g，菟丝子10g，六月雪30g。方中党参、生黄芪补气健脾，培补后天之本；生白术、茯苓、薏苡仁健脾助运，化湿渗利，加入川续断、菟丝子补益肾气；加六月雪祛湿泄浊。诸药合用，共奏健脾补肾、益气化湿之功。

加减：若属脾虚湿困者，可加制苍术9g，藿香9g，佩兰9g，厚朴6g化湿健脾；脾虚便溏者，加炒扁豆15g，炒芡实12g健脾助运；便干者，加制大黄9g通腑泄浊；水肿明显者，加车前子（包煎）30g，泽泻15g利水消肿。

2. 脾肾阳虚证

证候：畏寒肢冷，倦怠乏力，气短懒言，食少纳呆，腰酸膝软，腰部冷痛，脘腹胀满，大便不实，夜尿清长，口淡不渴，舌淡有齿痕，脉沉弱。

基本治法：温补脾肾。

方药运用：济生肾气丸加减。常用药：熟附子6g，肉桂6g，干地黄12g，山茱萸12g，山药15g，泽泻15g，丹皮15g，茯苓15g，车前子（包煎）30g，怀牛膝15g。本方为肾气丸加车前子、牛膝而成。肾气丸方中三补地黄、山茱萸、山药滋养肝脾肾之阴；三泻茯苓、丹皮、泽泻化湿和络，并防养阴药滋腻助湿；附子、肉桂取其阴中求阳，补阴助阳，使肾阳振奋，气化复常；车前子、怀牛膝淡渗化湿，和络消肿。诸药合用，共成滋肾温阳、化湿利水之功，适用于慢性肾衰脾肾阳虚证。

加减：若中阳不振，脾胃虚寒，脘腹冷痛或便溏者，加干姜6g，补骨脂9g温运中阳；若阳虚水泛，水肿较甚者，加猪苓15g，黑白丑各9g利水消肿。

3. 脾肾气阴两虚证

证候：倦怠乏力，腰酸膝软，口干咽燥，五心烦热，夜尿清长，舌淡有齿痕，脉沉细。

基本治法：益气养阴，健脾补肾。

方药运用：参芪地黄汤加减。常用药：太子参15g，生黄芪15g，生地12g，山茱萸9g，山药15g，枸杞子15g，制首乌12g，茯苓15g，泽泻15g。本方即六味地黄汤加参、芪而成。太子参、生黄芪补气健脾，且太子参性润，无温燥之弊；生地、山茱萸、山药滋养肝脾肾之阴；茯苓、泽泻健脾化湿，利水消肿，并防养阴之品滋腻助湿。诸药合用，共达脾肾气阴双补之效。

加减：若心气阴不足，心慌气短者，可加麦门冬12g，五味子6g，丹参15g，炙甘草6g以益气养心；大便干结者，可加麻仁12g，或制大黄9g以通腑泄浊。

4. 肝肾阴虚证

证候：头晕，头痛，腰酸膝软，口干咽燥，五心烦热，大便干结，尿少色黄，舌淡红少苔，脉沉细或弦细。

基本治法：滋肾平肝。

方药运用：杞菊地黄汤加减。常用药：熟地12g，山茱萸9g，山药15g，茯苓15g，泽泻15g，丹皮15g，枸杞子15g，菊花6g，潼蒺藜15g，怀牛膝15g。此方乃六味地黄丸加枸杞子、菊花而成。方中熟地滋肾填精为主；辅以山茱萸养肝肾而涩精；山药补益脾阴而固精。三药合用，并补三阴。配茯苓淡渗健脾，补后天而助先天；泽泻清泄肾火，渗利化湿，并防熟地之滋腻；丹皮清泄肝火，活血和络。三药共达祛邪，为三泻。更入枸杞子、菊花滋补肝肾，平肝明目。另入潼蒺藜滋养肾阴；怀牛膝补肾和络，引药下行。诸药共达滋养肝肾，平肝化湿之功。

加减：若头晕头痛明显，耳鸣眩晕，血压升高者，可加钩藤(后下)9g，夏枯草9g，石决明15g以清泻肝火。

5. 阴阳两虚证

证候：畏寒肢冷，五心烦热，口干咽燥，腰酸膝软，夜尿清长，大便干结，舌淡有齿痕，脉沉细。

基本治法：温扶元阳，补益真阴。

方药运用：全鹿丸加减。常用药：鹿角片12g，巴戟天12g，菟丝子12g，肉苁蓉12g，人参6g，白术12g，茯苓15g，黄芪15g，炒熟地12g，当归9g，怀牛膝15g等。全鹿丸为《景岳全书》方，主要作用为补气养血，温扶元阳，补益真阴。用于慢性肾衰五脏俱损，气血阴阳俱衰的阴阳虚衰证。方中鹿角片、巴戟天、菟丝子、肉苁蓉温补元阳，兼以填精；人参、白术、茯苓、黄芪补气健脾，化湿助运，以固后天之本，促使其化生气血，补充肾精；熟地、当归补肾填精，养血滋阴；怀牛膝补肝肾，强筋骨，活血和络。诸药配合，达补益气血，温阳滋阴之效。

加减：若虚不受补，恶心呕吐，纳少腹胀者，则先予调补脾胃，健脾助运，可选炒山药15g，云茯苓15g，生薏苡仁15g，炒谷、麦芽各15g，法半夏9g，陈皮6g，焦六曲15g。

6. 湿浊证

证候：恶心呕吐，肢体困重，食少纳呆，脘腹胀满，口中黏腻，舌苔厚腻。

基本治法：和中降逆，化湿泄浊。

方药运用：小半夏加茯苓汤加味。常用药：姜半夏9g，茯苓15g，生姜3g，陈皮6g，苏叶9g，姜竹茹12g，制大黄8g。方中姜半夏燥湿健脾，和中止呕，为主药；茯苓健脾化湿助运；生姜降逆止呕。另入陈皮、苏叶姜竹茹理气和中，降逆止吐；制大黄通腑泄浊，以助浊毒排泄。诸药合用，共达和中降逆，理气止呕，化湿泄浊功效。

加减：湿浊较重，舌苔白腻者，加制苍术9g，白术12g，生薏苡仁15g以运脾燥湿，厚朴6g以行气化湿；小便量少者，加泽泻15g，车前子(包煎)30g，玉米须15g以利水泄浊。

7. 湿热证

证候：恶心呕吐，身重困倦，食少纳呆，口干，口苦，脘腹胀满，口中黏腻，舌苔黄腻。

基本治法：中焦湿热宜清化和中；下焦湿热宜清利湿热。

方药运用：

（1）中焦湿热者，以藿香左金汤或黄连温胆汤加减。常用药：藿香9g，吴茱萸2g，炒川连3g，苏叶9g，苍术9g，半夏9g。本方以左金丸清胃泻火，藿香化湿理气和中；或以黄连温胆汤清利中焦湿热，使中焦湿热渐清，脾胃升降功能复常。

（2）下焦湿热者，以知柏地黄丸或二妙丸加减。常用药：黄柏9g，知母9g，苍术9g，生薏苡仁15g，泽泻15g，车前草15g，鸭跖草15g。本方以知柏地黄丸或二妙丸清利下焦湿热。知柏地黄丸乃六味地黄丸加知母、黄柏，取其滋补肾阴，清利湿热，清利兼补，祛邪扶正同用。二妙丸以苍术、黄柏清热燥湿，清利下焦，祛邪为主。

加减：若大便秘结者，加制大黄10g或生大黄5~10g通腑泄浊，以保持每日大便2~3次为宜，不宜过度泻下。

8. 水气证

证候：面、肢浮肿，或有胸水，腹水。

基本治法：利水消肿。

方药运用：五皮饮或五苓散加减。常用药：连皮苓50g，白术9g，生薏苡仁30g，猪苓15g，泽泻15g，陈皮9g，车前子(包煎)30g。方中以茯苓利水渗湿，兼以健脾助运；生白术、生薏苡仁健脾益气，培补后天之本，助运化，利水湿；猪苓、泽泻、车前子淡渗利水，以消水肿；陈皮理气兼以除湿。诸药合用，达渗湿利水，健脾助运之效。

加减：若气虚水湿内停者，用防己黄芪汤补气健脾利水；肾阳不足者，用济生肾气丸、真武汤加减；肝肾阴虚，气阴两虚者，加淡渗利水不伤阴液之品。若水气证日久或伴血瘀者，常在辨证基础上加用活血化瘀利水之品，如丹参、川芎、益母草各15g，泽兰

15g 等。

9. 血瘀证

证候：面色晦暗，腰痛，肌肤甲错，肢体麻木，舌质紫暗或有瘀点瘀斑，脉涩或细涩。

基本治法：活血化瘀。

方药运用：桃红四物汤加减。常用药：桃仁 9g，红花 6g，当归 12g，川芎 9g，赤芍 15g，丹参 15g，参三七粉(冲服) 3g 等。通常在本虚证治疗基础上，选加活血化瘀之品。本方是四物汤加桃仁、红花加减而成。当归、川芎、赤芍养血活血，祛瘀而不伤阴；桃仁、红花破血化瘀。配合丹参养血和络；参三七活血止血。诸药配合，养血活血，祛瘀生新，活血而不耗血，使瘀血兼证可解。

加减：若气虚血瘀者，加用生黄芪益气活血，久病瘀滞难以取效者，可加用祛风通络或虫类活血药，如全蝎、蜈蚣、䗪虫、水蛭等。药量可参考《中国药典》剂量。

10. 风动证

证候：手足搐搦，抽搐痉厥。

基本治法：镇肝息风。

方药运用：天麻钩藤饮加减。常用药：天麻 9g，钩藤(后下) 9g，石决明 30g，牡蛎 30g，怀牛膝 15g，杜仲 15g，夏枯草 15g。方中天麻、钩藤、石决明平肝潜阳；牛膝、杜仲补肝肾。配合牡蛎重镇潜阳；夏枯草清肝泻火。诸药合用，达平肝息风，重镇潜阳作用。

加减：肝肾阴虚者，加枸杞子、山茱萸、制首乌、白芍、鳖甲等滋补肝肾，养阴息风。

肾衰患者常本虚证与标实证同时存在，有时一个本虚证可兼夹数个标实证。此外，无论何型均可服用冬虫夏草，每日 3～5g，研粉或另炖，可有效改善肾功能并提高生活质量。

【其他治疗】

1. 中成药

(1) 保肾片：主要成分：制何首乌、菟丝子、太子参、泽泻、牛膝等。具有维护肾元，培补肾气，调运脾胃，淡渗利水，和络泄浊，改善肾功能，推迟进入透析期作用。适用于各种原因引起的慢性肾衰竭，各期均适用，尤其对于早、中期及气阴两虚证疗效明显。常用剂量为每次 4～6 片，每日 3 次。

(2) 尿毒清颗粒：主要成分：黄芪、党参、制何首乌、生大黄、白术、茯苓、车前草、姜半夏、川芎、丹参等。具有健脾利湿、通腑降浊、活血化瘀等功能，适用于兼有湿浊者。常用剂量为每次 1 包，每日 3 次。

(3) 海昆肾喜胶囊：主要成分：褐藻多糖硫酸酯。具有化浊排毒功能。用于慢性肾衰竭（代偿期、失代偿期和尿毒症早期）。常用剂量为每次 2 粒，每日 3 次；2 个月为一疗程。餐后 1 小时服用。

(4) 冬虫夏草菌丝制剂：金水宝或百令胶囊均可补肺肾，慢性肾衰竭患者长期服用可调节免疫功能，适用于肺肾气虚者。常用剂量为每次4~6粒，每日3次。

2. 灌肠疗法　生大黄15~30g，蒲公英30g，生牡蛎30g，六月雪30g，生甘草5g。上药浓煎成300ml，温度调至40℃较合适，保留灌肠时间以0.5~1小时为宜，每日1次，10~15天为一疗程。每次疗程结束后休息3~5天，继续下一疗程，但不宜长久使用。注意方中大黄用量应保持大便每日2~3次为宜，不宜过度通下，以防伤正。若体质虚，有痔疮不能灌肠者，可用肾康栓每晚一粒塞肛用。

3. 外治法

（1）肾衰药浴方：通常由麻黄、桂枝、细辛、附子、红花、地肤子、羌活、独活等组成。将其打成粗末，纱布包煎浓液，掺入温水中，患者浸泡其中，使之微微汗出，每次浸泡40分钟，每日1次，10~15天为一疗程。

（2）肾衰外敷方：由生附片、淫羊藿、桃仁、红花、川芎、沉香、冰片组成。将药物研成细末，用95%酒精将桂氮酮稀释成1.9%的溶液，然后用1.9%的桂氮酮溶液调和肾衰外敷方药末，纱布包裹药末外敷于双侧肾俞及关元穴上，以后每日用1.9%桂氮酮溶液湿润药末，隔3日换药1次，4次为一疗程，一般使用2~4个疗程。药物可通过肾区皮肤透入，直接作用于肾。此外，通过刺激足太阳膀胱经肾俞和任脉的关元穴位，从经络间接作用于肾，经皮肤和穴位的双重作用，从而达到温肾和络，利尿泄浊的作用。亦可用肾衰外敷方外敷肾俞穴后，加用经皮离子导入仪导入。

【转归及预后】

慢性肾衰竭通常是进行性的肾功能损害，随着肾功能的逐渐减退，最终进入尿毒症期。但慢性肾衰的进展速度与原发病有关，并常受到诱发因素的影响，出现肾功能的急剧恶化。积极治疗原发病控制诱因，保护残余肾单位，有助于延缓肾功能的恶化。

【预防与调护】

1. 预防

（1）一级预防：主要是及早发现肾脏病或可能累及肾脏的原发疾病，积极控制，以防发生慢性肾衰。

（2）二级预防：对已出现慢性肾衰者，要积极控制诱发加重的可逆因素，治疗原发病，纠正高血压及水、电解质、酸碱平衡失调，以延缓肾衰进展。

（3）三级预防：主要针对尿毒症晚期患者，需防治高钾血症、心衰等严重尿毒症并发症。

2. 护理

（1）预防感冒及感染。家庭居室要清洁、卫生、通风。房间温、湿度适宜，光线充足、明亮。定期空气消毒，可用紫外线灯照射或食醋熏蒸法。一旦感冒，患者可先用板蓝根冲剂、桑菊感冒冲剂、小柴胡冲剂、午时茶等中成药制剂，反对一感冒就用抗生素，预防其肾毒性。

（2）保持情绪稳定，限制剧烈运动，减少患者的焦虑烦躁与不安。保持睡眠充足，保证卧室清洁。

(3) 仔细记录每日的出入量，每日定时测量血压，以了解有无水钠潴留、脱水等情况。

饮食起居有规律，养成每日定时排便的习惯，有利于排出代谢废物、毒素。

【临证经验】

1. 创立“肾劳”诊断，明确肾元衰竭是发病之本 邹云翔教授认为，由于传统中医没有与慢性肾衰竭完全吻合的病名，根据其临床表现可类似于中医学“癃闭”、“关格”、“溺毒”，但患者的临床表现又常常不能完全对应，所以提出，慢性肾衰竭的病机是肾元衰竭，水毒潴留，五脏俱损，以肾为主，故称为“肾劳”似更为贴切。

肾元衰竭是慢性肾衰竭的发病之本，水毒潴留是发病之标，此为本虚标实之病。晚期可出现多脏器疾病，如水毒上犯中焦则为口臭、苔腻、恶心呕吐的胃逆证候；水毒内蕴肠腑可致腹泻便溏或便干难解；水毒内留，上蒙清窍则神识不清，甚则昏迷震颤；肾气衰竭，气化受阻，水道不行，水毒不能排泄，致水肿少尿或无尿，甚则出现风阳上扰，心气衰竭等危险证候。邹云翔教授在1955年出版的《中医肾病疗法》中叙述：“慢性肾脏病最危险的时候就是尿毒症，头痛，神志昏迷，鼻衄，恶心，呕吐，小溲特少，或竟全无，滴沥不下，口有尿味上喷。肾功能极度减退，氮质潴留，未能排泄之故，伴有高血压症”。

邹云翔教授认为，肾病日久，气血阴阳虚惫，肺脾心肝等内脏功能亦为之虚损，故在治疗中强调维护肾气和其他内脏功能，切切不可用克伐之品而损阴伤阳，促使肾及其他内脏功能的进一步衰竭。在诸多病案的治验中皆可看出，治疗上处处强调维护肾气，以求增一分元阳、复一分真阴的重要性。

2. 重视脾胃调理，以固后天之本 慢性肾衰竭虽病本在肾，但由于脾胃与肾密切相关，以及其主要兼夹证湿浊多导致脾胃升降失调，故常表现为纳差、恶心、呕吐、腹泻等中焦病变。曾有人统计，慢性肾衰竭出现脾胃功能紊乱者可达90%，而消化系统症状的轻重与肾功能损伤程度及尿素氮数值的高低变化基本上一致。邹老认为，湿浊是慢性肾衰竭的主要病机，又是加重其病变的病理因素，而脾胃功能盛衰则为病变进退之枢机。“诸湿肿满，皆属于脾”，人以胃气为本，脾胃的强弱决定了疾病的发生、发展及预后。此外，益气补血、滋肾养阴之品大多滋腻助湿，脾胃之气不旺则虚不受补，脾胃之气充足，则生化有源。临床除强调维护肾气外，还非常重视保护胃气，以后天脾胃充养先天之肾，反对使用败伤胃气之方药。

3. 用药途径多样，需综合治疗 慢性肾衰竭是多种慢性肾脏疾病末期出现的肾元衰竭、湿毒潴留、虚实错杂的病证。治则虽不离扶正祛邪，但仍需根据正虚邪实的孰轻孰重而各有侧重。邹老在临证中总结出口服、静脉滴注、灌肠，以及配合药浴等多途径的综合治疗方法，临床疗效明显提高。口服方药以辨证论治立法，病之初以肾气亏虚为主，邪实较轻以扶正为重，兼以渗利泄浊；正虚邪实俱盛，则扶正祛邪并重；标实之证突出，则急则治标，邪不去则正不安，待邪实去再转从扶正祛邪。本虚以脾肾气虚、气阴两虚尤为多见，晚期则常表现为阴阳衰竭。邪实主要有湿浊、湿热、水湿、血瘀等证。早期一般单服中药，中晚期均配合静滴及灌肠，即三联疗法。静滴可用黄芪注射液、脉络宁注射液每2周为一疗程，可持续1~2个疗程，每疗程结束后休息3~5天，再进行下一疗程。保留灌肠方为生大黄15g，蒲公英20g，生牡蛎30g，六月雪30g，生甘草5g。其中大黄根据患者体质、精神状态及大便次数调整用量，以保持每日大便2~3次为度。保留灌肠时间以30分钟~1小时为宜，每日1次，10~15天为一疗程。每疗程结束后休息3~5天，继续下一疗程，但不宜长久使用。三联疗法采用多途径给药，其疗效通常优于单纯口服方药。此外，药浴也不失为一种较好的辅助方法。药浴方主要成分为附子、桂枝、麻黄、赤芍、地肤子等，将其打成粗末，纱布包裹煎浓液，掺入温水中，患者浸泡其中，使之微微汗出，每日1次，10天为一疗程，可促进湿毒之邪从毛窍排泄。

4. 长于轻药重投，以防伤正　去菀陈莝，开鬼门，洁净府之法虽为治疗水肿的治则，但由于慢性肾衰竭常伴水湿逗留，湿毒蕴盛，利水之法也为常法。邹老认为，慢性肾衰竭病程较久，脾肾俱虚，故利水应防伤正，忌峻猛攻逐利水之品，宜淡渗利水，轻药重投，缓缓图之。切不可攻逐过猛，克伐脾肾之气，甚则可致水、电解质紊乱，加重病情。临证辨治常配合茯苓皮30~50g，车前子(包煎)30g，猪苓20g，冬瓜皮30g，泽泻20g，生薏苡仁15~20g，玉米须30g等淡渗泄浊。此外，对大便秘结者，可配合大黄通腑泄浊，大黄以制者为宜，调整用量宜至每日大便2~2次。制大黄虽泻下力缓，但同样可达促进肠道毒素排泄，改善肾功能的作用。

5. 注重诱发因素，善治其标

(1) *辨治原发疾患*：慢性肾衰竭是由多种慢性肾脏疾患所致，原发病证不同，其病机特点亦各有侧重。邹老认为，临证既要注重辨证，也要结合辨病，如肾小动脉硬化所致慢性肾衰竭。患者多以阴虚阳亢络阻为主要病机，故治疗常配用钩藤、天麻、制何首乌、枸杞子、潼蒺藜、杜仲、怀牛膝、夏枯草、制豨莶、石决明、牡蛎、牡丹皮、丹参、川芎以滋肾平肝和络。糖尿病肾病所致者，既属“消渴”，又属“水肿”。《诸病源候论》指出，消渴“其久病变，或发痈疽，或成水疾”，故肾衰竭多见于“消渴”的气阴两虚，瘀血内阻，治疗用生黄芪、太子参、生地、枸杞子、牡丹皮、丹参、赤芍、泽泻、泽兰、茯苓皮、猪苓、生薏苡仁、车前子、鬼箭羽、桃仁、红花、天花粉、地锦草等。久治少效或尿蛋白明显者，可加用地龙、僵蚕、水蛭等虫类活血和络药物。狼疮性肾炎所致慢性肾衰竭常伴阴虚热盛，故应配合养阴清热、凉血解毒之品，如生地、枸杞子、牡丹皮、赤芍、白花蛇舌草、蛇莓、半枝莲、鸡血藤、地龙等。此外，慢性肾盂肾炎所致者，应结合清利湿热；多囊肾所致者，应注重活血清利，伴肝功能异常者配合养肝清利。积极治疗原发病。慢性肾衰患者其原发病因不同，有些疾患其原发病发作是加速肾损害的主要因素。如狼疮性肾炎的发作加重，尿路结石阻塞输尿管加重尿路梗阻均可导致肾损害加重，这些均为原发病因加速肾衰进展，故积极治疗原发病，消除原发病影响，可延缓肾衰进展。

(2) 去除诱发因素：感受外邪、肺卫失和是导致慢性肾衰竭病情进展的主要因素之一。患者原本脾肾亏虚，素体卫外失固，而肺卫受邪，失于通调水道，则促使脾肾之气更为虚损，蒸腾气化及转输敷布失职，水邪湿浊更为肆虐，使邪愈实而正益衰。感受外邪，肺卫失和，患者常可见到咽喉红肿疼痛，咽痒而干。扁桃体肿大或伴发热、咳嗽。邹教授认为此乃风邪热毒蕴结咽喉，不可忽视。重者先祛邪，后扶正，方药专以清肺利咽，缓图治肾；轻则扶正化湿，兼以利咽祛邪。常选用玄麦甘桔汤及银翘散加减，药用金银花、连翘、玄参、麦冬、桔梗、射干、牛蒡子、重楼、蝉蜕、制僵蚕、芦根、生甘草。如肺经热盛者，加用桑白皮、炒黄芩、炒栀子。如为慢性咽炎，咽喉久痛隐隐，则用金银花、南沙参、生甘草、胖大海泡茶频频饮用，咽喉局部可喷以西瓜霜或锡类散。呼吸道、泌尿道、肠道的感染是慢性肾衰竭的常见加重因素，应用西药抗感染治疗可快速控制感染，但在临床应用中须防抗菌药物的肾毒性损害。高血压、心力衰竭也是慢性肾衰的主要加重因素，西药降压药物在快速、有效控制血压方面较中药明显，而强心、扩血管药物纠正心衰效果相当显著。对慢性肾衰存在诱发、可逆因素的患者，积极治疗加重因素，有利于延缓肾衰竭的进展。

6. 强调维护肾气，平补平泻 慢性肾衰既要补益，又要祛邪。因其病机是肾元衰竭，气、血、阴、阳不足，虚弱劳损，故在治疗中强调维护肾气，即“保肾元”，以求增一分元阳、复一分真阴。邹燕勤教授治疗慢性肾衰竭在继承其父邹云翔教授的学术思想与经验的基础上进一步发挥，其补益肾元之品不用峻补用平补。根据《灵枢·始生》所言“阴阳俱不足，补阳则阴竭，泻阴则阳脱，如是者，可将以甘药，不可饮以至剂”，以及王肯堂《证治准绳·关格》中指出“治主当缓”之述，辨证中不妄投辛热、苦寒、阴凝之品，防温燥伤阴，寒凉遏阳，滋腻湿滞。而以甘平之剂为主，补而不滞，滋肾不腻，温而不燥，缓缓图治而获良好疗效。认为平补肾元最优配伍的药物是何首乌与菟丝子，何首乌为甘、微温之品，是平补阴血，滋养肝肾，收敛精气的良药，有阴中化阳之效。李时珍《本草纲目》云其“不寒不燥，功居地黄之上”；张山雷《本草正义》云其“具有阴阳平秘作用，非如地黄之偏于阴凝可比”。菟丝子亦属甘平之品，具补肾益精之效。倪朱谟《本草汇言》云其“补而不峻，温而不燥”，张山雷《本草正义》云其“善滋阴液而又敷布阳和，流通百脉”。故菟丝子阴阳并补而偏于温阳，药性平和，温而不燥；何首乌、菟丝子二药配伍，可使阴中生阳，阳中生阴，阴阳生化无穷而起平调阴阳、补益肾元之功，她在临床中应用平补之法得心应手，症状很快改善而提高肾功能。

由本虚而产生的病理产物即浊毒潴留体内为实邪，治疗则要祛邪解毒。正如李时珍所谓“用补药必兼泻邪，邪去则补药得也，一辟一关，此乃玄妙”。祛邪常用攻法，而攻邪也有猛攻、缓泻之别。我们祛邪主张缓攻，治疗中不妄投辛热、苦寒、阴凝之品，防温燥伤阴，寒凉遏阳，损伤正气，以甘平之剂缓缓图治，从而达到延缓慢性肾衰进展速度的目的。从20世纪50年代以来就袭用的保肾甲丸、保肾乙丸，至90年代用保肾汤、保肾片的配伍原则，都是以“平”为上的原则组方。补气少用人参，滋肾少用龟、鳖，温肾少用附、桂，补气不滞，滋肾不腻，温阳不燥。补益肾元之品是选用滋阴而助阳，益阳而育阴之品，达平补肾元之目的。对于祛邪，亦不用峻猛攻逐之品，如利水不用甘遂、大戟等品而用补气利水、健脾利水、淡渗利水之品。解毒少用生大黄，以适量制大黄配伍，不做君药，以佐药置之，并用多种泄浊法则，祛邪而不伤正气。

7. 泄浊和络，贯穿始终

（1）通下泄浊：湿浊是慢性肾衰的主要邪实因素，通下泄浊，排除浊邪是中医药治疗慢性肾衰竭的常用方法。在通下泄浊药中，以大黄应用于慢性肾衰竭的治疗最早，并且研究成果最多。早在20世纪50年代，邹云翔教授就首先应用生大黄抢救尿毒症。大黄不仅通过泻下，减轻氮质潴留，延缓肾衰进展，并能改善患者的氨基酸代谢及营养状况。实验显示，大黄可减轻大鼠肾脏基质堆积，调节肾小球纤维连接蛋白及肿瘤坏死因子，从而减轻肾纤维化。

（2）活血化瘀：慢性肾衰竭存在的肾小球硬化及间质纤维化，以及存在的高凝状态及微血栓形成，从微观辨证来说均与中医的瘀血有关。而对部分活血化瘀药物，如川芎、丹参、水蛭、三七等的临床及动物实验研究已证实，活血化瘀不仅可改善血液流变学及高凝状态，丹参可抑制肾成纤维细胞的增殖，减轻间质纤维化，而三七总苷可调节肾间质细胞凋亡，从分子生物学角度证实了中药活血化瘀延缓慢性肾衰作用的机理。

8. 突出辨证论治，整体微调 慢性肾衰竭特别是发展至晚期临床所出现的涉及多脏器、多系统损伤的综合征，病情复杂变化多端，临床难以用一种治法、一种药物治疗，而多种药物的叠加治疗又易加重肾脏负担，以辨证论治为主，进行整体微调治疗。临床根据医师的经验有突出正虚辨证，有突出邪实辨证，有以阴阳辨证为主，有以脏腑辨证为主，有根据肾功能、尿量辨证，有根据升降失衡辨证，有根据病邪盛衰、病情轻重分阶段辨证，有根据原发病辨证，有根据实验室指标辨证，最多见的是根据慢性肾衰竭的常见病机从正虚邪实辨证。如脾肾气虚、湿浊内蕴证候与脾肾气阴两虚，瘀浊蕴结证候是临床常见的本虚标实证候，治疗效果甚好。

尿毒症病情复杂多变，邹云翔常强调治疗中要重视辨证施治，整体治疗，但不要见肾只知治肾，应治肾而不泥于肾。若以阴阳气血虚损症状明显，根据阴阳互根、气血相关、脏腑之间相互制约和依存等关系，注意运用补益气血，调摄阴阳，肺脾肾心肝并治等法，获得效验。如有出血，可用健脾统血、补气摄血、滋阴清热、温经摄血、补肾固摄等法，如出血量多虚脱衰竭者，可用回阳救逆等法。

9. 改善症状，提高生存质量 中医药不仅在慢性肾衰竭早、中期有改善临床症状的作用，即使在慢性肾衰竭晚期及透析阶段，中医仍可发挥一定的作用。我们曾对60例患者进行一年以上的追踪观察，发现中医药治疗对慢性肾衰竭患者症状改善，回归社会，参加轻工作或半日工作人数明显增多，并且可增加血清白蛋白，改善贫血，提高生存质量。

10. 注意摄生保健 对尿毒症患者，应重视摄生保健，除常规饮食等摄生保健外，邹云翔对以下几点尤为注意：①饮食上忌生冷寒凉之物、过酸过咸过腻之品，以及伤胃败肾之味；②避风寒暑湿外袭，适应季节变化，防止外感疾病；③保持心情愉快，正确对待疾病；④严禁房事，防伤败已亏之肾气；⑤对能活动者，应适当注意活动。

【验案举例】

1. 慢性肾衰竭属脾肾气虚，湿瘀互阻证（邹云翔主诊）

王某，女，44岁。初诊日期：1970年2月14日。

患者于1966年起罹有浮肿，并觉头昏，视力模糊，未被重视。延至1969年初，又患尿频尿急，半年内反复发作，使病情加重，周身乏力，呕恶少食，头昏头晕，面目、四肢浮肿。至1969年6月29日入住某医院诊治。经检查，血非蛋白氮175.6mmol/L，二氧化碳结合力13.6mmol/L，血清钾3.3mmol/L，血清钠141.3mmol/L，氯化物112.8mmol/L。血常规检查：红细胞1.86×10^{12}/L，血红蛋白65g/L，白细胞6.5×10^{9}/L，中性粒细胞69%，嗜酸性粒细胞3%，淋巴细胞28%。尿稀释浓缩试验示肾功能很差。中段尿培养有大肠杆菌生长，酚红排泄试验为零。诊断为尿毒症。经中西医结合治疗，未能获效，病情危重，遂请邹老予通信治疗。邹老感其情意弥笃，勉予一方，药后较合，病情略有缓解，并于1970年2月14日专程由武汉来宁请邹老诊治。

治疗经过：来诊时头晕呕恶，精神萎靡，体倦无力，腰痛腿软，经闭已一年，苔白质淡，脉象细弦，面色萎黄兼灰滞，皮肤与指甲白而无华，发白，皮肤干燥失润，瞳孔圆形等大，对光反应良好，眼科检查为高血压眼底。已摄肾区平片，未见阳性结石影及其他异常。查心电图为窦性心律不齐，测血压130/90mmHg，前后已查四次酚红排泄试验皆为零。血非蛋白氮53.5mmol/L，二氧化碳结合力13.2mmol/L。尿检：蛋白少许，白细胞少许。放射性同位素检查报告两侧肾功能曲线低平，基本为无功能型。邹老认为患者系肾劳重症，阴阳气血皆已虚极，五脏六腑尤以脾肾功能衰败为甚。脾不能输精，肾不能作强，水、痰、瘀、毒稽留，蓄积成患。病本属虚，治当补益。然用补剂，须藉胃气敷布，故治以顾护胃气为先，暂从健脾和胃、益气助运为主，兼以补肾和络，俾得脾气健旺，肾气自充。

处方：炒潞党参24g，枸杞子15g，炒当归8g，炒白芍12g，炒川连2.4g，肉桂粉（冲入）1.8g，麦门冬12g，炒川断肉12g，新会皮9g，炒玉竹9g，紫河车3g，焦薏苡仁9g，小红枣（切开）5个，益母膏（冲入）半匙。

2月17日入住某医院，继服邹老中药为主治疗，病房给予化验检查并对症处理。上方服5剂后，仍不时泛恶，踵上法予以平胃和降之品。

处方1：旋覆花（包煎）6g，煅赭石9g，法半夏6g，炒陈皮6g，炒潞党参15g，枸杞子12g，石打穿18g，炒当归9g，炒白芍9g，炒川连2.4g，肉桂粉（冲入）1.8g，北沙参9g，益母膏半匙（冲入）。

处方2：炒陈皮3g，炒薏苡仁3g，炒玉竹3g，代茶饮。

3剂后，泛恶轻减，腰酸，肝区疼痛。复查血非蛋白氮51.4mmol/L，二氧化碳结合力17.1mmol/L，血压偏高，脉细，苔白舌淡。续进健脾和胃，补肾平肝方。药后呕恶止，胃纳增，自觉症状减轻。复查酚红排泄试验升至3.5%。至3月下旬，血非蛋白氮下降至33.2mmol/L；4月胃气渐振，日进六七两，病有好转。从健脾补肾，滋阴助阳，并佐活血化瘀之品调治其本。

处方：潞党参18g，枸杞子12g，炒当归12g，法半夏9g，炒陈皮9g，炒桃仁(杵)4.5g，炒红花9g，活磁石(先煎)12g，骨碎补9g，制狗脊12g，肉桂粉(冲入)1.2g，炒川连1.8g，真阿胶(烊化冲入)3g。

5月29日复查血非蛋白氮为21.4mmol/L，二氧化碳结合力为16.2mmol/L。4月和7月复查酚红排泄试验均为2.5%，8月出院。住院期间的对症处理中，曾用过维生素 B_1、维生素C；用苏打片纠正酸中毒、用索密痛止关节疼痛等。出院后专服上方中药。

1970年9月4日出现浮肿，尤以下肢为甚，用补气利尿、健脾渗湿、益肾和络方治疗。

处方：生黄芪24g，防风3g，防已3g，西当归9g，大白芍9g，单桃仁9g，杜红花9g，云茯苓18g，川断肉12g，法半夏6g，新会皮6g，漏芦4.5g。

10天后肿消。

1970年8月至1975年冬，患者来邹老处门诊，情绪乐观，诉说每日服用中药从不间断，病情一直较稳定，在亲戚家能做些轻微家务劳动。1972年春，能爬山登高数百级。这阶段的治疗大法是补益脾肾，活血化瘀，气血阴阳并调。

处方：绵黄芪15g，潞党参12g，全当归9g，枸杞子15g，小川芎4.5g，杜红花9g，怀牛膝9g，炒杜仲9g，骨碎补9g，十大功劳叶15g，云茯苓12g，川石斛12g，制首乌12g，真阿胶(烊化冲入)3g。

咽痛酌加玉蝴蝶3g，玉桔梗6g，北沙参15g，胖大海3个；骨骼疼痛、牙痛酌加磁石30g，补骨脂9g，骨碎补9g；便干酌加淡苁蓉9g，锁阳9g，黑芝麻12g，肥玉竹9g；冬季酌加紫河车3g，鹿角片15g，冬虫夏草6g，有时加入参须。

冬季入九后，以上方加减后的10倍量，并加入人参粉30～60g，制成膏滋，每日2次，每次一匙，开水冲服。

1975年冬返乡后，信札往来，治疗基本同上，病情一直稳定，能下床活动，做些摘菜等轻微家务劳动。多年背部无汗于1976年夏季得到恢复，饮食日进四五两。1976年9月，证情出现反复，恶心呕吐不欲食，查血非蛋白氮74.2mmol/L，二氧化碳结合力13.9mmol/L，输液一次，仍坚持服用中药而渐平稳。

1976年10月18日来宁住某院，行左眼白内障囊内摘除术，术中顺利。术后查血非蛋白氮39.2mmol/L，出现尿少，仍服邹老中药，西药使用呋塞米，证情改善。术后一周拆球结膜缝线，眼科情况尚好，于11月2日输新鲜血200ml，11月4日出院后，继续服用阴阳气血、肺脾肾肝并调之复方。

处方：炙黄芪30g，潞党参15g，连皮苓30g，生炒薏苡仁(先煎)30g，枸杞子12g，杭菊花(后下)4.5g，活磁石(先煎)30g，法半夏6g，新会皮6g，南沙参12g，姜竹茹9g，炒山药9g，冬瓜仁 9g，香谷芽 15g，淫羊藿 30g，西当归 9g，杭白芍 12g，补骨脂 9g，骨碎补 9g。

药后一般情况好，11 月中旬查血非蛋白氮 29.9mmol/L，二氧化碳结合力 13mmol/L。11 月下旬返乡，在家能看电视，做轻微劳动。1977 年 6 月复查，红细胞 1.6×10^{2}/L，血红蛋白 40g/L，血非蛋白氮 53.5mmol/L，二氧化碳结合力 15mmol/L，尿检蛋白（+）。同年 11 月来宁复诊，查红细胞 1.56×10^{12}/L，血红蛋白 36g/L，血非蛋白氮 49.5mmol/L，二氧化碳结合力 9.1mmol/L。邹老仍给予原方调理，西医予小剂量输新鲜血 2 次，当即返里。据其亲戚云，1978 年初，因洗澡受凉，外感高烧神躁，在当地用镇静剂后未再醒来。

按语：患者原系慢性肾炎，未能得到及时治疗。肾虚之体，继后复罹肾盂肾炎，又失治，以致病情日益加重，肾脏功能急剧下降，阴阳气血并损，五脏六腑功能严重衰退，西医诊断为尿毒症晚期，邹老认为属于肾劳范畴。本例血非蛋白氮高至 171mmol/L 以上，酚红排泄试验多次为零，放射性同位素示两肾基本无功能的晚期尿毒症何以能存活？我们的体会是：

①重视调理脾胃。邹老经常说：百病以胃气为本，因为脾胃为后天之本，生化之源。脾胃之强弱，关系肾脏功能之盛衰。古人说“得谷者昌”，盖能多进饮食，自能化生气血精微，虽有邪毒，莫之能害。且治病必资药力，而载药力者，非胃气不行，是以百病以胃气为本。本例在整个治疗过程中，紧紧抓住调理脾胃，使中土健旺，肾气充沛，此为存活 8 年的重要因素之一。

②治病必求于本。邹老尝根据《内经》说“治病必求于本，本者致病之由也”。张景岳说：“凡治病者，在必求于本，或本于阴，或本于阳，求得其本，然后可以施治……未有不明阴阳而能知疾病者。”肾为水火之脏，五脏六腑之精藏于此，气化于此，精即阴中之水也，气即阴中之火也，故肾之水火，为诸脏腑之化源。明·虞搏《医学正传》说：“肾元盛则寿延，肾元衰则寿夭。”本例肾劳重病，肾之元阴元阳两衰是病之源，在整个治疗过程中，邹老着眼于整体，强调调摄其阴阳，使其阴阳保持相对平衡。邹老还根据《内经》“阴平阳秘”，可以髓满骨坚，方中应用填髓坚骨之品，使病者得以维持下去。说明救得一分元阳，长一分真阴，生命即可延续，正如程杏轩《医述》中引《道经》所说：“分阴未尽，则不仙；分阳未尽，则不死。”

③强调摄生保健。邹老在临床实践中，极为重视摄生保健，要求病者三分吃药，七分调理。首先是做好病者的思想工作，正确对待疾病，强调“内因”在治疗中的作用，认为“静则神藏，躁则消亡”、“肾在志为恐，恐伤肾”（《内经·阴阳应象大论》）。该患者斗志顽强不懈，家庭和谐，积极配合，坚信中医，为长期中医药治疗创造了极好的条件。其次是要求在饮食方面积极配合，认为《谦斋医学丛书·言医》所说的“长年病与老年患者，主要在保全胃气，保全胃气在食不在药”是很有道理的。病者能遵照邹老提出的食养疗法的要求，尽量进食对治疗疾病有益的食物。第三，根据《内经·宣明五气》篇“久卧伤气，久坐伤肉”之训，积极鼓励病者在体力允许的前提下，稍微活动或做些轻微劳动，以促进体内新陈代谢。在治疗过程中，患者之非蛋白氮曾下降至接近正常，酚红排泄

试验和二氧化碳结合力皆曾有所上升，自觉症状改善，说明通过中医整体的辨证施治，被损害之肾功能是可以有所逆转的，保护其残存肾单位，延缓其肾衰的进程也是可能的。

2. 慢性肾衰竭属肝肾阴虚证（邹云翔主诊）

赵某，男，38岁。初诊日期：1966年9月16日。

患者于1958年因浮肿乏力，尿检异常，某医院诊断为慢性肾炎，经治疗病情稳定。1966年5月下旬，恶寒头痛，气短乏力，眼睑浮肿，腹胀便稀，日行五六次，无脓血及黏液，继则呕吐，而于5月25日住入某医院。经检查，腹部有移动性浊音；尿检：蛋白（++），白细胞0~1/HP，颗粒管型0~3/HP，尿浓缩稀释试验，夜尿总量1400ml，比重1.009，血非蛋白氮51.8mmol/L，二氧化碳结合力14.7mmol/L，血钾4.28mmol/L，钠102.6mmol/L，氯化物106mmol/L。诊断为慢性肾炎、早期尿毒症。经西医治疗，病情有所好转，于1966年7月1日出院。9月16日，单位医务室医师陪扶至邹老处治疗。头昏乏力，腰府酸痛，苔色淡嫩，脉象细弦。血压170/100mmHg，尿检仍有蛋白、管型、红细胞、白细胞等。证属肾劳，气血不足，肝肾两虚，治当兼顾。

处方：潼沙苑9g，白蒺藜9g，枸杞子12g，煅磁石（先煎）18g，怀牛膝5g，西当归9g，绵黄芪9g，潞党参9g，炒红花5g，金狗脊9g，核桃仁9g，炒菟丝子12g，南沙参9g，海蛤壳（先煎）9g。

药后精神渐渐好转，至10月，尿常规检查阴性。时觉腹胀，吃凉性食物后腹胀明显，甚则腹泻，脾肾阳虚之征，以原方加胡芦巴、紫河车、佛手片后腹胀减轻，然头昏腰酸仍作。1967年4月加服药酒方：

处方：制狗脊15g，炒巴戟天15g，怀牛膝15g，川断肉15g，西当归24g，麦门冬12g，潞党参15g，大熟地9g，炒红花9g，小红枣（切开）7个，陈橘皮9g，生薏苡仁9g。

用优质黄酒两斤半，浸一周后服用。

服药酒后头昏好转，但停药后即发。配合煎剂持续服用。

1967年5月中旬，又纳少，便稀不能成形，矢气频转，从扶脾升阳、芳香化湿法治疗。处方如下：

处方：午时茶3g，炒山药12g，炒扁豆12g，炒党参9g，云茯苓9g，焦六曲9g，干荷叶9g，藿香正气丸（吞服）5g。

药后胃纳好转，大便成形，又继服补益肝肾原方。于1967年上班，参加轻工作。1969年8月复查血非蛋白氮27.5mmol/L，二氧化碳结合力24.3mmol/L。1970年起参加重体力劳动。

1971年6月23日，因工作忙累而致腰酸头昏，口干便难，肢麻抽搐。尿检：蛋白（++），红细胞（+++），脉细缓，血压110/90mmHg。仍从补益肝脾肾入手，服用汤剂、药酒。

汤剂方：炙黄芪18g，潞党参18g，枸杞子15g，川石斛12g，功劳叶15g，怀牛膝9g，活磁石（先煎）9g，佛手片9g，杭白芍12g，炒山药12g，二至丸（包煎）9g。

药酒方：制狗脊 18g，巴戟天 18g，制首乌 30g，枸杞子 46g，大熟地 24g，潞党参 30g，潼沙苑 30g，怀牛膝 30g，川断肉 30g，杭白芍 15g，炒川连 9g，黑玄参 24g，肉桂心 0.9g，炒杜仲 24g，西当归 18g，黄酒 3 斤，浸一周后服用。

上药服至 1971 年 7 月初，头晕、肢麻、抽搐等症均好转，服至 7 月底，尿常规检查阴性，肾病已达临床治愈，证情稳定而停服中药。1977 年 8 月，患者来本院复查，自觉无不适感，体力充沛，能参加重体力劳动，已长期不服任何药物。观其面色红润，复查血尿素氮 6.4mmol/L，肌酐正常，二氧化碳结合力 36.3mmol/L，血浆白蛋白 46g/L，球蛋白 30g/L，胆固醇 6.6mmol/L。

按语：本例肾劳，气血阴阳俱虚，脾肾功能衰退，木失涵养，肝阳上亢，故用气血双补，阴阳平调，健脾益肾以养肝木。必须坚持长期用药，方能获得如此效果。

邹老用药酒方治疗肾功能不全大多有效。或问，治疗某些肾劳何以要用药酒而不用丸、散、膏、丹呢？丸、散、膏、丹亦属常用之剂，肾功能不全症见血脉不和，肾络不通，邪气蕴结，腰府酸痛，血压升高者，用调补之剂，和血通络之品，黄酒浸渍，去渣取汁服用，其效较之丸散膏丹为佳。盖酒能行药性之滞，通邪气之结，逐隧道之涩，和血脉之壅。药酒尚有能长久保存，服用方便，患者易于接受等优点。

药酒制法有两种：①将药料浸渍酒内，密封，经过一定时间（夏天一周，冬季适当延长），去滓应用；②将药料浸酒中，置瓦罐中隔水加热，至酒沸腾，然后连滓入缸内，趁热密封，静置一定时间，去滓澄清收贮备用。

3. 慢性肾衰竭属阴阳两虚证（邹云翔主诊）

孙某，女，38 岁。初诊日期：1976 年 7 月 13 日。

患慢性肾炎已八年，水肿反复不已，经治疗肿退。1976 年 3 月份，因家务劳累后，出现尿频、尿急，呕恶不能食，面、肢浮肿，高热 38.5℃～40.2℃。在某医院就诊，查血非蛋白氮 68.5mmol/L，二氧化碳结合力 13.5mmol/L，血化验红细胞 1.4×10^{12}/L，血红蛋白 55g/L，尿检蛋白（+++），红细胞（+），白细胞少许。X 线胸透：左侧胸腔有少量积液。诊断为慢性肾炎、尿毒症；发热待查。于 1976 午 3 月 12 日住院。入院后，每毫升中段尿培养有大肠杆菌 20 万以上，经用西药抗感染，纠正酸中毒、电解质紊乱等治疗后，体温下降，胸水消失。但肾功能不能恢复，于 7 月份出院。7 月 13 日至邹老处诊治。神倦乏力，形瘦纳少，面黄少华，脉细弱，苔白质淡。查血尿素氮 23.4mmol/L，二氧化碳结合力 13mmol/L，酚红排泄试验 16%，肾图曲线示两肾无功能，血常规红细胞 1.75×10^{12}/L，血红蛋白 65g/L，尿检蛋白（+），查心电图尚属正常。肾气虚衰，阴阳气血皆已虚损，治从整体调理。

处方：十全大补丸（包煎）18g，全鹿丸（包煎）12g，酒炒杜仲 12g，冬虫夏草 9g，淫羊藿 30g，炒山药 12g，活磁石（先煎）30g，枸杞子 12g，西当归 9g，生薏苡仁 9g。

服药 10 剂后，胃纳增加，症状减轻，精神好转，继续服用上方直至 9 月下旬，病情稳定，自觉无明显不适时停服汤剂。

1977年5月31日，因下肢踝关节处浮肿而复诊，仍给予1976年原方，服后浮肿渐消，月余后停药。9月份因感冒而致胃纳减少，恶心欲泛，感冒愈后，症状未改善，于9月14日又来复诊。胃气虚弱，升降失司。治从补气健脾，和胃助运。

处方：法半夏6g，陈橘皮6g，焦谷芽5g，麦芽5g，姜竹茹9g，淡干姜3g，小红枣(切开)5个，自加饭锅巴一块同煎。

服用5剂后，胃纳增加，日进半斤以上，仍以补益阴阳气血，肺脾肾同治复方治本。

处方：十全大补丸(包煎)18g，全鹿丸(包煎)9g，酒炒杜仲12g，冬虫夏草9g，炒山药15g，淫羊藿30g，活磁石9g，制苍术3g，生薏苡仁5g，炒薏苡仁5g，枸杞子12g，真阿胶(烊化冲入)5g。

1978年3月24日，因高烧（体温39.2℃）、抽搐、面肢发麻、全身无力而住某医院治疗。查血白细胞14.2×10^{9}/L，中性80%，淋巴13%。红细胞1.58×10^{12}/L，血红蛋白30g/L；血压110/60mmHg；查血非蛋白氮、肌酐尚正常；尿检：蛋白（++），红细胞1~2/HP，管型0~1/HP。用青霉素、链霉素肌内注射，并用四环素等，一天后体温即下降。退烧后第三天，输血200ml（血已置冰箱13天）。输血后血非蛋白氮上升至42.8mmol/L，肌酐212.2μmol/L，二氧化碳结合力13.9mmol/L；至5月，血非蛋白氮仍不降（42.8mmol/L），贫血严重，于6月1日又至邹老处就诊。眼睑微肿，足踝关节部浮肿，按之凹陷，经行期浮肿明显，昨日经潮，量一般，口干欲饮，脉细弱，苔薄白，舌质淡。血压90/50mmHg。仍宗气血阴阳、肺脾肾调治法。

处方：炙黄芪20g，潞党参18g，川石斛15g，炒山药18g，云茯苓20g，生薏苡仁9g，炒当归9g，杭白芍12g，枸杞子15g，煅磁石(先煎)30g，骨碎补9g，清阿胶(烊化冲入)3g，全鹿丸(包煎)9g，净芡实9g，冬虫夏草3g，炒红花3g，小红枣(切开)5个。

药后精神好转，肾功能改善，能做轻微家务劳动。至6月下旬复查血非蛋白氮30mmol/L，二氧化碳结合力21mmol/L。仍以原方加减续进，病势稳定。8月份继续来院看病，自觉无特殊不适。10月复诊时，血非蛋白氮18.6mmol/L，血红蛋白40g/L。

按语：患者系慢性肾炎肾病型，水肿反复消长，遂成虚损之体，且又并发肾盂肾炎、肾功能严重受损而致阴阳气血、肺脾肾俱衰。本案从虚劳治，坚持调摄阴阳，补益气血，肺脾肾同调复方，从本图治，病情稳定。

4. 慢性肾衰竭属湿瘀互阻证（邹云翔主诊）

史某，男，41岁。初诊日期：1970年9月22日。

患者于1963年曾患浮肿，经治而退。此后，经常面目下肢轻度浮肿，未能及时治疗。1970年5月，因工作劳累，感冒后浮肿加重，遍及全身，尿量减少，咳嗽、恶心纳差。尿检蛋白（+++），颗粒管型（+），红细胞1~2/HP。5月25日收住入某医院。入院后尿检：蛋白（+++），白细胞（+++），颗粒管型（+++），血非蛋白氮52.8mmol/L，二氧化碳结合力17.1mmol/L，胆固醇5.7mmol/L，诊断为慢性肾炎、尿毒症。中药使用疏风宣肺行水、温阳行气利水、和中化湿降逆等法，西药使用激素、利尿剂、脱水剂。

在使用激素、利尿剂和脱水剂时，尿量可以增加，浮肿减退，但停药后又复如故。至9月22日邹老诊治时，患者一身悉肿，以腹部和下肢为甚，腹围82cm。尿量每日400～500ml，恶心呕吐。用补气益肾、扶脾养血、和瘀利水之品。

处方：防风9g，防己9g，绵黄芪24g，制半夏6g，陈橘皮6g，茯苓皮24g，枸杞子12g，西当归9g，杭白芍9g，单桃仁12g，杜红花9g，车前子(包煎)30g。

药后尿量逐渐增加，至10月1日尿量增加到2000ml/24h，浮肿渐退，恶心呕吐停止，尿检结果也好转。至10月5日，浮肿完全消退，尿检蛋白少许。10月29日尿检蛋白微量，上皮细胞少许，证情稳定。10月30日邹老诊治时，将原方行水之品删去，加血肉有情之味，补气强肾，养血健脾，佐以和瘀。

处方：绵黄芪18g，法半夏6g，陈橘皮6g，云茯苓18g，枸杞子12g，河车片(吞服)8g，北秫米(包煎)15g，西当归9g，杭白芍9g，桃仁泥12g，潞党参12g，炙内金9g。

药后证情稳定，以原方加减服至12月份，尿检已近正常。至1971年2月，尿检蛋白微量，血非蛋白氮24.3mmol/L，二氧化碳结合力27.2mmol/L，胆固醇47.4mmol/L，酚红排泄试验30%（2小时），病已显著好转，与2月19日出院休养。出院后，活动较多，觉腰酸，纳谷有所减少，来门诊时，邹老仍用健脾补肾，活血和瘀剂。

处方：炒党参12g，法半夏6g，炒陈皮9g，枸杞子12g，杜红花9g，云茯苓12g，制仙茅12g，焦六曲9g，炒山药9g，小红枣(切开)5个。

药后自觉症状消失，但1971年3月底复查血非蛋白氮37.1mmol/L，二氧化碳结合力16.1mmol/L，尿检正常。遂以原方加温肾助阳之品，如骨碎补、淡附片、干紫河车、制狗脊之类选择运用，肾功能逐渐改善。4月中旬查血非蛋白氮34.3mmol/L，二氧化碳结合力24.8mmol/L。5月26日复查酚红排泄试验50%（2小时），体力也渐渐恢复，至1972年上班工作。以后，继续服药至1973年底，疗效已巩固而停药。1978年春陪同小孩来院看病时，身体健康，全天上班，工作虽忙，但病从未反复过。2001年曾电话联系，自述肾病稳定未发，有冠心病在治疗中。

按语：利尿剂能治疗水肿，但有报道服利尿剂后造成代偿性的钠、水滞留，甚至超过利尿剂的排钠作用，从而加重水肿者。认为某些肾病综合征患者，如长期服用利尿剂时，也可出现类似的现象。本例水肿使用中西药利尿剂和脱水剂近4个月，水肿不减，说明利尿剂非本例所适宜。

邹老强调辨证论治，反对那种见肿即利尿、见热即清热的治症方法。本例脾肾功能衰退致气血两虚是病之本，水湿瘀滞而全身浮肿是病之标。治当益肾扶脾以治本，和瘀行水以治标，标本兼顾。所选之药虽平淡，却能使数月之水肿两旬消尽、氮质血症及酸中毒皆有好转、肾功能得以改善，嗣用调理之方而竟全功。

5. 慢性肾衰竭属气阴两虚证（邹云翔主诊）

王某，女，37岁。初诊日期：1972年6月15日。

发现肾炎3年，近觉浑身无力，胃纳减少，气短而喘，寐差头昏，心烦口干，脉细弦，苔薄白。血非蛋白氮 44.3mmol/L，二氧化碳结合力 14.1mmol/L；血压 120～140/90～100mmHg；尿检：蛋白（＋）～（＋＋）；总胆固醇 6.24mmol/L。证属气阴两虚，水亏木亢。治从补气益肾，滋阴平肝。

处方：炙黄芪 15g，炒潞党 18g，川断肉 12g，川杜仲 9g，制首乌 12g，枸杞子 12g，川石斛 15g，熟枣仁(杵)15g，姜川连 0.9g，玫瑰花(后下)4 朵，黑大枣(切开)5 个。

服药 7 剂后，血压降至正常（120/80mmHg），觉咽痛，鼻有灼热感起泡，夜卧难以入寐，舌尖红。加清热利咽养阴之品，去甘温补气药。

处方：太子参 18g，黑玄参 9g，玉桔梗 3g，麦门冬 9g，杜红花 9g，制首乌 12g，枸杞子 12g，川石斛 12g，熟枣仁(杵)15g，姜川连 0.9g，川断肉 12g，川杜仲 9g。

五剂后寐佳，鼻之灼热起泡之症渐消，精神好转，遂以补气养阴、益肾健脾、活血和络方进治。

处方：绵黄芪 12g，大白术 9g，制首乌 12g，枸杞子 12g，川杜仲 9g，西当归 9g，杭白芍 6g，杜红花 9g，芦苇根(去节)60g，黑大枣(切开)5 个。

治疗中，寐差用过熟枣仁、龙齿、磁石、柏子仁等品；血压高时，加用制豨莶、牛膝、牡蛎、蒺藜等；咽喉痛，加用桔梗；口淡苔腻加用苍术、白术、法半夏、陈皮、茯苓等；经闭，用活血调经之成药益母八珍丸，水剂中加当归、红花。

经上方治疗至 1972 年 7 月，自觉症状皆减，血非蛋白氮降为 38.6mmol/L，肌酐 123.8μmol/L。9 月复查非蛋白氮已正常，尿素氮 5.4mmol/L，肌酐正常，二氧化碳结合力 22.3mmol/L。次年 7 月上班工作。1977 年 9 月复查肌酐 229.8μmol/L，二氧化碳结合力 18mmol/L。1978 年 8 月复查血尿素氮 8.4mmol/L，肌酐正常，二氧化碳结合力 22.5mmol/L。

按语：本例为隐匿性肾炎，肾功能逐渐衰退而终成尿毒症。其临床表现为气阴两虚，水亏木亢。初诊方虽使血压降至正常，但出现咽痛、鼻起泡、夜寐益差、舌尖见红，此滋阴药力尚嫌不足，遂增入玄参、麦冬、桔梗等养阴之品，删去党参、黄芪、大枣等甘温补气助阳之品，阴虚得滋，上述症状得以迅速消失。故第三方再用黄芪、白术、大枣等甚合。由此观之，即使辨证正确，但立法用药欠妥，亦不能取得好的疗效。

6. 慢性肾衰竭属暑热呕吐证（邹云翔主诊）

董某，男，43 岁。初诊日期：1970 年 7 月 16 日。

患者 1970 年 7 月初发热腹泻，日解 20 余次，质稀如水，呈酱油色，稍带黏液，前几年有腰酸乏力病史。这次用抗生素热退，大便次数减少，但又反复呕吐，吐出深咖啡色液体，不欲进食，大便色黑，诊断为上消化道出血，于 7 月 7 日入住某医院。入院后仍呕吐不止，进食即吐，色如咖啡，胃脘部胀痛，面部和四肢轻度浮肿，尿量减少。尿检：蛋白（＋＋＋＋），血非蛋白氮 130.6mmol/L，二氧化碳结合力 19mmol/L，肌酐 1149μmol/L，血钾 1.75mmol/L，钠 142mmol/L，氯化物 107mmol/L。诊断为慢性肾炎尿毒症，尿毒症性胃炎，上消化道出血。采用补液、纠酸、补钾、止血等措施，出血减少，但仍呕吐不能食，于7月16日请邹老会诊。

病始腹泻发热，继则呕逆频仍，今已泻止热退，但恶心呕吐，不思饮食已周余，口渴不欲饮，大便已由酱色转为棕色，精神倦怠，卧床不起，脉细数（96次/分），舌淡绛，血压130/80mmHg。暑热为患，致胃逆呕恶，病势重笃，未可忽视。治当清暑益气，芳香宣浊，和胃降逆。

处方：鲜荷叶9g，广藿梗9g，紫苏叶0.9g，潞党参12g，川石斛12个，姜汁炒川连3g，姜竹茹9g，云茯苓15g，佛手片9g，六一散（包煎）12g，杜红花9g，鲜芦根（去节）30g。

西药继用补液、补钾、补钙等措施治疗。

二诊（7月18日）：前拟清暑益气方，昨日呕吐已减，今欲进食。复查非蛋白氮降为81.4mmol/L，病有转机，仍以原法踵进。

处方：生黄芪12g，潞党参15g，鲜荷叶5g，广藿梗6g，云茯苓15g，川石斛9g，焦白芍9g，炒川连2.4g，扁穞豆衣12g，杜红花9g，鲜芦根（去节）60g。

三诊（7月20日）：食欲略振，已能进些饮食，精神好转，口不渴。血非蛋白氮下降至64.2mmol/L，二氧化碳结合力升为25.5mmol/L，血钾2.9mmol/L。从18日后，停止补液、补钾等措施。食后仍感胃部不适，偶感恶心，脉细数（104次/分），血压140/90mmHg。方拟斟酌前制，以翼续效。

处方：紫苏叶1.5g，炒川连2.4g，姜竹茹12g，鲜荷叶5g，潞党参9g，云茯苓12g，枸杞子9g，肥知母9g，黄柏炭3g，江枳实3g，生玉竹9g。

四诊（7月22日）：泛恶已止，纳食增加，胃气已醒，脘不胀痛，大便色黄，质已成形，小溲通畅，浮肿退，寐不实，脉细数（96次/分），苔色正常。查血钾4.05mmol/L，病情已属稳定。昨日上消化道钡餐透视未见异常。原方有效，再拟化裁前制。

处方：紫苏叶0.9g，姜川连1.8g，潞党参12g，云茯苓12g，鲜荷叶3g，广藿梗5g，生薏苡仁12g，枸杞子12g，炒玉竹5g，炒陈皮3g。

五诊（7月28日）：病情大有好转，自觉不适感消失，食欲佳。查血非蛋白氮55.7mmol/L，酚红排泄试验30%（2小时），血压140/96mmHg。病势已稳定，脾肾两亏，气血两虚。从健脾补肾，补气养血图本治疗。

处方：潞党参12g，云茯苓12g，枸杞子9g，活磁石（先煎）9g，骨碎补9g，西当归9g，杭白芍9g，真阿胶（烊化冲入）3g，熟枣仁（杵）9g，炒玉竹5g，炒陈皮3g。

六诊（8月3日）：胃气振奋，纳谷增加。近日觉胸闷不适，晨起时面部轻度浮肿。血压136/90mmHg；血非蛋白氮已降至21.4mmol/L，肌酐55.6μmol/L；尿检：蛋白（-），上皮细胞0~2/HP，白细胞0~1/HP；肾图示左侧肾功能曲线分泌段正常，排泄段受阻，右侧肾功能曲线分泌段稍有延缓，排泄段部分受阻，摄X线腹部平片，无阳性结石发现。仍宗上法补益治本。

处方：炒潞党12g，炒山药9g，云茯苓9g，炒白术5g，枸杞子9g，西当归9g，杭白芍9g，干河车3g，真黄柏2.4g，肉桂粉（吞服）0.6g，广藿梗3g。

西药自7月18日后仍用苯丙酸诺龙25mg，肌内注射，一周2次；利血平0.25mg，每日3次，间断应用。其他还用过维生素C、复合维生素B。观察至8月6日，证情稳定，血压130/80mmHg，血非蛋白氮19.3mmol/L，尿检正常而出院休养。

七诊（8月21日）：出院后觉气短寐差，又至邹老处门诊，专服中药。方用补气温阳，益肾健脾，和络宁心法巩固疗效。

处方：潞党参12g，肉桂粉0.9g，枸杞子12g，炒山药9g，云茯苓9g，西当归9g，紫丹参9g，合欢皮18g，柏子仁12g，干荷叶5g。

经上方治疗至9月中旬，已无自觉不适之感，尿复查无异常，肾功能正常，血化验红细胞3.6×10^{12}/L，血红蛋白78g/L。至11月11日复诊时，证情稳定，以原意巩固之。

处方：潞党参15g，淡附片3g，枸杞子12g，西当归9g，紫丹参9g，单桃仁（杵）9g，杜红花9g，柏子仁12g，朱茯苓9g，炙远志6g，炙甘草3g。

服至11月底停药，参加车间轻体力劳动。1971年5月复查酚红排泄试验已升至72%（2小时）。

1973年2月，发热后病情反复，腰痛乏力，胸痛心悸。2月22日查血非蛋白氮40.7mmol/L；尿检：白细胞（++），红细胞（+++），血压正常。脉细数（120次/分），苔薄腻。从补气通阳，健脾化湿，活血化瘀，滋阴宁心法治疗。

处方：潞党参24g，薤白头5g，瓜蒌仁9g，制苍术5g，单桃仁9g，杜红花9g，紫丹参9g，朱茯苓9g，二至丸12g，川石斛15g，杭白芍9g，芦苇根（去节）60g。

服药后症状逐渐消失，各项化验亦复正常，至4月份停药，上班工作，但劳动时体力仍差。至1976年后，体力渐渐恢复正常，可参加重体力劳动，1977年全年满勤。1978年5月来院复查，形体发胖，体重由1970年时的90余市斤增加至120市斤，身体壮实，面色红润，实难辨认是数年前患严重肾病的患者，自述胃纳很好，日进一斤二两。自1973年4月停药之后，直至1978年夏季未再服药。1978年6月1日复查，血尿素氮10.4mmol/L，二氧化碳结合力26.1mmol/L，肌酐亦正常，胆固醇6.1mmol/L；血压116/78mmHg；尿检：偶见透明管型。追访8年，肾功能恢复较好，疗效巩固。

按语：此例患者，原系隐匿性肾炎，病前数年觉腰酸乏力，能坚持工作而未予重视。此次患急性菌痢后导致肾病加重，肾衰竭。西医诊断为慢性肾炎尿毒症、尿毒症性胃炎、上消化道出血。中医诊断为暑热呕吐，病势危笃。其治疗过程可分为四个阶段，前两个阶段在医院中西医结合治疗，后两个阶段则单服中药。

第一阶段：西医考虑患者菌痢后又呕吐、呕血，失水失血情况存在，血生化检查氮质血症、酸中毒、电解质紊乱存在，故作出上述诊断，并用补液、止血、纠酸、补钾、促进蛋白质合成等措施治疗。一周后，出血已减少，呕吐仍不止，病势危急。邹老诊视后，分析此症为暑热呕吐，暑气袭人，耗气伤阴，气逆夹内毒上泛，致呕吐不止，胃气大伤。所以治疗从清暑益气、芳香泄浊、和胃降逆着手。方中荷叶为清暑升阳、解毒醒胃、止血消食之品；藿梗芳化宣浊，调中快胃，祛暑醒脾，为暑令要品；苏叶下气宽中，解毒开胃；

姜竹茹、姜川连益胃和降，与补气养阴药同用治标治本。故一剂后呕吐即减，病有转机；二剂后欲饮食，即停用主要西药，以中药清暑醒胃为主调治，并配适合之饮食，使暑热渐清，胃气渐降而趋恢复。

第二阶段：五诊时病情已大有好转，胃气醒，精神佳，血化验非蛋白氮下降至55.7mmol/L，即转治本。因脾肾两亏，气血两虚，故从健脾益肾、调养气血法调治巩固。经治疗，自觉症状消失，脾肾功能改善，阴阳趋向协调，气血得以充养，检查肾功能正常而出院休养。

第三阶段：患者出院后活动量增多，又觉气短、寐差。为巩固疗效，在前阶段治疗的基础上运用补气温阳、益肾健脾、活血化瘀、和络宁心法治疗，并逐步加重活血化瘀的成分，致病体恢复而上班工作。根据邹老经验，肾病标象缓解后，从本治疗，为提高肾功能，补肾中一定要调摄阴阳，以达阳生阴长、阴平阳秘之目的。同时必须健脾，补后天以养先天，并运用补气活血之品，达到提高肾功能之目的。

第四阶段：1973年2月份发热后，病情稍有反复，主症是胸痛心悸，脉细数。血生化检查氮质血症存在。中医辨证为气阳两虚，脾虚湿蕴，心络瘀阻。运用补气通阳、健脾化湿、活血化瘀、滋阴宁心法治疗，辨证得当，用药确切，两个月后病情稳定，能上班工作。

【小结】

1. 慢性肾衰竭，在中医文献中并无此名，我们自邹云翔教授开始，一直名其为“肾劳”。即是指肾元由虚渐损，由衰而竭的进展过程。充分体现邹老“注重肾气”，强调“保肾元”的学术思想。

2. 本病病因多与原发病有关，感受外邪、饮食不当、劳倦过度是常见的病因或诱因，但邹云翔先生早在20世纪50~60年代就十分强调“药毒伤肾”，并认为药毒常常是慢性肾衰竭的诱发及加重因素。我们认为，本病的根本病机是肾元虚衰，湿浊内蕴。本病的辨证分型以本虚证结合标实证，一个本虚证可以兼见1个或数个标实证，能较好地概括临床证候，反映其病理特征和病机规律。

3. 慢性肾衰竭是肾科常见病证，同时也是疑难危重病证。早在20世纪50年代即采用生大黄抢救尿毒症，以后发展为以生大黄为主的复方煎剂保留灌肠治疗慢性肾衰竭。在20世纪80年代开创了保肾甲丸、保肾乙丸及后来的保肾片治疗慢性肾衰竭，取得良好疗效。邹老早就使用冬虫夏草治疗肾衰竭，而经现代医学证实冬虫夏草具有改善肾脏功能，延缓肾衰进展的良好作用。同时，首创中药外敷疗法，开辟了治疗慢性肾衰竭的用药新途径。并首先报道了采用中药辨证方口服、中药针剂静滴、中药保留灌肠的三联综合疗法治疗本病，取得了进一步的疗效。

（孔薇，王钢）

第三节　血液净化治疗后的中医中药使用

慢性肾脏病（chronic kidney disease，CKD）的发病率和患病率在最近十几年明显增加，2003年美国终末期肾病（end stage renal disease，ESRD）年发病率达336人/百万人口，患病率为1403人/百万人口。欧洲发病率稍低，2005年的数据为135人/百万人口，患病率达700人/百万人口左右。美国USRDS在2007年数据显示，在全球范围内，港台地区ESRD发病率最高，每年达404人/百万人口，墨西哥为302人/百万人口。中国大陆地区尚无完整的近期ESRD患病率的相关资料。透析移植登记调查显示，上海地区1999年ESRD发病率为155人/百万人口，而1999年12月31日ESRD的患病率为214人/百万人口。而中国医院协会血液净化管理中心统计，2007年底，27个省和地区ESRD透析患者患病率51.7人/百万人口，2008年ESRD透析患者患病率增加到79.1人/百万人口。而此数据尚未对广大农村及偏远地区ESRD患者的完整统计。

血液净化是ESRD患者的常用方法，其原理是指把患者的血液引出身体外，并通过净化装置，除去其中某些致病物质，净化血液，达到治疗疾病的目的。血液净化包括了血液透析、血液滤过、血液灌流、血浆置换、免疫吸附等。尽管肾移植和腹膜透析已成为成功的肾脏替代治疗方法，但血液透析净化至今仍然是终末期患者应用最多的肾脏替代治疗方法。

血液净化治疗可能发生的并发症常涉及三方面：①与体外循环有关：出血、血肿、首次使用综合征、空气栓塞、血管栓塞、远端肢体缺血、动脉瘤、内毒素血症等。②与血液透析中体内成分剧烈变化有关：透析失衡综合征、低血压、高血压、心律失常、低氧血症等。③与治疗使用的药物有关：药物过敏，肝素引起的出血倾向加重、失血等。此外，还有感染、营养丢失等。血液净化治疗后，中医中药的治疗主要针对其常见并发症，而非针对其肾衰竭。

血液净化治疗后常见并发症有以下几种，分述如下：

一、透析失衡综合征

透析失衡综合征是透析治疗引起的以神经系统症状为主的急性脑病综合征，其发生率为3.4%～20%，目前对其发生机制尚不完全清楚，通常认为其主要与脑水肿有关，主要见于透析前即存有潜在脑水肿危险疾患（如脑外伤、近期脑卒中、恶性高血压等），以及各种原因所致急性或慢性肾衰竭、尿素氮、肌酐指标高，或伴严重酸中毒或电解质紊乱，而需要紧急透析治疗的患者。不过，大多数轻症患者在透析结束后12小时，最迟24小时内可恢复正常，其症状为头痛、恶心、呕吐，多伴有血压升高。部分严重病例可出现视物模糊、定向力障碍、肌阵挛、谵妄或昏迷等，也可有全身性或局灶性肢体抽搐，眼底视盘水肿和颈项强直。

由于透析失衡综合征常见头痛、恶心、呕吐、肢体抽搐等临床表现，中医辨证属于“头痛”、“眩晕”、“呕吐”、“痉证”等范畴。

【病因病机】

本病是在久病脾肾衰败，湿浊毒邪阻滞的基础上产生的，其主要病因病机主要为以下几方面：

1. 肾疾久病 脾为后天之本，肾为先天之本，肾衰竭乃脾肾虚衰，脾虚则失于健运，肾虚不能化湿行水，水湿内停，积聚而成痰湿。痰湿中阻，清阳不升，蒙闭清窍，或脾胃升降失常，胃气上逆而见本病。脾肾亏虚，不能升清降浊，浊阴内生，中焦气机升降失常，浊阴上逆而致头痛、眩晕、呕吐、痉证。

2. 情志失调 情志不遂，或久病耗伤肝阴，风阳易动，上扰头目，或肾阴受损，不能养肝，水不涵木，阴不制阳，肝阳上亢，肝风内动而致本病。

3. 病后体虚 久病耗伤，脾肾两虚，生血之源不足，致肝血亏虚，筋失所养，或久病耗伤肾精，后天脾土不能滋补，肾精亏虚，不能上荣脑髓，发为本病。

本病病位主要在肾，涉及肝、脾（胃），基本病机为肾元虚衰，浊毒内蕴，肝阳、痰浊上蒙清窍，气机升降失常。其病理性质本虚标实，本虚以肝肾亏虚，气血不足为主；标实以痰湿、湿浊、肝阳之证为多。

【诊断与鉴别诊断】

1. 诊断

（1）临床表现：根据临床表现分为脑型和肺型两种。脑型失衡综合征主要表现为头痛、恶心、呕吐，血压升高，焦躁，嗜睡等，严重者伴有抽搐、扑翼样震颤、谵妄、昏迷，甚至死亡；肺型失衡综合征是在第 1 ~ 2 次诱导透析结束后 4 ~ 6 小时的呼吸困难逐渐加重，不能平卧，甚至出现发绀、大汗淋漓、急性肺水肿，随后可出现视物模糊、肌肉痉挛、定向力障碍、肌阵挛等；部分患者可有抽搐，可为全面性或局灶性肢体抽搐。此外，还可发现眼底视盘水肿和颈项强直。

（2）患者在初次透析后期或透析结束后数小时内出现上述表现，在排除了其他疾病如硬膜下血肿等后，基本明确诊断。

2. 鉴别诊断

（1）脑型失衡综合征应与脑血管意外相鉴别：两者均可有头晕头痛、恶心、呕吐，血压升高，焦躁，肢体麻木，抽搐，嗜睡或谵妄等表现，但前者头颅 CT 检查可无明显异常，脑电图正常或有脑波强度增加等；而脑血管意外者，既往可能有高血压、脑出血、脑梗死等病史，头颅 CT 检查可见新发的脑出血灶，或呈低密度、斑片状改变的梗死灶，以及病灶周围的水肿带。故根据病史、CT、MRI 等辅助检查不难鉴别。

（2）肺型失衡综合征应与左心衰竭急性加重相鉴别：两者均可出现呼吸困难逐渐加重，不能平卧，口唇紫绀，大汗淋漓，两肺可闻及湿啰音等肺水肿表现。但前者在透析前可无肺水肿和心衰，无心功能不全病史，而在第 1 ~ 2 次诱导透析结束后出现，处理得当则心功能可恢复，且心脏彩超无器质性病变，重者如未及时采取有效措施可发展为急性左心衰；后者常有冠心病、慢性左心衰等病史，一定的诱因使心力衰竭急性加重，心脏彩超可提示心脏瓣膜病变。故两者不难鉴别。

【辨证论治】

1. 痰湿中阻证

证候：头痛，眩晕，焦虑不安，恶心欲吐，视力模糊，口渴不欲饮，舌质淡，苔白腻，脉滑。

基本治法：燥湿和胃，化痰开窍。

方药运用：涤痰汤加减。常用药：半夏10g，陈皮10g，茯苓15g，甘草3g，竹茹10g，制南星10g，石菖蒲10g，钩藤10g，天麻10g。方中半夏、陈皮、茯苓、竹茹化痰；制南星、石菖蒲豁痰开窍；钩藤、天麻平肝息风，化痰定眩。全方共奏化痰开窍，通络止痛之功。

加减：如呕吐甚者，加代赭石，旋覆花(包煎)以降逆和胃；兼有化热之象者，加黄连、黄芩以清热泻火。

2. 浊阴上逆证

证候：嗜睡，精神异常，甚则昏迷，呕吐频作，四肢厥冷，面色苍白，汗出息微，舌质淡，苔薄白滑，脉沉微。

基本治法：通阳化气，泄浊开窍。

方药运用：五苓散合苏合香丸加减。常用药：茯苓15g，猪苓15g，泽泻15g，白术12g，桂枝6g，苏合香丸1丸。方中茯苓、白术、猪苓、泽泻健脾化湿，利湿化浊；桂枝辛温，助阳化气，以消阴邪；苏合香丸芳香辟秽，化浊开窍。全方共收通阳化气，泄浊开窍之功。

加减：若头痛干呕者，加吴茱萸、黄连、生姜以降浊止痛，和胃止呕；若汗出肢冷，气喘气急者，加人参、附子以回阳益气；若浊阴之邪日久化热，口苦便秘者，可加黄芩、竹茹、枳实等。

3. 肝阳上亢证

证候：头痛，头晕，烦闷躁扰，手足抽搐，耳鸣腰酸，恶心呕吐，舌质红，苔薄白，脉弦。

基本治法：清肝息风，平降肝阳。

方药运用：天麻钩藤饮加减。常用药：天麻10g，钩藤10g，石决明15g，山栀10g，黄芩10g，杜仲10g，牛膝10g，桑寄生12g，益母草12g，竹茹10g。方中天麻、钩藤、石决明平肝息风潜阳；山栀、黄芩、竹茹清泄肝热；杜仲、桑寄生补益肝肾；牛膝、益母草活血调血，引血下行。

加减：若头晕目涩，视物不明，腰膝酸软者，可加枸杞子、白芍、山茱萸以清肝明目，补益肝肾；如呕吐频作，可加代赭石、半夏以降逆止呕；若口干明显者，加生地、玉竹以养阴生津。

4. 肝血亏虚证

证候：面色萎黄，头昏目眩，筋惕肉瞤，手足蠕动，舌质淡，苔薄白，脉细。

基本治法：养血补肝，育阴息风。

方药运用：补肝汤加减。常用药：当归10g，熟地12g，白芍10g，川芎6g，煅龙骨15g，煅牡蛎15g，木瓜10g，甘草5g。方中当归、熟地、白芍、川芎养血柔肝；木瓜、甘草酸甘化阴；煅龙骨、煅牡蛎平肝潜阳。诸药配合，共成养血柔肝、滋养肝阴之良方。

加减：急躁易怒，尿赤便秘者，可加夏枯草、丹皮、栀子清肝泻火；两目干涩或视物不明者，加枸杞子、白菊花等养肝明目。

5. 肾精不足证

证候：眩晕耳鸣，健忘多梦，腰膝酸软，心烦心悸，舌质偏红，苔薄白，脉细数。

基本治法：益肾填精，养阴补髓。

方药运用：左归丸加减。常用药：熟地15g，怀山药15g，山茱萸12g，菟丝子12g，枸杞子12g，怀牛膝10g，鹿角胶12g，龟板胶12g，远志10g。方中熟地、山茱萸、怀山药、怀牛膝滋补肝肾；菟丝子、鹿角胶、龟板胶温补肾气，阴中求阳，阳中求阴；远志安神以助睡眠。诸药配用，共奏补益肾精之效。

加减：若遗精，可加牡蛎、芡实等固肾涩精；潮热、口干、咽痛阴虚火旺者，去鹿角胶、山茱萸，加知母、黄柏、地骨皮滋阴泻火。

【其他治疗】

1. 静脉针剂

（1）*参附注射液*：主要成分：红参、附片的有效成分。具有回阳救逆，益气固脱功效。适用于透析失衡综合征低血压者，常用剂量为40ml静脉注射。

（2）*生脉注射液*：主要成分：红参、麦冬、五味子。具有益气养阴，复脉固脱的功效，适用于低血压属气血亏虚者。常用剂量为40~60ml静滴。

2. 中成药

（1）*生脉口服液*：主要成分：人参、麦冬、五味子。具有益气养心的功效，适用于气阴亏虚血压偏低者。

（2）*左归丸*：主要成分：熟地、怀山药、山茱萸、菟丝子、枸杞子、怀牛膝、鹿角胶、龟板胶。具有益肾填精，养阴补髓功效。适用于透析失衡综合征肾精不足证者，常用剂量为每次6g，每日2次。

【转归及预后】

轻症患者常见症状为头痛、恶心、呕吐，可伴有血压升高。多数通过缩短透析时间、吸氧、静脉给予高张葡萄糖或高张钠等处理，在透析结束后12小时，最迟24小时内可恢复正常。其部分严重病例可出现视物模糊、定向力障碍、肌阵挛、谵妄或昏迷等，须立即停止透析，静脉使用甘露醇脱水，采取解痉、镇静及对症抢救等治疗。

【预防与调护】

1. 预防

（1）预防本病的重点在于诱导透析时间不要过迟，即血浆尿素氮不超过23.6mmol/L时开始透析，并采取充分合理的诱导透析，循序渐进，逐步过渡至规律透析。

（2）对严重贫血、低蛋白血症患者可适当补充白蛋白或输血。给予吸氧及提高透析液钠浓度也可具有一定的预防作用。

2. 调护

（1）特别在首次血液净化过程中，护理人员要严密观察患者的病情变化，对老年、伴心脑血管病变及毒素指标较高者采用心率、血压、血氧监测，做好必备的抢救准备。

（2）对首次透析患者应注意控制血流量不宜过高，时间不宜过长，脱水不宜过多，病情平稳患者可在透析中少量进食松软易消化食物。

【临证经验】

1. 本病重点在于预防，对老年、尿素氮、肌酐指标高，或伴严重酸中毒或电解质紊乱，存在严重贫血的患者，是本病发生的高危人群。需要紧急透析治疗的患者，要注意监测生命指征，控制透析时间，给予吸氧、提高透析液钠浓度、适当补充白蛋白或输血有助于预防该病发生。

2. 由于尿毒症血液透析患者发生透析失衡综合征时，病情相对危急，急救时中医治疗主要应以参附注射液、生脉注射液等静脉制剂为主，病情缓解后再从健脾益肾，补益气血，扶正固本调理。

【小结】

1. 透析失衡综合征是患者在初次透析后期或透析结束后数小时内出现头痛、恶心、呕吐，多伴有血压升高，部分严重病例可出现视物模糊、定向力障碍、肌阵挛、谵妄或昏迷等，通常认为其主要与脑水肿有关。见于透析前即存有潜在脑水肿危险疾患，以及各种原因所致急性或慢性肾衰竭、尿素氮、肌酐指标高，或伴严重酸中毒或电解质紊乱，而需要紧急透析治疗的患者。

2. 透析失衡综合征中医辨证属于“头痛”、“眩晕”、“呕吐”、“痉证”等范畴。对高危患者重在预防，对轻症患者可选择辨证口服方药，对危重患者应采用中西医结合方法，配合生脉注射液等具有一定效果。

二、低血压

低血压是血液透析中常见并发症之一，发生率在20%～40%。由于尿毒症患者体质较弱，血红蛋白较低，心血管功能又常有不同程度的损害，在血液透析过程中，部分血液分流进入透析器后，使血容量下降，或超滤过多，或急性失血，均可导致低血压。

由于血液净化治疗后，患者出现的低血压常伴见面色少华、眩晕、倦怠乏力等临床表现，中医辨证属于“眩晕”、“虚劳”等范畴。

【病因病机】

1. 体质虚弱 脾胃失健，气血生化乏源，气血亏虚，清阳不能上荣头目，心失所养，心神不安，发为本病。

2. 久病肾亏 病久肾阴不足，阴津耗伤，心火亢盛，水火不济，虚热内灼，心失所养，心肾阴虚，血脉不畅，发为本病。病久耗伤肝肾阴精，肝肾阴虚，肝血失养，肾精失充，虚火内生而致本病。

本病病位主要在心，与肝、脾、肾密切相关。病理性质有虚实两方面，以本虚为主，气、血、阴、阳亏损，心失荣养，病及各脏，发为本病。

【诊断与鉴别诊断】

1. 诊断

（1）临床表现：典型表现为透析过程中出现恶心、呕吐、出汗，重者可出现面色苍白、呼吸困难。还有些特殊表现可能是低血压的早期反应，如打哈欠、便意、背后发酸等；有些患者在进餐后发生低血压，是由于全身器官血容量重新分布，使循环血容量减少之故。

（2）患者血液透析治疗过程中收缩压下降≥20mmHg，平均动脉压下降≥10mmHg。血压可以为90/60mmHg，也可有明显下降，乃至测不出。

2. 鉴别诊断 血液透析引起的低血压应与心脏因素等所致者相鉴别。血透所致低血压大多出现于透析过程中，随着血液流出至透析器，或超滤脱水增加而出现或加重。通过停止超滤，适当减慢血流，或经补充高渗盐水及白蛋白后短时间内血压可恢复至正常水平。心力衰竭、心脏瓣膜病变、心包积液等使心输出量明显减少所致低血压者，通过心脏彩超、胸部CT可见相关病变。

【辨证论治】

1. 气血亏虚证

证候：眩晕甚则昏仆，面色苍白，口唇无华，倦怠乏力，失眠健忘，呼吸微弱，汗出肢冷，舌淡，脉沉细无力。

基本治法：补气养血，益气安神。

方药运用：人参养荣汤加减。常用药：党参20g，黄芪20g，当归15g，熟地15g，白芍12g，五味子10g，白术12g，茯苓12g，甘草6g，肉桂6g，干姜6g，生姜3片，大枣6枚。方中党参、黄芪益气生血；当归、熟地养血补血；白芍、五味子敛阴；白术、茯苓、甘草健脾安神；肉桂、干姜温养气血；大枣、生姜和中补益。全方共奏补益气血之功。

加减：若心悸少寐者，加龙眼肉、远志、酸枣仁等养心安神；血虚甚者，加制首乌、枸杞子、桑椹子补益精血。

2. 心肾阴虚证

证候：头晕，心悸盗汗，虚烦不眠，腰酸膝软，头晕耳鸣，口干欲饮，大便干，舌红少津，苔薄或剥，脉细数或促代。

基本治法：滋阴清火，养心和络。

方药运用：天王补心丹合炙甘草汤加减。常用药：生地 12g，玄参 12g，麦冬 12g，天冬 12g，党参 10g，炙甘草 10g，茯苓 10g，柏子仁 6g，酸枣仁 6g，五味子 6g，白芍 10g，阿胶(烊化)6g，远志 10g，丹参 10g，当归身 10g。方中生地、玄参、麦冬、天冬滋水养阴，以降虚火；党参、炙甘草、茯苓补益心气；柏子仁、酸枣仁、五味子、远志交通心肾，养心安神；丹参、当归身、白芍、阿胶滋养心血而通血脉。

加减：若兼见风阳上扰，加用珍珠母、灵磁石、石决明、琥珀等重镇潜阳；若肾阴虚致肾阳虚者，加淫羊藿、巴戟天、肉苁蓉以温肾益精。

3. 肝肾阴虚证

证候：头晕，目眩，动则气促，口干，潮热盗汗，腰膝酸软，视物模糊，甚则目不识人，昏迷，舌红少津，脉细数。

基本治法：补养肝肾，滋阴息风。

方药运用：杞菊地黄丸加减。常用药：熟地 15g，山茱萸 12g，茯苓 15g，泽泻 12g，枸杞子 15g，菊花 12g，煅龙骨 15g，煅牡蛎 15g。方中熟地、山茱萸滋补肝肾，填精益髓；茯苓、泽泻健脾渗湿；枸杞子、菊花养肝明目；煅龙骨、煅牡蛎平肝潜阳。诸药配合，共奏滋补肝肾，息风明目之功。

加减：若阴虚阳亢，头目昏眩而肢颤者，加天麻、钩藤、珍珠母、制僵蚕镇肝潜阳；阴虚及阳，畏寒怯冷者，加炮附子、干姜、桂枝等温通阳气。

【其他治疗】

1. 生脉注射液　主要成分：红参、麦冬、五味子。具有益气养阴，复脉固脱的功效。适用于低血压属气血亏虚者，常用剂量为 40～60ml 加入生理盐水 100ml 静脉滴注。

2. 参附注射液　主要成分：红参、附片的有效成分。具有回阳救逆，益气固脱功效。适用于低血压、肾性贫血属气血不足，心阳虚衰者，常用剂量为 40ml，静脉注射。

3. 黄芪注射液　主要成分：黄芪。具有补气扶正功效。适用于血液透析患者低血压状态，常用剂量 40～60ml 加入生理盐水 100ml 静脉滴注。

4. 黄芪口服液　主要成分：黄芪。具有补气扶正功效。适用于血液透析患者低血压，常用剂量每次 10～20ml，每日 2 次。

5. 养血饮　主要成分：当归、黄芪、鹿角胶、阿胶、大枣。具有补气养血，健脾益肾功效。适用于血液透析患者气血两虚者。常用剂量每次 1 支，每日 2 次。

【转归及预后】

血液透析过程中出现低血压时，大多通过输入生理盐水 100～200ml，降低透析血流量，患者症状就可缓解。但对心功能较差者，通常预后不佳。

【预防与调护】

1. 预防

（1）对存在贫血、低蛋白血症患者，应及时输血或补充白蛋白；对血容量不足者，应在透析器和透析管路中预冲盐水，以免透析开始阶段因血管内容量快速减少而出现低血压。

（2）血液透析患者要注意监测体重，并经常调整干体重，避免干体重过低而诱发低血压。对慢性肾衰竭本身产生的并发症要积极控制，并及早发现血液净化后产生的并发症。对原有高血压、冠状动脉粥样硬化性心脏病、心衰等严重尿毒症并发症的患者，在血液净化后，仍然需要密切监测血压及临床表现，并积极治疗原发病。必要时，改变透析方式，如采用血液滤过透析等。

（3）对长期高血压并服用降压药患者，如经常出现透析期间低血压，应注意调整降压药剂量及种类，或在当日透析前停用降压药，透析后再根据血压情况酌情考虑是否使用降压药。

2. 护理

（1）对少尿或无尿患者应限制液体摄入，避免透析间期体重增长过快。

（2）在血液净化过程中，护理人员要严密观察患者的病情变化，注意监测血压。每2～4周对患者的干体重进行重新评估，及时纠正患者的营养不良。仔细记录每日的出入量，每日定时测量血压，以了解有无水钠潴留、脱水等情况。

【临证经验】

1. 应控制血透患者透析间期体重增长，体重增长幅度太大，透析脱水过多则易出现透析中的低血压等并发症。根据患者病情及容量情况，在透析器和透析管路中预冲盐水，调高钠浓度，输血或补充白蛋白，以及改变透析模式均可防止低血压发生。

2. 中医中药整体辨证可改善全身症状，通过健脾化湿助运方法改善消化功能，补气养血，健脾益肾等治疗改善血液透析后患者的营养不良状况，调整贫血等，有助于提高患者生存质量，避免低血压。

3. 对于进入血透而每日尿量少于500ml的患者，由于透析间期需要限水，如过多服用中药汤剂，进水量过多，体重增长幅度太大，则会影响透析效果，并易出现透析中的低血压等并发症，可运用中药浓煎剂、浓缩颗粒剂或中成药。

【验案举例】

低血压（血透过程中）属心肾阳虚，精血亏损证（王钢主诊）

李某，女，64岁。初诊日期：2012年5月14日。

患者行维持性血液透析8年，近半年来透析过程中频繁出现低血压，患者未服用任何降压药物，提高干体重后即出现颜面浮肿、胸腔积液等水钠潴留症状。刻诊：无明显颜面部及双下肢浮肿，干体重45kg，透析间期体重增长1.5～2.0kg，上机时测血压100/

60mmHg，开始1小时后监测血压为80/50mmHg，给予50%葡萄糖注射液40ml静脉推注后，血压维持在70～90/40～60mmHg之间。患者神志清，精神差，自觉头晕，心悸，面色苍白，口唇无华，倦怠乏力，汗出肢冷，舌淡，脉沉细无力。辨证：心肾阳虚，精血亏损。治拟：温补心肾，填精养血。

处方：西洋参3g，制附子6g，青皮10g，干姜6g，麦冬6g，五味子3g，鹿角片6g，阿胶珠6g（以上药用颗粒剂，每味颗粒剂量相当于饮片的5～20倍），平时每日1剂，100ml开水冲服。在血透时，另用红参10g浓煎100ml冲服以上颗粒，一般在血透低血压发生前一小时服用。

二诊（5月28日）：经上药服用两周后，患者血透低血压得到控制，并将平时上机前血压100/60mmHg上升至110/80mmHg。

按语：本医案系尿毒症血液净化过程中常见的并发症之一。血透过程中低血压，辨证为心肾阳虚、精血亏损，治拟温补心肾、填精养血。方中参附温补心肾，回阳复脉为主药，辅以干姜温中散寒以增强主药回阳复脉作用，以麦冬滋阴养心、五味子收敛固脱，心之阳气振奋则血压不低；佐以鹿角片温阳补肾填精，阿胶珠养血补血生精，血肉有情之品，使阴中求阳更有物质基础；使以青皮，据现代药理报道有升高血压作用。本方除了采用古今名方相加特点外，还根据尿毒症血透少尿无尿患者不宜多饮水的情况，将水煎剂改成颗粒剂，用药剂量小，但实际每味颗粒剂药量相当于饮片的5～20倍；加上在血透低血压发生前一小时，用红参汤冲服，进一步可提高该处方的温补心肾、回阳复脉的作用。

【小结】

1. 血液透析低血压是常见并发症，其发生大多与尿毒症患者体质较弱，血红蛋白较低，心血管功能又常有不同程度的损害，在血液透析过程中，部分血液分流进入透析器后，血容量下降，或超滤过多，或急性失血而致。

2. 血液透析过程中应密切监测血压等情况，控制血透患者透析间期体重增长。根据患者病情及容量情况，在透析器和透析管路中预冲盐水，调高钠浓度，输血或补充白蛋白，以及改变透析模式，防止低血压发生。

3. 血液净化治疗后，患者可出现透析间歇期或透析期间高血压，中医辨证相当于中医学之“眩晕”、“头痛”范畴。通过中医中药整体辨证可改善营养不良、调整贫血等，有助于避免低血压。

三、高血压

高血压是慢性肾脏疾病患者最常见的并发症之一，接受透析的终末期肾脏病患者50%～90%以上有高血压，只有极少部分患者的血压控制在合适的范围。高血压是终末期肾脏病患者心血管疾病发生发展和死亡的最重要预测因素和危险因素，严重影响透析患者的生存质量和长期生存率。维持性血液透析患者高血压的危险因素主要有水钠潴留、肾素－血管紧张素－醛固酮系统功能紊乱、交感神经系统功能异常、内皮依赖性血管扩张受损、尿毒症毒素、透析处方不当、继发性甲状旁腺功能亢进、促红细胞生成素的使用，以及遗传因素和地理气候的影响。

血液净化患者出现的高血压常伴见眩晕、头痛等临床表现，中医辨证属于“眩晕”、“头痛”等范畴。

【病因病机】

1. 体虚久病　肾为先天之本，主藏精，主骨生髓，脑为髓海。肾病久疾，肾精亏虚，髓海失养，发为眩晕。或肝肾阴虚，水不涵木，肝阳上亢，肝风内动，亦发为眩晕。而肾疾久病，水湿内停，脾运失健，气血生化乏源，气虚清阳不升，血虚清窍失养，故可发为本病。

2. 久病入络　气血不足，血运乏力，瘀血内停，阻滞经络，清阳失展，发为本病。

本病病位在于头窍，其病变脏腑与肝、脾、肾三脏相关，以虚为主，或虚实夹杂。

【诊断与鉴别诊断】

1. 诊断

（1）透析间期高血压：是指在透析充分的状态下，其血压界值参考 WHO/ISH 关于高血压的诊断标准，患者血压≥140/90mmHg。

（2）透析中高血压：是指一部分血液透析患者在透析过程中，平均动脉压较透析前不但没有下降反而升高，并且这一现象并不随着血液透析超滤的增加而得到改善。大多数学者将血液透析中或透析刚结束时，患者的 MAP 较透析前升高≥15mmHg 界定为透析中高血压。

2. 鉴别诊断　一旦诊断高血压，必须鉴别是原发性还是继发性，评估靶器官损害和相关危险因素，并了解血液透析是否充分，是否达到干体重。

【辨证论治】

1. 气血亏虚证

证候：眩晕，心悸，面色苍白，神疲倦怠，遇劳加重，唇甲不华，食纳减少，舌淡苔薄白，脉细弱。

基本治法：补益气血，调养心脾。

方药运用：归脾汤加减。常用药：党参 12g，白术 10g，黄芪 12g，当归 12g，熟地 10g，龙眼肉 10g，茯苓 12g，远志 6g，酸枣仁 6g。方中党参、白术、黄芪益气健脾；当归、熟地、龙眼肉补血生血养心；茯苓健脾养心；远志、酸枣仁养血安神。全方共奏补益气血，健脾养心之功。

加减：若腹泻或便溏、纳呆者，为脾虚湿盛，可加炒扁豆、薏苡仁、泽泻等以健脾利湿止泻；若见形寒肢冷，腹中隐痛者，可加桂枝、干姜以温中助阳。

2. 肾精不足证

证候：眩晕，腰酸膝软，精神萎靡，神疲乏力，健忘耳鸣，视物模糊，舌淡苔薄白，脉沉细；或遗精滑泄，或五心烦热，舌红，脉细数。

基本治法：补益肝肾，益精填髓。

方药运用：左归丸加减。常用药：熟地10g，山茱萸10g，山药12g，龟板9g，鹿角胶(烊化)9g，杜仲10g，枸杞子10g，菟丝子10g，川牛膝10g。方中熟地、山茱萸、山药滋阴补肾；龟板、鹿角胶滋肾助阳，益精填髓；杜仲、枸杞子、菟丝子补益肝肾；牛膝强肾益精。

加减：若失眠、多梦、健忘，可加酸枣仁、柏子仁等养心安神；若眩晕较甚者，加煅龙骨、煅牡蛎、煅磁石等以镇肝息风。

3. 肝阳上亢证

证候：头晕，头目胀痛，失眠多梦，遇情志不遂而加重，腰酸膝软，口苦眼干，四肢时有震颤抽搐，舌红苔黄，脉弦或数。

基本治疗：平肝潜阳，清火息风。

方药运用：天麻钩藤饮加减。常用药：天麻10g，石决明12g，钩藤10g，牛膝10g，杜仲12g，桑寄生10g，黄芩6g，山栀6g，菊花6g，白芍10g。方中天麻、石决明、钩藤平肝息风潜阳；牛膝、杜仲、桑寄生补益肝肾；黄芩、山栀、菊花清肝泻火；白芍滋阴柔肝。诸药配伍，共达平肝潜阳、清火息风之效。

4. 瘀血阻窍证

证候：眩晕时作，头痛，心悸，面色晦暗，唇暗或紫，舌暗有瘀斑，脉涩或细涩。

基本治疗：活血化瘀，通络开窍。

方药运用：通窍活血汤加减。常用药：川芎10g，赤芍10g，丹参12g，桃仁9g，石菖蒲10g，白芷9g，当归10g，地龙10g，全蝎3g。方中川芎、赤芍、丹参、桃仁活血化瘀，通窍止痛；石菖蒲、白芷温经通窍；当归养血活血；地龙、全蝎祛风镇痉。

加减：若兼见神疲乏力，气短自汗者，可加黄芪、党参益气行血；若见头痛肢冷，舌淡者，可加细辛、桂枝温经活血。

【其他治疗】

1. 杞菊地黄丸　主要成分：熟地、山茱萸、怀山药、茯苓、泽泻、丹皮、枸杞子、菊花。具有补养肝肾功效。适用于血液透析高血压患者肝肾阴虚证。常用剂量为每次8粒，每日2次。

2. 左归丸　主要成分：熟地、怀山药、山茱萸、菟丝子、枸杞子、怀牛膝、鹿角胶、龟板胶。具有益肾填精，养阴补髓功效。适用于血液透析高血压肾精不足证患者，常用剂量为每次6g，每日2次。

【转归及预后】

1. 透析中高血压较少自行缓解，并对降压药反应不佳，舌下含服硝苯地平或卡托普利短期内可能有效，但易反复。必要时，可使用静脉点滴硝普钠或乌拉地尔，如果仍然血压持续不能缓解，则应中止透析。

2. 透析间期高血压在充分透析，达到标准干体重，并配合降压药物治疗，或选择血液滤过透析的情况下，大多可缓解。少数恶性或难治性高血压或高血压危象患者，可行双肾切除或肾动脉栓塞。

【预防与调护】

1. 预防

（1）血液净化过程中，护理人员要严密观察患者的病情变化，对老年、伴心脑血管病变患者应密切监测心率、血压、血氧情况。

（2）对透析间期高血压患者应注意低钠饮食，少尿者应限制水分摄入。适时调整，并通过透析达到干体重目标。

2. 调护

（1）对透析中经常发生高血压的患者，需进行心理疏导，缓解情绪紧张状态。

（2）透析间期高血压患者，可配合降压药物治疗，改变透析方式，如选择血液滤过透析也具有一定作用。

【临证经验】

1. 维持性透析的终末期肾脏病患者应注意监测并控制高血压，因高血压是终末期肾脏病患者心血管疾病发生、发展和死亡的重要危险因素，并影响透析患者的生存质量和长期生存率。血透患者的高血压特点与原发性高血压完全不同，由于透析过程中容量的改变，某些降压药物的清除，透析后血压逐渐下降直至次日凌晨，然后逐渐升高，至第二日早晨血压又恢复到透析前水平。正常人及高血压患者血压昼夜模式均呈白昼双峰夜间低谷的长柄杓型曲线，而透析高血压患者这种昼夜节律变化，多表现为非杓型或反杓型血压模式，血压昼夜节律异常率明显高于原发性高血压患者，约80%的透析患者有不正常的夜间高血压，而这种昼夜节律异常及持续的高血压状态可加重靶器官损害。因此，只有通过监测血液透析患者动态血压的变化情况，才能选择合理、有效的降压药物及用药时间。不仅要降低血压负荷，还需调整血压昼夜节律，以降低靶器官损伤。

2. 血液透析治疗过程中，要严密监测生命指征，注意观察血压变化，通过透析达到标准干体重。而透析间歇期，少尿者应限制水分摄入，低钠饮食，并注意选择长效而不易被透析时滤出的降血压药物，血液滤过透析对难治性高血压具有一定效果。

3. 血液净化治疗后，患者出现透析间歇期或透析期间高血压，相当于中医学之“眩晕”、“头痛”范畴，中医中药辨证治疗可部分改善高血压患者临床症状。

【小结】

1. 高血压在透析的终末期肾脏病患者仍占50%～90%，是终末期肾脏病患者心血管疾病发生发展和死亡的最重要预测因素和危险因素，严重影响透析患者的生存质量和长期生存率。其主要原因为水钠潴留、肾素－血管紧张素－醛固酮系统功能紊乱、交感神经系统功能异常、透析处方不当、继发性甲状旁腺功能亢进、促红细胞生成素的使用等影响。

2. 透析高血压患者多表现为非杓型或反杓型血压模式，血压昼夜节律异常及持续的高血压状态可加重靶器官损害。通过监测血液透析患者动态血压变化情况，选择合理、有效的降压药物及用药时间，既要降低血压负荷，还需调整血压昼夜节律，以降低靶器官损伤。血液透析治疗过程中，要注意观察血压变化，通过透析达到标准干体重，血液滤过透析对难治性高血压具有一定效果。

3. 血液净化治疗后患者可出现透析间歇期或透析期间高血压，相当于中医“眩晕”、“头痛”范畴。中医辨证可能具有改善透析间歇期高血压患者临床症状的作用，但相关报道不多。

四、缺血性心脏病

血液透析患者缺血性心脏病与普通患者相比，临床表现多不典型，且预后较差，急性心肌梗死在透析患者死亡原因中发病率较高。缺血性心脏病分为动脉粥样硬化性和非动脉粥样硬化性两种类型。尿毒症的各种机械和体液因素促进动脉粥样硬化形成，使此类患者的冠状动脉狭窄发生率增加。与一般动脉粥样硬化有所不同，终末期肾脏病患者动脉粥样硬化斑块中钙沉积明显，同时伴有动脉中层厚度增加，内腔缩小。

血液净化治疗后患者出现的缺血性心脏病，相当于中医“胸痹”、“心悸”范畴。

【病因病机】

1. 病后体虚　久病脾胃受损，气血生化不足，阴血受损，心血不充，心脾两虚，心失所养，神失所藏，或久病耗损阴津，肾精乏源，心血不充，致肾水亏虚，不能上济于心，心火内炽，不能下交于肾，心脉失于濡养。

2. 劳倦内伤　尿毒症后期，营阴受损，心阳虚衰，心脉失养而发本病。

3. 久病入络　患者久病，气血耗伤，心阳不振，气血运行不畅，瘀血阻滞，脉络不通，心血瘀阻，发为本病。

本病病位在心，与肝、脾、肾、肺等相关，由气血阴阳亏虚，心失所养，或邪扰心神，心神不宁所致。

【诊断与鉴别诊断】

1. 诊断

（1）病史：有心绞痛、心肌梗死，或缺血性心肌病等心脏疾病病史。

（2）临床表现：胸闷痛，全身乏力，头晕，心动过速，气急，烦躁，发热，常伴有恶心、呕吐和上腹胀痛等。

（3）辅助检查：心电图、血清心肌酶测定和肌钙蛋白测定，超声心动图及冠脉造影等有助于和其他心脏疾病相鉴别。

2. 鉴别诊断

（1）心绞痛应与心源性胸痛、肺部疾患、神经肌肉疾病等鉴别。如心脏神经官能症患者常诉胸痛，但为短暂的刺痛或持久的隐痛，不时地吸一大口气或作叹息性呼吸，症状常在疲劳之后出现，含硝酸甘油常无效，心电图、血沉等检查有助于鉴别诊断。

（2）急性心肌梗死应与急性心包炎鉴别。前者疼痛剧烈，疼痛时间长，常有气喘或肺水肿，血压降低，甚者可发生休克；急性心包炎疼痛常与发热同时出现，呼吸和咳嗽时加重，早期即有心包摩擦音，查心电图、心肌酶谱、超声心电图等有助于鉴别诊断。

【辨证论治】

1. 心脾两虚证

证候：心悸气短，头晕目眩，面色不华，倦怠无力，失眠健忘，舌淡红，苔薄白，脉细弱。

基本治法：补血养心，益气安神。

方药运用：归脾汤加减。常用药：黄芪 12g，党参 10g，白术 10g，茯神 12g，酸枣仁 10g，远志 6g，当归 12g，龙眼肉 9g，木香 6g，炙甘草 3g。方中黄芪、党参、白术、炙甘草益气健脾，以资气血生化之源；茯神、酸枣仁、远志宁心安神；当归、龙眼肉补血养心；木香理气醒脾，使诸药补而不滞。诸药合用，共奏益气补血、养心安神之功。

加减：兼见脘闷纳呆，苔腻者重用白术、茯苓，加制半夏、陈皮、炒苍术等以燥湿健脾，理气化痰；不寐较重者，加五味子、夜交藤、柏子仁等养心安神。

2. 心阳不振证

证候：心悸不安，胸闷气短，面色苍白或㿠白，形寒肢冷，舌淡苔薄白，脉虚弱或沉细无力。

基本治法：温补心阳，安神定悸。

方药运用：桂枝甘草龙骨牡蛎汤加减。常用药：桂枝 10g，制附子 10g，党参 12g，黄芪 12g，麦冬 10g，枸杞子 10g，炙甘草 6g，龙骨 15g，牡蛎 15g。方中桂枝、制附子温振心阳；党参、黄芪益气助阳；麦冬、枸杞子滋阴，意在“阳得阴助而生化无穷”；龙骨、牡蛎重镇安神；炙甘草益气养心。

加减：兼见水饮内停者，加葶苈子、泽泻、车前子、五加皮等利水化饮；兼夹瘀血者，加丹参、赤芍、川芎等活血化瘀；阴伤明显者，加麦冬、玉竹、五味子等敛阴生津。

3. 心血瘀阻证

证候：心悸眩晕，胸闷气短，心中刺痛时作，入夜尤甚，面唇紫暗，舌质紫暗有瘀斑，脉涩或结代。

基本治法：活血化瘀，理气通络。

方药运用：血府逐瘀汤加减。常用药：川芎 12g，桃仁 9g，红花 9g，赤芍 12g，柴胡

6g，桔梗9g，枳壳9g，牛膝9g，当归12g，生地12g，郁金9g，香附6g。方中川芎、桃仁、红花、赤芍活血化瘀，和营通脉；柴胡、桔梗、枳壳、牛膝调畅气机，行气活血；当归、生地补养阴血；郁金、香附理气止痛。全方共收活血化瘀、理气止痛之功。

加减：兼痰浊内阻者，加瓜蒌、制半夏、陈皮以化痰泄浊；胸痛甚者，加乳香、没药、三七粉等祛瘀止痛；兼血虚者，加制首乌、熟地等补血。

4. 心肾阴虚证

证候：心胸闷痛，虚烦不寐，心悸多梦，或头晕耳鸣，腰膝酸软，舌红少津，脉细数。

基本治法：滋阴清火，养心和络。

方药运用：天王补心丹合炙甘草汤加减。常用药：生地10g，人参10g，天冬10g，麦冬10g，玄参10g，炙甘草10g，茯苓10g，柏子仁12g，酸枣仁12g，五味子5g，远志10g，当归10g，丹参12g，芍药10g，阿胶10g。方中生地、天冬、麦冬、玄参滋阴清火；人参、炙甘草、茯苓益气养心；柏子仁、酸枣仁、五味子、远志宁心安神；当归、丹参、芍药、阿胶滋养心血。诸药合用，达滋养心肾之阴，清虚火，养心神，和心络之功。

加减：若见风阳上扰，加珍珠母、灵磁石、石决明重镇潜阳；若头昏目眩，腰膝酸软，遗精盗汗者，可以左归丸为主滋阴补肾，填精益髓。

【其他治疗】

1. 生脉注射液 主要成分：红参、麦冬、五味子。具有益气养阴，复脉固脱的功效。适用于血液净化治疗后属心气亏虚，胸闷气喘，心悸者，常用剂量为40～60ml加入生理盐水100ml静脉滴注。

2. 通心络 主要成分：人参、水蛭、全蝎、土鳖虫、蜈蚣等。具有益气活血，通络止痛等作用。适用于血透并发缺血性心脏病属心血瘀阻者。常用剂量为每次3粒，每日3次。

3. 速效救心丸 主要成分：川芎、冰片等。具有行气活血，祛瘀止痛功效。适用于血液净化治疗后合并气滞血瘀型冠心病心绞痛患者。常用剂量为每次4～6粒，每日3次含服。急性发作时，每次10～15粒含服。

4. 复方丹参滴丸 主要成分：丹参、三七、冰片等。具有活血化瘀，理气止痛等功效。用于血液净化治疗后出现胸中憋闷，心绞痛者。常用剂量为每次10粒，每日3次，28天为一疗程，口服或舌下含服。

5. 血府逐瘀口服液 主要成分：桃仁、红花、当归、川芎、地黄、赤芍、牛膝、柴胡、枳壳、桔梗、甘草。具有活血祛瘀，行气止痛等功效。用于血液净化治疗后出现瘀血内阻，胸痛，心悸怔忡患者。常用剂量为每次20ml，每日3次，空腹口服。

【转归及预后】

由于在终末期肾病初始透析者中，有50%以上存在冠状动脉疾病，且一旦发生急性心肌梗死，一年死亡率可高达60%。因为临床表现往往不典型，易被漏诊或误诊，从而延误治疗，生存率较低。对部分冠状动脉狭窄严重病变的患者，需要进行介入治疗或冠脉搭桥术。

【预防与调护】

1. 预防

（1）积极治疗高血压，纠正高脂血症，对糖尿病患者控制血糖，防止发生心血管并发症，如心律失常和心功能不全。

（2）对本病高危人群，应使用活血化瘀中药，必要时可用西药抗凝药，防止发生急性心肌梗死等严重并发症。

2. 调护

（1）对维持性血液透析患者，无论透析间期及透析中，护理人员均要注意观察患者的病情变化，对老年、伴心脑血管病变患者采用心率、血压、血氧监测，及早发现，及早处理。

（2）在透析间期仍应避免体重波动过大，选择血液滤过透析方式具有一定程度缓解维持性血液透析患者心血管并发症的作用。

【临证经验】

1. 本病重点在于预防，老年、高血压，或伴有心脑血管病变的患者是本病发生的高危人群。血液透析治疗时，应注意监测生命指征。

2. 定期评估透析充分与否，监测血脂、血糖、血尿酸及贫血情况，了解心电图及心脏超声心电图情况可确诊本病；可通过多层计算机断层扫描或冠脉造影及时明确病变程度。

3. 中医益气养心，活血化瘀法对部分患者具有改善临床症状的作用。

【小结】

1. 缺血性心脏病是血液透析患者常见并发症，其临床症状大多不典型，预后较差。

2. 血液透析过程中，密切监测血压、心率、心律等情况，控制血透患者透析间期体重增长，如患者出现胸闷痛、头晕、气急等情况，及时检查心电图、血清心肌酶、肌钙蛋白等，可通过多层计算机断层扫描或冠脉造影及时明确病变程度。

3. 血液净化治疗后，患者伴发的缺血性心脏病可出现胸闷胸痛、心悸等症状，在中医学上属“胸痹”、“心悸”范畴。中医益气养心，活血化瘀法对部分患者具有改善临床症状的作用。

五、肾性贫血

慢性肾衰竭时的贫血大多是正细胞正色素性，网织红细胞计数随贫血加重而下降，骨髓红细胞增生低下。当合并铝中毒时可表现为小细胞低色素性贫血。肾性贫血的机制主要与以下几方面相关：重组人红细胞生成素绝对与相对不足导致红细胞生成减少；慢性肾衰竭尿毒症时出血倾向，频繁抽血化验，透析结束后透析器残留血液，以及透析用水不纯等可使患者失血或溶血而加重贫血；营养缺乏，尿毒症毒素对红细胞的破坏和红细胞生长的抑制，继发性甲状旁腺亢进及铝中毒等均可引起肾性贫血。

肾性贫血患者大多表现为面色淡白无华，头晕目花，唇甲色淡，肌肤枯糙，中医辨证应属“虚劳”范畴。

【病因病机】

1. 肾病久疾，损耗精气　肾为先天之本，主藏精，主骨生髓，肾病久疾，肾精亏虚，无以化生气血，发为虚劳。

2. 失于调理，损伤脾胃　患者肾疾久病，脾运失健，气血生化乏源，气血不足，而致虚劳。

本病的病位在肝脾肾，以肾精、气血亏虚为主。

【诊断与鉴别诊断】

1. 诊断

（1）指各种肾脏疾病发展到肾衰竭时产生的贫血。

（2）成年男性 Hb < 120g/L，成年女性 Hb < 110g/L 即诊断为贫血。

（3）临床表现：皮肤、黏膜苍白，营养不良，身体消瘦，或短时间内体重明显减轻，可有发热、心率增快、消化不良、食欲减低等表现。

2. 鉴别诊断　血液透析所致肾性贫血主要原因是促红细胞生成素缺乏，详细询问现病史和既往史，血清叶酸、维生素 B_{12}、游离血红蛋白等的测定，以及做骨髓细胞涂片检查，有助于鉴别贫血类型。

【辨证论治】

1. 肾精亏损证

证候：面色少华，眩晕耳鸣，腰膝酸软，视物模糊，健忘心悸，甚则齿动发脱，舌质淡，苔薄白，脉细数。

基本治法：滋养肝肾，益精填髓。

方药运用：左归丸加减。常用药：熟地 10g，山药 15g，山茱萸 10g，鹿角胶 10g，龟板胶 10g，紫河车 10g，枸杞子 12g，菟丝子 12g，制首乌 12g，茯苓 12g，怀牛膝 12g。方中熟地、山药、山茱萸、怀牛膝滋补肝肾；鹿角胶、龟板胶、紫河车益精填髓；菟丝子、枸杞子、制首乌、茯苓益气养血，助阳生阴。全方配伍，共达补益肾精之功。

加减：若阴损及阳，则肾阳虚明显。表现为四肢不温，形寒怕冷，精神萎靡，舌淡脉沉者，可予右归丸温补肾阳，填精补髓。

2. 气血不足证

证候：面唇苍白，眩晕，神疲乏力，倦怠懒言，心悸少寐，纳少腹胀，舌淡，脉细弱。

基本治法：补养气血。

方药运用：人参养荣汤加减。常用药：党参10g，黄芪20g，当归10g，熟地10g，白芍10g，五味子5g，白术10g，茯苓12g，甘草6g，大枣6枚。方中党参、黄芪益气健脾；当归、熟地养血补血；白芍、五味子敛阴；白术、茯苓、甘草健脾安神；大枣和中补益。全方共奏补益气血之功。

加减：若心悸少寐者，加龙眼肉、远志、酸枣仁等养心安神；纳差食少腹胀者，加薏苡仁、山药、扁豆、陈皮等健脾和中。

【其他治疗】

1. 养血饮 主要成分：当归、黄芪、鹿角胶、阿胶、大枣。具有补气养血，健脾益肾功效。适用于血液透析患者贫血气血两虚者。常用剂量每次1支，每日2次。

2. 左归丸 主要成分：熟地、怀山药、山茱萸、菟丝子、枸杞子、怀牛膝、鹿角胶、龟板胶。具有益肾填精，养阴补髓功效。适用于血液透析患者贫血属肾精亏损证者，常用剂量为每次6g，每日2次。

【转归及预后】

对维持性血液透析患者来说，经过充分透析治疗，清除尿毒症毒素，再补充适量的重组人红细胞生成素、铁剂、叶酸等物质，大多数可较好改善肾性贫血，但部分老年、严重营养不良、有多种合并症及伴有感染性疾病、严重继发性甲状旁腺功能亢进患者肾性贫血不易纠正。

【预防与调护】

1. 预防

（1）充分透析治疗、清除尿毒症毒素是纠正和预防肾性贫血的前提条件。

（2）纠正营养缺乏及各种感染性疾病、纠正继发性甲状旁腺功能亢进及铝中毒等，应根据患者情况选择促红细胞生成素，改善肾性贫血。

2. 调护

（1）对血液净化患者，定期监测血常规，根据血红蛋白情况调整促红细胞生成素的使用。

（2）注意观察有无出血，避免频繁抽血，以及透析管路中过多残留血液及凝血。

【临证经验】

1. 本病重点在于预防，充分的透析治疗、良好的营养状况、避免合并症及并发多种感染性疾病对肾性贫血的改善甚为重要。

2. 重组人促红细胞生成素最有效的给药为皮下注射，如果在铁储备充分的情况下，皮下注射重组人促红细胞生成素达到每周300IU/kg（每周20000IU），或每周静脉注射重组人促红细胞生成素500IU/kg（每周30000IU），治疗4个月后，仍不能达到或维持靶目标值（Hb110～120g/L，Hct33%～36%，不超过130g/L），称为促红细胞生成素抵抗。除了营养缺乏、失血、多种感染性疾病，继发性甲状旁腺亢进、铝中毒等因素影响外，近年来，也发现血管紧张素转换酶抑制剂和血管紧张素转换酶受体拮抗剂可以通过减低肾小球出球小动脉阻力，增加肾小管管周血流量，降低肾小球滤过率，抑制重组人促红细胞生成素产生的信号传导，增加循环中红细胞生成生理抑制因子，特别是大剂量血管紧张素转换酶抑制剂对重组人促红细胞生成素的影响。

3. 肾性贫血应属中医“虚劳”范畴，益气养血、健脾益肾法对改善肾性贫血具有一定作用。

【小结】

1. 肾性贫血为慢性肾衰竭的常见并发症，其主要机制与肾脏损害后重组人红细胞生成素绝对与相对不足导致骨髓红细胞增生低下、红细胞生成减少有关，而慢性肾衰竭时出血倾向、营养缺乏、尿毒症毒素对红细胞的破坏和红细胞生长的抑制、透析结束后透析器残留血液、继发性甲状旁腺亢进等也可引起肾性贫血。

2. 肾性贫血经充分透析治疗、保持良好的营养状况、避免合并症及并发多种感染性疾病、并结合重组人促红细胞生成素皮下注射等大多可以有效改善。

3. 肾性贫血患者中医辨证应属“虚劳”范畴，其病位在肝脾肾，以肾精不足、气血亏虚为主，益气养血、健脾益肾法对改善肾性贫血具有一定作用。

六、钙磷代谢紊乱与肾性骨病

慢性肾脏病时，因为低钙血症、高磷血症、活性维生素 D 缺乏及其受体减少、钙敏感受体表达下调、甲状旁腺素作用抵抗等因素刺激，甲状旁腺细胞功能亢进并出现明显的增生，导致甲状旁腺素过度合成和分泌，进而引起骨骼病变、软组织和血管钙化等。胃肠道中吸收的磷有90%经肾脏排泄。因此，肾脏病变时肾小球过滤率下降、肾小管功能减退等因素极易造成磷潴留；患者由于磷潴留、$1,25-(OH)_2D_3$ 缺乏、胃肠道钙吸收减少等因素而发生低钙血症。

肾性骨病患者因其腰脊酸痛，肢节酸疼，下肢痿废乏力而属于中医“腰痛”、“痹证”、“痿证”范畴。

【病因病机】

1. 久病体虚　肾疾久病，脾胃虚弱，中气受损，脾胃受纳、运化、输布水谷精微功能失常，气血津液生化之源不足；肾精亏虚，不能主骨生髓，筋脉失于濡润滋养，而致腰酸肢疼，肢体痿废乏力。

2. 久病络阻　久病气血不足，失于濡养，气血运行不畅，脉道瘀阻，不通则痛，并因失其濡养滋润而肢体疼痛痿废。

该病病位在肝脾肾，本虚为主，久病可兼络脉瘀阻。

【诊断与鉴别诊断】

1. 诊断

(1) 临床表现：除有尿少、水肿、头晕、头痛、夜尿增多、乏力等肾脏疾病的表现外，常有钙磷代谢紊乱所致的表现：①低钙血症：常见疲乏和肌无力，易激动，记忆力丧失，记忆混乱等症状。急性者可出现口唇及手指尖感觉异常，肌痉挛，手足搐搦，喉喘鸣等；慢性者可并发白内障，手足易碎，皮肤干燥，毛发稀疏等。②高磷血症：可致低钙血症，刺激PTH分泌，表现为手足搐搦，转移性钙化，甲状旁腺功能减退等。此外，患者常有骨痛，为全身性，好发于下半身持重部位，运动或受压时加重；假性痛风和病理性骨折等。

(2) 实验室检查：血清钙浓度低于2.25mmol/L（9mg/dl）称为低钙血症；血清磷浓度高于1.6mmol/L（5mg/dl）称为高磷血症。

2. 鉴别诊断 肾性骨病当与内分泌因素所致、老年人生理性骨质疏松相鉴别。肾性骨病患者有原发性肾脏疾病，查血钙、血红蛋白常降低，血肌酐、血磷则有不同程度的升高，常有尿蛋白阳性，尿少、夜尿增多、水肿、头晕、乏力、腰酸痛等肾脏疾病的表现；如内分泌紊乱所致者，女性多为雌激素缺乏，男性则由于睾酮水平下降引起。故监测患者血液透析前后血钙、血磷、血甲状旁腺激素、性激素、骨密度、骨组织中骨质面积及其成骨细胞等，并结合病史，不难鉴别。

【辨证论治】

1. 脾肾气虚证

证候：腰酸膝软，倦怠乏力，气短懒言，食少纳呆，脘腹胀满，大便不实，口淡不渴，舌淡有齿痕，脉沉细。

基本治法：补气健脾，益肾壮骨。

方药运用：四君子和当归补血汤加味。常用药：党参10g，生黄芪20g，白术10g，茯苓10g，菟丝子10g，淫羊藿10g，桑寄生15g，补骨脂10g，甘草6g，何首乌15g，鹿角胶（烊化）6g。方中党参、生黄芪补气健脾，培补后天之本；白术、茯苓健脾助运，化湿渗利；淫羊藿、菟丝子补益肾气；桑寄生、补骨脂益肾壮骨；何首乌、鹿角胶补益精血；甘草调和诸药。诸药合用，共奏健脾补肾、益气化湿之功。

加减：若属脾虚湿困者，可加制苍术、藿香、佩兰、厚朴化湿健脾；脾虚便溏者，加炒扁豆、炒芡实健脾助运；便干者，加制大黄通腑泄浊；水肿明显者，加车前子（包煎），泽泻利水消肿。

2. 肝肾亏虚证

证候：腰膝酸软，肢体疼痛，行动困难，甚则下肢痿废不用，头晕耳鸣，潮热盗汗，牙齿松动或脱落，舌红少苔，脉细数。

基本治疗：养肝益肾，强筋壮骨。

方药运用：虎潜丸加减。常用药：熟地10g，龟板10g，炒黄柏10g，炒知母10g，怀牛膝12g，陈皮6g，白芍10g，锁阳10g，当归10g。方中黄柏、知母清虚热；熟地、当归、白芍养血充髓；龟板、牛膝、锁阳补益肝肾；陈皮健脾助运，防补益之药滋腻碍胃。诸药合用，共奏补益肝肾、强筋壮骨之效。

加减：如五心烦热者，加丹皮、生地以清虚热；如纳差者，加茯苓、谷芽、麦芽以健脾益气；如遗精者，加覆盆子、金樱子以益肾固精。

3. 肾虚血瘀证

证候：骨节疼痛，甚则变形，腰痛，腰膝酸软，身倦乏力，头晕目眩，面色晦暗，腰痛，肌肤甲错，肢体麻木，舌质紫暗或有瘀点瘀斑，脉涩或细涩。

基本治法：补益壮骨，活血通络。

方药运用：补阳还五汤合蠲痹汤加减。常用药：黄芪30g，当归10g，赤芍10g，川芎10g，红花10g，桃仁10g，参三七5g，地龙10g，熟地20g，锁阳10g，骨碎补12g，补骨脂10g，牛膝15g，肉苁蓉10g，杜仲10g。方中黄芪、当归、川芎、赤芍益气养血活血，祛瘀而不伤阴；桃仁、红花破血化瘀；参三七活血止血；熟地、锁阳、骨碎补、补骨脂、牛膝、肉苁蓉、杜仲补肝肾，强腰膝，壮筋骨。诸药配合，达养血活血，祛瘀生新，补益壮骨之功。

加减：若久病瘀滞难以取效者，可加用祛风通络或虫类活血药，如全蝎、蜈蚣、䗪虫、水蛭等；若气短懒言者，加党参、白术以益气健脾；若潮热盗汗者，加黄柏、龟板、知母以养阴退热。

【其他治疗】

1. 左归丸　主要成分：熟地、怀山药、山茱萸、菟丝子、枸杞子、怀牛膝、鹿角胶、龟板胶。具有益肾填精，养阴补髓功效。适用于血液净化患者贫血属肾精亏损证者，常用剂量为每次6g，每日2次。

2. 六味地黄丸　主要成分：熟地、山药、山茱萸、泽泻、茯苓、丹皮。具有滋补肝肾功效。适用于血液净化肾性骨病属肝肾阴虚患者，常用剂量为每次8粒，每日2次。

3. 仙灵骨葆胶囊　主要成分：淫羊藿、续断、丹参、知母、补骨脂、地黄等。具有滋补肝肾，活血通络，强筋壮骨功效。适用于血液净化后肾性骨病肝肾不足，瘀血阻络所致骨质疏松、腰脊疼痛、足膝酸软、乏力患者，常用剂量为每次3粒，每日2次，口服，4~6周为一疗程。

【转归及预后】

对维持性血液透析患者来说，钙磷代谢紊乱与肾性骨病很常见，多以肌肉、骨骼表现为主，如骨痛、骨折、肌病、关节炎、骨骼畸形、皮肤瘙痒、透析相关性淀粉样变性。近年来，许多基础和临床研究逐步证实，患者体内钙磷代谢紊乱与肾性骨病会引起多系统的病变有关，与患者的心血管钙化、心血管病的患病率及死亡率增加密切相关，严重影响了患者生活质量及生存时间。

【预防与调护】

1. 预防

（1）充分透析治疗，必要时采用血液滤过透析，可有效降低血磷及甲状旁腺素。

（2）注意限制磷的摄入，必要时可运用磷结合剂或使用活性维生素 D_3，将血磷控制在3.5～5.5mg/dl，避免高磷血症及继发性甲状旁腺功能亢进。

2. 调护

（1）对血液净化患者，定期监测血钙、血磷及甲状旁腺素水平。

（2）由于钙磷代谢紊乱患者易出现心血管事件，因此，平时应定期进行心电图、心脏超声检查；透析过程中加强血压、心电监护，及时发现心血管病变并给予及时处理。

【临证经验】

1. 钙磷代谢紊乱与肾性骨病对维持性血液透析患者来说仍很常见，低钙血症是骨病、继发性甲状旁腺功能亢进和死亡率增加的危险因素。而血透患者血清磷与预后的相关研究也发现，血清磷可以独立预测患者死亡率，即血清磷每升高1mmol/L，相对危险度则增加56%。当血磷升高超过1.6mmol/L（5mg/dl）时，则死亡相对风险度显著升高。高血磷是导致血管钙化、瓣膜钙化，以及血管钙化而住院和死亡事件的一个危险因素。而钙磷代谢紊乱而导致的继发性甲状旁腺功能亢进，不仅可导致骨骼的严重损害，还可以引起贫血、神经系统损害和心血管疾病，甲状旁腺素水平高患者的总死亡率及心血管疾病死亡率明显升高。

2. 充分的透析治疗后，患者血清总钙水平大多不低，如检测为低钙血症，可给予碳酸钙和（或）口服活性维生素 D，并注意复查血钙水平，不应补钙过多而加重血管钙化。美国 NKF K/DOQI 临床实践指南建议，CKD5 期［GFR 小于 15ml/（min·1.73m^2）或行透析治疗］的患者，应尽可能将血钙水平维持在正常值范围的低限。要求透析患者每日服用的含钙的磷结合剂中，离子钙的剂量不应超过1500mg，总离子钙的摄入（包括饮食和药物）不应超过2000mg。透析患者如果连续两次化验均有高血钙（校正的血钙>10.2mg/dl，2.54mmol/L）或血全段甲状旁腺素 < 150pg/ml 时，不要使用含钙的磷结合剂。对那些调整了活性维生素 D 的剂量和（或）停用含钙的磷结合剂仍有高钙血症者建议使用低钙透析液（0.75～1.0mmol/L）透析 3～4 周。透析患者甲状旁腺素水平应维持在 150～300pg/ml，对高磷血症者应限制磷的摄入，使用磷结合剂，而应用不同膜的透析器、提高透析血流量，或采用血液滤过透析均对改善高磷血症有益。

3. 肾性骨病患者因腰痛，肢节酸疼，下肢乏力属于中医“腰痛”、“痹证”范畴。益肾填精，补骨生髓，结合益气养血，活血通络等法，具有一定效果。对继发性甲状旁腺功能亢进而导致的皮肤瘙痒，中医辨证多从血虚生风入手，予以养血祛风，泄浊和络具有一定效果。

【小结】

1. 血液透析患者的钙磷代谢紊乱与肾性骨病依然常见，钙磷代谢异常及继发性甲状旁腺功能亢进，不仅可导致骨骼的严重损害，还可以引起贫血、神经系统损害和心血管疾病，患者总死亡率及心血管疾病死亡率明显升高，充分认识及治疗该病甚为重要。

2. 充分的透析治疗或采用血液滤过透析、使用调整钙磷代谢紊乱的药物具有一定的效果。但应注意监测血钙水平，不应补钙过多而加重血管钙化。

3. 肾性骨病患者大多属于中医“腰痛”、“痹证”范畴。中医益肾填精，补骨生髓，结合益气养血、活血通络具有一定效果。继发性甲状旁腺功能亢进导致的皮肤严重瘙痒，中医辨证治疗也具有一定效果。

七、肝炎病毒感染

由于血液透析患者自身因素、透析操作不规范、消毒不严格，以及手术过程中血液被污染等因素，均有可能导致患者感染肝炎病毒。透析患者感染乙型肝炎多呈慢性化病程，感染 10 个月以上，几乎不能清除 HBsAg。透析患者免疫力低下，可能是其乙型肝炎感染后呈慢性化的主要原因。仅有很少感染丙型肝炎的患者出现 ALT 升高，较少出现典型的临床症状，所以，有时仅能通过丙型肝炎 RNA 检测发现，其并发症经常在疾病的进展阶段才被发现。

肝炎病毒感染患者可见目黄、肤黄、小便黄、胁痛腹胀，甚则腹内扪及包块等症，属于中医“黄疸”、“胁痛”、“积聚”范畴。

【病因病机】

1. 外感湿热　湿热之邪外袭，郁结少阳，枢机不利，肝胆经气失于疏泄，可以导致胁痛；湿热内阻，熏蒸肝胆，不得泄越，可见黄疸。

2. 内伤饮食　饮食不洁或过食肥甘厚味，脾胃损伤，运化失职，升降失常，湿浊内生，郁而化热，熏蒸肝胆，不得泄越，而见黄疸；气机不利，不通则痛，则见胁痛。

3. 久病体虚　长期患病，肾元不足，脾土不健，运化失司，湿邪内侵，郁而化热，湿热久羁，瘀血阻滞，损肝伤脾，胆汁泛溢，气机不畅，而致黄疸、胁痛、积聚。

本病病位主要在肝胆脾胃肾。病机虚实夹杂、脾胃气虚、肾元不足为本，肝胆湿热、瘀血阻络为标。

【诊断与鉴别诊断】

1. 诊断

（1）病史：患者透析前无原发肝脏疾病史。

（2）临床表现：常有目黄、肤黄、小便黄，伴食欲减退、恶心呕吐、胁痛腹胀等症，甚则腹腔内可扪及包块。

（3）辅助检查：肝功能检测血清总胆红素、血清转氨酶和碱性磷酸酶可升高；尿检胆红素及尿胆原可阳性；乙型肝炎或丙型肝炎肝炎病毒指标异常，肝胆 B 超、CT 等有助于诊断肝炎肝硬化。

2. 鉴别诊断 血液透析后肝炎需与原发性肝炎相鉴别。前者为血液透析后患者感染病毒，既往无肝脏疾病史；后者多有长期过量饮酒史，或病毒性肝炎病史，或自身免疫性肝炎病史，在血液透析前即有相关的临床表现及实验室检测指标的异常。

【辨证论治】

1. 肝郁气滞证

证候：胁肋胀痛，疼痛每因情志变化而增减，胸闷腹胀，嗳气频作，嗳气胀痛稍舒，纳少口苦，舌苔薄白，脉弦。

基本治法：疏肝理气。

方药运用：柴胡疏肝散加减。常用药：柴胡 6g，芍药 12g，枳壳 10g，香附 10g，川楝子 10g，川芎 10g，郁金 12g，甘草 5g。方中柴胡、枳壳、香附、川楝子疏肝理气，解郁止痛；芍药、甘草养血柔肝，缓急止痛；川芎、郁金活血理气通络。诸药合用，具疏肝理气作用。

加减：如肝脾失和，症见肠鸣、腹泻、腹胀者，可酌加茯苓、炒白术、炒薏苡仁健脾化湿；胃失和降，恶心呕吐者，可加半夏、陈皮、生姜、旋覆花以和中降逆；如气滞兼见血瘀者，酌加丹皮、赤芍、当归、延胡索等活血和络。

2. 湿热留恋证

证候：身目黄染，头身困重，食欲减退，或见心中懊侬，胁肋隐痛，腹部胀闷，口干而苦，恶心呕吐，小便黄赤，舌红苔黄腻，脉濡数。

基本治法：清热利湿。

方药运用：茵陈四苓散加减。常用药：茵陈 15g，黄芩 12g，黄柏 12g，茯苓 12g，泽泻 12g，车前草 10g，苍术 10g，苏梗 10g，陈皮 10g。方中茵陈、黄芩、黄柏清热利湿退黄；茯苓、泽泻、车前草淡渗分利；苍术、苏梗、陈皮化湿行气宽中。

加减：如热重于湿，加栀子以清泄热邪；如湿阻气机、胸腹痞胀、呕恶纳差等症较著，可加入苍术、厚朴、半夏以健脾燥湿，行气和胃。

3. 脾虚湿滞证

证候：面目及肌肤发黄，甚则晦暗不泽，肢软乏力，大便溏薄，胃脘痞胀，舌淡红，苔薄，脉濡细。

基本治法：健脾养血，利湿退黄。

方药运用：黄芪建中汤加减。常用药：炙黄芪 15g，当归 10g，白芍 12g，桂枝 6g，茵陈 15g，白术 10g，茯苓 12g，生姜 5g，甘草 5g，大枣 10g。方中炙黄芪、桂枝、白术、生姜益气温中；当归、白芍、甘草、大枣补养气血；茵陈、茯苓利湿退黄。诸药合用，共奏健脾养血，利湿退黄之功。

加减：若动则气短，倦怠乏力，气虚明显者，可加重黄芪用量，并加用党参、制黄精增强补气；畏寒肢冷，舌淡者，可加用干姜、附子温阳散寒。

4. 气虚血瘀证

证候：胁下结块，隐痛，刺痛不适，胸胁胀闷，舌有紫斑或紫点，脉涩。

基本治法：疏肝理气，活血化瘀。

方药运用：逍遥散合鳖甲煎丸加味。常用药：柴胡5g，枳壳10g，香附10g，当归10g，赤芍10g，丹参12g，桃仁10g，莪术10g，另服鳖甲煎丸。方中柴胡、枳壳、香附疏肝理气；当归、赤芍、丹参、桃仁、莪术活血化瘀。鳖甲煎丸软坚散结，扶正补虚。

【其他治疗】

1. 逍遥丸　主要成分：柴胡、当归、白芍、炒白术、茯苓、薄荷、生姜、炙甘草。具有疏肝健脾，养血和络的功效。适用于血液透析肝炎病毒感染患者肝郁脾虚，肝气不舒证者。常用剂量为每次9g，每日2次，口服。

2. 血府逐瘀口服液　主要成分：桃仁、红花、当归、川芎、地黄、赤芍、牛膝、柴胡、枳壳、桔梗、甘草。具有活血祛瘀，行气止痛等功效。用于血液净化治疗后出现瘀血内阻，胸痛，心悸怔忡患者。常用剂量为每次20ml，每日3次，空腹口服。

【转归及预后】

我国乙型肝炎感染率高，而血液透析患者普遍存在免疫功能低下，加之透析过程中对肝炎病毒防范不严，维持性血液透析患者乙型肝炎、丙型肝炎感染率明显高于健康人群和慢性肾脏病非透析患者，部分合并慢性乙型肝炎、丙型肝炎患者可转为肝硬化或肝癌。血液透析患者感染肝炎后会影响生活质量，也增加了移植肾失功并发症。

【预防与调护】

1. 预防

（1）加强对血源的监测，对肾性贫血患者尽量应用促红细胞生成素，减少输血。

（2）工作人员接触血液透析患者、透析器、透析设备，以及对患者进行各种检查、治疗等均应戴手套，操作不同患者时要更换手套，避免交叉感染。

（3）血液透析患者及血液透析中心工作人员均应定期检测乙型肝炎、丙型肝炎相关指标，加强预防。做到合并乙型肝炎、丙型肝炎的血液透析患者与其他血液透析患者分别管理，透析器不可混用。

（4）严格执行消毒隔离制度，每班透析后，均应对透析机、床单元等进行消毒，清洁区与污染区域严格区分。

2. 调护

（1）对血液透析合并肝炎病毒感染患者的患者应监测肝功能，必要时对肝功能异常者需运用保肝及抗病毒治疗。

（2）饮食宜清淡、易消化，避免劳累。

【临证经验】

1. 维持性血液透析患者由于多种因素而易导致感染乙型肝炎、丙型肝炎的机会明显高于健康人群和慢性肾脏病非透析患者，并因此影响生活质量。避免感染重在预防，严格执行血液透析的相关消毒隔离制度，注意定期监测肝功能及肝炎病毒学相关指标，加强对肝炎患者的管理及治疗。

2. 血液透析患者使用乙型肝炎疫苗预防接种是预防 HBV 感染最有效的免疫保护方法，但患者因免疫功能低下易引起透析患者乙型肝炎疫苗应答率低，部分感染乙型肝炎、丙型肝炎患者需运用干扰素抗病毒治疗。

3. 在治疗肝炎同时，注意保肾，避免或慎重使用对肾脏有影响的药物。在辨证同时，可辨病使用保肝降酶的中药，如垂盆草、茵陈、田基黄、鸡骨草、叶下珠等，减轻或防治肝硬化的中药，如丹参、三七、川芎等。

【小结】

1. 血液透析患者可因自身免疫力低下，透析操作消毒不严等因素，导致患者感染肝炎病毒。临床大多呈慢性化病程，出现 ALT 升高，较少出现典型的临床症状，有时仅能通过肝炎相关检测才能发现。

2. 避免感染重在预防，严格执行血液透析的相关消毒隔离制度，严密监测肝炎病毒及肝功能指标，切断传播途径是重点。

八、消化系统并发症

终末期肾衰竭由于尿毒素堆积、机体代谢紊乱、酸中毒，以及电解质平衡失调，常出现各种胃肠道并发症，如蛋白质代谢产物蓄积可引起厌食、恶心、呕吐；血液净化治疗中肝素及其他药物的使用可导致胃十二指肠出血、穿孔。尿毒症患者较易出现消化性溃疡、出血性食管炎、十二指肠和胃毛细血管扩张引起的上消化道出血。

患者消化系统并发症常见脘腹痞胀、恶心、呕吐、厌食、便血，属于中医“痞满”、“胃痛”、“呕吐”、“便血”范畴。

【病因病机】

1. 久病素体脾虚 脾胃为仓廪之官，主受纳及运化水谷。若脾胃虚弱，运化失职，气机不畅；或中阳不足，中焦虚寒，失其温煦，可见痞满、胃痛、呕吐；脾不摄血，血从下溢可见便血。

2. 饮食不节 肾疾久病，水湿内蕴，脾运失健，饮食不节；或过食肥甘、生冷、辛辣、不洁食物，易损伤脾胃，气滞湿阻，而见痞满、胃痛、呕吐。

其病在脾胃，以虚为主，或虚实夹杂。发病机理总为脾胃气虚，胃失和降，胃气上逆，气机失畅，或气不摄血，血从下溢。

【诊断与鉴别诊断】

1. 诊断

（1）临床表现：患者除有肾脏原发疾病所致的尿少、水肿、腰酸乏力等表现外，胃溃疡或十二指肠溃疡常致上腹胀痛，伴泛酸、嗳气，并发穿孔者则有腹膜刺激征；上消化道出血者主要表现为呕血和黑便、头晕、心慌、乏力、贫血、低热、血压低等症状。

（2）实验室检查：X线钡餐检查、胃镜及病理活检等有助于消化系统疾病的诊断。

2. 鉴别诊断

（1）血透后引起的消化性溃疡应和慢性消化性溃疡相鉴别。前者主要指血透患者并发消化道出血或血透时体内有效血容量迅速下降引起的应激性溃疡，纤维胃镜检查可见胃、十二指肠黏膜的急性病变而见糜烂、浅溃疡、渗血等；后者则有长期慢性胃溃疡或十二指肠溃疡病史，疼痛呈慢性周期性，经抑酸药物治疗疼痛明显缓解，结合胃酸、血清胃泌素、胃镜等检查不难鉴别。

（2）尿毒症所致消化道出血应与血液病、急性感染等所致者相鉴别。结合血常规、血培养、血涂片、肾功能、尿常规等检查，以及患者全身症状如发热（持续低热或高热）、全身散在过敏性紫癜等有助于鉴别诊断。

【辨证论治】

1. 脾胃气虚证

证候：食欲不振，恶心呕吐，腹部痞胀，大便不畅，舌淡红，苔白滑，脉虚弦。

基本治法：健脾益气，和胃降逆。

方药运用：香砂六君子汤加减。常用药：党参10g，茯苓10g，白术10g，半夏10g，陈皮6g，木香10g，砂仁4g，甘草5g。方中党参、茯苓、白术、甘草健脾益气；半夏和胃止呕；陈皮、木香、砂仁理气降逆。

加减：若腹胀较重，加厚朴、枳壳行气运脾；若纳呆厌食者，加砂仁、神曲理气开胃；便血色淡，食少体倦，面色萎黄，气虚血溢者，可用归脾汤加减。

2. 中焦虚寒证

证候：呕吐时作，腹痛绵绵，时作时止，喜温喜按，形寒肢冷，手足发凉，神疲乏力，气短懒言，大便溏薄，舌质淡，苔薄白，脉沉细。

基本治法：温中补虚，缓急止痛

方药运用：小建中汤加减。常用药：桂枝6g，干姜6g，附子6g，芍药12g，炙甘草4g，党参12g，白术10g，饴糖10g，大枣10g。方中桂枝、干姜、附子温阳散寒，芍药、甘草缓急止痛，党参、白术益气补中，饴糖、大枣甘温补中。

加减：若呕吐甚者，加砂仁、半夏等理气降逆；若腹中大寒，呕吐肢冷，可用大建中汤温中散寒；若腹痛下利，脉微肢冷，脾肾阳虚者，可用附子理中汤；若血气虚弱，腹中拘急冷痛，酌加当归、黄芪调补气血。

3. 瘀血内停证

证候：胃脘疼痛明显，痛如针刺，痛处固定，或呕吐不止，肌肤枯燥，形体消瘦，面色青，或见黑便，舌质紫暗，脉细涩。

基本治法：理气和络，活血化瘀。

方药运用：失笑散合丹参饮加减。常用药：蒲黄（包煎）10g，五灵脂（包煎）10g，丹参10g，延胡索10g，木香10g，郁金10g，砂仁后下5g。方中蒲黄、五灵脂、丹参活血散瘀止痛；延胡索、木香、郁金、砂仁行气和胃。

加减：若四肢不温，舌淡脉弱者，加党参、黄芪益气活血。

【其他治疗】

1. 香砂养胃丸 主要成分：木香、砂仁、白术、陈皮、茯苓、半夏（制）、香附（醋制）、枳实（炒）、豆蔻（去壳）、厚朴（姜制）、广藿香、甘草。具有理气健脾，温中和胃的功效。适用于血液透析脾胃气虚证不思饮食，胃脘满闷或泛吐酸水患者，常用剂量为每次9g，每日2次，口服。

2. 参苓白术丸 主要成分：人参、白术、茯苓、甘草、白扁豆、薏苡仁、山药、莲子。具有补脾胃，益肺气的功效。适用于血液透析脾胃气虚证食少便溏，气短咳嗽，肢倦乏力患者。常用剂量为每次6g，每日3次，口服。

3. 胃苏冲剂 主要成分：紫苏梗、香附、陈皮、香橼皮、佛手、枳壳。具有理气消胀，和胃止痛的功效。适用于血液透析脾虚气滞证胃脘胀痛患者，常用剂量为每次15g，每日3次，口服，15天为一疗程。

【转归及预后】

血透过程中引起的消化系统并发症，如胃炎、消化性溃疡等症状轻者预后较好，同时应积极予以对症处理，避免消化性溃疡穿孔，致腹膜炎发生，一旦发生，预后较差。此外，消化道出血亦常见，若及早发现和妥善处理，有利于防止发生危及生命的上消化道大出血。

【预防与调护】

1. 预防

（1）终末期肾衰竭患者应及时、充分地进行透析治疗，清除尿毒素，改善酸中毒及电解质平衡失调。

（2）使用低分子肝素抗凝，不使用对消化道有刺激的药物。

（3）对原有消化道疾病的患者，应积极治疗原发病，定期复查大便隐血、胃镜等，了解病情。

2. 护理

（1）合理饮食，一日三餐或多餐，规律进食，维持各种营养素之间的平衡。

（2）对有消化道症状的患者，应注意饮食营养、易消化，不宜食用生冷、油腻、煎炸、酸甜、坚硬的食物。

(3) 可配合食疗方法，如经常以生薏苡仁、怀山药、茯苓、陈皮等健脾胃，助运化的中药煮粥或煲汤。

【临证经验】

1. 由于终末期肾衰竭患者长期尿毒素堆积、机体代谢紊乱、酸中毒，以及电解质平衡失调，较易出现胃肠道并发症，如厌食、恶心、呕吐，加之血液净化治疗中抗凝剂及其他药物的使用可导致胃十二指肠出血、穿孔、消化性溃疡、出血性食管炎等消化系统并发症。尿毒症患者应充分透析治疗，清除尿毒素，改善酸中毒及电解质平衡失调。透析中最好使用低分子肝素抗凝，应尽量少用对消化道有刺激的药物，如阿司匹林、非甾体消炎药。必须使用者，应注意监测观察。如有消化道症状时，应及时停药，并配合对症治疗，如使用质子泵抑制剂、制酸药等。

2. 中医辨证治疗可改善全身症状，通过健脾化湿助运方法改善消化功能，使患者迅速度过血透诱导期，加快恢复。同样，补气养血、健脾益肾等治疗通过改善血液透析后患者的营养不良状况，调整贫血，有助于提高患者生存质量。对于进入血透而尿量每日仍有800ml以上者，不应放弃中药治疗，以保护残余肾功能，提高患者生存质量。对小便量少，仍有消化道症状的患者，可选择浓缩剂、免煎颗粒或中成药治疗，避免水分摄入过多。

【小结】

1. 尿毒症患者常出现各种胃肠道并发症，如厌食、恶心、呕吐，而伴随血液透析，患者消化性溃疡、出血性食管炎、十二指肠和胃毛细血管扩张等病变较非透析患者更为常见。

2. 积极治疗消化道并发症，定期监测，注意观察，预防消化道出血，注重饮食治疗对该病具有重要意义。

3. 本病属中医“痞满”、“胃痛”、“呕吐”、“便血”范畴，辨证治疗可有较好效果。

（孔薇，王钢）

第四节　腹膜透析治疗后的中医中药使用

腹膜透析（peritoneal dialysis）是以腹膜作为半渗透膜，利用重力作用将配制好的透析液经导管灌入患者的腹膜腔，在腹膜两侧出现溶质的浓度梯度差，高浓度一侧的溶质向低浓度一侧移动（弥散作用），水分则从低渗一侧向高渗一侧移动（渗透作用）。这样，通过不断地更换腹腔透析液，以达到清除体内代谢产物、毒性物质及纠正水、电解质平衡紊乱的目的。

腹膜透析适用于几乎所有急、慢性肾衰，容量负荷过多，水、电解质平衡紊乱以及其他肝功能衰竭和中毒性疾病等。

（1）急性肾衰竭：在确定急性肾衰竭诊断后2～3天内，出现下列情况之一时，应选择透析治疗：①已有尿毒症症状，如恶心、呕吐、精神神经症状等。②有较明显的水钠潴留表现或心力衰竭迹象。③血钾高于6.5mmol/L。④血尿素氮≥28mmol/L，血肌酐为530.4～707.2μmol/L。

（2）慢性肾衰竭：①可逆性尿毒症。②不可逆性的慢性肾衰，当肌酐清除率≤10ml/min或血肌酐浓度≥707.2μmol/L时，表明患者已出现明显的尿毒症症状、较明显的水钠潴留、较严重的电解质失调或较严重的代谢性酸中毒。③肾移植的术前准备。④其他慢性肾衰（如糖尿病肾病），伴心脏病或严重高血压者，老年人，建造血透通道困难者，不适宜全身性使用肝素的患者，有较严重血透反应者，小儿做家庭透析者。

（3）急性药物和毒物中毒：药物和毒物的分子量如小于5000道尔顿，则较易从腹膜透出。如司可巴比妥、苯巴比妥等巴比妥类药物；甲丙氨酯、利眠宁、水合氯醛等镇静安定类，阿司匹林、对乙酰氨基酚等退热止痛类；苯丙胺、异卡波肼等中枢兴奋类；乙醇等醇类；汞、金、铅等金属类；溴化物、碘化物等卤化物类。此外，砷、硼酸、地高辛、四氯化碳、环磷酰胺、甲基多巴、甲氰咪胍、毒蕈类、来苏儿、奎宁、X线造影剂均可透出。

（4）水、电解质失调和酸碱平衡失调：①高钾血症；②高钙血症；③严重潴留性高钠血症；④严重水中毒；⑤严重代谢性酸中毒；⑥高尿酸血症。

（5）其他：如顽固充血性心力衰竭、急性胰腺炎、肝性昏迷、需通过腹腔长期给药、高胆红素血症、多发性骨髓瘤、原发性高尿酸症等。

在慢性肾衰终末阶段的患者必须依赖替代治疗，而腹膜透析与血液透析相比，有其较为独特的优点：①如血流动力学稳定，符合人体的生理特点，最大限度地保留残余肾功能；②持续的家庭式透析，多不需要机器，基层医院可以开展，不需要血管通路和穿刺，痛苦小，饮食控制少；③不需抗凝，对出血患者限制少；④对中分子物质清除效果好，对贫血及神经病变的改善优于血透，血压控制亦较理想；⑤改善患者性功能、生活质量，使患者回归社会的机会增多。

近年来，随着透析技术和设备的改进，临床观察发现，腹膜透析可减缓残余肾功能的丢失，改善患者性功能、生活质量，使患者回归社会的机会增多。在下列情况下应首选腹膜透析：①年龄大于65岁的老年患者；②有严重心血管系统疾病，血流动力学变化不稳定的患者，如心绞痛、陈旧性心肌梗死、心肌病、心律失常、顽固性心力衰竭、低血压或难以控制的高血压等；③有脑血管意外者，如脑出血或脑梗死等；④有明显出血倾向者；⑤糖尿病患者，尤其合并眼底出血性病变或周围神经病变者；⑥反复血管造瘘失败及难以建立血管通路者。

腹膜透析虽然能够较好地保存肾功能，但仍有一定的并发症。常见并发症有透析腹膜炎（感染性腹膜炎和硬化性腹膜炎等）、导管相关并发症（如早期的切口感染、腹腔脏器损伤及穿孔、血性引流液、腹痛、肠梗阻，晚期的皮肤隧道口及隧道感染、腹透液渗漏等）、透析液相关并发症（疝、腹壁及外生殖器水肿、血性透析液、胸水、呼吸功能不全、腰背痛等）、营养与代谢并发症（糖代谢紊乱、脂代谢紊乱、蛋白质代谢紊乱－营养不良、维生素及微量元素代谢变化等）、心血管系统并发症（缺血性心脏病、高血压、左室肥厚、低血压、心功能不全等）、腹膜透析与肾性骨病、其他相关并发症（消化系统并发症、免疫功能降低、水电解质及酸碱平衡失调、尿路结石等）。

腹膜透析并发症的病因病机不外乎两个方面：一方面表现为本虚，特别是脾肾亏虚，另一方面表现为标实，主要为热毒、湿毒、水饮、气滞、血瘀等，在治疗过程中当分清主次，把握轻重缓急。中医药在腹膜透析并发症中有一定的作用，下面主要讨论中医药在治疗腹膜炎、消化系统并发症、营养不良方面并发症的应用。

一、腹膜炎

腹膜炎是腹膜透析的首要并发症。主要由于细菌感染而致，致病菌可通过以下途径导致腹膜炎，包括经透析管腔、经出口处至皮下隧道、肠道细菌易位、血中细菌随血流至腹腔、经阴道－子宫－输卵管达盆腔。临床上最常见的感染途径是在腹透液交换过程中的污染。其临床表现为腹痛、腹部压痛、腹肌紧张，以及恶心、呕吐、发热、白细胞升高，严重时可致血压下降和全身中毒性反应。其程度往往取决于许多因素，如致病菌的种类和致病力、是否合并透析管感染、腹腔局部防御功能、诊断是否及时和治疗是否有效等。

由于腹膜炎常见临床表现有腹痛或腹泻、恶心呕吐、腹部胀满等，中医辨证属于“腹痛”、“腹泻”、“呕吐”等范畴。

【病因病机】

感受外邪、饮食所伤、情志失调及素体阳虚等，均可导致气机阻滞、脉络痹阻或脏腑虚寒、气血俱虚而发生腹膜炎。

1. 外感时邪　透析操作不慎，外感风、寒、暑、湿、热邪，侵入腹中，均可引起腹痛、腹泻、腹胀、呕吐、发热等。风寒之邪直中经脉则寒凝气滞，经脉受阻，气机不利。若伤于暑热，或寒邪不解，郁而化热，或湿热壅滞，均可致气机阻滞，腑气不通而见以上诸症。

2. 饮食不节　暴饮暴食，饮食停滞，纳运无力；过食肥甘厚腻或辛辣，酿生湿热，蕴蓄胃肠；或恣食生冷，寒湿内停，中阳受损，均可损伤脾胃而致腹痛腹胀、呕吐等诸症。

3. 情志失调　情志不遂，肝失条达，气机不畅而腹痛腹胀，气机上逆而呕吐。

4. 阳气素虚　素体脾阳亏虚，虚寒中生，气血生成不足；病久肾阳不足，相火失于温煦，脏腑虚寒。

本病的病理性质不外寒、热、虚、实四端，发病因素主要有湿热、气滞、火毒、寒凝。基本病机为脏腑气机阻滞，气机运行不畅，经脉痹阻，“不通则痛”；或脏腑虚弱，中焦虚寒，气行无力，血虚不荣，“不荣则痛”。

【诊断与鉴别诊断】

1. 诊断

（1）腹膜炎症状和体征有腹痛，发热或（和）透析液浑浊。

（2）腹透液白细胞计数>100/ml，中性粒细胞比例>50%。

（3）细菌涂片或培养阳性，真菌性腹膜炎必须找到真菌方可成立诊断。

符合上述3条中的2条可确诊，符合其中任何1条者为疑诊。

2. 鉴别诊断 本病当与腹膜透析引起的消化系统腹痛鉴别，腹透液细菌培养可以鉴别。

【辨证论治】

1. 湿热内蕴证

证候：腹痛，畏寒发热，恶心呕吐，腹部胀满，舌胖嫩，苔黄腻，脉滑数。

基本治法：化湿醒脾，清肠行气。

方药运用：平胃散（《太平惠民和剂局方》）加减。常用药：苍术10g，厚朴15g，黄芩10g，槟榔15g，延胡索15g，广木香5g，白豆蔻5g，蒲公英30g，地锦草30g，马齿苋30g，陈皮10g，半夏10g，黄柏10g。方中苍术、陈皮、半夏健脾化湿，厚朴、槟榔、延胡索、木香、白豆蔻行气止痛，黄芩、黄柏、蒲公英、地锦草、马齿苋清肠解毒。

加减：若发热较重，加生石膏30g，知母15g以清解热邪。待透出液细菌培养阴性再以益气健脾巩固治疗。

2. 湿热化毒证

证候：腹痛拒按，腹胀恶心，发热，甚者呕吐腹泻，苔黄腻，脉滑数。

基本治法：泻火解毒，凉血清热。

方药运用：黄连解毒汤（《外台秘要》）加减。常用药：黄连10g，黄柏10g，黄芩10g，栀子10g，金银花30g，丹皮10g，败酱草30g，枳实10g，大黄10g，生地15g，甘草10g，赤芍12g。方中黄连、黄芩、黄柏、栀子清热化湿，丹皮、赤芍、生地活血凉血，枳实、大黄、金银花、败酱草泻火解毒。

加减：若透出液带血液，加大蓟30g，三七粉（冲服）1~3g，茜草30g以活血止血；若透析液絮状物多者，加川芎10g，丹参20g以活血化瘀；若呕吐重者，加姜半夏10g，姜竹茹10g以降逆止呕；若透析液细菌为厌氧杆菌者，加苦参12g。本证选用药物多辛凉苦寒，易伤脾胃，故运用时应中病即止，以防损伤脾胃。

3. 肝郁气滞证

证候：腹痛胀闷，痛引少腹，或兼痛窜两胁，时作时止，得嗳气或矢气则舒，舌质红，苔薄白，脉弦。

基本治法：疏肝解郁，理气止痛。

方药运用：柴胡疏肝散（《医学统旨》）加减。常用药：柴胡15g，枳壳10g，香附6g，陈皮6g，芍药10g，炙甘草5g，川芎10g。方中柴胡、枳壳、香附、陈皮疏肝理气，芍药、甘草缓急止痛，川芎行气活血。

加减：若气滞较重，胸胁胀痛者，加川楝子、郁金；若腹痛肠鸣，气滞腹泻者，可用痛泻要方。

4. 中虚脏寒证

证候：腹痛绵绵，时作时止，喜温喜按，形寒肢冷，神疲乏力，胃纳不佳，大便溏薄，舌质淡，苔薄白，脉沉细。

基本治法：温中补虚，缓急止痛。

方药运用：小建中汤（《伤寒论》）加减。常用药：桂枝 15g，芍药 20g，生姜 15g，红枣 25g，炙甘草 5g，胶饴 30g，党参 10g，白术 10g。方中桂枝、生姜温阳散寒，芍药、炙甘草缓急止痛，饴糖、红枣甘温补中，党参、白术健脾益气。

加减：若兼有腹胀满，加厚朴 10g 以行气导滞。若呕吐者，加大生姜用量以降逆止呕。若腹痛下利，脉微肢冷，脾肾阳虚者，可用附子理中汤。

【其他治疗】

1. 胃苏冲剂　主要成分：紫苏梗、香附、陈皮、香橼、佛手、枳壳。具有理气消胀，和胃止痛的功效，适用于腹膜透析脾虚气滞证脘腹胀痛患者。常用剂量为口服每次 15g，每日 3 次。

2. 元胡止痛胶囊　主要成分：延胡索。具有理气活血止痛的功效，适用于腹膜透析气滞血瘀腹痛患者。常用剂量为口服每次 2 粒，每日 3 次。

【转归及预后】

多数腹膜透析相关性腹膜炎患者经正确治疗后可治愈。但腹膜炎蛋白丢失较平时多，并且反复腹膜炎感染致纤维蛋白增多，易形成凝块堵塞腹膜透析导管，并因腹膜粘连增厚使透析效率丧失。如腹膜炎患者反复治疗不愈或腹膜衰竭需拔除透析管路，应选择其他透析方式。

【预防与调护】

1. 预防

（1）居室宜透气，居家透析操作间应保持环境清洁，每日消毒。

（2）教育患者熟练掌握腹透方法，腹透各个步骤要注意消毒和严格无菌操作，透析液进入腹腔前要先加热至 37℃，准确做好透析液进出量的记录。

（3）保持大便通畅，避免肠道感染。

（4）充分透析，纠正营养不良。

2. 调护

（1）参加体育锻炼，劳逸结合，调畅情志，注意调摄饮食。由于腹透会使体内大量的蛋白质及其他营养成分丢失，故应通过饮食来补充。如要求患者蛋白质摄入量为每日 1.2~1.5g/kg，其中 50% 以上为优质蛋白；水的摄入量根据每日的出量来决定，如出量为

1500ml 以上，患者无明显高血压、水肿等，可正常饮水。

（2）每日记录水液的出入量，每日测量体重，定时量血压，以了解有无水钠潴留、脱水等情况，定期随访。

（3）注意出口处的护理，定期更换短管，定期检查随访患者透析操作情况，及时指导。如出现透析液浑浊、腹痛或隧道口流液，应及时进行透析液或分泌物培养及药敏检查，并尽早治疗，控制病情发展。

【临证经验】

1. 腹膜炎是腹膜透析的常见并发症，腹膜炎的发生与尿毒症患者自身免疫功能低下相关，腹膜透析管持续存在于腹腔内可损害机体的防御功能，透析液可损伤腹膜和腹腔的局部防御机制，透析过程中管道的卸接易使细菌污染管腔。此外，因肠道疾病，如便秘或腹泻引起肠道通透性改变；经血路感染，如结核病、肺炎、上呼吸道感染等；上行性感染，如泌尿道、生殖道感染；内脏器官感染，如胰腺炎等也可导致腹膜炎。发生腹膜炎后，应该立即进行腹膜透析液的培养及药敏试验，及时使用抗感染治疗，控制腹膜炎，以避免腹膜透析效能的降低。

2. 中医药能够在一定程度上提高腹膜透析清除率，保留残余肾功能，减少透析次数或剂量，缓解临床症状与体征。腹膜炎主要表现为腹痛，以“不通则痛”、“不荣则痛”为基本病机，以寒热虚实为辨证纲领，但病程中病机变化复杂，往往互为因果，互相兼夹。如寒痛缠绵发作，可郁而化热；实痛治不及时，或治疗不当，日久饮食少进，化源不足，可转为虚证。临床应根据不同证候，分辨寒热的轻重、虚实的多少、气血的深浅，以“通”为治则，灵活遣方用药。

3. 腹透液中加入静脉滴注的中药，如丹参、川芎嗪、脉络宁，对提高腹膜透析效果、改善高凝状态、防止腹膜硬化具有一定效果，但中药针剂的色泽往往影响腹透的清晰度，而反复加入药液可能增加感染机会，有待进一步改进。

【验案举例】

慢性肾衰竭腹膜透析后属脾虚湿热证（王钢主诊）

张某，女，48 岁。初诊日期：2011 年 7 月 6 日。

患者因“腹部疼痛伴透出液混浊 1 天”入院。患者 30 年前无明显诱因出现面肢部浮肿，多次查尿常规示蛋白尿、隐血（+），诊断为慢性肾小球肾炎。长期予中药益肾清、利保肾治疗。5 年前出现腰酸乏力，查肾功能异常，血肌酐轻度升高，未予重视及系统诊治。后于 2 年前出现水肿明显，查血肌酐 600μmol/L，予保守治疗半年。于 2009 年 9 月始予腹膜透析，曾于 5 个多月前出现腹透相关腹膜炎，予抗感染治疗治愈后出院。1 天前再次出现大便稀溏、腹部疼痛明显，透出液混浊，有絮状物沉淀，自服抗生素未缓解，为进一步系统诊治，收住入院。患者现全腹部疼痛，以上腹部及左下腹明显，透析液混浊，纳食欠香，尿量少，大便质稀，双下肢不肿，夜寐欠安。查体：舌红，苔薄黄，脉细濡数，腹膨，全腹部压痛及反跳痛，以上中腹及左下腹明显。查血常规：白细胞总数12.9 $\times 10^9$/L，中性粒细胞比值82.01%，血红蛋白94g/L，红细胞比积0.29。血生化：尿素氮22.86mmol/L，肌酐782.00μmol/L，磷2.77mmol/L。透出液常规：淡黄色，微浑，中性粒细胞比值75.00%，细胞计数0.720×10^9/L。已给予腹透液给药抗感染、抗凝等对症处理。中医辨证诊断：腹痛；西医诊断：腹膜透析后腹膜炎。病机为脾肾气虚，湿热内蕴，肠腑气机不畅。治以健脾理气，清利湿热。方选参苓白术散、葛根芩连汤加减。

处方：太子参10g，炒白术10g，白芍10g，茯苓10g，炙甘草5g，陈皮10g，香附10g，苏梗10g，制延胡索10g，煨葛根10g，川连6g，马齿苋15g，车前子（包煎）15g，红藤15g，败酱草15g，赤芍10g，蒲公英15g，焦山楂15g，神曲15g。

至11日，患者腹部疼痛已明显缓解，大便正常，透出液转清，纳食欠香，无明显恶心呕吐，尿量少，夜寐尚安。查体：腹软，全腹部压痛不明显，双下肢不肿。至13日，患者腹部疼痛已基本消失，大便已解，透出液转清，纳食尚可，无明显恶心呕吐，尿量少，双下肢不肿，夜寐尚安。查体：腹软，全腹部压痛不明显，双下肢不肿。复查血常规示：白细胞总数8.2×10^9/L，中性粒细胞比值74.51%，血红蛋白95g/L，红细胞比积0.30，血小板计数310×10^9/L。至14日，患者腹痛基本消失，无发热，无呕吐，大便黄软，量正常，每日1次，尿量尚可，食纳较前改善，夜寐尚安，腹透液清。查体：腹软，全腹部压痛（－），反跳痛（－），双下肢不肿，证情好转。

按语：在慢性肾衰终末阶段腹膜透析是肾脏替代治疗的方式之一，可清除毒素，一定程度地保留残余肾功能，不需要血管通路和穿刺，对中分子物质清除效果好。但其也有一定的缺点，如部分患者透析不充分，出现营养不良及其他并发症，如腹膜炎等。在慢性肾衰终末期腹膜透析阶段的患者，如何运用并发挥中医药的特色，以保证最大限度地发挥中西医各自的优势，减少副作用是临床治疗追求的目标。

本例全腹部疼痛，透出液混浊、纳食欠香、尿量少、大便质稀、舌红、苔薄黄、脉细濡数，据此，中医诊断为“腹痛”，西医诊断为“腹膜透析后腹膜炎”。中医辨证乃属脾肾衰败，运化失健，湿热内蕴，肠腑气机不畅。在治疗上，不应将主要目标放在治疗慢性肾衰竭及腹膜炎上，因已采用西医透析及抗生素治疗，且补益脾肾药物及抗感染药物大多滋腻壅滞或苦寒败胃。故现阶段中医治疗主要从健脾理气、清利湿热着手。方选参苓白术散、葛根芩连汤加减，充分发挥中医在调理脾胃方面的作用，使中西医发挥各自的优势。方中太子参、白术、茯苓健脾益气利湿，陈皮、香附、苏梗、延胡索理气止痛，葛根、川连、马齿苋、车前子清热利尿，辅以红藤、败酱草、赤白芍、蒲公英、焦楂曲养阴活血、解毒和中，炙甘草调和诸药。泻中有补，以防伤正太过，辅以理气活血，补而不腻，共奏益气健脾、清利湿热之功。服至3剂，腹痛已明显缓解，透析液转清，效不更方，继续原方守治。至7剂时，腹痛已基本消失，无压痛，辨证无误，治疗有效。

【小结】

1. 腹膜透析可达到清除体内代谢产物、毒性物质及纠正水、电解质平衡紊乱的目的。腹膜炎是腹膜透析的常见并发症，主要由于细菌感染而致。发生腹膜炎后，应立即进行腹膜透析液的培养及药敏试验，及时使用抗感染治疗，控制腹膜炎，避免腹膜透析效能的降低，以及因此而导致的腹膜功能衰竭。

2. 中医药在急性腹膜炎治疗中难以达到抗菌药物的功效，可配合抗菌药物使用，以改善透析患者的临床表现。中医药在腹膜透析中可发挥提高腹膜清除率、增强腹膜局部防御功能、减少腹膜炎发生、保护腹膜间皮细胞、提高透析效能、增加超滤、延缓腹膜功能衰竭、改善营养状况、保留残余肾功能等作用。

二、消化系统并发症

许多腹膜透析肾衰竭患者常有腹胀、反酸、呃逆等症状。腹透时高容量腹透液灌入腹腔，腹腔内压力升高，使食道下端贲门处压力升高，导致食管下端痉挛，从而发生食管反流，患者出现腹胀、反酸及呃逆。另外，还可以发生小肠穿孔、肠道出血、胰腺炎、肝脓肿等并发症，但比较少见。

由于本病常见临床表现有腹部疼痛胀满、反酸、呃逆等症状，中医辨证属于“腹痛”、“反酸”、“呃逆”等范畴。

【病因病机】

本病的病因多有饮食不当、情志不畅、久病体虚等，导致中焦气机郁滞，胃失和降。

1. 饮食不调 饮食不节，或过饥过饱，损伤脾胃，气机壅滞而发为腹痛；或胃失和降，气机上逆，出现呃逆。

2. 情志不畅 忧思恼怒，伤肝损脾，肝失疏泄，横逆犯胃，脾失健运，胃失和降而反酸、呃逆。

3. 久病体虚 脾胃为仓廪之官，主受纳及运化水谷，若脾胃素虚或病后虚弱，运化失职，气机失调，或中阳不足，中焦虚寒，机体失养而产生诸症。

本病病位主要在脾胃，还与肝、肾有密切关系。发病机理总属中焦气机壅滞或气虚上逆。可有实证、虚证或虚实夹杂。肝气郁结，横逆犯胃，胃气上逆而反酸呃逆；患病日久，脾肾两虚，脾气虚弱则中气不升，气机不利，脾虚气滞而致腹部胀痛；气为血之帅，气行则血行，气虚则血行无力而致瘀滞，气血瘀滞，不通则痛而腹部胀痛。

此外，本病还可以发生变证，如肝火犯胃，胃热炽盛，迫血妄行，或脾气虚弱，失于统血，而致便血、呕血。大量出血，可致气随血脱。若脾胃运化失常，湿浊内生，郁而化热，火热内结，腑气不通，腹痛剧烈拒按，导致大汗淋漓、四肢厥逆的厥脱危证。

【诊断与鉴别诊断】

1. 诊断

（1）症状与体征：腹痛腹胀、反酸、呃逆甚或便血等症状。

（2）实验室检查：腹部CT、B超、胃镜等有助于诊断。

2. 鉴别诊断 本病当与腹膜透析引起的腹膜炎相鉴别，腹透液细菌培养有助于鉴别。

【辨证论治】

1. 肝气郁滞证

证候：呕吐吞酸，呃逆，腹部胀满，时有疼痛，胸胁胀痛，舌质红，苔薄腻，脉弦。

基本治法：疏肝理气和胃。

方药运用：四七汤（《太平惠民和剂局方》）加减。常用药：半夏15g，茯苓12g，苏叶6g，厚朴9g，生姜15g，红枣25g。方中苏叶、厚朴理气宽中，半夏、生姜、茯苓、大枣和胃降逆止呕。

加减：若呕吐酸水，心烦口渴，加左金丸及山栀12g，黄芩6g以清肝和胃；若呕吐甚，加大生姜用量以降逆止呕。

2. 中气不升证

证候：精神疲乏，腹中疼痛，中脘痞满，劳则更甚，舌体胖大，脉软弱。

基本治法：益气健脾，宽中行气。

方药运用：补中益气汤（《脾胃论》）加减。常用药：生黄芪30g，生白术10g，升麻6g，葛根30g，茯苓30g，炙甘草10g，枳壳10g，广木香6g，大腹皮10g。方中黄芪、白术健脾益气，升麻、葛根升阳布津，茯苓、枳壳、木香、大腹皮宽中行气。

加减：如腹痛重者，加延胡索10g，白芍15g以缓急止痛。

3. 气虚血瘀证

证候：身倦乏力，潮热，腹部疼痛，失眠烦闷，舌有瘀斑，脉细。

基本治法：益气行血，化瘀止痛。

方药运用：补阳还五汤（《医林改错》）合失笑散（《伤寒论》）加减。常用药：生黄芪40g，赤、白芍各15g，丹参15g，川芎10g，蒲黄10g，五灵脂10g，大黄10g，炙甘草6g。方中黄芪补气生血，赤白芍、丹参、川芎活血行血，蒲黄、五灵脂、大黄化瘀止痛，甘草调和诸药。

加减：如腹痛重者加大白芍、甘草剂量以缓急止痛。透析液浑浊而腹痛轻者加大大黄用量并加入蒲公英15g以利湿泄浊；伴低热者，加丹皮10g，连翘10g以养阴清热；夜寐不实者，加生龙骨15g，生牡蛎15g，夜交藤30g以养心安神。

【其他治疗】

1. 香砂养胃丸　主要成分：木香、砂仁、白术、陈皮、茯苓、半夏(制)、香附(醋制)、枳实(炒)、豆蔻(去壳)、厚朴(姜制)、广藿香、甘草。具有理气健脾、温中和胃的功效，适用于腹膜透析脾胃气虚证不思饮食、胃脘满闷或泛吐酸水患者。常用剂量为口服每次9g，每日2次。

2. 参苓白术丸　主要成分：人参、白术、茯苓、甘草、白扁豆、薏苡仁、山药、莲子。具有补脾胃、益肺气的功效，适用于腹膜透析脾胃气虚证食少便溏、气短咳嗽、肢倦乏力患者。常用剂量为口服每次6g，每日3次。

3. 胃苏冲剂　主要成分：紫苏梗、香附、陈皮、香橼、佛手、枳壳。具有理气消胀、和胃止痛的功效，适用于腹膜透析脾虚气滞证胃脘胀痛患者。常用剂量为口服每次 15g，每日 3 次，15 天为一疗程。

【转归及预后】

腹膜透析过程中引起的消化系统并发症，如慢性胃炎、消化性溃疡等症状轻者预后较好，同时应积极予以对症处理，避免消化性溃疡穿孔，一旦发生，预后较差。此外，消化道出血亦常见，若及早发现并妥善处理，有利于防止发生危及生命的上消化道大出血。

【预防与调护】

1. 预防

（1）终末期肾衰竭患者应及时、充分地透析治疗，清除尿毒素堆积，改善酸中毒及电解质平衡失调。

（2）使用低分子肝素抗凝，不使用对消化道有刺激的药物。

（3）对原有消化道疾病的患者，应积极治疗原发病，定期复查大便隐血、胃镜等，了解病情。

2. 调护

（1）合理饮食，一日三餐或多餐，规律进食，维持各种营养素之间的平衡。

（2）对有消化道症状的患者，应注意饮食营养，易消化，不宜食用生冷、油腻、煎炸、酸甜、坚硬的食物。

（3）可配合食疗方法，如经常以生薏苡仁、怀山药、茯苓、陈皮等健脾胃、助运化的中药煮粥或煲汤。

【临证经验】

1. 由于终末期肾衰竭患者长期尿毒素堆积、机体代谢紊乱、酸中毒，以及电解质平衡失调，较易出现胃肠道并发症，如厌食、恶心、呕吐，加之血液净化治疗中抗凝剂及其他药物的使用，可导致胃十二指肠出血、穿孔、消化性溃疡、出血性食管炎等消化系统并发症。尿毒症患者应充分地透析治疗，清除尿毒素堆积，改善酸中毒及电解质平衡失调。透析中最好使用低分子肝素抗凝，应尽量少用对消化道有刺激的药物，如阿司匹林，以及非甾体类消炎药，必须使用者，也应注意监测观察，如有消化道症状及时停药，并可配合对症治疗，如使用质子泵抑制剂、制酸药等。

2. 患者消化系统并发症中医辨证属于“痞满”、“胃痛”、“呕吐”、“便血”范畴。中医中药整体辨证可改善患者全身症状，通过健脾化湿助运的方法改善消化功能等，使患者迅速度过血透诱导期，加快恢复。同样，补气养血、健脾益肾等治疗通过改善血液透析后患者的营养不良状况，调整贫血等，有助于提高患者生存质量。对于进入血透，尿量每日仍有 800ml 以上的患者，不应放弃中医中药治疗，以保护残余肾功能，提高患者生存质量。对小便量少，仍有消化道症状的患者，可选择浓缩剂、免煎颗粒或中成药治疗，避免水分摄入过多。

【验案举例】

尿毒症腹膜透析属肾阴阳两虚、湿热浊瘀内阻证（王钢主诊）

许某，女，50 岁。初诊日期：2010 年 4 月 16 日。

患者尿毒症，在三甲医院行腹膜透析（CAPD）2 月余，经熟人介绍，来本院门诊治疗，希望摆脱透析。检查：尿常规示尿蛋白（+++），尿隐血（+++）；血常规示血红蛋白 86g/L；血生化示血尿素氮 38mmol/L，血肌酐 686μmol/L，白蛋白 28g/L；B 超示双肾体积缩小，但皮髓质分界分量尚清晰。刻诊：面色萎黄，神疲乏力，腰膝酸冷，头晕口干，纳差便溏，夜尿增多，小便清长，24 小时尿量 120ml，下肢浮肿，舌淡胖有紫气，苔根黄腻，脉沉细。辨证：肾阴阳两虚，湿热、浊瘀内阻证。治拟补益肾元，清利湿热，行瘀泄浊。

处方：菟丝子 12g，首乌 12g，淫羊藿 12g，山茱萸 12g，苍白术 15g，茯苓皮 40g，车前子(包煎) 60g，泽兰 30g，猪苓 15g，焦楂曲 15g，神曲 15g，桃仁 15g，附片 6g，水蛭 6g，积雪草 15g，六月雪 15g，土茯苓 15g，生甘草 6g，小红枣 10g。

二诊（4 月 30 日）：服药 14 剂，胃纳好转，下肢浮肿减轻，舌腻渐化，24 小时尿量增多，舌淡胖，苔厚白，脉沉细。上方附片 10g，加生黄芪 40g。

三诊（5 月 30 日）：服药后面色精神好转，腰酸乏力减轻，下肢浮肿基本消退，查血生化示尿素氮 32mmol/L，肌酐 422μmol/L。嘱腹透（CAPD）每日 4 次改每日 3 次。中药去焦楂曲，加莪术 15g，凤尾草 30g。

四诊（6 月 28 日）：患者腹透改每日 3 次后，24 小时尿量进一步增加，血肌酐逐步下降，Cr368μmol/L，继将腹透改为每日 2 次。

五诊（7 月 30 日）：查血肌酐 312μmol/L，血中白蛋白上升至 30g/L，血红蛋白 94g/L，乏力，腰酸，怕冷，夜尿多仍有，余无不适，苔脉同前。上方加太子参 20g，覆盆子 15g，附片改 15g。患者以上方加减服用 10 个月，血肌酐维持在 250～300μmol/L 之间，停止腹膜透析。继服中药并随访 1 年未恶化。

按语：对于腹膜透析患者，如尿量每日仍有 800ml 以上者，说明肾脏尚有残余功能。治疗体会：①通过双肾 B 超了解肾脏大小、形态，特别注意皮质厚度，皮髓分界是否清晰。②腹透液除非有胸腹水，尽量用 1.5% 腹透液，而不用 2.5%、4.0% 腹透液。③仔细询问病史，进一步鉴别诊断，寻找可逆因素，有机会尽量肾穿病理诊断，必要时配合小剂量甲基强的松龙。④中医中药辨证论治应重视补益肾元、清利湿热、行瘀泄浊三大法的使用，如本病案治疗方药中，主以菟丝子、首乌、淫羊藿、山茱萸补益肾元，阴中求阳，阳中求阴；辅以附片温阳补肾，苍白术、茯苓、焦楂曲健脾化湿助运；车前子、猪苓、泽兰、桃仁、水蛭、积雪草活血化瘀、渗利水湿；佐以六月雪、土茯苓解毒泄浊；使以小红枣调和诸药，并在二到五诊时根据辨证逐渐加大附片用量，增强温阳补肾、利水活血、泄浊的作用；并加入太子参、生黄芪等补气类药，通过补脾气以增益肾气；在取得效果的情况下，逐渐减少每日腹透次数，到最终停止腹透。

【小结】

1. 尿毒症患者常出现各种胃肠道并发症，如厌食、恶心、呕吐，而伴随血液透析，患者消化性溃疡、出血性食管炎、十二指肠和胃毛细血管扩张等病变较非透析患者更为常见。

2. 积极治疗消化道并发症，定期监测，注意观察，预防消化道出血，注重饮食治疗对该病具有重要意义。

3. 由于患者消化系统并发症常见脘腹痞胀、恶心、呕吐、厌食、便血，中医辨证属于“痞满”、“胃痛”、“呕吐”、“便血”范畴，中医辨证治疗可有较好效果。

三、营养不良

维持性腹膜透析患者营养不良发生率颇高，据国内外报道，18% ~50% 的 CAPD 患者伴有营养不良，其中 6% ~8% 严重营养不良者。临床表现常常为全身症状，面色㿠白或淡白无华、心悸气短、神疲乏力、畏冷易汗或低烧潮热、虚烦不安等。通过血常规、生化检查（血清白蛋白、血红蛋白、转铁蛋白）可评估患者营养状况。营养不良的维持性腹膜透析患者大多有免疫功能低下、贫血，常常发生感染、心脑血管疾病等严重并发症。国内外研究显示，维持性透析患者营养不良与高死亡率和生存质量相关，改善患者营养状态是提高维持性透析患者生存率的重要措施之一。

由于其临床表现常有面色㿠白或淡白无华、心悸气短、神疲乏力等，中医辨证属于“虚劳”范畴。

【病因病机】

先天禀赋不足或后天失养均可使机体气血阴阳亏损。

1. 禀赋薄弱，素体不强 父母体弱多病，孕育不足，胎中失养，或生后喂养失当，水谷精气不足，均可导致先天不足，体质薄弱，易于罹患疾病，并在病后易于久虚不复，气血阴阳亏损日甚。

2. 烦劳过度，损伤五脏 烦劳过度，因劳致虚，日久成损；忧郁思虑，积思不解，所欲未遂等劳伤心神，易使心脾损伤，气血亏虚。

3. 饮食不节，损伤脾胃 暴饮暴食、饥饱不调、饮酒过度等原因，均可致脾胃损伤，不能化生水谷精微，气血生化乏源，日久而营养不良。

本病为五脏皆有虚损，主要为脾肾亏虚，久病耗损致脾气不足，健运失职，不能运化水谷精微；加之长期透析，精微外泄，而导致营养失调。或慢性肾衰晚期，脾肾亏虚，脾虚则气血生化乏源，肾虚精髓亏虚而不能生血从而导致血虚。

【诊断】

1. 症状与体征 全身乏力，面色萎黄或苍白，或肢体浮肿，大便溏薄，或心悸怔忡。

2. 实验室检查 血常规可见三系减少，生化可见白蛋白和前白蛋白减少。

【辨证论治】

1. 脾虚失运证

证候：面色萎黄，食欲不振，身困乏力，大便溏薄，肢体浮肿，舌质淡体胖，脉细无力。

基本治法：健脾益气，祛湿固精。

方药运用：参苓白术散（《太平惠民和剂局方》）加减。常用药：生黄芪15g，生白术10g，党参12g，茯苓15g，山药20g，薏苡仁300g，莲子肉10g，芡实10g，砂仁10g。方中黄芪、白术、党参、山药、茯苓、薏苡仁健脾除湿，莲子肉、芡实益肾固精，砂仁行气消滞。

加减：若水肿甚者，加桂枝6g，车前子(包煎)30g以化气行水；若畏寒肢冷、腰膝酸软者，加制附子10g，仙茅10g，淫羊藿15g以温补肾阳。

2. 脾肾亏虚证

证候：面色萎黄，唇甲苍白，眩晕失眠，心悸怔忡，肢体无力，舌质淡，脉数。

基本治法：补肾填精，益气生血。

方药运用：六味地黄汤（《小儿药证直诀》）加减。常用药：山茱萸10g，熟地20g，当归10g，茯苓30g，山药30g，边条参10g，淫羊藿15g，鹿角霜15g，骨碎补15g，灵磁石30g。方中山茱萸、熟地、淫羊藿、鹿角霜、骨碎补补肾益精，茯苓、山药、边条参健脾益气，当归活血补血。

加减：若下肢浮肿，则加生黄芪30g，车前子(包煎)20g，玉米须30g以益气利水；若纳差脘痞，则加陈皮10g，厚朴10g以理气和胃；若便溏则加砂仁10g，广木香10g以健脾燥湿。

慢性肾衰竭腹膜透析阶段的中医证候以虚实夹杂及单纯虚证为主，单纯邪实者极为少见，透析龄越长虚证表现越突出，尤其是阴阳两虚证越多，故临床治疗时须辨证论治。

【其他治疗】

1. 中成药

（1）金水宝或百令胶囊：主要成分为冬虫夏草菌丝制剂，具有补肺肾功效，适用于肺肾气虚者。常用剂量为每次4~6粒，每日3次。

（2）参苓白术丸：主要成分：人参、白术、茯苓、甘草、白扁豆、薏苡仁、山药、莲子。具有补脾胃、益肺气的功效，适用于腹膜透析脾胃气虚证食少便溏、气短咳嗽、肢倦乏力患者。常用剂量为口服每次6g，每日3次。

（3）六味地黄丸：主要成分为熟地、山茱萸、怀山药、茯苓、丹皮、泽泻。具有补肾填精的功效。常用剂量为口服每次8粒，每日2次。

2. 外治法

穴位注射法：黄芪注射液穴位注射用于治疗肾衰腹透并发的肾性贫血、营养不良。

【转归及预后】

营养不良患者免疫功能低下，通常存在贫血，并易合并各种感染。营养不良的发生率与程度直接影响患者的预后及死亡率。营养状态是维持性腹膜透析患者发病率和死亡率的重要预报因子，从而影响腹膜透析的成败。

【预防调护】

1. 预防

（1）充分透析，有效清除尿毒症毒素。

（2）对存在的呼吸系统、消化系统、泌尿系统等急慢性感染要积极治疗，防其加重营养不良。

（3）严格遵守腹膜透析操作规范，严格消毒，避免发生腹膜炎；如发生腹膜炎应积极治疗，减少蛋白质丢失。

2. 调护

（1）注意消毒及规范操作，劳逸结合，调畅情志。

（2）注意调摄饮食，通过饮食补充足够营养，蛋白质摄入量为每日1.2～1.5g/kg，其中50%以上为优质蛋白；水的摄入量根据每日的出量来决定，如出量为1500ml以上，患者无明显高血压、水肿等，可正常饮水。

【临证经验】

1. 腹膜透析患者合并营养不良通常与下列因素有关：①蛋白质摄入不足：由于透析不充分，体内毒素特别是中分子物质蓄积影响食欲，使蛋白质摄入减少。腹透液的饱腹感和一些药物的影响也可使饮食减少。②蛋白质丢失过多：腹透液每日丢失蛋白质10g左右，而腹膜炎时可增加50%～100%。③合并其他消耗性疾病或并发感染。④内分泌紊乱：促进合成的激素水平下降，促进分解的激素水平上升。

因此，改善营养不良首先必须充分透析，清除毒素，防止腹膜炎及其他感染性疾病。摄入足够的营养，腹膜透析患者每日蛋白质摄入量应该达到1.2～1.5g/kg才能保证正氮平衡，并且，保证患者所需的热量。近年来，发现胰岛素样生长因子或重组生长因子对维持性腹膜透析患者营养不良有较好疗效，重组人促红细胞生长因子在改善贫血的同时也有促进蛋白质合成、改善营养不良的作用。

2. 在充分透析的基础上，运用中医辨证施治，可改善患者临床症状、改善消化功能、增加营养。食欲差者，治宜健脾和胃化湿助运，如党参、苍术、白术、茯苓、甘草、谷芽、麦芽、焦山楂、神曲、鸡内金等；腹胀者，治宜健脾理气导滞，如白术、茯苓、枳实、大腹皮、木香；便秘者，可加入制大黄6～10g，或用生大黄5～10g，保持大便通畅；对营养不良患者，如食欲较好，治宜补气养血、健脾和中，如黄芪、党参、当归、熟地、白芍、紫河车、阿胶等。

3. 对仍有部分残余肾功能的患者，中医药治疗仍应结合保护肾元、化湿泄浊、活血和络，能起到保护残存肾单位的作用。对于尿量少的患者，可使用免煎颗粒或中成药，并不增加过多水液，对提高腹透患者的生存质量也有一定作用。

【小结】

维持性腹膜透析患者营养不良发生率高，通过血常规、生化检查（如血清白蛋白、血红蛋白、转铁蛋白）可评估患者营养状况。营养不良的维持性腹膜透析患者大多存在免疫功能低下、贫血，常常发生感染、心脑血管疾病等严重并发症。

中医药通过提高腹膜清除率、改善营养状况以保留残余肾功能，对改善腹膜透析营养不良有一定的作用。

（孔薇，王钢）

第五节　肾移植术后的中医中药使用

肾移植是将健康者的肾脏移植给有肾脏病变并丧失肾脏功能的患者的一种肾脏病替代疗法。目前，肾移植已经成为终末期尿毒症患者的治疗手段之一，在临床各类器官移植中，肾移植的例数及临床效果均居首位。尽管肾移植成功后能显著改善患者的生活质量，肾移植术后的并发症仍是临床亟待解决的问题。

1. 肾移植适应证

（1）年龄在60岁以下；全身一般情况良好者，年龄可适当放宽。

（2）慢性肾炎终末期，或其他肾脏疾病而致的不可逆转的肾脏功能衰竭者。

（3）经过血液透析或腹膜透析治疗大于3个月，不存在由于尿毒症或高血压所致的不可逆转的并发症，如慢性心功能不全、慢性呼吸衰竭等。

（4）全身一般情况好，体内无潜在感染灶，能耐受肾脏移植手术者。

（5）无活动性消化道溃疡、肿瘤、肝炎及结核病史，无精神、神经不正常史及家族史者。

（6）与供肾者组织配型良好者。

2. 肾移植禁忌证

（1）当肾脏疾病是由全身疾患所引起的局部表现时，不能考虑肾移植，如淀粉样变性、结节性动脉周围炎和弥漫性血管炎等。

（2）全身严重感染、肺结核、消化性溃疡、恶性肿瘤、严重的泌尿系先天畸形、艾滋病毒携带者等患者。

（3）精神病、严重糖尿病、凝血机制紊乱及顺应性差者，不适合做肾移植。

肾移植术后常见并发症的中医药治疗简介如下。

一、肾移植排斥反应

排斥是导致移植失败的主要原因，如果造成对肾小管和肾小球的损伤过于严重，肾脏在出现排斥后将不能继续存活。目前，根据病理、发病机制、发病时间及临床进展的不同，分为超急性、加速性、急性和慢性排斥反应。中医药治疗主要针对慢性排斥反应。其发生机制可能与HLA位点错配、急性排异反应、免疫抑制剂应用不当、移植肾的负荷、高血压、高脂血症、巨细胞病毒感染等有关。

【病因病机】

1. 肾病日久 肾病日久致肾元衰败，脾胃耗损，气血生化乏源，久病耗气伤血，无力抵抗外邪，发为本病。加之术中气血耗损，起居饮食失宜则气血亏虚。

2. 药物所伤 术后服用大剂量免疫抑制剂，致脾肾亏虚，术中正气受伐，卫外不固，易致外邪侵袭，血脉运行不畅，湿热瘀毒内结，发为本病。

肾移植后排斥反应病位主要在肾，与肺、脾（胃）、肝、心等脏腑相关，其根本病机为肾元亏虚，湿热浊毒内蕴。其病理性质为本虚标实、虚实夹杂，本虚以肾元亏虚为主，标实以湿浊、湿热、血瘀等证为多。

【诊断与鉴别诊断】

1. 诊断

（1）临床表现：慢性排斥反应一般在移植后60天以后发生，临床为隐匿的慢性过程，逐渐出现高血压、蛋白尿、贫血及肾功能减退、体重增加、移植肾体积逐渐缩小。

（2）辅助检查：尿检可有红细胞及管型，24小时尿蛋白定量≥0.5g为异常。病理检查显示肾小管萎缩，间质纤维化，动脉内膜增厚，管腔狭窄，逐渐发展为肾小球硬化。

2. 鉴别诊断 肾移植术后慢性排斥反应需与急性排斥反应鉴别。后者一般发生在6～60天内，临床表现个体差异较大，急性发生的排斥反应表现为尿量减少、体重增加、体温升高、肾移植区沉重感或疼痛、血压可升高。

【辨证论治】

1. 脾肾气虚证

证候：神疲乏力，腰酸腿软，脘腹胀大，形寒肢冷，面色萎黄或苍白无华，大便溏，小便清长，舌淡有齿痕，苔白，脉沉弱或沉无力。

基本治法：健脾益肾。

方药运用：泰山磐石饮加减。常用药：黄芪15g，党参15g，白术10g，当归10g，续断15g，菟丝子15g，杜仲15g，苎麻根15g，黄芩9g，生地15g，甘草6g。方中黄芪、党参、白术、当归补气健脾、益气生血；续断、菟丝子、杜仲补肝肾、强腰膝；苎麻根、黄芩、生地清热生津，寓未病先防之意；甘草调和诸药。诸药合用，实为健脾益气，补肾益精之良方。

加减：若移植肾肿胀者，则可加皂角刺15g，生牡蛎15g软坚消肿；若腹胀者，则加青皮10g，枳壳10g以行气消胀。

2. 气血两虚证

证候：面色萎黄，身倦，短气乏力，头晕心悸，腹胀，足膝无力，舌质淡，苔薄白，脉细。

基本治法：补益气血。

方药运用：十全大补汤加减。常用药：党参15g，黄芪30g，白术15g，茯苓15g，熟地20g，当归15g，白芍15g，川断15g，淫羊藿15g。方中党参、黄芪、白术、茯苓健脾益气以助生血；熟地、当归、白芍补益精血；续断、淫羊藿补益肾精、化生气血。诸药共奏补益气血之功。

加减：若下肢浮肿加车前子(包煎)20g，泽泻15g以利水消肿；移植肾部位肿硬者，加桃仁10g，海藻12g，炙甲片10g以软坚散结；腰酸者加狗脊20g，桑寄生20g以补肾壮腰。

3. 湿热下注证

证候：尿频，尿急，尿道灼痛，小腹坠胀，腰部酸痛，发热口渴，舌质红，苔黄腻，脉数。

基本治法：清热利湿。

方药运用：八正散加减。常用药：萹蓄12g，瞿麦12g，滑石15g，车前草15g，黄柏10g，马鞭草30g，栀子10g，甘草梢6g。方中萹蓄、瞿麦、滑石、车前草利湿通淋；黄柏、马鞭草、栀子、甘草梢清热解毒。本方为治湿热熏蒸下焦所致热淋之良方。

加减：若大便干结、腹部胀满者加大黄10g以通腑泻火；若心中烦热者加黄连3g，淡竹叶10g以清热利湿除烦；若湿热阴伤者，加生地10g，知母10g，白茅根10g以养阴清热。

4. 湿热蕴毒证

证候：身重困倦，腰腹胀满不舒，腰痛，发热，消瘦，食少纳呆，恶心呕吐，口干，口苦，口中黏腻，舌红苔黄腻，脉濡数。

基本治法：清热利湿解毒。

方药运用：甘露消毒丹加减。常用药：滑石9g，黄芩6g，石菖蒲9g，藿香12g，白蔻仁9g，木通12g，车前子(包煎)12g，泽泻12g，黄柏9g，知母9g，吴茱萸2g，炒川连3g。方中以滑石、木通、车前子、泽泻、黄芩、黄柏、知母清热利湿，藿香、白蔻仁、石菖蒲芳香化湿、理气和中，并加左金丸清胃泻火。全方以驱邪为主，共奏清热利湿之功。

加减：若呕恶明显者，加半夏9g，陈皮9g，竹茹9g以燥湿化痰、除烦止呕；心热烦甚者，可加山栀9g，豆豉12g以清热除烦。

5. 心火上炎证

证候：口舌生疮，口渴喜饮，心中烦热，小便短赤，舌质红苔黄，脉数。

基本治法：清心利水养阴。

方药运用：导赤散加减。常用药：生地15g，竹叶6g，生甘草6g，黄连10g，赤芍10g。方中生地凉血滋阴以制心火；竹叶清心除烦，淡渗利窍，导心火下行；生甘草、黄连、赤芍清热解毒。诸药配伍，共收清心利水养阴之效。

加减：若大便干结者，加大黄10g以通腑泄热；若尿频、尿痛者，加蒲公英30g，鸭跖草30g以清热通淋；若口舌糜烂甚者，可外用锡类散以清热解毒、祛腐生新。

6. 气虚血瘀证

证候：气短乏力，头晕胸闷，脘腹胀痛，腰膝酸软，舌质暗红有瘀点，脉沉细。

基本治法：益气活血。

方药运用：补阳还五汤加减。常用药：生黄芪15g，当归10g，赤芍10g，川芎10g，桃仁6g，红花6g，川断12g，淫羊藿12g，杜仲12g。方中生黄芪补益元气，以助行气化瘀；当归、赤芍、川芎、桃仁、红花活血养血；川断、淫羊藿、杜仲补肝肾、强腰膝。诸药合用，共奏益气活血兼以补肾之功。

加减：若有便溏者，加白术12g，茯苓15g以健脾止泻；若呕吐者，加半夏10g，砂仁10g以和胃止呕。

7. 血瘀化热证

证候：肾脏移植后不规则发热，或无其他原因的发热，移植肾肿大，质地变硬，有压痛，兼少腹胀痛，烦躁，面色晦暗，肌肤甲错，舌质紫暗，脉沉弦。

基本治法：逐瘀泄热。

方药运用：桃仁承气汤。常用药：桃仁12g，大黄(后下)10g，桂枝6g，玄明粉(冲服)3g，丹参15g，甘草5g。方中桃仁、大黄、玄明粉逐瘀泄热，丹参活血化瘀，桂枝通行血脉，以助瘀化；甘草护卫安中，调和诸药。本方为治瘀热互结之良方。

8. 阴虚燥热证

证候：面红口干，烦渴多饮，尿频量多，多食易饥，失眠，烦躁易怒，大便干燥，易疲劳，消瘦，舌红或绛，苔黄或黄薄而干，脉弦滑或弦数。

基本治法：清热泻火，养阴增液。

方药运用：玉女煎加减。常用药：生石膏12g，知母10g，黄连3g，山栀9g，玄参12g，生地12g，麦冬12g，川牛膝12g，熟地6g，山茱萸6g。方中生石膏、黄连、知母、山栀清热泻火以除烦；玄参、生地、麦冬养阴增液以止渴，并助通便；川牛膝活血化瘀、引热下行；小量熟地、山茱萸以固肾填精、益阴而除燥热。全方清肺胃热、滋肾阴，正适于肾移植后阴虚燥热者。

加减：若大便秘结不行者，可用增液承气汤润燥通腑，“增水行舟”，以通大便；若尿量多而浑浊者，加益智仁9g，桑螵蛸9g，金樱子9g等固肾益精。

【其他治疗】

1. 中成药

（1）知柏地黄丸：主要成分为知母、黄柏、熟地、山茱萸、牡丹皮、山药、茯苓、泽泻。具有滋肾清利的作用，用于治疗阴虚湿热证。常用剂量为每次8粒，每日3次。

（2）百令胶囊：主要成分为人工培养冬虫夏草菌丝制剂。具有补肺肾作用，用于肺肾气虚者，长期服用可调节免疫功能。常用剂量为每次 4～8 粒，每日 3 次。

2. 针灸治疗　主要穴位：照海、阴谷、关元、三阴交。于肾移植术后即开始给予针灸治疗，其中阴谷穴为肾经合穴，是经气汇聚合于脏腑的部位，和照海穴相合，扶助肾元之气、滋补肾阴。在治疗中先取远端穴，得气后再取近端穴，待两穴得气后，双手同时捻上下两针，下针手法稍重，上针手法稍轻，以利催气沿脉上行，每穴捻针 1～3 分钟。然后施以电针，以保持刺激量，使肾功能尽快恢复。治疗时常规消毒穴位，用 28 号毫针轻刺，得气后留针 30 分钟。留针期间予电针，用疏密波，以微见肌肉跳动为度，每日 1 次，3 周为一疗程。

【转归及预后】

肾移植术后的排斥反应是导致移植失败的重要原因，其预后取决于病情的轻重、是否及时有效的治疗和患者机体本身的抵抗力。如果发生超急排斥或急性排斥，出现严重的肾小球和肾小管损伤，移植肾将不能存活。肾移植术后预防是关键，应当密切监测患者肝肾功能等各项指标，预防感染等，规律使用抗排斥药，对控制肾移植术后的排斥反应有较大的帮助。

【预防与调护】

1. 预防　肾移植术后预防要点包括患者术后送监护病房，实行消毒隔离措施，积极预防肺部感染、尿路感染、皮肤感染、切口感染及口腔感染等。除此之外，还要注意观察患者服药后的反应及对患者进行出院指导。

2. 调护

（1）饮食调理：宜摄入优质蛋白质、高维生素饮食，予黄芪、茯苓、山药煲瘦肉汤以益肾气；多进食鸡肉、牛奶、蔬菜等以健脾和胃；忌食辣、肥、甘、厚腻之品及提高免疫功能的食物和保健品，如人参、蜂王浆等。

（2）保持心情舒畅，消除紧张情绪，切忌忧思恼怒，起居生活要有规律，保持居住环境清洁。

（3）监测每日的血压、心率等生命体征，仔细记录每日的出入量，以了解有无水钠潴留、脱水等情况。

【临证经验】

随着肾移植技术的逐步应用，中医中药改善肾移植术后患者临床症状，调节及提高肾移植患者的生存质量及移植肾的存活率取得了一定的成效，并发现了一些可喜的药物和方法。在对肾移植术后患者的辨证治疗中应注意以下几方面。

1. 肾移植术后患者因其肾脏久病，仍主要表现为肾元虚弱，或兼夹湿热、湿浊、瘀血等病机特点。治疗当辨其虚实，权衡攻补，以免损伤正气。

2. 由于中药对免疫功能往往具有双向调节功能，而大量的临床数据证明，中药对预防和减少肾移植排斥反应及并发症发生、提高肾移植远期疗效、生存质量确有好处。对于肾移植术后患者，在辨证治疗中，可借鉴女科“安胎”的治法方药，可能具有一定预防和减少肾移植排斥反应的作用。而对于肾移植术后出现的并发症，按急则治标、缓则治本原则，灵活辨证治疗，但不应使用增加肝肾毒性的药物。

3. 对于雷公藤多苷用于肾移植患者排斥的防治，有研究认为，应用雷公藤多苷者移植肾肾功能恢复较快；而且，作为免疫抑制剂，雷公藤多苷不亚于硫唑嘌呤，使用更经济。并有研究发现，人工虫草能延长不同种系肾移植大鼠的存活时间，认为其能保护移植肾免受攻击，具有一定的免疫抑制作用，与环孢素联合应用有良好的协同抗排斥作用，但仍需对该类药物进行长期防治作用及远期毒副作用的研究观察。

【验案举例】

肾移植排斥反应属脾肾气虚证（王钢主诊）

樊某，男，54岁。初诊日期：2011年12月5日。

患者2006年8月行肾移植术，术后服用骁悉、FK506、强的松等免疫抑制剂。2011年11月发现尿中泡沫增多，晨起颜面部浮肿。查尿常规示蛋白（+++），肾功能示血肌酐278μmol/L，外院考虑慢性移植肾失功。刻诊：患者自觉神疲乏力，腰酸腿软，肢寒怕冷，面色无华，大便溏，小便清长，舌淡有齿痕，苔白，脉沉弱。中医辨证：脾肾气虚，浊瘀内阻证。治拟健脾养肾、行瘀泄浊，方选泰山磐石饮合桃仁四物汤加减。

处方：生黄芪40g，党参15g，炒白术20g，续断15g，菟丝子12g，杜仲12g，苎麻根15g，车前草15g，生蒲黄15g，五灵脂15g，桃仁10g，红花6g，川芎12g，赤芍15g，薏苡仁根20g，六月雪15g。

二诊（2012年1月5日）：服药30剂，大便成形，移植部位胀痛好转，乏力、怕冷明显，苔脉如前。上方加淫羊藿15g。

三诊（1月8日）：续服30剂，患者怕冷、乏力症状好转，夜尿2~3次，复查尿蛋白（++），血肌酐176μmol/L。上方加天冬15g，覆盆子15g。加减治疗1年整，患者血肌酐持续稳定在130~180 μmol/L左右，余无明显不适。

按语：本病案诊断为“慢性移植肾失功”。中医辨证：脾肾气虚，浊瘀内阻证。治拟健脾益肾、行瘀泄浊，方选泰山磐石饮合桃红四物汤加减。方中生黄芪、党参、白术、薏苡仁根甘温而补益脾气，续断、菟丝子、杜仲补肾温阳强腰，共为主药；以苎麻根、生蒲黄、五灵脂协助主药，白术、杜仲固肾，共为辅药；以桃仁、红花、川芎、赤芍活血化瘀通络，车前草、六月雪清利泄浊，为佐使药。二、三诊加入了温阳补阴、益肾固精的淫羊藿、天冬、覆盆子。使移植肾慢性排斥肾失功能状态得以稳定。

【小结】

1. 肾移植术后排斥反应是导致移植失败的主要原因，排斥反应分为超急性、加速性、急性和慢性排斥反应，中医药治疗主要针对慢性排斥反应。

2. 中医中药在肾移植中已经有了比较广泛的应用，在提高肾移植患者的生存质量、移植肾的存活以及降低西药的毒副作用等方面作出了一定的贡献。但同时应注意一些对肝肾功能有毒副作用的中药的使用，加强对中药质量标准、中药的安全性以及中医药治疗规范的研究，进一步拓展中医中药在肾移植乃至器官移植中的应用。

二、肾移植术后肝炎

肾移植术后肝炎患者，HBV 的感染发生率较高，其主要原因有：①患者术前即有潜在性病毒性肝炎或携带 HBV；②患者术中由于失血过多输入携带 HBV 的血液及血液制品；③患者术前曾进行血液透析；④移植肾传播；⑤术后应用大量免疫抑制剂及抗生素，机体防御及清除病毒能力下降。

肝炎常有目黄、肤黄、小便黄，伴食欲减退、恶心呕吐、胁痛腹胀等表现，甚则腹腔内可扪及包块，中医辨证属“黄疸”、“鼓胀”、“癥积”等范畴。

【病因病机】

1. 饮食不洁（节）　患者平素饮食不洁（节），致脾胃不和，升降失常，纳化失司，湿浊内生，郁而化热，蕴于肝脏，而发为本病。

2. 手术戕伐　移植术中耗伤气血，加之患者病久体虚，气血生化不足，卫外不固，湿邪内侵，伤及肝脏而发病。

3. 情志不调　患者平素情志不调，急躁易怒，肝木乘犯脾土，脾土不健，运化失司，湿浊内蕴，郁而化热，发为本病。

【诊断与鉴别诊断】

1. 诊断

（1）病史：患者无原发性肝脏疾病。

（2）临床表现：常有目黄、肤黄、小便黄，伴食欲减退、恶心呕吐、胁痛腹胀等症状，甚则腹腔内可扪及包块。

（3）辅助检查：肝功能检测血清总胆红素、血清转氨酶和碱性磷酸酶升高；尿检胆红素及尿胆原阳性；肝炎病毒指标异常，肝胆 B 超、CT 等有助于肝炎诊断。

2. 鉴别诊断　肾移植术后肝炎需与原发性肝炎相鉴别。前者既往无肝脏疾病病史，肝硬化、脾肿大不如后者明显；后者多有长期过量饮酒史，或病毒性肝炎病史，在肾移植术前即有相关的临床表现及肝炎病毒指标阳性等。

【辨证论治】

1. 脾胃失和证

证候：面目及肌肤淡黄，或面色晦暗，肢软乏力，心悸气短，纳少，小便黄，大便不实，舌质淡，苔薄白，脉弱。

基本治法：健脾和胃。

方药运用：黄芪建中汤加减。常用药：黄芪 30g，桂枝 12g，生姜 3 片，白术 12g，当归 10g，白芍 10g，甘草 6g，茵陈 6g，茯苓 12g。方中黄芪、桂枝、生姜、白术益气温中；

当归、白芍、甘草补养气血；茵陈、茯苓利湿退黄。诸药配伍，共奏健脾养血、和胃利湿之功。

加减：如气虚明显，应重用黄芪，并加党参，以增强补气作用；畏寒、肢冷、舌淡者，宜加附子温阳祛寒。

2. 气血亏虚证

证候：面色无华或苍白，食欲不振，身困倦怠，短气乏力，大便溏薄，肢体浮肿，爪甲色淡，低热，舌质淡，苔薄白，脉细弱。

基本治法：益气养血，和胃利胆。

方药运用：归脾汤加减。常用药：党参15g，白术12g，黄芪15g，当归12g，熟地12g，茯苓12g，茵陈9g，柴胡9g。方中党参、白术、黄芪、茯苓健脾益气；当归、熟地养血补血；茵陈、柴胡疏肝利胆。诸药并用，共成补益气血之良方。

加减：若脾虚湿盛，腹泻或便溏、腹胀纳呆、舌淡胖、边有齿痕，可酌加薏苡仁、炒扁豆、泽泻等；若兼见心悸怔忡、少寐健忘者，可加柏子仁、合欢皮、夜交藤以养心安神。

3. 湿热内蕴证

证候：身目俱黄，脘腹痞胀，胁肋疼痛，口干而苦，恶心呕吐，头重身困，发热，大便秘结，舌苔黄腻，脉弦数。

基本治法：清热通腑，利湿退黄。

方药运用：茵陈蒿汤加减。常用药：茵陈蒿12g，栀子12g，大黄6g，黄柏9g，连翘9g，蒲公英12g，茯苓12g，滑石9g，车前草12g。茵陈蒿为清热利湿退黄之要药；栀子、大黄、黄柏、连翘、蒲公英清热泻下；茯苓、滑石、车前草利湿清热，使邪从小便而去。

加减：若胁痛较甚者，可加柴胡、郁金、川楝子、延胡索等疏肝理气止痛；如热毒内盛，心烦懊恼，可加黄连、龙胆草以增强清热解毒作用。

4. 肝脾不和证

证候：脘腹痞闷，胁肋隐痛不适，肢倦乏力，食纳减少，大便不调，舌苔薄白，脉细弦。

基本治法：调和肝脾，理气助运。

方药运用：柴胡疏肝散加减。常用药：当归12g，白芍12g，柴胡12g，枳壳9g，香附9g，郁金9g，白术12g，茯苓12g，山药12g，陈皮9g。方中当归、白芍、柴胡、枳壳、香附、郁金疏肝养血；白术、茯苓、山药、陈皮益气健脾、理气助运。

加减：若脘腹胀满、胸闷、呕恶明显者，可加苍术、厚朴、半夏、陈皮，以健脾燥湿、行气和胃；若兼血瘀者，可加丹参、赤芍等以活血化瘀。

【其他治疗】

1. 逍遥丸 主要成分：柴胡、当归、白芍、炒白术、茯苓、薄荷、生姜、炙甘草。具有疏肝健脾、养血和络的功效，适用于肝炎病毒感染属肝郁脾虚、肝气不舒证者。常用剂量为口服每次9g，每日2次。

2. 血府逐瘀口服液　主要成分：桃仁、红花、当归、川芎、地黄、赤芍、牛膝、柴胡、枳壳、桔梗、甘草。具有活血祛瘀、行气止痛等功效，用于瘀血内阻，胸胁疼痛患者。常用剂量为每次 20ml，每日 3 次，空腹口服。

【转归及预后】

由于我国乙型肝炎感染率高，而尿毒症患者普遍存在免疫功能低下，或因血液透析过程中对肝炎病毒防范不严，以及肾移植患者长期使用激素及免疫抑制剂，其肝炎感染机会大大高于正常人群。部分合并慢性乙型肝炎、丙型肝炎的患者可转为肝硬化或肝癌，患者感染肝炎后会影响生活质量，也增加了移植肾失功的发生率。

【预防与调护】

1. 预防

（1）加强对血源的监测，对肾性贫血患者尽量应用促红细胞生成素，减少输血。

（2）严格执行消毒隔离制度，对患者进行的各种检查、治疗等均应注意清洁消毒，避免交叉感染。

（3）注意检测乙型肝炎、丙型肝炎相关指标，加强预防。做到合并乙型肝炎、丙型肝炎的患者与其他患者分开管理。

2. 调护

（1）对合并肝炎病毒感染的患者应监测肝功能，对肝功能异常者必要时需运用保肝及抗病毒治疗。

（2）宜进食清淡易消化食物，避免劳累。

【临证经验】

1. 患者由于多种因素导致感染乙型肝炎、丙型肝炎的机会明显高于健康人群，并可因感染肝炎而影响生活质量。避免感染重在预防，严格执行相关消毒隔离制度，注意定期监测肝功能及肝炎病毒学相关指标，加强对肝炎患者的管理及治疗甚为重要。

2. 由于肾移植术后需长期应用激素及免疫抑制剂，如果原有肝炎病史，有可能会增加患者肝脏损害的风险。所以，术前应该对患者肝脏情况进行评估，当患者肝炎病情得到控制后才能考虑肾移植。并且，在肾移植后使用抗移植排异药物时也需进行选择，尽量避免使用对肝脏有损害的药物。

3. 肾移植术后合并肝炎病毒感染的患者，根据其临床表现中医辨证属于“黄疸”、“胁痛”、“积聚”范畴。本病病位主要在肝、胆、脾、胃、肾，虚实夹杂，以脾胃气虚、肾元不足为本，肝胆湿热、瘀血阻络为标。在治疗肝炎的同时，注意保肾，避免或慎重使用对肾脏有影响的药物。在辨证的同时，可辨病使用保肝降酶的中药，如垂盆草、茵陈、田基黄、鸡骨草、叶下珠等，以及减轻或防治肝硬化的中药丹参、三七、川芎等。

【小结】

1. 肾移植术后肝炎患者，HBV 感染的发生率较高。其发生主要与患者术后应用大量免疫抑制剂及抗生素、机体防御及清除病毒能力下降，以及术中输血及血液制品等因素相关。对于该病重在预防。

2. 合并肝炎的患者常有目黄、肤黄、小便黄，伴食欲减退、恶心呕吐、胁痛腹胀等症状，中医辨证属“黄疸”、“鼓胀”、“癥积”等范畴。中医中药对肾移植术后肝炎已经有了一些诊疗经验，在降低西药肝毒性副作用等方面具有一定的优势。

三、感染

肾移植术后感染和术后免疫抑制药、抗生素的使用及机体免疫功能低下有关。肾移植受者不仅容易发生常见致病微生物的感染，也容易发生少见条件致病微生物所引起的机会性感染，并可出现由细菌、真菌和病毒等多种病原参与的混合性感染。

根据感染部位的不同，临床可伴有发热、鼻塞流涕、咳嗽咯痰或尿频尿痛、小腹坠胀等表现，中医辨证属于“内伤发热”、“咳嗽”等范畴。

【病因病机】

1. 久病体虚 患者久病体虚，失于调理，致机体气、血、阴、阳亏虚，阴阳失衡，正气耗伤，易感受外邪，而致发热。

2. 外感湿热 患者术后体虚，外感湿热秽浊之邪，湿热内蕴日久，耗伤阴液，阴精亏虚，水不制火，而致阴虚发热。

3. 情志失调 情志抑郁，肝气不能条达，气郁化火，或恼怒过度，肝火内盛，致气郁发热。

【诊断与鉴别诊断】

1. 诊断

（1）临床表现：发热、寒战、鼻塞流涕、咳嗽咯痰、身痛乏力等。

（2）实验室检查：体温大于37℃，血常规示白细胞计数升高，肺部感染者肺部听诊可闻及湿啰音，全胸片可见肺纹理增粗，痰培养、血培养可呈阳性或阴性。

2. 鉴别诊断 肺炎球菌性肺炎当与干酪性肺炎鉴别，两者X线片显示均有肺实变。后者常有低热、盗汗、乏力，痰中易找到结核菌，X线片显示病变多在肺尖或锁骨上下，密度不均，久不消散，且可形成空洞和肺内播散。而肺炎球菌肺炎经青霉素治疗3～5天，体温多能恢复正常，肺内炎症吸收也快。

【辨证论治】

1. 阴虚发热证

证候：午后潮热，或夜间发热，手足心热，盗汗，烦躁，口干咽燥，舌质红，苔少或无苔，脉细数。

基本治法：滋阴清热。

方药运用：清骨散加减。常用药：银柴胡10g，知母10g，地骨皮10g，鳖甲12g，生地10g，甘草6g。方中银柴胡、知母、地骨皮清退虚热；鳖甲、生地滋阴潜阳；甘草调和诸药。全方共奏清虚热、退骨蒸之效。

加减：盗汗甚者，可加浮小麦、生牡蛎等固表敛汗；失眠者，可加酸枣仁、夜交藤等养心安神；气虚而见头晕乏力者，加太子参、麦冬等益气养阴。

2. 血虚发热证

证候：低热，头晕眼花，神疲乏力，心悸，面白少华，唇甲色淡，舌质淡，苔薄白，脉细弱。

基本治法：益气养血。

方药运用：归脾汤加减。常用药：黄芪20g，党参10g，茯苓10g，白术10g，当归10g，龙眼肉10g，酸枣仁6g，远志6g，木香6g，炙甘草3g。方中黄芪、党参、茯苓、白术、炙甘草益气健脾；酸枣仁、远志养心安神；木香理气健脾。全方共奏补气生血、健脾养心之功。

加减：血虚较甚者，加熟地、枸杞子等补益精血；发热较甚者，可加银柴胡、白薇清退虚热；脾虚失健，纳差腹胀者，去黄芪、龙眼肉，加陈皮、焦山楂、六神曲等健脾助运。

3. 气虚发热证

证候：发热，劳累后加剧，倦怠乏力，气短懒言，自汗，食少便溏，舌质淡，苔薄白，脉细弱。

基本治法：益气健脾，甘温除热。

方药运用：补中益气汤加减。常用药：黄芪20g，党参10g，白术10g，甘草3g，当归10g，陈皮10g，升麻6g，柴胡6g。方中黄芪、党参、白术、甘草益气健脾；当归益气养血；陈皮理气和胃；升麻、柴胡升清阳、透泄热邪。全方具益气升阳、调补脾胃之功。

加减：自汗较多者，加牡蛎、浮小麦、糯稻根固表敛汗；若胸脘满闷、舌苔白腻者，加苍术、茯苓、厚朴等健脾燥湿。

4. 阳虚发热证

证候：发热而欲近衣，形寒怯冷，四肢不温，少气懒言，腰膝酸软，纳少便溏，面色㿠白，舌质淡胖有齿痕，苔白润，脉沉细无力。

基本治法：温补阳气，引火归元。

方药运用：金匮肾气丸加减。常用药：熟附子10g，桂枝10g，山茱萸10g，地黄10g，炒山药10g，茯苓10g，牡丹皮10g，泽泻10g。方中熟附子、桂枝温补阳气；山茱萸、地黄补养肝肾；炒山药、茯苓补肾健脾；丹皮、泽泻清泄肝肾。

加减：若便溏腹泻者，加白术、炮干姜温运中焦；若嗳腐吞酸，夹有食滞者，可加神曲、麦芽消食导致；若大肠虚寒，积冷便秘者，可用温脾汤。

5. 血瘀发热证

证候：午后或夜晚发热，或某些部位发热，有肿块，入夜痛甚，口燥咽干，但不多饮，面色萎黄或晦暗，舌质紫暗有瘀斑，苔薄白，脉弦或涩。

基本治法：活血化瘀。

方药运用：血府逐瘀汤。常用药：当归12g，川芎12g，赤芍10g，地黄10g，桃仁6g，红花6g，牛膝10g，没药6g，枳壳10g，桔梗10g。方中当归、川芎、赤芍、地黄养血活血；桃仁、红花、牛膝、没药活血祛瘀；枳壳、桔梗理气行气。

加减：肢体肿痛者，可加丹参、郁金、延胡索活血散肿定痛；若腰膝酸软、神疲乏力者，可合用济生肾气丸以温补脾肾。

【其他治疗】

1. 补中益气丸 主要成分：炙黄芪、党参、炒白术、当归、升麻、柴胡、陈皮、炙甘草。具有升提中气的作用，适用于气虚发热者。常用剂量为每次8g，每日3次。

2. 血府逐瘀口服液 主要成分：桃仁、红花、当归、川芎、地黄、赤芍、牛膝、柴胡、枳壳、桔梗、甘草。具有活血祛瘀、行气止痛等功效，用于瘀血内阻，午后或夜晚发热患者。常用剂量为每次20ml，每日3次，空腹口服。

3. 知柏地黄丸 主要成分：知母、黄柏、熟地、山茱萸、牡丹皮、山药、茯苓、泽泻。具有滋肾清利的作用，用于阴虚发热患者。常用剂量为每次8粒，每日3次。

【转归及预后】

由于肾移植术后免疫抑制剂的使用，以及长期尿毒症，致使患者抵抗力较低，极易并发各种感染。如果感染轻，并得以及时、有效控制，预后尚可；严重感染则可危及患者生命。

【预防与调护】

1. 预防

（1）严格执行无菌操作，工作人员穿隔离衣裤、戴口罩，病室内定时通风换气，每日紫外线消毒2次，每次60分钟，消毒时注意保护眼睛。

（2）注意观察患者，并对患者进行消毒隔离及无菌知识指导。嘱其起居生活要有规律，保持居住环境清洁。

2. 调护

（1）加强口腔护理，嘱咐患者用漱口液漱口，保持口腔清洁，预防呼吸道感染。

（2）细心观察切口敷料情况，注意有无渗血或渗液，保持刀口敷料清洁干燥，保持有效引流，预防切口感染。

（3）对留置尿管患者，需定期消毒尿道口及会阴部，严格执行无菌操作，直至尿管拔除，预防泌尿系统的感染。

（4）宜优质蛋白质、高维生素饮食，予黄芪、茯苓、山药煲瘦肉汤以益肾气；多进食鸡肉、牛奶、蔬菜等，以健脾和胃。

【临证经验】

1. 肾脏移植术后的感染重在预防，严格执行无菌操作，注意环境消毒及空气消毒，接触病员者必须穿隔离衣裤、戴口罩，对患者也应进行消毒隔离和无菌知识指导。嘱其起居要有规律，保持环境清洁，并保持口腔清洁，预防呼吸道感染。对留置尿管患者，需保持会阴部清洁，预防泌尿系统感染。

2. 中医中药在改善肾移植术后患者临床症状、调节及提高肾移植患者的生存质量及移植肾的存活率方面取得了一定的成效。在对肾移植术后合并感染患者的辨证治疗中应注意辨病与保肾相结合，因其肾脏久病，治疗当辨其虚实，权衡攻补，以免损伤正气。辨别患者气血阴阳虚损的不同，对合并外感的患者祛邪当防伤正，常常扶正祛邪并重。

【小结】

1. 肾移植术后感染和术后免疫抑制剂、抗生素的使用及机体免疫功能低下有关。肾移植受者除感染疾病直接的发病率和死亡率外，间接造成的危害可能比感染疾病本身更严重。

2. 根据感染表现的不同，中医辨证可能属于“内伤发热”、“咳嗽”等范畴。

3. 中医中药有应用于肾移植合并感染的报道，但大多为中西医合并使用，且病例数较少。有待进一步拓展中医中药在肾移植乃至器官移植中的应用并积累病例。

四、胃肠道并发症

肾移植患者术后胃肠道并发症较常见，其发病率为3%～18.7%，主要有炎症、溃疡、出血、穿孔等。各种免疫抑制剂对消化道黏膜有刺激作用，如骁悉（吗替麦考酚酯）常引起恶心呕吐、胃炎、厌食、腹胀、消化道出血等症状；环孢素A常可引起腹胀、腹痛、食欲不振、恶心呕吐、大便干结等。其中，胃肠道溃疡和出血多发生在肾移植早期，特别是在急性排斥反应用大剂量激素冲击治疗后或并发严重的感染时更易发生。

胃肠道并发症常见恶心、呕吐、厌食、便血，中医辨证属于“胃痛”、“呕吐”、“便血”、“痞满”范畴。

【病因病机】

1. 饮食不节　患者平素饮食不节，嗜食肥甘厚味，或辛辣不洁食物，脾胃受损，气滞湿阻，而见痞满、胃痛、呕吐。

2. 久病体虚　患者肾病日久，加之手术戕伐，致脾胃虚弱，纳化失司，气机不畅，或中阳不足，中焦虚寒而见胃痛、呕吐；若脾虚不摄血，血溢脉外，下迫膀胱而见便血。

本病在脾胃，以虚为主，或虚实夹杂，脾胃气虚为本，瘀血、湿热为标，病机为脾胃虚弱，气机不畅，或气不摄血，血溢脉外而见便血。

【诊断与鉴别诊断】

1. 诊断

（1）临床表现：肾移植术后并发胃溃疡或十二指肠溃疡常有上腹痛，伴反酸、嗳气、上腹胀；并发穿孔者则有腹膜刺激征；并发下消化道出血者主要表现为黑便、头晕、心慌、乏力、血压低、贫血，低热等症状。

（2）实验室检查：胃镜及病理活检等检查有助于消化系统疾病的诊断。

2. 鉴别诊断

（1）消化性溃疡应与功能性消化不良相鉴别。前者主要表现为慢性、周期性发作的节律性上腹痛，且上腹痛可为进食或抗酸药所缓解，X线钡餐造影可发现龛影；后者亦有上腹痛，但多为餐后痛，或上腹灼热感，或疼痛无规律，胃镜、X线钡餐造影检查无异常。故两者不难鉴别。

（2）肾移植术后并发消化道出血应鉴别肿瘤、息肉和炎症性病变等原因。结合患者病史、粪便颜色和性状以及浅表淋巴结有无肿大，并借助于胃镜及肠镜等检查鉴别诊断。

【辨证论治】

1. 脾胃虚弱证

证候：脘腹满闷，食欲不振，恶心呕吐，神疲乏力，纳呆便溏，舌质淡，苔薄白，脉细弱。

基本治法：补气健脾，升清降浊。

方药运用：补中益气汤加减。常用药：炙黄芪20g，党参10g，白术10g，炙甘草6g，陈皮10g，木香10g，砂仁3g，升麻6g，柴胡6g，当归10g。方中黄芪、党参、白术、炙甘草健脾益气；陈皮、木香、砂仁理气降逆；升麻、柴胡升举清阳；当归养血以助脾胃。

加减：若呕吐频作、嗳气脘痞，可酌加旋覆花、代赭石以镇逆止呕；若四肢不温，阳虚明显者，可加干姜温胃助阳。

2. 脾胃阳虚证

证候：呕吐时作，腹痛绵绵，时作时止，喜温喜按，形寒肢冷，手足发凉，神疲乏力，气短懒言，大便溏薄，舌质淡，苔薄白，脉沉细。

基本治法：温中健脾，和胃降逆。

方药运用：理中汤加减。常用药：党参10g，炒白术10g，陈皮6g，干姜5g，炒白芍10g，炙甘草6g，生姜6g。方中党参、白术、陈皮、白芍健脾和胃、理气止痛；干姜、甘草甘温和中；生姜温中止呕。全方共奏健脾和胃、温中降逆之功。

加减：若呕吐较剧者，可加用竹茹、姜半夏以和胃降逆；若呕吐清水较多、脘冷肢凉者，可加附子、肉桂、吴茱萸等以温中降逆。

3. 瘀血内停证

证候：腹痛较剧，痛如针刺，痛处固定，按之痛甚，入夜尤甚，或呕吐不止，肌肤枯槁，形体消瘦，面色青，或见黑便，舌质紫暗，脉细涩。

基本治法：活血化瘀，和络止痛。

方药运用：少腹逐瘀汤加减。常用药：桃仁10g，红花10g，川牛膝15g，当归10g，川芎12g，赤芍10g，甘草6g，延胡索6g，香附10g，乌药6g。方中桃仁、红花、川牛膝活血祛瘀；当归、川芎、赤芍、甘草养血和营；延胡索、香附、乌药理气止痛。

加减：若瘀血日久发热，可加丹参、丹皮、王不留行以逐瘀泄热；若腹痛喜温，可加干姜、肉桂等温经止痛；若胸胁胀满痛甚者，可加川楝子、郁金、柴胡等疏肝解郁。

4. 胃肠湿热证

证候：恶心呕吐，不欲饮食，大便不畅或稀溏，便中夹血，或有腹痛，口苦，舌质红，苔黄腻，脉滑数。

基本治法：清热化湿，凉血止血。

方药运用：泻心汤合地榆散加减。常用药：熟大黄6g，黄连3g，黄芩10g，栀子10g，厚朴10g，制苍术10g，制白术10g，制半夏10g，地榆12g，茜草10g，槐角10g。熟大黄泄热降浊，厚朴、制苍术、制白术、制半夏理气和胃燥湿，栀子、黄连、黄芩清热燥湿、泻火解毒；地榆、茜草、槐角凉血止血。诸药合用，共奏清热燥湿、理气化浊、凉血止血之功。

加减：若呕吐明显者，加炒竹茹、生姜、旋覆花以止呕；胃中嘈杂不舒者，可合用左金丸；若便血日久，湿热未尽而营阴已亏者，可酌情选用清脏汤或脏连丸。

【其他治疗】

1. 补中益气丸 主要成分：炙黄芪、党参、炒白术、当归、升麻、柴胡、陈皮、炙甘草。具有补中益气、升阳举陷的作用，适用于治疗脾胃虚弱，中气下陷所致的体倦乏力、食少腹胀、便溏久泄、肛门下坠。常用剂量为每次8g，每日3次。

2. 香砂养胃丸 主要成分：木香、砂仁、白术、陈皮、茯苓、半夏(制)、香附(醋制)、枳实(炒)、豆蔻(去壳)、厚朴(姜制)、广藿香、甘草。具有理气健脾、温中和胃的功效，适用于脾胃气虚证不思饮食、胃脘满闷或泛吐酸水者，常用剂量为每次9g，每日2次。

3. 胃苏冲剂 主要成分：紫苏梗、香附、陈皮、香橼、佛手、枳壳。具有理气消胀、和胃止痛的功效，适用于脾虚气滞证胃脘胀痛者。常用剂量为每次15g，每日3次，15天为一疗程。

【转归及预后】

肾移植患者由于使用激素及大量的药物，对消化道黏膜具有刺激作用，常见胃肠道并发症，主要有消化道炎症、溃疡，如果出现消化道出血、穿孔等并发症，预后较差。一则影响多种抗排异药物的使用，如果消化道出血未得以及时有效控制，严重者可危及生命。

【预防与调护】

1. 预防

（1）对肾移植术后患者，特别是原有消化道炎症、溃疡的患者应注意监测其大便隐血、血常规等情况，及时发现并积极处理存在的消化道症状，必要时可使用质子泵抑制剂或胃黏膜保护剂防止患者出现严重的消化道并发症。

（2）尽量不使用对消化道有刺激的药物。

2. 调护

（1）合理饮食，一日三餐或多餐，规律进食，各种营养素之间要平衡。

（2）有消化道症状的患者，应注意进食有营养、易消化的食物；不宜食用生冷、油腻、煎炸、酸甜、坚硬的食物。

（3）可配合食疗方法，如经常用生薏苡仁、怀山药、茯苓、陈皮等健脾胃、助运化的中药煮粥或煲汤。

【临证经验】

1. 由于肾衰竭患者长期尿毒素堆积、酸中毒等因素，较易出现胃肠道并发症，加之肾移植术后患者使用激素及大量的药物，对消化道黏膜具有刺激作用。常见胃肠道并发症，如胃及十二指肠出血、穿孔，消化性溃疡，胃炎等。应尽量少用对消化道有刺激的药物，必须使用时，也应注意监测，如有消化道症状及时停药，并可配合对症治疗，如使用质子泵抑制剂、制酸药等。

2. 肾移植术后消化系统并发症，中医辨证属于“痞满”、“胃痛”、“呕吐”、“便血”范畴。中医中药通过健脾化湿、理气助运可改善消化功能。

【小结】

1. 肾移植患者术后常见的胃肠道并发症有消化道炎症、溃疡、出血、穿孔等。主要由于各种免疫抑制剂对消化道黏膜有刺激作用，特别是在急性排斥反应时用大剂量激素冲击治疗后更易发生。应注意观察并预防胃肠道并发症，特别是发生消化道出血时应积极救治。

2. 胃肠道并发症常见恶心、呕吐、厌食、便血，中医辨证属于“胃痛”、“呕吐”、“便血”、“痞满”范畴。中医中药在辨治肾移植术后消化系统并发症中具有一定效果。

（孔薇，王钢）

第二十一章

特殊人群肾脏疾病的诊治

第一节　小儿肾病综合征

肾病综合征是小儿泌尿系统的常见疾病，是由于多种原因引起的肾小球滤过膜对血浆蛋白通透性增高，从而导致血浆蛋白从尿中丢失而引起的一系列病理生理改变的临床综合征。临床常见大量蛋白尿、低蛋白血症、水肿、高脂血症等表现。

小儿肾病综合征分为先天性、原发性和继发性3类。临床表现与病理类型与成人有所不同，成人继发性肾病综合征占一定比例，而儿童则少见。而成人的某些常见病理类型，如膜性肾病，却少见于儿童。而且，在治疗及预后方面，成人与小儿也有很大差异。本节主要讨论小儿原发性肾病综合征，而先天性肾病综合征属常染色体隐性遗传性疾病，可参照本节辨证施治。

本病中医无此病名，据其临床表现，归属于中医学“水肿”范畴。

根据临床资料分析，小儿肾病综合征各种病理类型具有下列特点。

1. 微小病变型肾病　该型儿童发病率明显高于成人，国际小儿肾脏病研究组报道小儿肾病综合征中77%为微小病变型，且该病多发生于学龄前儿童，2～5岁为发病高峰。小儿时期男女发病之比约为2.25：1，青少年及成人性别差异不明显。临床表现及病理形态学改变与成人类似，但本病伴发急性肾衰竭者明显少于成人患者，多见并发感染，特别是严重的细菌感染。该型患者对糖皮质激素治疗敏感，用药后90%～95%的患儿可获得缓解，但其中约85%的患者可有复发，特别是第一年复发者最为多见，其预后良好，极少发展成尿毒症。

2. 系膜增殖性肾小球肾炎 系膜增殖性肾小球肾炎是小儿肾小球疾患最常见的病理改变之一，原发性肾病综合征中5%～10%属此病理类型。1991年6月，在成都举行的第六届全国小儿肾病学术会议上，北京医大、南京医学院、上海市儿童医院、南京军区总院、广州军区总院共报告该型患儿320例，占肾活检标本的50.7%，并且为难治性肾病肾活检的42.7%。小儿肾病综合征所占比例高于成人，起病年龄大于6岁的患儿对激素耐药者相对多见。

3. 小儿局灶性节段性肾小球硬化 局灶性节段性肾小球硬化在儿童发病率也较高，约占小儿肾病综合征的4%～10%，其病理改变及临床表现与成人相同。对糖皮质激素治疗的反应性，小儿优于成人。

4. 膜增生性肾小球肾炎 膜增生性肾小球肾炎也是小儿肾病综合征的常见病理类型之一，发病前半数以上患儿有上呼吸道感染病史，临床表现多样化，常常表现为急性肾炎综合征或肾病综合征。本病虽预后欠佳，但小儿病情进展较成人慢。

5. IgA 肾病 IgA肾病发病率在我国成年人中约占原发性肾小球疾病的26%～34%，而儿科报道只占肾活检标本的7.3%。发病者中6岁以上的儿童占96.4%，6岁以下者极少见。儿童IgA肾病的病理特征为发病早期以系膜细胞增殖为主，病程较长者系膜基质逐渐增多，随之发生肾小球硬化。免疫病理改变及临床症状与成人相似，但儿童IgA肾病预后比成人要好。在儿童患者中，发病年龄小的比年龄大的预后好。此外，小儿原发性膜性肾病及新月体性肾小球肾炎发病率较成人明显减少，大多见于继发性肾病。所以，小儿出现此种病理类型应首先排除继发因素。

肾上腺皮质激素为治疗该病的主要药物，对于反复发作或对激素耐药者可配合其他免疫抑制剂。中药在控制症状，特别在巩固疗效方面起着重要作用。

【病因病机】

1. 病因

（1）脾肾亏虚：小儿先天薄弱，禀赋不足，其“五脏六腑，成而未全，全而未壮”，邪伤脾肾，肾不化气，脾不制水，水湿停聚而成水肿。

（2）风邪外袭：小儿肺常不足，藩篱空疏，风寒或风热之邪外侵肌表，内舍于肺，肺失宣降，不能通调水道，以致风遏水阻，风水相搏，泛溢于肌肤而成本病。

（3）饮食不节：长期摄食不足，或暴饮暴食，或因嗜食生冷发物，损伤中焦脾胃，使脾失健运，水失运化而内停，溢于肌肤而成本病。

（4）劳伤过度：劳倦太过，耗伤脾气，脾失运化，水湿停聚，横溢肌肤，发为本病。

2. 病机 中医认为，本病是因多种因素作用于人体，导致脏腑气血阴阳不足，肺、脾、肾功能障碍，水液代谢紊乱，水湿泛滥肌肤，流溢四肢而成。日久可致湿热、瘀血兼夹为病，临床多表现为虚实夹杂之证。

【诊断与鉴别诊断】

1. 诊断

(1) 临床诊断：①大量蛋白尿（≥3.5g/d）；②低蛋白血症（血中白蛋白≤30g/L）；③高脂血症（血清胆固醇>6.5mmol/L）；④水肿。其中，①②是肾病综合征诊断的必备条件。

(2) 病因诊断：排除继发性和遗传性疾病，才能明确为原发性肾病综合征。

(3) 病理诊断：肾活检可明确病理类型。常见病理分型有微小病变型肾病、系膜增生性肾小球肾炎、系膜毛细血管性肾小球肾炎、局灶性节段性肾小球硬化、膜性肾病。

2. 鉴别诊断　小儿继发性肾病综合征主要是紫癜性肾炎。紫癜性肾炎患者除有血尿、蛋白尿、高血压及水肿等肾小球肾炎的特点外，还可伴有皮疹、紫癜、关节痛、腹痛及便血等过敏性紫癜的特征。早期可见血清 IgA 增高，部分患者在皮损消退后数月或更久才发生肾脏病变症状，必须详细追溯病史。

【辨证论治】

小儿肾病综合征的中医药治疗方法与成人有许多相似性，可参考肾病综合征及慢性肾小球肾炎相关章节。但小儿病证有其自身特点，辨证时需了解。

1. 分期治疗　小儿肾病综合征有发作期及缓解期之分。发作时患者水肿、血尿、蛋白尿、高血压等症状可明显加重；由上呼吸道感染诱发者常见，特别是急、慢性扁桃体炎，故发病之初应注重去除诱发因素。风水相搏者宜疏风利水，湿热蕴结咽部宜清热利咽。恢复期或缓解期注意补肾健脾，特别是补气健脾以维护后天之本，对湿热余邪未尽者仍需结合清利湿热。小儿肾脏病尽管预后较成人为好，但恢复期及缓解期的维持性中医药治疗仍不容忽视。

2. 应用激素后的分阶段治疗　对肾病综合征患者应用糖皮质激素后的中医药治疗应分为不同阶段，以中西药联合增效及减轻副作用为目的。①开始应用时，患者多表现为风水相搏，或气虚水泛，可以防己黄芪汤或越婢五皮饮加减。②大剂量激素长时间服用时，患者多表现为阴虚火旺或伴湿热内蕴，治疗常以知柏地黄汤加减。③激素减至维持剂量时，以健脾益肾为主，并可适量加入温补肾阳的药物，如仙茅、淫羊藿、巴戟天等，以避免长期使用皮质激素引起的肾上腺皮质功能低下。小儿肾病综合征对激素多数敏感，但易于复发。故治疗中一方面应去除引起复发的病因，另一方面，在激素减至每次复发时的用量后，应适当将此剂量延长一段时间，并加用雷公藤多苷片，帮助撤减，防止复发。

3. 根据不同病理类型选择治疗方法　小儿肾病综合征的病理类型与成人不同，在治疗中可根据不同的病理形态学变化选择治疗方法。如微小病变型肾病及表现为大量蛋白尿的系膜增殖性肾小球肾炎，可选择中西医结合的治疗方法，分激素使用的 3 个阶段配合中药以增效及减轻副作用。在使用细胞毒药物时，则结合中医药和胃降逆及清利保肝、养血益气，以纠正细胞毒药物的胃肠道反应、肝损害及白细胞减少等副作用。对于其他病理形态学变化，进行中医药辨证时应结合辨病。

【其他治疗】

1. 雷公藤多苷片 主要成分：雷公藤提取物。具有抗炎、细胞免疫及体液免疫的抑制作用。常用剂量：每日1mg/kg，分3次口服。疗程2～3个月，或遵医嘱。注意事项：雷公藤多苷片的副作用有胃肠道反应、肝脏损害、白细胞减少、血小板减少。另外，因其在成人能够引起月经紊乱和精子活力降低、精子数目减少等副作用，故小儿应慎用。

2. 保肾康 主要成分：川芎提取物。具有活血化瘀的功效，适用于各种原因所致肾小球疾病，如急、慢性肾小球肾炎，肾病综合征，早期肾衰竭。常用剂量为每次2～3片，每日3次。

【转归及预后】

小儿肾病综合征通常比成人预后佳，一般皮质激素治疗有效，但其转归与其病理类型有关。对皮质激素敏感，肾功能基本正常者，预后要好，但部分患者呈现激素依赖，常常在激素减量后反复。

【预防与调护】

1. 预防 平时应慎起居、适冷暖、劳逸相宜，提高和调整机体的抗病能力。积极彻底治疗扁桃体炎、皮肤疮疡等感染以减除致病因素。

肾病综合征常易继发感染，应减少与外界密切接触以预防交叉感染，并注意皮肤卫生。平时可常服中药玉屏风散以提高机体抵抗力，一旦发生感染，则须积极治疗。

2. 调护 肾病综合征应详细记录24小时液体进入量，注意尿液色泽及泡沫等异常改变和昼夜排尿规律的变化，对高度水肿者，必须做好皮肤的清洁护理。在使用雷公藤制剂、激素、细胞毒制剂治疗时，应观察有无纳呆、胃脘不适、血白细胞减少、肝功能损害等副作用发生，若发现应及时停药及处理。

在水肿期宜控制水、盐的摄入，无明显水肿及高血压者，水与盐的摄入量不宜过分限制。蛋白质以蛋、奶、鱼、肉等优质蛋白为主，一般为每日1～1.5g/kg估计。对于血浆蛋白明显低下（<20g/L），致水肿顽固难消者，可临时补充人体白蛋白。

肾病综合征发作期应注意休息，缓解期可适当参加体育活动，增加身体抗病能力，也可辨证应用玉屏风散、四君子汤、知柏地黄丸等，增强机体对疾病的防御能力。

【临证经验】

1. 认识脾肾亏虚是小儿水肿的发病根本，注重调理脾肾 隋·巢元方的《诸病源候论》已对小儿水肿有专篇论述，认为“水病者，由脾肾俱虚故也，肾虚不能宣通水气，脾虚又不能制水，故水气盈溢，渗液肌肤，流通四肢，所以通身肿也，令人上气体重，小便黄涩，肿处按之随手而起是也”。南宋的《小儿卫生总微论方》则为首部专论小儿水肿的儿科专著，其曰：“水肿之证，脾土受亏，不能治水，肾水泛滥，浸渍脾土，水渗皮肤，肌肉发肿……”中医学早已认识到脾肾亏虚是小儿水肿的发病根本。

由于小儿先天薄弱，禀赋不足，其“五脏六腑，成而未全，全而未壮”。钱乙在《小儿药证直诀》中论治小儿五脏证治特点时认为，小儿“肾本虚”，小儿肾虚为发病之本。因肾主水，有调节、输布水液和排泄尿液的功能，肾气不足则气化不利，开阖失司，水液潴留，泛溢肌肤而成水肿。而小儿时期的另一体质特点是“脾常不足”，一则因脾胃嫩弱，发育未全，功能未健，“形”与“气”与成人相差甚远；二则因小儿处于生长发育阶段，不仅需要维持机体正常的生理活动，而且需保证生长发育所必需的营养物质，故常见脾虚。而“诸湿肿满，皆属于脾”，肾病及脾，运化失司，不能制水，水湿停聚而成肿。

脾与肾相互联系、相互制约，肾气有赖于脾气输布精微之充养，脾气又赖肾气之温煦、推动。如脾肾虚弱，则水液输布、气化失职，水道不通，泛溢肌表而成水肿；统摄不固，精微随尿液外泄而见蛋白尿；气不摄血，血从下溢而见血尿。所以，在本病的治疗中应特别注重调理脾肾，因水肿“其本在肾”，“其制在脾”。

2. 本病多因风邪袭肺而诱发，去除诱因甚为重要　由于小儿肺为娇脏，主气而清肃宣降，通调水通，下输膀胱。小儿肺常不足，藩篱空疏，而风为百病之长，故小儿易感风邪，而致肺失宣肃，气化失常。加之小儿脾肾多虚，肺、脾、肾三脏功能失调，遂致水液输布、运化、排泄功能失职而发病。感受外邪，肺卫失和是导致肾病综合征复发及难治的主要因素之一。

感受外邪，肺卫失和，患者常可见到咽喉红肿疼痛，咽痒而干，扁桃体肿大或伴发热、咳嗽。治疗时重者先祛邪、后扶正，方药专以清肺利咽、缓图治肾。轻则扶正化湿兼以利咽祛邪，可选用玄麦甘桔汤及银翘散加减，药用金银花、连翘、玄参、麦冬、桔梗、山豆根、射干、牛蒡子、重楼、蝉蜕、制僵蚕、芦根、生甘草；如肺经热盛者，加用桑白皮、炒黄芩、炒栀子，咽喉局部可喷以西瓜霜或锡类散。

3. 中西医结合发挥各自长处，取长补短　本病单纯以中医中药治疗尽管有效，但缓解率仍不能令人满意。激素 + 免疫抑制剂并配合中医药结合治疗，可发挥各自长处，取长补短，减毒增效。在激素治疗初中期阶段多见阴虚，撤减激素阶段常有阳虚，激素使用的早期、中期、撤减期各个不同阶段应树立不同的治疗重心，突出中医辨证论治。如在激素治疗的早期，由于疾病的不同，选用的剂型与剂量各异，由于激素的治疗作用尚未显示，中医药配合治疗应以辨证治疗原发病为主，以改善患者症状，清除激素使用的障碍，为激素更好地发挥作用创造条件。在激素治疗维持期，因患者经一段时期的大剂量激素治疗后，原发病的症情得到了控制，但激素的副作用在这时有所表现，中医药治疗的目的应从辨证治疗原发病转变为防治激素的副作用，以使激素治疗顺利进行，完成总的疗程。撤减激素时由于长期应用激素治疗，使患者出现不同程度的肾上腺皮质功能低下或肾上腺皮质萎缩。因此，在撤减激素的过程中，部分患者可出现病情“反跳”。此期中医药治疗的目的是充分发挥中医药的代激素作用，并增强肾上腺皮质功能，使肾上腺皮质增生而恢复正常功能，从而阻止撤减激素引起的“反跳”现象，使激素的撤减安全进行，缩短用药周期。激素撤除后的恢复阶段，由于激素治疗后机体内部脏腑机能紊乱、气血阴阳偏盛或偏衰，一旦停用激素，则诸症纷起，出现较多的并发症。故此期应用中医药治疗，以巩固激素所取得的对肾脏病的疗效、恢复受激素损害的脏腑机能、重新调整机体的阴阳气血平衡为目的。

邹云翔教授在20世纪70年代创立的针对难治性肾病综合征及应用激素而发生药物性库欣综合征治疗的疏滞泄浊法，对后世具有重要的指导意义。该法适用于肾病综合征运用激素后尿蛋白不消，或因无效且激素副作用较明显而停药者。主要症状为浑身疲乏无力、胃纳减少，有药物性库欣综合征，脉细，苔白腻。邹教授以越鞠丸加减疏滞泄浊，药用苍术、薏苡仁、香附、郁金、合欢皮、半夏、陈皮、当归、红花、川芎、桃仁、神曲、茯苓、芦根等疏其气血、泄其湿浊痰瘀，使失常之升降出入功能得以恢复。

在联合细胞毒药物使用时，常影响治疗进程的是患者出现严重消化道反应、骨髓抑制和肝功能损害。中医药治疗应分别配以健脾和胃法、补养气血法和疏肝利湿法，方剂分别选用香砂六君子汤、十全大补汤和柴胡疏肝散合茵陈五苓散，可减轻细胞毒药物的副作用。

【验案举例】

肾病综合征属水瘀互结证（邹云翔主诊）

黄某，男，10岁。初诊日期：1957年3月29日。

肾病综合征全身浮肿，有腹水，尿少，每日约100ml，呼吸不利，喘息不已，已吸氧。胃纳甚差，脉细数，舌质绛，苔中黄厚。腹围71.5cm，血压140/110mmHg，酚红排泄试验33%（2小时）。尿蛋白（+++），红细胞（+），白细胞（++）。病情危重，图治颇为棘手。邹教授认为，病属水气重症，泛滥其御，肺主一身之气，肺气不足，吸不归肾，肾虚膀胱排泄无权。方拟补肾气、降肺气、开鬼门、洁净府，上下分消，以冀风消水通，治疗以消退其肿为第一要事。用麻杏石甘汤、葶苈大枣泻肺汤、三子养亲汤和防已黄芪汤加减，服药3剂。

二诊（4月2日）：面肿虽退，溲量仍少，余状如前，效不理想。久病多在血，血不利则为水。拟于原法中酌加活血化瘀之品。

处方：单桃仁9g，杜红花9g，光杏仁9g，葶苈子9g，白苏子9g，净麻黄3g，潞党参18g，黄芪皮24g，茯苓皮30g，制苍术5g，车前子(包煎)90g，生甘草3g。

三诊（4月7日）：称服3剂后病情好转，小便通畅，日解1500ml以上。续服9剂，水肿（包括腹水）基本消退，腹围缩小到57cm，血压降至90/60mmHg，后续予调理药以巩固之。

按语：肾病综合征水肿长期不退，历代医家多责之脾肾阳虚。根据张景岳治水者必先治气之说，用温养行气利水法。但实践证明，有些病例从气分治疗往往无效。多年来，邹教授在临床上碰到不少这样的患者，他通过实践中正反面经验的总结，根据《素问·调经论》“病在脉，调之血”的理论和文献关于从气分治疗无效当于血分求之的论说，认为从气分治疗无效之水肿，乃由久病瘀血内阻所致，治宜活血化瘀法，不少案例由此获得了良好的效果。

【小结】

1. 肾病综合征是小儿泌尿系统的常见病，临床常见大量蛋白尿、低蛋白血症、水肿、高脂血症等表现。小儿肾病综合征分为先天性、原发性和继发性3类，本节主要讨论小儿原发性肾病综合征，先天性和继发性肾病综合征在发病及治疗原则方面有所不同。

2. 本病中医辨证属于“水肿”范畴。禀赋不足，脾肾亏虚是发病基础。风邪外袭、饮食不节、劳伤过度等因素作用于人体，导致肺、脾、肾功能障碍，水液代谢紊乱，水湿泛溢肌肤，流溢四肢，形成本病。日久可致湿热、瘀血兼夹为病，临床多表现为虚实夹杂之证。

3. 小儿肾病综合征的治疗大多采用中西医结合治疗，取长补短以提高疗效。邹云翔教授创立的针对难治性肾病综合征及应用激素而发生药物性库欣综合征治疗的疏滞泄浊法，对后世具有重要的指导意义。该法适用于肾病综合征运用激素后尿蛋白不消，或因无效且激素副作用较明显而停药者。

（朱成英，孔薇，王钢）

第二节 小儿紫癜性肾炎

小儿过敏性紫癜性肾炎是指小儿过敏性紫癜引起的肾脏损害，与感染和变态反应有关。其病因可为细菌、病毒及寄生虫等感染，或为某些药物、食物等过敏，或为植物花粉、虫咬、寒冷刺激等引起机体发生变态反应，导致全身性广泛性小血管炎。本病病程有迁延倾向，也是导致慢性肾衰竭的病因之一。小儿过敏性紫癜导致肾受损的比例约为20%～100%，小儿紫癜性肾炎近年来呈相对增多趋势，正悄悄袭击儿童，儿童任何年龄均可发病，以6～12岁发病率最高，男性发病稍多于女性，春秋季发病较多。

本病以反复发作性皮肤紫癜或有下肢浮肿为主要临床表现，根据其临床表现可归属于中医学“血证”、“斑疹”、“水肿”等范畴，又与“葡萄疫”及“肌衄”相似。

从临床资料来看，小儿过敏性紫癜性肾炎有以下特点。

1. 发病因素 本病属血管变态反应性疾病，病因尚未完全阐明，不少患者很难确定具体的病因，已知病因如下。

（1）感染：约占50%。细菌感染如溶血性链球菌引起的呼吸道感染、扁桃体炎、猩红热及其局灶性感染，衣原体感染，病毒感染如麻疹、水痘、风疹等，寄生虫感染如蛔虫、钩虫感染等。

（2）食物：系人体对异体蛋白过敏所致，如乳类、鱼、虾、蟹、蛋及蛤等过敏。

（3）药物：抗生素类如青霉素（包括半合成青霉素如氨苄西林等）、链霉素、氯霉素、红霉素、磺胺类、抗结核药、一些头孢类抗生素；解热镇痛药（水杨酸类、保泰松、安乃近）、胰岛素；麻黄碱、阿托品、巴比妥及碘化物等。

（4）其他：接触花粉、尘埃、农药、苯，菌苗或疫苗接种，虫咬，寒冷刺激以及精神刺激等。

2. 常见的诱发与加重因素 呼吸系统、泌尿系统、消化系统等的各种感染；进食乳类、鱼、虾、蟹、蛋及蛤等易导致过敏的食物；接触花粉、尘埃、农药、苯，菌苗或疫苗接种，虫咬，寒冷刺激以及精神刺激等都是其诱发与加重因素。

明确小儿过敏性紫癜性肾炎的发病因素，积极去除小儿过敏性紫癜性肾炎的常见诱发与加重因素是诊治的关键。中医中药在缓解过敏性皮疹，减轻水肿，减轻尿血，缓解慢性肾衰早、中期病程的进展，改善证候，减轻症状，提高生活质量等方面有着较好的疗效。西医应用H_2受体阻滞剂、激素、环磷酰胺等免疫抑制药物，抗凝（如肝素）及抗血小板聚集剂等，必要时透析或血浆置换。

【病因病机】

小儿为稚阴稚阳之体，且为“阳常有余”，感邪后“传变迅速”，易从阳化热化火。本病的外因多为感受风热、热毒、湿热之邪。感邪之后，热蕴于皮毛、肌肉之间，伤及血络，迫血妄行，溢于脉外，渗于皮下，发为紫癜；或服食药物、食物中的动风之品，以致风湿热毒入营动血，脉络损伤，血不循经，溢出脉络，渗于皮肤，内迫胃肠甚至于肾络，故可见皮肤瘀点、瘀斑，腹痛，小便红赤如洗肉水样；邪重者，可伤及阴络，出现尿血、便血等。故病程早期主要的病机变化为热伤血络；若热邪炽盛，可迅速伤及气阴，或疾病迁延日久，耗气伤阴，均可致气虚阴伤，病情由实转虚，或虚实夹杂。

肺、脾、肾三脏气虚可使水液代谢失常，水湿内停，泛溢肌肤，发为水肿。膀胱气化失司则尿少，肾失封藏则精微外泄，而见蛋白尿。若热盛伤阴明显，可见肝肾阴虚、阴虚火旺虚火灼伤膀胱血络，出现尿血。气虚阴伤日久，阴损及阳，可导致脾肾阳虚，不能化气行水，开阖不利，水湿停聚，水肿加重，固摄无权，精微外流。在病程中，风热、热毒、湿热为致病之邪，水湿、湿浊、血瘀为病理产物。其病机不外热、瘀、虚三端。所谓热，当责于风湿热毒，病位多在心、胃，病理性质以实为主。若尿血日久，阴血耗伤，虚火内生，灼伤肾络，病理性质多为虚中夹实。所谓瘀，除了血热致瘀外，离经之血即是瘀血，日久则“久病入络”，“久病多瘀”。所谓虚，气随血失，血去阴伤，以致气阴两虚，而使病势缠绵。热、瘀、虚三者既可单独存在，又可兼夹为病。

1. 风热搏结 有血热内蕴，复加外感风邪或食用动风之品，风与热相搏结，热毒炽盛，扰动血络，迫血妄行，外溢肌肤，内迫肠胃甚至及肾，故见皮肤紫癜、腹痛频作，甚至便血、尿血。

2. 湿毒浸淫 虫咬之后，或感受湿毒之邪，外邪入内，湿毒化热，阻于络脉，气血循行不畅，迫血妄行。

3. 寒凝血滞 寒邪外侵，内滞于血络，血遇寒则凝，血凝瘀阻。

4. 素体虚弱 素体脾肾气虚，气不摄血，血溢脉外；素体肝肾不足，虚火灼络，血不循经，均可发为紫癜、尿血。

总之，本病病位主要在肾、肌肤、膀胱，与肺、脾、肝有关。基本病机属实，或虚实夹杂。风热相搏、血分伏热、湿毒浸淫、寒凝血瘀为标实；脾肾气虚、肝肾阴虚为本虚。

【诊断与鉴别诊断】

1. 诊断　两下肢或四肢对称性紫癜，出血性皮疹，有时伴有腹部或关节疼痛，血小板计数正常；在过敏性紫癜病程中（多数在6个月内）或紫癜消退后出现不同程度的水肿，肉眼或镜下血尿和（或）蛋白尿，甚至有肾功能异常；伴有肾炎或肾病综合征的临床特征。

（1）临床分型：单纯性血尿或单纯性蛋白尿；血尿和蛋白尿；急性肾炎型；肾病综合征型；急进性肾炎型；慢性肾炎型。

（2）病理分级

Ⅰ级：肾小球轻微异常。

Ⅱ级：单纯系膜增生性肾小球肾炎。a. 局灶/节段性硬化；b. 弥漫性。

Ⅲ级：系膜增生性肾小球肾炎；局灶/节段；弥漫性，伴有<50%肾小球新月体形成/节段性病变（硬化、粘连、血栓、坏死）；

Ⅳ级：病变同Ⅲ级，亦可分为a和b，伴50%～75%的肾小球有上述病变。

Ⅴ级：病变同Ⅲ级，分为a和b，伴>75%的肾小球有上述病变。

Ⅵ级：膜增生性肾小球肾炎。

（3）临床表现

皮肤：常为首发症状，典型表现为大小不等、微突出于皮肤表面的紫癜，压之不褪色，对称分布于下肢伸侧、踝关节周围，偶累及臀部、全身。年幼儿还可伴发手足背、眼周、头皮血管神经性水肿，皮肤紫癜可成批反复发生。

消化道症状：表现为腹痛，有时伴程度不等的胃肠出血，患者可有黑便或血便。偶有引发肠套叠、穿孔坏死者。

关节症状：部分患者还有关节症状，多累及膝、踝关节，表现为关节疼痛或肿胀。

肾脏受累表现：多发生于皮肤病变后1个月内，尤以第10～15天为发生高峰。临床表现为血尿（包括肉眼血尿），伴程度不一的蛋白尿。水肿一般不重，20%～40%的患者有血压增高。

2. 鉴别诊断　过敏性紫癜性肾炎诊断主要依据出血性皮疹及肾损害，当肾外症状不典型时应与狼疮性肾炎、急性肾炎、IgA肾病等相鉴别；肾脏改变轻微者，反复细致的尿常规检查是检出肾受累的主要手段。

紫癜性肾炎的紫癜与皮疹不同，其出现部位主要为腿前面，膝、踝关节附近以及臀部，大小不等、形状不一，常为对称性。紫癜略高于皮面，压之不褪色，伴轻微痒感。开始为鲜红色，后来变成暗红色、褐色。少数患者亦可表现为荨麻疹、血管神经性水肿、多形性红斑，甚至溃疡、坏死等。紫癜还可融合成片，常分批反复出现，有的可伴有头部、面部、眼睑等局限性或弥漫性水肿。

【辨证论治】

1. 风热搏结证

证候：初起可有发热，微恶风寒，咽痛，口渴，心烦，舌红，苔薄黄，脉数，继则下肢紫癜，甚则尿血。

基本治法：祛风清热，凉血散瘀。

方药运用：银翘散加减。常用药：金银花 9g，连翘 6g，荆芥 6g，防风 6g，生地 10g，藕节 12g，白茅根 15g，生甘草 4g。方中金银花、连翘、荆芥、防风祛风清热；生地、藕节、白茅根凉血止血；生甘草调和诸药。诸药合用，共奏祛风清热、凉血散瘀之功。

加减：若见腹痛便血者，可加白芍 10g，生地榆 9g 以止痛止血；如见尿血，加大小蓟 12g，生侧柏叶 6g 以凉血止血；见有水肿者，加炙麻黄 4g，炙桑白皮 9g，茯苓皮 15g 以利水消肿；兼见口苦口黏、口干不欲饮水、胸闷痞满、舌苔黄腻且厚、脉滑数者，加炒黄芩 6g，炒黄柏 4g，茯苓 12g，泽泻 6g，滑石(包煎)6g 以清利湿热。

2. 热盛迫血证

证候：症见皮肤紫癜，斑色鲜红，多如锦文，略觉瘙痒，肉眼血尿明显，烦躁不安，口干喜饮冷，或伴腹痛便血，关节疼痛，舌红绛，苔黄，脉洪数。

基本治法：清热解毒，凉血散瘀。

方药运用：犀角地黄汤合小蓟饮子加减。常用药：水牛角片 10g，蝉蜕(后下)4g，地肤子 6g，防风 4g，生地 10g，牡丹皮 4g，赤芍 9g，连翘 6g，黑栀子 4g，大蓟 10g，小蓟 10g，仙鹤草 10g，生甘草 4g。方中水牛角片、蝉蜕、生地、牡丹皮、赤芍、连翘清热凉血；大蓟、小蓟、仙鹤草凉血止血；生甘草调和诸药。诸药合用，共奏清热解毒、凉血散瘀之功。

加减：腹痛加白芍 9g，延胡索 6g 以缓急止痛；便血加大黄炭 6g，地榆炭 9g 以凉血止血；关节肿痛加秦艽 9g，威灵仙 10g 以消肿止痛。

3. 阴虚内热证

证候：其特点以血尿为主。症见肉眼血尿或镜下血尿，口干咽燥，五心烦热，舌红少苔，脉细数。

基本治法：滋阴清热，凉血化瘀。

方药运用：二至丸合小蓟饮子加减。常用药：旱莲草 9g，女贞子 9g，生地 10g，竹叶 6g，栀子 4g，牡丹皮 6g，当归 10g，蒲黄炭 9g，小蓟 10g，马鞭草 9g，白茅根 15g，三七粉 1g 等。方中生地、女贞子滋阴清热；牡丹皮、赤芍、连翘、旱莲草清热凉血；小蓟、蒲黄炭、白茅根凉血止血；三七粉化瘀止血。诸药合用，共奏滋阴清热、凉血化瘀之功。

加减：心烦失眠者，加夜交藤 9g，酸枣仁 9g 以养心安神。

4. 气阴两虚证

证候：特点为蛋白尿、血尿并见，易反复感染。症见少气乏力，面色无华，口干咽燥或长期咽痛，咽部暗红，手足心热，舌质淡红，少苔，脉细或弱等。

基本治法：益气养阴。

方药运用：四君子汤合六味地黄汤加减。常用药：黄芪12g，太子参10g，白术10g，生地10g，知母6g，山茱萸10g，牡丹皮6g，女贞子10g，旱莲草9g，丹参9g等。方中黄芪、太子参益气养阴；三补：地黄、山茱萸、山药滋养肝、脾、肾之阴；三泻：茯苓、牡丹皮、泽泻化湿和络，并防养阴药滋腻助湿。诸药合用，共奏益气养阴之功。

加减：若血尿明显者，可另冲服三七粉、琥珀粉以化瘀止血。

5. 肾虚血热证

证候：症见皮肤紫斑已消，或虽现亦轻如蚊迹，但尿液变化仍明显，有较严重的蛋白尿，肉眼或镜下血尿，常伴面部、四肢浮肿，舌红，苔薄黄，脉细数。

基本治法：补肾凉血。

方药运用：六味地黄丸合二至丸加减。常用药：生地12g，牡丹皮6g，山茱萸10g，女贞子10g，旱莲草10g，山药12g，茯苓12g，泽泻6g，大蓟10g，小蓟10g，阿胶10g，仙鹤草10g。方中地黄、山茱萸、山药、女贞子滋养肝肾之阴；牡丹皮、大蓟、小蓟、仙鹤草凉血止血。诸药合用，共奏补肾凉血之功。

加减：若紫癜尚未完全消退，加蝉蜕4g，白蒺藜6g祛风消瘀；尿蛋白多兼见气虚者加黄芪12g，党参10g以健脾益气。

6. 脾肾两虚证

证候：本型大多病情迁延，紫癜虽消，但面色萎黄、腰酸、尿少、全身浮肿，尿常规可见大量蛋白、红细胞及管型。常伴不同程度的肾功能损害、胆固醇增高、低蛋白血症等，舌淡胖、苔薄白，脉沉细。

基本治法：补肾健脾。

方药运用：参芪地黄汤加减。常用药：生黄芪12g，党参10g，生地10g，山茱萸10g，续断9g，杜仲9g，山药12g，桑寄生9g，金樱子12g，阿胶10g，茯苓12g，泽泻6g，车前子(包煎)12g。方中党参、生黄芪补气健脾；生地、山茱萸、山药滋养肾阴；茯苓、泽泻健脾化湿、利水消肿，并防养阴之品滋腻助湿；杜仲、山药、桑寄生、金樱子补肾固涩。诸药合用，共达补肾健脾之效。

加减：伴肾功能损害者加六月雪10g，淡竹叶5g益肾泄浊；胆固醇增高者加荷叶10g，生山楂10g健脾调脂。

【其他治疗】

1. 中成药

(1) 雷公藤多苷片：每日1mg/kg（每日最大量<45mg），疗程3~6个月，必要时可稍延长。

(2) 肾炎康复片：主要成分为生地、杜仲、山药、丹参、白花蛇舌草等。具有增强免疫、补肾健脾、益气养阴、活血化瘀、凉血补血、改善微循环等功能。用量用法：体重≤20kg者，每次0.6g，每日3次；体重>20kg者，每次0.9g，每日3次。

（3）火把花根片：<6 岁者，每次 2 片，每日 3 次；6～12 岁者，每次 3 片，每日 3 次；13～18 岁者，每次 4 片，每日 3 次。现代药理研究表明，火把花根片具有抗炎、抑制免疫的作用，但无细胞毒药物的副作用，可抑制毛细血管壁通透性，改善肾小球微循环，减少炎症渗出，抑制纤维增生。

2. 静脉针剂 丹参注射液能改善肾微循环，减少血小板聚集，降低血黏度，减少肾脏的血栓形成，减轻肾小球基底膜的损伤，有助于免疫复合物的清除和病变组织的修复，从而减轻蛋白尿，改善肾功能。患者 <5 岁者每次 10ml，>5 岁者每次 20ml，将丹参注射液溶于 5% 的葡萄糖溶液 100～150ml 中静脉滴注，每日 1 次，10 次为一个疗程，一般用 1～2 个疗程。

3. 针灸治疗 主穴：曲池、血海、委中、三阴交、太溪、中极。速刺不留针，3 月为一个疗程，必要时可重复 1～2 个疗程。

【转归及预后】

本病多呈自限性，大部分儿童预后良好。部分患儿可随紫癜反复而出现肾炎反复发作，甚至加重。肾脏病理改变程度是决定预后的关键因素。肾炎在紫癜 4 周后发生，或已有肾炎又出现紫癜者，预后较差。临床表现为单纯血尿者，绝大多数预后较好；早期表现为肾病综合征、高血压或肾功能进行性减退者，预后差，可出现慢性肾功能不全、肾性高血压。预后与病理改变中新月体的数量有关，新月体数量 <50% 的患儿约 5% 发展为肾衰竭，新月体数量为 50%～75% 的患儿约 30% 发展为肾衰竭，新月体数量 >75% 的患儿约 60%～70% 发展为肾衰竭。肾小管间质病变严重者预后差。

【预防与调护】

1. 预防

（1）预防感染：小儿过敏性紫癜可能与呼吸道或肠道感染有关，积极防治各种感染，对于预防小儿过敏性紫癜性肾炎具有十分重要的意义。有明确感染和存在感染灶时，应予抗生素治疗和消除感染灶。

（2）避免接触过敏原：停止服用和接触可能是致敏原的食物、药物和其他可疑物，必要时予脱敏治疗。尽量发现和去除过敏原。

2. 调护

（1）饮食：过敏性紫癜勿食致敏性食物，如果是食物过敏引起的紫癜，则需要终生严格禁食这种食物。常见的过敏物质：动物性食物有鱼、虾、蛋、牛奶、蟹及蛤等，植物性食物有蚕豆、菠萝、植物花蕾、莴笋等。要注意不可使用与过敏物质接触的炊具和餐具。多食富含维生素 C、K 的食物。忌食辛辣食品，忌食海鲜、公鸡、菠菜等发物。要注意避免进食粗糙、坚硬和对胃肠道有机械性刺激的食物。肾型紫癜患儿，应予低盐饮食。宜食用富含营养、易于消化的食物，多食新鲜蔬菜和水果。对水肿紫癜患儿，应予低盐饮食。

（2）皮肤护理：观察皮疹形态、数量、部位，以及是否反复出现。皮疹有痒感，应保持皮肤清洁，防擦伤，防小儿抓伤，如有破溃及时处理，防止出血和感染，穿柔软、透气性良好、宽松的棉质内衣，并经常换洗，保持床铺清洁、干燥、无碎屑，避免使用碱性肥皂。此外，还应注意休息，保持居住环境和个人卫生，增强抗病能力，注意防寒保暖，防止交叉感染。

（3）休息：急性期患儿应注意休息，重症者应卧床休息。

【临证经验】

1. 可逆因素的治疗 首先是消除致病因素，这是治愈本病的关键。其次为抗过敏治疗，针对致病因素可分别采取防治感染，清除局部病灶（如扁桃体炎等）；驱除肠道寄生虫；避免可能致敏的食物及药物；避免精神紧张等。抗过敏药物可选用抗组胺类、降低毛细血管通透性、肾上腺皮质激素等药物，可以快速改善临床症状。根据病理变化，部分患者可选用抗凝治疗。

2. 抓住病因病机转化规律，重视祛风凉血化瘀法的运用 本病病因病机：①风热邪毒是常见的病因；②血热妄行是出血最常见的病机；③血瘀是最主要的病理环节；④气虚、阴虚、气阴两虚乃久瘀之病机。治疗应重视祛风凉血化瘀法的运用。现代药理研究认为，该疗法有抗敏、抑制体液免疫、降低毛细血管通透性和改变脆性、降低血小板聚集性、抗凝等作用。

3. 推荐邹氏三代专家治疗过敏性紫癜性肾炎经验方药 治疗大法：凉血祛风，清热利湿，健脾补肾。基本方：荆芥、防风、蝉衣、乌梢蛇、紫草、牡丹皮、水牛角片、黄芩、车前草、白花蛇舌草、茯苓、旱莲草、白茅根。另：三七粉 0.5g，琥珀粉 0.5g，每日 2 次吞服。若风热明显者，加连翘、栀子、生石膏；若皮肤瘙痒者，加白鲜皮、地肤子、土茯苓、蛇床子；若皮肤紫斑反复发作，色深紫暗，大便干燥者，从瘀论治，加桃仁、制大黄、赤芍；若脾虚气不摄血者，加生黄芪、炒白术、生槐花、生地榆；若肾虚明显者，加续断、金樱子、覆盆子、海螵蛸、牡蛎；若尿血明显者，加炒蒲黄、茜草、飞廉、小蓟。

【验案举例】

1. 小儿过敏性紫癜性肾炎属肺脾肾气阴两虚证（王钢主诊）

饶某，女，13 岁。初诊日期：2008 年 7 月 2 日。

发现足部紫癜 3 年，头晕 3 周来诊。患者 3 年前，无明显诱因出现足部紫癜伴双下肢水肿，并且发现泡沫尿，就诊于无锡市某医院，查尿常规示尿蛋白（+++），诊断为紫癜性肾炎，并予以强的松 30mg/d 治疗 1 个月，复查小便常规尿蛋白（++），其后间断因为感冒、发热出现下肢紫癜及尿蛋白阳性。2007 年，行肾穿刺活检病理示系膜增生性肾小球肾炎，长期服用中药煎剂等治疗，小便常规蛋白有过阴性。近 3 周来，患者头晕，复查尿常规示尿蛋白（+++），隐血（+）。自感乏力、腰酸、咽干，双下肢轻度水肿，下肢散在紫癜，平素易感冒，舌质红，苔薄白，脉细。辨证考虑肺脾肾气阴两虚证。

处方：北沙参 15g，水牛角片 15g，生地 12g，牡丹皮 12g，蝉衣 10g，紫草 30g，黄蜀葵花 15g，山茱萸 12g，车前草 15g，荔枝草 30g，青风藤 30g，薏苡仁根 30g，白花蛇舌草

30g，金樱子 30g，石韦 30g，虎杖 15g，蜀羊泉 30g，生甘草 6g，小红枣 10g。

二诊（7 月 16 日）：患者服药后一般情况良好，无头晕，咽干好转。检查尿常规示尿蛋白（++），尿隐血（+），24 小时尿蛋白定量 0.98g。下肢皮肤散在紫癜消失，二便正常，治宗上方加减。上方去虎杖、蜀羊泉，加生黄芪 15g，茯苓皮 15g。

三诊（8 月 15 日）：服药 28 剂后，患者下肢浮肿消退，复查尿常规示隐血（+），尿蛋白（±），复查 24 小时尿蛋白定量 0.34g。再续上方，去荔枝草、青风藤、金樱子，加小蓟 15g，景天三七 15g，白茅根 30g。

四诊（9 月 12 日）：服药 28 剂，患者下肢紫癜未现，尿蛋白（-），复查 24 小时尿蛋白定量多次阴性，尿隐血转阴性，继续中药巩固治疗，随诊未再复发。

按语：本案辨证为肺脾肾气阴两虚。肺阴虚表现有咽干；脾气虚表现为乏力、水肿、易感冒；肾气阴虚表现为腰酸、舌红、脉细。临床以尿蛋白为主，少量尿隐血。因此，组方以益气养阴、祛风抗敏为主，并加用黄蜀葵花、荔枝草、青风藤、薏苡仁根、金樱子、石韦、虎杖、蜀羊泉，起到了很好的清利湿热、降蛋白作用。

2. 小儿过敏性紫癜性肾炎属热盛迫血证（王钢主诊）

朱某，女，10 岁。初诊日期：2011 年 8 月 12 日。

双下肢皮疹伴瘙痒间作半年余，加重 1 周来诊。2010 年 12 月初，无明显诱因下双下肢出现散在紫色皮疹伴皮肤瘙痒，至南京市某医院就诊，诊断为荨麻疹，予以开瑞坦，强的松 5mg/d 口服，疗效不显。2011 年 1 月 2 日至皮肤病医院就诊，查尿常规：潜血（+），尿蛋白（++），拟诊断为过敏性紫癜，予以地塞米松及罗红霉素静滴，皮疹无明显消退。遂在南京某医院住院行肾穿刺活检术，病理示微小病变，经激素治疗皮疹消失，尿常规检查阴性，出院时服用强的松 20mg/d。患者减药过程中未有皮疹再发，尿蛋白波动在（+）~（++）之间，隐血波动在（+）~（+++）之间。1 周前无明显诱因下患者出现双下肢对称性皮疹，伴有瘙痒，触之不碍手，压不褪色。8 月 10 日查尿常规：潜血（+++），尿蛋白（+++），红细胞 860/μl；血生化：血钾 3.38mol/L；血常规：白细胞 14.8×10^9/L，风湿三项及凝血因子均正常。患者现服用强的松 10mg/d，刻诊：面部痤疮，口干咽痛，偶有腹痛，双下肢大批紫红皮疹伴皮肤瘙痒，无夜尿，大便每日 1~2 次，无黑便，小便呈茶色。舌红，苔黄，脉细数。辨证考虑热盛迫血，溢于脉外。

处方：荆芥 10g，防风 6g，蝉衣 6g，乌梢蛇 10g，紫草 10g，丹皮炭 10g，水牛角片 10g，黄芩 10g，车前草 15g，白芍 10g，延胡索 10g，土茯苓 15g，白茅根 30g。每日 1 剂，水煎服。另：三七粉 0.5g，琥珀粉 0.5g，蜂蜜拌服，每日 2 次。

二诊（8 月 25 日）：服药 14 剂，患者四肢皮疹颜色已有隐退，呈散在针尖样，瘙痒好转，腹痛消失，咽部稍红肿，扁桃体 I 度肿大，肉眼血尿已明显转淡。尿常规示：隐血（+++），尿蛋白（+），红细胞 220/μl。24 小时尿蛋白定量为 0.5g。治宗上方加减：上方去白芍、延胡索、防风，加牛蒡子 10g，制僵蚕 10g，小蓟 15g。

三诊（9 月 10 日）：服药 14 剂，咽部无充血红肿，患者四肢皮疹已消失。尿常规示：

隐血（+++），尿蛋白（-），Vc（++），尿蛋白定量0.25g。舌转淡红，苔薄，脉细。上方去紫草、水牛角片、牛蒡子，加茯苓15g，旱莲草15g，飞廉15g。

四诊（10月8日）：服药28剂，患者无明显不适，紫癜皮疹未再出现，24小时尿蛋白定量多次正常，但尿隐血仍（++），尿红细胞7.5×10^4/ml。继用上方加减巩固治疗。

患者经用上方加减治疗1年余，治疗中尿隐血随感冒反复波动，逐渐消失，未再复发。

按语：本案采用了邹氏三代专家推荐的治疗紫癜性肾炎的经验方。初诊以凉血祛风、清利湿热为主，以紫草、丹皮炭、水牛角片、参三七、琥珀凉血化瘀；以荆芥、防风、蝉衣、乌梢蛇祛风抗敏；以黄芩、车前草、土茯苓、白茅根清利湿热；以白芍、延胡索缓急止腹痛。二诊时腹胀消失，皮疹紫癜减轻，所以去白芍、延胡索、防风，因咽痛加牛蒡子、制僵蚕，血尿仍多，加小蓟。三诊时紫癜皮疹已消，调整加入健脾养血、止血之品茯苓、旱莲草、小蓟。基本方加减治疗了1年多，尿隐血才完全消失。对于小儿肾炎，临证经验表明尿蛋白往往比尿血好消。对于反复不消的尿隐血，我们的治疗经验是：①基本方以辨证为主结合辨病（结合病理）。②常用治疗大法为祛风、清利、补气、凉血止血、化瘀止血。③常用止血中药。祛风止血：荆芥、蝉衣、乌梢蛇、水牛角片；清利止血：葎草、石韦、土茯苓、海金沙、白茅根；补气止血：生黄芪、炒白术、茯苓、川断；凉血止血：炒山栀、丹皮、紫草、小蓟、飞廉；化瘀止血：参三七、生蒲黄、琥珀、茜草。对于血尿治疗究竟先止血还是先活血，我们的回答还是以辨证为主；从治疗经验用药喜好来谈，往往先清利、凉血止血，后凉血化瘀止血，或凉血收敛止血。

【小结】

过敏性紫癜是一种由免疫复合物介导的系统性坏死性小血管炎，HSPN是指过敏性紫癜肾实质受累，其发病机制主要为体液免疫异常，同时存在T细胞功能紊乱和多种促炎症因子失调，免疫复合物通过激活补体发挥作用。目前，国内外对HSPN的治疗尚未达成共识，肾上腺皮质激素具有控制免疫和控制炎症作用，但单独应用于治疗HSPN疗效欠佳，常出现激素耐药、激素依赖及其他不良反应，而且，肾上腺皮质激素抑制血管内皮细胞生成前列腺素的作用比抑制血小板产生血栓烷A_2的作用更强，致使血浆中前列腺素比值降低，引起血管痉挛增加、血栓形成及炎症介质增多，加重肾损害。研究表明，HSPN患者存在氧化和抗氧化平衡失调，在发病及病程中可产生大量自由基，激发自由基连锁反应，使脂质过氧化。本病属中医“斑疹”、“尿血”范畴。以虚瘀为主要病机，而湿热邪毒是迁延不愈、易反复的关键。小儿肾常不足，而肾与免疫反应、血瘀、湿热之间有着密切关系。治疗应益肾健脾治其本，祛湿活血治其标。药理研究表明，健脾益肾中药不仅能抑制机体的体液免疫反应，减少细胞因子（IL-1、IL-6、INF-2）的产生，而且能抗氧化及清除氧自由基。活血化瘀中药具有改善血液流变，有助于免疫复合物的清除及肾小球病变的恢复。清热解毒中药具有抗菌、抗病毒、改善机体免疫状态，另外还具有清除氧自由基、抑制过氧化脂质生成的作用。益肾健脾活血汤用淫羊藿、附子、菟丝子、仙茅温补肾阳，生地、女贞子、枸杞子滋补肾阴，黄芪、党参、白术健脾益气，茯苓、猪苓、泽泻利湿健脾，丹参、红花、桃仁活血化瘀，白花蛇舌草、金银花、薏苡仁清热解毒，桂枝、香附祛风寒，蝉蜕、荆芥穗祛风热。全方有健脾益肾、活血解毒之效。由于健脾益肾中药具有保护和调节肾上腺皮质功能的作用，从而大大减少激素副作用，并使之顺利撤减。

（朱成英，孔薇，王钢）

第三节　老年尿路感染

尿路感染（简称尿感）是指尿路内有大量微生物繁殖而引起的尿路炎症，可以有或没有临床症状。尿路感染是一种很常见的疾病，在我国发病率为0.91%，女性发病率为2.05%。尿路感染也是老年人的常见病，在老年人感染性疾病中仅次于呼吸道感染而居第二位，据国外文献报告，一般成年女性尿路感染的患病率为3%～4.5%，而到了65岁以上则增至15%～20%，男性65～70岁时为3%～4%，70岁以后患病率达20%以上，年龄愈大发病率愈高。

在人类衰老过程中，体内各器官逐渐萎缩而功能减退，细胞免疫和体液免疫功能也都随着年龄的增长而逐渐下降。因其临床表现不典型，往往容易被忽视而误诊或漏诊，老年人一旦患有尿路感染，往往缠绵不去，不易治愈，严重者还可引起肾衰竭、尿毒症等。老年人尿路感染发生男女之比为1∶1.59，但70岁以上无明显性别差异，以症状不典型为主要特征，出现典型尿路刺激征者占40.16%。

尿路感染根据其临床表现，应属于中医学的“淋证”、“腰痛”、“虚劳”等范畴。老年尿路感染属于“淋证”中的“劳淋”范畴。

根据临床资料分析，本病具有以下特点：

1. 易患因素

（1）内分泌因素：随年龄增大，泌尿生殖系统生理性退行性改变，泌尿生殖系统黏膜萎缩，抗病能力下降，感染率上升，尤其是老年女性因绝经期后雌激素水平明显下降，黏膜下血管网萎缩，尿道上皮变薄，肌肉伸展性降低，尿道狭短，闭合力下降，易被各种致病微生物感染；同样的原因，老年女性阴道黏膜上皮也有退行性改变，抗菌能力下降，老年性阴道炎合并尿道感染临床非常多见，而且反复发作不易治愈。

（2）机体免疫功能降低：由于老年人抗体生成减少，加之慢性全身性疾病如糖尿病、贫血、慢性肝病、慢性肾脏病、营养不良、肿瘤，以及长期应用免疫抑制剂治疗等致机体抵抗力下降而易发细菌感染。

（3）尿路梗阻：各种原因引起的尿道梗阻、排尿不畅，致肾盂积水、输尿管扩张、膀胱尿液潴留，均可诱发尿路感染，临床常见有泌尿系结石、肿瘤、前列腺肥大。老年尿路感染中复杂性尿路感染发病率明显增高，而前列腺增生性疾病在复杂性尿路感染中排在第一位。

（4）尿路畸形或功能缺陷：如肾发育不良，肾、肾盂、输尿管畸形，马蹄肾、多囊肾、膀胱－输尿管反流等，均可因肾内的防卫功能不良而发生细菌感染。

（5）血行感染：老年人容易患上呼吸道感染引起血行感染，发生尿路感染。

2. 其他影响因素

（1）尿道内或尿道口附近有感染病变，如尿道肉阜、阴道炎、重度子宫脱垂、前列腺炎，以及腹股沟、会阴部皮肤感染等，细菌均易经尿路上行而引起肾盂肾炎。

（2）导尿和尿路器械检查也易促发尿路感染，如前列腺增生、神经性膀胱、心脑梗死等需要接受导尿或留置导尿管时，增加了尿路感染的发生率。

（3）中青年女性尿路感染发病率明显高于男性，中老年男性尿路感染的发病率逐年上升。

（4）以肠道细菌为最多，大肠杆菌占60%～80%；次为变形杆菌、葡萄球菌、绿脓杆菌等，偶见厌氧菌、真菌、病毒和原虫感染。近年来，变形杆菌、绿脓杆菌和革兰阳性球菌引起的老年尿路感染有增多趋势。

明确老年尿路感染的发病因素，积极祛除老年尿路感染的常见诱发与加重因素是诊治的关键。中医中药在改善症状、提高机体抵抗力、减少复发、提高生活质量等方面有着较好的疗效，疗效稳定而持久，毒副作用小，并可缓解和纠正抗生素引起的副作用。但尿培养细菌转阴率、尿中白细胞的祛除不理想，急性发作期控制尿路刺激症状所需要的时间较长，所以，当依据药敏选用敏感抗生素积极治疗。部分患者尿路感染诱发因素难以消除，可给小剂量药物抑菌治疗，具体方法是日半剂量，每晚临睡前排尿后服用，连续一月以上，可以较好控制症状。避免使用肾毒性药物，大多数抗生素从肾脏排泄，由于老年人的肾功能减退，故常规剂量用药易在体内蓄积而产生毒副作用，因此必须按肾功能减退程度合理用药。若病情发展到晚期尿毒症阶段，可以采用肾脏替代疗法，包括血液透析、腹膜透析等治疗。

【病因病机】

本病的发生多与膀胱湿热、脾肾亏虚、肝郁气滞等因素有关，特别是老年体虚，或者劳累过度，更易发生。

1. 膀胱湿热　多食辛热肥甘之品，或嗜酒太过，酿成湿热，下注膀胱；或下阴不洁，秽浊之邪侵入膀胱，酿成湿热，发为淋证。若湿热蕴结，尿液受其煎熬，日积月累，尿中杂质结为砂石，则为石淋。若湿热蕴结于下，以致气化不利，无以分清泌浊，脂液随小便而去，小便如脂如膏，则为膏淋。若热盛伤络，迫血妄行，小便涩痛有血，则为血淋。

2. 脾肾亏虚　久淋不愈，湿热耗伤正气，或年老，久病体弱，以及劳累过度，房室不节，均可导致脾肾亏虚。脾虚则中气下陷，肾虚则下元不固，因而小便淋沥不已。如遇劳即发者，则为劳淋；中气不足，气虚下陷者，则为气淋；肾气亏虚，下元不固，不能制约脂液，脂液下泄，尿液混浊，则为膏淋；肾阴亏虚，虚火灼络，尿中夹血，则为血淋。

3. 肝郁气滞 恼怒伤肝，气滞不宣，气郁化火，或气火郁于下焦，影响膀胱的气化，则少腹作胀，小便艰涩而痛，余沥不尽，发为气淋，此属气淋实证。

总之，本病病位主要在膀胱和肾，且与肝脾有关。其基本病机是湿热蕴结下焦，导致膀胱气化不利。本病初起多为实证，病久则从实转虚，而见虚实夹杂。

【诊断与鉴别诊断】

1. 诊断 参照王海燕《肾脏病学》尿路感染诊断标准，拟定如下：①正规清洁中段尿（要求尿停留在膀胱中4～6小时以上）细菌定量培养，菌落数>10^5/ml，2天内应重复培养1次。②清洁离心中段尿沉渣检查，白细胞>10/HP，或有尿路感染症状者。③或作膀胱穿刺尿培养，如细菌阳性（无论菌数多少）亦可确诊。④尿培养计数有困难者，可用治疗前清晨清洁中段尿（尿停留膀胱4～6小时以上）。正规清洁中段尿离心后尿沉渣革兰染色有细菌，结合临床泌尿系统感染症状，亦可确诊。⑤尿细菌数在10^4～10^5/ml之间者应复查，如无改变者，需结合临床表现诊断或膀胱穿刺尿培养确诊。

2. 鉴别诊断

（1）*泌尿系统肿瘤*：在诊断为“尿路感染”中，有一部分最后诊断为肾肿瘤和膀胱肿瘤，其中以膀胱肿瘤为多。老年人为肿瘤的高发人群，泌尿系统肿瘤以肾、膀胱、前列腺肿瘤多见。无痛性血尿若伴有尿频、尿痛者，可排除肿瘤的诊断。但有些患者血尿严重时，凝血块可致尿路暂时梗阻或出现尿路刺激征，故应进一步进行膀胱镜及静脉肾盂造影或MRU等检查，以进一步明确诊断。

（2）*肾结核*：肾结核因与尿路感染症状极为相似而被误诊，尤其是在老年人结核病的发病率相对较低时更易被忽视。尿培养可见结核杆菌阳性，尿沉渣可找到抗酸杆菌，有肾结核病灶X线征象，部分患者有肺、附睾等肾外结核可资鉴别。但肾结核也常与普通尿路感染并存。普通尿路感染经抗生素治疗后，仍残留有尿路感染症状或尿沉渣异常者，应高度注意肾结核的可能。

【辨证论治】

1. 膀胱湿热证

证候：小便淋沥涩痛，小腹拘急，腰痛或发热恶寒，舌苔黄腻，脉滑数。

基本治法：清热利湿通淋。

方药运用：八正散加减。常用药：萹蓄10g，瞿麦10g，车前子（包煎）30g，蒲公英12g，败酱草15g，半枝莲10g，炒黄柏6g，白花蛇舌草15g，乌药6g。方中萹蓄、瞿麦、车前子利湿通淋；蒲公英、败酱草、半枝莲、炒黄柏、白花蛇舌草清热解毒；乌药理气通淋。诸药合用，共奏清利膀胱湿热之功。

加减：若腰痛甚，加生薏苡仁30g，牛膝12g，独活10g以祛湿止痛；苔白腻者，应酌减苦寒清热剂，加入平胃散燥湿运脾；大便干结者，加生大黄（后下）6g以通腑泄热；若见肉眼血尿者，可加大小蓟各15g，白茅根30g以凉血止血；若血多痛甚者，可另吞服参三七3g或琥珀粉1.5g，以化瘀通淋止血。

2. 肝胆湿热证

证候：小便淋漓刺痛，常伴有寒热往来，恶心欲吐，口苦胁痛，腰痛，纳呆，少腹胀满，大便偏干，舌红苔黄，脉滑数。

基本治法：清利肝胆湿热，通淋利尿。

方药运用：龙胆泻肝汤加减。常用药：醋柴胡10g，炒山栀6g，炒黄芩10g，生地12g，泽泻15g，制半夏10g，车前子(包煎)30g，蒲公英10g，土茯苓20g。方中柴胡、炒山栀、炒黄芩清利肝胆湿热；泽泻、车前子、蒲公英、土茯苓利湿通淋；生地养阴清热，防利湿热伤阴。诸药合用，共奏清利肝胆湿热、通淋利尿之功。

加减：头痛、汗少者加淡豆豉6g，薄荷(后下)6g以透表；恶寒不甚，发热有汗，口渴欲饮，大便秘结，阳明湿热去柴胡，加金银花10g，连翘15g，生大黄(后下)5g以清热通腑。

3. 心火亢盛，热移小肠证

证候：尿频、尿急、尿痛，尚有尿痛点滴难下，甚者见血尿，伴口舌生疮，心烦，舌尖红，苔黄，脉细数。

基本治法：清心泻火，利尿通淋。

方药运用：导赤散加减。常用药：生地10g，淡竹叶5g，生甘草5g，石韦15g，白花蛇舌草20g，白茅根15g，萹蓄10g。方中生地、白茅根凉血止血；淡竹叶降心火、利小便；石韦、白花蛇舌草、萹蓄利尿通淋；生甘草调和诸药。诸药合用，共达清心泻火，利尿通淋之效。

加减：若见肉眼血尿者，可加大小蓟各30g，藕节20g以凉血止血；若血多痛甚者，可另吞服参三七3g或琥珀粉1.5g，以化瘀通淋止血。

4. 湿困三焦证

证候：除尿路有刺激症状外，还可见身重疼痛，口干不欲饮，胸闷纳呆，腰痛，舌苔白腻或黄腻，脉滑数或濡数。

基本治法：宣利三焦，清利湿热。

方药运用：三仁汤加减。常用药：白蔻仁(后下)6g，炒杏仁10g，炒薏苡仁15g，厚朴花5g，滑石(包煎)10g，蒲公英12g，白花蛇舌草15g。方中白蔻仁、炒薏苡仁、厚朴花健脾化湿；滑石、蒲公英、白花蛇舌草清利湿热。诸药合用，共达宣利三焦，清利湿热之效。

加减：湿偏重，加佩兰10g，藿香10g以芳香化湿；纳呆，加炒谷麦芽各15g，神曲10g以健脾助运。

5. 阴虚湿热证

证候：见腰痛、尿频、尿痛，常伴有低热，手足心热，头目眩晕，耳鸣，腰酸乏力，失眠多梦，盗汗，梦遗或月经不调，舌红苔少，脉沉细。

基本治法：滋阴清热，利尿通淋。

方药运用：知柏地黄汤加减。常用药：生地12g，炒丹皮10g，怀山药15g，泽泻10g，茯苓15g，山茱萸10g，枸杞子15g，炒知母6g，炒黄柏6g，女贞子12g，蒲公英12g，败酱草 15g。方中炒知母、炒黄柏、蒲公英清利下焦湿热；生地、山茱萸、山药滋养肝脾肾之阴；茯苓、泽泻健脾化湿，利水消肿，并防养阴之品滋腻助湿。诸药合用，共达滋阴清热、利尿通淋之效。

加减：低热，加青蒿 10g，鳖甲 10g，地骨皮 12g，功劳叶 10g 以养阴清热；小便不畅加滋肾丸以滋阴清热利尿。

6. 气阴两虚证

证候：在急性期症状缓解后，余邪未清，病情缠绵，反复发作，常因久用利湿药耗伤气阴。这时尿路刺激症状不明显，但见腰酸胀痛，小便黄赤，余沥不尽，舌红，脉沉细或细数。

基本治法：益气养阴，佐以清利。

方药运用：参芪地黄汤加减。常用药：太子参 12g，黄芪 15g，生地 12g，丹皮 10g，女贞子 12g，山茱萸 10g，怀山药 15g，泽泻 10g，茯苓 15g，白花蛇舌草 15g。本方即六味地黄汤加参、芪而成。太子参、生黄芪补气健脾，且太子参性润，无温燥之弊；生地、山茱萸、山药滋养肾之阴；茯苓、泽泻健脾化湿，利水消肿，并防养阴之品滋腻助湿。诸药合用，共达益气养阴，兼以清利之效。

加减：若气虚为主者，重用黄芪 30g 以益气；阴虚为主者，重用生地 15g，麦冬 15g 以养阴；腰酸痛明显者，加金毛狗脊各 12g，骨碎补 10g，续断 12g，巴戟天 10g 以补肾壮腰；下肢肿者，加茯苓皮 30g，泽兰 10g 以利尿消肿。

7. 脾肾阳虚，湿邪留恋证

证候：久淋不愈，遇劳加重，面浮肢肿，神疲乏力，畏寒肢冷，大便溏，舌淡苔白腻，脉沉细。

基本治法：温肾健脾利湿。

方药运用：无比山药丸加减。常用药：山药 20g，茯苓 12g，熟地 10g，山茱萸 10g，泽泻 15g，杜仲 10g，炒车前子（包煎）15g，滑石（包煎）10g，淫羊藿 10g，菟丝子 12g。方中山药、茯苓、泽泻以健脾利湿；炒车前子、滑石以利湿通淋；熟地、山茱萸、杜仲、淫羊藿、菟丝子以温肾固涩。诸药合用，共达温肾健脾利湿之效。

加减：如畏寒重者，加巴戟天 12g，鹿角粉 3g 以温阳散寒；全身乏力重者，加黄芪 30g，党参 12g 以健脾益气。

【其他治疗】

1. 中成药

（1）三金片：主要成分为金樱根、金刚刺、羊开口、金沙藤、积雪草等。具有清热利尿、通淋排石的作用，用于治疗石淋、热淋。常用剂量为每次 4 片，每日 3 次，口服。

（2）补中益气丸：主要成分为炙黄芪、党参、炒白术、当归、升麻、柴胡、陈皮、炙甘草。具有升提中气的作用，适用于小便淋沥不畅、小腹坠胀的气虚劳淋。常用剂量为每次 8g，每日 3 次，口服。

(3) 癃清片：主要成分为泽泻、车前子、败酱草、金银花、牡丹皮、白花蛇舌草、赤芍、仙鹤草、黄连、黄柏等。具有清热利尿的作用，用于治疗劳淋、热淋。常用剂量为每次4片，每日3次，口服。

(4) 热淋清颗粒：主要成分为头花蓼。具有清热利尿的作用，用于治疗劳淋、热淋、血淋等。常用剂量为每次1包，每日3次，口服。

(5) 知柏地黄丸：主要成分为知母、黄柏、熟地、山茱萸、牡丹皮、山药、茯苓、泽泻。具有滋肾清利的作用，用于劳淋、热淋、膏淋。常用剂量为每次8粒，每日3次，口服。

2. 外治法

(1) 针灸治疗：主穴中极、阴陵泉、三阴交。发热加曲池，急性肾盂肾炎加地机，慢性加太溪。急性用泻法，留针20～30分钟，每日1次，5～7天为一疗程；慢性用补法，隔日1次，半月为一疗程。

(2) 艾灸疗法：艾灸关元、气海、肾俞。每日1次，一次半小时。能明显改善尿频、尿不尽等症状。

(3) 熏洗疗法：用黄连、苦参、蒲公英、蛇床子、土茯苓、白花蛇舌草等煎水外洗，配合内服药治疗尿路感染效果良好。

【转归及预后】

非复杂性尿路感染一般经过积极对症、支持治疗，病情很快好转治愈，严重的急性肾盂肾炎，可并发肾乳头坏死、肾周围脓肿等并发症；复杂性的尿路感染临床治愈率低，也易复发，且易发展为慢性肾盂肾炎和慢性肾衰竭，预后不佳。

【预防与调护】

1. 预防

(1) 一级预防：因为老年尿路感染以症状不典型为主要特征，大多数无典型尿路刺激征，仅表现为发热、腰痛、肾区叩击痛，甚至表现为冷漠、生活规律改变、烦躁、厌食及性格变化等，因而容易忽略而延误诊断或漏诊，故老年人尿常规检查十分必要。避免使用肾毒性药物。有效控制原发病，祛除易感因素，经常注意外阴清洁。患糖尿病者，当控制血糖；有老年性阴道炎者，当积极治疗，应避免劳累。

(2) 二级预防：对复杂性尿路感染者，除抗菌治疗外，还应积极消除和纠正诱因，此为彻底控制感染和防止再发的关键。我们通过积极做好卫生宣教，指导患者多饮水，勤排尿，注意休息，增加营养，从而保证和提高临床疗效。尽量避免使用尿路器械，如必须留置导尿管，应严格执行有关护理规定。

(3) 三级预防：对复杂性尿路感染出现梗阻性肾病、肾功能不全者，当积极解除梗阻原因，并按肾功能不全处理。

2. 调护

(1) 高热、尿路刺激症状明显者应卧床休息，体温在38.5℃以上者可用物理降温或遵医嘱使用解热药。按医嘱使用碳酸氢钠以碱化尿液，减轻尿路刺激症状。给予足够热量、维生素和易消化的食物，鼓励多饮水，包括茶水、果汁、西瓜、汤、粥等。饮水量依尿量判断（一般尿量应为1500ml以上），达到稀释尿液、冲洗尿道作用。要勤排尿，以利于毒邪从小便而出，阻止微生物繁殖的目的。

（2）注意观察药物毒副作用和过敏反应。因长期、大量使用抗生素，会出现二重感染征兆，如食欲差、恶心呕吐、口腔黏膜溃疡、腹泻等，需注意观察，给予预防措施。

（3）注意外阴部清洁。不论男女均须每日清洗外阴，勤换内裤，内裤以棉质、宽松为宜，预防逆行感染。严重感染者，须警惕肾衰竭，观察24小时尿量、尿色。

（4）做好心理护理。患者往往对本病认识不足，或不重视，不按医嘱去做，或过度紧张、精神压力大。医务人员或家人应关怀、体贴患者，根据不同情况向其做好解释工作，消除其不良心理，使之积极配合治疗、护理。

（5）饮食调理。饮食宜清淡、富含水分，少食韭菜、胡椒、洋葱等辛辣刺激之品；忌食羊肉、狗肉等大热之品，忌烟酒。

【临证经验】

1. 可逆因素的治疗

（1）*积极治疗原发病*：老年性阴道炎合并尿道感染临床非常多见，而且反复发作不易治愈。此类患者以抗感染及增加局部抵抗力为治疗原则，在排除其他疾病的基础上，加用适当雌激素，治疗效果良好。老年人多合并慢性全身性疾病，如糖尿病、贫血、慢性肺病、慢性肝病、慢性肾脏病、营养不良、肿瘤等，以及长期应用免疫抑制剂治疗后因机体抵抗力下降而易发细菌感染，应积极治疗原发病，提高机体的免疫力。

（2）*去除诱发因素*：如尿道内或尿道口附近有感染病灶，如尿道肉阜、阴道炎、重度子宫脱垂、前列腺炎以及腹股沟、会阴部皮肤感染等，细菌均易经尿路上行而引起尿路感染。老年患者常需要导尿和尿路器械检查，也易引发尿路感染，如留置导尿管应严格执行无菌操作，并每日用呋喃西林冲洗膀胱。

2. 中西医结合取长补短 尽管近年来抗生素的发展日新月异，尿路感染的治疗取得了很大的进展，但尿路感染的发病率、复发率却无明显下降。随着抗菌药物的广泛应用，细菌耐药性已成为国际国内临床上的普遍问题，耐药水平越来越高，多重耐药菌株感染日益突出。中西医结合的目的在于各取其所长而避其所短。西药在急性肾盂肾炎和慢性肾盂肾炎急性发作期治疗效果较好，但易引起毒副作用和耐药性，并导致体内菌群处于失衡状态；而中药治疗对于控制症状、提高机体免疫力，疗效稳定而持久，毒副作用小，并可缓解和纠正抗生素的毒副作用，但中药尿培养细菌转阴率、尿中白细胞的消除不理想，急性发作期控制尿路刺激症状所需的时间较长。因此，中西医结合治疗尿路感染将是最佳疗法。

尿路感染是由于细菌直接引起的感染性疾病，故在急性发作时，当用西药抗生素杀菌、抑菌，配合中药清热解毒，如在辨证基础上加用车前草、鸭跖草、白花蛇舌草、蒲公英、败酱草、红藤等，这就形成了“菌毒并治”的理论，这是中西医在治疗学上的有机结合，这一理论不仅被临床实践所证实，而且也得到了基础实验的证实。对于慢性肾盂肾炎患者当以中药辨证治疗为主，西药抗生素对泌尿系统细菌感染疗效满意，对缓解尿频、尿急、涩痛、下腹胀痛等症状与中药效果相近。中药对改善腰膝酸软、乏力、纳差及消除尿蛋白、防止复发有较明显优势，故老年人尿路感染缓解期治宜滋肾清利，如用六味地黄汤加减，加仙茅、金毛狗脊、巴戟天、玉米须、荠菜花、凤尾草等。

久病伤肾，肾气不足，脾肾两虚或一味苦寒药伐之，更伤脾胃。肾为先天之本，脾胃为后天之本，肾依赖于后天脾胃的滋养。近年来，有研究认为，细菌抗原激起的免疫反应可能参与慢性肾盂肾炎的发生和发展过程，故中医药在治疗过程中应在辨证基础上加用扶正之品，如黄芪、党参、白术、猪苓、茯苓等以提高机体及尿道的免疫力，正如前人所云："正气存内，邪不可干，邪之所凑，其气必虚。"减少了疾病复发的可能性。由于炎症发展，纤维组织增多，日久形成瘢痕，肾盂血流减少，这与中医的血瘀证候颇相吻合，故在治疗过程中适当加入活血化瘀之品，如临床常加入益母草、泽兰、鬼箭羽等以改善肾血流，促进炎症吸收、减少组织纤维化，从而保护肾功能。配合中药大剂量清热解毒、利尿通淋药，如白花蛇舌草、紫花地丁、土茯苓、冬葵子等，并适当加入活血化瘀药以改善肾血流，促进炎症吸收，保护肾功能。

由于老年尿路感染大多是复杂性尿路感染，因此，在治疗过程中应注意寻找本病的易感和诱发因素，并积极治疗，同时，应尽早采用中医中药辨证治疗。如因结石、狭窄、肿瘤、前列腺增生等疾病导致尿路梗阻、畸形及膀胱输尿管反流，应予以纠正；患有慢性感染，如盆腔炎、子宫颈炎、尿道旁腺炎、前列腺炎等的患者，应尽快清除感染灶；对患有全身性慢性疾病，如糖尿病、重症肝炎、慢性结肠炎、慢性肾脏疾患、各种肿瘤等的患者应积极治疗，尽快控制或治愈。平时宜多饮水，有利于细菌和炎症渗出物及早排泄，减少细菌在尿路的繁殖。采用中药治疗尿路感染，多数尿菌转阴需 1～3 个月时间。因此，在治疗本病时要注意守方，不要频繁更方，守方一般以 4 周为宜，故对已见效者，不要骤然停药，需继续治疗 3～6 个月，这样，尿菌转阴后不易复发。治疗老年患者尿路感染，疗程应适当延长，用药剂量亦应酌减，并避免使用有肝肾毒性的药物。

【验案举例】

老年尿路感染属肾虚湿热证（邹燕勤主诊）

恽某，女，78 岁，初诊日期：2006 年 10 月 20 日。

患者反复尿路感染 1 年余，尿频、尿急、尿痛反复发作，予卡那霉素、氧氟沙星等，症状可临时缓解。2006 年 9 月，尿常规始见尿蛋白（++）～（+++），上述症状反复发作。于 2006 年 10 月下旬求诊于邹老处。尿检有大量白细胞，中段尿培养见奇异变形杆菌。患者自觉疲劳感较甚、腰部酸胀，苔薄白，有瘀点，脉细略数。治从肾虚湿热下注辨治，予益肾清利化湿法。

处方：炒独活 5g，川断 15g，桑寄生 15g，太子参 20g，制苍术 10g，生薏苡仁 20g，茯苓20g，瞿麦20g，萹蓄20g，蒲公英20g，紫花地丁15g，荔枝草15g，车前草15g，茅根20g，芦根20g。

此方出入调理月余，病情日渐好转，多次尿检均阴性，无明显不适感。

按语：慢性肾盂肾炎易反复发作、遇劳即发，属中医学劳淋范畴。邹老认为，劳淋以肾虚为本，湿热为标，女性年过七七。肾气渐衰，又久病肾气必伤，固肾气亏虚，无力抗邪，湿热之邪留恋，而致病情缠绵难愈，故治疗劳淋当以培补肾气为要。本例邹老辨证为年老体虚、肾气亏虚，而湿热之邪乘袭所致，治以益肾清利。药用独活、川断、桑寄生补益肾气，瞿麦、萹蓄、蒲公英、紫花地丁、车前草、茅根、芦根清利湿热，太子参、苍术、薏苡仁、茯苓益气化湿、和中运脾。扶正与祛邪并用，取效较佳。

二诊（11月3日）：患者大便溏泄、五更泄泻，大便解不尽感，肛门坠胀，苔黄，脉细。尿检见隐血（+++），亚硝酸盐（+），蛋白（+++）。从气虚湿热证候辨治，予益气清利法。

处方：生黄芪30g，炒白术10g，生薏苡仁20g，茯苓皮30g，制僵蚕12g，全蝎3g，蝉衣6g，石韦20g，蒲公英20g，茅根30g，仙鹤草30g，大蓟15g，小蓟15g，水牛角片15g，荠菜花20g，谷芽20g，麦芽20g。

治疗两周后症状减轻，原方续服14剂，多次尿培养均阴性，告愈。追访至2008年3月，精神佳，纳、寐均可，尿检正常。

按语：患者年老多虚，病初过服抗生素伤脾败胃，又淋证日久病邪由腑入脏，由肾及脾，伤及脾气，见大便溏泄、不尽，肛门坠胀，均为脾气亏虚之象。因此，老年人多脾胃气虚，肾气不足，膀胱气化无力。邹老认为，气虚乃本病复发的关键，为病之本，而本虚标实，虚实夹杂，循环往复是本病难治的症结所在。治疗时，应注意补中益气、鼓舞肾气，帮助膀胱恢复气化之职。邹老处方以培土益肾治本，清利湿热治标。方中生黄芪、炒白术、薏苡仁、茯苓皮培土健脾；蒲公英、茅根清利湿热；制僵蚕、蝉衣、全蝎、石韦利湿以消除尿蛋白；仙鹤草、大蓟、小蓟、水牛角片、荠菜花凉血止血；谷芽、麦芽增强脾胃消化功能，尤有培土之效。

【小结】

在人类衰老过程中，体内各器官逐渐萎缩而功能减退，细胞免疫和体液免疫功能也都随着年龄的增长而逐渐下降。尿路感染为老年人的常见病，在老年人感染性疾病中居第2位，且年龄愈大发病率愈高。本病属于中医学的“热淋”、“血淋”、“劳淋”、“腰痛”、“肾劳”等范畴。病因不一，证候多变，其急性期以湿热下注为主，慢性期以脾肾亏虚为主。淋之名称，始见于《内经》，早在《内经》中就已经提出“伤于湿者，下先受之”，“湿性趋下”、“下焦之病多湿”。湿亦有内外之分：外湿多由气候潮湿、涉水淋雨，或居阴湿之地等所致；内湿多由脾肾脏腑功能失调，水液输布失常而致，因饮食、劳倦、情志、久病等伤及脾肾，它的发生多与膀胱湿热、脾肾亏虚、肝郁气滞等因素有关，特别是年老体虚，或者劳累过度，在上述因素的影响下，更易发生。

总之，本病病位主要在膀胱和肾，且与肝脾有关。其基本病机是湿热蕴结下焦，导致膀胱气化不利。本病初起多为实证，病久则从实证转虚，而见虚实夹杂。如此，形成恶性循环，使淋证迁延难愈。老年患者由于脏腑功能下降，脾肾虚衰，脾虚则中气下陷，肾虚则下元不固，故而小便淋沥不已。故老年患者尿路感染的发病机制主要是以正虚（脾肾虚衰）为本，以感邪（湿热蕴结下焦）为标，即“正虚邪实”。老年患者尿路感染急性期表现多以邪实为主，治疗时不可苦寒、清利太过，以免重伤肾气，邪热一旦解除，即以补益脾肾为法，以调补真元。慢性期则以肾虚表现为主，但多有余邪稽留，治疗时不可一味进补，以免碍邪，须佐以祛邪之品，标本兼顾。本病病程较长，故须注意守方治疗，得效后坚持服药约半年，方可取得较好的疗效。在临床治疗上重视调理整体功能，配合清热、化湿、通淋、止血等治疗，方能标本兼顾，取得满意的疗效。

急性发作阶段多为急性尿路感染初期和慢性炎症急性发作期，治疗以清热利湿通淋方为主方（萹蓄、瞿麦、紫花地丁、鱼腥草、白花蛇舌草、败酱草、车前草、蒲公英）。在非急性发作阶段多为慢性感染与急性泌尿系感染症状缓解但尚未完全康复时，应以补益为主，祛邪为辅，以防余邪未尽。偏肾阴虚者用六味地黄汤；偏肾阳虚者可选金匮肾气丸；气虚下陷者以补中益气汤为主，酌加通淋之品；脾胃虚弱者可用香砂六君子汤或参苓白术散加味。此期滋补亦不宜太过，以免伤脾碍胃，积热生湿，导致病情反复。

（朱成英，孔薇，王钢）

第四节　妊娠与肾脏病

妊娠妇女为适应胎儿生长发育，在身体各方面会出现相应的多种生理变化，肾脏是内脏功能及结构变化较大的器官之一。如妊娠最常见并发症先兆子痫也多伴肾损害，可出现蛋白尿和水肿。原有肾脏疾病的妇女，如未积极预防，不但可能影响孕妇的身体健康，妨碍妊娠的继续和胎儿的正常发育，还可能威胁生命，因此，必须予以充分重视。

1. 妇女妊娠期肾脏的特点

（1）妊娠期泌尿系统形态学改变：在妊娠早期，就可出现肾脏体积增大，肾脏长径增加约1cm，肾小球体积变大，但肾组织结构无变化，肾小球数目不增多。肾脏增大直至产后6个月恢复原状。肾盏、肾盂及输尿管在妊娠期明显扩张，蠕动减弱，张力减退。尿路改变在妊娠头3个月出现并逐渐明显，产后3个月可恢复。尿路扩张的原因，早期是由于雌激素和孕酮水平增高引起尿路平滑肌松弛。而随着子宫的增大，局部易形成压迫梗阻，故尿路扩张更为明显。该现象属妊娠生理性改变，产后2~4周可完全复原。

（2）肾小球滤过率及肾血流量变化：在妊娠之初，肾血流量及肾小球滤过率就增加了，在妊娠4~6个月时达到高峰，较妊娠前增加30%~50%，之后肾血流量稍降低，而肾小球滤过率仍以此水平增加，直至36周；产后3个月逐渐恢复至妊娠前水平。随着肾小球滤过率的增加，肌酐、尿素和尿酸排出增加，妊娠期血肌酐、尿素和尿酸的水平下降，而妊娠期蛋白合成增加又可使尿素水平进一步下降。因此，在非妊娠期正常的化验数值在妊娠期可能就代表已出现肾功能损害，所以，妊娠期血肌酐、尿素氮和尿酸分别超过70.7μmol/L、4.64mmol/L和268μmol/L，应视为肾功能异常。

由于妊娠期肾小球滤过率增加，尿蛋白滤出也相应增加，正常妊娠妇女24小时尿蛋白定量可达300～500mg，所以，患有肾脏病的妇女妊娠期尿蛋白在一定范围内的增加并非病情加剧。此外，妊娠期葡萄糖、氨基酸和水溶性维生素的滤出也增加。

妊娠期生理性代偿导致了肾小球滤过率及肾血流量增加，其原因可能与妊娠时心搏出量和血浆容量增加，以及内分泌激素（如醛固酮、孕酮、皮质醇、甲状旁腺激素和胎盘生长激素等）增加有关。但这种代偿使肾小球处于高滤过及高灌注状态，如果妊娠前已有肾脏疾病，就可以由此加重肾脏负担，促使肾小球硬化及肾功能损害。

（3）肾小管功能改变：妊娠期葡萄糖、氨基酸从肾小球中滤出增加，加之孕期肾小管重吸收功能缺陷，重吸收葡萄糖及氨基酸能力减弱，故孕妇葡萄糖尿及氨基酸尿较为常见。非妊娠期妇女肾小球滤过葡萄糖达160mg/min时，滤过后葡萄糖几乎全部被肾小管重吸收。葡萄糖滤过达300mg/min时，90%被肾小管吸收，但孕妇只有50%～80%被重吸收，所以，尿糖增高可能较为常见。而氨基酸尿也与肾小管重吸收减少有关，通常为轻度氨基酸尿，如严重者，每日排出量超过2g，就可出现营养不良。

（4）水、钠潴留：在妊娠期间，孕妇平均体重增加10～12kg，体内水增加约5～7kg，其中2/3为细胞外液，钠潴留总量约500～900mmol，水的增加较钠的增加为多。因此，孕妇血清钠浓度及渗透浓度较非孕妇低，水钠潴留使孕妇常见下肢凹陷性水肿，特别是在妊娠晚期。肾脏对体内水、钠的调节主要通过内分泌激素系统（如雌激素、孕酮、前列腺素、抗利尿激素、醛固酮等）和物理因素（如肾小球滤过率、血浆白蛋白等）进行。渗透压感受器对抗利尿激素敏感性改变及肾脏排水功能障碍可能是导致水、钠潴留的原因。而妊娠水、钠潴留及血浆容量增加，无疑会加重肾脏高滤过及高灌注状态。

（5）高凝状态：妊娠期纤维蛋白原，凝血因子Ⅶ、Ⅷ和Ⅹ增加，纤溶能力减弱，加之胎盘分泌凝血物质，遂造成生理性高凝状态，此为分娩时胎盘剥离及止血的必要准备，但这种高凝状态是促进肾脏疾病病情恶化的原因之一。因为在大多肾小球疾病中，免疫反应是引起疾病的关键，而凝血启动则是病变持续发展和肾功能进行性恶化的重要因素。肾炎、肾病综合征患者一旦怀孕，加之生理性高凝状态，加重肾内凝血，常可使肾脏疾病进一步恶化。

2. 妊娠期妇女常见的体质变化

中医认为，妇女在妊娠期常出现一些生理性的体质变化，具有如下特点。

（1）阴血不足：孕后血聚于胞宫，滋养胎儿，则母体阴血益虚，易致阴虚阳亢。

（2）脾肾亏虚：脾虚则后天气血生化乏源，体失所养。若脾虚生湿，无力排布，则泛溢肌肤或水停胞中为病。肾虚则肾精匮乏，胎失所养。或肾气虚弱不固，胎失所系。

（3）冲气上逆：孕后经血不泄，聚于冲任、胞宫以养胎，冲脉气盛，冲脉隶于阳明，若胃气素虚，冲气上逆犯胃，胃失和降则呕恶。

（4）气机郁滞：妊娠期素多忧虑，气机运行郁滞，易致气机升降失常，或气机郁久而化热，伤津耗液。或气滞水停，久而血行瘀滞而为病。

3. 常见妊娠并发症

（1）高血压：对于慢性肾炎患者，孕期高血压是影响胎儿健康的最重要的因素。慢性肾炎患者妊娠期间有高血压者，围产期胎儿死亡率增加4倍，显著高于血压正常的慢性肾炎孕妇。而妊娠早期出现高血压者，其对胎儿健康的影响显著大于妊娠末期出现高血压者。对高血压的治疗也与预后相关，特别是妊娠早期高血压未治疗或治疗效果不好的孕妇，其胎儿死亡率、早产率显著升高，新生儿平均体重低于血压正常孕妇的新生儿。

（2）先兆子痫：本病为妊娠期的常见病，原有肾脏疾病的孕妇，妊娠期出现先兆子痫的比例要高于无肾脏疾病的孕妇。先兆子痫的临床特征为妊娠开始时血压正常，尿蛋白阴性，妊娠后期（常在妊娠24周后）出现高血压、蛋白尿加重及水肿，重者伴头痛、视力模糊、抽搐以及昏迷。通常产后6周内恢复，最迟不超过3个月。但肾病合并先兆子痫者容易出现肾功能不全，产后病情好转不明显，该病与慢性肾炎本身因妊娠而导致疾病恶化不易区别。有人曾对13例诊断为慢性肾脏病合并先兆子痫的患者行产后肾活检，其中有7例伴有先兆子痫的特征性病理改变。先兆子痫的肾脏病理特征为弥漫性肾小球毛细血管内皮细胞肿胀，偶见新月体形成。

（3）尿蛋白增加：妊娠期肾小球滤过率增加而导致的尿蛋白轻度增高，并非肾脏病的恶化。单纯蛋白尿增加并不伴有血压和肾功能损害，不是终止妊娠的指征，妊娠过程可以是顺利的。但是，如大量蛋白尿或肾病综合征出现于妊娠早期，并且在孕期持续时间长的孕妇，其婴儿出生体重显著降低，早产及早期自然流产的发生率升高。原有慢性肾炎、肾病综合征患者妊娠期易出现蛋白尿加重的原因，与原有病变肾脏不能适应妊娠引起的肾小球高灌注和高滤过，导致毛细血管内压升高和肾小球通透性增加有关，并且易发生肾小球硬化和玻璃样变。

（4）肾功能损害：慢性肾炎妊娠后出现肾功能损害的比例通常认为高于非妊娠者的自然进程，即使患者妊娠前血压正常，肾功能良好，病变也轻微，妊娠后肾脏病变仍可加重，其原因可能是：①妊娠期肾脏的高滤过、高灌注；②高凝状态；③易发生高血压或先兆子痫；④肾小球易发生新月体病变。

妊娠早期出现肾功能损害者，胎儿死亡率明显高于妊娠后期出现肾功能损害者。不同病理类型出现肾功能降低的比例不同，局灶节段性肾小球硬化的妊娠者出现肾功能降低的几率可达49%，其中不可逆的肾功能减退达13%。如发现肾功能下降，首先应注意有无可逆性因素，如尿路感染、水及电解质紊乱等，排除该类影响因素，肾功能仍呈不可逆的下降将是终止妊娠的指征。

（5）泌尿系统感染：妊娠期尿路感染的发生率很高，甚至高达10.6%，其主要原因是由于妊娠期间体内产生的一系列生理变化，如内分泌的改变，使输尿管肌张力降低及蠕动减弱，增大的子宫机械性压迫，肾盂及输尿管扩张等，增加了尿路感染的机会。妊娠期间出现的尿频、尿急、淋沥涩痛等症，称为妊娠合并泌尿系统感染。

常见的妊娠肾脏病有“妊娠肿胀”、“妊娠小便淋痛”、“妊娠小便不通”。妊娠期肾脏疾病应结合致病因素和妊娠期母体内环境的特殊改变两者来认识。妊娠病的治疗也以胎元的正常与否为前提。胎元正常者，宜治病与安胎并举。若胎元不正，则宜从速下胎以益母。

在妊娠期间的用药，对峻下、滑利、破血、耗气、散气和一切有毒之品，均宜慎用或禁用。如因病情需要使用，也应严格掌握用药时间及剂量，遵循“衰其大半而止”的原则，以免伤胎动胎。

4. 女性肾脏病患者的怀孕及生育　年轻的已婚妇女，即使患有肾病，也总希望能有个孩子。以往肾病科医生、患者家属往往都很惧怕女性肾病患者妊娠，但这已成为不容忽视的社会与医疗问题。这10年中，笔者在认真评估、精心观察、细致防护治疗下，已使多名比较严重的女性肾病患者安全妊娠分娩。最近，北京协和医院李学旺教授也发表了“关注女性狼疮性肾炎患者的妊娠”的论文：狼疮患者多为育龄女性，疾病本身及治疗对患者的妊娠会造成生理及心理的影响。长期免疫抑制剂的使用可能会使患者失去生育能力。因此，狼疮的诊断已经确立，就要考虑患者的受孕与避孕问题。对于无妊娠愿望及暂时无妊娠安排的患者要安排好避孕。活动性狼疮、合并显著高血压、高水平狼疮抗凝物患者不宜使用口服避孕药物。对计划妊娠的患者要仔细选择免疫抑制剂，对因长期使用免疫抑制剂而不能或不易受孕的患者不进行辅助受孕技术支持。计划受孕者要在孕前接受评估，包括自身抗体、补体，肾脏疾病的基本状况、用药的历史和既往妊娠状况。一般认为，狼疮病情稳定6个月后再妊娠者只有10%～40%的可能会发生狼疮病情的不稳定，这相当于未妊娠妇女的病情复发率。致畸药物至少应在受孕前6个月更换为适当制剂，在整个妊娠期应由专科医师对母亲和胎儿进行严密的观察。妊娠期间肾上腺皮质激素、羟氯喹、硫唑嘌呤、环孢素A等免疫抑制剂可以继续使用；阿司匹林、低分子肝素可以安全使用。降压药可以选用拉贝洛尔、甲基多巴和长效二氢吡啶类（CCB）以及硫酸镁等药物。要警惕围产期有狼疮复燃、血栓栓塞的风险。尽管近来狼疮性肾炎患者的妊娠后果已有很大改观，但仍会增加母亲和胎儿的患病率，进一步改善预后是很大的挑战。

一、妊娠肿胀

妊娠中晚期，孕妇出现肢体面目肿胀者称“妊娠肿胀”，亦称“子肿”。最早记载本病的是张仲景的《金匮要略》，其云：“妊娠有水气，身重，小便不利，洒淅恶寒，起即头眩，葵子茯苓散主之。”《医宗金鉴·妇科心法要诀》云：“头面遍身浮肿，小水短少者，属水气为病，故名曰子肿。”

【病因病机】

子肿多因脾虚、肾虚、气滞，主要涉及肾、脾、三焦、膀胱，以脾肾亏虚，脾失运化水湿，肾失蒸腾气化，水道不利，泛溢肌肤为主。妊娠后期胎气壅滞，水湿不化，也可形成水肿。

1. 脾胃虚弱 隋代巢元方《诸病源候论》强调了脾胃在子肿发病中的作用，认为“脾胃虚弱，脏腑之间有停水，而夹以妊娠故也”，“脾胃主身之肌肉，故气虚弱，肌肉则虚，水气流溢肌肤，故令体肿”。若患者素体脾胃虚弱，孕后则更感不足，脾虚则失于健运，无力运化水湿，水湿停聚。

2. 肾失气化 妊娠肿胀与妊娠期特殊生理有密切的关系，妊娠时阴血下聚养胎，有碍肾阳敷布，而肾虚则失于气化蒸腾，上不能温运脾阳，下不能温化膀胱，水道不利，泛溢肌肤，遂致水肿。

3. 气血失和 《沈氏女科辑要》认为，妊娠肿胀“不外有形之水病，与无形之气病而已”。素体忧郁，妊娠中晚期胎儿渐长，有碍气机升降，气机滞碍，水湿不化，亦成肿胀。《诸病源候论》认为，子肿也常见水血相搏，其云：“夹有水气，则水血相搏，水渍于胎，兼伤脏腑。”

【诊断与鉴别诊断】

1. 诊断

（1）病史：多发生于妊娠20周以上，以32周以后多见，并常见于原发性高血压、慢性肾炎、糖尿病等合并妊娠，以及双胎、多胎妊娠等。

（2）临床表现：浮肿，多发生于妊娠20周以后，开始由踝部肿起，渐延至小腿、大腿、外阴部、腹部甚至全身。须注意隐性水肿，即体表浮肿不明显而体重增加每周超过0.5kg或每月超过2.3kg。

（3）辅助检查：尿检可有少许红、白细胞及管型，24小时尿蛋白定量≥0.5g为异常。B超可了解有无畸胎、双胎、多胎以及羊水情况。

2. 鉴别诊断 妊娠肿胀需与妊娠合并慢性肾炎鉴别。后者孕前常有慢性肾炎病史，孕前及孕早期就有浮肿，孕后逐渐加重，浮肿首先发生在眼睑，蛋白尿明显，多伴有肾功能损害及低蛋白血症。

【辨证论治】

妊娠水肿多因脾虚、肾虚、气滞所致。脾虚者，治以健脾利水；肾虚者，治以温肾行水；气滞者，治以行气化湿。按照“治病与安胎”并举的原则，应随证加入养血安胎之品，慎用燥烈、寒凉之品，防其伤胎。

1. 脾虚证

证候：面目四肢浮肿，或遍及全身，肤色㿠白，皮薄光亮，按之凹陷不起，神疲，气短懒言，口淡无味，脘腹胀满，纳呆食少，大便溏薄，舌淡胖有齿痕，苔薄白，脉濡滑。

基本治法：健脾行气利水。

方药运用：白术散加味。常用药：白术10g，茯苓15g，大腹皮10g，生姜皮10g，砂仁6g，陈皮10g，紫苏10g。方中白术、茯苓健脾利湿；砂仁、生姜温中行气；大腹皮下气宽中行水；陈皮、紫苏调气和中。诸药合用，共奏健脾利水、除湿消肿之功。

加减：若肿势明显，小便短少者，加防己、生黄芪、泽泻；兼血瘀者加当归、丹参。

2. 肾虚证

证候：孕后数月，面肢浮肿，下肢尤甚，按之没指，腰酸乏力，下肢逆冷，舌淡，苔白润，脉沉迟。

基本治法：温肾化气行水。

方药运用：真武汤加减。常用药：淫羊藿10g，白术10g，白芍15g，茯苓30g，桂枝6g，生姜3片，车前子(包煎)30g。方中以淫羊藿替代附子，防其辛温燥热，并有毒性；淫羊藿温肾助阳；生姜、白术、茯苓健脾燥湿；车前子利水；白芍养阴和营，以防利水而伤阴液。诸药合用，共奏温阳化气利水之功。

加减：若水肿明显者，可配合五皮饮；心悸气短者可加葶苈子、大枣、五味子。

3. 气滞证

证候：妊娠三四个月后，肢体肿胀，始于两足，渐延及腿，皮色不变，随按随起，胸闷胁胀，头晕胀痛，舌质淡白，苔薄腻，脉弦滑。

基本治法：行气除湿消肿。

方药运用：天仙藤散加减。常用药：天仙藤10g，香附10g，紫苏叶10g，乌药6g，陈皮10g，白术10g，茯苓10g，木瓜10g，生姜5g，甘草3g。方中天仙藤行气消肿；香附、乌药疏肝理气；紫苏叶宣肺行水；陈皮、木瓜、甘草理脾和胃；白术、茯苓健脾渗湿。诸药合用，共达理气行水之效。

加减：若偏于湿阻，加苍术、大腹皮、砂仁，或改用茯苓导水汤；兼见口苦心烦、苔黄腻者，加栀子、黄芩、桑叶。

【其他治疗】

1. 参苓白术丸 主要成分：党参、白术、茯苓、扁豆、山药、薏苡仁等。具有益气健脾、利水消肿的功效，适用于脾虚湿盛而致的水肿、泄泻等。常用剂量为每次6g，每日2次。

2. 逍遥丸 主要成分：柴胡、白术、白芍、当归、茯苓、生甘草等。具有疏肝健脾、养血和络的功效，适用于肝郁脾虚，气血失和而致的水肿。常用剂量为每次6g，每日2次。

3. 冬虫夏草菌丝制剂 金水宝胶囊或百令胶囊，具有补肺肾功能，适用于肺肾气虚者。常用剂量为每次4～6粒，每日3次。

【转归及预后】

妊娠肿胀往往是子痫早期症状之一，早发现、早诊断、早治疗，对控制病情、防止向子痫转化有重要意义。

【预防与调护】

1. 预防

（1）重视孕期保健，定期产前检查，注意体重、水肿、蛋白尿、血压的变化情况。

（2）注意适当休息，避免过度劳累。

（3）保持心情舒畅，避免急躁恼怒。

2. 调护

（1）发病后予低盐饮食，控制饮水量，禁生冷油腻之品。

（2）浮肿严重者应该休息，抬高双下肢，注意保暖。

【临证经验】

1. 妊娠前排查肾脏疾病　由于妇女妊娠期常常出现肾脏生理变化，妊娠前应注意排除有无肾脏疾病，掌握允许妊娠条件及中止妊娠条件。对原有肾脏病病史者，必须严格掌握肾脏病患者允许妊娠的条件，即经治疗病情稳定2年以上，肾活检病理类型属于微小病变型、早期膜性肾病或轻度系膜增生性肾小球肾炎，没有明显的小管间质病变和血管病变。尽管具备上述妊娠条件，但患者妊娠后仍可出现病情加重。故患者妊娠前应了解妊娠后可能出现的问题，妊娠后严密监测，即32周前每2周1次，32周后每周1次产检，注意观察尿常规、血压、肾功能和胎儿情况。如有蛋白尿增加、血压升高，应卧床休息，如病情继续恶化，达到终止妊娠的指征，则需终止妊娠。此外，产后母亲劳累及免疫反应释放，也可导致产后病情加重，故产后1~2年内仍需监测及治疗。在肾脏病患者已出现慢性肾功能不全的情况下，应严格采取避孕措施，不宜妊娠。有人对78名慢性肾功能不全妇女81次妊娠进行分析，发现有1/3新生儿发育迟缓，半数需提前结束妊娠，半数高血压恶化，超过1/3的患者产后肾功能恶化。妊娠早期出现肾功能损害者，胎儿死亡率明显高于妊娠后期出现肾功能损害者。不同病理类型出现肾功能降低的比例不同，局灶节段性肾小球硬化的妊娠者出现肾功能降低的几率可达49%，其中，不可逆的肾功能减退达13%。如发现肾功能下降，首先应注意有无可逆性因素，如尿路感染、水及电解质紊乱等，排除该类影响因素，肾功能仍呈不可逆的下降将是终止妊娠的指征。

肾脏病患者即使严格按照允许妊娠的条件妊娠，在妊娠中有时也可因并发症或病情恶化需终止妊娠，其终止妊娠条件如下：①妊娠早期出现高血压，用降压药不能恢复正常。②肾功能进行性恶化，而排除尿路感染、脱水等可逆性因素。③蛋白尿显著增多，并伴高血压及肾功能损害者。

2. 肾病患者妊娠期的处理

（1）妊娠前的处理：慢性肾炎患者妊娠前的中医药治疗方法同该病的常规中医药治疗。对病情稳定，达到允许妊娠条件的患者，妊娠前需停用对胎儿有影响的中西药物，并保证停用这类药物后病情依然稳定。如某些血管紧张素转换酶抑制剂可引起人类羊水过少和新生儿肾衰竭；且有报道雷公藤甲素可使精子头部明显畸变，具明显遗传毒性，并且可诱发小鼠骨髓细胞染色体出现畸变。所以在妊娠前，夫妇双方须停用这类药物。

（2）产前保健：对肾脏病患者妊娠后的产前保健及监测应从妊娠时开始，定期复查，以便及时发现异常，早做处理。通常开始时每2周复查1次，约32周后，每周复查1次。妊娠中应严密观察：①胎儿的大小、发育及胎盘灌注情况；②母体血压、蛋白尿及肾功能情况。

(3) 并发症的处理：①高血压及先兆子痫：如发现高血压或先兆子痫，应卧床休息，加强监护。尽管无需限盐，但也不可摄入过多。血压降低幅度应兼顾母子双方，既不可使血压过高导致母亲心脑血管病变，又要保证子宫胎盘的血流灌流压力。药物选择应慎重，应尽量避免使用利尿剂，因利尿剂有可能影响子宫胎盘灌注，或增加血栓形成的风险性。而许多降压药无妊娠期的使用经验，无法明确是否会对胎儿预后有影响。妊娠期高血压，可使用心痛定、肼屈嗪，高血压危象时可使用柳胺苄心定，如疗效不好，可用硝普钠，该类药物相对副作用小。②肾功能下降：患者妊娠期出现蛋白尿明显增多者应卧床休息，对血容量明显不足导致肾功能下降或体位性低血压患者输白蛋白可能有益。不伴高血压或肾功能不全的蛋白尿对妊娠预后影响相对较轻。③肾衰竭：妊娠期出现肾功能恶化应寻找并排除可逆性因素，如无可逆因素的肾功能逐渐下降，且伴有高血压者，则病变较严重，应选择择期分娩或终止妊娠。

3. 妊娠肿胀的中医药干预当以安胎与治疗并举 由于肾藏精，主生殖，系胞胎，肾主宰着生长、发育、生殖、育胎的根本。肾气充盛，天癸方能注于冲任，促进生殖之精成熟。女子胞胎赖肾精以滋养，方能正常发育、生长，胎孕正常。而肾疾之人肾元受损，生精化气生血功能不足，故常可见冲任失养失固，系胞无力，蒸腾开阖失司，而发生妊娠疾患。故妊娠期中医药治疗以益肾为主要原则，并根据其阴阳虚损的侧重而选择补气、滋阴、温阳、填精。因妊娠期孕妇冲任气旺，常因内热阴伤，耗伤肾气，故以气阴不足多见。治疗常以益气养阴、补肾安胎为主，可选参芪地黄汤加减。

对肾阳虚损者宜阴中求阳，尽量避免使用附子等有毒及大温大热之品，可于基本方中加淫羊藿、巴戟天、补骨脂等温肾助阳之品。

《傅青主女科》提出，妊娠5个月之后，出现肢体倦怠、饮食乏味、两足水肿，甚则全身皆肿，这种水肿并非湿气所致，而是脾肺气虚使然。“盖脾统血，肺主气，胎非血不荫，非气不生……苟肺衰则气馁，气馁则不能运气于皮肤矣；脾虚则血少，血少则不能运血于肢体矣。气与血两虚，脾与肺失职，所以饮食难消，精微不化，势必气血下陷，不能升举，而湿邪即乘其所虚之处，积而成浮肿症……”因此，傅氏治疗妊娠水肿，不用利水之法，而是用加减补中益气汤“补脾之血与肺之气”，使气升水散，肿消胎安。方用人参、生黄芪、柴胡、酒当归、白术、茯苓、甘草、升麻、陈皮。“服四剂即愈，十剂不再犯。”此经验可资临床应用。

4. 推荐邹氏三代专家治疗妊娠肿胀经验方药 治疗大法：益气养阴，安胎渗利。基本方药：太子参、生黄芪、炒白术、山茱萸、川断、杜仲、怀牛膝、升麻、陈皮、当归、茯苓皮、猪苓、车前子、白茅根。若恶心呕吐明显者，加半夏、竹茹、苏叶、川连、吴萸；若纳差者，加谷麦芽、焦楂曲、鸡内金；若浮肿明显者，加防己、大腹皮、玉米须、泽泻、葫芦瓢、黄蜀葵花；若蛋白尿多者，加制僵蚕、芡实、金樱子、荠菜花、鬼箭羽；若尿血多者，加小蓟、阿胶珠、侧柏叶、苎麻根；若血压高者，加豨莶草、水牛角片、生牡蛎；若大便干者，加决明子、全瓜蒌、火麻仁。

【验案举例】

妊娠期慢性肾炎属脾肾阳虚证（邹云翔主诊）

李某，女，28岁。初诊日期：1974年8月16日。

患者于1972年7月发现颜面四肢浮肿，当时因为怀孕8个月，认为系“胎肿”，故未做检查和治疗。1972年9月分娩后，浮肿加重，经当地医院检查，诊断为“慢性肾炎”。用西药治疗后肿消。但几日后复发，住进某医院治疗，效不显，全身浮肿更甚，下肢呈凹陷性水肿，腹部肿大，有移动性浊音，尿量极少，体重66kg。尿检：蛋白（++++），红细胞0~2/HP，白细胞2~6/HP，颗粒管型0~2/HP，血压134/96mmHg，又转入某医院。在住院期间，查血非蛋白氮29.27mmol/L，二氧化碳结合力26.05mmol/L，血沉92mm/h，酚红排泄试验39%（2小时），胆固醇7.72mmol/L，血红蛋白127g/l，红细胞4.01×10^{12}/L。治疗以中药为主，配合西药氢氯噻嗪等。因疗效仍差，住院142天自动出院。出院前查非蛋白氮27.13mmol/L，二氧化碳结合力123.36mmol/L，血沉66mm/h，酚红排泄试验40%（2小时），胆固醇18.62mmol/L，红细胞3.74×10^{12}/L，血蛋白108g/L，体重67.5kg。出院诊断为慢性肾炎肾病型，出院时带出处方如下。

处方：制苍术6g，川厚朴3g，陈广皮5g，大腹皮12g，连皮苓12g，猪苓9g，福泽泻9g，薏苡仁12g，车前草12g，白茅根15g，石韦9g。

1974年8月16日来诊时，全身严重浮肿，下肢更甚，按之如泥，腹胀，叩之有移动性浊音，小便甚少而混浊，腰酸，身半以下觉冷，面色无华，纳差，脉沉细，苔薄白，质暗有瘀点。病属脾肾阳虚，兼有血瘀，治当兼顾为是。

处方：生黄芪15g，青防风5g，汉防己5g，炒白术9g，炒巴戟天9g，桑寄生15g，制附片3g，怀牛膝9g，炒山药15g，杜红花9g，连皮苓30g，生薏苡仁12g，白茅根90g。

二诊（8月29日）：药后尿量显著增多，每日在2000ml以上，浮肿大部分消退，腹已不胀，移动性浊音不明显，唯下肢作胀，腰酸怕冷，纳谷不振，脉仍沉细，苔色薄白，效不更张。原方制附片改9为6g。

三诊（9月24日）：近几天微有外感，尿量有所减少，每日在1000~1500ml之间，下肢作胀，微肿，余状如前。拟原方加重补气温阳之品。

处方：生黄芪24g，青防风9g，汉防己9g，炒白术9g，炒巴戟天9g，制附片9g，桑寄生15g，怀牛膝9g，杜红花9g，炒山药15g，连皮苓30g，生薏苡仁12g，白茅根30g。

四诊（10月23日）：浮肿全退，腰部仍酸，身半以下怕冷，下肢作胀，纳谷不馨，脉沉细，苔薄，舌有少数瘀点。尿检：蛋白（+++），白细胞少量，颗粒管型1~2/HP。方拟化裁前制。

处方：生黄芪24g，青防风9g，汉防己9g，桑寄生15g，桑螵蛸15g，菟丝子30g，巴戟天9g，制附片15g，炒独活5g，怀牛膝9g，杜红花9g，连皮苓30g，怀山药15g，薏苡仁15g，白茅根30g。

五诊（11 月 27 日）：浮肿未见反复，腰酸怕冷等症状好转，纳谷增多，大便偏干，脉细，苔薄。尿检：蛋白（++），白细胞少量，颗粒管型 0~1/HP。病情稳定，原方巩固。

处方：原方连皮苓改云茯苓 12g。

六诊（1975 年 8 月 13 日）：去年 12 月去外地，坚持间断服药。尿检：蛋白（-），红细胞0~1/HP，管型（-），腰部稍觉酸痛，并有重着感，尿量昼多夜少，浮肿未反复，易汗，纳谷不馨，苔薄质暗红，脉细。治守原法。

处方：生黄芪 24g，菟丝子 30g，青防风 9g，汉防己 9g，炒白术 9g，炒独活 5g，桑寄生 15g，炒巴戟天 15g，怀牛膝 12g，制附片 9g，杜红花 9g，怀山药 15g，云茯苓 15g，薏苡仁 24g，白茅根 50g。

1976 年 8 月 8 日，患者来称，一年来病情稳定，未见反复，每月仍服上方 5~10 剂。1978 年年初，患者调外地工作；告别时云：病情巩固，未曾反复。

按语：《傅青主女科》中说：妊娠浮肿是由气与血两虚，脾与肺失职，所以饮食难消，精微不化，势必致气血下陷，不能升举，而湿邪即乘其所虚之处，积而成浮肿之症。“治当补其脾之血与肺之气，不必祛湿，而湿自无不去之理。”又说，产后水气一证是由“脾虚不能制水，肾虚不能行水”所致。治之“必以大补气血为先”。傅山先生为我们治疗妊娠浮肿和产后水气立出了明确的方案。本例水肿发病于妊娠期间，产后病情加重，其病与胎产有关是毫无疑义的。治病求本，则遵循傅氏之说，从肺脾肾论治才是正途。事实证明，不从肺脾肾论治，定难奏效，此例水肿，起先两年不退之因，盖出于此。来诊时脾肾阳虚极为显著，久病入血之象也十分清楚，治从温补脾肾、活血化瘀，是为药证相当，所以效果显著。本例治验，再次证明治病必须求本，用药必须辨证的道理。

【小结】

1. 妊娠期为适应胎儿生长发育，身体诸多方面会出现特殊的生理变化，肾脏是内脏功能及结构变化较大的器官之一。如妊娠常见并发症先兆子痫多伴有肾损害，可出现蛋白尿和水肿。而原有肾脏疾病的妇女，妊娠不但可能影响孕妇的身体健康，甚至妨碍妊娠的继续和胎儿的正常发育，故重在预防。

2. 妊娠期出现“妊娠肿胀”，辨证治疗时应注意将辨证治疗与安胎并举，避免损伤胎气。保持开朗愉快的心情、规律的生活起居、优质营养的饮食。

二、妊娠小便淋痛

妊娠期间出现尿频、尿急、淋沥涩痛等症，称“妊娠小便淋痛”或“妊娠小便难”，俗称“子淋”，类似于西医的妊娠合并泌尿系统感染。

妊娠期尿路感染的发生率很高，据统计高达 10.6%，其主要原因是由于妊娠期间体内产生的一系列生理变化，如内分泌的改变，使输尿管肌张力降低及蠕动减弱，增大的妊娠子宫机械性压迫，肾盂及输尿管扩张等，增加了尿路感染的机会。

本病最早见于《金匮要略》，其云：“妊娠小便难，饮食如故，当归贝母苦参丸主之。"《医宗金鉴》云："孕妇小便频数窘涩，点滴疼痛，曰子淋。"隋代巢元方《诸病源候论·诸淋候》明确指出淋证病位在肾与膀胱，其机理是"淋者，肾虚膀胱热故也"。《沈氏女科辑要笺正》指出本病"阴虚炽热，津液耗伤者为多。不比寻常淋沥皆由膀胱湿热郁结也。非一味苦寒胜湿淡渗利水可治"，《经效产宝》则以冬葵子、芍药、黄芩、茯苓、车前子组成合方治"妊娠患淋，小便涩不利，小腹水道热痛"。进一步完善了本病的病因病机及治疗，颇具指导意义。

【病因病机】

本病主要为肾气不足，膀胱积热，气化失司，水道不利。其热有虚实之分，虚者阴虚内热；实者心火亢盛，湿热下注。

1. 阴虚津亏　素体阴虚，孕后阴血聚于胞宫，蓄养胎元，阴精益亏，虚火内生，下移膀胱，灼伤津液，则小便淋沥涩痛。

2. 心火亢盛　素体阳盛，或过食辛温助阳，孕后阴血养胎，阴不济阳，心火偏亢，热下移于小肠，传入膀胱，热灼津液，故小便淋沥涩痛。

3. 湿热下注　摄生不慎，湿热蕴结，灼伤膀胱津液，遂小便涩痛。

【诊断与鉴别诊断】

1. 诊断

（1）病史：孕前有尿频、尿急、尿痛病史或有不洁性生活史。

（2）临床表现：妊娠期间，尿频、尿急、尿痛或伴有小腹坠胀、腰部酸痛。

（3）辅助检查：清洁中段尿培养菌数≥100/μl；清洁中段尿镜检白细胞＞100/μl，且涂片找到细菌者；尿常规化验有红、白细胞或少量白蛋白。

2. 鉴别诊断　子淋需与转胞鉴别。转胞即妊娠小便不通，根据病情程度不同，可表现为尿不得出或淋沥点滴而下，与子淋相似，但无灼热疼痛感，尿常规检查基本正常。相当于西医的妊娠期尿潴留。病机为胎气下坠，压迫膀胱，水道不通。

【辨证论治】

1. 阴虚津亏证

证候：妊娠期间，小便频数，淋沥不爽，灼热刺痛，尿少色黄，形体消瘦，两颧潮红，午后潮热，手足心热，大便干结难下，舌红少苔，脉细滑数。

基本治法：养阴清热通淋。

方药运用：知柏地黄汤加减。常用药：知母10g，黄柏10g，生地15g，山茱萸10g，丹皮10g，泽泻15g，茯苓15g，麦冬10g，车前草30g，生甘草6g。方中黄柏清热燥湿；知母、山茱萸、生地、丹皮、麦冬滋阴润燥；泽泻、茯苓、车前草利水通淋；甘草调和诸药。诸药合用，共奏养阴清热、利水通淋之功。

加减：若虚火较甚，潮热盗汗明显者，加玄参、地骨皮、生龙牡；大便秘结者，加当归、火麻仁。

2. 心火亢盛证

证候：妊娠期间尿少，色深黄，艰涩而痛，面赤心烦，渴喜冷饮，甚至口舌生疮，舌红欠润，少苔，脉细滑数。

基本治法：泻火通淋。

方药运用：导赤散加减。常用药：通草6g，生地10g，甘草梢5g，淡竹叶10g，麦冬10g，玄参15g。方中生地养阴清热生津；麦冬、玄参滋阴、清降心火；通草苦寒，上清心火、下利小便；淡竹叶清心除烦、引热下行；甘草梢直达病所，清热止淋且调和诸药。诸药合用，共成养阴清火通淋之功。

加减：若小便热痛甚加栀子、车前草、金钱草；心烦者，加栀子、知母、莲子心；尿血者，加白茅根、大小蓟。

3. 湿热下注证

证候：妊娠期间，突感尿频、尿急、尿痛，尿意不尽，欲解不能，小便短赤，小腹坠胀，胸闷纳少，舌质红，苔黄腻，脉滑数。

基本治法：清热利湿通淋。

方药运用：加味五苓散加减。常用药：黑栀子10g，黄芩10g，通草3g，茯苓30g，泽泻15g，车前子（包煎）15g，甘草梢5g，当归6g，白芍12g，生地15g。方中黑栀子、黄芩、滑石、通草清热泻火通淋，茯苓、泽泻、车前子利湿通淋，白芍、甘草养阴清热又可缓急止痛，当归、生地养血安胎，治病而不动胎，实为治湿热子淋之良方。

加减：若兼外感者，加金银花、连翘、荆芥；兼心烦口苦、胸闷胀痛者加柴胡、黄芩；伴腹胀纳呆者，加藿香、佩兰、竹茹；伴尿血者，加侧柏叶、地榆、茜草根。

【其他治疗】

1. 金钱草冲剂 主要成分：金钱草。具有清利热湿通淋的功能，适用于下焦湿热证。常用剂量为每次1袋，每日3次。

2. 三金片 主要成分：金樱根、金刚刺、羊开口、金沙藤、积雪草等。具有清热利尿，通淋排石的作用，适用于下焦湿热证。常用剂量为每次4片，每日3次。

3. 知柏地黄丸 主要成分：知母、黄柏、熟地、山茱萸、牡丹皮、山药、茯苓、泽泻。具有滋肾清利的作用，用于治疗劳淋、热淋、膏淋。常用剂量为每次8粒，每日3次。

【转归及预后】

子淋是常见的妊娠并发症，如能及时正确地治疗则预后良好。如反复发作，可发展成慢性肾盂肾炎。

【预防与调护】

1. 预防

（1）妊娠期间注意会阴部卫生，节制性生活，以防湿热秽浊之邪上犯膀胱。

（2）饮食宜清淡，慎温燥、辛辣及油腻之品。

2. 调护

（1）一旦患子淋，应多饮开水，左侧卧位或左右轮换以减少子宫对输尿管的压迫，使尿液通畅。

（2）注意休息，避免房事。

【临证经验】

1. 在妊娠的早期阶段用药易损伤胎儿，所以首先应做好预防，避免发生肾脏疾患。妊娠期间注意会阴部卫生，节制性生活，避免劳累，饮食宜清淡，慎温燥、辛辣及油腻之品。对原有反复尿路感染病史的孕妇更应注意会阴部卫生，多饮开水，多排尿。而一旦患子淋，应注意休息，多饮开水。妊娠阶段肾脏疾病的治疗应结合致病因素和妊娠期母体内环境的特殊改变来认识，以胎元的正常与否为前提。

2. 中医药治疗对湿热下注，见尿频、尿急、尿痛者，宜用甘寒清利的金钱草、车前草、蒲公英、鸭跖草等甘寒清利之品，尽量避免使用苦寒通下之品；注意结合益肾固胎、扶正祛邪，以确保不伤胎元。

3. 推荐邹氏三代专家治疗妊娠小便淋痛、小便不通经验方药。治疗大法：益气养阴，清热通淋。基本方药：太子参、生黄芪、生地、山茱萸、泽泻、茯苓、山药、丹皮、栀子、莲子心，车前草、蒲公英、鸭跖草、白花蛇舌草，通草。妊娠小便淋痛、小便不通，邹老谓之“劳淋”。《灵枢·口问》曰：“中气不足，溲便为之变。”《医学入门》谓：“劳淋者，痛引气冲，遇劳即发，痛坠及尻。”这与妊娠妇女患淋证病机颇为相似。方中以参芪地黄汤益气养阴，加入甘寒清利的车前草、蒲公英、鸭跖草、白花蛇舌草等。若中气不足明显者，加党参、炒白术、升麻、柴胡；若肾气亏虚，小便频数者，加菟丝子、首乌、覆盆子、益智仁；若大便干结者，加当归、火麻仁、肉苁蓉。

【验案举例】

妊娠小便淋痛属湿热下注证（王钢主诊）

杨某，女，28 岁。初诊日期：2009 年 3 月 21 日。

患者妊娠 17 周，近 1 周自感尿频、小便疼痛、灼热感，带下量增多，小腹坠胀，乏力，心烦口渴。产检时检查尿常规示：白细胞（+++），尿隐血（++），尿蛋白（+-），B 超及其他检查正常。仅予三金片口服已有 5 天，未有明显缓解，故来诊。检查尿常规：白细胞（+++），亚硝酸盐（+），尿隐血（++），白细胞 344/μl。舌红，苔黄，脉滑数。诊断为湿热子淋。治宜益气养阴，清热利湿通淋。

处方：北沙参 15g，太子参 15g，茯苓 15g，车前草 30g，山栀 10g，莲子心 3g，蒲公英 30g，鸭跖草 30g，黄柏 10g，天台乌药 10g，椿根皮 15g，败酱草 15g，白花蛇舌草 15g。

二诊（3 月 28 日）：患者服药 7 剂，述尿痛已缓解，小便灼热已好转，无心烦口渴症状，尿频明显。复查尿常规：尿白细胞（+），尿隐血（+），白细胞 48/μl。舌红，苔薄，脉滑。治宗上法，加升麻 10g，柴胡 10g，覆盆子 15g，益智仁 15g。

患者服药 7 剂后尿频症状好转，其余症状消失，无小便不适，无小腹坠胀症状，纳食睡眠正常，复查尿检阴性。嘱患者注意清洁，饮食宜清淡有营养，多饮水，多排尿。妊娠期间未再复发。

按语：本病案辨证为湿热子淋，气阴两虚，治拟益气养阴、清热通淋。方中以北沙参、太子参益气养阴为主药，其余均为甘寒清利之品，如清利止带的椿根皮、败酱草。二诊尿急、尿痛症状已明显好转，但尿频症状明显，此乃肾气不足，胎儿压迫膀胱所致，加入补气升提的升麻、柴胡和益肾固精的覆盆子、益智仁后尿频症状好转，子淋痊愈未再复发。

【小结】

1. 妊娠期间应注意孕期卫生，减少发病诱因，纠正潜在可能诱发泌尿系统感染的疾病，对伴有糖尿病的妊娠妇女应控制血糖，并适当多饮水。保持开朗愉快的心情、规律的生活起居、优质营养的饮食。

2. 妊娠期妊娠小便淋痛的中医治疗应注意将辨证与安胎并举，避免损伤胎气。

三、妊娠小便不通

妊娠期间出现小便不通，甚至小腹胀急疼痛，心烦不得卧，称“妊娠小便不通”，古称“转胞”或“胞转”。转胞首见于《金匮要略·妇人杂病脉证并治》：“妇人病饮食如故，烦热不得卧……不得溺也……肾气丸主之。”以方测证乃肾虚所致。

本病以妊娠中晚期较多见，相当于现代医学的妊娠尿潴留。

【病因病机】

1. 病因

（1）肾气亏虚：素有肾气不足，胞系于肾，孕后肾气愈虚，系胞无力，胎压膀胱，溺不得出，或肾虚不能化气行水，故小便难。

（2）中气不足：素体虚弱，中气不足，妊娠后胎体渐长，气虚无力举胎，胎重下坠，压迫膀胱，溺不得出。

2. 病机 本病主要机理为胎气下坠，压迫膀胱，致膀胱不利，水道不通，溺不得出。属本虚标实证，临床有肾虚、气虚之分。

【诊断与鉴别诊断】

1. 诊断

（1）临床表现：多发生在妊娠晚期，以小便不通、小腹胀满疼痛为主症。

（2）辅助检查：尿常规检查正常，B超提示尿潴留。

2. 鉴别诊断 转胞需与子淋鉴别。子淋以小便淋沥涩痛为主，转胞以小腹胀急疼痛、溺不得出为主。

【辨证论治】

1. 肾气亏虚证

证候：妊娠期间，小便频数不畅，继则闭而不通，小腹胀满而痛，坐卧不安，腰膝酸软，畏寒肢冷，舌淡苔薄润，脉沉滑无力。

基本治法：温肾补阳，化气行水。

方药运用：肾气丸加减。常用药：干地黄15g，山药10g，山茱萸15g，泽泻10g，茯苓10g，桂枝5g，巴戟天10g，菟丝子10g。方中主药干地黄、山药、山茱萸滋补肝肾，泽泻、茯苓淡渗利水，桂枝通阳化气，巴戟天、菟丝子温补肾阳。诸药合用，共奏温肾化气行水之功。

加减：若虚火较甚，潮热盗汗明显者，加玄参、地骨皮、生龙牡；大便秘结者，加当归、火麻仁、肉苁蓉。

2. 中气不足证

证候：妊娠期间小便不通，或频数量少，小腹胀急疼痛，坐卧不安，面色㿠白，神疲倦怠，头重眩晕，舌淡，苔薄白，脉虚缓滑。

基本治法：补中益气，升提举胎。

方药运用：益气导溺汤加减。常用药：党参15g，白术10g，扁豆10g，茯苓15g，桂枝6g，炙升麻6g，桔梗6g，通草6g，乌药6g。方中党参、白术、扁豆、茯苓补气健脾以载胎，升麻、桔梗升提举胎，乌药温通下焦之气，桔梗、通草化气行水而通溺。诸药合用，共奏益气导溺之功。

加减：小便热痛甚者，加栀子、车前草、金钱草；心烦者，加栀子、知母、莲子心；尿血者，加白茅根、大蓟、小蓟。

【其他治疗】

1. 中成药

（1）金匮肾气丸：主要成分为地黄、山药、山茱萸、泽泻、茯苓、丹皮、附子、桂枝。具有温补肾阳的功效，适用于肾气亏虚证。常用剂量为每次5g，每日3次。

（2）补中益气丸：主要成分为黄芪、党参、白术、扁豆、茯苓、炙升麻等。具有补中益气、升阳举陷的功效，适用于中气不足证。常用剂量为每次6g，每日2次。

2. 灸法　取气海、关元、膀胱、阴陵泉艾灸，每日2次，每次30分钟。

【转归及预后】

本病常见于妊娠晚期，因子宫压迫膀胱出现小便不通、小腹胀满。若注重预防，及时发现，大多预后良好，如果不能缓解，可采用导尿法。

【预防与调护】

1. 预防

（1）孕前及早纠正区位子宫，以防止孕后嵌顿，诱发小便不通。

（2）孕后勿强忍小便，或过久屈蹲。

2. 调护

（1）孕后出现小便不通者，可取仰卧高臀位，缓解对膀胱的压迫。

（2）若小便不通时间过长，尿潴留过多，使用导尿法排出尿液时，应注意速度放缓，不可过急，以免引起患者昏厥或出现血尿。

【临证经验】

1. 妊娠小便不通是妊娠期常见的肾脏病之一，孕后预防甚为重要。应避免憋尿，或过久屈蹲。若小便不通，可采用少腹部热敷，或气海、关元、膀胱、阴陵泉穴艾灸。若长时间尿潴留，使用多种方法无效，可使用导尿法排出尿液。

2. 因妊娠期孕妇冲任气旺，内热阴伤，以气阴不足多见。即使应用通阳化气之剂，也应尽量避免使用附子等大温大热之品，可于基本方中加淫羊藿、巴戟天等温肾助阳，并应注意使用剂量及时间。

【验案举例】

妊娠小便不通属中气不足证（王钢主诊）

唐某，女，26岁。初诊日期：2001年6月15日。

因排尿困难、下腹坠胀急诊入院。患者无排尿10小时，既往无尿频、尿急、尿痛、排尿障碍史，停经50天时检查诊为早孕。体检：一般情况可，体温36℃，心率80次/分，呼吸18次/分，血压105/675mmHg，心肺正常，肝脾未及，下腹膨胀，膀胱脐下三横指，叩诊浊音，压迫腹部尿意感增强，双肾区无叩击痛。症见：神疲，体倦乏力，少气懒言，下腹坠胀，食少。1个月来曾间歇性呕吐多次，舌淡苔薄白，脉弱。诊断：早期妊娠，尿潴留。中医辨证：中气下陷，湿热郁阻。治以补中益气，升阳清利。

处方：黄芪30g，党参20g，白术20g，枳壳10g，天台乌药10g，柴胡10g，升麻10g，桔梗6g，通草6g，黄芩10g，车前草15g，萹蓄15g，金钱草30g，甘草3g。

患者服用上方3小时后，加压腹部能自行小便，但尿线较细。按上方带药3剂回家继续服用，5天后随访症状完全消失。

按语：本病例主要因为素体气血不足，加之妊娠呕吐、食欲不振、消化功能降低（脾胃气虚），导致脾胃虚弱，中气下陷，气化不及，以致膀胱收缩力下降，排尿障碍，而发生尿潴留，水湿停聚，郁久化热，而形成中气下陷、湿热郁阻之复杂证候。故方中黄芪、党参、白术补中益气、健脾养胃以安胎；柴胡、升麻升举中气以举胎；枳壳、天台乌药与黄芪、党参、柴胡、升麻并用可增加提升之作用，使膀胱肌收缩力增强，促进排尿；黄芩、白术又有安胎、保胎之用；桔梗、通草化气利水而通溺；萹蓄、金钱草、车前草利水通淋，以清下焦壅阻之湿热，并有抗菌消炎的作用。全方虚实并治，效果尤著。

【小结】

1. 妊娠期间出现小便不通，甚至小腹胀急疼痛，称“妊娠小便不通”。为胎气下坠，压迫膀胱，致膀胱不利，水道不通，溺不得出，属本虚标实证。

2. 中医辨证治疗时应注意将辨证治疗与安胎并举，避免使用温燥之品损伤胎气。

3. 若多种方法均无效，可使用导尿法排出尿液。

（朱成英，孔薇，王钢）

□附录1□

中医肾病学研究方向及展望

中医肾脏病的发展，从邹云翔教授1955年出版中国第一部《中医肾病疗法》专著以来，特别到20世纪80年代，随着中医对肾脏病认识的深化，以及临床经验的积累和实验研究的开展，其疗效及作用机理逐渐得到国内外肾脏专科医生及患者的认可和接受。特别是50年代邹老开创的用冬虫夏草治疗尿毒症，用大黄创救尿毒症，70年代用雷公藤为主（肾炎合剂）辨证论治的方药治疗慢性肾炎等，都经过了国内中医临床、西医实验充分研究证明它们的确切疗效及作用机理，并逐渐推广到世界。邹老珍传的二张秘方，即治疗慢性肾炎气阴两虚证的“芪蛭益肾胶囊”、治疗慢性肾衰竭肾元不足证的“参乌益肾片”也均已经获得国家药监局的新药证书，造福广大肾脏病患者。另一方面令人惊喜的是大量实验数据飞速增长，新的理论概括和高层次的生物学方法正在被揭示。随着许多边缘学科的迅速发展，加深了人们对肾脏病学的病因、病机、病症本质、诊治规律的认识，特别是有经验、有兴趣的西医肾脏病学家及药物学家积极参与了中医、中西医结合、中药在肾脏病诊治中的研究开发，提高了肾脏病的诊断和治疗水平，中医肾脏病学在21世纪将会形成一个发展高峰。但我们也应清醒地认识到，临床上难治性肾病综合征、慢性肾衰竭等肾脏病还不能都治好，还没有开发出能完全控制此类肾脏病发展的新药，而新的发展快、预后差的糖尿病肾病等又越来越多。因此，21世纪同样对中医肾脏病学发展提出了挑战，如何迎接新挑战，攀登新高峰，结合本人30余年对中医肾脏病学临床、教学、科研的实践认识，简要谈谈21世纪中医肾脏病学的研究方向与展望。

一、勤求古训、博采众长，突出辨证论治，更加发扬光大

邹云翔教授在学医、行医的实践中，拜师多人。他指出：“中医要像蜜蜂一样，采集

百花之菁英，为临床实践服务。”他对中医学上很多学派、特长，如孟河费氏的和缓学说、金元时代影响医坛数百年之久的李东垣脾胃论学说及其甘温除热的经验、朱丹溪清利湿热相火和疏解六郁学说、清代王清任益气化瘀学说、喻嘉言治杂感（虚人外感）扶正疏和特色等都悉心研究，融会贯通，用于临床，故能继承发扬、独树一帜。他对各种学派的学习研究，除博阅医论外，尤其还精研医案，如《叶案存真》、《叶天士晚年方案真本》、《木刻本叶氏医案》、《洄溪医案》、《三家医案》、《四家医案》、《问斋医略问答》、《张聿青医案》、《医案述》、《医学源流论》、《评琴书屋医略》、《医碥》、《王氏医案编著》等几十种医著。其中对《三家医案》、《叶案存真》，圈点多遍，丹黄相错，又用朱笔眉批共211处，合6500余字，可谓案中案，书中书，苦心、用心可见。他从各类医案中获益良多，例如治急性黄疸用金银花，就是从叶天士医案中学得；用冬虫夏草治肾结核与尿毒症获高效，是从赵海仙医案中受到启发；运用反佐疗法，治疗真寒假热证、口糜、灰黑苔、衄血等案获奇效，都是研读《内经》、《景岳全书》、《医述》、《医碥》中获得的经验，知常达变而成；治疗高血压、失眠等症运用内服外敷之法（内服辨证方剂，外用附子或葱、蒜等捣烂贴涌泉穴）疗效很好，是从《普济方》、《往事医案编注》化裁而来，是内服与外治结合反佐变道之妙法。他对历代本草也研究颇深，如《神农本草经》、《本草备要》、《本草纲目》、《本草纲目拾遗》、《本草求真》等书籍，圈阅的次数有的无可计数。对于《内经》、《类经》等经典著作的钻研直至80余岁仍手不释卷，很多治则立方皆出于此。邹云翔知识面广，除得益于其很深的文学底蕴，广博的历史知识外，还得益于其阅览的数百种野史逸闻，其中有关医事者均悉心研究。这样的医者，处理医事，触类旁通，敏捷果断，自然疗效卓著。邹云翔这种百纳学风的治学态度，可为后学楷模，更是21世纪要进一步发展中医肾脏病学的研究工作者必须认真学习的基本条件。

二、创建新的有中国特色的中西医结合肾脏病学

1. 2003年，温家宝总理曾欣然题词“实行中西医结合，发展传统医药学”。由科技部、卫生部、国家中医药管理局等16个部门联合制定的2006～2020年《中医药创新发展规划纲要》中指出：“中西医药学的优势互补及相互融合，为创建有中国特色的新医药学奠定基础。”这纲要为创建新的中国特色的中西医结合肾脏病学指明了方向。笔者于2012年11月在西安召开的第二十六届全国中医肾病学术年会上做了“提高诊治难治性肾病疗效，关键是用好用足中西药”的专题演讲，演讲的结语为“用好”、“用足”中西药，西医治不好的肾脏病，中医治不好的肾脏病，我们能治好；“用好”、“用足”中西药，我们治不好的肾脏病，西医治不好，中医也治不好。这不是口号，临床的实际疗效确实如此，关键需要掌握中、西医肾病学的基础理论，了解中、西医肾病学临床病变的发生、发展、转归；认识中、西医在肾病治疗各阶段、各环节的长处；找准“结合点”，就可以充分提高临床疗效。

2. 利用系统生物学的方法探讨肾本质，创建宏观与微观结合的肾脏中医证候标准；

中医药理论的核心是辨证论治，而辨证论治首先应从研究证着手，因此，证的研究是中医迈向现代化的起点，自20世纪80年代以来，上海沈自尹等对肾阴虚、肾阳虚进行了深入研究，我们对慢性肾炎、慢性肾衰竭脾肾气虚证及气阴两虚证也进行了长期的研究，初步复制了微小病变性肾病气虚证动物模型，观察了各种反映机体内在变化的微观实验指标，验证了一系列证效结合的方药疗效。总的来看，虽取得了一系列研究成果，但多停留于整体、器官和细胞层次上，还未深入到分子、基因和信息系统，尚未从根本上阐明证的本质和内涵。近年来，我们又尝试着利用肾脏病理、基因芯片、基因多态和信息系统来研究肾本质，发展"肾藏精"、"肾为先天之本"等传统学说，发现了一些可喜的苗头。因此，21世纪利用以功能基因组学和蛋白质组学为核心的系统生物学方法，将为中医肾虚证本质的研究提供科学的客观依据。

3. 分子生物学是探讨治肾中药作用机理的有效方法；治肾有效中药大多是复方，即使是一味单药，也含有多种成分。因此，其作用机制是复杂的，是多途径和多层次的，可能作用于器官或细胞水平，也可能作用于分子、蛋白多肽或基因水平。现代药理学认为，后者反映了机体与药物相互关系更深入或直接的层面，为药物治疗学发展带来了新的目标和动力。近年来，我们尝试从调控基因表达水平和细胞凋亡研究来了解治肾中药的作用机制。如三类中药保肾片对食盐敏感性高血压肾损害大鼠内皮氧化低密度脂蛋白受体（LOX－1）和细胞增殖因子基因表达的影响。研究结论：①LOX－1在高血压大鼠的主动脉mRNA表达上调，可能与内皮依赖性血管舒张的损害有关。②食盐敏感性DS大鼠的高血压肾损害进展与LOX－1升高、多种细胞增殖因子及细胞外基质产生增加有关。③保肾片可显著降低LOX－1的mRNA表达及TGF－β、Ⅰ型胶原的产生，降低血压和蛋白尿，改善脂质水平和肾损害。中药保肾片治疗慢性肾衰、延缓高血压肾损害进展的作用机制，与降低肾脏中LOX－1、TGF－β及Ⅰ型胶原的mRNA表达有关。

三、创建新治法、开发新的单味中药，突破个药常量，提高临床疗效

中医肾脏病学的证治大法应根据肾脏疾病的客观实际不断创新、丰富、发展和提高，只有拓宽治疗思路，突破传统治疗观念，方能利于治疗。近20年来，在传统的从肺、脾、肾论治肾病大法基础上，笔者通过长期临床实践，遵循中医理论和肾病特点，在应用中求发展，在实践中再创新，使治肾中医理论不断深化和完善，将辨病与辨证相结合，宏观与微观（肾脏病理）相结合，重视针对性和特异性，突破传统治疗观点等，提示了不少治肾新理论、新治法、新方药，如从风论治难治性肾病、从肝论治难治性肾病、从积论治尿酸性肾病、从咽论治IgA肾病、用虫类药治疗肾小球疾病、用疏滞泄浊法论治激素引起的副作用、用补肾元泄浊毒论治慢性肾衰竭、用中药外敷穴位治疗尿毒症等。21世纪随着传统中医肾病理论的深入研究，中西医结合的进一步发展，将会提出更多的治肾新理论、新大法，更好地提高临床疗效。

开发新的单味中药和突破个别中药的常规治疗剂量亦是21世纪在勤求古训，深入辨

证论治研究基础上进一步发展中医中药提高治肾疗效的又一关键。回顾近50年治肾研究，邹云翔教授所创建的肾病研究组，开创了单味中药冬虫夏草及大黄治疗与抢救尿毒症、雷公藤治疗慢性肾炎的方法。其作用机理主要由南京军区总医院肾病研究所进行了系列研究，并将此三味中药治疗疗效和机理逐步阐明，得到了国内外学者的认可。这30年来，我们又继续努力研发冬虫夏草的人工培植替代品蛹虫草的研究，发展大黄的各种用药途径，如口服、高位和低位保留灌肠、静脉用药等，寻找有雷公藤消蛋白作用、无雷公藤副作用的单味药，如昆明山海棠、鬼箭羽、青风藤等。同时，对个别中药的超常规治疗剂量，结合长期的临床用药经验、受药患者的个体适应情况等进行了临床研究。如将生黄芪每日单剂超量用到100~200g水煎服治疗老年肾病综合征、附片每日单剂超量用到30~80g水煎2小时治疗阳虚水肿、用10味虫类药组合治疗肾小球疾病、将雷公藤多苷片从常规20mg（2片）增量到40mg（4片），一日3次治疗肾病综合征等，确实提高了某些难治性肾病的疗效。虽然这些只是个案和经验，但中医药学的神秘及奇效正是由长期临床实践中得到的。

四、依据循证医学原则，加强多学科合作，深入单病种优化方案研究

20世纪90年代，国家中医药管理局医政司在全国确定了5家中医肾病医疗中心，并要求肾中心必须明确主攻主向，进行1~2个单病种优化方案研究。18年后的今天，国家中医药管理局已扩大全国中医肾病重点中心为29家，对中医肾病优势病种制定临床路径和诊疗方案，开展联合攻关协作组成员单位14家，另有34个肾病专科被国家中医药管理局列为“十二五”重点专科建设项目和培育项目。这对治疗肾病的临床疗效、规范化研究起了很好的示范作用。国家科技部在“十五”科技攻关项目中也将“IgA肾病中医证治规律研究”首次列入，成为全国多家中心合作研究课题；“十一五”科技攻关项目中，又加大资助了“慢性肾衰竭及膜性肾病的中医临床证治优化方案的示范研究”。这些研究课题的完成，以及再优化再实验，必将创造出疗效好、能经得起重复的中医诊治肾脏病单病种优化方案，使临床研究达到一个更高水平。

21世纪在临床研究方面，将进一步采用循证医学方法，进行前瞻性、多中心、随机对照和大规模的临床试验，逐个创建满意的肾脏病学单病种中医证治优化方案。

五、利用GCP方法，开发治肾系列新药

随着中国进入WTO、医学科学的不断发展，以及临床工作的需要，中药新药开发的重要性也越来越突出，迫切要求高效、新剂型的治肾中药能开发出来。新药的临床开发应当是一个有系统、有步骤的过程，一个创新药的临床开发过程一般要经以下类型的研究：①人体药理学试验；②治疗作用探索性研究；③治疗作用验证性研究；④治疗应用研究。新药临床试验共分为四期，正是为了在保障安全的前提下有目的地通过恰当的临床试验逐步深入、全面地认识药物在体内的过程，以及对于人体生理、病理的影响，以便对药物的

作用、适应范围、安全性、有效性及使用方法作出评价。

近15年中，我们继承发扬邹云翔教授治肾学术思想和经验方药，将他传承的治疗慢性肾炎气阴两虚证经验方药开发成为国家三类中药新药“芪蛭益肾胶囊”（国药准字Z20020065）、治疗慢性肾衰竭肾虚湿浊证的参乌益肾片也在2010年获得国家三类中药新药证书（国药准字Z20100051），目前正在开发的邹老治肾经验方药还有治疗慢性肾炎湿瘀证的肾炎灵片、治疗慢性肾炎脾肾气虚证的健肾片。21世纪治肾新药的开发，特别是系列新药，将是我国中西医肾脏病学界及药学界研究的重要方向。

六、早期预防、治未病，防治结合，大力开展肾脏病科普宣传工作

慢性肾脏病已经成为全球性公共健康问题，其发病率和病死率高，并明显增加心血管疾病的危险性，产生巨额的医疗费用。我个人每年在临床诊治发现第一次看病就被确诊已进入尿毒症患者有50余人，如果加强早期的肾脏科普知识的教育、普查，完全有可能早期发现、早期控制肾脏病的发展。如积极开展对学生每年尿常规的普查工作，我已经呼吁了十余年，大多数肾脏病早期是有尿沫多、尿常规异常、水肿、夜尿、面色黄、乏力、血压高等症状。因此，我们在临床努力开发治肾新理论、新技术、新方药的同时，积极地将肾病的科普宣传工作列入议事日程，定期开展科普宣传，并将临床实用的肾病科普知识整理出版了《肾脏病患者生活指南》、《慢性肾衰竭及透析移植患者生活指南》、《糖尿病肾病患者生活指南》，这在21世纪早期防治，大力开展肾脏病科普宣传工作将是一个重要的工作重点。

可以预见，在人类医学科学及现代科学技术飞速发展的今天，中医肾脏病学将会取得前所未有的发展和完善。运用中医中药、中西医结合的方法诊治各种肾脏疾病，已经展现出广阔的前景。相信在不远的将来，随着研究的不断深入，肾脏疾病的治疗将有突破性进展。

（王钢）

参考文献

[1] 邹云翔．中医肾病疗法．南京：江苏人民出版社，1955

[2] 南京中医学院附属医院．严重尿中毒中医治疗一得．南京：江苏人民出版社，1959

[3] 江苏省中医院内科肾病组．中医药治疗慢性肾炎50例疗效分析．中医杂志，1981，(4)：34

[4] 王钢，邹云翔，邹燕勤，等．对慢性原发性肾小球疾病气阴两虚证的研究．中国医药学报，1988，(1)：19

[5] 王钢，孔薇，周迎晨，等．运用邹云翔经验治疗慢性肾衰148例临床观察．江苏中医，1977，18 (12)：42

[6] 邹燕勤，邹孚迁，王钢．中华中医昆仑·邹云翔卷．北京：中国中医药出版

社，2010

[7] 王钢．健脾益肾补气法治疗慢性肾炎气虚证的临床和实验研究．南京中医药大学学报，1997，(6)：333

[8] 王钢．益气养阴和络渗湿法治疗慢性肾炎肾功能不全气阴两虚证的临床与实验研究．中国医药学报，1987，2（4）：15

[9] 王钢，孔薇，仲昱，等．保肾片对系膜细胞机械性伸展诱导的增殖因子和细胞外基质成分的影响．中国中西医结合肾病杂志，2003，4（1）：6

[10] 王钢，刘丽，朱晓雷，等．保肾片对人系膜细胞增殖、凋亡和细胞周期的影响．中国中西医结合肾病杂志，2002，3（8）：442

[11] 王钢．中西医结合防治慢性肾功能衰竭的系列临床报告及分子生物学机制研究．天津中医，2002，19（6）：1

[12] 王钢，仲昱，孔薇，等．保肾片对食盐敏感性高血压大鼠肾损害的保护．中华肾脏病杂志，2003，(3)：57

[13] 王钢，曾安平，周恩超，等．从风论治慢性肾小球肾炎73例临床分析．江苏中医药，2003（5）：12

[14] 易岚，王钢．邹燕勤教授从肝论治慢性肾炎经验．国医论坛，2011，16（3）：18

[15] 周恩超，王钢．尿酸性肾病从"积"论治．新疆中医药，2000，18（3）：3

[16] 许陵冬，王钢．慢性肾炎从咽论治84例．南京中医药大学学报，1997，13（3）：18

[17] 王钢．10种虫类药在治疗肾小球疾病中的应用．中国杂志，1987，28（9）：31

[18] 王钢．疏滞泄浊法提高激素治疗肾病综合征疗效减少激素副作用的临床观察．中国医药学报，1998，(3)：146

[19] 王钢．肾功能衰竭中医治疗．南京：南京大学出版社，2003

[20] 王钢．肾衰药方外敷穴位治疗8例尿毒症报告．中医杂志，1989，(11)：42

[21] 王晓光，王钢．蛹虫草防止急慢性肾损害作用及机制的实验研究．第四届国际中西药结合肾脏病学术会议论文汇编，中国天津，2006

[22] 周恩超，王钢．大黄为主灌肠治疗慢性肾衰的临床与实验研究概况．南京中医药大学学报，2000，16（2）：127

[23] 王钢，孔薇，曾安平．肾炎肾病综合征中医治疗．南京：江苏科学技术出版社，2001

[24] 王钢，陈以平，邹燕勤．现代中医肾脏病学．人民卫生出版社，2003

[25] 王钢．中医肾脏病学研究方向与展望．中国中西医结合杂志，2004，5（6）：360

[26] 王钢，孙伟，邵家德，等．肾炎灵颗粒剂治疗慢性原发性肾小球疾病研究

(1) －临床部分. 辽宁中医杂志，2001，(10)：581
[27] 王钢，孙伟，邵家德，等. 肾炎灵颗粒剂治疗慢性原发性肾小球疾病研究(2) －病理细胞学研究部分. 辽宁中医杂志，2001，(11)：643
[28] 王钢，周恩超主编. 肾脏病患者生活指南. 南京：南京大学出版社，2001
[29] 王钢，朱晓雷，仲昱. 慢性肾衰竭透析及移植患者生活指南. 南京：南京大学出版社，2003
[30] 王钢，周恩超. 糖尿病肾病患者生活指南. 南京：南京大学出版社，2003

□附录2□

邹燕勤膏方治疗肾系疾病的经验

邹燕勤教授是全国名老中医学术经验继承工作第2~5批指导老师，江苏省政府命名的首批名中医，享受国务院特殊津贴的中医内科专家，原全国中医肾病专业委员会副主任委员（现顾问）、江苏省第一任中医肾脏病专业委员会主任委员（现顾问）、江苏省中医院全国中医肾病医疗中心的学术带头人。师承其父、我国著名中医学家、中医肾脏病学创始人邹云翔教授，在治疗肾脏病、内科杂病方面有着极深的造诣和丰富的经验。现将学习其膏方治疗肾系疾病的体会总结如下。

膏滋，又称煎膏，其处方称为膏方或膏滋方，是中医丸、散、膏、汤、锭五大剂型之一，根据使用方式分为外用膏药与内服膏滋。其历史悠久，早在《黄帝内经》已有关于膏剂的记载，内服膏滋主要兴起于晋唐，成熟于明清。膏方是一种具有营养滋补和保健治病的方剂，是在汤剂的基础上，根据人的不同体质、不同临床症状，结合理化检查结果，在中医辨证论治和整体观念的理论指导下，调整人体脏腑功能、平衡气血阴阳的大复方。它把几十味中药经过浸泡、反复煎煮、去渣浓缩、再加入糖类或胶类收膏等工序，精制加工而成稠厚的半流体状制剂。

1. 膏方的历史 早在战国与西汉年代就有膏方的记载，当时所指膏方为外用的膏药。在东汉以后，除了外用膏剂之外，产生了很多的内服调补的“膏滋”方。明清时期，膏方的应用逐渐扩大和丰富，不仅在宫廷及上层社会中流行，而且在民间也很普及。至近现代以来，随着经济水平及人均寿命的提高，膏方也越来越得到人们的重视，在临床治疗与保健方面起了很大作用。

2. 膏方的组成 内服膏方的组成有中药饮片、胶类药、糖类、贵重药等。中药饮片是膏方的主要部分，是由有经验的医生，通过望、闻、问、切综合辨证，针对治病与调补目的开出大复方，一般药味在20～60味，根据症情而定。胶类药有阿胶、鹿角胶、龟板胶、鳖甲胶、鱼鳔胶等药胶，是膏方中补益身体的组成药物，又是制膏成形药物。临床可以单胶使用，也可几种胶类合用，需根据病情而定。没有胶类药收膏，膏滋就较稀，为半流汁状，有胶类药收膏的膏滋就很稠，为半固体状。糖类可用冰糖、白糖、红糖、饴糖、蜂蜜等，各种糖在功效上有一定的差异，可有单用或几种合用，糖类也有一定的补益作用。糖尿病患者一般选用木糖醇，使膏滋甜味可口而不会升高血糖，但剂量要适当，过多易引起腹泻。贵重药包括参类，有生晒参、红参、西洋参等；动物药类，有鹿茸、蛤蚧、紫河车、珍珠、海马、海龙等；植物药类，有参三七、川贝母、西红花、枫斗（铁皮石斛）等；菌类药，有冬虫夏草、虫草菌丝粉、灵芝、灵芝孢子、银耳等；药食两用类，有胡桃肉、黑芝麻、桂圆肉、红枣、莲子肉、百合、白果等。常根据治疗及保健的需要而选用。可另煎取汁，收膏时加入；或冬虫夏草等磨成粉，收膏时调入，以免造成浪费。

3. 膏方的作用 服用膏滋药主要起治疗作用，但同时也可起预防疾病、保健强身的作用。补中寓治，治中寓补，发挥增加抵抗力、提高免疫功能、抵御外邪侵袭的作用。所以，膏方既能治病又能防病，可增强体质、延缓衰老，具体包括补益气血、平衡阴阳、调治脏腑等作用。

4. 膏方的优点 膏方最大的优点是采取辨证论治的方法进行个体化治疗，是针对个人特点而开的方剂，其针对性强，疗效高，与千人一方的保健品是截然不同的。其次，膏方是个大复方，有30～60味之多，根据需要而定，治疗上可以多脏器同治，气血阴阳同调，既治病，又调补。而平时的汤药一般10味左右，只能抓重点治疗，整体调治作用不如膏方好；第三可节省时间，免去每日煎药的麻烦。节省药材，一料膏方几十味药，制成后可服用50～60天，其用量一般比中药汤剂少。制膏时煎煮时间长，直至药渣煎烂，药的成分易出来，故疗效好。最后制成膏滋后，浓度高，体积小，携带及贮藏保存方便，服用时口味好，人体易吸收。

5. 膏方的适用人群 包括有慢性疾病病情稳定的患者，亚健康人群和康复期患者。慢性疾病常见有各种慢性肾脏疾病、慢性肾功能不全；糖尿病、糖尿病肾病；夜尿多；慢性支气管炎、肺气肿、哮喘、肺结核等呼吸系统疾病；贫血；血小板减少性紫癜；关节炎；脾胃病；妇女月经不调、不孕、男子不育；慢性疲劳综合征；冠心病、高血压、动脉硬化、中风或心梗恢复期等心脑血管系统疾病；肝硬化、慢性肝炎等各种慢性疾病，在病情稳定时可用膏方治疗及保健强身。健康的人一无任何疾病、也无虚弱症状，二是具有很好的社会适应能力。亚健康状态的特征是自觉身体有种种不适，如失眠、健忘、心情烦躁、情绪低落、忧郁焦虑、神疲乏力、腰背酸痛等，而体检中又没有发现器质性病变。这些人群表现出活力不够，反应能力减退，社会适应能力下降，有发生疾病的危险因素。要从亚健康状态回到健康状态，除了建立良好的生活习惯、合理的营养、适当的锻炼和心理卫生外，膏方的调理是非常有效的。康复期患者，如手术后、失血后、大病重病后、产后、肿瘤化疗、放疗后等身体恢复过程中，可用膏方调理以促进身体的恢复，并增进健康。

6. 膏方的禁忌 对于急性病患者，如急性炎症患者，先治急性病，应抗感染治疗；慢性病急性发作，如慢性胆囊炎急性发作，也宜先治疗后再服用膏方。危重病患者，病情变化多端者不宜服用。痰湿太重者，不宜滋补，先要化痰止嗽，待病情稳定后方可服用。腹胀腹泻，胃纳少进，恶心呕吐，舌苔厚腻者，先要治病，才能进补。服用膏方时，忌食萝卜，因膏滋中补益之品较多，而萝卜是消食之品，补品尚未消化吸收而已排泄了，降低了膏方疗效。服膏方时，不宜用茶叶水冲饮，因茶叶含鞣酸，能解药性，影响疗效；绿豆也能解药性，故不宜食用。忌食生冷、辛辣刺激食品及热性食品；忌海鲜虾蟹，以防过敏；忌食不易消化的食品，如过腻、过甜、过硬、油炸等食品。

7. 膏方的服用方法 常人在冬至后第一个九天称头九时开始服用，可一直服到五九、六九，如需要也可提前服用，乃至一个冬季可服用两料。当今因有冰箱可贮藏，故只要病情需要，任何季节都可制膏调治。服用膏方，早晚空腹各 1 次，初服每次半匙，量为 5～10g，小剂量开始，逐步增加，可达每次 10～15g。以当天开水调化后饮下，如膏滋较稠可以隔水蒸化后服用。取膏滋的汤匙一定要开水烫过，揩干，在固定一处取膏。

8. 膏方的基本要求 膏方是辨证论治的，不是随意开列的，不分虚实、不分气血阴阳、不分脏腑，盲目滥补是非常有害的。要由有经验的大夫，通过望、闻、问、切，根据患者的症状、病史、体质、年龄、脉搏、舌苔，参照体检中出现的各种指标进行辨病、辨证论治，实行个体化治疗，也就是一人一方，不能一膏多人服用。选药不能用大温大热大寒大凉之品，宜用平补、清补、调补，用甘平或甘而微温或甘而微寒之品，缓缓图治。药物的用量也是因人而异，温燥太过则易伤阴液，寒凉过度则易伤及阳气。对于小儿滋补特别要注意平补，不用滋腻之品，制膏时不用鹿角胶、龟板胶、人参之类，宜用饴糖、蜂蜜、冰糖之类制膏，不宜长期进补，见效后没有明显症状时即可停服，以免偏胜。正式服用膏方时，一般常先服用开路方。开路方的作用有三：①是祛除病邪，使有病者趋于稳定状态，可以接受膏方的治疗与调理；②是调理脾胃功能，使脾胃能很好地消化吸收膏滋，如脾虚湿重者应先用开路方健脾化湿，开胃助运，症状改善后再服用膏方调补，提高疗效；③是了解服用者对开路药方适应性的反应，有预试服的作用，使正式开膏方时辨证更加准确，疗效更为理想。但对老病号，病情比较了解，在慢性病病情稳定时可直接开方。此外，通过对一些患者四诊及检查，辨证施方有把握者也可直接处方。新病号如果病情简单，证候明确者，亦可直接开方。

9. 配制治肾膏方的具体措施

（1）肾脏病患者能服用膏方的对象：各种慢性肾脏疾病，如各种慢性原发性肾小球肾炎、继发性肾脏疾病、慢性肾功能减退的早中期、慢性反复发作的尿路感染、尿道综合征、夜尿多、尿失禁、肾结核、多囊肾、肾下垂、单纯蛋白尿、血尿患者等。这些肾脏病患者属病情基本稳定或恢复期，但感到精力不支，体质虚弱或容易感冒者；各种肾脏病患者临床病情不重，虽然没有达到临床痊愈的程度，但已无大变化者；病已达临床痊愈，要求增强体质，保健强身者均可服用膏方治病强身。

（2）不适合服用膏方者：各种肾脏病急性发作期；病情反复变化者；慢性病急性发作者；危重患者，如尿毒症患者，特别是晚期患者常一日多变，脏器并发症（兼症）多而变化频繁，如脾胃症状呕恶纳少症状频发，电解质如钾、钠、磷、钙等紊乱，血肌酐、血尿素氮很高，水肿，血压升高难以控制等急需治疗，不适合服用膏方。

（3）治肾膏方也需治病调理相结合，治中寓补，补中寓治：以膏方调治肾脏病，常规措施是治疗慢性肾病对象的辨证论治方加调理气血、阴阳、脏腑的复方，其中抓重点调理，照顾全面，补肾是重点。此外，必须向患者交代：进补膏方不能替代肾脏患者的所有用药，如有高血压、心脏病等患者应坚持服用相应药物，医生要具体指导。

（4）开膏方必需辨证论治：通过望、闻、问、切辨定证候，并结合患者体检情况，了解平时其他兼病，如血压、血脂、血糖、饮食嗜好等情况，辨证与辨病相结合，这样开出的膏方，才能切合实际，疗效较高。

（5）膏方必须遵循中医药君、臣、佐、使的处方规律：君药是主攻证候的药物；臣药协助君药增效为主；佐药治疗兼证，或防偏胜药；使药为引经药，或协助佐药治疗兼证、防偏胜药。

（6）膏方调理药物部分：女子重调气血，必要时疏肝理气，舒气开郁；男子重在补肾，补肾气、滋肾阴、温肾阳、或补肾之气阴、或阴阳并补，可辨证侧重处理。

（7）肾病患者在膏方中都需注意补肾。以平补肾元为主。

（8）肾病患者在膏方中都需注意脾胃功能的调理，补中健脾、理气行气、开胃助运等法常用，只有脾运正常，才能提高补肾疗效。

（9）膏方中剂量配制的比例：在一般情况下，膏方剂量是平常煎剂的10倍量，水煎剂用10g而在膏剂中用100g，如炒白术水煎剂用10g，开膏方时用100g。但也不泥于10倍量，如补益气血，调补脾肾类药，可1：15甚则1：20的量。如水煎剂生黄芪用20g的，膏方中可开300～400g，茯苓200g～300g。肾病膏方中，若按病情需要，配有苦寒通下之品，以达补中有泻，扶正祛邪之义。苦寒通下之品有一些副作用，因此在膏方中剂量均小，其剂量配制可考虑1∶5。如川黄连平时水煎剂用3g，膏剂中可用15g；又如大黄水煎剂用10g，膏剂方用50g。因平时习惯运用制大黄，开膏方时也用制大黄，灌肠方中用生大黄。

（10）如何掌握出膏率：配制一料膏滋，一般服用两个月左右。不同药物的出膏率是不同的，如饮片中地黄、首乌、黄精、玉竹、山药、枸杞子、女贞子、桑椹子、黄芪、党参、当归、芍药、百合等出膏率高；血肉有情之品的动物类药如龟板、鳖甲、紫河车等亦可使膏药浓度增高。但清利的草药出膏率低，清利药根据病情需要亦可参入膏方，处方中可加大健脾补肾类药的剂量，或收膏时加大动物胶的剂量。

（11）糖与胶类药剂量的配制：糖的种类多，一般用白冰糖，以500g左右为适量，便干者可加入蜂蜜（炼蜜），便溏者不用。糖尿病患者常用木糖醇200～300g。两个月左右服用量的一料膏方，常用胶类药总量400g左右。可一胶单用，亦可多种胶类合用，如用阿胶200g，鹿角胶100g，龟板胶100g。亦可用鳖甲胶、鱼鳔胶参入。

10. 膏方治疗举例

病例1：慢性肾炎属肾气阴两虚湿热证。

张某，女，36岁，镇江市人。

患者5岁时因感冒发烧，医用庆大霉素后伤肾致尿蛋白（++）~（+++），经治疗未致痊愈。30岁时经熟人介绍至我处治疗。当时觉腰酸乏力，咽红。尿常规：蛋白（++），隐血（+++），尿红细胞增多。从肾虚湿热证辨治，尿蛋白渐消，尿有隐血、红细胞。继治病情长期稳定。2007年因工作繁忙而尿检蛋白（++），又现隐血、红细胞，予以休息，继续中药治疗，精神好转。2007年12月26日要求服用膏方：自觉腰府酸痛，神疲乏力，动则气短，有时胸闷，口干，寐中多梦，大便日行两次、质黏，有胆囊炎。苔薄黄，舌质红，脉细。尿常规检查：蛋白（+），隐血（++），尿红细胞8~10/HPF。中医诊断：肾气阴两虚，兼有湿热。中医治法：益气养阴，健脾补肾，清咽渗利法调治，酌加宁心疏泄之品。

处方：太子参350g，生黄芪350g，党参350g，薏苡仁300g，茯苓300g，薏苡仁根300g，怀山药200g，制黄精150g，肥玉竹150g，女贞子200g，旱莲草200g，桑椹子200g，生地100g，山茱萸100g，南北沙参各150g，川石斛200g，制首乌300g，熟地80g，砂仁(后下)15g，川断150g，桑寄生150g，制狗脊150g，淫羊藿150g，仙茅100g，菟丝子200g，紫河车100g，补骨脂100g，玄参100g，麦冬150g，射干100g，金银花100g，牛蒡子100g，当归150g，赤白芍各100g，青风藤200g，鸡血藤200g，枸杞子200g，丹皮参各150g，川芎100g，红花100g，全瓜蒌150g，炙远志100g，制僵蚕150g，全蝎15g，蝉衣60g，石韦200g，猫爪草60g，地龙100g，茅根300g，仙鹤草300g，大小蓟各200g，荠菜花200g，茜草根200g，侧柏叶150g，地榆150g，景天三七150g，水牛角片(包煎)150g，柴胡30g，黄芩100g，青龙齿200g，首乌藤300g，合欢皮300g，柏子仁150g，制香附100g，香橼皮100g，枳壳100g，广郁金120g，佛手片100g，百合200g，小红枣200g，炙甘草30g，白木耳150g，莲子肉200g，核桃肉150g，桂圆肉100g。

以真阿胶250g，鹿角胶100g，龟板胶100g，白冰糖600g，蜂蜜100g收膏，冲入西洋参150g浓煎药汁，调入参三七粉30g。

药后一月，反复尿检、均阴性，并在正常避孕情况下于2008年1月底怀孕。孕后嘱停服一切药物，反复尿检、测血压等观察，数月来一切正常，于2008年10月8日剖腹生产一子。寄来喜蛋及母子照片，全家喜极，言谢不尽。今已产后3月余，产后尿检及体检一切正常，母子健康。

病例2：慢性肾炎属气阴两虚夹湿证。

傅某，男，52岁。

2007年12月6日初诊。有蛋白尿伴红细胞尿史近两年，服汤剂治疗，尿检蛋白

(+)，红细胞6.7/μl，多形型。血压、血脂、血糖正常，纳谷尚可，大便调，寐差，舌红，苔薄黄，脉细。证属气阴两虚夹湿。治当益气养阴，兼以清利为法。拟方如下：太子参300g，生黄芪300g，党参300g，怀山药300g，炒白术60g，生薏苡仁200g，茯苓200g，芡实200g，扁豆200g，南沙参150g，麦冬150g，石斛200g，玄参100g，首乌200g，生熟地各100g，制黄精150g，肥玉竹200g，女贞子200g，桑椹子200g，当归150g，赤白芍各100g，枸杞子100g，谷精草150g，续断150g，桑寄生150g，狗脊150g，杜仲150g，巴戟天100g，肉苁蓉100g，淫羊藿150g，蛇床子150g，韭菜子150g，菟丝子150g，鹿角片100g，紫河车100g，功劳叶100g，仙鹤草300g，荠菜花300g，生槐花150g，泽兰泻各150g，车前子(包煎)150g，石韦150g，大小蓟各150g，茜草根150g，白茅根300g，丹参200g，川芎100g，青风藤100g，制僵蚕100g，射干100g，糯根须300g，瘪桃干300g，枳壳100g，佛手100g，焦谷麦芽各200g，荷叶200g，炙甘草30g，西洋参150g，冬虫夏草40g，红枣150g，桂圆肉150g，核桃仁200g，银耳100g，莲子200g，百合150g，龟板胶150g，阿胶250g，冰糖500g。按我院制膏法制作，早晚各一汤匙，空腹开水冲服（以下均同)。2008年12月5日复诊，服上述膏方后，精神佳，纳谷可，病情稳定，脉细，苔根黄腻，在前方基础上加青葙子(包煎)150g，杭菊花60g，制苍术100g，炒白术加量至100g，法半夏60g，陈皮100g，水牛角片(包煎)150g，收膏药龟板胶减为100g。

近三年症状一直稳定，无明显不适，入冬则服膏方一料，上方出入。

病例3：慢性肾盂肾炎属肾气阴两虚湿热证。

臧某，女，71岁。

20余岁即发肾盂肾炎，急性期用西药控制。因工作繁忙，未能彻底治愈即上班工作，之后劳则复发几十年（每年发作数次)。2008年2月26日来院求膏方调理。腰府酸痛，神疲乏力，头昏头晕，尿频溲黄，面黄欠华，眼睑微浮，脉细弦，苔黄，舌红。以平时肾虚湿热下注证、益肾清利方加减制膏。

处方：川续断150g，桑寄生150g，厚杜仲150g，怀牛膝150g，制狗脊150g，巴戟天100g，淫羊藿100g，菟丝子100g，紫河车100g，制首乌200g，生地100g，山茱萸60g，枸杞子150g，女贞子150g，双钩藤200g，明天麻100g，夏枯草150g，太子参300g，生黄芪300g，潞党参300g，制黄精200g，肥玉竹150g，川石斛150g，南沙参100g，北沙参100g，生薏苡仁200g，茯苓皮200g，全当归150g，赤白芍药各100g，紫丹参150g，川芎100g，桃仁60g，红花60g，蒲公英200g，紫花地丁200g，萹蓄200g，瞿麦200g，萆薢200g，荔枝草200g，积雪草200g，土茯苓200g，制大黄15g，泽兰泻各150g，枳壳100g，佛手片100g，车前子(包煎)200g，茅芦根各300g，谷麦芽各200g。

以阿胶200g，鹿角胶100g，龟板胶100g，冰糖500g收膏。

此方以平补肾气、肾阳、肾阴。益气养阴，养血和络，清利下焦，并注意健脾助运。患者服用两月，肾盂肾炎一年未发。今年已求续服膏方。体检心肌缺血，已开心、肾调治方制膏服用。

病例4：高血压病属心肺肾虚，脉络瘀阻证。

曹某，男，78岁。

2008年12月12日初诊。有高血压史近20年，最高时达200/100mmHg，15年前患脑梗死，便秘10余年，有白癜风，平素易感冒，血脂正常，苔薄黄，脉细。辨证心肺肾虚，脉络瘀阻。治拟养心和络，补益肾元。处方如下：太子参300g，生黄芪300g，党参300g，炒白术100g，生薏苡仁200g，茯苓300g，南北沙参各150g，五味子60g，麦冬150g，制首乌300g，女贞子200g，桑椹子200g，制黄精200g，玉竹200g，生熟地各60g，菟丝子150g，肉苁蓉150g，锁阳150g，续断150g，桑寄生150g，杜仲200g，怀牛膝150g，淫羊藿150g，仙茅100g，巴戟天100g，紫河车100g，丹参200g，川芎100g，炙远志100g，全瓜蒌150g，薤白100g，桃仁60g，红花60g，白果100g，防风50g，火麻仁150g，枳壳100g，佛手100g，香橼皮60g，砂仁(后下)15g，炙甘草30g，西洋参120g，红枣200g，桂圆肉150g，核桃仁150g，莲子200g，银耳100g，百合250g，阿胶250g，鹿角胶50g，龟板胶100g，蜂蜜250g，冰糖350g。

服后，血压平稳，大便通畅，全年感冒未作，进“九”则服膏方调理至今。

病例5：糖尿病属气阴两虚证。

龚某，男，57岁。

2008年12月5日初诊。糖尿病5年，服二甲双胍，血糖略偏高，现时有乏力，易疲劳，形偏瘦，二便尚调，口渴饮不多，纳谷可，寐安，舌质红，舌边略有齿印，苔薄黄，脉缓。咽红，有慢性咽炎史，血压、肝肾功能、血脂、血尿常规均正常。从气阴两虚证辨治，治当益气养阴为主。

处方：太子参300g，生黄芪300g，党参300g，怀山药200g，山茱萸120g，制黄精200g，制首乌200g，女贞子150g，桑椹子100g，南北沙参各150g，天麦冬各150g，石斛200g，玄参100g，生熟地各80g，天花粉100g，生石膏150g，鬼箭羽200g，地骨皮200g，地锦草200g，虎杖150g，丹参200g，川芎100g，赤芍200g，红花100g，桃仁60g，怀牛膝150g，续断150g，桑寄生150g，狗脊150g，功劳叶150g，淫羊藿100g，仙茅60g，蛇床子200g，韭菜子250g，巴戟天60g，紫河车100g，鹿角片50g，白果100g，射干100g，金银花60g，辛夷花100g，白芷100g，车前草200g，枳壳100g，佛手100g，香橼皮60g，砂仁后下15g，核桃仁150g，莲子200g，银耳150g，百合250g，阿胶250g，龟板胶100g，木糖醇300g。

次年冬天来诉，一料服完后，全年精神振作，耐疲劳，血糖基本正常，无口渴症状，体重有所增加。

病例6：围绝经期综合征属阴阳失调，心肾不交证。

金某，女，53岁。

2008年12月19日初诊。月经已紊乱，一月2次，或两月不潮，头晕耳鸣时作，胸闷，夜间汗出阵阵，舌边齿印，苔薄黄，脉细，血压130/96mmHg。证属阴阳失调，心肾不交。治当补肾养心。

处方：太子参380g，生黄芪380g，党参380g，生薏苡仁200g，茯苓200g，怀山药200g，芡实200g，山茱萸100g，制黄精200g，玉竹200g，制首乌200g，女贞子200g，桑椹子200g，南北沙参各150g，天麦冬各150g，生地100g，熟地60g，潼白蒺藜各100g，当归200g，赤芍200g，白芍100g，灵磁石300g，续断150g，桑寄生150g，狗脊150g，杜仲200g，怀牛膝150g，淫羊藿150g，仙茅100g，菟丝子200g，巴戟天100g，鹿角片100g，紫河车120g，肉苁蓉150g，锁阳150g，川芎150g，丹参200g，决明子120g，炙远志100g，全瓜蒌150g，薤白100g，降香（后下）20g，益母草100g，瘪桃干300g，糯根须300g，龙骨400g，牡蛎400g，浮小麦300g，白果60g，车前草200g，干荷叶200g，生山楂150g，玫瑰花10g，制香附120g，枳壳100g，佛手100g，香橼皮100g，砂仁（后下）15g，焦谷麦芽各200g，西洋参200g，冬虫夏草30g，红枣200g，桂圆肉150g，莲子200g，银耳150g，百合250g，阿胶200g，鹿角胶100g，龟板胶100g，蜂蜜150g，冰糖500g。

半年后来诉，服后觉精神好，头晕耳鸣不明显，盗汗未作，胸闷少作。

11. 邹燕勤教授膏方治疗肾系疾病处方技巧

（1）补肾为主，着重辨证论治。邹师认为，但凡肾病或老年病、虚弱病证，其肾元不足乃其根本，肾元亏虚则无以充养和温煦其他脏腑，从而失却动力或物质基础，而诸病丛生。故治疗虚弱病证当以补肾为主，以上所举之例，均有大列补肾之品，或补其阳，或补其阴，或阴阳双补，以冀填精补元，固其根本。补肾气习用黄芪、续断、桑寄生、狗脊、杜仲、怀牛膝；补肾阴常用生地、熟地、山茱萸、女贞子、制首乌、制黄精、枸杞子、百合；补肾阳每遣淫羊藿、仙茅、菟丝子、巴戟天、鹿角片、紫河车、肉苁蓉、锁阳、潼蒺藜等。邹师同时指出，辨证是用药治病的根本，切不可一味蛮补，必须在辨证基础上补肾，如无辨证，则方失其意也。其补多为平补或清补，如熟地之类用量多较小，一般60g、80g，不超过百克。或补中多掺以渗利湿浊、清解余邪之品，如薏苡仁、茯苓、白茅根。

（2）平衡为要，兼顾气血阴阳。经谓“阴平阳秘，精神乃治”，阴阳平衡是人体正常生理功能的必然要求和体现，水火既济，清气上升则水精四布，浊气下降则水道通调，达到内外环境的平衡。因此，阴阳一旦出现失衡，人体即发生各种疾病或虚弱证候，或所谓之亚健康也，防治之目的在于“以平为期”。气血是阴阳的主要物质基础，《素问·调经论》谓：“人之所有者，血与气耳……气血未并，五脏安定。”若血气失和则百病变化而生，表明气血不和是导致阴阳失调，产生疾病的主要原因。因此，邹师强调当兼顾气血阴阳之间平衡，使气血调和，阴阳协调。补气之中常合行气之品，以防气滞气壅；补血养阴之剂中每参活血行瘀之物，如桃仁、红花、川芎、丹参、赤芍之类，以达祛瘀生新之功。补阴者常伍补阳之品，以达阳中求阴之功；补阳者屡配滋阴之属，以冀阴中求阳之德。

（3）护胃为先，结合患者特质（性别、年龄、并发症）。如脾胃虚寒者，治宜温胃散寒，可选黄芪、党参；脾胃气虚夹有湿热者，益气清化，配合生薏苡仁、茯苓；兼有胃失通降者，佐以通降，如决明子、莱菔子、旋覆花、代赭石、法半夏、陈皮、姜竹茹等；兼有脾失健运者，辅以助运，如怀山药、焦谷麦芽、焦楂曲等；兼有夜寐不安者，合以安神，如百合、夜交藤、茯神、合欢皮、熟枣仁、牡蛎等；情志不悦者，佐以解郁，如制香附、玫瑰花等。即使纳谷尚可，或无胃炎溃疡者，邹师也在膏方中配以枳壳、佛手、香橼皮、焦谷麦芽之属，以行气醒脾，护胃助运，固护后天。女子者，以肝为先天，补血尤为重要，如病例6，除阴阳失调外，应用较多养血之品，如当归、白芍、熟地、首乌、黄精、桑椹子等。并发有盗汗者，重用瘪桃干、糯根须、龙骨、牡蛎收敛固汗；伴有咽炎者，加玄参、射干、金银花、辛夷花养阴清热；血糖高者，常合以天花粉、生石膏、鬼箭羽、地骨皮、地锦草、虎杖清热生津；如有心慌胸闷者，合以丹参、川芎、炙远志、全瓜蒌、薤白、降香养心和络，宽胸行气。

（周恩超，邹燕勤）

□附录3□

肾科常用方剂

一　画

一贯煎（《续名医类案》）　北沙参　麦冬　当归　生地　枸杞子　川楝子

二　画

二仙汤（《妇产科学》）　仙茅　淫羊藿　当归　巴戟天　黄柏　知母

二至丸（《医方集解》）　女贞子　旱莲草

二陈汤（《太平惠民和剂局方》）　半夏　陈皮　茯苓　甘草

十全大补汤（《太平惠民和剂局方》）　人参　白术　芍药　茯苓　黄芪　川芎　地黄　当归　肉桂　甘草

七福饮（《景岳全书》）　人参　熟地　当归　白术　甘草　枣仁　远志

人参养荣汤（《太平惠民和剂局方》）　人参　熟地　当归　白芍　白术　茯苓　甘草　黄芪　陈皮　五味子　桂心　远志

人参鳖甲煎丸（《太平惠民和剂局方》）　杏仁　人参　当归　芍药　甘草　柴胡　桔梗　地骨皮　黄连　肉桂　木香　麝香　鳖甲

八正散（《太平惠民和剂局方》）　车前子　瞿麦　萹蓄　滑石　山栀子仁　炙甘草　通草　大黄　灯心草

八珍汤（《正体类要》）　当归　川芎　地黄　芍药　人参　甘草　茯苓　白术　生姜　大枣

三 画

三仁汤（《温病条辨》） 杏仁 飞滑石 白通草 白蔻仁 竹叶 厚朴花 生薏苡仁 半夏

三甲复脉汤（《温病条辨》） 甘草 地黄 芍药 麦冬 阿胶 麻仁 牡蛎 鳖甲 龟板

三黄泻心汤（《金匮要略》） 大黄 黄连 黄芩

三棱汤（《宣明论》） 三棱 白术 莪术 当归 槟榔 木香

大补元煎（《景岳全书》） 人参 山药 地黄 杜仲 当归 山茱萸 枸杞子 甘草

大补阴丸（《丹溪心法》） 黄柏 知母 地黄 龟板 猪骨髓

大黄附子汤（《金匮要略》） 大黄 附子 细辛

小半夏加茯苓汤（《金匮要略》） 半夏 生姜 茯苓

小建中汤（《伤寒论》） 桂枝 甘草 大枣 芍药 生姜 胶饴

小蓟饮子（《济生方》） 生地 小蓟 滑石 通草 蒲黄 藕节 淡竹叶 当归 山栀子 炙甘草

己椒苈黄丸（《金匮要略》） 防己 椒目 葶苈子 大黄

四 画

五子衍宗丸（《摄生众妙方》） 枸杞子 菟丝子 五味子 覆盆子 车前子

五皮饮（《中藏经》） 生姜皮 桑白皮 陈橘皮 大腹皮 茯苓皮

五味消毒饮（《医宗金鉴》） 金银花 野菊花 蒲公英 紫花地丁 紫背天葵子

五苓散（《伤寒论》） 猪苓 泽泻 白术 茯苓 桂枝

五神汤（《洞天奥旨》） 茯苓 车前子 金银花 牛膝 紫花地丁

天王补心丹（《校注妇人良方》） 人参 玄参 丹参 茯苓 五味子 远志 桔梗 当归 天冬 麦冬 柏子仁 酸枣仁 生地 朱砂

天仙藤散（《妇人良方》） 天仙藤 香附子 陈皮 甘草 乌药

天麻钩藤饮（《杂病证治新义》） 天麻 钩藤 生石决明 川牛膝 桑寄生 杜仲 山栀 黄芩 益母草 朱茯神 夜交藤

无比山药丸（《太平惠民和剂局方》） 山药 肉苁蓉 熟地 山茱萸 茯神 菟丝子 五味子 赤石脂 巴戟天 泽泻 杜仲 牛膝

木香流气饮（《摄生众妙方》） 半夏 香附子 甘草 蓬莪术 紫苏 大腹皮 白芷 陈皮 丁香皮 肉桂 厚朴 藿香叶 槟榔 木香 草果仁 天门冬 赤茯苓 干木瓜 白术 人参 石菖蒲

中满分消丸（《兰室秘藏》） 白术 人参 甘草 猪苓 姜黄 茯苓 生姜 砂仁

泽泻 橘皮 知母 黄芩 黄连 半夏 枳实 厚朴

少腹逐瘀汤（《医林改错》） 小茴香 干姜 延胡索 当归 川芎 官桂 赤芍 蒲黄 五灵脂 没药

丹参饮（《时方歌括》） 丹参 砂仁 檀香

乌头汤（《金匮要略》） 麻黄 芍药 黄芪 甘草 川乌

化积丸（《类证治裁》） 三棱 莪术 阿魏 海浮石 香附 雄黄 槟榔 苏木 瓦楞子 五灵脂

化斑汤（《温病条辨》） 石膏 知母 生甘草 玄参 犀角 白粳米

六君子汤（《校注妇人良方》） 人参 甘草 茯苓 白术 陈皮 制半夏 生姜 大枣

六味地黄丸（《小儿药证直诀》） 熟地 山药 茯苓 丹皮 泽泻 山茱萸

五 画

玉女煎（《景岳全书》） 石膏 熟地 麦冬 知母 牛膝

玉屏风散（《世医得效方》） 黄芪 白术 防风

甘露消毒丹（《温热经纬》） 滑石 茵陈 黄芩 石菖蒲 川贝母 木通 藿香 射干 连翘 薄荷 白蔻仁

左归丸（《景岳全书》） 熟地 山药 山茱萸 菟丝子 枸杞子 川牛膝 鹿角胶 龟板胶

右归丸（《景岳全书》） 熟地 山药 山茱萸 枸杞子 杜仲 菟丝子 附子 肉桂 当归 鹿角胶

石韦散（《证治汇补》） 石韦 冬葵子 瞿麦 滑石 车前子

龙胆泻肝汤（《兰室秘藏》） 龙胆草 泽泻 木通 车前子 当归 柴胡 生地

平胃散（《太平惠民和剂局方》） 苍术 厚朴 陈皮 甘草 生姜 大枣

归脾汤（《济生方》） 白术 茯神 黄芪 龙眼肉 酸枣仁 人参 木香 甘草 当归 远志 生姜 大枣

四七汤（《太平惠民和剂局方》） 苏叶 制半夏 厚朴 茯苓 生姜 大枣

四君子汤（《太平惠民和剂局方》） 党参 白术 茯苓 甘草

四妙丸（《成方便读》） 苍术 黄柏 牛膝 薏苡仁

四妙勇安汤（《验方新编》） 金银花 玄参 当归 甘草

四逆散（《伤寒论》） 炙甘草 枳实 柴胡 白芍药

失笑散（《太平惠民和剂局方》） 蒲黄 五灵脂

代抵当丸（《证治准绳》） 大黄 芒硝 桃仁 当归尾 生地 穿山甲 肉桂

生脉饮（《兰台轨范》） 麦冬 人参 五味子

生脉散（《备急千金要方》） 人参 麦冬 五味子

半夏白术天麻汤（《医学心悟》） 半夏 白术 天麻 陈皮 茯苓 甘草 生姜 大枣

圣愈汤（《医宗金鉴》） 人参 黄芪 当归 白芍药 熟地 川芎

六 画

地黄饮子（《宣明论方》） 生地 巴戟天 山茱萸 石斛 肉苁蓉 五味子 肉桂 茯苓 麦冬 炮附子 石菖蒲 远志 生姜 大枣 薄荷

地榆散（《验方》） 地榆 茜根 黄芩 黄连 山栀 茯苓

芎芷石膏汤（《医宗金鉴》） 川芎 白芷 石膏 菊花 藁本 羌活

当归芍药散（《金匮要略》） 当归 芍药 茯苓 白术 泽泻 川芎

当归补血汤（《内外伤辨惑论》） 黄芪 当归

血府逐瘀汤（《医林改错》） 当归 生地 桃仁 红花 枳壳 赤芍药 柴胡 甘草 桔梗 川芎 牛膝

导赤散（《小儿药证直诀》） 生地 木通 竹叶 甘草

导痰汤（《校注妇人良方》） 半夏 陈皮 枳实 茯苓 甘草 制南星 生姜

异功散（《小儿药证直诀》） 人参 白术 茯苓 甘草 陈皮

防己黄芪汤（《金匮要略》） 防己 黄芪 白术 甘草 生姜 大枣

阳和汤（《外科证治全生集》） 熟地 麻黄 鹿角胶 白芥子 肉桂 生甘草 炮姜炭

七 画

杜仲丸（《医学入门》） 杜仲 龟板 黄柏 知母 枸杞子 五味子 当归 芍药 黄芪 猪骨髓 故纸

杞菊地黄丸（《医级》） 枸杞子 菊花 熟地 山茱萸 山药 泽泻 丹皮 茯苓

苏合香丸（《太平惠民和剂局方》） 白术 青木香 犀角 香附 朱砂 诃子 檀香 安息香 沉香 麝香 丁香 荜茇 苏合香油 熏陆香 冰片

沉香散（《金匮翼》） 沉香 石韦 滑石 当归 橘皮 白芍 冬葵子 甘草 王不留行

龟鹿二仙胶（《医便》） 鹿角 龟板 人参 枸杞子

补中益气汤（《脾胃论》） 人参 黄芪 白术 甘草 当归 陈皮 升麻 柴胡

补气运脾汤（《统旨方》） 人参 黄芪 白术 茯苓 甘草 砂仁 陈皮 半夏 生姜 大枣

补阳还五汤（《医林改错》） 当归尾 川芎 黄芪 桃仁 地龙 赤芍 红花

补肝汤（《医宗金鉴》） 当归 白芍 川芎 熟地 酸枣仁 木瓜 炙甘草

补肺汤（《永类钤方》） 人参 黄芪 熟地 五味子 紫菀 桑白皮

附子理中汤（《太平惠民和剂局方》） 炮附子 人参 白术 炮姜 炙甘草

八 画

肾气丸（《金匮要略》） 桂枝 附子 熟地 山茱萸 山药 茯苓 丹皮 泽泻

虎潜丸（《丹溪心法》） 龟板 黄柏 知母 熟地 白芍药 锁阳 陈皮 干姜 虎骨

知柏地黄丸化汤（《医宗金鉴》） 知母 黄柏 熟地 山茱萸 山药 茯苓 丹皮 泽泻

炙甘草汤（《伤寒论》） 炙甘草 人参 桂枝 生姜 阿胶 生地 麦冬 火麻仁 大枣

实脾饮（《济生方》） 厚朴 白术 木瓜 木香 草果仁 大腹子 附子 白茯苓 干姜 甘草

泻心汤（《金匮要略》） 大黄 黄连 黄芩

泻白散（《小儿药证直诀》） 桑白皮 地骨皮 甘草 粳米

参附汤（《妇人良方》） 人参 熟附子 生姜 大枣

参苓白术散（《太平惠民和剂局方》） 人参 白术 茯苓 甘草 山药 莲肉 扁豆 砂仁 薏苡仁 桔梗

九 画

春泽汤（《医方集解》） 白术 桂枝 猪苓 泽泻 茯苓 人参

茵陈五苓散（《金匮要略》） 茵陈蒿 桂枝 茯苓 白术 泽泻 猪苓

茵陈蒿汤（《伤寒论》） 茵陈蒿 栀子 大黄

胃苓汤（《丹溪心法》） 甘草 茯苓 苍术 陈皮 白术 肉桂 泽泻 猪苓 厚朴 生姜 大枣

养阴清肺汤（《重楼玉钥》） 生地 麦冬 甘草 玄参 贝母 丹皮 薄荷 白芍

独活寄生汤（《备急千金要方》） 独活 桑寄生 秦艽 防风 细辛 当归 芍药 川芎 干地黄 杜仲 牛膝 人参 茯苓 甘草 桂心

香砂六君子汤（《古今名医方论》） 木香 砂仁 陈皮 半夏 党参 白术 茯苓 甘草

宣痹汤（《温病条辨》） 防己 杏仁 连翘 滑石 薏苡仁 半夏 蚕砂 赤小豆皮 栀子

活络效灵丹（《医学衷中参西录》） 当归 丹参 乳香 没药

济生肾气丸（《济生方》） 附子 车前子 山茱萸 山药 牡丹皮 牛膝 熟地 肉桂 白茯苓 泽泻

十 画

桂枝汤（《伤寒论》） 桂枝 芍药 甘草 生姜 大枣

桂枝茯苓丸（《金匮要略》） 桂枝 茯苓 芍药 丹皮 桃仁

桂枝甘草龙骨牡蛎汤（《伤寒论》） 桂枝 炙甘草 煅龙骨 煅牡蛎

桃仁承气汤（《伤寒论》） 桃仁 大黄 桂枝 芒硝 甘草

桃红四物汤（《医宗金鉴》） 桃仁 红花 当归 赤芍 熟地 川芎

泰山磐石饮（《古今医统大全》） 人参 黄芪 白术 甘草 当归 川芎 芍药 地黄 续断 糯米 黄芩 砂仁

真武汤（《伤寒论》） 炮附子 白术 茯苓 芍药 生姜

柴胡疏肝散（《景岳全书》） 陈皮 柴胡 枳壳 芍药 炙甘草 香附 川芎

逍遥散（《太平惠民合剂局方》） 柴胡 白术 白芍 当归 茯苓 生甘草 薄荷 煨姜

益胃汤（《温病条辨》） 沙参 麦冬 生地 玉竹 冰糖

凉膈散（《太平惠民和剂局方》） 连翘 大黄 甘草 芒硝 栀子 黄芩 薄荷 竹叶 蜂蜜

消瘰丸（《医学心悟》） 玄参 牡蛎 浙贝母

涤痰汤（《济生方》） 制半夏 制南星 陈皮 枳实 茯苓 人参 石菖蒲 竹茹 甘草 生姜

调营饮（《证治准绳》） 莪术 川芎 当归 延胡 赤芍药 瞿麦 大黄 槟榔 陈皮 大腹皮 葶苈 赤茯苓 桑白皮 细辛 官桂 炙甘草 姜 枣 白芷

通窍活血汤（《医林改错》） 赤芍药 川芎 桃仁 红花 麝香 老葱 鲜姜 大枣 酒

十一画

理中汤（《伤寒论》） 人参 白术 干姜 甘草

菖蒲郁金汤（《温病条辨》） 石菖蒲 郁金 炒栀子 鲜竹叶 牡丹皮 连翘 灯心 木通 淡竹沥

萆薢分清饮（《医学心悟》） 萆薢 车前子 茯苓 莲子心 石菖蒲 黄柏 丹参 白术

黄芪健中汤（《金匮要略》） 黄芪 桂枝 芍药 炙甘草 饴糖 大枣 生姜

黄连温胆汤（《备急千金要方》） 半夏 陈皮 茯苓 甘草 枳实 竹茹 黄连 大枣

黄连解毒汤（《外台秘要》） 黄连 黄柏 黄芩 大黄

猪苓汤（《伤寒论》） 猪苓 茯苓 泽泻 阿胶 滑石

银翘散（《温病条辨》） 金银花 连翘 桔梗 薄荷 牛蒡子 竹叶 荆芥穗 豆豉 甘草 鲜芦根

麻黄汤（《伤寒论》） 麻黄 杏仁 桂枝 炙甘草

麻黄连翘赤小豆汤（《伤寒论》） 麻黄 杏仁 生梓白皮 连翘 赤小豆 甘草 生姜 大枣

羚羊钩藤汤（《通俗伤寒论》） 羚羊角 桑叶 川贝 鲜生地 钩藤 菊花 白芍药 生甘草 鲜竹茹 茯神

清心莲子饮（《太平惠民和剂局方》） 黄芩 麦冬 地骨皮 车前子 甘草 石莲肉 茯苓 黄芪 人参

清肺饮（《证治汇补》） 茯苓 黄芩 桑白皮 麦冬 车前子 山栀 木通

清骨散（《证治准绳》） 柴胡 胡黄连 秦艽 鳖甲 地骨皮 青蒿 知母 甘草

清营汤（《温病条辨》） 犀角 生地 玄参 竹叶心 麦冬 丹参 黄连 金银花 连翘

清瘟败毒饮（《疫疹一得》） 生石膏 生地 玄参 犀角 黄连 栀子 桔梗 知母 连翘 甘草 丹皮 鲜竹叶 黄芩

十二画

葛根芩连汤（《伤寒论》） 葛根 炙甘草 黄芩 黄连

葶苈大枣泻肺汤（《金匮要略》） 葶苈子 大枣

越婢加术汤（《金匮要略》） 麻黄 石膏 甘草 大枣 白术 生姜

越婢汤（《金匮要略》） 麻黄 石膏 甘草 大枣 生姜

普济消毒饮（《东垣试效方》） 黄芩 黄连 陈皮 甘草 玄参 柴胡 桔梗 连翘 板蓝根 马勃 牛蒡子 薄荷 僵蚕 升麻

温胆汤（《备急千金要方》） 枳实 竹茹 半夏 陈皮 茯苓 甘草 生姜 大枣

温脾汤（《备急千金要方》） 附子 人参 大黄 甘草 干姜

滋水清肝饮（《医宗己任编》） 熟地 山茱萸 茯苓 归身 山药 丹皮 泽泻 柴胡 白芍 山栀 酸枣仁

犀角地黄汤（《备急千金要方》） 犀角 生地 赤芍 丹皮

犀角散（《备急千金要方》） 犀角 黄连 升麻 山栀 茵陈

十四画

缩泉丸（《魏氏家藏方》） 乌药 益智仁

十五画

增液汤（《温病条辨》） 玄参 麦冬 生地

增液承气汤（《温病条辨》） 玄参 麦冬 生地 大黄 玄明粉

镇肝熄风汤（《医学衷中参西录》） 怀牛膝 生赭石 生龙骨 生牡蛎 生龟板 生杭芍 玄参 天门冬 川楝子 生麦芽 茵陈 甘草

十七画以上

鳖甲煎丸（《金匮要略》） 鳖甲 乌扇 黄芩 柴胡 鼠妇 干姜 大黄 芍药 桂枝 葶苈子 石韦 厚朴 丹皮 瞿麦 紫葳 半夏 人参 䗪虫 阿胶 蜂房 赤硝 蜣螂 桃仁

蠲痹汤（《杨氏家藏方》） 酒当归 羌活 姜黄 炙黄芪 白芍 防风 生姜 甘草

□附录4□

肾脏病诊断、辨证分型及疗效评定（试行方案）

慢性肾小球肾炎的诊断、辨证分型及疗效评定

（试行方案）

中华中医药学会肾病分会

1 诊断要点

1.1 起病隐匿，进展缓慢，病情迁延，临床表现可轻可重，或时轻时重。随着病情发展，肾功能逐渐减退，后期可出现贫血、电解质紊乱、血尿素氮、血肌酐升高等情况。

1.2 尿检查异常，常有长期持续性蛋白尿，尿蛋白定量常 $<3.5g/24h$，血尿（相差显微镜多见多形态改变的红细胞），可有管型尿，不同程度的水肿、高血压等表现。

1.3 病程中可因呼吸道感染等原因诱发急性发作，出现类似急性肾炎的表现。

1.4 排除继发性肾小球肾炎后，方可诊断为原发性肾小球肾炎。

2 病理特点

慢性肾小球肾炎（以下简称慢性肾炎）的病理改变因病因、病程和类型不同而异。可表现为弥漫性或局灶节段系膜增生、膜增生、膜性、微小病变、局灶硬化、晚期肾小球纤维化或不能定型。除肾小球病变外，可伴有不同程度、不同肾间质炎症及纤维化。晚期肾皮质变薄、肾小球毛细血管袢萎缩，发展为玻璃样变或纤维化，残存肾小球可代偿性增大，肾小管萎缩等。病变逐渐发展，最终导致肾组织严重毁坏，形成终末期固缩肾。

一般有如下几种类型：①系膜增生性肾小球肾炎；②膜增生性肾炎；③局灶增生性肾炎；④膜性肾病；⑤局灶或节段性肾小球硬化。

（诊断中需要注意：①强调行肾活检进一步明确病理诊断；②需明确进展还是非进展性的慢性肾炎）

3 鉴别诊断

主要与：①原发性高血压继发肾损害；②慢性肾盂肾炎；③继发于全身疾病的肾损害（如糖尿病肾病、过敏性紫癜性肾炎、狼疮性肾炎、痛风性肾病、乙肝相关性肾炎、多发性骨髓瘤及感染性心内膜炎的肾损害）等相鉴别。小儿需注意区别遗传性肾病。

4 辨证分型

中医辨证分型的指导思想是“本虚为纲，标实为目”，“以本为主，标本结合”。

4.1 本证

4.1.1 肺肾气虚证：面色少华，面浮肢肿，倦怠乏力，易感冒，自汗，腰膝酸软，手足不温，尿频数清长或夜尿多。舌淡红，苔白，脉弱。

4.1.2 脾肾气虚证：腰脊酸痛，疲倦乏力，面浮肢肿，纳少或腹胀，少气懒言，尿频或夜尿多，大便溏。舌质淡红、有齿印，苔薄白，脉细。

4.1.3 气阴两虚证：面色少华或面色晦暗，倦怠乏力，易感冒，腰膝酸软，手足心热，口干咽燥，午后潮热，下肢浮肿。舌红，少苔，脉细数或细涩。

4.1.4 肝肾阴虚证：头晕耳鸣，腰膝酸软，咽干舌燥，五心烦热，潮热盗汗，失眠多梦，目睛干涩或视物模糊，性功能低下或月经失调。舌红，少苔，脉弦细或细数。

4.1.5 脾肾阳虚证：面色㿠白，形寒肢冷，腰膝酸软，尿少浮肿，甚则出现胸腹水，神疲乏力，腹胀纳差，大便稀溏，性功能低下或月经失调。舌淡胖、有齿印，苔白滑，脉沉细或沉迟无力。

4.2 标证

凡具备下列任何一项者，即可确定。

4.2.1 湿热：①全身中度以上水肿或胸腹水；②皮肤疖肿、疮疡，咽红肿痛、扁桃体肿大；③脘闷纳呆，口干不思饮；④小便黄赤、灼热或涩痛不利；⑤腰重酸痛，肉眼血尿或镜下血尿；⑥舌苔黄腻，脉濡数或滑数。

4.2.2 血瘀：①面色黧黑或晦暗；②腰痛固定或呈刺痛；③肌肤甲错或肢体麻木；④舌紫暗或有瘀点、瘀斑，脉细涩；⑤尿纤维蛋白降解产物（FDP）含量升高；⑥血液流变学检测全血黏度、血浆黏度升高；⑦咽部暗红反复发作。

4.2.3 湿浊：①口干咽燥或肿痛；②脘闷纳呆、恶心呕吐；③面浮肢肿或身重困倦或精神萎靡；④血尿素氮、肌酐升高；⑤小便涩痛、尿浊、尿黄；⑥舌淡或红，苔白腻或黄腻，脉沉滑数或脉濡数。

5 疗效评定标准

5.1 完全缓解症状及阳性体征完全消失，尿蛋白及尿红细胞持续转阴，尿蛋白定量 $<0.2/24h$，肾功能恢复或保持正常，持续3个月以上。

5.2 基本缓解症状及阳性体征基本消失，尿蛋白及尿红细胞较治疗前减少 $\geq 50\%$，肾功能恢复或保持正常，或Scr较基础值无变化或升高 $<50\%$，持续3个月以上。

5.3 有效症状及阳性体征明显好转，尿蛋白及（或）红细胞较治疗前减少 $\geq 25\%$，肾功能改善持续3个月以上，Scr较基础值升高<100%。

5.4 无效：临床表现与实验室检查无改善。

附（参照用）：病理分级根据1982年WHO分级标准将组织学分为以下5级：

Ⅰ级：光镜多数肾小球正常，少数部位有轻度系膜增生伴（不伴）细胞增生，称轻微病变，无小管和间质的损害。

Ⅱ级：少于50%的肾小球有系膜增生，罕有硬化、粘连和小新月体，称不严重的变化，无小管和间质的损害。

Ⅲ级：局灶节段乃至弥漫肾小球系膜增宽伴细胞增生，偶有粘连和小新月体，称局灶节段性肾小球肾炎，偶有局灶间质水肿和轻度浸润。

Ⅳ级：全部肾小球示明显的弥漫性系膜增生和硬化，伴不规则分布的、不同程度的细胞增生，经常可见到荒废的肾小球，少于50%的肾小球有粘连和新月体，称弥漫性系膜增生性肾小球肾炎，有明显的小管萎缩和间质炎症。

Ⅴ级：与Ⅳ级相似，但更严重，节段和（或）球性硬化、玻璃样变、球囊粘连，50%以上的肾小球有新月体，称弥漫硬化性肾小球肾炎，小管和间质的损害较Ⅳ级更严重。

（上海中医药杂志2006年第40卷第6期）

IgA肾病的诊断、辨证分型和疗效评定

（试行方案）

中华中医药学会肾病分会

1 诊断

1.1 发病特点：IgA肾病是最常见的一种原发性肾小球疾病，是一个免疫病理学的诊断名词，是一组不伴有系统性疾病，肾脏组织病理特点以系膜细胞和基质增生为主，免疫病理特点是系膜区以IgA沉积为主，临床上以血尿为主要表现的原发性肾小球肾炎。

1.2 IgA肾病尿检特点：①单纯血尿（镜下血尿或肉眼血尿）；②血尿伴轻、中度蛋白尿；③单纯蛋白尿，甚者为肾病综合征。临床上以前两种情况多见。

IgA肾病在初发病时血压与肾功能均正常。部分进展患者后期可出现高血压及肾功能减退，血清IgA值约50%患者升高。

1.3 诊断要点

1.3.1 发病者多为儿童或青年。

1.3.2 有肾损害的临床表现：血尿、甚至肉眼血尿和（或）不同程度的蛋白尿，伴或不伴有急、慢性肾衰竭。

1.3.3 具有咽炎同步血尿的特点，并经检测为肾小球性血尿。

1.3.4 必须有肾穿刺免疫病理检查的结果：IgA为主在肾小球系膜区呈团块状或分散的粗大颗粒状分布。

1.3.5 必须除外继发性的以IgA沉积为主的肾小球疾病。

2 肾脏病理特点

2.1 光镜病变主要在系膜区，可见不同程度的系膜细胞和基质增生。常见系膜区嗜复红蛋白沉积。部分可伴有不同程度的肾小管－间质损害。

2.2 免疫病理以IgA为主的免疫球蛋白及C_3在系膜区成团块状沉积。部分病例可见毛细血管壁IgA沉积，可伴IgM、IgG等免疫复合物的沉积。

2.3 电镜

2.3.1 典型特征：肾小球系膜细胞增生、系膜基质增多并伴有团块状高密度电子致密物沉积。部分病例可见内皮细胞下电子致密物沉积。

2.3.2 病理分级：参考“慢性肾小球肾炎诊断、辨证分型及疗效评定”［上海中医药杂志，2006，40（6）：8－9.］

3 鉴别诊断

IgA肾病应主要与过敏性紫癜肾炎、肝硬化性肾损害、狼疮性肾炎等继发性肾小球疾病相鉴别。血尿还应与薄基底膜肾病和胡桃夹现象所出现的血尿相鉴别。

4 辨证分型

4.1 肺卫风热，迫血下行证：主症：发热微恶风寒，头痛咳嗽，咽喉肿痛，尿红赤或镜下血尿。舌边尖红，苔薄白或薄黄，脉浮数。

4.2 下焦湿热，迫血下行证：主症：腹痛即泻，心烦口渴或小便频数、灼热涩痛，腰腹胀痛，大便干结，尿红赤或镜下血尿。舌红，苔黄腻，脉滑数。

4.3 气阴两虚证：主症：镜下血尿或伴见蛋白尿，神疲无力，腰膝酸痛，手足不温或手足心热，自汗或盗汗，易感冒，心悸，口不渴或咽干痛，大便偏干或溏薄。舌淡红边有齿痕或舌胖大，苔薄白或薄黄而干，脉细数而无力。

4.4 肝肾阴虚证：主症：镜下血尿或伴见蛋白尿，五心烦热，咽干而痛，头目眩晕，耳鸣腰痛，大便偏干。舌红，苔干，脉细数或弦细数。

4.5 脾肾气虚证：主症：镜下血尿或伴见蛋白尿，神疲乏力，腰膝酸软，夜尿偏多，大便溏薄或腹泻，口淡不渴，舌淡胖边有齿痕，苔薄白，脉沉弱。

5 IgA肾病综合临床疗效评定标准

5.1 完全缓解：中医证候积分减少≥95%，尿沉渣镜检红细胞数≤0.8×10^{12}/ml或≤3个/高倍视野，24小时尿蛋白定量≤0.3g，肾功能正常。

5.2 显效：中医证候积分减少≥70%，<95%，尿沉渣镜检红细胞数较前减少≥50%，24小时尿蛋白定量较前减少≥50%，肾功能正常。

5.3 有效：中医证候积分减少≥30%，<70%，尿沉渣镜检红细胞数较前减少≥5%，<50%，24小时尿蛋白定量较前减少≥25%，<50%，肾功能正常。

5.4 无效：中医证候积分减少<30%，上述实验室检查指标均无明显改善或反加重者。

说明：

（1）IgA肾病患者出现慢性肾衰时，参照2002年国家药品监督管理局编写的《中药新药治疗慢性肾衰的临床研究指导原则》的有关内容进行疗效评定，不用本标准评定。

（2）中医证候积分减少的计算公式（尼莫地平法）=［（治疗前积分-治疗后积分）/治疗前积分］×100%。

（3）上述尿沉渣镜检红细胞数及24小时尿蛋白定量两项指标均应连续查2天，并取其最高值。

（4）尿检查有关要求：①尿沉渣镜检红细胞计数留尿方法：浓缩晨尿（尿液在膀胱内潴留4小时以上）；清洁中段尿（女性月经期及其前后3天不留尿，平时应冲洗后留中段尿，男性避免精液和前列腺液污染）；新鲜尿（留尿后30分钟内检查）。②尿沉渣红细胞计数操作方法：按照《全国临床检验操作规程》中的“尿沉渣检查”部分中“尿沉渣定量分析的应用”的方法进行检测。③24小时尿蛋白定量用丽春红S法测定：按照《全国临床检验操作规程》中的“尿液蛋白质定量检查”的方法进行检测。

（5）肾功能正常是指肾小球功能和肾小管功能均正常。肾小球功能和肾小管功能中任何一项不正常均被视为肾功能异常。

（6）由于目前重复肾穿刺患者的依从性尚存在相当大的难度，因而将治疗前后肾脏病理变化作为疗效判定的标准还有一定的距离。

（上海中医药杂志，2007年第41卷第5期）

原发性肾病综合征的诊断、辨证分型及疗效评定

（试行方案）

中华中医药学会肾病分会

1 诊断

1.1 诊断要点：①大量蛋白尿：成人>3.5g/($1.73m^2$·24h)；②血浆白蛋白降低：血浆白蛋白<30g/L；③高脂血症；④水肿。其中大量蛋白尿和低蛋白血症为诊断肾病综合征的必备条件。只有排除继发性肾病综合征，才能诊断原发性肾病综合征。

1.2 鉴别诊断：‘需排除各种继发性肾病综合征，包括系统性红斑狼疮性肾炎、过敏性紫癜性肾炎、糖尿病肾病、乙肝相关性肾炎、遗传性肾病、肾淀粉样变，以及感染、肿瘤、药物等引起的继发性肾病综合征。

2 辨证分型

根据《素问》“风论”、“奇病论”、“评热病论”等论述，结合长期临床治疗实践，可知肾病综合征系由风湿内扰于肾，使肾固有的主封藏、司开阖等职能失常所致。其病因、病机及证候等表现，以风湿内扰证最为重要，且常伴有虚、瘀、热等表现。

2.1 风湿证

主症：尿泡沫增多，尿蛋白多（≥3.5g/d），或伴红细胞尿。

次症：新近加重的困乏、眩晕，逐渐加重的水肿、尿少。

舌：淡红。

脉：滑，或弦滑。

按：肾病的风湿内扰证兼具“风邪”和“湿邪”特征。一方面因风性开泄，干扰肾的封藏职能，使精微物质从尿中大量流失，致尿蛋白≥3.5g/d；又因其善行数变，可产生多种不稳定因素，使困乏、眩晕、水肿等临床症状加重，肾病理亦可出现各项指标急性活动性改变。另一方面，因同时与湿邪相合为病，所以又有“诸湿肿满”及病情迁延难愈等湿邪的特征。

2.2 虚证

本证可分气（阳）虚、阴虚、气阴两虚三个亚型。

2.2.1 气（阳）虚证

主症：神疲乏力，或有面浮肢肿，或有畏寒。尿蛋白多数在1g/d以内，血尿亦为少量镜下血尿。

次症：少气懒言，腰酸身重，或自汗，易感冒。

舌：体胖或舌边有齿痕。

脉：虚无力（弱、濡、软）。

2.2.2 阴虚证

主症：手足心热，咽燥口干。尿蛋白多数在1g/d以内，血尿亦为少量镜下血尿。

次症：心烦少寐或便结而尿短赤。

舌：质红，少苔或无苔。

脉：细数。

2.2.3 气阴两虚证

主症：神疲乏力，面浮肢肿，手足心热，咽燥口干。

次症：少气懒言，腰酸身重，或自汗，易感冒；心烦少寐，便结，尿短赤。

舌：质嫩或胖、偏红，少苔。

脉：虚、细或偏数。

按：肾气亏虚可致封藏失职，其造成的精微泄漏量亦不多，尿蛋白多数在1g/d以内，血尿亦为少量镜下血尿。因气虚甚则阳虚，故将气虚与阳虚合并列为气（阳）虚证；而当肾病综合征患者应用糖皮质激素时，在其减量/维持剂量阶段，亦可产生如畏寒、乏力等药源性气（阳）虚的症状，临证之时须仔细辨别。肾虚易夹他邪，肾病综合征时肾虚与风湿证候常同时存在，因而造成了肾失封藏的功能下降，而症情加重出现大量泡沫尿。

2.3 血瘀证

主症：①尿色红，镜检有红细胞；②病久，或腰痛如锥，或面色黧黑，肌肤甲错；③肾病理见有毛细血管袢闭塞，肾小血管、毛细血管有微血栓样物质形成，肾小球球囊粘连、瘢痕，细胞外基质积聚。

次症：①血液流变学检测全血黏度、血浆黏度增高；②尿纤维蛋白降解产物（FDP）含量增多。

舌：质淡或红，舌有瘀点，舌下络脉瘀紫。

脉：细或细涩。

按：离经之血便是瘀，久病必瘀。而肾脏病理形态学上的改变，如“毛细血管袢闭塞，肾小血管、毛细血管有微血栓样物质形成，肾小球粘连、瘢痕，细胞外基质积聚”等亦是瘀血证的微观指标。

2.4 湿热证

主症：烦热口渴，胸腹痞闷。

次症：或皮肤疖肿，或尿频涩痛，或腹痛泄利，或大便反干结不通。

舌：质红，苔黄或腻。

脉：沉、滑、濡、数。

按：肾病湿热证候多出现在疾病初发阶段；或在漫长的病程中，复因湿热外邪乘虚侵袭肠道、膀胱、皮肤或其他部位所致。亦有在疾病经过中应用了糖皮质激素，使疾病在原有证候基础上，结合激素副作用，如痤疮、口干、脉数等，从而出现类似湿热证的表现。因此，本证型多数是肾病综合征的兼夹证候。

附注：以上诸多证型，湿热证多因复感外邪或因应用激素等引起的药源性症状而产生，所以并非本病的基本证候。风湿证是原发性肾病综合征最基本和最关键的证型，它几乎贯穿于整个病程，因此运用祛风胜湿治疗肾病综合征初起有效；尿蛋白定量少于3.5g/时，切不可立即停用祛风胜湿药，应继续使用2～3个月，有足够的疗程，方能巩固疗效。肾虚证和血瘀证是肾病风湿证常见的合并证候，因此当患者表现为大量泡沫尿，以风湿证为主要表现时，要结合微观辨证，不能单纯应用祛风胜湿药，而应与补气益肾、活血养血相结合治疗；而当患者表现为少量蛋白尿时，多数也往往是肾虚合并有风湿、血瘀证，治疗上也要宏观与微观结合，在治疗虚证的同时应考虑到治风湿、血瘀证。

附：病理分型

原发性肾病综合征的主要病理类型有：微小病变性肾病、系膜增生性肾小球肾炎、局灶性节段性肾小球硬化、膜性肾病、系膜毛细血管性肾炎、IgA肾病。

3 临床疗效评定

3.1 症状评级标准根据Stanghellini标准按症状轻重分为四级：

0分：无症状。

1分：偶有症状但不明显，不影响日常工作生活。

2分：症状较为常见，轻度影响日常工作生活。

3分：症状严重，频繁出现，且影响工作及生活。

3.2 中医证候疗效评定标准证候疗效率=（治疗前总积分－治疗后总积分）/治疗前总积分×100%

临床控制：治疗后证候疗效率≥90%。

显效：治疗后证候疗效率≥70%，＜90%。

有效：治疗后证候疗效率≥30%，<70%。

无效：治疗后证候疗效率<30%。

3.3 临床疗效判定标准参考《中药新药临床研究指导原则》。

完全缓解：症状、证候与体征完全消失，尿蛋白及红细胞转阴，尿蛋白定量持续<0.20g/d，肾功能恢复或保持正常，血清白蛋白恢复，血总胆固醇、三酰甘油基本正常，有3个月以上。

部分缓解：症状、证候与体征基本消失，其半定量积分值减少≥75%，尿蛋白及红细胞较治疗前减少≥50%，尿蛋白定量持续<1.0g/d，肾功能恢复或保持正常血清白蛋白、总胆固醇、三酰甘油基本正常，有3个月以上。

有效：症状、证候与体征明显好转，其半定量积分值减少≥50%，尿蛋白及红细胞较治疗前减少≥25%，尿蛋白定量持续在1.0~2.0g/24h，血清肾功能、白蛋白总胆固醇、三酰甘油与治疗前比较有改善，有3个月以上。

无效：未达到上述标准。

（上海中医药杂志，2006年第40卷第10期）

糖尿病肾病诊断、辨证分型及疗效评定标准

（试行方案）

中华中医药学会肾病分会

1 诊断

1.1 诊断要点

1.1.1 有确切的糖尿病病史，病程常在6~10年以上。

1.1.2 尿白蛋白排出率（UAE）在6个月内连续2次>20μg/min（或>30mg/24h），甚至显性蛋白尿（>0.5g/24h）或有肾病综合征的临床特点；常伴有高血压，眼底可发现微血管瘤；晚期出现肾衰竭。

有以下情况需除外其他肾脏疾病，必要时需做肾穿刺病理活检明确诊断：①1型糖尿病病史不足10年，出现蛋白尿；②无明显诱因而肾功能急剧恶化者；③无糖尿病视网膜病变者；④有明显血尿者。

1.2 鉴别诊断

1.2.1 原发性肾病综合征：糖尿病继发性肾病综合征必须和原发性肾病综合征相鉴别：①糖尿病继发性肾病综合征常有糖尿病史10年以上，而糖尿病并发原发性肾病综合征者则时间不定；②前者往往同时有眼底改变，必要时作荧光眼底造影，可见微动脉瘤等糖尿病眼底变化，后者则未必有；③前者往往同时有慢性多发性神经炎、心肌病、动脉硬化和冠心病等，后者未必有；④前者尿检查通常无红细胞，后者可能有；⑤前者每有高血压和氮质血症，后者未必有。⑥对鉴别诊断有困难的肾病综合征，应做肾活检。

1.2.2 急性肾小球肾炎：青少年糖尿病患者在病情稳定、血糖控制良好的情况下突然

出现浮肿、蛋白尿，不管是否有肾功能恶化，均需与急性肾小球肾炎相鉴别。急性肾小球肾炎发病前1~3周多有感染史，急性起病，少尿、浮肿出现早，90%血压升高，尿检有肾小球性血尿，血补体 C_3 有一过性下降。

1.2.3 其他病因引起的蛋白尿：老年糖尿病患者合并有高血压、肾动脉硬化时，也可有蛋白尿。严重高血压引起的蛋白尿，血压一经控制则蛋白尿减少，且虽有蛋白尿但蛋白量少，早期以肾小管功能损害为主。其他如剧烈运动、发热、心功能不全等均可引起尿蛋白增加，但可通过详询病史、观察临床表现、实验室检查及其他相关检查协助鉴别。

2 辨证分型

2.1 本证

2.1.1 阴虚燥热证

主症：口干欲饮，易饥多食，心烦失眠，尿频，便秘。

次症：急躁易怒，面红目赤，心悸怔忡，头晕目眩。

舌脉：舌红、苔黄，脉弦数或弦滑数。

2.1.2 气阴两虚证

主症：倦怠乏力，心悸气短，头晕耳鸣，自汗、盗汗。

次症：面色㿠白，心烦失眠，遗精早泄，口渴喜饮。

舌脉：舌淡红，少苔或花剥，脉濡细或细数无力。

2.1.3 脾肾气虚证

主症：小便频数或清长，或浑浊如脂膏，纳呆，疲乏。

次症：面色苍白，腰膝酸软，或少尿，肢体浮肿。

舌脉：舌淡胖，苔薄白，脉细带滑。

2.1.4 阴阳两虚证

主症：精神萎靡，形寒肢冷，大便泄泻，阳痿，遗精。

次症：面色苍白无华，倦怠乏力，面目浮肿，腰酸耳鸣。

舌脉：舌淡、苔白，脉沉迟或沉细无力。

2.2 标证

2.2.1 湿证

2.2.1.1 湿热证

主症：脘腹胀满，纳呆恶心。

次症：渴不多饮，口有秽臭，肢体重着，头重如裹。

舌脉：舌红、苔黄腻，脉滑数。

2.2.1.2 寒湿证

主症：脘腹胀满，便溏泄泻，面色无华。

次症：恶心呕吐，形寒肢冷。

舌脉：舌淡、苔白腻，脉沉迟无力。

2.2.2 瘀证

主症：肢体麻痛，胸痹心痛，唇紫暗。

次症：手足紫暗，中风偏瘫，舌下青筋显露或舌有瘀斑。

舌脉：舌紫暗或有瘀斑，舌下青筋显露，苔薄，脉涩不利。

2.2.3 痰瘀证

主症：心胸窒闷，头晕目眩，肢沉体胖。

次症：嗜睡，痰多口黏，胸闷气短，肢体酸痛。

舌脉：舌暗边有齿痕、苔浊腻，脉弦滑。

3 疗效评定标准

参照《中药新药临床研究指导原则》中消渴病（糖尿病）及慢性肾小球肾炎等内容制定。

显效：临床症状消失；尿白蛋白排泄率降至正常或下降1/2以上，血糖、糖化血红蛋白下降1/3或恢复正常，24小时尿蛋白定量下降1/2以上；肾功能正常。

有效：临床症状较治疗前好转；尿白蛋白排泄率、血糖、糖化血红蛋白有所下降，但不足显效标准，24小时尿蛋白定量较治疗前下降不到1/2；肾功能指标正常。

无效：临床症状未改善或恶化；实验室指标无变化或升高。

附：分期诊断

Mogensen根据病程及病理生理演变过程将糖尿病肾脏改变分为5期，轻重与肾小球硬化程度呈正相关。

Ⅰ期：肾小球高滤过期。以肾小球滤过率（GFR）增高和肾体积增大为特征，GFR可高达150ml/min；尿白蛋白排出率（UAE）正常（<20μg/min，或<30mg/24h）；血压正常。病理：肾小球肥大，基底膜（GBM）和系膜正常。这种糖尿病肾脏受累的初期改变与高血糖水平一致，是可逆的，经过治疗可以恢复，但不一定能完全恢复正常。此期没有病理组织学的损害。

Ⅱ期：正常白蛋白尿期。GFR增高或正常；UAE正常（<20μg/min，或<30mg/24h），应激后可升高，休息后可恢复；血压可正常或轻度升高。病理：肾小球毛细血管基底膜（GBM）增厚和系膜基质增加。

Ⅲ期：早期糖尿病肾病期。GFR大致正常；UAE持续20～200μg/min（或30～300mg/24h），初期UAE20～70μg/min时，GFR开始下降至接近正常（130ml/min）；血压轻度升高，降低血压可部分减少尿微量白蛋白的排出。病理：GBM增厚和系膜基质增加更明显，已有肾小球结节型和弥漫型病变，以及小动脉玻璃样变，并已开始出现肾小球荒废。此期多发生在病程>5年的糖尿病患者。

Ⅳ期：临床糖尿病肾病期或显性糖尿病肾病期（DN）。GFR下降（早期130～70ml/min，后期70～30ml/min），平均每月下降1ml/min；大量白蛋白尿，UAE>200μg/min，或持续尿蛋白>0.5g/24h，为非选择性蛋白尿，约30%的患者可出现典型的糖尿病肾病

“三联征”———大量尿蛋白（>3.0g/24h）、水肿和高血压的肾病综合征特点；血压增高。病理：GBM明显增厚，系膜基质增宽，荒废的肾小球增加（平均占36%），残余肾小球代偿性肥大。

Ⅴ期：肾衰竭期。GFR进行性下降，多<10ml/min；尿蛋白量增多或可因肾小球荒废而减少，血尿素氮和肌酐增高；伴严重高血压、低蛋白血症、水肿，以及尿毒症症状。病理：肾小球广泛硬化、荒废，肾小管萎缩及肾间质纤维化。

（上海中医药杂志，2007年第41卷第7期）

间质性肾炎的诊断、辨证分型及疗效评定

（试行方案）

中华中医药学会肾病分会

间质性肾炎亦称小管间质肾病，主要是指影响肾脏的间质和小管而不是肾小球和肾血管的各种疾病。从临床和病理角度可将小管间质肾病分为急性和慢性两种。

1 急性间质性肾炎

1.1 诊断：急性间质性肾炎也称急性小管间质肾炎，是一组由多种病因引起的以短时间内发生肾间质炎症细胞浸润、间质水肿、肾小管不同程度受损伴肾功能不全为特点的临床病理综合征，肾小球和肾血管多正常或轻度病变。临床表现有轻有重，大多数急性间质性肾炎有明确的病因。去除病因，及时治疗，疾病可痊愈或使病情得到不同程度的逆转。

1.1.1 诊断要点：出现不明原因的急性肾衰竭时，要考虑急性间质性肾炎的可能；感染或药物应用史、临床表现、实验室及影像学检查有助于诊断；肾脏病理是诊断的金标准。

1.1.1.1 病史：急性间质性肾炎患者常有严重的全身感染、药物过敏反应史，但属特发性者则无明显的感染、系统性疾病及用药史。

1.1.1.2 腰痛：腰痛常突然发作，呈持续性，症状典型者两肋脊角压痛明显，两肾区有明显叩击痛。

1.1.1.3 发热：严重感染及药物过敏所致者多伴有高热，可持续数日不退，体温在38.5℃以上者可占70%以上。严重感染者尚可伴有寒战、面色灰白、四肢末梢发亮等全身衰竭及中毒表现。

1.1.1.4 皮疹：30%~50%的药物过敏所致者全身可出现斑片状红色药疹，以面部、颈部、胸部、腹部和背部及四肢近心端皮肤常见，指压可褪色；亦可伴有皮肤瘙痒、脱皮症状。药物相关性者以发热、皮疹、嗜酸性粒细胞增多三联征为特点。

1.1.1.5 关节痛：以四肢关节酸痛为主，见于药物损害所致者，占发病的15%~20%。

1.1.1.6 实验室检查：主要为尿沉渣异常和肾功能下降。典型的急性间质性肾炎尿检特点是含嗜酸性粒细胞的白细胞尿、镜下血尿、非肾病范围的蛋白尿；周围血嗜酸性粒细胞升高，药物过敏所致者可有血IgE升高；肾功能下降，以不明原因的突然下降为常见，

血肌酐、尿素氮异常升高，并可出现难以纠正的酸中毒，CO_2CP 明显下降，还可引起各种类型的电解质紊乱。

1.1.1.7 病理学检查：光镜下主要是间质水肿伴灶性或弥漫性炎细胞浸润。细菌感染时，浸润细胞以中性粒细胞为主；病毒感染时则以单核细胞为主；感染导致的反应性及药物引起的浸润细胞中以淋巴细胞和浆细胞为主，还可见较多嗜酸性粒细胞。特发性间质性肾炎主要是单核细胞、淋巴细胞，偶见嗜酸性粒细胞等浸润；小管亦可有不同程度退行性变，肾小球及肾血管正常或病变较轻。

电镜下小管基底膜不连续，部分增厚，基底膜分层。非甾体类消炎药引起表现为肾病综合征的患者中，有时可出现脏层上皮细胞足突广泛融合，类似微小病变的病理改变。免疫荧光检查多呈阴性。

1.1.2 鉴别诊断：主要与急性肾小球肾炎、急性肾小管坏死、粥样硬化栓塞性肾病、过敏性紫癜性肾炎、狼疮性肾炎等相鉴别。

1.2 辨证分型

1.2.1 热毒炽盛证

主症：寒战高热，腰痛，小便短赤、热涩不利，头痛神昏，口干喜饮。

次症：或皮肤斑疹，或皮肤黄染，或关节疼痛，恶心呕吐，大便秘结。

舌脉：舌质红绛，苔多黄燥，脉弦滑数。

1.2.2 湿热蕴结证

主症：腰痛，胸闷纳呆，小便黄赤、溲短尿浊，尿频，尿急，尿痛，渴不思饮。

次症：发热恶寒，或便溏不爽。

舌脉：舌质嫩红，苔黄腻，脉滑数。

1.2.3 阴虚火旺证

主症：腰酸痛，小便短赤带血，头晕耳鸣，五心烦热。

次症：盗汗，口干咽燥，大便干结。

舌脉：舌质红，苔薄白或微黄，脉沉细数。

1.2.4 脾肾两虚证

主症：面色委黄无华，神疲乏力，腰膝酸软，腹胀纳差或恶心欲呕。

次症：口干多饮，夜尿频多，或小便清长。

舌脉：舌质淡胖，苔薄白，脉沉细无力。

1.2.5 湿浊弥漫证

主症：血尿素氮、肌酐升高，纳呆呕恶，身重困倦。

次症：神志模糊，甚或神昏不知人，尿少，大便溏薄或秘结。

舌脉：舌质淡，苔腻，脉沉。

1.3 疗效评定标准：参照《中药新药临床研究指导原则》（北京：中国医药科技出版社，2002）修改。

1.3.1 疾病疗效判定标准

1.3.1.1 临床治愈：临床症状、体征消失；肾功能恢复正常；尿常规检查红细胞、蛋白、白细胞均正常。

1.3.1.2 显效：临床症状、体征明显改善；血肌酐、尿素氮保持正常或较原来下降50%以上；尿红细胞减少≥3/HP或“++”，或尿沉渣红细胞计数检查减少≥40%；尿白细胞减少≥5/HP或“++”；尿常规检查蛋白减少“++”，或24小时尿蛋白定量减少≥40%。

1.3.1.3 有效：临床症状、体征均有好转；血肌酐、尿素氮保持正常或较原来下降>20%、<50%；尿常规检查红细胞减少<3/HP或“+”，或尿沉渣红细胞计数检查减少<40%；尿白细胞减少<5个/HP或“+”；尿常规检查蛋白减少“+”，或24小时尿蛋白定量减少<40%。

1.3.1.4 无效：临床症状、体征改善不明显或无改善，血肌酐、尿素氮较原来下降<20%或病情恶化，尿液实验室检查均无改善或加重。

1.3.2 证候疗效判定标准

1.3.2.1 临床治愈：临床症状、体征消失或基本消失，证候积分减少≥95%。

1.3.2.2 显效：临床症状、体征明显改善，证候积分减少≥70%。

1.3.2.3 有效：临床症状、体征均有好转，证候积分减少≥30%。

1.3.2.4 无效：临床症状、体征均无明显改善，甚或加重，证候积分减少不足30%。

计算公式（尼莫地平法）为：（［治疗前积分－治疗后积分）÷治疗前积分］×100%。

2 慢性间质性肾炎

2.1 诊断：慢性间质性肾炎也称为慢性小管间质肾病，是一组由许多不同原因引起的、以肾小管功能障碍为突出表现的综合征。多由急性小管间质性肾炎进展而来，以肾间质慢性炎性细胞浸润和纤维化伴有不同程度的肾小管萎缩和变性为主要特点。

2.1.1 诊断要点

2.1.1.1 临床表现：本病多有尿路梗阻、长期接触肾毒素或肾毒性药物用药史，早期多缺乏典型症状，中晚期可出现下列症状。①泌尿系统症状：夜尿、多尿或遗尿，或尿频、尿急、尿痛、尿热伴腰痛，或腰部或上腹部绞痛，肉眼血尿，尿中可见坏死组织排出；②消化道症状：口干、多饮、食欲减退、腹胀便秘，严重者可出现恶心呕吐；③循环系统症状：可出现各种心律失常、肢体湿冷，甚至心搏骤停；④神经系统症状：表情淡漠、嗜睡，严重者可出现神志不清、或烦躁不安、或抽搐、或肢体麻痹、软瘫等；⑤血液系统症状：贫血面容，口唇苍白，指甲苍白。

2.1.1.2 体征：①腰酸腰痛：大部分患者有腰酸或腰痛体征，呈持续性，轻重不一，严重者两肾区可有明显叩击痛；当肾乳头坏死时，可突然发生肾区或上腹部绞痛。②肌无力：部分患者有肌张力不同程度减退，四肢麻痹，甚至软瘫。③贫血：贫血是晚期肾功能不全时的体征，可伴有口唇和指甲苍白。④水肿：早期和中期多无水肿，至晚期肾衰竭时可见双下肢不同程度水肿。⑤高血压：早期和中期多无高血压；尿毒症时，部分患者可出现高血压。

2.1.1.3 检查与检验：尿常规可有少量蛋白尿和白细胞，血生化可见低钙、低钾、二氧化碳结合力降低等，晚期可出现血尿素氮、肌酐升高，血红蛋白降低。

基本病理表现为：肾间质纤维化伴有肾小管萎缩、变性，肾小管腔扩大，肾小管基底膜肥厚，肾间质小管可见巨噬细胞、淋巴细胞等炎症细胞呈局灶性浸润。严重的慢性肾小管间质损害可伴有肾小囊周围纤维化及肾小球硬化。有无肾小管萎缩是鉴别急慢性病变的要点。

2.1.2 鉴别诊断：本病常与慢性肾小球疾病、慢性肾盂肾炎相鉴别。

2.2 辨证分型

2.2.1 湿热留恋证

主症：尿频，尿急，尿痛，头身困重，胸脘痞闷，五心烦热。

次症：或小便不利，大便不爽，肢体浮肿。

舌脉：舌质红，苔黄腻，脉濡数。

2.2.2 气阴两虚证

主症：多尿，夜尿，腰痛，乏力，尿赤，发热。

次症：口干，烦渴。

舌脉：舌质红或淡、边有齿印，苔薄白或无苔，脉细。

2.2.3 肝肾阴虚证

主症：头昏头痛，四肢麻木或微颤，肢体软瘫。

次症：形体消瘦，大便干结，小便短赤。

舌脉：舌质红，苔白，脉细弦。

2.2.4 阳虚水泛证

主症：腰膝酸软，下肢浮肿，腹胀纳差，小便不利。

次症：大便溏软，形寒肢冷，小便清长。

舌脉：舌质淡，苔白，脉沉濡细。

2.3 疗效评定标准：参照《中药新药临床研究指导原则》（北京：中国医药科技出版社，2002）修改。

2.3.1 疾病疗效判定标准

2.3.1.1 临床缓解：临床症状、体征明显改善；血肌酐、尿素氮保持正常或较原来下降50%以上；尿红细胞减少≥3/HP或“++”，或尿沉渣红细胞计数检查减少≥40%，尿常规检查蛋白减少“++”，或24小时尿蛋白定量减少≥40%。

2.3.1.2 有效：临床症状、体征均有好转；血肌酐、尿素氮保持正常或较原来下降>20%、<50%，尿常规蛋白检查“+”，或24小时尿蛋白定量减少<40%；红细胞减少<3/HP或“+”，或尿沉渣红细胞计数检查减少<40%。

2.3.1.3 无效：临床症状、体征改善不明显或无改善，血肌酐、尿素氮较原来下降<20%或病情恶化，尿液实验室检查均无改善或加重。

2.3.2 证候疗效判定标准

2.3.2.1 临床缓解：临床症状、体征明显改善，证候积分减少≥70%。

2.3.2.2 有效：临床症状、体征均有好转，证候积分减少≥30%。

2.3.2.3 无效：临床症状、体征均无明显改善，甚或加重，证候积分减少不足30%。

计算公式（尼莫地平法）为：（［治疗前积分 - 治疗后积分）÷治疗前积分］×100%。

（上海中医药杂志，2007年第41卷第11期）

慢性肾衰竭的诊断、辨证分型及疗效评定

（试行方案）

中华中医药学会肾病分会

1 诊断

1.1 诊断要点及分期：采用美国2002年发布的K/DOQI（Kidney Disease Outcome Quality Initiative）慢性肾脏病临床实践指南之“慢性肾脏疾病的定义与分期”。

慢性肾脏疾病（CKD）定义：肾损害≥3月，肾损害指肾脏结构或功能异常，伴或不伴肾小球滤过率（GFR）降低。表现为下列之一：病理异常；或有肾损害指标，包括血或尿成分异常或影像学检查异常。

肾小球滤过率（GFR）<60ml/min·1.73m^2≥3个月，有或无肾损害。

慢性肾脏疾病的分期：第2~5期（第1期即原发性疾病）作为慢性肾衰竭分级标准，从传统的习惯分别称为轻度、中度、重度、末期肾衰。（表1）

附表1 慢性肾脏疾病分期

CKD分期	表现	GFR(ml/min·1.73m^2)	并发症	
			HBP或实验室异常	症状
1	肾损害，GFR正常或升高	≥90	肾脏病理异常或生化指标异常	原发疾病的症状，如肾炎肾综的临床表现
2	GFR轻度下降	60~89	+/-	-
3	GFR中度下降	30~59	+	+/-
4	GFR重度下降	15~29	++	+
5	肾衰竭（即现在所称的尿毒症）	<15（或透析）	+++	++

1.2 以往经典的诊断标准

1.2.1 肾功能不全代偿期（第1期）：内生肌酐清除率：50~80ml/min，血肌酐133~177μmol/L。临床上无症状。

1.2.2 肾功能不全失代偿期（第2期）：肌酐清除率50~22ml/min，血肌酐186~442μmol/L。可有多尿、夜尿，并有轻度贫血，但无明显症状。

1.2.3 肾衰竭期（第3期）：内生肌酐清除率20～10ml/min，血肌酐451～707μmol/L。贫血明显，常有夜尿等张尿，水电解质紊乱，轻或中度代谢性酸中毒，水钠潴留，低钙高磷，一般无高钾，可有胃肠道、心血管和中枢神经症状。

1.2.4 尿毒症期（第4期）：内生肌酐清除率<10ml/min，血肌酐>707μmol/L。出现严重的各系统症状，尤其胃肠道、心血管和神经系统症状明显，水电解质严重失衡，有明显的代谢性酸中毒。

2 鉴别诊断

主要与：①慢性肾衰竭急性发作；②肾病综合征；③消化道疾病及肿瘤；④血液病；⑤末梢神经炎；⑥高血压脑病等相鉴别。

3 辨证分型

3.1 本证

3.1.1 脾肾气虚证

主症：腰膝酸软，倦怠乏力，浮肿难消，纳呆腹胀。

次症：畏寒喜暖，夜尿清长，大便稀溏。

舌：淡紫。

脉：细涩，沉迟。

3.1.2 肝肾阴虚证

主症：腰膝腿软，头晕耳鸣，五心烦热，少气乏力。

次症：口燥咽干，大便干结，尿少色黄，面色暗紫。

舌：暗淡，或有瘀斑（点）。

脉：沉细无力。

3.1.3 脾肾阳虚证

主症：畏寒肢冷，脘冷喜热饮或泛吐清水，腰膝冷痛，大便溏泄或五更泄。

次症：面色㿠白或黧黑，发脱齿摇，性功能减退明显，夜尿频多或小便清长。

舌：胖嫩有齿印。

脉：沉细或沉弱。

以上证型诊断需具备主症两项或主症一项，次症两项即可。

3.1.4 气阴两虚证：诊断需具备脾肾气虚证和肝肾阴虚证主症各一项，或一证主症一项和另一证次症两项。

阴虚可兼有血虚，如面黄无华，面色黧黑，舌体瘦小，脉细弱。

3.1.5 阴阳俱虚证：在病程日久基础上具备神疲乏力、纳差少尿、腰膝酸痛、面色无华、头晕目眩中三项者即可诊断。

3.2 兼证

3.2.1 湿浊证

症状：恶心呕吐，口干口苦，纳呆腹胀，便干尿少。

舌：苔黄腻厚或干。

脉：弦滑。

3.2.2 湿热证

症状：小便频数黄赤，或涩痛不利，小腹胀满。

舌：苔黄腻。

脉：濡数。

3.2.3 热毒证

症状：咽干咽痛，烦热口渴，小便短赤，大便秘结。

舌：红，苔黄。

脉：数。

3.2.4 瘀血证

症状：唇甲紫暗，肌肤甲错，腰痛固定或刺痛。

舌：质紫暗或舌有瘀点、瘀斑。

脉：涩或细涩。

3.2.5 风动证

症状：手指搐搦，抽搐痉厥，神昏谵语。

舌体：蠕动。

脉：浮。

4 疗效评定标准

4.1 症状评级标准：根据 Stanghellini 标准按症状轻重分为四级。

0 分：无症状。

1 分：偶有症状但不明显，不影响日常工作生活。

2 分：症状较为常见，轻度影响日常工作生活。

3 分：症状严重，频繁出现，且影响工作及生活。

4.2 中医证候疗效评定标准

证候疗效率 =（治疗前总积分 - 治疗后总积分）/治疗前总积分 ×100%

临床控制：治疗后证候疗效率≥90%。

显效：治疗后证候疗效率≥70%，<90%。

有效：治疗后证候疗效率≥30%，<70%。

无效：治疗后证候疗效率<30%。

4.3 临床实验室疗效评定标准：参照《中药新药临床研究指导原则》。

显效：临床症状积分减少≥60%，内生肌酐清除率或肾小球滤过率增加≥30%，血肌酐降低≥30%。

有效：临床症状积分减少≥30%，内生肌酐清除率或肾小球滤过率增加≥15%，血肌酐降低≥15%。

稳定：临床症状有所改善，积分减少<30%，内生肌酐清除率或肾小球滤过率无降低或增加<15%，血肌酐无增加，或降低<15%。

无效：临床症状无改善或加重，内生肌酐清除率或肾小球滤过率降低，血肌酐增加。

以上均第一项必备，第二三项具备一项即可判定。

4.4 远期疗效评定标准（6个月以上）

4.4.1 中医证候疗效评定标准（同上）

4.4.2 临床实验室疗效评定标准：以逐月血肌酐（Scr）倒数判定，通过血肌酐倒数（1/Scr）和时间的回归系数分析（统计斜率b值）及回归直线分析（回归斜率b值），可观察肾功损害的发展趋势。

统计斜率b值：如为负值，表明不能制止病情发展，总体肾功能趋向恶化。反之则好转。

回归斜率b值：如为负值，回归直线下降，表明肾功能有恶化。反之则好转。

按肾衰竭的自然病程，应是不断恶化，故肾功能稳定（b值为0），可归入有效类。

（上海中医药杂志，2006年第40卷第8期）

□附录5□

邹云翔、邹燕勤、王钢教授研究肾脏病论著论文题录

论著

[1] 邹云翔．中医肾病疗法．南京：江苏人民出版社，1955
[2] 邹云翔．严重尿中毒中医治疗一得．南京：江苏人民出版社，1959
[3] 邹燕勤．中医计算机模拟及专家系统．北京：人民卫生出版社，1989
[4] 邹燕勤．临床中医内科学．北京：北京出版社，1994
[5] 邹燕勤，王钢．中医临床肾脏病学．上海：上海科技文献出版社，1997
[6] 邹燕勤，王钢，等．邹云翔学术思想研究选集．南京：南京大学出版社，1997
[7] 邹燕勤，王钢．中国百年百名中医临床家·邹云翔．北京：中国中医药出版社，2003
[8] 王钢．自由基与中医中药．南京：南京大学出版社，1993
[9] 王钢．中西医结合治疗肾脏病学．济南：山西科技出版社，1996
[10] 王钢．肾炎、肾病综合征的中医治疗．南京：江苏科学技术出版社，2001
[11] 王钢．肾脏病患者生活指南．南京：南京大学出版社，2001
[12] 王钢，曾安平．自由基生物学的理论与应用．北京：科学出版社，2002
[13] 王钢．肾衰竭中医治疗．南京：江苏科学技术出版社，2002
[14] 王钢，陈以平，邹燕勤．现代中医肾脏病学．北京：人民卫生出版社，2003
[15] 王钢．慢性肾衰竭透析及移植患者生活指南．南京：南京大学出版社，2003
[16] 王钢．内科多发病中西医综合治疗．北京：人民卫生出版社，2003
[17] 王钢．中医内科查房手册．南京：江苏科学技术出版社，2004
[18] 王钢．中西医结合内科诊疗手册．北京：人民卫生出版社，2004
[19] 王钢．全国高等院校教材．中西结合内科学．北京：中国中医药出版社，2005
[20] 王钢．糖尿病肾病患者生活指南．南京：南京大学出版社，2006

[21] 王钢．IgA 肾病现代中医治疗．南京：江苏科学技术出版社，2006
[22] 王钢．肾脏病患者生活指南．南京：南京大学出版社，2008
[23] 邹燕勤，曾安平，周迎晨．现代百名中医临床家·邹燕勤．北京：中国中医药出版社，2009
[24] 张镜源，邹燕勤，邹孚庭，等．中华中医昆仑·邹云翔卷．北京：中国中医药出版社，2010

论文

邹云翔教授有关肾病论文题录

[1] 邹云翔．三个肾水肿病例的治疗介绍［J］．中医杂志，1956，(12)：637
[2] 邹云翔．鲍鱼入药考证［J］．江苏中医，1956，(12)：38
[3] 邹云翔．治疗肾炎几点体会［J］．新中医，1978，(06)：14
[4] 邹云翔．常见四种老年性疾病的防治［J］．上海中医药杂志，1979，(02)：2
[5] 邹云翔．暑热呕吐（慢性肾炎尿毒症）［J］．重庆医药，1979，(03)：28
[6] 邹云翔．双侧多囊肾［J］．新中医，1979，(05)：21
[7] 邹云翔．叶学鳞爪［J］．中医杂志，1980，(10)：29
[8] 邹云翔．应用评分统计法对慢性肾炎肾衰 106 例基本病机的探讨［J］．南京中医药大学学报（自然科学版），1983，(02)：16
[9] 邹云翔．慢性肾炎证治［J］．中医杂志，1986，(10)：15
[10] 邹云翔．辨证施治对慢性肾衰病程进展的影响［J］．中医杂志，1986，(11)：27
[11] 邹云翔．补肾益气活血利湿法治疗慢性肾炎氮质血症的临床观察［J］．南京中医药大学学报（自然科学版），1987，(04)：14
[12] 邹云翔．补气活血益肾利湿治疗慢性肾炎的临床与动物实验研究［J］．中医杂志，1987，(10)：34
[13] 邹云翔．试论肾劳及其证治［J］．中医杂志，1988，(03)：22

邹燕勤教授有关肾病论文题录

[1] 邹燕勤．邹云翔医案［J］．江苏中医药，1978，(01)：55
[2] 邹燕勤．邹云翔治肾劳医案选（晚期尿毒症）［J］．江苏中医药，1979，(02)：35
[3] 邹燕勤．《邹云翔教授肾系疾病诊疗和教学经验应用软件》一个适合于计算机辨证施治的中医专家经验的总结［J］．南京中医药大学学报（自然科学版），1983，(03)：28
[4] 邹燕勤．“邹云翔教授肾系疾病诊疗和教学经验应用软件”临床运用二年疗效小结［J］．江苏中医药，1984，(02)：58
[5] 邹燕勤．中医辨证施治加肾炎合剂治疗慢性肾炎 90 例临床分析．南京中医学院学报，

1984，(04)：13
[6] 邹燕勤．慢性“肾衰”治验两则 [J]．湖南中医学院学报，1985，(02)：27
[7] 邹燕勤．慢性肾功能衰竭的辨证治疗 [J]．南京中医药大学学报（自然科学版），1985，(04)：7
[8] 邹燕勤．邹云翔教授治肾学术思想简介．江苏中医杂志，1986，(06)：1
[9] 邹燕勤．扶正法与泻下法治疗慢性肾衰的临床分析 [J]．南京中学院学报，1988，(01)：15
[10] 邹燕勤．慢性肾功能衰竭不同证型的病程进展与基本病理关系的临床分析 [J]．上海中医药杂志，1988，(04)：2
[11] 邹燕勤．辨证施治对慢性肾功能衰竭病程影响的进一步研究 [J]．中医杂志，1988，(07)：34
[12] 邹燕勤．谈肾炎患者在激素撤减过程中的中医药治疗 [J]．江苏中医，1988，(12)：27
[13] 邹燕勤．滋肾清利法治疗尿路感染的探讨 [J]．南京中医学院学报，1989，(01)：13
[14] 邹燕勤．中医辨证治疗慢性肾炎540例 [J]．南京中医学院学报，1989，(02)：5
[15] 邹燕勤．健脾益肾补气法治疗慢性原发性肾小球疾病脾肾气虚证102例 [J]．南京中医学院学报，1989，(03)：18
[16] 邹燕勤．扶正为本祛邪为标辨证治疗慢性肾炎196例．辽宁中医杂志，1989，(04)：20
[17] 邹燕勤．中医对老年肾脏病的辨证治疗 [J]．实用老年医学，1990，(02)：63
[18] 邹燕勤．肾炎的中医辨证治疗 [J]．南京中医学院学报，1990，(02)：17
[19] 邹燕勤．保肾丸结合辨证治疗对肾炎患者LPO水平的影响 [J]．中国中西医结合杂志，1990，(07)：404
[20] 邹燕勤．中药治疗IgA肾病40例 [J]．中国中西医结合杂志，1990，(06)：374
[21] 邹燕勤．胃与肾的关系及其临床诊治运用 [J]．中医杂志，1990，(11)：6
[22] 邹燕勤．以大黄为主的中药方灌肠治疗肾功能衰竭 [J]．南京中医学院学报，1991，(02)：113
[23] 邹燕勤．慢性肾炎肝肾阴虚证的数学模型 [J]．南京中医药大学学报（自然科学版），1992，(02)：89
[24] 邹燕勤．慢性肾衰81例辨证分型与客观指标的关联分析 [J]．南京中医学院学报，1993，(02)：19
[25] 邹燕勤．132例原发性肾小球疾病载脂蛋白水平与中医辨证分型的关系 [J]．中国中西医结合杂志，1994，(07)：409
[26] 邹燕勤．慢性肾衰从脾胃论治七法 [J]．江苏中医，1994，(11)：11

[27] 邹燕勤．气虚水肿的病机与治法探讨［J］．南京中医药大学学报（自然科学版），1998，(05)：264
[28] 邹燕勤．邹云翔教授治疗淋证经验集粹［J］．中医药学刊，2001，(01)：12

王钢教授有关肾病论文题录

[1] 王钢．中医辨证施治加肾炎合剂治疗慢性肾炎90例临床分析［J］．南京中医学院学报，1984，(04)：13
[2] 王钢．80例慢性肾炎辨证施治中血、尿蛋白图谱测定［J］．南京中医学院学报，1985，(04)：24
[3] 王钢．对慢性肾炎气阴两虚的体会［J］．辽宁中医杂志，1985，9（05)：14
[4] 王钢．消蛋白尿粥介绍［J］．中医杂志，1985，(09)：47
[5] 王钢．益气养阴法治疗慢性肾炎血浆CAMP/CGMP免疫含量变化的初步研究［J］．中西医结合杂志，1986，(02)：261
[6] 王钢．益气养阴法治疗慢性肾小球血浆环核苷酸及免疫指标变化的初步观察——附41例临床分析［J］．中西医结合杂志，1986，(03)：163
[7] 王钢．尿的辨证分析结合尿常规检查诊治肾小球疾病的参考意义［J］．北京中医学院学报，1986，(03)：22
[8] 王钢．慢性原发性肾小球疾病辨证分类标准探讨——附180例临床分析［J］．南京中医药大学学报（自然科学版），1986，(04)：1
[9] 王钢．保肾甲丸为主治疗慢性肾功能不全的临床与实验研究（摘要）．江苏中医药1986，(09)：9
[10] 王钢．益气养阴和络渗湿法治疗慢性肾炎气阴两虚证的临床与实验研究［J］．中华中医药杂志，1987，(04)：15
[11] 王钢．34位老中医辨证论治慢性肾炎经验［J］．北京中医学院学报，1987，(06)：24
[12] 王钢．10种虫类药在治疗肾小球疾病中的应用［J］．中医杂志，1987，(09)：31
[13] 王钢．对慢性原发性肾小球疾病气阴两虚证的研究［J］．中国医药学报，1988，(01)：19
[14] 王钢．慢性肾衰贫血症治疗浅识［J］．江苏中医，1988，(01)：4
[15] 王钢．益气养阴胶囊对慢性肾炎肾功能衰竭患者血浆雌二醇睾酮水平的影响［J］．南京中医学院学报，1988，(03)：7
[16] 王钢．《专题笔谈》虫类药治疗原发性肾小球疾病的经验［J］．新中医杂志，1988，(03)：21
[17] 王钢．介绍一种用冷冻手术制作肾功能衰竭动物横型新方法［J］．中华肾脏病杂志，1988，4（06)：34

[18] 王钢．保肾甲丸治疗实验性原位免疫复合物肾炎研究［J］．南京中医学院学报，1988，(03)：30

[19] 王钢．益气养阴胶囊对慢性肾炎患者血浆血栓素 B_2 和6－酮－前列腺素 $F_{1\alpha}$ 的影响［J］．中医杂志，1988，(07)：38

[20] 王钢．肾衰药方外敷穴位治疗8例尿毒症报告［J］．中医杂志，1989，(11)：42

[21] 王钢．中国名医 ZhouYunXiang 教授の老人病治疗经验の介绍．日本东洋医学杂志，1990，(03)：49

[22] 王钢．アンジカテシン变换酶素阻害剂（ACEI）慢性肾不全进行阻止への效果．The Japanese Journal of Nephrology. 1990，32（05)：570

[23] GangWang，et al. External Application of the Renal Failure Recipe on Acupoints for the Treatment of Uremia in 8 Cases. Journal Treditional Chinese Medicine. 1990，10 (02)：99

[24] 王钢．慢性肾炎及肾功能不全103例的血脂和脂蛋白水平观察［J］．南京中医学院学报，1991，(01)：6

[25] GangWang，et al. FK506 – Induced Nephrotoxieity in Rats. Transplation Prcoedings (USA)，1991，23（01)：512

[26] 王钢．抗癌、防衰老、肾疾患治疗汉方抽出物のもつ活性酸素消去能のESRにおける解析．日本磁气共鸣と医学．1991，(02)：215

[27] 王钢．慢性肾炎及肾功能不全103例的血脂和脂蛋白水平观察．南京中医学院学报，1991，7（01)：6

[28] 王钢．中医药与自由基研究最新进展．南京中医学院学报，1992，(01)：57

[29] 王钢．保肾甲、乙丸试管内抗氧化能力分析［J］．南京中医学院学报（自然科学版)，1992，(03)：146

[30] 王钢．加味温胆汤治疗慢性肾功能衰竭70例临床观察［J］．江苏中医药杂志，1992，(09)：5

[31] 王钢．中医药与自由基研究及展望．南京中医学院学报，1992，8（01)：4

[32] 王钢．量子血液疗法对患者血浆及红细胞中 O^{2-} 和SOD的影响［J］．中国输血杂志，1993，6（01)：19

[33] 王钢．肾炎合剂Ⅱ号治疗原发性肾病综合征77例临床疗效总结［J］．江苏中医，1993，(04)：10

[34] 王钢．健肾片治疗慢性肾炎脾肾气虚证45例［J］．辽宁中医杂志，1993，(09)：26

[35] 王钢．肾炎合剂Ⅱ号清除自由基活性的试管内及体内分析［J］．南京中医学院学报，1994，(01)：24

[36] 王钢．化学发光法测定血浆及红细胞超氧化物的实验研究［J］．上海医学检验杂

志, 1994, (03): 131
[37] 王钢. 健肾片治疗慢性肾炎气虚证的临床及实验研究 [J]. 南京中医学院学报, 1994, (05): 9
[38] 王钢. 肾病患者的饮食和生活 [J]. 科学大众 (中学版), 1994, (05): 42
[39] 王钢. 辨证论治为主治疗老年人肾病综合征 52 例 [J]. 南京中医药大学学报, 1994, (06): 13
[40] 王钢. 健肾片对实验性肾病模型血栓素 B2 等指标的影响 [J]. 辽宁中医杂志, 1994, (11): 524
[41] 王钢. 肾炎宁胶囊对慢性肾炎患者血液流变学及血栓素 B_2、6-酮-前列素 Fα 的影响. 江苏医药通讯, 1995, (03): 26
[42] 王钢. 中医多途径给药延缓慢性肾衰病程进展的远期疗效 [J]. 南京中医药大学学报, 1995, (03): 8
[43] 王钢. 保肾乙丸加脉络宁治疗慢性肾功能衰竭 46 例 [J]. 江苏中医, 1995, (04): 9
[44] 王钢. 化学发光法测定超氧化物歧化酶 [J]. 临床检验杂志, 1996, (02): 59
[45] 王钢. 长期血透患者血压及超声心动图与预后观察 (附 20 例分析) [J]. 临床荟萃, 1996, (04): 168
[46] 王钢. 透析与糖代谢改变 [J]. 肾脏病与透析肾移植杂志, 1996, (05): 62
[47] 王钢. 中药加抗生素治疗腹膜透析并发腹膜炎 52 例 [J]. 实用中西医结合杂志, 1997 (01): 10
[48] 王钢. 慢性肾炎从咽论治 84 例. 南京中医药大学学报, 1997, 13 (03): 174
[49] 王钢. 健脾益肾补气法治疗慢性肾炎气虚证的临床和实验研究 [J]. 南京中医药大学学报 (自然科学版), 1997, (06): 333
[50] 王钢. 尿毒症患者行透析治疗后的中医治疗探讨 [J]. 深圳中西医结合杂志, 1997, (01): 23
[51] 王钢. 活血化瘀法为主治疗肾病综合征继发脂质代谢紊乱 [J]. 中医杂志, 1997, (01): 39
[52] 王钢. 平时降压 Ⅰ 号为主防治肾性高血压 78 例. 南京中医药大学学报, 1997, (04): 23
[53] 王钢. 全血超氧化物歧化酶测定及其临床应用 [J]. 中国冶金工业医学杂志, 1997, (04): 202
[54] 王钢. 健脾益肾补气法治疗慢性肾炎气虚证的临床和实验研究. 南京中医药大学学报. 1997, (06): 333
[55] 王钢. 中医综合疗法延缓慢肾衰 267 例 [J]. 辽宁中医杂志, 1997, (09): 399
[56] 王钢. IgA 型肾病肾组织间质中的层粘连蛋白局部沉着与长期预后的关系, 世界中西

医结合大会，1997，(10)：189
[57] 王钢．蛭军散治疗肾病综合征近期疗效观察［J］．江苏中医，1997，(11)：44
[58] 王钢．保肾乙丸对延缓腹膜透析患者残余肾功能的临床观察［J］．中医杂志，1997，(11)：667
[59] 王钢．运用邹云翔经验治疗慢性肾衰148例临床观察［J］．江苏中医，1997，(12)：42
[60] 王钢．肾疾患における漢方薬雷公藤の抽出物の效果．日本肾脏学会杂志，1998，40(03)：155
[61] 王钢．慢性肾不全にたいする漢方薬冬虫夏草の效果．日本肾脏学会杂志，1998，40(03)：187
[62] 王钢．慢性肾不全にたいする漢方薬大黄の有用性に関する检讨．日本肾脏学会杂志，1998，40 (03)：198
[63] 王钢．疏滞泄浊法提高激素治疗肾病综合征疗效减少激素副作用的临床观察．中国医药学报，1998，(03)：146
[64] 王钢．左旋氧氟沙星治疗细菌性感染的临床研究［J］．江苏医药，1998，(06)：396
[65] 王钢．辨证治疗尿酸性肾病56例观察［J］．实用中医药杂志，1998，(06)：3
[66] 王钢．中药治疗难治性肾病的临床研究——附65例资料分析［J］．江苏中医，1998，(09)：3
[67] 王钢．肾小管间质病变与进行性肾小球损害［J］．医学综述，1998，(10)：532
[68] 王钢．难治性肾病的辨证论治［J］．中国临床医生，1998，(10)：20
[69] 王钢．川芎嗪配合中西药治疗肾病综合征高粘滞血症临床观察［J］．中国中西医结合杂志，1998，(12)：741
[70] 王钢．健肾片对实验性肾病模型的抗氧化作用［J］．中国中医药信息杂志，1998，(12)：35
[71] 王钢．慢性肾功能衰竭中医证型标准化研究探讨南京中医药大学学报（自然科学版），1999，(01)：17
[72] 王钢．IgA肾病中医病理机制的探讨［J］．河北中西医结合杂志，1999，(04)：522
[73] 王钢．健肾片对嘌呤霉素肾病大鼠的O^{2-}及NO的影响［J］．中国中医基础医学杂志，1999，(05)：29
[74] 王钢．原位杂交技术在肾活检标本解析中的应用［J］．医学综述，1999，(06)：244
[75] 王钢．中医肾病科研思路探讨［J］．中国中医药信息杂志，1999，(11)：5
[76] 王钢．肾炎灵颗粒剂对实验性肾病大鼠蛋白尿及病理变化的影响［J］．中国中医药

信息杂志，1999，(11)：43
[77] 王钢．健脾益肾补气固涩法治疗慢性肾炎脾肾气虚证120例［J］．云南中医中药杂志，2000，(01)：18
[78] 王钢 大黄为主灌肠治疗慢性肾衰的临床与实验研究概况［J］．南京中医药大学学报（自然科学版），2000，(02)：127
[79] 王钢．LOX－1与脂质代谢、及在高血压及肾损害中的作用［J］．高血压杂志，2000，8（02)：181
[80] 王钢．尿酸性肾病从“积”论治［J］．新疆中医药，2000，(03)：3
[81] 王钢．肾炎灵颗粒剂治疗慢性原发性肾小球疾病临床观察［J］．中国中医药信息杂志，2000，(04)：45
[82] 王钢．IgA肾病肾间质内层粘连蛋白与纤维连接蛋白局部沉积与长期预后关系的探讨［J］．中国危重病急救医学，2000，(04)：202
[83] 王钢．肱动脉表浅化——建立永久性血管通路［J］．江苏医药，2000，(06)：493
[84] 王钢．尿酸性肾病中医辨证分类标准探讨——附72例临床分析［J］．江苏中医，2000，(06)：10
[85] 王钢．慢性肾炎中医辨证客观化指标研究概述［J］．中国中医药信息杂志，2000，(06)：11
[86] 王钢．中西医治疗难治性肾病综合征的现状与探讨［J］．中国中医基础医学杂志，2000，(06)：50
[87] Gang Wang, et al. Expression of LOX－1, on Oxidized Low－Density LipoproteinReceptor, in Experimental Hypertensive Glomerulosclerosis. J Am Soc Nephrol. 2000, (11): 1826
[88] 王钢．中医肾病临床研究的思路与方法［J］．国医论坛，2001，(01)：27
[89] 王钢．邹燕勤教授从肝论治慢性肾炎的经验［J］．国医论坛，2001，(03)：18
[90] 王钢．中药口服与灌肠合治慢性肾衰216例临床研究［J］．江苏中医，2001，(07)：17
[91] 王钢．保肾汤治疗慢性肾功能衰竭46例临床观察［J］．中国临床医生，2001，(09)：52
[92] 王钢．肾炎灵颗粒剂治疗难治性肾病综合征的临床、病理、细胞学研究．中国中西医结合杂志，2001，(09)：73
[93] 王钢．保肾片对食盐敏感性高血压肾损害大鼠LOX－1和细胞增殖因子基因表达的影响．中国中西医结合肾病杂志，2001，(09)：125
[94] 王钢．肾炎灵颗粒剂治疗慢性原发性肾小球疾病研究（1）——临床部分［J］．辽宁中医杂志，2001，(10)：581
[95] 王钢．肾炎灵颗粒剂与其他雷公藤制剂的临床对比观察［J］．中成药，，2001，(11)：801

[96] 王钢．肾炎灵颗粒剂治疗慢性原发性肾小球疾病研究（2）——病理细胞学研究部分［J］．辽宁中医杂志，2001，(11)：643
[97] 王钢．肾炎灵颗粒剂对慢性肾病血液流变学的影响［J］．辽宁中医杂志，2001，(12)：739
[98] 王钢．血清总抗氧化水平测定用于重症患者临床监护的意义初探［J］．中国中西医结合急救杂志，2002，(01)：19
[99] 王钢．肾炎灵颗粒治疗难治性肾病综合征的疗效观察［J］．中国中西医结合肾病杂志，2002，(02)：98
[100] 王钢．健脾益肾方对 CRF 患者血浆 T 和 E2 的影响［J］．江苏中医药，2002，(02)：20
[101] 王钢．浅论老年慢性肾功能衰竭的中医辨证治疗［J］．南京中医药大学学报（自然科学版)，2002，(03)：183
[102] 王钢，等．尿血宁治疗 IgA 肾病热结咽喉证 48 例临床观察［J］．国医论坛，2002，(03)：29
[103] 王钢．加用复方丹参注射液在治疗肾病综合征高凝状态中疗效观察［J］．江苏药学与临床研究，2002，(03)
[104] 王钢．肾炎合剂治疗慢性肾炎的临床研究［J］．中国中医药信息杂志，2002，(04)：13
[105] 王钢．慢性肾衰患者的饮食疗法［J］．家庭医药，2002，(04)：24
[106] 王钢．肾炎灵颗粒剂治疗难治性肾病综合征的临床研究［J］．中国中西医结合肾病杂志，2002，(05)：266
[107] 王钢．肾病综合征患者饮食须知［J］．家庭医药，2002，(05)：23
[108] 王钢．保肾片对大鼠肾间质成纤维细胞作用的实验研究［J］．中国中医基础医学杂志，2002，(05)：50
[109] 王钢．健肾片治疗 IgA 肾病脾虚湿热证的临床观察［J］．辽宁中医杂志，2002，(06)：364
[110] 王钢．保肾片诱导人肾脏系膜细胞凋亡的实验研究［J］．辽宁中医杂志，2002，(06)：372
[111] 王钢．中西医结合防治慢性肾功能衰竭的系列临床报告及分子生物学机制研究［J］．天津中医，2002，(06)：1
[112] 王钢．慢性肾小球肾炎≠慢性肾盂肾炎［J］．家庭医药，2002，(07)：43
[113] 王钢．保肾片对人系膜细胞增殖、凋亡和细胞周期的影响［J］．中国中西医结合肾病杂志，2002，(08)：442
[114] 王钢．肱动脉剥离术建立血透永久性血管通路［J］．中国医刊，2002，(08)：49
[115] 王钢．肾炎灵颗粒剂对慢性原发性肾小球疾病氧自由基代谢的影响［J］．中国中

医基础医学杂志，2002，(11)：28
[116] 王钢．怎样诊治肾病综合征［J］．家庭医药，2002，(11)：24
[117] 王钢．IgA 肾病的中医药研究进展［J］．陕西中医，2002 (12)：1147
[118] 王钢．保肾片对系膜细胞机械性伸展诱导的增殖因子和细胞外基质成分的影响［J］．中国中西医结合肾病杂志，2003，(01)：6
[119] 王钢．循证医学对中医肾病诊疗标准化研究的启示［J］．中国中西医结合肾病杂志，2003，(02)：113
[120] 王钢．保肾片诱导大鼠肾间质成纤维细胞凋亡的实验研究［J］．中医药学刊，2003，(02)：252
[121] 王钢．从脾论治 IgA 肾病［J］．中国中医药信息杂志，，2003 (02)：5
[122] 王钢．保肾片对食盐敏感性高血压大鼠肾损害的保护［J］．中华肾脏病杂志，2003，(03)：185
[123] 王钢．肾炎灵颗粒剂对慢性原发性肾小球疾病脂质代谢的影响［J］．中国中医药信息杂志，2003，(04)：19
[124] 王钢．积雪草对大鼠系膜细胞转化生产因子 $-\beta_1$ 的影响［J］．中成药，2003，(04)：330
[125] 王钢．同慢性肾衰患者话性［J］．家庭医药，2003，(05)：48
[126] 王钢，等．从风论治慢性肾小球肾炎 73 例临床分析［J］．江苏中医药，2003，(05)：12
[127] 王钢．健肾片对 IgA 肾病模型大鼠的抗氧化作用研究［J］．内蒙古中医药，2003，(06)：36
[128] 王钢．健肾片对 IgA 肾病模型大鼠的抗氧化作用［J］．安徽中医临床杂志，2003，(06)：514
[129] 王钢．肾病综合征完全攻略［J］．家庭医药，2003，(08)：10
[130] 王钢．带涤纶套经隧道双腔导管建立血液透析患者长期血管通路的临床应用［J］．中国中西医结合肾病杂志，2003，(10)：593
[131] 王钢．IgA 肾病中医辨证分型与病理类型的相关性分析［J］．中医杂志，2003，(11)：854
[132] 王钢．火把花根片合三七总苷治疗原发性肾病综合征的临床观察［J］．中国中西医结合肾病杂志，2003，(12)：731
[133] 王钢．IgA 肾病中医辨证规律研究现状及思考［J］．江苏中医药，2004 (01)：57
[134] 王钢．超声检查在慢性肾功能不全病因诊断中的应用［J］．中国临床医学，2004，(01)：114
[135] 王钢．健肾片对 IgA 肾病模型大鼠血清Ⅳ胶原的影响［J］．江苏中医药，2004，(02) 567

[136] 王钢. 健肾片对IgA肾病模型大鼠肾组织LNFN局部沉积的影响 [J]. 辽宁中医杂志, 2004, (03): 191

[137] 王钢. 健肾片对IgA肾病模型大鼠的治疗作用 [J]. 中国中医基础医学杂志, 2004, (03): 44

[138] 王钢. 健肾片对IgA肾病模型大鼠肾组织一氧化氮、一氧化氮合酶含量的影响 [J]. 中国中医药信息杂志, 2004, (03): 212

[139] 王钢. 健肾片对IgA肾病模型大鼠肾组织TGF-β_1含量及其mRNA表达的影响 [J]. 中国中西医结合肾病杂志, 2004, (05): 255

[140] 王钢. 健肾片对IgA肾病模型大鼠抗氧化作用的研究 [J]. 中医药学刊, 2004, (05): 829

[141] 王钢. 中医肾脏病学研究方向与展望 [J]. 中国中西医结合肾病杂志, 2004, (06): 360

[142] 王钢. 针刺结合辨证汤药治疗肾性高血压40例临床观察 [J]. 中国社区医师（综合版）, 2004, (06): 49

[143] 王钢. 狼疮性肾炎中医证候学特征的临床回顾性分析 [J]. 辽宁中医杂志, 2004, (06): 475

[144] 王钢. 尿酸性肾病病因病机探讨 [J]. 河南中医, 2004, (12): 10

[145] 王钢. 健肾片对大鼠实验性IgA肾病模型血清IL-2、IL-6含量的影响 [J]. 南京中医药大学学报（自然科学版）, 2005, (01): 27

[146] 王钢. 健肾片对膜性肾病大鼠血清IL-6、TGF-β_1的影响 [J]. 国医论坛, 2005, (02): 21

[147] 王钢. 从脾肾认识高血压肾损害的发展演变规律 [J]. 天津中医药, 2005, (02): 111

[148] 王钢. 肾炎灵对大鼠肾系膜细胞增殖影响的实验研究 [J]. 辽宁中医杂志, 2005, (09): 969

[149] 王钢. LOX-1对食盐敏感性高血压大鼠肾损害进展的影响及中药干预作用 [J]. 中国中西医结合肾病杂志, 2005, (10): 565

[150] 王钢. 肾炎灵诱导大鼠肾系膜细胞凋亡的研究 [J]. 现代中西医结合杂志, 2005, (18): 2379

[151] 王钢. 慢性肾功能衰竭常用排毒解毒法介绍 [J]. 现代中西医结合杂志, 2005, (21): 2839

[152] 王钢. 原发性局灶性节段性肾小球硬化发病机制的研究进展 [J]. 中国中西医结合肾病杂志, 2006, (01): 50

[153] 王钢. 论慢性肾衰“毒”的来源与产生 [J]. 国医论坛, 2006, (05): 10

[154] 王钢. 论慢性肾衰“毒”之特征与分类 [J]. 云南中医中药杂志, 2006,

(05)：59
[155] 王钢．健肾片对大鼠膜性肾病病理变化的影响［J］．国医论坛，2006，(06)：40
[156] 王钢．IgA肾病中西医结合治疗规范的探究［J］．中国中西医结合肾病杂志，2006，(06)：369
[157] 王钢．保护肾脏的16个细节［J］．家庭医药，2007，(03)：38
[158] 王钢．从痰论治慢性肾衰［J］．长春中医药大学学报，2007，(04)：35
[159] 王钢．高血压肾损害内风伤肾证候学研究［J］．甘肃中医，2007，(08)：24
[160] 王钢．慢性肾衰竭中西医结合三级防治法［J］．中国中西医结合肾病杂志，2011，(12)：565

（注：以上论文仅标注第一作者）。

□附录6□

主要参考书目

[1] 邹燕勤，黄新吾，苏明哲整理．邹云翔医案选．南京：江苏科学技术出片社，1981

[2] 史广宇，单书健．当代名老中医临证精华·肾炎尿毒症专辑。北京：中国古籍出版社，1988

[3] 张天．实用中医肾病学．上海：上海中医学院出版社，1990

[4] 魏练波，刘冠贤．叶任高肾脏病临床备要．北京：人民卫生出版社，1997

[5] 张琪．张琪临床经验辑要．北京：中国医药科技出版社，1998

[6] 董德长．实用肾脏病学．上海：上海科学技术出版社，1999

[7] 宋祖敬．当代名医证治汇粹．石家庄：河北科学技术出版社，1990

[8] 上海中医学院附属曙光医院．现代中医内科手册．南京：江苏科学技术出版社，1992

[9] 史宇广，单书健．当代名医临证精华·男科专辑．北京：中医古籍出版社，1992

[10] 邹万忠．肾脏病理与临床．郑州：湖南科学技术出版社，1993

[11] 时振声．时氏中医肾脏病学．北京：中国医药科技出版社，1997

[12] 王钢．中西医结合专科专病诊疗大系·肾脏病学．太原：山西科学技术出版社，1997

[13] 骆继杰．肾病的临床诊治与研究．亚太新闻出版社，1997

[14] 江苏医学院．中药大辞典．上海：上海科学技术出版社，1997

[15] 沈庆法．中医临床肾脏病学．上海：上海科技文献出版社，1997

[16] 赵守训．中药辞海（第1卷）．北京：中国医药科技出版社，1997

[17] 陈可冀．实用中西医结合内科学．北京：北京医科大学/中国协和医科大学联合出版社，1998

[18] 单书健，陈子华，石志超．古今名医临证金鉴·水肿关格卷（上）．北京：中国中医药出版社，1999

[19] 邓兆智，熊曼琪．内分泌专病与风湿病中医临床诊治．北京：人民卫生出版社，2000

[20] 王钢，周恩超．肾脏病患者生活指南．南京大学出版社，2001

[21] 王钢，孔薇，曾安平．肾炎肾病综合征中医治疗．南京：江苏科技出版社，2001

[22] 王钢．肾功能衰竭中医治疗．南京：江苏科学技术出版社，2002

[23] 傅文录．专科专病名医临证经验丛书·肾脏病．北京：人民卫生出版社，2002

[24] 王钢，陈以平，邹燕勤．现代中医肾脏病学．北京：人民卫生出版社.2003

[25] 王海燕．慢性肾脏病及透析的临床实践指南．北京：人民卫生出版社，2003

[26] 吴阶平．吴阶平泌尿外科学．济南：山东科学技术出版社，2004

[27] 沈丕安．中药药理与临床运用．北京：人民卫生出版社，2006

[28] 赵国平．中药大辞典（2 版）．上海：上海科学技术出版社，2006

[29] 郑俊华．大黄的现代研究．北京：北京大学医学出版社，2007

[30] 沈庆法．中医肾脏病学．上海：上海中医药大学出版社，2007

[31] 周仲瑛．瘀热论——瘀热相搏证的系列研究．北京：人民卫生出版社，2007

[32] 王海燕．肾脏病学（3 版）．北京：人民卫生出版社，2008

[33] 陈凌武，高新．泌尿外科手术学．广州：人民卫生出版社，2008

[34] 张学军．皮肤性病学．北京：人民卫生出版社，2008

[35] 王承德，沈丕安，胡荫奇．实用中医风湿病学．北京：人民卫生出版社，2009